5B2D-2FE9-0F42-5B64

Ihr Zugang zum Elsevier-Portal!
Mit Ihrer persönlichen PIN-Nummer haben Sie entsprechend den Angaben auf der Buchrückseite:

- mindestens 3 Monate kostenlosen Online-Zugriff auf den Buchinhalt
- mindestens 12 Monate kostenlosen Online-Zugriff auf die Abbildungen
- ggf. Zugriff auf exklusive Zusatzinhalte

Bitte beachten Sie, dass das Buch nicht mehr zurückgegeben werden kann, sobald die PIN-Nummer einmal eingegeben wurde. Weitere Informationen finden Sie im Hilfebereich unter www.elsevier.de/service.

Ihr Zugang zum Online-Angebot für dieses Buch auf www.elsevier.de:
1. Sie finden oben Ihre individuelle PIN-Nummer.
2. Gehen Sie im Internet auf www.elsevier.de, dort können Sie sich registrieren.
3. Schalten Sie anschließend mit der PIN-Nummer das Online-Angebot frei.
4. Der Zugang zu den Online-Inhalten zum Buch wird ab Eingabe der zugehörigen PIN-Nummer nach Maßgabe der Nutzungsbedingungen gewährt. Alle Informationen und Nutzungsbedingungen können bei der Registrierung eingesehen werden. Um Zugang zum Elsevier-Online-Angebot zu erhalten, müssen Sie den Nutzungsbedingungen zustimmen.

Wichtige Hinweise:
Zugang zu allen Online-Inhalten und -Materialien erhält der Käufer ausschließlich für den eigenen, privaten Gebrauch. Nutzung durch Bibliotheken, Institute und Lehreinrichtungen ist nicht erlaubt. Der Zugang darf nicht gemeinsam genutzt, verkauft oder anderweitig weitergegeben werden. Bitte beachten Sie, dass der Austausch von Passwörtern nicht gestattet ist. Bei Missbrauch wird der Zugang sofort und ohne weitere Ankündigung gesperrt. Das Angebot ist freibleibend.

Walter G. Guder/Jürgen Nolte

Das Laborbuch für Klinik und Praxis

Walter G. Guder, Jürgen Nolte (Hrsg.)

Das Laborbuch für Klinik und Praxis

ELSEVIER
URBAN & FISCHER

URBAN & FISCHER München

Zuschriften und Kritik an:
Elsevier GmbH, Urban & Fischer Verlag, Hackerbrücke 6, 80335 München

Wichtiger Hinweis für den Benutzer
Die Erkenntnisse in der Medizin unterliegen laufendem Wandel durch Forschung und klinische Erfahrungen. Herausgeber und Autoren dieses Werkes haben große Sorgfalt darauf verwendet, dass die in diesem Werk gemachten therapeutischen Angaben dem derzeitigen Wissensstand entsprechen. Das entbindet den Nutzer dieses Werkes aber nicht von der Verpflichtung, anhand weiterer schriftlicher Informationsquellen zu überprüfen, ob die dort gemachten Angaben von denen in diesem Buch abweichen und seine Verordnung in eigener Verantwortung zu treffen.
Wie allgemein üblich wurden Warenzeichen bzw. Namen (z.B. bei Pharmapräparaten) nicht besonders gekennzeichnet.

Bibliografische Information der Deutschen Nationalbibliothek
Die Deutsche Nationalbibliothek verzeichnet diese Publikation in der Deutschen Nationalbibliografie; detaillierte bibliografische Daten sind im Internet über http://dnb.d-nb.de abrufbar.

09 10 11 12 13 5 4 3 2 1

Um den Textfluss nicht zu stören, wurde bei Patienten und Berufsbezeichnungen die grammatikalisch maskuline Form gewählt. Selbstverständlich sind in diesen Fällen immer Frauen und Männer gemeint.

Planung: Dr. med. Bernadette Aulinger, München; Dr. med. Elisa Imbery, München
Lektorat: Dr. med. Elisa Imbery, Tino Heeg, München
Redaktion: Susanne C. Bogner, Dachau
Register: Susanne C. Bogner, Dachau
Satz: abavo GmbH, Buchloe; TNQ, Chennai/Indien
Druck und Bindung: LegoPrint, Lavis, Italien
Zeichnungen: Helmut Holtermann, Dannenberg
Umschlaggestaltung: SpieszDesign Büro für Gestaltung, Neu-Ulm
Titelfotografie: © Peter Cade/Stone/Getty Images

ISBN 978-3-437-23341-8

Aktuelle Informationen finden Sie im Internet unter **www.elsevier.de** und **www.elsevier.com**

Vorwort der Herausgeber

„Falsifizierbarkeit ist das eigentliche Unterscheidungsmerkmal zwischen (empirischer) Wissenschaft und Pseudowissenschaft."

Karl Raimund Popper

Schon neun Monate nach Erscheinen der 1. Auflage von Das Laborbuch für Klinik und Praxis erhielten wir vom Verlag den Auftrag, eine 2. Auflage in Angriff zu nehmen. Das gab den Autoren und Herausgebern die Gelegenheit, Kapitel zu überarbeiten und neue Themen zu behandeln.

Neu aufgenommen wurden Kapitel zur molekulargenetischen Diagnostik und zur Diagnostik bei Transfusionen.

Die molekulargenetische Diagnostik hat einen festen Platz bei der Diagnose von Krankheiten gewonnen. Bei der Indikation zur Anwendung der molekulargenetischen Diagnostik, bei der Deutung der Befunde und ihrer Weitergabe an Patienten und ihre Angehörige bedarf es zwingend humangenetischer Fachkenntnisse. Die Tätigkeit im Gebiet der Transfusionsmedizin erfordert inzwischen in der EU harmonisierte Fachkenntnisse. Auch das Kapitel „Blutzellen" wurde von den Autoren des bisherigen Laborteils der Hämatologie völlig neu gestaltet und den internationalen Nomenklaturen angepasst.

Unter den vielen Aktualisierungen seien nur wenige hervorgehoben. Bei allen Analyten des alphabetischen zweiten Teils (Kap. 24) wurden die neuen Richtlinien der Bundsärztekammer sowie die bei Akkreditierungen erfolgenden Qualitätsansprüche aufgenommen. Im Kapitel „Check-up – Risiken abschätzen" wurden Änderungen der Richtlinien für die Diagnostik bei Neugeborenen und Kindern berücksichtigt und Teile des bisherigen Kapitels 11 zur Harnsäure in Kapitel 24 (Laborteil) zur Harnsäure integriert. Das Kapitel „Vitale Funktionen, Ernährung und essenzielle Spurenelemente" wurde durch Mithilfe eines kompetenten neuen Koautors ergänzt durch einen Abschnitt zur Diagnostik des Ernährungszustands. 15 neue Analyten wurden erstmals in den Laborteil aufgenommen. Wir danken allen neuen Autoren für die kompetenten Beiträge, die bei dem wachsenden Druck der täglichen Arbeit in der Klinik besondere Anerkennung verdienen.

Das Buch erforderte eine enge Zusammenarbeit klinisch und laboratoriumsdiagnostisch tätiger Kolleginnen und Kollegen. Wir danken allen Autorinnen und Autoren, dass sie die Nähe zum anderen Fachgebiet aufgegriffen und eine schlüssige Synthese herbeigeführt haben, und das sogar in der erbetenen Zeit. Dem Verlag Elsevier, Urban & Fischer danken wir für den Auftrag zur 2. Auflage. Insbesondere Frau Susanne C. Bogner, Frau Bernadette Aulinger und Frau Elisa Imbery haben durch ihre sehr fachkundige und reibungslose Zusammenarbeit wesentlich zum Gelingen dieser Aktualisierung beigetragen.

München, im November 2008

Walter G. Guder und Jürgen Nolte

Vorwort zur 1. Auflage

„Wir dürfen nichts von dem Humanum, was uns durch Handeln und Behandeln mit dem Patienten verbindet, verlieren. Tatsächlich ist die Neigung vieler Kollegen bedenklich, vor Stellung der Diagnose, ja sogar vor der gründlichen Untersuchung, erst einmal die Röntgenologie und das gesamte große Labor zu befragen. Sie vertrauen anscheinend jedem Apparat mehr als ihrem eigenen Befund."

H.E. Bock (1903–2004), Ordinarius für Innere Medizin in Tübingen, in einer Rede über „Der Arzt und sein Handwerk", 1968

Das Buch zum Thema Labor und Diagnose bietet für den Leser zwei Zugangswege:

Teil I des Buches, der klinische Abschnitt, behandelt Diagnosestrategien, den Weg von der klinischen Verdachtsdiagnose über die relevanten Laboruntersuchungen zur Diagnose.

In Teil II, dem Laborteil, werden Labormessgrößen hinsichtlich der Prozesse und Variablen in der präanalytischen Phase, der Analytik und Qualitätssicherung und schließlich die Bewertung des Messergebnisses in der postanalytischen Phase abgehandelt.

In allen Phasen können biologische und technische Variable das Ergebnis beeinflussen. So wurde bei Fehleranalysen festgestellt, dass etwa 50 % der Fehler in der Laboratoriumsdiagnostik ihre Ursache in der präanalytischen, je 25 % in der analytischen und postanalytischen Phase haben.

Die Indikation für die Erhebung von Laboruntersuchungen sind beim Kranken das Erstellen der Diagnose, die Beurteilung von Prognose und Krankheitsverlauf und die Therapiekontrolle, beim klinisch Gesunden die Abschätzung von Risiken. Hierbei will das Buch dem Arzt eine rational begründete Hilfe geben, wobei die Diagnose an erster Stelle steht. Die Begrenzung der Ressourcen legt uns ein ärztliches Handeln mit Augenmaß, also die Unterscheidung zwischen notwendigen und wünschenswerten Maßnahmen, nahe.

Wir haben uns an den erwarteten Fragen der Leser orientiert:

Welche Laborwerte muss ich bei Verdacht auf eine bestimmte Erkrankung bestimmen? Müssen noch weitere Parameter bestimmt werden?

Was ist sinnvoll, was ist überflüssig?

Auf welche Diagnose oder Differenzialdiagnose weist ein erhöhter oder ein erniedrigter Wert hin?

Zielgruppe unseres Buches sind Kliniker, Fachärzte und Ärzte in der Weiterbildung in der Inneren Medizin und der Allgemeinmedizin. Nebenzielgruppe sind alle Ärzte, die Laboruntersuchungen anordnen, Labormediziner, Studenten.

Das Buch umfasst 22 von unterschiedlichen Autorengruppen bearbeitete Kapitel. Alle hatten, wie wir hoffen, bei aller Vielfalt die übergeordnete Zielsetzung des Buches im Auge. Wir danken allen Autoren. Und wir danken Frau Susanne C. Bogner, Frau Dr. Gisela Heim und Frau Petra Münzel-Kaiser vom Lektorat Medizin des Elsevier-Verlags für ihre Geduld und sehr fachkundige Unterstützung.

München, im Juni 2005

Walter G. Guder und Jürgen Nolte

Herausgeber und Autoren

Herausgeber

Prof. Dr. med. Walter G. Guder
Marianne-Plehn-Str. 4
81825 München
e-mail: W.G.Guder@extern.lrz-muenchen.de

Prof. Dr. med. Jürgen Nolte
Laubenlindeweg 19
77654 Offenburg
e-mail: HJ.Nolte@t-online.de

Autoren

Prof. Dr. med. Johannes Aufenanger
Klinikum Ingolstadt GmbH
Institut für Laboratoriumsmedizin
Krumenauerstr. 25
85049 Ingolstadt
e-mail: johannes.aufenanger@klinikum-ingolstadt.de

Prof. Dr. med. Thomas Bertsch
Klinikum Nürnberg
Institut für Klinische Chemie, Laboratoriumsmedizin und Transfusionsmedizin
Prof.-Ernst-Nathan-Str. 1
90419 Nürnberg
e-mail: thomas.bertsch@klinikum-nuernberg.de

Dr. med. Martin Bidlingmaier
Klinikum der Universität München
Medizinische Klinik – Campus Innenstadt
Ziemssenstr. 1
80336 München
e-mail: martin.bidlingmaier@med.uni-muenchen.de

Prof. Dr. med. Hubert E. Blum
Medizinische Universitätsklinik
Hugstetterstr. 55
79106 Freiburg
e-mail: hubert.blum@uniklinik-freiburg.de

Prof. Dr. med. Wolf H. Boesken
Anselm-Feuerbach-Platz 3
79100 Freiburg
e-mail: wolf.boesken@kfh-dialyse.de

Dr. med. Karsten Conrad
Institut für Immunologie
Medizinische Fakultät „Carl Gustav Carus"
der Technischen Universität Dresden
Fetscherstr. 74
01307 Dresden
e-mail: karsten.conrad@mail.zih.tu-dresden.de

Prof. Dr. med. Paul Cullen
Laborärztliche Gemeinschaftspraxis Dr. Löer, Dr. Treder & Kollegen
Hafenweg 11
48155 Münster
e-mail: p.cullen@labor-muenster.de

Dr. rer. nat. Fritz Degel
Klinikum Nürnberg
Institut für Klinische Chemie und Laboratoriumsmedizin und Transfusionsmedizin
Prof.-Ernst-Nathan-Str. 1
90419 Nürnberg
e-mail: degel@klinikum-nuernberg.de

Prof. Dr. med. Dr. rer. nat. Heinz Fiedler
Pachelbelstr. 18a
99096 Erfurt
e-mail: hmfiedler@gmx.de

Prof. Dr. med. Klaus-D. Gerbitz
Ludwigshöher Str. 12
81479 München
e-mail: Klaus.Gerbitz@lrz.unimuenchen.de

Prof. Dr. med. Axel M. Gressner
Medizinische Fakultät der RWTH
Institut für Klinische Chemie und Pathobiochemie – Zentrallaboratorium
Pauwelsstr. 30
52074 Aachen
e-mail: gressner@rwth-aachen.de; agressner@ukaachen.de

Prof. Dr. rer. nat. Dr. med. habil. Adolf Grünert
Akademie für Wissenschaft, Wirtschaft
und Technik an der Universität Ulm
Heidenheimer Str. 80
89081 Ulm/Donau
e-mail: adolf.gruenert@uni-ulm.de

Dr. med. Hans Jürgen Heppner
Klinikum Nürnberg
1. Medizinische Klinik
Schwerpunkt Geriatrie, Toxikologie
Prof.-Ernst-Nathan-Str. 1
90419 Nürnberg
e-mail: heppner@klinikum-nuernberg.de

Dr. med. Ulrich von Hintzenstern
Klinikum Forchheim
Abteilung für Anästhesie und perioperative Medizin
Krankenhausstr. 10
91301 Forchheim
e-mail: v.hintzenstern@fen-net.de

PD Dr. med. Michaela Jaksch-Angerer
Freiburg Medical Laboratory ME LLC
PO Box 3068
Dubai/UAE
e-mail: jaksch@fml-dubai.com

Prof. Dr. med. Mariam Klouche
Bremer Zentrum für Laboratoriumsmedizin
Friedrich-Karl-Str. 22
28205 Bremen
e-mail: mariam.klouche@laborzentrum-bremen.de

PD Dr. med. Marianne Kretschmar
Labor Dr. Kretschmar & Partner
Blücherstr. 4
99099 Erfurt
e-mail: m_kretschmar@web.de

Prof. Dr. med. Jürgen D. Kruse-Jarres
ehem. Klinikum Stuttgart, Katharinenhospital
Raffaelweg 8
70192 Stuttgart
e-mail: jkruse-jarres@t-online.de

Prof. Dr. med. Frank Lammert
Universitätsklinikum des Saarlandes
Klinik und Poliklinik für Innere Medizin II
Kirrberger Straße
66424 Homburg/Saar
e-mail: Frank.Lammert@uks.eu.de

Prof. Dr. med. Guntram Lock
Albertinenkrankenhaus
Klinik für Innere Medizin
Süntelstr. 11A
22457 Hamburg
e-mail: guntram.lock@albertinen.de

Prof. Dr. med. Claus Luley
Otto-von-Guericke-Universität Magdeburg
Institut für Klinische Chemie und Pathobiochemie
Leipziger Str. 44
39120 Magdeburg
e-mail: Claus.Luley@Medizin.Uni-Magdeburg.de

Dr. med. Georg Mößmer
Technische Universität München
Klinikum rechts der Isar
Institut für Klinische Chemie und Pathobiochemie
Ismaninger Str. 22
81675 München
e-mail: moessmer@klinchem.med.tu-muenchen.de

Prof. Dr. med. Michael Neumaier
Medizinische Fakultät Mannheim der Universität Heidelberg
Institut für Klinische Chemie
Theodor-Kutzer-Ufer 1–3
68167 Mannheim
e-mail: michael.neumaier@ikc.ma.uni-heidelberg.de

Prof. Dr. med. Thomas Nichterlein
Labor Dr. Kretschmar & Partner
Blücherstr. 4
99099 Erfurt
e-mail: tnichterlein@gmx.de

Prof. Dr. med. Dr. rer. nat. Bernhard Olgemöller
Labor Becker, Olgemöller und Kollegen
Führichstr. 70
81671 München
e-mail: olgemoeller@labor-bo.de

Prof. Dr. med. Dieter Pongratz
Paul-Gerhardt-Str. 4
86199 Augsburg
e-mail: dieter.pongratz@t-online.de

Prof. Dr. med. Klaus Ritter
Medizinische Fakultät der RWTH
Institut für Medizinische Mikrobiologie
Pauwelsstr. 30
52074 Aachen
e-mail: kritter@ukaachen.de

Prof. Dr. med. Heinz Juergen (Pablo) Roth
Labor Limbach, Abteilung Endokrinologie/Onkologie
Im Breitspiel 15
69126 Heidelberg
e-mail: pablolim@AOL.com

Prof. Dr. med. Gregor Rothe
Bremer Zentrum für Laboratoriumsmedizin
Friedrich-Karl-Str. 22
28205 Bremen
e-mail: gregor.rothe@laborzentrum-bremen.de

Prof. Dr. med. Andreas Schalhorn
Onkologisch-radiologische Gemeinschaftspraxis
Prielmayerstr. 1
80335 München
e-mail: Andreas.Schalhorn@web.de

Prof. Dr. med. Peter Schauder
Waitzweg 2
37085 Göttingen
e-mail: ps.schauder@web.de

Prof. Dr. rer. nat. Erwin Schleicher
Universitätsklinikum Tübingen
Medizinische Klinik und Poliklinik
Abteilung Innere Medizin IV der Eberhard-Karls-Universität
Otfried-Müller-Str. 10
72076 Tübingen
e-mail: Erwin.Schleicher@med.uni-tuebingen.de

Prof. Dr. med. Heinrich Schmidt-Gayk †
Labor Limbach
Im Breitspiel 15
69126 Heidelberg

Prof. Dr. med. Petra-Maria Schumm-Draeger
Krankenhaus München-Bogenhausen
3. Medizinische Abteilung
Englschalkinger Str. 77
81925 München
e-mail: petra-maria.schumm-dreager@kh-bogenhausen.de

PD Dr. med. Michael Spannagl
Universitätsklinikum München
Abteilung für Transfusionsmedizin und Hämostaseologie
Ziemssenstr. 1
80336 München
e-mail: michael.spannagl@med.uni-muenchen.de

PD Dr. med. Werner Steimer
Technische Universität München
Klinikum rechts der Isar
Institut für Klinische Chemie und Pathobiochemie
Ismaninger Str. 22
81675 München
e-mail: Steimer@klinchem.med.tum.de

Dr. med. Petra Stieber
Ludwig-Maximilians-Universität München
Klinikum Großhadern
Institut für Klinische Chemie
Marchioninistr. 15
81366 München
e-mail: Petra.Stieber@med.uni-muenchen.de

Prof. Dr. med. Hayrettin Tumani
Universität Ulm
Neurologische Klinik im RKU
Neurochemisches Labor und Spezialambulanz Multiple Sklerose
Oberer Eselsberg 45
89081 Ulm
e-mail: hayrettin.tumani@uni-ulm.de

Dr. med. Gerhard Weidemann
c.o. Institut für Klinische Chemie, Laboratoriumsmedizin und Transfusionsmedizin
Klinikum Nürnberg
Prof.-Ernst-Nathan-Str. 1
90419 Nürnberg
e-mail: Weidemann@klinikum-nuernberg.de

Dr. med. Manfred W. Wick
Ludwig-Maximilians-Universität München
Klinikum Großhadern
Institut für Klinische Chemie
Marchioninistr. 15
81377 München
e-mail: manfred.wick@med.uni-muenchen.de

Prof. Dr. med. Dr. rer. nat. Hermann Wisser
Hindenburgstr. 15
70825 Korntal-Münchingen
e-mail: H.Wisser@t-online.de

Prof. Dr. med Robert Zimmermann
Universitätsklinikum Erlangen
Transfusionsmedizinische und Hämostaseologische Abteilung
Krankenhausstr.12
91054 Erlangen
e-mail: robert.zimmermann@trans.imed.uni-erlangen.de

Abkürzungen

€	Preis der Untersuchung: < 10 €
€€	Preis der Untersuchung: 10–30 €
€€€	Preis der Untersuchung: > 30 €
AAG	Autoantigen
AAK	Autoantikörper
AAS	Atomabsorptionsspektrometrie
AB0	Blutgruppen A, B, 0
ABDM	Ambulante (24-h-)Blutdruckmessung
ABM	alveoläre Basalmembran
ACA	Antizentromer-Antikörper
ACE	Angiotensin converting enzyme
AchR	Azetylcholinrezeptor
aCL	anti-Cardiolipin
ACR	American College of Rheumatology
ACT	activated clotting time, aktivierte Gerinnungszeit
ACTH	Adrenokortikotropes Hormon = Corticotropin
AD	Alzheimer-Demenz
ADA	Adenosindesamidase, defizient bei SCID
ADH	Antidiuretisches Hormon = Vasopressin, auch Alkoholdehydrogenase (hier nicht verwendet)
ADHR	autosomal-dominante hypophosphatämische Rachitis
ADP	Adenosindiphosphat
AECA	Anti-Endothelzell-Antikörper
AFA	Anti-Filaggrin-Antikörper
AFP	α-Fetoprotein
Ag	Antigen
AGS	Adrenogenitales Syndrom
AGXT	Alanin-Glyoxylat-Aminotransferase-Gen-Code
AIDS	acquired immunodeficiency syndrome, erworbenes Immundefizienz(-defekt)-Syndrom
AIE	Autoimmunerkrankung
AIH	Autoimmunhepatitis, -hepatopathie
AIHA	autoimmunhämolytische Anämie(n)
AIL	arzneimittelinduzierter Lupus
Ak	Antikörper
AKA	Antikeratin-Antikörper
AL-Amyloidose	primäre Leichtkettenamyloidose
ALA	Amino laevulinic acid, δ-Aminolävulinsäure
ALAT	= ALT
ALD	Adrenoleukodystrophie
ALDOP	Fructose-1-phosphat-Aldolase-Gen-Code
ALL	akute lymphatische Leukämie
ALPS	autoimmunes lymphoproliferatives Syndrom
ALS	amyotrophe Lateralsklerose und δ-Aminolävulinsäure
ALT	Alaninaminotransferase = ALAT (früher GPT)
AM	äußere Membran
AMA	antimitochondriale Antikörper
AMI	akuter Myokardinfarkt
AML	akute myeloische Leukämie
ANA	antinukleäre Antikörper
ANC	absolute neutrophil count, absolute Zahl der Neutrophilen
ANCA	antineutrophile zytoplasmatische Antikörper
ANF	antinukleäre Faktoren (= ANA)
ANNA-1	anti-neuronal nuclear antibodies, Autoantikörper gegen Zellkerne neuronaler Zellen Typ 1 = Anti-Hu-Autoantikörper; siehe Hu
ANNA-2	anti-neuronal nuclear antibodies, Autoantikörper gegen Zellkerne neuronaler Zellen Typ 2 = Anti-Ri-Autoantikörper; siehe Ri
ANP	atriales natriuretisches Peptid (= A-Typ natriuretisches Peptid)
AP	alkalische Phosphatase
APC	aktiviertes Protein C oder adenoidal pharyngeal conjunctival virus
APCA	Anti-Purkinje-Zellantikörper
APECED	autoimmune Polyendokrinopathie–Candidiasis–ektodermale Dystrophie
APF	antiperinukleäre Faktoren
APL	akute promyelozytäre Leukämie
Apo AI	Apolipoprotein AI
Apo B	Apolipoprotein B (Isoformen ApoB48 und 100)
Apo C	Apolipoprotein C (II)
Apo E	Apolipoprotein E (Isoformen $ApoE_2$,E_3,E_4)
APS	Antiphospholipidsyndrom
aPTT	aktivierte partielle Thromboplastinzeit
APUD-System	amine precursor uptake and decarboxylation system, neuroendokrines System, Zellen, Tumoren
ARDS	akutes (adultes) respiratorisches Distress-Syndrom
ASAT	= AST
ASCA	Anti-Saccharomyces-C-Antikörper
ASH	alkoholische Steatohepatitis
ASPGR	Asyalo-Glykoprotein-Makrophagen-Galaktose-Lektin-Rezeptor
ASO	Antistreptolysin O
ASS	Acetylsalicylsäure
AST	Antistreptolysintiter
AST	Aspartataminotransferase = ASAT (früher GOT)

AT	Antithrombin
AVP	Arginin-Vasopressin
BA	Basenabweichung (= base excess, BE)
BAK	Becherzellantikörper, auch Blutalkoholkonzentration
BÄK	Bundesärztekammer
BAL	bronchoalveoläre Lavage
BAO	basal acid output, Nüchternsäuresekretion des Magens
BAP	bone alkaline phosphatase, knochenspezifisches Isoenzym der alkalischen Phosphatase
BCG	Bacille-Calmette-Guérin (Impfstoff gegen TBC)
BCR-ABL-Translokation(-Gen)	Breakpoint cluster region – ABL, eine aus dem Chromosom 9 nach Chromosom 22 übertragenes Gen (ABL), entspricht dem Philadelphia-Chromosom
BDB	Butanaminderivat
bDNA	branched (verzweigte) DNA als Gensonde
BE	base excess, Basenabweichung
BGP	biliäres Glykoprotein; bone γ-carboxy glutamic acid (GLA) protein (= Osteocalcin)
BKS	Blutkörperchensenkungsgeschwindigkeit (auch BSG)
BMD	Bone mineral density, Knochenmineraldichte
BMI	body mass index
BMZ	Basalmembranzone(n)
BNP	brain natriuretic peptide (= B-Typ natriuretisches Peptid)
BPAG	bullöses Pemphigoidantigen
BPI-ANCA	bactericidal permeability increasing protein-ANCA
BRCA	breast cancer antigen
BRIC	benigne rekurrierende (rezidivierende) intrahepatische Cholestase
BRU	bone remodelling unit
BSEP	bile sort export pump, kanalikuläre Gallensäure-Exportpumpe
BSP	bone sialoprotein, Knochensialoprotein
BSG	Blutkörperchensenkungsgeschwindigkeit = BKS
BTA	bladder tumor antigen
B-Zelle	= B-Lymphozyt
CA	cancer antigen, carbohydrate antigen (15-3, 19-9, 27-29, 50, 72-4, 125, 195, 242, 549)
CAF	Celluloseazetatfolie (zur Elektrophorese)
cANCA	zytoplasmatische ANCA
CAP	cyclase-activating PTH
CAR	carbohydrate recoverin, Antigen aus Recoverin
CASA	cancer associated serum antigen, Epitop eines polymorphen epithelialen Muzins
CAST	cellular allergen stimulation test, zellulärer Allergenstimulationstest
CBD	kortikobasale Degeneration
CBG	cortisol binding globulin, kortisolbindendes Globulin
CCK-PZ	Cholecystokinin-Pankreozymin
CCP	z(c)yklisch citrullinierte Peptide
cDNA	complementary DNA, komplementäre DNA-Sequenz
CD3,4 etc	cluster of differentiation; Nomenklatur der Oberflächenantigene und -marker von Zellen zur Typisierung in der Durchflusszytometrie
CD3	T3-Lymphozyt
CD4	T4-Lymphozyt, T4-Helfer-Zelle
CD8	T8-Lymphozyt
CD14	Rezeptor für Lipopolysaccharide
CD16/56	natürliche Killerzellen
CD19	B-Lymphozyt
CD25	IL-2-Rezeptor
CD45	Tyrosinphosphatase als Marker von Leukozyten
CD69	activator inducer protein als Marker aktivierter Leuko- und Lymphozyten
CD71	Transferrinrezeptor
CD95	Fas-Rezeptor
CD163	Bindung von Hp2-2-Hämoglobin
CDA II	kongenitale dyserythropoetische Anämie Typ II = HEMPAS
CDC	Center of Disease Control
CDT	carbohydrate deficient transferrin, kohlenhydratdefizientes Transferrin
CEA	carcinoembryonales Antigen
CEDIA	cloned enzyme donor immunoassay
CENP-A, -B und -C	centromer proteins A, B und C, zentromerassoziierte Proteine
CETP	Cholesterinester-Transferprotein
CF	cystic fibrosis, zystische Fibrose, Mukoviszidose
CFTR	Cystic fibrosis transmembrane conductance regulator, ATP-abhängiger Chloridkanal-Gen-Code (mutiert bei Mucoviszidose)
CFU	colony forming units, Kolonie bildende Einheiten (Mikroorganismen)
CHB	kongenitaler Herzblock
CIMF	chronisch idiopathische Myelofibrose
CIMP	CpG island methylator phenotype (epigenetische Modifikation)
CIN	chromosomal instability, chromosomale Instabilität
CJK	Creutzfeldt-Jakob-Krankheit

CK creatine kinase, Kreatinkinase
CKMB creatinkinase muscle-brain, Isoenzym-Dimer MB (herzmuskeltypisch) der CK
CL Cardiolipin
CLIA Chemilumineszenz-Immunoassay
CLIFT Crithidia-luciliae-Immunfluoreszenztest
CLL chronisch lymphatische Leukämie
CLSI Clinical Laboratory Standards International (früher NCCLS)
CML chronische myeloische Leukämie
CMV Zytomegalievirus
COL1A1 Kollagen Typ 1, α_1-Untereinheit Gen-Code
COMP cartilage oligomeric matrix protein
COPD chronic obstructive pulmonary disease, chronisch-obstruktive Lungenerkrankung
CPEO chronisch progressive externe Ophthalmoplegie
CREST-Syndrom Calcinosis cutis, Raynaud-phenomenon, esophageal mobility syndrome trias (Sklerodaktylie, Teleangiektasie, ösophageale Dysfunktion mit Motilitätsstörungen)
CRH Corticotropin releasing hormone
CRMP collapsing response mediator proteins (siehe auch CV2)
CRP C-reaktives Protein
CSF colony stimulating factor, Kolonie stimulierender Faktor
CSI Cholesterinsättigungsindex
CT Computertomographie
cTnI cardial Troponin I, kardiales Troponin I
cTnT cardial Troponin T, kardiales Troponin T
CTRC Chymotrypsin-C Gen-Code
1-CTP 1-carboxyterminales Telopeptid (vom Kollagen-Typ 1)
CTX C-terminale crosslinks (β-cross-Laps®)
CV coefficient of variation, siehe VK
CV 2 Antigen des collapsing response mediator proteins (CRMP)
CVI common variable immunodeficiency
CVID Common (verbreitete) variable Immundefizienz = CVI
CYFRA 21-1 Cytokeratin-19-Fragmente (Antigen des Tumormarkers)
CYP Gen Code für Cytochrom p450 Genfamilie z.B. 1A2, 2D6, 2C9, 2C19 etc
Cytp450 Cytochrom p450 mit 36 Genfamilien CYP

DAD Diodenarray-Detektion
DAT direkter Antiglobulintest (direkter Coombs-Test)
DBP Vitamin-D-bindendes Protein
DC Dünnschichtchromatographie
DCT direkter Coombstest
DDAVP Desmo, D-Arginin-Vasopressin
DGHM Deutsche Gesellschaft für Hygiene und Mikrobiologie
DGKC Deutsche Gesellschaft für Klinische Chemie
DGKL Deutsche Vereinte Gesellschaft für Klinische Chemie und Laboratoriumsmedizin
DGLM Deutsche Gesellschaft für Laboratoriumsmedizin
DGLN Deutsche Gesellschaft für Liquordiagnostik und Klinische Neurologie
DGS DiGeorge-Syndrom
DHCR7 7-Dehydrocholesterinreduktase Gen-Code
DHEAS Dehydroepiandrosteronsulfat
DHT Dihydrotestosteron
DIC disseminated intravasal coagulation, disseminierte intravasale Gerinnung
DIG disseminierte intravasale Gerinnung
DIN Deutsches Institut für Normung
DKG-NT Deutsche Krankenhausgesellschaft – Nebenkosten-Tarif
DL Donath-Landsteiner (paroxysmale Kältehämoglobinurie nach ...)
DM Dermatomyositis
DNA desoxy ribonucleic acid, Desoxyribonukleinsäure (DNS)
DNS Desoxyribonukleinsäure
DPD Desoxypyridinolin oder Dihydropyrimidin-Dehydrogenase
2,3-DPG 2,3 Diphosphoglycerat
DRG Diagnosis related groups (diagnosebezogene Einteilung zur Finanzierung von Krankenhausaufenthalten)
ds-DNA Doppelstrang-DNA
DTPA Diethylentriaminpentaessigsäure
DVV Deutscher Virologen-Verband

EAST Enzym-allergo-sorbent-Test
E2 Estradiol
EBV Epstein-Barr-Virus
ECLIA Elektrochemilumineszenz-Immunoassay
ECP eosinophil cationic protein, eosinophiles kationisches Protein
ECT Ecarin clotting time
EDDP 2-Ethylidin-1,5-dimethyl-3,3-diphenylpyrrolidin, Metabolit von Methadon
EDTA ethylene diamine tetraacetic acid, Ethylendiamintetraessigsäure
EGF epidermal growth factor
EGTM European Group on Tumormarkers
EHEC enterohämorrhagische Escherichia coli
EIA Enzymimmunoassay
EIEC enteroinvasive Escherichia coli
ELISA enzyme-linked immunosorbent assay
EmA Endomysium-Antikörper
EMIT enzyme multiplied immunoassay technique, enzymverstärktes Immuntestverfahren
EMT epitheliale-mesenchymale Transition
ENA extrahierbares nukleäres Antigen

EP	evozierte Potenziale
EPP	erythropoetische Protoporphyrie
EPO	Erythropoietin
EPO	Eosinophilenperoxidase
EO	endokrine Orbito-(Ophthalmo-)pathie
ERC	endoskopische retrograde Cholangiographie
ESBL	Escherichia coli mit Bildung von β-Lactamase mit erweitertem Spektrum
ESID	European Society for Immunodeficiencies, Europäische Gesellschaft für Immundefizienzen
ET	essenzielle Thrombozythämie
ET-AAS	elektrothermale Atomabsorptionsspektrometrie
ETEC	enterotoxische Escherichia coli
Fab-Fragment	fragment antigen binding, antigenbindendes Fragment der Immunglobuline
FAB	French-American-British (-Klassifikation)
FAES	Flammenatomemissionsspektrometrie
FAP	familiäre adenomatöse Polyposis
Fc-Fragment	fragment cristalline (Fragment der Immunglobuline mit Rezeptorbindungsfunktion z.B. von IgE)
Fc-I und II	IgE-Rezeptoren mit niedriger (I) und hoher (II = CD23) Affinität
FFP	fresh frozen plasma (gleich nach der Gewinnung gefrorenes Plasma)
FFS	freie Fettsäuren
FGF-23	fibroblast growth factor 23, Fibroblasten-Wachstumsfaktor 23, Phosphatonin
FHH	familiäre hypokalziurische Hyperkalzämie
FIGO	Fédération Internationale de Gynécologie et d'Óbstetrique
FITC	Fluoreszeinisothiocyanat
FLK	freie Leichtketten (der Immunglobuline) = FLC
fO_2Hb	fractional oxyhemoglobin, Oxyhämoglobinfraktion
FOBT	fäkaler okkulter Bluttest
FPIA	Fluoreszenz-Polarisations-Immunoassay
FSAP	factor seven activating protease, Factor-VII-aktivierende Protease
FSGS	fokal segmentierende glomeruläre Sklerose
FSH	follikelstimulierendes Hormon
FSME	Frühsommermeningoenzephalitis
fT_3	freies Trijodthyronin
fT_4	freies Thyroxin (Tetrajodthyronin)
FTA	Fluoreszenz-Treponema-Antikörper
FU	Fluorouracil (5-Fluor-2,4 (1H,3H) pyrimidindion)
FUO	fever of unknown origin, Fieber unbekannter Ursache
GABA	gamma amino butyric acid, γ-Aminobuttersäure
GAD	glutamic amino decarboxylase, Glutamataminodecarboxylase
GBL	γ-Butyrolacton („liquid ecstasy")
GBM	glomeruläre Basalmembran
GBS	Guillain-Barré-Syndrom
GC	Gaschromatographie
GC-MS	Gaschromatographie-Massenspektrometrie
G-CSF	granulocyte colony stimulating factor, Granulozyten-Kolonie-stimulierender Faktor
GFAP	glia fibrillar acid protein, fibrilläres saures Gliaprotein
GFR	glomeruläre Filtrationsrate
GfV	Gesellschaft für Virologie
GHB	γ-Hydroxybuttersäure
GH-RH	growth hormone releasing hormone, Somatotropin-releasing-Hormon
GICA	gastrointestinal cancer antigen = CA 19-9
GIO	glukokortikoidinduzierte Osteoporose
GKV	Gesetzliche Krankenversicherung
GLA	α-Galactosidase-A Gen-Code (mutiert bei Morbus Fabry)
GLDH	Glutamatdehydrogenase
GM 1,2	Glycomyeloprotein 1 und 2 (Ganglioside)
GN	Glomerulonephritis
GnRH	Gonadotropin releasing Hormon
GPIB	Glykoprotein 1 b (≙ CD42b)
Gp IIb/IIIa	Glykoprotein 2b/3a (=GP≅CD61)
$β_2$-GPI	$β_2$-Glykoprotein I
G6PDH	Glukose-6-phosphatdehydrogenase
GPI	Glykosylphosphatidylinositol (auch Glukosephosphatisomerase)
GRP	Gastrin releasing peptide
GTG	Gewebstransglutaminase
HAART	highly active antiretroviral therapy, hochaktive antiretrovirale Therapie
HACEK	Haemophilus influenzae und scrophilus, Actinobacillus actinomycetem comitans, Cardiobacterium hominis, Eikenella und Kingella spp.
HAH	Hämagglutinationshemmtest
HAMA	humane Anti-Maus-Antikörper
HAV	Hepatitis-A-Virus
Hb	Hämoglobin
HbA_{1c}	Hämoglobin A, Fraktion 1c (glykiert am Valin der β-Kette des Hb)
HBAP2	hyaluronsäurebindendes Protein 2
HBc	Hepatitis-B-Virus-Core (Kern)
HBDH	Hydroxybutyratdehydrogenase
HbeAg	Hepatitis(B)-e-Antigen
HbM	Methämoglobin
HbsAg	Hepatitis(B)-surface-(Oberflächen-) Antigen

HBV Hepatitis-B-Virus
HCC hepato-cellular carcinoma, primäres Leberzellkarzinom
HCG = hCG, humanes Choriongonadotropin
HCV Hepatitis-C-Virus
HDL High density lipoprotein, Lipoproteine hoher Dichte
HDV Hepatitis-D-Virus
HELLP-Syndrom hemolysis, elevated liver enzymes, low platelets; Syndrom als Sonderform der Präeklampsie
HEp-2-Zellen humane Epitheliomzellen Typ 2
HER 2 human epidermal growth factor receptor (EGFR) antigen = shedded antigen
HEV Hepatitis-E-Virus
hEPO humangenetisches Erythropoietin
HFE-Gen humanes Eisenrezeptorgen (z.B. HFE-C282Y-Polymorphismus bei Hämochromatose)
hGH human growth hormone, Wachstumshormon = STH = Somatotropin
hGHBP human growth hormone binding protein, Wachstumshormon-Bindungsprotein
HGV Hepatitis-G-Virus
HHV humanes Herpesvirus
HIT heparininduzierte Thrombozytopenie
HIV human immunodeficiency virus, humanes Immundefizienzvirus
Hkt auch HK oder Hk: Hämatokrit
HLA human leucocyte antigens, humane Leukozytenantigene = Histokompatibilitätsantigene (MHC)
hMG humanes Menopausen-Gonadotropin
HMG-CoA Hydroxy-methylglutaryl-CoenzymA
HMWK high molecular weigth kininogen, hochmolekulares Kininogen
HNPCC hereditary non-polyposis colorectal cancer, hereditäres Kolonkarzinom ohne Polypen
HPA Hyperphenylalaninämie
HPL human placental lactogen, humanes Plazentalaktogen = HCS (human chorionic somatotropine, humanes Chorionsomatotropin)
HPLC high pressure liquid chromatography, Hochdruckflüssigkeitschromatographie
HPLC-MS Hochdruckflüssigkeitschromatographie-Massenspektrometrie
HPT Hyperparathyreoidismus
HPV humanes Papillomavirus
HRT hormone replacement therapy, Hormonsubstitutionsbehandlung (nach der Menopause)
HSV Herpes-simplex-Virus
HTG humanes Thyreoglobulin (TG)
HTGL hepatische Triglyzeridlipase
Ht-Ri Hämotherapie-Richtlinien
Hu onkoneurale Proteine (HuD, HuC, HelN1, HelN2, HuR), benannt nach dem Indexpatienten „Hull" (= ANNA)
HUVS hypokomplementämisches urtikarielles Vaskulitissyndrom
HUS hämolytisch urämisches Syndrom
HVS Homovanillinsäure
hY-RNP humanes zytoplasmatisches Ribonukleoprotein

IA2-AAK Autoantikörper gegen Phosphotyrosinphosphatase IA2
IAT indirekter Antiglobulintest (= indirekter Coombs-Test)
ICA islet cell antibodies, Inselzellantikörper
ICAM intercellular adhesion molecule, interzelluläres Adhäsionsmolekül der Immunglobulin-Superfamilie
ICP inductible coupled plasma, induktiv gekoppeltes Plasma, Anregungsquelle zur AAS und MS
ICS intercellular substance, Interzellularsubstanz
ICT indirekter Coombs-Test
ICTP type I C-terminal telopeptide, Kollagen Typ I c-terminales Telopeptid
IDDM insulin dependent diabetes mellitus, Diabetes mellitus Typ 1
IDL intermediary density lipoproteine, Lipoproteine intermediärer Dichte
IEF isoelektrische Fokussierung
IFCC International Federation of Clinical Chemistry
IFE Immunfixationselektrophorese
IFT (indirekter) Immunfluoreszenztest
IgA,D,E,G,M Immunglobulin A,D,E,G,M
IGeL individuelle Gesundheitsleistungen
IGF-I insulin-like growth factor 1 = Somatomedin C
IHT Insulin-Hypoglykämie-Test
IIF indirekte Immunfluoreszenz
IL-1,-6,-10,-11 Interleukin 1,6, 8, 10,11
ILMA immunluminometrischer Assay
IM innere Membran (der Mitochondrien)
IMR Intermembranraum (der Mitochondrien)
INR international normalization ratio, Internationaler Normalisierungs-Quotient für Prothrombinzeitbestimmung
IPI Internationaler prognostischer Index
IPS idiopathisches Parkinsonsyndrom
IPSS international prognostic scoring system, internationales Prognosebewertungssystem
iPTH intaktes Parathormon (Parathyrin)
IRMA immunradiometrischer Assay

ISE	ionensensitive Elektrode(n)
ISS	internationales Stadien-System
ITGB3	Integrin-β3-Gen-Code
ITP	idiopathische thrombozytopenische Purpura (= Morbus Werlhof)
IVF	In-vitro-Fertilisation
JAK-2-Mutation(-Gen)	Janus-(Tyrosin)-Kinase 2 mit V617F-Mutation bei Polyzythämie
JC-Virus	nach Alfons Jakob und Hans-Gerhard Creutzfeldt (Neurologen) benanntes Polyomavirus
Jo-1	Histidyl-tRNA-Synthetase
κ/λ-Quotient	Kappa-Lambda-Quotient der Leichtketten der Immunglobuline
KBR	Komplement-Bindungsreaktion
KG	Körpergewicht
KHK	koronare Herzkrankheit
KSS	Kearns-Sayre-Syndrom
Ku-AAK	Autoantikörper gegen die katalytische Untereinheit der DNA-abhängigen Proteinkinase (DNA-PK)
LA	Lupus-Antikoagulans
LBR	Laminin-B-Rezeptor
LC	liquid chromatography, Flüssigkeitschromatographie
LC1	Leberzytosolantigen
LCAT	Lezithin-Cholesterin-Acyltransferase
LC-MS/MS	liquid chromatography-mass spectrometry/mass spectrometry (= Tandemmassenspektrometry [TMS])
LCMV	lymphozytäres Choriomeningitis-Virus
LCR	ligase chain reaction
LCT	lactose tolerance Gen-Code, Laktoseintoleranz-Gen der Laktase
LDH	Laktatdehydrogenase
LDL	low density lipoprotein, Lipoproteine niedriger Dichte
LEMS	Lambert-Eaton-(Myasthenie-)Syndrom
LGMD	limb girdle muscular dystrophy, Gliedergürtel-Muskeldystrophie
LH	luteinisierendes Hormon = Lutropin
LH-RH	luteinisierendes Hormon releasing Hormon = Lutropin releasing Hormon
LIA	Lumineszenzimmunoassay
LKM1	liver-kidney-microsomes antigen type 1, Leber-Niere-Mikrosomen-Antigen Typ 1
LOH	loss of heterozygosity, allelischer Verlust eines Gens (z.B. eines Tumorsuppressorgens)
LOX	Lysyloxidase
LP	Leber-Pankreas-Antigen oder Liquorpunktion
LPL	Lipoproteinlipase
Lp-X	Lipoprotein X
LSD	Lysergsäurediethylamid
LTX	Lebertransplantation
LVEF	linksventrikuläre Ejektionsfraktion
$β_2$-M	$β_2$-Mikroglobulin = $β_2$MG
Ma2	onkoneurales Antigen; Ma-Protein 2 nach Indexpatientin „Margret" benannt
MAG	myelinassoziiertes Gangliosid
MAO	Monoaminoxidase oder maximal acid output, maximale Säuresekretion des Magens nach Pentagastrinstimulation
MDBD	Methylendioxybutanaminderivate
MBK	minimale bakterielle Konzentration
MBP	Myelin-basisches Protein
MCA	mMucin-like cancer associated antigen
MCH	mean cellular haemoglobin, mittleres zelluläres Hämoglobin
MCHC	mean cellular haemoglobin concentration, mittlere zelluläre Hämoglobinkonzentration
M-CSF	macrophage-colony stimulating factor, Makrophagen-Kolonie-stimulierender Faktor
MCTD	mixed connective tissue disease (= Sharp-Syndrom)
MCV	mittleres Zellvolumen (von Erythrozyten)
MDA	3,4-Methylendioxyamfetamin
MDE	Methylendioxy-N-ethylamfetamin
MDMA	Methylendioxy-Methamfetamin
MDRD	modification of diet in renal disease: Studiengruppe, die die Formel zur Berechnung der GFR aus der Plasmakreatininkonzentration herausgegeben hat (MDRD-Formel)
MDS	myelodysplastisches Syndrom
MEIA	microhead enzyme immunoassay, Mikropartikel-Enzymimmunoassay
MELAS	Myopathie, Enzephalopathie, Laktatazidose und schlaganfallähnliche Attacken
MEN	multiple endokrine Neoplasie
MERRF	myoclonal epilepsia with ragged red fibers, Myoklonus-Epilepsie mit zottigen roten Fasern
MG	Myasthenia gravis
MGUS	monoklonale Gammopathien unbekannter Signifikanz
MHC	major histocompatibility complex = HLA
MHK	minimale Hemmkonzentration
MLC	mixed lymphocyte culture, gemischte Lymphozytenpopulationen
MMA	methyl malonic acid, Methylmalonsäure
MMC	Mitomycin C
MMP	Matrix-Metalloproteinasen oder nuclear mitotic apparatus protein (NuMA)
MNGIE	mitochondriale neurogastrointestinale Enzephalopathie

MPA Mikroskopische Polyangiitis
MPD myeloproliferative diseases (Erkrankungen)
M2PK dimere Pyruvatkinase
MPO Myeloperoxidase
MPV mittleres Plättchenvolumen
MRC Magnetresonanzcholangiographie
mRNA messenger-RNA, Boten-Ribonukleinsäure
MRSA methicillinresistenter Staphylococcus aureus
MRSE methicillinresistenter Staphylococcus epidermidis
MRT Magnetresonanztomographie, Magnetresonanztomogramm
MRZ Masern-Röteln-Zostervirus (-Antikörperindex)
MS Massenspektrometrie, Multiple Sklerose
MSA Multisystematrophie
MSUD maple syrup urine disease, Ahornsirupkrankheit
mtDNA mitochondriale DNA
MTHFR Methylentetrahydrofolatreduktase-Gen-Code, mutiert bei Hyperhomozysteinämie
MTX Methotrexat
MuSK-AAK muskelspezifische (Tyrosin-)Kinase-AAK

NACB National Academy of Clinical Biochemistry
NAFLD non-alcoholic fatty liver disease, nicht-alkoholische Fettlebererkrankung
NAG N-Acetyl-β,D-Glukosaminidase
NARP Neuropathie, Ataxie und Retinitis pigmentosa
NASH nicht-alkoholische Steatohepatitis
NCA non cross reacting antigen
NCEP national cholesterol education program
NCCLS National Committee of Clinical Laboratory Standards (jetzt: CLSI)
nDNA nukleäre DNA
NGF nerve growth factor τ (tau) und β (beta)
NHL Non-Hodgkin-Lymphom
NIDDM non-insulin dependent diabetes mellitus, Diabetes mellitus Typ 2
NIBSC National Institute for Biological Standards and Control
NIH National Institute of Health USA
NIST National Institute of Standards and Technology
NK-Zelle natürliche Killerzelle
NLE neonataler Lupus erythematodes
NMH niedermolekulare Heparine
NMP 22 nuclear matrix protein 22 = NuMA
NMR nuclear magnetic resonance, Kernresonanzspektroskopie
NNR Nebennierenrinde
NPY Neuropeptid Y
NSAR nichtsteroidale Antirheumatika
NSCLC non small cell lung cancer, nicht-kleinzelliges Bronchialkarzinom, Plattenepithel-, großzelliges Adenokarzinom der Lunge
NSE neuronenspezifische Enolase
NSGCT non-seminomatous germ cell tumor, nicht-seminomatöser Keimzelltumor
NT-proANP n-terminales ProANP
NT-proBNP n-terminales ProBNP-Fragment
NTX N-terminale Crosslinks
NuMA nuclear mitotic apparatus (protein) = MMP
NYHA New York Heart Association (Stadieneinteilung der Herzinsuffizienz)

OC Osteocalcin
25(OH)D 25-Hydroxy-Vitamin D, Calcidiol
oGTT oraler Glukosetoleranztest
OKB oligoklonale Banden
OPG Osteoprotegerin
OM Osteomalazie
OMIM online mendelian inheritance in man (Internetversion der vererbten Gene und ihrer Mutationen [Polymorphismen, SNPs] mit Krankheitscharakter beim Menschen)
ORSA oxacillinresistente Stämme von Staphylococcus aureus
oxLDL oxidiertes LDL

PAF platelet aggregation factor, Thrombozyten-Aggregationsfaktor
PAGID Pan-American Group for Immunodeficiencies, panamerikanische Immundefizienzgruppe
PAI Plasminogen-Aktivator-Inhibitor(en)
PAK (exokrine) Pankreasantikörper
pANCA perinukleäre ANCA
PAO peak acid output, höchste Säuresekretion des Magens nach Stimulation
PAP Peroxidase, Aminophenazon, Phenol (Färbungsgemisch)
PAPS primäres Antiphospholipidsyndrom
p_aO_2 Sauerstoffpartialdruck, arteriell
PAS polyglanduläres Autoimmunsyndrom
PAS 2 PAS Typ 2 = Schmidt-Syndrom
PAS-Färbung periodic-acid-Schiff-Base, Perjodsäure-Schiff-Reagens, Färbung auf Kohlenhydrate (z.B.Glykogen)
PBC primär biliäre Zirrhose
PBCNA PBC-nukleäres Antigen
PBG Porphobilinogen
PCA Parietalzellantikörper
PCA 1,2 Purkinjezellantikörper 1 und/oder 2
PCHE Pseudocholinesterase
PCNA proliferating cell nuclear antigen (antibodies), Nukleosomen-Antigene (-Autoantikörper)

pCO_2	Partialdruck des Kohlendioxids
PCR	polymerase chain reaction, Polymerasekettenreaktion
PI(1)CP	Prokollagen Typ I C-terminales Propeptid
PI(1)NP	Prokollagen Typ I N-terminales Propeptid
PCT	Procalcitonin oder Porphyria cutanea tarda
PDGF	plasma derived growth factor
PDH	Pyruvatdehydrogenase
PDW	platelet distribution width, Thrombozytengrößenverteilung
PE	Phosphatidylethanolamin
PENIA	particle-enhanced turbidimetric immunoassay, partikelverstärkter turbidimetrischer Immuntest
PET	Positronen-Emissions-Tomographie
PETIA	particle-enhanced turbimetric immunoassay, partikelverstärkter turbimetrischer Immuntest
PF	Plättchenfaktor
PFA	platelet function analyser, Thrombozytenfunktionsanalysator
PFCP	primär familiäre kongenitale Polyzythämie
PFIC	P-Typ-ATPase Transmembran-Protein (mutiert bei PFIC Typ 1 = Byler Syndrom)
PH	pulmonale Hypertonie
pH	potentia hydrogenii (negativer Logarithmus der Wasserstoffionenkonzentration [–log H_2^+])
PHP	Pseudohyperparathyreoidismus
pHPT	primärer Hyperparathyreoidismus
PI	Phosphatidylinositol
PICP	Prokollagen Typ I-C-terminales Propeptid
PIGF	placentar growth factor, plazentarer Wachstumsfaktor
PINP	Prokollagen Typ I-N-terminales Propeptid
PKU	Phenylketonurie
Pl(A1,A2)	Allele mit Leucin (Pl A1) oder Prolin (Pl A2) an Position 33 von ITGB
PL 7-AAK	Autoantikörper gegen Threonyl-tRNA-Synthase
PL 12-AAK	Autoantikörper gegen Alanyl-tRNA-Synthase
PLAP	plazentare alkalische Phosphatase
PM	Polymyositis
PM(M)A	p-Methoxy(methyl)-Amfetamin
PMO	postmenopausale Osteoporose = Osteoporose Typ II
PNH	paroxysmale nächtliche Hämoglobinurie
PNP	Polyneuropathie
PNS	peripheres Nervensystem
PI(III)NP	amino(N)-terminales Prokollagen Typ 1 oder 3
pO_2	Sauerstoffpartialdruck
POCT	point of care testing = patientennahe Sofortdiagnostik
POMC	Proopiomelanocortin
PPSB	Prothrombinkomplex aus Prothrombin [Faktor II], Proconvertin [Faktor VII], Stuart-Faktor [Faktor X] und antihämophilem Faktor B [Faktor IX]
PPV	porcines Parvovirus
PR3	Proteinase 3
PRCA	pure red cell aplasia, aplastische Anämie
ProGRP	pro gastrin releasing peptide
PRSS1	kationisches Trypsinogen-Gen
PS	Phosphatidylserin; paraneoplastisches Syndrom
PSA	prostataspezifisches Antigen
PSC	primär sklerosierende Cholangitis
PSP	progressive supranukleäre Blickparese
PSS	progressive systemische Sklerodermie
PTH	Parathormon, Parathyrin
PTT	siehe aPTT
PV	Polycythaemia vera
PYD	Pyridinolin
PZ	Pankreozymin
RA	rheumatoide Arthritis (= chronische Polyarthritis) oder refraktäre Anämie
RAEB	refraktäre Anämie mit Blastenexcess
RANK	receptor activator of nuclear factor κB
RANKL	Ligand von RANK
RARS	refraktäre Anämie mit Ringsideroblasten
RAST	Radio-Antibody-Sorbent-Test
RBP	retinolbindendes Protein
RCMD(-RS)	refraktäre Zytopenie mit multilinearer Dysplasie (und Ringsideroblasten)
RDW	red cell distribution width, Verteilungsbreite des Volumens der Erythrozyten
RF	Rheumafaktor
RFLP	Restriktionsfragmentlängenpolymorphismus
rhEPO	rekombinantes humanes Erythropoietin
Ri	onkoneurales Protein, benannt nach der Indexpatientin „Richards" (= ANNA-2)
RIA	Radioimmunoassay
RID	radiale Immundiffusion
RiLi-BÄK	Richtlinie der Bundesärztekammer
RNA	ribonucleic acid, Ribonukleinsäure (RNS)
RNP	Ribonukleoproteinkomplex
RNS	Ribonukleinsäure
RPGN	rapid progressive Glomerulonephritis
RPI	reticulocyte production index, Retikulozytenbildungsindex
RPP	ribosomale Phosphoproteine
RR	relatives Risiko
rRNA	ribosomale RNA
RSV	respiratory syncytial virus
RT-PCR	reverse transscription-PCR
SAB	Subarachnoidalblutung
SAMHSA	Substance Abuse and Mental Health Services Administration

SAPS	sekundäres Antiphospholipidsyndrom
SBP	spontane bakterielle Peritonitis
SCCA	squamous cell carcinoma antigen
SCID	schwerer kombinierter Immundefekt
Scl-70	Sklerodermie-Antigen 70
SCLC	small cell lung cancer, kleinzelliges Bronchialkarzinom
SCLE	subkutaner Lupus erythematodes
SDS	sodium dodecyl sulfate, Natriumdodecylsulfat
SDS-PAGE	Sodium(Natrium)dodecylsulfat-Polyacrylamid-Gel-Elektrophorese
SHBG	sexualhormonbindendes Globulin
sHPT	sekundärer Hyperparathyreoidismus
SHT	Schädel-Hirn-Trauma
SI	Système international (d'Unités), internationales Einheitenwesen (s.u.)
sIL-ZR	soluble interleukin 2-receptor, löslicher Interleukin-2-Rezeptor
SIRS	systemic inflammatory response syndrome, systemisches Entzündungssyndrom, Sepsis
SLA	soluble (lösliches) Leberantigen
SLE	systemischer Lupus erythematodes
SLO	Smith-Lemli-Opitz-Syndrom (Mutation von DHCR7)
Sm	extrahierbares nukleäres Antigen (Core-Proteine der snRNP Komplexe), benannt nach dem Index-Patienten „Smith".
SMA	smooth muscle antibodies, Autoantikörper gegen glatte Muskulatur
SNMG	seronegative Myasthenia gravis
SNP	single nucleotide polymorphism „snips", Einzelnukleotidpolymorphismen
snRNP	small nuclear ribosomal nucleoproteine, kleines nukleäres Ribonukleoprotein
SP100	speckled protein 100 kD (siehe PBCNA)
SP210	Glykoprotein 210 (= Gp 210 oder gp 210)
SPINK1	pancreatic secretory trypsin inhibitor, sekretorischer pankreatischer Trypsininhibitor-Gen-Code (Kazal-Typ 1)
SPS	Stiff-person-Syndrom
sO_2	Sauerstoffsättigung
SRP 54	signal recognition particle (54 kD Protein des Signalerkennungspartikels)
SSCP	single strand conformation polymorphism
ss-DNA	single strain DNA, Einzelstrang-DNA
STD	sexually transmitted disease(s), durch Sexualkontakt übertragene Krankheit(en)
STH	somatotropes Hormon = Somatotropin = hGH
STIKO	Ständige Impfkommission
T_3	Trijodthyronin
T_4	Thyroxin (Tetrajodthyronin)
TAG	Tennessee-Antigen

TAK	Thyreoglobulin-Antikörper
TAT	turnaround time, Gesamtprozesszeit
TBC	Tuberkulose
TCA	trizyklische Antidepressiva
TDM	therapeutisches Drug Monitoring
tDPO	total (gesamt) Desoxypyridinoline
TG	Thyreoglobulin
TGFβ	transforming growth factor β
THC	Tetrahydrocannabinol
tHPT	tertiärer Hyperparathyreoidismus
TIMP	tissue inhibitor of metallo proteinase(s), Gewebehemmer der Metalloproteinase(n)
TIO	tumorinduzierte Osteomalazie
TmP	tubuläre maximale Phosphatreabsorption (der Niere)
TMS	Tandemmassenspektrometrie (siehe auch LC-MS/MS)
TMTP	Thiopurin-S-Methyltransferase-*2,*3Polymorphismen
TnC	Troponin C
TNFα	Tumornekrosefaktor α
TnI	Troponin I
TNM	tumor nodule metastasis, Tumor–regionale Ausbreitung–Metastasen (Tumorstadienklassifikationssystem der UICC)
TnT	Troponin T
tPA	tissue plasminogen activator, Plasminogenaktivator vom Gewebstyp
TPA	tissue polypeptide antigen, auch tissue plasminogen activator
TPE	Typhus-Paratyphus-Enteritis-Erreger
TPHA	Treponema-pallidum-Hämagglutination
TPI	Treponema-pallidum-Immobilitätstest
TPO	Thyreoperoxidase
TPS	tissue polypeptide specific antigen = TPA
tPYD	total pyrolidines, Gesamt-Pyrolidine
TPZ	Thromboplastinzeit, Prothrombinzeit (nach Quick)
TRAK	TSH-Rezeptor-Antikörper
TRAP	= TRACP, tartrate resistant acid phosphatase, tartratresistente saure Phosphatase (= TRSP)
TRH	Thyreotropin releasing Hormon
tRNA	transfer RNA
TRSP	tartratresistente saure Phosphatase
TSH	Thyreoidea-stimulierendes Hormon (Thyreotropin)
TTP	thrombotisch-thrombozytopenische Purpura
Tu	Tumor(e)
TxA_2	Thromboxan A_2
T-Zelle	T-(Helfer- oder Suppressor-)Zelle oder -Lymphozyt
U1-RNP	kernmatrixassoziiertes Ribonukleoprotein
UFH	unfraktionierte Heparine

UGT1A1 Uridin-5-diphosphat-Glucuronyltransferase-1A1-Gen-Code (mutiert bei Meulengracht-, Gilbert- und Crigler-Najjar-Syndrom)
UICC Union Internationale Contre le Cancer
UPA urokinase plasminogen activator oder Urinplasminogenaktivator (Plasminogenaktivator vom Urokinasetyp)

VDDR vitamin-D-dependent rickets, Vitamin-D-abhängige Rachitis
VDJ-Rekombination variably/diversity/joining Peptid-Rearrangement zur Erzeugung der Immunglobulinvielfalt
VDRR vitamine-D-resistant rickets, Vitamin-D-resistente Rachitis
VEGF vaskulär endothelialer Wachstumsfaktor
VGCC voltage gated calcium channel, spannungsabhängige Kalziumkanäle
VHL-Syndrom von Hippel-Lindau-Syndrom
VISA vancomycin intermediate care stapylococcus aureus
VK Variationskoeffizient = CV (coefficient of variation)
VK_a analytischer Variationskoeffizient
VK_i intraindividueller VK
VLDL very low density lipoprotein, Lipoproteine von sehr niedriger Dichte
VMS Vanillinmandelsäure
VOD veno-occlusive disease
VRE vancomycinresistente Enterokokken oder viskositätsreduzierende Einheit
vWF von-Willebrand-Faktor
vWS von-Willebrand-Jürgens-Syndrom
VZV Varicella-Zoster-Virus

WAS Wiskott-Aldrich-Syndrom
WG Wegener-Granulomatose

xANCA atypische ANCA
XLA X- linked (-chromosomale) Agammaglobulinämie
XLH X-linked hypophosphatemia, X-chromosomale Hypophosphatämie

Yo neuroonkonale Proteine (cdr2, cdr62), benannt nach der Indexpatientin „Young“ (= Purkinjezell-Antigene Typ 1; s.a. PCA 1)

ZNS Zentralnervensystem

SI-Einheiten von Relevanz für das medizinische Labor und ihre Abkürzungen

Grundeinheiten	Name	Abkürzung
Stoffmenge	Mol	mol
Länge	Meter	m
Masse	Kilogramm	kg
Zeit	Sekunde	s
Vielfache von		
10 (Zehn)	deka	da
10^2 (Hundert)	hekto	h
10^3 (Tausend)	kilo-	k
10^6 (Million)	mega	M
10^9 (Billion)	giga	G
10^{12}	tera	T
Teile von		
10^{-1}	dezi	d
10^{-2}	zenti	c
10^{-3}	milli	m
10^{-6}	mikro	µ
10^{-9}	nano	n
10^{-12}	pico	p
10^{-15}	femto	f
10^{-18}	atto	a
Sonstige Abkürzungen		
Enzymaktivität	Katal = Mol pro Sekunde (mol/s)	kat
Flüssigvolumen	Liter	L
Zellen	Partikel	pt

Inhaltsverzeichnis

KAPITEL

1

Walter G. Guder

Die Qualität labormedizinischer Untersuchungen – Voraussetzungen in der präanalytischen und analytischen Phase

Der diagnostische Prozess kann in drei Phasen eingeteilt werden (➤ Abb.1-1): Die **präanalytische Phase** beginnt mit der Umsetzung der Fragestellung zur Testauswahl und endet mit der Probenvorbereitung. Die **analytische Phase** endet mit der Freigabe des Messergebnisses einschließlich der analytischen Qualitätskontrolle und geht mit der medizinischen Befundung und Interpretation in die **postanalytische Phase** über. Der Anforderer überträgt mit seiner Erfahrung das Ergebnis in eine ärztliche Handlung, z.B. durch Veränderung der Dosierung einer Therapie (➤ Kap. 2).

In allen Phasen können biologische und technische Variablen das Ergebnis in medizinisch relevanter Weise beeinflussen. In einer Analyse über Fehlerquellen von Laboratoriumsbefunden wurde festgestellt, dass in verschiedenen Publikationen 32–75% der Fehler in der Laboratoriumsdiagnostik ihre Ursache in der päanalytischen Phase hatten, während 13–31% der analytischen Phase und 9–31% der postanalytischen Phase zuzuordnen waren. Ein Fehler trat demnach bei jedem 164. bis 283. Laborbefund auf (Bonini et al. 2002).

Während der Anteil der Fehler in der Analytik sich über die Jahre durch Einführung von Qualitätsrichtlinien wesentlich vermindern ließ, stieg der Anteil der Fehler in der präanalytischen Phase entsprechend an.

1.1 Prozesse und Variablen in der präanalytischen Phase

Unter präanalytischer Phase werden alle Vorgänge zusammengefasst, die sich zwischen der Wahl der zu untersuchenden Messgröße beim Patienten und dem Beginn der Analytik abspielen.

Dazu gehören:
- Wahl der Untersuchung,
- Patientenvorbereitung,

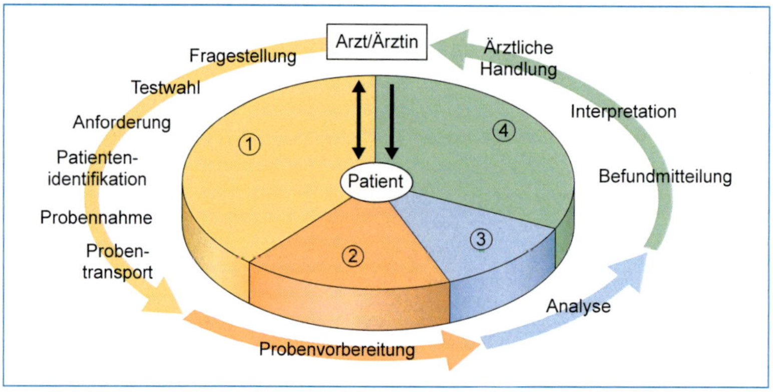

Abb. 1-1 Die präanalytische Phase im diagnostischen Prozess (modifiziert nach Lundberg 1990).
1. präanalytische Phase außerhalb des Labors,
2. präanalytische Phase im Labor,
3. analytische Phase,
4. postanalytische Phase.

- Gewinnung des Untersuchungsmaterials,
- Transport und Aufbewahrung der Probe,
- Probenvorbereitung.

Ist die Wahl der Untersuchungen in Abhängigkeit von der Fragestellung eine der Grundlagen medizinischen Wissens und Handelns und wesentlicher Gegenstand dieses Buches, sind die biologischen Variablen bei der Probennahme weniger bewusst und daher oft Ursache für unerwartete Ergebnisse. Sie sollen in diesem Kapitel behandelt werden. Darüber hinaus sind technische Standards und Fragen im Zusammenhang mit der Probennahme, dem Transport und der Aufbewahrung des Untersuchungsmaterials zu berücksichtigen, die ebenfalls Gegenstand dieses Kapitels sein sollen, soweit sie von allgemeiner Bedeutung sind.

1.1.1 Wahl der Untersuchung

Die Wahl der Untersuchung bedarf der **Indikation,** d.h. „des Grundes zur Anwendung eines diagnostischen oder therapeutischen Verfahrens in einem Krankheitsfall, der seine Anwendung hinreichend rechtfertigt". Auch wenn dies im Fall einer Laboratoriumsuntersuchung von geringerer Auswirkung für den betroffenen Patienten zu sein scheint als bei der Gabe eines Medikaments oder einer chirurgischen Behandlung, ist die ärztliche Indikation in ähnlicher Weise Gegenstand der Aufklärungspflicht und der haftrechtlichen Verantwortung wie bei allen anderen ärztlichen Maßnahmen.

Tabelle 2-1 (➤ Kap. 2) stellt allgemeine Gründe zur Indikation laboratoriumsmedizinischer Untersuchungen zusammen. Sie werden in den jeweiligen Kapiteln im Rahmen der Strategien und bei den jeweiligen Analyten (➤ Kap. 24) abgehandelt.

1.1.2 Probennahme

Ist die Wahl der Untersuchung entsprechend der Fragestellung erfolgt, ist die geeignete Probe auszuwählen und zu gewinnen. Dabei ergeben sich folgende Fragen:

- Welches Untersuchungsmaterial: Blut, Urin, Liquor oder andere Proben?
- Bei Blutentnahmen Plasma oder Serum? Welches Antikoagulans?
- Wie viel Material ist notwendig?

Darüber hinaus ist zu entscheiden, welche Materialien (Nadeln, Röhrchen, Schläuche, Sammelbehälter etc.) zu verwenden sind. Gegebenenfalls sind Stabilisatoren, besondere Sammelvorschriften und Vorbereitungen des Patienten zu berücksichtigen.

Materialien zur Probengewinnung

Blut: Gegenüber der traditionellen Blutentnahme in offene Glasröhrchen haben sich geschlossene Blutentnahmesysteme wegen der damit verbundenen höheren Sicherheit und der Möglichkeit standardisierter Anwendung von Antikoagulanzien durchgesetzt.

Im deutschsprachigen Raum kommen derzeit im Wesentlichen zwei Prinzipien zur Anwendung (➤ Abb. 1-2A und B),

- die von Sarstedt entwickelte Abnahme in geschlossene Plastikgefäße, die aus der traditionellen Abnahme mit Spritzen entstanden ist

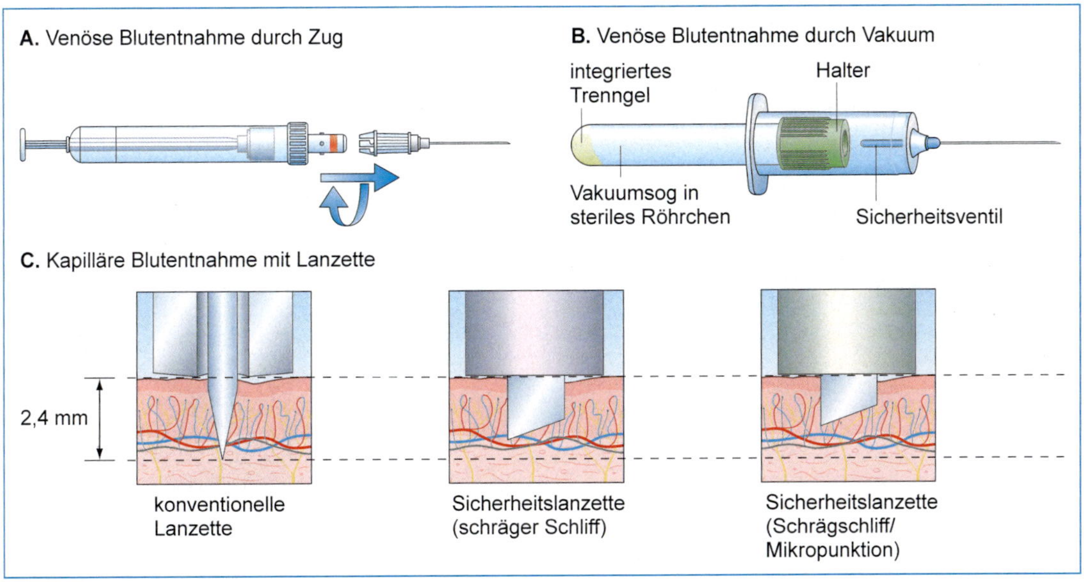

Abb. 1-2 Blutentnahmesysteme.

(Aspirationstechnik, ermöglicht aber auch Vakuumtechnik),

- die Entnahme über evakuierte Gefäße, die in Form von Glas- und Plastikgefäßen von drei Anbietern zur Verfügung stehen (Vakuumtechnik; Firmen: BD, Greiner und Terumo).

Für die kapilläre Blutgewinnung haben sich Sicherheitslanzetten bewährt, die je nach Punktionsstelle verschiedene Stichtiefen aufweisen (➤ Abb. 1-2C).

Damit verbunden ist eine Farbkodierung der verwendeten Antikoagulanzien, die leider noch nicht international genormt ist (➤ Abb. 1-3).

Während die Entscheidung über Glas- oder Plastikmaterial keine Auswirkungen auf die Ergebnisse der Untersuchungen zu haben scheint, sollte bei Umstellung von einem auf das andere System eine intensive Schulung durchgeführt werden, da die Anwendung erhebliche Unterschiede in der Technik bedingt. Diese sind Gegenstand einer Leitlinie für die jeweiligen Anwender (➤ Abb. 1-4, ➤ Abb. 1-5, ➤ Abb. 1-6).

Die Nadeln sind bei der Aspirationstechnik für Blutentnahme und Injektion gleich. Für Vakuumsysteme sind spezielle Nadeln erforderlich. Bei Kombination einer Blutabnahme mit einem Vakuumsystem mit einer anschließenden Injektion oder Infusion sind Kombinationen von Blutentnahmegeräten in Haltern mit Verbindungsschläuchen zu Injektionsnadeln anzuwenden. Ebenso bieten beide Systeme spezielle kleinere Gefäße und Gerätschaften für die Probengewinnung bei Neugeborenen und Kindern an.

Urin: Sind die Abnahmesysteme für Blut weitgehend international standardisiert und auf ihre Anwendung geprüft, ist dies bei Urinabnahmebehältern nur in wenigen Ausnahmefällen der Fall.

Dabei ist zu unterscheiden zwischen

- den Uringefäßen, mit denen die zu untersuchende Person den Urin auffängt,
- den Uringefäßen, in denen ein Anteil der Probe ins Labor transportiert wird,
- den speziellen Sammelbehältern, die zur Sammlung mehrerer Portionen über eine Periode von bis zu 24 Stunden verwendet werden.

Die Prozeduren der Uringewinnung sind Gegenstand besonderer Anweisungen (➤ Abb. 1-7). Die früher verwendeten Urin-„Vasen" aus Glas sind wegen der Gefahr der Kontamination (z.B. durch Phosphat aus Reinigungsmitteln) und der Adhäsion von Urinbestandteilen an Glaswänden (z.B. Albumin) weitgehend durch Plastikeinmalbehälter ersetzt. Da eine internationale und nationale Standardisierung solcher Behälter noch aussteht, ist vor Anwendung einer neuen Messung eine kritische Überprüfung all dieser Gefäße vorzunehmen. Dabei sollten sowohl die Wiederfindung in Abhängigkeit vom pH-Wert wie auch die Stabilität der Analyte während der

Farbe (nach ISO 6710)	Sonstige Farben	Wofür?	Inhalt
Rot 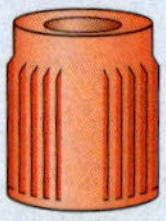	Weiß 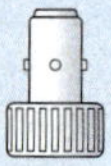	Serum, Klinische Chemie, Serologie, Immunologie	ohne Zusatz
Grün 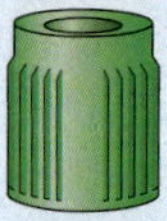	Orange 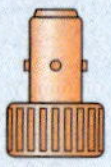	Plasma, Klinische Chemie	Heparinat
Lila 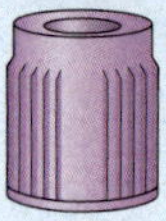	Rot 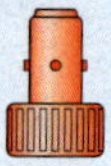	Hämatologie	K_2- oder K_3-EDTA
Hellblau 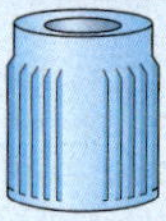	Grün 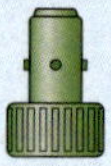	Gerinnung	Natriumzitrat 1 + 9
Grau 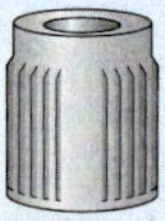	Gelb 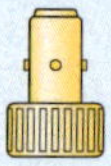	Glukose, Laktat	Fluorid, Jodazetat als Glykolysehemmer
Schwarz 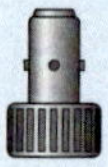	Lila 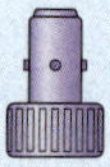	Blutkörperchensenkungsgeschwindigkeit	Zitrat 1+ 4

Abb. 1-3 Die im deutschen Sprachraum zur Blutentnahme verwendeten Farbcodes für Zusätze (Antikoagulanzien, Glykolysehemmer).

Sammel- und Transportzeit geprüft werden. Unabhängig davon ist die Mischung des Urins vor Abfüllung zu prüfen.

Plasma oder Serum?

Bei der Entscheidung für Plasma oder Serum müssen die Vor- und Nachteile der Plasmaverwendung erwogen werden.

Die **Vorteile** bei der Verwendung **von Plasma** sind:

- Zeitgewinn: Im Gegensatz zur Verwendung von Serum, bei der der Gerinnungsvorgang nach 30 Minuten abgeschlossen ist, kann eine Zentrifugation von Plasmaproben direkt nach der Probennahme erfolgen.
- Höhere Ausbeute: Gegenüber der Verwendung von Serum können bei gleich hoher Blutmenge 10–15% mehr Plasma als Serum gewonnen werden.
- Vermeidung von Störungen durch Gerinnung: Unabhängig von gerinnungsbedingten Veränderungen in der Blutzusammensetzung (s.u.) wird durch Gewinnung von Plasma eine postzentrifugale Gerinnung im Primär- und Sekundärgefäß verhindert, die zu Störungen der Analytik führen kann (z.B. Verstopfen der Probennadel im Analysensystem).
- Vermeidung von gerinnungsbedingten Veränderungen: Durch den Gerinnungsprozess werden in der extrazellulären Flüssigkeit die Konzentrationen mehrerer Metaboliten über die maximal zulässige Messabweichung hinaus verändert. Dies wird durch folgende Mechanismen verursacht:
  - Zunahme von Bestandteilen der Thrombozyten im Serum gegenüber Plasma (z.B. Kalium, Phosphat, Magnesium, Aspartataminotransferase, Laktatdehydrogenase, Serotonin, neuronenspezifische Enolase, Zink), Freisetzung von Amid-NH_3 aus Fibrinogen unter Einwirkung von Faktor XIII,

Voraussetzungen

- **Patient:** Nüchtern (im Regelfall 12 Stunden Nahrungskarenz, 24 Stunden Alkoholkarenz)
- **Idealer Zeitpunkt:** 7.00 – 9.00 Uhr
- **Körperlage:** 15 Minuten vorher unverändert, stationär: liegend, ambulant: sitzend
- **Materialien zur Blutentnahme bereitlegen:** Kanüle oder Blutentnahmeset, Tupfer, Mittel zur Hautdesinfektion, geeignete Röhrchen, Halter, Staubinde, Verbandsmaterial, Entsorgungsbox
- **Abnahmestelle:** Niemals oberhalb einer Infusionsstelle
- **Interferenzen:** Arzneimittel bzw. störende diagnostische Maßnahmen vorher vermeiden
- **Stauung:** Max. eine Minute, nicht mit der Faust pumpen
- **Staudruck:** 10 mm unter dem diastolischen Blutdruck
- **Katheterabnahmen:** Möglichst vermeiden,mindestens aber mit 0,9 %iger Kochsalzlösung spülen und die ersten 5 mL Blut verwerfen

Durchführung

- **Identifizierung des Patienten:** Vergleich mit der Untersuchungsanforderung
- **Inspektion:** Geeignete Punktionsstelle suchen, beide Arme vergleichen
- **Punktion:** Reinigen, Einwirkungszeit beachten, Staubinde anlegen, Füllung der Blutröhrchen, empfohlene Reihenfolge:
  - Blutkultur
  - Röhrchen ohne Zusatz
  - Natriumzitrat
  - Heparinat
  - EDTA
  - Blutzucker

  Sofern Blutentnahme wiederholt werden muss: Punktion am anderen Arm/Fuß
- **Blutmenge:** Röhrchen vollständig bzw. bis zum Markierungsstrich füllen
- **Mischung:** Röhrchen mehrmals über Kopf (180) schwenken, nicht schütteln, Schaumbildung vermeiden
- **Nachbluten:** Vermeidbar durch Kompression mit Tupfer ca. 20 Sekunden
- **Entsorgung der Kanüle:** In Sicherheitsbehälter bzw. Verwendung von Sicherheitssystemen

Abb. 1-4 Beispiel einer Arbeitsanweisung zur Blutentnahme aus der Vene.

  - Verminderung der Konzentration von Messgrößen im Serum durch den Gerinnungsprozess (Gesamteiweiß, Thrombozyten, Glukose),
  - Aktivierung der Zelllyse von Erythrozyten und Leukozyten im unkoagulierten Blut (freies Hämoglobin, Zytokine, Rezeptoren).

Die **Nachteile von Plasma** gegenüber Serum sind:

- Kontamination mit Kationen des Antikoagulans (Ammonium, Lithium, Natrium, Kalium),
- Störung der Messung durch Bindung von Metallionen an EDTA und Zitrat (z.B. Hemmung der alkalischen Phosphatase durch Bindung von Zink, Hemmung von Metalloproteinasen, Hemmung von metallionenabhängigen Zellaktivierungen bei Funktionstests, Bindung von Kalzium [ionisiert] an Heparin),
- Störungen durch Fibrinogen bei heterogenen Immunoassays,
- Hemmung von metabolischen oder katalytischen Reaktionen durch Heparin: z.B. Taq-Polymerase bei der PCR,
- Störung der Verteilung von Ionen zwischen Intra- und Extrazellularraum (z.B. Cl^-, NH_4^+) durch EDTA, Zitrat,
- eine Serumelektrophorese kann nur nach Vorbehandlung durchgeführt werden.

➤ Abb. 1-8 zeigt einige Plasma-Serum-Unterschiede von klinischer Relevanz.

Wahl des Antikoagulans

Die Punktion des Blutgefäßes aktiviert Thrombozyten und Gerinnungsfaktoren. Bei Verwendung von Probengefäßen ohne Antikoagulanzienzusatz schreiten diese Prozesse weiter fort. Das dabei entstehende Serum stellte lange Zeit das bevorzugte Untersuchungsmaterial zur Bestimmung extrazellulärer Konzentrationen von Analyten im Blut dar.

Durch den Einsatz von Antikoagulanzien, die den Probengefäßen zugesetzt sind, können gerinnungsbedingte Veränderungen einiger Messgrößen weit-

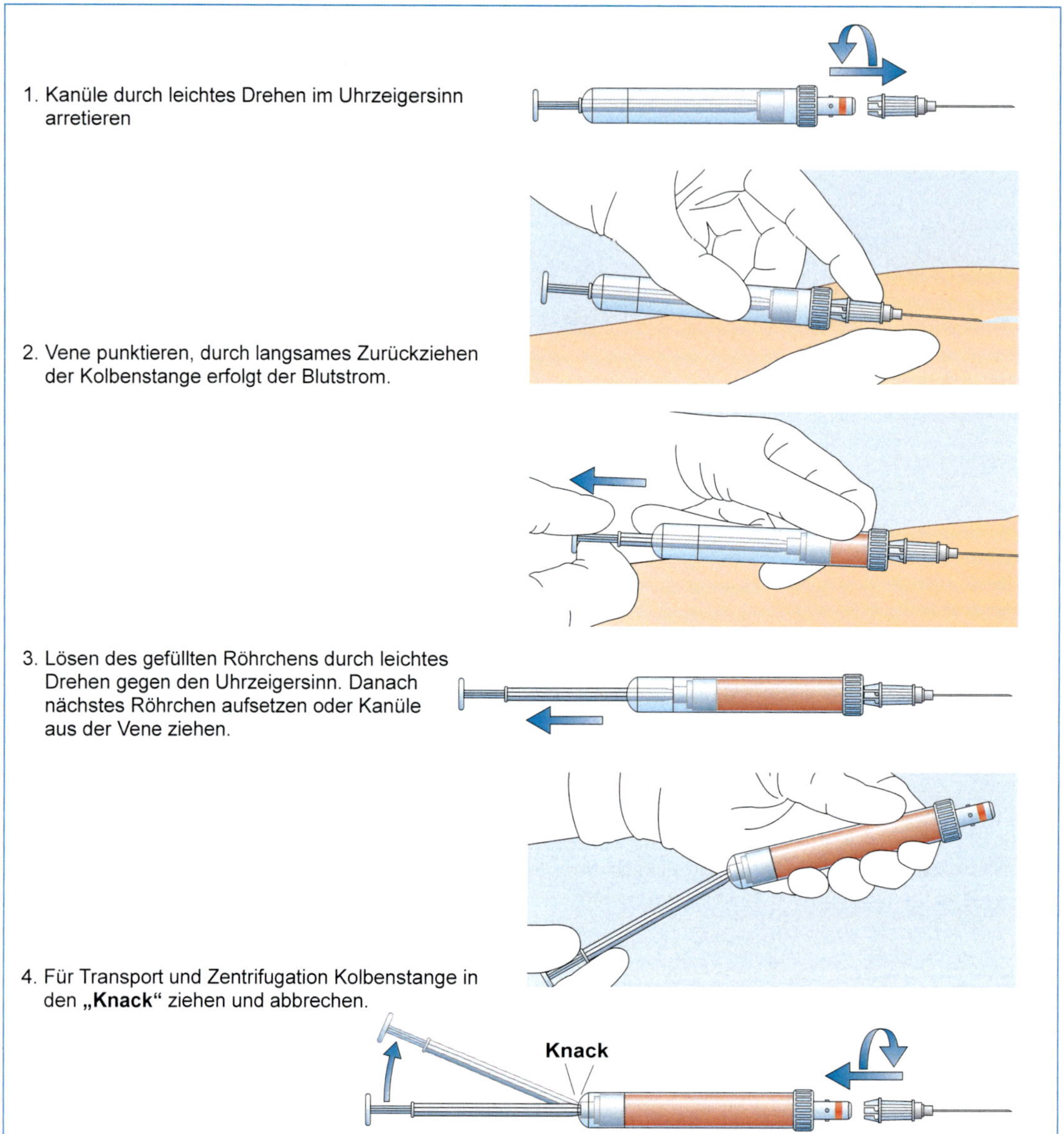

Abb. 1-5 Arbeitsanweisung zur Blutentnahme aus der Vene mit Hilfe der Aspirationstechnik.

gehend vermieden werden. Die Antikoagulation wird durch Bindung von Kalziumionen (EDTA, Zitrat) oder durch Antithrombinaktivität (Heparinat, Hirudin) erreicht. Hierzu wird das Blut unmittelbar nach der Probennahme mit festem oder gelöstem Antikoagulans in bestimmten Konzentrationen gemischt. In der 1996 erstmals erschienenen internationalen Norm wurden die in venösen Blutproben verwendeten Antikoagulanzienarten und -konzentrationen definiert (➤ Tab. 1-1). Diese sind die Grundlage für weltweit einheitliche Plasmaproben.

Wahl des Probenvolumens

Durch die technische Weiterentwicklung der labordiagnostischen Analytik sind die benötigten Probenmengen während der vergangenen 20 Jahre dras-

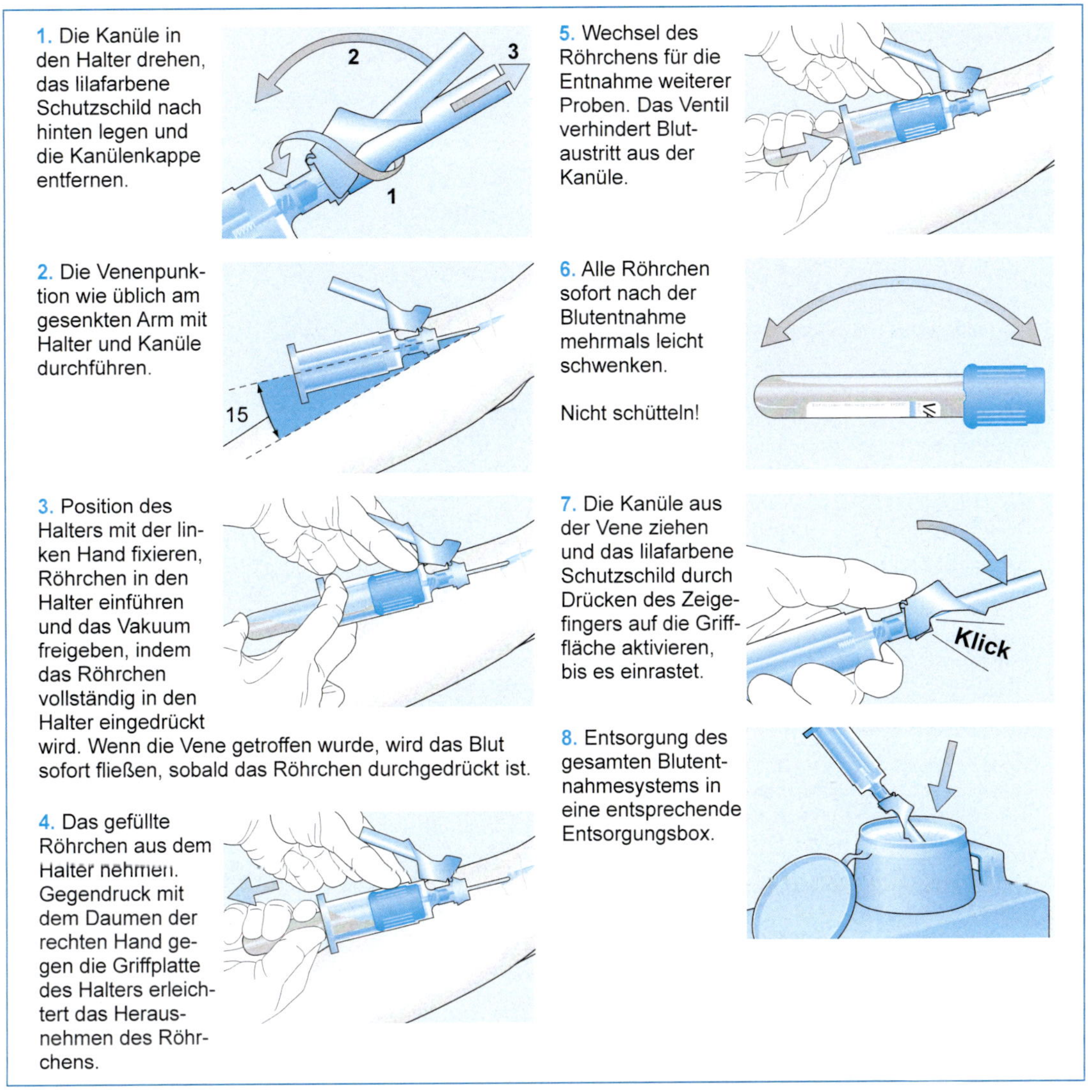

Abb. 1-6 Arbeitsanweisung zur Blutentnahme aus der Vene mit Hilfe der Vakuumtechnik.

tisch gesunken. Diese Entwicklungen finden nicht immer ihre parallele Entsprechung bei der Anpassung der Probenröhrchen und führen damit oft zur Entnahme überflüssiger Probenmengen. Nach einer Untersuchung in amerikanischen Kliniken werden während eines stationären Aufenthalts auf einer Allgemeinstation im Schnitt 42 Untersuchungen aus 208 mL Blut durchgeführt, auf Intensivstationen 125 Untersuchungen aus 550 mL Blut. Von den im Median 20 mL Blut pro Fall, also deutlich weniger, in einer Studie eines deutschen Akutkrankenhauses wurden 26% für hämatologische, 17% für hämostaseologische und 45% für klinisch-chemische Untersuchungen benötigt (➤ Tab. 1-2).

Bei der Hälfte der Patienten, die eine Bluttransfusion benötigten, wurde mehr als 180 mL Blut für Laboratoriumsuntersuchungen abgenommen – angesichts des Transfusionsbedarfs doppelt unsinnig. Während das Problem der „iatrogenen Anämie" durch Blutentnahme ein alltägliches Phänomen in der Pädiatrie darstellt, scheint es in weiten Bereichen der Intensivmedizin bei Erwachsenen nicht genügend bewusst. Aus diesem Grund wurden Empfeh-

Gewinnung von Urin

Verschiedene Arten von Urin

Urinprobe	Untersuchung
Spontanurin	Qualitative und quantitative Bestimmungen
Erster Morgenurin	Zelluläre Bestandteile, Zylinder
Zweiter Morgenurin (7.00 – 10.00 Uhr)	Qantitative Bestimmungen (sehr empfehlenswert)
24-Stunden-Urin	Quantitative Bestimmungen

- Klare Patienteninformation: Piktogramme, Sammelvorschriften
- Erfragen, ob Patient diese Information verstanden hat
- Für 24-Stunden-Sammelurin braunen Sammelcontainer (3 L) verwenden
- Bei zeitlich begrenzten Sammelperioden kommt es nicht auf eine minutengenaue Einhaltung der Zeit an, sondern auf
  - exaktes Erfassen der Sammelzeit und
  - möglichst vollständiges Entleeren der Harnblase

Transport von Laborproben

- Möglichst rasch
- Möglichst kühl (Ausnahmen beachten, Vollblut nicht in den Kühlschrank)
- Probengefäße stets sicher verschließen
- Postversand
  - Kein Vollblut (Ausnahmen beachten)
  - Andere Proben:
    Spezielle Versandverpackungen
    Spezielle Aufkleber
    (Hinweis auf Infektionsgefährdung)
    Lichtschutz gegebenenfalls gewährleisten
    Injektionsnadeln vor Versand entfernen

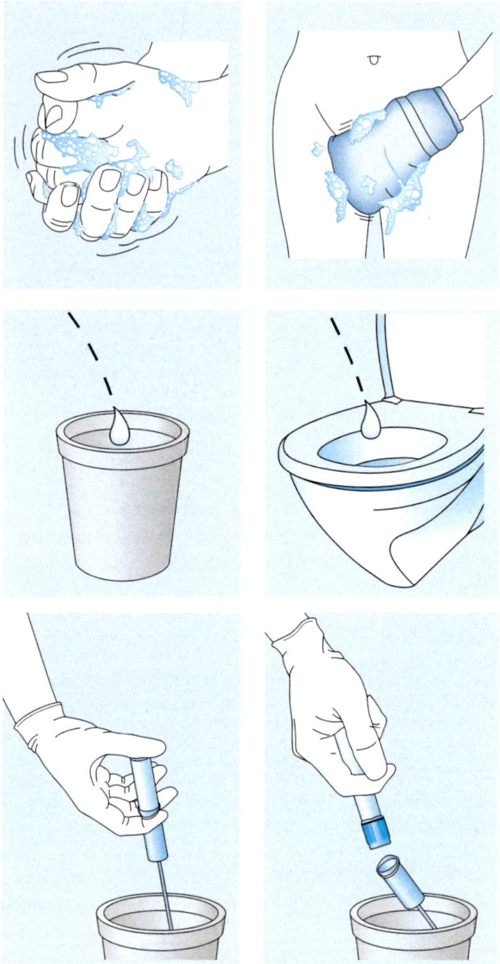

Abb. 1-7 Beispiel für eine Arbeitsanweisung zur Gewinnung von Urin und zum Transport von Laborproben.

lungen erarbeitet, wie man den Blutbedarf bei einem gut organisierten Laboratorium ermitteln kann.

Die benötigte Blutmenge (Vol b, gemessen in mL Vollblut) wird bestimmt durch

- das analytische Probenvolumen (Vol a), gemessen in mL Plasma/Serum,
- das Totvolumen im Analysengerät (Ta), gemessen in mL Plasma/Serum,
- das Totvolumen des Primärgefäßes (Tp), gemessen in mL Blut,
- das Totvolumen von Sekundärgefäßen (Ts), gemessen in mL Plasma/Serum,
- den Bedarf von Rückstellungen für Wiederholungen und Folgeuntersuchungen als Vielfaches der Summe von Vol a und Ta (R),
- die Plasma-/Serumausbeute (entsprechend des Hämatokrits).

Daraus und unter Annahme einer Plasma-/Serumausbeute von 50% der Blutmenge lässt sich die benötigte Blutmenge so berechnen:

$$\text{Vol b} = 2 \times [R \times (\text{Vol a} + \text{Ta}) + \text{Ts}] + \text{Tp}.$$

Bei Annahme eines Hämatokriten von 0,5 und einem Sicherheitsbedarf für Wiederholungen und Folgeuntersuchungen vom Doppelten des analytischen Probenvolumens kann bei Verwendung von Plasma oder Serum **das Vierfache des analytischen Probenvolumens** als in den meisten Fällen ausreichend angesehen werden.

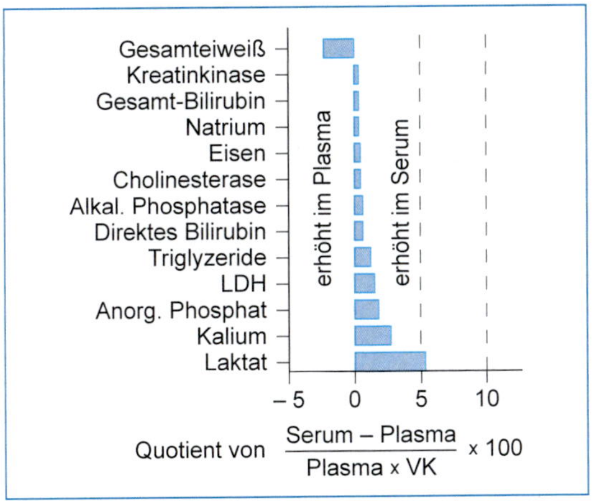

Abb. 1-8 Unterschiede zwischen Plasma und Serum. VK = Variationskoeffizient bei interner Qualitätskontrolle.

Bei Verwendung moderner Analysengeräte werden für die Untersuchungen folgende Standardblutmengen empfohlen:

- klinische Chemie: 4–5 mL (bei Verwendung von Heparinplasma: 3–4 mL),
- Hämatologie: 2–3 mL EDTA-Blut,
- Gerinnungsuntersuchungen: 2–3 mL Zitratblut,
- Immunoassays, Proteine etc.: 1 mL Vollblut für 3–4 Immunoassays,
- Blutsenkung: 2–3 mL,
- Blutgase: kapillär: 50 µL, arteriell und venös in einer Spritze mit 1 mL Heparinblut.

Dieses Blutvolumen sollte in 95% der Fälle ausreichen, um die aus diesem Material angeforderten Untersuchungen durchzuführen.

Wichtiger als alle organisatorischen Maßnahmen scheint jedoch der verantwortliche und bewusst sparsame Umgang des Arztes mit dem Blut des Patienten. Dies ist vor allem durch Vermeidung unnötiger Untersuchungen und Wiederholungen sowie durch bewusste Auswahl des Spektrums mit Zusam-

Tab. 1-1 Antikoagulanzien, ihre Konzentrationen und Anwendungsbereiche.

Antikoagulans	Konzentration	Anwendungsbereiche
EDTA (Salze der *E*thylen*d*iamin*t*etraessigsäure, es wird Dikalium EDTA empfohlen)	1,2–2,0 mg/mL (4,1–6,8 mmol/L) Blut, bezogen auf wasserfreies EDTA	hämatologische Untersuchungen, EDTA-Plasma zur Stabilisierung durch Hemmung von Metalloproteinasen (z.B. Proteohormonmessungen)
Zitrat (Trinatriumzitrat)	• 0,100–0,136 mmol/L Zitronensäure • Gepuffertes Zitrat (pH 5,5–5,6) wurde zur Erreichung der Standardisierung empfohlen: 84 mmol/L Trinatriumzitrat + 21 mmol/L Zitronensäure 0,109 mol/L (3,2%)	• Für Gerinnungsuntersuchungen wird eine Mischung von 1 Volumenanteil Zitrat mit 9 Volumenanteilen Blut empfohlen • Zur Bestimmung der Blutkörperchen-senkungsgeschwindigkeit wird 1 Volumenanteil Zitrat mit 4 Volumenanteilen Blut gemischt
Heparinate Natrium-, Lithium- oder Ammoniumsalze von sog. unfraktioniertem Heparin mit einem Molekulargewicht von 3–30 kD	• 12–30 Internationale Einheiten (IU)/ml Blut zur Gewinnung von Heparinplasma • Für die Bestimmung von ionisiertem Kalzium wird kalziumtitriertes Heparin empfohlen in einer Konzentration von 40–60 IU/ml Blut bei Trockenheparinisierung und 8–12 IU/ml Blut bei Flüssigheparinisierung	• Klinisch-chemische Untersuchungen • Ionisiertes Kalzium
Hirudin Rekombinantes Blutegel-Antithrombin bindet Thrombin zu einem 1:1-Hirudin-Thrombin-Komplex	10 mg/L (44,65 Kilo-Antithrombin-Einheiten/L [KATU/L])	Alternative zu Heparinaten
Oxalat/Fluorid	2 mg/L Kaliumoxalat/2 mg/L Natriumfluorid	Kombination zur Hemmung der Glykolyse (Glukose und Laktat)

Tab. 1-2 Blutmengen pro Krankenhausaufenthalt in Abhängigkeit vom Fachgebiet (nach Wisser et al. 2003).

Fachgebiet	Patientenzahl	Zahl der Blutentnahmen (Median)	mL Blutmenge		Zahl der Tests	
			Median	95. Percentile	Median	95. Percentile
Herzchirurgie	175	66	201	615	84	219
Allgemeinchirurgie	473	6	23	150	11	66
Gynäkologie	517	4	16	56	5	20
Innere Medizin (Gastroenterologie)	325	6	23	107	16	56
Intensivmedizin						
• Chirurgie	42	20	63	1521		
• Innere Medizin	65	8	29	202		
• Herzchirurgie	170	51	144	378		
Gesamt	**2654**	5	**20**	**196**	**13**	**85**

menfassung mehrerer Untersuchungen in einer Blutentnahme zu gewährleisten.

Reihenfolge der Probennahme

Bei Füllung mehrerer Röhrchen wird zur Vermeidung der Kontaminationen folgende Reihenfolge empfohlen:

1. Blutkultur,
2. Zitrat,
3. Serum,
4. Heparinat,
5. EDTA,
6. Röhrchen mit zusätzlichen Stabilisatoren (z.B. Glykolyseinhibitoren).

Eine ausreichende Mischung mit dem Antikoagulans ist durch mehrmaliges Schwenken ohne Schütteln unter Vermeidung von Schaumbildung direkt nach Füllung des Röhrchens zu sichern.

Zur Gewinnung des Serums aus Vollblut von nicht antikoagulierten Patienten ist die gewonnene Probe mindestens 30 Minuten bei Raumtemperatur zu belassen. Diese Zeit kann durch Gerinnungsaktivierung verkürzt werden. Die Zeit bei Raumtemperatur sollte die zur Stabilität von Vollblut angegebene Dauer nicht übersteigen (Guder et al. 2009).

1.1.3 Transport und Probenvorbereitung

Ziel einer labormedizinischen Untersuchung ist es, den zum Zeitpunkt der Probennahme in einer Körperflüssigkeit vorhandenen Zustand bei der In-vitro-Analyse unverfälscht zu ermitteln. Dies setzt voraus, dass die Zusammensetzung der dazu entnommenen Probe sich während der Probennahme, des Transports und der Aufbewahrung sowie der Probenvorbereitung nicht verändert.

Stabilität

Unter Stabilität wird die Fähigkeit eines Probenmaterials verstanden, bei Lagerung unter definierten Bedingungen den anfänglichen Wert einer zu messenden Größe für eine definierte Zeitspanne innerhalb festgelegter Grenzen zu halten. Anzustreben ist eine Stabilität, die die Gesamtstreuung der Methode nicht vergrößert.

Als **maximal zulässige Instabilität** wird eine Abweichung definiert, die der maximal zulässigen relativen Unpräzision der Analytik entspricht.

Die Stabilität während der präanalytischen Phase wird bestimmt von

- Temperatur,
- mechanischer Belastung,
- Zeit.

Daraus leitet sich als **maximal zulässige Lagerungszeit** die Zeitspanne ab, bei der die Stabilitätsforderung von 95% der Proben erfüllt wird.

Die Lagerungszeit wird in geeigneten Zeiteinheiten (Tage, Stunden, Minuten) angegeben. Dabei wird unterschieden zwischen Lagerung der Primärprobe (Blut, Urin, Liquor) und Lagerung der analytischen Probe (z.B. Plasma, Serum, Sediment, Blutausstrich). In ➤ Kap. 24 sind die maximal zulässigen Lagerungszeiten, soweit bekannt, nach diesen Kriterien angegeben. Sie werden im Internet (www.diagnosticsample.com) laufend aktualisiert und sollten in den Begleitpapieren der jeweiligen Reagenzien beschrieben sein.

Ist die Überschreitung der maximal zulässigen Transportzeit abzusehen, muss eine Zentrifugation der Blutproben vor dem Transport sichergestellt werden, um die stabilere Form des Plasmas oder Serums zu erhalten. Ansonsten erfolgt die Zentrifugation im Laboratorium nach Eintreffen der Proben.

Erfolgt der Transport mit Post oder Boten im öffentlichen Verkehr, sind neben den Regeln des Datenschutzes die Postvorschriften für den Versand biologischen Materials und für medizinisches Untersuchungsgut zu beachten. Dabei sind sowohl die Verpackung wie auch die Beschriftung durch europäische und nationale Vorschriften geregelt (EN 829, 1996 und Deutsche Post 1996; ➤ Abb. 1-9).

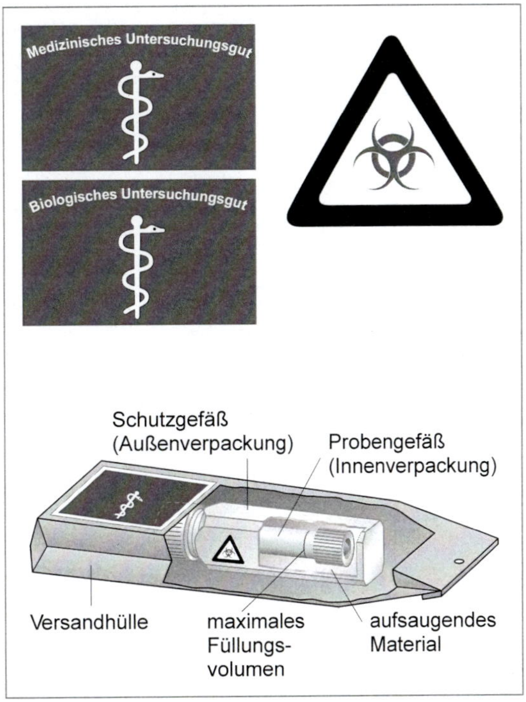

Abb. 1-9 Versandbehälter und Aufkleber für biologisches und medizinisches Untersuchungsgut gemäß EN 829.

Zentrifugation

Mit dem in der Zentrifuge erzeugten Vielfachen der Erdbeschleunigung (relative Zentrifugalbeschleunigung = RZB) kann man in kurzer Zeit die festen Blutbestandteile vom Serum/Plasma trennen. RZB und Umdrehungen pro Minute (rotations per minute = rpm) können unter Zuhilfenahme des Rotorradius r (die Strecke zwischen Rotorachse und dem Röhrchenboden in mm) aus folgender Formel oder mit den bereits in vielen Zentrifugen integrierten Rechnern ermittelt werden:

$$\mathrm{RZB} = 1{,}118 \times \mathrm{r} \left(\frac{\mathrm{rpm}}{1000}\right)^2$$

Es empfiehlt sich, Blutabnahmegefäße in 90°-Ausschwingrotoren zu zentrifugieren, da nur hier die Sedimentoberfläche einen rechten Winkel zur Röhrchenwand bildet. So ist die Berührungsgefahr durch Probenentnahmen von Analysengeräten vermindert.

Serum: Nach Abschluss der Gerinnung sollte die Probe mindestens zehn Minuten bei mindestens 1 500 *g* zentrifugiert werden.

Plasma: Um zellfreies Plasma zu erhalten, ist das antikoagulierte Blut (Zitrat-, EDTA- oder Heparinblut) mindestens 15 Minuten bei 2000–3000 *g* zu zentrifugieren.

Bei der Gewinnung von Serum und Plasma sollte die Temperatur in der Regel nicht unter 15 °C sinken und nicht über 24 °C ansteigen.

1.1.4 Einflussgrößen

Um die Ergebnisse der Untersuchung einer Probe auf krankheitsbedingte Abweichungen zu beschränken, sollten nicht krankheitsbedingte Veränderungen der Konzentration des untersuchten Analyten möglichst vermieden werden. Im Zusammenhang mit der Probennahme sind hier besonders wichtig die beeinflussbaren und veränderlichen Einflussgrößen.

Zu ihnen zählen:

- Ernährungszustand der zu untersuchenden Person,
- zirkadiane Rhythmen der Analyte,
- Körperlage bei der Probennahme,
- Stauungszeit bei venöser Blutentnahme,
- Reihenfolge der Probennahmen.

Sie sind von Störgrößen zu unterscheiden, die in vitro mit der Analytik der angewendeten Methoden interferieren (➤ Tab. 1-3).

Nüchtern oder nicht nüchtern? Obwohl jeder Medizinstudent schon beim ersten Praktikum lernt, dass Patienten „nüchtern zu sein haben", wenn Blut für Laboruntersuchungen entnommen wird, finden sich nur wenige jüngere Publikationen, die dieses Thema wissenschaftlich untermauern. Lediglich über den Einfluss der Nahrung auf die Lipoproteinklassen liegt eine ausführliche Studie vor (Cohn et al. 1988), die belegt, dass Triglyzeride und alle sie enthaltenden Lipoproteine nach entsprechender oraler Zufuhr eines fetthaltigen Frühstücks rasch ansteigen und erst nach zwölf Stunden zu den Konzentrationen vor Nahrungsaufnahme zurückkehren (Readgrave and Carlson 1979). Bei Lipoproteinen und Glukose und den sie regulierenden Hormonen sind acht bis zwölf Stunden ohne Nahrungsaufnahme Voraussetzung für eine Beurteilung des basalen Stoffwechselstatus. Demgegenüber stellen viele in früheren Studien beobachtete Veränderungen methodenabhängige Störungen dar, die entweder durch Trübung bei Erhöhung der Lipoproteine (z.B. Alaninaminotransferase, Kreatinkinase und Laktatdehydrogenase) oder durch sekundäre, bekannte metabolische Effekte (Fettsäuren, Laktat, 3-Hydroxybutyrat, Glyzerin) bedingt sind. Zusätzlich können sich durch Erhöhung von Chylomikronen, den Hauptträgern der Triglyzeride im postprandialen Zustand, beim Zentrifugieren diese Lipoproteine im oberen Teil der Probe anreichern. Dies führt zu einer Konzentrationsabnahme der wasserlöslichen Komponenten des Plasma im oberen Teil der Probe und zu einem Konzentrationsanstieg im unteren Teil (z.B. Natrium, Kalium, Glukose, Harnsäure etc.).

Da die meisten Referenzintervalle bei nüchternen Patienten gewonnen wurden, wird eine Blutabnahme nach acht bis zwölf Stunden Nahrungsentzug, am besten zwischen 7.00 und 9.00 Uhr vormittags empfohlen. Bezüglich der besonderen Situation bei der Diagnose eines Diabetes mellitus sei auf das entsprechende Kapitel verwiesen (➤ Kap. 12).

Tab. 1-3 Einflussgrößen und Störgrößen

	Einflussgrößen	Störgrößen
Definition	Verändern die Konzentration des gemessenen Analyten, treten in vivo auf, können aber auch in vitro wirken	Bestandteil der Matrix in der analytischen Probe, sind vom Analyten verschieden und interferieren mit der Analytik
Beispiele	• *Unveränderlich und unbeeinflussbar:* Geschlecht, Rasse, genetische Varianten • *Veränderlich, unbeeinflussbar:* Alter, Höhe über dem Meeresspiegel, biologische Rhythmik über Jahreszeiten, Monate und Wochen • *Veränderlich, beeinflussbar:* Diät, körperliche Tätigkeit, Körperlage, Genussgifte • *In vitro:* Veränderung durch Lagerung, Stoffwechsel von Blutzellen, präanalytische Behandlung (z.B. Zentrifugation)	• *Endogen ex vivo:* Antikörper (heterophile Antikörper), Hämolyse, Lipämie, Ikterus • *Exogen ex vivo:* Medikamente • *Endogen in vivo:* irreguläre Antikörper • *Exogen in vitro:* Kontaminationen, Stabilisatoren, Antikoagulanzien
Maßnahmen zur Vermeidung unerwünschter Störungen	• *Konsiliardienst,* Meldesystem für unerwartete Laboratoriumsergebnisse • *Standardisierung von Probennahme,* -transport und -vorbereitung • *Dokumentation* mit alters-, geschlechts- und zeitabhängigen Referenzintervallen und Entscheidungskriterien	• Überprüfung von unerwarteten Ergebnissen mit einer zweiten Methode • Information über Medikamente an das Labor geben (z.B. über Krankenhausinformationssystem) • Klärung des Störungsmechanismus • Wahl einer spezifischeren Methode.

Tab. 1-4 Zirkadiane Veränderungen bei ausgewählten Messgrößen (nach Wisser und Knoll 1982).

Messgröße	Minimum (Uhrzeit)	Maximum (Uhrzeit)	Amplitude in % Abweichung vom Tagesmittelwert
Aldosteron	12–14	2–4	60–80
Hämoglobin	22–24	6–18	8–15
Kortisol	21–3	5–8	180–200
Kalium	23–1	14–16	5–10
Natrium	12–16	4–6	60–80
Phosphat	4–8	18–24	60–80
Prolaktin	10–12	5–7	80–100
TSH	7–13	20–2	5–15
Testosteron	20–24	2–4	30–50

Morgens oder nachmittags? Viele diagnostisch bedeutende Analyten unterliegen einer zirkadianen Veränderung ihrer Plasmakonzentration (Beispiele zeigt ➤ Tab. 1-4). So steigt Kalium vom frühen Vormittag zum Nachmittag um ca. 0,2–0,5 mmol/L an, während Prolaktin und Kortisol absinken. Die Rhythmen werden noch durch Einflüsse des Nahrungsrhythmus überlagert (z.B. bei Glukose, Phosphat und C-Peptid). Daher ist bei jeder Blutentnahme der Zeitpunkt der Probengewinnung zu dokumentieren!

Liegend oder sitzend abnehmen? Der Einfluss der Körperlage auf die Konzentration von Blutbestandteilen hat verschiedene Ursachen. Beim Übergang von der stehenden oder sitzenden in die liegende Position kommt es zu einer Verlagerung von Wasser aus dem extravasalen in den intravasalen Raum im Bereich der Armvenen. Dies führt zu einem Absinken der Konzentration von nur im Blut, nicht aber im Extravasalraum enthaltenen hochmolekularen Bestandteilen wie Blutzellen, Proteinen und allen proteingebundenen Metaboliten wie Lipiden und Hormonen. Dies sei am Beispiel Cholesterin deutlich gemacht: Wurde Cholesterin, beim sitzenden ambulanten Patienten abgenommen, mit 280 mg/dL gemessen, findet sich am nächsten Morgen, beim liegenden Patienten abgenommen, noch eine Konzentration von 245 mg/dL. Diese Differenz von 35 mg/dL oder 12,5% kann allein durch Änderung der Körperlage verursacht sein. Dieser Effekt wird krankheitsbedingt bei herzinsuffizienten Patienten gesteigert. Die Standardisierung der Körperlage bei der Blutentnahme ist daher von großer Bedeutung für die Beurteilung eines Laborbefundes.

Es wird empfohlen, die Blutentnahme **15 Minuten nach Einnahme einer standardisierten Körperlage** vorzunehmen (z.B. liegend auf einer Liege oder sitzend in einem Entspannung ermöglichenden Stuhl) und die Körperlage festzuhalten.

Darüber hinaus werden bei Änderung der Körperlage vom Liegen zum Stehen einige Hormone im Rahmen der Blutdruckregulation gesteigert (Adrenalin, Noradrenalin und Renin steigen um über 50% an), die Belastung der Muskulatur und des Knochens nimmt zu. Dies ist die Ursache, warum bei bettlägerigen Patienten die Ausscheidung von Kalzium im Urin um ein Vielfaches zunimmt und das Muskelenzym Kreatinkinase nach körperlicher Tätigkeit oder Wiedermobilisierung eines bettlägerigen Patienten im Plasma ansteigt.

Stauungszeit bei venöser Blutentnahme: Bei Stauung einer Kubitalvene mit einem Druck zwischen systolischem und diastolischem arteriellem Blutdruck kommt es zu einem erhöhten Filtrationsdruck in der Vene mit entsprechender Verschiebung von Wasser und niedermolekularen Blutbestandteilen in den Extravasalraum. Damit steigen die Konzentrationen von höhermolekularen Bestandteilen des Blutes mit der Stauzeit an. Am Beispiel des Cholesterins sei dies demonstriert: Ist das Cholesterin beim liegenden Patienten 250 mg/dL, so steigt es nach zweiminütigem Stau um 9% auf 273 mg/dL und bei fünfminütigem Stau auf ein Maximum von + 16% auf 290 mg/dL an. In Anbetracht der Therapiekriterien bei einer Hypercholesterinämie würde auf diese Weise eine Therapieänderung allein aufgrund einer zu langen Stauung verursacht, wenn ihr

Einfluss nicht berücksichtigt wird. Es wird aus diesem Grund empfohlen, den **Stau nicht über eine Minute** hinauszuziehen. Zu starkes „Pumpen" mit der Faust kann zu einem Anstieg von Kalium führen und ist daher zu vermeiden. Wenn die Vene nicht punktiert werden konnte, sollte ein erneuter Versuch am anderen Arm oder einem anderen Venensystem erfolgen.

1.1.5 Störgrößen

Medizinische Laboratoriumsuntersuchungen können durch endogene und exogene Bestandteile der Probenmatrix gestört werden. Einige dieser Störgrößen können in der präanalytischen Phase durch farbliche Veränderungen erkannt werden, während andere (z.B. Arzneimittel) nur durch konkrete Informationen und/oder gezielte Analytik festzustellen sind (➤ Tab. 1-3).

Störungen durch Hämolyse sind die häufigste Ursache für Fehler in der präanalytischen Phase (55% bei stationären und 32% bei ambulanten Patienten [Bonini et al. 2002]). Trübungen (Lipämie) und Bilirubin (Ikterus) erzeugen in ähnlicher Weise methodenabhängige Veränderungen. Sie unterliegen durch Weiterentwicklung der Reagenzien und Analysensysteme laufenden Änderungen. Daher beschränkt sich dieses Buch auf allgemeine Regeln zur Verhinderung dieser Störungen und zum Verhalten bei möglicherweise störenden Proben. Diese wurden von einer Arbeitsgruppe mit internationaler Beteiligung vorgeschlagen (Guder et al. 2009).

Hämolytische, lipämische und ikterische Proben

Erkennung der Störgröße: Jede im Labor eingetroffene Probe wird sofort oder (bei Blutproben) nach der Zentrifugation visuell geprüft, eine wahrgenommene potenziell störende Verfärbung oder Trübung wird im Befund festgehalten. Durch Vergleich mit anderen, gleichzeitig eingetroffenen Proben vom selben Patienten kann meist eine in vivo vorhandene Störung von einer In-vitro-Störung (Hämolyse oder Kontamination) unterschieden werden.

Verfahren bei Auffälligkeiten: Nach Prüfung der angeforderten Untersuchungen werden solche, die durch die Auffälligkeit nicht gestört werden, wie bei unauffälligen Proben durchgeführt. Bei Annahme einer Störung wird nach Möglichkeit durch Probenvorbehandlung der Störfaktor eliminiert oder eine nicht störanfällige Methode gewählt. Ist eine klinisch relevante Störung zu erwarten und nicht durch Vorbehandlung oder Methodenwahl zu eliminieren, sollte die Analyse nicht durchgeführt werden und stattdessen der Befund „gestört durch..." erfolgen. Die Probe ist ebenso lange wie unauffällige Proben aufzubewahren.

Die hämolytische Probe und der Einfluss therapeutischer Hämoglobinderivate

Als Hämolyse wird die Freisetzung intrazellulärer Komponenten der Erythrozyten und anderer Blutzellen in den extrazellulären Raum des Blutes bezeichnet. Sie kann in vivo (z.B. beim Transfusionszwischenfall und bei Malaria durch Zerfall der infizierten Erythrozyten) sowie in allen Phasen der Präanalytik in vitro (Probengewinnung, -transport und -lagerung) auftreten.

In letzter Zeit wurde eine Reihe von therapeutischen Hämoglobinderivaten (sog. Blutersatzstoffe, HbOC = haemoglobin-based oxygen carriers) als Sauerstoffträger entwickelt, die in einer Konzentration bis 50 g/L im Plasma der so behandelten Patienten vorkommen können.

Im weiteren Sinn kann die Probe auch durch den Zerfall anderer Blutzellen (Leukozyten und Thrombozyten) kontaminiert sein. So ist der Zerfall von Thrombozyten bei der Gerinnung für die höheren Konzentrationen intrazellulärer Bestandteile im Serum gegenüber dem Plasma verantwortlich (z.B. Kalium, LDH, Phosphat ➤ Abb. 1-8).

Erkennung der hämolytischen Probe: Nach der Abtrennung der Blutzellen wird eine Hämolyse im Serum oder Plasma bei einer extrazellulären Hämoglobinkonzentration von über 300 mg/L (18,8 µmol/L) durch die Rotfärbung mit bloßem Auge erkannt. Proben mit Hämoglobinderivaten in therapeutisch wirksamer Konzentration sind immer stark rot gefärbt.

Unterscheidung von In-vivo- und In-vitro-Hämolyse: Bei der **In-vivo-Hämolyse** wird freies Hämoglobin in vivo rasch durch Haptoglobin gebunden und aus dem Kreislauf eliminiert (z.B. bei hämolytischer Anämie).

Die Messung der Verminderung der Konzentration von Haptoglobin erlaubt eine Aussage über eine abgelaufene Hämolyse (Ausnahmen sind angeborene und erworbene [z.B. bei Leberaffektionen] Haptoglobindefizite und Neugeborene). Auch die Messung von Hämopexin und/oder Methämoglobin/Albumin wurde als Charakteristikum der In-vivo-Hämolyse beschrieben. Der Anstieg des indirekten Bilirubins und der Retikulozyten ist Ausdruck einer abgelaufenen Hämolyse mit reaktiver Neubildung von Erythrozyten. Andere Folgen der In-vivo-Hämolyse wie Verschiebung im LDH-Isoenzym-Muster sind wegen der geringen Empfindlichkeit für die Erkennung der Hämolyse nicht geeignet.

Bei der **In-vitro-Hämolyse** sind neben der Konzentration des freien Hämoglobins im Serum/Plasma bei vollständiger Hämolyse alle Bestandteile der Erythrozyten parallel erhöht, deren intrazelluläre Konzentration höher als die des Plasmas ist. Dazu gehören Kalium, Laktatdehydrogenase und Aspartataminotransferase. Dagegen ist die Konzentration von Haptoglobin im Plasma/Serum hämolytischer Proben, die in vitro entstanden sind, noch unverändert. Allerdings erfassen einzelne immunchemische Haptoglobin-Bestimmungsmethoden den Hämoglobin-Haptoglobin-Komplex anders als freies Haptoglobin.

Verhalten bei hämolytischen Proben: Jedes medizinische Laboratorium sollte dokumentieren, welche von ihm durchgeführten Untersuchungen in welchem Umfang gestört werden. Das Vorgehen bei hämolytischen Proben ist im Qualitätshandbuch zu dokumentieren. Dabei muss auch die Hämoglobinkonzentration, ab der keine Analyse mehr durchgeführt wird, festgehalten sein.

Jede hämolytische Probe wird registriert und die Tatsache der Hämolyse als Befund mitgeteilt.

Betrifft die Hämolyse alle Proben eines Patienten, muss von einer In-vivo-Hämolyse ausgegangen werden, die sofort dem Einsender mitgeteilt werden sollte. Bei diesem Gespräch sind gegebenenfalls die Ursachen der Hämolyse oder die mögliche Rolle synthetischer Hämoglobinderivate abzuklären.

Die lipämische Probe

Unter Lipämie versteht man eine mit dem Auge sichtbare Trübung einer Serum- oder Plasmaprobe, die in der Regel ab einer Triglyzeridkonzentration > 300 mg/dL (> 3,4 mmol/L) zu beobachten ist.

Ursachen: Die häufigste Ursache für lipämische Proben ist eine Erhöhung der Triglyzeride im Plasma. Diese kann durch Nahrungsaufnahme, durch eine Fettstoffwechselstörung oder durch Infusion von Lipiden bedingt sein.

Darüber hinaus können folgende Ursachen der Trübung vorliegen:

- Kälteagglutinine und monoklonale γ-Globuline,
- Nachgerinnungen von Serumproben, z.B. bei heparinisierten Patienten.

Erkennung der lipämischen Probe: Eine Trübung der Serum- oder Plasmaprobe ist mit dem Auge feststellbar. Zur Erkennung der Trübung sind transparente Probengefäße zu verwenden.

Die ikterische Probe

Bilirubin existiert im Plasma in lockerer physikalischer oder fester kovalenter Bindung an Albumin sowie als wasserlösliches Konjugat in Form der Mono- und Diglukuronide.

Intrazerebral nach Blutungen gebildetes Bilirubin liegt im Liquor cerebrospinalis in unkonjugierter Form vor und bewirkt die visuell erkennbare Xanthochromie. Bei gesteigerter Durchlässigkeit der Blut-Hirn-Schranke tritt zusammen mit Albumin auch glukuronidiertes Bilirubin in das Liquorkompartiment über.

Erkennung der ikterischen Probe: Die visuelle Erkennung von Hyperbilirubinämien ist oft nicht ausreichend sensitiv und insbesondere bei gleichzeitiger Verfärbung durch andere Pigmente (z.B. Hämoglobin und dessen Derivate) nicht ausreichend spezifisch. Bei Verwendung von Primärgefäßen erschweren zudem aufgeklebte Etiketten die visuelle Inspektion.

Die Messung der Absorption bei etwa 450 und 575 nm bei geeigneten Probenverdünnungen lässt dagegen Hyperbilirubinämien sicher erkennen. Bei vermehrter Zufuhr von Karotin oder Karotinoiden wird die aus derartigen Extinktionsmessungen abgeleitete Bilirubinkonzentration allerdings überschätzt.

1.2 Qualitätssicherung und Akkreditierung

1.2.1 Qualitätssicherung in der präanalytischen Phase

Bei einer Analyse von zwei Millionen Tests in einem gut organisierten Klinikum (Bonini et al. 2002) traten im Jahr 15 500 Fehler auf, die durch präanalytische Ursachen bedingt waren (0,6% aller Untersuchungen). Die häufigsten Fehler waren durch falsche Probennahme (Hämolyse bei 55%, ungenügende Probenmenge bei 21%, falsche Probenart bei 11,8% der fehlerhaften Proben) bedingt. Bei ambulanten Patienten waren die Gesamtfehler zwar prozentual geringer, aber häufiger durch Abnahme der falschen Probe (36,5% der fehlerhaften Proben) bedingt als bei stationären Patienten. Dies deutet auf die Rolle der Ausbildung des mit der Probengewinnung betrauten Personals hin.

Die Autoren folgern aus ihren Ergebnissen, dass auf jeder einsendenden Stelle, sei es in der Praxis, auf einer Station oder in einem Gesundheitszentrum, eine Anweisung zur Probengewinnung aushängen sollte. Entsprechend sollte in jedem Laboratorium eine Leitlinie zur Prüfung und zur Behandlung eintreffender Proben vorliegen. Die Abbildungen 1-4 bis 1-7 zeigen Beispiele solcher Anweisungen, wie sie als Poster am Arbeitsplatz verwendet werden können. Auf ein neueres Kompendium für Unterrichtszwecke sei verwiesen (Guder et al. 2007).

Einhaltung der relevanten präanalytischen Zeiten

Um die jeweiligen Zeiten zu überwachen, sind die präanalytischen Zeiten zu ermitteln. Sie sind definiert als

- die Zeit von der Blutentnahme bis zur Annahme der Probe im Laboratorium und
- die Zeit von der Ankunft im Labor bis zur Durchführung der Analyse.

Deren Summe beträgt bei guter Organisation etwa 50% der gesamten Zeit der Durchführung der diagnostischen Maßnahme (➤ Abb. 1-1; sog. turnaround-time = TAT, Gesamtprozesszeit). Die präanalytischen Zeiten werden durch Dokumentation von Blutabnahmezeit, Ankunftszeit und Analysenzeit überwacht.

Wird die maximal zulässige **Lagerungszeit der Probe überschritten,** ist von einer medizinisch relevanten Verfälschung des Ergebnisses auszugehen (Guder et al. 2009). Es obliegt der Fürsorgepflicht des Laborleiters, die aus solchen Proben gewonnenen Ergebnisse mit entsprechenden Hinweisen zu versehen oder die Untersuchung zu verweigern. Letztere Maßnahme ist vor allem dann anzuraten, wenn aus dem Ergebnis für den Patienten nachteilige medizinische Schlüsse gezogen werden können.

Weitere präanalytische Aspekte beim Qualitätsmanagement im medizinischen Laboratorium

Darüber hinaus nennt die DIN-EN-ISO-Norm 15 189 zum Qualitätsmanagement im medizinischen Laboratorium weitere Hilfsmittel/Prozesse zur Qualitätssicherung aus dem Bereich der Präanalytik. Sie wurden im Wesentlichen in die neuen Richtlinien der Bundesärztekammer zur Qualitätssicherung laboratoriumsmedizinischer Untersuchungen übernommen (Bundesärztekammer 2008). Diese Richtlinien beinhalten auch alle Verfahren zur Überprüfung der Einhaltung der geforderten Maßnahmen sowie der Sicherstellung der Qualität aller Phasen der Laboruntersuchung und dienen als Basis für die Akkreditierung von Laboratorien in Europa.

Das Handbuch zur Primärprobenentnahme sollte folgende Informationen/Anweisungen enthalten:

- Liste der angebotenen Untersuchungen,
- an Patienten zu übergebende Informationen und Anweisungen in verschiedenen Sprachen hinsichtlich ihrer eigenen Vorbereitung vor der Probennahme,
- Dokumente zur Patientenaufklärung, -vorbereitung und deren Einverständnis, wenn notwendig,
- Verfahrensanweisungen für eine Venenpunktion, Kapillarblut-, Urin-, Liquorgewinnung durchführenden Personen,
- Art und Menge der Primärprobe sowie Einzelheiten zur Identifizierung des Patienten, des Einsenders, der Proben und des Empfängers des Befundberichts,

- Datum und Uhrzeit der Probennahme,
- Informationen über klinische Daten (z.B. Medikamente),
- Transportbedingungen bezüglich Zeit, Temperatur, notwendiger Konservierungsmaßnahmen,
- Name, Vorname, Geschlecht und Geburtsdatum des Patienten,
- Dokumentation von Datum und Uhrzeit der Ankunft im Labor,
- Information über die für die Untersuchung notwendigen klinischen Informationen,
- Aufbewahrungs- und Verwendbarkeitszeiten für Materialien nach der Untersuchung zum Zweck der Überprüfung und Nachforderung zusätzlicher Untersuchungen,
- Regelung über mündlich an- oder nachgeforderte Anforderungen,
- Kriterien für die Nichtannahme von Primärproben durch das Laboratorium, Dokumentation über nicht angenommene Proben und Art des Berichts an den Anforderer.

1.2.2 Qualität der Analytik

Die Zuverlässigkeit labormedizinischer Untersuchungen hängt wesentlich von der Qualität der Analytik ab. Diese wird bei den meisten Messgrößen durch die Methode der statistischen Qualitätskontrolle überwacht, die auf dem Prinzip beruht, dass das Ergebnis eines gemessenen Analyten in einer Kontrollprobe die Qualität der vor und nach dieser Probe gemessenen Patientenproben widerspiegelt. Abweichungen können verursacht sein durch zufällige und systematische Fehler.

Begriffe der statistischen Qualitätssicherung (> Tab. 1-5)

Zufällige Messabweichungen stellen die Streuung einer Methode dar. Diese **Präzision** wird gemessen als Unpräzision in Form der relativen Standardabweichung (s) Der Variationskoeffizient (VK) ergibt sich aus der Division von s durch den Mittelwert $\bar{x} \times 100$ ($VK = \frac{s}{\bar{x}} \times 100$) aus Wiederholungsmessungen in der Probe in verschiedenen Serien von Tag zu Tag („interassay VK").

Der systematische Fehler zeigt den Unterschied zwischen dem aktuellen Ergebnis einer Messung und dem wahren Wert an, der als **Unrichtigkeit, als Abweichung der Einzelmessung vom Zielwert, bezeichnet wird** . Dies geschieht durch Messung einer einzelnen Kontrollprobe und Vergleich des Messergebnisses mit einem **Zielwert.** Er wird ermittelt durch Sollwert- oder Referenzlaboratorien.

Eine **Referenzmethode** stellt die bestmögliche Methode dar, die der Ermittlung des dem wahren Wert nächstmöglichen Ergebnisses dient. Sie wird wegen des oft hohen Aufwands nur von wenigen Re-

Tab. 1-5 Definitionen der Qualitätssicherung quantitativer Laboratoriumsuntersuchungen (nach den Richtlinien der Bundesärztekammer 2008).

Zufällige Messabweichung (Unpräzision): Wird durch die Abweichung eines Messergebnisses zum arithmetischen Mittelwert geschätzt, der aus mindestens 15 Messungen an verschiedenen Freigaben berechnet wurde.	**Systematische Messabweichung (Unrichtigkeit):** Ausmaß der Übereinstimmung zwischen dem in einem Kontrollzyklus aus den Messergebnissen erhaltenen Mittelwert und dem Zielwert.
Messgröße: Bezeichnet die Eigenschaft, die bei einer bestimmten Analyse ermittelt wird. Sie beinhaltet ein **System:** Untersuchungsgut, in dem sich der Analyt befindet. **Analyt:** die zu bestimmende Komponente. **Größenart:** für die Erfassung der zu bestimmenden Eigenschaft geeignete Größenart (Massenkonzentration, z.B. mg/L oder Stoffmengenkonzentration, z.B. mmol/L).	**Zielwert:** Sammelbegriff für den vom Hersteller deklarierten oder von der Referenzinstitution festgelegten Wert einer Messgröße in einem Kontrollmaterial. Dieser kann ein **Referenzmethodenwert** (mit einem Referenzmessverfahren ermittelter Wert) oder ein **verfahrensabhängiger Sollwert** sein. Er dient der Ermittlung der Richtigkeit eines Verfahrens.
Maximal zulässige Abweichung des Einzelwerts: Kriterium zur Bewertung der Abweichung des Einzelwerts einer Kontrollprobe vom Zielwert. Die Differenz zum Zielwert wird als Quotient zum jeweiligen Zielwert in % angegeben.	**Maximal zulässige relative Abweichung beim Ringversuch:** Bei der externen Qualitätskontrolle maximal zulässige Abweichung vom Zielwert in %.

ferenzmethodenlaboratorien durchgeführt. Ihr Ergebnis stellt einen **methodenunabhängigen Zielwert** dar.

In der Praxis wird die Qualitätskontrolle im Laboratorium in jeder Serie mit einem Probenmaterial durchgeführt, das gleichzeitig die Messung der Unpräzision und der Richtigkeit erlaubt. Dabei wird das Einzelergebnis durch Vergleich mit dem Zielwert und dem Mittelwert der Messungen mit dem gleichen Material und der gleichen Methode auf die **maximal zulässige Abweichung des Einzelwerts** geprüft. Erfüllen sie diese Kriterien, gilt diese Serienfolge als im Einklang mit den Kriterien der internen Qualitätskontrolle.

Die Ergebnisse des Patienten sind erst dann freizugeben, wenn die Kriterien der internen Qualitätskontrolle erfüllt sind.

Zu den derzeit gültigen Kriterien zur Qualitätssicherung für jede Messgröße ➤ Kap. 24.

Regulierungen zur Qualitätssicherung der Analytik

In Deutschland ist die Qualitätssicherung durch die **Richtlinien der Bundesärztekammer** zur Qualitätssicherung quantitativer laboratoriumsmedizinischer Untersuchungen (RiliBÄK) geregelt (Bundesärztekammer 2008). Diese sehen für jedes durchgeführte Messverfahren eine Kontrollprobeneinzelmessung mindestens zweimal in 24 Stunden und längstens nach 16 Stunden vor. Diese erfolgt vor Durchführung der Messung von Patientenproben und nach jedem Eingriff ins Messsystem. Sie verpflichten jede für ein medizinisches Laboratorium verantwortliche Person, alle drei Monate an Ringversuchen für die durchgeführten Messgrößen aus Tabelle B 1a bis c der Richtlinie teilzunehmen. Alle Messergebnisse der Qualitätskontrolle sind fünf Jahre aufzubewahren. Dabei ist bei Untersuchung der gleichen Messgröße in Urin oder Liquor getrennt zu verfahren, d.h., für jedes Material ist eine Kontrolle mit einem dafür geeigneten Material durchzuführen und an einem eigenen Ringversuch für dieses Material teilzunehmen. Die Ringversuche werden von den jeweils zuständigen Referenzinstitutionen durchgeführt, die ihrerseits Sollwert- und Referenzlaboratorien beauftragen. Zertifikate für alle durchgeführten Ringversuche haben sechs Monate Gültigkeit. Diese Richtlinien gelten grundsätzlich auch für alle Arbeitsplätze mit patientennaher Sofortdiagnostik, sofern sie nicht durch interne Qualitätskontrolle vom Zentrallabor überwacht werden. In diesem Fall ist die Kontrollprobeneinzelmessung bei Verwendung von geräteintegrierten Prüfverfahren mindestens einmal pro Woche durchzuführen.

In der Schweiz und in Österreich gelten ähnliche Richtlinien, die von den jeweiligen Referenzinstitutionen bekannt gegeben werden.

Die **Referenzinstitutionen** für externe Qualitätssicherung sind:

- für Deutschland:
  - Referenzinstitut für Bioanalytik (RfB) der DGKL,

  Im Mühlenbach 52a,
  53127 Bonn,
  Tel. +49(0)228-215025,
  Fax +49(0)228-211529,
  e-mail: info@dgkl-rfb.de,
  homepage: http://www.dgkl-rfb.de,
  - Institut für Standardisierung in der Laboratoriumsmedizin (Instand)

  Ubierstr. 20,
  40223 Düsseldorf
  Tel. +49(0)211-1592130,
  Fax +49(0)211-15921330,
  e-mail: instand@instand-ev.de
  homepage: http://www.instand-ev.de,
- für Österreich:
  - Österreichische Gesellschaft für Qualitätssicherung und Standardisierung medizinisch-diagnostischer Untersuchungen (ÖQUASTA),

  Hörlgasse 18/5,
  A-1090 Wien, Austria,
  Tel. +43-1-3198895,
  Fax: +43-1-3198897,
  e-mail: office@oequasta.at,
  homepage: http://www.oequasta.at,
- für die Schweiz:
  - Schweizerische Kommission für Qualitätssicherung im medizinischen Labor (QUALAB), www.famh.ch.

1.2.3 Qualitätsmanagement und Akkreditierung medizinischer Laboratorien

Schon bald nach Einführung der Qualitätssicherungsmaßnahmen wurde klar, dass die interne Überwachung der analytischen Phase der laboratoriumsmedizinischen Untersuchung nur einen Teil der möglichen Fehlerquellen erkennen und damit überwachen kann. Es war daher logisch, in die neuen Richtlinien der BÄK die Prozesse vor (Präanalytik) und nach der eigentlichen Analyse (Postanalytik) einzubinden. Dies führte zu dem Begriff des Qualitätsmanagements, in dem die Kompetenz weit über die analytische Phase hinaus gefordert wird. Als weites Ziel wurde neben der Richtigkeit der medizinische Nutzen definiert, der ausschließlich am Wohl des Patienten orientiert ist. Diese **evidenzbasierte Laboratoriumsmedizin** erfordert eine ständige Rückkopplung mit Überprüfung des medizinischen Nutzens einer Untersuchung, wie es in anderen Bereichen der praktischen Medizin, z.B. nach Operationen, durchgeführt wird. Konformität der Abläufe eines Laboratoriums mit dem bestmöglichen Vorbild wird durch interne und externe **Audits** überwacht. In der Selbstbewertung haben sich die Regeln der European Foundation for Quality Management (EFQM) bewährt. In ihr sind zunächst alle Prozesse zu dokumentieren und die gesetzten Ziele zu definieren. Die in DIN EN-ISO 15 189 dargestellten Aspekte der prä- und postanalytischen Prozesse und Aspekte sind weitgehend in die neuen Richtlinien der Bundesärztekammer übernommen worden, ohne dass bisher eine formale Überwachung der extraanalytischen Phasen durch die Kammer geregelt ist. Daher hat sich die **Akkreditierung** zunehmend in medizinischen Laboratorien eingeführt, d.h. die Bestätigung durch eine dritte Stelle, dass ein Laboratorium die in der Norm festgelegten Kriterien erfüllt und kompetent ist, die überprüften Verfahren durchzuführen. Derzeit werden Akkreditierungen auf Antrag von zugelassenen Akkreditierungsstellen durchgeführt. Dazu zählen Akkreditierungsstellen der Zentralstelle der Länder für Gesundheitsschutz (ZLG) wie die DACH (Deutsche Akkreditierungsstelle Chemie) und das DAP (Deutsches Akkreditierungssystem Prüfwesen). Die Inhalte des Qualitätsmanagements wie der Akkreditierung umfassen organisatorische, technische sowie theoretische Prozesse und Dokumente, die in einem Qualitätshandbuch zusammenzufassen sind. Wesentliche Inhalte eines Qualitätshandbuchs ➤ Tab. 1-6.

Tab. 1-6 Inhaltsverzeichnis eines Qualitätsmanagementhandbuchs nach RiLiBÄK 2008 und DIN EN-ISO 15 189.

Allgemeine Aspekte	
1.	**Beschreibung des medizinischen Laboratoriums**
2.	**Beschreibung der Ziele und Strategie**
3.	**Leitung**
3.1.	Beschreibung der Verantwortlichkeiten und Qualifikationen
4.	**Mitarbeiter**
4.1.	Qualifikation, Einweisung, Schulung und Fortbildung
4.2.	Gesundheitsschutz und Sicherheit
5.	**Ressourcen und Partnerschaften**
5.1.	Räume
5.2.	Ausstattung
5.3.	Umgebungsbedingungen
5.4.	Fremdlaboratorien, externe Dienstleister und Lieferanten
5.5.	Umweltgesichtspunkte
6.	**Prozesse**
6.1.	Verfahren für die Gewinnung des Untersuchungsmaterials
6.2.	Untersuchungsverfahren, Umgang mit Geräten, Reagenzien und anderen Verbrauchsmaterialien
6.3.	Interne und externe Qualitätskontrolle
6.4.	Postanalytische Verfahren: technische und medizinische Validierung der Untersuchungsergebnisse
6.5.	Erstellung der Berichte und deren Übermittlung
6.6.	Lenkung der Dokumente
6.7.	Führung von Aufzeichnungen, deren Aufbewahrung und Archivierung
6.8.	Klärung von Beschwerden
6.9.	Feststellung von Fehlern und Maßnahmen zu deren Korrektur
6.10.	Vorbeugende Maßnahmen
6.11	Kommunikation und andere Wechselbeziehungen, insbesondere mit Patienten, medizinischem Personal, Fremdlaboratorien
6.12	Interne Audits

LITERATUR

Bonini P, Plebani M, Ceriotti F, Rubboli F. Errors in laboratory medicine. Clin Chem 2002;48:691–8.

Bundesärztekammer. Richtlinie der Bundesärztekammer zur Qualitätssicherung laboratoriumsmedizinischer Untersuchungen. Dtsch Ärztebl 2008;105:A341–55. Internet: www.bundesaerztekammer.de unter „Richtlinien".

Cohn JS, McNamara JR, Cohn SD, Ordovas JM, Schaefer EJ. Postprandial plasma lipoprotein change in human subjects of different ages. J Lipid Res 1988;29:469–79.

Deutsche Post AG. Regelungen für den Postversand von medizinischem und biologischem Untersuchungsgut. Mitteilungsblatt 1996;34:545.

Deutsche Post AG. Regelungen für die Beförderung von ansteckungsgefährlichen Stoffen – Versandvorschriften und Hinweise für Einlieferer. Gültig ab 01.01.2007.

Guder WG, Narayanan S, Wisser H, Zawta B. Samples: From the Patient to the Laboratory. 4th ed. Wiley-VCH Weinheim 2009. DIN EN ISO 6710 Gefäße zur einmaligen Verwendung für die venöse Blutabnahme beim Menschen. Beuth-Verlag Berlin 2007.

DIN EN 14 136 Verwendung externer Qualitätssicherungsprogramme bei der Bewertung der Durchführung von Untersuchungsverfahren in der In-vitro-Diagnostik. Beuth-Verlag, Berlin 2004.

DIN EN ISO 15 189 Medizinische Laboratorien – Besondere Anforderungen an die Qualität und Kompetenz. Beuth-Verlag, Berlin 2007.

EN 829 In vitro diagnostic systems. Transport packages for medical and biological specimens. Requirements, tests. Bruxelles: European Committee for Standardisation (CEN), 1996.

Guder WG, da Fonseca-Wollheim F, Heil W, Schmitt Y, Töpfer G, Wisser H, Zawta B.. Die Qualität diagnostischer Proben. 6. Aufl., Heidelberg, BD 2009. Internet: www.diagnosticsample.com, Chronolab, Zug, Schweiz 2008.

Guder WG, Hagemann P, Wisser H, Zawta B. Fokus Patientenprobe; Kompendium Präanalytik. CD-ROM BD Deutschland, Heidelberg 2007.

Lundberg GD. Critical (panic) value notification: an established laboratory practice policy (parameter). J Am Med Ass 1990;263:709.

Price CP, Christenson RH. Evidence based Laboratory Medicine. From Principles to Outcomes. AACC-Press 2003.

Readgrave TG, Carlson LA. Changes in plasma very low density and low density lipoprotein content composition and size after a fatty meal in normo- and hypertriglyceridic men. Lip Res 1979;20:217–29.

Vogt W. Total Quality Management und die Bewertung nach dem Modell der European Foundation for Quality Management – Anwendung auf das medizinische Laboratorium. Isensee-Verlag, Oldenburg 2000.

Voit, R. Plasma-Serum-Unterschiede und Lagerungsstabilität klinisch chemischer Meßgrößen bei Verwendung von Plasma-Trennröhrchen. Dissertation. Ludwig-Maximilians-Universität München, 1993.

Wisser H, Knoll G. Tageszeitliche Änderungen klinisch-chemischer Meßgrößen. Ärztl Lab 1982;28:99–108.

Wisser D, van Ackern K, Knoll E, Wisser H, Bertsch T. Blood loss from laboratory tests. Clin Chem 2003;49:1651–5.

KAPITEL

2

Thomas Bertsch, Hermann Wisser

Aussage und Nutzen von Laborergebnissen

2.1 Vom Messwert zum ärztlichen Handeln

2.1.1 Der Beitrag von Laborergebnissen

Die Erstellung eines Laborbefundes erfolgt nach Abschluss der analytischen in der **postanalytischen Phase** (➤ Abb. 1-1). Letztere entspricht der Zeitspanne zwischen Validation der Testergebnisse auf verschiedenen Ebenen und der ärztlichen Interpretation sowie eventuell daraus folgenden Handlungen. Schwerpunkte der folgenden Ausführungen sind die verschiedenen Beurteilungsschritte in der postanalytischen Phase.

Laborbefunde werden zur Diagnosefindung, zur Prognosebeurteilung und zur Therapiekontrolle angefordert und erstellt. Wie ➤ Tab. 2-1 zeigt, geht es bei diagnostischer Anwendung um die Klärung verschiedener Fragestellungen wie Krankheitsklassifikation, Klärung von Ätiologie und Pathomechanismus, Analyse des aktuellen Zustands eines Patienten und Ermittlung von Risikofaktoren oder genetischer Defekte. Letztere erlauben eventuell eine Aussage über die Prognose zukünftiger Erkrankungen. Messgrößen, die z.B. Aussagen über die Nieren- oder Leberfunktion gestatten, konnen auch zur prognostischen Beurteilung eines Therapierisikos herangezogen werden. Im klinischen Bereich werden Laboruntersuchungen am häufigsten zur Therapiekontrolle angefordert.

Zur Diagnosefindung tragen aber nicht nur Laborbefunde bei, sondern eine Reihe weiterer Verfahren. ➤ Tab. 2-2 zeigt verschiedene diagnostische Verfahren und deren Leistungsfähigkeit. Auch wenn die zitierte Untersuchung schon länger zurückliegt, sich die prozentualen Angaben etwas verschoben haben können und eine Reihe neuer Verfahren hinzugekommen sind, hat sich an der Grundaussage des Ergebnisses nichts geändert: Noch immer sind Anamnese und klinische Untersuchung die beiden wichtigsten und für ein durchschnittliches Krankengut auch die leistungsfähigsten Verfahren beim Diagnoseprozess, wobei das Labor nicht bei jedem Patienten einen Beitrag zur Haupt- und Differenzialdiagnose leisten kann.

Tab. 2-1 Ärztliche Anwendung von Laboratoriumsbefunden (nach Büttner 1991).

Anwendung	Fragestellung
Diagnostische Anwendung	• Krankheitsklassifikation • Klärung der Ätiologie, Klärung des Pathomechanismus • Zustandsanalyse • Suche nach Risikofaktoren
Prognostische Anwendung	• Prognose hinsichtlich des Ausgangs (Tod, Heilung) bzw. des Verlaufs • Prognose hinsichtlich des Therapierisikos • Prognose hinsichtlich zukünftiger Ereignisse
Anwendung bei therapeutischen Maßnahmen	• Auswahl und Wirkungskontrolle der Therapie

Tab. 2-2 Leistungsfähigkeit verschiedener diagnostischer Methoden (nach Groß und Fischer 1980). Häufigkeit der bei 5000 Patienten durchgeführten Untersuchungen in % aller Fälle sowie ihr Beitrag zur Diagnose in % der durchgeführten Untersuchungen. Die letzte Spalte fasst die prozentuale Häufigkeit zusammen, bei der die Methode einen wesentlichen Beitrag zur Haupt- und Differenzialdiagnose leistete (in % aller mit dieser Methode untersuchten Patienten).

Diagnostische Methode	Häufigkeit der Anwendung (%)	Kein pathologischer Befund (%)	Wesentlich für Hauptdiagnose (%)	Differenzialdiagnostischer Beitrag (%)	Befunde ohne Krankheitsspezifität (%)	Kein Beitrag zur Hauptdiagnose (%)	Von der Hauptdiagnose ablenkend (%)	Zusammenfassend wesentlicher Beitrag (%)
Anamnese	99	0	46,9	46,6	2,7	2,0	1,8	94
Körperliche Untersuchung	98	5,1	19,3	60,2	4,4	10,6	0,4	80
Laboruntersuchung	**95,9**	**21,4**	**18,7**	**31,4**	**14,4**	**14,0**	**0,1**	**50**
• Serologie, Immunologie	52,5	83,4	5,4	2,5	3,2	5,3	0,1	8
• Bakteriologie, Virologie	42,7	43,5	13,8	8,2	2,0	32,0	0,2	22
Röntgenuntersuchung	84,5	20,3	22,3	26,0	3,4	28,0	0,3	48
Elektrokardiographie	81,8	39,1	12,7	16,3	13,1	17,0	1,2	29
Biopsie, Histologie	17,6	12,3	53,1	9,8	6,7	17,8	0,3	63
Zytologie	11,4	22,1	38,5	20,6	8,2	10,4	0,2	59
Endoskopie	7,2	30,8	32,2	15,6	2,0	19,4	0,0	48

2.1.2 Ebenen der Beurteilung von Laborergebnissen

Laborbefunde sind Zeichen, die auf eine Krankheit hinweisen – ebenso wie klinische Symptome. Die Frage ist, welche Bedeutung diese Zeichen haben. Die Zuordnung der Bedeutung zu einem Zeichen vollzieht sich z.B. bei einer diagnostischen Fragestellung auf verschiedenen Ebenen, der administrativen, der technischen, der biologischen und der nosologischen Ebene (➤ Abb. 2-1):

- Auf der **administrativen Ebene** erfolgt die formale Eingangskontrolle des Laborauftrags.
- Auf der **technischen Ebene** entsteht aus dem numerischen Wert ein Messergebnis, das eine Materialeigenschaft beschreibt, z.B.: Die Serumglukosekonzentration beträgt 100 mg/dL. Außerdem erfolgt die Bewertung des analytischen Prozesses anhand der Ergebnisse von Kontrollproben sowie unter Berücksichtigung von Störfaktoren.
- Auf der **biologischen Ebene** werden verschiedene Klassifikationsprozesse wie Plausibilitäts-, Transversal- und Longitudinalbeurteilung durchgeführt. Das Analysenergebnis wird damit zum Befund.

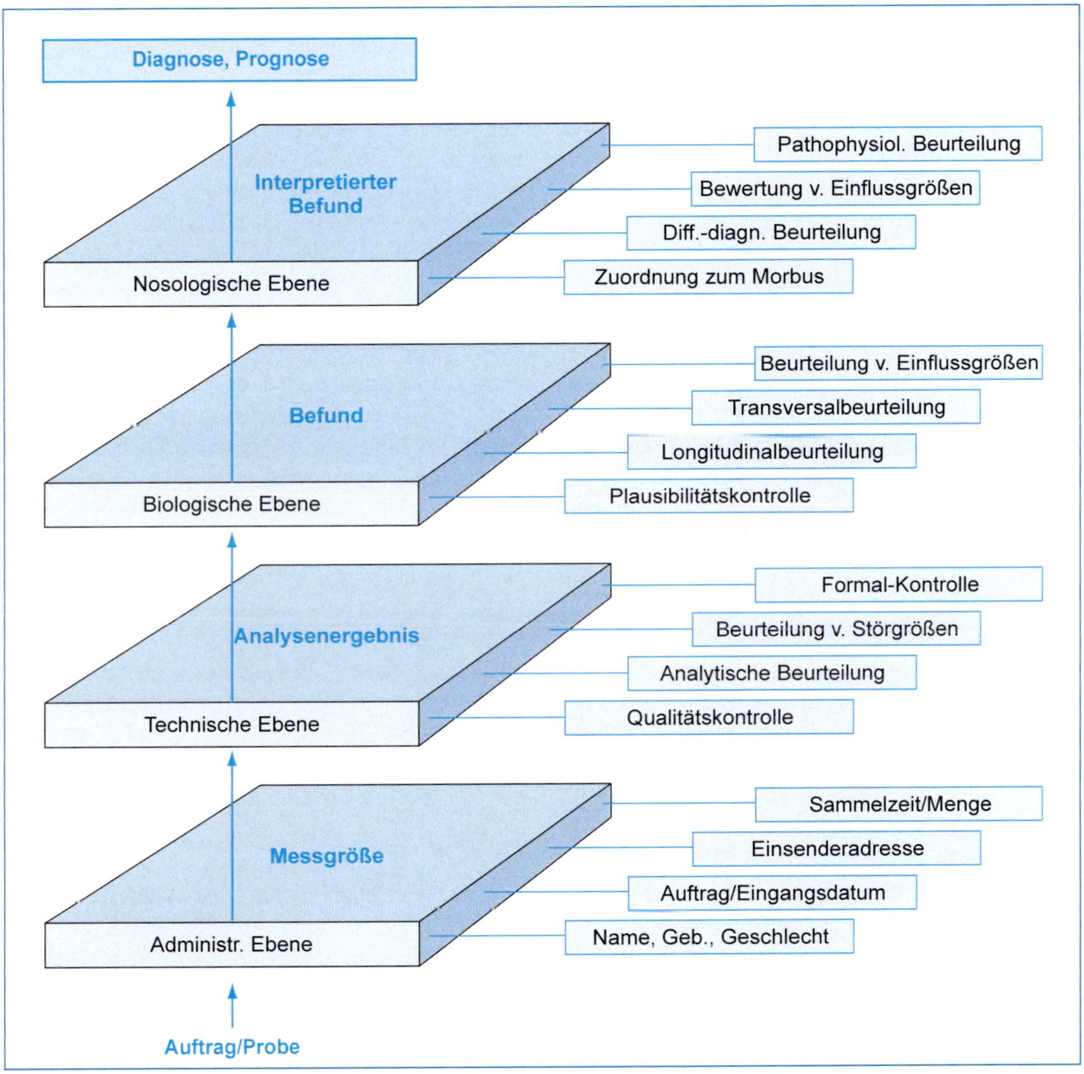

Abb. 2-1 Entstehung eines Laborbefundes (mod. nach Büttner 1991).

- Die Zuordnung dieses Befundes zum klinischen Bild geschieht auf der **nosologischen Ebene**. Hier erfolgt die Prüfung, inwieweit eine vermutete Krankheit mit den Symptomen und gewonnenen Befunden übereinstimmt. Durch diesen Prozess wird der Befund zum interpretierten Befund.

Wie aus ➤ Abbildung 2-1 hervorgeht, können auf den verschiedenen Ebenen unterschiedliche Einflüsse die Validität von Laborbefunden einschränken. Die Beurteilungsprozesse auf der administrativen, technischen und biologischen Ebene erfolgen überwiegend im Labor, die auf der nosologischen Ebene beim behandelnden Arzt.

Administrative Ebene

Bei der Eingangskontrolle des Laborauftrags erfolgt zumindest in EDV-Systemen die Prüfung auf Vollständigkeit der Angaben von Geschlecht, Geburtsdatum, Einsenderadresse, Datum und Uhrzeit der Probenentnahme sowie die Dokumentation des Probeneingangs im Labor.

Technische Ebene (Fehleranalyse)

Jede Messung ist mit Fehlern behaftet, wobei zwischen zufälligen, systematischen und groben Fehlern unterschieden wird (➤ Abb. 2-2, Definitionen ➤ Kap. 1.2.2). Zufällige und systematische Fehler bei Analysen von Patientenproben können durch begleitende Messung von Kontrollproben mit bekannter Konzentration der zu bestimmenden Analyte erfasst werden.

Nach den Richtlinien der Bundesärztekammer (RiliBÄK) 2008 sind für die zu kontrollierenden Messgrößen zweimal pro 24 Stunden, bei Analysenbeginn und spätestens nach 16 Stunden, Kontrollprobeneinzelmesswerte zu erstellen. Die relativen Messabweichungen der Kontrollprobeneinzelergebnisse der verschiedenen Messgrößen von den entsprechenden Zielwerten der Kontrollprobe (= deklarierte Konzentration) müssen kleiner oder gleich den zulässigen relativen Abweichungen sein. Letztere sind in den Richtlinien vorgegeben, z.B. Glukose 11%, Kalium 4,5% oder TnI 20%. Falls die Richtlinien die Messgröße nicht enthalten, können laborinterne oder vom Kontrollprobenhersteller ermittelte Fehlergrenzen benutzt werden. Überschreitet der Kontrollprobeneinzelmesswert die vorgegebene Fehlergrenze ist nach den RiliBÄK 2008 wie folgt zu verfahren:

„Das jeweilige Messverfahren ist zunächst für weitere Messungen der Messgröße von Patientenproben gesperrt. Die Ursache für die Abweichung muss gesucht und nach Möglichkeit beseitigt werden. Unter Beachtung der medizinischen Relevanz hat die verantwortliche Person zu entscheiden, ob das Untersuchungsverfahren zur Messung wieder freigegeben werden kann und ob noch weitergehende Maßnahmen getroffen werden müssen, z.B. ob die gesamten der Kontrollprobe vorhergehenden Untersuchungen einschließlich der Kontrollprobenmessung zu wiederholen sind oder ob die Einsender hinsichtlich bereits übermittelter Ergebnisse informiert werden müssen. Der gesamte Vorgang ist zu dokumentieren."

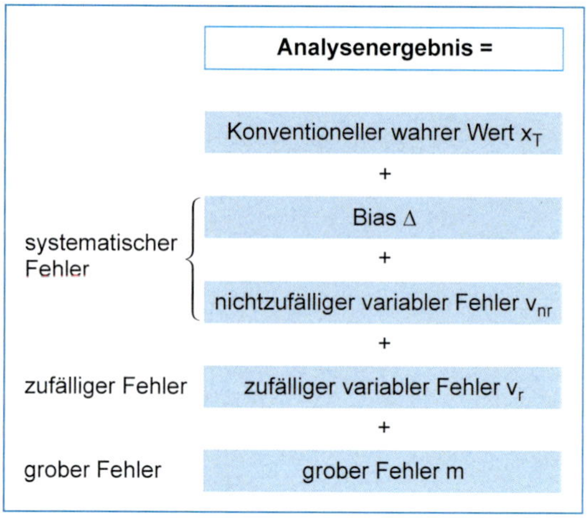

Abb. 2-2 Analytische Fehler bei medizinischen Laboruntersuchungen (nach Büttner 1991).

Dieses skizzierte Kontrollprobensystem bezeichnet man als **interne Qualitätssicherung**. Es ist für alle Messgrößen, die in einem Labor bestimmt werden, verbindlich vorgeschrieben.

Die Vergleichbarkeit von Messergebnissen, die in unterschiedlichen Labors erstellt werden, wird mit Hilfe von Ringversuchen überprüft. Dabei werden jeweils zwei Proben, deren Zielwerte den Untersuchern nicht bekannt sind, von einer Referenzinstitution an die Laboratorien verschickt. Die Bewertung der Messergebnisse erfolgt durch diese auf der Basis der in den RiliBÄK 2008 festgelegten Fehlergrenzen. Die Zielwerte der verschickten Proben werden von Referenzlaboratorien, die dazu von der Referenzinstitution beauftragt werden, bestimmt. Die Teilnahme an *einem* Ringversuch pro Quartal ist Pflicht. Für die Messgrößen, deren Ergebnisse innerhalb der erlaubten Fehlergrenzen liegen, erhält der Teilnehmer ein Zertifikat, das eine Gültigkeit von sechs Monaten hat. Dieses Kontrollsystem bezeichnet man als **externe Qualitätssicherung**. Bei Nichterfüllung der Vorgaben sind die Ursachen zu suchen und zu beseitigen.

Qualitätssicherung und eine weitgehend mechanisierte Analytik haben zu einer Verminderung der analytischen Komponente der Gesamtvarianz der Messwerte geführt. Die Folge davon ist, dass Fehler der präanalytischen Phase, z.B. bei Indikationsstellung von Laboruntersuchungen, Entnahme, Transport, Vorbereitung und Lagerung von Proben, häufiger sind als Fehler in der analytischen Phase, wie in verschiedenen Untersuchungen gezeigt werden konnte. So entfielen nach einer Studie 56% der mitgeteilten Laborprobleme der Basisdiagnostik von Ärzten in der Primärversorgung auf die präanalytische Phase, rund 13% auf den analytischen und 28% auf den postanalytischen Abschnitt [Nutting et al. 1996]. Eine Untersuchung zur Störanfälligkeit der verschiedenen Phasen des Transfusionsprozesses ergab, dass nur 4% die analytische, 41% die präanalytische und 55% die postanalytische Phase betrafen [Boone et al. 1995]. Diese Fehlerverteilung ist nicht überraschend, wenn man berücksichtigt, dass im prä- und postanalytischen Abschnitt zahlreiche Einzelschritte von mehreren Personen unterschiedlichster Ausbildung aus verschiedenen Zuständigkeitsbereichen durchzuführen sind.

Biologische Ebene

Die präanalytischen Fehler sind durch Qualitätskontrollmaßnahmen mit Hilfe von Kontrollproben nicht zu erfassen. Somit besteht durchaus die Möglichkeit, dass ein richtig gemessenes Analysenergebnis einer Patientenprobe vorliegt, das aber durch Einflussgrößen sowie technische oder analytische Störgrößen aus der präanalytischen Phase verfälscht ist. Unter technische Fehler sind Probenverwechslung, Einsatz falscher Probengefäße oder falsche Entnahmetechnik subsumiert. Solche Fehler können zu einem gewissen Grad mit Hilfe der Plausibilitätskontrolle erfasst werden.

Plausibilitätskontrolle

Mit diesem Kontrollverfahren wird überprüft, ob das Messergebnis unter Berücksichtigung biologischer oder medizinischer Kriterien möglich sein kann. Diese Art der Kontrolle ist bei einer großen Anzahl von Analysenergebnissen, wie sie in der täglichen Routine anfallen, nur EDV-gestützt durch Vergleich mit Daten, die an großen Stichproben gewonnen wurden, möglich. Im Einzelfall kann durch Rücksprache mit dem behandelnden Arzt ein auffälliges Messergebnis auch effektiv auf Plausibilität geprüft werden.

Folgende Verfahren der Plausibilitätskontrolle können angewandt werden:

- Trendkontrolle (Delta-Check),
- Konstellationskontrolle,
- Extremwertkontrolle.

Trendkontrolle (Delta-Check): Bei diesem Verfahren wird das aktuelle Ergebnis einer Messgröße mit dem letzten vorausgehenden Resultat verglichen. Eine beobachtete Messwertdifferenz wird dahingehend geprüft, ob sie Grenzwerte von Anstiegen oder Abfällen pro Zeiteinheit einer Messgröße übersteigt, die an einer größeren Patientenstichprobe gewonnen wurden. Maximal mögliche Abfälle von Konzentrationen verschiedener Messgrößen im Blut sind anhand ihrer biologischen Halbwertszeiten überprüfbar. So lässt sich mittels der in ➤ Tab. 2-3 zusammengefassten Daten nachweisen, dass z.B. ein Abfall der Alaninaminotransferase von 1000 auf 500 U/L bei einer Wiederholungsmessung nach zwei Tagen bei einer Halbwertszeit von 50 Stunden durchaus möglich ist. Nach einem Zeitraum von sieben Halbwertszeiten, z.B. nach einer vollständigen Tumorentfernung, ist die Tumormarkerkonzentration auf < 1% des Wertes der Ausgangskonzentration abgefallen. Dies ist bei Kontrollen in kurzem Zeitabstand nach der Operation zu berücksichtigen. Maximal mögliche Konzentrationsanstiege einer Messgröße im Blut werden bestimmt durch Synthese- und Sekretionsrate, Ausmaß einer Zellschädigung, die Geschwindigkeit des Übertritts der ver-

Tab. 2-3 Biologische Halbwertszeiten diagnostischer Messgrößen im Blut.

Messgröße	Biologische Halbwertszeit
Alaninaminotransferase (ALT)	47 Stunden
Albumin	17–23 Tage
Alkalische Phosphatase	3–7 Tage
α-Amylase	9–18 Stunden
CA 125	4-6 Tage
CA 15–3	5–7 Tage
CA 19–9	2-4 Tage
CA 72–4	3–7 Tage
Cholinesterase	10 Tage
Coeruloplasmin	4 Tage
C-reaktives Protein	2–4 Stunden
Digitoxin	6–8 Tage
Digoxin	1,5–2,5 Tage
Erythrozyten	60 Tage
α-Fetoprotein (AFP)	2–8 Tage
Fibrinogen	4–5 Tage
Gentamicin	2,0 Stunden
γ-Glutamyltransferase	3–4 Tage
Hämoglobin A_{1c}	60 Tage
Hämoglobin-Haptoglobin-Komplex	9 Minuten
Haptoglobin	2–4 Tage
Humanes Choriongonadotropin (hCG)	12–16 Stunden
Immunglobulin A	5–6 Tage
Immunglobulin G	23 Tage
Immunglobulin M	5 Tage
Karzinoembryonales Antigen (CEA)	2–8 Tage
Kortisol	1 Stunde
Kreatinin	3 Minuten
Kreatinkinase, davon Kreatinkinase MB	18 Stunden, 12 Stunden
Laktatdehydrogenase (LDH 5 < LDH 1 und 2)	10–100 Stunden
Leukozyten (Granulozyten)	6–7 Stunden
Myoglobin	15 Minuten
Neuronenspezifische Enolase (NSE)	1 Tag
Prostataspezifisches Antigen (PSA)	2–4 Tage
Squamous cell carcinoma antigen (SCC)	1 Tag
Thrombozyten	9–10 Tage
Transferrin	7–10 Tage
Troponin T und I	2–4 Stunden

schiedenen Analyte ins Kreislaufsystem und die Abbau- und Eliminationsrate. So steigen beispielsweise bei einer Anurie die Harnstoffkonzentration täglich maximal um 5–10 mmol/L (30–60 mg/dL) und die Kreatininkonzentration um 90–180 μmol/L (1,0–2,0 mg/dL) an.

Konstellationskontrolle: Bei diesem Verfahren wird das Verhältnis zweier Messgrößen zueinander kontrolliert, z.B. die Kreatinin- und Harnstoffkonzentration im Serum. Beide Messgrößen zeigen meist ein paralleles Verhalten (Ausnahmen nach Dialyse und bei akuter Anurie). Beide steigen bei einer Niereninsuffizienz an. Ihre an einer großen Patientenpopulation ermittelte statistische Beziehung zueinander ist in ➤ Abb. 2-3 wiedergegeben. Allerdings sind die Bereiche von plausiblen Kreatinin- und Harnstoffkonzentrationen recht weit. So kann bei einer Kreatininkonzentration von 900 μmol/L (10,2 mg/dL) die Harnstoffkonzentration zwischen 18 und 42 mmol/L (zwischen 108 und 255 mg/dL) liegen.

Ein anderes Beispiel für eine Konstellationskontrolle ist der Zusammenhang zwischen der Erythrozytenzahl (T/L), der Hämoglobinkonzentration (g/dL) und dem Hämatokrit (%). Die Multiplikation der Erythrozytenzahl mit 3 ergibt den numerischen Wert der zugehörigen Hämoglobinkonzentration, die Multiplikation der Letzteren mit 3 ergibt den Hämatokritwert (sog. Dreierregel). Mit diesem Verfahren lässt sich die Plausibilität der drei Messgrößen einfach und schnell überprüfen.

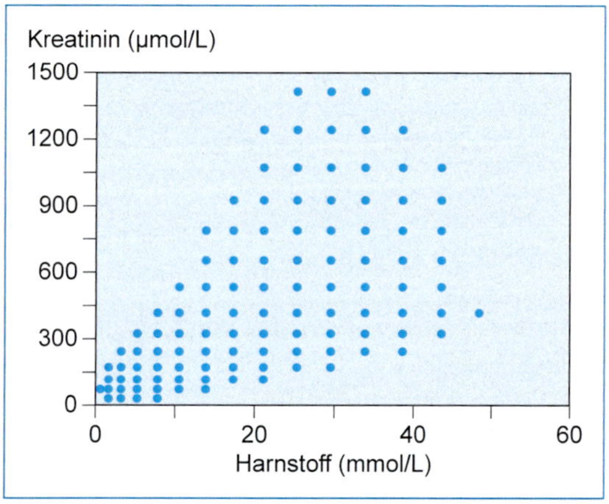

Abb. 2-3 Beispiel einer Konstellationskontrolle durch Vergleich von Harnstoff und Kreatinin (nach Stamm und Büttner 1995).

Extremwertkontrolle: Es wird überprüft, ob der aktuelle Messwert einen empirisch ermittelten Grenzwert überschreitet. Eine Möglichkeit der Festlegung des Grenzwertes ist, dass er mit dem Leben nicht mehr vereinbar sein soll. Diese Definition hat aber den Nachteil, dass die Grenze schwierig zu ermitteln ist: Je nachdem, ob eine Veränderung der Messgröße in einem kurzen Zeitraum eintritt, z.B. ein Abfall der Kaliumkonzentration, oder langsam über einen längeren Zeitraum, sind solche Grenzen unterschiedlich. Immunitätslage, Allgemein- und Ernährungszustand sind weitere Faktoren, die von Einfluss sein können. Daher ist es vorzuziehen, die Grenzwerte an einer großen Patientenstichprobe durch Ermittlung der 99%- oder 99,9%-Intervalle statistisch festzulegen. In ➤ Tab. 2-4 sind die 99%-Intervalle für eine Reihe gängiger klinisch-chemischer Messgrößen wiedergegeben, wie sie Harm et al. (1982) verwendet haben. Diese Grenzen können in jedem Labor den Erfahrungen mit dem jeweiligen Patientengut angepasst werden.

An die Plausibilitätskontrolle schließen sich die Transversal- und Longitudinalbeurteilung (➤ Abb. 2-1) an.

Transversalbeurteilung

Bei der Transversalbeurteilung wird der aktuelle Befund mit der 95%-Fraktion der Werte klinisch gesunder Probanden, definiert durch Ein- und Ausschlusskriterien, verglichen (Referenzintervalle, „Normalwerte"). Dieser Vergleich ermöglicht dann die Entscheidung „nicht pathologisch" bei Übereinstimmung mit dem Referenzbereich oder bei Abweichung vom Referenzbereich die Entscheidung „pathologisch".

Die Problematik der Bestimmung von Referenzbereichen soll hier nicht diskutiert werden. Es sei aber darauf hingewiesen, dass nur wenige der publizierten Referenzbereiche nach strengen Kriterien ermittelt wurden. Die Definition der Referenzbereiche beinhaltet eine Irrtumswahrscheinlichkeit von 5%, d.h., 5% der Werte der gesunden Probanden lie-

Tab. 2-4 Beispiele für Extremwertgrenzen verschiedener Messgrößen (obere und untere 99%-Intervalle nach Harm et al., 1982).
Die in Klammern angegebenen Werte wurden aus Daten einer Umfrage in 92 Zentren für Innere Medizin und Traumatologie zu vorgegebenen kritischen Grenzwerten errechnet. Methodenunterschiede wurden nicht berücksichtigt. Bei den Elektrolyten ist die Übereinstimmung der Grenzwerte beider Studien überraschend gut (nach Kost, 1990).

Messgröße	Einheit	Untere Grenze	Obere Grenze
Alkalische Phosphatase	U/L	27	370
Albumin	g/L	23,2	54,5
Bilirubin	µmol/L	Nachweisgrenze	131 (257)
Chlorid	mmol/L	85	117 (126)
Cholesterin	mmol/L	2,12	11,1
Eisen	µmol/L	1,85	52,0
Glukose	mmol/L	2,18 (2,55)	20,0 (26,9)
Harnstoff	mmol/L	1,87	34,9 (37,1)
Harnsäure	µmol/L	110	745 (773)
Kalium	mmol/L	2,9 (2,8)	6,6 (6,2)
Kalzium	mmol/L	1,7 (1,7)	3,4 (3,2)
Kreatinin	µmol/L	34	850 (654)
Kupfer	µmol/L	10,0	51
Magnesium	mmol/L	0,60 (0,41)	1,95 (2,02)
Natrium	mmol/L	127 (120)	152 (158)
Phosphat	mmol/L	0,37 (0,39)	2,20 (2,87)

gen außerhalb des Referenzintervalls. Dieser Anteil der Probanden mit „falsch pathologischen" Werten steigt bei gleichzeitiger Bestimmung verschiedener Messgrößen an. Deren Häufigkeit kann mit Hilfe der Binomialverteilung abgeschätzt werden. So ist bei gleichzeitiger Bestimmung von zwölf voneinander unabhängigen Messgrößen in der gleichen Probe bei einer Reihe von Patienten in jedem zweiten Befund mindestens eine Messgröße außerhalb des Referenzintervalls. Diese Tatsache sollte bei der Anforderung und Interpretation von Laboruntersuchungen Berücksichtigung finden.

Longitudinalbeurteilung

Wird der aktuelle Befund mit einem Vorbefund verglichen, so spricht man von einer Longitudinalbeurteilung. Zur Prüfung, ob die beiden Messwerte statistisch signifikant verschieden sind, wurden verschiedene Vorgehensweisen vorgeschlagen, von denen zwei im Folgenden besprochen werden.

Eine **statistische Signifikanz** des Unterschieds zweier Messwerte der gleichen Messgröße besteht, wenn der Absolutbetrag größer ist als die kritische Differenz D, die durch folgende Beziehung gegeben ist:

$$D = 2 \times \sqrt{2} \times s_{interassay} = 2{,}8 \times s_{interassay}$$

Die Standardabweichung $s_{interassay}$ ist die analytische Streuung zwischen verschiedenen Bestimmungsserien der zu prüfenden Messgröße. Sie kann aus den Ergebnissen der Kontrollprobenmessungen im Rahmen der internen Qualitätskontrolle gewonnen werden. Es sei aber betont, dass bei diesem Vorgehen nur der Einfluss der analytischen Streuung berücksichtigt wird, nicht aber Interferenzen in der präanalytischen Phase, die zu einer nicht mit Kontrollproben erfassbaren Varianz der Messwerte führen. Die gleiche Einschränkung gilt auch für das folgende Verfahren.

Man kann auch die **Vertrauensbereiche** der beiden Messwerte auf Übereinstimmung oder Abweichung prüfen. Die Ergebnisse von zwei zu verschiedenen Zeitpunkten entnommenen Proben beim gleichen Patienten sind dann statistisch signifikant verschieden, wenn sich die Vertrauensbereiche nicht überdecken, d.h., wenn folgende Bedingung erfüllt ist:

$$|x_1 - x_2| = D \geq 4s_{interassay}$$

Wenn z.B. bei einem Patienten eine Glukosekonzentration von 300 mg/dL (x_1) und einige Stunden später eine von 270 mg/dL (x_2) gemessen wurde, dann ist der Unterschied von 30 mg/dL mit beiden Prüfverfahren statistisch signifikant verschieden, wenn $s_{interassay}$ der Glukosebestimmung z.B. 5 mg/dL beträgt. Erfolgt die Messung der beiden Proben in der gleichen Serie, ist die Intraassay-Standardabweichung einzusetzen.

Beide Verfahren sind trotz der einschränkenden Randbedingungen eine nützliche Hilfe bei der Beurteilung von Verlaufskontrollen.

Weitere Faktoren, die bei der Beurteilung von Messwerten auf der biologischen Ebene zu berücksichtigen sind, werden an anderer Stelle besprochen (➤ Kap. 1). Die verschiedenen Komponenten der Gesamtvarianz von Messwerten, die bei der Beurteilung auf der technischen und biologischen Ebene zu berücksichtigen sind, können durch das in ➤ Tab. 2-5 wiedergegebene additive Modell beschrieben werden.

Die **biologische Varianz** hat einen intra- und einen interindividuellen Anteil. Sie wird durch eine Reihe von Faktoren (in vivo) verursacht. Dazu gehören Alter, Geschlecht, Rasse oder genetische Variabilität und physiologische Faktoren wie biologische Rhythmen, Schwangerschaft und Menstruation. Sie sind normalerweise nicht beeinflussbar. Andere Einflüsse wie körperliche Aktivität, Nahrungsaufnahme sowie Zusammensetzung der Nahrung, Rauchen, das Trinken von Alkohol oder Kaffee sind insofern beeinflussbar, als ihr Einfluss z.T. durch eine standardisierte Probenentnahme zu vermindern ist. Die biologische Varianz kann nur als statistischer Erfahrungswert in die Beurteilung eingehen.

Die **analytische Varianz** ist zugänglich über die Daten der internen Qualitätskontrolle.

Unter **probenbedingte Varianz** subsumieren sich Veränderungen durch Faktoren in vitro wie Fehler bei der Probennahme durch zu starkes Ansaugen nach Venenpunktion, Kontamination, ungenügendes Mischen bei Verwendung von Probenröhrchen mit Antikoagulanzien (EDTA, Zitrat, Heparin), unsachgemäßer Probentransport durch zu starke thermische und mechanische Belastung sowie Fehler bei der Vorbereitung (falsche Zentrifugationsbedingun-

Tab. 2-5 Additives Modell der Varianz von Laborbefunden bei gesunden Probanden.

Gesamtvarianz S_G^2	=	Biologische Varianz S_B^2	+	Analytische Varianz S_A^2	+	Probenbedingte Varianz S_P^2
		Einflussgrößen in vivo		**Messfehler**		**Störgrößen und Einflüsse in vitro**
		Alter, Geschlecht, Rasse		Zufällige Fehler (Unpräzision)		Veränderungen bei
		Ernährung		Systematische Fehler (Unrichtigkeit)		Probentransport
		Körperliche Aktivität, Arzneimittelinterferenzen		Grobe Fehler		Probenvorbereitung
		Biologische Rhythmen, Schwangerschaft				Probenlagerung
		Stauung, Körperlage				

gen) und Lagerung von Proben (nicht verschlossene Rückstellproben).

Nosologische Ebene

Auf der nosologischen Ebene wird der Laborbefund der vermuteten Krankheit zugeordnet. Dabei entstehen Schwierigkeiten bei der Beurteilung, weil die meisten labormedizinischen Befunde mehrdeutig und nur selten pathognomonisch für ein bestimmtes Krankheitsbild sind. So sind z.B. Blutsenkung oder CRP bei einer Reihe von Erkrankungen erhöht. Bei ein und derselben Erkrankung können Befunde unterschiedlich ausgeprägt sein, bedingt durch Unterschiede in der Stärke der Noxe, einer Vorschädigung eines Organs sowie durch die Zeitabhängigkeit des Anstiegs oder Abfalls verschiedener Messgrößen. So kann eine Erhöhung der alkalischen Phosphatase hepatogen, osteogen und plazentogen bedingt sein. Eine gleichzeitige Infektion der Leber mit Hepatitis-B- und Hepatitis-D-Viren führt zu einem stärkeren Anstieg der Leberenzymkonzentrationen als eine Hepatitis-B-Virus-Infektion allein. Bei einer akuten Hepatitis sind die Anstiege von Transaminasen deutlich höher als bei einer chronischen Hepatitis.

2.2 Validität von Laboruntersuchungen

Die diagnostische Unsicherheit resultiert aus dem Zusammenwirken einer größeren Anzahl von analytischen, biologischen und technischen Faktoren, der Mehrdeutigkeit von Befunden und Symptomen und der diagnostischen Validität von Laborbefunden sowie ihrer Ausprägung in Abhängigkeit von Zeit oder Schwere der Erkrankung. In der Diagnostik werden somit Entscheidungen unter Unsicherheit getroffen.

2.2.1 Vierfeldertafel

Diese Feststellung führt zu der Frage nach Maßgrößen der **diagnostischen Validität.** Dies soll am Beispiel eines binären qualitativen Tests mit der Aussage „positives Ergebnis = pathologisch, negatives Ergebnis = nicht pathologisch" erläutert werden (➤ Abb. 2-4). Dieses Vorgehen ist auch auf einen quantitativen Test übertragbar, indem z.B. alle Werte oberhalb eines Entscheidungskriteriums als positiv und unterhalb als negativ gewertet werden. Allerdings ist dies mit einem Informationsverlust verbunden, da alle Ergebnisse unabhängig von ihren numerischen Werten eingestuft werden.

Die Verteilung Stadium 2 zeigt Ergebnisse zum Zeitpunkt einer Erkrankung, an dem die Konzentra-

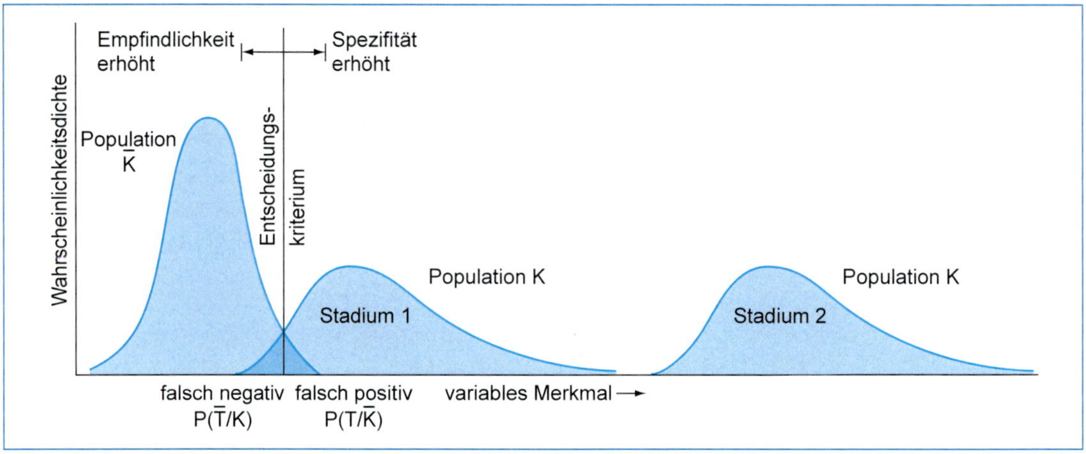

Abb. 2-4 Verteilung von Laborergebnissen von Gesunden $\bar{K}$ und Kranken (K) bei Verschiebung der Entscheidungsgrenze. T = Test positiv, $\bar{T}$ = Test negativ.

tionsanstiege am höchsten sind und sich deutlich von den Messwerten einer gesunden Population unterscheiden. Hier gibt es keine Unsicherheit in der Entscheidung „nicht pathologisch/pathologisch". Messwerte von Patienten im Früh- oder Spätstadium einer akuten Erkrankung oder mit einer chronischen Erkrankung und gering ausgeprägter Erhöhung der Messwerte ergeben das Bild der Verteilung Stadium 1. Dadurch kommt es zu Überschneidungen der beiden Verteilungen an der Entscheidungsgrenze, was eine Unsicherheit bei der Transversalbeurteilung bedingt. Es kommt zur Generierung von falsch positiven und falsch negativen Werten. Deren Verhältnis zueinander wird durch die Lage des Entscheidungskriteriums beeinflusst.

Die Häufigkeiten der Ergebnisse können in einer Entscheidungstafel (Vierfeldertafel) dargestellt werden (➤ Tab. 2-6). Je geringer die Anzahl der falsch klassifizierten Testergebnisse ist, umso höher ist die diagnostische Validität des Tests. Durch Bezug der richtig positiven und richtig negativen Ergebnisse auf die Gesamtzahl der untersuchten Kranken bzw. Nichtkranken erhält man bedingte Wahrscheinlichkeiten.

Für die diagnostische Validität eines Tests sind verschiedene Maßzahlen definiert:

Die **diagnostische Sensitivität (Empfindlichkeit)** ist definiert als die Wahrscheinlichkeit eines positiven Testergebnisses für die Bedingung „Krankheit" P (T/K) und ist gegeben durch das Verhältnis der richtig positiven (T/K) dividiert durch Summe der

Tab. 2-6 Vierfeldertafel eines binären Tests

	krank (K)	**gesund ($\bar{K}$)**
Test positiv (T)	TK richtig positiv	T$\bar{K}$ falsch positiv
Test negativ ($\bar{T}$)	$\bar{T}$K falsch negativ	$\bar{T}\bar{K}$ richtig negativ

richtig positiven (TK) und falsch negativen Testergebnisse ($\bar{T}$/K) (Anzahl der getesteten Kranken).

$$P(T/K) = \frac{TK}{(TK + \bar{T}K)}$$

Die **diagnostische Spezifität** ist definiert als die Wahrscheinlichkeit eines negativen Testergebnisses für die Bedingung „nicht krank" P ($\bar{T}$/$\bar{K}$) und ist gegeben durch die Anzahl der richtig negativen ($\bar{T}$/$\bar{K}$) durch die Summe der richtig negativen und falsch positiven Testergebnisse (T/$\bar{K}$) (Anzahl der getesteten Nichtkranken).

$$P(\bar{T}\bar{K}) = \frac{\bar{T}\bar{K}}{(\bar{T}\bar{K} + T\bar{K})}$$

Diagnostische Sensitivität und Spezifität sind testimmanente und prävalenzunabhängige Validitätsmaße eines Tests. Sie sind aber abhängig vom Stadium der Erkrankung, im Einzelfall von Alter, Geschlecht, Lage des Entscheidungskriteriums und Validität des Referenzintervalls. Die Maßzahlen werden gewonnen durch Untersuchung von Stichproben von gesunden und kranken Probanden, wobei die Festlegung „krank" mit anderen, von der zu testenden Messgröße unabhängigen Verfahren erfolgen soll.

Wie in ➤ Abbildung 2-4 gezeigt, ändern sich nämlich diagnostische Sensitivität und Spezifität bei

Verschiebung des Entscheidungskriteriums. Eine Zunahme der diagnostischen Sensitivität hat eine gleichzeitige Abnahme der diagnostischen Spezifität zur Folge und umgekehrt. Den gleichen Effekt hat eine Verschiebung der Verteilung bei unverändertem Entscheidungskriterium durch einen systematischen Fehler in einer Untersuchungsserie, sodass z.B. alle Messwerte zu hoch bestimmt wurden. In diesem Fall würde die diagnostische Sensitivität zu- und die diagnostische Spezifität abnehmen. Eine Zunahme der Impräzision würde zu einer Verbreiterung des Überschneidungsbereichs der beiden Verteilungen führen, was eine Zunahme der falsch positiven und falsch negativen Werte bei gleichzeitiger Abnahme der richtig positiven und richtig negativen Werte und damit eine Abnahme von diagnostischer Sensitivität und Spezifität zur Folge hätte.

In praxi werden Laboruntersuchungen aber nicht an getrennten Stichproben von Kranken und Nichtkranken, sondern an einer gemischten Stichprobe durchgeführt. Für den Arzt ist die entscheidende Frage, mit welcher Wahrscheinlichkeit aus dem Auftreten eines positiven Testergebnisses auf das vermutete Vorliegen einer Erkrankung geschlossen werden kann, also der **prädiktive Wert P (K/T) des positiven Testergebnisses,** oder aufgrund eines negativen Testergebnisses die vermutete Erkrankung ausgeschlossen werden kann, also der **prädiktive Wert P ($\bar{T}/\bar{K}$) des negativen Testergebnisses.**

Die folgenden Berechnungen gehen von einer vorgegebenen Prävalenz aus, wie sie in einer Entscheidungstafel vorgegeben ist. Danach lässt sich der positive Vorhersagewert in einfacher Weise durch Division der richtig positiven Ergebnisse durch die Gesamtzahl positiver Ergebnisse einer gemischten Stichprobe von Kranken und Nichtkranken berechnen:

$$P(K/T) = \frac{TK}{(TK + T\bar{K})}$$

Der negative Vorhersagewert wird bei vorgegebener Prävalenz durch Division der richtig-negativen Werte durch die Anzahl aller negativen Werte der untersuchten Stichprobe von Gesunden und Kranken berechnet:

$$P(\bar{K}/\bar{T}) = \frac{\bar{T}\bar{K}}{(\bar{T}\bar{K} + \bar{T}K)}$$

Stellt sich das Problem der **Bestätigung einer Verdachtsdiagnose,** dann sollte eine Messgröße mit einer hohen diagnostischen Sensitivität gewählt werden. Bei der Frage des **Ausschlusses einer bestimmten Erkrankung** sollte der angeforderte Test eine hohe diagnostische Spezifität haben. Das Problem ist aber, dass in der täglichen Praxis die gleichen Messgrößen zur Bestätigung oder zum Ausschluss einer Diagnose angefordert werden.

Die Wahrscheinlichkeit für das Vorkommen eines richtig positiven Ergebnisses ist abhängig von der Prävalenz, d.h. der Häufigkeit von Probanden mit einer bestimmten Erkrankung in der untersuchten Stichprobe. Je geringer die Anzahl dieser Kranken ist, umso geringer ist die Wahrscheinlichkeit eines richtig positiven Ergebnisses in der Gesamtzahl der positiven Ergebnisse.

Da die Prävalenz variabel für eine bestimmte Erkrankung ist – sie kann von Station zu Station, von Krankenhaus zu Krankenhaus oder von Praxis zu Praxis variieren, je nach Fachrichtung – ändern sich auch die positiven Vorhersagewerte. Ein weiterer Nachteil der Verwendung des Vorhersagewertes ist die Übertragung des Konzepts auf mehrere Messgrößen.

Am Beispiel der Elastase-1-Bestimmung im Stuhl bei einer chronischen Pankreatitis sollen die eingeführten Maßgrößen der Validität veranschaulicht werden (➤ Tab. 2-7). Die Prävalenz einer chronischen Pankreatitis in einer internistischen Praxis wird mit 0,2% geschätzt.

- Stichprobengröße: 100 000, davon K = 200, $\bar{K}$ = 99 800,
- Prävalenz = K/(K+ $\bar{K}$) = 200/100 000 = 0,2%.

Das Ergebnis der Validitätsuntersuchung des Elastasenachweises im Stuhl ergab (richtig positiv = verminderte Ausscheidung, richtig negativ = normale Ausscheidung):

- 186 der untersuchten Kranken mit chronischer Pankreatitis hatten ein richtig positives und 14 ein falsch negatives Testergebnis.
- 93 812 der Nichtkranken hatten ein richtig negatives und 5 988 ein falsch positives Testergebnis.

Überträgt man die Ergebnisse in eine Vierfeldertafel (➤ Tab. 2-7), so lassen sich die im Vorhergehenden besprochenen Validitätsmaße einfach berechnen. Die Ergebnisse belegen, dass ein ungezieltes Screening bei seltenen Erkrankungen trotz hoher diagnostischer Sensitivität und Spezifität des Tests nur zu einem sicheren Ausschluss einer Erkrankung führt. Zur Diagnosesicherung ist er nur einsetzbar,

Tab. 2-7 Beispiel eines Vierfeldertests für die Elastase-1-Bestimmung im Stuhl.

	K	$\bar{K}$	
T	186	5988	6174 *(TK + T$\bar{K}$)*
$\bar{T}$	14	93 812	93826 *($\bar{T}$K + $\bar{T}\bar{K}$)*
	200	99 800	
Diagnostische Sensitivität	= 186/200	= 0,93	= 93%
Diagnostische Spezifität	= 93 812/99 800	= 0,94	= 94%
Positiver Vorhersagewert	= 186/6 174	= 0,03	= 3%
Negativer Vorhersagewert	= 93 812/93 826	= 1,0	= 100%

wenn ein begründeter Verdacht und damit eine höhere Prävalenz besteht.

2.2.2 ROC-Analyse

Wie oben ausgeführt generiert die Überschneidung der Verteilung der Werte einer Messgröße von Nichtkranken und Kranken falsch positive und falsch negative Werte (➤ Abb. 2-4). Mit der Verschiebung des Entscheidungskriteriums, der Lage der Verteilung und/oder der Zu- und Abnahme der Streuung der beiden Verteilungen verändern sich die Häufigkeiten der falsch positiven und falsch negativen Werte.

Mit Hilfe der ROC-(Receiver Operating Characteristic)Analyse lässt sich der Entscheidungsbereich der optimalen Trennung der beiden sich überschneidenden Verteilungen ermitteln. ROC-Kurven stellen die Häufigkeit der richtig positiven Ergebnisse der Kranken (Sensitivität) in Abhängigkeit von den falsch positiven Ergebnissen der Gesunden (Unspezifität = 1 – Spezifität) dar.

Ein Beispiel soll die Erstellung einer ROC-Kurve veranschaulichen: ➤ Abb. 2-5 gibt das Histogramm von Werten einer Messgröße einer Modellstichprobe von 1000 Probanden wieder. Sie ist in zehn Klassen unterteilt und besteht aus zwei Untergruppen, nämlich 700 Gesunden und 300 Kranken. Die Verteilungen der beiden Untergruppen überschneiden sich in den Klassen 4 bis 7. Es sind außerdem fünf willkürlich festgelegte Entscheidungsgrenzen (A bis E) vorgegeben. Die Frage ist, welche davon die Trennung der beiden Verteilungen mit dem geringsten möglichen Fehler ermöglicht. Bei E werden alle Kranken von den Gesunden getrennt, d.h., kein

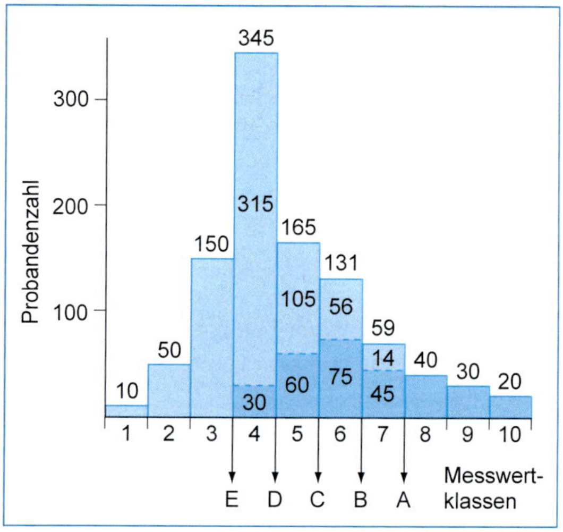

Abb. 2-5 Messwertverteilung einer Probandenstichprobe (n = 1000), bestehend aus zwei Untergruppen $\bar{K}$ (gesunde; helle Kästchen; n = 700) und K (n = 300). Die Abszisse gibt die Messwerte in willkürlichen Einheiten wieder. A bis E sind willkürlich festgelegte Entscheidungsgrenzen (nach Keller 1991).

Messwert ist falsch negativ. Mit Hilfe der Vierfeldertafel lassen sich die Sensitivität (300/300 = 1,00) und die Spezifität (210/700 = 0,30) bzw. die Unspezifität (1–0,30 = 0,70) berechnen. Die Validitätsmaße können in gleicher Weise für die anderen Entscheidungsgrenzen berechnet werden (Ergebnisse ➤ Tab. 2-8).

Die Daten belegen, dass mit zunehmender Sensitivität, d.h. der Zahl der richtig positiven Ergebnisse, auch die Unspezifität, d.h. die Zahl der falsch positiven Ergebnisse zunimmt. In das ROC-Diagramm (➤ Abb. 2-6) werden für jede Entscheidungsgrenze A bis E die zugehörigen Werte der Sensitivität und Unspezifität aus ➤ Tab. 2-8 eingetragen. Je größer die Fläche unter der Kurve

Tab. 2-8 Bedingte Wahrscheinlichkeiten einer Modellstichprobe für unterschiedliche Entscheidungskriterien (Keller 1991).

Entscheidungskriterium	Sensitivität	Spezifität	Unspezifität
A	0,30	1,00	0,00
B	0,45	0,98	0,02
C	0,70	0,90	0,10
D	0,90	0,75	0,25
E	1,00	0,30	0,70

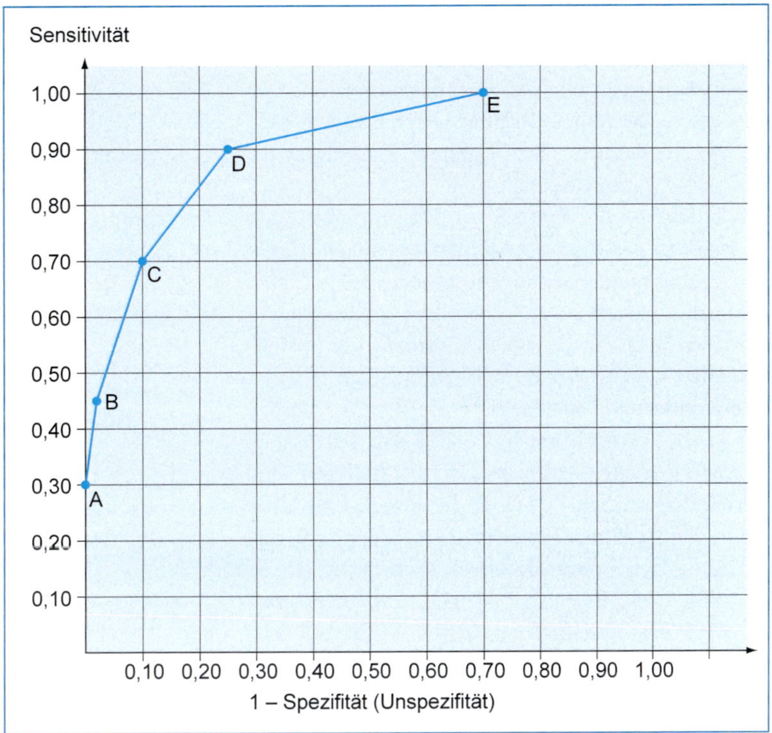

Abb. 2-6 ROC-Kurve für die Daten aus ➤ Tab. 2-8.

(AUC = area under the curve) ist, umso effizienter ist die Trennung der Untergruppen von Gesunden und Kranken. Ist die Trennwirksamkeit 0, beträgt die AUC 0,5. Graphisch entspricht dies der Winkelhalbierenden.

Der ROC-Kurve kann der Punkt mit dem kleinsten Fehler entnommen werden. Er liegt dort, wo die Kurve dem Verhältnis der Zahl der Gesunden zur Zahl der Kranken, in unserem Beispiel 700:300 = 2,33 entspricht. 2,33 ist gleich der Kurvenneigung bzw. dem Arcustangens zum Winkel von etwa 66°. An der Stelle, wo die Tangente mit diesem Winkel die Kurve berührt, liegt der Punkt des kleinsten Fehlers. In unserem Beispiel bei der Entscheidungsgrenze C.

Die Festlegung der Entscheidungsgrenze kann sich auch nach der klinischen Fragestellung richten. So ist es bei der Diagnostik einer schweren Erkrankung, für die es eine erfolgreiche Therapie gibt, sinnvoll, einen Test mit einer hohen Sensitivität einzusetzen, selbst mit dem Nachteil einer Reihe falsch positiver Ergebnisse. Letztere müssen durch zusätzliche Untersuchungen bereinigt werden. Besteht keine Möglichkeit einer erfolgreichen Therapie, führt aber die Diagnose zu einer starken psychischen Belastung, sollte der Test eine hohe Spezifität haben und so die Zahl der falsch positiven Ergebnisse niedrig halten.

2.2.3 Likelihood-Quotienten

Wie schon angemerkt, ist die Umwandlung eines Tests mit kontinuierlich variablen Testresultaten in einen binären Test mit dem Ergebnis positiv oder negativ mit einem erheblichen Informationsverlust verbunden. So ist die Diagnose eines Prostatakarzinoms umso wahrscheinlicher, je höher die Konzentration des Gesamt-PSA und je niedriger der freie PSA-Anteil ist. Bei Berechnung der Likelihood-Quotienten wird die Quantität des Messergebnisses berücksichtigt. Man unterteilt die Messwerte der untersuchten Stichprobe von Gesunden und Kranken in Klassen (➤ Abb. 2-5). In unserem Beispiel (Keller, 1991) nimmt mit aufsteigender Klasse, was einem Messwertanstieg entspricht, der Anteil der Gesunden ab, der der Kranken zu. Das Verhältnis der Kranken zu den Gesunden in der jeweiligen Klasse gibt das Krankheitsrisiko mit zunehmender Messwertgröße wieder.

In den Klassen, die sowohl Gesunde wie Kranke enthalten, werden ihre Anteile an der Gesamtgruppe (300 Kranke und 700 Gesunde) errechnet. So beträgt der Anteil (fr) der Kranken (K) in Klasse 5 0,20 fr K (60/300) und der Gesunden 0,15 fr $\bar{K}$ (105/700). Das Verhältnis von fr K zu fr $\bar{K}$ in der jeweiligen Klasse ergibt den Likelihood-Quotienten (LQ) der positiven Werte für den Konzentrationsbereich der Klasse 5. Für dieses Beispiel beträgt er 1,333. Der LQ der negativen Werte ist dem der positiven Werte reziprok. Die LQ der positiven und negativen Werte für die Klassen 4, 6 und 7 können in analoger Weise berechnet werden (➤ Tab. 2-9).

Die graphische Darstellung der LQ für die einzelnen Klassen in einem x/y-Diagramm ergibt eine Exponentialfunktion, die bei semilogarithmischer Auftragung eine Gerade ergibt. Je steiler die Gerade ist, umso schärfer ist die Trennung der Kranken von den Gesunden (➤ Abb. 2-7). Bei vollständiger Trennung der beiden Untergruppen beträgt die Steilheit 90° und bei fehlender Trennung verläuft die Gerade horizontal.

Die Einführung der LQ anstelle von bedingten Wahrscheinlichkeiten vereinfacht den Aufwand für die Berechnung von Voraussagen nach dem Bayes-Theorem. Anstelle von Prävalenz und prädiktivem Wert wird der Begriff Chancen (Odds, Ω) eingesetzt. Ω_{ante} bedeutet Chancen vor der Testdurchführung und Ω_{post} Chancen nach der Testdurchführung. Die Berechnung geschieht in folgender Weise:

- Chancen vor der Testdurchführung: $\Omega_{ante} = K/\bar{T} = 300/700 = 0{,}429$,
- Chancen nach der Testdurchführung für Klasse 5: $\Omega_{post} = \Omega_{ante} \times LQ = 0{,}429 \times 1{,}333 = 0{,}571$,

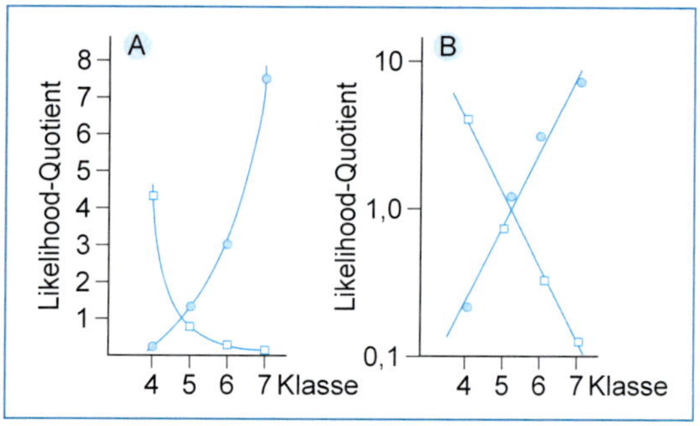

Abb. 2-7 Lineare (A) und halblogarithmische (B) Darstellung des LQ-Quotienten der Klassen 4 bis 7 aus ➤ Tab. 2-9. □ = LQ negativ, ● = LQ positiv.

Tab. 2-9 Likelihood-Quotienten (LQ) der Chancen nach Testdurchführung (Ω_{post}) und der bedingten Wahrscheinlichkeiten (P) in den Klassen 4 bis 7 (➤ Abb. 2-5) für positive und negative Testergebnisse.

Klasse	4	5	6	7
fr K	0,10	0,20	0,25	0,15
fr $\bar{K}$	0,45	0,15	0,08	0,02
LQ positiv	0,222	1,333	3,125	7,500
LQ negativ	4,500	0,750	0,320	0,133
Ω_{post} positiv	0,095	0,571	1,340	3,217
Ω_{post} negativ	10,50	1,75	0,75	0,31
P(K/T)	0,087	0,364	0,571	0,763
P($\bar{K}/\bar{T}$)	0,913	0,636	0,429	0,237

- prädiktiver Wert der positiven Ergebnisse: $P(K/T) = \Omega_{post} / (1 + \Omega_{post} = 0{,}571/1 + 0{,}571) = 0{,}363$.

Da sich die prädiktiven Werte der positiven und negativen Ergebnisse für die betreffende Klasse immer zu 1 ergänzen, d.h., $P(K/T) + P(\overline{K}/\overline{T}) = 1$, beträgt der prädiktive Wert der negativen Ergebnisse im gerechneten Beispiel 0,637. In analoger Weise können für die anderen Klassen (4, 6, 7) der Kranken und Gesunden die Chancen vor und nach der Testdurchführung sowie die Vorhersagewerte berechnet werden (Ergebnisse ➤ Tab. 2-9).

2.2.4 Multivariate Bewertung

Die bisherigen Ausführungen beschränken sich auf univariate Bewertungen, also jedes Testresultat einzeln zu betrachten. In der Regel liegen mehrere, aus der gleichen Probe bestimmte Laborergebnisse bei einer bestimmten diagnostischen Fragestellung vor und sind auch gemeinsam zu bewerten. Je nach diagnostischer Fragestellung besteht nämlich unterschiedlich starke Abhängigkeit der Messgrößen voneinander.

Die Trennung zweier Subpopulationen, z.B. krank und gesund, mit mehr als zwei Tests, ist mit Hilfe der **Diskriminanzanalyse** möglich. Dieses Verfahren wird bei wissenschaftlichen Fragestellungen schon lange angewandt, hat sich bisher aber nicht in der täglichen Routinediagnostik durchgesetzt. Deshalb sei bezüglich weiterer Einzelheiten auf Spezialliteratur verwiesen.

2.2.5 Validierung in der Routinediagnostik

Bei dem großen Datenanfall in einem Labor ist eine Validierung jedes einzelnen Befundes durch Labormitarbeiter wegen des hohen Zeitaufwandes praktisch nicht mehr möglich. Die erhebliche Zeitverzögerung bei der Befundübermittlung wäre gerade bei Notfall- und intraoperativen Analysen nicht vertretbar. Außerdem konnte gezeigt werden, dass die interindividuelle Streuung der Fehlerfindungsrate bei Validierung der Befunde durch verschiedene Personen erheblich ist. So lag die Fehlererkennungsrate bei neun verschiedenen Untersuchern zwischen 23,9 und 71,2%. Deutlich besser und schneller waren zwei automatische Evaluierungssysteme mit einer Fehlerfindungsrate von 71,2 bzw. 77,9% (Oisterhus et al. 2000). Dies schließt allerdings eine Überprüfung einzelner Befunde durch Rücksprache mit dem behandelnden Arzt, insbesondere bei Spezialuntersuchungen, nicht aus.

2.3 Qualität von Laboruntersuchungen

2.3.1 Messung der Qualität

Beim Messen der Qualität medizinischer Leistungen unterscheidet man nach Donabedian 1988 drei Komponenten:

- Strukturqualität,
- Prozessqualität,
- Ergebnisqualität.

Die **Strukturqualität** beinhaltet die baulichen, personellen, apparativen und finanziellen Gegebenheiten eines Labors. Positive Kriterien sind z.B. kurze Wege zum und im Labor, Probentransport mittels Probentransportsystem, gut ausgebildetes Personal sowie eine strukturierte Fort- und Weiterbildung.

Die **Prozessqualität** bezieht sich auf den gesamten Prozess der Laborbefunderstellung. Sie kann beschrieben werden z.B. anhand der Fehlerquote, der Anzahl der Wiederholungsmessungen und des Zeitbedarfs für die Befunderstellung. Letztere Größe bezeichnet man auch als Gesamtprozesszeit (turnaround-time [TAT]). Sie umfasst die Zeitspanne zwischen Probennahme und Befundeingang beim Einsender.

Die wichtigste Qualitätsdimension ist die **Ergebnisqualität** (patient outcome), d.h. was die Laboruntersuchung für den Patienten gebracht hat.

Kriterien der Ergebnisqualität sind

- Mortalitätsrate (allgemein oder ursachenspezifisch),
- Morbiditätsrate (Begleiterkrankungen, Schwere der Erkrankung, nosokomiale Infektionen),
- Lebensqualität.

Tab. 2-10 Ursachen von überholten und überflüssigen Laboranforderungen.

Anordnung ohne Arbeitshypothese als Folge von:
• Nicht erhobener Anamnese
• fehlender Untersuchung
• blindem Vertrauen in ungezielte Screening-Untersuchungen
Anordnung mit falscher Arbeitshypothese als Folge von:
• Mangelnden labormedizinischen oder biochemischen Kenntnissen
• unkritischer Übernahme unsicherer wissenschaftlicher Aussagen
Anordnung mit nicht (medizinischer) ärztlicher Arbeitshypothese zum Zwecke der:
• Vervollständigung des Befundes
• juristischen Absicherung
• Befriedigung der Instanzenhierarchie
• wirtschaftlichen Überlegungen

Folgendes Beispiel soll den Begriff der Ergebnisqualität konkretisieren. In einer Studie wurden Patienten mit einer durch gramnegative Keime verursachten Sepsis mit Gentamicin behandelt. In der Gruppe, bei der die Kontrolle der Gentamicinkonzentration im Blut zur Einhaltung der angestrebten Maximalkonzentration von über 6 mg/dL führte, lag die Mortalität bei 10% und in der Gruppe, in der die gemessenen Konzentrationen immer unter 6 mg/dL lagen, bei 50%. Dieses Beispiel zeigt einmal den Nutzen der Gentamicinbestimmung für das „patient outcome", aber auch, dass die Qualität einer richtigen Bestimmung erst durch die Interpretation und folgerichtige Aktion Realität wird. Die wichtigste Voraussetzung für eine gute Ergebnisqualität einer Laboruntersuchung ist eine korrekte Fragestellung und dann die Anforderung einer der Fragestellung angemessenen Laboruntersuchung. So werden überflüssige Laboruntersuchungen (Ursachen ➤ Tab. 2-10) vermieden.

2.3.2 Gestaltung von Befundberichten

Die Befundübermittlung erfolgt entweder auf Papier und/oder elektronisch an den Einsender. Keine der existierenden Befunddarstellungen ist ideal.

Jeder Befund muss folgende Basisinformationen enthalten:

- Name, Vorname des Patienten,
- Geschlecht des Patienten,
- Geburtsdatum des Patienten,
- Identifikationsnummer von Patient und Anforderungsbeleg,
- Probenart,
- Datum der Probennahme, korrekterweise mit Uhrzeit der Probennahme,
- Einsenderadresse,
- Probeneingang im Labor.

Die Messdaten werden meist tabellarisch wiedergegeben, entweder als Einzel- oder als Kumulativbefund mit den zugehörigen Referenzintervallen. Abweichungen vom Referenzbereich werden auf verschiedene Weise (mit Farbe oder Symbolen) gekennzeichnet. Dies ist ein relativ unbefriedigendes Vorgehen.

Es gibt schon länger Überlegungen, wie man eine informativere Gestaltung der Befundberichte erreicht unter Berücksichtigung der verschiedenen Stadien der natürlichen Wahrnehmung wie Filtration, Vereinfachung, Codierung, Gruppierung, Erkennen und Trennen. Einiges davon ist ohne großen Aufwand zu realisieren:

- Durch Weglassen überflüssiger Texte, z.B. Adressen an prominenter Stelle setzen, Zahlenangaben, Linien und Unterteilungen, ist der Filtrationsprozess, d.h. das Aussondern von Unwesentlichem, zu erleichtern.
- Vereinfachung ist erreichbar durch Beschränkung der Stellenangaben der Messwerte auf die von der methodischen Streuung her vertretbare Anzahl.
- Graphische Darstellungen sollten einfach ohne viele Zahlen und zweidimensional konzipiert sein.
- Zu einer schnelleren Informationsübermittlung insbesondere bei Langzeitkontrollen trägt auch eine Ordnung der Befunde nach Zusammengehörigkeit bei, z.B. Harnstoff, Kreatinin und Kalium oder Chlorid und Bikarbonat bei renalen Erkrankungen.

Schwieriger und in der täglichen Praxis bisher relativ selten umgesetzt sind Verfahren zur Verbesserung der Erkennung diskreter Veränderungen bei Verlaufskontrollen durch Differenzbildung, rezipro-

Universitätsspital

Klinische Chemie / Proteindiagnostik

(Adresse)

An die Station
Medizin 7.1
(Adresse)

Befundbericht

Patient:	T..., E....
Geb./Geschl.:	04.01.1901 M
Entnahme	24.09.2004
Auftrag-Nr:	
Erfassung:	24.09.2004 13:09
Druckdatum:	24.09.2004 13:32
Material:	2 Morgenurin

Proteinurie-Differenzierung

Analyse	Resultat Wert	Ratio	Klass.	Referenz (mg/g Krea)	
a-2-Makroglob.	**n.d.**		*****	< 2.0	mg/g Krea
Immungl. G	**18.2**	1.8	+	< 10.0	mg/g Krea
Transferrin	**15.1**	8.9	++	< 1.7	mg/g Krea
Albumin	**283.3**	14.2	+++	< 20.0	mg/g Krea
a-1-Mikroglob.	**191.5**	13.7	+++	< 14.0	mg/g Krea
retinolb. Protein	**30.9**	30.9	+++	< 1.0	mg/g Krea
ß-2-Mikroglob.	**n.d.**		*****	< 1.0	mg/g Krea
Gesamtprotein	**538.2**	5.4	++	< 100.0	mg/g Krea
Kreatinin	**102.0**	0.3	norm	125-300	mg/dl
Immunfixation: negativ					
Kappa, frei	**n.d.**		*****	< 5.0	mg/g Krea
Lambda, frei	**n.d.**		*****	< 5.0	mg/g Krea

Vielfaches der Referenzbereichsgrenze
blau = Referenz rot = Erhöhung

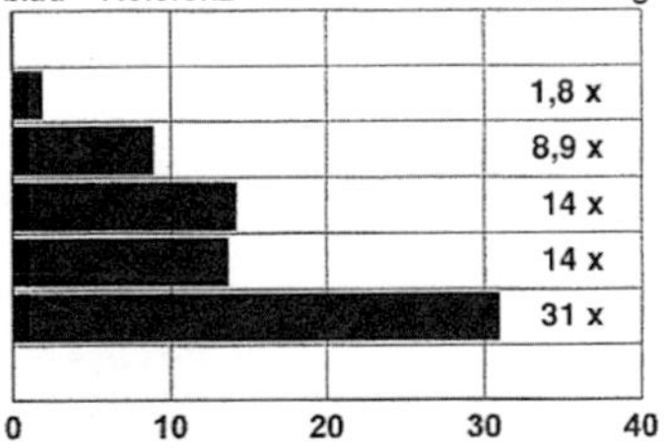

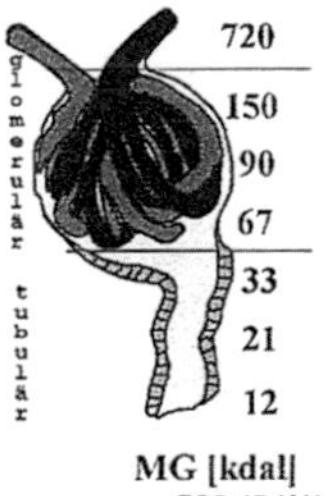

Summe der Markerproteine (mg/g Krea):	508 (94%)
Rel. Erhöhung glom. Marker (Alb,IgG,Trf):	8.3 fach
Rel. Erhöhung tub. Marker (a1-MG,RbP):	22.3 fach
Quotient glom./tub. Marker:	0.4 fach

Teststreifen-Ergebnisse
Erythrozyten: (+) (10), Leukozyten: negativ, Nitrit: negativ

Beurteilung

Komplette tubulo-interstitielle Proteinurie mit unselektiver glomerulärer Proteinurie.
(entspr. Typ Vb n. Boesken)

Im Rahmen der Proteinuriediagnostik wird diese Befundkonstellation z.B. beobachtet bei:

- primäre chronische interstitielle Nierenerkrankungen mit sekundärer glomerulärer Schädigung, Hypertonie, Nephrosklerose

Immunfixation negativ. Kein Hinweis auf prärenale (Bence Jones) Proteinurie im Urin.
Bei Verdacht auf eine monoklonale Gammopathie zusätzlich Immunfixation im Serum empfohlen.

Unterschrift: Dr. A. Regeniter

Legende: Ratio = Vielfaches der oberen Referenzbereichsgrenze, Klass. = Beurteilung des Wertes (Klassifizierung), n.d. = nicht durchgeführt, norm. = im Normalbereich , + bis ++++ = Erhöhungstufen, ***** = keine Bewertung, da nicht durchgeführt

Diese Information entspricht dem heutigen Wissensstand; sie ist Ergänzung aber kein Ersatz für die unabhängige Bewertung des behandelnden Arztes.
Proteinuria Differentiation Version 3.06

Abb. 2-8 Beispiel für einen Befundbericht (nach Regeniter et al. 2003).

ke oder logarithmische Darstellung oder Quotientenbildung. Noch schwieriger ist die Trennung verschiedener Einflusskomponenten auf eine Labormessgröße bei gleichzeitiger Schädigung unterschiedlicher Organe, z.B. Erhöhung der alkalischen Phosphatase bei Leber- und Knochenschädigung.

Dennoch gibt es praktische Ansätze zur informativeren Gestaltung von Befundberichten bei verschiedenen speziellen Fragestellungen unter Einbeziehung graphischer Elemente.

➤ Abb. 2-8 aus einer jüngeren Publikation möge dazu als Beispiel dienen.

LITERATUR

Abel U. Die Bewertung diagnostischer Tests. Hippokrates, Stuttgart 1993.

Bonini P, Plebani M, Cerlotti F, Rubboli F. Errors in laboratory medicine. Clin Chem 2002;48:691–8.

Boone DJ, Steindel St D, Herron R, Howanitz PJ, Bachner P, Meier F et al. Transfusion medicine monitoring practices. Arch Pathol Lab Med 1995;119:999–1006.

Bundesärztekammer. Richtlinie der Bundesärztekammer zur Qualitätssicherung quantitativer laboratoriumsmedizinischer Untersuchungen. Dtsch Ärztebl 2008;105:A341–55.

Büttner J. Laboratory findings: Structure, validity and significance for medical cognition processes. Europ J Clin Chem Clin Biochem 1991;29:507–19.

Connelly DP, Aller RD. Outcomes and informatics. Arch Lab Path Med 1997;121:1176–82.

Donabedian A. The quality of care. How can it be assessed? J Am Med Ass 1988;260:1743–8.

Fiedler GM, Thiery J. Der fehlerhafte Laborbefund. Teil 1: Fehlerquellen der prae- und postanalytischen Phase. Der Internist 2004;45:315–32.

Gross R, Fischer R. Diagnosen am Beispiel einer Medizinischen Klinik. Diagnostik 1980;13:113–6.

Guder WG, da Fonseca-Wollheim F, Heil W, Töpfer G, Wisser H, Zawta B. Die Qualität diagnostischer Proben. 6. Auflage 2009. Internet: www.diagnosticsample.com.

Harm K, Wegener M, Dieckvoss E, Nagel HH, Voigt KD. Plausibility control of clinical chemistry results. Fres Z Anal Chem 1982;311:20.

Keller H. Klinisch-chemische Labordiagnostik für die Praxis. Analyse, Befund, Interpretation. 2. Aufl. Thieme, Stuttgart. New York 1991.

Kost GJ. Critical limits for urgent clinician notification at US medical centers. J. Am Med Ass 1990;263:704-7.

Lundberg GD. The need for an outcomes research agenda for clinical laboratory testing. J Am Med Ass 1998;280:565–6.

Nutting PA, Main DS, Fischer PM, Stull TM, Pontious M, Seifert jr. M et al. Problems in laboratory testing in primary care. J Am Med Ass 1996;275:637–9.

Oisterhuis WP, Ulenkate HJLM, Goldschmidt HMJ. Evaluation of LabRespond, a new automated validation system for clinical laboratory test results. Clin Chem 2000;46:1811–7.

Porth AJ. Plamix – Ein integratives Verfahren zur Plausibilitätskontrolle. Klin Chem Mitt 1995;26:91–5.

Regeniter A, Steiger JU, Scholer A, Huber PR, Siede WH. Windows to the ward: Graphically oriented report forms. Presentation of complex, interrelated laboratory data for electrophoresis/immunfixation, cerebrospinal fluid, and urinary protein profiles. Clin Chem 2003;49:41–50.

Stamm D, Büttner J. Beurteilung klinisch-chemischer Analysenergebnisse, in: Greiling H, Gressner AM, (Hrsg). Lehrbuch der Klinischen Chemie und Pathobiochemie, 3. Aufl. Schattauer, Stuttgart, New York 1995: 72–95.

Witte DL. Measuring outcomes: Why now? Clin Chem 1995;41:775–80.

KAPITEL

3

Bernhard Olgemöller, Walter G. Guder, Jürgen Nolte

Labordiagnostik in der Vorsorge – Risiken erkennen

Die Vorbeugung schwerer Erkrankungen ist eine zentrale Aufgabe der Medizin. Präventivmaßnahmen folgen der sprichwörtlichen Binsenweisheit, dass es besser ist, Gesundheit wohlfeil zu erhalten, als sie teuer zurückzukaufen. Risikoabschätzung und Früherkennung vor Auftreten klinischer Symptome sind Gegenstand ärztlichen Handelns sowie gesetzlicher und versicherungspolitischer Regeln. Zunehmend äußern auch Patienten den Wunsch nach Vorsorge, dem „Check up" trotz unauffälliger Anamnese, wenn elektive Diagnostik nicht indiziert ist.

Labordiagnostik, die definitionsgemäß messbare Manifestationen pathophysiologischen Geschehens erfasst, spielt naturgemäß eine tragende Rolle in der Vorsorge. Für die Durchsuchung eines Bevölkerungskollektivs mit laborchemischen Methoden hat sich der angelsächsische Begriff Screening durchgesetzt.

3.1 Voraussetzungen für Untersuchungen zur Früherkennung und Vorsorge

Bereits 1968 hat die Weltgesundheitsorganisation (WHO) Kriterien dafür publiziert, welche Voraussetzungen für die allgemeine Anwendung medizinischer Untersuchungen bei Präventivmaßnahmen gegeben sein sollten. Diese enthalten auch einige für die Labordiagnostik wichtige Kriterien (➤ Tab. 3-1). Ethische, rechtliche und wirtschaftliche Erfordernisse können eine Ergänzung dieser Regeln im Hinblick auf das jeweilige Untersuchungsziel durch Fachgesellschaften und Gesetzgeber notwendig machen (z.B. ➤ Tab. 3-2). Nicht jede denkbare diagnostische Maßnahme ist auch von präventivem Nutzen: So können falsch positive Befunde zu unnötiger Belastung des untersuchten Individuums und des Gesundheitssystems führen. Obsolet sind Unter-

Tab. 3-1 Screening-Kriterien (mod. nach Wilson and Jungner, 1968).

- Die Erkrankung oder die Krankheitsdisposition, die durch die Untersuchung erkannt wird, sollte von erheblicher medizinischer Relevanz für den betroffenen Patienten und die Gesellschaft sein.
- Die Zielerkrankung muss behandelbar sein. Die Art der Behandlung sollte keinen Zweifeln oder widersprüchlichen Meinungen unterliegen.
- Ätiologie und Pathogenese der Zielerkrankung sollten adäquat verstanden sein.
- Die Erkrankung sollte nach Erkennung eine ausreichende Latenz- oder symptomatische Frühphase zur Einleitung einer wirksamen Behandlung haben.
- Eine geeignete und akzeptable Untersuchungsmethode muss verfügbar sein.
- Der zu behandelnde Personenkreis soll klar definiert sein und keinen widersprüchlichen Meinungen unterliegen.
- Ein frühzeitiger Behandlungsbeginn sollte gegenüber einem späteren Behandlungsbeginn Vorteile aufweisen.
- Die Kosten pro untersuchtem Fall müssen wirtschaftlich vertretbar sein.
- Das Untersuchungsprogramm soll kontinuierlich und nicht nur zeitlich und/oder örtlich beschränkt eingesetzt werden.

suchungen auf Krankheitsdispositionen, bei denen keine Interventionsmöglichkeit besteht.

Das Sozialgesetzbuch V (SGB V) schreibt Maßnahmen der Primärprävention und flächendeckenden Gesundheitsförderung als Kassenleistung fest. Es betont auch die Rolle der Solidarität und Eigenverantwortung des Patienten im Sinn von gesundheitsbewusster Lebensführung, frühzeitiger Beteiligung an gesundheitlichen Vorsorgemaßnahmen, um den Eintritt von Krankheit oder Behinderung zu vermeiden. Der Umfang der von den gesetzlichen Krankenversicherungen (GKV) gedeckten Präventionsmaßnahmen wird vom Bundesausschuss der Ärzte und Krankenkassen festgelegt. Dort getroffene Entscheidungen stehen immer auch unter dem Gebot der Wirtschaftlichkeit und dem Diktat der Endlichkeit der Ressourcen. Zwangsläufig sind also die geförderten Programme umstritten. Manches, was sinnvoll erscheint, wurde nicht als Notwendigkeit festgeschrieben. Entscheidungsgrundlage sollen nach Möglichkeit die Prinzipien evidenzbasierter Medizin sein.

In Deutschland werden von Ärzten erweiterte Früherkennungsprogramme außerhalb der durch die GKV gedeckten Programme als „Individuelle Gesundheitsleistungen" (IGeL) angeboten. Sie basieren rechtlich auf einem privaten Behandlungsvertrag zwischen Arzt und Patient.

Tab. 3-2 Forderungen an das Neugeborenen-Screening auf Stoffwechselerkrankungen und Endokrinopathien (mod. nach Khouri, NJ et al. 2003 und den Richtlinien der ständigen nationalen Screeningkommission 2002).

- Das Programm muss für alle Neugeborenen verfügbar und zugänglich sein.
- Alle Neugeborenen müssen flächendeckend und vollständig erfasst werden können.
- Eltern und Öffentlichkeit müssen über die Bedeutung auffälliger Ergebnisse und möglicherweise daraus resultierender Konsequenzen angemessen informiert werden.
- Das schriftliche Einverständnis der Eltern ist erforderlich, die Teilnahme freiwillig. Datenschutz und Vertraulichkeit müssen gewährleistet sein.
- Zur Vermeidung unnötiger Belastung von Familien gesunder Neugeborener muss die Rate falsch positiver Resultate, gemessen am Screening-Erfolg, vertretbar sein.
- Die Probengewinnung muss zeit- und fachgerecht erfolgen.
- Ein rascher und vollständiger Befundrücklauf muss gesichert werden.
- Die Verantwortlichkeiten für Probennahme, Analytik und gegebenenfalls einzuleitende Maßnahmen müssen klar geregelt sein.
- Die Zielerkrankung muss den Richtlinien entsprechen.
- Der positive und negative prädiktive Wert der eingesetzten Untersuchungsverfahren im Hinblick auf die Zielpopulation sollte bekannt sein. Hierzu müssen Prävalenzdaten vorliegen.
- Die Laboranalytik muss qualitätsgesichert sein.
- Einrichtungen, die das primäre Screening-Ziel der frühen und sachgemäßen Intervention sicherstellen, müssen verfügbar, Behandlung, Beratung und soziale Unterstützung gewährleistet sein.

3.2 Neugeborenen-Screening, Kinderfrüherkennungs- und Jugendvorsorgeprogramm

Die Untersuchungen in der Neugeborenen-, Kinder- und Jugendperiode sind in den Kinderrichtlinien des Bundesausschusses der Ärzte und Krankenkassen beschrieben.

Tab. 3-3 Empfohlener Umfang des Neugeborenen-Screenings auf angeborene endokrine und metabolische Erkrankungen nach den Kinderrichtlinien 2005

Zielerkrankungen	Diagnostische Marker/Methoden
Hypothyreose	TSH/immunchemisch
Adrenogenitales Syndrom (AGS)	17-OH-Progesteron/ immunchemisch
Biotinidasemangel	Aktivität/enzymatisch
Klassische Galaktosämie (Gal-Uridyltransferase[GALT]-Mangel)	Galaktose und GALT-Aktivität/enzymatisch
Aminoazidopathien:	
• Phenylketonurie (PKU) und Hyperphenylalaninämie (HPA)	Phenylalanin und Phe/ Tyr-Quotient/TMS
• Ahornsiruperkrankung (MSUD)	Leucin/Isoleucin und Valin/TMS
Fettsäureoxidationsdefekte:	
• Medium-Chain-Acyl-CoA-Dehydrogenase(MCAD)-Mangel	Octanoylcarnitin/TMS
• Long-Chain-3-OH-Acyl-CoA-Dehydrogenase(LCHAD)-Mangel	Hydroxyhexadecanoyl-Carnitin und Hydroxyoleyl-Carnitin/TMS
• Very-Long-Chain-Acyl-CoA-Dehydrogenase(VLCAD)-Mangel	Tetradecenoyl- und Tetradecadienoyl-Carnitin/TMS
Carnitinzyklusdefekte:	
• Carnitin-Palmitoyl-Transferase(CPT)-I-Mangel	Palmitoyl-Carnitin (↓) und freies Carnitin/TMS
• Carnitin-Palmitoyl-Transferase(CPT)-II-Mangel	langkettige Acylcarnitine/TMS
• Carnitin-Acylcarnitin-Translocase-Mangel	langkettige Acylcarnitine/TMS
Organoazidurien:	
• Glutarazidurie Typ I (GA I)	Glutarylcarnitin/TMS
• Isovalerianazidämie (IVA)	Isovalerylcarnitin/TMS

In der **U2 (dritter bis zehnter Lebenstag)** sollen im Rahmen des erweiterten Neugeborenen-Screenings die aufgeführten Erkrankungen (➤ Tab. 3-3) ausgeschlossen werden.

Die Untersuchungen werden aus Trockenblut durchgeführt, das auf Filterpapier für den Postversand geeignet ist. Durch die Einführung der Tandemmassenspektrometrie (TMS), mit deren Hilfe in einem einzigen Arbeitsgang ein komplettes Acylcarnitin- und Aminosäureprofil erstellt werden kann, wurde eine deutliche Aufweitung des Screening-Umfangs und damit eine erhebliche Verbesserung des präventiven Nutzens des Screenings unter Beachtung des Wirtschaftlichkeitsgebots möglich.

Eine Erweiterung des Screenings sollte nur unter genau definierten Rahmenbedingungen, niedriger Rückrufrate und bei Verfügbarkeit ausreichender Beratungs- und Konfirmationsressourcen erfolgen. Intensiv diskutiert wird die Einführung des Screenings auf Mukoviszidose.

Die Kinderrichtlinien sehen für die übrigen Vorsorgeuntersuchungen **zwischen der 14. Lebenswoche und dem 64. Lebensmonat** (U3 bis U9) keine weiteren routinemäßigen Laboruntersuchungen vor. Wird allerdings im Verlauf der klinischen Untersuchung das Vorliegen einer Erkrankung entdeckt oder ein Krankheitsverdacht erhoben, soll eine gezielte Diagnostik angeschlossen werden.

Im gleichen Sinn ist bei der Jugendgesundheitsuntersuchung **zwischen dem 13. und 14. Lebensjahr** die Bestimmung des Gesamtcholesterins nur bei Verdacht auf eine familiäre Hypercholesterinämie vorgesehen.

3.3 Untersuchungen während der Schwangerschaft und nach der Geburt

Die Mutterschaftsrichtlinien des Bundesausschusses der Ärzte und Krankenkassen sehen als labordiagnostische Prä- und Perinataldiagnostik die in ➤ Tab. 3-4 aufgeführten Vorsorgeuntersuchungen vor.

Die **infektiologische Vorsorge** beschränkt sich in den Richtlinien auf die Röteln-, Treponemen-, HIV-, Hepatitis-B- und Chlamydieninfektion. Darüber hinaus sind jedoch eine Reihe weiterer Infektionen während der Schwangerschaft mit einer erhöhten Gefährdung für Mutter und Kind verbunden (➤ Tab. 3-5). Ein Teil dieser Infektionen geht nicht immer mit einer eindeutigen klinischen Symptomatik einher, sodass eine selektive Diagnostik im Krankheitsfall nicht gesichert ist. Insbesondere erscheint die

Tab. 3-4 Empfohlene Laboruntersuchungen bei Mutter und Kind während der Schwangerschaft und postpartal (nach den Mutterschaftsrichtlinien des Bundesausschusses der Ärzte und Krankenkassen 2001).

Untersuchung	Schwangerschaftswoche	Hinweis
Hämoglobin	4. bis 8., ab 6. Monat alle 4 Wochen, 1. Woche postpartal, ggf. erneut nach 6–8 Wochen	Bestimmung der Erythrozyten bei einem Hb < 11,2 g/dL
Urinstatus, Urinsediment	4. bis 8., dann alle 4 Wochen, 6–8 Wochen postpartal	Gegebenenfalls bakteriologische Untersuchung bei auffälligem Sediment
Blutgruppe und Rhesusfaktor D	4. bis 8.	Bei Rh-negativen Schwangeren ohne Anti-D-Antikörper im 2. Antikörpersuchtest Rhesusprophylaxe in der 28. bis 30. Woche oder bei Eingriffen, z.B. Amniozentese
Antikörpersuchtest	4. bis 8. und 24 bis 27.	Bei positivem Ergebnis Bestimmung von Spezifität und Titerhöhe
Röteln-HAH	4. bis 8., wenn negativ Wiederholung in der 16. bis 17. Woche	Bei einem HAH-Titer von 1:8 bzw. 1:16 Bestätigung mit einer zweiten Methode (Röteln-IgG-EIA)
TPHA	4. bis 8.	Bei positivem Ergebnis Luesserologie (FTA-Abs, WB-IgM, CF)
HIV-EIA	4. bis 8.	Bei Einverständnis der Patientin
Chlamydiennachweis	4. bis 8.	
Hepatitis-B s-Antigen	nach 32.	Möglichst nahe am Geburtstermin; bei Positivität sofortige Aktiv-Passiv-Immunisierung des Neugeborenen
Direkter Coombs-Test	Neugeborenes	Bei jedem Neugeborenen einer Rh-negativen Mutter aus dem Nabelschnurblut
Rhesusfaktor D	Neugeborenes	Bei jedem Neugeborenen einer Rh-negativen Mutter
AB0-Blutgruppe	Neugeborenes	Bei Rh-positiven Neugeborenen einer Rh-negativen Mutter

Tab. 3-5 Infektionen während der Schwangerschaft, ihr Gefährdungspotenzial für Mutter und Kind sowie Empfehlungen zur Labordiagnostik (nach Remington und Klein, 2001).

Infektion	Erhöhte Gefährdung für die Schwangere	Gefährdung für das Kind durch hämatogene Infektion	Gefährdung für das Kind durch peripartale Infektion	Präventive Labordiagnostik sinnvoll?
Adenoviren	0	0	0	
Borreliose	0	(+)	0	
Campylobacter	0	(+)	0	
Chlamydien	(+)	0	+	ja
Coxsackie-Viren	0	+	(+)	
Cytomegalie, primär	0	+	++[1)]	ja
Cytomegalie, Reaktivierung	0	(+)	+[1)]	ja
ECHO-Viren	0	(+)	(+)	
EBV	0	(+)	0	
Gonokokken	0	0	++	

Tab. 3-5 Infektionen während der Schwangerschaft, ihr Gefährdungspotenzial für Mutter und Kind sowie Empfehlungen zur Labordiagnostik (nach Remington and Klein, 2001). (Forts.)

Infektion	Erhöhte Gefährdung für die Schwangere	Gefährdung für das Kind durch hämatogene Infektion	Gefährdung für das Kind durch peripartale Infektion	Präventive Labordiagnostik sinnvoll?
Hepatitis A	0	0	0[2]	
Hepatitis B	0	+	++[3]	ja
Hepatitis C, D	0	+	++	
Hepatitis E	++	0	(+)	
HSV 1, 2, primär	+	(+)	++	
HSV 1, 2, Reaktivierung	0	0	+	
HIV 1, 2	(+)	+	++	ja
Influenza A/B	0	(+)	0	
Listeriose	(+)	++	0	
Lues	0	++	(+)	ja
Lymphozytäre Choriomeningitis	0	+	+	
Malaria	+	(+)	0	
Masern	+	(+)[4]	+	
Mumps	0	(+)[4]	0	
Poliomyelitis	(+)	+[4]	0	
Parvovirus B19 (Ringelröteln)	0	+	0	ja[6]
Röteln	0	++	(+)	ja
RSV	0	0	0	
Salmonellose	0	0[5]	+	
Streptokokken	0	0	+	
Toxoplasmose, primär	0	++	+	ja
Toxoplasmose, Reaktivierung	0	(+)	(+)	
Tuberkulose	(+)	(+)	0	
Varicella-Zoster-Virus	+	+[4]	+	ja[7]

0 Keine erhöhte Gefährdung bekannt
(+) Gefährdungsrisiko gering
+ Gefährdungsrisiko vorhanden
++ Gefährdungsrisiko besonders hoch

[1] Übertragung durch die Muttermilch möglich
[2] Erhöhte Frühgeborenenrate bei schweren Infektionen in der Spätschwangerschaft
[3] Nach der Geburt sofortige aktive Impfung und simultane Gabe von Hyperimmunglobulin
[4] Erhöhte Abortrate bei mütterlicher Infektion
[5] Erhöhte Abortrate bei Typhus abdominalis
[6] Bei beruflichem Umgang mit Kindern vor und zu Beginn der Schwangerschaft; immer bei Kontakt mit Infizierten
[7] Bei Kinderwunsch und leerer Anamnese: Bestimmung des Serostatus vor Impfung

Bestimmung der Toxoplasmoseantikörper vor Schwangerschaftsbeginn sinnvoll. Bei negativer Serologie sollte eine Wiederholung des Suchtests während der Schwangerschaft alle acht bis zwölf Wochen erfolgen, um im Infektionsfall eine sofortige Therapie einleiten zu können. Selbstverständlich ist eine elektive Diagnostik auf weitere Erreger bei jedem begründeten Krankheitsverdacht indiziert.

Die Deutsche Diabetes-Gesellschaft (Kleinwechter et al. 2008) fordert darüber hinaus einen oralen **Glukosetoleranztest (oGTT)** mit 50 g Glukose bei allen Schwangeren in der 24. bis 28. Schwangerschaftswoche. Bei Risikofaktoren für einen Gestationsdiabetes (Übergewicht, erstgradig Verwandte mit Diabetes mellitus, Gestationsdiabetes in einer vorhergehenden Schwangerschaft, vorausgegangene Geburt eines Kindes > 4500 g, vorangegangene Totgeburt oder kongenitale Fehlbildungen, habituelle Abortneigung) soll der oGTT bereits im ersten Trimenon der Schwangerschaft durchgeführt werden. Bei unauffälligem Ergebnis ist der Test in der 24. bis 28. und erneut in der 32. bis 34. Schwangerschaftswoche zu wiederholen (Kerner et at. 2004).

Da mit zunehmendem Alter das Risiko für die Geburt eines Kindes mit einer Chromosomenstörung steigt, ist nach den Mutterschaftsrichtlinien einer **Schwangeren ab dem 35. Lebensjahr** eine pränatale Diagnostik (z.B. eine Amniozentese) anzubieten. Diese wird in der Regel in der 14. bis 16. Schwangerschaftswoche durchgeführt. Sie stellt einen invasiven Eingriff dar, der mit einem Fehlgeburtsrisiko verbunden ist (ca. 0,5%). Bei Schwangeren über 35 Jahre ist das Risiko für die Geburt eines Kindes mit einer Chromosomenstörung noch etwas größer als das 0,5%ige Fehlgeburtsrisiko bei der Amniozentese.

Mit Hilfe von Labor- und Ultraschalluntersuchungen kann die Risikoermittlung für das Vorliegen einer Trisomie 21 oder auch einer Trisomie 18 verbessert werden. Durch das so genannte Erst-Trimester-Screening können sich Schwangere über 35 Jahre bei ermitteltem niedrigem Risiko gegen eine Fruchtwasserpunktion entscheiden. Andererseits können Schwangere unter 35 Jahren eine präzisierte Risikoermittlung wahrnehmen, ohne ein zusätzliches Fehlgeburtsrisiko einzugehen. Sie haben bei einem durch das Screening ermittelten gesteigerten Risiko die Möglichkeit der begründeten erweiterten Diagnostik im Sinn einer Amniozentese. Das Verfahren beruht auf der Bestimmung von PAPP-A (pregnancy associated plasma protein A) und freiem β-HCG. Zusätzlich erfolgt zwischen der 11. und 13. Schwangerschaftswoche die Bestimmung der Körpergröße des Embryos und der Nackentransparenz durch Ultraschall. Mit zunehmendem Durchmesser der Nackentransparenz steigt die Wahrscheinlichkeit einer fetalen Chromosomenstörung. Durch die Kombination von Scheitel-Steiß-Länge, Nackentransparenz, Alter der Schwangeren, zusätzlicher Risikofaktoren und der beiden Laborwerte erreicht ein solches Screening eine Erkennungsrate chromosomaler Störungen mit einer Sensitivität von 80–90%.

3.4 Laboruntersuchungen im Rahmen von Impfungen

Impfungen gehören zu den wirksamsten und wichtigsten präventiven Maßnahmen der Medizin. Die Empfehlungen der ständigen Impfkommission (STIKO) am Robert-Koch-Institut machen eindeutige Vorgaben zum Vorgehen.

Unterschieden werden

- Impfungen mit breiter Anwendung oder erheblichem Wert für die Gesundheit der Bevölkerung,
- Indikationsimpfungen bei erhöhter Gefährdung von Personen und Angehörigen von Risikogruppen,
- Reiseimpfungen.

Impfungen zum Schutz von Mitarbeitern im Gesundheitswesen beispielsweise zählen zu den Indikationsimpfungen. Labordiagnostik kann vor und nach der Impfung zur Bestimmung des Immunitätsstatus erforderlich sein (Übersicht: ➤ Tab. 3-6).

Tab. 3-6 Empfohlene Labordiagnostik bei Impfungen.

Impfung	Nachweis	Zeitpunkt vor/nach der Impfung	Anmerkung zur Indikation der Laboruntersuchung
Diphtherie	Antitoxin (EIA)		Impftiter bei unklarer Immunität
Hepatitis A	Anti-HAV (EIA)	vor	Bei Impflingen • mit anamnestischer Hepatitis • aus Endemiegebieten • die vor 1950 geboren wurden
	Anti-HAV (EIA)	nach	Bei Personen mit reduzierter Immunantwort und bei älteren Menschen
Hepatitis B	Anti-HBc + Anti-HBs (EIA)	vor	Um früheren Viruskontakt und frühere Impfung auszuschließen
	HBs-Ag (EIA)	vor	Zur Erkennung von Impflingen mit akuter oder chronischer Hepatitis
		in grav.	Alle schwangeren Frauen
	Anti-HBs (EIA)	nach	• 1–2 Monate nach der 3. Impfdosis zur Kontrolle des Impferfolgs • Zur Abschätzung der Dauer des Impfschutzes • Bei Immundefizienz regelmäßige Kontrolle alle 3–6 Monate
Röteln	HAH evtl. + IgG-/IgM-Ak	in grav.	Überprüfung der Immunität vor einer Schwangerschaft; wurden vor Beginn der Schwangerschaft keine spezifischen Antikörper nachgewiesen und dokumentiert (auch nach Impfung): sofort den Immunitätsstatus bestimmen; zu Beginn der Schwangerschaft seronegative Frauen in der 16. bis 17. Woche erneut untersuchen
		nach	8–10 Wochen nach Impfung, v.a. bei Frauen im gebärfähigen Alter empfehlenswert
Tetanus	Antitoxin (EIA)		Impftiter
		vor	Hyperergische Reaktion bei vorangegangener Impfung
Varizellen	IgG-Ak (EIA)		Bei Frauen ohne Varizellenanamnese Überprüfung des Immunitätsstatus

3.5 Screening bei Erwachsenen

Laboruntersuchungen bei Erwachsenen ohne spezielle medizinische Indikation sind immer dann sinnvoll, wenn Veränderungen der Konzentration der Messgröße eher eine Krankheit oder ein Risiko anzeigen, als die klinische Symptomatik dies tut. Letztlich gelten auch hier die Screening-Kriterien der ➢ Tab. 3-1.

Als Zielerkrankungen bieten sich die großen Volkskrankheiten an, die aufgrund ihrer Häufigkeit und ihrer Bedeutung für Befindlichkeit und Gesamtmortalität der Bevölkerung eine zentrale Rolle in der Prävention einnehmen müssen.

3.5.1 Krebsfrüherkennung

Laborbeitrag zur Krebsfrüherkennung im Rahmen der gesetzlichen Krankenversicherung ➢ Tab. 3-7.

Grenzwertige Ergebnisse der zytologischen Untersuchung sollten durch eine gezielte **Papillomavirus-Diagnostik** (HPV) ergänzt werden. Bei positiven Resultaten erlaubt eine Bestimmung des vorliegenden HPV-Typs eine Risikoabschätzung. Bei In-

Tab. 3-7 Laboruntersuchungen zur Krebsfrüherkennung bei Erwachsenen nach den Richtlinien des Bundesausschusses der Ärzte und Krankenkassen 2004.

Alter	Geschlecht	Untersuchungen	Früherkennung/ Ausschluss von
Ab 20 Jahre	w	Zervixzytologie einmal pro Jahr	Portio-, Zervixkarzinom und Vorstufen (Dysplasien)
50–55 Jahre	m/w	FOBT einmal pro Jahr	Rektum-, Kolonkarzinom
Ab 56 Jahre	m/w	FOBT alle 2 Jahre oder 2 Koloskopien im Abstand von 10 Jahren	Rektum-, Kolonkarzinom

FOBT: fäkaler okkulter Bluttest; m: männlich; w: weiblich

fektionen mit dem besonders malignen HPV 16 ist eine quantitative Bestimmung der Viruslast oder besser der HPV16E6/E7mRNA hilfreich.

Bei der **Darmkrebsvorsorge** gehen die Empfehlungen der gastroenterologischen Fachgesellschaften über den gesetzlich vorgesehenen Rahmen hinaus. Ein fäkaler okkulter Bluttest (FOBT) wird bereits ab dem 45. Lebensjahr jährlich empfohlen. Der herkömmliche und von den Kassen bezahlte Test hat leider bezüglich seiner Sensitivität und Spezifität Schwächen. Bei Anwendung der Koloskopie als Screening-Untersuchung zeigte sich, dass nur 46–93% der dabei entdeckten Kolonkarzinome einen positiven FOBT ergaben. Bei Auswertungen der Ergebnisse eines Jahres zeigte der Test nur 65% der Kolonkarzinome an. Da der Test auf dem Nachweis der Peroxidaseaktivität des Hämoglobins beruht, sind auch falsch positive Ergebnisse möglich, z.B. durch tierisches Blut aus der Nahrung. Eine spezielle Diät drei Tage vor und während des Tests ist notwendig. Deutliche Verbesserungen von Spezifität und Sensitivität werden durch den Einsatz immunologischer Stuhltests erreicht, die allerdings einen erhöhten methodischen Aufwand erfordern.

Die Früherkennungsmaßnahmen der GKV zum **Prostatakarzinom** sind auf die klinischen Untersuchungen beschränkt. Die Bestimmung des prostataspezifischen Antigens (PSA) wurde bislang aufgrund des Fehlens evidenzbasierter Studien nicht in das Programm aufgenommen. Die Leitlinie der urologischen Fachgesellschaften zur PSA-Bestimmung hingegen empfiehlt diese ohne jeden Vorbehalt im Rahmen der Früherkennung ab dem 45. bis zum 75. Lebensjahr. Sie sollte einmal jährlich erfolgen. Grenzwertige Ergebnisse (4–10 mg/L), die durch eine benigne Prostatahyperplasie bedingt sein können, sollten zusätzlich durch die Bestimmung des freien oder komplexierten PSA differenziert werden. Erhöhungen des PSA > 10 mg/L oder grenzwertige Ergebnisse mit niedrigem Anteil von freiem PSA, insbesondere aber Anstiege des PSA von mehr als 0,5 mg/L pro Jahr sind in der Regel eine Indikation zur Biopsie.

Weitere Laborparameter aus der großen Palette so genannter **Tumormarker** (➤ Kap. 20) können als Screening-Untersuchungen in der Primärprävention nicht generell empfohlen werden. Sie eignen sich für die Verlaufs- bzw. Therapiekontrolle sowie im Rahmen der Rezidivprophylaxe.

Als Suchparameter kommen neben dem PSA infrage:

- AFP bei Patienten mit Leberzirrhose zur Früherkennung eines primären Leberzellkarzinoms,
- Calcitonin bei Familienmitgliedern von Patienten mit medullärem Schilddrüsenkarzinom.

3.5.2 Diabetes mellitus

Die Prävalenz des Diabetes mellitus hat epidemische Ausmaße angenommen. Die Erkrankung wirft erhebliche sozialmedizinische Probleme auf und kann das Leben jedes einzelnen betroffenen Menschen in gravierender Weise beeinflussen. Die Früherkennung mit der Folge einer rechtzeitigen Therapie kann helfen, Einschränkungen der Lebensqualität bis hin zu tödlichen Spätkomplikationen zu vermeiden. Schätzungen gehen von einer Prävalenz des Diabetes bzw. einer gestörten Glukosetoleranz bei bis zu 10% der Bevölkerung aus.

Leitbefund ist eine chronische Hyperglykämie, hervorgerufen entweder durch eine gestörte Insulinsekretion oder eine verminderte Insulinwirkung oder durch beides. Familienanamnese, Alter zum Zeitpunkt der Diagnose, Körpergewicht (Body Mass Index, BMI) und Ketonkörper im Urin erlauben in den meisten Fällen die Klassifikation.

Leitbefund des Diabetes-Screenings ist die Nüchternglukose im Blut (Kerner et al. 2004). Ihre Bestimmung ist in den Gesundheitsuntersuchungsrichtlinien der GKV jedes zweite Jahr ab dem 36. Lebensjahr vorgesehen. Die Leitlinien der Deutschen Diabetes-Gesellschaft geben differenzierte Empfehlungen: Die Untersuchung sollte bei jedem Gesunden ab dem 45. Lebensjahr sowie bei Jüngeren mit höherem Risiko (Übergewicht und körperliche Inaktivität, positive Familienanamnese, Gestationsdiabetes bzw. nach Geburt eines Kindes mit Geburtsgewicht > 4000 g, arterielle Hypertonie, Dyslipoproteinämie, früherer Nachweis einer gestörten Glukosetoleranz oder einer abnormalen Nüchternglukose, vaskulären Erkrankung, Albuminurie) durchgeführt werden. Eine Kontrolle ist bei Gesunden mit normalem Befund alle drei Jahre, bei Risikopersonen in kürzeren Abständen indiziert. Beim Nachweis einer erhöhten venösen Nüchternglukose (Plasmaglukose 100–125 mg/dL, 5,6–7,0 mmol/L) ist ein oraler Glukosetoleranztest durchzuführen.

Das glykosylierte Hämoglobin (HbA_{1c}) ist zum Screening auf Diabetes mellitus oder eine gestörte Glukosetoleranz nicht geeignet. Weitere Informationen zur Diagnostik und Überwachung des Diabetes mellitus ➤ Kap. 12.2.

3.5.3 Herz- und Gefäßerkrankungen

Herz-Kreislauf-Erkrankungen sind die häufigste Todesursache in der westlichen Welt. Da die Arteriosklerose in der Regel symptomlos verläuft, ist die Vorsorge von der Erkennung von Risikofaktoren abhängig. Positive Familienanamnese, Bluthochdruck, Zigarettenrauchen, erhöhte Blutfette, erhöhtes Lp(a), erhöhtes Homocystein, hochsensitives CRP, Diabetes mellitus, Übergewicht, Fibrinogenerhöhung sowie Bewegungsmangel gelten als die wesentlichsten Prädiktoren arteriosklerotischen Geschehens. In die Gesundheitsuntersuchung der GKV hat ab dem 36. Lebensjahr im zweijährigen Turnus die Bestimmung des Gesamtcholesterins Eingang gefunden, beschränkt sich laborchemisch jedoch auf diese.

Gesamtcholesterinwerte über 200 mg/dL erfordern eine differenzierte Betrachtung der Cholesterin-Subklassen und des Risikoprofils. Leitgröße ist das LDL-Cholesterin. Von nationalen und internationalen Fachgesellschaften (u.a. **N**ational **C**holesterol **E**ducation **P**rogram [NCEP]) wurden Behandlungsleitlinien veröffentlicht, in denen Zielwerte für das LDL-Cholesterin entsprechend dem individuell vorliegendem Risikoprofil definiert wurden. Die Leitlinien des NCEP wurden erstmals 1988 formuliert, sie liegen nunmehr in der Fassung aus dem Jahre 2004 vor (➤ Tab. 3-8).

Das vasoprotektiv wirksame **HDL-Cholesterin** sollte eine Konzentration > 35 mg/dl (> 2,3 mmol/L) haben. Niedrigere Werte stellen einen unabhängigen Risikofaktor dar.

Das strukturell dem LDL verwandte **Lp(a)** wurde in einer Vielzahl epidemiologischer Studien als unabhängiger Risikofaktor erkannt. Dies gilt für Werte > 300 mg/L. Das Risiko potenziert sich bei gleichzeitig erhöhtem LDL. Lp(a)-Spiegel sind genetisch determiniert und diätetisch und therapeutisch kaum beeinflussbar. Bei gleichzeitig erhöhtem LDL und

Tab. 3-8 Empfehlungen der National Cholesterol Education Program (NCEP) 2004.

Risikogruppe	LDL-Zielwert	Lifestyle-Modifikation	Pharmakotherapie
Hohes Risiko: KHK oder KHK-Äquivalent • ≥ 2 Risikofaktoren • Risiko > 20%	≤ 70 mg/dL	> 100 mg/dL	> 100 mg/dL
• ≥ 2 Risikofaktoren • Risiko < 20%	≤ 100 mg/dL	> 130 mg/dL	> 130 mg/dL
Niedriges Risiko 0–1 Risikofaktor	≤ 160 mg/dL	> 160 mg/dL	> 190 mg/dL

Lp(a) sollte jedoch eine LDL-senkende Therapie diskutiert werden.

Homocysteinerhöhungen haben eine besondere Bedeutung für die Pathogenese kardiovaskulärer Erkrankungen und venöser Thrombosen. Bei Diabetikern wurde eine Assoziation mit dem Auftreten von Spätschäden nachgewiesen. Ferner besteht eine deutliche Beziehung zwischen erhöhten Homocysteinspiegeln und dem Auftreten einer senilen Demenz und der Alzheimer-Erkrankung. Homocystein erhöht die Atherogenität von LDL. Homocysteinerhöhungen können durch Aktivitätseinschränkungen der Enzyme des Homocysteinstoffwechsels oder durch Konzentrationsverminderungen von Co-Substraten bedingt sein. Sie sind weit verbreitet, insbesondere bei älteren Menschen. Ihre Erkennung ist insbesondere deshalb von Nutzen, weil durch Gabe von Folsäure, Vitamin B_6 und Vitamin B_{12} eine wirksame Therapie zur Verfügung steht.

Fibrinogenwerte > 450 mg/dL (> 4,5 g/L) wurden epidemiologisch ebenfalls als unabhängiger Risikofaktor identifiziert. Neuere Studien haben gezeigt, dass die prognostische Aussage des Cholesterinspiegels stark durch die Fibrinogenkonzentration modifiziert wird.

CRP-Konzentrationen in einem Bereich, der bezüglich Infektionen, Tumoren oder rheumatischer Erkrankungen noch als normal gilt (< 5 mg/L), beeinflussen das Risiko, einen Herzinfarkt oder Schlaganfall zu erleiden. Das hochsensitive CRP wird als ein den bekannten kardiovaskulären Risikofaktoren gleichwertiger Faktor angesehen. Konzentrationen über der des Vergleichskollektivs (> 0,6 mg/L) lassen eine direkte Risikoabschätzung zu.

3.5.4 Sonstige Untersuchungen im Rahmen der allgemeinen Vorsorge

Die Bestimmung von Eiweiß, Glukose, Erythrozyten, Leukozyten, Nitrit und gegebenenfalls weiterer Parameter aus dem Urin mit Hilfe eines Harnteststreifens ist Gegenstand der Gesundheitsuntersuchung ab dem 36. Lebensjahr. Sie soll der Früherkennung von Erkrankungen der Niere und der ableitenden Harnwege dienen.

Darüber hinaus haben sich einige weitere Messgrößen als Früherkennungs- bzw. Ausschlussfaktoren ärztlich bewährt. Sie werden bei Erwachsenen bei jedem Klinikaufenthalt oder Arztbesuch, maximal einmal jährlich empfohlen:

- Die Bestimmung der Alaninaminotransferase (ALT, GPT) sowie der γ-Glutamyl-Transferase (γ-GT) ist für die Früherkennung von Lebererkrankungen hilfreich (➤ Kap. 9).
- Die Bestimmung der Harnsäure spezifiziert das Risiko für die Manifestation einer Gicht (➤ Kap. 24, „Harnsäure").
- Regelmäßige Blutbildkontrollen können der Erkennung von Anämien, Leukämien und Tumoren dienen.
- Kreatinin (oder Cystatin C) dient der Früherkennung einer Niereninsuffizienz (➤ Kap. 8).
- Bei älteren Patienten wird wegen der häufig geringen Symptomatik auch die Bestimmung von TSH zum Ausschluss einer Hypo- oder Hyperthyreose empfohlen (➤ Kap. 14).

3.6 Empfehlungen und Ausblick

Die gesetzlichen Krankenkassen in Deutschland haben im internationalen Vergleich eines der umfangreichsten Programme zur Krankheitsfrüherkennung. Mit der Einführung der Koloskopie in die Vorsorge ab 2002 und dem geplanten schrittweisen Aufbau eines Mammographie-Screening-Programms wird das Angebot an die Versicherten noch erheblich erweitert.

Außerhalb gesetzlicher Programme muss daher an die Eigenverantwortung von Patienten appelliert werden, mit der Gestaltung der Lebensbedingungen Risiken abzubauen und gegebenenfalls individuelle Gesundheitsleistungen (IGeL) in Anspruch zu nehmen. Die Empfehlung von IgeL-Leistungen an den Patienten setzt ein hohes Maß an Verantwortungsbewusstsein des Arztes voraus. Es sei daran erinnert, dass nicht eine Vielzahl von (Labor-)Untersuchungen zum Ziel führt, sondern in 80% der Fälle eine ausführliche Anamnese, eine gründliche körperliche Untersuchung und eine beschränkte Anzahl von Labordaten sehr nah an die Diagnose einer noch versteckten Erkrankung heranführen.

LITERATUR

Baltussen R, Adam T, Tan Torres T, Hutubessy R, Acharya A, Evans DB, Murray CJL. Making of Choices in Health, WHO Guide to Cost-effectiveness Analysis, Genf WHO 2003.

Börgermann C, Rübben H. Früherkennung des Prostatakarzinoms. D Ärzteblatt 2006;103:A2399-406

Brückel J, Kobberling J. Definition, Klassifikation und Diagnostik des Diabetes mellitus. Diabetes und Stoffwechsel 2002;11 Suppl 2:6–8. www.deutsche-diabetes-gesellschaft.de/redaktion/leitlinien.

Egger B. Primat der Prävention: Wie passt Screening dazu? Med Klin 2003;98:170–4.

Empfehlungen der Ständigen Impfkommission (STIKO) am Robert Koch Institut/Stand Juli 2006 Epidemiologisches Bulletin, Robert Koch Institut 2006;30

Grundy SM, Cleeman JI, Merz CN et al. Implications of recent clinical trials for the National Cholesterol Education Program adult treatment panel III Guidelines. Circulation 2004;110:227–239

Kerner W, Brückel J, Böhm BO. Definition, Klassifikation und Diagnostik des Diabetes mellitus. Evidenzbasierte Leitlinie DDG 2004. Diabetologia 2008; 3. Suppl. 2:F131–3. www.deutsche-diabetes-gesellschaft.de

Khoury MJ, McCabe LL, McCabe ERB. Population screening in the age of genomic medicine. New Engl J Med 2003;348:50–8.

Kleinwechter H, Schäfer-Graf U. Diabetes und Schwangerschaft. Diabetologie und Stoffw 2008; 3:R69-93.

Kolorektales Karzinom, Leitlinie der Deutschen Gesellschaft für Verdauungs- und Stoffwechselkrankheiten, 2000; www.awmf-online.de

Liebl B, Kries R von, Nennstiel-Ratzel U, Muntau AC, Röschinger W, Olgemöller B, et al. Ethisch-rechtliche Aspekte des Neugeborenen-Screenings. Monatsschr Kinderheilkd 2001;149:1326–35.

Remington JS, Klein JO. Infectious Diseases of the Fetus and the Newborn, Saunders, Philadelphia 2001.

Richtlinien des Bundesausschusses der Ärzte und Krankenkassen über die Gesundheitsuntersuchung zur Früherkennung von Krankheiten („Gesundheitsuntersuchungsrichtlinien"), Bundesanzeiger Nr. 57 vom 22.3.2001.

Richtlinien des Bundesausschusses der Ärzte und Krankenkassen über die Früherkennung von Krankheiten bei Kindern bis zur Vollendung des 6. Lebensjahres („Kinder-Richtlinien"), Bundesanzeiger Nr. 60 (2005)

Richtlinien des Bundesausschusses der Ärzte und Krankenkassen über die Früherkennung von Krebserkrankungen („Krebsfrüherkennungsrichtlinien"), Bundesanzeiger Nr. 1 vom 3.1.2004.

Richtlinien des Bundesausschusses der Ärzte und Krankenkassen zur Jugendgesundheitsuntersuchung, Bundesanzeiger Nr. 16 vom 26.1.1999.

Richtlinien des Bundesausschusses der Ärzte und Krankenkassen, Mutterschaftsrichtlinien 2001, Bundesanzeiger Nr. 16

Richtlinien der ständigen Kommission für Neugeborenen-Screening vom 12.6.2002. www.screening-dgns.de

Roscher AA, Fingerhut R, Liebl B, Olgemöller B. Erweiterung des Neugeborenen-Screenings durch Tandemmassenspektrometrie. Monatsschr Kinderheilkd 2001;149: 297–1303.

Rosenberg M, Haass M. Leitlinien der Lipidtherapie. Der Internist 2005; 46, Suppl1:S11–7.

Wald NJ. The definition of screening. J Med Screen 2001;8:1.

Wilson JMG, Jungner G. Principles and practice of screening for disease. Public Health paper no 34 Genf WHO 1968.

KAPITEL

4

Adolf Grünert, Peter Schauder, Jürgen D. Kruse-Jarres

Vitale Funktionen, Ernährungszustand und essenzielle Spurenelemente

4.1 Vitale Funktionen

4.1.1 Biochemische Reaktionsräume vitaler Funktionen

Für die Beurteilung des Zustands und der Funktion gesunder und kranker Menschen hat sich das Konzept der vitalen Funktionen als sehr leistungsfähig erwiesen. Man versteht darunter die Funktionen, die für die Aufrechterhaltung der Lebensprozesse essenziell sind und unabhängig von spezifischen Krankheitsprozessen in einzelnen Reaktionsräumen beurteilt werden können. Dazu gehören die Atmung, die Hämodynamik und das Reaktionsmilieu der verschiedenen Kompartimente. ➤ Tab. 4-1 gibt eine Auflistung der vitalen Funktionen mit den dafür charakteristischen Symptomen und damit indizierten Messgrößen.

Bei **Atemnot** und anderen Störungen des Gasaustauschs sind die Messgrößen der Blutgasanalyse von besonderer Bedeutung, da durch sie respiratorische Komponenten erfasst werden.

Die **Hämodynamik** und damit die kardiale Funktion werden mit Erfassung der Pulsfrequenz und der Blutdrücke sowie des Herzminutenvolumens überprüft. Damit sind die Perfusionsvoraussetzungen für die Gewebe über den Blutstrom erfüllt bzw. wird ausgeschlossen, dass eine Hämostase vorliegt.

Die vitale Funktion der **biochemischen Reaktionsräume** wird charakterisiert durch die Hydratation, den Elektrolytstatus und den Säure-Basen-Status. Katabole Zustände, wie sie durch Hunger bei verminderter Nahrungszufuhr sowie durch endogenen Mehrverbrauch verursacht werden, lassen sich neben den recht groben klinischen Zeichen durch die Messung des osmotischen Drucks im Plasma sowie der Konzentration von Plasmaproteinen mit verschiedenen Halbwertszeiten charakterisieren. Ihr Absinken im Plasma ist eine der Ursachen von Ödemen.

Diese Zustandsgrößen sind von Bedeutung für die Interpretation von im Plasma oder Serum erfassten biochemischen Messgrößen. Dies ist durch folgende Beobachtung eingeschränkt: Bei durch Wassermangel bedingten Exsikkosen können die Messgrößen im Plasma im physiologischen Bereich liegen. Auch Nahrungsentzug führt über lange Zeit zu keinen groben Veränderungen der Protein- und Elektrolytkonzentrationen. Dennoch haben die aufgeführten Messgrößen insbesondere in der Intensivmedizin

Tab. 4-1 Vitale Funktionen, ihre Symptome und Messgrößen zu ihrer Zustandsbeschreibung.

	Symptom	Messgrößen
Vitale Funktion		
Atmung, Gasaustausch	Atemnot, Atemfrequenz	Blutgas-Partialdrücke pO_2, pCO_2
Hämodynamik	Bewusstsein, Puls, Hautblässe	Blutdruck systolisch, Blutdruck diastolisch, Herzminutenvolumen, Hämatokrit
Biochemisches Reaktionsmilieu		
Hydratation	Durst, Hautturgor	Osmometrie
Ernährungszustand	Gewichtsverlust, Ödeme, Verlust subkutanen Fetts	Plasmaproteine (Albumin, Retinol-bindendes Protein), Basenüberschuss, Na^+, K^+, Cl^-, pH, HCO_3^- BMI
Substrate und Leber-Nieren-Funktionen		Glukose, Laktat, Harnstoff, Kreatinin

und bei parenteraler Ernährung ihre uneingeschränkte Bedeutung. Hinzu kommt, dass sowohl bei kleinen Kindern (noch nicht entwickelt) wie auch bei alten Menschen (bereits verloren gegangen) Durstgefühle aufgrund von Wassermangel über die Osmolalitätsrezeptoren nicht wahrgenommen werden. So wird häufig beobachtet, dass bei notfallmäßig behandelten alten Menschen mit zunächst völlig physiologischen Untersuchungsprofilen eine zeit- und osmolalitätsgesteuerte Normalisierung der Hydratation hochpathologische, meist zu niedrige Messwerte der Osmolalität und/oder der Elektrolyte aufdecken kann. Die zunächst normalen bis hohen Werte der Osmolalität verdecken den Wassermangel. Dies wird verstärkt, wenn eine Hyperglykämie vorliegt, die zunächst eine diabetische Stoffwechsellage vortäuscht, sich aber nach Normalisierung des Hydratationsstatus als physiologisch entpuppt.

Die im Rahmen der vitalen Funktionen erfassten Messgrößen schließen einige Substratkonzentrationen ein, die zwar auch für die Ernährung des Menschen von großer Bedeutung sind, aber eher für die Beurteilung von Überdosierungen bei der Zufuhr von Substraten oder Erkennung von Kontraindikationen für einzelne Substrate verwendet werden. So ist die Überprüfung der Glukosekonzentration bei beabsichtigter Infusion von Lipidemulsionen eine Voraussetzung, da sich besonders im Stressstoffwechsel, der bei septischen Intensivpatienten meist vorliegt, pathologische Wechselbeziehungen zwischen Fett- und Kohlenhydratstoffwechsel ergeben.

4.1.2 Welche Laboruntersuchungen werden empfohlen?

Die bei klinisch-chemischen Untersuchungen häufig eingesetzten Probenmaterialien sind Plasma, Serum, Vollblut, Urin und Liquor. Diese Proben spiegeln in ihrer Zusammensetzung selten biochemische Reaktionsräume wider. Grundsätzlich muss man davon ausgehen, dass im Körper alle Reaktionsräume kompartimentiert sind und mehr oder weniger durch membrangebundene Reaktionen in der Regel die biochemische Zusammensetzung der oben erwähnten Reaktionsräume nicht direkt durch die Probenmaterialien repräsentiert wird. Je differenzierter allerdings eine klinisch-chemische Untersuchung konzipiert wird, umso wichtiger ist die Überprüfung der repräsentativen Probe in Bezug auf die Hauptfragestellung bzw. die Zielsetzung der Untersuchung.

Da es sich bei den meisten klinisch-chemischen Untersuchungen um zeitlich punktuelle Untersuchungen des Körpers handelt, wird außer Acht gelassen, dass die biochemischen Prozesse einer mehr oder weniger starken Dynamik unterliegen, die sich über eine Verzögerung allenfalls abgeschwächt in den zur Probennahme geeigneten Flüssigkeitskompartimenten widerspiegelt.

Die als zirkadiane Rhythmen beschriebenen tageszeitlichen Verläufe biochemischer Messgrößen beziehen sich in der Regel auf die Kompartimente des Blutes und spiegeln nicht primär die Dynamik biochemischer Lebensprozesse wider. Die zirkadiane Rhythmik kann erhebliche Ausmaße annehmen, die z.B. bei den Aminosäuren im Vergleich von frühmorgens 6.00 Uhr zu nachmittags 16.00 Uhr Konzentrationsunterschiede von 30% ausmachen. Diese zirkadianen Rhythmen geben aber keineswegs die differenzierten biochemischen Prozesse der Proteinsynthese und des Proteinabbaus in den verschiedenen Kompartimenten des Körpers wieder.

Das Blut bzw. das dafür repräsentativ gewonnene Plasma oder Serum wird dabei als Resultante der verschiedenen Reaktionsräume verstanden, deren präzise Zusammenhänge aber selten bekannt sind. Diese Problematik wird besonders weittragend bei der Interpretation biochemischer Messgrößen zur Untersuchung von Versorgungsmangelzuständen oder Überdosierungen, bei denen die dynamischen Austauschprozesse Gleichsetzungen zwischen dem Blut und den metabolisierenden Geweben nicht ohne Weiteres zulassen. Da das Blut als großes Ver- und Entsorgungssystem des zellulären Reaktionsraums gesehen wird, ist es eher ein geeignetes Kompartiment zur Überprüfung von Überdosierungen, wie sie im klassischen Fall bei Intoxikationen gesehen werden, als ein Maß für bestehende Mangelzustände. Die Mängel können auf der Gewebeseite bereits erhebliche Ausmaße annehmen, ohne dass sich auf der Plasmaseite bereits Konzentrationserniedrigungen finden lassen.

Die Funktionsfähigkeit der Organe und ihre Verknüpfung bilden sich nicht primär im Konzentrationsmuster biochemischer Messgrößen im Blut ab. Die Bedeutung der Konzentrationshöhe biochemischer Messgrößen lässt sich am plausibelsten ableiten bei geschädigten Zellmembranen, bei denen eine Translokation der Zellinhaltsstoffe im Blut erkennbar wird in einer mehr oder weniger drastischen Erhöhung von zuvor niedrigen Konzentrationen, eine weit genutzte Erkenntnis im Bereich der Infarktdiagnostik oder der Entzündungszustände wie bei Hepatitiden.

Selten besteht ein direkter Zusammenhang zwischen den im Plasma gemessenen Kenngrößen und der Funktionalität einzelner Organe. Das Plasma als alle Zellen verbindendes Flüssigkeitskompartiment eignet sich aber sehr wohl zur Messung der Funktionalität einzelner Organe. Beispielsweise ergibt sich die seltene 100%ig spezifische Messgröße für die Funktionalität der Leber, die aber zur Diagnostik der Funktionalität selten oder nie eingesetzt wird, nämlich die Harnstoffproduktionsrate, berechnet aus der Harnstoffkonzentration im Plasma. Die Leber ist das einzige Organ, das aus Ammoniak und CO_2 Harnstoff herstellen kann. Die Harnstoffproduktion ist daher ein hervorragender Indikator für die Funktionalität der Leber, die nicht nur die Sauerstoffversorgung und Substratversorgung, sondern auch die Intaktheit der Reaktionsräume widerspiegelt. Die Harnstoffproduktionsrate, die sich bei intakter Niere leicht erfassen lässt, unter der Kontrolle der Konstanz der Plasmakonzentration für Harnstoff als absolute Menge ausgeschiedenen Harnstoffs in einem definierten Harnvolumen, ist bei unterbrochener Nierenfunktion auch dann noch erfassbar, wenn es gelingt, über eine bestimmte Produktionszeit (die üblicherweise bei intakter Nierenfunktion der Sammelperiode entspricht) die Veränderungen der Harnstoffkonzentration im Plasma zu erfassen. Deren Differenz stellt, multipliziert mit dem geschätzten Wasservolumen des Menschen, ein Anhaltsmaß für die Produktion in der Leber dar. Die Harnstoffproduktionsrate hat sich als indikative Messgröße für die prognostische Abschätzung der Leberfunktion bei septischen Prozessen etabliert, wird aber in dieser Hinsicht dennoch nur selten eingesetzt.

Der Hydratationsstatus

Die Kenntnis des Hydratationsstatus ist für die Interpretation der Messergebnisse von Kenngrößen eine Grundvoraussetzung. Die Konzentrationen hängen sehr stark vom Ausmaß der Hydratation ab, sodass Exsikkosezustände zu erhöhten Messwerten führen, ohne aber dadurch per se pathologische Relevanz zu haben. Das Gleiche trifft bei Zuständen der Überwässerung zu, die keineswegs selten sind und zumindest für die Beurteilung der Qualität einer Infusionstherapie überprüft werden müssen.

Die grundlegenden Messgrößen für die Erfassung des Hydratationsstatus sind Messgrößen der Osmometrie und der Onkometrie, da die absoluten Messverfahren zur Erfassung des Wasserbestands selbst unpraktikabel sind:

Die **Osmometrie** liefert mit der Osmolalität (mosmol/L) eine Größe für die Gesamtkonzentration des gemessenen Flüssigkeitskompartiments und umfasst alle gelösten Stoffe in der Lösung. Die Osmolalität ist die führende Größe für die Beantwortung der Frage nach der Über- oder Unterwässerung der untersuchten Kompartimente.

Die **Onkometrie** als ein Verfahren zur Erfassung der Konzentration der Makromoleküle in der gemessenen Lösung ist vor allem eine globale Größe für die Beurteilung der physiologischen oder pathologischen Austauschprozesse zwischen den verschiedenen Flüssigkeitskompartimenten. Diese Untersuchungen sind von großer Bedeutung gerade bei Intensivpatienten, bei denen durch Nahrungskarenz und vorbestehende Nahrungsdefizite sehr leicht Hypoproteinämien zu einer erheblichen Verschiebung von Flüssigkeiten mit ausgeprägten Ödembildungen führen können.

Bezüglich der Referenzintervalle und klinischen Interpretation ➤ Kap. 24.

Der Elektrolytstatus

Unter Elektrolytstatus wird üblicherweise die Messung von Kalium, Natrium und Chlorid verstanden. Er wird bei fast allen Patienten erfasst und beruht selten auf einer spezifischen Fragestellung. Für die Beschreibung des untersuchten Kompartiments weist er eine hohe Information auf, da die Kenntnis der Natrium-, Kalium- und Chloridkonzentrationen nicht nur die Hydratation, sondern auch die Funktion der transmembranen Potenziale abschätzen lässt.

Säure-Basen-Status

Da in enzymatisch katalysierten Reaktionen Proteine mitwirken, ist der Säure-Basen-Status in den Reaktionskompartimenten von entscheidender Bedeutung, da sich die volle Funktionalität der Enzymproteine meist in nur sehr engen Reaktionsbereichen entfaltet. Der Zustand des Säure-Basen-Status ist auch zur Beurteilung der Versorgungslage der Zellen mit Sauerstoff und Substraten und damit dessen Kenntnis für die Einleitung oder Absetzung therapeutischer Maßnahmen unerlässlich. Die gestörte Perfusion des Gewebes wirkt sich nicht nur wegen der veränderten Sauerstoffversorgung, sondern auch wegen der veränderten Substratbelieferung und Entsorgung der Zellen negativ auf therapeutische Kompensationen aus, da in hypoxischen Geweben therapeutische Ansätze wirkungslos bleiben können. Über den Säure-Basen-Status kann man durch Messung des pH-Wertes sowie des CO_2-Partialdrucks und die daraus berechneten Größen leicht die Reaktionsfähigkeit eines Systems beurteilen, da sich unterversorgte Gebiete frühzeitig durch Veränderung dieser Messgrößen im Plasma erkennen lassen.

Globale Größen

Am ehesten hat sich für die ersten Abschätzungen der vitalen Funktion, vor allem in Bezug auf Verdünnungsphänomene, der diagnostische Einsatz des Hämatokrits und der Osmolalität bewährt, da man so am ehesten erkennen kann, ob durch Veränderung des Hydratationsstatus die Ergebnisse anderer Messgrößen falsch interpretiert werden.

4.2 Ernährungszustand und parenterale Ernährung

Ernährungszustand, Gesundheit und Krankheit beeinflussen sich gegenseitig. Es gehört zu den Grundlagen ärztlicher Tätigkeit, die Wechselwirkungen zu analysieren, um daraus gegebenenfalls therapeutische Konsequenzen zu ziehen. Deswegen kommt der Erfassung des Ernährungszustands große Bedeutung zu.

4.2.1 Beurteilungskriterien

Um zu beurteilen, ob bzw. in welchem Ausmaß der individuelle Ernährungszustand ein gesundheitliches Risiko beinhaltet, werden entsprechende Messgrößen mit Referenzbereichen verglichen, die meist an Bevölkerungsgruppen ermittelt wurden. Die Beurteilung der gesundheitlichen Bedeutung des Ernährungszustands erfolgt auf der Basis einer Synopse, in die alle Ergebnisse der klinischen, apparativen sowie laborchemischen Diagnostik eingehen. Bei Abweichungen sind Ätiologie (ernährungsbedingt, ernährungsunabhängig) und Dynamik der Veränderungen zu berücksichtigen.

Die Nomenklatur zur Charakterisierung des Ernährungszustands ist teilweise mehrdeutig und ungenau. Die Begriffe Mangelernährung und Unterernährung können sich entweder auf den Ernährungszustand oder die Zusammensetzung der Nahrung, aber auch auf beide Bereiche gleichzeitig beziehen. In der angelsächsischen Literatur wird zur Charakterisierung von Mangelzuständen des Organismus der Begriff „deficit“, für Mangelzustände in der Nahrung der Begriff „deficiency“ verwendet (Golden und

Jackson 1984). Eine Abweichung des Ernährungszustands vom Normalen kann einzelne, viele oder alle Nährstoffe betreffen. Wenn immer möglich, sollte zur Charakterisierung des Ernährungszustands, d.h. der Körpermasse bzw. der Körperzusammensetzung, eine Terminologie gewählt werden, die Art (z.B. Mangel, Überschuss), betroffene Nährstoffe (z.B. Niacin) und Ursache der Normabweichung (z.B. ernährungsbedingt) zum Ausdruck bringt. Niacinmangel kann z.B. ernährungsbedingt, krankheitsbedingt oder medikamentös bedingt sein sowie isoliert oder im Rahmen einer allgemeinen Mangelernährung auftreten. Die vollständige Charakterisierung und Bewertung einer Abweichung des Körperbestands an Niacin könnte z.B. folgendermaßen lauten: medikamentös induzierter, isolierter Niacinmangel (Isoniazid).

Grundlage zur Erfassung des Ernährungszustands ist die klinische Diagnostik mit Anamnese und körperlicher Untersuchung. Die dabei erhobenen Befunde liefern Entscheidungskriterien, um aus der Fülle apparativer und labormedizinischer Verfahren eine der individuellen Situation angemessene Auswahl zu treffen.

Die Schwerpunkte der ernährungsmedizinischen Anamnese betreffen folgende Aspekte:

- Körpergewicht: aktuelles und Veränderungen pro Zeit.
- Ernährungsrelevante Beschwerden: Appetitlosigkeit, Völlegefühl, Schmerzen, Übelkeit, Erbrechen, Parästhesien, Zungenbrennen, Krämpfe, Blutungsneigung, Kau-, Schluck-, Geschmacksstörungen, schlechte Wundheilung, gestörte Dunkeladaptation, Durchschlafstörungen.
- Aktuelle Erkrankungen bzw. Vorerkrankungen: potenziell ernährungsbedingte Erkrankungen sind z.B. Adipositas, Osteoporose, Karies, atopische Dermatitis sowie Krankheiten, die Mangelzustände zur Folge haben wie Ileumresektion, chronische Pankreatitis, Morbus Crohn, Leberzirrhose, Tumorleiden, Laktoseintoleranz, Depression.
- Medikamenteneinnahme: z.B. Laxanzien, Psychopharmaka, Antibiotika.
- Aspekte der Lebensweise: Rauchen, Alkoholkonsum, sozioökonomische Bedingungen.
- Art und Menge der verzehrten Lebensmittel, Nährstoffsupplemente.

Bei der Gewichtsanamnese sollte auf folgende Fragen eingegangen werden:

- Entspricht das aktuelle Gewicht dem üblichen Gewicht?
- Ist das Gewicht fallend, steigend oder stabil?
- Ist eine Gewichtsänderung beabsichtigt oder ungewollt?

Aus den Informationen und ihren quantitativen Daten in z.B. kg/Monat ergeben sich sowohl Hinweise auf die Ursache von Gewichtsänderungen als auch auf Änderungen der Körperzusammensetzung.

Dabei dient das Körpergewicht als das wichtigste Maß zur Erfassung des Ernährungszustands. Der international akzeptierte Standard zur Normierung des Körpergewichts auf die Körperlänge ist der Body Mass Index (BMI):

$$\text{BMI} = \text{Körpergewicht (kg)}/\text{Körperlänge}^2\ (\text{m}^2)$$

Als normalgewichtig gilt eine Person mit einem BMI zwischen 18,5 und 25 kg/m^2.

Ein BMI < 18,5 kg/m^2 wird als Untergewicht, ein BMI > 25–30 kg/m^2 als Übergewicht bezeichnet. Bei einem BMI > 30 kg/m^2 spricht man von Adipositas (Grad I: BMI > 30–35 kg/m^2, Grad II: BMI > 35–40 kg/m^2, Grad III: BMI > 40 kg/m^2).

4.2.2 Welche Laborwerte werden empfohlen?

Laboruntersuchungen erlauben bei Beachtung bestimmter Voraussetzungen Rückschlüsse auf den Körperbestand, z.B. von Eiweiß, Vitaminen und Spurenelementen.

Sofern eine metabolisch ausgeglichene Situation vorliegt (d.h. bei Gesunden), lassen sich aus der intravasalen Konzentration von Proteinen im Plasma/Serum Rückschlüsse auf die viszerale Proteinmasse ziehen. Albumin und Transferrin eignen sich wegen ihrer längeren Halbwertszeiten sowie aufgrund ihrer relativ hohen Konzentrationen im Blut besser zur Beurteilung des Körpereiweißes als Präalbumin und Retinol-bindendes Protein (➤ Tab. 4-2).

Beim Vorliegen von Erkrankung sind Messungen von Proteinen im Plasma/Serum zur Beurteilung des Körpereiweißzustands problematisch. Ein rascher Abfall der Konzentration im Rahmen akuter und subakuter Erkrankungen korreliert nicht mit analogen Veränderungen des viszeralen Eiweißbestands.

Tab. 4-2 Beurteilung des Körperzustands an viszeralen Proteinen anhand der Konzentration von Proteinen im Plasma/Serum mit unterschiedlichen Halbwertszeiten (HWZ) (Alpers et al. 1983).

Protein	HWZ	Adäquat	Mäßiges Defizit	Schweres Defizit
Retinol-bindendes Protein (RbP) (mg/L)	10 h	20–50	< 20	Nicht definiert
Transthyretin (Präalbumin) (mg/L)	20 h	150–300	< 150, > 100	< 100
Transferrin (mg/L)	10 d	2,5–3,6	< 2,5, > 1,5	< 1,5
Albumin (g/L)	20 d	35–45	< 35, > 28	< 28

d = Tage; h = Stunden

Ein gutes Maß für die Skelettmuskelmasse ist die Ausscheidung von Kreatinin im Urin. Die Beurteilung der Kreatininausscheidung kann anhand des Kreatinin-Größe-Index (KGI) erfolgen, der sich folgendermaßen errechnet:

$$\text{KGI}(\%) = \frac{\text{gemessene 24-h-Kreatininausscheidung im Urin}}{\text{erwartete 24-h-Kreatininausscheidung}} \times 100$$

Als „erwarteter Wert“ wird die Kreatininausscheidung idealgewichtiger Probanden ähnlicher Körpergröße in die Formel eingesetzt. Die Referenzwerte wurden bei gesunden Kindern und Erwachsenen unter Bedingungen einer ausgewogenen Ernährung ermittelt (➤ Tab. 4-3).

Der Kreatinin-Größe-Index in % wird folgendermaßen interpretiert:

- 100 – 80%: adäquate Skelettmuskelmasse,
- < 80 – 60%: mäßiges Defizit,
- < 60%: ausgeprägtes Defizit

Da die Erwartungswerte an idealgewichtigen Probanden ermittelt wurden, beeinträchtigen Über- und Untergewicht die Genauigkeit der Schätzung. Bei ausgeprägter Niereninsuffizienz ist das Verfahren nicht anwendbar, aber bei geringer Niereninsuffizienz unter der Voraussetzung einer stabilen Kreatininkonzentration im Plasma/Serum.

Auch eine erniedrigte Zahl peripherer Lymphozyten mit Werten unter 1,5 Gpt/L kann einen Mangel an Gesamtkörperprotein anzeigen.

Tab. 4-3 Erwartungswerte der größenbezogenen 24-h-Kreatininausscheidung zur Berechnung des Kreatinin-Größe-Index (Alpers et al. 1983)

Körpergröße (cm)	Kreatininausscheidung (mg)		
	Kinder	Frauen	Männer
101,6	288		
104,1	300		
106,7	314		
109,2	342		
111,8	373		
114,3	391		
116,8	405		
119,4	446		
121,9	483		
124,5	528		
127,0	577		
154,9		900	
157,5		925	1288
160,0		949	1325
162,6		977	1359
165,1		1006	1386
167,6		1044	1426
170,2		1076	1467
172,7		1109	1513
175,3		1141	1555
177,8		1174	1596
180,3		1206	1642
182,9		1240	1691
185,4			1739
188,0			1785
190,5			1831

Tab. 4-4 Anamnestische Angaben und Symptome für drohende oder bestehende Nährstoffdefizite.

Anamnestische Angaben	Organ/Symptom	Defizitärer Nährstoff	Entstehungs-mechanismus
Kau- und Schluckstörungen, Anorexie, Alkoholismus, Armut, Gewichtsverlust		prinzipiell alle Makro- und Mikronährstoffe	ungenügende Zufuhr
Meiden von Fleisch, Milch, Milchprodukten	Hyperpigmentierung	Vitamin B_{12}, Folsäure, Eisen, Kalzium	ungenügende Zufuhr
Steatorrhö		fettlösliche Vitamine, Kalzium	verminderte Resorption
Alkoholismus	Ataxie	Vitamin B_1, Magnesium, Zink	verminderte Resorption, erhöhte Verluste
chronisch-entzündliche Darmerkrankung	Diarrhö	prinzipiell alle Makro- und Mikronährstoffe	verminderte Resorption
	Haut: Pellagra, Pellagroid	Niacin, B-Vitamine	
	hämorrhagisch-erosive, vesikopustulöse Dermatitis	Zink	
	Xerose (trockene, rissige, raue Haut)	Vitamine A und B_2, Zink, Eisen	
Nikotinabusus	Hautschuppung (ichthyosiform), Auge: konjunktivale Xerose, „Bitot-"Flecken	Vitamine A, C und E, Folsäure	erhöhter Bedarf
Medikamente, z.B. Isoniazid, Phenobarbital, Triamteren		Vitamin B_6, Niacin, Vitamin D, Folsäure	verminderte Utilisation
Dialyseverfahren	Paronychien, Dekubitus	Zink, wasserlösliche Vitamine	erhöhte Verluste
Operationen, Trauma	Dekubitus, Gingivitis, Blutung	Eiweiß, Vitamin C, Zink	erhöhter Bedarf
Gastrektomie	Hyperpigmentierung, Glossitis, hyperchrome Anämie, unsicherer Gang	Vitamin B_{12}, Folsäure, Eisen	verminderte Resorption
Aszites, Pleurapunktionen		Eiweiß	Verluste
	quergestreifte Depigmentierung der Fingernägel	Protein, B-Vitamine	
	Auge: konjunktivale Xerose, Bitot"-Flecken	Vitamin A	
	Vergrößerung der Schilddrüse	Jod, Selen	verminderte Zufuhr
	Knochenverbiegungen, Schwellung der Epiphysen	Vitamin D, Kalzium	verminderte Zufuhr
	Ataxie	Vitamine B_1 und B_6	

4.2.3 Indikationen zur enteralen oder parenteralen Substratzufuhr

Die richtige Indikationsstellung zur enteralen oder parenteralen Ernährung sowie Ihre korrekte Durchführung und Überwachung verlangen viel Spezialwissen, das den Rahmen eines Laborbuchs übersteigt. Die Rahmenbedingungen werden besonders kritisch, wenn aus dem Ergebnis von labordiagnostischen Messgrößen Indikationen für Infusionstherapien abgeleitet werden sollen. Labormedizinische Untersuchungen werden im Wesentlichen zur Überwachung eingesetzt. Für die Überwachung bei Sondenernährung sind folgende Untersuchungen als Minimalprogramm durchzuführen: kleines Blutbild, Natrium, Kalium, Chlorid, Glukose, Kreatinin, ALT, alkalische Phosphatase.

Die Substratzufuhr ist nur dann beurteilbar, wenn eine intakte oder wiederhergestellte Hämodynamik die Sicherheit liefert, dass die gewonnenen Blutproben repräsentative Daten über Substratkonzentrationen zulassen. Dann dient die Erfassung der Konzentrationen von Glukose und Laktat der Abschätzung der Stoffwechsellage, der Substratversorgung und der Energiebereitstellung. Die Messung des Harnstoffs, die meist zusammen mit der des Kreatinins für die Beurteilung der Nierenfunktion erfolgt (sog. Retentionsgrößen), dient hier auch zur Beurteilung der Leberfunktion sowohl bezüglich der Intaktheit ihrer Versorgungslage als auch bezüglich der Perfusionsqualität. Die Berechnung der Harnstoffproduktionsrate ist eine indikative Größe, die bei bekannter Nierenfunktion für die Abschätzung der Leberfunktion als zentralem Stoffwechselorgan hervorragend geeignet ist.

Zusammenfassend soll betont werden, dass der aufgeführte Katalog an Messgrößen zur allgemeinen Charakterisierung der Flüssigkeitskompartimente beim Menschen eine Voraussetzung für die Interpretierbarkeit der Messgrößen darstellt. Dieses wirkt sich vor allem auf die Beurteilung der im folgenden Abschnitt beschriebenen Spurenelemente und Spurensubstanzen aus, die in einem Konzentrationsbereich erfasst werden, der in ganz besonderer Weise durch eine pathologische Veränderung des Hydratationsstatus, der Elektrolyte und der Stoffwechsellage der zellulären Kompartimente beeinflusst wird.

4.3 Essenzielle Elemente

4.3.1 Hinweise auf das Vorliegen eines Mangelzustands essenzieller Elemente

Bei der Anamnese und körperlichen Untersuchung können viele Symptome auf einen Mangelzustand essenzieller Elemente hinweisen und damit eine Indikation zur Untersuchung des spezifischen Nahrungsmittelbestandteils geben. Tab. 4-4 gibt eine Auswahl anamnestischer Angaben und sichtbarer Symptome von Nährstoffmangel und die zu untersuchenden Nährstoffdefizite.

4.3.2 Vitamine

Da die Vitamine sehr unterschiedlichen Stoffklassen angehören und durch ihre Wirkung (➤ Abb. 4-1), nicht durch ihre chemische Struktur definiert sind, teilt man sie nach ihrer Löslichkeit in zwei Klassen ein:

- wasserlösliche Vitamine: B_1, B_2, B_6, B_{12} und C sowie Biotin, Pantothensäure, Niacin und Folsäure,
- fettlösliche Vitamine: A, D, E, und K.

Eine Reihe von Verfahren und Methoden stehen zur Verfügung, um den Vitaminstatus zu erfassen:

- Mit den direkten Methoden werden Konzentrationen von Vitaminen bzw. deren Metaboliten in biologischem Material wie Vollblut, Plasma/Serum, Erythrozyten, Urin, Liquor oder Geweben erfasst.
- Die indirekten In-vitro- oder In-vivo-Tests berücksichtigen funktionelle Aspekte wie Enzymaktivitäten oder physiologische Funktionen der Vitamine.

Um Anhaltspunkte über den jeweiligen Vitaminstatus zu erhalten, ist es wichtig zu wissen, in welchen biologischen Materialien die Bestimmungen vorgenommen werden müssen. Einige Vitamine wie B_6, Biotin, Nicotinamid, Pantothensäure und Vitamin C sind im Plasma bzw. in den Erythrozyten weitgehend gleich verteilt; Thiamin, Riboflavin und Folsäure kommen dagegen vorrangig in den Erythrozyten vor. Vitamin B_{12} und die fettlöslichen Vitamine kommen zwar hauptsächlich in bestimmten Organen und Geweben vor, stehen jedoch mit dem Plasma/Serum in einem bestimmten Gleichgewicht. Prinzipiell reflektieren Vitaminbestimmungen im Urin recht gut den Vitaminhaushalt unter der Voraussetzung, dass nahrungsbedingte Einflüsse und Fehler bei der Urinsammlung ausgeschlossen sind. Wegen der eher seltenen Indikationen sind die einzelnen Indikationen und ihre Interpretation in ➤ Kap. 24 ausgeführt.

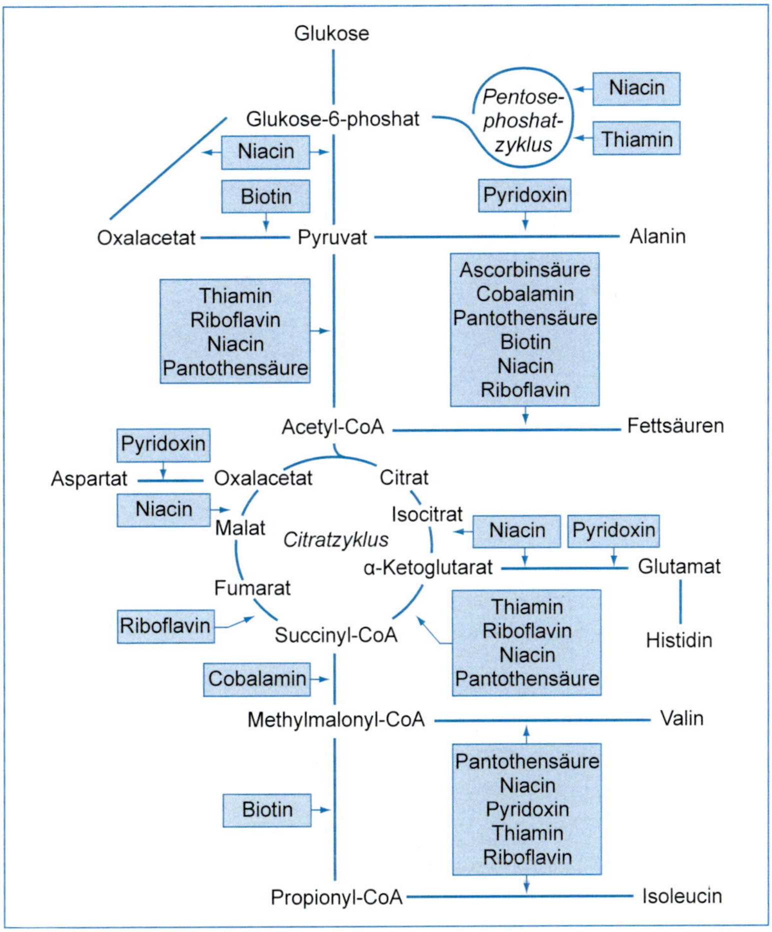

Abb. 4-1 Die Einwirkungen verschiedener Vitamine auf den Stoffwechsel (nach Bässler et al. 2002).

4.3.3 Mineralstoffe und Spurenelemente

Die für den Menschen essenziellen Mineralstoffe und Spurenelemente sind ähnlich wie die Vitamine an lebenswichtigen biologischen Prozessen beteiligt, z.B. an Schaltstellen des Zellstoffwechsels, der DNA- und RNA-Synthese, der Erhaltung der Membranintegrität und der Entgiftung von hochreaktiven Sauerstoffverbindungen (➤ Abb. 4-2). Ihre Wirkungsmechanismen bei diesen Vorgängen sind unterschiedlich, weswegen sie gegenseitig nicht ersetzt oder ausgetauscht werden können. Die Spurenelemente haben insbesondere

- katalytische Funktionen als Bestandteil von Enzymen, Metalloenzymen und Metalloproteinen,
- regulatorische Einflüsse auf Hormone, die Transkription von Genen, die zelluläre und humorale Abwehr sowie auf antioxidative Schutzsysteme,
- stabilisierende Funktionen zur Aufrechterhaltung der Quartärstruktur von Enzymen sowie zum Schutz von Membranen und Strukturen.

Die geographisch bedingte Ernährungssituation kann hinsichtlich des einen oder anderen Spurenelementes für die verschiedenen Spezies klinische Auswirkungen haben. Das bedeutet, dass ein essenzielles Element bei stark eingeschränktem Nahrungsangebot deutliche Mangelerscheinungen auf der Basis der oben beschriebenen Funktionen erkennen lässt.

Indikationen zu den am häufigsten untersuchten Spurenelementen ➤ Kap. 24.

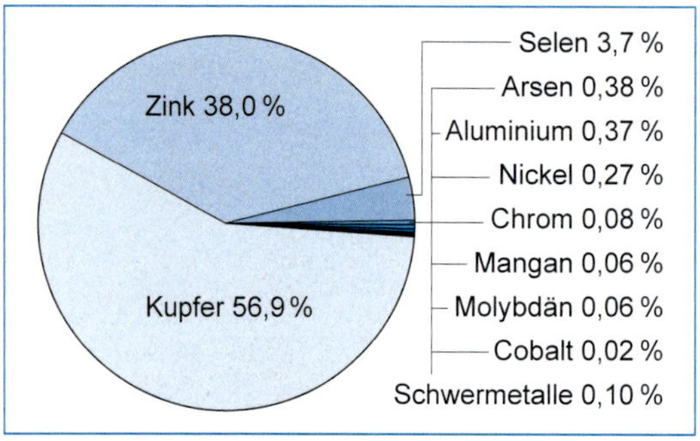

Abb. 4-2 Verteilung der Spurenelemente im menschlichen Serum. Angaben in % aller Spurenelemente im Serum in g.

LITERATUR

Alpers DH, Clouse RE, Stenson WF. Manual of Nutrional Therapeutics. Little Brown and Company, Boston 1983.

Anderson RA. Nutritional factors influencing the glucose/ insulin system: Chromium. J Am Coll Nutr 1997;16: 404–10.

Bässler K-H, Golly I, Pietrzik K. Vitamin-Lexikon, 3. Aufl. Urban & Fischer, München, Jena 2002.

Biesalski HK, Köhrle J, Schümann K (Hrsg.). Vitamine, Spurenelemente und Mineralstoffe. Prävention und Therapie mit Mikronährstoffen. Georg-Thieme Verlag, Stuttgart 2002.

Biesalski HK, Pietrzik K (Hrsg.). Vitamine, Physiologie, Pathophysiologie, Therapie. Georg-Thieme Verlag, Stuttgart 1997.

Biesalski HK, Berger MM., Brätter P, Brigelius-Flohe R, Fürst P, Köhrle J, Oster O, Shenkin A, Viell B, Wendel A. Kenntnisstand Selen – Ergebnisse des Hohenheimer Konsensusmeetings. Akt Ernähr Med 1997;22:4–31.

Brätter P, Heseker H, Liesen H, Kruse-Jarres JD, Negretti de Brätter V, Pietrzik K. Schümann K: Mineralstoffe, Spurenelemente und Vitamine. Bertelsmann Stiftung, Gütersloh 2002.

Golden MHN, Jackson AA. Chronic severe undernutrition. In: Nutrition Reviews. Present Knowledge in Nutrition, 5th ed. 1984. The Nutrition Foundation. Washington D.C., pp57–67.

Grünert A. Stoffwechsel und Ernährung. In Hartig W. Moderne Infusionstherapie, künstliche Ernährung, pp. 37–44. Zuckschwerdt-Verlag, München, Bern, Wien, New York 1994.

Kruse-Jarres, JD. Basic principles of zinc metabolism. In: Kruse-Jarres J.D. und Schölmerich J (eds.). Zinc and disease of the digestive tract, pp. 3–15. Kluwer Academic Publ., Dordrecht, Boston, London 1997.

Leonhardt W, Hanefeld M, Lattke P, Jaroß W. Vitamin E-Mangel und Oxidierbarkeit der Low-Density-Lipoproteine bei Typ-I- und Typ-II-Diabetes: Einfluss der Qualität der Stoffwechselkontrolle. Diabetes und Stoffwechsel 1997;6 Suppl. 2:24–8.

Mertz W, Schwarz K. Relationship of Glucose tolerance factor to impaired glucose tolerance in rat diets. Am J Physiol 1959;196:614–8.

Pietrzik K, Prinz-Langenohl R, Thorand B. Mikronährstoffe in der Schwangerschaft. Z Geburtsh Neonatol 1997:201 (Suppl 1):21–4.

Prasad, AS. Zinc and immunity. Mol Cell Biochem 1998;188:63–9.

Rükgauer-Flusche M. Methode zur Bestimmung der Spurenelementversorgung. ibidem-Verlag, Stuttgart 2000.

Schauder P, Arends J. Erfassung und Beurteilung des Ernährungszustands. In Schauder P, Ollenschläger G (Hrsg.). Ernährungsmedizin, 3. Aufl., pp. 477–97. Elsevier, Urban & Fischer, München 2006.

KAPITEL

5

Michael Spannagl, Georg Mößmer

Hämostase

5.1 Einführung in das Hämostasesystem

Ein fein abgestimmtes Zusammenwirken zellulärer und plasmatischer Blutbestandteile mit der Gefäßwand gewährleistet die Bildung von Blutgerinnseln (➤ Abb. 5-1). Verschiedene Inhibitorsysteme (Antithrombin, Protein C, Tissue factor pathway inhibitor [TFPI]) limitieren und regulieren die Gerinnungsaktivierung. Das Fibrinolysesystem begrenzt und modelliert diese Prozesse ebenfalls. Analog der Blutgerinnung sind dabei Plasmaproteine, spezifische Inhibitoren und zellständige Rezeptoren beteiligt.

Das aktuelle Konzept der Hämostaseaktivierung stellt ein durch die Ansammlung von Gerinnungsfaktoren auf Thrombozytenoberflächen zwischen zellulärer und plasmatischer Hämostase unmittelbar verknüpftes System dar (➤ Abb. 5-2).

Für die Beurteilung von hämostaseologischen Befunden in der klinischen Routine ist die Unterscheidung von Blutungs- oder Thrombosegefahr von praktischer Bedeutung. Darüber hinaus ist die Mitwirkung plasmatischer und zellulärer Komponenten des Hämostasesystems bei Wundheilung, Konzeption, Schwangerschaft, Angiogenese, Metastasierung und weiteren physiologischen und pathophysiologischen Prozessen Gegenstand wissenschaftlicher Untersuchungen.

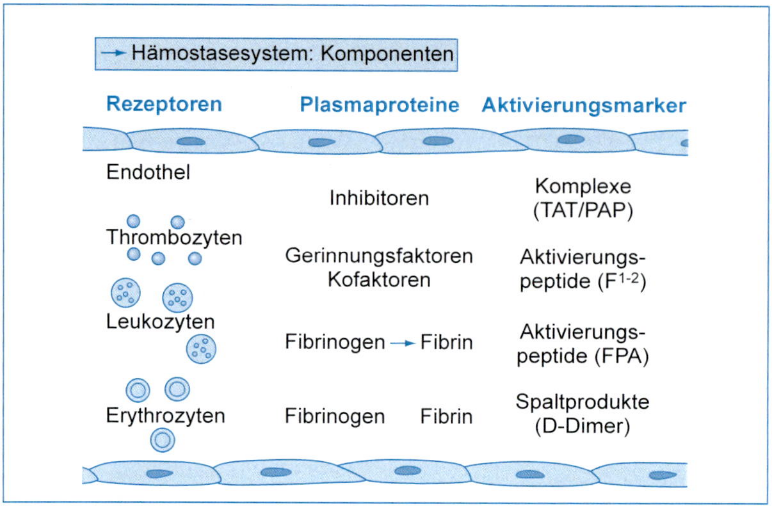

Abb. 5-1 Komponenten des Hämostasesystems.

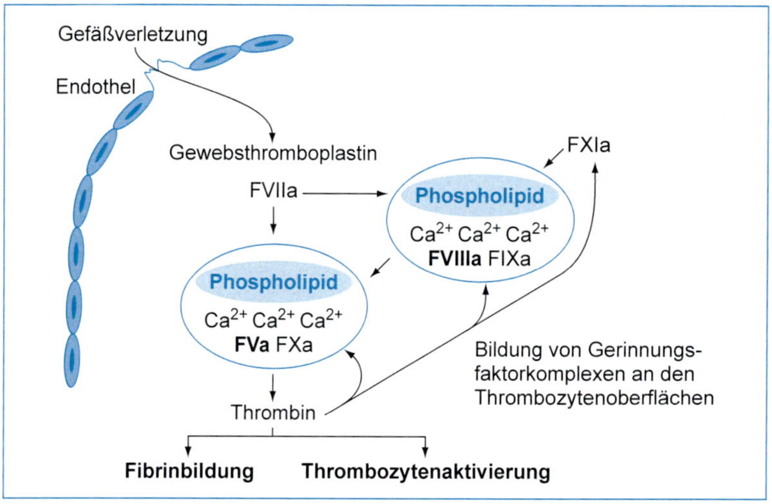

Abb. 5-2 Aktuelles Konzept zur Aktivierung des Hämostasesystems.

5.2 Hämostase im klinischen Alltag

5.2.1 Diagnostik und Therapiekontrolle

Im Hinblick auf die normale und pathologische Hämostase werden Störungen der zellulären und der plasmatischen Komponenten unterschieden und mit spezifischen Techniken gemessen. Bei der Routineabklärung im Gerinnungslabor wird als Probenmaterial thrombozytenarmes Plasma verwendet. Die Polymerisation von Fibrin nach Aktivierung des Fibrinogens wird als Messprinzip im Probengefäß genutzt. Naturgemäß kann so nur ein Teilaspekt, nämlich die plasmatische Hämostase, erfasst werden. Praktikabel ist der Einsatz der Thromboplastinzeit und der aktivierten partiellen Thromboplastinzeit aPPT als Suchtests und die nachfolgende Sicherung eines Einzelfaktormangels oder inhibierender Antikörper mit Spezialmethoden.

Zusätzlich werden antikörperbasierte Konzentrationsmessungen von Gerinnungsfaktoren und Fibrinolysefaktoren oder Abbauprodukten (z.B. Fibrinspaltprodukte) durchgeführt.

Die komplexe Interaktion der physiologischen und pathophysiologischen Prozesse der Hämostase

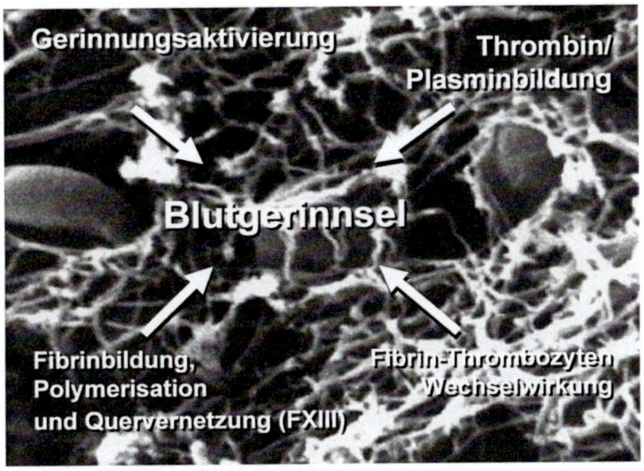

Abb. 5-3 Interaktion der plasmatischen und zellulären Hämostase sowie der Fibrinolyse im globalen Vollbluttest.

im Vollblut ist mit Labormethoden nur eingeschränkt möglich. Für einige Fragestellungen bleibt der Einsatz globaler Vollblutmethoden wie etwa der Thrombelastographie sinnvoll. ➤ Abb. 5-3 stellt die Interaktion der plasmatischen und zellulären Hämostase sowie der Fibrinolyse im globalen Vollbluttest schematisch dar.

Bezogen auf die **Häufigkeit der Analysen** macht die Kontrolle der Therapie mit Antikoagulanzien zahlenmäßig den größten Anteil an den gerinnungsphysiologischen Bestimmungen in klinischen Laboratorien aus. An zweiter Stelle steht die Vorhersage (Screening) nach Hämostasestörungen vor invasiven Prozeduren.

Bei der Therapiekontrolle einer Antikoagulation werden die Wirkung von Vitamin-K-Antagonisten auf die Synthese von Gerinnungsfaktoren in der Leber mit der Thromboplastinzeit und die Wirkung unfraktionierter Heparine mit der aPTT gemessen. Neuere Antikoagulanzien wie niedermolekulare Heparine können nur mit Spezialtests (Faktor-Xa-Hemmung) erfasst werden. Für die Kontrolle Plättchen hemmender Substanzen gibt es keine verbreiteten Routineverfahren. Vergleichbar zu den niedermolekularen Heparinen werden Plättchenhemmer in Standarddosis verabreicht.

Wenige Geräte zur Thrombozytenmessung haben sich in der Routine bewährt wie etwa die Platelet-Function-Analyse (PFA). Damit kann aber verlässlich nur die Wirkung von Acetylsalicylsäure gemessen werden. Inwieweit die Kontrolle der Wirkung von Thrombozytenhemmstoffen im Zusammenhang mit der Diskussion der „Non-Responder" eine praktische Bedeutung bekommt, muss die Zukunft zeigen. In Speziallabors wird Thrombozytendiagnostik aggregometrisch im plättchenreichen Plasma oder durchflusszytometrisch bzw. als Impedanzmessung im Vollblut durchgeführt. Letztere hat durch ihre einfache Durchführung in antikoaguliertem Vollblut in den letzten Jahren zunehmende Verbreitung gefunden und wird zur Überprüfung der Therapie mit Thromozytenhemmstoffen eingesetzt.

In der Hämostasediagnostik ergeben sich folgende Fragestellungen:

- Bei der Versorgung von Patienten bzw. vor invasiven Eingriffen soll das Risiko für Blutungen oder Thrombosen abgeschätzt werden.
- Aufgrund pathologischer Suchtests und/oder klinisch-anamnestischer Befunde soll ein Defekt eines Gerinnungsfaktors oder eines Thrombozytenrezeptors bzw. Signalwegs näher charakterisiert werden.
- Die Intensität der Therapie mit Gerinnungs- oder Plättchenhemmstoffen wird überwacht.
- Bei Autoimmunerkrankungen werden gerinnungswirksame Phospholipidantikörper oder mit der Funktion von Gerinnungsfaktoren interferierende Allo-/Autoantikörper identifiziert.
- Indikationsstellung und Überwachung einer Therapie mit plasmatischen und/oder zellulären Blutprodukten (FFP, Thrombozytenkonzentrat, Faktorenkonzentrate).
- Qualitätskontrolle bei der Herstellung dieser Blutprodukte.
- Präklinischer Einsatz (Medikamentenentwicklung, Phase-1-Prüfungen).

Das traditionelle Messprinzip im Gerinnungslabor beruht auf der Erfassung der Gerinnselbildung unter möglichst physiologischen Bedingungen. Dabei läuft die Thrombin- und Fibrinbildung in der ursprünglichen Patientenprobe ab, d.h., Fibrin wird aus dem Fibrinogen der Probe gebildet (➤ Abb. 5-4).

Eine spezifischere Messung einzelner Gerinnungsfaktoren ist durch Verwendung von Mangelplasmen möglich. Mit synthetischen Substraten erfolgt die Analyse einzelner Proteasen oder deren Inhibitoren unabhängig von der Plasmamatrix im Puffersystem (➤ Abb. 5-5).

Weiterhin werden im Gerinnungslabor Konzentrationsbestimmungen mit immunologischen Techniken sowie molekularbiologische Methoden angewendet.

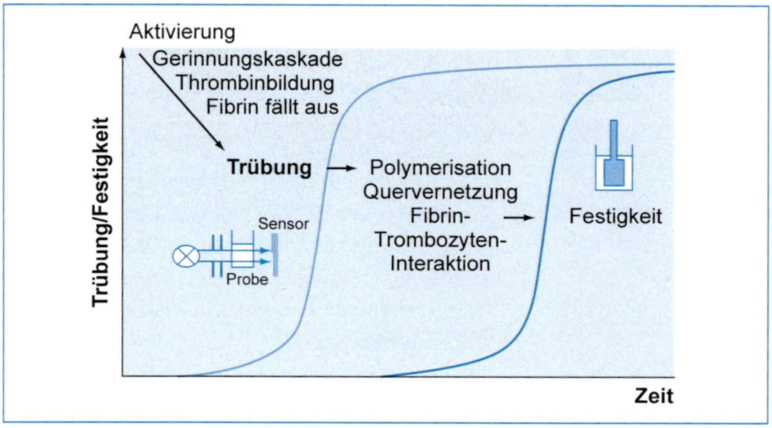

Abb. 5-4 Der Gerinnungsprozess in vitro als Prinzip hämostaseologischer Labormethoden: Trübung: optische Messung; Festigkeit: mechanische Messung.

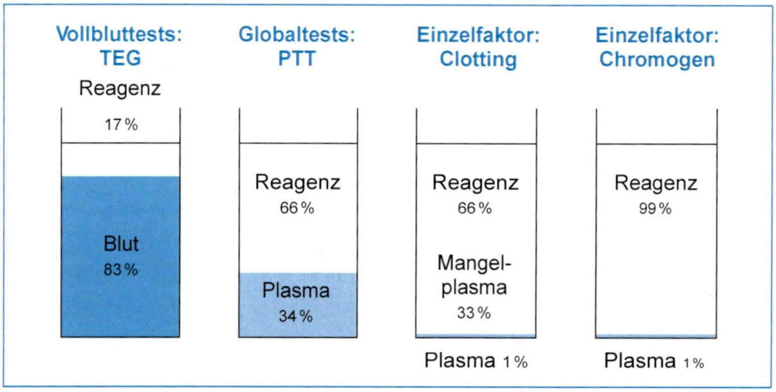

Abb. 5-5 Konzepte funktioneller Testmethoden.

5.3 Hämostaseologische Diagnostik

Wann denke ich an das Hämostasesystem und welche Laboruntersuchungen werden empfohlen?

Was ist normal?

Verbreitet ist die Ansicht, mit der Bestätigung normaler plasmatischer Globaltests (aktivierte partielle Thromboplastinzeit [aPTT], Thromboplastinzeit) und Thrombozytenzahlen im Blutbild relevante Hämostasestörungen auszuschließen. Häufig ist aber eine falsch negative Laborkonstellation zu finden. Dies trifft naturgemäß bei Störungen der Thrombozyten, der Gefäßwand und bei komplexen Defekten zu, die alle nicht mit den Plasmamethoden erfasst werden können. Die im Blutbild gemessene Thrombozytenzahl sagt nichts aus über deren Funktion.

In der Hand des Geübten ist eine standardisierte In-vivo-Blutungszeit eine gute Information über das Ausmaß einer eventuellen Störung der primären Hämostase. Deutliche Unterschiede der Ergebnisse bei verschiedenen Untersuchern erschweren allerdings den Einsatz in der klinischen Routine.

Häufig wird wegen der ausgedehnten Spannweite des Referenzbereichs von Gerinnungsbefunden auf den individuellen Ausgangswert verwiesen (etwa bei der Heparintherapie über Perfusor). Tatsächlich sind die Probleme der Festlegung von Normalbereichen und auch der Kalibration in der Hämostasediagnostik nicht vollständig gelöst. Eine Standardisierung, vergleichbar den Analyten der klinischen Chemie, ist bei der komplexen Biologie des Hämostasesystems erschwert. Ein wichtiges Bezugssystem ist das sog. Normalplasma. Bei dessen Herstellung wird das Plasma von Normalpersonen gepoolt. Der Gehalt der einzelnen Gerinnungs- und Fibrinolysefaktoren wird idealerweise als 100% angenommen. Für

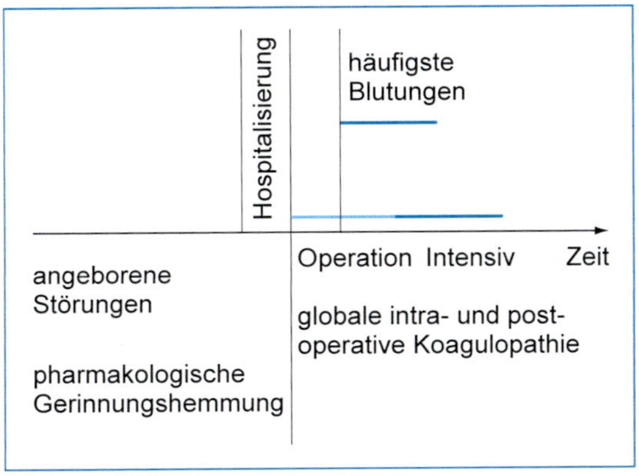

Abb. 5-6 Die ärztliche Intervention als Auslöser der Entdeckung einer Koagulopathie.

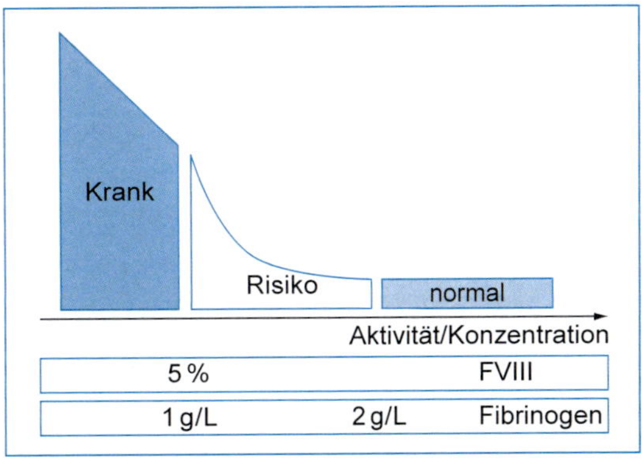

Abb. 5-7 Blutungsrisiko in Abhängigkeit von der isolierten Erniedrigung eines Gerinnungsfaktors.

Analyten, die darin nur in niedriger Konzentration vorkommen, müssen artifizielle Kalibratoren hergestellt werden (z.B. D-Dimer).

Schließlich muss an dieser Stelle noch diskutiert werden, dass minimale Hämostasedefekte vielfach erst durch ärztliche Eingriffe manifest werden. Typischerweise tritt eine Blutung oder Thromboembolie unter einer bestimmten Belastung auf, insbesondere auch bei iatrogenen Interventionen (➤ Abb. 5-6). Solche Probleme treten immer wieder bei primär gerinnungsgesunden Patienten auf. Anamnestische Hinweise sind häufig Anlass für die erneute Durchführung von Suchtests und ggf. dann für eine spezielle gerinnungsphysiologische Diagnostik.

5.3.1 Pathologische Ergebnisse von Hämostaseparametern als Zufallsbefund

Die schlechte Prädiktivität von Blutungskomplikationen bei operativen und interventionellen Eingriffen wurde immer wieder beschrieben und ist ein wichtiges Thema der präoperativen Vorbereitung. Aus der Sicht des Hämostaselabors kann dem mit dem Hinweis auf falsche Fragestellungen begegnet werden. Die aPTT kann nur die Verfügbarkeit intakter Einzelfaktoren und das Vorhandensein von Antikoagulanzien oder Antikörpern gegen Phospholipide signalisieren, aber eben nicht eine Blutung bei einem bevorstehenden Eingriff vorhersagen.

Im klinischen Alltag sind beide Konstellationen möglich:

- Pathologische hämostaseologische Globalteste – keine Blutungsneigung.
- Normalbefunde – klinische Blutungsneigung.

Pathologische Resultate bei der Gerinnungsdiagnostik sind nicht notwendigerweise mit einem Blutungs- oder Thromboserisiko verbunden. Ein in der Anamnese und im akuten klinischen Bild asymptomatischer Patient kann jedoch pathologische Gerinnungswerte aufweisen. Für eine Reihe von Gerinnungsfaktoren besteht eine hohe Redundanz, d.h., die für eine normale Hämostase erforderlichen Restaktivitäten sind deutlich unter der unteren Normalbereichsgrenze. Eine verzögerte Gerinnselbildung im Labortest ist daher nicht notwendigerweise mit einem Blutungsrisiko verbunden. Nur bei schweren Defekten (Faktorenaktivitäten unter 5% des Normalen) kommt es regelhaft zur klinischen Manifestation (➤ Abb. 5-7).

In wenigen Fällen sind pathologische gerinnungsphysiologische Werte sogar mit einer Thrombosegefahr verbunden. So können in Einzelfällen Phospholipidantikörper eine Thrombose auslösen, obwohl dabei eine verlängerte aPTT gemessen wird.

Das Vorbereiten richtiger Fragestellungen an hämostaseologische Labormethoden ist die wesentliche Aufgabe der Kommunikation zwischen Labor und Klinik. Schließlich ist in vielen Fällen nur in der Zusammenschau mit Anamnese und aktuellem klinischen Bild des Patienten eine angemessene Interpretation möglich. Die Anforderung eines Basisprogramms von Messgrößen der Blutgerinnung vor invasiven Eingriffen erscheint nur für ausgewählte Konstellationen sinnvoll und muss durch weitere anamnestisch und auch klinisch erhobene Befunde ergänzt werden.

5.3.2 Vorhersage eines Blutungsrisikos

Da Blutungskomplikationen typischerweise bei akuten Erkrankungen, Traumen, Operationen oder anderen invasiven Eingriffen auftreten, hat ihre Vorhersage einen hohen Stellenwert. Neben den Suchtests für die plasmatische Hämostase und der Thrombozytenzahl müssen systematisch Informationen zu Anamnese und klinischem Bild zur Risikoabschätzung erhoben werden. Da diese Vorgehensweise für alle Patienten im Sinne eines Screenings angewandt wird, ist ein hohes Maß an Standardisierung erforderlich. Dies gilt nicht nur für die Labordiagnostik, sondern auch für die Erhebung der Anamnese und des akuten klinischen Bildes. Dazu wurden standardisierte Anamnesebögen eingeführt und validiert.

Im Gerinnungslabor werden nach einem stufendiagnostischen Konzept abhängig vom Ergebnis der gemessenen Globaltests, Einzelfaktorbestimmungen oder, soweit verfügbar, Thrombozytenfunktionsmessungen durchgeführt.

5.3.3 Vorhersage eines Thromboserisikos

Über viele Jahre hat die Messung einer zu gering ausgeprägten Hämostasekapazität im Gerinnungslabor die dominierende Rolle gespielt. Hierbei wurden die unterschiedlichen Formen der Blutungsneigung bedingt durch defekte Plasmafaktoren (z.B. Hämophilie oder Von-Willebrand-Jürgens-Syndrom) oder durch defekte Rezeptoren auf der Thrombozytenmembran (z.B. Morbus Glanzmann) aufgeklärt.

Erst in den letzten Jahren werden im großen Umfang laborchemisch fassbare Ursachen einer erhöhten Thromboseneigung untersucht. Sie werden deutlich häufiger als angeborene Blutungsübel gefunden. In der heutigen Routinediagnostik werden hier sowohl genetisch bedingte Varianten von Gerinnungsfaktoren als auch erhöhte Plasmaspiegel von Gerinnungsfaktoren und erniedrigte Aktivitäten von Gerinnungsinhibitoren abgeklärt. In der Zusammenschau mit anamnestischen (auch familienanamnestischen) Daten der Merkmalsträger werden dann Empfehlungen zu Prophylaxe und Therapie thromboembolischer Erkrankungen gegeben.

5.3.4 Therapieüberwachung

Über viele Jahre war die Plättchenhemmung mit ASS und die Gerinnungshemmung mit unfraktioniertem Heparin und nachfolgend mit Vitamin-K-Antagonisten das Standardvorgehen. Inzwischen ist eine Reihe neuer Substanzen mit erweitertem Wirkspektrum zugelassen (➤ Tab. 5-1).

Bezogen auf die absolute Zahl durchgeführter Gerinnungstests wird die Messung der Thromboplastinzeit (TPZ) und der aPTT mit Abstand am häufigsten zur Überwachung der Therapie durchgeführt. Dazu trägt die pro Patient vielfach wiederholte Messung bei.

Moderne Konzepte der Antikoagulation (NMH, orale Thrombininhibitoren) werden zunehmend ohne die Notwendigkeit von Laborkontrollen (oder durch Selbstkontrolle durch den Patienten ersetzt) eingesetzt. Dennoch ist für die intensivmedizinische und perioperative Überwachung und Fragestellung die Verfügbarkeit reproduzierbarer Methoden zum Monitoring der Antikoagulation erforderlich. Grundsätzlich sind pharmakologisch orientierte Methoden (wie etwa die Xa-Hemmteste zur Therapiekontrolle mit NMH) von gerinnungsphysiologischen Verfahren zu unterscheiden. Zu letzteren ge-

Tab. 5-1 Gerinnungs- und Thrombozytenhemmung.

Vergangenheit	Gegenwart
• ASS • Vitamin-K-Antagonisten • Heparin	• ASS, ADP-Rezeptorantagonisten, GpIIb/IIIa-Antagonisten,.. • NMH: Certoparin, Dalteparin, Enoxaparin, Nadroparin, Reviparin, Tinzaparin • Danaparoid • Hirudine: Lepirudin, Deshirudin • Bivalirudin, Argatroban • X(i)melagatran
	Perorale direkte Inhibitoren
	• Rivaroxaban (p.o.) • Dabigatran (p.o.)

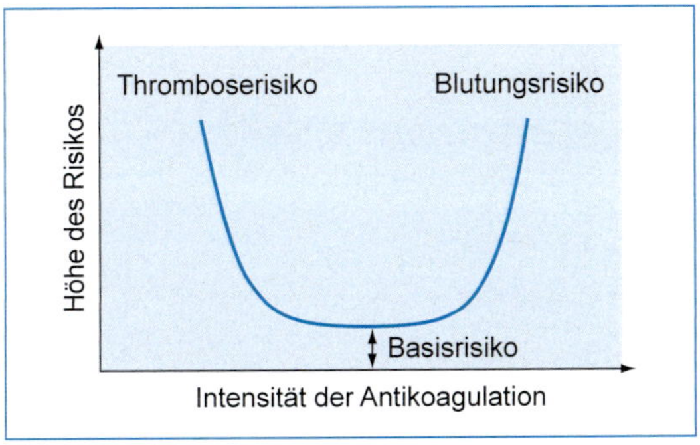

Abb. 5-8 Dosisabhängige Sicherheit und Wirksamkeit von Gerinnungs- und Thrombozytenhemmstoffen.

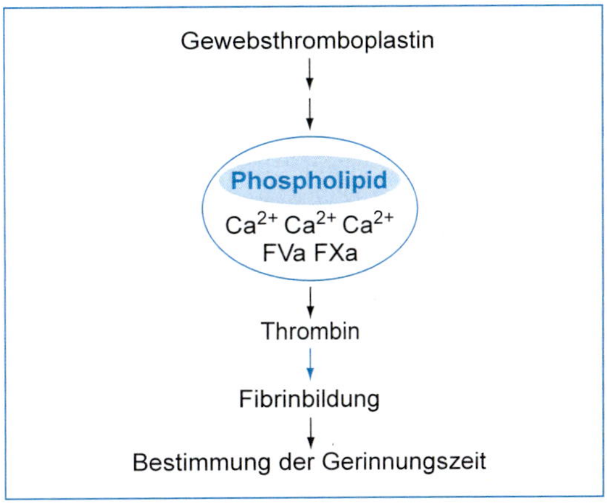

Abb. 5-9 Hämostaseaktivierung in der Thromboplastinzeit.

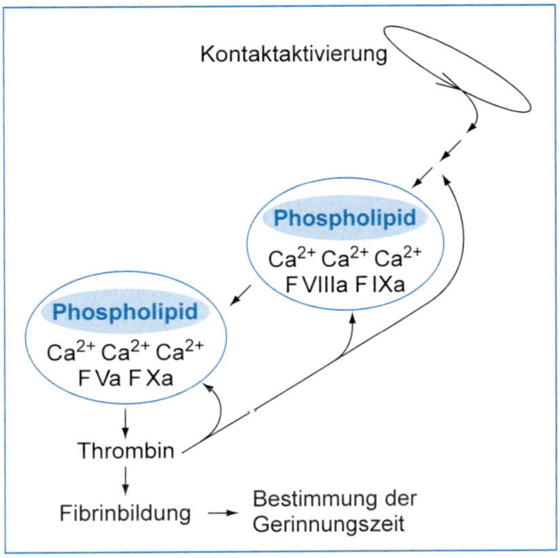

Abb. 5-10 Hämostaseaktivierung in der aktivierten partiellen Thromboplastinzeit (aPTT).

hört beispielsweise die aPTT zur Messung der Wirkung des unfraktionierten Heparins. Dabei werden neben der Heparinwirkung auch alle Einflüsse aus der Patientenprobe erfasst.

Insbesondere durch die neuen oralen direkten Gerinnungsinhibitoren sind vielfältige Einflüsse auf Gerinnungstests sowohl in der globalen als auch in der speziellen Analytik zu erwarten. Dabei ist die Beeinflussung von Gerinnungstests unabhängig von der Intensität der klinischen Wirkung und den angewandten Messmethoden. Insgesamt ist durch die neuen direkt wirksamen Substanzen eine ausgeprägtere Störung von Gerinnungstests auch in prophylaktischen oder therapeutischen Dosierungen zu erwarten.

Die Praktikabilität der Messung der Thromozytenaggregation im Vollblut mittels des Impedanzverfahrens ermöglicht eine einfache Thromobzytenfunktionstestung zum Monitoring von Plättchenhemmstoffen. Im klinischen Alltag spielt die Medikamentenanamnese eine wesentliche Rolle zur Einschätzung einer Blutungsgefahr (➤ Abb. 5-8).

5.4 Blutungsneigung

Die klassische Hämostasediagnostik im Plasma ist nach einem Stufenkonzept aufgebaut. Pathologische/grenzwertige Befunde von Suchtests führen zu weiteren differenzialdiagnostischen Messungen. Die Thromboplastinzeit misst einen Mangel der Gerinnungsfaktoren II, V, VII, X, die aPTT einen Mangel der Faktoren VIII, IX, XI, XII (➤ Abb. 5-9, ➤ Abb. 5-10).

Dabei werden angeborene Defekte dieser Proteine, aber auch erworbene (z.B. durch Auto- oder Alloantikörper) detektiert.

Grundsätzlich hat die gerinnungsphysiologische Bestimmung der Gerinnungsfaktoren und -inhibitoren Priorität. Ausnahmsweise (z.B. für Faktor XIII) müssen andere Testsysteme angewendet werden. Darüber hinaus stehen für spezielle Fragestellungen immunologische und molekularbiologische Techniken zur Verfügung.

5.4.1 Angeborene Störungen der plasmatischen Gerinnungsfaktoren

Von-Willebrand-Jürgens-Syndrom

Beim Von-Willebrand-Jürgens-Syndrom zeigt sich das klinische Bild einer gestörten Blutstillung (Primärhämostase). Die Blutungssymptomatik tritt also unmittelbar nach Läsionen oder invasiven Eingriffen auf. Dies ist in den meisten Fällen durch den Defekt eines großen Plasmaproteins bedingt, dem aus vielen identischen Untereinheiten bestehenden Von-Willebrand-Faktor (vWF). Dessen ausreichende Quantität und Funktionalität wird in den Globaltests der plasmatischen Hämostase nicht erfasst. Seine physiologische Funktion ist die Anheftung der aktivierten Thrombozyten an Gefäßwandverletzungen und der Transport des Gerinnungsfaktors VIII.

Von der Erkrankung sind beide Geschlechter betroffen. Mit einer Prävalenz von ca. 1:1000 gehört diese Erkrankung zu den häufigsten hämorrhagischen Diathesen. Allerdings sind die laborchemischen Messungen des Von-Willebrand-Faktors ohne Kenntnis des klinischen Bildes in der Regel nicht ausreichend zur Beratung Betroffener. Erschwert ist die Befundung durch signifikant niedrigere Plasmaspiegel des Von-Willebrand-Faktors bei Blutgruppe 0.

Folgende Defekte des Von-Willebrand-Faktors sind bekannt:

- Typ 1 (autosomal-dominant): Erniedrigung des Von-Willebrand-Faktors (quantitativer Defekt).
- Typ 2: Qualitativer Defekt mit verminderter Interaktion des Von-Willebrand-Faktors mit Thrombozyten, der durch das Fehlen von großen Multimeren charakterisiert ist (verschiedene Untergruppen).
- Typ 2N (autosomal-rezessiv): Qualitative Defektvariante mit deutlich verminderter Affinität zu Faktor VIII (Sonderform).
- Typ 3 (autosomal-rezessiv): (Nahezu) vollständiges Fehlen des Von-Willebrand-Faktors.

Klinische Symptomatik:

Da der Von-Willebrand-Faktor ein Akute-Phase-Protein ist, können besonders bei leichten Formen die Laborergebnisse eine hohe intraindividuelle Variabilität aufweisen.

Eine Übersicht der häufigsten Blutungssymptome wird in ➤ Tab. 5-2 dargestellt. Die Erstmanifestation des Von-Willebrand-Syndroms erfolgt bei schweren Fällen ab dem ersten Lebensjahr, bei leichten Formen im Schulalter oder auch im Erwachsenenalter. Im höheren Alter kann die Blutungsneigung wieder abnehmen.

Tab. 5-2 Typische Blutungskomplikationen bei Patienten mit Von-Willebrand-Syndrom.

Symptom	Häufigkeit (%)
Epistaxis	70
Schleimhautblutungen	40
Hämatome	30
Menorrhagien	30
Gastrointestinale Blutungen	11
Nachblutungen nach kleineren Verletzungen	8
Postoperative Blutungen	8
Gelenkblutungen	4

Welche Laboruntersuchungen werden empfohlen?

Für die klinische Routine stehen heute verlässliche Methoden zur Konzentrationsmessung (vWF-Antigen) und zur funktionellen Charakterisierung des WF-Proteins zur Verfügung.

Dabei sind Testsysteme zur Bestimmung der Ristocetin-Kofaktor-Funktion und der Affinität zu Kollagen für die Routine verfügbar.

Gravidität und Puerperium: Bei dem Großteil der Patientinnen mit Von-Willebrand-Syndrom kommt es während der Gravidität zu einem Anstieg von FVIII:C und vWF. Da in diesen Fällen eher nicht mit Blutungskomplikationen zu rechnen ist, kann bezüglich Substitutionsmaßnahmen eine abwartende Haltung eingenommen werden. Wenn allerdings zum Entbindungstermin weiterhin hochpathologische Befunde oder klinische Blutungszeichen bestehen, muss eine gerinnungsspezifische Behandlung erwogen werden. Postpartal kehren die Gerinnungsverhältnisse der Von-Willebrand-Patientin wieder in den zuvor pathologischen Bereich zurück, sodass eine verstärkte postpartale Blutungsgefahr auftreten kann.

Fibrinogensynthesestörungen

Es können zwei Gruppen von angeborenen Störungen des Fibrinogenmoleküls unterschieden werden, die extrem seltene Hypo- oder Afibrinogenämie und die Dysfibrinogenämie. Bei fast allen Afibrinogenämien treten bereits ab der Geburt hämorrhagische Erscheinungen wie Schleimhautblutungen, Nabelschnurblutungen, Melaena, Haematemesis sowie schwere posttraumatische und postoperative Blutungen auf.

Patienten mit Dysfibrinogenämien können asymptomatisch sein, aber auch zu thromboembolischen Komplikationen neigen. Nur in sehr seltenen Fällen sind hier Blutungssymptome beschrieben.

Welche Laboruntersuchungen werden empfohlen?

Die bei Dysfibrinogenämien auftretenden Polymerisationsstörungen bei der Bildung der Fibrinpolymere können gut mit der Thrombinzeit oder Schlangenenzymreagenzien (Reptilase, Batroxobin) nachgewiesen werden.

Faktor-II-, -V- und -X-Synthesestörungen

Der Erbgang dieser äußerst seltenen Erkrankungen ist meist autosomal-rezessiv. Von spontanen Blutungen sind fast ausschließlich homozygote Merkmalsträger (Restaktivität < 10%) betroffen.

Faktor-VII-Synthesestörungen

Der Erbgang ist autosomal-rezessiv. Es wird mit einer Prävalenz von weniger als 1:100 000 Einwohnern gerechnet. Bei homozygoten Merkmalsträgern liegt die Faktor-VII-Aktivität < 10%. Es kann nach der Geburt zu Nabelschnurblutungen kommen. Später werden Epistaxis, Ekchymosen, Melaena, Haematemesis und posttraumatische Blutungen beobachtet. Für die Durchführung von operativen Eingriffen gilt eine Faktor-VII-Aktivität von 15% als wahrscheinlich ausreichend.

Faktor-VIII-Synthesestörungen (Hämophilie A), Faktor-IX-Synthesestörungen (Hämophilie B)

Die relative Häufigkeit dieser angeborenen Blutgerinnungsdefekte hat schon frühzeitig zur systematischen Bereitstellung von Produkten zur Substitution geführt. Dabei werden Faktor-VIII- (und -IX-)Präparate aus Plasma gewonnen, aber auch rekombinant hergestellt. Die Bluterkrankheit ist mit der Übertragung durch die Mutter und der Manifestation bei männlichen Nachkommen typisch für eine X-chromosomal vererbte Krankheit.

Die schwere Hämophilie wird ab Geburt substituiert und sollte in der betroffenen Familie gerinnungsphysiologisch und molekularbiologisch abgeklärt sein.

Faktor XI-Synthesestörung

Der Faktor-XI-Mangel wird autosomal-rezessiv vererbt. Eine hohe Prävalenz von 3% ist bei Ashkenasim-Juden feststellbar. Bei Homozygoten beträgt die Faktor-XI-Aktivität < 10%. Dabei treten Spontanblutungen auf. Ein spezifisches Präparat zur Therapie ist nicht verfügbar. Mangelzustände können passager durch den Einsatz von gefrorenem Frischplasma (FFP) behoben werden.

Faktor-XII-Synthesestörung

Dieser Befund ist nicht selten bei der Abklärung einer verlängerten aPTT. Immer wieder ist Faktor XII dabei auch nicht nachweisbar (Faktor-XII-Aktivität < 1%). Eine klinische Relevanz auch der schweren Defekte ist nicht belegt. Insbesondere das immer wieder diskutierte Thromboserisiko ist nicht zweifelsfrei dokumentiert. Dennoch muss trotz der deutlich verlängerten oder nicht messbaren aPTT bei Betroffenen die übliche medikamentöse Thromboseprophylaxe und im Erkrankungsfall Thrombosetherapie durchgeführt werden.

Faktor-XIII-Synthesestörungen

Dieser Gerinnungsfaktor wird in den Globaltests aPTT und Thromboplastinzeit nicht erfasst.

Faktor XIII hat folgende biologische Aktivitäten:

- Mechanische Vernetzung des gebildeten Fibrins durch Querverbindungen und Stabilisierung des Gerinnsels durch Einbau von Fibrinolyseinhibitoren wie α_2-Antiplasmin und Plasminogenaktivatorinhibitoren,
- Verankerung des Gerinnsels an extrazellulärer Matrix durch Vernetzung von Fibrin mit Adhäsionsproteinen: Kollagen, Fibronektin, Vitronektin und Von-Willebrand-Faktor.

Die angeborene Form des Faktor-XIII-Mangels wird autosomal-rezessiv vererbt. Nur homozygote Merkmalsträger mit Faktor-XIII-Spiegeln < 3% neigen zu spontanen Blutungen verbunden mit Wundheilungsstörungen. Charakteristisch ist das Zeitintervall von ein bis vier Tagen zwischen Faktor-XIII-Verminderung und posttraumatischen Blutungen. Als frühes Leitsymptom für einen angeborenen schweren Faktor-XIII-Mangel gelten Nabelschnurblutungen. Spezifische, automatisierte Methoden für die Faktor-XIII-Bestimmung stehen zur Verfügung. Zur Substitution ist ein Faktor-XIII-Hochkonzentrat zugelassen.

Kombinierte Gerinnungsdefekte

Bei angeborenen Gerinnungsdefekten wurden auch kombinierte Gerinnungsstörungen beobachtet: Kombinierter Faktor-V- und Faktor-VIII-Mangel, kombinierter Faktor-VIII- und Faktor-IX-Mangel, Faktor-VIII- mit Faktor-VII-Mangel sowie die Kombination defekter plasmatischer Faktoren mit thrombozytären und vaskulären Läsionen.

Bei entsprechendem Verdacht sollte die Abklärung (und Therapieempfehlung) in einer Spezialsprechstunde erfolgen.

5.4.2 Erworbene Störungen der plasmatischen Gerinnungsfaktoren

Erworbene Hämostasedefekte bei Lebererkrankungen

Bei akuter Virushepatitis kommt es mit zunehmendem Schweregrad der entzündlichen Aktivität zu einem Absinken der Hämostasefaktoren. Die Reihenfolge des Absinkens ist durch die unterschiedliche Synthesekapazität der Leber für die Gerinnungsproteine und die jeweiligen Halbwertszeiten dieser Gerinnungsfaktoren begründet. Als Akute-Phase-Proteine steigen der Faktor VIII:C und in stärkerem Maße der Von-Willebrand-Faktor im Verlauf über den Normalbereich an.

Bei der fulminanten Hepatitis führt der rasante Leberzerfall zur Verbrauchskoagulopathie und zur Synthesestörung der meisten Blutgerinnungsfaktoren (Faktoren VII, II, IX, V, I und Protein C, AT) sowie infolge einer toxischen Knochenmarkschädigung und Hypersplenismus zu Thrombozytopathie und Thrombozytopenie. Als prognostisch infaust gelten ein Abfall der Prothrombin-Komplex-Faktoren sowie des Faktors V unter 10–20%.

Bei Leberzirrhose ist die Konstellation der Blutgerinnungsfaktoren vom Stadium der Einschränkung der Leberfunktion und damit vom Stadium der Leberzirrhose abhängig. Bei kompensierter Leberzirrhose bleiben die Gerinnungsfaktoren normal bis subnormal. Die an der Akute-Phase-Reaktion beteiligten Faktoren können sogar erhöht sein.

Im dekompensierten Zustand der Zirrhose sind Gerinnungsfaktoren deutlich vermindert. Bei Thrombopenie und eingeschränkter plasmatischer Hämostasekapazität zeigt sich eine klinisch manifeste hämorrhagische Diathese. Im Fall akuter Blutungen (z.B. Ösophagusvarizenblutung) ist die Blutungssymptomatik durch die Verlustkoagulopathie drastisch verstärkt. Wegen der präziseren Analytik ist die Bestimmung der Antithrombin- oder Protein-C-Funktion mit synthetischen Substraten der gerinnungsphysiologischen Bestimmung von Thromboplastinzeit oder Fibrinogen wahrscheinlich überlegen.

Hämostasedefekte bei soliden Tumoren

Ein Teil der Patienten mit soliden Malignomen stirbt an einer Blutung oder thromboembolischen Komplikation. Blutungen sind oft durch therapiebedingte Thrombozytopenien ausgelöst oder treten durch Arrosion kleinerer Gefäße auf. Thrombozytopenien können aber auch durch Tumorinfiltrationen ins Knochenmark oder als Zeichen einer Verbrauchskoagulopathie (DIC) entstehen. Viele Tumorzellen exprimieren auf ihren Oberflächen gewebsthromboplastinähnliche Strukturen oder aktivieren Monozyten, lösen somit eine latente Gerinnungsaktivierung aus und verbrauchen Thrombozyten. Bei ausgedehnter Lebermetastasierung kann die Gerinnungsstörung derjenigen bei Leberzirrhose ähnlich sein. Immer wieder kann es bei diesen Krankheitsbildern in kurzem Abstand zu blutungs- oder thromboembolischen Komplikationen kommen.

Hämostasedefekte bei myeloproliferativen Erkrankungen

Bei der Polycythaemia vera dominiert infolge gestörter Fließfähigkeit des Vollbluts das Thromboembolierisiko. Die essenzielle Thrombozythämie ist durch erhöhte Plättchenzahlen bis über 1000 Gpt/L (normal bis 400 Gpt/L) gekennzeichnet. Im Verlauf von Myelodysplasien und hämatologischen Neoplasien können abhängig vom Stadium der Grunderkrankung kurzfristig thromboembolische Ereignisse und Blutungen auftreten. Im Blastenschub einer Leukämie kommt es typischerweise bei Thrombozytopenie und Anämie zu Blutungen. Wegen der wenig verbreiteten und schlecht standardisierten Thrombozytenfunktionstests steht die klinische Einschätzung bei diesen Krankheitsbildern ganz im Vordergrund.

Hämostasedefekte bei Urämie

Als Hauptursache der Blutungsneigung bei chronischer Niereninsuffizienz gelten Thrombozytopenien und Thrombozytenfunktionsstörungen, die zu Haut- und Schleimhautblutungen wie Epistaxis, Gingivablutungen, hämorrhagischer Gastritis und Kolitis sowie postoperativen Nachblutungen führen können. Urämische Zustände rufen Thrombozytenfunktionsstörungen hervor, die durch mangelnde Aggregationsfähigkeit der Thrombozyten gekennzeichnet sind.

Ein hämolytisch-urämisches Syndrom kann durch Bakterientoxine ausgelöst werden und führt zu intravasaler Hämolyse (Schistozyten) und Endothelschädigung. Die Endothelschädigung ist die Ursache für die Ausbildung von Thrombozytenthromben mit Störung der Mikrozirkulation in den Nieren und in der Folge eines akuten Nierenversagens.

Vitamin-K-Resorptions- und -Verwertungsstörungen

Resorptionsstörungen von Vitamin K kommen bei allen Darm-, insbesondere Dünndarmerkrankungen, mit anhaltendem Durchfall vor. Auch bei schweren Ernährungsstörungen wie Anorexie ist die Synthese der Vitamin-K-abhängigen Faktoren eingeschränkt. Eine Behandlung mit Antibiotika, insbesondere Cephalosporinen der dritten Generation, kann zu einem Bild des Vitamin-K-Mangels führen.

Welche Laboruntersuchungen werden empfohlen?

Zur laborchemischen Kontrolle steht die Thromboplastinzeit oder als präziserer Analyt der ebenfalls Vitamin-K-abhängig synthetisierte Inhibitor Protein C zur Verfügung. Auch die Vitamin-K-abhängigen Einzelfaktoren II, VII, IX, X sind durch den Einsatz von Mangelplasma analytisch präziser zu bestimmen als durch den globalen Test der Thromboplastinzeit.

Immunkoagulopathien

Immunkoagulopathien sind erworbene Blutgerinnungsstörungen, bei denen sich Immunglobuline gegen einen oder mehrere Gerinnungsfaktoren oder gegen Phospholipide richten. Dabei kann klinisch sowohl eine prokoagulatorische (Lupus-Antikoagulans) wie auch eine gerinnungshemmende Wirkung (Antikörper gegen plasmatische Blutgerinnungsfaktoren oder Von-Willebrand-Faktor) auftreten. Eine spezifische Konstellation ergibt sich beim Auftreten von Alloantikörpern bei Hämophiliepatienten, ausgelöst durch die Faktorensubstitution.

Spezifische Inhibitoren gegen plasmatische Gerinnungsfaktoren

Man unterscheidet zwei Hemmkörpertypen gegen Faktor VIII. Faktor-VIII-Alloantikörper entwickeln sich bei Hämophiliepatienten unter einer Substitutionstherapie mit Gerinnungsfaktorenkonzentraten. Autoantikörper gegen den Faktor VIII entwickeln sich bei Patienten mit vorher normaler Blutgerinnung. Sie sind die am häufigsten spontan auftretenden Inhibitoren und neutralisieren teilweise oder komplett die Funktion des Gerinnungsfaktors. In etwa der Hälfte der Fälle sind sie mit anderen Autoimmunerkrankungen assoziiert. Die Antikörper gehören meist zu den Immunglobulinen der IgG-Klasse. Im Gegensatz zu den Faktor-VIII-Hemmkörpern bei Hämophilen folgt die Bindungsreaktion einer anderen Kinetik. Dabei besteht keine enge Korrelation zwischen gemessener Faktor-VIII-Inhibitoraktivität und dem klinischen Ausmaß der Blutungsneigung. Manche klinischen Konstellationen (z.B. nach einer Gravidität) zeigen einen eher günstigen Verlauf der Faktor-VIII-Inhibitoren mit einer meist spontanen Remission innerhalb weniger Monate.

Erworbene Formen des Von-Willebrand-Syndroms

Die erworbenen Formen des Von-Willebrand-Syndroms (VWS) können durch Autoantikörper, Absorption, verstärkte Proteolyse und andere, noch unbekannte Mechanismen entstehen. Sie wurden im Rahmen von Krankheitsbildern beobachtet, z.B. bei lymphoproliferativem Syndrom, soliden Tumoren (z.B. Wilms-Tumoren), chronisch-myeloischer Leukämie, Ehlers-Danlos-Syndrom und anderen. Auch bei Patienten mit Herz-Kreislauf-Erkrankungen und Störung der Hämodynamik wie Herzklappenfehler (z.B. Aortenstenose, pulmonale Hypertonie) kann ein erworbenes VWS beobachtet werden. Da es sich beim Von-Willebrand-Faktor um ein Akute-Phase-Protein handelt, ist ein ausgeprägter Anstieg des Proteins im Plasma auch induzierbar. Eine verstärkte Biosynthese wurde bei Patienten mit Diabetes mellitus, malignen Erkrankungen, fortgeschrittener Arteriosklerose, chronischer Entzündung sowie Leberzirrhose beobachtet.

5.4.3 Zelluläre Hämostase: angeborene und erworbene Störungen

Thrombozyten – primäre Hämostase

Unverändert wird die **Blutungszeit** als einfaches und überall durchführbares Verfahren zur Erfassung der primären Hämostase eingesetzt. Wenige wissenschaftliche Untersuchungen zur Reproduzierbarkeit und auch zur Prädiktivität von Blutungskomplikationen stellen eine breite Anwendbarkeit infrage. Die Konsequenz aus dieser unsicheren Datenlage muss sein, dass die Blutungszeit in höchstem Maße standardisiert (automatische Lanzetten) und, besonders wichtig, von damit Erfahrenen und Geübten durchgeführt wird. In diesem Zusammenhang ist auch darauf hinzuweisen, dass jede iatrogene Läsion (zentrale Zugänge, Punktionen, Wundverhältnisse, Inspektion der Schleimhäute) zur Beurteilung der primären Hämostase herangezogen werden sollte.

Angeborene Störungen der Thrombozytenfunktion

Diese sehr seltenen Defekte sind meist in den betroffenen Familien bekannt. Bei der Thrombasthenia Glanzmann liegen defekte Proteinstrukturen des thrombozytären GPIIb/IIIa-Rezeptors vor. Inzwischen ist für viele Störungen der thrombozytären Rezeptoren oder intrazellulärer Stoffwechselwege der genetische Hintergrund geklärt. Schließlich hat die Aufklärung der molekularen Mechanismen der Thrombozytenaktivierung zu neuen Konzepten in der Plättchenhemmung geführt.

Erworbene Störungen der Thrombozytenfunktion

Die Primär- und Sekundärprophylaxe arteriosklerotisch bedingter Erkrankungen wird mit Thrombozytenhemmstoffen durchgeführt. Insofern ist die medikamentös bedingte Störung der primären Hämostase im klinischen Alltag häufig. Oft unbewusst kommt es bei Selbstmedikation mit ASS-haltigen Schmerzmitteln zu einer Blutungsneigung, die thrombozytär bedingt ist.

Vaskuläre Defekte

Primäre Störungen der Gefäßwand sind nur kasuistisch beschrieben. Primäre Störungen der Gefäßwand (z.B. M. Osler) sind der gerinnungsphysiologischen In-vitro-Diagnostik nicht zugänglich. Genetische Defekte von Strukturproteinen sind bei diesen Patienten beschrieben.

5.4.4 Therapiekonzepte bei Blutungsneigung

Zur Förderung des Gerinnungspotenzials beim Patienten stehen Medikamente und Blutprodukte zur Verfügung. Seit wenigen Jahren können humane Proteine auch mit rekombinanter Technologie hergestellt werden:

- Desmopressin: Minirin® (DDAVP),
- Antifibrinolytika: Tranexamsäure,
- rVIIa: NovoSeven® (Eptacog alfa, aktiviert [rekombinanter Faktor VIIa]),
- Blutprodukte:
  - Thrombozytenkonzentrat,
  - Erythrozytenkonzentrat,
  - Fresh frozen plasma (FFP),
  - Hochkonzentrate von Gerinnungsfaktoren:
    Fibrinogen,
    PPSB (Prothrombinkomplex aus *P*rothrombin [Faktor II], *P*roconvertin [Faktor VII], *S*tuart-Faktor [Faktor X] und antihämophilem Faktor *B* [Faktor IX])
    Faktor VIII/Von-Willebrand-Faktor
    Faktor IX
    Faktor XIII

Ein Monitoring der Behandlung zellulärer und/oder plasmatischer Hämostasedefekte mit dem Thrombelastogramm ist möglich. Wichtig ist es, die Substrate Fibrinogen und Thrombozyten zur Verfügung zu stellen, sofern diese beim Patienten deutlich erniedrigt sind. Dies sollte sichergestellt sein, bevor an die Verwendung von rekombinantem Faktor VIIa gedacht wird.

Insgesamt steht heute eine ganze Reihe von Medikamenten und Blutprodukten zur Beherrschung akuter Blutungskomplikationen zur Verfügung. Lokale Maßnahmen und das Beenden einer medikamentösen Antikoagulation stehen an erster Stelle. Wenn logistisch durchführbar, ist eine Monitoring-gestützte Behandlung akuter Blutungen wünschenswert. Genaue Kenntnis von Wirksamkeit und Sicherheit von gerinnungsfördernden Medikamenten und Blutprodukten erlaubt ihren dem individuellen Patienten angepassten kombinierten oder konsekutiven Einsatz.

Dosierung von Gerinnungsfaktorkonzentraten

Der Gehalt an Gerinnungsfaktoren eines Gerinnungspräparats wird normalerweise in „Internationalen Units“ (IU) angegeben. Dabei ist eine Einheit definiert als diejenige Aktivität, die in 1 mL Frischplasma, hergestellt aus einem großen Pool gesunder Spender, enthalten ist.

Dabei kann man davon ausgehen, dass es bei der intravenösen Infusion von 1 IU/kg Körpergewicht (KG) zum Anstieg des jeweiligen Faktors im Plasma des Patienten um etwa 1,5–2% (bzw. ca. 0,02 IU/mL) kommt.

Dosierungsempfehlungen können aber immer nur einen ungefähren Anhalt bieten. Die nötigen Einzeldosen, deren zeitlicher Abstand sowie die Dauer der Therapie hängen von zahlreichen Einflussfaktoren ab:

- Bei Kleinkindern sind im Allgemeinen höhere Dosen pro kg Körpergewicht erforderlich.
- Größe der Wundfläche (zusätzlich alle Möglichkeiten der lokalen Wunderversorgung nutzen).
- Individuelle klinische Situation des Patienten (Blutverlust, SIRS).

➤ Tab. 5-3 zeigt die biologischen Halbwertszeiten der einzelnen Gerinnungsfaktoren.

Behandlung akuter Blutungen

Blutungen in der perioperativen Phase sowie auf der Intensivstation entstehen oft im Zusammenhang

Tab. 5-3 Halbwertszeiten der einzelnen Komponenten des Gerinnungssystems

Komponente	Biologische Halbwertszeit (Stunden)
Fibrinogen	96–120
Faktor II	48–60
Faktor V	12–15
Faktor VII	1,5–6
Faktor VIII	8–12
Von-Willebrand-Faktor, Ristocetin-Co-Faktor	6–12
Faktor IX	20–24
Faktor X	24–48
Faktor XI	60–80
Faktor XII	48–60
Faktor XIII	100–120
Antithrombin	36
Protein C	1,5–6
Protein S	24–48

mit invasiven Maßnahmen. Dabei spielen präexistierende Komorbiditäten oder auch Nachwirkungen medikamentöser Langzeitbehandlungen als Risikofaktoren eine wichtige Rolle. Der prädiktive Wert von Gerinnungsparametern ist nicht ausreichend. Wichtiger ist eine genaue Kenntnis von Vorerkrankungen und Dauermedikation, aber auch der akuten Läsionen des Patienten. Die Leistungsfähigkeit der hämostaserelevanten Organe Leber, Knochenmark und Niere ist von wesentlicher Bedeutung.

Die ersten wichtigen Maßnahmen zur Beherrschung von Blutungskomplikationen sind die lokale Behandlung und das Absetzen potenziell blutungsverstärkender Medikamente. Hier muss die inzwischen beträchtliche Vielfalt der therapeutisch benutzten Hemmstoffe der plasmatischen und zellulären Hämostase bedacht werden. Eine wesentliche Voraussetzung für eine nachhaltige Beherrschung von Blutungskomplikationen besteht darin, sämtliche gerinnungs- und plättchenhemmenden Substanzen zu reduzieren oder zu pausieren. Leider stehen für die meisten modernen Antikoagulanzien keine direkten Antagonisten zur Verfügung. Als einziges spezifisches Antidot ist Protaminchlorid für das unfraktionierte Heparin, eingeschränkt auch für niedermolekulares Heparin, verfügbar.

Medikamente/Hämotherapie bei Blutungen

Mit der pharmakologischen Wirkung des hochdosiert verabreichten Vasopressinderivats Desmopressin und der Antifibrinolytika sowie mit der umfangreichen Liste zellulärer und plasmatischer Blutprodukte steht eine beträchtliche Auswahl an Substanzen mit prokoagulatorischer Wirkung zur Verfügung. Dazu kommt seit der Verfügbarkeit der rekombinanten Technologien die Möglichkeit, aktivierten Faktor VII in hohen Dosen als kurz wirksames prokoagulatorisches Medikament einzusetzen.

Die entscheidende Frage ist nun, welche dieser Substanzen in welchen Dosierungen und wann am besten einzusetzen sind. In der Regel wird sich nur durch eine adäquate (Kombinations-)Therapie die Blutungskomplikation beherrschen lassen. In der Zusammenschau des klinischen Bildes und der Laborbefunde muss ein kosteneffektiver Einsatz der Substanzen angestrebt werden. Nicht zuletzt dürfen Sicherheitsaspekte (Verwechslung, Infektiosität, immunologische Nebenwirkungen) auch im Notfallmanagement nicht vernachlässigt werden.

Der Einsatz der plasmatischen und zellulären Blutprodukte sollte sich neben der klinischen Beurteilung an den jeweiligen Laborparametern orientieren. Hier können die Befunde des Notfalllabors (Blutbild, Gerinnungsparameter) und patientennahe Verfahren (Messung meist im Vollblut) Anwendung finden. Die globale Hämostasekapazität und eine Hyperfibrinolyse können gut mit der Thrombelastographie nachgewiesen werden. Innerhalb weniger Minuten ergeben sich dabei konkrete Hinweise auf spezifische Therapiemöglichkeiten.

5.5 Thrombophilie

Laborchemisch fassbare Thrombophiliefaktoren kommen bei Kaukasiern, also der Bevölkerung Mitteleuropas und Nordamerikas, häufig vor.

In Deutschland sind 5–6% der Bevölkerung Träger der Faktor-V-Leiden- und 2–3% Träger der Prothrombinmutation in heterozygoter Form. Seltener und durch heterogene Veränderungen der Gene bzw. Proteine verursacht sind Defekte der Gerinnungsinhibitoren. Zusammen mit autoimmunologischen Befunden (meist Antiphospholipidantikörper) kann ein laborchemisch fassbarer Thromboserisikofaktor in unserer Bevölkerung derzeit etwa bei jedem Zehnten gefunden werden. Dieses Risiko besteht allerdings im Wesentlichen nur für Venenthrombose und Lungenembolie. Wenige Gerinnungsfaktoren (Fibrinogen, Faktor VII) wurden auch bei Arteriosklerose als Risikofaktoren identifiziert. Allerdings werden diese Veränderungen als sekundär im Rahmen der bekannten klassischen Risikofaktoren des Fett- und Zuckerstoffwechsels interpretiert.

5.5.1 Thrombophiliefaktoren

Thrombophiliefaktoren, die zu einer verminderten Hemmung der plasmatischen Hämostase führen, sind selten und werden durch unterschiedliche genetische Defekte verursacht:
- Antithrombinmangel,
- Protein-C-Mangel,
- Protein-S-Mangel,
- sehr seltene Defekte (z.B. Dysfibrinogen, Dysplasminogen).

Thrombophiliefaktoren, die mit **gesteigerter Funktion** bzw. erhöhten Plasmaspiegeln gemessen werden, sind durch bei den jeweiligen Merkmalsträgern identische Punktmutationen bedingt, die in unserer Bevölkerung häufig sind:
- Faktor-V-G1691A-Mutation (Typ Leiden),
- Prothrombin(Faktor II)-G20210A- Mutation.

Akute-Phase-Proteine wie die Gerinnungsfaktoren Fibrinogen und Faktor VIII sind bei jedem akuten oder chronischen Entzündungszustand erhöht. Außerdem sind einige Polymorphismen in den Genen dieser Gerinnungsfaktoren bekannt, die zur Erhöhung der Plasmaspiegel führen. Das Thrombophilierisiko korreliert mit erhöhten Plasmaspiegeln von
- Fibrinogen,
- Faktor VIII.

➤ Tab. 5-4 zeigt die Prävalenz der Thrombophiliefaktoren in Mitteleuropa.

Tab. 5-4 Prävalenz der Thrombophiliefaktoren in Mitteleuropa

Gerinnungsstörung	Normalbevölkerung (%)	Thrombosekollektiv (%)
Faktor-V-Leiden-Mutation	5–7	23–35
Prothrombinmutation 20210	2–4	5–8
Antithrombinmangel	0,02–0,2	0,5–1,1
Protein-C-Mangel	0,2–0,5	2–3
Protein-S-Mangel	< 1	1–2
Faktor-VIII-Erhöhung[1]	5–10	> 20
Fibrinogenerhöhung[1]	1–2	3–5

[1] als Akute-Phase-Protein bei jeder Entzündungsreaktion erhöht.

Unschärfen in den Prävalenzangaben ergeben sich durch regionale Unterschiede, Selektion der Kollektive, unterschiedliche Normalbereichsgrenzen und in einigen Fällen (Protein S) auch durch methodische Probleme.

Zusätzlich zu Veränderungen der Hämostaseproteine besteht bei angeborenen und erworbenen Störungen mit Erhöhung der Blutspiegel von Homocystein sowie beim Vorliegen von Antikörpern gegen Phospholipide (z.B. Lupus-Antikoagulans) ein Thromboserisiko. Bei Hyperhomocysteinämie ist besonders auch ein erhöhtes arterielles Erkrankungsrisiko dokumentiert.

Bei positiven Autoantikörperbefunden ist die Zuordnung und Einschätzung der Aktivität einer möglicherweise zugrunde liegenden Vaskulitis von Bedeutung, da sich spezifische therapeutische Konsequenzen ergeben können. Häufig ist aber auch keine systemische Manifestation einer Autoimmunerkrankung feststellbar.

Beim Vorliegen von Autoantikörpern gegen Phospholipidstrukturen kann es zu venösen und/oder arteriellen Thromboembolien kommen.

Folgende Laborbefunde sind möglich (isoliert oder in Kombination):
- Lupus-Antikoagulans,
- Anti-β_2-Mikroglobulin-Antikörper,
- Anticardiolipinantikörper,
- andere (z.B. Antiprothrombinantikörper, Antiphosphatidylserinantikörper).

Für diese Laborbefunde besteht keine eindeutige Korrelation mit der Thrombosegefahr und/oder der Aktivität einer zugrunde liegenden Autoimmunerkrankung, d.h., es gibt immer wieder auch Patienten mit den klinischen Zeichen eines primären Antiphospholipidsyndroms (Thrombose-, Abortneigung) ohne Antikörpernachweis. Andererseits kommt auch der Antikörpernachweis ohne klinische Manifestation zumindest bis zum Untersuchungszeitpunkt vor.

Lupus-Antikoagulans (LA): Patienten mit einem Lupus-Antikoagulans (Phospholipidantikörper) weisen ein erhöhtes thromboembolisches Risiko auf. Als Ursache für die prokoagulatorischen Eigenschaften des Lupus-Antikoagulans wird eine direkte Endothelzellaktivierung und auch die Hemmung von aktiviertem Protein C (APC) angesehen. Um die aktivierten Faktoren Va bzw. VIIIa zu inaktivieren, muss Protein C durch den an Phospholipiden immobilisierten Thrombomodulin-Thrombin-Komplex zu aktivem Protein C gespalten werden.

Im Gegensatz zur klinisch dominierenden gesteigerten Thromboembolieneigung zeigt die Gerinnungsanalyse bestimmter Phospholipidantikörper paradoxerweise eine *In-vitro*-Verlängerung der Gerinnungszeiten in Gerinnungstests, die phospholipidabhängig funktionieren. Das Lupus-Antikoagulans kann nicht nur bei Autoimmunerkrankungen, sondern auch z.B. bei monoklonalen Gammopathien und anderen Neoplasien vorkommen. Typisch ist die Manifestation der thromboembolischen Erscheinungen im venösen und arteriellen Bereich.

Wenn man die hohe Prävalenz der laborchemisch fassbaren Thrombophiliefaktoren berücksichtigt, wird klar, dass positive Befunde nicht zur Thrombose führen müssen. Im Gegenteil, die meisten Merkmalsträger werden nie eine Thrombose erleiden. Einen Teil möglicher Thrombosemanifestationen verhindert wohl auch die breite Anwendung der physikalisch und/oder medikamentös durchgeführten Primärprophylaxe für Thromboembolien. Andererseits entstammen die Patienten mit venöser Thromboembolie zum großen Teil dem Kollektiv mit den oben vorgestellten Merkmalen.

Welche Laboruntersuchungen werden empfohlen?

➤ Tab. 5-5 zeigt die empfohlenen Laboruntersuchungen.

Bei der Anordnung der Labordiagnostik ist zu berücksichtigen, dass orale Antikoagulanzien den Protein-C- und Protein-S-Spiegel senken und dass in der Schwangerschaft und unter Hormoneinnahme Protein S abgesenkt ist. Die Gendiagnostik sowie die Messung von Protein C und Antithrombin können praktisch immer durchgeführt werden. Die Bestimmungen von Lupus-Antikoagulanzien und Protein S sind schwierig und sollten nur elektiv unter strenger Beachtung der präanalytischen Erfordernisse durchgeführt werden. Die Interpretation von Gerinnungsinhibitoren (Protein C, Protein S, Antithrombin) orientiert sich primär an den Ergebnissen funktioneller Methoden.

Beratung der Merkmalsträger und Patienten

Die vorliegenden Studien ermitteln eine statistische Einschätzung des Risikos von Merkmalsträgern für venöse Thromboembolien. Meist werden relative Zahlen (z.B. relatives Risiko, Odds Ratio) angegeben, die für die konkrete Beratung im Einzelfall nicht hilfreich sind. Dafür sollte die Information in abso-

Tab. 5-5 Welche Thrombophilierisikofaktoren sollten wann untersucht werden?

	Charakterisierung des Thrombophiliemarkers	Beispiele	Methodische Probleme, unspezifisch
I	Häufige Defekte, eindeutiger Laborbefund	Faktor-V-Leiden-Mutation Prothrombin-20210-Mutation	– –
II	Häufige Defekte, heterogene labordiagnostische und klinische Konstellation	Lupus-Antikoagulans Faktor-VIII-Erhöhung Fibrinogen-Erhöhung	++ + +
III	Seltene Defekte, Genotyp und Phänotyp heterogen, häufige Thrombosemanifestation in betroffenen Familien	Antithrombin-Defekt Protein-C-Defekt Protein-S-Defekt	– – ++

–: keine Probleme; +: Probleme; ++: große Probleme.

Tab. 5-6 Thromboseinzidenz pro Jahr in der mitteleuropäischen Bevölkerung.

Altersgruppe	Inzidenz
Kindesalter	1:100 000
Junges Alter	1:10 000
Mittleres Alter	1:1000
Höheres Alter	1:100

lute Häufigkeiten übersetzt werden. Da das Alter einen wesentlichen Einfluss hat, müssen die davon abhängig unterschiedlichen Inzidenzen berücksichtigt werden (➤ Tab. 5-6).

Insbesondere junge Frauen mit den erworbenen Risiken Ovulationshemmer oder Schwangerschaft sollten über die „**relative Größe**" Risikoerhöhung aufgeklärt werden. Beim Vorliegen einer genetischen Thrombosedisposition und Pilleneinnahme ist ein ca. 30faches Anwachsen des Risikos in epidemiologischen Studien beschrieben. Bei einer absoluten Inzidenz venöser Thromboembolien von 1:10 000 pro Jahr bedeutet eine 30fache Erhöhung, dass „nur" 30 von 10 000 Betroffenen (d.h. Vorliegen der Kombination eines genetischen [Thrombophiliefaktor] und erworbenen [Pille oder Schwangerschaft] Risikos) tatsächlich venöse Thromboembolien bekommen. Einschneidende Maßnahmen wie Verbot der Antibabypille oder Dauerantikoagulation würden gegebenenfalls der weit überwiegenden Zahl Betroffener überflüssigerweise zugemutet.

Die Frage, bei wem eine Thrombophiliediagnostik durchgeführt werden sollte, wird kontrovers diskutiert. Insbesondere für die häufigen Veränderungen im Faktor-II- und Faktor-V-Gen konnte zumindest für Thromboserezidive unter oraler Antikoagulation keine Abhängigkeit vom Laborbefund gezeigt werden. Nach der derzeitigen Studienlage gibt es keine gesicherte Auswirkung des Laborbefunds auf die Akuttherapie. Nach den aktuellen Empfehlungen der Fachgesellschaften hat die Kenntnis angeborener Thrombophiliefaktoren aber Einfluss auf das primär- oder sekundärprophylaktische Management. Einige Fragen zur optimalen Dauer der Antikoagulation und besonders zur effektiven Primärprophylaxe bei Merkmalsträgern müssen noch in kontrollierten Studien beantwortet werden.

Gesichert ist ein Zusammenhang der labormedizinisch fassbaren Thrombophiliefaktoren mit dem Auftreten venöser Thrombosen und Lungenembolien. In großen epidemiologischen Studien fand sich kein Zusammenhang mit arteriell ischämischen Ereignissen. Allerdings gibt es Hinweise, dass bei bestimmten Patientengruppen mit arteriellen Erkrankungen Thrombophiliemarker eine Rolle spielen könnten. Als Beispiel seien junge Patienten mit arteriell-ischämischen Krankheitsbildern und offenem Foramen ovale genannt. Außerdem wird derzeit der Stellenwert der Thrombophiliemarker für Schwangerschaftskomplikationen bei Mutter (z.B. HELLP-Syndrom) und Kind (z.B. Wachstumsretardierung, Spontanabort) untersucht. Die derzeitige Studienlage unterstützt allerdings nicht den breiten primären Einsatz dieser Laborparameter im Sinne eines Screenings zur Risikobeurteilung in der Schwangerschaft.

Weitere Indikationen zur Laboruntersuchung:

- Thrombosemanifestation ohne auslösendes Ereignis oder prädisponierende Grundkrankheit,
- familiäre Belastung,
- Rezidiv trotz adäquater Sekundärprophylaxe,
- Manifestation im Kindes- oder jungen Erwachsenenalter.

Für die Beratung Betroffener ist die Unterscheidung in permanente und kurzfristig erworbene Faktoren wichtig. Die meisten gerinnungsphysiologischen Thrombophiliefaktoren sind angeboren, d.h. Laborbefund und relatives Risiko gelten lebenslang. Derzeit sollte zur Abschätzung des individuellen Thromboserisikos bei unauffälliger Eigenanamnese vor allem die familiäre Belastung berücksichtigt werden. Glücklicherweise kommt es in der Regel nur beim Vorliegen zusätzlicher kurzfristiger Risiken (z.B. nach Trauma, Operation, während einer Schwangerschaft, während langen Auto- und Flugreisen) zur Thrombosemanifestation. Insbesondere nichtbelastende prophylaktische Maßnahmen wie Bewegung der unteren Extremitäten (Wadenpumpe), Kompressionsstrümpfe und ausreichende Trinkmenge sollten jedem Merkmalsträger nahegebracht werden. Aufklärung über die Vermeidung oder gezielte Prophylaxe (physikalische Maßnahmen/intermittierende Heparingabe) dieser zusätzlichen Risiken ist in der Betreuung der Betroffenen wesentlich.

Schließlich hilft oft auch der Hinweis, dass heute bei Thromboseverdacht mit den sonographischen Methoden und der Möglichkeit einer laborchemischen Ausschlussdiagnostik (D-Dimer) effektive und für die Betroffenen nichtbelastende diagnostische Verfahren zur Verfügung stehen.

Plättchenhyperreaktivität

Seit Jahren wird die Messung des Spontanverhaltens von Thrombozyten nach der Blutabnahme im Sinne einer Hyperreaktivität untersucht, ohne dass eine routinefähige Messmethode zur Verfügung stünde. In den letzten Jahren ist eine deutliche Abnahme der Thrombozytenfunktionstestung im Zusammenhang mit der Resistenz gegen therapeutisch eingesetzte Plättchenhemmstoffe bzw. zur Überprüfung der Compliance festzustellen. Dem kommt die Verfügbarkeit einfach durchzuführender und im Vollblut einsetzbarer Verfahren entgegen.

5.5.2 Fibrinolysesystem

Mit der molekularen Aufklärung der Komponenten des Fibrinolysesystems war die Hoffnung verbunden, aus diesem Spektrum Risikofaktoren mit klinischer Relevanz für den einzelnen Merkmalsträger bei Patienten mit arteriellen und venösen Thrombosen zu identifizieren. Bis jetzt konnten über pathogenetische oder epidemiologische Feststellungen hinaus keine Einzelfallaussagen durch solche Bestimmungen getroffen werden.

Verminderte oder defekte Expression von Plasminogen und Antiplasmin sind Raritäten. Wesentliche klinische Bedeutung erhält das Fibrinolysesystem durch den therapeutischen Einsatz von Plasminogenaktivatoren.

Die körpereigenen Plasminogenaktivatoren vom Gewebs- und Urokinasetyp werden durch Plasminogen-Aktivator-Inhibitoren (PAI) vom Typ 1 und 2 reguliert. Auf der Ebene des Plasminogens dient Antiplasmin als effektiver Regulator der proteolytischen Wirkung von Plasmin. Ebenso wie auf der Seite der Gerinnung durch die Inhibitorsysteme steht somit ein fein abgestimmtes Konzept im Sinne einer limitierten Proteolyse zur Verfügung.

Für Fibrinolysefaktoren wie t-PA, u-PA, PAI 1 + 2, Plasminogen und Antiplasmin stehen Testbestimmungen zur Verfügung (➤ Abb. 5-11). Da derzeit keine Konsequenzen für die klinische Betreuung der Patienten bestehen, werden sie jedoch im Speziallaboratorium, nicht in der Routinediagnostik, eingesetzt.

Thrombolytika-Monitoring

Durch den kurzfristigen Anstieg von Fibrinogen und Fibrinspaltprodukten im Plasma kommt es zu einer deutlichen Beeinflussung sämtlicher gerinnungsphysiologisch messender Labormethoden. Diese passageren Polymerisationsstörungen der Fibrinbildung werden zum Monitoring einer Lysetherapie verwendet (Thrombinzeit, Reptilasezeit). Nach dem Ausschluss von Kontraindikationen wird bei den heute üblichen Boluslysen allerdings keine individuelle Laborkontrolle empfohlen. Trotzdem sollte dieser Effekt der Spaltprodukte auf plasmatische Gerin-

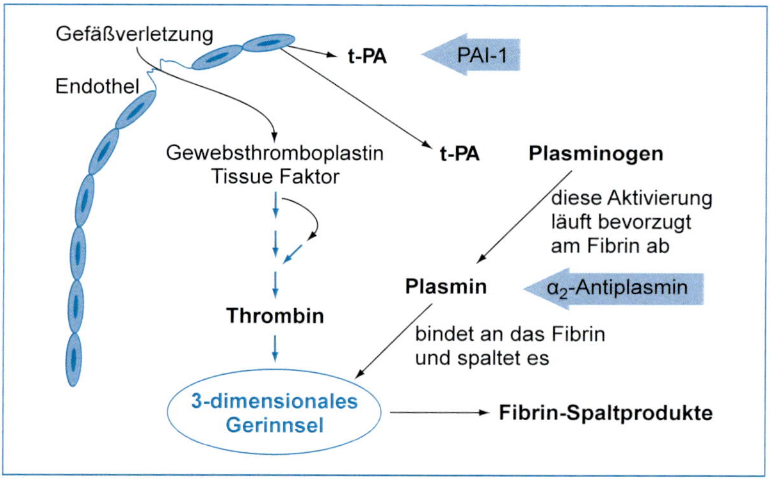

Abb. 5-11 Spaltung des Gerinnsels durch Plasmin.

nungstests bekannt sein, da die Werte der Globaltests verlängert und das Fibrinogen noch über Stunden erniedrigt sind.

Welche Laboruntersuchungen werden empfohlen?

Akutdiagnostik bei thromboembolischen Erkrankungen: Zur Anschlussdiagnostik bei akuter Venenthrombose und Lungenembolie hat die Bestimmung von D-Dimer im Plasma eine praktische Bedeutung. Moderne diagnostische Pfade ermöglichen die Einsparung bildgebender Verfahren. Dabei wird ein negativer D-Dimer-Wert zusammen mit einem standardisierten klinischen Score als Entscheidungsgrundlage verwendet.

5.5.3 Prophylaktische und therapeutische Antikoagulation

Zum Einsatz kommen direkte und indirekte Antikoagulanzien (➤ Abb. 5-12).

Die Anwendung von Gerinnungshemmstoffen hat sich in den letzten Jahren wesentlich verändert:

Die neuen Heparine und die direkten Inhibitoren werden ohne Laborkontrolle verabreicht.

Die Vorteile beruhen auf der besseren Bioverfügbarkeit, der höheren therapeutischen Breite und den reduzierten Nebenwirkungen der neuen Substanzen. In der Gerinnungsdiagnostik macht sich der Wechsel zu Gerinnungshemmern, die in Standarddosen verabreicht werden, mit einem Rückgang der Anforderung von Verlaufskontrollen bei der Behandlung mit unfraktioniertem Heparin bemerkbar. Voreilig wäre es, die Therapiekontrolle mit neuen Antikoagulanzien aus dem Blickwinkel des Gerinnungslabor zu verlieren. Im Gegenteil, die Vielfalt der neuen Wirkprinzipien, verbunden mit einer schwerer zu überschauenden Vielfalt an Substanzen, macht die Herausforderung an deren Bestimmung mit Labormethoden umso größer. Hier kommen neue Testprinzipien zum Einsatz, mit denen die Faktor-Xa-Hemmung oder direkte Wirkungen auf Gerinnungsproteasen spezifisch gemessen werden können.

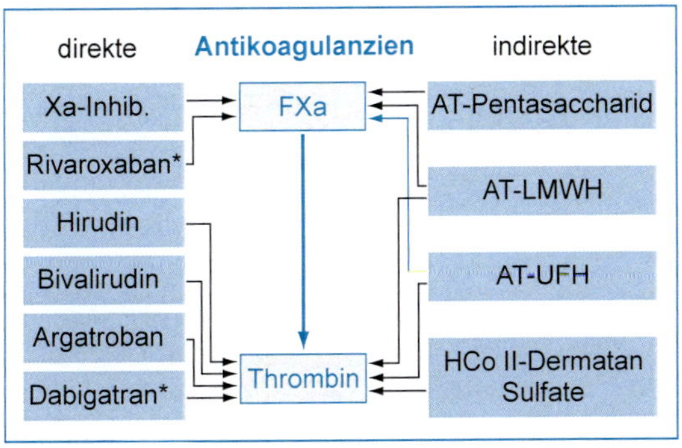

Abb. 5-12 Direkte und indirekte Antikoagulanzien (* orale Applikation).

Prophylaxe venöser Thromboembolien

Die Prophylaxe venöser Thromboembolien wird zunehmend mit niedermolekularen Heparinen (NMH) anstelle von unfraktioniertem Heparin (UFH) durchgeführt, nachdem zahlreiche Studien mit adäquatem Studiendesign und anerkannten Methoden der objektiven Thrombosediagnostik eine signifikant bessere Wirksamkeit und Verträglichkeit dieser Substanzen gezeigt haben. Für die Gerinnungsdiagnostik ergibt sich insofern eine wesentliche Konsequenz, als moderne Gerinnungshemmstoffe in Standarddosen gegeben werden. Eine Risikoadaptierung erfolgt allenfalls nach Körpergewicht. Ein Labormonitoring ist nicht vorgesehen.

Initiale Therapie von venösen Thromboembolien

Bei der konservativen Behandlung venöser Thromboembolien werden üblicherweise initial hohe Dosen von Heparin gegeben, wobei nach einer intravenösen Bolusgabe von 5000 IE eine kontinuierliche intravenöse Dauerinfusion durchgeführt wird. Im Gegensatz zur Low-dose-Heparinprophylaxe verfolgt man dabei das Ziel, Thrombin zu hemmen und durch die antikoagulatorische Wirkung des Heparins ein weiteres Wachstum des fibrinreichen Thrombus zu verhindern.

Um das therapeutische Ziel möglichst verlässlich zu erreichen, werden bei UFH die Heparindosen mit Hilfe der aPTT adjustiert. Angestrebt wird dabei eine Verlängerung der aPTT auf das 1,5- bis 2,5fache des Ausgangswerts, wobei der sog. „therapeutische“

Spiegel innerhalb der ersten 24 Stunden erreicht werden sollte. Aufgrund einer hervorragenden Bioverfügbarkeit sind NMH heute Standard in der Akutbehandlung von Venenthrombosen und Lungenembolien. Sie werden dabei nach Körpergewicht oder in Standarddosen appliziert. Eine Laborkontrolle im Routinefall ist nicht vorgesehen.

Prinzipiell können niedermolekulare Heparine (NMH) auch zur Therapie von venösen Thromboembolien bei schwerkranken Patienten eingesetzt werden. Es muss jedoch gewährleistet sein, dass im Falle einer Einschränkung der Nierenfunktion und dadurch bedingten Kumulation der antikoagulatorischen Substanz eine Messung der Anti-Xa-Aktivität auch nachts und am Wochenende möglich ist.

Laborüberwachung

Für besondere Patientengruppen (Kinder, Schwangere, multimorbide Patienten) sollten Verfahren zum Monitoring von Antikoagulanzien verfügbar sein. Diese werden nicht zuletzt zur Verhinderung einer Überdosierung von Blutungsrisiken oder zur Optimierung der therapeutischen Dosierung (Ziel) eingesetzt.

Unter intensivmedizinischen Bedingungen ist wegen der interindividuell sehr unterschiedlichen Ansprechbarkeit auf Gerinnungshemmstoffe eine präzise und reproduzierbare Laborkontrolle erwünscht. Wegen der unterschiedlichen Zielparameter der einzelnen Tests muss deren Einsatz auf die Indikation abgestimmt werden.

Bei der Wahl eines Tests zur Bestimmung der gerinnungshemmenden Wirkung von Heparinen und deren Dosisfindung muss man beachten, dass die Messmethode eine ausreichende Sensitivität aufweist, für den Routinegebrauch einfach in der Handhabung ist, standardisiert werden kann und abschätzbar ist, wie das Gerinnungssystem funktionell beeinflusst wird.

Welche Laboruntersuchungen werden empfohlen?

Für die Kontrolle der gerinnungshemmenden Wirksamkeit von unfraktioniertem Heparin ist die Bestimmung der aPTT die meistverwendete Methode. Es ist jedoch zu erwähnen, dass ihre Empfindlichkeit im niedrigen Dosisbereich zu gering, im hohen Dosisbereich zu hoch ist. Trotz der jahrzehntelangen Erfahrung mit diesem Gerinnungsparameter ist die klinische Relevanz nicht endgültig geklärt, insbesondere ist die Ursache der individuell stark unterschiedlichen Response auf diesen Test unklar. Es wird vermutet, dass hierbei die stark variierenden Mengen heparinneutralisierender Substanzen eine Rolle spielen. Beim Methodenvergleich fällt die deutlich unterschiedliche Heparinempfindlichkeit verschiedener Reagenzien auf.

Für die Überwachung der Wirkung von NMH werden Anti-Xa-Tests oder der Heptest eingesetzt. Es ist jedoch erforderlich, Referenzbereiche für die bei den verschiedenen Heparinanwendungen anzustrebenden Werte festzulegen.

Ähnlich wie bei der Bestimmung der aPTT beim Einsatz von UFH basiert die Interpretation der Anti-Xa-Aktivität von NMH auf klinischen Erfahrungen, weshalb die Höhe der Anti-Xa-Aktivität nur als ungefähres Maß für die klinische Wirksamkeit und auch die Sicherheit angesehen werden kann.

Patientennahe Messverfahren sind Routine zur Steuerung der Antikoagulation bei extrakorporalen Verfahren. Dabei ist die im Vollblut gemessene ACT (activated clotting time) vergleichbar der aPTT bei deutlich längeren Messzeiten (Dialyse, Herz-Lungen-Maschine).

Patientenselbstmessung bei oraler Antikoagulation

In Deutschland wird die Messung der Thromboplastinzeit durch Patienten im Kapillarvollblut breit angewendet. Die Konzepte der Patientenschulung bei uns gehen sogar noch darüber hinaus und ermöglichen den Betroffenen das Selbstmanagement, d.h. die Dosierung wird ebenfalls in Eigenverantwortung des Patienten festgelegt. Selbstverständlich kommt hier ein umfangreiches Qualitätsmanagementsystem zur Anwendung, bei dem die für den Patienten relevanten Endergebnisse, nämlich Vermeidung von thromboembolischen und Blutungskomplikationen, umfassend berücksichtigt sind. Durch das Bezugssystem der INR ist dabei eine Vergleichbarkeit mit den Ergebnissen anderer Verfahren einigermaßen gewährleistet.

5.5.4 Substitution mit Gerinnungsinhibitoren

Mit Hochkonzentraten von AT, Protein C und C1-Inhibitor stehen wichtige physiologische Proteaseinhibitoren zur Substitution bei klinischem Mangel zur Verfügung. Wesentliche Größen zur Indikationsstellung einer Substitution sowie zur Feststellung der zu verabreichenden Dosis sind die beim Patienten gemessenen Werte für AT, Protein C und C1-Inhibitor. Neben der Substitution bei angeborenem Mangel sind passagere Zustände mit erniedrigt gemessenen Gerinnungsinhibitoren (z.B. Sepsis, perioperativ, peripartal) als Indikation zur Substitution gesichert oder in Diskussion.

Zur Messung stehen Methoden in der Plasmamatrix unter Ablauf physiologischer plasmatischer Gerinnung sowie spezifische Methoden in hoher Pufferverdünnung mit Zugabe von Kofaktoren und synthetischem Substrat zur Verfügung.

5.5.5 Thrombozytenhemmstoffe

Neben dem jahrelang eingesetzten Cyclooxygenase-Hemmstoff ASS sind inzwischen weitere Plättchenantagonisten im klinischen Einsatz. Alternativ zu oder kombiniert mit ASS werden die ADP-Rezeptorantagonisten Clopidogrel und Ticlopidin oral verabreicht. In der Klinik werden die kurzfristig wirksamen GPIIb/IIIa-Antagonisten intravenös verabreicht (➤ Abb. 5-13).

Die Messung dieser Plättchenhemmstoffe mit Labormethoden ist aggregometrisch oder durchflusszytometrisch möglich. Naturgemäß entzieht sich die komplexe Thrombozytenbiologie einfachen Labormethoden. Als patientennahe Testsysteme haben sich der PFA 100® und die Impedanzaggregometrie (Multiplate) etabliert, wobei die Messung der Thrombozytenhemmstoffe nur mit letzterem System praktikabel ist. Diese Testung wird bei Problempatienten mit plättchenhemmenden Medikamenten (Compliance, Resistenz?) zunehmend eingesetzt.

5.5.6 Heparininduzierte Thrombozytopenie

Die heparininduzierte Thrombozytopenie (HIT) tritt in zwei Verlaufsformen auf.

HIT Typ I ist klinisch asymptomatisch und tritt innerhalb der ersten Behandlungstage auf. Sie beruht auf einer vorübergehenden Thrombozytenalteration durch Heparineinwirkung. Die Heparingabe kann weiter erfolgen, es bedarf keiner Therapie. Die Thrombozytenwerte liegen über 100 Gpt/L. Die Häufigkeit der HIT Typ I ist mit 1–3% beschrieben.

Eine schwerwiegende, sehr ernstzunehmende Komplikation ist das Auftreten einer HIT Typ II, die in der Regel später (10. bis 14. Tag nach Beginn der Heparingabe) einsetzt. Sie ist definiert durch Thrombozytenwerte unter 100 Gpt/L oder einen Abfall um 50% des Ausgangswerts. Begleitend können thromboembolische Komplikationen (sog. White-Clot-Syndrom) sowohl im venösen wie auch im arteriellen Schenkel vorkommen (➤ Tab. 5-7).

Über die Inzidenz zur HIT Typ II werden unterschiedliche Angaben gemacht. Die unterschiedli-

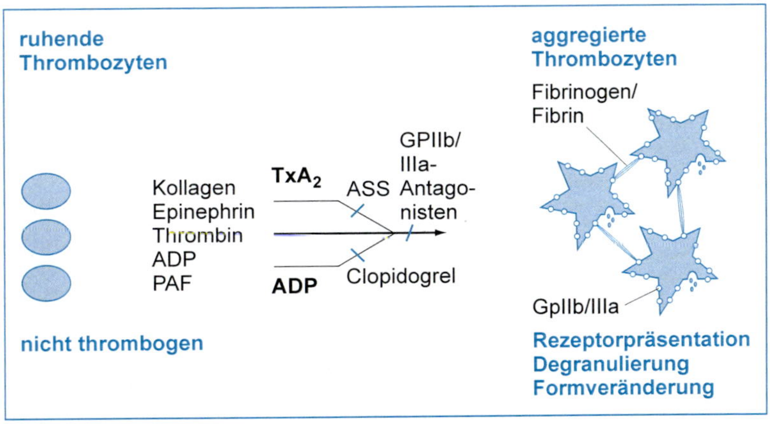

Abb. 5-13 Wirkungsweise der Thrombozytenhemmstoffe.

Tab. 5-7 Unterschiede zwischen HIT Typ I und HIT Typ II

	Typ I	Typ II
Häufigkeit	1–3%	UFH: ca. 1% NMH: < 0,1%
Beginn	Nach 1–2 Tagen	Nach 10–14 Tagen
Thrombozytenzahl	> 100 Gpt/L	< 100 Gpt/L oder Abfall > 50% des Ausgangswerts
Verlauf	langsam	schnell
Therapie	keine	alternative Antikoagulanzien
Komplikationen	keine	Thromboembolien (White-Clot-Syndrom)

chen Angaben sind dadurch zu erklären, dass es besondere Risikogruppen (z.B. schweres Trauma, kardiovaskuläre Erkrankungen, Intensivstation) gibt. In der Pathogenese dieser Erkrankungen kommt es zu einer Verbindung von Plättchenfaktor 4 (PF 4) mit Heparin. Diese Verbindung interagiert mit Immunglobulinen der IgG-Fraktion, die wiederum auf die Thrombozyten wirken, die PF 4 freisetzen. Bei der Gabe von unfraktioniertem Heparin tritt eine HIT Typ II deutlich häufiger auf als bei niedermolekularem Heparin.

Bei HIT Typ II tritt der Thrombozytenabfall in der Regel zwischen dem 5. und 14., seltener bis zum 21. Tag nach Erstanwendung auf. Die Thrombozytenzahlen fallen oft unter 50 Gpt/L. Die Heparinbehandlung ist in diesen Fällen sofort abzubrechen. Eine andere Form der Antikoagulation, z.B. mit Hirudin (Refludan®) oder Danaparoid (Orgaran®) ist dann notwendig.

Wichtiger Parameter zur Erfassung einer HIT Typ II ist die Bestimmung der Thrombozytenzahl. Positive Antikörperbefunde können bei vielen akut kranken Patienten nachgewiesen werden, ohne dass das klinische Bild einer HIT Typ II vorliegt.

KAPITEL 6

Mariam Klouche, Gregor Rothe

Blutzellen (Hämatologie)

Die Hämatologie umfasst die Erkennung und Behandlung von Bluterkrankungen. Die Erfassung der quantitativen und qualitativen Veränderungen von Blutzellen, die auf Störungen des blutbildenden Systems oder auf erworbene oder hereditäre Erkrankungen hinweisen sowie auch begleitend bei nicht-hämatologischen Erkrankungen auftreten können, gehören zu den wichtigsten diagnostischen Parametern. Das Blutbild erlaubt die gleichzeitige Differenzierung und Quantifizierung von Erythrozyten, Leukozyten und Thrombozyten und stellt daher eine zentrale initiale Screening-Untersuchung dar. Aufgrund der einfachen Zugängigkeit und der geringen Kosten wird sowohl das kleine Blutbild als auch das Differenzialblutbild häufig als Eingangsuntersuchung eingesetzt und kann bereits richtungweisende Informationen geben, z.B. bei reduzierter Leistungsfähigkeit (Anämie), dunklem Urin, Ikterus oder Schock (akute Hämolyse), Blässe und akuten Schmerzen (Sichelzellen), Thrombosen und/oder Hämorrhagien, Petechien (Thrombozytopenie, Thrombozytose), Entzündungen oder Infektionen (Leukozyten, Granulozyten), Lymphadenopathie mit Splenomegalie (atypische Zellen, Blasten, Lymphopenie), bei Hinweisen auf myeloproliferative Erkrankungen wie z.B. Juckreiz, Plethora, Hyperviskosität (Erythrozytose, Thrombozytose) sowie bei Verdacht auf spezifische Infektionen von Erythrozyten (Plasmodien, Bartonella). Untersuchungen des Blutbilds erfolgen in der Regel unmittelbar und nicht als Folgeuntersuchung nach anderen Laboruntersuchungen.

Die **Hämatopoese** ist ein kontinuierlicher fein regulierter Prozess, der das Wachstum, die Reifung und Differenzierung sowie die permanente Erneuerung der Blutzellen umfasst. Die physiologische Regulation des zellulären Blutkompartiments erfolgt jeweils über spezifische Wachstumsfaktoren und Interleukine sowie durch direkte interzelluläre Interaktionen über die differenzierte Expression regulatorischer sezernierter Proteine und membranständiger Rezeptoren zwischen hämatopoetischen Stammzellen sowie mesenchymalen Zellen.

Die **Erythropoese** wird über die durch Hypoxämie regulierte Freisetzung von renalem Erythropoietin gesteuert.

Die **Thrombopoese** wird über die Aktivierung der Megakaryozyten durch renales und hepatisches Thrombopoietin reguliert.

Für die Proliferation und Differenzierung der **Leukozyten** sind unterschiedliche Interleukine und Kolonie stimulierende Faktoren, z.B. Granulozyten-Kolonie-stimulierender Faktor (G-CSF) oder Makrophagen-Kolonie-stimulierende Faktor (M-CSF) verantwortlich.

Eine Quantifizierung der löslichen Faktoren im Serum ist möglich, ist aufgrund der multifaktoriellen Regulation der Thrombopoese und Leukopoese allerdings nur beim Erythropoietin diagnostisch weiterführend.

Der **Abbau der Blutzellen** erfolgt über phagozytierende Zellen vor allem in der Milz, im Knochenmark und in der Leber, die ältere Zellen sowie Zelldebris aus der Zirkulation entfernen. Insbesondere opsonierte, d.h. mit Antikörpern und/oder Komplement beladene Zellen werden besonders rasch und effektiv aus der Zirkulation eliminiert. Der vermehrte Zellumsatz bei malignen Erkrankungen, Hämolyse oder Polyzythämien geht daher oftmals mit einer Splenomegalie einher. Daneben bestimmt die Extravasation von Leukozyten deren Konzentration im peripheren Blut. Diese erfolgt im Rahmen von Entzündungen und Infektionen erheblich beschleunigt.

Die **Halbwertszeit** von Erythrozyten beträgt 100–120 Tage, während sich Monozyten nur Stunden bis Tage im Blut aufhalten, um dann ins Gewebe zu migrieren und zu Makrophagen zu differenzieren. Die Lebenszeit von Granulozyten beträgt etwa zehn Tage. Reife Granulozyten sind etwa für fünf Tage im Knochenmark als mobilisierbarer Reservepool verfügbar, sie zirkulieren für maximal zehn Stunden im Blut, meist in lockerer Adhäsion an Endothelzellen, und können für weitere zwei bis vier Tage im Gewebe verbleiben. Die Lymphozyten stellen keine einheitliche Zellpopulation dar, sie unterscheiden sich erheblich in Lebensdauer, Funktion und Lokalisation im Körper und können nur mit immunologischen Verfahren differenziert werden. Thrombozyten weisen eine kurze Lebensdauer von acht bis zehn Tagen und eine Halbwertszeit im Blut von vier Tagen auf. Die teilweise sehr kurze Halbwertzeit muss für die Labordiagnostik, insbesondere bei funktionellen Untersuchungen beispielsweise bei der Abklärung von Immundefekten, berücksichtigt werden (➤ Kap. 24).

6.1 Erythrozyten

6.1.1 Anämien

Zu den Anämien gehören normozytäre, mikrozytäre und makrozytäre Anämie, Eisenmangelanämie, Anämie bei chronischen Erkrankungen, Infektanämie, Tumoranämie, Anämie bei Vitamin-B_{12}-/Folsäuremangel, hämolytische Anämie, autoimmunhämolytische Anämien (AIHA), mikroangiopathische Anämie, aplastische Anämie, PRCA.

Pathogenese und Risikofaktoren

Die Anämie (griechisch αναιμια: „Blutarmut, Blutlosigkeit“) ist durch einen Mangel an Erythrozyten, eine Verminderung der Hämoglobinkonzentration und/oder einen erniedrigten Hämatokrit unter die alters- und geschlechtsspezifische Norm definiert. Die Anämie sollte immer als Symptom oder Befund einer zugrunde liegenden Erkrankung oder Mangelernährung angesehen werden und stellt im engeren Sinne keine Diagnose dar. In der Regel wird die Anämie im Rahmen von Vorsorgeuntersuchungen entdeckt, eine erste Diagnostik bei ausgeprägter und bereits klinisch symptomatischer Anämie ist selten. Aus diesem Grund ist es schwierig, die Häufigkeit der Anämie genau zu ermitteln. Nach Schätzungen der WHO sind 30% der Weltbevölkerung von einer Anämie betroffen. Aufgrund der durch die Anämie bedingten reduzierten Sauerstofftransportkapazität kann es zur Unterversorgung der Gewebe mit Sauerstoff kommen. Daher kann eine Anämie insbesondere bei Personen mit erhöhtem Sauerstoffbedarf wie z.B. Schwangeren oder Patienten mit kardiovaskulären Risikofaktoren das Sterblichkeitsrisiko erhöhen. Beim Nachweis einer Anämie sollte daher die zugrunde liegende Ursache mit den im Folgenden dargestellten diagnostischen Algorithmen abgeklärt werden.

Anämien können auftreten
- infolge eines Verlusts von Erythrozyten (z.B. Blutungsanämie),
- infolge von Störungen der Erythropoese mit qualitativer Bildungsstörung (z.B. Eisenmangelanämie), quantitativer Bildungsstörung (z.B. renale Anämie) oder kombinierten Störungen (z.B. Infekt-/Tumoranämie),
- aufgrund einer gesteigerten Elimination bei korpuskulären Defekten oder extrakorpuskulären Noxen (z.B. hämolytische Anämie).

Klassifikation

Die Klassifikation von Anämien kann anhand der Erythrozytenindices (➤ Kap. 24, „Blutbild"), morphologischer oder funktioneller Kriterien erfolgen.

Die Klassifikation anhand der Erythrozytenindices basiert auf labordiagnostischen Messwerten und differenziert anhand von Größe, Form und Verteilungsparameter der Erythrozyten in
- normozytäre Anämien,
- mikrozytäre Anämien,
- makrozytäre Anämien (➤ Abb. 6-1).

Viele Anämien gehen mit einer erhöhten Variabilität der normalerweise gleichen Größe der Erythrozyten einher, die in der mikroskopischen Morphologie als Anisozytose auffällt. Die größere Verteilungsbreite des Volumens der Erythrozyten entspricht in der automatischen durchflusszytometrischen Bestimmung dem RDW (engl.: *red cell distribution width*), der als zusätzlicher Parameter zur Einteilung der Anämien verwendet werden kann.

Die pathophysiologische Einteilung (➤ Abb. 6-1) anhand der funktionellen Störungen der Erythrozyten umfasst
- die Bildungsstörung (hypo- oder aregeneratorische Anämie),
- die Reifungsstörung (ineffektive Erythropoese),
- den gesteigerten Erythrozytenabbau (Hämolyse).

Hier reflektiert insbesondere die Retikulozytenzahl die Kapazität des Knochenmarks zur Neubildung und Regeneration von Erythrozyten. Aufgrund der Abhängigkeit vom aktuellen Hämatokrit wird in der Regel die korrigierte Retikulozytenzahl bzw. der Retikulozytenbildungsindex (RPI; engl. *reticulocyte production index*) zur Beurteilung der Regereratiönsfähigkeit der Anämie verwendet. Für die umfassende Beschreibung der Anämie sind beide Klassifikationen erforderlich, die morphologische Einteilung für die primäre Diagnostik und Differenzialdiagnostik, die funktionelle Differenzierung für die Abschätzung der Regenerationskapazität, die insbesondere für die Verlaufsbeurteilung und Prognose von Bedeutung ist.

Klinische Symptomatik

Häufig wird eine Anämie zufällig festgestellt, ohne dass klinische Symptome bestanden. Die jeweilige Symptomatik wird durch die verminderte Sauerstoffversorgung, die kompensatorische Steigerung des Herzzeitvolumens sowie durch die jeweilige Grunderkrankung bestimmt.

Zu den **typischen allgemeinen Symptomen** zählen anhaltende Müdigkeit, Antriebsarmut und Leistungsabfall, Kopfschmerzen, Schwindel, Ohrensausen und Tinnitus, Kälteempfindlichkeit, (Belastungs-)Dyspnoe, Palpitationen bis hin zur Angina pectoris.

Die **charakteristische Befunde** umfassen Blässe, Tachykardie, ggf. mit Systolikum, sowie bei hämolytischer Anämie zusätzlich Ikterus und Splenomegalie.

Insbesondere die **zusätzlichen Symptome** können Hinweise auf die zugrunde liegende Grunderkrankung sowie auf die Art der Anämie geben. So weist ein Ikterus mit dunklem Urin auf eine hämolytische Anämie oder eine paroxysmale nächtliche Hämoglobinurie hin, während zusätzliche Petechien, Hämatome oder eine Splenomegalie auf ein myelodysplastisches Syndrom oder eine Leukämie, bei Kindern auch auf ein hämolytisch-urämisches Syndrom hinweisen können. Neurologische Ausfälle, insbesondere eine Gangataxie, treten bei einem Vitamin-B_{12}-Mangel auf, ein strohgelbes Hautkolorit mit Glossitis weist auf eine megaloblastäre Anämie hin.

Differenzialdiagnostik (➤ Abb. 6-1)

Die Identifikation von Anämien aufgrund eines **akuten Blutverlusts** stellt in der Regel keine differenzialdiagnostischen Probleme.

Der **chronische inapparente Blutverlust** ist eine der wichtigsten Ursachen für eine fortschreitende Anämie. So ist die Hauptursache für die Entstehung

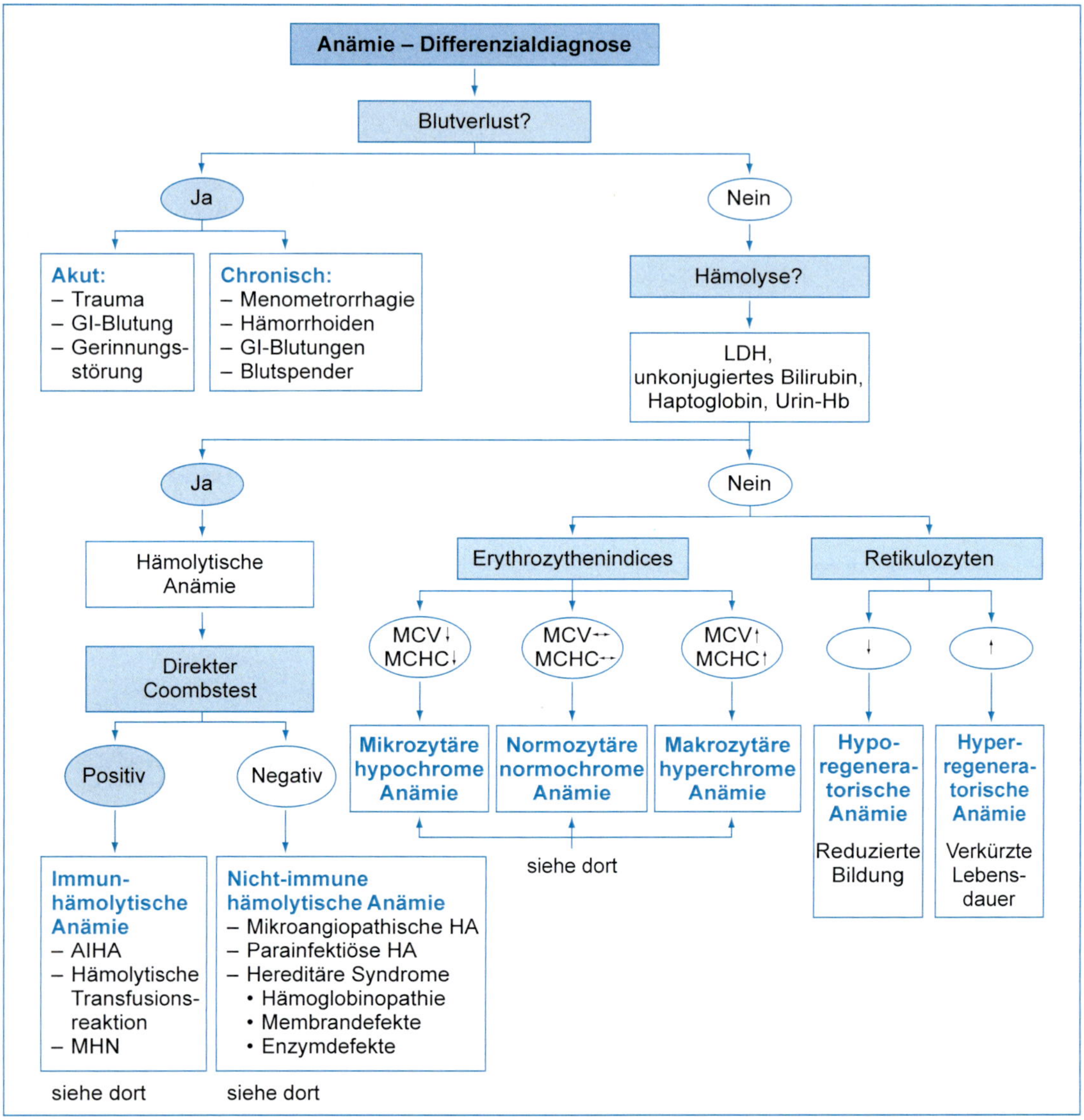

Abb. 6-1 Differenzialdiagnose der Anämie.

des Eisenmangels insbesondere bei Frauen der kontinuierliche Eisenverlust aufgrund von Menstruation, Schwangerschaften und Laktation.

Daneben ist die **unzureichende Aufnahme von bioverfügbarem Eisen** mit der Nahrung durch Unter-, Mangel- oder Fehlernährung sowie bei Vegetariern und Kindern ein wichtiger Risikofaktor.

Häufig treten verschiedene **Risikofaktoren** parallel auf, z.B. die chronische Blutungsanämie mit einer verminderten Bildung von Hämoglobin aufgrund von ernährungsbedingtem Eisenmangel. Im Unterschied dazu ist die Anämie bei Alkoholismus häufig mit einem Folsäure- und/oder Vitamin-B_{12}-Mangel assoziiert. Weitere Risikogruppen für Anämien sind Patienten mit Nieren- oder Schilddrüsenerkrankungen. Die hämolytischen Anämien werden meist durch Noxen ausgelöst, die auf Erythrozyten einwirken, selten basieren sie auf instrinsischen Defekten der Erythrozyten selbst. Bei den exogenen Noxen stehen immunologisch vermittelte Hämolysen infolge von erythrozytären Autoantikörpern und medikamenteninduzierte Hämolysen (➤ Kap. 24, „Antikörper bei autoimmunhämolytischen Anämien“) im Vordergrund. Zu den nicht immunvermittelten Mechanismen gehören hereditäre Hämoglobinopathien, erythrozytäre Membran- oder Enzymdefekte, intraerythrozytäre Infektionen oder mikroangiopathische Hämolysen. Wichtige Ursache hypo- oder aregeneratorischer Anämien sind Medikamente mit direkter Beeinflussung des DNA-Stoffwechsels (z.B. Alkylanzien, Methotrexat) sowie maligne hämatologische Erkrankungen.

Welche Laboruntersuchungen werden empfohlen?

Die Differenzialdiagnostik der Anämien beruht wesentlich auf Laboruntersuchungen. Die Anamnese unter Berücksichtigung des zeitlichen Verlaufs der Anämieentwicklung, der Medikamenteneinnahme, bestehender chronischer Erkrankungen, Infektionen und genetischer Prädisposition mit Familienanamnese und die körperlichen Untersuchung können zusätzliche Hinweise auf die Genese geben. Zunächst sind relative Anämien aufgrund einer Volumenverschiebung oder Sequestration von Erythrozyten auszuschließen.

Als **Basisdiagnostik** der Anämie ist als Standarduntersuchung das Blutbild mit Erythrozytenindices und Retikulozyten, CRP (Inflammation), Urinstatus und Bestimmung von Blut im Stuhl (Blutungsquellen) sinnvoll (> Abb. 6-1).

Zur **weiterführenden Diagnostik** entsprechend der Initialbefunde sind Transferrin, Ferritin, Vitamin B_{12}, Folsäure, Autoantikörper gegen Intrinsic-Faktor und Parietalzellen, Autoantikörper gegen Erythrozyten, Retikulozytenreifungsindex, LDH, Haptoglobin, Hämoglobinvarianten sowie Erythrozytenenzyme geeignet (> Kap. 24).

Normozytäre Anämie

Trotz der Vielzahl von Erkrankungen (s.u.), die mit einer normozytären Anämie einhergehen, sind die Eisenmangelanämie und die Anämie bei chronischen Erkrankungen die häufigsten Ursachen.

Welche Laboruntersuchungen werden empfohlen

Zur Differenzialdiagnose der Ursachen einer normozytären Anämie wird zunächst ein Blutbild mit RDW und Retikulozyten durchgeführt, aus dem eine gleichzeitige Erniedrigung weiterer Zellreihen (Leukozyten, Thrombozyten) sowie die Regenerationskapazität über die Retikulozyten (RPI) beurteilt wird (> Abb. 6-2). Hieraus können bereits die grundlegenden Formen identifiziert werden. Zusätzliche Befunde wie z.B. parallel auftretende abnorme Leukozyten oder Rouleaux-Bildung können auf bestimmte Anämieformen hinweisen. Dennoch stellt gerade die Evaluation einer normozytären Anämie eine besondere Herausforderung dar, da die häufige Eisenmangelanämie – aber auch die Vitamin B_{12}-/Folatmangelanämien – insbesondere in der Anfangsphase oftmals normozytär beginnen. Die Pathogenese der renalen Anämie ist komplex und wird neben der durch den Erythropoietinmangel bedingten Anämie nicht selten durch gleichzeitigen Eisen-/Folatmangel überlagert.

Zur weiteren Differenzierung einer initialen Eisenmangelanämie oder einer Anämie bei chronischen Erkrankungen sollten die Bestimmung von Ferritin und die Transferrinsättigung sowie Parameter zur Beurteilung der Nierenfunktion angeschlossen werden.

Interpretation

Die typischen Ursachen einer normozytären Anämie sind folgende:

- Mit normalem RDW und RPI < 2:
  - Anämie bei chronischen Erkrankungen,
  - frühe Eisenmangelanämie,
  - sekundäre Anämie nach starkem Blutverlust,
  - renale Anämie,
  - Anämie bei Lebererkrankungen,
  - Anämie bei endokrinologischen Erkrankungen,
  - Anämie bei AIDS,
  - manche Hämoglobinopathien,
  - hereditäre Sphärozytose,
  - aplastische Anämie,
  - myelodysplastisches Syndrom,
  - Anämie bei AIDS,

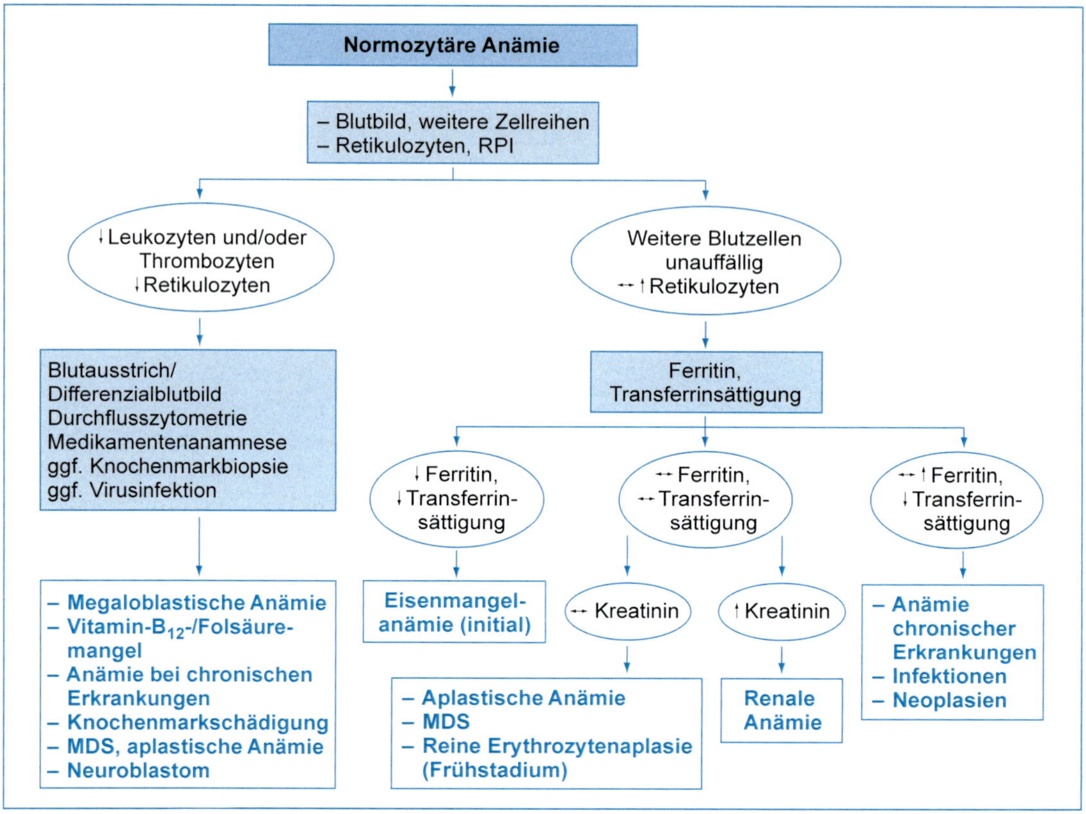

Abb. 6-2 Diagnostik zur Differenzierung der normozytären Anämie.

  - **cave:** gemischte Anämien (gleichzeitig Eisenmangelanämie und megloblastische Anämie!),
- mit erhöhtem RDW und RPI > 2 oder < 2:
  - frühe oder anbehandelte Eisen- oder Vitamin B_{12}-/Folsäuredefizienz,
  - Sichelzellanämie,
- mit gleichzeitig verminderten Leukozyten und/oder Thrombozyten:
  - Knochenmarkschädigung,
  - aplastische Anämie, pure red cell anaemia (PRCA),
  - MDS (einige Syndrome),
  - megaloblastische Anämie (ca. 30%, teils zusätzlich hypersegmentierte Granulozyten),
  - Hypersplenismus,
  - Plasmozytom (z.T. zusätzlich Rouleaux-Bildung),
  - Leukämien/Lymphome,
  - Neuroblastom.

Mikrozytäre Anämie

Welche Laboruntersuchungen werden empfohlen?

Zur Identifikation der Ursachen einer mikrozytären Anämie ist es – wie bei allen Anämieformen – essenziell, ein Blutbild mit RDW und Retikulozyten durchzuführen, aus dem eine gleichzeitige Erniedrigung weiterer Zellreihen (Leukozyten, Thrombozyten) sowie die Regenerationskapazität über die Retikulozyten (RPI) beurteilt wird (➤ Abb. 6-3).

Interpretation

Mit dem typischen Befund (MCV/MCHC ↓) können bereits die grundlegenden Formen identifiziert werden.

- Mit normalem RDW und RPI < 2:
  - Anämie bei chronischen Erkrankungen,
  - frühe Eisenmangelanämie,

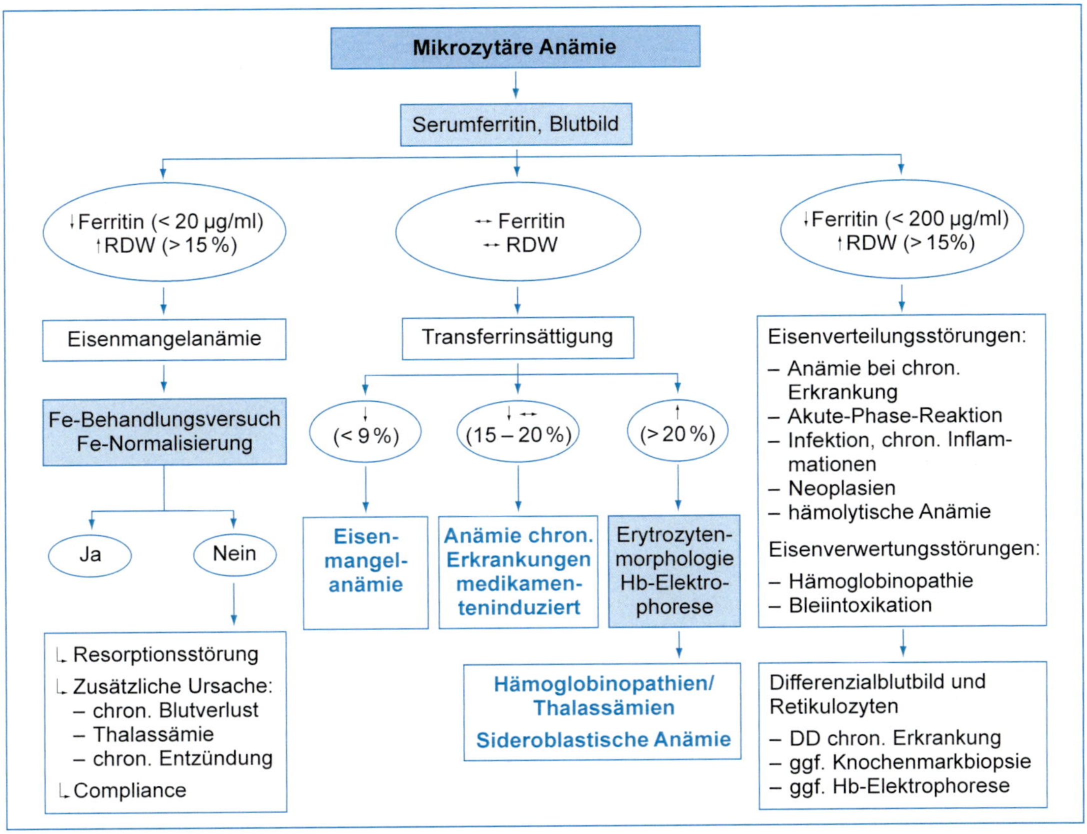

Abb. 6-3 Diagnostik zur Differenzierung einer mikrozytären Anämie.

- sekundäre Anämie nach starkem Blutverlust,
- Hämoglobinopathien, insbesondere Thalassämien,
- MDS, sideroblastische Anämie,
- medikamenteninduzierte Anämie,
- Bleivergiftung,

• mit erhöhtem RDW:
  - Eisenmangelanämie,
  - z.T. Anämie bei chronischen Erkrankungen,
  - z.T. Minor-Thalassämien (zusätzlich typisch: Target-Zellen).

Aus dem Blutausstrich können wichtige zusätzliche Informationen gewonnen werden. So sind eine Aniso-Poikilozytose und eine Mikrozytose (entsprechend erhöhter RDW) typisch bei Eisenmangelanämie und kommen ebenfalls bei manchen chronisch myeloproliferativen Erkrankungen und sideroblastischen Anämien vor. Letztere weisen allerdings häufig zusätzlich Dysplasien der Leukozyten auf. Neben dem Blutbild mit Retikulozyten und der Erythrozytenmorphologie ist die Bestimmung der Parameter des Eisenstoffwechsels bei Patienten mit mikrozytärer Anämie unerlässlich (➤ Abb. 6-3). Sowohl die Eisenmangelanämie als auch die Anämie bei chronischen Erkrankungen sind durch ein erniedrigtes Serumeisen und eine erniedrigte Transferrinsättigung gekennzeichnet, eine Transferrinsättigung < 15% weist eher auf eine Eisenmangelanämie hin. Unter Therapie mit Eisen können die Serumeisenwerte normal, teilweise sogar erhöht sein. Daher sollte die Eisenmedikation für mindestens 24 Stunden unterbrochen werden, bevor Serumeisen und Transferrin bestimmt werden (➤ Kap. 24, „Eisenstoffwechsel"). Ferritinwerte im Serum unter 10 ng/mL sind nahezu beweisend für eine Eisenmangelanämie. Aufgrund der erhöhten Transferrinkonzentration während der Schwangerschaft ist die Bestimmung von Serumeisen und Transferrinsättigung zur Diagnostik eines Eisenmangels nicht sinnvoll. Der beste Parameter zur Bestimmung eines Eisenmangels auch bei Schwangeren ist Ferritin.

Differenzierung der Ursachen einer mikrozytären Anämie

Neben der Differenzierung der zwei häufigsten Ursachen einer mikrozytären Anämie, dem Eisenmangel und der Anämie bei chronischen Erkrankungen, ist die Identifikation hereditärer Hämoglobinopathien, insbesondere bei entsprechendem genetischen Hintergrund, in Europa bei Mittelmeeranrainern sowie bei Patienten aus dem Nahen Osten, Afrika und Asien in der Abklärung der Ursache mikrozytärer Anämien von großer Bedeutung.

Die **Eisenmangelanämie** ist die weltweit häufigste Anämieform, die insbesondere bei Frauen im reproduktiven Alter aufgrund des regelmäßigen Blutverlusts durch die Menstruation sowie ggf. durch Schwangerschaften bedingt wird. Bei Kindern ist eine mangelnde Eisenzufuhr die häufigste Ursache. Eine Abklärung der Ursachen ist grundsätzlich anzustreben, insbesondere aber bei postmenopausalen Frauen und Männern aufgrund der möglicherweise zugrunde liegenden malignen Erkrankungen.

Zu den wichtigsten Ursachen der Eisenmangelanämie gehören:

- Verlust von Eisen durch meist chronischen Blutverlust:
  - urogenitale Blutungen:
    - physiologisch: Menses,
    - pathologisch: z.B. Menometrorrhagien, Hypermenorrhoe, Blasentumoren,
  - gastrointestinale Blutungen, Gastritis, Ulkus, Hämorrhoiden,
  - pulmonale Hämorrhagie, Hämoptysen, Epistaxis,
  - Traumen, Operationen,
  - therapeutischer Aderlass,
- verminderte Aufnahme von Eisen:
  - reduzierte Nahrungszufuhr, z.B. strikt vegetarische Kost,
  - verminderte Resorption:
    - Malabsorptionssyndrome, Sprue,
    - Gastrektomie,
    - Therapie mit Antazida,
- inadequate Substitution bei erhöhtem Bedarf:
  - Wachstumsphase bei Kindern,
  - Schwangerschaften, insbesondere multiple.

Während der Hämoglobinwert bei akuten Blutungen meist noch normal ist, wird das Ausmaß der Blutungsanämie durch Volumenverschiebungen in der Regel erst nach 24 Stunden vollständig sichtbar. Ein Ikterus, insbesondere bei gleichzeitiger Splenomegalie und positiver Familienanamnese, deutet auf Hämoglobinopathien als Ursache hin. Die Diagnose erfolgt über Laboruntersuchungen des Eisenstoffwechsels. Charakteristische atrophische Haut- und Nagelveränderungen mit Glossitis, Stomatitis oder Koilonychie stützen die Diagnose. Der beste Parameter zur Bestimmung des Eisenbestands ist das Serumferritin, das in der Praxis zusammen mit CRP ausreicht.

Zu den typischen Befunden bei Eisenmangelanämie gehören (➤ Tab. 24-16):

- Ferritin ↓,
- Transferrinsättigung ↓ (Serumeisen ↓),
- RDW ↓ (entsprechend Aniso-Poikilo-Mikrozytose im Blutausstrich),
- Retikulozyten/RPI ↓,
- (Eisenbindungskapazität ↓),
- löslicher Transferrinrezeptor normal bis ↓.

Wichtig ist die Differenzierung gegenüber Eisenverwertungsstörungen oder Hämoglobinopathien (➤ Tab. 24-16). Eine Strategie zur Identifikation der Eisenmangelanämie besteht in einem Therapieversuch mit oraler Eisensubstitution, der bei Vorliegen einer isolierten Eisenmangelanämie innerhalb von einer Woche zu einem Anstieg der Retikulozytenzahlen führen müsste. Allerdings ist die diagnostische Aussagekraft gerade bei Koexistenz mit der Anämie bei chronischen Erkrankungen, bei der die Substitution nicht hilfreich ist, schlecht, sodass eine labordiagnostische Abklärung zu bevorzugen ist.

Die **Anämie bei chronischen Erkrankungen** ist fast ebenso häufig wie die Eisenmangelanämie und stellt eine Eisenverteilungsstörung multifaktorieller Genese dar, die sich nach einigen Monaten der bestehenden Grunderkrankung ausbildet. Die Ausprägung der Anämie hängt von Ausmaß und Dauer der Erkrankung sowie von der Koexistenz weiterer Faktoren, die eine gleichzeitige Anämie aufgrund eines Eisen- oder Folatmangels begünstigen, ab.

Eine Vielzahl von chronischen, inflammatorischen und malignen Erkrankungen ist mit dieser Anämieform assoziiert:

- Infektionserkrankungen:
  - Tuberkulose,
  - HIV/AIDS,
  - bakterielle Endokarditis,

- chronische Pilzinfektionen,
  - chronische Knochen-/Knorpelinfektionen, Osteomyelitis,
- maligne Tumoren:
  - Karzinome,
  - Leukämien/Lymphome,
- Autoimmunerkrankungen:
  - rheumatoide Arthritis,
  - systemischer Lupus erythematodes,
- Stoffwechselerkrankungen:
  - Hypo-/Hyperthyreose.
  - Hyperparathyreoidismus,
  - Nebenniereninsuffizienz,
  - Diabetes mellitus,
- chronische Lebererkrankungen.

Bei anderen chronischen Erkrankungen wie z.B. der Hypertension oder der koronaren Herzerkrankung ist eine Anämie chronischer Erkankungen nicht typisch, sodass hier primär andere zugrunde liegende Ursachen differenziert werden müssen.

Zu den typischen Befunden bei der Anämie chronischer Erkrankungen gehören (➤ Tab. 24-16):

- Ferritin normal bis ↑,
- Transferrinsättigung ↓ (Serumeisen meist nur geringgradig ↓),
- RDW in der Regel normal,
- Retikulozyten/RPI ↓,
- (Eisenbindungskapazität ↓),
- Löslicher Transferrinrezeptor normal bis ↓,
- häufig Akute-Phase-Reaktion (z.B. ↑ CRP ↑).

Eine der weltweit wichtigen Ursachen einer mikrozytären Anämie sind **Hämoglobinopathien**, auf die der genetische Hintergrund des Patienten bereits einen Hinweis geben kann. Die häufigsten Formen sind die autosomal-rezessiven β-Thalassämien, bei denen die homozygoten Major-Formen in der Regel mit ausgeprägten transfusionspflichtigen Anämien, die intermediären und die Minor-Formen meist mit milden Anämien einhergehen. Die Ausprägung der Erkrankung ist abhängig von den Mutationen und der Art und Anzahl betroffener Hämoglobinketten und kann von Syndromen, die nicht mit dem Leben vereinbar sind, über schwere hämolytische Anämieformen bis hin zu milden hypochromen mikrozytären Anämien reichen. Bei den Major-Thalassämien treten schwere hämolytische Anämien, Knochendeformitäten aufgrund der erythrozytären Hyperplasie und eine Hepatosplenomegalie häufig bereits in der Kindheit auf. Differenzialdiagnostisch sind daher vor allem die Minor-Thalassämien von der Eisenmangelanämie abzugrenzen. Dies erfolgt in der Regel über eine Ausschlussdiagnostik bei mikrozytärer Anämie. Nicht selten treten allerdings Minor-Thalassämien zusammen mit Eisenmangelanämien auf, sodass die kompensatorische Erhöhung von Hämoglobin A_2 dann häufig nicht mehr erkannt werden kann.

Zu den typischen Befunden gehören (➤ Tab. 24-16):

- Serumeisen normal, Transferrinsättigung normal bis ↓,
- Ferritin normal,
- RDW in der Regel normal,
- Normal bis ↓ Retikulozyten (je nach Hämolyse) normal bis ↓,
- MCV ↓ ↓ (dysproportionale Reduktion im Vergleich zum häufig normalen Hb bei den Minor-Thalassämie-Syndromen),
- hypochrome mikrozytäre Anämie (z.T. Target-Zellen, basophile Tüpfelung),
- Nachweis pathologischer Hämoglobine (Hb-Elektrophorese, HPLC, DNA-Analyse).

Des Weiteren können myelodysplastische Syndrome, Aplasien der Erythrozyten und sideroblastische Anämien Ursachen einer mikrozyären Anämie sein.

Makrozytäre Anämie

Welche Laboruntersuchungen werden empfohlen?

Die Diagnostik der makrozytären Anämie erfolgt wie die der anderen Anämieformen zunächst über ein Blutbild und Retikulozyten. Die megaloblastische Anämie, der am häufigsten ein Vitamin-B_{12}- und/oder Folsäuremangel zugrunde liegt, ist eine wichtige Ursache der makrozytären Anämie. Die makrozytäre Anämie wird daher häufig in megaloblastäre Formen mit ovalen Makrozyten und gleichzeitig auftretenden hypersegmentierten Leukozyten und nicht megaloblastäre Formen als reine Makrozytosen, z.B. bei Lebererkrankungen und Alkoholabusus, unterteilt. Da aber in mehr als einem Drittel der megaloblastären Anämien der Blutausstrich unauffällig ist, ist diese Klassifikation nur eingeschränkt verwend-

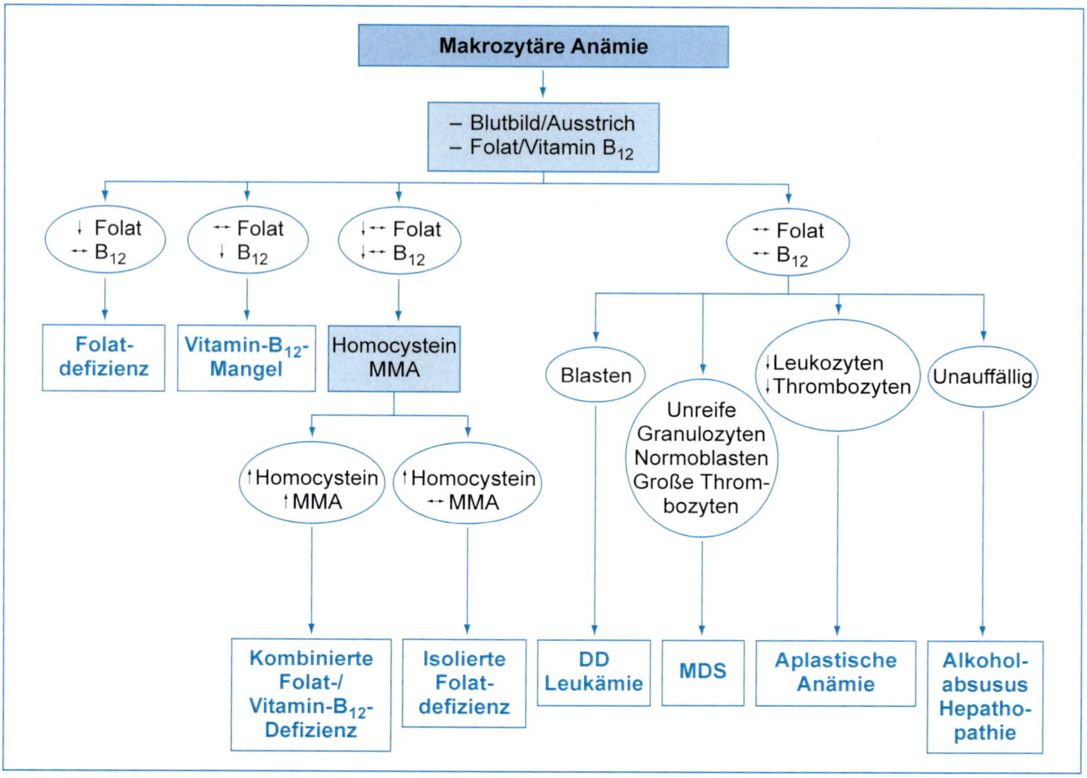

Abb. 6-4 Diagnostik zur Differenzierung der makrozytären Anämie.

bar. Die Bestimmungen von Vitamin B_{12} und Folat sind daher zuverlässigere Parameter zur Identifizierung und Differenzierung der häufigsten Ursachen der megaloblastären Anämie (➤ Abb. 6-4).

Die empfohlenen Laboruntersuchungen zur Abklärung der Ursache einer makrozytären Anämie umfassen:

- Blutbild/Blutausstrich, zusätzlich Beurteilung der Leukozyten/Thrombozyten,
- Vitamin B_{12},
- Folat,
- weiterführende Untersuchungen:
  - Homocystein,
  - Methylmalonsäure (MMA).

Interpretation

Eine durch Störungen von Vitamin B_{12} oder Folsäure bedingte megaloblastäre Anämie ist auch bei Serumkonzentrationen innerhalb des Referenzbereichs nicht ausgeschlossen, da ein Teil der Patienten Werte knapp oberhalb des unteren Referenzbereichs aufweist. Hier erlaubt die Bestimmung von Homocystein und MMA die Diagnose und die weitere Differenzierung zwischen beiden Formen (➤ Abb. 6-4). Einschränkend müssen andere Ursachen erhöhter Konzentrationen von Homocystein (z.B. Hyperhomocysteinämie, Homocystinurie, Niereninsuffizienz) oder von MMA (z.B. herediäre Störungen des Cobalaminmetabolismus, Niereninsuffizienz, Hypovolämie) zuvor ausgeschlossen werden.

Zu den typischen Laborbefunden bei makrozytärer Anämie gehören (➤ Tab. 24-16):

- Ferritin, Transferrinsättigung, Eisen unauffällig,
- Retikulozyten/RPI ↓,
- RDW ↑ (entsprechend Aniso-Poikilo-Makrozytose im Blutausstrich),
- Vitamin B_{12} ↓ und/ oder Folat ↓,
- zusätzliche Befunde im Blutbild
  - hypersegmentierte Leukozyten (> 5%),
  - Makroovalozyten,
  - z.T. Leukozytopenie/ Thrombopenie,
  - Einschlüsse in Erythrozyten (Howell-Jolly-Körper, Cabot-Ringe, basophile Tüpfelung),

- (Eisenbindungskapazität ↑),
- löslicher Transferrinrezeptor normal bis ↑.

Zum Teil treten zwar erhöhte Retikulozytenzahlen auf, die allerdings aufgrund der ineffektiven Erythropoese für das Ausmaß der Anämie inadäquat sind. Sehr hohe MCV-Werte > 110 fl sind ein Hinweis auf eine megaloblastäre Anämie, die anderen Formen der makrozytären Anämie weisen meist ein geringeres Ausmaß der Makrozytose auf. Hypersegmentierte Leukozyten sind charakteristisch für die megaloblastische Anämie. Bei jeder Panzytopenie sollte auch eine megaloblastische Anämie ausgeschlossen werden. Aufgrund des nur beim Vitamin-B_{12}-Mangel bestehenden Risikos neurologischer Schädigungen ist die Differenzierung zum Folatmangel als Ursache einer megaloblastischen makrozytären Anämie von besonderer Bedeutung. Die Folatspiegel unterliegen ausgeprägten Schwankungen, sodass bei Nahrungsaufnahme scheinbar normale Werte trotz depletierter Speicher bestimmt werden können. Aus diesem Grund wurde die methodisch aufwändigere intraerythrozytäre Folatbestimmung eingeführt. Allerdings hat die Bestimmung von intraerythrozytärem Folat aufgrund der falsch niedrigen Werte bei mehr als der Hälfte der Patienten mit Vitamin-B_{12}-Mangel bei perniziöser Anämie sowie aufgrund der falsch normalen Werte trotz Folatmangels bei Schwangeren und Alkoholikern nur eine begrenzte Aussagefähigkeit. Bei unklaren Befundkonstellationen oder einem grenzwertigen Vitamin-B_{12}-Spiegel kann die Bestimmung von Homocystein und Methylmalonsäure weiterführen oder alternativ eine probatorische Behandlung mit Vitamin B_{12} und Folsäure durchgeführt werden. Die aufwändige Analytik ist vor allem für Methylmalonsäure sinnvoll, da erhöhte Homocysteinwerte auch bei Folsäuremangel nachgewiesen wurden. Da die Folatspiegel direkt nach einer Nahrungsaufnahme steigen, sollten die Bestimmungen nüchtern erfolgen. Daneben sind Hämolysen bei der Blutentnahme zu vermeiden, die ebenfalls zu einer Erhöhung des Folats führen. Für die Interpretation erniedrigter Vitamin-B_{12}-Spiegel sind andere Ursachen (z.B. Transcobalamin-I-Defizienz, Hypochlorhydrie, z.T. HIV/AIDS) auszuschließen.

Die weiterführende Diagnostik bei Nachweis eines Vitamin-B_{12}-Mangels bei Patienten mit megaloblastärer Anämie umfasst die Untersuchung von Autoantikörpern gegen Parietalzellen sowie gegen den Intrinsic-Faktor. Aufgrund der relativ geringen Sensitivität (abhängig vom Testsystem maximal bis zu 80%) ist ein fehlender Nachweis kein Ausschluss einer perniziösen Anämie. Der Nachweis von Intrinsic-Faktor-Autoantikörpern ist mit einer Spezifität von fast 100% nahezu beweisend. Weitere Untersuchungen zur Identifikation von Resorptionsstörungen umfassen die Gastroskopie und den Schilling-Test.

Differenzierung der Ursachen einer makrozytären Anämie

Zu den wichtigsten Ursachen einer makrozytären Anämie gehören:

- Mit erhöhtem RDW und RPI < 2:
  - megaloblastische Anämie:
    - Vitamin-B_{12}-Mangel oder vermehrter Bedarf,
    - Folatmangel oder vermehrter Bedarf,
    - Autoimmunerkankungen (atrophische Gastritis, Autoantikörper gegen den Intrinsic-Faktor oder die Parietalzellen),
    - Malabsorption (Sprue, gastrointestinale Infektionen, entzündliche Darmerkrankungen, Nematodenbefall, insbesondere Diphyllobothrium latum),
    - Divertikulose, Fisteln, Strikturen,
    - Zollinger-Ellison-Syndrom,
    - Gastrektomie, Resektion des Ileums,
    - vermehrter Bedarf: Schwangerschaft, chronische Hämolysen,
    - Medikamente (z.B. Folsäureantagonisten, Antimetaboliten),
    - hereditär (z.B. Transcobalamin-II-Defizienz, Lesch-Nyhan-Syndrom),
  - Alkoholismus,
  - Lebererkrankungen (insbesondere alkoholbedingte Formen),
  - alimentär: Mangel und Fehlernährung, Anorexia nervosa,
  - Hypo-/Hyperthyreose,
  - Amyloidose,
  - Dialyse,
  - myelodysplastisches Syndrom, Plasmozytom, Leukämien, Lymphome, maligne Tumoren, hoher Zellumsatz,

- medikamenteninduziert (insbesondere Substanzen mit Wirkung auf die DNA-Synthese):
  - antiretrovirale Therapie (z.B. HAART),
  - Chemotherapie (z.B. Methotrexat),
  - manche Antibiotika (z.B. Trimethoprim),
  - Phenytoin, Phenobarbital, Benzodiazepine,
- Schwangerschaft und Laktation,
- Mit normalem RDW und RPI < 2: Myelodysplasien, Leukämien (zum Teil).

Die wichtigste Ursache eines Vitamin-B_{12}-Mangels ist die perniziöse Anämie, eine Autoimmunerkrankung, bei der in einem hohen Anteil Autoantikörper gegen Parietalzellen und/oder den Intrinsic-Faktor nachgewiesen werden können.

Hämolytische Anämie

Die hämolytischen Anämien sind durch eine verkürzte Lebensdauer der Erythrozyten infolge antikörpervermittelter oder nicht-immuner Zerstörung bei normaler oder kompensatorisch gesteigerter Erythropoese gekennzeichnet. Die normale Lebensdauer der Erythrozyten von etwa 120 Tagen kann bei ausgeprägten Hämolysen bis auf wenige Tage reduziert sein. Aufgrund der hohen kompensatorischen Regenerationsfähigkeit bei normalen Knochenmarkreserven entsteht eine nachweisbare Anämie erst bei einer Verkürzung der Lebensdauer auf weniger als ein Viertel der Normalen.

Pathogenese und Risikofaktoren

Hämolytische Anämien können durch erythrozytäre und extraerythrozytäre Erkrankungen oder Störungen verursacht werden.

Die selteneren **korpuskulären Defekte** sind in der Regel hereditär und häufig mit einer erhöhten Fragilität der Erythrozyten assoziiert. Die paroxysmale nächtliche Hämoglobinurie (PNH) ist die einzige erworbene korpuskuläre hämolytische Anämie.

Die **extrakorpuskulären hämolytischen Anämien** sind in der Regel erworben. Bei den extrakorpuskulären Erkrankungen stehen antikörpervermittelte und medikamenteninduzierte Hämolysen im Vordergrund. Des Weiteren spielen nicht-immunologisch bedingte mechanische Hämolysen infolge künstlicher Herzklappen oder Gefäßprothesen, bei Vaskulitis, Mikroangiopathie wie z.B. der thrombotisch-thrombozytopenischen Purpura (TTP) oder dem hämolytisch-urämischen Syndrom (HUS) eine wichtige Rolle. Erworbene hämolytische Anämien treten darüber hinaus auch bei verschiedenen intraerythrozytären Parasiten, Hämolysinen oder anderen Toxinen, insbesondere Schlangengiften, sowie bei Hypersplenismus und einigen hereditären Störungen des Kupferstoffwechsels auf.

Die **erworbenen immunologisch vermittelten hämolytischen Anämien** setzen sich überwiegend aus autoimmunhämolytischen (AIHA), medikamenteninduzierten sowie alloimmunhämolytischen Anämien zusammen. Bei den AIHA wird die Autoimmunhämolyse durch IgG-, IgA- oder IgM-Antikörper gegen Erythrozyten verursacht. Das Ausmaß der intravasalen Hämolyse hängt im Wesentlichen von der Antikörperklasse und der Komplementaktivierung ab. Männer erkranken seltener als Frauen, Kinder seltener als Erwachsene. Idiopathische und symptomatische Formen sind etwa gleich häufig.

Die *AIHA vom Wärmetyp* ist mit einer Inzidenz von etwa 1:30 000–70 000 die häufigste der autoimmunhämolytischen Anämien mit häufig chronischem Verlauf. Diese Anämie kann von einer milden kompensierten Erkrankung bis hin zu ausgesprochen schweren Hämolysen variieren. Sie tritt als Evans-Syndrom in Verbindung mit einer Immunthrombozytopenie auf.

Die Ursachen sind etwa gleich häufig idiopathisch oder sekundäre Manifestation bei chronischen Grunderkrankungen:

- Lymphoproliferative Erkrankungen (insbesondere CLL, Morbus Hodgkin, Non-Hodgkin-Lymphome),
- Autoimmunerkrankungen,
- Kollagenosen,
- maligne Tumoren (z.B. Ovarialkarzinom),
- Immundefekte:
  - HIV/AIDS,
  - in Assoziation mit Thymomen,
  - Agammaglobulinämie,
- Infektionen, insbesondere bei Kindern.

Da die AIHA vom Wärmetyp der Manifestation maligner lymphoproliferativer Erkrankungen um Monate bis Jahre vorausgehen kann, sollte die Diagnose eine entsprechende Aufmerksamkeit erfahren.

Die *AIHA vom Kältetyp* ist erheblich seltener und tritt meist als akut passagere, innerhalb weniger Tage reversible Hämolyse infolge von Infektionen (insbesondere bei Mykoplasmen, Herpesviren, Adenoviren, Influenzaviren, HIV, Listerien), seltener als chronische Form auf. Die chronische Form ist teils mit malignen lymphoproliferativen Erkrankungen assoziiert. Die *paroxysmale bithermische Kältehämoglobinurie Donath-Landsteiner* ist die seltenste Form und tritt fast ausschließlich bei Kindern unter zehn Jahren als akut reversible, schwere hämolytische Anämie meist infolge von Infektionen auf.

Die *medikamentenassoziierten AIHA* umfassen alle hämolytischen Anämien, die durch Medikamente oder deren Metabolite ausgelöst werden können. Frauen sind häufiger betroffen als Männer. Meist ist der Verlauf schleichend mit geringgradiger Hämolyse, gelegentlich können aber auch schwere akute Hämolysen, z.T. nach Reexposition mit einem auslösenden Medikament, auftreten. Da diese heterogene Form bei entsprechendem klinischen Verdacht nur durch Untersuchung in Anwesenheit des Medikaments/Metabolits diagnostiziert werden kann, wird sie oftmals übersehen. Man geht dennoch davon aus, dass jede fünfte hämolytische Anämie durch Medikamente ausgelöst wird. In der Regel verläuft die Hämolyse trotz der teils dramatischen akuten Verläufe mit Schock und Nierenversagen mit Hämofiltrations- oder Plasmapheresepflichtigkeit reversibel. Eine Identifikation des kausalen Medikaments ist jedoch für die Therapie und zukünftige Vermeidung der auslösenden Substanz essenziell.

Klassifikation

Für die Klassifikation hämolytischer Anämien ist zunächst die Abklärung einer immun- oder autoimmun vermittelten Anämie von den nicht immunologisch über Antikörper vermittelten Hämolysen wichtig:

- Korpuskuläre Defekte als Ursache hämolytischer Anämien (➤ Kap. 24, „Antikörper bei autoimmunhämolytischen Anämien"):
  - Hämoglobinsynthesestörungen (z.B. Thalassämien),
  - pathologische oder instabile Hämoglobine (z.B. HbS, Sichelzellanämie),
  - erythrozytäre Membrandefekte (z.B. Sphärozytose, Elliptozytose),
  - erythrozytäre Enzymdefekte (z.B. Pyruvatkinase, Glukose-6-phosphat-Dehydrogenase),
  - paroxysmale nächtliche Hämoglobinurie (PNH),
- extrakorpuskuläre Ursachen hämolytischer Anämien:
  - Immunhämolysen:
    - Alloimmunhämolysen,
    - Autoimmunhämolysen,
  - mechanische Hämolysen:
    - künstliche Herzklappen,
    - mikroangiopathische hämolytische Anämien (TTP, ITP),
  - Hypersplenismus,
  - erythrozytäre Parasiten,
  - hämolytische Toxine, chemische Noxen,
  - Morbus Wilson, kupferhaltige Intoxikationen,
  - medikamenteninduzierte Hämolysen.

Klinische Symptomatik

Neben den eingangs genannten typischen Anämiezeichen weisen Patienten mit hämolytischen Anämien zusätzlich Zeichen einer Hämolyse wie z.B. Ikterus, Splenomegalie, sowie Hämoglobinurie mit dunklem Urin auf. Meist sind hämolytische Anämien durch einen schleichenden Verlauf gekennzeichnet, eine geringgradige Splenomegalie ist nicht selten. Daneben treten selten – insbesondere bei Kindern im Rahmen akuter hämolytischer Episoden – plötzliche Blässe, uncharakteristische abdominelle oder dorsale Schmerzen, Synkopen sowie Schüttelfrost teilweise mit erhöhter Temperatur, Tachypnoe, Tachykardie, teilweise mit Nierenversagen auf.

Eine bereits bei Jugendlichen auftretende Cholezystolithiasis, teilweise mit passageren postinfektiösen aplastischen Krisen (häufig mit Parvovirus-B19-Infektionen assoziiert) bei chronischem Ikterus in der Familie ist ein Hinweis auf eine **hereditäre Sphärozytose**.

Die Kombination von vasookklusiven Krisen, ischämiebedingten Organ- und Gewebeschäden, aplastischen Krisen, Retinopathie sowie zentralvenösen Störungen bei entsprechendem genetischen Hintergrund weist auf eine **Sichelzellanämie** hin.

Die typischen Symptome und Befunde bei der **paroxysmalen nächtlichen Hämoglobinurie** umfassen neben der anfallsweise auftretenden Hämolyse nach körperlichen Anstrengungen, bei Fieber oder im Schlaf, vor allem die Thromboseneigung, insbesondere auch Thrombosen in portalen oder hepatischen Venen (Budd-Chiari-Syndrom).

Ein prolongierter Neugeborenenikterus oder ein rezidivierender Ikterus weisen auf **hereditäre Erythrozytendefekte**, z.B. eine Sphärozytose, hin.

Es ist wichtig, früh die Dynamik der hämolytischen Anämie festzustellen, da akute rasch progrediente Verläufe lebensbedrohliche Notfälle darstellen können.

Welche Laboruntersuchungen werden empfohlen?

Die Labordiagnostik spielt eine Schlüsselrolle in der Identifikation hämolytischer Anämien und basiert auf den Parametern erhöhtes LDH (meist < 800 U/L), vermindertes Haptoglobin sowie ggf. Hämopexin und erhöhtes (unkonjugiertes/indirektes) Bilirubin. Der zentrale Labortest zur Identifikation der immunvermittelten Anämien ist der direkte Coombstest (direkter Antiglobulintest, DAT; ➤ Abb. 6-5). Zusätzlich können freies Hämoglobin im Blut oder Urin bei Überschreiten der Haptoglobin-/Hämopexin-Bindunsgkapazität nachgewiesen werden. Daneben stellen Urinteststreifen sowie Blutausstriche zur Erythrozytenmorphologie einfache Verfahren dar, die eine initiale Klassifikation der nicht-immunologisch vermittelten hämolytischen Anämie erlauben.

Interpretation

Der Nachweis einer Hämoglobinurie deutet auf eine rasche, potenziell akut lebensbedrohliche Hämolyse hin. Im Blutbild fallen verminderte Erythrozytenzahlen, niedrige Hämoglobinkonzentration, niedriger Hämatokrit, im Blutausstrich Aniso-Poikilozytose, Mikrozytose, gelegentlich Sphärozytose und eine vermehrte Retikulozytenzahl auf. Der Nachweis von Fragmentozyten weist auf eine Mikroangiopathie oder mechanische Hämolyse als Ursache hin.

Klinische Hinweise auf eine hämolytische Anämie umfassen die Kombination von Anämie und Ikterus sowie eine hohe Transfusionsfrequenz von Erythrozytenkonzentraten ohne Hinweis auf eine Blutungsquelle. Bei klinischem Verdacht und Hinweisen aus der Screening-Diagnostik sollte parallel zur unmittelbaren Therapie des akuten hämolytischen Syndroms sofort Material für die durchflusszytometrische Diagnostik einer paroxysmalen nächtlichen Hämoglobinurie (PNH) entnommen werden.

Differenzierung der Ursachen hämolytischer Anämien

Zu den wichtigsten Ursachen hämolytischer Anämien gehören:

- Mit normalem RDW und RPI > 2:
  - PNH,
  - intraerythrozytäre Infektionen: Plasmodien (Malaria), Babesien (Babesiose), Bartonella (bazilläre Angiomatose, Fünftagefieber),
  - extraerythrozytäre Infektionen: Clostridiensepsis,
  - toxische Hämolysen: Schlangenbisse,
  - hypersplenismusassoziierte Hämolyse,
  - ausgedehnte Verbrennungen,
- mit erhöhtem RDW und RPI > 2:
  - mikroangiopathische hämolytische Anämie:
    - z.B. TTP, HUS, DIC, Eklampsie, HELLP-Syndrom,
    - Transplantatabstoßungsreaktion,
    - disseminierte maligne Tumoren,
  - makroangiopathische hämolytische Anämie: künstliche Herzklappen, Stents,
  - hereditäre Erythrozytendefekte.

Sobald der Nachweis einer Hämolyse geführt wurde, sollte die Differenzierung immunvermittelter und nicht-immuner hämolytischer Anämien erfolgen. Die über den positiven direkten Coombstest (DAT) identifizierten erworbenen immunvermittelten Anämien werden in die autoimmunhämolytischen Anämien (AIHA), die alloimmunhämolytischen Anämien, die iatrogenen Chimärismus oder transplantationsassoziierten Anämien sowie die medikamentenassoziierten Formen unterteilt. Die AIHA können idiopathisch oder infolge einer Grunderkrankung sowohl akut reversibel auftreten, selten auch ein lebensbedrohliches Ausmaß annehmen, sowie auch chronisch persistieren. Die Klassifikation erfolgt über die Bestimmung der Antikörperklasse (ggf. Subklasse), die Spezifität des erythrozytären Antikörpers und die Komplementaktivierung sowie die Antikörperkonzentration (Titer; ➤ Abb. 6-5).

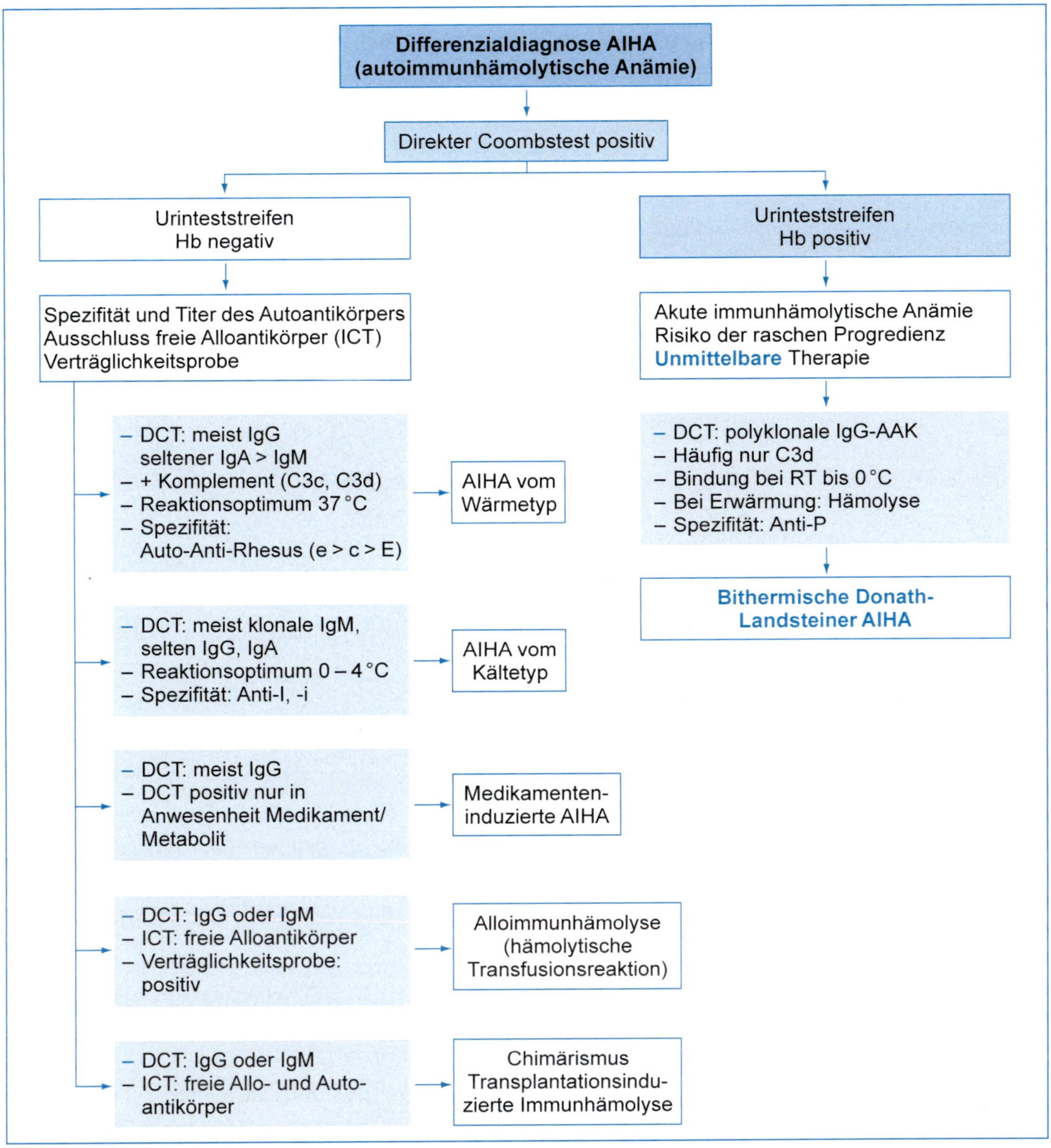

Abb. 6-5 Differenzialdiagnostik einer hämolytischen Anämie.

- Mit erhöhtem RDW und RPI > 2:
  - AIHA:
    - vom Wärmetyp,
    - vom Kältetyp,
    - bithermische Kältehämoglobinurie,
    - medikamenteninduziert,
  - alloimmunhämolytische Anämie:
    - hämolytische Transfusionsreaktionen aufgrund Inkompatibilität,
    - Morbus haemolyticus neonatorum,
  - Chimärismus/transplantationsassoziierte Hämolyse:
    - Auto- und Alloantikörper,
    - Isoantikörper (bei AB0-inkompatibler Transplantation).

Ein positiver DCT ist ein wichtiger Hinweis auf eine Autoimmunhämolyse, kommt aber auch bei einer Vielzahl weiterer Ursachen vor wie z.B. höheres Alter, Nierenerkrankungen, Therapie mit intravenösen Immunglobulinen. Umgekehrt können bei rasch ablaufenden massiven Immunhämolysen keine erythrozytengebundenen Antikörper nachweisbar sein, sodass der DCT falsch negativ ausfällt.

Die Analytik und Differenzierung der hereditären, nicht-immunen hämolytischen Anämien einschließlich der Hämoglobinopathien ist in ➤ Kap. 24 zusammengefasst. An dieser Stelle sei nur auf einige zentrale anamnestische Informationen hingewiesen, z.B. die Auslösung einer hämolytischen Krise durch bestimmte Medikamente (z.B. Fava-Bohnen, Sulfonamide, Primaquin), die einen wichtigen Hinweis auf erythrozytäre Enzymdefekte gibt.

Aplastische Anämie

Die aplastischen Anämien sind durch eine fehlende oder hypoplastische Erythropoese gekennzeichnet, die isoliert oder in Kombination mit einer Leukopenie und/oder Thrombozytopenie (Di- oder Trizytopenie/Panzytopenie) auftreten kann.

Pathogenese und Risikofaktoren

Die aplastische Anämie ist eine seltene Erkrankung mit einer Inzidenz von $2/10^6$ Individuen pro Jahr und tritt überwiegend idiopathisch, teilweise medikamentenassoziiert oder postinfektiös (Parvovirus B19, HBV, HCV, Herpesviren) auf. Nicht selten handelt es sich bei einer zunächst isoliert scheinenden aplastischen Anämie um eine Erstmanifestation eines myelodysplastischen Syndroms. Die reine aplastische Anämie (PRCA; *pure red cell aplasia*) kann angeboren (Shwachman-Diamond-Anämie, Fanconi-Anämie), idiopathisch oder postinfektiös (häufig Parvovirus B19) sowie im Rahmen von Autoimmunerkrankungen, malignen Tumoren und Immundefekten erworben auftreten. Aufgrund beruflicher Exposition mit Benzol und Insektiziden wurden ebenfalls aplastische Anämien beschrieben.

Klinische Symptomatik

Die Symptomatik ist durch das Ausmaß und die Geschwindigkeit der Entwicklung der Anämie sowie durch die Grunderkrankung geprägt. Die Klinik ist unspezifisch und kann akut oder schleichend beginnen.

Welche Laboruntersuchungen werden empfohlen?

Die wichtigste Differenzialdiagnostik besteht in der Differenzierung maligner Ursachen. Die initiale Diagnostik umfasst zunächst allgemeine Parameter: Blutbild, Retikulozyten, Ferritin, CRP.

Messgröße	**Zu erwartendes Ergebnis**
Blutbild	• Normochrome Anämie • z.T. Leukopenie, Thrombozytopenie
RDW	In der Regel normal
Retikulozyten/RPI	↓
Ferritin	In Abhängigkeit vom Transfusionsbedarf ↑ (sekundäre Hämochromatose)
Akute-Phasen-Enzyme	Häufig ↑, z.B. CRP ↑

Nach Ausschluss einer megaloblastären Anämie (Vitamin B_{12}, Folsäure) und hämolytischer Anämien (LDH, Bilirubin, Haptoglobin) sollte insbesondere bei einer Panzytopenie ein myelodysplastisches Syndrom sowie Leukämien („aleukämische" Verläufe insbesondere bei Kindern) über durchflusszytometrische Untersuchungen abgeklärt werden. Zur Abklärung der meist transitorischen postinfektiösen Aplasien sollten eine Hepatitis-A-/-B-/-C-Serologie sowie eine EBV- und CMV-Serologie und – insbesondere bei vorbestehender hämolytischer Anämie – eine Parvovirus-B19-Diagnostik berücksichtigt werden. Bei entsprechender Risikoanamnese kommt auch eine viszerale Leishmaniasis infrage (Knochenmarkbiopsie mit direktem Parasitennachweis).

6.1.2 Erythrozytosen und kombinierte Syndrome

Dazu zählen Polyglobulie, Erythrozytose, Polyzythämie, Polycythaemia vera, myeloproliferative Erkrankung, kongenitale familiäre Erythrozytose, PFCP, von-Hippel-Lindau-Gen, VHL, JAK2-Mutation.

Erythrozytosen und die synonym gebrauchte Bezeichnung Polyzythämien sind durch eine absolute oder relative Vermehrung der Erythrozyten gekennzeichnet. Polyzythämien können in die selteneren hereditären Formen (z.B. manche Hämoglobinopathien, Erythropoietin-Rezeptor-Mutationen), die häufigeren erworbenen (z.B. bei chronischen pulmonalen und renalen Erkrankungen, Mutationen von signaltransduzierenden Molekülen wie JAK2), die physiologisch adaptiven Formen (z.B. hypoxiebedingt durch Höhenaufenthalt) sowie die iatrogen induzierten Formen (z.B. Doping mit Erythropoietin) unterteilt werden.

Häufig fallen Polyzythämien zuerst bei routinemäßig durchgeführten Blutbildern auf, ohne dass eine klinische Symptomatik besteht. Eine absolute Polyzythämie bezeichnet eine echte Vermehrung der Gesamtzellmasse, während eine relative Polyzythämie einen erhöhten Hämatokrit beispielsweise aufgrund eines reduzierten Blutvolumens darstellt.

Pathogenese und Risikofaktoren

Die angeborenen Polyzythämien können auftreten infolge

- einer erhöhten Empfindlichkeit der Erythrozytenvorstufen für Erythropoietin (EPO),
- intrinsischer Defekte der Hypoxieempfindlichkeit,
- einer erhöhten Sauerstoffaffinität von Hämoglobin,
- von hereditären Erkrankungen oder Störungen, die mit einer Gewebehypoxie assoziiert sind.

Die wichtigsten Polyzythämien, die zu einer **erhöhten Empfindlichkeit gegenüber Erythropoietin oder einer konstitutiven Proliferation** führen, umfassen die Polycythaemia vera (PV) und die myeloproliferativen Erkrankungen (MPD). Sie sind durch mutationsbedingte funktionelle Defekte der erythropoetischen Stammzellen gekennzeichnet und weisen meist erniedrigte Erythropoietinkonzentrationen auf. Die Polycythaemia vera ist eine erworbene klonale Stammzellerkrankung, die überwiegend Personen jenseits des 60. Lebensjahrs betrifft. Bisher wurde die Polycythaemia vera und die *BCR-ABL*-negativen myeloproliferativen Erkrankungen auf der Basis einfacher labordiagnostischer (z.B. Erythrozytenzahl, Hämatokrit, Thrombozytenzahl, Serumerythropoietin), klinischer (z.B Splenomegalie) sowie relativ uncharakteristischer histologischer Kriterien klassifiziert, die eine suboptimale Sensitivität aufwiesen. Die Identifikation der erworbenen somatischen Mutation in der Janus-Tyrosinkinase 2 (*JAK2V617F*) im Jahr 2005, die bei nahezu 100% der Polycythaemia-vera-Patienten, aber auch bei etwa der Hälfte der Patienten mit essenzieller Thrombozythämie und Myelofibrose nachgewiesen werden kann, erlaubte eine molekulare Reklassifikation und gemeinsame Gruppierung dieser Erkrankungen als eine neue Kategorie der klassischen *BCR-ABL*-negativen myeloproliferativen Erkrankung (MPD). Der Nachweis der JAK2-Mutation stellt ein der Bedeutung des Philadelphia-Chromosoms (BCR-ABL) bei der chronisch myeloischen Leukämie vergleichbares zentrales diagnostisches Kriterium dar, sodass die WHO-Kriterien für die Empfehlung der initialen Diagnostik bei Verdacht auf Polycythaemia vera gegenwärtig revidiert werden. Daneben ist die Untersuchung bei unklarer Thrombozytose sinnvoll. Ein weiterer molekularer Marker ist die Überexpression des PRV-1-Gens in Granulozyten, das für einen auf hämatopoetischen Zellen exprimierten Oberflächenrezeptor kodiert. Der Nachweis der *JAK2V617F*-Mutation ist ein starker Hinweis auf ein zugrunde liegendes MPS, da die Mutation bei Patienten mit reaktiven Polyzythämien, *BCR-ABL*-positiven myeloproliferativen Syndromen oder soliden Tumoren bisher nicht nachgewiesen wurde. Bei der seltenen primären familiären und kongenitalen Polyzythämie (PFCP) liegt die Ursache in Punktmutationen im Erythropoietin-Rezeptorgen, die zu einer konstitutiven Aktivierung und Stimulation der Erythropoese führen.

Polyzythämien oder Erythrozytosen **aufgrund einer gestörten Hypoxieempfindlichkeit** sind durch inadäquat hohe Serumerythropoietinspiegel bei Normoxie gekennzeichnet. Die Regulation der Sauerstoffhomöostase erfolgt normalerweise über einen sauerstoffdetektierenden Komplex, der aus O_2, Eisen, und dem Von-Hippel-Lindau-Protein (VHL) besteht. Dieser Komplex vermittelt bei ausreichender Sauerstoffspannung eine Hemmung der Genexpression von Erythropoietin und weiterer ebenfalls hypoxieregulierter Gene wie z.B. Transferrin, dem Transferrinrezeptor, den Plasminogen-Aktivator-Inhibitor (PAI-1) und dem vaskulär endothelialen Wachstumsfaktor VEGF. Vor kurzem konnten Mutationen im VHL-Gen identifiziert werden, die die

Interaktion des VHL-Proteins im O_2-detektierenden Komplex vermindern, sodass es zu einer Deregulation der Expression von Erythropoietin mit bis zu 10fach höheren Erythropoietinspiegeln kommt. Die homozygote VHL*598C→T*-Mutation wurde als Ursache der endemischen autosomal-rezessiven Chuvash-Polyzythämie identifiziert, kommt aber bei vielen weiteren kongenitalen Polyzythämien ebenfalls vor. Möglicherweise ist die frühe Mortalität dieser Patienten (≤ 30% erreichen das 65. Lebensjahr) auch aufgrund arterieller Thrombosen auf die parallele Dysregulation und Konzentrationssteigerung der ebenfalls hypoxiesensitiven Gene PAI-1 und VEGF zurückzuführen, die wichtige Funktionen in der Regulierung der Gerinnung und des Blutdrucks haben. In der Hälfte der Polyzythämien mit normalen oder erhöhten Erythropoietinspiegeln wurden allerdings bisher noch keine kausalen Mutationen identifiziert.

Erythrozytosen oder Polyzythämien **infolge einer erhöhten Sauerstoffaffinität des Hämoglobins** sind typischerweise durch inadäquat erhöhte Serumerythropoietinkonzentrationen bei normaler Sauerstoffsättigung gekennzeichnet. Hierbei ist die Abgabe von Sauerstoff an die Gewebe gestört. Neben mehr als 200 seltenen hereditären pathologischen Hämoglobinen mit erhöhter Sauerstoffaffinität sind differenzialdiagnostisch vor allem die 2,3-Diphosphoglyceratdefizienz und eine Methämoglobinämie abzuklären.

Reaktive oder sekundäre Erythrozytosen treten physiologischerweise als kompensatorische Reaktionen bei chronischer Gewebehypoxie im Rahmen unterschiedlicher angeborener Herzfehler oder pulmonaler Erkrankungen mit Zyanose, z.B. bei chronisch-obstruktiven Lungenerkrankungen, aufgrund der Erythropoietinerhöhung auf. Nikotinabusus kann zur Raucherpolyzythämie durch die verminderte Sauerstofftransportkapazität von Carboxyhämoglobin führen. Daneben führt eine Vielzahl renaler Erkrankungen und maligner Tumoren (Hypernephrom, polyzystische Nieren, Wilms-Tumor, Zustand nach Nierentransplantation, Hämangioblastome, Phäochromozytome und gutartige Nebennierenademone) zu reaktiven Erythrozytosen ohne Hypoxämie.

Klassifikation

Die Polyzythämien oder Erythrozytosen werden üblicherweise in kongenitale und erworbene Formen unterteilt. Eine weitere Klassifikation unterscheidet zwischen primären Polyzythämien, die durch eine konstitutive Überproduktion von Erythrozyten aufgrund von Defekten der hämatopoetischen Stammzellen entstehen, und sekundären Polyzythämien, bei denen die normalen Progenitorzellen durch externe Faktoren stimuliert werden, z.B. durch erhöhte Erythropoietinserumkonzentrationen. Sowohl die primären als auch die sekundären Polyzythämien können angeboren oder erworben sein.

Kongenitale Polyzythämien/Erythrozytosen

- Primäre Polyzythämie: Mutationen im Erythropoietinrezeptor mit verstärkter EPO-Responsivität (primäre familiäre kongenitale Erythrozytose; PFCP):
  - Verkürzung oder Verlust des zytoplasmatischen Teils,
  - weitere Mutationen,
- sekundäre Polyzythämie:
  - veränderte oder defiziente O_2-Detektionskapazität:
    - Chuvash-Polyzythämie (homozygote *VHL 598C→T*),
    - sporadische oder familiäre Mutationen im VHL-Gen,
    - weitere Mutationen,
  - veränderte Sauerstoffaffinität von Hämoglobin:
    - pathologische Hämoglobine mit erhöhter O_2-Affinität,
    - Methämoglobinämie,
    - 2,3-Diphosphoglyceratdefizienz,
  - erhöhte Erythropoietinkonzentrationen:
    - hereditäre mit Zyanose einhergehende Herzfehler: Septumdefekte, offenes Foramen ovale mit Shunt,
    - pulmonale Erkrankungen.

Erworbene Polyzythämien/Erythrozytosen:

- Primäre Polyzythämie: Polycythaemia vera/klassische BCR-ABL-negative myeloproliferative Erkrankung (~ 100% *JAK2V617F*),
- sekundäre Polyzythämie:
  - reaktive physiologische Erhöhung der Erythropoietinserumkonzentration bei verminderter O_2-Sättigung:

- längerer Aufenthalt in großer Höhe,
- Hypoventilation (z.B. Schlafapnoe, Adipositas permagna),
- chronisch obstruktive Lungenerkrankungen,
- Herzerkrankungen (z.B. Shunt),
- Nieren- und Lebererkrankungen,
- autonome Erhöhung der Erythropoietinsynthese
  - Nierenerkrankungen (z.B. Zystennieren, Nierenarterienstenose),
  - paraneoplastisch bei malignen Tumoren: Nieren (Hypernephrom, Wilms-Tumor), Leber (Hepatome, hepatozelluläre Karzinome), Uterusfibrome, Herz (atriale Myxome), ZNS (zerebelläre Hämangiome),
  - endokrinologische Erkrankungen (z.B. Phäochromozytom, adrenogenitales Syndrom, M. Cushing),
- iatrogen: Anabolika, Erythropoietin als Dopingsubstanz, Androgene,

Pseudoerythrozytose:
- Exsikkose: chronische Diarrhö, inadäquate Flüssigkeitszufuhr,
- Volumenverschiebungen in den Extravasalraum:
  - Schock,
  - Verbrennungen.

Klinische Symptomatik

Aufgrund des erhöhten Hämatokrits kann es sowohl bei den hereditären als auch bei den erworbenen Polyzyhämien zu Hyperviskositätssyndromen mit Zyanose und ischämiebedingten Parästhesien der Finger und Zehen mit Akrozyanosen und Erythromelalie kommen. Daneben können auch Belastungsdyspnoe, (aquagener) Pruritus und Störungen der Hirndurchblutung mit Hör- oder Sehstörungen, Vertigo, Kopfschmerzen sowie Synkopen auftreten. Manche Polyzythämien sind zusätzlich durch eine arterielle Hypertonie und ein erhöhtes Risiko für arterielle Thrombosen, Thrombembolien und/oder Blutungen gekennzeichnet. Infolge des erhöhten Zellumsatzes kann es bei den absoluten Erythrozytosen zu Splenomegalie und Hyperurikämie mit Nierensteinen kommen. Bei den primären Erythrozytosen, insbesondere bei dem bisher als Polycythaemia vera klassifizierten chronisch myeloproliferativen Erkrankungen, tritt eine charakteristische Rötung des Gesichts und gelegentlich des Thorax auf, die bei den sekundären Erythrozytosen fehlen kann. Bei der Polycythaemia vera besteht ein erhöhtes Risiko des Übergangs in eine Leukämie. Bei den sekundären Erythrozytosen stehen oftmals die Symptome der Grundererkrankung im Vordergrund, z.B. arterieller Hypertonus bei Nierenarterienstenose.

Welche Laboruntersuchungen werden empfohlen?

Die Diagnostik der Erythrozytosen/Polyzythämien hat sich durch die Identifikation kausaler Mutationen im Erythropoietin-Rezeptorgen und in regulatorischen Proteinen der Erythropoietinexpression in den letzten zwei Jahren grundlegend geändert und sogar zu einer Reklassifikation der Polycythaemia vera, der essenziellen Thrombozytose und der Myelofibrose als klassische BCR-ABL-negative myeloproliferative Erkrankung geführt. Die Differenzialdiagnostik der primären und sekundären Erythrozytosen beginnt mit der Bestätigung des zentralen Befunds einer absoluten Vermehrung der Erythrozyten über die Bestimmung von Hämoglobin und Hämatokrit in zwei unterschiedlichen Blutbildern (➤ Abb. 6-6).

Interpretation

Pseudoerythrozytose

Die Pseudoerythrozytose entsteht in der Regel auf der Basis einer Dehydratation bei Diarrhö, unzureichender Flüssigkeitszufuhr sowie bei Ileus, häufig bei älteren Personen. Die wichtige Ausschlussdiagnose wird aufgrund der Exsikkose und der Anamnese gestellt. Laborparameter, die den klinischen Hinweis stützen, sind parallel erhöhte Konzentrationen von Elektrolyten, Albumin sowie Retentionsparametern der Niere, z.B. Kreatinin.

Primäre Polyzythämie

Die primären Polyzythämien sind durch eine autonome Bildung von Erythrozyten, häufig auch von Thrombozyten und zum Teil von Leukozyten gekennzeichnet und in der Regel mit normalen bis erniedrigten Erythropoietinserumkonzentrationen assoziiert. Bisher erfolgte die Diagnose der Polycyth-

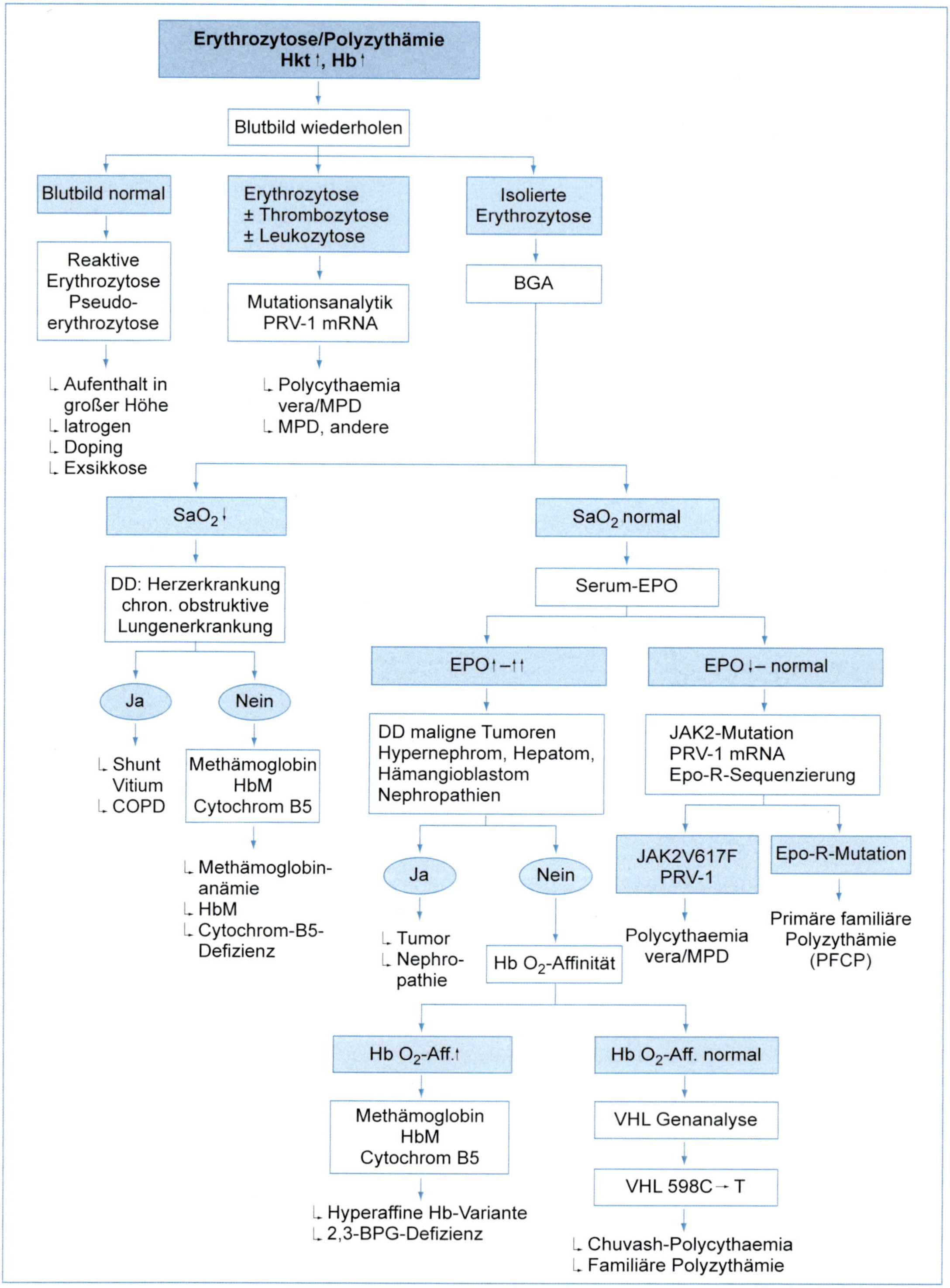

Abb. 6-6 Differenzierung der Erythrozytose.

aemia vera als häufigste primäre Polyzythämie auf der Grundlage einfacher labordiagnostischer und klinischer Kriterien als Ausschlussdiagnostik nach Abklärung der sekundären Formen. Die Entdeckung der JAK-Mutationen hat nicht nur die Kenntnis der Pathogenese, sondern auch die Diagnostik revolutioniert. Mittlerweile sind Mutationsanalysen zur Abklärung des Verdachts in der initialen Diagnostik zur sicheren Identifikation unerlässlich.

- Hb, Hkt ↑,
- Erythrozyten ↑ (in der Regel normozytisch, normochrom),
- Leukozyten ↑ (in der Regel aber < 20 Gpt/L, z.T. myeloische Vorläufer im peripheren Blut),
- Thrombozyten ↑ (häufig > 400 Gpt/L, z.T. Riesenthrombozyten),
- Plasma-/Serumerythropoietin ↓ bis normal,
- Harnsäure ↑ infolge des erhöhten Zellumsatzes,
- Vitamin B_{12} ↑,
- Plasma-/Serumeisen ↓ bis normal,
- Nachweis der *JAK2V617F*-Mutation (Polycythaemia vera/MPD) in Granulozyten,
- PRV1-mRNA ↑ in Granulozyten.

Bei Nachweis der homozygoten *JAK2V617F*-Mutation und erniedrigtem Erythropoietinspiegel ist die Diagnose Polycythaemia vera/MPD gesichert. Ist der Erythropoietinspiegel normal und werden keine JAK2-spezifischen Mutationen nachgewiesen, ist die Diagnose unwahrscheinlich, sodass sekundäre Ursachen einer Polyzythämie untersucht werden sollten.

Sekundäre und reaktive Polyzythämie

Sowohl sekundäre als auch reaktive Erythrozytosen sind durch eine Vermehrung der Erythrozyten durch extraerythrozytäre Faktoren gekennzeichnet und in der Regel mit erhöhten Erythropoietinserumkonzentrationen assoziiert. Bei isolierter Erythrozytose sollte zunächst eine ursächliche Gewebehypoxie über die Blutgasuntersuchung ausgeschlossen werden. Eine arterielle Sauerstoffsättigung unter 92% spricht für eine relevante Hypoxie als Ursache einer Polyzythämie. Differenzialdiagnostisch sind hier kardiale und chronische pulmonale Erkrankungen versus Störungen der Sauerstoffaffinität von Hämoglobin zu differenzieren. Auch eine normale arterielle Sauerstoffsättigung (SaO_2) zeigt lediglich einen ausreichenden Sauerstofftransport zum Gewebe an, dennoch kann die Freisetzung gestört sein, z.B. bei erhöhter Sauerstoffaffinität mancher pathologischer Hämoglobine oder bei 2,3-Diphosphoglyceratdefizienz. Bei den sekundären Polyzythämien ist Erythropoietin typischerweise reaktiv erhöht, teilweise weit über das 4fache. Im Unterschied zur Polycythaemia vera weist die reaktive Polyzythämie keine Veränderungen im Vitamin B_{12}- oder Eisenstoffwechsel auf, die Harnsäurekonzentration ist nicht verändert. Die Knochenmarkbiopsie zeigt keine pathognomonischen Befunde, die Hyperzellularität und die Vermehrung der erythropoetischen, myeloischen und megakaryozytären Vorläufer ist relativ unspezifisch. Die Labordiagnostik zum Ausschluss einer sekundären Polyzythämie umfasst daher Blutgasanalytik, insbesondere SaO_2 und Carboxyhämoglobin. Zu den weiterführenden Untersuchungen zählen die Bestimmung von Methämoglobin, HbM, von mehr als 200 Hämoglobinvarianten mit erhöhter O_2-Affinität sowie der 2,3-Diphosphoglyceratkonzentration in Erythrozyten.

- Hb, Hkt ↑,
- Erythrozyten ↑ (in der Regel normozytisch, normochrom),
- Thrombozyten, Leukozyten normal,
- Serumerythropoietin ↑ bis ↑ ↑,
- Vitamin B_{12}, Plasma-/Serumeisen in der Regel normal,
- Harnsäure in der Regel normal,
- Nachweis der *EPO*- -Mutation in Granulozyten (PFCP) oder homozygote *VHL 598C→T* (Chuvash-Polyzythämie).

Bei Diagnose einer Chuvash-Polyzythämie sollten die Patienten aufgrund des hohen Risikos peripherer und zerebrovaskulärer Thrombosen und hämorrhagischer Komplikationen regelmäßig labordiagnostisch überwacht werden.

6.2 Leukozyten und hämatologische Systemerkrankungen

Veränderungen der Leukozyten können isoliert oder in Kombination mit Veränderungen der beiden anderen Linien, der Erythropoese und der Thrombopoese, auftreten. Im Mittelpunkt der Differenzialdiagnostik steht die Abgrenzung der häufigen reaktiven Veränderungen von den seltenen malignen Erkrankungen der Hämatopoese.

➢ Tab. 6-1 zeigt in einer vereinfachenden Darstellung eine Systematik von Veränderungen, die in den folgenden Abschnitten detaillierter dargestellt sind. Wichtige Leitsymptome für maligne Erkrankungen der Myelopoese sind das Auftreten von knochenmarktypischen oder aberrant differenzierten Zellen im peripheren Blut sowie eine quantitative Reduktion von mehr als einer Zelllinie. Ein wichtiges Leitsymptom für lymphoproliferative Erkrankungen ist eine Lymphozytose, die in Abwesenheit von ausgeprägten Entzündungszeichen häufig mit einer Anämie oder nodalen Manifestationen einhergeht.

6.2.1 Quantitative Veränderungen und reaktive Störungen

Pathogenese

Reaktive Veränderungen des Differenzialblutbildes (➢ Kap. 24, „Differenzialblutbild, mechanisierte Differenzierung von Leukozyten“) treten im Rahmen von infektiösen oder inflammatorischen Prozessen sowie als Folge einer toxischen Schädigung der Knochenmarkfunktion auf (➢ Tab. 6-2).

Klassifikation

Quantitative und/oder reaktive qualitative Veränderungen von Leukozyten weisen eine geringe Spezifität

Tab. 6-1 Differenzialdiagnostik von Veränderungen an Leukozyten.

Kategorie	Pathogenese	Quantitative Veränderungen	Zellulärer Phänotyp
Reaktive Störungen	• Akute entzündliche oder infektiöse Grunderkrankung • Substratmangel (Fe, Vitamin B_{12}, Folsäure) • toxische Schädigung	• Meist isolierte Granulo- oder Lymphozytose • z.T. Thrombozytose oder Thrombozytopenie	• Expansion von Stabkernigen bei Granulozytose • „Reizformen“ bei Lymphozytose
Zelluläre Immundefekte	• Kongenital • HIV-Infektion • iatrogene Immunsuppression	• Bei granulozytären Defekten häufig selektive Reduktion • bei lymphozytären Defekten selektive Reduktion von T-, B- und/oder NK-Zellen	• Morphologisch und immunologisch häufig unauffällig • Funktionsdefekte
Chronische myeloproliferative Erkrankungen	• Erworbene klonale Defekte an Stammzellen oder proliferationsfähigen Zellen	• Meist kombinierte Leukozytose, Thrombozytose und/oder Erythrozytose	• < 20% Blasten • bei Leukozytose knochenmarktypische Vorläuferzellen im peripheren Blut
Myelodysplastische Syndrome	• Erworbene klonale Defekte an Stammzellen oder proliferationsfähigen Zellen	• Zytopenie in einer oder mehreren Linien (Erythrozyten, Leukozyten, Thrombozyten)	• < 20% Blasten • im Knochenmark Dysplasie in einer oder mehreren Zelllinien
Akute Leukämien	• Erworbene klonale Defekte an Stammzellen oder proliferationsfähigen Zellen	• Selektive Expansion eines unreifen Zelltyps • häufig Reduktion physiologischer Leukozyten und Thrombopenie	• > 20% Blasten
Reife lymphatische Neoplasien	• Erworbene klonale Defekte an Stammzellen oder proliferationsfähigen Zellen	• Selektive klonale Expansion von B- oder T-Zellen einer Reifungsstufe	• Charakteristischer immunologischer Phänotyp • Klonalität der Leichtkettenexpression bzw. des T-Zell-Rezeptorgen-Rearrangements

Tab. 6-2 Mögliche Ursachen quantitativer Veränderungen an Leukozyten

Blutbildveränderung	Mechanismen
Granulozytose (und/oder Linksverschiebung)	• Akute entzündliche Reaktionen • bakterielle Infektionen • körperliche Belastung • Medikamente (z.B. Katecholamine, Glukokortikoide) • Intoxikationen • akute Hämorrhagien • myeloproliferative Syndrome • Leukämien
Granulozytopenie	• Aplastische Anämie • Zustand nach Chemotherapie oder Bestrahlung • Medikamente (z.B. Sedativa, Antibiotika, Kalziumantagonisten) • Zustand nach Hämodialyse • Vitamin-B_{12}- oder Folatdefizienz • antigranulozytäre Antikörper • ausgeprägte systemische Entzündungszreaktionen
Monozytose	• Chronisch-entzündliche Reaktion (z.B. Autoimmunerkrankungen, Tuberkulose, chronische Infektionen) • Heilungsphase nach akuten Infektionen • Tumoren • myeloproliferative Syndrome • Leukämien
Monozytopenie	• Medikamente (z.B. Glukokortikoide) • aplastische Anämie • Haarzellleukämie
Eosinophilie	• Allergische Reaktion • parasitäre Infektion • Dermatitiden • entzündliche Bindegewebserkrankungen • Psoriasis • systemischer Lupus erythematodes • Pilzinfektionen • Malignome • M. Addison • Hypereosinophiliesyndrom
Basophilie	• Hypothyreose • entzündliche Darmerkrankungen • Malignome (z.B. chronisch-myeloische Leukämie)
Lymphozytose (und/oder atypische Formen)	• Virale Infektion (z.B. CMV, EBV, Masern, Mumps, Röteln, virale Hepatitiden) • Heilungsphase nach akuten Infektionen • wenige bakterielle Infektionen (z.B. Pertussis, β-Streptokokken, Toxoplasmose, Bruzellose, Tuberkulose, Lues) • Zustand nach Vakzination • lymphoproliferative Erkrankungen
Lymphozytopenie	• HIV-Infektion • kongenitale oder erworbene Immundefizienzsyndrome • Z.n. Chemotherapie oder Immunsuppression • systemischer Lupus erythematodes • Sarkoidose • Malaria

auf. Die Absolutkonzentration der fünf Linien weißer Zellen des Blutes wird bezogen auf alters- und geschlechtsspezifischen Referenzwerten beurteilt. Die aus der mikroskopischen Zelldifferenzierung tradierte prozentuale Sicht von Zellarten führt diagnostisch nicht zum Ziel. Die Klassifikation von Veränderungen erfolgt symptomatisch nach der betroffenen Zellart, deren absoluter Konzentration im peripheren Blut sowie dem Regenerationsverhalten des Knochenmarks.

Klinische Symptomatik

Lediglich ausgeprägte reaktive Veränderungen des weißen Blutbilds führen zu einer eigenständigen klinischen Symptomatik.

Eine ausgeprägte entzündliche **Aktivierung von neutrophilen Granulozyten und Stimulation der Granulopoese** ist im Rahmen des Systemic inflammatory response syndrome (➤ Kap. 19.2.1) mit entzündlichen Organschädigungen vor allem der Lunge bis hin zum Multiorganversagen assoziiert. In Abhängigkeit der Kinetik von Neubildung und Auswanderung liegt hierbei das Bild einer Granulozytose oder aber auch einer Granulozytopenie vor. Eine Linksverschiebung ist obligat.

Granulozytopenien mit einer Zellzahl von weniger als 500 Mpt/L sind mit einem erhöhten Risiko für opportunistische Infektionen assoziiert.

Eine **reaktive Eosinophilie** entsteht bei IgE-vermittelten Entzündungsreaktionen und ist pathogenetisch unmittelbar mit der histaminergen Entzündungsreaktion mit Fieber und Exanthemen assoziiert.

Reaktive Lymphozytosen sind meist durch eine Expansion von zytotoxischen (CD8+) T-Zellen im Rahmen einer systemischen Antigenpräsentation bedingt und mit lokalen Lymphknotenschwellungen assoziiert.

Lymphozytopenien sind nur bei starker Ausprägung z.B. unter intensiver therapeutischer Immunsuppression oder nach myeloablativer Chemotherapie mit einem erhöhten Infektionsrisiko assoziiert. Häufig kommt es zu einer Reaktivierung von latenten Infektionen, z.B. mit CMV oder EBV. Eine Ausnahme bildet die selektive CD4+-Lymphozytopenie bei progredienter HIV-Infektion, die bereits bei mittelgradigen Veränderungen der Gesamtlymphozytenkonzentration mit einem Immundefekt assoziiert ist.

Welche Laboruntersuchungen werden empfohlen?

Die mechanisierte Differenzierung von Leukozyten und das mikroskopische Differenzialblutbild stellen die Basisdiagnostik bei Veränderungen des weißen Blutbilds dar. Die mechanisierte Differenzierung hat den Vorteil der zuverlässigeren Erkennung von pathologischen Veränderungen und erlaubt über eine hohe Präzision eine Beurteilung des Verlaufs und eine Überwachung der Therapie. Die Mikroskopie hat ihre Bedeutung vor allem in der Abgrenzung von primären Erkrankungen der Hämatopoese, die häufig mit pathognomonischen Veränderungen einzelner Zellen assoziiert sind. Daneben leistet sie einen diagnostischen Beitrag zur Erkennung von virusassoziierten Veränderungen, insbesondere bei der akuten EBV-Infektion. Bei der Erkennung bakterieller Infektionen limitiert die statistische Präzision der Erkennung von stabkernigen Neutrophilen den theoretischen Stellenwert der Mikroskopie.

Bei klinischen oder labordiagnostischen Hinweisen auf eine Grunderkrankung (➤ Tab. 6-1) erübrigt sich häufig eine weiterführende Diagnostik, das Blutbild wird lediglich zur Verlaufsbeobachtung durchgeführt. In anderen Fällen steht im Mittelpunkt der weiteren Diagnostik die Abgrenzung einer reaktiven Expansion von Zellen bei entzündlichem und/oder infektiösem Geschehen vom autonomen Wachstum im Rahmen einer hämatologischen Neoplasie bzw. die Differenzierung von toxischen Einflüssen oder Immunzytopenien von primären hämatologischen Erkrankungen.

Messgröße	Zu erwartendes Ergebnis
Mechanisierte Zelldifferenzierung	Erkennen und quantitative Beurteilung der Veränderung
Blutbild	Abfall oder Steigerung der Thrombozyten bei Entzündung, Anämie bei Knochenmarkschädigung oder primären Erkrankungen der Hämatopoese

Mikroskopisches Differenzialblutbild	Erkennen von atypischen Lymphozyten bei Virusinfektionen, Linksverschiebung der Granulopoese bei bakteriellen Infektionen, atypische Zellen bei primären Erkrankungen der Hämatopoese
CRP	↑ bei entzündlicher Genese
LDH, Harnsäure	↑ bei malignem Zellumsatz
Zusätzliche Messgrößen	**Ausschluss von …**
Serumeiweißelektrophorese, IgG, IgM	chronischen Entzündungen
IgE, ECP	Typ-I-Allergien, Parasitosen
Retikulozyten	toxischer Knochenmarkschädigung
Blutkultur	bakteriellen Infektionen
IL-6, PCT, CD64 auf Granulozyten	bakteriellen Infektionen
Knochenmarkzytologie und -histologie	primären Störungen der Hämatopoese oder toxischer Knochenmarkschädigung
BCR/ABL-Translokation, V617F-Mutation von JAK2, ALP	myeloproliferativen Erkrankungen
Zellulärer Immunstatus, HIV-Serologie	HIV-Infektionen
Durchflusszytometrische Lymphomtypisierung	Lymphomen
EBV- und CMV-Serologie	reaktiver Lymphozytose bei EBV- bzw. CMV-Reaktivierung
Granulozytäre Antikörper	autoimmuner Granulozytopenie

Überwachung der Therapie

Neutrophile Granulozyten und Lymphozyten zeigen bei entzündlichen Krankheitsbildern häufig bereits nach Stunden Veränderungen, sodass Kontrollen des großen Blutbilds (Blutbild mit mechanisierter Differenzierung von Leukozyten) zur Beurteilung des Therapieerfolgs sinnvoll sein können, sofern kein besserer Verlaufsparameter wie z.B. das CRP zur Verfügung steht.

6.2.2 Zelluläre Immundefekte

➤ Kap. 24, „Diagnostik von zellulären Immundefekten“, ➤ Kap. 24, „Immunphänotypisierung von Lymphozyten“, ➤ Kap. 24, „Granulozyten- und Makrophagenfunktionstests“.

6.2.3 Chronische myeloproliferative Erkrankungen

Pathogenese

Myeloproliferative Erkrankungen sind pathogenetisch miteinander verwandte, klonale hämatopoetische Stammzellerkrankungen, die mit einer gesteigerten Produktion und Vermehrung von vorwiegend reifen Zellen der Granulo-, Mono-, Erythro- und Megakaryopoese einhergehen. Sie sind durch eine Manifestation ab dem fünften Lebensjahrzehnt und einen chronischen Verlauf gekennzeichnet, können jedoch in akzelerierte, subakute und akute Phasen übergehen.

Klassifikation

Nach WHO-Definition werden vier Entitäten unterschieden (➤ Tab. 6-3).

Klinische Symptomatik

Die **chronisch-myeloische Leukämie** zeigt bei Vermehrung reifer Zellen klinisch eine Splenomegalie sowie häufig auch eine Hepatomegalie bzw. Infiltration weiterer Gewebe.

Die **Polycythaemia vera** fällt häufig unter dem Bild von Durchblutungsstörungen auf.

Tab. 6-3 WHO-Klassifikation chronischer myeloproliferativer Erkrankungen.

	Chronisch-myeloische Leukämie (CML)	Polycythaemia vera (PV)	Essenzielle Thrombozythämie (ET)	Chronisch-idiopathische Myelofibrose (CIMF)
Leitsymptom	Granulozytose mit Vermehrung von Stabkernigen, Metamyelozyten und Myelozyten	Erythrozytose	Thrombozytose	Periphere Zytopenie bei gesteigerter und ineffektiver Hämatopoese
Weitere charakteristische Blutbildveränderungen	Basophilie und Eosinophilie, Thrombozytose	Granulozytose und Thrombozytose	Granulozytose	
Häufige Zyto-/Molekulargenetik	BCR/ABL-Translokation	JAK2 V617F-Mutation	JAK2 V617F-Mutation	JAK2 V617F-Mutation
Mittlere Überlebenszeit	5–6 Jahre	10–12 Jahre	12–15 Jahre	4–6 Jahre

Patienten mit **essenzieller Thrombozythämie** können thromboembolische Ereignisse zeigen, sind jedoch auch häufig beschwerdefrei.

Die **chronisch-idiopathische Myelofibrose** manifestiert sich typischerweise als Anämie bei Splenomegalie.

Welche Laboruntersuchungen werden empfohlen?

Im Mittelpunkt der Laboranalytik steht die Abgrenzung einer klonalen Erkrankung des Knochenmarks von reaktiven Ursachen einer peripheren Zellvermehrung (➤ Kap. 6.2.1) bzw. einer Knochenmarkschädigung durch Entzündung oder Verdrängung im Fall der chronisch-idiopathischen Myelofibrose.

Messgröße	**Zu erwartendes Ergebnis**
Blutbild	Vermehrung von Granulozyten, Erythrozyten und/oder Thrombozyten (s. Klassifikation)
Mikroskopisches Differenzialblutbild	Bei Granulozytose Auftreten von knochenmarktypischen Vorläuferzellen im peripheren Blut
LDH, Harnsäure	↑ bei myeloproliferativen Erkrankungen erhöht, normal bei reaktiver Zellvermehrung
Knochenmarkzytologie und -histologie	Erhöhte Zellularität bzw. Fibrose im Fall der CIMF
Erythropoietin	↓ oder n bei Polycythaemia vera, ↑ bei Hypoxie oder erythropoietinbildenden Tumoren
ALP	↓ bei CML, n oder ↑ bei Polycythaemia vera
Blutgase	unauffällig bei Polycythaemia vera ↓ bei reaktiver Polyglobulie
Chromosomenanalyse	in über 95% Philadelphia-Chromosom bei der CML, klonale Aberrationen bei Myelodysplasien
BCR/ABL-Translokation (Multiplex-PCR)	In über 95% positiv bei CML
V617F-Mutation von JAK2	82% bei Polycythaemia vera, 49% bei essenzieller Thrombozythämie und 53% bei IMF
Zusätzliche Messgröße	**Ausschluss von ...**
Nieren- und Leberwerte	Komplikationen des erhöhten Zellumsatzes und der extramedullären Blutbildung

Hämoglobin-elektropherese	Hämoglobinopathien
Retikulozyten	eines gesteigerten Erythrozytenabbaus

Weiterführende Diagnostik

Durchflusszytometrische Immunophänotypisierung zur Quantifizierung und phänotypischen Charakterisierung von Blasten und Charakterisierung einer Akzeleration im Fall der CML bzw. zum Ausschluss einer sekundären Schädigung der Hämatopoese im Fall der CIMF.

Überwachung der Therapie

- Blutbild einschließlich des mikroskopischen Differenzialblutbilds,
- Knochenmarkzytologie,
- quantitative PCR,
- ggf. Durchflusszytometrie.

6.2.4 Myelodysplastische Syndrome

Pathogenese

Myelodysplastische Syndrome sind pathogenetisch weitgehend unklare klonale hämatopoetische Stammzellerkrankungen mit einer gestörten Produktion und Ausreifung der Granulo-, Mono-, Erythro- und Megakaryopoese. Charakteristisch sind periphere Zytopenien in ein, zwei oder mehr Linien der Hämatopoese bei einer normalen oder gesteigerten Zellularität des Knochenmarks und Dysplasiezeichen.

Sie stellen die häufigsten hämatologischen Systemerkrankungen des Erwachsenen dar und treten als primäre Erkrankungen ab dem 50. Lebensjahr auf. Daneben treten Myelodysplasien sekundär in Folge einer Chemo- oder Strahlentherapie auf.

Klassifikation

Die WHO-Klassifikation unterscheidet primär anhand der Blastenanteile im Knochenmark sowie an-

Tab. 6-4 WHO-Klassifikation myelodysplastischer Syndrome.

	Blutbild	Knochenmark	Medianes Überleben
Refraktäre Anamie (RA)	Anämie	Erythroide Dysplasie	66 Monate
Refraktäre Anämie mit Ringsideroblasten (RARS)	Anämie	• Erythroide Dysplasie • > 15% Sideroblasten	6 Jahre
Refraktäre Zytopenie mit multilineärer Dysplasie (RCMD)	Bi- oder Panzytopenie	Dysplasie in zwei oder mehr Linien	33 Monate
Refraktäre Zytopenie mit multilineärer Dysplasie und Ringsideroblasten (RCMD-RS)	Bi- oder Panzytopenie	• Dysplasie in zwei oder mehr Linien • > 15% Sideroblasten	33 Monate
Refraktäre Anämie mit Blastenexzess (RAEB)	Zytopenie • Typ I: ≤ 5% Blasten • Typ II: 6–19% Blasten	• Uni- oder multilineäre Dysplasie • Typ I: 5–10% Blasten • Typ II: 11–19% Blasten	• Typ I: 18 Monate • Typ II: 10 Monate
5q-Syndrom	Anämie z.T. Thrombozytose	Zytogenetisch Deletion zwischen q31 und q33 auf Chromosom 5	günstig
Unklassifiziertes MDS	Neutropenie und/oder Thrombopenie	• Unilineäre Dysplasie • < 5% Blasten	heterogen
Myelodysplastisch/myeloproliferative Störungen	Monozyten > 10^9/L		30 Monate bei chronisch-myelomonozytischer Leukämie

hand der Linienzuordnung von Dysplasiezeichen und der im Blutbild betroffenen Zellreihen sowie zytogenetischer Veränderungen acht Formen von myelodysplastischen Syndromen (➤ Tab. 6-4). Die verschiedenen Varianten sind mit unterschiedlichem Überleben assoziiert.

Klinische Symptomatik

Die Symptome der myelodysplastischen Syndrome ergeben sich je nach betroffenen Zellreihen aus der Anämie mit Leistungsschwäche, der Neutropenie mit bakteriellen Infektionen bzw. der Thrombopenien mit petechialen Blutungen.

Welche Laboruntersuchungen werden empfohlen?

Im Mittelpunkt der Laboranalytik steht die Abgrenzung einer klonalen Erkrankung des Knochenmarks von reaktiven Ursachen einer peripheren Zytopenie (➤ Kap. 6.2.1).

Messgröße	**Zu erwartendes Ergebnis**
Blutbild	Verminderung von Erythrozyten, Thrombozyten und/oder Granulozyten (s. Klassifikation)
Mikroskopisches Differenzialblutbild	Dysplastische Veränderungen, ggf. geringe Blastenanteile
Knochenmarkzytologie und -histologie	Zellreich, dysplastisch im Gegensatz zu zellarm bei der aplastischen Anämie
Zytogenetik	Nachweis von Veränderungen in > 50%
Zusätzliche Messgröße	
Eisenstoffwechsel und Erythropoietin	n oder ↑, Ausschluss von Eisenmangel bzw. einer Tumor-, Infekt- oder renalen Anämie
Vitamin B_{12}/Folsäure	unauffällig, Ausschluss einer megaloblastären Anämie
Durchflusszytometrische Analyse von GPI-Anker-Proteinen	positiv, Ausschluss einer paroxysmalen nokturnen Hämoglobinurie
Durchflusszytometrische Lymphomtypisierung	Ausschluss einer Haarzellleukämie
Viren (CMV, EBV, Parvovirus B19, HIV, HCV)	Ausschluss einer sekundären infektiösen Knochenmarkschädigung

Interpretation

Die Diagnose eines myelodysplastischen Syndroms ist bei peripherer Zytopenie und zellulärem Knochenmark eine Ausschlussdiagnostik. Insbesondere in Abwesenheit von zytogenetischen Veränderungen oder einer Blastenvermehrung kann die Diagnose erst im Verlauf gesichert werden.

Weiterführende Diagnostik

Das International Prognostic Scoring System (IPSS) bewertet den Blastenanteil im Knochenmark, das Risiko des Karyotyps und die Anzahl der betroffenen Zellreihen und korreliert zum zeitlich medianen Risiko für die Entwicklung einer akuten myeloischen Leukämie bzw. der medianen Überlebenszeit.

Die durchflusszytometrische Analyse der Antigenexpression in der myelomonozytären Linie erlaubt eine über die Zytomorphologie hinausgehende Erkennung von Aberrationen und ein hierauf aufbauender Score erlaubt eine eigenständige Erkennung von Patienten mit progredienter Erkrankung. Die Durchflusszytometrie wird darüber hinaus zum Erkennen der Progression eingesetzt.

Erhöhungen der Thymidinkinase (> 38 U/µL), des β_2-Mikroglobulins (> 2 g/L) und der LDH sind mit einer schlechteren Prognose assoziiert.

Überwachung der Therapie

Die Hämoglobinkonzentration sowie die Absolutkonzentrationen von Thrombozyten und neutrophilen Granulozyten (ANC) sind die primären an den Symptomen orientierten Verlaufsparameter.

Daneben dienen die zytomorphologische und durchflusszytometrische Analyse von Blasten und Dysplasiezeichen im peripheren Blut und im Knochenmark der Verlaufsüberwachung der Grunderkrankung.

6.2.5 Akute Leukämien

Pathogenese

Akute Leukämien sind pathogenetisch weitgehend unklare klonale Expansionen von hämatopoetischen Vorläuferzellen. In Abhängigkeit der Zuordnung der malignen Zellen zur myeloischen oder lymphatischen Linie spricht man von akuten myeloischen (AML) oder lymphatischen Leukämien (ALL). Im Fall der simultanen Expression von mehreren für beide Linien charakteristischen Eigenschaften spricht man von akuten biphänotypischen Leukämien. Charakteristisch für akute Leukämien ist das plötzliche Auftreten von Blasten, d.h. von unreifen und aberrant differenzierten Zellen, im Knochenmark und meist auch im peripheren Blut bei gleichzeitiger Verdrängung der normalen Hämatopoese.

Akute Leukämien treten mit zwei Altersgipfeln bei Kindern bzw. älteren Erwachsenen auf. Während bei Kindern mit einem Anteil von etwa 80% lymphatische Leukämien gegenüber myeloischen überwiegen ist das Verhältnis bei Erwachsenen umgekehrt.

Klassifikation

Nach der WHO-Definition liegt eine akute Leukämie bei einem Blastenanteil von mehr als 20% im peripheren Blut oder Knochenmark vor.

Die Klassifizierung erfolgt anhand von zytogenetischen, pathogenetischen, morphologischen und immunologischen Kriterien:

- Akute myeloische Leukämie (AML) mit rekurrenten zytogenetischen Aberrationen:
  - AML mit t(8;21)(q22;q22), (AML1/ETO),
  - AML mit inv(16)(p13q22) oder t(16;16)(p13;q22), (CBFb/MYH11),
  - akute Promyelozytenleukämie (AML mit t(15;17)(q22;q12), (PML/RARa) und Varianten),
  - AML mit 11q23-(MLL-)Aberrationen,
- AML mit multilineärer Dysplasie:
  - nach MDS,
  - ohne MDS,
- therapieassoziierte AML und MDS:
  - alkylanzienassoziiert,
  - Topoisomerase-II-Inhibitor-assoziiert,
- nicht anderweitig klassifizierte AML:
  - minimal differenzierte AML,
  - AML ohne Reifung,
  - AML mit Reifung,
  - akute myelomonozytäre Leukämie,
  - akute monoblastische und monozytische Leukämie,
  - akute erythroide Leukämie,
  - akute megakaryoblastische Leukämie,
  - akute Basophilenleukämie,
  - akute Panmyelose mit Myelofibrose,
  - myeloisches Sarkom,
- akute Leukämie ohne Linienzuordnung,
- Vorläufer-B-lymphoblastische Leukämien,
- Vorläufer-T-lymphoblastische Leukämien.

Für die akuten lymphatischen Leukämien (ALL) hat sich darüber hinaus aufgrund der guten Korrelation zum prognostischen Risiko eine Einteilung entsprechend den immunologisch ermittelten Reifungsstufen in die Unterformen der Pro-B-ALL, common ALL, Prä-B-ALL und reife B-ALL bzw. Early-T-ALL, thymische T-ALL und reife T-ALL etabliert.

Klinische Symptomatik

Die klinische Symptomatik akuter Leukämien leitet sich zumeist von der Verdrängung der normalen Hämatopoese als Thrombopenie mit petechialen Blutungen bzw. Granulozytopenie mit bakteriellen Infekten ab.

Bei sehr hohen Leukozytenzahlen kann es zu Zeichen von Durchblutungsstörungen kommen.

Bei der akuten Promyelozytenleukämie tritt häufig eine disseminierte intravasale Koagulation mit Hyperfibrinolyse auf.

Welche Laboruntersuchungen werden empfohlen?

Messgröße	Zu erwartendes Ergebnis
Blutbild	Ausgeprägte Leukozytose, z.T. auch Leukopenie, häufig Thrombozytopenie, Anämie
Mikroskopisches Differenzialblutbild	In > 20% der Leukozyten eine unreife und weitgehend homogene Blastenpopulation, Granulozyten ↓
Knochenmarkzytologie und -histologie, ggf. Zytochemie	In > 20% der Leukozyten eine unreife und weitgehend homogene Blastenpopulation, Verdrängung der physiologischen Hämatopoese
Durchflusszytometrische Immunphänotypisierung	Beschreibung der Blastenpopulation hinsichtlich Linie, des Reifungsstadiums und von charakteristischen aberranten Expressionsmustern von Antigenen, Quantifizierung residualer Zellen unter Therapie
Zytogenetik und Molekularbiologie	In der überwiegenden Zahl der ALL sowie in einem Drittel der AML Nachweis von charakteristischen Veränderungen, ggf. Quantifizierung von Rearrangements unter Therapie
LDH	Indikator des Zellumsatzes

Bei der Promyelozytenleukämie sollten als zusätzliche Messgrößen Quick/INR, Fibrinogen, Antithrombin und Fibrinogenspaltprodukte zum Nachweis einer disseminierten intravasalen Gerinnung und einer Hyperfibrinolyse bestimmt werden.

Interpretation

Ein Blastenanteil > 20% im peripheren Blut oder im Knochenmark stellt die Diagnose einer akuten Leukämie. Die weitere Klassifizierung erfolgt anhand von zytogenetischen, pathogenetischen, morphologischen und immunologischen Kriterien.

Überwachung der Therapie

Blutbild und mechanisierte Zelldifferenzierung zur Analyse der durch die Leukämie bzw. Chemotherapie beeinträchtigten Hämatopoese.

Durchflusszytometrische Immunophänotypisierung und, so weit im Einzelfall möglich, molekulare Quantifizierung von Gen-Rearrangements zum Nachweis von Resterkrankung.

6.2.6 Reife lymphatische Neoplasien

Pathogenese

Reife lymphatische Neoplasien sind klonale Neubildungen, die sich von B- oder T-Zellen im Zustand nach dem Rearrangement der Immunglobulingene bzw. der T-Zellrezeptorgene ableiten. Diese können sich klinisch aggressiv oder indolent verhalten und je nach Phänotyp primär Lymphknoten befallen oder leukämisch ausschwemmen.

Klassifikation

Die WHO-Klassifikation nimmt eine Einteilung von lymphoproliferativen Erkrankungen anhand von morphologischen, immunologischen, genetischen und klinisch-anatomischen Kriterien vor:

- Reife B-Zell-Neoplasien:
  - chronisch lymphatische Leukämie/kleinzelliges lymphozytisches Lymphom,
  - Prolymphozytenleukämie,
  - lymphoplasmozytisches Lymphom/Waldenström-Makroglobulinämie (Immunozytom),
  - Marginalzonenlymphom der Milz,
  - Haarzellleukämie,
  - Plasmazellneoplasien:
    - Plasmazellmyelom,
    - Plasmozytom,
    - Erkrankungen mit Ablagerungen monoklonaler Immunglobuline,
    - Schwerkettenerkrankungen,
  - extranodales Marginalzonenlymphom (MALT-Lymphom),

- nodales Marginalzonenlymphom,
- follikuläres Lymphom,
- Mantelzelllymphom,
- diffuses großzelliges B-Zell-Lymphom,
- mediastinales großzelliges B-Zell-Lymphom,
- Intravaskuläres großzelliges B-Zell-Lymphom,
- primäres Ergusslymphom,
- Burkett-Lymphom/-Leukämie,
- lymphomatöse Granulomatose,
- reife T-Zell- und NK-Zell-Neoplasien:
  - T-Zell-großzelliges granuläres lymphozytisches Lymphom (primär leukämische Verlaufsform),
  - aggressive NK-Zell-Leukämie,
  - adulte(s) T-Zell-Leukämie/-Lymphom,
  - extranodales NK-/T-Zell-Lymphom, nasaler Typ,
  - enteropathisches T-Zell-Lymphom,
  - hepatosplenisches T-Zell-Lymphom,
  - subkutanes pannikulitisartiges T-Zell-Lymphom,
  - blastisches NK-Zell-Lymphom,
  - Mykosis fungoides/Sézary-Syndrom,
  - primär kutane CD30-positive T-Zell-lymphoproliferative Erkrankungen,
  - angioimmunoblastisches T-Zell-Lymphom, peripheres T-Zell-Lymphom, unspezifiziert,
  - anaplastisches großzelliges Lymphom.

Klinische Symptomatik

Verschiedene lymphatische Neoplasien weisen charakteristische Befallsmuster auf. So ist bei nodalen Lymphomen wie dem diffusen großen B-Zell-Lymphom eine Lymphadenopathie mit derben und nicht druckschmerzhaften Lymphknoten das Leitsymptom. Weiterhin sind bei diesen Formen B-Symptome (Gewichtsverlust, Fieber, Nachtschweiß) relativ häufig.

Bei leukämisch verlaufenden Lymphomen wie der CLL steht dagegen eine Infiltration des Knochenmarks mit resultierender Verdrängung der Hämatopoese und Anämie mit Leistungsverminderung sowie einer Thrombozytopenie mit petechialen Blutungen im Vordergrund. Weiterhin können eine Splenomegalie und/oder Lymphadenopathie vorliegen. Häufig liegt ein sekundärer Immundefekt vor.

Bei primär extranodalen Verlaufsformen wie beim extranodalen Marginalzonenlymphom stehen Beschwerden des lokal befallenen Organs im Vordergrund.

Welche Laboruntersuchungen werden empfohlen?

Messgröße	**Zu erwartendes Ergebnis**
Blutbild	Bei leukämischen Verlaufsformen Lymphozytose, häufig Thrombozytopenie oder Anämie
Mikroskopisches Differenzialblutbild	Bei leukämischen Verlaufsformen relative Lymphozytose, häufig Gumbrecht-Kernschatten
Knochenmarkzytologie und -histologie, ggf. Zytochemie	Bei Knochenmarkinfiltration relative Lymphozytose, Verdrängung der physiologischen Hämatopoese
Durchflusszytometrische Immunphänotypisierung	Ggf. Beschreibung der expandierten Population als B-, T- oder NK-Zellen und Beschreibung des Reifungsstadiums sowie von charakteristischen Expressionsmustern für verschiedene Entitäten. Im Fall von B-Zellen Prüfung der Klonalität über die Leichtkettenexpression, Quantifizierung residualer Zellen unter Therapie
LDH	Indikator des Zellumsatzes
Zusätzliche Messgröße	**Ausschluss von …**
Molekularbiologische Analyse des Rearrangements von T-Zell-Rezeptorgenen	polyklonalen Lymphozytosen im Fall einer T-Zellvermehrung ohne aberranten Phänotyp

CD38/ZAP70	prognostisch ungünstigen Formen der chronisch-lymphatischen Leukämie der B-Zellreihe (B-CLL)
Immunglobuline, Immunfixations-elektrophorese, freie Leichtketten	eines sekundären Immundefekts bzw. einer klonalen Gammopathie
β_2-Mikroglobulin/ Thymidinkinase	prognostisch ungünstiger Tumormasse, z.B. im Fall der B-CLL

Interpretation

Die Diagnosestellung eines niedrig-malignen Non-Hodgkin-Lymphoms ist wegen der häufig nur geringen Progredienz der Erkrankung bei vielen Lymphomformen keine Therapieindikation. Unter der weiteren Überwachung des Krankheitsbildes stellen in diesen Fällen die Entwicklung einer Anämie, einer Thrombozytopenie und eines Immundefekts sowie ein Organbefall oder eine B-Symptomatik Kriterien für einen Therapiebeginn dar.

Monoklonale B-Zellexpansionen, auch solche mit dem charakteristischen Phänotyp einer B-CLL, treten mit zunehmendem Alter häufiger auf und lassen sich mit Hilfe der Durchflusszytometrie in geringem Ausmaß bei mehr als 5% von nicht symptomatischen über 65-jährigen Probanden nachweisen. Sie stellen vermutlich eine prämaligne Veränderung dar, die familiär gehäuft auftritt und nur mit etwa 1% pro Jahr in eine therapiebedürftige Erkrankung übergeht. Es wird eine jährliche Überwachung empfohlen.

In ähnlicher Weise stellt eine relative klonale Expansion von aberrant differenzierten Plasmazellen mit Verdrängung physiologischer Plasmazellen einen Risikofaktor für die Entstehung einer therapiebedürftigen Plasmazellneoplasie dar.

Überwachung der Therapie

Blutbild und mechanisierte Zelldifferenzierung zur Analyse der durch das Lymphom bzw. durch die Chemotherapie beeinträchtigten Hämatopoese.

Durchflusszytometrie, LDH, Immunglobuline, ggf. freie Leichtketten, Leberwerte und CRP zur Überwachung der Progredienz des Lymphoms.

6.3 Thrombozyten

6.3.1 Thrombozytopenie und thrombozytäre Blutungsneigung

Pathogenese

Thrombozytäre Blutungsneigungen können als Folge einer quantitativen Verminderung oder einer Funktionsstörung der Thrombozyten auftreten.

Zu den **Thrombozytopenien** gehören nach Ausschluss der EDTA-induzierten Pseudothrombozytopenie Erkrankungen mit verringerter Thrombopoese oder gesteigertem Thrombozytenverbrauch. Eine gestörte Thrombopoese kann sowohl reaktiv als auch – selten – kongenital oder Zeichen einer hämatologischen Systemerkrankung sein. Mögliche Ursachen umfassen toxische oder infektiöse Schädigungen des Knochenmarks sowie verdrängende Knochenmarkprozesse.

Ein **gesteigerter Verbrauch von Thrombozyten** kann in Form von Auto- und Alloimmunthrombozytopenien antikörpervermittelt, auch von Medikamenten, z.B. von Heparin, abhängig, im Rahmen der Schwangerschaft mit oder ohne Eklampsie, bei Sepsis, disseminierter intravasaler Gerinnung, Autoimmunerkrankungen oder bei der thrombotisch-thrombozytopenischen Purpura auftreten.

Hereditäre Thrombozytopenien sind selten und treten in verschiedenen Formen mit autosomal-dominanten, X-gekoppelten oder autosomal-rezessiven Erbgängen auf.

Veränderungen der Antwort auf spezifische Agonisten oder selektive Störungen der Adhäsion, Aggregation oder Sekretion sind unterschiedliche Ausprägungen **thrombozytärer Funktionsdefekte**. Zu den seltenen kongenitalen Funktionsstörungen mit heterogenem genetischen Hintergrund gehören die Thrombasthenie Glanzmann, die durch eine Defizienz oder Dysfunktion des Fibrinogenrezeptors (GPIIb/IIIa) gekennzeichnet ist, sowie das Bernard-Soulier-Syndrom, das durch eine gestörte Bindung des Von-Willebrand-Faktors an den GPIB-V-IX-Komplex charakterisiert und häufig mit Thrombozytopenie und Makrothrombozyten assoziiert ist. Schließlich können seltene kongenitale Sekretionsdefekte,

Defekte der Signaltransduktion und Defekte der prokoagulanten Funktion diagnostiziert werden.

Klassifikation

Thrombozytopenien können wie folgt klassifiziert werden:

- Störungen der Thrombopoese:
  - toxisch: Chemotherapie, Bestrahlung,
  - klonal: aplastische Anämie, CIMF,
  - durch Verdrängung: Tumore, Leukämien, Lymphome,
  - infektiöse: HCV, Röteln,
  - alimentär: megaloblastäre Anämie,
  - kongenital: Fanconi-Syndrom. megakaryozytäre Thromobozytopenie, May-Hegglin-Anomalie, Alport-Syndrom, Wiskott-Aldrich-Syndrom,
- gesteigerter Abbau von Thrombozyten:
  - immunologisch: heparininduzierte Thrombozytopenie, idiopathische Thrombozytopenie, Abciximab, Chinin, Alloimmunthrombozytopenien,
  - entzündlich: Sepsis, disseminierte intravasale Gerinnung, thrombotisch-thrombozytopenische Purpura/hämolytisch-urämisches Syndrom,
  - medikamentös: Tirofibran,
- kongenitale Funktionsstörungen:
  - Defekte der Adhäsion: Bernard-Soulier-Syndrom,
  - Defekte der Aggregation: Thrombasthenie Glanzmann,
  - Defekte der Sekretion: α-Granuladefizienz (Gray-Platelet-Syndrom), δ-Granuladefizienz,
  - Defekte der Signaltransduktion: Arachidonsäure-/Thromboxan-A_2-Störungen,
  - Defekte der prokoagulanten Aktivität: Scott-Syndrom.
  - Defekte der Thrombozytenzahl und -funktion: May-Hegglin-Anomalie, Alport-Syndrom. Wiskott-Aldrich-Syndrom,
- erworbene Funktionsstörungen:
  - medikamentöse Veränderungen: Acetylsalicylsäure, Abciximab, Ticlopidin,
  - krankheitsassoziiert: Urämie, Leberfunktionsstörungen, myeloproliferative Syndrome.

Klinische Symptomatik

Nur ausgeprägte thrombozytäre Störungen manifestieren sich durch spontane Blutungen oder im Rahmen von operativen Eingriffen. So sind das Fehlen des Fibrinogen-Rezeptor-Komplexes (GPIIb/IIIa) bei der Thrombasthenie Glanzmann oder eine Thrombozytopenie von 10 × 10^9/L nur mit einer geringen Blutungsneigung assoziiert. Häufig kommt es auch bei kongenitalen Störungen der Thrombozytenfunktion zu einer späten Manifestation, z.B. unter dem Einfluss von Medikamenten oder Veränderungen der plasmatischen Gerinnung. Infektionen, Autoimmunprozesse oder inflammatorische Reaktionen bilden häufig den Kontext zu Störungen der Bildung oder einem gesteigerten Verbrauch von Thrombozyten. Aufgrund der kurzen Halbwertzeit der Thrombozyten von acht bis zehn Tagen in der Zirkulation verlaufen diese mit hoher Dynamik.

Quantitative oder qualitative Störungen der Thrombozytenfunktion treten typischerweise als mukokutane Blutungen in Form von Petechien oder kleineren Hämatomen auf. Gingivablutungen, Blutungen nach Zahnextraktionen, Epistaxis, Menorrhagien und gastrointestinale Blutungen zählen zu den häufigen Manifestationen. Über eine In-vivo-Aktivierung von Thrombozyten können Störungen der Thrombozytenfunktion, z.B. bei der heparininduzierten Thrombozytopenie (HIT), mit Thrombosen assoziiert sein.

Welche Laboruntersuchungen werden empfohlen?

Messgröße	Zu erwartendes Ergebnis
Blutbild	Verminderung von Thrombozyten, geringgradige Erhöhungen des MPV bei reaktiv gesteigertem Thrombozytenumsatz, ausgeprägt erhöhtes MPV bei kongenitalen Thrombozytendefekten
Mikroskopisches Differenzialblutbild	Thrombozytenaggregate bei EDTA-induzierter Pseudothrombozytopenie, Makrothrombozyten bei kongenitalen Defekten

Zusätzliche Messgrößen	Ausschluss von
Blutbild aus frisch gewonnenem Zitratblut	EDTA-induzierter Pseudothrombozytopenie
Knochenmarkzytologie und -histologie	verdrängenden Prozessen und aplastischer Anämie
Anti-PF4-/-Heparinantikörper	heparininduzierter Thrombozytopenie
Quick-INR, PTT, TZ, F-VIII, vWF: Ag, vWF: RCoF, vWF: CB	von-Willebrand-Erkrankung und Dysfibrinogenämie
Aggregometrie, Durchflusszytometrie	Charakterisierung von Thrombozytenfunktionsstörungen
Glykoprotein-spezifische Alloantikörper	Allothrombozytopenie

Überwachung der Therapie

Die Analyse von retikulierten Thrombozyten, als den im peripheren Blut jüngsten Thrombozyten, erlaubt eine Verlaufsbeobachtung der Thrombopoese.

6.3.2 Thrombozytose

Pathogenese

Eine Thrombozytose ist meist ein zufälliger Befund, der einem reaktiven Prozess, z.B. akut nach Blutverlust, Entzündungsreaktionen oder körperlicher Anstrengung, oder einer klonalen Proliferation im Rahmen eines myeloproliferativen Syndroms entsprechen kann.

Eine **reaktive Thrombozytose** stellt die häufigere Veränderung dar, die sich unter dem Einfluss von erhöhtem Thrombopoietin, Interleukin-6 oder Katecholaminen bei entzündlichen, infektiösen und neoplastischen Prozessen oder unter Stress manifestieren kann.

Eine **klonale Thrombozytose** tritt im Rahmen einer essenziellen Thrombozythämie (➤ Kap. 6.2.3) oder auch bei anderen myeloproliferativen Syndromen wie bei einer chronisch-myeloischen Leukämie oder Polycythaemia vera auf. Daneben kann auch ein 5q-Syndrom als myelodysplastische Veränderung (➤ Kap. 6.2.4) mit einer Thrombozytose assoziiert sein.

Klassifikation

Thrombozytosen werden wie folgt klassifiziert:

- Reaktive Thrombozytosen:
  - transient:
    - akuter Blutverlust,
    - Erholung nach Thrombozytopenie,
    - akute Infektionen,
    - Zustand nach körperlicher Belastung,
  - persistent:
    - Eisenmangel,
    - hämolytische Anämie,
    - Z.n. Splenektomie,
    - Tumoren,
    - chronisch-entzündliche oder chronische Infektionskrankheiten,
    - medikamenteninduziert (z.B. Vincristin, Retinsäure, Wachstumsfaktoren),
- klonale Thrombozytosen:
  - myeloproliferative Syndrome:
    - essenzielle Thrombozythämie,
    - chronisch-myeloische Leukämie,
    - Polycythaemia vera,
  - myelodysplastische Syndrome: 5q-Syndrom.

Klinische Symptomatik

Während bei klonalen Thrombozytosen Blutungskomplikationen oder thrombotische Episoden häufig sind, treten diese bei sekundären Thrombozytosen allenfalls in Abhängigkeit einer Grunderkrankung auf. Insbesondere mikrovaskuläre Blutungsstörungen, z.B. der Hände und Füße, sowie zerebrovaskuläre Ischämien mit neurologischen Symptomen sind häufige Zeichen von klonalen Thrombozytosen.

Welche Laboruntersuchungen werden empfohlen?

Messgröße	**Zu erwartendes Ergebnis**
Blutbild	Erhöhung von Thrombozyten, deutlich erhöhtes MPV bei klonalen Thrombozytosen
Mikroskopisches Differenzialblutbild	Makrothrombozyten bei klonalen Thrombozytosen
Knochenmarkzytologie und -histologie	dysplastische und mehrkernige Megakaryozyten bei klonalen Thrombozytosen
Aggregometrie, Durchflusszytometrie	Thrombozytenfunktionsstörungen bei klonalen Thrombozytosen
CRP	deutlich erhöht bei sekundären Thrombozytosen
V617F-Mutation von JAK2	positiv in 49% bei essenzieller Thrombozythämie
Zusätzliche Messgrößen	**Ausschluss von ...**
Eisen, Ferritin, Transferrin	Eisenmangel
Haptoglobin	hämolytischen Anämien

Interpretation

Die Diagnose einer essenziellen Thrombozythämie stellt in Abwesenheit einer JAK2 V617F-Mutation eine Ausschlussdiagnose dar.

LITERATUR

Andersohn F, Konzen C, Garbe E. Systematic review: agranulocytosis induced by nonchemotherapy drugs. Ann Intern Med 2007;146:657–65.

Conley ME, Notarangelo L, Etzioni A, representing PAGID (Pan-American Group for Immunodeficiency) and ESID (European Society for Immunodeficiencies). Diagnostic Criteria for Primary Immunodeficiencies. Clin Immunol 1999;93:190–7.

Jaffe ES, Harris NL, Stein H, Vardimann JW. WHO Classification of Tumours. Pathology & Genetics. Tumours of Haematopoietic and Lymphoid Tissues. IARC Press, Lyon, 2001.

Malech HL, Hickstein DD. Genetics, biology and clinical management of myeloid cell primary immune deficiencies: chronic granulomatous disease and leukocyte adhesion deficiency. Curr Opin Hematol 2007;14:29–36.

Notarangelo L, Casanova J-L, Fischer A, Puck J, Rosen F, Seger R, Geha R, for the International Union of Immunological Societies Primary Immunodeficiency diseases classification committee. Primary immunodeficiency diseases: An update. Discussions. J Allergy Clin Immunol 2004;114:677–87.

Possinger K, Regierer AC (Hrsg.): Facharzt Hämatologische Onkologie. Elsevier, München, 2007.

Rodak BF, Fritsma GA, Doig K (eds.): Hematology: Clinical Principles and Applications. Saunders, St. Louis, Missiouri, USA, 3rd edition 2007.

Sack U, Tárnok A, Rothe G (eds.): Cellular Diagnostics: Methods and Clinical Applications of Flow Cytometry. Karger, Basel, 2009.

KAPITEL

7

Heinz Fiedler

Herz, Kreislauf, Lunge

7.1 Kardiovaskuläre Erkrankungen

Atherosklerotische Erkrankungen sind in Europa die häufigste Ursache der Mortalität bei Männern über 45 Jahre bzw. bei Frauen über 65 Jahre.

Sie betreffen die

- koronaren Gefäße mit den Endpunkten ischämische Herzkrankheit, akutes Koronarsyndrom, Myokardinfarkt, Sekundenherztod und Herzinsuffizienz,
- zerebralen Gefäße mit den Endpunkten transienter ischämischer Insult und Schlaganfall,
- peripheren arteriellen Gefäße mit den Endpunkten periphere arterielle Verschlusskrankheit (PVK) mit Gangrän und/oder Claudicatio intermittens.

Kardiovaskuläre Krankheiten zeigen in ethnischen Gruppen und geographischen Gebieten (Nord-Süd-Gefälle in Europa und Ost-West-Gefälle in Deutschland) deutliche Unterschiede in Häufigkeit und Ausprägung.

7.1.1 Koronare Herzkrankheit (KHK), Angina pectoris

Pathogenese

Neben genetischen Komponenten sind für die Entwicklung der Atherosklerose Umwelteinflüsse, individuelle Verhaltensweisen (Lebensstil) und Begleitkrankheiten verantwortlich, die als Risikofaktoren zusammengefasst werden (➤ Tab. 7-1).

Tab. 7-1 Klassifikation der Risikofaktoren für Atherothrombose und koronare Herzkrankheit.

Nicht veränderbar	Veränderbar/ Lebensweise	Spezifische Risikofaktoren
Alter	Kalorienüberschuss	(Zentrale) Adipositas
Geschlecht	Bewegungsarmut	Hypertonie
ethnische Besonderheiten	Rauchen	Triglyzeride ↑
Familienanamnese: • vorzeitige Atherothrombose • familiäre Dyslipidämien • Diabetes mellitus • Hypertonie	Qualitätsmängel der Nahrung: • fettreich (Cholesterin ↑) • ungesättigte Fettsäuren ↓ • Trans-Fettsäuren ↑ • rasch resorbierbare Kohlenhydrate ↑ • Ballaststoffe ↓ • Vitamine ↓ • Kochsalz ↑	Cholesterin: • LDL-Cholesterin ↑ • Apolipoprotein B-100 ↑ • Small-dense-LDL-Partikel ↑ • Nicht-HDL-Cholesterin ↓ • HDL-Cholesterin ↓ Nüchternglukose ↑ Postprandiale Glukose ↑ HbA_{1c} ↑ Harnsäure ↑ γ-GT ↑
Eigenanamnese: • Atherothrombose • Thromboembolien • Mangelgeburt	Alkoholabusus	Thrombogene Faktoren: • Fibrinogen ↑ • Faktor VII, VIII ↑ • von-Willebrand-Faktor ↑ • PAI-1 ↑ • Thrombozytenaktivität ↑
Genetische Veränderungen: • Mutationen • Polymorphismen	Chronische Entzündung Oxidativer Stress	Lipoprotein(a) ↑
		Mikroalbuminurie
		Homocystein ↑
		Lokalisierte Entzündungsreaktionen (CRP ↑)

Atherosklerose ist eine chronisch-entzündliche Erkrankung, die infolge einer Dysfunktion des Endothels die Membranpermeabilität und den Vasotonus verändert. Die eingedrungenen Lipoproteine, besonders LDL, werden durch Sauerstoffradikale (reaktive Sauerstoffspezies wie O_2^-•, •OH, $ONOO^-$) oxidiert und in ihrer Toxizität verstärkt. Der angeschuldigte *oxidative Stress* wurde bei verschiedenen Risikosituationen wie Hypertonie, Hyperlipoproteinämie und besonders bei Diabetes mellitus (Kombination von Oxidation und Glykierung; ➢ Kap. 12) festgestellt. Die modifizierten Lipoproteine, wie oxLDL, werden nach Bindung an Scavengerrezeptoren (CD36, LOX) im Subendothel in eingewanderten Monozyten/Makrophagen als Schaumzellen (fatty streaks) abgelagert.

Das Fortschreiten der Atherosklerose ist gekennzeichnet durch Aktivierung und Wanderung von glatten Muskelzellen in die Intima und deren Proliferation. Die zunächst entstandenen fibrösen Plaques unterliegen Umbauprozessen, Neovaskularisierung und Infiltration von Lymphozyten, Makrophagen und weiteren Lipiden.

Insgesamt kommt es zu Entzündungsvorgängen, die die Stabilität der Plaques herabsetzen, Metalloproteinasen freisetzen und akute Plaquerupturen begünstigen. Nach einer Ruptur oder Erosion einer Plaque bildet sich zunächst ein instabiler Thrombus (instabile Angina pectoris), der unter Vasokonstriktion bis zum vollständigen Gefäßverschluss fortschreiten kann. Wenn die endogene Fibrinolyse nicht in kurzer Zeit die Reperfusion wiederherstellen kann, kommt es zum akuten Myokardinfarkt (AMI). Die therapeutische Lipidsenkung durch Statine führt zur Plaquestabilisierung.

Klinische Symptomatik

Die reduzierte Blutversorgung des Herzens äußert sich in Beengungsgefühl und Schmerzen im mittleren Brustkorb, die in den linken Arm, die Schulter oder auch den Kiefer ausstrahlen und meist bei Anstrengungen auftreten und durch Ruhe und/oder Vasodilatatoren (Nitrate) gelindert werden. Diese **stabile Angina pectoris** (Braunwald-Kategorie 1, „koronares T" im Stress-EKG) geht fortschreitend in die **instabile Angina pectoris** über (Braunwald-Kategorie 3), die auch im Ruhezustand und in kurzfristigen Intervallen eintritt. Damit ist die Gefahrenschwelle zum Herzinfarkt oder plötzlichen Herztod erreicht (➤ Kap. 7.1.2).

Prävention – Reduzierung der Risikofaktoren

Risikofaktoren beschreiben bei gesunden oder bereits erkrankten Personen die Wahrscheinlichkeit einer späteren Erkrankung (gemessen als Inzidenz) bzw. einer akuten Verschlechterung oder eines fatalen Ausgangs. Die Ergebnisse werden als relatives Risiko (RR, bezogen auf 1,0 in der Kontrollgruppe) oder als Odds Ratio bei Fallkontrollstudien bezeichnet. Die Assoziationen zwischen Risikofaktor und Pathogenese/Krankheit müssen wissenschaftlich plausibel sein und durch Interventionsstudien bestätigt werden, um die Einbindung in ein Screening-Programm zu begründen.

Die Klassifikation der Prävention wurde 2001 auf drei Kategorien erweitert:

- **Primärprävention:** keine Risikofaktoren, keine Atherosklerose, der Gesunde soll gesund bleiben,
- **Sekundärprävention:** Risikofaktoren vorhanden, keine klinisch manifeste Atherosklerose,
- **Tertiärprävention:** Verhinderung von Nachfolgeereignissen.

Entscheidend ist nicht ein einzelner Risikofaktor, sondern die Gesamtheit der vorhandenen und miteinander vernetzten Risikofaktoren, deren Wechselwirkung additiv, meist sogar multiplikativ ist.

Als hohes multifaktorielles Risiko wird ein absolutes Zehn-Jahres-Risiko über 20% (oder ein Risiko, das bei Extrapolation zum Alter von 60 Jahren über 20% liegen wird) definiert. Der Blick darf dabei nicht auf den potenziellen Herzinfarktpatienten eingeengt werden, es geht ebenso um einen drohenden Apoplex oder die periphere Verschlusskrankheit.

Die **entscheidenden Größen** werden in Tabellen und Computerprogrammen erfasst:

- Lebensalter: Nach dem 70. Lebensjahr verlieren die Lipide ihre prädiktive Aussagekraft.
- Geschlecht: Männer erleiden Herzerkrankungen etwa zehn bis zwölf Jahre früher als Frauen. Das Risiko, an einer koronaren Herzkrankheit zu versterben, ist für einen 40-jährigen Mann sechs- bis achtfach höher als für eine Frau gleichen Alters.
- Rauchen: Dies ist das Hauptrisiko für die periphere arterielle Verschlusskrankheit.
- Adipositas (besonders Stammfettsucht), Insulinresistenz, metabolisches Syndrom, Diabetes mellitus, postprandiale Hyperglykämie bzw. gestörte Glukosetoleranz (2- bis 4fach höheres Risiko als bei Personen ohne Diabetes): Typ-2-Diabetiker haben ein vergleichbares kardiovaskuläres Mortalitätsrisiko wie Nichtdiabetiker nach einem überstandenem Myokardinfarkt. Das geringere KHK-Risiko prämenopausaler Frauen gegenüber Männern wird bei diabetischer Stoffwechsellage aufgehoben.
- Hypertonie: Sie ist das Hauptrisiko für eine zerebrovaskuläre Krankheit. Eine erhöhte Blutdruckamplitude durch Verlust der Windkesselfunktion der atherosklerotischen Gefäße gilt ebenfalls als Risikofaktor.
- Hyperlipoproteinämie: Erhöhtes Cholesterin, erhöhtes LDL- und niedriges HDL-Cholesterin, erhöhte Werte für Apolipoprotein B-100, small-dense-LDL-Partikel, Triglyzeride und Lipoprotein(a).
- Hormone des Fettgewebes, besonders Adiponectin.
- Homocystein.
- Fibrinogen, Faktor VIIa, PAI-1.
- In Prüfung: schwangerschaftsassoziiertes Plasmaprotein A, Myeloperoxidase, löslicher CD40-Ligand.

Wesentlich ist weiterhin die Einschätzung des Risikos aufgrund der **Familien-** und **Eigenanamnese** (frühzeitige Atherosklerose und Herzinfarkt; Hyperlipidämie, Diabetes mellitus, Adipositas und metabolisches Syndrom sowie psychosoziale Belastung) durch den Arzt.

Tab. 7-2 Messgrößen bei der Primärprävention der kardiovaskulären Krankheiten.

Messgröße	Bedeutung	Zielwerte zur Risikovermeidung
Gesamtcholesterin	Screening	< 5,2 mmol/L (< 200 mg/dL) bei Alter < 65 Jahre; < 4,4 mmol/L (< 170 mg/dL) bei Kindern, Jugendlichen
LDL-Cholesterin	Primärer Risikofaktor	< 4,0 mmol/L (< 155 mg/dL) < 3,4 mmol/L (< 130 mg/dL) bei Gefährdung < 1,8 mmol/L (< 70 mg/dL) bei KHK
Apolipoprotein B-100		< 1,2 g/L
HDL-Cholesterin	Protektiver Faktor	Männer: > 0,9 mmol/L (> 35 mg/dL) Frauen: > 1,2 mmol/L (> 45 mg/dL)
Cholesterin/HDL-Cholesterin		< 4,5
LDL-/HDL-Cholesterin		< 2,5
Triglyzeride	Unabhängiger Risikofaktor, besonders wenn kombiniert mit HDL-Cholesterin ↓	< 1,7 mmol/L (< 150 mg/dL)
Lipoprotein(a)	Genetisch determiniert	< 250 mg/L (< 25 mg/dL)
Nüchtern**plasma**glukose		< 6,1 mmol/L (< 110 mg/dL)
Nüchtern**blut**glukose		< 5,3 mmol/L (< 95 mg/dL)
2-h-Blutglukose (oGTT)		< 7,8 mmol/L (< 140 mg/dL)
Homocystein	Unabhängiger Risikofaktor	< 10 µmol/L (< 1,35 mg/L)
Fibrinogen	Unabhängiger Risikofaktor, Akute-Phase-Reaktant	< 3,0 g/L (< 300 mg/dL)
Faktor VII		< 120%
Von-Willebrand-Faktor		< 150%
Albuminurie	Risikofaktor, besonders bei Diabetes mellitus und Hypertonie	< 20 mg/g Kreatinin (< 20 mg/L)
Hochsensitives CRP	Indikator des Entzündungsgeschehens	< 2,8 mg/L

Die Beurteilung der **klinisch-chemischen Messgrößen** richtet sich nach den Zielwerten, die in einer „gesunden" europäischen Population ohne Vorliegen anderer Risikofaktoren nicht überschritten werden sollten (➤ Tab. 7-2).

Die Zielwerte der Lipoproteine sind beispielsweise bei Vorliegen eines Diabetes mellitus wesentlich niedriger anzusetzen: LDL-Cholesterin < 3,0 mmol/L (< 115 mg/dL). Die Kombination von Typ-2-Diabetes mit Hypertonie und Hyperalbuminurie („Mikroalbuminurie") erhöht die Exzessmortalität bei Männern auf das Fünffache, bei Frauen auf das Neunfache.

Die International Task Force of the European Society of Cardiology arbeitet zur **Risikoabschätzung** mit einem Algorithmus der Prospective Cardiovascular Münster Study (PROCAM, www.chd-taskforce.de). Im „Handbuch der Prävention koronarer Herzerkrankungen" sind die gemeinsamen Empfehlungen der International Task Force for Prevention of Coronary Heart Disease und der International Atherosclerosis Society zusammengefasst und von 50 Nationen zur Anwendung empfohlen (www.athero.org).

Trotz dieser Verbesserung der Risikostratifizierung werden die komplexen Beziehungen zwischen den einzelnen Risikofaktoren noch nicht genügend berücksichtigt. Entscheidend ist die individuelle Einschätzung und Überprüfung durch den Arzt, der auch die psychische Belastbarkeit des Patienten bzw. dessen Willen zur Änderung der Lebensweise einbeziehen muss. Es gibt nicht **den** Zielwert zur Risikovermeidung, sondern nur **risikoabhängige individuelle Zielwerte.** Die Diagnostik einer kardiovaskulären Krankheit erfordert auch elektrophysiologische (EKG in Ruhe und unter Belastung) und bildgebende Verfahren wie Ultraschall (Intima-Media-Dicke der Halsgefäße), Magnetresonanztomographie und Elektronenstrahltomographie (Kalknachweis in den Koronarien).

7.1.2 Akutes Koronarsyndrom

Durch Fortschritte in der bildgebenden Diagnostik und durch Entwicklung sensitiverer biochemischer Marker ist es möglich, myokardiale Nekrosen unter 1,0 g zu erkennen. Die amerikanischen und europäischen kardiologischen Gesellschaften haben deshalb 1999 den Myokardinfarkt neu definiert, um den „minimalen Infarkt" (instabile Angina pectoris, Non-ST-Streckenhebungsinfarkt) erweitert und als **akutes Koronarsyndrom** zusammengefasst.

Der akute **Myokardinfarkt** wird definiert durch mindestens zwei von drei Kriterien:

- Typisches Schmerzereignis, das länger als 20 Minuten anhält und nicht auf Nitrate reagiert. Etwa 20% der akuten Myokardinfarkte bleiben jedoch klinisch stumm (besonders bei Diabetikern und alten Menschen).
- Typische EKG-Veränderungen (ST-Streckenhebung, Q-Zacke) in mindestens zwei benachbarten Ableitungen. Über 10% der Infarktpatienten haben keine typischen EKG-Veränderungen, die Sensitivität der typischen Infarktzeichen wird mit 46% angegeben. Missdeutungen von EKGs sind bei Peri(myo)karditis, Reinfarkten und Schenkelblockbildern häufig.
- Erhöhungen der Konzentrationen von CK-MB und/oder der kardialen Troponine.

Nur etwa 10–15% der mit der Verdachtsdiagnose akutes Koronarsyndrom eingelieferten Patienten entwickeln einen transmuralen Myokardinfarkt.

Die anderen akuten Myokardischämien sind

- **instabile Angina pectoris** mit vorübergehender Stenosierung, Vasospasmus und Thrombenbildung,
- **Non-ST-Streckenhebungsinfarkt** oder **Non-Q-Zackeninfarkt** mit begrenzter Myokardzellnekrose und signifikanter Troponinerhöhung als Zeichen für eine Plaqueruptur und aufgepfropfte Thrombusbildung.

Die Einführung der kardialen Troponine hat gezeigt, dass es einen kontinuierlichen Übergang von minimalen kardialen Schäden mit alleiniger Erhöhung der Troponine bis hin zum akuten Herzinfarkt und plötzlichen Herztod gibt.

Als weitere Klassifikationen sind notwendig:

- stabil – instabil,
- Ausmaß der koronaren Läsion,
- linksventrikuläre Dysfunktion, Arrhythmien und andere Schädigungen.

Bei allen Troponinerhöhungen muss in den nächsten Minuten bis Wochen mit dem Auftreten eines akuten Infarkts oder Herztodes gerechnet werden, sodass eine sofortige Herzkatheteruntersuchung angezeigt ist.

Pathogenese

Der akuten Myokardischämie liegt vorwiegend eine Ruptur oder Erosion einer instabilen atherosklerotischen Plaque, seltener eine Stenose oder ein Spasmus (Prinzmetal-Angina) zugrunde. Nach der Ruptur kommt es zu

- einer schnellen Thrombozytenaktivierung (Sekretion von ADP, Serotonin, Thromboxan, Plättchenfaktor 4),
- einer Thrombozytenaggregation, die durch Bindung von Fibrin(ogen) an die Glykoprotein-IIb-/-IIIa-Rezeptoren der Thrombozyten in einen wandständigen oder okkludierenden Thrombus mündet.

Weitere messbare Aktivierungen, die bisher aber meist nur unter Forschungs-, aber selten unter Routinebedingungen geprüft werden, sind:

- Gerinnung: Prothrombinfragment F1 + 2, Fibrinmonomere,
- Fibrinolyse: Plasmin-α_2-Antiplasmin-Komplex, D-Dimer,
- Entzündungsvorgänge: IL-6, TNF-α, CRP,
- hormonelle Regulation: Katecholamine ↑, Kortisol ↑, und Renin-Angiotensin-Aldosteron-System ↑,
- Natriuretische Peptide als Mediatoren der Herzfunktion sind zunehmend als prognostische Indikatoren wichtig.

Zunächst gehen aufgrund der vorhandenen Kollateralen die Myokardzellen der inneren subendokardialen Schichten zugrunde (Non-ST-Streckenhebungsinfarkt). Bei anhaltendem Durchblutungsstopp breiten sich die Nekrosen von den Innenschichten bis zum Epikard aus und erreichen nach etwa vier bis sechs Stunden in Abhängigkeit vom Kollateralkreislauf die endgültige Ausdehnung.

Innerhalb von Sekunden sind der Sauerstoffvorrat des Myoglobins und die energiereichen Phosphate erschöpft. Durch die Ischämie wird die Glykogenolyse gesteigert und auf anaerobe Glykolyse umgeschaltet, deren Durchsatz und Energieausbeute aber eingeschränkt ist (Laktat ↑, pH ↓, NADH ↑). Die Oxidation der Fettsäuren in den Mitochondrien ist stark gehemmt, es bildet sich ein ATP-verbrauchender Triglyzerid-freie-Fettsäuren-Zyklus aus. Die Kontraktilität des Herzmuskels ist stark reduziert, da ATP nicht ausreichend nachgeliefert und Kalzium durch die intrazelluläre Azidose vom Sarkolemm verdrängt wird. Die progressive ATP-Verarmung führt nach spätestens etwa 30 Minuten zu irreversibler Myokardschädigung: Zerstörung des Sarkolemms, Membranzerstörung (Verlust von Enzymen und Proteinen wie Myoglobin und Troponine) und Verlust der Kerne mit Zellnekrose.

Auch nach rascher Reperfusion wird die Kontraktilität nicht sofort normalisiert, es schließt sich eine verlängerte kontraktile Dysfunktion ohne messbaren (stunning) oder mit langsamem Blutfluss und verminderter koronarer Reserve (hibernation, myokardialer Winterschlaf) an. Die Reperfusion aktiviert das Komplementsystem, Entzündungsreaktionen (IL-6 ↑, TNF-α ↑, ICAM-1 ↑,MMPs) und die Bildung von reaktiven Sauerstoffspezies mit Schädigung von Ca^{2+}-ATPase und Na^{+}-K^{+}-ATPase.

Durch eine gut überwachte Glukose-Kalium-Insulin-Infusion (25% Glukose, 50 IE Insulin, 80 mmol KCl pro Liter) kann man die Energieversorgung bei Herzinfarkt von Diabetikern und auch Nichtdiabetikern verbessern und die Ein-Jahres-Überlebensrate um etwa 10% erhöhen.

Mögliche **Komplikationen** des Myokardinfarkts sind:

- Herzrhythmusstörungen: Im Akutstadium weisen > 90% der Patienten Tachykardien, Arrhythmien oder (tödliches) Kammerflimmern auf, im Verlauf abnehmend.
- Kontraktilitätsverlust (Hypokinesie, Akinesie) und Linksherzversagen, beurteilt durch Echokardiographie.
- Papillarmuskeldysfunktion, Herzbeuteltamponade oder Herzwandaneurysma.
- Kardiogener Schock (Zentralvenendruck ↑, Herzzeitvolumen ↓ ↓, Sauerstoffsättigung ↓, arteriovenöse Sauerstoffkonzentrationsdifferenz ↑, Laktat ↑, Oligo-/Anurie).

Welche Laborparameter werden empfohlen?

Labormessgrößen zur Risikostratifizierung

Die Prognose des **akuten Koronarsyndroms ohne ST-Strecken-Hebung** und der **instabilen Angina pectoris** wird beurteilt anhand

- kardialer Troponine für die Größe des geschädigten Gewebes (➤ Kap. 24, „Troponine“),
- des C-reaktiven Proteins (CRP; identifiziert unabhängig von den Troponinen die Aktivität der begleitenden entzündlichen Prozesse),
- natriuretischer Peptide.

Ein erhöhter **Troponinwert** acht bis zwölf Stunden nach Aufnahme erlaubt mit hoher Wahrscheinlichkeit eine Voraussage des Risikos, innerhalb der nächsten 30 Tage zu sterben oder nach bzw. innerhalb von einem Jahr einen Myokardinfarkt zu erleiden. Erhöhungen der Troponinkonzentrationen sind assoziiert mit koronarer Hypoperfusion, Abnormalitäten der Wandbewegungen des Herzens sowie angiographisch nachweisbaren Thromben. Das Letalitätsrisiko liegt vier- bis achtfach höher als bei Patienten ohne nachweisbare Troponinwerte. Deshalb muss bei diesen Hochrisikopatienten innerhalb von 48 Stunden interveniert werden (Nitrate, β-Blocker, Acetylsalicylsäure, GP-IIb-/-IIIa-Rezeptorantagonisten und/oder Koronarangiographie und Revaskularisation).

Für die Langzeitbeurteilung des Risikos und die spätere Therapieplanung ist auch die **hochsensitive CRP-Bestimmung** hilfreich. Die 14-tägige Mortalität ist am höchsten, wenn sowohl CRP (> 10 mg/L) als auch **kardiales Troponin T** (cTnT > 0,1 µg/L) erhöht sind (5,9% bei CRP ↑ und cTnT ↑), während bei Grenzwertüberschreitungen nur einer Messgröße die Mortalitätsrate etwa um die Hälfte niedriger ist (2,7% CRP ↑; 3,6% cTnT ↑). Die Kombination cTnT und **NT-proBNP** (natriuretisches Peptidfragment, ➤ Kap. 7.1.3) hat eine noch größere prognostische Effizienz.

Der Nutzen der Bestimmung des löslichen CD40-Liganden (CD154) für die Erkennung der inflammatorischen Destabilisierung der Plaques muss noch durch weitere Studien bestätigt werden.

Erhöhte Konzentrationen des schwangerschaftsassoziierten Plasma-Proteins A waren bei troponinnegativen Patienten mit einem erhöhten Risiko für kardiovaskuläre Mortalität und Restenose innerhalb von sechs Monaten verbunden.

Labormessgrößen zur Diagnostik des Herzinfarkts

Die Auswahl der Messgrößen richtet sich nach den Fragestellungen (> Tab. 7-3). Zur **Frühdiagnostik** sind Myoglobin (unspezifisch!) und CK-MB-Masse einsetzbar. Eine ausbleibende Erhöhung der Myoglobinkonzentration nach acht bis zwölf Stunden schließt einen Infarkt mit hoher Wahrscheinlichkeit aus. Die Myoglobinbestimmung ist in den Leitlinien nicht vorhanden.

Der **Beweis** wird durch erneute Bestimmungen der **CK-MB-Masse** (oder CK- und CK-MB-Aktivität) im Abstand von drei bis fünf Stunden („CK-MB muss steigen oder fallen") oder durch Bestimmung der **kardialen Troponine** etwa acht bis zwölf Stunden nach Aufnahme erbracht. Zur Erkennung „verschleppter" Infarkte sind die kardialen Troponine noch acht bis zehn Tage lang einsetzbar.

Nach den Empfehlungen der amerikanischen und europäischen Gesellschaften für Kardiologie liegt ein akuter Herzinfarkt bei einer Troponin- bzw. CK-MB-Konzentration ≥ 99. Perzentile einer normalen Referenzpopulation vor, wenn eine ischämische Genese klinisch wahrscheinlich ist. Gleichzeitig wird an der Entscheidungsgrenze ein Variationskoeffizient von ≤ 10% gefordert. Die bisher verfügbaren Tests sind nicht standardisiert (Ausnahme: cTnT einer Firma als Einzeltest) und erfüllen nur teilweise die Präzisionsvorgaben, d.h. die Entscheidungsgrenzen sind methoden- und herstellerabhängig.

Troponinerhöhungen ohne Myokardischämie haben andere Ursachen, z.B. Myokarditis, toxische oder traumatische Herzmuskelschädigungen und schwere Lungenembolien mit akuter Rechtsherzbelastung.

Bei Patienten ohne akutes Koronarsyndrom, aber mit terminaler Niereninsuffizienz oder Hämodialyse, sind die Troponinwerte oft erhöht (Ursache: linksventrikuläre Hypertrophie ?), sie zeigen eine hohe intraindividuelle Variabilität und deuten auf kardiale Dysfunktionen, die aggressiv therapiert werden müssen.

Die Effektivität der **Reperfusion** wird durch kurzfristig wiederholte Messungen von Myoglobin, CK-MB-Masse oder der kardialen Troponine erbracht:

- Anstiegssteilheit: Bei 150 µg/L/h Myoglobin kann eine erfolgreiche Lyse mit einer Sensitivität und Spezifität von 90% angenommen werden.
- Quotient der Werte nach 90 Minuten zum Ausgangswert (Troponin T > 6,8; Myoglobin > 4,0).
- Kürzere Zeit bis zum Erreichen des Maximums, verbunden mit höheren Werten am Maximum sowie einem schnelleren Abfall.

Entscheidend für die **Prognose** des Patienten ist die myokardiale Durchblutung, die aufgrund des Ein- und Ausstroms von Kontrastmittel in vier Stufen (TIMI I–IV) klassifiziert wird.

Zur Kontrolle der systemischen Fibrinolyse können eingesetzt werden:

Tab. 7-3 Messgrößen für die Diagnostik des Herzinfarkts.

Messgröße	Frühdiagnostik (Beginn des Anstiegs)	Beweis (Doppelbestimmung)	Ausschluss	Reinfarkt (innerhalb 10 Tagen)
CK (unspezifisch)	(+) 3–4 h	+ (und EKG)		(+)
CK-MB-Aktivität (steigert Spezifität von CK)	(+) 3–4 h	+ (und EKG)		(+)
CK-MB-Masse (relativ unspezifisch)	+ (3 h)	+	+ (> 8 h)	+
Myoglobin (unspezifisch)	++ (2–3 h)	–	+ (> 6–8 h)	+
cTnT, cTnI (spezfisch)	(+) (4–8 h)	++	+ (> 10–14 h)	(+)

– = ungeeignet; (+) = bedingt geeignet; + = geeignet; ++ = besonders geeignet

- die Thrombinzeit oder die Reptilasezeit bei gleichzeitiger Heparintherapie,
- die aktivierte partielle Thromboplastinzeit (aPTT),
- die Fibrinogenbestimmung (vor, vier Stunden nach Beginn der Fibrinolyse und dann zweimal täglich).

Das Ausmaß der Herzinsuffizienz in der akuten Phase und die Effektivität der Umbauprozesse (remodeling) können in den ersten drei bis acht Tagen mit den B-Typ-natriuretischen Peptiden eingeschätzt werden. Anhaltende Erhöhungen sind mit der Entwicklung einer chronischen Herzinsuffizienz assoziiert.

Die **kardialen Troponine** sind auch am besten geeignet, akute Myokardinfarkte bei Erkrankungen der Skelettmuskulatur, während oder kurz **nach Operationen,** besonders bei Herzchirurgie, **nach Reanimationen** und bei **Herztransplantationen** zu erkennen. Natürlich kommt es bei operierten Patienten zu geringen Herzmuskelschäden und die Troponinwerte überschreiten auch ohne Vorliegen eines Herzinfarkts geringfügig die Grenzwerte. Sie bleiben aber deutlich unter den Werten von Patienten mit perioperativen Infarkten. Die Differenz ist am vierten postoperativen Tag am deutlichsten.

Differenzialdiagnostisch müssen CK- und Myoglobinerhöhungen von Muskelerkrankungen abgegrenzt werden. Gleichzeitige Bestimmung der CK-MB-Aktivität (< 6% der Gesamt-CK) oder noch besser die alleinige CK-MB-Masse-Bestimmung verbessern die Spezifität. Operationen, Traumen, schwere Muskelarbeit, Krampfanfälle, toxische Schädigungen mit Rhabdomyolyse sowie Kohlenmonoxid erhöhen in Relation zur Muskelbeteiligung die CK-Aktivität und besonders die Myoglobinkonzentration. Sehr hohe Werte werden bei Muskeldystrophien, Myotonia congenita und McArdle-Syndrom gefunden; sie sind zur Verlaufskontrolle dieser Krankheiten geeignet.

Aspartataminotransferase (AST, bisher GOT), Laktatdehydrogenase (LDH) und **LDH-Isoenzym 1 (3-Hydroxybutyrat-Dehydrogenase)** haben nur noch eine Bedeutung, wenn die oben erwähnten sensitiveren und spezifischeren Messgrößen nicht zur Verfügung stehen.

Die Suche nach **frühzeitigen Markern** einer Myokardischämie, die eine schnelle Therapie bzw. einen Ausschluss erlauben, hat zu mehreren Tests geführt, die aber noch längerer Evaluation bedürfen oder ökonomisch derzeit nicht durchsetzbar sind:

- **Isoformen** (Abbauprodukte) **der Kreatinkinase MM** und **MB** reagieren schneller als CK und CK-MB (aufwändige analytische Trennverfahren, ➤ Kap. 24, „Kreatinkinase-MB“).
- **Fettsäurebindendes Protein** des Herzens (Point-of-Care-Test), ähnelt in der Kinetik dem Myoglobin.
- **Glykogenphosphorylase Isoenzym BB** hat nach drei Stunden eine höhere Sensitivität als Myoglobin, CK-MB-Masse oder Troponin.
- **Ischämiemodifiziertes Albumin**, Albumin-Kobalt-Bindungsassay. Konzentrationsanstieg innerhalb von Minuten nachweisbar, jedoch Spezifität < 70% (reagiert auf Ischämien jeglicher Genese).
- **Ungebundene freie Fettsäuren** (nicht gebunden an Albumin) steigen 4- bis 14fach nach kardialer Ischämie an: unabhängiger Risikofaktor für ventrikuläre Arrhythmien und plötzlichen Tod.

Verlaufskontrollen und Therapieüberwachung

Während des akuten Infarktgeschehens müssen der Stoffwechsel und besonders der Elektrolytstatus des Patienten sorgfältig kontrolliert werden (➤ Tab. 7-4).

Langfristig sind zu überwachen:

- Reduktion der Risikofaktoren: Lipidstatus, Glukosetoleranzstörungen, Hypertonie.
- Therapie mit oralen Antikoagulanzien (Prothrombinzeit, INR; Prothrombinfragment F1 + 2), Heparin (aPTT bzw. Hemmung von Faktor Xa) oder Acetylsalicylsäure (PFA-100-Verschlusszeit).
- Für Risikostratifizierung und Therapieentscheidungen muss die Nierenfunktion durch Bestimmung von Kreatinin, Kreatinin-Clearance oder Cystatin C geprüft werden. Cystatin C korreliert mit cTnT, CRP und abgeschwächt mit NT-proBNP und ist assoziiert mit der kardiovaskulären Mortalität.

Tab. 7-4 Zusätzliche Messgrößen bei Infarktpatienten.

Messgröße	Veränderung, Zeitraster	Bemerkung
BSG	Anstieg nach 15 Stunden, Gipfel am 4. bis 5. Tag, zu erwartende Werte: 50–70 mm/h	
Leukozytenzahl	Anstieg nach 1 Stunde, Dauer 3–7 Tage, zu erwartende Werte: 12–15 Gpt/L	
Hämoglobin	Ausschluss von Anämie oder Polyglobulie	Marker der kardiovaskulären Funktion und Prognose
Interleukin-6, Tumornekrosefaktor-α	Erhöhung	Keine klinische Relevanz
CRP	Anstieg nach wenigen Stunden, 20–50 mg/L, Gipfel am 3. bis 4. Tag, Dauer 7–10 Tage	DD: Myokarditis, Endokarditis
Laktat	Bis 10 mmol/L, Laktatumkehr	Hypoxie, metabolische Azidose
Kalium	Abfall	Gefahr von Extrasystolen und Kammerflimmern
Magnesium	Abfall	
Glukose	Stressinduzierte Hyperglykämie oder unbekannter Diabetes (DD mit HbA_{1c})	Monitoring der Glukose-Insulin-Kalium-Infusionen Nüchternglukose erlaubt bei Nichtdiabetikern eine langfristige Mortalitätsprognose
Lipoproteine		Sofortige Bestimmung bei Aufnahme ermöglicht Entscheidung zur Therapie mit Lipidsenkern
Kreatinin, Cystatin C		Nierenfunktion, Oligurie
Leberenzyme	Erhöhung	Rechtsherzinsuffizienz
Natriuretische Peptide	3. bis 4. Tag	Prognostische Einschätzung der Entwicklung einer Herzinsuffizienz

7.1.3 Herzinsuffizienz

Die WHO-Definition der chronischen Herzinsuffizienz umfasst drei Kriterien:

- Nachweis einer systolischen (linksventrikulären) und/oder diastolischen Dysfunktion des Herzens, d.h. die Unfähigkeit, das Herzzeitvolumen adäquat dem Bedarf des Körpers anzupassen,
- typische Symptome wie Leistungseinschränkung, allgemeine Muskelschwäche, Dyspnoe, Natrium- und Wasserretention,
- Ansprechen auf Therapie.

Nach der Leitlinie der European Society of Cardiology müssen zwei der drei Kriterien erfüllt sein. Herzinsuffizienz ist die Beschreibung eines Symptomenkomplexes.

Das klinische Bild hat zu Beginn der Erkrankung nur eine diagnostische Sensitivität von 7–31%. Deshalb verwundert es nicht, dass bei etwa 50% der Patienten, die mit der Verdachtsdiagnose Herzinsuffizienz an einen Kardiologen überwiesen werden, die Diagnose sich nicht bestätigt. Andererseits ist die Herzinsuffizienz die häufigste internistische (Einweisungs-)Diagnose mit einer hohen Wiederaufnahmequote sowie starker Einschränkung von Lebensqualität und Berufsfähigkeit.

Die Prävalenz liegt bei jüngeren Patienten (< 55 Jahre) bei 1% und steigt bei Patienten über 75 Jahre auf über 10% an, mit zunehmender Tendenz. Männer sind häufiger betroffen als Frauen.

Die frühzeitige Erkennung ist wichtig, denn die Ein-Jahres-Mortalität beträgt im NYHA-Stadium I (siehe Klassifikation) etwa 6%, im Stadium IV aber 50%. Bei konsequenter Umsetzung der neuen Behandlungsregime könnte die Mortalität um mehr als die Hälfte verringert werden.

An der Spitze der **Risikofaktoren** für die Entwicklung einer Herzinsuffizienz stehen heute koronare Herzkrankheit/Myokardinfarkt (60–80%), arterielle Hypertonie (10–20%), Kardiomyopathien und angeborene Herzfehler, gefolgt von Diabetes mellitus, Rauchen und Alkoholabusus.

Pathogenese

Ursachen der kontraktilen Dysfunktion sind

- *koronare Herzkrankheit*, chronische Myokardischämie, Zustand nach Myokardinfarkt, Infarktnarbe, Wandbewegungsstörungen, stunning, remodeling,
- arterielle und pulmonale *Hypertonie*,
- chronische *Volumenüberlastung* (Aortenklappeninsuffizienz, Vorhofseptumdefekt),
- Reduzierung der Ventrikelfüllung (Mitralklappenstenose),
- Störungen der kardialen Erregungsbildung und -leitung,
- *Kardiomyopathien*:
  - *dilatativ:* Myokarditis, Alkoholmissbrauch, Muskeldystrophien, Karnitin- oder Selenmangel, immunologische Ursachen (assoziiert häufig mit Arrhythmien und plötzlichem Herztod),
  - *hypertrophisch:* asymmetrische Hypertrophie der Muskelwände und des Septums mit Verminderung des Ventrikelvolumens,
  - *restriktiv:* Fibrose, Amyloidablagerungen, Hämochromatose, Sarkoidose,
  - *familiäre* Formen mit Mutationen von Myosin-β-Schwerketten, Troponin T oder Tropomyosin.

Die chronische Volumen- bzw. Druckbelastung führt zur linksventrikulären Myokardhypertrophie und/oder bei stärkerer Überlastung zur Dilatation, gefolgt von interstitieller Fibrose (remodeling). Die Regulation der Kontraktionsstärke entsprechend dem Frank-Starling-Gesetz wird dadurch zunehmend unwirksam. Parallel kommt es zu metabolischen und strukturellen Veränderungen der Skelettmuskulatur. Die mit der Muskelatrophie einhergehende Verminderung des venösen Strombetts trägt zur Erhöhung des peripheren Widerstands bei.

Als Folge der Dysfunktion kommt es zu einer **neuroendokrinen Aktivierung:**

- Katecholamine ↑,
- Vasopressin ↑,
- Renin-Angiotensin-Aldosteron-System ↑, Angiotensin-II-Bildung im Herzen ↑,
- Zytokine ↑, besonders TNF-α und Endothelin-1.

Dies führt zu Tachykardie, Vasokonstriktion, Natrium- und Wasserretention sowie verstärktem Remodeling und Kontraktionsschwäche.

Als Gegenspieler werden aufgrund der vermehrten Dehnungsreize die **natriuretischen Peptide** und Adrenomedullin verstärkt gebildet und sezerniert. In den fortgeschrittenen Krankheitsstadien verlieren diese allerdings trotz der hohen Konzentration an Wirksamkeit (Down-Regulation der Rezeptoren). Für Diagnostik, Prognose und Therapiemonitoring sind die natriuretischen Peptide eine wichtige Bereicherung. Vorläufige Studien haben therapeutische Effekte bei Verabreichung von rekombinanten natriuretischen Peptiden (oder Analoga) bzw. von Inhibitoren der peptidabbauenden Enzyme (Verlängerung der Halbwertszeit) gezeigt.

Klassifikation

Der Schweregrad der **chronischen Herzinsuffizienz** wird nach der New York Heart Association (NYHA) aufgrund der kardiopulmonalen Leistungsbreite in vier Stadien unterteilt:

- **Stadium I:** keine Beschwerden bei normaler Belastung; die meisten Patienten haben gering erhöhte Konzentrationen der natriuretischen Peptide.
- **Stadium II:** Beschwerden bei stärkerer Belastung; zunehmende Erhöhung der natriuretischen Peptide und des neuroendokrinen Tonus.
- **Stadium III:** Beschwerden bei üblichen Verrichtungen des täglichen Lebens (Erschöpfung, Luftnot, Rhythmusstörungen, pektanginöse Beschwerden).
- **Stadium IV:** Beschwerden bereits in Ruhe (Sprechdyspnoe, oft kombiniert mit Hustenreiz und Stauungsbronchitis).

Der Zusammenhang zwischen NT-proBNP, einem Vorstufenfragment des Brain natriuretic peptide (B-Typ-natriuretisches Peptid) und der NYHA-Klassifikation ist in ➤ Abb. 7-1 dargestellt.

Eine neuere Klassifikation (American College of Cardiology, American Heart Association) betont stärker die Entstehung und Progression der Herzinsuffizienz:

- **A:** Risikogruppe ohne strukturelle Veränderungen (Hypertonie, Diabetes mellitus, koronare Herzkrankheit),

- **B:** strukturelle Veränderungen, keine Symptome (≈ NYHA I),
- **C:** strukturelle Veränderungen, Symptome (NYHA I–III),
- **D:** Symptome in Ruhe bei maximaler Therapie (NYHA IV).

Von der häufigeren chronischen Form ist die lebensbedrohliche **akute Herzinsuffizienz** (kardiogener Schock, Lungenembolie, Vorhofflimmern, AV-Block) abzugrenzen, die durch akute Behinderung der Ventrikelfüllung (Herzbeuteltamponade, Tachykardie) bzw. Druck- oder Volumenbelastung verursacht wird.

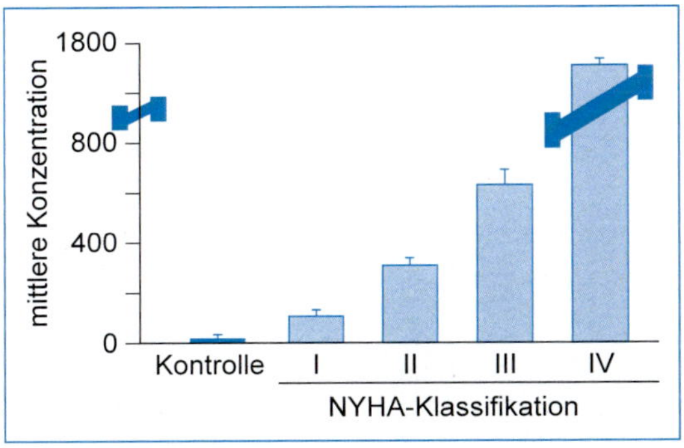

Abb. 7-1 Korrelation von NT-proBNP mit den NYHA-Stadien der Herzinsuffizienz.

Klinische Symptomatik und Diagnostik

Die Anfangssymptome Atemnot, Herzklopfen, Rhythmusstörungen und Knöchelödeme gehen zunehmend in Halsvenenstauung, verstärkten Herzspitzenstoß, Hepatomegalie, Orthopnoe, Ruhezyanose und schließlich in kardiale Kachexie mit erhöhtem Tumornekrosefaktor(TNF)-α über.

Wichtige klinische Untersuchungsverfahren sind neben Thorax-Röntgen die Echokardiographie (linksventrikuläre Ejektionsfraktion [LVEF]) und Radionuklidventrikulographie, deren Indikationsstellung sich jetzt auch aus einer Erhöhung der natriuretischen Peptide ableiten kann. Myokardbiopsien sind nur in Sonderfällen wie bei Speicherkrankheiten notwendig.

Welche Laboruntersuchungen werden empfohlen?

Die wichtigsten Labormessgrößen für Diagnose, Klassifikation, Therapie- und Verlaufskontrolle sind seit wenigen Jahren die **natriuretischen Peptide**, deren Synthese über die Vorstufe eines Prohormons in den Herzzellen erfolgt (➤ Abb. 7-2).

Die „klassischen" klinisch-chemischen Parameter erfassen den Wasser- und Elektrolythaushalt, die

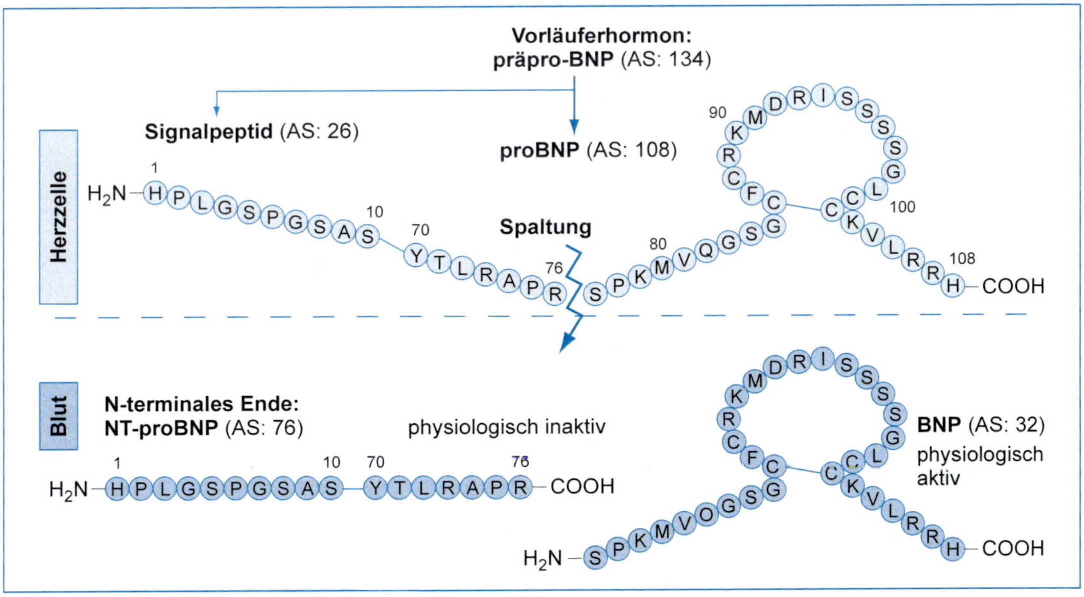

Abb. 7-2 Synthese von Pro-BNP und Spaltung in BNP und NT-proBNP.

Tab. 7-5 Messgrößen zur Diagnostik und Verlaufskontrolle der chronischen Herzinsuffizienz

Messgröße	Beurteilung
Natriuretische Peptide	
• Atriales Natriuretisches Peptid (Typ A)	Biologische Halbwertszeit 3 Minuten, nur zur Diagnostik schneller Veränderungen geeignet, instabiles Probenmaterial
• Brain Natriuretisches Peptid (Typ B)	Gute Praktikabilität, POCT (Point-of-Care-Test) vorhanden
Vorstufenfragmente	
• NT-proANP	Bessere Haltbarkeit als ANP, erlaubt Probentransport
• NT-proBNP	Bessere Haltbarkeit als ANP und BNP, erlaubt Probentransport
Weitere Diagnostik und Verlaufskontrolle	
• Blutbild, Hämoglobin, Hämatokrit	Ausschluss von Anämie (Zielwert Hb > 10 g/dL), Sauerstoffkonzentrationserniedrigung bzw. Polyglobulie (Viskosität ↑)
• Natrium, Kalium, Magnesium	Konzentrationsänderungen beeinträchtigen die Herzfunktion. Hyponatriämie (hohes Renin) ist prognostisch ungünstig. Monitoring der Diuretikatherapie
• Glukose	Ausschluss oder Kontrolle eines aggravierenden Diabetes mellitus
• Urindiagnostik, Kreatinin, Cystatin C	Nierenfunktion, Oligurie (Na^+ < 20 mmol/L)
• Leberenzyme (ALT, GlDH), Albumin, Gerinnungsfaktoren	Leberstauung, Rechtsherzinsuffizienz
• TSH	Ausschluss einer Schilddrüsendysfunktion
• Arterielle Blutgase, Laktat	Insuffizienzzeichen, Entscheidung zur Sauerstoffzufuhr
• Maximale Sauerstoffaufnahme	Prognoseparameter (ungünstig: < 14 mL/kg/min)
• Untersuchung von Pleura- und Perikardergüssen	Dekompensationszeichen
• Autoimmunantikörper gegen Herzmuskelproteine	Bei dilatativer Kardiomyopathie, Postinfarkt- und Postkardiotomiesyndrom. DD zu Endo-, Myo- und Perikarditis
• Selen, Glutathionperoxidase	Nur bei regionalem oder iatrogenem Selenmangel
• Homocystein	➤ Kap. 24

Nierenfunktion und Dekompensationszeichen wie Rechtsherzinsuffizienz, Ergüsse und mangelhafte Sauerstoffversorgung (➤ Tab. 7-5).

Interpretation

Das zuerst entdeckte **A**triale **N**atriuretische **P**eptid (ANP) wird wegen der kurzen Halbwertszeit von drei Minuten zur Einschätzung kurzfristiger Änderungen der Herzfunktion (Dysregulation der Herzfrequenz) oder des Körperwassergehalts bei Hämodialysebehandlung (allerdings kaum in Europa) eingesetzt.

Infolge der längeren Halbwertszeit von 20 Minuten und guter Stabilität in der Probe werden inzwischen das **B**rain **N**atriuretische **P**eptid (neuerdings B-Typ genannt, BNP) sowie die Vorstufenfragmente **N**-terminales **ProANP** (selten genutzt) und **ProBNP** (NT-proANP bzw. NT-proBNP; Halbwertszeit ein bis zwei Stunden) bevorzugt. Mit diesen Messgrößen kann der niedergelassene Arzt den Verdacht einer Herzinsuffizienz (NYHA-Stadien I/II) so weit absichern bzw. ausschließen, dass aufwendige technische Maßnahmen (Echokardiographie, Röntgen-Thorax) nur gezielt angewendet werden.

Konzentrationserhöhungen von BNP und NT-proBNP

- erlauben die frühe Erkennung der linksventrikulären Dysfunktion, auch bei Kindern ab dem ersten Lebensjahr,
- schließen nichtkardiale Ursachen von Symptomen wie Dyspnoe aus, die den Verdacht auf eine Herzinsuffizienz aufkommen lassen,

- korrelieren mit der Schwere und Prognose der Herzinsuffizienz,
- helfen bei Therapieentscheidungen und Optimierung der Medikamentendosis,
- ermöglichen die Risikostratifizierung am dritten/vierten Tag nach einem akuten Herzinfarkt hinsichtlich der Entwicklung einer chronischen Herzinsuffizienz,
- sind nützlich bei der Erkennung einer Hochrisikogruppe von Patienten mit instabiler Angina pectoris oder Non-ST-Streckenhebungsinfarkt (noch aussagekräftiger durch gleichzeitige Bestimmung von kardialen Troponinen),
- sind ein Risikomarker für die totale und kardiovaskuläre Mortalität bei Typ-2-Diabetikern und bei chronischen Dialysepatienten.

7.1.4 Hypertonie

Die physiologische und zirkadiane Variabilität des Blutdrucks erfordert für Therapieentscheidungen und Verlaufskontrollen mehrfache Messungen (an verschiedenen Tagen) bzw. ein 24-Stunden-Monitoring, unterstützt durch die Selbstmessung des Patienten. Die Grenzwerthypertonie liegt bei 130–139/85–89 mmHg, eine milde Hypertonie wird diastolisch zwischen 90 und 99 mmHg, systolisch zwischen 140 und 159 mmHg angesetzt (WHO/International Society of Hypertension 1993, Deutsche Liga zur Bekämpfung des hohen Blutdrucks 2001).

Die Anforderungen zur Blutdrucksenkung sind besonders bei Vorliegen weiterer Risikofaktoren (kardiovaskuläres Gesamtrisiko) schärfer geworden: für Diabetiker wird ein Blutdruck < 130/< 85 mmHg, in jüngerem Alter ein Blutdruck < 120/< 80 mmHg angestrebt (➤ Kap 8.7, ➤ Tab. 8-4).

Hochdruck verdoppelt das Risiko für die koronare Herzkrankheit und verdreifacht das Risiko für Herzinsuffizienz und zerebrovaskuläre Ereignisse. Die mit der Hypertonie assoziierte **linksventrikuläre Hypertrophie** korreliert mit Morbidität und Letalität von Herzinfarkt, Herzinsuffizienz (natriuretische Peptide ↑) und Schlaganfall. Für die Senkung des KHK-Risikos sind – entgegen früherer Anschauungen – die Normalisierung des besonders im Alter erhöhten systolischen Drucks und die Wiederherstellung des normalen zirkadianen Rhythmus mit nächtlicher Absenkung wichtig.

Für Therapieentscheidungen ist folgende **Einteilung** wichtig:

- **Primäre** (essenzielle) Hypertonie (80–85% aller Hypertonieformen): Sie ist eng assoziiert mit Insulinresistenz, metabolischem Syndrom (nur 8% der Patienten mit primärer Hypertonie ohne metabolisches Syndrom) und Aktivierung des sympathoadrenalen Systems (Ausschlussdiagnostik!).
- **Sekundäre** (symptomatische) Hypertonie (renale und endokrine Erkrankungen, Schwangerschaft, ➤ Tab. 7-6 und ➤ Tab. 7-7).

Klassifikation nach klinischem Schweregrad

- **Stadium I:** Kopfschmerz, Müdigkeit, Schlafstörungen; ohne Organschäden,
- **Stadium II:** erste Schädigungszeichen: Hyperalbuminurie, Belastungsdyspnoe,

Tab. 7-6 Diagnostik bei (Verdacht auf) sekundäre(n) Hypertonien aufgrund von Nierenerkrankungen.

Erkrankung	Diagnostik	Bemerkungen
Renovaskuläre Hypertonie (1–2% aller Hypertoniefälle; Einengung einer oder beider Nierenarterien)	Bildgebende Verfahren	Frühdiagnose wichtig
	Kalium ↓ (20–30%)	DD: Aldosteronbestimmung zum Ausschluss des primären Hyperaldosteronismus, ➤ Kap. 24, „Renin-Angiotensin-Aldosteron-System"
	Renin ↑ (30–60%)	
	Captopriltest: Renin- und Aldosteronerhöhung	Abfall des Blutdrucks (➤ Kap. 14.3.3, ➤ Kap. 24, „Renin-Angiotensin-Aldosteron-System")
	Seitengetrenntes Renin	Ermöglicht Lokalisation

Tab. 7-6 Diagnostik bei (Verdacht auf) sekundäre(n) Hypertonien aufgrund von Nierenerkrankungen. (Forts.)

Erkrankung	Diagnostik	Bemerkungen
Renoparenchymatöse Hypertonie 8–12% aller Hypertonien: Glomerulonephritis (Hypertonie bei 30%), Pyelonephritis (50%), diabetische Nephropathie (> 50%), hämolytisch-urämisches Syndrom (90%), Zystennieren	Kreatinin, Cystatin C ↑	
	Kreatinin-Clearance ↓	Sensitiver als Kreatinin
	Harnstoff ↑	Wichtig bei Niereninsuffizienz
	Albumin im Urin ↑	Frühdiagnostik, Verlauf
Beide Formen	Urinsediment (dysmorphe Erythrozyten)	Ätiopathogenese, Verlauf

Tab. 7-7 Diagnostik bei (Verdacht auf) endokrine Hypertonien

Erkrankung/Medikation	Prävalenz einer Hypertonie	Befunde	Bestätigende Labordiagnostik
Cushing-Syndrom (Kortikoidtherapie)	80%	K^+ ↓, Glukose ↑, Lymphopenie	Dexamethason-Hemmtest, freies Kortisol im 24-h-Urin DD: Corticotropin (ACTH)
Conn-Syndrom (primärer Hyperaldosteronismus), Mineralokortikoidexzess	> 95%	K^+ ↓/n, Na^+ n/(↑), metabolische Alkalose, Kaliurie	Aldosteron ↑↑, Renin ↓ Aldosteron-Renin-Ratio
Sekundärer Hyperaldosteronismus	50%	K^+ ↓	Renin ↑, Aldosteron ↑
Adrenogenitales Syndrom (11-β-Hydroxylase-Mangel)	häufig		ACTH ↑, 11-Deoxykortikosteron ↑
Phäochromozytom	dauernd oder intermittierend (Krisen)	Leukozytose, Glukose ↑	Katecholamine (Serum, Urin) ↑, (Nor)Metanephrin (Serum, Urin) ↑
Ovulationshemmer	5%		
Hyperthyreose	20%		TSH ↓, FT_4 ↑, FT_3 ↑
Primäre Hypothyreose	25%	Cholesterin ↑	TSH ↑, FT_4 ↓
Primärer Hyperparathyreoidismus	20–60%	Ca^{2+} ↑, Phosphat ↓	PTH ↑
Schwangerschaftsinduzierte Hypertonie (Gestose oder kritische Form der Eklampsie)		Na^+, K^+ variabel, Harnsäure ↑ Kreatinin ↑, Proteinurie	Präeklampsie-Index: sFlt-1/PlGF[1]
HELLP-Syndrom (hemolysis, elevated liver enzymes, low platelets)	100%	Plasma-Hb ↑ Fragmentozyten, ALT ↑, LDH ↑, Thrombozytopenie	Hämolyseparameter, Leberenzyme, Thrombozytenzahl

[1]sFlt: soluble fms-like tyrosine kinase = soluble vascular endothelial growth factor-receptor-1 ist ein antiangiogener Faktor. Er ist erhöht in Plazenta und Serum bei Präeklampsie, Hypertonie und Proteinurie, bindet an placenta growth factor (PlGF) und vascular endothelial growth factor und erniedrigt dadurch deren Konzentration.
n = normal, ↑ = erhöht, ↓ = erniedrigt, (↑) = leicht erhöht.

- **Stadium III:** Organschäden und deutliche Funktionseinschränkung eines oder mehrerer Organe: Fundus hypertonicus, zunehmende Niereninsuffizienz (Nephrosklerose), Schlaganfall, beginnende Herzinsuffizienz und Insulte mit mäßigen Residuen,
- **Stadium IV:** maligne Hypertonie, hypertensive Krise (Blutdruck > 200/> 120 mmHg): Gewichtsverlust, Sehstörungen, Herzinsuffizienz, Enze-

phalopathie, Niereninsuffizienz mit Proteinurie, Mikrohämaturie, K^+ ↑, Na^+ ↓, Renin ↑ ↑, Aldosteron ↑ ↑, Thrombozytopenie, oft Anämie.

Welche Laboruntersuchungen werden empfohlen?

Die Hypertonie ist durch die Ergebnisse der Blutdruckmessung definiert. Erst danach kommt die Labordiagnostik zum Einsatz.

Bei der **primären Hypertonie** sollten klinisch-chemische Parameter die Zugehörigkeit zum metabolischen Syndrom und zur Insulinresistenz sowie deren Risikofaktoren abklären. Die Labordiagnostik kann damit auch zur Bestätigung von nichtmedikamentösen Therapiemöglichkeiten beitragen: Änderung der Lebensweise, Gewichtsreduktion, Nikotinabstinenz, Alkoholreduktion und verschiedene andere Maßnahmen.

Eine unverzichtbare Rolle spielt die Labordiagnostik bei der Aufdeckung der **sekundären Hypertonie**formen (➤ Tab. 7-6, ➤ Tab. 7-7). Die Therapie konzentriert sich hier auf die Beseitigung der Ursachen. Der Therapieerfolg wird labordiagnostisch kontrolliert (➤ Tab. 7-6, ➤ Tab. 7-7, ➤ Kap. 7.4, ➤ Kap. 8).

7.2 Lungenerkrankungen

7.2.1 Cor pulmonale und pulmonale Hypertonie

Cor pulmonale wird definiert als Hypertrophie und/oder Dilatation des rechten Ventrikels als Folge einer Struktur-, Funktions- oder Zirkulationsstörung der Lunge mit pulmonaler Hypertonie. Die akute Rechtsherzbelastung bei Lungenembolie fällt nicht unter diese Definition.

Das Fünf-Jahres-Überleben liegt um 70% bei einem mittleren Pulmonalarteriendruck > 50 mmHg und um 90% für bei einem mittleren Pulmonalarteriendruch < 50 mmHg (mittlerer Druck bei Gesunden < 18 mmHg).

Differenzialdiagnostisch ist der Rückstau des Blutes (Lungenstauung und -ödem) bei Linksherzinsuffizienz abzugrenzen.

Die Liste der möglichen **Ursachen** ist lang:

- **Chronische obstruktive Bronchitis** (chronic **o**bstructive **p**ulmonary **d**isease, **COPD**), Prävalenz 10–15%, weltweit vierthäufigste Todesursache. Eine akute Exazerbation der COPD und pulmonale Druckerhöhung durch zusätzliche Hypoxie während eines pulmonalen Infekts führen zur Verschlechterung (Atemnot, vermehrtes Sputum, zentrale Zyanose) bis hin zur akuten Rechtsherzdekompensation.
- **Lungenemphysem, Asthma**, Bronchiektasie,
- primäre pulmonale Hypertonie (Ausschlussdiagnose), meist bei jungen Frauen (Risikofaktoren: Appetitzügler, Schwangerschaft, HIV-Infektion),
- pulmonale venookklusive Erkrankung: Ausfälle mehrerer Segmentarterien durch symptomlose bzw. -schwache **Lungenembolien** oder durch Mikroembolien von Tumorzellen,
- **obstruktive Schlafapnoe**, Pickwick-Syndrom,
- Kollagenosen,
- **Pneumokoniosen:** Silikose, Asbestose,
- Sarkoidose mit granulomatöser Entzündung,
- **systemische Vaskulitiden** mit Hämoptysen, Hämosiderose, Bronchitis, Pneumonie und fortschreitender Niereninsuffizienz (pulmorenale Syndrome): Wegener-Granulomatose, bronchozentrische Granulomatose, Goodpasture-Syndrom und Churg-Strauss-Syndrom (intrinsic Asthma bronchiale; Bluteosinophilie).

Klassifikation

Die Klassifikation folgt einer von der WHO modifizierten NYHA-Einteilung:

- **I:** Keine Symptome.
- **II:** Normale Aktivität führt zu Dyspnoe, Müdigkeit, thorakalen Schmerzen, Schwächeanfällen.
- **III:** Leichte Belastungen führen bereits zu Symptomen.
- **IV:** Zeichen der manifesten Herzinsuffizienz.

Klinische Symptomatik und Diagnostik

Ein Cor pulmonale äußert sich mit Husten, Heiserkeit, Belastungsdyspnoe, Zyanose, Ermüdbarkeit,

Angina pectoris, Synkopen, seltener Hämoptysen. Die Rechtsherzinsuffizienz geht einher mit Aszites, Hepatomegalie, Ödemen und Halsvenenstauung, die Hypoxämie mit Azidose, Polyglobulie, Viskositätserhöhung und verlängerter Kreislaufzeit.

Zur Diagnostik werden eingesetzt:

- Spirometrie mit Reduktion der Einsekundenkapazität und der inspiratorischen Vitalkapazität, Reversibilitätstests mit Bronchodilatatoren zur Abgrenzung von Asthma bronchiale, außerdem Röntgen-Thorax und Echokardiographie,
- Auskultation und EKG.

Welche Laboruntersuchungen werden empfohlen?

Notwendige Laborparameter ➤ Tab. 7-8, bronchoalveoläre Lavage, ➤ Kap. 24, „Bronchoalveoläre Lavage".

Verlaufs- und Therapiekontrolle

Neben der Überprüfung des Elektrolytstatus und der renalen und hepatischen Dysfunktionen hat die Kontrolle der **Blutgase** und des **Säure-Basen-Haushalts** große Bedeutung. Die Einschränkung der alveolären Arterialisierung führt rasch zu einer Abnahme von p_aO_2 von 90 mmHg (12,0 kPa) auf etwa 60 mmHg (8,0 kPa), wobei die O_2-Sättigung (s_aO_2) auf etwa 90% absinkt. Da die Diffusionsgeschwindigkeit von Kohlendioxid 23fach größer ist als die von Sauerstoff, verbleibt p_aCO_2 anfangs noch im annähernd physiologischen Bereich (respiratorische Partialinsuffizienz). Lebensbedrohliche Zustände sind ab einer respiratorischen Globalinsuffizienz (p_aO_2 < 50 mmHg [< 6,7 kPa] und einem p_aCO_2-Anstieg auf 70 mmHg [9,3 kPa]) möglich. Ohne Kompensation läge der pH-Wert bei 7,30 und die Atemfrequenz bei > 25/min.

Die therapeutische Zufuhr von Sauerstoff muss vorsichtig beginnen, da bei Erhöhung von p_aO_2 durch Vasodilatation und Verminderung des Atemantriebs der p_aCO_2 ansteigt (Hyperkapnie). Deshalb wird bei normaler Hämoglobinkonzentration nur ein p_aO_2 von 60–70 mmHg angestrebt. Entscheidend für die Sauerstoffversorgung der Peripherie ist das Produkt aus Herzzeitvolumen und Sauerstoffkonzentration, die von der Hämoglobinkonzentration abhängig ist. Solange das Herz das notwendige Schlagvolumen fördern kann, ist die Versorgung der Peripherie unter diesen Bedingungen noch gewährleistet.

Tab. 7-8 Labormessgrößen zur Diagnostik eines Cor pulmonale.

Messgröße	Indikation/Ergebnis
Sputum, besser bronchoalveoläre Lavage	DD: nichtinfektiöse oder infektiöse Lungenerkrankungen Alveolitis? Bronchialkarzinom?
Blutbild	Polyglobulie (Hkt-Ziel < 50%), Leukozytose, Thrombozytose. Anämie verstärkt Belastungsdyspnoe
CRP	Entzündung, Infektion?
ALT	Rechtsherzinsuffizienz, portale Hypertonie (hepatopulmonales Syndrom)
Na^+, K^+, Mg^{2+}	
Säure-Basen-Status und Blutgase	Respiratorische Insuffizienz? Entscheidung über Sauerstoffzufuhr und/oder Beatmung Hyperventilationssyndrom (respiratorische Alkalose, pCO_2 ↓↓)?
Angiotensin-Converting-Enzym-Aktivität	Sarkoidose? Positiver prädiktiver Wert 70–90%; Prognose bei 2- bis 3facher Erhöhung ungünstig; Monitoring der Kortikoidtherapie
α_1-Proteinaseinhibitormangel	Bei Lungenemphysem im Alter < 45 Jahre, besonders verstärkt bei Rauchern
Antineutrophile zytoplasmatische Autoantikörper (c-ANCA gegen Proteinase 3)	Verdacht auf Wegener-Granulomatose (diagnostische Sensitivität 90%), Churg-Strauss-Syndrom (allergische granulomatöse Angiitis)
Natriuretische Peptide, am effektivsten BNP und NT-proBNP	DD zur Herzinsuffizienz

7.2.2 Asthma bronchiale

Es handelt sich um eine **IgE-vermittelte Sofortreaktion** (Typ I) einer allergischen Entzündung des hyperreaktiven Bronchialsystems bei atopischer Reaktionslage, die mit der allergischen Rhinokonjunktivitis und dem atopischen Ekzem assoziiert ist. Die Prävalenz wird bei Erwachsenen mit 5% und bei Kindern mit 7–10% angegeben. Relativ spezifisch ist die Dominanz der TH2-Helferzellen mit vorwiegender Sekretion von IL-3, IL-4 und IL-5.

Dem häufigeren **Extrinsic Asthma,** ausgelöst durch exogene Allergene, steht klinisch ein **Intrinsic Asthma** auf hereditär-konstitutioneller Grundlage gegenüber (gelegentlich Mangel an IgG_3), wobei vegetativ-hormonale, chemisch-toxische, mikrobiell-infektiöse und psychische Faktoren mitwirken. Aber es kommen auch Fälle ohne nachweisbare Hyperreagibilität vor.

Die Abgrenzung gegenüber symptomatischen Formen, wie chronisch-obstruktiver Bronchitis, Lungenemphysem, Larynxdysfunktion und allergischer Alveolitis, ist gelegentlich nur durch einen längeren Therapieversuch möglich. Etwa 15% der Bevölkerung haben eine unspezifische bronchiale Hyperreagibilität, nur 5% leiden an manifestem Asthma.

Unter dem davon abzugrenzenden **Asthma cardiale** versteht man Anfälle von Atemnot infolge vermehrter Stauung im Pulmonalkreislauf bei Linksherzinsuffizienz (Rückwärtsversagen, Dys- und Orthopnoe bis hin zum Lungenödem mit blutigem Auswurf). Ein Herzinfarkt und Herzklappenfehlern müssen ausgeschlossen werden.

Der **anaphylaktische Schock** ist die gravierende Form der Allergie vom Soforttyp. Nach Bindung von IgE an die Rezeptoren auf Mastzellen, basophilen Leukozyten und Endothelzellen kommt es sofort zur Freisetzung von Histamin, Prostaglandinen, Leukotrienen, Plättchen aktivierendem Faktor, Zytokinen und Anaphylotoxinen (C3a, C4a und C5a). Die Mediatoren senken durch systemische Vasodilatation den peripheren Widerstand (Hypotonie, Kollaps), steigern die Kapillarpermeabilität (Urtikaria, Glottisödem), die Drüsensekretion (Rhinitis), die neuromuskuläre Erregbarkeit (Bronchospasmus, Darmkoliken) und den pulmonalen Gefäßwiderstand. Der hochakute Zustand ist wegen der Gefahr von Atem- und Kreislaufstillstand lebensbedrohlich. Das verantwortliche Antigen darf nur unter Schockprophylaxe ermittelt werden.

Pathogenese des exogen-allergischen Asthmas

Eine Vielzahl von Allergenen kommt in Betracht: Pollen (Gräser, Sträucher, Bäume), Ausscheidungen von Hausmilben, Schimmelpilzsporen, Hornschuppen, Kosmetika, Medikamente (Aspirin, β-Blocker), Umweltgifte (NO_2, SO_2, Chlor) und viele andere. Die nach Sensibilisierung gegen das/die Antigen(e) synthetisierten spezifischen **IgE-Antikörper** binden mit dem Fc-Teil an die hochaffinen IgE-Rezeptoren von **Mastzellen** und **basophilen Leukozyten.** Nach Bindung des Antigens an das rezeptorgebundene IgE und nach Überbrückung von zwei IgE-Molekülen werden durch sofortige Degranulation Histamin, Serotonin und Bradykinin freigesetzt (Sofortreaktion). Innerhalb von Sekunden bis Minuten werden Lipidmediatoren wie Prostaglandine, Leukotriene und Plättchen-aktivierender Faktor sowie Zytokine (IL-1, IL-6, IL-10, IL-11, TNF-α) als *verzögerte Reaktion* gebildet und freigesetzt, wodurch es zu Bronchokonstriktion, Schleimhautödem und Dyskrinie kommt. Einige Mediatoren und chemotaktisch wirkende Substanzen verursachen eine Entzündung, die einige Stunden nach Allergenkontakt eine Atemwegsobstruktion hervorrufen kann *(Spätreaktion).* Hierbei spielen auch *eosinophile Granulozyten,* die bei allergischem Asthma und Rhinitis sowie Arzneimittelexanthemen vermehrt gefunden werden, eine wichtige Rolle durch Sekretion von Leukotrienen, Prostaglandinen, Zytokinen und *Eosinophilenproteinen,* wie EPO (Peroxidase), major basic protein und ECP (ein kationisches Protein), die autokrin die Sekretion weiterer Mediatoren verstärken.

Klinische Symptomatik und Diagnostik des Asthma bronchiale

Klinisch äußert sich das Asthma bronchiale durch anfallsweise Atemwegsobstruktion mit zumindest partieller Reversibilität, erschwerter Ausatmung mit Stridor und Giemen sowie gelegentlich auch Zyanose. Typisch ist das Aushusten zähen Schleims mit

Tab. 7-9 In-vitro-Diagnostik bei exogen-allergischem Asthma bronchiale.

Diagnostische Maßnahme	Bemerkung
Gesamt-IgE	Korrelation zur Klinik schwach, Spezifität gering Niedrig normale Konzentrationen (< 25 IE/mL [< 60 µg/L]) erübrigen die Bestimmung von spezifischem IgE.
Multiallergensuchtests	
Allergenspezifisches IgE	Absolute Indikation bei Undurchführbarkeit von In-vivo-Verfahren aufgrund von Hautveränderungen, Gefahr eines anaphylaktischen Schocks oder wenn eine Therapie mit Antiallergika nicht unterbrochen werden kann
Zelldifferenzierung (Blut, Sputum, bronchoalveoläre Lavageflüssigkeit)	Eosinophilie und Freisetzung von eosinophilem-kationischem Protein (ECP) (geeignet für Aktivitäts- und Therapiemonitoring) und eosinophilem Protein X Wichtig ist der intraindividuelle Verlauf!
Histaminfreisetzungstest, Basophilendegranulation (Inkubation angereicherter basophiler Leukozyten mit geeigneten Antigenen und Bestimmung des Histamins mittels Fluorimetrie)	Testung individueller Antigene möglich; hoher Aufwand!
Lymphozytentransformationstest	Zur Suchdiagnostik ungeeignet
Allergendiagnostik z.B. im Wohnungsstaub mit immunologischen Methoden und Streifentests	
Messung von spezifischen Mediatoren	Besonders zur Verlaufskontrolle, weniger zur Diagnostik. ECP ist erhöht in Serum und bronchoalveolärer Lavage bei Patienten mit allergischem Asthma bronchiale (aber auch mit atopischer Dermatitis) enthalten

Charcot-Leyden-Kristallen, eosinophilen Leukozyten und Curschmann-Spiralen (Schleimkonstrukte).

Diagnostisch erfolgt die Lungenfunktionsprüfung mit oder ohne Blutgasanalyse. Liegt ein **exogen-allergisches Asthma** vor, muss sich eine Ursachenanalyse anschließen:

- Allergieanamnese unter Berücksichtigung von gleichzeitig bestehendem Heuschnupfen, atopischem Ekzem und Magen-Darm-Erkrankungen (wichtig für die sinnvolle Auswahl der Antigene!),
- Familienanamnese (genetische Disposition oft ausgeprägt!),
- Hauttestung: Reibe-, Prick-, Scratch- und Intrakutantest,
- In-vitro-Diagnostik (➤ Tab. 7-9),
- bronchiale Allergenprovokationstestung mit Lungenfunktionsparametern,
- Prüfung auf Berufskrankheit: Mehl, Holzstaub, Schweißerrauche, Latex und andere.

7.2.3 Lungenembolie

Verschluss von arteriellen Lungengefäßen durch Thromben meist aus den tiefen Beinvenen (selten durch Zellverbände, Luft oder Fetttröpfchen). Es ist eine der häufigsten Todesursachen und wird in 5% aller Sektionen gefunden. Risikofaktoren sind Immobilisationen nach Operationen und Unfällen, Schwangerschaft und Geburt sowie Malignome und Thrombophilie.

Wegen der regionalen Totraumventilation sind p_aO_2 und wegen der reflektorischen Hyperventilation auch p_aCO_2 reduziert (Abgrenzung zu Cor pulmonale: p_aO_2 ↓, p_aCO_2 n/↑). Da die Synthese des Oberflächenfilms (Surfactant) der Alveolarepithelien absinkt, können sich in ein bis zwei Tagen Atelektasen bilden.

Klinische Symptomatik und Diagnostik

Trotz schwerster Bedrohung sind die Symptome häufig wenig eindrucksvoll, können sich aber schnell bis zur akuten Lebensgefahr steigern: Tachykardie, Dyspnoe, Tachypnoe, Schmerzen, Hypoxämie, Blässe, Zyanose, Halsvenenstau, bis hin zu Schockzeichen, Hämoptoe und thorakalen Schmerzen.

Die Diagnostik erfolgt mit Echokardiographie, Röntgen-Thorax und EKG, zur Ausschlussdiagnostik kann die Szintigraphie eingesetzt werden. Eine massive Lungenembolie führt zu **akutem Cor pulmonale,** Rhythmusstörungen, Hypoxämie, sinkendem Herzzeitvolumen, Schock und Exitus. Differenzialdiagnostisch kommen Spontanpneumothorax, Aortendissektion und Myokardinfarkt infrage.

Welche Laboruntersuchungen werden empfohlen?

Folgende Labormessgrößen sind zu ermitteln, auch wenn die Klinik entscheidend ist:

- Aktivierung der Gerinnung und Fibrinolyse:
  - D-Dimer zum Ausschluss einer Lungenembolie (bei Werten < 500 µg/L mit einer Sensitivität von 94% und Spezifität von 67%) sowie Beurteilung der Lysetherapie,
  - Prothrombinfragment F1 + 2 für die Differenzialdiagnostik zum Herzinfarkt,
- Leukozytose (bis 15 Gpt/L),
- Blutgasanalyse: p_aO_2 n/↓, p_aCO_2 oft ↓ (Tachypnoe),
- Troponin, CK-Aktivität oder besser CK-MB-Masse zur DD Herzinfarkt,
- BNP: positiv prädiktiver Wert von 17% (Entscheidungsgrenze 21,7 pmol/L) und negativ prädiktiver Wert von 99% für den Eintritt des Todes,
- Pleuraerguss: Erythrozyten 100–200 Gpt/L, Leukozyten < 0,1–50 Gpt/L.

Die weiterführende Analytik umfasst:

- Monitoring der Blutgase und Elektrolyte sowie der Fibrinolyse und Antikoagulation,
- Ermittlung der Thrombophilieursachen bei mehrfachen Thromboembolien.

7.3 Säure-Basen-Haushalt, Blutgase

7.3.1 Abweichungen des pH-Wertes und der Bikarbonatkonzentration

Physiologie

Der pH-Wert wird im Extrazellulärraum (pH 7,4 ± 0,05) und im Intrazellulärraum (pH etwa 6,9, abhängig vom Zelltyp) durch Puffersysteme in engen Grenzen, aber auf unterschiedlichem Niveau konstant gehalten.

Das klinisch wichtigste regulierende Puffersystem im Plasma ist das offene **Bikarbonat** (Hydrogenkarbonat)-**Kohlensäure-System,** da die respiratorische ($CO_2 + H_2O = H_2CO_3$) und die metabolische Komponente ($H_2CO_3 = H^+ + HCO_3^-$) unabhängig voneinander in Lunge und Niere verändert werden können. **Hämoglobin** ist der wichtigste Nicht-Bikarbonat-Puffer des Blutes, **Proteinat** und **Phosphat** haben im Plasma geringere Bedeutung.

Der pH-Wert errechnet sich nach Henderson-Hasselbalch aus dem Verhältnis von Bikarbonat und dem Partialdruck des Kohlendioxids, das über den Löslichkeitskoeffizienten mit der Konzentration $[CO_2]$ verknüpft ist:

$$pH = pK_a + \log \frac{[HCO_3^-]}{0{,}0304 \times p_aCO_2}$$

(metabolische Komponente)
(respiratorische Komponente)

Setzt man für $[HCO_3^-]$ und p_aCO_2 die Normalwerte 24 mmol/L bzw. 40 mmHg (1,2 mmol/L) ein, so ergibt sich für den pH-Wert des Plasmas:

$$pH = 6{,}1 + \log \frac{24}{1{,}2} = 7{,}4$$

Wäre das Puffersystem geschlossen, hätte es nur eine geringere Kapazität (2,6 mmol/L/pH). Aber Kohlendioxid steht mit der Alveolarluft im Gleichgewicht und wird kaum ausgelenkt, damit erhöht sich die Pufferkapazität auf das 20fache (55,2 mmol/L/pH) und kann durch Änderung des Atemminutenvolumens noch verdoppelt werden.

Jeden Tag werden 40–80 mmol H^+ mit der Nahrung aufgenommen bzw. im Stoffwechsel gebildet und hauptsächlich über die Nieren eliminiert. Wesentlich größere Mengen Kohlendioxid (24 mol) werden über die Lunge abgeatmet. Der Transport des Kohlendioxids erfolgt als Bikarbonat (25%) und Karbaminoverbindung (20%) in den Erythrozyten und als Bikarbonat (45%) bzw. in gelöster Form (10%) im Plasma. Kohlendioxid wird in den Erythrozyten durch Carboanhydrase I sofort zu Kohlensäure hydratisiert, die in HCO_3^- und H^+ dissoziiert. Die frei werdenden H^+-Ionen werden im Kapillargebiet nach Sauerstoffabgabe von dem deoxygenierten Hämoglobin aufgenommen. In den Lungenalveolen finden die umgekehrten Vorgänge statt.

Kompensationsmechanismen bei Störungen

Die **respiratorische** Kompensation von Säure-Basen-Störungen erfolgt durch Hyperventilation (p_aCO_2 ↓) oder Hypoventilation (p_aCO_2 ↑). Ähnlich wie die Erhöhung von p_aCO_2 führt auch die metabolische Absenkung des pH-Wertes (sogar bei gleichzeitigem p_aCO_2 ↓) zu einer Vertiefung der Atmung ohne Atempause, wie von Kussmaul bei diabetischer Ketoazidose beschrieben.

Die **Niere** kann innerhalb von Tagen ihre Ausscheidung von H^+-Ionen von etwa 60 mmol/d auf 400–500 mmol/d steigern. Die Kationen Kalium und Natrium werden im distalen Tubulus unter Mitwirkung des Bikarbonat-Kohlensäure-Transportsystems und der Carboanhydrase II gegen H^+-Ionen ausgetauscht. Durch die Konkurrenz beim Transport von H^+- und K^+-Ionen wird bei Hyperkaliämie die H^+-Ionen-Ausscheidung unterdrückt (daher rührt die Tendenz zur metabolischen Azidose bei Hyperkaliämie). Die von den Tubuluszellen sezernierten H^+-Ionen werden beinahe vollständig durch *Ammoniak* (40 mmol/d) und *Hydrogenphosphat* (15 mmol/d) gebunden, denn die Nieren können maximal nur 0,02 mmol/L freie H^+-Ionen ausscheiden, sodass im Urin der pH-Wert 4,7 nicht unterschritten werden kann. Andererseits unterstützen die Nieren auch die Kompensation einer Alkalose, indem bei Überschreiten einer Plasmabikarbonatkonzentration von 28 mmol/L vermehrt Bikarbonat (alkalischer Urin) ausgeschieden und H^+-Ionen retiniert werden. Das verloren gegangene Bikarbonat wird durch Chlorid ausgeglichen, d.h., die Anionenlücke bleibt unverändert. Die **Anionenlücke** ($Na^+ - Cl^- - HCO_3^-$) ist eine Rechengröße zur Abschätzung von Störgrößen (fixe Anionen) des Chlorid-Bikarbonat-Austausches.

Die **Leber** ist durch Veränderungen der Harnstoffsynthese (Verbrauch von NH_4^+ und HCO_3^-) und der Glutaminsynthese (NH_4^+-Bindung und Substrat für die NH_3-Bildung in der Niere) an der Regulation des Säure-Basen-Haushalts beteiligt. Bei Versagen der Leberfunktion (Leberzirrhose, portokavaler Shunt) reichert sich Ammoniak an und kann bei Alkalose und gesteigertem Eiweißabbau zur hepatischen Enzephalopathie beitragen.

Auf der Basis dieses Wissens ergeben sich die diagnostischen Messgrößen. Neben pCO_2, Bikarbonat und pH sind die Elektrolyte Natrium, Kalium und Chlorid zur Abschätzung der Anionenlücke und gegebenenfalls Ammonium und Laktat im Plasma zu bestimmen (➤ Kap. 24, „Ammonium“, ➤ Kap. 24, „Säure-Basen-Status und Blutgase“).

7.3.2 Abweichungen des Blutsauerstoffgehalts (pO_2)

Messgrößen

Zur Beurteilung des Gasaustauschs in der Lunge, des Transports im Blut (Herz-Kreislauf-System) und des O_2-Verbrauchs bzw. der CO_2-Bildung im Gewebe werden in modernen Messgeräten gleichzeitig der Sauerstoffpartialdruck (p_aO_2) und die Sauerstoffsättigung (s_aO_2) in arteriellem bzw. arterialisiertem Kapillarblut bestimmt. Messungen in gemischtvenösem Blut aus der Pulmonalarterie oder im zentralvenösen Blut dienen zur Abschätzung des O_2-Verbrauchs.

Bei einem arteriellen **Sauerstoffpartialdruck (p_aO_2)** von 80–100 mmHg (10,6–13,3 kPa) sind in 1 L Blut nur 3,1 mL O_2 gelöst. Die Hauptmenge des benötigten Sauerstoffs wird nach Bindung von O_2 an Deoxyhämoglobin (Hb) als Oxyhämoglobin (HbO_2) transportiert. Da 1 g Hb unter physiologischen Bedingungen 1,349 mL O_2 bindet, bedeutet dies bei normaler Hb-Konzentration (10 mmol/L, 16 g/dL) eine Sauerstoffkapazität von 21 024 mL pro Liter Blut (9,4 mmol/L). Die Verminderung von p_aO_2 wird als **Hypoxie** definiert, während die verminderte O_2-Konzentration als **Hypoxämie** bezeichnet wird.

Die **Sauerstoffsättigung** (**s_aO_2**) drückt den Anteil des mit O_2 beladenen Hämoglobins am Gesamthämoglobin (Hb und HbO_2) aus (➤ Kap. 24, „Säure-Basen-Status und Blutgase").

Der **Zusammenhang** zwischen p_aO_2 und der Sauerstoffsättigung wird durch die sigmoidale Sauerstoffbindungskurve dargestellt und durch den Halbsättigungsdruck p_{50} = 26,6 mmHg (3,54 kPa) charakterisiert (➤ Abb. 7-3). Die physiologischen Vorteile dieses sigmoidalen Verlaufs ergeben sich aus

- geringen Änderungen von s_aO_2 bei hohem p_aO_2 des arterialisierten Blutes, d.h. p_aO_2 ist der sensitivere Parameter zur Beurteilung der Lungenfunktion,
- Erleichterung der Sauerstoffabgabe bei niedrigen p_aO_2 (15–30 mmHg, 2,0–4,0 kPa) im Kapillarbereich, d.h. s_aO_2 ist im venösen Bereich der sensitivere Parameter.

Die **Affinität des Sauerstoffs zu Hämoglobin** wird durch zahlreiche Faktoren verändert:

- **Zunahme der Affinität** (Linksverlagerung der Kurve, *Erschwerung der O_2-Abgabe* im Gewebe) bei
  - niedriger Körpertemperatur,
  - Alkalose,
  - p_aCO_2 ↓,
  - Erniedrigung des 2,3-Diphosphoglyzerats (2,3-DPG), das in einem Seitenweg der Glykolyse im Erythrozyten entsteht,
  - fetalem Hämoglobin infolge eines geringeren Bindungsvermögens für 2,3-DPG,
- **Abnahme der Affinität** (Rechtsverlagerung der Kurve, Erleichterung der O_2-Abgabe im Gewebe und Erschwerung der O_2-Aufnahme in der Lunge) bei
  - erhöhter Körpertemperatur,
  - Azidose,
  - p_aCO_2 ↑ (Bohr-Effekt),
  - Erhöhung der 2,3-DPG-Konzentration.
    Die Effekte von Azidose und 2,3-DPG wirken im Verlauf von Stunden gegenläufig (pH ↓ führt zu 2,3-DPG ↓). Eine metabolische Azidose darf also nicht zu rasch beseitigt werden, weil sonst die Sauerstoffversorgung gefährdet wird. Bei Massentransfusionen ist zu berücksichtigen, dass in gelagerten Blutkonserven der 2,3-DPG-Gehalt stark erniedrigt ist und erst Stunden nach der Transfusion durch Neusynthese wieder ansteigt.
  - Veränderungen der Sauerstoffbindungskurve bei Vorliegen von Hämoglobinvarianten (Sichelzellenhämoglobin).

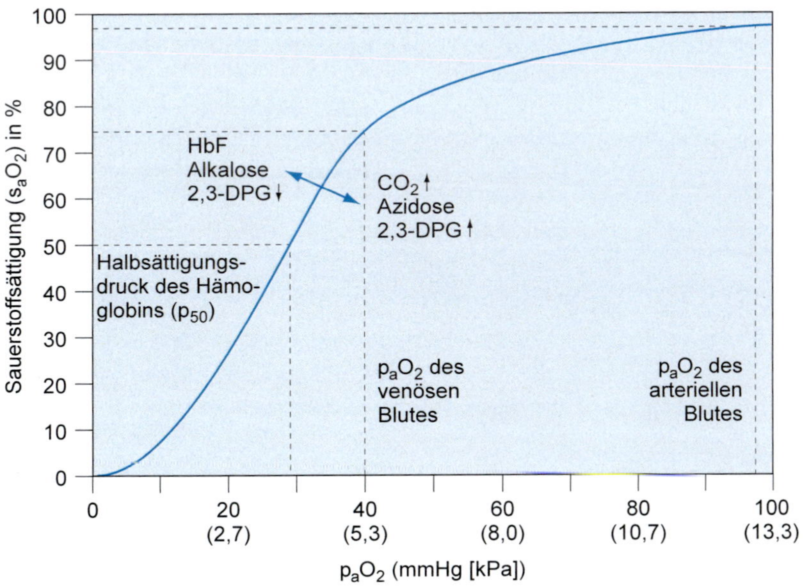

Abb. 7-3 Sauerstoffsättigung (s_aO_2) als Funktion des partiellen Sauerstoffdrucks (p_aO_2); 2,3-DPG = 2,3-Di-phosphoglyzerat.

Hämoglobin besitzt eine 300fach höhere Affinität zu *Kohlenmonoxid* als zu Sauerstoff. Außerdem wird durch Kohlenmonoxid die Bindungskurve des ungebundenen Hämoglobins nach links verlagert, also die Abgabe von Sauerstoff zusätzlich erschwert.

Die Bindungsfähigkeit des Hämoglobins für Sauerstoff erlischt bei Oxidation des zweiwertigen Eisens zu dreiwertigem Eisen, es entsteht biologisch inaktives *Methämoglobin* (Hämiglobin).

Aufgrund dieser zahlreichen Einflussfaktoren kann die Computerberechnung von s_aO_2, der sog. partiellen Sauerstoffsättigung, mit den Algorithmen der normalen physiologischen Mittelwerte bei Intensivpatienten zu wesentlichen Fehlern führen. Die direkte Messung von s_aO_2, auch Oxyhämoglobinfraktion (fO_2Hb) genannt, mit einem leistungsfähigen Oximeter bei fünf oder sechs Wellenlängen hat darüber hinaus den Vorteil, dass Gesamt-, Deoxy- und Oxyhämoglobin sowie Kohlenmonoxid- und Methämoglobin erfasst werden (➤ Kap. 24, „Säure-Basen-Status und Blutgase"). Bei Kohlenmonoxideinwirkung oder Methämoglobinämie unterscheiden sich fO_2Hb und s_aO_2 erheblich.

Klassifikation des Sauerstoffmangels

Zur Klassifikation des Sauerstoffmangels ➤ Tab. 7-10 (siehe auch www.physioklin.de):

- Bei der **arteriellen Hypoxie** (p_aO_2 ↓↓, s_aO_2 ↓) wird das Gewebe von sauerstoffverarmtem Blut (Hypoxämie) durchströmt. Die Sauerstoffversorgung kann nur durch Erhöhung des Herzzeitvolumens (Faktor 4–5) und/oder der Hämoglobinkonzentration (Polyglobulie bei Hochgebirgsbewohnern) gewährleistet werden. Die therapeutische Hyperoxie durch Zufuhr von Luft mit erhöhtem O_2-Gehalt bzw. von reinem O_2 kann maximal zu einem p_aO_2 von 670 mmHg führen, dabei sind 23 mL/L O_2 im Blut gelöst, was den Ersatz eines Hb-Defizits von 1,5 g/dL ermöglicht. Die Anwendung von O_2-angereicherter Luft bei Neugeborenen und Atemnotsyndrom muss wegen der Sauerstofftoxizität zeitlich begrenzt werden (NB: Probleme beim Tauchsport).
- Bei **anämischer Hypoxämie** ist der Sauerstoffgehalt (c_aO_2) erniedrigt, während p_aO_2 bei guter Lungenfunktion normal ist. Durch Erhöhung der 2,3-DPG-Konzentration wird die Sauerstoffabgabe erleichtert und dadurch das Herz von dem Zwang zur weiteren Steigerung des Herzzeitvolumens entlastet (siehe arterielle Hypoxie). In diese Gruppe werden auch die Vergiftungen mit Kohlenmonoxid und Oxidationsmitteln (Methämoglobinbildung) eingeordnet.
- Die **Affinitätshypoxämie** beruht auf genetischen Veränderungen (Hämoglobinmutanten) oder auf exogen-endogenen Störfaktoren der Hämoglobinfunktion.
- Die **ischämische Hypoxämie** geht als Perfusionsstörung mit normalem p_aO_2 und s_aO_2 einher: Herzinsuffizienz, Schock, Gefäßverschlüsse und Mikrozirkulationsstörungen.

Aus diesen Ausführungen können die labordiagnostischen Messgrößen bei Störungen der Sauerstoffversorgung abgeleitet werden. Zur Erkennung einer Hypoxie genügt die Messung von p_aO_2, zur Unter-

Tab. 7-10 Klassifikation des Sauerstoffmangels (Hypoxämie).

	Hypoxie		Normoxie	
	Hypoxämie		Normoxämie	
Parameter	**arteriell**	**anämisch**	**ischämisch**	**Affinitätsänderung**
p_aO_2	↓ bis ↓↓↓	normal	normal	normal
c_aO_2	↓	↓↓	normal	↓
Perfusion	normal, ↑	n, ⇑ (⇑)	↓↓↓	n, ⇑
$O_{2\text{-Aufnahme}}$	↓	↓⇓	↓⇓	↓↓
Beispiele	ventilatorische Verteilungsstörung, Hypoventilation, Rechts-links-Shunt	Anämie, CO-Hb, Met-Hb	Schock, vermindertes Herzminutenvolumen, Mikrozirkulation	HbF, Massivtransfusion, akute Alkalose, CO-Hb, Met-Hb

⇑, ⇓ sekundäre Störungen

scheidung der Ursachen sind zusätzlich Hämoglobin und/oder Erythrozytenzahl und bei anamnestischen Hinweisen die Quantifizierung von CO- und Met-Hämoglobin indiziert.

7.3.3 Metabolische Azidose

Die metabolische Azidose ist durch die Kombination einer Verminderung des pH-Wertes bei vermindertem Bikarbonat und normalem oder vermindertem p_aCO_2 gekennzeichnet. Die Basenabweichung ist negativ. Die pH-Senkung ist umso weniger ausgeprägt, je vollständiger die Azidose kompensiert ist.

Die **Ursachen** für eine metabolische Azidose sind vielfältig (➤ Tab. 7-11).

Charakteristische **Befunde** sind vor allem die negative Basenabweichung mit pH-Absenkung. Durch Stimulation der Atmung (Hyperpnoe, Kussmaul-Atmung) nehmen p_aCO_2 und das bereits erniedrigte Bikarbonat weiter ab. In der Niere sind die H^+-Ionen-Ausscheidung und die Bikarbonatrückresorption dagegen erhöht. Durch Austausch von intrazellulärem Kalium gegen H^+-Ionen kommt es zu einer Hyperkaliämie bei erniedrigtem Kaliumbestand (➤ Tab. 7-12).

Die **Therapie** konzentriert sich zunächst auf
- Beseitigung der Ursache(n) wie der Dekompensation bei diabetischer Ketoazidose durch vorsichtige Gabe kleiner Insulinmengen,
- Ausgleich einer Dehydratation durch langsame Absenkung der Hyperosmolalität (sonst Gefahr eines Hirnödems),
- Ausgleich von Elektrolytstörungen (der zelluläre Kaliumbestand ist bei Azidosen reduziert, ➤ Tab. 7-12).

Infusionen mit alkalisierenden Lösungen sollten vorsichtig und erst bei pH-Werten < 7,2 unter Berücksichtigung der ermittelten Basenabweichung eingesetzt werden. Häufiges Monitoring notwendig: Glukose, Osmolalität, Kalium, Säue-Basen-Status.

Tab. 7-11 Ursachen für eine metabolische Azidose und entsprechende Laborbefunde.

Ursache der metabolischen Azidose	Laborbefunde
Mit erhöhter Anionenlücke (Chlorid normal oder gering erniedrigt):	
Ketoazidose: Diabetes mellitus, Fieber, Thyreotoxikose, Hunger	Glukose ↑↑, Hydroxybutyrat ↑↑, Ketonurie, Na^+ ↑, K^+ ↓, Cl^- n/↓, Messung von Osmolalität und Laktat zur Differenzialdiagnose oder Ausschluss aggravierender Krankheiten.
Laktatazidose: Hypoxie, Schock, Kohlenmonoxidvergiftungen, Biguanidtherapie, Alkoholintoxikation, angeborene Stoffwechselerkrankungen	Laktat ↑↑ (> 5 mmol/L), Ketonkörper normal, Cl^- n/↓
Intoxikationen: Salizylate, Methanol, Ethylenglykol	Giftnachweis
Akutes und chronisches Nierenversagen (Retentionsazidose)	K^+ ↑, Kreatinin ↑, Phosphat ↑
Mit normaler Anionenlücke:	
Erhöhte Chloridaufnahme: Argininhydrochloridgabe, Ureteroenterostomie, Infusion von NaCl-Lösung bei Niereninsuffizienz	Na^+ ↑, Cl^- ↑
Bikarbonatverlust, Subtraktionsazidose: Galle- oder Pankreasfistel, Diarrhö, Ileusoperation; Serumkalium ↓	K^+ ↓, Cl^- n
Renal-tubuläre Azidosen: chronische Pyelonephritis, Fanconi-Syndrom, Hyperparathyreoidismus, Azetazolamidgabe, Intoxikationen mit Schwermetallen. Die Ausscheidung von H^+-Ionen und die Rückresorption von HCO_3^- sind eingeschränkt	Cl^- ↑, K^+ ↓, Phosphat ↓

Tab. 7-12 Berechnete Veränderungen der Kaliumkonzentrationen (mmol/L) im Serum bei Azidose (pH 7,2) bzw. Alkalose (pH 7,6) im Vergleich zu den Konzentrationen bei pH 7,4.

	Serum-pH 7,2 (Azidose)	Serum-pH 7,4	Serum-pH 7,8 (Alkalose)
Kaliumkonzentration (mmol/L) im Plasma/Serum	4,3	3,0	2,4
	5,1	4,0	3,2
	6,2	5,0	3,8
	7,1	6,0	4,5

Tab. 7-13 Ursachen für eine metabolische Alkalose und entsprechende Laborbefunde.

Ursache der metabolischen Alkalose	Laborbefunde
Flüssigkeits- und Chloridverlust: Erbrechen, Magendrainage, Diuretika	Cl^- ↓ ↓ (< 85 mmol/L, hypochlorämische Alkalose), Cl^- im Urin < 5 mmol/24 h K^+ ↓
Alkalizufuhr: Natriumbikarbonat oder Salze von metabolisierbaren Säuren, Milch-Alkali-Syndrom, Überkorrektur bei metabolischen Azidosen	Ca^{2+} ↑, Phosphat n/↑, Cl^- ↓
Erhöhte Mineralokortikoidwirkung: primärer und sekundärer Hyperaldosteronismus, Cushing-Syndrom	Cl^- ↓, K^+ ↓
Hypokaliämie: Laxanzienabusus, Malabsorption, Alkoholismus	Übertritt von Kalium aus dem Intra- in den Extrazellularraum im Austausch zu H^+-Ionen mit nachfolgender extrazellulärer Alkalose bei intrazellulärer Azidose (kaliopenische Alkalose) (➤ Tab. 7-12)

7.3.4 Metabolische Alkalose

Die metabolische Alkalose ist durch die Kombination eines erhöhten pH-Werts mit vermehrter Bikarbonatkonzentration und erhöhter Basenabweichung charakterisiert. Bei respiratorischer Kompensation ist die pH-Abweichung weniger ausgeprägt.

Die Ursachen und die entsprechenden Laborwerte sind in ➤ Tab. 7-13 genannt.

Die primären **Befunde** sind erhöhte Bikarbonatkonzentration, positive Basenabweichung und pH-Erhöhung. Die kompensierende Einschränkung der Ventilation erfolgt über das Atemzentrum durch den pH-Anstieg. Allerdings bremst das erhöhte p_aCO_2 die durch den pH-Anstieg stimulierte Atmung, sodass die respiratorische Kompensation infolge des Sauerstoffmangels unvollständig bleibt. Die Nieren scheiden vermehrt Bikarbonat und Kationen aus und retinieren H^+-Ionen. Im Plasma steigt sekundär die Chloridkonzentration an. Die metabolische Alkalose ist mit einer Hypokaliämie gekoppelt, da intrazelluläre H^+-Ionen gegen extrazelluläres Kalium ausgetauscht werden.

Wenn der pH-Wert über 7,6 ansteigt, kommt es zu Herzrhythmusstörungen, tetanischen Krämpfen, Verwirrtheit und Stupor sowie verminderter Sauerstoffausnutzung.

Die **Therapie** besteht im Ausgleich von Elektrolytdefiziten und als ultima ratio in der Zufuhr von Säure.

7.3.5 Respiratorische Azidose

Als Folge einer alveolären Hypoventilation steigt p_aCO_2 an. Klinische Ursachen hierfür ➤ Tab. 7-14. Der Zustand wird dann kritisch, wenn bei einer Globalinsuffizienz ein akuter Sauerstoffmangel hinzutritt. Durch das erhöhte p_aCO_2 werden die Hirngefäße erweitert und der Liquordruck erhöht, es kommt zu Kopfschmerzen und Sehstörungen durch Ausbildung einer Stauungspapille.

Bei der gefährlichen **akuten respiratorischen Insuffizienz** werden starker pH-Abfall (bis 7,1)und hohe p_aCO_2-Werte gefunden, die weitgehend von Hämoglobin gepuffert werden ($Hb^- + H_2CO_3 \rightarrow HHb + HCO_3^-$; $cHCO_3^-$ bis 32 mmol/L).

Das gebildete Bikarbonat wird von den Erythrozyten im Austausch zu Chlorid an das Plasma und in

Tab. 7-14 Ursachen für eine respiratorische Azidose.

Ursachen	Beispiele
Neuromuskuläre Schädigungen	Schädel-Hirn-Trauma, Hirntumor, Opiate, Narkotika, Botulismus, Muskeldystrohpien
Restriktionen	Fremdkörper, Verschleimung, Status asthmaticus, Pneumothorax
Lungenparenchymveränderungen	Emphysem, Bronchitis, Pneumonie, Lungenödem, Atemnotsyndrom des Neugeborenen

das Interstitium abgegeben. Die Basenabweichung kann negativ werden.

Bei **chronischen Verläufen** wird langfristig die renale Kompensation (H^+-Ionen-Ausscheidung, HCO_3^--Reabsorption) mit starkem Anstieg des Basenüberschusses (bis 15 mmol/L) wirksam (Cl^- ↓, K^+ ↑).

Die **Therapie** konzentriert sich auf die Verbesserung der Atmung und reicht vom Freimachen der Atemwege bis zur kontrollierten assistierten Beatmung. Da der p_aCO_2 schnell, aber der kompensierende Basenüberschuss nur langsam abgebaut werden kann, besteht die Gefahr einer posthyperkapnischen Alkalose.

7.3.6 Respiratorische Alkalose

Sie entsteht bei Hyperventilation durch Stimulation des Atemzentrums (Ursachen ➤ Tab. 7-15) und ist charakterisiert durch Verminderung von CO_2 und vermehrter Basenabweichung bei erhöhtem Bikarbonat, das renal und metabolisch kompensiert wird.

Bei **verstärkter maschineller Beatmung** kommt es zum Hyperventilationssyndrom mit respiratorischer Alkalose und Hypokaliämie. Die mehrtägige Kompensation erfolgt über eine verstärkte renale Ausscheidung von Bikarbonat, die Basenabweichung wird negativ. Der pH-Wert kehrt bei maximaler Kompensation wieder in den Normalbereich zurück und kann in eine kompensierte metabolische Azidose übergehen.

Der pH-Anstieg führt zu Hypokaliämie und zum Absinken des ionisierten Kalziums und damit zur **Hyperventilationstetanie.** Stärkere, gefahrvolle Alkalosen (pH > 7,6, p_aCO_2 < 20 mmHg [< 2,7 kPa]) reduzieren die Hirndurchblutung und steigern die

Tab. 7-15 Ursachen für die Stimulation des Atemzentrums und damit für eine respiratorische Alkalose.

- Direkt: Enzephalitis, Fieber, Sepsis, Theophyllin, Angst, Gravidität
- Reflektorisch: Erniedrigung von p_aO_2 (< 60 mmHg; < 8,0 kPa) durch Diffusionsstörungen (Lungenfibrose und -ödem, Atelektase, Tumor), Rechts-links-Shunt, Höhenatmung, Kältereize
- Metabolisch: erhöhte Konzentrationen von Ammoniak sowie Östrogenen und Progesteron (verzögerter Abbau durch chronische Lebererkrankungen)

neuromuskuläre Erregbarkeit (Kopfschmerzen, Spasmen, Krämpfe und Bewusstseinsstörungen).

Akute Hyperventilationssyndrome kann man schnell durch Rückatmung von kohlendioxidreicher Luft bekämpfen. Bei zentralen Störungen ist eine kontrollierte maschinelle Beatmung mit transkutaner Blutgasüberwachung erforderlich.

7.3.7 Kombinierte Störungen des Säure-Basen-Haushalts

Gemischte Störungen können sich in ihren Auswirkungen auf den pH-Wert

- **neutralisieren** und führen dann zur Überkompensation: p_aCO_2 und Bikarbonat verhalten sich gleichsinnig (Ursachen: Magensaftverlust durch Erbrechen mit gleichzeitiger Aspiration; Leberinsuffizienz mit Niereninsuffizienz),
- **addieren** und so die Kompensation verhindern (Ursache: Ketoazidose bei chronischer Lungenerkrankung).

Anhaltspunkte geben die Nomogramme für Säure-Basen-Störungen (➤ Abb. 7-4). Eine Klärung ist aber oft nur durch Anamnese und Klinik möglich. Daraus ergeben sich auch Indikationen für **weiterführende klinisch-chemische Untersuchungen**:

- Elektrolyte (Na^+, K^+, Ca^{2+}, Cl^-) und Osmolalität in Serum und Urin, osmotische Lücke und Anionenlücke,
- Laktat, Ketonkörper, Glukose,
- Sauerstoffmessgrößen wie p_aO_2, s_aO_2 und arteriovenöse Sauerstoffdifferenz,
- Urinstatus mit pH-Wert, Ausscheidung der Elektrolyte sowie Kreatinin im Serum oder Kreatinin-Clearance.

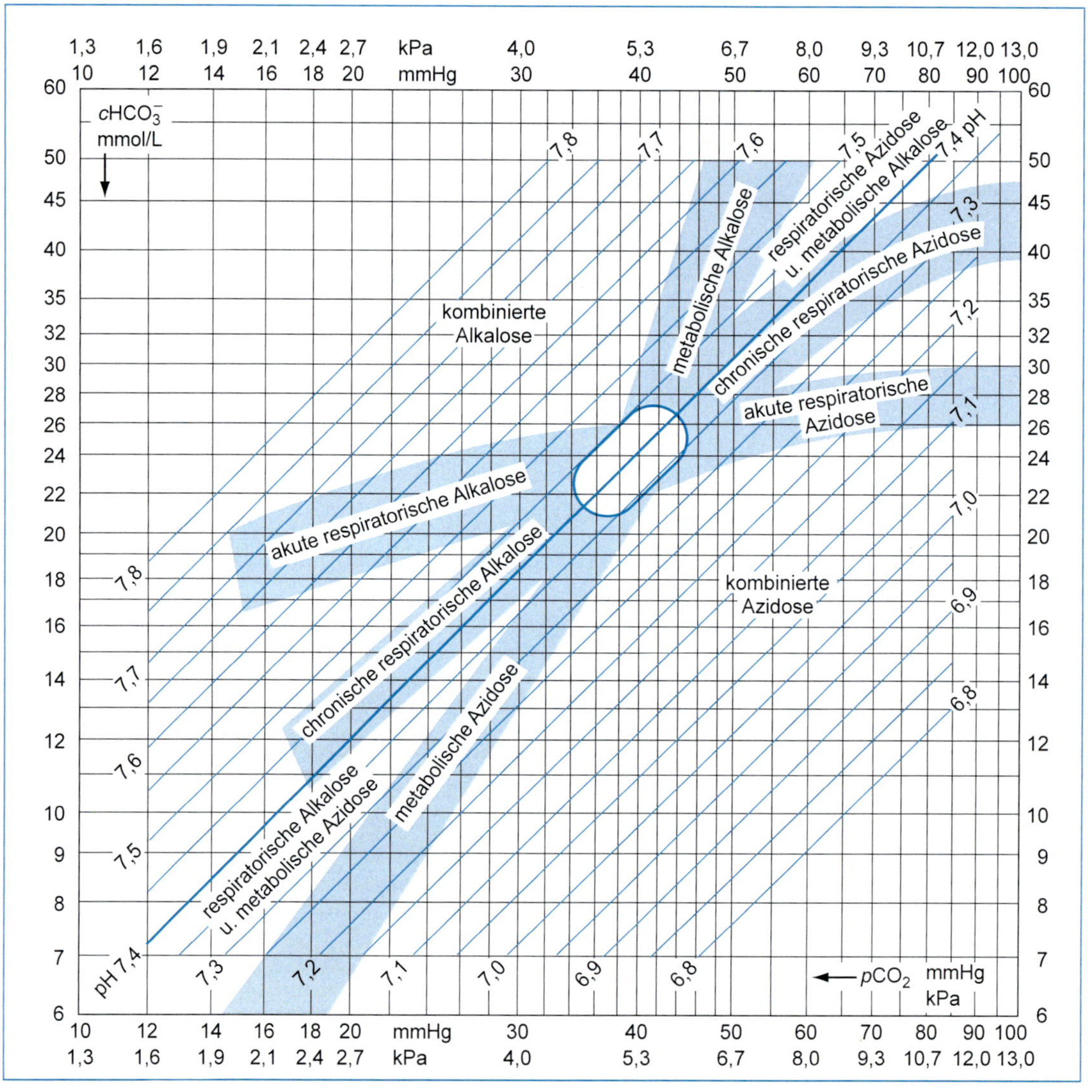

Abb. 7-4 Nomogramm für Säure-Basen-Störungen.

Für Diagnostik und Verlaufskontrolle muss berücksichtigt werden, dass die gemessenen Kaliumkonzentrationen im Plasma stark vom pH-Wert des Blutes abhängig sind (➤ Tab. 7-12). Eine normale Kaliumkonzentration bei ausgeprägter Azidose (pH < 7,2) deutet auf eine deutliche Verminderung (200–400 mmol) des Kaliumbestands hin, der bei Korrektur der Azidose unter häufiger Kontrolle wieder aufgefüllt werden muss.

LITERATUR

Al-Meslmani BM, Fahoum SK, Shamia MG. NT-proBNP in monitoring treatment of patients with congestive heart failure. Clin Lab 2007;53:35–9.

Armstrong EJ, Morrow DA, Sabatine MS. Inflammatory biomarkers in acute coronary syndromes. Part I–IV. Circulation 2006;113:e72–5; e152–5; e289–92; e382–5.

Apple FS, Quist HE, Doyle PJ, Otto AP, Murakami MM. Plasma 99th percentile reference limits for cardiac troponine and creatinkinase MB mass for use with European Society of Cardiology/ American College of Cardiology Consensus Recommendations. Clin Chem 2003;49:1331–6 and Clin Chem 2004;50:1477–9.

Apple FS, Wu AHB, Maier J, Ravkilde J, Panteghini M, Tate J, et al.. Future biomarkers for detection of ischemia and risk stratification in acute coronary syndrome. Clin Chem 2005;51:810–24.
Ashrafian H, Frenneaux MP, Opie LH. Metabolic mechanisms in heart failure. Circulation 2007;116:434–48.
Azzazy HME, Pelsers MMAJ, Christenson RH. Unbound free fatty acids and heart-type fatty acid-binding protein: Diagnostic assays and clinical application. Clin Chem 2006;52:19–29.
Bibbins-Domingo K, Gupta R, Na B, Wu AHB, Schiller NB, Whooley MA. N-Terminal fragment of the prohormone brain-type natriuretic peptide (NT-proBNP), cardiovascular events, and mortality in patients with stable coronary heart disease. J Am Med Assoc 2007;297:169–76.
Braunwald E, Biomarkers in heart failure. N Engl J Med 2008;358:2148–59.
Bruins S, Fokkema MR, Römer JWP et al. High intraindividual variation of B-type natriuretic peptide (BNP) and amino-terminal proBNP in patients with stable chronic heart failure. Clin Chem 2004;50:2052–8.
Chaudhuri A, Miller M, Nesto R, Rosenberg N, Dandona P. Targeting glucose in acute myocardial infarction. Has glucose, insulin, and potassium infusion missed the target? Diabetes Care 2007;30:3026–8.
Clerico A, Emdin M. Natriuretic peptides: The Hormones of the Heart. Springer-Verlag Italia, Milan 2006.
Collinson PO, Rao AC, Canepa-Anson R, Joseph S. Impact of European Society of Cardiology/ American College of Cardiology guidelines on diagnostic classification of patients with suspected acute coronary syndromes. Ann Clin Biochem 2003;40:156–60.
Costabel U. Atlas der bronchoalveolären Lavage. Georg Thieme, Stuttgart, New York 1994.
Erdmann E. Herzinsuffizienz. Ursachen, Pathophysiologie und Therapie, 2. Auflage. Wiss. Verl.-Ges., Stuttgart 2000.
Eriksson S, Halenius H, Pulkki K, Hellman J, Pettersson K. Negative interference in cardiac troponin I immunoassays by circulating troponin autoantibodies. Clin Chem 2005;51:839-47.
Feringa HHH, Schouten O, Dunkelgrun M, Bax JJ, Boersma, Elhendy A et al. Plasma N-terminal pro-B-type natriuretic peptide as long-term prognostic marker after major vascular surgery. Heart 2007;93:226–31.
Giannitsis E, Katus HA. Comparison of cardiac troponin T and troponin I assays – Implications of analytical and biochemical differences on clinical performance. Clin Lab 2004;50:521–8.
Herrmann W. Significance of hyperhomocysteinemia. Clin Lab 2006;52:367-74.
Hunt SA, Abraham WT, Chin MH, Feldman AM, Francis GS, Ganiats TG et al. ACC/AHA 2005 guideline update for the diagnosis and management of chronic heart failure in the adult. Circulation 2005;112:1825–52.
Lamb EJ, Webb MC, Abbas NA. The significance of serum troponin T in patients with kidney disease: A review of literature. Ann Clin Biochem 2004;41:1–9.
Latino R, Masson S, Anand IS et al. Prognostic value of very low plasma concentrations of troponin T in patients with stable chronic heart failure. Circulation 2007;116:1242–9
Leitlinie der Deutschen Atemwegsliga und der Deutschen Gesellschaft für Pneumologie zur Diagnostik und Therapie von Patienten mit chronisch obstruktiver Bronchitis und Lungenemphysem (COPD). Pneumologie 2002;56:704–38.
Levine RJ, Maynard SE, Qian C, Lim K-H, England LJ, Yu KF et al. Circulating angiogenic factors and the risk of preeclampsia. N Engl J Med 2004;350:672–83.
Luchner A, Holmer S, Schunkert H, Riegger GA. Bedeutung der Herzinsuffizienzmarker BNP und NT-proBNP für die Klinik. Dtsch Ärztebl 2003;100:A 3314–21.
Meanson SEF, Tanasijevic MJ, Jarolim P. Cardiac troponin assays. A view from the clinical chemistry laboratory. Circulation 2007;116:e501–4.
Meier MA, Al-Badr WH, Cooper JV, Klin Rogers EM, Smith DE, Eagle KA et al. The new definition of myocardial infarction: diagnostic and prognostic implications in patients with acute coronary syndromes. Arch Int Med 2002;162:1585–9.
Miller W, Hartman K, Burrit M et al. Serial biomarker measurements in ambulatory patients with chronic heart failure: The importance of change over time. Circulation 2007;116:249–57.
Morrow DA, Cannon CP, Jesse RL, Newby LK, Ravkilde J et al. National Academy of Clinical Biochemistry Practice Guidelines: Analytical issues for biochemical markers of acute coronary syndromes and Clinical characteristics and utilization of biochemical markers in acute coronary syndromes. Circulation 2007;115:e352–75.
Mueller C, Laule-Kilian K, Christ A, Staub D. The use of B-type natriuretic peptide in the diagnosis of acute dyspnoea. Clin Lab 2005;51:5–9.
Müller-Plathe O. Säure-Basen-Haushalt und Blutgase, 2. Auflage. Georg Thieme, Stuttgart, New York 1982.
Müller-Plathe O. A nomogram for the interpretation of acid base data. J Clin Chem Clin Biochem 1987;25:795–8.
National Academy of Clinical Biochemistry and IFCC Committee for Standardization of Markers of Cardiac Damage Laboratory Medicine Practice Guidelines: Analytic issues for biomarkers of heart failure. Circulation 2007;116:e95–8. www.aacc.org.
National Academy of Clinical Biochemistry Laboratory Medicine Practice Guidelines: Clinical utilization of cardiac biomarker testing in heart failure. Circulation 2007;116:e99–109. www.aacc.org.
National Academy of Clinical Biochemistry Laboratory Medicine Practice Guidelines: Use of cardiac troponin and B-type natriuretic peptide or N-terminal proB-type natriuretic peptide for etiologies other than acute coronary syndromes and heart failure. Clin Chem 2007;53:2086–96.
Nørgaard BL, Andersen K, Thygesen K, Ravkilde J, Abrahamsson P, Grip L, Dellborg M et al. Long-term risk stratification of patients with acute coronary heart

syndromes: characteristics of troponin T testing and continuous ST segment monitoring. Heart 2004;905: 739–44.
Peacock IV WF, DeMarco T, Fonarow GC et al. for the ADHERE Investigators. Cardiac troponin and outcome in acute heart failue. N Engl J Med 2008;358:2117–26.
Potter K, Hankey GJ, Green DJ, Eikelboom JW, Arnolda LF. Homocysteine or renal impairment. Which is the real cardiovascular risk factor? Arterioscler Thromb Vasc Biol 2008;28:1158–64.
Richter R, Gottwik M. Cor pulmonale: Interaktion mit pulmonaler Hypertonie, Schlafapnoe und Lungenerkrankungen. Internist 2002;43 [Suppl.1]:S19–S32.
Ruttmann E, Brant LJ, Concin H, Diem G, Rapp K, Ulmer H. γ-Glutamyltransferase as a risk factor for cardiovascular disease mortality. Circulation 2005;112:2130–7.
Schultze-Werninghaus G. Allergische Atemwegserkrankungen – Diagnostik am Beispiel des Asthma bronchiale. Internist 2001;42:1096–1107.
Selvin E, Marinopoulos S, Berkenblit G et al. Meta-analysis: Glycosylated hemoglobin and cardiovascular disease in diabetes mellitus. Ann Intern Med 2004;141:421–31.
Selvin S, Coresh J, Golden SH, Boland LL, Brancati FL, Steffes MW. Glycemic control, atherosclerosis, and risk factors for cardiovascular disease in individuals with diabetes. The Atherosclerosis Risk in Communities study. Diabetes Care 2005;28:1965–73.
Stanger O, Herrmann W, Pietrzik K, Fowler B, Geisel J, Dierkes J, Weger M. Konsensuspapier der D.A.CH.-Liga Homocystein über den rationellen klinischen Umgang mit Homocystein, Folsäure und B-Vitaminen bei kardiovaskulären wie thrombotischen Erkrankungen – Richtlinien und Empfehlungen. 2003. www.dach-liga-homocystein.org.
Task Force Report. Management of acute coronary syndromes: acute coronary syndromes without persistent ST segment elevation. Recommendations of the Task Force of the European Society of Cardiology. Eur Heart J 2000;21:1406–32.
The Heart Outcomes Prevention Evaluation(HOPE) 2 Investigators. Homocysteine lowering with folic acid and B vitamins in vascular disease. N Engl J Med 2006;354:1567–77.
The Joint European Society of Cardiology/ American College of Cardiology Committee. Myocardial infarction redefined – a consensus document of the joint European Society of Cardiology/ American College of Cardiology Committee for the redefinition of myocardial infarction. J Am Coll Cardio. 2000;36:959–69.
Werdan K, Trappe H-J, Zerkowski H-R. Das Herzbuch. Urban & Fischer, München, Jena 2003.

KAPITEL

8

Wolf H. Boesken, Walter G. Guder

Niere, Blutdruck, Elektrolyte

8.1 Hinweise auf Erkrankungen der Niere und ableitenden Harnwege

Nieren- und Hochdruckkrankheiten sind gekennzeichnet durch eine Vielzahl von klinischen, Blut- und Urinbefunden, die in der Zusammenschau häufig eine Diagnose erlauben. Oft verläuft eine Nierenerkrankung über viele Jahre symptomlos, sodass insbesondere zur Früherkennung Laboruntersuchungen von Blut und Urin für einen ersten Verdacht von besonderer Bedeutung sind. Bevor es als Ausdruck einer reduzierten Nierenfunktion zur Erhöhung von Kreatinin oder Harnstoff im Blut kommt, liegen bereits Veränderungen der Urinbefunde und zeitlich folgend der glomerulären Filtrationsrate vor.

Schon die visuelle Betrachtung des Urins weist oft die Patienten aufgrund der Rotfärbung, Trübung oder auch des ungewöhnlichen Geruchs auf eine möglicherweise krankhafte Veränderung hin. Hier spielen die Teststreifen auf Leukozyten, Blut und Eiweiß eine besondere Rolle. Diese Methoden haben durch die Entwicklung spezifischerer und analytisch empfindlicherer Teststreifen für Albumin im Urin sowie eine Einbeziehung des spezifischen Gewichts oder des Kreatinins zum Abschätzen der Urindichte einen noch höheren Stellenwert bekommen. Allein aus dem Befund des Teststreifens, gegebenenfalls bestätigt und erweitert durch die Untersuchung des Harnsediments, wird das Leitsymptom einer Proteinurie, Leukozyturie oder Hämaturie abgeleitet. Demgegenüber weist eine Dysurie eher auf Krankheiten der ableitenden Harnwege, unterschiedliche Urinvolumina (Oligo- bis Polyurie) auf den Hydratationszustand des Körpers hin, wenn sie nicht Ausdruck des Trinkverhaltens sind.

Zur Erkennung einer Nierenerkrankung ist die quantitative und qualitative Analyse von Urinproteinen, gegebenenfalls von Enzymen, sowie von Zellen und anderen morphologischen Bestandteilen im Urin wichtig.

Die Regulation des arteriellen Blutdrucks erfolgt im Zusammenspiel von Niere, Elektrolyten und verschiedenen Hormonsystemen, insbesondere der Nebenniere. Während die Serumelektrolyte, insbesondere Kalzium und Natrium, strikt in ihrem Normalbereich reguliert sind, geben die Ausscheidungen der Elektrolyte mit dem Urin häufig bessere Aussagen über die Aktivität der regulierenden Systeme.

8.2 Niereninsuffizienz

Die Verdachtsdiagnose

Eine ungezielte Untersuchung harnpflichtiger Substanzen im Blut ergibt häufig den ersten Hinweis auf eine Reduktion der Nierenfunktion. Die Bestimmung der Kreatinin- resp. Harnstoffkonzentration im Blut ist jedoch zur exakten Bestimmung der glomerulären Filtrationsrate nur bedingt geeignet, sodass geringe Funktionseinschränkungen nicht erkannt werden. Dies gilt in noch stärkerem Maße für angeborene und erworbene Störungen tubulärer Funktionen, z.B. durch nephrotoxische Nebenwirkungen von Medikamenten oder Giften. Da die Progredienz der Niereninsuffizienz als Folge einer solchen Funktionseinschränkung bei später Diagnose oft nicht mehr zu verhindern ist, ist die Erarbeitung besserer Marker der glomerulären und tubulären Funktionen für die frühe Erkennung notwendig. Hier sei auf Cystatin C und auch auf die sensiblen und spezifischeren Messungen von Albumin und α_1-Mikroglobulin im Urin hingewiesen, die es erlauben, die Einschränkung der glomerulären Clearance früher und die Qualität der glomerulären und tubulären Funktionen spezifischer zu erkennen.

Kreatinin: Die Konzentration des Kreatinins im Serum/Plasma ist eine Funktion der Muskelmasse und der glomerulären Filtrationsrate. So weisen Bodybuilder und starke körperliche Arbeit ausübende Menschen häufig ein erhöhtes Kreatinin bei normaler glomerulärer Clearance auf. Darüber hinaus kann die orale Zufuhr von Fleisch in gebratenem Zustand die Kreatininkonzentration steigern. Dennoch sollte jeder über den jeweiligen alters- und geschlechtsspezifischen Normalbereich hinaus erhöhte Wert des Kreatinins als Hinweis auf eine Reduktion der glomerulären Filtrationsrate gedeutet werden, die dann um mindestens 30–50% vermindert ist. Diese Annahme erfolgt auf der Basis verschiedener Korrelationen zwischen der Kreatininkonzentration im Blut und der glomerulären Clearance (s.u.). Dabei ist zu berücksichtigen, dass die Clearance von Kreatinin durch eine gleichzeitige Sekretion zu einem ca. 10–15% höheren Wert führt als die mit Inulin oder ähnlichen „Goldstandards" (z.B. ^{51}Chrom-EDTA) gemessene Clearance.

Klassifikation

Eine Niereninsuffizienz lässt sich nach ihrer Ursache und nach ihrem Schweregrad einteilen.

Neben renalen müssen prä- und postrenale **Ursachen** differenziert werden. Ursachen des prärenalen Nierenversagens sind Volumenmangel, Herzinsuffizienz, Elektrolytstörungen u.a. Postrenale Ursachen sind Obstruktionen an verschiedenen Stellen des ableitenden Harnsystems.

Die intrinsische, renale Niereninsuffizienz ist durch verschiedene renoparenchymatöse Erkrankungen erklärt. Weitere renale Ursachen der Niereninsuffizienz sind durch toxische, medikamentöse und andere Wirkungen bedingt.

Der Schweregrad einer Niereninsuffizienz wird am besten durch die Angabe der glomerulären Filtrationsrate (GFR in mL/min) definiert. Die Angabe einer „kompensierten Niereninsuffizienz" oder eines nicht definierten Stadiums ist nicht sinnvoll. Empfehlenswert ist eine Klassifizierung nach der revidierten ICD-10-GM Version 2008 (➤ Tab. 8-1).

Klinische Symptomatik

Die klinische Symptomatik ist häufig blande, erst bei präterminaler Niereninsuffizienz Stadium IV machen sich Müdigkeit, Leistungsschwäche, Geschmacks- und Schlafstörungen u.a. bemerkbar. Die Symptome sind nicht so sehr durch die erhöhten Retentionsparameter, sondern durch z.B. Anämie und Azidose erklärt. Das Urinvolumen korreliert nicht mit dem Ausmaß der Niereninsuffizienz. Die Symptomatik der akuten Niereninsuffizienz ist im Gegensatz zur chronisch-progredienten Form ausgeprägter, jedoch meist durch die Grundkrankheit erklärt. Störungen der Elektrolytkonstellation füh-

Tab. 8-1 Einteilung der Nierenfunktion (GFR) nach Stadien.

Stadium	Bezeichnung	mL/min/1,73 m²
	normal	> 120
I (N.18.81)		90–120
II (N.18.82)	leichte Niereninsuffizienz	60–89
III (N.18.83)	mäßige Niereninsuffizienz	30–59
IV (N.18.84)	präterminale Niereninsuffizienz	15–29
V (N.18.0)	terminale Niereninsuffizienz	< 15

ren zu Funktionsstörungen des Herzens und der Muskulatur.

Welche Laboruntersuchungen werden empfohlen?

Genauere Messungen der glomerulären Filtrationsrate (GFR) sind vor allem bei Beginn einer Nierenerkrankung und im Prädialysestadium notwendig, während bei bereits bekannter GFR von etwa 50–20 mL/min häufig die Bestimmung der **Kreatininkonzentration** im Blut als Verlaufsparameter ausreichend ist.

Weit verbreitet, aber oft ungenau wegen unkorrekter Sammlung ist die Clearance-Berechnung aus einem 24-Stunden-Urin. Besser ist (und auch bei ambulanten Patienten anwendbar) die Berechnung aus zwei überwachten Messperioden von je ein bis zwei Stunden.

Wegen der oben aufgeführten Einschränkungen sind vor allem in der Pädiatrie verschiedene Annäherungsformeln für die GFR eingeführt worden: Die **Formel nach Cockroft und Gault** und **Schwartz** unter Berücksichtigung von Serumkreatinin, Gewicht und Lebensalter (als Äquivalent der Muskelmasse) sind am weitesten verbreitet und in einer neueren Modifikation empfohlen. Im Rahmen einer Studie wurde die **MDRD-Formel** unter Verwendung von Kreatinin, Lebensalter und Rasse erarbeitet, die auch im Dialysestandard 2006 empfohlen wird. Die Resultate liegen niedriger als die der Kreatinin-Clearance und sind nicht für Kinder validiert. (➤ Kap. 24, „Glomeruläre Clearance“, ➤ Kap. 24, „Kreatinin”).

Als Alternative wurde die Bestimmung von **Cystatin C** im Plasma/Serum als bessere Methode empfohlen. Dieser Zysteinproteinaseinhibitor weist gegenüber Kreatinin mehrere Vorteile auf: Er zeigt zwischen der ersten Woche nach der Geburt und hohem Alter keine Abhängigkeit von Alter und Geschlecht, nur wenige extrarenale Ursachen verändern seine Konzentration im Blut, die ansonsten eine geringe interindividuelle Variabilität aufweist und allein durch die glomeruläre Clearance bestimmt ist. Dadurch ist eine aus einer Plasma-/Serummessung gewonnene Konzentration leicht in eine Clearance umzurechnen, ohne dass Körpergewicht und andere Faktoren eingehen. In mehreren Studien wurde gezeigt, dass Cystatin C auch im sog. kreatininblinden Bereich eine Einschränkung der Clearance anzeigen kann, wenn der obere Normalbereichswert mit ausreichender Präzision gemessen wird (➤ Kap. 24, „Cystatin C“).

Interpretation

Die klinische Wertung einer Niereninsuffizienz hängt von der Geschwindigkeit des Verlusts der Nierenfunktion ab. Das akute Nierenversagen ist definiert als (20- bis) 50%iger Verlust innerhalb weniger Tage. Bei einer rapid-progressiven Nierenerkrankung kommt es zu Funktionsverlusten von mehr als 50% bis hin zur Dialysepflicht innerhalb weniger Wochen. Die chronische Niereninsuffizienz verläuft besonders schnell (Verlust von 10–20 mL/min/Jahr) bei Patienten mit nephrotischer diabetischer Nephropathie, langsamer (Verlust von 5–10 mL/min/Jahr) bei hypertensiven und anderen Nephropathien. Der physiologische Funktionsverlust liegt bei etwa 1 mL/min/Jahr, sodass ein 70-Jähriger bei normalem Serumkreatininwert eine endogene Kreatinin-Clearance von nur 30–40 mL/min/1,73 m² haben kann. Bei Messung von Cystatin C hingegen zeigt sich die entsprechend der reduzierten Clearance erhöhte Konzentration.

Im Gegensatz zum Kreatinin hat die Serumharnstoffkonzentration weitere Indikatorfunktionen: Sie ist hinweisend auf den Eiweißabbau, einerseits im Rahmen der Nahrungsaufnahme, andererseits durch endogenen Katabolismus. Dieser findet sich immer wieder unter Therapie mit kortikoidhaltigen Medikamenten. Zusätzlich hängt die Ausscheidung von Harnstoff von der Wasserdiurese ab, sodass bei zu geringer Trinkzufuhr (z.B. bei älteren Patienten) die Harnstoffkonzentration ansteigt, Kreatinin und Cystatin C jedoch normal bleiben.

Weiterführende Diagnostik

Der Nachweis einer Niereninsuffizienz (erhöhte Kreatinin-, Cystatin-C- oder Harnstoffkonzentration im Blut) muss Anlass zu weiteren Untersuchungen geben. Neben der Lokalisation der Nierenerkrankung über weitere Urinanalysen (Proteine, Leukozyturie u.a.) ist nach der Ursache der Niereninsuffizienz mit Blutanalysen (Glukose, HbA_{1c}, Autoantikörper u.a.) zu suchen. Beim Fehlen einer Proteinurie oder von renalen Symptomen im Harnsediment ist von einer nichtrenalen Niereninsuffizienz auszugehen. Liegt eine solche vor, ist zwischen einer prä- (Urin-Natrium/-Kalium, Herzfunktion u.a.) und postrenalen (Stau, Steine u.a.) Pathogenese zu unterscheiden, beide sind wiederum von den verschiedensten Ursachen der Nierenerkrankung abhängig.

Verlaufskontrolle

Die Verlaufskontrolle der Niereninsuffizienz sollte mit der gleichen Technik wie bei der Diagnostik erfolgen. Eine Prognose des weiteren Verlaufs ist aus der Geschwindigkeit der Konzentrationsänderung des Kreatinins möglich, wobei eine Erholung der Nierenfunktion bei extrarenalen Ursachen am raschesten vor sich geht.

Dies gilt auch für die Überwachung der Dialyse. Während für die Verwendung von Cystatin C unter Dialysebedingungen noch nicht genügend Erfahrungen vorliegen, wird die Ermittlung des sog. $k \times t/V$-Quotienten (k = Konstante, t = Zeit, V = Volumen) empfohlen, in den prä- und postdialytische Werte von Harnstoff und/oder Kreatinin eingehen. Große Bedeutung hat die „Restnierenfunktion" unter Dialyse, die durchaus mit 3–10 mL/min/1,73 m^2 ein nützliches Additiv zur maximalen Dialyse-Clearance von 10–20 mL/min/1,73 m^2 ist.

Eine weitere Rolle spielt die Labordiagnostik bei andauernder Niereninsuffizienz bei der **Anämiediagnostik** für die Klärung der Indikation einer Erythropoietintherapie. Diese Behandlung wird empfohlen, wenn ein Hämoglobinwert von 11 g/dL unterschritten wird. Da die Behandlung mit humanem Erythropoietin (EPO) mit einer gesteigerten Erythropoese verbunden ist und damit der Eisenbedarf stark erhöht wird, sollten vor Beginn der Therapie eine Bestimmung des Transferrins und eine Berechnung der Transferrinsättigung aus Eisen und Transferrin im Plasma/Serum erfolgen. Eine Ferritinkonzentration über 200 µg/L und eine Transferrinsättigung von 20% sind Voraussetzungen für das Ansprechen auf die EPO-Therapie. Zusätzlich hilft die Bestimmung des Hämoglobingehalts der Erythrozyten und Retikulozyten, auch während der Therapie die ausreichende Versorgung mit Eisen zu überwachen. Liegen der Anteil der hypochromen Erythrozyten über 10% (Normalbereich bis 2,5%) und der Hämoglobingehalt der Retikulozyten unter 28 pg, besteht eine eisendefiziente Erythropoese, die eine parenterale Eisenzufuhr indiziert. Ferritin- und Transferrinsättigung sollten in der Erhaltungsphase einmal pro Quartal kontrolliert werden.

8.3 Proteinurie

Als Proteinurie wird die Beimengung verschiedener Eiweiße im Urin bezeichnet. Die Definition einer physiologischen Proteinurie (üblicherweise < 0,15 g/24 h) über die Menge allein ist unzulässig, da auch kleinere Proteinurie-Quantitäten einen pathologischen Nierenbefund reflektieren können. Da die Nachweisgrenze des traditionellen Teststreifens deutlich über der Proteinausscheidung von Gesunden liegt, ist dieser angesichts der prognostischen Bedeutung einer geringen Ausscheidung von Albumin im Urin („Mikroalbuminurie") zur Untersuchung von Risikopatienten nicht ausreichend.

Neuere spezifischere und sensitivere Teststreifen erlauben es, pathologische von physiologischer Proteinurie zu unterscheiden. Eine pathologische Proteinurie ist so lange anzunehmen, wie eine nachgewiesene Erhöhung von Harnproteinausscheidungen nicht durch klinisch unbedeutsame, da prognostisch günstige Mechanismen erklärbar ist (z.B. „Marsch-", orthostatische Proteinurie).

Pathogenese

Eine Proteinurie ist einerseits durch Funktionsstörungen im Bereich des glomerulären Filters, andererseits durch eine absolute oder relative Reabsorptionsinsuffizienz der Tubuli zu erklären. Eiweiße mit einem molekularen Spektrum zwischen 50 kD und über 1000 kD werden von glomerulären Endothelzellen und den drei Schichten der Basalmembran retiniert, mit abnehmender Größe können sie jedoch die Membran penetrieren, sodass Proteine < 40 kD (z.B. α_1-Mikroglobulin mit 38 kD, β_2-Mikroglobulin mit 11,7 kD) nahezu frei filtriert werden. Kleinere, negativ geladene Plasmaproteine (z.B. Albumin, 67 kD, Transferrin, 89 kD) werden durch ein zweites Filtersystem, lokalisiert als kationischer Filter an der podozytären Basalmembranseite, am Übertritt in den Primärharn gehindert. Störungen des Molekularsiebs äußern sich als **unselektiv-glomeruläre Proteinurie**, Störungen des kationischen Filtersystems als **selektiv-glomeruläre Proteinurie**. Proteine mit einem Molekulargewicht kleiner als etwa 70 kD werden im proximalen Tubulus fast vollständig resorbiert. Eine Störung dieser Resorptionsfunktion führt zur **tubulären Proteinurie**, gekennzeichnet durch kleine Proteinmoleküle mit 10–70 kD.

Wird dieses tubuläre Resorptionssystem durch prärenal erzeugte Quantitäten kleiner Moleküle überfordert (z.B. Myoglobin, Bence-Jones-Protein u.a.), kommt es zur **prärenalen Proteinurie** bei völlig gesunder Niere. Im tubulären Apparat können Strukturproteine (Tamm-Horsfall, Enzyme u.a.) oder lokal produzierte (sezernierte) Immunglobuline in den Urin gelangen. Zusätzlich können Entzündungen und Blutungen im Bereich der ableitenden Harnwege zur **postrenalen Proteinurie** führen. Entsprechend sind die Proteinurien definiert und diagnostisch zu differenzieren.

Klassifikation

Eine Proteinurie lässt sich nach Pathogenese und Quantität einteilen. Letzteres erfolgt am präzisesten durch Angabe der Menge (g/24 h oder g/g Kreatinin), wobei auch Begriffe wie nephrotische (> 50 mg/kg Körpergewicht/24 h), große (> 2,5 g/24 h) oder kleine Proteinurie (< 1 g/24 h) üblich sind. Die physiologische Quantität der Proteinurie schließt einen pathologischen Befund nicht aus, je nach klinischer Situation muss daher eine Differenzierung erfolgen.

Eine Klassifikation beinhaltet

- prärenale Proteinurie,
- unselektiv-glomeruläre Proteinurie,
- selektiv-glomeruläre Proteinurie,
- tubuläre Proteinurie,
- postrenale Proteinurie.

Im Rahmen chronischer Nierenerkrankungen kommen in der Regel Proteinurien verschiedener Pathogenese im Endharn zusammen, sodass folgende klinische Einteilung möglich ist

- 0: physiologische Proteinurie,
- I: unselektiv-glomeruläre Proteinurie,
- II: glomeruläre Proteinurie mittlerer Selektivität,
- III: hochselektive glomeruläre Proteinurie,
- IV: tubuläre Proteinurie,
- V:
  - a) glomerulär-tubuläre Mischproteinurie,
  - b) tubulär-glomeruläre Mischproteinurie,
- VI: Mischproteinurie mit partieller mikromolekularer Proteinurie; zu diesen renalen Proteinurien treten fallweise prärenale Komponenten (Myoglobin, Immunglobulinleichtketten (sog. Paraproteine) oder postrenale Komponenten hinzu,
- VII: postrenale Proteinurie.

Die Analyse der Bestandteile einer Proteinurie erlaubt die Lokalisation einer Nierenschädigung, selten jedoch die Klärung ihrer Pathogenese.

Klinische Symptomatik

Proteinurien unterhalb einer nephrotischen Größenordnung führen in der Regel nicht zu klinischen Symptomen. Die nephrotische Hypoproteinämie andererseits kann durch Ödeme auffallen und über eine Hypovolämie zu einem prärenalen Nierenversagen beitragen.

Welche Laboruntersuchungen werden empfohlen?

In der Differenzialdiagnose der Proteinurie haben sich Methoden bewährt, die die Eiweiße nach ihrer molekularen Größe analysieren. Dieses ist einerseits mittels SDS-PAA-Urinproteinelektrophorese unter Darstellung aller Urineiweiße möglich, andererseits durch Analyse von einzelnen Markerproteinen. Eine Anleitung zum strategischen Vorgehen findet sich in ➤ Abb. 8-1.

Im hausärztlich-internistischen Krankengut mit eher zufällig gefundener Proteinurie ergibt die SDS-PAGE mit fachlicher Interpretation eine differenzierte diagnostische Aussage. Die Einzelproteinanalyse bietet andererseits präzise quantitative Messwerte, die für die Verlaufskontrolle wichtig sein können. Keines der Markerproteine ist monokausal zu bewerten, sodass die Konzentrationsangaben im Rahmen weiterer Markerproteine zu bewerten sind. Albumin gilt als Marker der glomerulären Permeabilität, findet sich jedoch bei physiologischer und auch tubulärer Proteinurie in kleinen Mengen.

Eine Erhöhung der Ausscheidung von α_1-Mikroglobulin ist ein Hinweis auf eine tubuläre Proteinurie, die ihrerseits bei primär tubulointerstitiellen Erkrankungen, jedoch auch bei fortgeschrittenen glomerulären Erkrankungen vorkommt. Zusätzlich

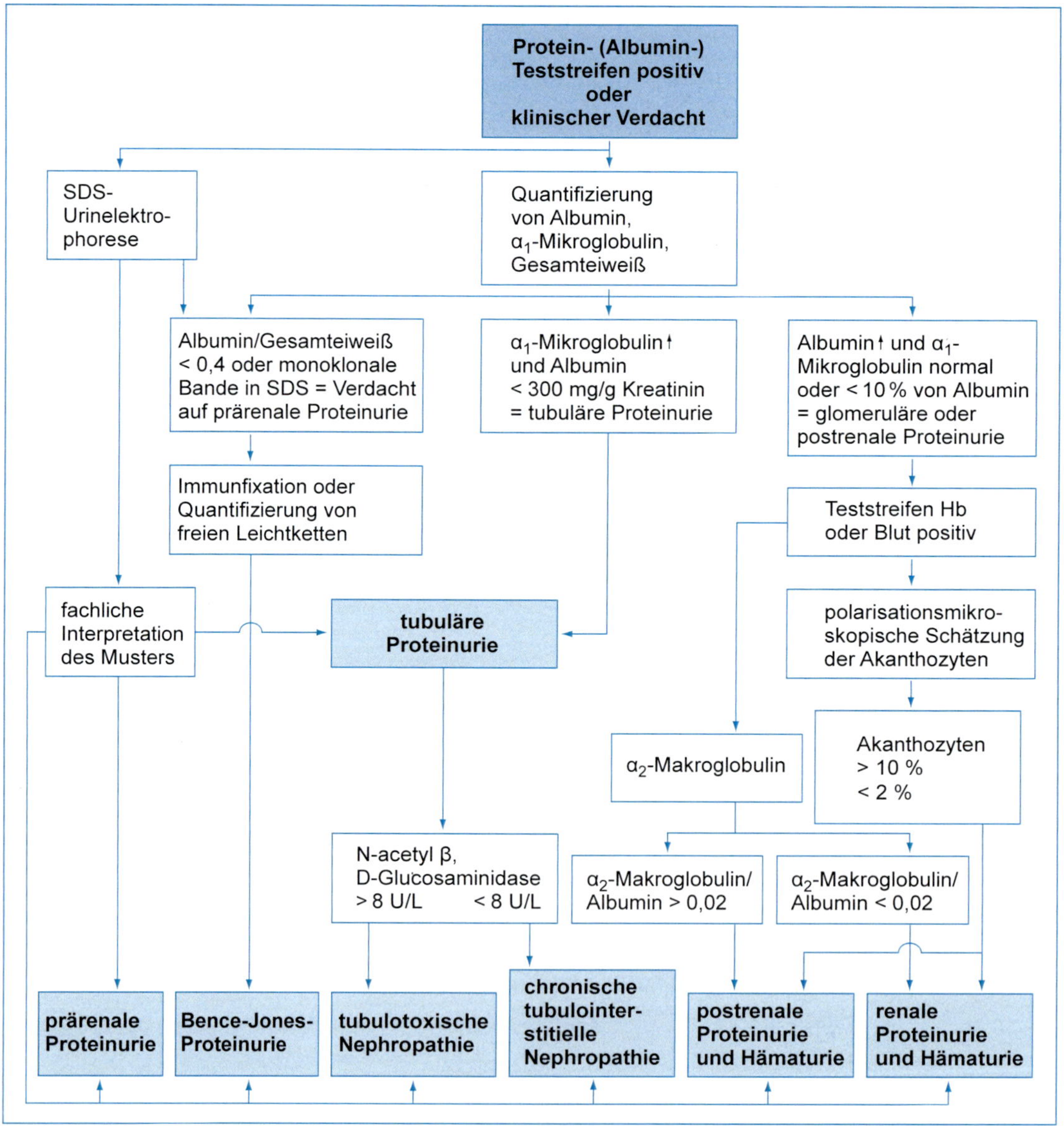

Abb. 8-1 Diagnostische Strategie bei Proteinurie.

kann dies Ausdruck einer Überlastung der Reabsorption der Tubuli (sekundär) sein. Dies tritt ab einer Albuminurie im nephrotischen Bereich (> 3 g/L) immer auf, ohne dass dies als Hinweis auf einen tubulären Schaden zu deuten ist. Das Protein α_2-Makroglobulin gelangt auch bei großer, unselektiv-glomerulärer Proteinurie nur in geringen Quantitäten in den Urin, sodass der Quotient α_2-Makroglobulin/Albumin glomeruläre von postrenalen Formen der Hämaturie unterscheiden kann (➤ Abb. 8-4).

Ein besonderes diagnostisches Problem stellt der Nachweis einer Bence-Jones-Proteinurie dar. Nachdem der historische Bence-Jones-Test wegen seiner geringen analytischen Sensitivität modernen Anforderungen nach einer Früherkennung nicht mehr entspricht, werden derzeit zwei strategische Wege empfohlen:

- Bei gleichzeitiger Quantifizierung von Albumin (immunnephelo- oder turbidimetrisch) und Gesamteiweiß (mit der Trichloressigsäure-Trübungsmethode) oder bei deutlicher Diskrepanz zwischen Harnteststreifen und Gesamteiweiß wird, wenn das Albumin unter 40–50% des Gesamteiweißes bei einem Gesamteiweiß über 300 mg/L beträgt, ein Verdacht auf prärenale Ursachen gestellt und eine Klärung mit der Immunfixationselektrophorese durchgeführt. Mit dieser Methode kann nicht nur eine Bence-Jones-Proteinurie sicher ausgeschlossen, sondern im positiven Fall die Monoklonalität des Myeloms auch typisiert werden. Schwächen sind die starke Methodenabhängigkeit der Gesamteiweißbestimmung im Urin und die Tatsache, dass einige Proteinmethoden freie Leichtketten nur gering erfassen und daher falsch negative Ergebnisse erzeugen können.
- Bei Verdacht auf monoklonale Gammopathie und/oder Bence-Jones-Proteinurie wird eine Messung freier κ- und λ-Leichtketten im Urin, besser im Serum empfohlen. Diese Methode hat sich in ersten klinischen Erprobungen der Methode der Proteinlücke gegenüber als überlegen gezeigt. Eine Kombination mit der Immunfixationselektrophorese im Urin erhöht die Wahrscheinlichkeit der richtigen Diagnosefindung.

Der Nachweis einer Proteinurie ist in Abhängigkeit vom klinischen Hintergrund Anlass für unterschiedliche weitere diagnostische Schritte.

Eine Proteinurie auch im negativen Bereich des konventionellen Teststreifens muss bei bekannter systemischer Erkrankung (Diabetes mellitus, Hypertonie u.a.) zu weiteren Analysen mittels SDS-PAGE oder Quantifizierung von Albumin und α_1-Mikroglobulin führen.

Eine nephrotische Proteinurie (> 3,5 g/24 h resp. ≥ 50 mg/kg Körpergewicht/24 h) ist nach Ausschluss einer Bence-Jones-Proteinurie als Ursache immer Hinweis auf eine glomeruläre Erkrankung. Diese ist – abgesehen von einer gesicherten diabetischen Nephropathie – Indikation zur Nierenbiopsie. Durch die Quantifizierung von Albumin und α_1-Mikroglobulin kann zwischen diabetischer Nephropathie (oder Nephrosklerose bei Hypertonie) und primärer glomerulärer Erkrankung in frühen Stadien unterschieden werden (➤ Abb. 8-2).

Weiterführende Diagnostik

Die weiteren diagnostischen Schritte bei einer klassifizierten Proteinurie hängen von der klinischen Situation ab. Grundsätzlich muss eine nephrotische Proteinurie bioptisch abgeklärt werden, abgesehen von den Ausnahmen des nephrotischen Kindes mit selektiv-glomerulärer Proteinurie (fast immer Minimal-change-Nephropathie), des nephrotischen Diabetikers mit langer Krankheitsdauer und unselektiv-glomerulärer Proteinurie (Achtung: bei selektiver Form und/oder Hämaturie ist eine Glomerulonephritis unabhängig vom Diabetes wahrscheinlicher) und bei gesicherter Leichtketten-Proteinurie. Eine tubuläre Proteinurie bedarf der weiteren – gegebenenfalls bioptischen – Klärung. Bei kleinen glomerulären Proteinurien ist oft ein kontrolliertes Abwarten ausreichend. Grundsätzlich kann jedoch eine Indikation zu einer aggressiven, wie z.B. spezifischen immunsuppressiven Therapie, nur auf dem Boden einer histologischen Diagnose getroffen werden.

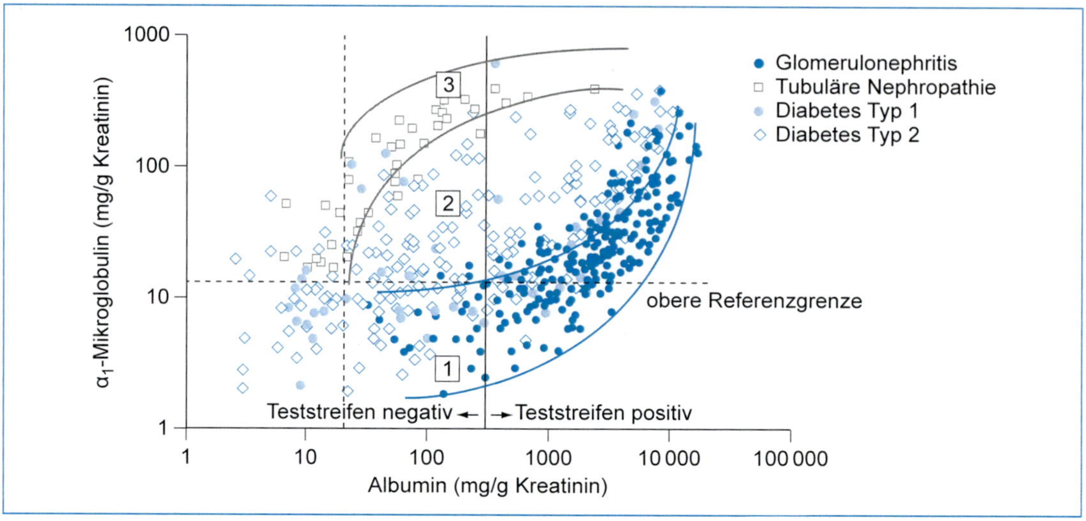

Abb. 8-2 Differenzierung der Ursachen einer Proteinurie. Durch Messung von Albumin und α_1-Mikroglobulin im Urin können bei zweidimensionaler Auftragung der Ergebnisse drei Bereiche unterschieden werden, die durch exponentielle Kurven voneinander abgegrenzt sind:
1. primär glomeruläre Ursache der Proteinurie (Glomerulonephritiden verschiedener Ursache (●); 2. sekundäre Ursache der renalen Proteinurie ● ◇ (diabetische Nephropathie oder Nephrosklerose bei Hypertonikern): 3. tubulointerstitielle Ursachen der Proteinurie □. Die oberen Normalgrenzen sind durch gestrichelte Linien gekennzeichnet.

Verlaufskontrollen und Therapieüberwachung

Teststreifen sind als Verlaufsparameter einer gesicherten Nierenerkrankung nicht ausreichend. In der Regel genügt als Verlaufskontrolle die quantitative Bestimmung des Gesamteiweißes oder eines zuvor festgelegten Markerproteins.

8.4 Hämaturie

Hämaturie bezeichnet die Ausscheidung von Blut, im engeren Sinne eine Ausscheidung von Erythrozyten im Urin. Eine Hämaturie wird durch Rotfärbung des Urins („Makrohämaturie") oft schon vom Patienten wahrgenommen und ist häufig Anlass für einen Arztbesuch. Seit es empfindliche Teststreifen auf „Blut" gibt, wird die Anwesenheit von Blut im Urin oft zufällig durch einen positiven Teststreifenbefund bei der allgemeinen Untersuchung entdeckt. Diese nicht mit dem Auge sichtbare Hämaturie wird als **Mikrohämaturie** bezeichnet. Mit dem Auge werden Blutbeimengungen ab 1 mL/L Urin sichtbar, während der Teststreifen schon 1 µL/L Blut nachweisen kann.

Die Hämaturie kann sich auf eine Harnportion beschränken (z.B. nur im ersten Strahl sichtbar sein) oder gleich über lange Zeit in allen Urinen auftreten, sie kann mit Trübung verbunden oder klar sein. Die Trübungen können wie die Rotfärbung beim Stehen des Urins sedimentieren oder homogen bleiben. Dies gibt erste diagnostische Hinweise auf die Ursachen der Rotfärbung. Die Hämaturie im engeren Sinn liegt nur vor, wenn die Rotfärbung durch Vorliegen von Erythrozyten verursacht wird, die sedimentieren. Sie ist zu unterscheiden von der **Hämoglobinurie** und der **Myoglobinurie**, die in ähnlicher Weise homogene Verfärbungen des Urins und Reaktionen des Teststreifens verursachen. Bei Letzteren lässt sich die Farbe nicht sedimentieren. Ähnliche Verfärbungen des Urins bei negativem Teststreifen sprechen für eine andere Ursache der Rotfärbung, z.B. durch Medikamente, Nahrungsmittel oder seltener durch Porphyrie (➤ Kap. 9).

Klassifikation und Pathogenese

Eine Hämaturie wird durch eine große Anzahl von Erkrankungen, aber auch durch harmlose Ursachen bedingt. Dabei sind zunächst prärenale Ursachen der Rotfärbung und eines positiven Teststreifens von renalen und postrenalen Ursachen zu unterscheiden.

Prärenale Ursachen können als Hämoglobinurie, aber auch als Erythrozyturie imponieren. Während letztere durch gesteigerte Permeation des glomerulären Filters, z.B. bei Antikoagulanzienüberdosierung, verursacht wird, findet sich bei der prärenalen Hämoglobinurie eine intravasale Hämolyse als Ursache, wie sie bei Transfusionszwischenfällen, aber auch bei septischen Infektionen, hämolytischen Anämien und dem hepatorenalen Syndrom auftreten kann.

Eine renale Hämaturie wird nahezu immer durch die bei entzündlichen (Glomerulonephritis), genetisch bedingten (z.B. Alport-Syndrom) oder – seltener – bei degenerativen (diabetische Nephropathie, Nephrosklerose) Erkrankungen der Glomeruli auftretende erhöhte Durchlässigkeit verursacht, kann jedoch auch Erstsymptom eines Nierentumors (z.B. Hypernephrom) und von Zystennieren sein. Durch eine angeborene Defizienz der proximal-tubulären Reabsorption von Proteinen (z.B. beim DeToni-Debré-Fanconi-Syndrom) kann die Reabsorption von Hämoglobin ebenfalls gestört und dadurch der Blutteststreifen im Urin positiv sein.

Die **postrenale Hämaturie** stellt die häufigste Ursache in der Praxis dar und wird verursacht durch eine Fülle von Erkrankungen der ableitenden Harnwege sowie des Genitales. Hierzu zählen neben entzündlichen Erkrankungen (Zystitis, Pyelonephritis) Harnkonkremente, Tumoren, Erkrankungen der Prostata sowie Beimengungen von Blut durch die Erkrankungen des Harnleiters bis zur Kontamination durch Vaginalausscheidungen und äußere Verletzungen.

Diese grobe Unterscheidung ist wesentlich für die weitere diagnostische Strategie (➤ Abb. 8-3), die im Folgenden behandelt werden soll.

Welche Laboruntersuchungen werden empfohlen?

Am Anfang der Differenzierung der Hämaturie stehen die Beobachtung des Harns mit dem Auge und die Ablesung des Teststreifens, um zwischen Mikro- und Makrohämaturie zu unterscheiden. Dabei sollte gesichert sein, ob es sich um einen Mittelstrahlurin, einen Katheterurin oder einen beliebig gewonnenen Urin handelt, dessen Zusammensetzung durch Kontamination verfälscht sein kann. Bei Frauen ist eine Kontamination durch periodische Blutung, bei Männern durch Blutungen aus dem äußeren Genitale auszuschließen. Die früher empfohlene Drei-Gläser-Probe erlaubt es, Blutungsursachen im Harnleiter von solchen in der Blase und den ableitenden Harnwegen zu unterscheiden.

Bei sichtbarer Rotverfärbung des Urins kann man durch eine Wiederholung der Inspektion nach Zentrifugation zwischen Hämoglobinurie und Hämaturie unterscheiden. Dabei muss jedoch beachtet werden, dass Erythrozyten in Abhängigkeit von der Harnkonzentration rasch hämolysieren, sodass eine postrenale Hämoglobinurie schon in der Blase, aber noch häufiger durch Lagern des Urins entsteht.

Bei Verfärbung des Überstands und positivem Teststreifen ist eine Myoglobinurie von einer Hämoglobinurie zu unterscheiden. Da eine **Myoglobinurie** immer durch eine Rhabdomyolyse bedingt ist, kann eine Bestimmung der Kreatinkinase im Blut weiterhelfen, diese (bei normaler Aktivität) auszuschließen. Bei erhöhter Kreatinkinaseaktivität und/oder entsprechender Symptomatik kann ein Nachweis (z.B. mit SDS-Elektrophorese) oder eine Quantifizierung des Myoglobins im Urin die Myoglobinurie bestätigen, während bei negativer Myoglobinausscheidung von einer Hämoglobinurie auszugehen ist. Diese kann prärenale Ursachen haben, die durch Messung von Haptoglobin und freiem Hämoglobin im Plasma eine akute intravasale Hämolyse bestätigen können (Haptoglobin vermindert, freies Hämoglobin erhöht).

Bei Hämoglobinurie und Hämaturie ohne Hinweis auf eine intravasale Hämolyse muss zwischen renaler (nephrologischer) und postrenaler (urologischer) Ursache unterschieden werden, wenn dies nicht bereits aufgrund der Symptomatik und visuellen Betrachtung der Urinportionen möglich ist. Hier wurden zwei Strategien vorgeschlagen, die beide ihre Vor- und Nachteile haben:

Die **Phasenkontrastmikroskopie** erlaubt es, Erythrozyten weiter zu differenzieren, indem sog. dysmorphe Formen von eumorphen Erythrozyten un-

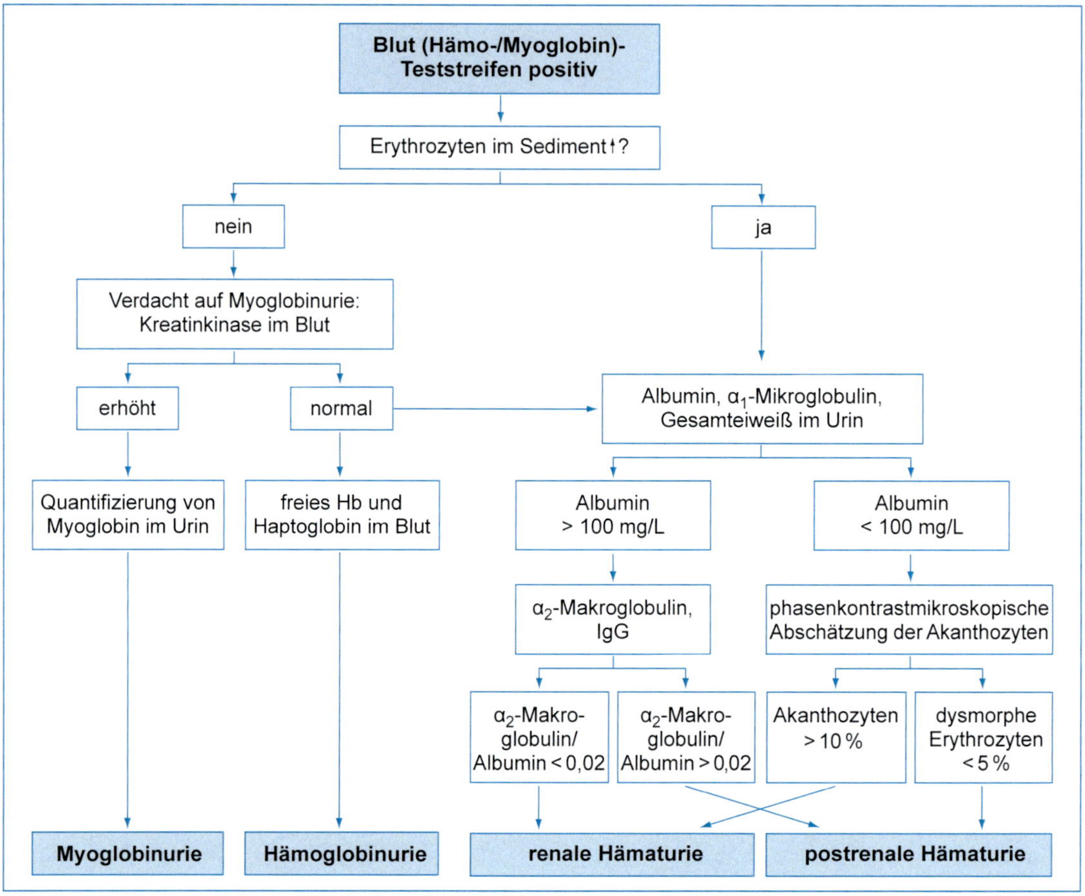

Abb. 8-3 Diagnostische Strategie bei Hämaturie.

terschieden werden. Dysmorphe Erythrozyten entstehen beim Durchtritt des Erythrozyten durch die Henle-Schleife durch Beladen mit Tamm-Horsfall-Protein. Ihr typischster Vertreter ist der Akanthozyt, der durch seine Ausstülpungen charakterisiert ist. Diese Form kann durch Gabe von Diuretika wieder verschwinden und so eine Charakterisierung mit dieser Methode verhindern. Darüber hinaus sind eine Quantifizierung der Erythrozyten und eine Abschätzung des Anteils dysmorpher Formen für eine sichere Zuordnung notwendig, da auch normale Erythrozyten im Urin (bis 5/µL) dysmorph sind. Als Kriterium für die Diagnose einer renalen Hämaturie wurde daher eine mehr als 10%ige Akanthozyturie bei pathologisch erhöhter Hämaturie (Erythrozyturie) vorgeschlagen. Dies entspricht einer Anzahl von > 30% dysmorpher Erythrozyten. Den Vorteilen, dass diese Untersuchung mit einem Mikroskop von jedem darin erfahrenen Arzt selbst durchgeführt werden kann, steht der Nachteil gegenüber, dass die Untersuchung zeitaufwändig ist und persönliche Erfahrung in der Auswertung der Urine unabdingbare Voraussetzung ist. So müssen z.B. renal verursachte Dysmorphien von den durch hohe Harnkonzentration verursachten Formveränderungen unterschieden werden. Daher blieb diese Methode weitgehend auf die Praxis des erfahrenen Nephrologen beschränkt und ist nicht Gegenstand eines üblichen Routinelabors.

Demgegenüber wurde in den 90er Jahren des letzten Jahrhunderts eine zweite Strategie propagiert, die es anhand der **Proteinanalytik** erlaubt, renale und postrenale Ursachen der Hämaturie zu unterscheiden. Dabei geht man von der Annahme aus, dass eine durch Blutung ins Nierenbecken oder die ableitenden Harnwege hervorgerufene Hämaturie

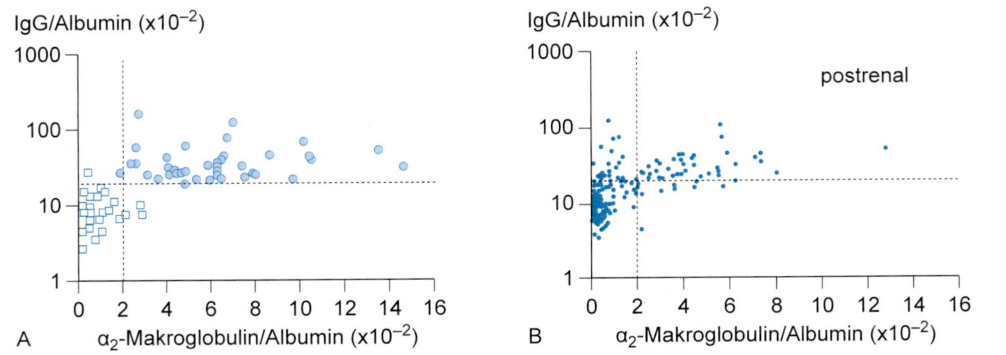

Abb. 8-4 Unterscheidung von renalen und postrenalen Ursachen der Hämaturie durch Proteinanalytik im Urin.
Bei Patienten mit einer Albuminurie über 100 mg/L und positivem Teststreifen auf Blut wurden Albumin, α_2-Makroglobulin und IgG im Urin gemessen und die jeweiligen Quotienten der Konzentration (mg/mg) gegeneinander aufgetragen:
A: Darstellung der Proteinquotienten im Morgenurin bei gesicherten renalen (□) und postrenalen (•) Ursachen.
B: Darstellung von Fällen der Hämaturie bei Diabetikern Typ 1 und 2 (♦).
Durch gestrichelte Linien sind die jeweiligen Entscheidungsgrenzen zwischen renaler und postrenaler Ursache der Hämaturie aufgetragen.

Proteine in dem Verhältnis in den Urin bringt, wie sie im Plasma vorliegen, während das glomeruläre Filter bei renaler Hämaturie die Proteine höheren Molekulargewichts ausschließt. Zusätzlich spielt die im hämaturischen Harn gemessene Proteinmenge eine Rolle. So kann bei einer Proteinurie über 500 mg/24 h bzw. über 500 mg/L eine glomeruläre Ursache der Hämaturie angenommen werden, wenn nicht eine massive Blutung von über 75 mL/L Urin vorliegt (dies entspräche einer Proteinmenge von 600 mg/L bei Annahme einer Verdünnung von 1:10 mit Urin ohne Proteinurie). Bei einer Mikrohämaturie (< 1 mL Blut pro Liter Urin) ist jedoch die Proteinkonzentration höchstens 80 mg/L und damit unter der Nachweisgrenze des traditionellen Teststreifens.

Aus der Fülle hochmolekularer Proteine im Blut wurde α_2-Makroglobulin als Marker ausgewählt, da es mit einem Molekulargewicht von 780 kD nahezu nicht glomerulär filtriert wird und seine Konzentration im Blut über 1 g/L beträgt. Schon im normalen Urin finden sich bis zu 10 mg/L dieses Makroproteins. Es ist im Urin stabil und kann mit üblichen Laboranalysegeräten turbidimetrisch oder nephelometrisch gemessen werden. Durch Bezug seiner Konzentration auf die des Albumins wird eine relative Verdünnung oder Konzentrierung des Urins als Variable ausgeschlossen. Zusätzlich kann so die Konzentration im Harn mit der normalen Konzentration im Plasma verglichen werden. Als Entscheidungsgrenze wurde ein α_2-Makroglobulin/Albumin-Verhältnis von 2×10^{-2} ermittelt. Bei höheren Quotienten kann eine postrenale Ursache angenommen werden, während eine renale Ursache der Hämaturie mit geringeren Quotienten einhergeht. Zusätzlich wurde IgG im Urin gemessen, um eine noch bessere Abgrenzung zu erreichen. Auf diese Weise kann die Hämaturie bei Diabetikern in einem Drittel der Fälle als urologisch verursacht erkannt werden, während die renalen Formen durch diabetische Nephropathie oder andere Nierenerkrankungen ausgelöst werden (➤ Abb. 8-4).

Schließlich sei noch eine Ursache erwähnt, die bei Teststreifen-negativen Formen der rötlich braunen Verfärbung angetroffen werden kann. Hier sind in der Praxis am häufigsten Medikamente als Ursache zu erwägen. Bekannt ist die Ausscheidung gefärbter Metaboliten bei Pyrazolonderivaten (z.B. Tuberkulostatika) und phenolphthaleinhaltigen Laxanzien; bei Omeprazol ist die Rotfärbung nur in alkalischen Urinen zu beobachten (gelb im sauren Harn), Betanidine werden nur bei genetisch prädisponierten Patienten im Harn als rote Metaboliten ausgeschieden.

Demgegenüber erfolgt der Nachweis einer Porphyrie mit einem qualitativen Suchtest, der dann durch quantitative Untersuchung der Porphyrine und ihrer Metaboliten erhärtet wird (➤ Kap. 24, „Porphyrine“).

Verlaufskontrolle und Therapieüberwachung

Bei der Verlaufskontrolle einer Hämaturie nach Diagnose der Ursache ist üblicherweise eine Teststreifenuntersuchung im Mittelstrahlurin ausreichend. Sie sollte je nach Ursache der Hämaturie und Behandlungsart alle zwei Monate bis jährlich durchgeführt werden. Auf die besondere Rolle der Hämaturieüberwachung beim Blasenkarzinom sei hingewiesen (➤ Kap. 20).

8.5 Leukozyturie, Bakteriurie, Symptome einer Harntraktinfektion

Eine Infektion der ableitenden Harnwege umfasst bakterielle, aber auch durch Pilze und Protozoen verursachte Infektionen der Blase (Zystitis), der Harnröhre (Urethritis), des Nierenbeckens (Pyelonephritis), der Harnleiter sowie der Nieren (interstitielle Nephritis). Die Infektion kann einseitig oder beidseitig auftreten, nur einen Bereich oder mehrere umfassen. Wird eine Leukozyturie oder erhöhte Nitritausscheidung durch Harnteststreifen festgestellt, ist als mögliche Ursache eine Infektion der ableitenden Harnwege auszuschließen.

Klinische Symptomatik

Als mögliche Ursache ist eine Infektion der ableitenden Harnwege auch auszuschließen bei typischer Symptomatik:

- Dysurie und Pollakisurie mit überdurchschnittlicher Frequenz,
- Nykturie,
- Schmerzen bei oder/und nach der Miktion,
- Schmerzen im Bereich der Blase (suprapubisch) und der ableitenden Harnwege (z.B. Flankenschmerz),
- Hämaturie in Kombination mit Leukozyturie und/oder einem der Symptome.

Während der Flankenschmerz typisch ist für eine Pyelonephritis und eine Nephrolithiasis, sind der suprapubische Schmerz und der brennende Schmerz beim Wasserlassen charakteristisch für eine Zystitis und Urethritis (die meisten der im „Nierenbereich“ angegebenen Schmerzen sind allerdings vertebragen!).

Disponierende Faktoren mit häufigerer Frequenz von Infektionen der ableitenden Harnwege sind Schwangerschaft, Diabetes mellitus, Fehlbildungen der ableitenden Harnwege und andere Ursachen einer Harnabflussstörung (Tumoren, Prostataadenom, Harnsteine, Querschnittslähmung). Katheterisierung und allgemeine Abwehrschwäche, aber auch Immunsuppression sind ebenso mit häufigeren Infektionen der Harnwege dieser Patienten vergesellschaftet. Die Patienten sind in Abhängigkeit von der Grunderkrankung häufig asymptomatisch, sodass die Früherkennung durch die Urinuntersuchung eine besondere Bedeutung gewinnt.

Bei allen Verdachtsfällen ist entsprechend einer europäischen Empfehlung (Kouri et al. 2000) eine abgestufte Labordiagnostik einzuschlagen, die traditionelle Urinuntersuchungsmethoden wie mikrobiologische Identifikation des Erregers und seiner therapeutischen Empfindlichkeit umfasst (➤ Abb. 8-5).

Welche Laboruntersuchungen werden empfohlen?

Bei Vorliegen einer klinischen Symptomatik und/oder einer mikroskopischen oder durch Sediment- und Teststreifenanalyse nachgewiesenen Bakteriurie, Leukozyturie oder Nitriturie wird zunächst versucht, die Symptomatik im Urin näher zu charakterisieren. Dazu ist es wichtig, Kontaminationen durch unsaubere Harngewinnung auszuschließen sowie die Reproduzierbarkeit des Befunds im Harn durch Vergleich mehrerer Harnproben zu belegen.

Danach wird eine erste Schätzung der Zahl und Pathogenität der potenziellen Erreger vorgenommen. Dies kann mit traditioneller Sedimentanalyse oder quantitativ mit Sedimentanalyzern abgeschätzt werden. Empfohlen sind in dieser Stufe standardisierte **Schnelltests**, die eine Abschätzung der Anzahl der Kolonie bildenden Mikroorganismen erlauben. Mit steigender Zahl der Erreger in einem Mittelstrahlurin nimmt die Wahrscheinlichkeit zu, dass eine Infektion vorliegt und die folgende Bakterienkultur den Erreger einer Infektion erfasst (➤ Tab. 8-2).

Tab. 8-2 Entscheidungsgrenzen für die Annahme einer bakteriellen Infektion der ableitenden Harnwege bei Untersuchung eines Mittelstrahlurins (nach Kouri et al., 2000).

Symptome	Geschlecht	Probe	Entscheidungsgrenze für Kolonie-bildende Erreger/L	Positiver Voraussagewert	Negativer Voraussagewert
Ja	weiblich	Mittelstrahlurin	10^5	0,88	0,94
Ja	weiblich	Mittelstrahlurin	10^6	0,9	0,82
Ja	weiblich	Mittelstrahlurin	10^8	0,98	0,65
Ja	männlich	Mittelstrahlurin	10^6		
Nein	männlich/ weiblich	Mittelstrahlurin	10^8		
Ja oder nein	weiblich	zystoskopische oder suprapubische Aspiration	$> 10^4$		

Sind bei dieser Methode mehr als 10^8/L ($> 10^5$/mL) Kolonie bildende Erreger nachgewiesen, gilt eine Infektion zu über 95% als wahrscheinlich, wenn der Befund nach einigen Tagen reproduzierbar ist. Eine differenziertere Interpretation wurde in den Empfehlungen zur Urinanalytik dargestellt. Die Tatsache, dass manche Erreger bei niedrigeren Konzentrationen infektiöse Symptome verursachen und asymptomatische Patientinnen anders zu behandeln sind als symptomatische, führte zu den genannten Empfehlungen (➤ Tab. 8-2).

Nur bei Überschreitung dieser Entscheidungsgrenzen im Schnelltestverfahren wird eine **Kultur** mit Typisierung der Erreger empfohlen. Unabhängig davon werden nur folgende Indikationen für eine Urinkultur angegeben:

- jeder Verdacht auf Pyelonephritis oder fieberhafte Infektion des Urogenitaltrakts,
- Verdacht auf Infektion mit Krankenhauskeimen mit reduzierter Antibiotikaempfindlichkeit,
- Infektionsverdacht bei Patienten mit prädisponierenden Erkrankungen,
- Patienten mit bereits laufender antibiotischer oder Chemotherapie,
- fieberhafte Patienten mit Dauerkatheter,
- Verdacht der Harnwegsinfektion aufgrund klinischer Symptomatik bei Kindern und Jugendlichen, Schwangeren und Männern.

Unabhängig davon ist eine spezifische Untersuchung indiziert bei Verdacht auf Tuberkulose, Leptospirose, Salmonellen, Gonorrhö und andere sexuell übertragbare Infektionen sowie Pilzinfektionen.

Ähnliches gilt bei Annahme einer gesteigerten Pathogenität. Die Erreger werden in vier Klassen der Pathogenität (1–4) eingeteilt. Zusätzlich mit vier Graden der Häufigkeit (A–D) ergibt sich eine Abschätzung der Schwere und Wahrscheinlichkeit einer kausalen Ursachenfindung durch eine kulturelle Charakterisierung. Dabei ist A häufig, B relativ häufig, C unüblich und D selten Ursache einer urogenitalen Infektion:

1. Primär pathogene Species: E. coli (A), Staphylococcus saprophyticus (B), Salmonella spp., Leptospiren, Mykobakterien (D);
2. Sekundär pathogen: Enterobacter spp., Enterococcus sp., Klebsiella spp., Proteus mirabilis, Pseudomonas aeruginosa (B), Citrobacter spp., Morganella morganii, Proteus vulgaris, Serratia spp., Staphylococcus aureus (C), Corynebacterium urealyticum, Haemophilus spp., Pneumococci (D);
3. Pathogenität zweifelhaft: Gruppe-B-Streptokokken, Hefen, koagulasenegative Streptokokken (B), Acinetobacter spp., Pseudomonas spp., Stenotrophomonas maltophilia (C);
4. Übliche urogenitale Flora: α-Streptokokken, Gardnerella vaginalis, Laktobazillen (B), Bacterii bifidus, „diphtheroide" Stäbchen (C).

Mit dieser Charakterisierung ist meist auch die Messung der Empfindlichkeit gegenüber Antibiotika verbunden. Sie ist bei vorliegender klinischer Symptomatik bei Klasse 1 und 2 immer, bei Klasse 3 und 4 nur in Ausnahmefällen indiziert.

➤ Abb. 8-5 fasst die diagnostische Strategie bei Verdacht auf Urogenitalinfektionen zusammen.

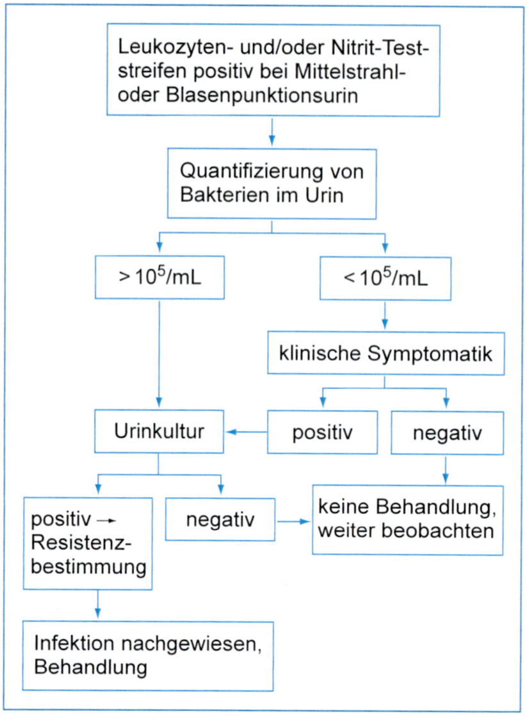

Abb. 8-5 Diagnostische Strategie bei Urogenitalinfektionen.

8.6 Harnsteinbildung

Das Harnsteinleiden stellt mit einer Prävalenz von 4–10% der Bevölkerung eine häufige Erkrankung dar. Die Steinanalyse nach Steinentfernung eröffnet neue Möglichkeiten der Steinmetaphylaxe und -prophylaxe mit dem Ziel, weitere Steinbildung zu vermeiden.

Pathogenese

Eine Vielfalt von Ursachen kann zur Harnsteinbildung führen.

Folgende Steinformen werden unterschieden:

- **Kalziumoxalatsteine** (Whewellit, Weddellit) stellen die häufigsten Formen der Harnsteine dar (bis zu 75% aller Steine enthalten Kalziumoxalat in einer dieser Formen). Sie entstehen im Nierenbecken durch Überschreiten des Löslichkeitsprodukts bei saurem pH.
  Als Pathomechanismen spielen eine Rolle:
  - genetische Ursachen (Oxalurie, renal-tubuläre Azidose, idiopathische Hyperkalziurie),
  - alimentäre Hyperoxalurie bei erhöhter Zufuhr von oxalathaltigen Nahrungsmitteln (z.B. Spinat, Schokolade, Erdnüsse),
  - Malabsorptionssyndrome bei Pankreasinsuffizienz, Morbus Crohn, operativem ileojejunalem Bypass,
  - Hyperkalziurie bei malignen (Leukämie, Melanom, Knochenmetastasenbildung), endokrinen (Akromegalie, Phäochromozytom, Hyperparathyreoidismus, Hyperthyreose, Nebenniereninsuffizienz) und katabolen Erkrankungen und/oder medikamenteninduzierter Osteoporose,
  - Vitamin-D-Überdosierung.
- Außerdem kann allein Bettruhe zu einer Vervielfachung der Kalziumausscheidung führen. Saurer pH des Urins, aber auch Uratkristalle und Verminderung inhibitorischer Substanzen wie Zitrat und Magnesium im Urin sind Faktoren, die die Steinbildung fördern.
- **Uratsteine** können als freie Harnsäure, Ammoniumurat und seltener Natriumurat im sauren Urin gebildet werden. Sie stellen etwa 16% der gefundenen Steine dar. Ihre Entstehung ist eng mit erhöhter renaler Ausscheidung durch Hyperurikämie (primäre und sekundäre Gichtformen), Zytostatikatherapie, Leukosen, verstärkter Uratzufuhr oder Uratbildung (z.B. bei Alkoholzufuhr) vergesellschaftet.
- **Phosphatsteine (Struvit, Dahllit, Brushit):** Die Bildung von Phosphatsteinen erfolgt bei alkalischem pH-Wert. Neben ernährungsbedingter Alkalisierung des Urins (z.B. bei vegetarischer Ernährung) ist die häufigste Ursache zur Bildung von Phosphatsteinen die bakterielle Infektion des Nierenbeckens mit Harnstoff spaltenden Keimen (Proteus mirabilis und vulgaris, Staphylococcus aureus u.a.). Zusätzlich zur Alkalisierung durch Ammoniakbildung tragen die Erreger als Kristallisationskeime zur Bildung von Magnesium-Ammonium-Phosphat (Struvit) bei, bisweilen in Kombination mit Kalzium-Phosphat-Karbonat (Karbonatapatit = Dahllit). Demgegenüber tritt der seltener auftretende Kalziumhydrogenphosphatstein (Brushit) im sauren Urin bei renal tubulärer Azidose auf.

- **Zystin-, Xanthin- und 2,8-Dihydroxyadeninsteine:** Die Zystinurie basiert auf einer autosomal-rezessiv vererbten Mutation des Rückresorptionsmechanismus dibasischer Aminosäuren. Wegen der geringeren Löslichkeit fällt Zystin im sauren Urin aus, wenn die Ausscheidung > 300 mg pro Tag beträgt. Zystinsteine stellen mit ca. 1–2% aller Steine eine eher seltene, aber wegen der lebenslangen Krankheitsdauer und spezifischen Behandlung eine besonders wichtige Indikation zur spezifischen Diagnostik dar. Demgegenüber ist die seltenere Bildung von Xanthin- und 2,8-Dihydroxyadeninsteinen auf eine genetische Störung der Xanthinoxidase oder des Purinabbaus auf der Stufe der Adenin-Phosphoribosyltransferase bedingt. Xanthinsteine können auch bei therapeutischer Hemmung der Harnsäurebildung (durch Allopurinol) entstehen, während die Bildung von 2,8-Dihydroxyadenin durch diese Therapie ebenfalls gehemmt wird.

Klinische Symptomatik

Erstsymptom bei einer Harnsteinkrankheit ist meist der mit der Wanderung des Steins verbundene kolikartige Schmerz, der je nach Lokalisation und Art des Steins in der betroffenen Seite (Flankenschmerz), dem unteren Bauchbereich, der Blase oder im Ureterbereich beim Urinieren auftritt. Seltener wird auch ein (schmerzfreier) Stein erst beim Urinieren zufällig gefunden.

Welche Laboruntersuchungen werden empfohlen?

Die labormedizinische Diagnostik besteht im Wesentlichen aus Untersuchungen zur Charakterisierung des Steins, zur Klärung des Pathomechanismus und im Rahmen der Steinmetaphylaxe.

Im Mittelpunkt der Erstdiagnostik steht die **Steinanalyse** mit Hilfe der Röntgendiffraktion oder der Infrarotspektroskopie. Alle sonstigen Urinuntersuchungen können über die Natur des Steins nur wenig aussagen. Lediglich der Nachweis der Zystinkristalle im Harnsediment oder die Quantifizierung von Zystin mit einem Schnelltest stellt eine die Diagnose der Zystinurie nahezu beweisende Untersuchung dar. Diese sollte nicht nur bei akuter Harnsteinsymptomatik, sondern auch bei anamnestischen Hinweisen auf familiäre Belastung als Screening durchgeführt werden.

Bei den Untersuchungen zur Abklärung der Steinursache wurden je nach Art des Steins gezielte Strategien vorgeschlagen. In jedem Fall gehören zu einer Ursachenabklärung und damit Vorbereitung der gezielten Therapie und Metaphylaxe folgende Untersuchungen:

- Urin-pH, Teststreifen und Sediment,
- Kreatinin, Kalzium, Harnsäure, Phosphat und Chlorid im Blut,
- bei alkalischem Urin und Symptomatik: bakteriologische Untersuchung des Urins.

Eine erweiterte metabolische Abklärung wird empfohlen, wenn sich aufgrund der Erstuntersuchung, Anamnese oder Symptomatik spezielle Hinweise ergeben:

- Ausschluss endokriner Ursachen (PTH),
- bei niedrig normalem oder vermindertem PTH und entsprechender klinischer Symptomatik: ACE bei V.a. Morbus Boeck, Vitamin D (25-OH-Cholecalciferol) zum Ausschluss einer Vitamin-D-Intoxikation, Kortisol, TSH, Katecholamine zum Ausschluss einer Nebenniereninsuffizienz, einer Hyperthyreose, eines Phäochromozytoms, Wachstumshormon zum Ausschluss der Akromegalie, Tumordiagnostik bei Verdacht auf Osteolyse durch Metastasen,
- Quantifizierung von Kalzium im Urin zum Ausschluss einer idiopathischen Hyperkalziurie, von Harnsäure, Oxalat, Phosphat, Zitrat und Magnesium im Urin, gemeinsam mit Kalzium zur Charakterisierung der Bedingungen zur Steinbildung und zur Überwachung der steinverhindernden Behandlung.

Verlaufskontrolle

Als Zielwerte für die Verhinderung der Steinbildung wurden für Erwachsene und Kinder die aufgezeigten Entscheidungswerte empfohlen (➤ Tab. 8-3).

Tab. 8-3 Entscheidungsgrenzen für eine Harnsteintherapie (gleichzeitig Zielwerte; nach Hesse et al. 2002).

Analyt im 24-h-Urin	Therapiebeginn ab	
	bei Erwachsenen (mmol/d)	bei Kindern (mmol/kg × d)
Kalzium	> 6,2 für Frauen > 7,5 für Männer	> 0,1
Oxalate	> 0,5	> 0,0063
Zitrat	< 1,7	< 0,01
Harnsäure	> 4,5 bei Frauen > 4,8 bei Männern	> 0,063
Magnesium	< 3,0	< 0,045
Phosphate	> 35	> 0,483
Zystin	> 0,8	> 0,024 homozygot 0,0058–0,0117 heterozygot

Tab. 8-4 Definition und Klassifikation von Blutdruckbereichen in mmHg.

	Systolisch	Diastolisch
Optimal	< 120	< 80
Normal	< 130	< 85
„Noch" normal	130–139	85–89
Leichte Hypertonie (Schweregrad 1)	140–159	90–99
Untergruppe Grenzwerthypertonie	140–149	90–94
Mittelschwere Hypertonie (Schweregrad 2)	160–179	100–109
Schwere Hypertonie (Schweregrad 3)	> 180	> 110
Isolierte systolische Hypertonie	> 140	< 90
Untergruppe systolische Grenzwerthypertonie	140–149	< 90

Wenn systolischer und diastolischer Blutdruck bei einem Patienten in unterschiedliche Klassen fallen, sollte die höhere Klasse Anwendung finden.

8.7 Renaler Hochdruck

Das kardiovaskuläre Risiko steigt nahezu linear mit dem systolischen und diastolischen Blutdruck an, einen eigentlichen Schwellenwert gibt es dabei nicht. Dieses wurde bei der neuen Blutdruckklassifikation herausgestellt, wenngleich die Hypertonie nach wie vor als ein Blutdruck von > 140/90 mmHg definiert wird (➤ Tab. 8-4).

Die indirekte Messung des Blutdrucks durch den Arzt (Gelegenheitsmessung oder Praxismessung) stellt auch heute noch das wesentliche Verfahren zur Diagnostik einer arteriellen Hypertonie dar. Neben der Praxismessung haben sich Messungen unter häuslichen Bedingungen (Selbstmessung), während der Aktivitäten des Tages und im Nachtschlaf (als Goldstandard gilt die ambulante 24-Stunden-Blutdruckmessung [ABDM]) und die Messung während ergometrischer Leistung zu wichtigen Alternativen bei bestehenden Fragen entwickelt. Es ist wünschenswert, dass die Gelegenheitsmessung zumindest durch eines dieser zusätzlichen Verfahren ergänzt wird.

Bei einem dem Arzt zuvor nicht bekannten Patienten sollte zunächst an beiden Armen der Gelegenheitsblutdruck ermittelt werden. Diese Untersuchung sollte an verschiedenen Tagen wiederholt werden und stellt letztendlich die Grundlage für das weitere Vorgehen dar.

Alle Patienten mit arterieller Hypertonie sollten zweimal täglich den Blutdruck selbst messen und die Werte in einen Blutdruckpass eintragen. Dies gilt vor allem während der Phase der Blutdruckeinschätzung, zu Therapiebeginn oder nach erfolgter Umstellung bzw. bei einem kontrollierten Auslassversuch.

Die ambulante Blutdruckmessung über 24 Stunden ist bei allen Patienten mit Hochdruck wünschenswert. Obligat ist diese Untersuchung, wenn das Vorliegen eines gestörten Tag-Nacht-Rhythmus wahrscheinlich oder möglich ist.

Die Beurteilung des Blutdruckverhaltens während Belastung sollte immer erfolgen, wenn aus anderen Gründen bereits eine Ergometrie indiziert ist (KHK, Herzrhythmusstörungen, Frage der Belastbarkeit), und zusätzlich, wenn es um Klärung des Belastungsblutdrucks bei körperlicher Aktivität am Arbeitsplatz und in der Freizeit geht.

Unabhängig von der Untersuchung des Charakters des Blutdrucks sollte die Feststellung Anlass zu einer intensiven Suche nach einer **sekundären Hochdruckursache** sein. Hier spielen renale und endokrine Ursachen eine besondere Rolle, da sie einer spezifischen Therapie zugeführt werden können.

Eine Verdachtsdiagnose einer renalen oder endokrinen Ursache der Hypertonie ist gegeben, wenn:

- Hinweise aus der Basisdiagnostik (Blutbild, Kreatinin, Urinstatus) vorliegen,
- eine schwere, insbesondere maligne Hypertonie besteht,
- Therapieresistenz beobachtet wird,
- ein dauerhafter Anstieg des Blutdrucks nach längerer Zeit guter Einstellung erfolgt,
- ein plötzlich auftretender Hochdruck oder
- in der 24-Stunden-Messung ein fehlender nächtlicher Abfall („non- dipper") vorliegt.

Eine sekundäre Hypertonie liegt nach älteren Angaben bei 5% der Hypertoniker vor (3,5% renale parenchymatöse Hypertonie, 1% renovaskuläre Hypertonie und 0,5% sonstige Ursachen), jüngere Veröffentlichungen weisen höhere Anteile auf. Nachdem die Diagnostik endokriner Hypertonien im Kapitel 7 (➤ Tab. 7-7) dargestellt ist, soll hier nur die Diagnostik der renal bedingten Hypertonie abgehandelt werden.

Pathogenese und klinische Differenzierung

Die renale Hypertonie entsteht durch

- relative Volumenexpansion,
- erhöhte Sympathikusaktivität,
- Aktivierung des Renin-Angiotensin-Systems.

Bei **renal parenchymatösen Ursachen**, zu denen praktisch alle zur Niereninsuffizienz führenden renal-parenchymatösen Erkrankungen gehören, ist eine Differenzialdiagnose zwischen essenzieller Hypertonie mit sekundärer Nephrosklerose und doppelseitigen Nierenerkrankungen mit sekundärer Hypertonie häufig nicht möglich.

Einseitige renal-parenchymatöse Erkrankungen wie die einseitige Hydronephrose, die einseitige kleine Niere (nichtvaskuläre Schrumpfniere), die kongenitale globale oder segmentale Hypoplasie, die chronische interstitielle Nephritis, die Strahlennephritis sowie die traumatische Atrophie sollten demgegenüber klar abgegrenzt werden. Zu den ergänzenden Untersuchungsmethoden bei Verdacht auf renoparenchymatöse Hypertonie gehören neben der Sonographie und perkutanen Nierenbiopsie vor allem labormedizinische Untersuchungen.

Bei **renovaskulärer Hypertonie** kommt es durch Minderdurchblutung der Niere auf der stenosierten Seite über eine vermehrte Reninfreisetzung aus dem juxtaglomerulären Apparat zur vermehrten Bildung von Angiotensin II. Dieses Hormon wirkt über zwei Angriffspunkte hypertonieauslösend

- durch Vasokonstriktion (Erhöhung des peripheren Widerstands),
- durch Stimulation der adrenalen Aldosteronfreisetzung (Aldosteron verstärkt die Hypertonie durch renale Salz- und Wasserretention).

Als Ursachen sind häufig Lumeneinengungen durch arteriosklerotische Plaques (ca. 80%) und fibromuskuläre Dysplasie (ca. 20%) zu finden, seltener ein Aneurysma der Nierenarterien und/oder ihrer Äste, ein dissezierendes abdominales Aortenaneurysma, ein traumatisch oder embolisch bedingter Nierenarterienverschluss, eine Arteriitis (Periarteriitis nodosa, Takayasu-Arteriitis), die Neurofibromatose Recklinghausen oder eine Kompression der Nierenarterien von außen (Zyste, Tumor, Metastasen).

Welche Laboruntersuchungen werden empfohlen?

Zunächst ist durch Messung der glomerulären Clearance, Abklärung der Ursache der Hämaturie (z.B. durch Phasenkontrastmikroskopie auf dysmorphe Erythrozyten) und der Proteinurie (z.B. durch SDS-Elektrophorese und/oder Einzelproteindifferenzierung) die Natur der Nierenerkrankungen als mögliche Ursache zu sichern.

Bei Verdacht auf renovaskuläre Hypertonie ist neben der Duplexsonographie, der Isotopennephrographie unter ACE-Hemmer, der Spiral-CT, Magnetresonanzangiographie und digitalen arteriellen Subtraktionsangiographie das Aldosteron als Laboruntersuchung hilfreich, insbesondere in Kombination mit der Plasmareninaktivität im sog. Orthostasetest. Dieser Test kann die Aktivität des Renin-Angiotensin-Aldosteron-Systems in der Pathogenese der Hypertonie und damit die spezifische therapeutische Intervention am besten klären.

Der Renin-Angiotensin-Aldosteron-Funktionstest wird nach diätetischer Vorbereitung und gegebenenfalls Absetzen störender Therapeutika durchgeführt. Er erlaubt neben der Klärung der Niere als Ursache einer Hypertonie, Aussagen über mögliche primäre (Conn-Syndrom) und sekundäre Formen des Hyperaldosteronismus und damit über chirurgische, medikamentöse oder diätetische Therapien (➤ Kap. 24, „Renin-Angiotensin-Aldosteron-System“).

8.8 Familiäre Belastung und Labordiagnostik genetisch verursachter Nierenerkrankungen

Es gibt eine Vielzahl hereditärer Nierenerkrankungen, die im Krankengut Erwachsener eher eine Rarität darstellen. In der pädiatrischen Praxis stellen sie jedoch einen großen Anteil der nephrologischen Patienten. Im Folgenden werden nur die geläufigsten hereditären Erkrankungen aufgeführt, soweit sie auch im allgemeinärztlichen und internistischen Bereich auftreten.

Da die Humangenetik insbesondere seit Entschlüsselung des menschlichen Genoms einen explosionsartigen Wissenszuwachs zeigt, geben die hier angegebenen Genmutationen bzw. Genorte nur eine Momentaufnahme wieder. Die aktuellsten Informationen erhält man anhand der OMIM-Datenbank im Internet.

Welche Laboruntersuchungen werden empfohlen?

Neben den für das Screening erwähnten Untersuchungen spielen bei genetischen Erkrankungen Labormethoden zur Charakterisierung tubulärer Funktionseinbußen eine besondere Rolle. Hierzu zählen die Messung der Osmolalität zur Charakterisierung einer renalen Konzentrierungsstörung ebenso wie die genaue Charakterisierung einer erhöhten Ausscheidung von Aminosäuren, Kohlenhydraten und anderen Metaboliten. Insbesondere haben sich auch die weiter oben beschriebenen Methoden zur Charakterisierung einer Hämaturie und Proteinurie bewährt. Wie aus ➤ Abb. 8-6 zu entnehmen ist, können angeborene Defekte der tubulären Funktion sicher von glomerulären und anderen erworbenen Ursachen der Proteinurie und Hämaturie unterschieden werden.

Daher ist neben der klinischen Symptomatik diese allgemeine Charakterisierung als erster Schritt vor einer genetischen Analyse zu sehen. Bei Feststellung einer tubulären Proteinurie und durch andere Erkrankungen nicht zu erklärender Konzentrierungsstörungen, Aminoazidurie oder Ausscheidung eines Metaboliten ist daher immer eine Abklärung der genetischen Ursache indiziert. In ➤ Tab. 8-5 werden die häufigsten Erkrankungen nach ihrer Häufigkeit im Krankengut dargestellt und ihre spezifischen genetischen Untersuchungsmethoden aufgeführt.

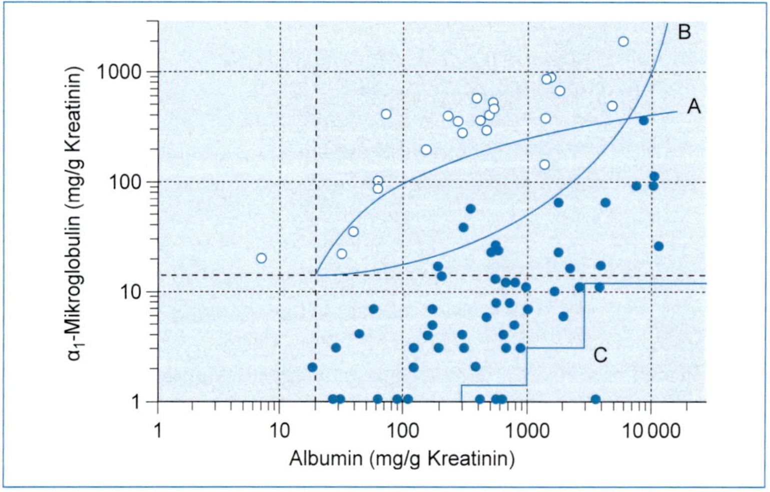

Abb. 8-6 Urinproteinmuster bei hereditären Nierenerkrankungen (nach Lun et al. 1999).
A: Die Linie trennt nach oben Erkrankungen mit tubulointerstitieller Nephropathie ab (○).
B: Die Linie trennt nach unten Patienten mit Glomerulonephritiden verschiedener Genese ab (●).
C: Bereich fehlender Plausibilität.
Die gestrichelten Linien stellen die oberen Grenzen der Referenzintervalle für Albumin (senkrecht) und α_1-Mikroglobulin (waagerecht) dar.

Tab. 8-5 Hereditäre Nierenerkrankungen nach ihrer Häufigkeit mit ihren spezifischen genetischen Untersuchungsmethoden.

Erkrankung	Charakteristika	Symptome u. Komplikationen	Gen-Locus/Vererbungsmodus
Zystische Nierenerkrankungen			
Autosomal-dominante polyzystische Nierenerkrankung (PKD und TSC2) und medulläre zystische Nierenerkrankung (MCKD)	• Häufigste autosomale erbliche Erkrankung in Europa und den USA • Prävalenz ca. 1:800 Neugeborene (4–6 Mio. weltweit) • Ca. 7–10(–15)% der Dialysepatienten • Altersgipfel der terminalen Niereninsuffizienz zwischen 50. und 60. Lebensjahr (Lj.) • Nur in 10% Manifestation bereits im Kindesalter • 77% aller Patienten erreichen das 50. Lj., 57% das 58. Lj., 52% das 73. Lj., ohne dass eine terminale Niereninsuffizienz auftritt	• Hämaturie, Zysteninfektion, Zystenruptur, Zysteneinblutung, Harnwegsinfekte, Urolithiasis, Hypertonie, extrarenale Aneurysmen • Extrarenal: Leber, Pankreas, Blutgefäße (intrakranielle Aneurysmen!! 4–10% im Verlauf), Darm	• PKD 1 und TSC2 90%: Chromosom 16p13.3 (Polycystin 1) • PKD 2: Chromosom 4q21 (Polycystin 2)
Autosomal-rezessive polyzystische Nierenerkrankung (ARPKD, PKHD1, FCYT)	• Chronisches Nierenversagen im frühen Kindesalter • Auffälliger Palpationsbefund im Kindesalter oft erster Hinweis • Verlauf variabel, häufig Tod im Kindesalter	• In der Regel kombiniert mit zystischer Leberfibrose, konsekutiver portaler Hypertonie mit vermehrten gastrointestinalen Blutungen	• PKHD1: 6p21–12 (Fibrocystin)
Markschwammnieren (ektatische Aufweitung der Sammelrohre in den Pyramiden)	• Oft Zufallsbefund	• Häufig symptomlos • Hyperkalziurie, Nephrolithiasis/ Nephrokalzinose	
Nephronophthise-Komplex (familiäre juvenile Nephronophthise [NPH])	• Terminale Niereninsuffizienz im Alter von etwa 14 Jahren • Häufigste Ursache der progredienten Niereninsuffizienz bei Kindern und Jugendlichen • Abzugrenzen: medulläre zystische Nierenerkrankung (autosomal-dominant – Manifestation 30.–50. Lj.)	• Polyurie und Polydipsie • In Kombination mit Retinitis pigmentosa als Senior-Løken-Syndrom	• Juvenile Form NPH1: 2q13 (Nephrocystin) • Infantile Form NPH2: 9q31 (Inversin) Erwachsenenform: NPH3 3q22 • Vererbungsmodus: autosomal-rezessiv

Tab. 8-5 Hereditäre Nierenerkrankungen nach ihrer Häufigkeit mit ihren spezifischen genetischen Untersuchungsmethoden. (Forts.)

Erkrankung	Charakteristika	Symptome u. Komplikationen	Gen-Locus/Vererbungsmodus
Hereditäre Glomerulopathie			
Hereditäre Nephritis (Alport-Syndrom)	• Selten in Kombination mit einer hereditären ösophagealen Leiomyomatose • Abzugrenzen von der benignen Hämaturie (Syndrom der dünnen Basalmembran)	• Innenohrschwerhörigkeit • Augenveränderungen möglich • Elektronenmikroskopische Aufsplitterung der glomerulären Basalmembran	• COL4A5-Gen, kodiert die α_5-Kette des Typ-IVs-Kollagens, aber auch die α_3(IV)- bzw. α_4(IV)-Kette des Typ-IV-Kollagens (autosomale Erbgänge). Genlocus: Xq22.3; mehr als 150 verschiedene Mutationen des COL4A5-Gens sind beschrieben • Vererbungsmodus: häufigster Erbmodus X-chromosomal (ca. 85%), aber auch autosomal-dominante und autosomal-rezessive Erbgänge beschrieben
Kongenitales nephrotisches Syndrom	• Finnischer Typ und nicht-finnischer Typ • Erhöhung von α_2-Fetoprotein in der Amnionflüssigkeit nach der 16. Schwangerschaftswoche bei positiver Familienanamnese, suspekt, aber nicht beweisend • hohe Letalität	• Auftreten eines nephrotischen Syndroms unmittelbar nach Geburt bzw. in den ersten Lebensmonaten • Kein Ansprechen auf Steroide u. Immunsuppressiva	• Für den autosomal-dominanten Erbgang: 19q13 • Vererbungsmodi: autosomal-rezessiv, autosomal-dominant
Fabry-Krankheit (Angiokeratoma corporis diffusum) (GLA)	• Inzidenz zwischen 1:40 000 und 1:117 000 • Pathobiochemie: Mangel an der lysosomalen Hydrolase α-Galaktosidase A. Dadurch Ablagerung eines Glykosphingolipids in verschiedenen Geweben (Haut, Herz, Nervensystem, Auge, Gefäße)	• Auftreten einer progredienten Niereninsuffizienz zwischen dem 20. und 40. Lj. • Charakteristisch: verminderte α-Galactosidase-A-Aktivität in Serum und Urin, gleichzeitige Erhöhung der Trihexosylceramidkonzentration • Lichtmikroskopisch typische, schaumig wirkende Vakuolenbildung der Tubuluszellen	• Xq22 • Vererbungsmodus: X-chromosomal-rezessiv

Tab. 8-5 Hereditäre Nierenerkrankungen nach ihrer Häufigkeit mit ihren spezifischen genetischen Untersuchungsmethoden. (Forts.)

Erkrankung	Charakteristika	Symptome u. Komplikationen	Gen-Locus/Vererbungsmodus
Nagel-Patella-Syndrom (hereditäre Onychoosteodysplasie) (LMX1B, NPS1)		• Dysplasie von Fingernägel und Patellae • Renale Beteiligung in 30–55% • Entwicklung einer chronischen Niereninsuffizienz im Erwachsenenalter bei 5–8%	• Chromosom 9q34.1 (Mutationen im Protein LMX1B)
Hereditäre Tubulopathien			
Zystinurie (SLC3A1, ATR1, D2H, NBAT)	• Defekt des renalen Zystintransports im proximalen Tubulus der Niere und im Darm • Betroffen sind die Aminosäuren Zystin, Ornithin, Arginin, Lysin; klinisch relevant ist allerdings nur Zystin, da nur geringe Löslichkeit im Urin • 6–8% aller Harnkonkremente bei Kindern • 1-mal pro 2000 Geburten, Inzidenz weltweit allerdings sehr unterschiedlich (USA 1:15 000) • Therapie: adäquate Flüssigkeitszufuhr, salz- und proteinreduzierte Ernährung, ggf. Medikation von D-Penicillamin bzw. Tiopronin	Verschiedene Typen werden bei Heterozygoten unterschieden: • Typ 1 (stiller Typ): keine bis sehr geringe Zystinurie (0–100 µmol Zystin/g Kreatinin) • Typ 2 (moderater Typ): geringe Zystinurie (100–900 µmol Zystin/g Kreatinin) • Typ 3: hohe Zystinausscheidung (> 900 µmol Zystin/g Kreatinin)	• Mutationen im SLC3A1, Chromosom 2p163 • Vererbungsmodus: autosomal-rezessiv
Xanthinurie	• Seltene Erkrankung, Inzidenz 1:6000–1:69 000 • Anhäufung von Xanthin und Hypoxanthin im Urin bei gleichzeitig erniedrigter Harnsäure in Serum und Urin • Mangel an Xanthindehydrogenase (Typ 1) und zusätzlich Aldehydoxidase (Typ 2), Typ 3 zusätzlich Molybdän-Cofaktor-Mangel		• 2p22–23 • Vererbungsmodus: autosomal-rezessiver Erbgang

Tab. 8-5 Hereditäre Nierenerkrankungen nach ihrer Häufigkeit mit ihren spezifischen genetischen Untersuchungsmethoden. (Forts.)

Erkrankung	Charakteristika	Symptome u. Komplikationen	Gen-Locus/Vererbungsmodus
Primäre Hyperoxalurie Typ 1	• Störung im Glyoxylatstoffwechsel • Erhöhte Uringlykolatausscheidung, deutliche Hyperoxalurie von 135–270 mg/d • Folge: vermehrtes Auftreten von Oxalatsteinen u. Nephrokalzinose • Untersuchung vor allem bei Kindern und Jugendlichen bei Auftreten von Nierensteinen • Therapie: Gabe von Pyridoxin, erhöhte Trinkmenge, Thiazidgabe bei Hyperkalziurie • Ca. 50% werden trotz intensiver Therapie dialysepflichtig		• 2q36-q37 (Mutationen im Gen für die Bildung von Alanin-Glyoxylat-Aminotransferase) • Vererbungsmodus: autosomal-rezessiv
Isolierte renale Glukosurie (SCL5A2)	• Patienten mit normalem Glukosetoleranztest und Verlust von 50–60 g Glukose über den Urin • Um das 3fache erniedrigte Nierenschwelle für Glukose • Keine Therapie erforderlich		• 16p11.2; 6p31.3 (Mutationen im Gen für den Na^+-Glukose-Cotransporter) • Vererbungsmodus: autosomal-rezessiv
Phosphatdiabetes (Vitamin-D-resistente, hypophosphatämische Rachitis, familiäre Hypophosphatämie) (PHEX, HYP, HYDR1)	• Störung der tubulären Phosphatrückresorption • Herabgesetztes Kalzium-Phosphat-Produkt im Blut, Serumwerte für Kalzium, Calcitriol und Parathormon normal • Therapie: Phosphatsubstitution, Gabe von Calcitriol • Davon abzugrenzen: autosomal-rezessive Vitamin-D-abhängige Rachitis Typ 1 und 2	• Beginn im Kindesalter • Minderwuchs • Rachitische Beindeformität	• Xp22.2-p22.1 • Vererbungsmodus: X-chromosomal-dominant
Fanconi-Syndrom (incl. DeToni-Debré-Fanconi-Syndrom) (FRTS, RFS)	• Generalisierte proximale Defekte des Tubulus mit Störungen des Aminosäurenstoffwechsels, der Phosphat-, Glukose- und Bikarbonatresorption • Bei Erwachsenen selten idiopathisch, meist sekundäres Vorkommen, z.B. bei der Zystinose (nicht zu verwechseln mit der Zystinurie) • Therapie symptomatisch mit Ausgleich der renalen Verluste	• Ähnlich dem Diabetes insipidus renalis • Durch Phosphatverlust hypophosphatämische Rachitis	• 15q15.3

Tab. 8-5 Hereditäre Nierenerkrankungen nach ihrer Häufigkeit mit ihren spezifischen genetischen Untersuchungsmethoden. (Forts.)

Erkrankung	Charakteristika	Symptome u. Komplikationen	Gen-Locus/Vererbungsmodus
Nephrogener Diabetes insipidus	• Auftreten in der Kindheit	• Verlust der renalen Konzentrierungsfähigkeit – Folge: schwer verlaufende Episoden mit Exsikkose u. Hypernatriämie • Exzessive Polyurie und Polydipsie, Wachstumsretardierung	• X-chromosomal-rezessiver Diabetes insipidus: Xq28 • Vererbungsmodus: X-chromosomal-rezessiv
Hyperkalziurisches Bartter-Syndrom (FSLT: furosemid-like salt-losing tubulopathy, Hyper-Prostaglandin-E-Syndrom, antenatales Bartter-Syndrom)	• Schweres Krankheitsbild • Manifestation bereits pränatal, Polyhydramnion • Primäre Ursache: defekte Chloridresorption im Bereich des dicken aufsteigenden Schenkels der Henle-Schleife	• Postpartal massiver NaCl-Verlust mit Iso- oder Hyposthenurie • Massive Polyurie • Hyperkalziurie • Führt innerhalb der ersten Lebenswochen zur Nephrokalzinose	• 15q15–q21.1
Gitelman-Syndrom (TSLT, thiazide-like salt-losing tubulopathy, hypokalziurisches Bartter-Syndrom, familiäre hypokaliämische Hypomagnesiämie)	• Männer und Frauen gleich häufig betroffen • Prognose günstig, normale Lebenserwartung • Labor: Hypomagnesiämie, Hypokaliämie, metabolische Alkalose durch inadäquat hohen renalen Kalium- u. Magnesiumverlust • DD: Diuretikaabusus • Therapie: Kaliumchlorid- und Magnesiumsubstitution., ggf. Gabe von Indometacin	• Körperliche Abgeschlagenheit	• Chromosom 16q13 (Mutationen im SLC12A3-Gen bewirken einen Funktionsverlust des thiazidsensitiven Transportproteins) • Vererbungsmodus: autosomal-rezessiv
Pseudohypoaldosteronismus Typ 1 (ASLT: amiloride-like salt-losing tubulopathy)	• Manifestation pränatal, schwerer Verlauf (hyponatriämische Dehydratation) • Defekt der aldosteronabhängigen Natriumresorption im Sammelrohr	• Ausbildung einer ausgeprägten Hyperkaliämie und einer metabolischen Azidose • Hyperkalziurie mit Nephrokalzinose • Verlauf der autosomal-dominanten Form weniger schwer	• Chromosom 16p12.2–13.11 • Vererbungsmodi: 2 Varianten: autosomal-rezessiv und autosomal-dominant

LITERATUR

Becker A, Boesken WH. Differential diagnosis of renal diseases by urinary protein electrophoresis (SDS-PAGE). J Lab Med 2005;29:317–24.

Boesken WH, Berg C, Schneider T. Diagnostisches Vorgehen und Verlaufsbeobachtungen bei tubulo-interstitiellen Erkrankungen. Nieren-/Hochdruck-Krankheiten 2002;31:329–35.

Gross P, Reimann D. Gitelmann Syndrom. Nephrol News 2002;3:2–5.

Grantham JJ. The etiology, pathogenesis and treatment of autosomal dominant polycystic kidney disease: Recent advances. Amer J Kidney Dis 1996;28:788.

Guder WG, Ivandic M, Hofmann W. Physiopathology of proteinuria and laboratory diagnostic strategy based on single protein patterns. Clin Chem Lab Med 1998;36:935-9.

Hesse A, Tiselius H-G, Jahnen A. Urinary Stones, Diagnosis, Treatment and Prevention of Recurrence. 2nd ed. Karger, Basel 2002.

Hesse H, Claßen A, Röhle G. Labordiagnostik bei Urolithiasis. Wissenschaftliche Verlagsgesellschaft, Stuttgart 1989.

Hildebrandt F, Weber, F, Brandis M. Hereditäre Erkrankungen der Niere, Der Internist 1995;36:254–62.

Hofmann W, Garbrecht M, Bradwell AR, Guder WG. A new concept for detection of Bence Jones proteinuria in patients with monoclonal gammopathy. Clin Lab 2004;50;181–5.

International Studies of Genetic Renal Disease – ISGRD. Internetseite: http://www.isgrd.umds.ac.uk/isgrd/home.html.

Köckerlin, A. Hereditäre Tubulopathien mit Diuretika-ähnlichem Salzverlust. D Ärzteblatt 1998;95:1841–6.

Kouri T, Fogazzi G, Gant V, Hallander H, Hofmann W, Guder WG. European Urinalysis Guidelines, Scan J Clin Lab Invest 2000;60, Suppl:231.

Kuhlmann, U, Alscher D, Kuhlmann U. Angeborene Nierenerkrankungen. In: Kuhlmann U, Walb D, Luft WC. Nephrologie, Pathophysiologie – Klinik – Praxis. 5. Auflage, pp. 494–511. Thieme Verlag, Stuttgart 1998.

Leitlinien der Deutschen Gesellschaft für Urologie: www.dgu.de/index.php?id=350.

Lun A, Ivandic M, Priem F, Filler G, Kirschstein M, Ehrich JHH, Guder WG. Evaluation of pediatric nephropathies by a computerized Urine Protein Expert System (UPES). Pediatr Nephrol 1999;13:900–6.

Omim Datenbank im Internet http://www.ncbi.nlm.nih.gov/omim/

Wilson PD. Polycystic kidney disease. New Engl J Med 2003;250:151–64.

KAPITEL

9

Frank Lammert, Klaus Ritter, Axel Gressner

Leber und Gallenblase/-wege

Bei vielen Arztbesuchen ist ein Screening auf Lebererkrankungen sinnvoll, da diese vielfältige Symptome wie Abgeschlagenheit und Müdigkeit, Ikterus, Pruritus, Haut- und Schleimhautveränderungen verursachen können. Labordiagnostische Untersuchungen sind zum Nachweis einer Lebererkrankung, zur Ausrichtung einer sinnvollen Diagnostik, zur Bestimmung des Schweregrads, zur Ermittlung der Prognose und zur Beurteilung der Therapie erforderlich. Es ist jedoch unnötig, eine große Anzahl von Methoden zu verwenden. Einfache etablierte biochemische Untersuchungen sind zunächst ausreichend. Zur Differenzierung des Ikterus sind die Cholestaseparameter (Bilirubin, alkalische Phosphatase, γ-GT) und die Transaminasen geeignet. Die Schwere eines Leberzellschadens wird durch Messungen von Bilirubin, Transaminasen und Syntheseparametern (Albumin, Pseudocholinesterase, Thromboplastinzeit) beurteilt. Ursächlich können ein alkoholischer Leberschaden mit Erhöhung der γ-GT oder eine Zirrhose mit Erhöhung der γ-Globuline und Abnahme der Syntheseparameter zugrunde liegen. Primäre oder sekundäre hepatobiliäre Tumore können durch erhöhte LDH, Transaminasen und alkalische Phosphatase (AP) auffallen. Das Muster der konventionellen Laboruntersuchungen (Bilirubin, Leberenzyme) gibt an, welche spezielleren Tests (z.B. Virusantikörper oder immunologische Marker) weiterführen. Die bildgebenden Verfahren wie Sonographie und CT oder eine Leberbiopsie können weitere wertvolle diagnostische Hinweise liefern.

9.1 Virushepatitiden

Die Virushepatitiden gehören auch in Deutschland zu den häufigsten Infektionskrankheiten. Ursache sind vor allem die Hepatitisviren im engeren Sinn, deren Infektion sich primär an der Leber manifestiert. Diese Virushepatitiden können **akut** oder **chronisch** verlaufen.

Klassifikation

Es gibt fünf gut charakterisierte Formen, die alphabetisch durchgezählt und von den gleichnamigen Viren verursacht werden:

- Hepatitis A (Übertragung fäkal-oral),
- Hepatitis B (Übertragung parenteral),
- Hepatitis C (Übertragung parenteral),
- Hepatitis D (nur als Ko- oder Superinfektion bei Hepatitis B, Übertragung parenteral),
- Hepatitis E (Übertragung fäkal-oral).

Sind die primären Hepatitisviren A bis E als Ursache einer Hepatitis ausgeschlossen, müssen differenzialdiagnostisch Erreger berücksichtigt werden, die eine Begleithepatitis auslösen können. Dazu gehören u.a. CMV, EBV, Entero- und Adenoviren, das Gelbfiebervirus sowie Brucellen und Leptospiren als bakterielle Erreger und Plasmodien und Amöben als Protozoen.

Klinische Symptomatik

Akuter Verlauf: Am Ende der für jedes der Hepatitisviren A bis E charakteristischen Inkubationszeit tritt Fieber auf; die Patienten klagen über Müdigkeit, Appetitlosigkeit, Oberbauchschmerzen, Übelkeit und Erbrechen. Die ikterische Phase setzt drei bis zehn Tage später abrupt mit Dunkelfärbung des Urins und Hellerwerden des Stuhls ein. Sie wird ab Bilirubinwerten von 34 µmol/L (2 mg/dL) im Serum als Sklerenikterus und ab 48 µmol/L (3 mg/dL) durch Gelbfärbung der Haut offensichtlich. Die Dauer der ikterischen Phase beträgt in der Regel zwei bis sechs Wochen.

Chronischer Verlauf: Chronische Verlaufsformen der fäkal-oral übertragbaren Hepatitis-A- und -E-Virusinfektionen sind nicht bekannt. Dagegen können die parenteral übertragbaren Hepatitis-B-, -C- und -D-Infektionen in unterschiedlicher Häufigkeit chronisch verlaufen. Eine Hepatitis wird als chronisch bezeichnet, wenn Entzündungszeichen in der Leber und Leberzellnekrosen länger als sechs Monate persistieren und/oder spezifische Marker der Virusaktivität nachweisbar sind.

Neben dem asymptomatischen Verlauf der chronischen Hepatitis, die nur zufällig durch routinemäßige Laboruntersuchungen entdeckt wird, gibt es milde Verläufe mit Oberbauchbeschwerden, Abgeschlagenheit und mangelnder Leistungsfähigkeit sowie schwere Verläufe mit starkem Krankheitsgefühl und Ikterus.

Nach einer **HBV-Infektion** entwickeln < 10% der erwachsenen Patienten eine chronische Hepatitis B. Nur bei 1–2% dieser Patienten wird pro Jahr eine vollständige Serokonversion zu anti-HBs mit HBs-

Antigen-Elimination beobachtet. Perinatale Infektionen gehen in > 90% in einen asymptomatischen HBV-Trägerstatus über. Trotz hoher HBV-DNA-Werte zeigen diese immuntoleranten Patienten meist keine klinischen, biochemischen oder signifikanten histologischen Hinweise auf eine Hepatitis. Der inaktive HBs-Antigen-Träger ist dagegen niedrigvirämisch und HBe-Antigen-negativ; bei ihm besteht die Gefahr der Reaktivierung einer Hepatitis unter Immunsuppression.

Die akute **HCV-Infektion** geht bei 70% der Patienten in eine chronische Hepatitis über, die einen variablen Krankheitsverlauf zeigt. Eine spontane Remission mit Elimination des HCV bei chronischer Hepatitis C ist sehr selten.

Die akute **HBV/HDV-Koinfektion** ist gewöhnlich selbstlimitierend und heilt bei 90% der Patienten aus. Häufig wird ein biphasischer Verlauf beobachtet, wobei der zweite Transaminasenanstieg durch das HDV erzeugt wird. Die **HDV-Superinfektion** eines HBV-Carriers ist für 50–70% aller fulminanten Hepatitisverläufe verantwortlich, die sich auf eine chronische Hepatitis B aufpfropfen. Die HDV-Infektion reduziert die aktive HBV-Replikation, sodass die Patienten häufig HBe-Antigen- und HBV-DNA-negativ sind. Die HDV-Superinfektion zeigt eine hohe Chronifizierungsrate (> 80%) und eine frühzeitige Zirrhoseentwicklung.

Die chronischen Virushepatitiden haben große medizinische und epidemiologische Bedeutung. Einerseits verlaufen sie in einem Viertel der Fälle progredient und gehen schließlich in eine Leberzirrhose über. Andererseits sind die chronisch Infizierten die Hauptverbreitungsquelle für die Hepatitisviren B, C und D.

Welche Laboruntersuchungen werden empfohlen?

Messgröße	**Zu erwartendes Ergebnis**
HBV/HCV-Serologie entsprechend Stufenschema	➤ Tab. 9-1
HAV-, HDV-, HIV-Serologie	Zum Ausschluss von Koinfektionen
HBC-/HCV-Genotypisierung	Vor Therapie
Transaminasen	↑
Albumin, Pseudocholinesterase, INR	(↓)
AFP	bei HCC-Risiko

Die virusdiagnostischen Hepatitisparameter sind maßgebend für die differenzialdiagnostische Zuordnung der Krankheitsbilder. Für die rationelle Diagnostik empfiehlt sich ein abgestuftes Vorgehen. Es hat sich bewährt, zunächst die Parameter anti-HAV, HBs-Antigen, anti-HBc, anti-HCV sowie anti-HEV zu bestimmen und bei positiven Befunden die nächste Stufe der Diagnostik zu veranlassen (➤ Tab. 9-1).

Bei der Hepatitis B (➤ Abb. 9-1, ➤ Abb. 9-2) stehen HBs-Ag, HBV-DNA, das HBe-/anti-HBe-System und molekularbiologische Untersuchungsmethoden für die Beurteilung der Virus- und Infektionsaktivität zur Verfügung. Eine HBV-DNA-Kopie entspricht einem Virus; um die Vergleichbarkeit der Resultate einzelner Tests zu verbessern, wurden internationale Einheiten (IE) definiert. Hierbei entsprechen sieben Kopien einer IE. Falls anti-HBc gesichert positiv und HBs-Antigen negativ sind, liegt eine frische HBV-Infektion oder bei positivem anti-HBs eine ausgeheilte Hepatitis B vor. Gelegentlich lassen sich bei diesen

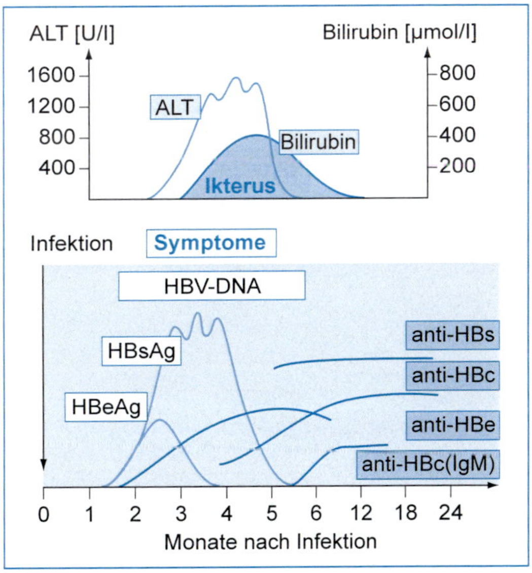

Abb. 9-1 Klinischer, biochemischer und serologischer Verlauf der akuten Hepatitis B.

Tab. 9-1 Diagnostisches Vorgehen und Interpretation bei Virushepatitis.

Diagnostik-Stufe 1		Diagnostik-Stufe 2		Interpretation/Diagnose
Anti-HAV	→ positiv	→ anti-HAV-IgM	→ positiv	→ akute Hepatitis A
			→ negativ	→ frühere Hepatitis A/Impfschutz
HBs-Ag anti-HBC	→ positiv	→ anti-HBC-IgM	→ positiv	→ akute Hepatitis B
			→ negativ	→ chronische Hepatitis B
	→ positiv	→ anti-HDV	→ positiv	→ Hepatitis D
Anti-HCV	→ positiv	→ CV-RNA	→ negativ	→ ausheilende Hepatitis C/gering aktive Hepatitis C
			→ positiv	→ chronische Hepatitis C
	→ negativ	→ HCV-RNA	→ positiv	→ akute Hepatitis C
Anti-HEV	→ positiv	→ HEV-RNA	→ positiv	→ akute Hepatitis E

Patienten kein Anti-HBs(< 10 IE/mL) und nur sehr geringe HBV-DNA-Konzentrationen (≤ 100 Kopien/mL [≤ 140 IE/mL]) nachweisen. Dieser isolierte Anti-HBc-Status hat keinen Krankheitswert, es verbleiben aber ein Infektionsrisiko und die Gefahr der Reaktivierung unter Immunsuppression. Die Ausheilung einer Hepatitis B zeigt sich serologisch an negativem HBs-Antigen, positivem anti-HBc und einem Anti-HBs-Wert ≥ 10 IE/mL.

Die Beurteilung von Verlauf und Infektiosität der chronischen Hepatitis C geschieht mittels der quantitativen HCV-RNA-RT-PCR. Das HCV besitzt eine große genetische Variabilität. Bisher wurden sechs Genotypen (1–6) und zahlreiche Subtypen nachgewiesen (1a–1c; 2a–2d; 3a–3f; 4a–4k; 5a; 6a).

In Deutschland sind die vier Genotypen 1, 2, 3, 4 verbreitet: Mit 50% ist der Subtyp 1b am häufigsten, gefolgt von 1a (28%), 3a (15%, 4a (4%) und 2 (2%). Die verschiedenen Genotypen sprechen unterschiedlich auf eine Therapie mit α-Interferon an, beispielsweise spricht 1b schlechter an als 3a. Vor einer Therapie wird daher die Genotypisierung empfohlen. Die Genotypisierung kann auch zur Aufklärung von Infektketten sowohl für HBV als auch für HCV verwendet werden.

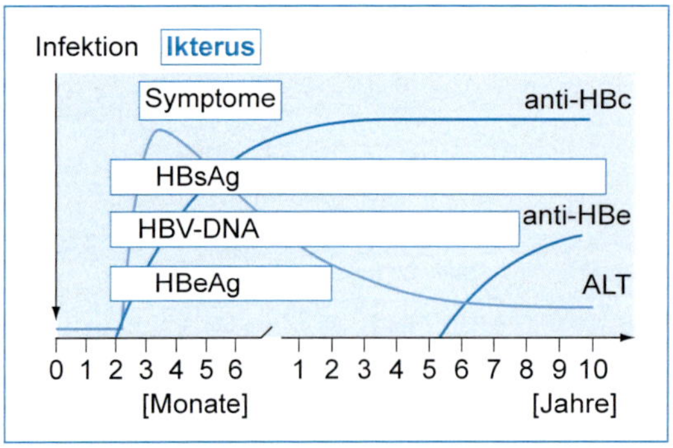

Abb. 9-2 Klinischer, biochemischer und serologischer Verlauf der chronischen Hepatitis B.

Interpretation

Bei der **chronischen Hepatitis B** ist die Unterscheidung zwischen der hoch- und der niedrig-replikativen Form wichtig für die Indikationsstellung zur Therapie (➤ Tab. 9-2). Bei der **hoch-replikativen** Hepatitis B sind die Transaminasen typischerweise erhöht, histologisch sind Zeichen der entzündlichen Aktivität nachweisbar. Bei einer hoch-replikativen Form mit dem HBV-Wildtyp ist das HBe-Antigen positiv und anti-HBe negativ. Bei 60% der Patienten mit einer hoch-replikativen Hepatitis B liegt eine HBe-Antigen-Minusmutante vor. Bei dieser HBe-Antigen-negativen chronischen Hepatitis B führen Mutationen in der Prä-C/C-Region und dem basalen Core-Promotor zur Blockade oder Repression der Expression des HBe-Antigens. Die meisten dieser Patienten sind initial asymptomatisch und haben niedrige HBV-DNA-Spiegel, entwickeln im Verlauf aber eine progressive Lebererkrankung, die schlechter auf eine antivirale Therapie mit Interferon-α anspricht. Eine Bildung von anti-HBe kann beobachtet werden, wenn Mischinfektionen mit Wildtyp-Isolaten vorliegen.

Bei der prognostisch günstigeren, **niedrig-replikativen** Form ist das HBe-Antigen negativ, die Transaminasen sind in der Regel normal, histologisch sind allenfalls geringe Entzündungszeichen nachweisbar. Die Viruslast und die Transaminasen korrelieren insbesondere bei der HBe-Antigen-negativen Hepa-

Tab. 9-2 Differenzierung von niedrig- und hoch-replikativer Form der HBV-Infektion.

	HBV-DNA qualitativ	HBV-DNA quantitativ in Kopien/mL (IE/mL)	Serologie		Transaminasen	Histologie	Therapieindikation
			HBs-Ag	HBe-Ag			
Niedrig-replikativ	+/–	$< 10^4$ ($< 2 \times 10^3$)	+	– inaktive HBs-Antigen-Träger	(↑)	Ohne wesentliche Entzündungsaktivität (Grad 0–1 nach Desmet-Scheuer)	–
Hoch-replikativ	+	$\geq 10^4$ ($\geq 2 \times 10^3$)	+	+ Wildtyp/ – HBe-Antigen-Minusmutante	↑	Entzündungsaktivität, Fibrose/Zirrhose	+
				+/– immuntolerante HBs-Antigen-Träger	↔	Geringe Entzündungsaktivität	(+)

titis B mit der histologischen Entzündungsaktivität. Neue Studien haben gezeigt, das die Viruslast im Blut ($\geq 10^4$ Kopien/mL [$\geq 1{,}4 \times 10^3$ IE/mL]) bei der chronischen Hepatitis B ein unabhängiger Risikofaktor für die Entstehung hepatozellulärer Karzinome ist.

Verlaufskontrollen und Therapieüberwachung

Die Diagnose einer chronischen HBV- oder HCV-Infektion erfordert regelmäßige Verlaufsuntersuchungen. Bei fehlender Therapieindikation sollten sich diese nach dem klinischen Verlauf richten und zunächst alle drei, dann alle sechs bis zwölf Monate erfolgen (Transaminasen, AFP, HBV-DNA, HBe-/anti-HBe, HCV-RNA).

Bei den chronischen Virushepatitiden B und C sind eine immunstimulatorische und antivirale Therapie mit pegyliertem Interferon-α und Ribavirin bzw. Nukleosid-/Nukleotidanaloga möglich.

Biochemisches Kriterium für das Ansprechen einer antiviralen Therapie bei **Hepatitis B** ist die Normalisierung der Transaminasen, serologische Kriterien sind die Seroteilkonversion zu anti-HBe und der Abfall der HBV-DNA $< 10^4$ Kopien/mL ($< 1{,}4 \times 10^3$ IE/mL). Während der Therapie sollten die HBV-DNA zunächst alle vier bis sechs Wochen und dann zusammen mit dem HBe-Antigen alle drei Monate bestimmt werden, um ein fehlendes initiales Ansprechen und die Entwicklung von Resistenzmutationen im Verlauf zu erkennen.

Therapieziel bei **Hepatitis C** ist das Verschwinden von HCV-RNA, verbunden mit einer Normalisierung der Transaminasen. Die Bestimmung des HCV-Genotyps, der Viruslast vor Therapiebeginn und des initialen Abfalls der Viruslast unter Therapie sind Parameter, um die Kombinationstherapie mit pegyliertem Interferon-α und Ribavirin zu individualisieren. Es wird die „early virological response" innerhalb der ersten vier Wochen (HCV-RNA < 12–50 IE/mL) von der „end-of-treatment response" und dem dauerhaften Ansprechen sechs Monate nach Therapieende („sustained virological response") unterschieden. Das erneute Auftreten von HCV-RNA nach Virusfreiheit am Therapieende wird als Relapse bezeichnet.

Unter der Interferontherapie kommt es zu einem Abfall der Leuko- und Thrombozyten; zudem kann eine Autoimmunthyreoiditis mit konsekutiver Hypothyreose induziert werden. Das in Kombination mit Interferon-α zur Therapie der Hepatitis C verwendete Ribavirin kann eine reversible osmotische Hämolyse induzieren. Der maximale Hämoglobinabfall wird nach etwa vierwöchiger Therapie erreicht und beträgt im Mittel 30 g/L.

9.2 Immunologische Hepatopathien

9.2.1 Autoimmunhepatitis

Pathogenese

Die Autoimmunhepatitis ist eine chronische, vorwiegend periportale Hepatitis unbekannter Ätiologie, die durch Autoimmunreaktionen unterhalten wird, gewöhnlich mit Hypergammaglobulinämie und organspezifischen Autoantikörpern einhergeht und in den meisten Fällen auf eine immunsuppressive Therapie anspricht. Als auslösende Mechanismen werden Viren, Toxine und weitere exogene oder genetische Faktoren diskutiert.

Die genaue Pathogenese ist ungeklärt; mögliche Mechanismen umfassen autoreaktive T-Zellen, proinflammatorische Th1-Zytokine, B-Zelldysfunktionen und eine aberrante Expression von Adhäsionsmolekülen.

Die Autoimmunhepatitis betrifft überwiegend Frauen (60–90%) im Alter von 15–40 Jahren. Die Prävalenz ist mit 0,1–1,2:100 000 sehr niedrig.

Klassifikation

- Typ 1: 80%, antinukleäre Antikörper (ANA) +, Smooth Muscle Antibodies (SMA) (+), atypische pANCA (+), Assoziation mit HLA-DR3 oder DR4,
- Typ 2: 20%, LKM-1-Antikörper (Liver kidney microsomes, Antigen: Cytochrom P450 2D6) +, pANCA –, häufiger jüngere Patienten mit akuter Hepatitis und schwererem progredienterem Verlauf als Typ 1, häufiger extrahepatische Manifestationen, in Assoziation mit polyglandulärem Autoimmunsyndrom Typ 1 (LKM-Antikörper gegen Cytochrom P450 1A2 und 2A6) schlechtere Prognose,
- Typ 3: SLA/LP-Antikörper (Soluble Liver Antigen/Liver Pancreas Antigen, Antigen: Serinhydroxymethyltransferase), SMA (+), AMA (+), klinisch und genetisch ähnelt die Erkrankung der Autoimmunhepatitis Typ 1, Differenzierung von Typ 1 kontrovers und nicht therapierelevant.

Klinische Symptomatik

Die Krankheit beginnt mit unspezifischer Symptomatik wie Müdigkeit, Oberbauchschmerzen, Übelkeit und Gewichtsverlust. Spätere Symptome sind Pruritus, Arthralgien und Ikterus. 10% der Patienten sind beschwerdefrei.

Die Erkrankung kann zur Leberzirrhose führen; bei effektiver Therapie ist die Lebenserwartung normal. Patienten mit einer Autoimmunhepatitis haben häufig weitere Autoimmunerkrankungen.

Welche Laboruntersuchungen werden empfohlen?

Messgröße	Zu erwartendes Ergebnis
Autoantikörper (ANA, SMA, LKM1, SLA)	+
γ-Globuline, IgG	↑
Transaminasen	↑
Cholestaseparameter (γ-GT, AP)	(↑)

Interpretation

Für die Steuerung der Therapie sind die Aktivitäten der Transaminasen und die Immunglobulinkonzentrationen geeignet, nicht aber die Titer der Autoantikörper.

Es besteht keine Assoziation zwischen dem systemischen Lupus erythematodes und einer chronisch-aktiven Hepatitis. Der Begriff „lupoide Hepatitis" beschreibt unspezifische Phänomene, die bei einer Vielzahl von Autoimmunhepatitiden auftreten.

Bei schwieriger Diagnosestellung atypischer Fälle ist die nachstehende Punkteskala nach der Internationalen Autoimmunhepatitis-Gruppe hilfreich (➤ Tab. 9-3).

Verlaufskontrollen und Therapieüberwachung

In den ersten drei Monaten einer immunsuppressiven Therapie sollten alle zwei Wochen Blutbild und Transaminasen sowie alle vier Wochen IgG be-

Tab. 9-3 Punkteskala der Internationalen Autoimmunhepatitis-Gruppe zur Diagnosestellung atypischer Autoimmunhepatitisfälle.

Kriterium	Punkte
Weibliches Geschlecht	+2
AP/ALT • < 1,5 • > 3,0	 +2 −2
γ-Globuline oder IgG über Normal • > 2,0-mal • 1,5- bis 2,0-mal • 1,0- bis 1,5μαλ	 +3 +2 +1
Autoantikörper ANA, SMA oder LKM1 • > 1:80 • 1:80 • 1:40	 +3 +2 +1
AMA +	−4
HLA-DR3 und -DR4	+1
Andere Autoantikörper (SLA/LP, ASPGR, LC-1, Aktin)	+2
Andere Autimmunerkrankungen	+2
Virusserologie • + • −	 −3 +3
Hepatotoxische Medikamente • ja • nein	 −4 +1
Alkoholkonsum • < 25 g/Tag • > 60 g/Tag	 +2 −2
Leberbiopsie • Mottenfraßnekrosen („Interface"-Hepatitis) • Plasmazellen • Rosetten	 +3 +1 +1
• Keine dieser Charakteristika • Gallengangveränderungen • Atypische Veränderungen	−5 −3 −3
Therapieansprechen • Komplett • Relapse	 +2 +3
> 15 Punkte vor und > 17 Punkte nach Therapie: Autoimmunhepatitis gesichert 10–15 Punkte vor und 12–17 Punkte nach Therapie: Autoimmunhepatitis wahrscheinlich	

stimmt werden. Spätere Kontrollen beinhalten alle drei Monate Transaminasen, IgG, Blutbild und Glukose. Die Dauer der Therapie nach Erreichen einer klinischen und biochemischen Remission beträgt mindestens zwei Jahre, bevor ein Absetzversuch unternommen werden kann.

9.2.2 Primäre biliäre Zirrhose

Die primäre biliäre Zirrhose ist eine chronische cholestatische Lebererkrankung unbekannter Ätiologie, die durch eine nichteitrige, destruierende Entzündung der interlobulären und septalen Gallengänge gekennzeichnet ist.

Die Erkrankung tritt weltweit familiär gehäuft auf, wobei Frauen neunmal häufiger als Männer betroffen sind und der Altersgipfel zwischen 40 und 60 Jahren liegt. Die Prävalenz beträgt 25:100 000.

Pathogenese

Pathogenetisch spielen sowohl genetische als auch exogene Faktoren eine Rolle. Kreuzreaktionen zwischen mitochondrialen und bakteriellen Antigenen und Autoimmunmechanismen sowie Antigenmodifikationen durch Xenobiotika tragen möglicherweise zur Zerstörung der Gallengänge bei, deren Epithel eine aberrante Expression von HLA-Klasse-II-Antigenen zeigt. Diese werden von CD4+-T-Helferzellen erkannt, woraufhin zytotoxische CD8+-T-Lymphozyten das Epithel infiltrieren, während Zahl und Funktion der T-Suppressorzellen lokal vermindert sind. Zudem werden eine vermehrte Bildung von Immunkomplexen und eine Aktivierung des Komplementsystems beobachtet. Es bestehen Assoziationen mit zahlreichen anderen Autoimmunerkrankungen (Sjögren-Syndrom, rheumatoide Arthritis, systemischer Lupus erythematodes, Sklerodermie, Dermatomyositis).

Klassifikation

Scheuer-Klassifikation:

- Stadium I: entzündliche Infiltration der Portalfelder mit Granulombildung,
- Stadium II: Gallengangproliferation und beginnende Fibrose,
- Stadium III: Mottenfraßnekrosen und Fibrose,
- Stadium IV: Leberzirrhose.

Klinische Symptomatik

Die Symptome im Frühstadium sind uncharakteristisch. Am häufigsten klagen die Patienten über Müdigkeit und einen oft quälenden Pruritus, die anderen Symptomen wie Oberbauchschmerzen, Xanthomen, Ikterus und Hepatosplenomegalie um Monate bis Jahre vorausgehen können. Im weiteren Verlauf kommt es durch die verminderte Gallesekretion häufig zu Symptomen der Malabsorption und zu einem Mangel fettlöslicher Vitamine. Im Spätstadium werden die klassischen Zeichen der Leberzirrhose mit portaler Hypertonie beobachtet (➤ Kap. 9.5).

Welche Laboruntersuchungen werden empfohlen?

Messgröße	Zu erwartendes Ergebnis
AMA-M2 (ELISA/Blot)	> 95% + (Titer ≥ 1:40)
ANA, SMA	28–52% +
γ-Globuline, IgM	↑
Cholestaseparameter (γ-GT, AP)	↑
GLDH	↑
Bilirubin	(↑)
Transaminasen	(↑)
Gallensäuren	↑
Cholesterin	(↑)

Interpretation

Da die Laborwerte in den Frühstadien noch wenig und uncharakteristisch verändert sein können, ist die Immunserologie von besonderer Bedeutung. Die bei fast allen Patienten nachweisbaren spezifischen Antikörper gegen mitochondriale Antigene (AMA) sind gegen die E2-Untereinheit der in der inneren Mitochondrienmembran lokalisierten Pyruvatdehydrogenase gerichtet (AMA-Subtyp M2a). Die Höhe der AMA-Titer korreliert nicht mit dem klinischen Verlauf der Erkrankung. Heterogene AMA werden bei bis zu 40% der Patienten mit Kollagenosen gefunden, bei denen die AMA-M2 in der Regel nicht nachweisbar sind (Ausnahme: Sjögren-Syndrom).

Verlaufskontrollen und Therapieüberwachung

Die Erkrankung verläuft individuell sehr unterschiedlich. Ein hoher Bilirubinspiegel ist ein ungünstiger prognostischer Faktor. Steigt das Bilirubin bei der primären biliären Zirrhose über 103 µmol/L (6 mg/dL), liegt die mediane Überlebenszeit ohne Lebertransplantation unter zwei Jahren. Zur Abschätzung der Prognose und zur Ermittlung des optimalen Zeitpunkts für eine Lebertransplantation wird zudem der Mayo-Score herangezogen, in den Lebensalter, Bilirubin, Albumin, Thromboplastinzeit und Ödeme eingehen (http://www.mayoclinic.org/gi-rst/mayomodel2.html).

9.2.3 Primär sklerosierende Cholangitis

Die primär sklerosierende Cholangitis ist eine chronische cholestatische Lebererkrankung mit fibrosierender und obliterierender Entzündung der intra- und/oder extrahepatischen Gallenwege.

Sie ist mit einer Prävalenz von 1–6:100 000 selten. Männer sind doppelt so häufig betroffen wie Frauen. Die Erstmanifestation liegt meist zwischen dem 25. und 45. Lebensjahr.

Pathogenese

Wegen der bei 75% der Patienten auftretenden Assoziation mit chronisch-entzündlichen Darmerkrankungen, insbesondere der Colitis ulcerosa, wurden portalvenös eingeschwemmte Bakterien oder ihre Toxine als Auslöser vermutet. Bis zu 5% der Patienten mit Colitis ulcerosa haben eine primär sklerosierende Cholangitis. Für die Immunpathogenese sprechen nicht nur das familiäre Auftreten und eine deutliche immungenetische Assoziation (HLA-B8 und -DR3), sondern auch die Assoziation mit atypischen ANCA und weiteren Autoimmunerkrankungen.

Klassifikation

Mayo-Klassifikation:

- Stadium I: portale Hepatitis mit Degeneration der Gallengangsepithelien,

- Stadium II: periportale Fibrose mit oder ohne periportale Hepatitis,
- Stadium III: septale Fibrose mit Brückennekrosen,
- Stadium IV: biliäre Zirrhose.

Klinische Symptomatik

Die primär sklerosierende Cholangitis wird durch die Ausbildung von Gallengangstenosen und -strikturen kompliziert, in deren Folge sich Gallengangsteine und Cholangitiden entwickeln. Viele Patienten sind zunächst asymptomatisch. Im Verlauf treten Pruritus, Müdigkeit, Ikterus, Oberbauchschmerzen, Gewichtsverlust, Hepatosplenomegalie und Fieber auf. Schließlich können die Patienten nach unterschiedlich langer Zeit eine biliäre Leberzirrhose und ein Leberversagen entwickeln.

Welche Laboruntersuchungen werden empfohlen?

Messgröße	Zu erwartendes Ergebnis
AMA	–
Atypische pANCA (IFT)	50–85% +
γ-Globuline, IgM	(↑)
Cholestaseparameter (γ-GT, AP)	↑
Bilirubin	(↑)
Transaminasen	(↑)
Gallensäuren	↑

Weiterführende Diagnostik

Für die Diagnosestellung einer primär sklerosierenden Cholangitis ist die endoskopische retrograde Cholangiographie (ERC) das Verfahren der Wahl.

Die seltene AIDS-assoziierte chronisch sklerosierende Cholangitis, deren ERC-Bild sich nicht von der primär sklerosierenden Cholangitis unterscheidet, wird meist durch CMV, Crypto- oder Mikrosporidien hervorgerufen.

Verlaufskontrollen und Therapieüberwachung

Treffsichere diagnostische Methoden des bei 5–18% der Patienten mit primär sklerosierender Cholangitis auftretenden cholangiozellulären Karzinoms sind nicht bekannt. Die Tumormarker CA19-9 und CEA sowie endoskopische und sonographische Kontrollen werden meist kombiniert eingesetzt. Der Zeitpunkt einer notwendigen Lebertransplantation kann durch die Child-Klassifikation und den Mayo-Score, in den Lebensalter, Bilirubin, Albumin, AST und Zustand nach Varizenblutung eingehen, abgeschätzt werden (http://www.mayoclinic.org/girst/mayomodel3.html).

9.2.4 Overlap-Syndrome

Overlap-Syndrome sind dadurch charakterisiert, dass sie typische Befunde mehrerer immunologischer Hepatopathien zeigen. Man findet biochemische, histologische oder immunologische Zeichen der Autoimmunhepatitis und der primären biliären Zirrhose oder primär sklerosierenden Cholangitis.

Overlap-Syndrome finden sich bei 10–20% der Patienten mit Autoimmunkrankheiten der Leber. Im Krankheitsverlauf kann es zu einer Änderung der klinischen Symptome und der immunologischen Befunde kommen.

Pathogenese

Die genaue Pathogenese der Overlap-Syndrome ist unklar.

Klassifikation

- Overlap-Syndrom Autoimmunhepatitis/primäre biliäre Zirrhose: Histologisch dominieren Zeichen der Autoimmunhepatitis, serologisch positive AMA und biochemisch erhöhte Cholestaseparameter. Neben diesen Hauptmerkmalen zeigt dieses Overlap-Syndrom eine mäßiggradige Erhöhung der γ-Globuline mit erhöhten IgM- und IgG-Konzentrationen sowie niedrig-titrig positive ANA und SMA. Der Nachweis von SLA/LP-Antikörpern bei Patienten mit primärer biliärer Zirrhose ist spezifisch für ein Overlap-Syndrom mit der Autoimmunhepatitis. Der klinische Verlauf entspricht weitgehend der Autoimmunhepatitis.

- AMA-negative primäre biliäre Zirrhose („Autoimmuncholangitis“): Der klinische Verlauf, die erhöhten Cholestaseparameter und die Histologie sind vereinbar mit der primären biliären Zirrhose. AMA sind jedoch negativ, ANA und SMA dagegen häufiger als bei der primären biliären Zirrhose hoch-titrig positiv. IgG ist mäßig, IgM im Gegensatz zur primären biliären Zirrhose meist nicht erhöht.
- Overlap-Syndrom Autoimmunhepatitis/primär sklerosierende Cholangitis: Die Patienten weisen die klinischen, biochemischen und immunologischen Befunde der Autoimmunhepatitis auf, während Histologie und ERC klassische Zeichen der primär sklerosierenden Cholangitis bieten. IgG ist bei mehr als der Hälfte der Patienten deutlich erhöht; SMA, ANA und pANCA sind bei 20% positiv.

Weiterführende Diagnostik

Bei Patienten mit ungeklärter Erhöhung der AP, negativen AMA und sonographisch unauffälligen Gallengängen sollten ANA, SMA und Immunglobuline bestimmt und eine Leberbiopsie durchgeführt werden.

Verlaufskontrollen und Therapieüberwachung

Die Differenzierung der Overlap-Syndrome hat therapeutische Konsequenzen, da vorwiegend cholestatische Erkrankungen eher auf Ursodesoxycholsäure ansprechen, während hepatitische Overlap-Syndrome vor allem auf immunsuppressive Therapie (Steroide, Azathioprin) reagieren.

9.2.5 Sarkoidose der Leber

Die Sarkoidose ist eine Multisystemerkrankung unbekannter Genese, die durch das Auftreten epitheloidzelliger Granulome in einem oder mehreren Organen gekennzeichnet ist.

Bei 80–95% der Sarkoidosepatienten finden sich Lebergranulome, klinische Zeichen des Leberbefalls sind mit einer Häufigkeit von 10–15% wesentlich seltener. Eine schwere intrahepatische Cholestase und portale Hypertonie durch Leberzirrhose oder massive Granulombildung sind selten.

Pathogenese

Es wird vermutet, dass eine Antigenexposition bei genetisch prädisponierten Individuen zu einer überschießenden zellulären Immunantwort führt.

Klinische Symptomatik

Bis zu 50% der Patienten haben eine Hepatomegalie und klagen häufig über uncharakteristische rechtsseitige Oberbauchschmerzen. Der Verlauf ist meist gutartig und die Sarkoidose der Leber heilt spontan aus.

Bei weniger als 5% der Patienten entwickelt sich im Verlauf eine chronische intrahepatische Cholestase, die mit der progredienten Zerstörung der interlobulären Gallengänge durch portale Granulome der primären biliären Zirrhose ähnelt.

Eine portale Hypertonie ist meist die Folge einer sekundären biliären Zirrhose.

Welche Laboruntersuchungen werden empfohlen?

Messgröße	**Zu erwartendes Ergebnis**
ACE	↑
Löslicher IL-2-Rezeptor	↑
AMA	–
γ-Globuline	↑
Cholestaseparameter (γ-GT, AP)	(↑)
Bilirubin	(↑)
Thromboplastinzeit	↑
Faktor X	↓ durch Bindung an Amyloid

Interpretation

Eine Erhöhung von AP und γ-GT bei einem Patienten mit pulmonaler Sarkoidose spricht mit hoher Wahrscheinlichkeit für eine Sarkoidose der Leber. Auf eine Leberbiopsie kann bei dieser Befundkonstellation verzichtet werden.

9.3 Toxische und Alkoholschäden

9.3.1 Alkoholische Hepatopathie

Bei Männern führt die regelmäßige Zufuhr von > 30–40 g Alkohol täglich zu einer alkoholischen Hepatopathie mit erhöhtem Zirrhoserisiko; für Frauen liegt dieser Schwellenwert niedriger (20 g täglich).

Pathogenese

Hepatozyten verfügen über drei wichtige Stoffwechselwege zum Alkoholabbau:

- die zytosolische Klasse-I-Alkoholdehydrogenase,
- das Cytochrom-P450 2E1-abhängige mikrosomale ethanoloxidierende System (MEOS) des endoplasmatischen Retikulums,
- die Katalase der Peroxisomen.

Die Oxidation von Ethanol zu Acetaldehyd schädigt den Hepatozyten auf vielfältige Weise: gesteigerte Lipidperoxidation durch Produktion freier Radikale, Depletion von Antioxidanzien (z.B. NAD, Glutathion) sowie kovalente Bindung von Aldehyden und Radikalen an Proteine. Hierbei entstehen Neo-Antigene, die eine Immunantwort mit Antikörperbildung auslösen. Zusätzlich stimulieren freie Radikale, Aldehyde und die bei starkem Alkoholkonsum auftretende Endotoxinämie die Freisetzung zahlreicher Zytokine (z.B. TNF-α, TGF-β, IL-1/-6/-8) und die Kollagensynthese der hepatischen Sternzellen. Weitere alkoholvermittelte Effekte sind eine Abnahme des Phospholipidgehalts und eine konsekutiv veränderte Membranfluidität.

Der Ethanolstoffwechsel hat vielfältige Auswirkungen auf den Intermediärstoffwechsel: Die Hemmung der NAD-abhängigen Laktatdehydrogenase führt zu einer Hyperlaktatämie. Bei entleerten Glykogenspeichern kann die Glukoneogenese durch den verstärkten Shift von Pyruvat zu Laktat blockiert sein. Durch die Laktaterhöhung und die Ketonkörperproduktion bei Hypoglykämie kommt es zu einer azidotischen Stoffwechsellage, die zu einer vermehrten tubulären Reabsorption von Harnsäure und damit zur Hyperurikämie beiträgt. Die Hyperlipidämie und Leberzellverfettung entstehen durch die verminderte NAD-abhängige Fettsäureoxidation und die NADH-bedingte erhöhte Verfügbarkeit von α-Glycerophosphat bei gesteigerter Fettsäurensynthese. Zusätzlich ist als Acetaldehydeffekt die Synthese der Lipoproteine und damit der Abtransport der Lipide gestört.

Klassifikation

Zunächst kommt es zur Leberverfettung (< 50% der Hepatozyten) und **alkoholischen Fettleber** (> 50% der Hepatozyten). Als **Zieve-Syndrom** bezeichnet man die Trias Fettleber, hämolytische Anämie mit Ikterus und Hyperlipoproteinämie. Die **alkoholische Fettleber-** oder **Steatohepatitis** (ASH) ist bei 60% der Patienten durch einen symptomarmen chronischen Verlauf gekennzeichnet. Bei 10% der Patienten kommt es zu einer akuten Exazerbation, bei der vielfach Fieber verbunden mit einer Leukozytose im Vordergrund steht und die zum Leberversagen führen kann. In 30% der Fälle geht die Fettleberhepatitis in eine **alkoholische Leberzirrhose** über.

Klinische Symptomatik

Die alkoholische Fettleber verursacht meist keine Beschwerden. Bei der Hälfte der Patienten mit ASH bestehen Ikterus, Fieber, Übelkeit, Erbrechen, Gewichtsverlust, Schwäche, Hepatomegalie und Oberbauchschmerzen. Die schwere Verlaufsform ist häufig gekennzeichnet durch hepatische Enzephalopathie, Aszites und eingeschränkte Lebersyntheseleistung. Die Mortalität beträgt 15–25%. Zur Leberzirrhose ➤ Kap. 9.5.

Welche Laboruntersuchungen werden empfohlen?

Messgröße	Zu erwartendes Ergebnis
Transaminasen	↑ (häufig AST > ALT)
γ-GT	↑↑
AP	↑
GLDH	↑↑
Bilirubin	↑ bei ASH
Syntheseparameter (Pseudocholinesterase, Albumin, Thromboplastinzeit)	↓ bei ASH
IgA	↑
Ammonium	↑ bei ASH
Blutbild	Makrozytär-hyperchrome Anämie, Thrombopenie, neutrophile Leukozytose bei ASH
Carboyhdrate deficient transferrin (CDT)	↑
Harnsäure	↑

Interpretation

Hinweise auf eine schlechte Prognose bei ASH sind Hyperbilirubinämie > 20 mg/dL, Quick < 50% und Hypalbuminämie < 20 g/L. Die Parameter wurden von Maddrey in einem Diskriminationsfaktor zusammengefasst:

4,6 × Thromboplastinzeit oberhalb der Normalgrenze in Sekunden + Bilirubin (mg/dL)]

Bei einem Wert > 32 beträgt die Mortalität innerhalb der nächsten sechs Monate 30–40%.

Weiterführende Diagnostik

Die klinische, laborchemische und sonographische Verdachtsdiagnose kann durch eine perkutane oder laparoskopische Leberbiopsie gesichert werden.

9.3.2 Nicht-alkoholische Fettlebererkrankung

Die nicht-alkoholische Fettlebererkrankung ist durch eine vermehrte Fetteinlagerung in die Leber charakterisiert. Eine Fettleber findet sich häufig bei Adipositas, Diabetes mellitus Typ 2, Hyperlipidämie, rascher Gewichtsreduktion, Malabsorptionssyndromen und parenteraler Ernährung. Die Vorstellung, dass auf dem Boden der nicht-alkoholischen Fettlebererkrankung auch bei Nicht-Alkoholikern eine Erkrankung auftreten kann, die der alkoholischen Fettleberhepatitis zum Verwechseln ähnelt, geht auf Thaler und Ludwig zurück, die in den 70er Jahren den Begriff der **nicht-alkoholischen Steatohepatitis (NASH)** prägten. Unter NASH versteht man das Auftreten eines Leberzellschadens mit makrovesikulärer Verfettung und hydropischer Schwellung der Hepatozyten, begleitet von entzündlichen Infiltraten und Fibrose, ohne dass ein nennenswerter Alkoholkonsum vorliegt. NASH ist häufiger als bisher angenommen und betrifft 2–6% der Bevölkerung.

Pathogenese

Der Fettleber kann eine gesteigerte hepatische Aufnahme von Fettsäuren aus dem Darm oder dem Fettgewebe bei erhöhtem alimentären Angebot, Insulinresistenz, Gewichtsverlust oder Proteinmangel, eine gestörte Verwertung der Fettsäuren in der β-Oxidation (z.B. bei Hyperinsulinämie) oder eine verminderte hepatische VLDL-Exkretion bei Störungen der Lipoproteinsynthese (z.B. familiäre Hypolipoproteinämie) zugrunde liegen. Warum es bei den meisten Patienten nur zur blanden Fettleber, bei 10–15% dagegen zu NASH kommt, ist multifaktoriell bedingt. Die Steatose wird als „first hit" aufgefasst, der die Empfindlichkeit der Leber gegenüber Pathomechanismen steigert, die den inflammatorischen Vorgang unterhalten. Mögliche „second hits" sind oxidativer Stress und Endotoxine. Die Endotoxinämie führte zu einer Dysbalance pro- (TNF-α, IL-6, IL-8) und antiinflammatorischer Zytokine (IL-10). Im Fettsäuremetabolismus entstehen hochreaktive Sauerstoffspezies (Superoxidanionen, Hydroxylradikale, Wasserstoffperoxid), die über eine Peroxidation von Membranlipiden zur Zellschädigung führen, wobei die Peroxidationsprodukte (z.B. Malondialdehyd, Hydroxynonenal) zudem über c-Jun-Kinase-abhängige Signaltransduktionswege die Kollagensynthese der Sternzellen stimulieren.

Klinische Symptomatik

Patienten mit blander Fettleber oder milder NASH sind beschwerdefrei oder beklagen uncharakteristische abdominelle Beschwerden. Bis zu 20% der Patienten mit einer Transaminasenerhöhung unklarer Genese sind an NASH erkrankt. 15–50% der NASH-Patienten entwickeln eine Fibrose, in einem Zeitraum von zehn Jahren tritt bei 7–18% der Fälle eine Zirrhose auf, und 10% der Patienten mit schwerer Steatohepatitis versterben. Hinter mancher kryptogenen Leberzirrhose verbirgt sich eine NASH. Eine schnell fortschreitende, fulminante NASH kommt vor, ist aber sehr selten.

Welche Laboruntersuchungen werden empfohlen?

Messgröße	Zu erwartendes Ergebnis
Transaminasen	↑ (häufig AST < ALT)
γ-GT	(↑)
AP	(↑)
IgA	25% ↑
ANA, SMA	10–30% +
Transferrinsättigung, Ferritin	10–60% ↑
MCV	normal
CDT	normal
Glukose	30–50% ↑
Triglyzeride, Cholesterin	20–80% ↑

Interpretation und weiterführende Diagnostik

Meist führt eine unklare Transaminasenerhöhung zur Erweiterung der Diagnostik. Die Fettleber wird sonographisch objektiviert.

Die Diagnose der NASH ist aufwändig, da sie eine Ausschlussdiagnose darstellt und die Laborgrößen uncharakteristisch sind. Zunächst muss ein nennenswerter Alkoholkonsum ausgeschlossen werden (Eigenanamnese, MCV, CDT). Diabetes mellitus ist ein Prädiktor für eine schwere Fibrose bei NASH. In unklaren Fällen oder bei weiter bestehender Fettleber trotz Beeinflussung möglicher Ursachen empfiehlt sich auch zur Einschätzung des Schweregrads eine Leberbiopsie.

9.3.3 Medikamentös-toxische Hepatopathien

Pathogenese

Als zentralem Stoffwechselorgan kommt der Leber die Aufgabe zu, Arzneimittel zu aktivieren, zu inaktivieren und auszuscheiden. Nach intestinaler Resorption werden viele Medikamente bei der ersten Leberpassage metabolisiert („first pass"), sodass die Leber mit wesentlich höheren Konzentrationen an Fremdstoffen konfrontiert wird als andere Organe. Die meist lipidlöslichen Fremdstoffe werden durch Biotransformation in wasserlösliche Substanzen überführt, damit die Ausscheidung über Galle und Urin möglich wird.

Die Biotransformation entgiftet normalerweise die Fremdstoffe. Es kann aber ebenso zur Bildung toxischer, elektrophiler Metaboliten kommen, die kovalent zelluläre Makromoleküle binden können und so die Hepatozyten schädigen:

- Paracetamol wird durch Cytochrom-P450-Isoenzyme zum elektrophilen Metaboliten N-Acetyl-p-Benzoquinon-Imin abgebaut, der zu Leberzellnekrosen führt.
- Es kann nach kovalenter Bindung eines elektrophilen Metaboliten mit einem Protein ein Neo-Antigen nach dem Hapten-Carrier-Modell entstehen, das eine Immunantwort des Organismus bedingt, die letztlich zur Zellschädigung führt. Ein Beispiel hierfür ist die Bildung eines Neo-Antigens durch die kovalente Bindung des Halothanmetaboliten Trifluoracetyl an ein zelluläres Protein.

Medikamente können die Leber auch durch Glutathiondepletion und die Bildung freier Radikale, die zur Lipidperoxidation der ungesättigten Fettsäuren führen, schädigen.

Klassifikation

Medikamentös-toxische Hepatopathien können das gesamte Spektrum der Lebererkrankungen imitieren. Die meisten medikamentös induzierten Leberschädigungen sind **idiosynkratisch (fakultativ)**, dosisunabhängig und damit nicht vorhersehbar. Diese Hepatoallergene oder ihre Stoffwechselprodukte ändern die Antigenität von Hepatozytenmembranen und lösen Hypersensitivitätsmechanismen aus, in deren Verlauf es zur Hepatozytenschädigung kommt. Die Latenzzeit liegt bei mindestens ein bis zwei Wochen, kann aber auch deutlich länger sein.

Davon abgegrenzt werden Arzneimittel mit **intrinsischer (obligater)** Hepatotoxizität, die meist dosisabhängig nach einer kurzen Latenzzeit auftritt (z.B. Paracetamolintoxikation). Die Veränderungen sind in der Regel reversibel.

Klinische Symptomatik

Bei einer **akuten Leberzellnekrose** verläuft das Krankheitsbild ähnlich wie bei einer Virushepatitis bis hin zur fulminanten Hepatitis. Vorherrschend sind Allgemeinsymptome wie Abgeschlagenheit und Inappetenz. Der Verlauf ist oft zweiphasig. Bei einer Paracetamolintoxikation treten in den ersten Stunden Übelkeit, Erbrechen, Tenesmen und Diarrhöen auf. Während der folgenden zwölf bis 48 Stunden kann es keinerlei klinische oder laborchemische Hinweise auf eine Leberschädigung geben; in dieser Latenzphase werden toxische Metaboliten gebildet. Bei einer Paracetamoldosis > 100 mg/kg ist mit einer Leberschädigung zu rechnen, bei > 300 mg/kg ist ein fulminantes Leberversagen möglich. Die klinische Symptomatik beginnt erneut mit Appetitlosigkeit, Übelkeit, Erbrechen; in schwereren Fällen kommt es zu Ikterus und Leberausfallskoma. Die Antidottherapie der Paracetamolintoxikation mit Acetylcystein in den ersten zwölf Stunden nach Einnahme beeinflusst Mortalität und Morbidität: > 90% der Patienten erholen sich vollständig (➤ Kap. 22.8.2, ➤ Kap. 24, „Analgetika" – „Paracetamol").

Bei einer **arzneimittelbedingten allergischen Hepatitis** dominieren Fieber, Exantheme, Lymphadenopathie und Arthralgien. Dazu kommen Abgeschlagenheit, Übelkeit, Erbrechen und Oberbauchschmerzen.

Welche Laboruntersuchungen werden empfohlen?

Messgröße	Zu erwartendes Ergebnis
Medikamentenspiegel	
Transaminasen	↑ (häufig AST > ALT)
Cholestaseparameter (γ-GT, AP)	↑
GLDH	↑
Bilirubin	↑
Blutbild	Eosinophilie und hämolytische Anämie bei arzneimittelbedingter allergischer Hepatitis

Weiterführende Diagnostik

Bei Verdacht auf eine toxische Hepatopathie sind weitere Informationen bei den Informationszentren für Vergiftungsfälle einzuholen, deren Telefonnummern der Roten Liste zu entnehmen sind.

9.4 Genetische Lebererkrankungen

9.4.1 Hämochromatose

Die Hämochromatose ist die häufigste autosomal-rezessive Erbkrankheit. Die Prävalenz homozygoter Personen liegt bei 1:200 bis 1:400, die heterozygoter bei 1:8 bis 1:20. Die phänotypische Ausprägung der Erkrankung variiert und hängt von mehreren Faktoren ab, die auf Eisenaufnahme oder -verlust einwirken (Alkoholkonsum, Nahrung, Menstruation). Daher beträgt die Prävalenz der manifesten Hämochromatose nur 1:4000 bis 1:10 000, wobei Männer zehnmal häufiger betroffen sind als Frauen. Das klinische Manifestationsalter liegt bei Männern etwa im 45. Lebensjahr; Frauen erkranken zehn Jahre später in der Postmenopause.

Pathogenese

Bei der Hämochromatose ist der Eisensensor aufgrund einer Mutation des HFE-Gens nicht funktionsfähig. Daher werden die intestinalen Eisentransporter der Enterozyten (Solute Carrier 11A2 und 11A3 = Ferroportin) induziert und die Enterozyten nehmen mehr Eisen als notwendig auf. Dies führt zu einer progressiven Eisenbeladung der parenchymatösen Zellen verschiedener Organe wie Leber, Pankreas, Herz, Hypophyse und Gelenken. Die Eisenüberladung der Hepatozyten führt zur Bildung freier Sauerstoffradikale, die durch Lipidperoxidation Lysosomen sowie andere Zellorganellen schädigen und die Kollagensynthese der Sternzellen stimulieren.

Klassifikation

- (Asymptomatisches) Stadium I: genetische Prädisposition ohne Eisenüberladung oder Symptome,
- Stadium II: mäßige Eisenüberladung (➤ Tab. 9-4) ohne Symptome,
- Stadium III: Eisenüberladung mit Frühsymptomen (Müdigkeit, Arthralgien),
- Stadium IV: Eisenüberladung mit Organschäden, insbesondere Leberzirrhose.

Klinische Symptomatik

Zunächst treten unspezifische Allgemeinsymptome auf. Arthralgien sind ein Frühzeichen der Hämochromatose. Die Lebererkrankung entwickelt sich langsam über die Fibrose zur Zirrhose, wenn der Eisengehalt 20 mg/g Lebertrockengewicht überschreitet. 15–30% der Patienten entwickeln unbehandelt ein hepatozelluläres Karzinom (HCC). Bei der Mehrzahl unbehandelter Patienten besteht im Spätstadium ein manifester Diabetes mellitus, bei 10% eine gestörte Glukosetoleranz. Die verstärkte Hautpigmentierung an belichteten Hautarealen wird durch einen erhöhten Melanin- und Hämosideringehalt hervorgerufen. Eisenablagerungen im Herzmuskel können zu einer dilatativen Kardiomyopathie führen. Störungen der hypothalamisch-hypophysären Achse können in einem sekundären Hypogonadismus und einer Hypothyreose resultieren. Die Frühdiagnose ist für die Prognose von größter Bedeutung. Jede Hepatomegalie mit und ohne pathologische Leberlaborparameter, bei der Libido- und Potenzverlust sowie Arthropathie zusammentreffen, sollte an eine Hämochromatose denken lassen.

Welche Laboruntersuchungen werden empfohlen?

Messgröße	Zu erwartendes Ergebnis
Ferritin	> 300 µg/L bei Männern, > 200 µg/L bei Frauen
Transferrinsättigung	> 45%
Eisen	Meist > 30 µmol/L, aufgrund der Schwankungen für Diagnostik und Verlaufskontrolle nicht geeignet
HFE-Genotypisierung	Bei abnormem Eisenstatus oder erstgradigen Verwandten homozygoter Patienten
Transaminasen	(↑)
Glukose, HbA_{1c}, oGTT	10% pathologisch
LH, FSH, Testosteron	
TSH, fT_3, fT_4	
AFP	HCC-Screening

Tab. 9-4 Ausmaß der Eisenüberladung bei Hämochromatose.

Grad	Lebereisengehalt (mg/g Lebertrockengewicht)	Gesamtkörpereisengehalt (g)	Plasma-/Serumferritin (µg/L)
Minimal	> 1,7	≈1,5	M: < 300 F: < 200
Mäßig	> 5,6	≈ 2–5	≈ 500
Schwer	> 11,2	> 5	≈ 750

F = Frauen; M = Männer.

Interpretation

➤ Kap. 24, „Hämochromatose-Genmutation".

Weiterführende Diagnostik

Bei 10% der Hämochromatosepatienten liegen andere Gendefekte vor, z.B. Mutationen des enteralen Eisentransporters Ferroportin, des hepatischen Transferrinrezeptors 2 oder des Peptidhormons Hepcidin. Bei Patienten ohne homozygote C282Y-Mutation, die dennoch eine deutliche Eisenüberladung aufweisen, sollte eine Leberpunktion mit absorptionsspektrometrischer Bestimmung des Eisengehalts durchgeführt werden.

Bei der Hämochromatose beträgt der Eisengehalt 2–30 mg/g Lebertrockengewicht (Referenzbereich < 1 mg/g). Aus dem Lebereisengehalt kann der hepatische Eisenindex (Eisengehalt × 18/Lebensalter) berechnet werden, der bei Hämochromatosepatienten > 1,9 ist.

Verlaufskontrollen und Therapieüberwachung

Zielkriterium für die Aderlassbehandlung ist eine Reduktion des Serumferritins < 50 µg/L.

9.4.2 Morbus Wilson

Der Morbus Wilson ist eine seltene autosomal-rezessiv vererbte Kupferspeicherkrankheit. Der heterozygote Trägerstatus beträgt 1:100 bis 1:180. Die Prävalenz des Morbus Wilson wird auf 1:30 000 geschätzt.

Das Krankheitsbild wird in der Regel vor dem 35. Lebensjahr symptomatisch.

Pathogenese

Das für den Morbus Wilson verantwortliche Gen ATP7B kodiert eine kupferbindende, Kationen transportierende ATPase. Die Kupfer-ATPase ist im Trans-Golgi-Apparat lokalisiert und steuert sowohl den Kupfereinbau in Coeruloplasmin als auch die biliäre Sekretion. Beim Morbus Wilson kommt es zur Überladung der Hepatozyten mit freiem Kupfer, das über die Produktion freier Radikale eine Hepatozytenschädigung hervorruft.

Klassifikation

- (Asymptomatisches) Stadium I: diffuse Akkumulation von Kupfer im Zytosol der Hepatozyten bis zur Sättigung aller hepatischen Bindungsstellen,
- Stadium II: intrahepatische Kupferrückverteilung vom Zytosol zu den Lysosomen der Hepatozyten und Kupferfreisetzung in das Blut mit der akuten Gefahr von Hämolyse und Leberzellnekrose.
- Stadium III: Entwicklung von Fibrose und Zirrhose sowie extrahepatische Kupferakkumulation (Gehirn, Cornea, Nieren),
- Stadium IV: Zustand der Kupferbalance unter kontinuierlicher Therapie.

Klinische Symptomatik

Bei 10–30% der Patienten ist die erste klinische Manifestation des Morbus Wilson die chronisch-aktive Hepatitis, die sich meist zwischen dem zehnten und 30. Lebensjahr entwickelt. Der Morbus Wilson kann auch unter dem Bild einer fulminanten Hepatitis verlaufen. Das aus der nekrotischen Leber freigesetzte Kupfer bewirkt eine hämolytische Krise. Bei 10% der Patienten sind milde hämolytische Episoden das erste klinische Zeichen eines Morbus Wilson. Bei 30–40% der Patienten manifestiert sich die Erkrankung nach dem 20. Lebensjahr neurologisch mit extrapyramidalen oder zerebellären Dyskinesien, bei 10% mit einer psychiatrischen Symptomatik. Kupferablagerungen in den Zellen der proximalen Tubuli führen zu Aminoazidurie, Glukosurie, Urikosurie, Hyperphosphaturie, Hyperkalziurie, renal tubulärer Azidose und Nierensteinbildung. Die Nierenfunktionsstörungen und konsekutive Skelettveränderungen stellen bei den meisten Patienten eine Spätmanifestation des Morbus Wilson dar.

Welche Laboruntersuchungen werden empfohlen?

Messgröße	**Zu erwartendes Ergebnis**
Coeruloplasmin	< 20 mg/dL infolge raschen Katabolismus des kupferdefizienten Acoeruloplasmins
Freies Kupfer im Serum	> 50 µg/dL

Kupfer im 24-h-Sammelurin	> 100 µg/24 h
Ferritin	↑ infolge verminderter Konzentrationen der Ferrooxidase Coeruloplasmin

Interpretation

Aufgrund der über 380 verschiedenen Varianten (http://www.uofa-medical-genetics.org/) wird beim Morbus Wilson anders als bei der Hämochromatose keine routinemäßige Bestimmung des Gendefekts durchgeführt. Die häufigste Mutation in Europa ist H1069Q in Exon 14, die jedoch nur bei 15% der Patienten homozygot vorliegt.

Weiterführende Diagnostik

Bei allen Patienten unter 45 Jahren mit chronisch-aktiver Hepatitis, Leberzirrhose oder hämolytischer Anämie sowie bei jedem Patienten, der einen Ruhetremor, extrapyramidale Symptome oder eine ungewöhnliche psychiatrische Symptomatik entwickelt, ist an einen Morbus Wilson zu denken. Bei Verdacht auf Morbus Wilson ist mit dem Spaltlampenmikroskop nach dem Kayser-Fleischer-Kornealring zu suchen. Er ist bei 50–60% aller Patienten und bei 95% der Patienten mit neurologischer Symptomatik vorhanden, jedoch nicht pathognomonisch.

Bei Patienten mit Morbus Wilson können in einzelnen Fällen Coeruloplasmin und die Kupferausscheidung im 24-Stunden-Urin normal sein. Der Provokationstest mit D-Penicillamin (600 mg oral zu Beginn und nach zwölf Stunden mit Urinsammlung für 24 Stunden) hat die höchste Spezifität, da unter diesen Bedingungen Kupferkonzentrationen > 1600 µg/24 h in der Regel nur beim Morbus Wilson beobachtet werden.

Im Leberbiopsat ist die Kupferkonzentration in Frühstadien diffus erhöht (> 250 µg/g Lebertrockengewicht).

Verlaufskontrollen und Therapieüberwachung

Die Dosierung der Chelattherapie mit D-Penicillamin oder Trientine erfolgt anhand der jährlichen Messung der 24-Stunden-Kupferausscheidung im Urin (Ziel < 500 µg/24 h). Kupfer und Coeruloplasmin im Serum, Leberwerte und Thromboplastinzeit sollten nach Normalisierung alle sechs Monate kontrolliert werden. Als Nebenwirkungen können unter D-Penicillamin eine toxische Nephrose und eine aplastische Anämie auftreten. Zur Therapieüberwachung sind daher Differenzialblutbild, Kreatinin und Urinstatus (wöchentlich im ersten Therapiemonat, monatlich im ersten Jahr) erforderlich.

Die Untersuchung der Familienangehörigen eines Morbus-Wilson-Patienten ist zwingend. Es sollten zunächst die konventionellen Laborgrößen bestimmt werden; eine definitive Diagnose ist innerhalb einer Familie durch eine Haplotyp-Analyse mit genetischen Markern, die das ATPB7-Gen flankieren, möglich.

9.4.3 α_1-Antitrypsin-Mangel

Der α_1-Antitrypsin-Mangel ist eine Erkrankung, bei der infolge von Mutationen des PI-Gens pathologische Phänotypen des α_1-Antitrypsins auftreten.

Pathogenese

α_1-Antitrypsin ist einer der wichtigsten im Serum vorkommenden Proteinaseinhibitoren, der Serinproteasen (Trypsin, Chymotrypsin, Elastase) hemmt. Die Synthese von α_1-Antitrypsin in der Leber wird von zwei autosomal-kodominanten Allelen auf Chromosom 14 kontrolliert. Der normale Phänotyp und damit die physiologische Form des α_1-Antitrypsins wandert bei einer isoelektrischen Fokussierung (IEF) zu einem mittleren isoelektrischen Punkt, der mit M bezeichnet wird. Entsprechend erhält die physiologische homozygote α_1-Antitrypsin-Variante die Bezeichnung PiMM.

Der homozygote Phänotyp des α_1-Antitrypsins, bei dem in Position 342 der Peptidkette aufgrund einer Mutation Glutaminsäure durch Lysin ausgetauscht ist (E342K), wandert bei der IEF zu einem extremen isoelektrischen Punkt und wird als PiZZ bezeichnet. Dieser Phänotyp führt im Erwachsenenalter nahezu immer zu den klinischen Erscheinungen des α_1-Antitrypsin-Mangels. Seine Prävalenz liegt bei unter 0,1%. In Deutschland sind etwa 700 homozygot betroffene Patienten bekannt. Eine homozygote Aminosäurensubstitution an Position 264 (E264V) liegt dem asymptomatischen Phänotyp PiSS zugrunde. Nullmutationen, die in homozygoter Form zum vollständigen Fehlen des Pi führen, sind selten.

Die Konformationsänderungen des α_1-Antitrypsin-Moleküls führen zu einer Störung der Sekretion. Die Folgen sind einerseits dessen Aggregation und Akkumulation im endoplasmatischen Retikulum der Hepatozyten, andererseits erniedrigte α_1-Antitrypsin-Spiegel im Blut. Nicht inaktivierte Neutrophilenelastase führt zu einer ungehemmten Zerstörung des Lungengerüsts mit Entwicklung eines progredienten Lungenemphysems. Die intrazelluläre Akkumulation von α_1-Antitrypsin im endoplasmatischen Retikulum der Hepatozyten ist für die Leberzellschädigung mit Entwicklung einer Fibrose und Zirrhose verantwortlich.

Klinische Symptomatik

Die initiale und vorherrschende klinische Manifestation des homozygoten α_1-Antitrypsin-Mangels beim Erwachsenen ist die chronisch-obstruktive Lungenerkrankung. Bei 1–2% aller Patienten mit chronisch-obstruktiver Lungenerkrankung und Lungenemphysem besteht ein α_1-Antitrypsin-Mangel. Im dritten bis vierten Lebensjahrzehnt kommt es zum panazinären Lungenemphysem, an dem die Patienten im Median mit 50 Jahren versterben.

Die Lebererkrankung manifestiert sich beim Erwachsenen meist unter dem Bild einer chronisch-aktiven Hepatitis. 15% der Patienten mit dem homozygoten Phänotyp PiZZ entwickeln nach dem 50. Lebensjahr eine Leberzirrhose. Das HCC-Risiko ist unabhängig von einer Zirrhose deutlich erhöht. Bei α_1-Antitrypsin-Mangel können als extrahepatische Manifestationen membranoproliferative Glomerulonephritis, nekrotisierende Vaskulitis, nekrotisierende Pannikulitis, Pankreatitis und Pankreasfibrose auftreten.

Welche Laboruntersuchungen werden empfohlen?

Messgröße	Zu erwartendes Ergebnis
α_1-Globuline	< 1,5%
α_1-Antitrypsin	< 0,9 g/L
IEF oder PCR-Analyse	PiZZ/PiMZ/PiSZ
AFP	HCC-Screening

Interpretation

Jede Leberzirrhose sollte an einen α_1-Antitrypsin-Mangel denken lassen, insbesondere dann, wenn die α_1-Globulin-Fraktion in der Proteinelektrophorese des Serums unter 1,5% vermindert ist.

Die Differenzierung der verschiedenen Pi-Phänotypen ist über die relative Pi-Serumkonzentration zu ermitteln (➤ Tab. 9-5).

Weiterführende Diagnostik

Bei manifester Lebererkrankung zeigt die Leberbiopsie das Bild einer Hepatitis mit PAS-positiven Proteinaggregaten in den periportalen Hepatozyten. Zusätzlich kann das intrazellulär retinierte α_1-Antitrypsin immunzytochemisch angefärbt werden. Elektronenmikroskopisch ist die Proteinakkumulation im dilatierten endoplasmatischen Retikulum zu erkennen.

9.4.4 Leberbeteiligung bei Mukoviszidose

Pathogenese

Die Mukoviszidose (zystische Fibrose) ist mit einer Prävalenz von 1:2000 bis 1:2500 und einer Heterozygotenfrequenz von 1:20 bis 1:30 die häufigste genetische Erkrankung in Europa. Sie wird autosomal-rezessiv vererbt und durch Mutationen des CFTR-Gens (ATP-binding cassette transporter C7, ABCC7)

Tab. 9-5 Differenzierung der Pi-Phänotypen des α_1-Antitrypsin-Mangels.

Pi-Phänotyp	Relative α_1-Antitrypsin-Konzentration (%)	Prävalenz (%)
PiMM	100	95
PiMS	80	2,3
PiMZ	60	2,2
PiSS	50	0,01
PiMNull	50	extrem selten
PiSZ	40	0,09
PiSNull	25	extrem selten
PiZZ	15	0,02
PiZNull	8	extrem selten
PiNull/Null	0	extrem selten

hervorgerufen. Es sind > 1000 Mutationen charakterisiert (http://genet.sickkids.on.ca/cftr/); die häufigste Mutation mit einer relativen Frequenz von 70% ist ΔF508.

Der ATP-abhängige Chloridkanal CFTR wird in der apikalen Membran sekretorischer epithelialer Zellen der Atemwege, des Pankreas, der Gallengänge und der Schweißdrüsen exprimiert. CFTR-Mutationen führen über den gestörten transmembranösen Chloridtransport zur Bildung eines hyperviskosen und weniger alkalischen Schleims. Die charakteristische Leberläsion der Mukoviszidose ist die fokale biliäre Zirrhose (10–70%); später treten Gallengangproliferationen mit teilweiser Okklusion der kleinen Gallengänge auf. Als zusätzliche pathogenetische Faktoren kommen hepatotoxische Wirkungen von Gallensäuren, die Freisetzung proinflammatorischer Zytokine und die Produktion freier Radikale mit gesteigerter Lipidperoxidation infrage. Zudem konnten Polymorphismen u.a. der Glutathion-S-Transferase und des α_1-Antitrypsins (➤ Kap. 9.4.3) als genetische Risikofaktoren für eine Progression der Lebererkrankung bei Mukoviszidose identifiziert werden.

Klinische Symptomatik

Angaben über eine hepatobiliäre Beteiligung bei Mukoviszidose variieren zwischen 2 und 22%. Sie kann sich als asymptomatische Erhöhung der Leberenzyme (10–35%), als Fettleber und Steatohepatitis (20–66%), sklerosierende Cholangitis oder multilobuläre biliäre Leberzirrhose (5–20%), aber auch durch Pigmentgallensteine (5–25%) oder eine Schrumpfgallenblase (25–30%) äußern. Hat ein Patient das Erwachsenenalter ohne hepatobiliäre Manifestationen erreicht, ist die Entwicklung einer klinisch relevanten Leberbeteiligung selten.

Die Prognose wird durch die progrediente Lungenerkrankung bestimmt. Aufgrund der gestiegenen Lebenserwartung der Mukoviszidosepatienten gewinnen die möglichen Komplikationen einer vorhandenen Leberbeteiligung aber zunehmend an klinischer Bedeutung.

Welche Laboruntersuchungen werden empfohlen?

Messgröße	Zu erwartendes Ergebnis
Cholestaseparameter (γ-GT, AP)	↑
Transaminasen	(↑)

Interpretation

Die frühe Diagnose einer Leberbeteiligung ist schwierig, da Laborgrößen fehlen, mit denen die betroffenen Patienten frühzeitig erkannt werden können.

Weiterführende Diagnostik

Neben dem Schweißtest stehen weitere Verfahren zur Verfügung, um eine Mukoviszidose zu diagnostizieren, wie die CFTR-Mutationsanalyse, die Bestimmung der Nasopotenzialdifferenz oder des intestinalen Ionenstroms.

9.4.5 Familiäre Cholestasen

Klassifikation

Die Cholestase stellt ein wichtiges klinisches Leitsyndrom akuter und chronischer Lebererkrankungen dar, das durch die Retention von Substanzen entsteht, die normalerweise durch die Leber in die Gallenflüssigkeit ausgeschieden werden. Die Cholestase ist als Abnahme des Galleflusses der Leber definiert, wobei jede Stufe der Gallesekretion, angefangen von der Gallebildung an der kanalikulären Membran der Hepatozyten **(intrahepatische, nicht-obstruktive Cholestase)** bis zum Austritt der Galle durch die Papille in das Duodenum **(extrahepatische, obstruktive Cholestase)**, eingeschlossen ist.

Die Cholestase kann weiterhin in **hereditäre** und **erworbene** sowie **akute** und **chronische** Verlaufsformen eingeteilt werden. Eine chronische Cholestase kann in eine sekundäre biliäre Leberzirrhose übergehen. Zur erworbenen Cholestase siehe Abschnitt Choledocholithiasis und Cholangitis (➤ Kap. 9.8.2).

Pathogenese

Beispiele für hereditäre Formen der Cholestase wie das Alagille-Syndrom und die progressive familiäre intrahepatische Cholestasen (PFIC) ➤ Tab. 9-6.

Das beim **Alagille-Syndrom** defekte Gen JAG1 kodiert einen Liganden für den Notch-Rezeptor, der als Signalvermittler eine wichtige Rolle in der Zellinteraktion und -differenzierung spielt, was die Beteiligung zahlreicher Organe (Pulmonalstenose, Herz- und Wirbelsäulenfehlbildungen) sowie die charakteristische Gesichtsdysmorphie erklärt.

Bei den verschiedenen Typen der PFIC sind meist hepatobiliäre Transportproteine der Leber betroffen. Das **Byler-Syndrom (PFIC Typ 1)** ist durch Mutationen im Gen der P-Typ-ATPase ATP8B1 bedingt, die als Transmembranprotein in der apikalen Membran von Epithelzellen des Ileums und der Cholangiozyten lokalisiert ist und wahrscheinlich als Aminophospholipid-Flippase fungiert. Dieser ATPase wird eine wichtige Rolle in der enterohepatischen Zirkulation von Gallensäuren zugeschrieben.

Die benigne rekurrierende intrahepatische Cholestase (**BRIC**), auch als Summerskill-Walshe-Tygstrup-Syndrom bezeichnet, ist durch episodisch auftretenden Ikterus und Pruritus gekennzeichnet, ohne dass es zur Fibroseprogression kommt, und wird ebenfalls durch ATP881-Mutationen hervorgerufen, die jedoch nur zu einer partiellen Inaktivierung des Transportproteins führen.

Dem ähnlich wie PFIC Typ 1 verlaufenden **PFIC Typ 2** liegen Mutationen im ABCB11-Gen der kanalikulären Gallensäurenexportpumpe zugrunde. ABC-Transporter sind ATP-abhängige Transportsysteme und besitzen daher **A**TP-**b**indende **C**assetten (ABC).

Bei PFIC Typ 1 und 2 ist die γ-GT charakteristischerweise normal. Bei PFIC-Patienten mit erhöhter γ-GT und hohen Serumkonzentrationen (unveresterten) Cholesterins liegt dagegen eine Mutation des ABCB4-Gens vor, das die Phosphatidylcholin-Floppase der kanalikulären Hepatozytenmembran kodiert. Dies hat eine Schädigung des Gallenepithels zur Folge, da Phosphatidylcholin in der Galle normalerweise die toxische Wirkung hydrophober Gallensäuren durch Bildung gemischter Mizellen antagonisiert. ABCB4-Mutationen prädisponieren nicht nur zu **PFIC Typ 3**, sondern in heterozygoter Ausprägung auch zur Bildung intrahepatischer Cholesteringallensteine und zur Schwangerschaftscholestase.

Klinische Symptomatik

Die Ursache des Pruritus bei Cholestase ist nicht eindeutig geklärt. Für die pathogenetische Rolle peripher ansetzender pruritogener Substanzen, z.B. Gallensäuren, fehlen bisher experimentelle Beweise. Bei Cholestase werden vermehrt endogene Opiate (Endorphine) in der Leber gebildet, die zentral an Opiatrezeptoren binden und durch Neurotransmission Pruritus auslösen können. Diese Störungen der endophinergen Neurotransmission können Veränderungen im Serotoninsystem verursachen, die die Rezeption des Pruritus modulieren.

Welche Laboruntersuchungen werden empfohlen?

Messgröße	**Zu erwartendes Ergebnis**
Bilirubin	↑
γ-GT	normal bei PFIC Typ 1 und 2, ↑ bei PFIC Typ 3
Gallensäuren	↑
Cholesterin	↑
Biliäre Phospholipide	↓ ↓ bei PFIC Typ 3
Lipoprotein X	↑ bei PFIC Typ 3

Interpretation

Untersuchungen auf Mutationen in den genannten Transportern werden in genetischen Labors durchgeführt.

9.4.6 Hyperbilirubinsyndrome

Pathogenese

Als Ikterus wird die Gelbfärbung der Körperflüssigkeit und der Gewebe durch eine Zunahme des Bilirubins bezeichnet, die bei einer Überschreitung der

Tab. 9-6 Hereditäre Cholestasen.

Erkrankung	Defektes Gen	Chromosom	Vererbungsmodus	γ-GT	Gallensäuren	Histologie	Phänotyp und Prognose
Alagille-Syndrom (Watson-Miller-Syndrom)	JAG1	20p12	Dominant	↑	↑	Intrahepatische Gallenganghypoplasie	Neonatale Cholestase, Anomalien von Gesicht, Augen, Herz und Skelett, eingeschränkte Resorption fettlöslicher Vitamine, häufig gering beeinträchtigte Leberfunktion, 15% Zirrhose
Byler-Syndrom (PFIC Typ 1)	ATP8B1 (FIC1)	18q21-22	Rezessiv	n	↑	Intrakanalikuläre Cholestase, lobuläre Fibrose, mäßige portale Entzündung	Neonatal zunächst intermittierende, dann progressive blande Cholestase, Zirrhose im 2. bis 9. Lebensjahr, extrahepatische Manifestationen (Diarrhöen, Malabsorption), Lebertransplantation erforderlich
BRIC (Summerskill-Walshe-Tygstrup-Syndrom)	ATP8B1 (FIC1)	18q21-22	Rezessiv (partielle Inaktivierung)	n	↑	Im Intervall normal	Intermittierende blande Cholestase und Episoden mit schwerem Pruritus, keine Zirrhose
PFIC Typ 2	ABCB11 (BSEP)	2q24	Rezessiv	n	↑	Riesenzellen, lobuläre Entzündungsinfiltrate	Neonatale Riesenzellhepatitis, progressive cholestatische Entzündung, rascher Übergang in Zirrhose, Lebertransplantation erforderlich
PFIC Typ 3	ABCB4 (MDR3)	7q21	Rezessiv	↑	(↑)	Portale Entzündung und Fibrose, ausgeprägte Gallengangproliferation	Progressive Cholestase, späterer Beginn und langsamerer Verlauf als PFIC Typ 1 und 2, charakteristische duktuläre Proliferation in der Leberbiopsie, meist Lebertransplantation im Erwachsenenalter erforderlich
Gallensäurensynthesedefekte (PFIC Typ 4)	CYP7B1 AKR1D1 HSD3B7	8q21 7q32-33 16p12-11	Rezessiv	n	n	Variabel	Neugeborenencholestase, kein Pruritus, Gallensäurentherapie, selten Lebertransplantation erforderlich
Intrahepatische Schwanger-schafts-cholestase	ABCB4 (MDR3)	7q21	Prädisposition bei Heterozygotie	n	↑	Intrakanalikuläre Cholestase	Im letzten Schwangerschaftsdrittel Pruritus, auch Ikterus, erhöhtes Risiko für intrauterinen Fruchttod, Assoziation mit Cholelithiasis

Serumkonzentration von 34 µmol/L (2 mg/dL) auftritt. Der Abbau von Häm, einem Komplex aus Eisen und Protoporphyrin IX, erfolgt zunächst mittels der geschwindigkeitsbestimmenden Hämoxygenase im endoplasmatischen Retikulum der Milz. Bei der Reaktion wird der Porphyrinring gespalten, es entsteht ein Biliverdin-Eisen-Komplex, nach dessen Hydrolyse das Biliverdin im Zytosol durch die Biliverdinreduktase zum apolaren Bilirubin umgesetzt wird.

Das Bilirubin wird in der Leber durch die UDP-Glucuronosyltransferase 1A1 im endoplasmatischen Retikulum in Bilirubinmono- und -diglucuronide überführt. Durch die Glucuronidierung wird das lipophile Bilirubin wasserlöslich, was Voraussetzung für die biliäre und renale Elimination ist. Im Anschluss an die Konjugation des Bilirubins werden die Bilirubinglucuronide mit Hilfe der ATP-abhängigen Konjugatexportpumpe ABCC2 über die kanalikuläre Membran in die Galle ausgeschieden.

In den Gallenwegen und im Dünndarm wird das sezernierte Bilirubinglucuronid nicht resorbiert, sondern durch die bakterielle β-Glucuronidase hydrolysiert. Im Kolon wird Bilirubin durch Bakterien zu Urobilinogen reduziert und zum Teil auch nach Oxidation zum farblosen Urobilin und Sterkobilin in den Fäzes ausgeschieden. Urobilinogen und (bei Gallensäurenverlust mit Übertritt von Gallensäuren aus dem terminalen Ileum) auch unkonjugiertes Bilirubin können im Kolon resorbiert, in einem enterohepatischen Kreislauf zur Leber transportiert und wieder in die Galle ausgeschieden werden.

Fünf Hauptmechanismen für die Entstehung der Hyperbilirubinämie können unterschieden werden:

- gesteigerte Bilirubinproduktion: hämolytische Anämie, Shunt-Hyperbilirubinämie bei ineffektiver Erythropoese,
- verminderte Bilirubinbindung an Albumin im Blut: Hypalbuminämie, Fettsäuren (z.B. bei par-

Tab. 9-7 Hereditäre Hyperbilirubinämien.

Erkrankung	defektes Gen	Chr.	Vererbung	Inz.	Bilirubin	Phänotyp
Gilbert-Meulengracht-Syndrom (*Icterus intermittens juvenilis*)	UGT1A1 (Promotor-mutation)	2q37	Aut.-rez.	3–10%	< 2–6 mg/dL nach Fasten, Nikotinsäure ↑ nach Phenobarbital ↓	Milde intermittierende unkonjugierte Hyperbilirubinämie, Beginn im frühen Erwachsenenalter, 30% Ikterus, milde Hämolyse
Crigler-Najjar-Syndrom Typ 1	UGT1A1 (abwesende Enzym-aktivität)	2q37	Aut.-rez.	Selten	20–50 mg/dL	Beginn direkt nach der Geburt, schwere unkonjugierte Hyperbilirubinämie, unbehandelt Kernikterus, Lebertransplantation einzige kurative Therapie
Crigler-Najjar-Syndrom Typ 2	UGT1A1 (partielle In-aktivierung)	2q37	Aut.-rez.	Sehr selten	6–20 mg/dL nach Fasten, Nikotinsäure ↑ nach Phenobarbital ↓	Mäßige intermittierende unkonjugierte Hyperbilirubinämie, asymptomatischer Ikterus, keine neurologischen Symptome
Dubin-Johnson-Syndrom	ABCC2 (MRP2)	10q24	Aut.-rez	Sehr selten	2–6 mg/dL nach Östrogenen ↑	Milde intermittierende konjugierte Hyperbilirubinämie, asymptomatischer Ikterus, gelegentlich Hepatosplenomegalie, schwarze Leberpigmentierung
Rotor-Syndrom	?	?	Aut.-rez.	Sehr selten	2–6 mg/dl	Milde intermittierende konjugierte Hyperbilirubinämie, asymptomatischer Ikterus

Aut.-rez. = autosomal-rezessiv; Chr. = Chromosom; Inz. = Inzidenz

enteraler Ernährung), Medikamente, Röntgenkontrastmittel,
- Einschränkung der hepatozellulären Bilirubinaufnahme: Medikamente, Röntgenkontrastmittel, Rechtsherzinsuffizienz, portosystemische Kollateralen,
- Einschränkung der Bilirubinkonjugation: Icterus neonatorum, Medikamente, Gilbert-Meulengracht-Syndrom, Crigler-Najjar-Syndrom,
- Einschränkung der biliären Exkretion: Leberzellschäden, Medikamente, Dubin-Johnson-Syndrom, Rotor-Syndrom.

Klinische Symptomatik

Klinische Symptome bei hereditären Hyperbilirubinämie ➤ Tab. 9-7.

Das **Gilbert-Meulengracht-Syndrom** ist nach der Hämolyse die häufigste Form der unkonjugierten Hyperbilirubinämie. Es ist durch eine milde intermittierende Hyperbilirubinämie ohne Zeichen einer Lebererkrankung charakterisiert. Die Inzidenz dieses Syndroms wird mit 2–7% angegeben, wobei Männer viermal häufiger als Frauen betroffen sind, was auf höhere Bilirubinkonzentrationen bei Männern zurückgeführt wurde.

Die Leberhistologie ergibt mit Ausnahme von lipofuszinähnlichem Pigment im Bereich der terminalen portalen Venenäste keine Abnormalitäten. Im Serum besteht eine relative Verminderung des Bilirubindiglucuronids im Verhältnis zum -monoglucuronid. Patienten mit Gilbert-Meulengracht-Syndrom besitzen eine Mutation in der Promotorregion des UGT1A1-Gens, bei der anstelle einer TATAA-Box mit einer sechsfachen Wiederholung eines TA-Nukleotidpaars ein zusätzliches TA-Nukleotidpaar vorhanden ist und die zu einer verminderten UGT1A1-Expression führt.

Die korrekte Diagnose des harmlosen Gilbert-Meulengracht-Syndroms erspart dem Patienten weitere invasive und kostenintensive Diagnostik.

Das **Dubin-Johnson-Syndrom** ist neben der konjugierten Hyperbilirubinämie durch eine Hepatomegalie mit Ablagerung von schwarzem Pigment in den perikanalikulären Lysosomen zentrilobulärer Hepatozyten gekennzeichnet. Bei diesem Pigment soll es sich um polymerisierte Adrenalinmetaboliten handeln, deren biliäre Exkretion beeinträchtigt ist.

Das Dubin-Johnson-Syndrom ist durch einen Defekt im MRP2-Gen der kanalikulären multispezifischen Konjugatexportpumpe bedingt. Im Serum der Patienten lassen sich beim Dubin-Johnson-Syndrom fast ausschließlich Bilirubindiglucuronide nachweisen. Während normalerweise 75% der Koproporphyrinausscheidung im Urin auf Koprophorphyrin III entfallen, werden bei Patienten mit homozygoter MRP2-Mutation bei normaler Gesamtporphyrinausscheidung > 80% und bei Patienten mit heterozygoter Mutation 40% Koproporphyrin I, das unter normalen Bedingungen durch die Konjugatexportpumpe biliär sezerniert wird, gemessen.

Der molekulare Defekt des **Rotor-Syndroms** mit Beginn im jugendlichen Alter ist unbekannt. Die Patienten weisen im Leberpunktat keine Pigmentablagerungen auf, und im Serum sind mehr Bilirubinmono- als -diglucuronide nachzuweisen. Im Urin findet sich eine um das zwei- bis fünffache gesteigerte Koproporphyrinausscheidung, wobei auf das Koproporphyrin I nur 65% entfallen.

Welche Laboruntersuchungen werden empfohlen?

Messgröße	Zu erwartendes Ergebnis
Gesamtbilirubin	↑
Indirektes Bilirubin	↑ bei unkonjugierter Hyperbilirubinämie
Direktes Bilirubin	↑ bei konjugierter Hyperbilirubinämie
Urobilinogen im Urin	↑ oder negativ bei Verschlussikterus
Bilirubin im Urin	↑ oder negativ bei prähepatischem Ikterus
Hämolyseparameter (LDH, Haptoglobin, Retikulozyten)	↑ ↓ bei Hämolyse oder normal bei Shunt-Hyperbilirubinämie
Transaminasen	↑ bei hepatozellulärer Schädigung
UGT1A1-Genotypisierung	In Forschungslabors

Interpretation

Bei prähepatischer Hyperbilirubinämie durch Bilirubinüberproduktion ist das vermehrt anfallende Bilirubin zunächst unkonjugiert und führt zu einer erhöhten Urobilinogenurie bei fehlender Bilirubinurie. Bei Störungen der Bilirubinkonjugation steigt der Bilirubinspiegel im Blut, aber die absolute Konzentration von konjugiertem Bilirubin bleibt normal bzw. sinkt. Eine reduzierte Bindung von Bilirubin an Albumin und die gestörte hepatische Aufnahme führen ebenfalls zu einer unkonjugierten Hyperbilirubinämie. Bei hepatozellulären Lebererkrankungen oder biliärer Obstruktion dominiert eine konjugierte Hyperbilirubinämie, die mit einer zunehmenden Bilirubinurie und einer normalen oder fehlenden Urobilinogenurie einhergeht. Bei lang anhaltender Cholestase entwickelt sich eine Leberschädigung mit Beeinträchtigung der hepatischen Bilirubinaufnahme und -konjugation, sodass auch das unkonjugierte Bilirubin im Blut ansteigt.

9.4.7 Primäre Porphyrien

Die akute intermittierende Porphyrie ist in Europa die häufigste akute Porphyrie; ihre Inzidenz beträgt 1:20 000. Die Porphyria cutanea tarda ist mit einer Inzidenz von 1:3000 bis 1:10 000 die häufigste und die einzige nicht monogen vererbte Porphyrie (➤ Kap. 24, „Porphyrine“). Die erythropoetische Protoporphyrie ist mit einer Inzidenz von 1:100 000 die dritthäufigste Porphyrie.

Pathogenese

Bei den primären Porphyrien handelt es sich um eine Gruppe von klinisch und genetisch heterogenen seltenen Stoffwechselerkrankungen, die aus einer hereditären oder erworbenen Funktionsstörung eines der Enzyme der Hämbiosynthese resultieren (➤ Abb. 9-3).

Der erste und geschwindigkeitsbestimmende Schritt der Hämbiosynthese ist die Synthese der δ-Aminolävulinsäure (ALA). Über einen Feedback-Mechanismus wird die Aktivität der ALA-Synthase zum einen durch das Endprodukt Häm inhibiert, zum anderen können aber auch verschiedene Medikamente, Steroide und die Cytochrom-P450-Enzyme eine Induktion der ALA-Synthase bewirken. Nachfolgend werden durch sechs weitere Enzyme mehrere Stoffwechselschritte katalysiert, bis unter Einfluss der Ferrochelatase Eisen in Protoporphyrin IX eingebaut und die Bildung des Häms abgeschlossen wird.

Allen Porphyrieformen zugrunde liegt eine partielle Defizienz eines der Enzyme der Hämbiosynthese. Verstärkt durch prädisponierende Faktoren (porphyrinogene Medikamente, Hormone, Alkohol, Nikotin, Fasten, Dehydratation, Hypoglykämie, Operationen, Infektionen, UV-Strahlung) kommt es zu einer Induktion der ALA und zur Akkumulation von toxischen Intermediärprodukten der Hämbiosynthese in der Leber, in der Haut und im hämatopoetischen System. Da die erythrozytäre Isoform der ALA-Synthase keinem Feedback-Mechanismus unterliegt und nicht induzierbar ist, nimmt die hämatopoetische Schädigung einen chronischen Verlauf.

Die pathologische Wirkung der Porphyrine in der Haut beruht auf ihrer photosensibilisierenden Wirkung. Kutan abgelagerte Porphyrine absorbieren UV-Licht mit Wellenlängen um 400 nm (Soret-Bande). Die hierdurch angeregten Porphyrinmetaboliten induzieren aktivierte Sauerstoffradikale, die durch Bildung von Lipidperoxiden zur Membrandestruktion und zum Anstieg von Entzündungsmediatoren (z.B. IL-1, IL-6) und Kollagenasen führen, wodurch Rötungen, Blasenbildungen und Ulzerationen hervorgerufen werden.

Klassifikation

Traditionell werden die Porphyrien auf der Basis des primären Manifestationsortes des Enzymdefekts in erythropoetische und hepatische Formen unterteilt. Aus klinischer Sicht werden akute und nicht-akute Formen unterschieden.

Klinische Symptomatik

Eine **akute Porphyrieattacke** ist ein potenziell lebensbedrohliches Ereignis und erfordert eine sofortige interdisziplinäre Therapie. Ein wesentliches Risiko liegt darin, dass die Attacke nicht als solche erkannt wird und die Beschwerden der Patienten auf andere Erkrankungen zurückgeführt werden. Akute Porphyrieattacken manifestieren sich mit krampfar-

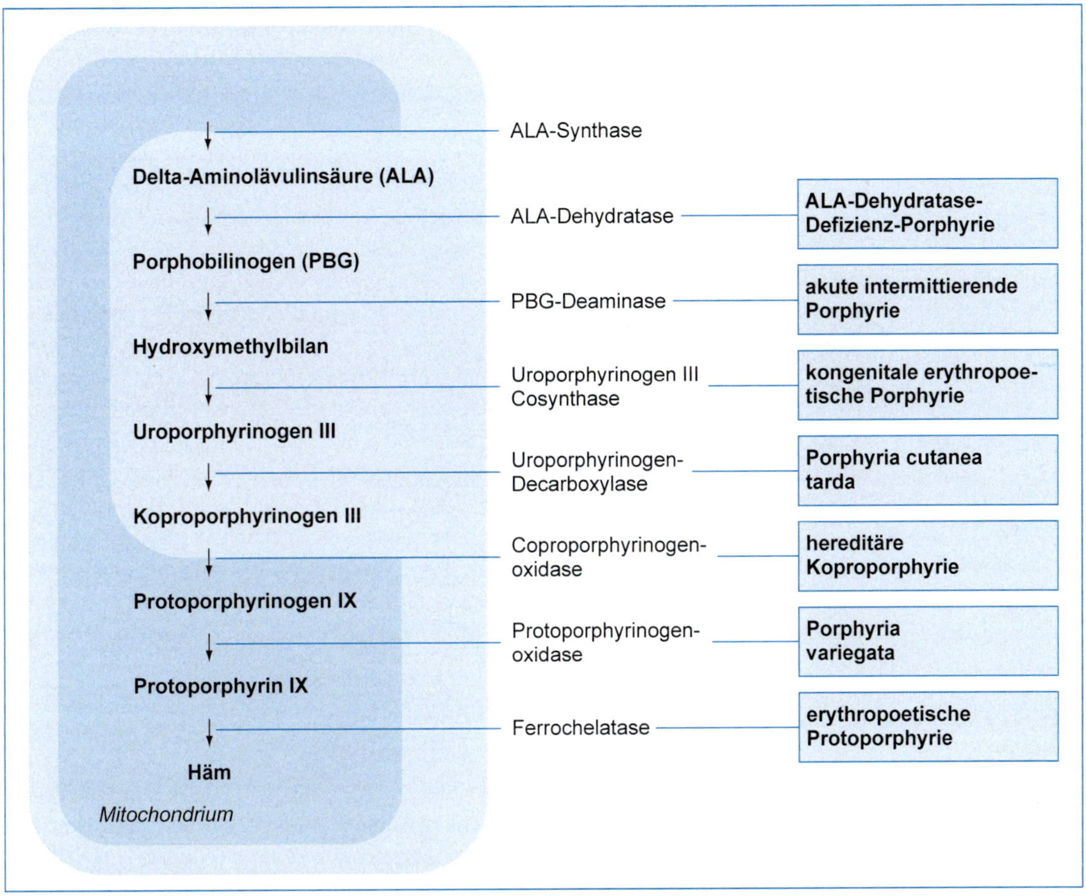

Abb. 9-3 Porphyrin-Häm-Biosynthese. Die Dysfunktion des 2. bis 8. Enzyms der Synthesekette korreliert jeweils mit einer spezifischen Porphyrieform (nach Poblete-Gutiérrez et al. 2004).

tigen Bauchschmerzen, Übelkeit und Erbrechen und stellen damit eine wichtige Differenzialdiagnose zu gastrointestinalen Erkrankungen und akutem Abdomen dar. Darüber hinaus können Tachykardie, Fieber, psychiatrische Symptome, Konvulsionen, Muskelschmerzen, Parästhesien und periphere Paresen bis hin zur Tetraparese sowie eine akute respiratorische Insuffizienz auftreten und zu Koma und Tod führen. Für die neuroviszeralen Symptome sind die Neurotoxizität von ALA und Porphobilinogen, eine verminderte GABA-Konzentration und andere Veränderungen des Stoffwechsels der Neurotransmitter verantwortlich.

Die **Porphyria cutanea tarda** (PCT) manifestiert sich zumeist im mittleren Lebensalter, wobei Frauen und Männer gleich häufig betroffen sind. Beim erworbenen Typ I ist der Enzymdefekt ausschließlich in der Leber exprimiert, während der hereditäre Typ II eine erniedrigte Enzymaktivität in allen Geweben zeigt. Die Manifestation der PCT ist von exogenen Faktoren abhängig, zu denen insbesondere Alkohol, Eisen, eine chronische Hepatitis C, heterozygote Hämochromatosemutationen, Hämodialyse, Östrogene und Umweltchemikalien gehören. Bei der PCT wird neben der Haut immer die Leber durch eine massive Akkumulation von Porphyrinen und Eisen geschädigt, sodass sich eine Leberzirrhose ausbilden kann und das Risiko für ein hepatozelluläres Karzinom (HCC) erhöht sein soll.

Die **erythropoetische Protoporphyrie** (EPP) ist durch einen Defekt der Ferrochelatase bedingt. In der Folge werden Protoporphyrine überwiegend in den Erythroyzten, später auch in den Hepatozyten abgelagert. Die EPP manifestiert sich meist im Kindesalter und verläuft in mehreren Phasen: Einer Latenzphase, in der lediglich das erythrozytäre Protoporphyrin erhöht gemessen wird, folgt eine Phase, bei der Lichtdermatose und Photosensitivität im Vordergrund stehen sowie gelegentlich petechiale Blutungen und eine mäßige Anämie auftreten können. Bei bis zu 30% der Patienten entwickelt sich nach Jahren eine Leberbeteiligung mit Cholestase, Leberzirrhose oder akutem Leberversagen. Bei unklarem Cholestasesyndrom sollte daher an eine EPP gedacht werden.

Welche Laboruntersuchungen werden empfohlen?

Messgröße	Zu erwartendes Ergebnis
Porphobilinogen im Urin	↑ ↑ bei akuten Porphyrien
ALA im Urin	↑ ↑ bei akuten Porphyrien
Porphyrine im Urin	↑
Porphyrine in Erythrozyten	↑ bei erythropoetischer Protoporphyrie (Protoporphyrin)
Transaminasen	↑ bei hepatischen Porphyrien
Molekulargenetische Analysen	In Forschungslabors
Ferritin, Eisen, Transferrinsättigung, HFE-Genotypisierung	Kofaktor bei Porphyria cutanes tarda
Anti-HCV, HCV-RNA	Kofaktor bei Porphyria cutanea tarda

Interpretation

Entscheidend ist in erster Linie, die variablen Symptome der Porphyrien zu kennen und überhaupt an diese Differenzialdiagnose zu denken! Bei hepatischen Porphyrien führt die erhöhte Porphyrinkonzentration im Urin dazu, dass der initial oft ungefärbte Urin tiefrot nachdunkelt. Die Diagnose einer akuten Porphyrie wird durch den Nachweis erhöhter ALA- und Porphobilinogenkonzentrationen im Spontan- und Sammelurin geführt. Zur Diagnosesicherung genügt eine Spontanurinprobe! Die Werte können bei den akuten Porphyrien in der Remission und zwischen akuten Schüben normal sein. Zur weiteren Differenzierung erfolgt die Bestimmung der Porphyrine und Porphyrinmetaboliten in Urin, Blut und Stuhl der Patienten (➤ Kap. 24, „Porphyrine“). Kann auch durch die biochemischen Untersuchungen der spezifische Typ der Porphyrie nicht klassifiziert werden, empfiehlt sich eine molekulargenetische Analyse der Mutationen in einem Speziallabor.

Eine gestörte Ausscheidung von Porphyrinmetaboliten (sekundäre Porphyrie) wird bei chronischen Lebererkrankungen, hereditären Hyperbilirubinämien, hämatologischen Erkrankungen und der Bleiintoxikation beobachtet. Im Gegensatz zur akuten Porphyrie zeigt die chronische Bleiintoxikation normale Porphobilinogenkonzentrationen im Urin und eine Anämie mit basophiler Tüpfelung der Erythrozyten im Blutausstrich infolge einer bläulichen Anfärbung von Ribosomenaggregaten durch basische Farbstoffe.

Verlaufskontrollen und Therapieüberwachung

Zielkriterium für die Aderlassbehandlung der Porphyria cutanea tarda ist eine Reduktion des Serumferritinspiegels unter < 50 µg/L. Der Behandlungserfolg sollte durch regelmäßige laborchemische Kontrollen der Porphyrinkonzentrationen im Urin (< 500 µg/d) kontrolliert werden. Nach Beginn einer Chloroquintherapie kommt es initial zu einem Anstieg der Gesamtporphyrine.

9.4.8 Amyloidose der Leber

Pathogenese

Die Amyloidose ist eine Störung des Proteinstoffwechsels, die zu extrazellulären Ablagerungen unlöslicher amorpher Proteine in verschiedenen Organen führt. Das abgelagerte Material besteht aus fibrillärem Protein, das bei verschiedenen Arten der Amyloidose variiert, einem nicht fibrillären Glykoprotein (Serumamyloid-P) und Glykoaminoglykanen. Eine Leberbeteiligung besteht in der Hälfte der Fälle bei generalisierter Amyloidose mit Ablagerung des Amyloids in den Disse-Räumen; eine klinisch bedeutende Beeinträchtigung der Leberfunktion resultiert jedoch selten.

Klassifikation

- AA-Amyloidose: Serumamyloid-A, **sekundär** bei chronisch-entzündlichen Krankheiten (rheumatoide Arthritis, systemischer Lupus erythematodes, Osteomyelitis, Morbus Crohn, Tuberkulose, AIDS), Malignomen oder familiärem Mittelmeerfieber (64%),
- AL-Amyloidose: Immunglobulin-Leichtketten bei **primärer** Amyloidose oder multiplem Myelom (36%),
- ATTR-Amyloidose: Transthyretin bei familiärer Amyloidpolyneuropathie.

Klinische Symptomatik

Patienten mit Amyloidose klagen über Abgeschlagenheit, Gewichtsverlust, Belastungsdyspnoe oder Ödeme. Richtungweisende Symptome hinsichtlich einer Leberbeteiligung sind selten; bei 25% der Patienten besteht eine Hepatomegalie. Eine manifeste portale Hypertonie und eine Hyperbilirubinämie > 25 µmol/L (> 1,5 mg/dL) sind selten und prognostisch ungünstig. In der Regel stehen die Symptome der Nierenamyloidose und Amyloidkardiomyopathie im Vordergrund.

Bei der ATTR-Amyloidose ist die schwere aufsteigende Polyneuropathie nach Lebertransplantation regredient.

Welche Laboruntersuchungen werden empfohlen?

Messgröße	**Zu erwartendes Ergebnis**
Immunelektrophorese, Immunfixation	85% monoklonale Gammopathie
Cholestaseparameter (γ-GT, AP)	(↑)
Bilirubin	(↑)
Thromboplastinzeit	↑
Faktor X	6–14% ↓ durch Bindung an AL-Amyloid

Weiterführende Diagnostik

Die histologische Untersuchung des befallenen Organs mit Kongorot-Färbung sichert die Diagnose (**cave:** Blutungsrisiko bei Leberbiopsie).

9.5 Leberzirrhose

Die Leberzirrhose ist der irreparable Endzustand verschiedener chronischer Lebererkrankungen, bei denen die kontinuierliche Leberzellschädigung über viele Jahre einen fortschreitenden knotigen Umbau des gesamten Leberparenchyms mit Bindegewebsvermehrung bewirkt, durch den die normale Architektur und Zirkulation der Leberläppchen zerstört wird. Dies führt zum Ausfall der normalen Leberfunktionen (Synthese, Exkretion, Biotransformation).

In Deutschland sterben jährlich 15 000 Menschen an einer Leberzirrhose, die damit als Todesursache an 9. Stelle steht. In Europa sind 40–60% der Leberzirrhosen auf Alkoholabusus und 20–30% auf chronische Virushepatitiden zurückzuführen, während in Asien und Afrika die Virushepatitis die häufigste Ursache der Leberzirrhose ist. Die Ätiologie bleibt in bis zu 10% ungeklärt (kryptogene Leberzirrhose).

Pathogenese

Die kontinuierliche (sub)letale Schädigung der Hepatozyten verursacht entzündliche periportale Infiltrate, eine abnorme Leberregeneration und eine potenziell reversible Fibrosierung. Zentraler Pathomechanismus der Leberfibrose ist die vermehrte Ablagerung abnormer extrazellulärer Matrix im Disse-Raum durch perisinusoidale hepatische Sternzellen. Diese werden durch TGF-β, PDGF und andere Zytokine aktiviert, differenzieren zu Myofibroblasten und synthetisieren u.a. Kollagene sowie Metalloproteinasen und deren Gewebeinhibitoren, die alle bei der Wechselwirkung von Bildung und Abbau der extrazellulären Matrix im Rahmen der Fibrogenese eine wichtige Rolle spielen.

Klassifikation

Die Leberzirrhose wird nach Child-Turcotte-Pugh klassifiziert (➤ Tab. 9-8).

Klinische Symptomatik

Viele Patienten geben lediglich uncharakteristische Allgemeinsymptome und gastrointestinale Beschwerden an. Bei der körperlichen Untersuchung fallen Leberhautzeichen auf. Ein wichtiges diagnostisches Kriterium ist die derbe, höckerige Leber, die oft mit einer Splenomegalie einhergeht. Oft erfolgt die Vorstellung beim Arzt erst zum Zeitpunkt der Dekompensation der Leberzirrhose, die sich durch Varizenblutungen, hepatische Enzephalopathie, Aszites, Anasarka und periphere Ödeme zeigt.

Das jährliche Risiko, auf dem Boden einer Zirrhose ein hepatozelluläres Karzinom (HCC) zu entwickeln, beträgt 1–6% (➤ Kap. 9.6.1).

Welche Laboruntersuchungen werden empfohlen?

Messgröße	**Zu erwartendes Ergebnis**
Transaminasen	(↑)
GLDH	↑
γ-GT	↑
Bilirubin	(↑) bei Erstdiagnose häufig normal, Konjugationsfähigkeit lange erhalten
Syntheseparameter (Pseudocholinesterase, Albumin, Thromboplastinzeit)	↓
γ-Globuline	↑
Glukose	↑ bei hepatogenem Diabetes
Vitamin A	↓
25-OH-Vitamin D_3	↓
Folsäure	↓
Blutbild	Panzytopenie bei toxischer Knochenmarkschädigung, Folsäuremangel und Hyperspleismus
Elektrolyte (Na^+, K^+), Blutgase	Hyponatriämie und hypokaliämische Alkalose bei dekompensierter Zirrhose
Zink	↓
Fibrosemarker: Prokollagen-III-N-Peptid, Hyaluronan, „Fibrotest"	↑
AFP	HCC-Screening

Tab. 9-8 Child-Turcotte-Pugh-Klassifikation.

	1 Punkt	**2 Punkte**	**3 Punkte**
Bilirubin (µmol/L/ mg/dL)	< 34/ < 2	34-51/ 2–3	> 51/ > 3
Albumin (g/L)	> 35	30–35	< 30
Aszites	nein	sonographisch	klinisch
Hepatische Enzephalopathie oder Ammonium (µmol/L)	nein < 90	Stadium I–II 90–150	Stadium III–IV > 150
Ernährungszustand oder Quick (%)	gut > 70	mäßig 50–70	schlecht < 50
5–6 Punkte: Stadium A, günstige Prognose, Ein-Jahres-Mortalität kaum unterschiedlich im Vergleich zu Gesunden 7–9 Punkte: Stadium B, Ein-Jahres-Mortalität 20–40% 10–15 Punkte: Stadium C, schlechte Prognose, Ein-Jahres-Mortalität 40–60%			

Interpretation

Metabolische Störungen: Der Ausfall der normalen Leberfunktionen (Synthese, Exkretion, Biotransformation) und der Umbau des Leberparenchyms gehen mit metabolischen Störungen einher. Die Verminderung der Syntheseleistung und der Biotransformation bewirkt eine reduzierte Synthese von Transportproteinen, Gerinnungsfaktoren sowie Harnstoff und Glutamin mit Erhöhung der Ammoniumkonzentration im Serum und Einschränkung der Bikarbonatelimination (metabolische Alkalose). Synthesestörungen werden durch einen Abfall der Gerinnungsfaktoren I, II, V, VII, X, des Antithrombins III, des Albumins und der Pseudocholinesterase angezeigt. Die Albuminkonzentration allein ist kein zuverlässiges Maß für die Syntheseleistung, da bei Zirrhosepatienten mit Aszites die Albuminkonzentration lediglich durch das größere Verteilungsvolumen vermindert sein kann.

Die Leberzirrhose führt zu unterschiedlich ausgeprägten Hyper- und Dyslipoproteinämien, die auf einer verminderten Aktivität der hepatischen Lipase und der Lecithin-Cholesterin-Acyltransferase beruhen. Der Abfall des veresterten Cholesterins (Estersturz) ist als Parameter für eine Verschlechterung der Leberfunktion nur bedingt verwertbar.

Bei der Leberzirrhose können die Gallensäurenaufnahme aus dem Pfortaderblut, die Gallensäurensynthese und die Gallensäurensekretion in die Galle beeinträchtigt sein. Zu den klinischen Folgen des veränderten Gallensäurenstoffwechsels zählen Pruritus durch Ablagerung von Gallensäuren in der Haut, Steatorrhö durch Maldigestion von Fetten, Vitaminmangelzustände durch Einschränkung der enteralen Resorption der fettlöslichen Vitamine (A, D, E, K) und schwarze Pigmentgallensteine. Diese Kalziumbilirubinatsteine sind darauf zurückzuführen, dass die Leber vermehrt unkonjugiertes Bilirubin sezerniert, das infolge des Mangels primärer und sekundärer Gallensäuren in der Galle mit Kalzium präzipitiert und intestinal vermehrt absorbiert wird. Die verminderte enterale Resorption der D-Vitamine trägt zu Skelettveränderungen im Sinn einer Osteomalazie bei. Neben Vitaminmangelzuständen besteht bei Zirrhosepatienten häufig ein Zinkmangel, der sich in neurosensorischen Störungen, Hautläsionen und Infertilität äußern kann.

Gerinnungsstörungen: Bei der Leberzirrhose kommt es zu einem Ungleichgewicht der prokoagulatorischen Faktoren und Inhibitoren, das sich in Blutungen, Thrombosen, Verbrauchskoagulopathie oder Hyperfibrinolyse manifestieren kann. Die Thrombzytopenie erhöht das Blutungsrisiko. Während sich die Gerinnungsstörungen bei Vitamin-K-Mangel durch Malabsorption nach intravenöser Vitamin-K-Gabe normalisieren, ist bei fortgeschrittener Leberzirrhose die gestörte Synthese der Gerinnungsfaktoren von größerer Bedeutung, sodass die Gerinnungsstörungen durch die Vitamin-K-Gabe nicht ausgeglichen werden (Koller-Test).

Endokrine Störungen: Über 50% der Zirrhosepatienten weisen eine pathologische Glukosetoleranz und 10% einen Diabetes mellitus auf. Eine Hypoglykämie infolge einer verminderten hepatischen Glukoneogenese tritt dagegen erst nach der Zerstörung von 80% des Leberparenchyms auf. Der hepatogene Diabetes beruht nicht auf einem Insulinmangel, sondern auf einer Insulinresistenz. Die Leberzirrhose führt zu einer verminderten hepatischen Glukoseverwertung, zur Hyperglykämie und zur Hyperinsulinämie. Die Hyperinsulinämie bewirkt eine Down-Regulation der Insulinrezeptoren, die wiederum die Glukoseverwertung beeinträchtigt, sodass ein Circulus vitiosus entsteht. Eine Störung der Reaktionen, die sich an die Aktivierung des Insulinrezeptors anschließen (Postrezeptordefekt), sowie erhöhte Konzentrationen von Insulinantagonisten (Glukagon, STH) können beim hepatogenen Diabetes ebenfalls eine Rolle spielen.

Weiterführende Diagnostik

Die klinische Verdachtsdiagnose einer Leberzirrhose kann weder durch Laboruntersuchungen noch sonographisch, sondern nur durch Leberbiopsie gesichert werden (Kontraindikationen: Thrombozyten < 50 Gpt/L, Quick < 50%, Blutungszeit > 5 min).

Verlaufskontrollen und Therapieüberwachung

Die Prognose der Leberzirrhose ist individuell variabel. Die Patienten sollten regelmäßig hinsichtlich der Entstehung eines hepatozellulären Karzinoms (AFP, Sonographie) überwacht werden. Patienten mit kompensierter Leberzirrhose haben eine Zehn-Jahres-Überlebensrate von 50%. Im Child-Stadium B sind die Patienten rechtzeitig für die Aufnahme auf die Warteliste zur Lebertransplantation zu evaluieren.

9.5.1 Hepatische Enzephalopathie

Die hepatische Enzephalopathie ist eine metabolisch bedingte, potenziell reversible Störung der Neurotransmission im Zentralnervensystem, die durch eine Einschränkung der Leberfunktion bedingt ist. Man geht heute davon aus, dass die hepatische Enzephalopathie die Folge einer gestörten Astrozytenfunktion im Sinn eines geringgradigen Gliaödems mit nachfolgender Umstellung der Astrozytenfunktion und gestörter neuronoglialer Kommunikation ist.

Pathogenese

Ammoniak, das als das vorherrschende Neurotoxin bei der hepatischen Enzephalopathie gilt, fällt im Darm beim bakteriellen und mukosalen Abbau von Proteinen an und wird bei Zirrhosepatienten nur eingeschränkt durch Glutamin- und Harnstoffsynthese entgiftet. Im Gehirn kommt es bei erhöhter Ammoniumkonzentration und Hyponatriämie, aber auch durch Zytokine wie TNF-α und Sedativa zu einer leichtgradigen Schwellung der Astrozyten, die aus Ammoniak und dem exzitatorischen Neurotransmitter Glutamat Glutamin synthetisieren und akkumulieren. Die Astrozytenschwellung aktiviert u.a. Benzodiazepinrezeptoren und induziert die Synthese von Neurosteroiden, die die inhibitorische Neurotransmission durch γ-Aminobuttersäure modulieren. Im Gegensatz zu den aromatischen Aminosäuren sind bei Leberzirrhose die verzweigtkettigen Aminosäuren Valin, Leucin und Isoleucin im Blut vermindert, da sie in extrahepatischen Geweben vermehrt katabolisiert werden. Das molare Verhältnis von verzweigtkettigen zu aromatischen Aminosäuren ist von normalerweise 3–4 auf < 1 erniedrigt. Die hepatische Enzephalopathie wurde im Konzept der falschen Neurotransmitter als zerebrale Folge des veränderten Aminosäurenstoffwechsels erklärt. Eine erhöhte Aufnahme der aromatischen Aminosäuren Tyrosin, Phenylalanin und Tryptophan soll die intrazerebrale Synthese von Dopamin und Noradrenalin hemmen, während vermehrt sog. falsche, inaktive Neurotransmitter und der inhibitorische Neurotransmitter Serotonin entstehen.

Klassifikation

- **Typ A:** hepatische Enzephalopathie bei **a**kutem Leberversagen („Leberzerfallskoma"),
- **Typ B:** hepatische Enzephalopathie bei portosystemischem **B**ypass ohne intrinsische Lebererkrankung (z.B. Pfortaderthrombose),
- **Typ C:** hepatische Enzephalopathie bei Z(**C**)irrhose und portaler Hypertonie („Leberausfallskoma").

Klinische Symptomatik

West-Haven-Kriterien:

- Stadium 0: Minimale (bisher latente oder subklinische) hepatische Enzephalopathie, keine auffälligen Störungen, aber pathologische psychometrische Tests,
- Stadium I: Konzentrations- und Aufmerksamkeitsstörungen, Euphorie, Ängstlichkeit,
- Stadium II: Lethargie, Apathie, leichte Desorientierung, leichte Persönlichkeitsänderungen, inadäquates Verhalten,
- Stadium III: Somnolenz, episodischer Stupor, Reaktion auf verbale Reize, Verwirrtheit, völlige Desorientierung,
- Stadium IV: Leberkoma.

Welche Laboruntersuchungen werden empfohlen?

Messgröße	Zu erwartendes Ergebnis
Ammonium	↑
Blutbild, CRP	Zum Ausschluss einer Infektion
Elektrolyte, venöse Blutgasanalyse	Zum Ausschluss von Störungen des Säure-Basen- und Elektrolythaushalts
Zink	↓ bei Zinkmangel, therapeutische Zinksubstitution bei hepatischer Enzephalopathie

Weiterführende Diagnostik

Die weitere Diagnostik und das Monitoring können mit psychometrischen Tests oder der Untersuchung der kritischen Flimmerfrequenz erfolgen.

9.5.2 Aszites

Aszites bezeichnet die Ansammlung von Flüssigkeit in der freien Bauchhöhle und ist die häufigste Komplikation einer Leberzirrhose. Mehr als 50% der Patienten mit kompensierter Zirrhose entwickeln innerhalb von zehn Jahren Aszites; umgekehrt ist die Leberzirrhose die häufigste Aszitesursache (75%).

Pathogenese

Beim portalen Aszites kommt es infolge einer peripheren arteriellen Vasodilatation bei gleichzeitiger Verminderung des kolloidosmotischen Drucks aufgrund von Hypalbuminämie und Erhöhung des hydrostatischen Drucks zu einer Verschiebung der Starling-Kräfte im Splanchnikusgebiet und zu einem vermehrten Übertritt von Flüssigkeit und Albumin in den Disse-Raum. Ist die Kapazität der aufnehmenden Lymphgefäße überschritten, wird Lymphe von der Leberkapsel in die freie Bauchhöhle abgepresst, sodass sich Aszites bildet. Das zentral effektive Blutvolumen nimmt ab. Die Erweiterung der peripheren Gefäße wird bei Patienten mit Leberzirrhose als wesentliche initiale Veränderung angesehen (Vasodilatationstheorie). Die durch vasoaktive Substanzen wie NO ausgelöste periphere arterielle Vasodilatation und hepatorenale Wechselwirkungen stimulieren das Renin-Angiotensin-Aldosteron-System (sekundärer Hyperaldosteronismus), das sympathische Nervensystem und die ADH-Ausschüttung, die synergistisch die renale Natrium- und Volumenretention erhöhen. Obgleich der Gesamtkörpergehalt an Natrium infolge der renalen Natriumretention erhöht ist, ist der Serumnatriumspiegel in der Regel normal oder erniedrigt, da das extrazelluläre und das extravaskuläre Flüssigkeitsvolumen erhöht sind (Verdünnungshyponatriämie).

Klinische Symptomatik

Dem oft raschen Auftreten des Aszites kann ein ausgeprägter Meteorismus als Zeichen der portalen Hypertonie vorausgehen. Größere Aszitesmengen verursachen Dyspnoe, abdominelle Schmerzen und Immobilität. Ein deutlicher Aszites kann durch die wandernde Klopfschallgrenze bei Lageänderung und Undulationen nachgewiesen werden; sonographisch lassen sich kleinere Aszitesmengen ab 50 mL darstellen.

Welche Laboruntersuchungen werden empfohlen?

Da bei 10–20% der Patienten mit zirrhotischem Aszites eine Aszitesinfektion vorliegt, sollte prinzipiell bei jedem Patienten eine diagnostische Aszitespunktion einschließlich kultureller Untersuchungen (Bakterien, Tuberkulse, Pilze, Parasiten) erfolgen. Zur weiteren Beurteilung ➤ Kap. 24, „Aszitesdiagnostik“.

Verlaufskontrollen und Therapieüberwachung

Unter der Diuretikatherapie des Aszites sind die Nierenwerte und Elektrolyte im Serum und Urin engmaschig zu kontrollieren. Ziel der Therapie ist die Steigerung der täglichen Natriumausscheidung auf > 78 mmol. Bei ausbleibender Gewichtsabnahme weisen eine Natriurese > 78 mmol/d oder ein Na^+/K^+-Quotient im Spontanurin > 1 auf eine mangelnde diätetische Compliance des Patienten hin.

Bei Spironolacton besteht wegen der langen Halbwertszeit die Gefahr lang andauernder Hyperkaliämien. Bei zu forcierter diuretischer Therapie kann es zu einer Verschlechterung der Nierenfunktion, zu Hyponatriämie, Hypokaliämie (bei Xipamid und Furosemid) und metabolischer Alkalose sowie zu einer hepatischen Enzephalopathie bis hin zum Leberkoma kommen. Bei schwerer hepatischer Enzephalopathie und einem Kreatinin > 180 µmol/L (> 2,0 mg/dL) sind die Diuretika abzusetzen.

9.5.3 Spontane bakterielle Peritonitis

Die spontane bakterielle Peritonitis (SBP) ist definiert als Infektion eines Aszites bei Fehlen einer intestinalen Läsion. Sie ist eine in ihrer Häufigkeit unterschätzte lebensbedrohliche Komplikation. Die SBP tritt meist auf dem Boden einer dekompensierten Leberzirrhose mit portalem Aszites auf.

Pathogenese

Bei 70% der Patienten wird die SBP durch gramnegative Stäbchen ausgelöst, davon in 50% der Fälle durch Escherichia coli. Bei 20% der Patienten liegt eine Infektion mit grampositiven Enterokokken und bei 10% eine Anaerobierinfektion vor.

Als Eintrittspforten der Bakterien kommen der Übertritt aus dem Darm und die hämatogene Infektion infrage. Bei Aszites besteht ein Darmwandödem, das die transmurale Migration von Darmbakterien in mesenteriale Lymphbahnen erleichtert.

Klassifikation

- SBP strictu sensu: 30%, > 250 neutrophile Granulozyten/µL, positive Kultur,
- kulturell negative SBP: 55%, > 250 neutrophile Granulozyten/µL, negative Kultur,
- Bacter-Aszites: 15%, < 250 neutrophile Granulozyten/µL, positive Kultur.

Klinische Symptomatik

Die Symptome einer SBP sind oft diskret und uncharakteristisch. 30% der Fälle verlaufen asymptomatisch, 50% ohne typischen Peritonismus. Eine Verschlechterung des Allgemeinzustands, Infektionszeichen, refraktärer Aszites, progrediente hepatische Enzephalopathie oder zunehmende Nierenfunktionsstörung sollten an eine SBP denken lassen. In diesen Fällen und bei jeder Krankenhausaufnahme sollte eine Aszitespunktion durchgeführt werden.

Welche Laboruntersuchungen werden empfohlen?

Wichtigste diagnostische Maßnahme ist die Aszitespunktion (➤ Kap. 9.5.2). Eine Leukozytenzahl > 500/µl spricht für das Vorliegen einer SBP. Es muss unverzüglich und noch vor Eintreffen der mikrobiologischen Untersuchungsbefunde mit einer intravenösen antibiotischen Behandlung begonnen werden. Die Differenzialdiagnose zur sekundären bakteriellen Peritonitis ist wichtig, da diese nach Nachweis einer Perforation eine Indikation zum operativen Vorgehen ist.

Messgröße im Aszites	**Zu erwartendes Ergebnis**
Protein	< 10 g/L bei SBP > 10 g/L bei sekundärer bakterieller Peritonitis
Leukozyten	0,5–10 Gpt/L bei SBP > 10 Gpt/L bei sekundärer bakterieller Peritonitis
Bakteriologie	monobakteriell und selten Anaerobier bei SBP polybakteriell und häufig Anaerobier bei sekundärer bakterieller Peritonitis

Verlaufskontrollen und Therapieüberwachung

Von wesentlicher Bedeutung ist eine Kontrolle des Abfalls der Zellzahl im Aszites nach 48 Stunden. Findet sich hier eine drastische Reduktion der Neutrophilenzahl um > 80%, kann von einem Therapieansprechen ausgegangen werden; eine Reduktion um < 25% entspricht einem Therapieversagen. Eine Proteinkonzentration < 10 g/L und eine erniedrigte C3-Komplementkonzentration (< 0,2 g/L) sind prognostische Indikatoren für ein SBP-Rezidiv.

9.5.4 Hepatorenales Syndrom

Das hepatorenale Syndrom ist ein funktionelles oligurisches Nierenversagen, das bei fortgeschrittener akuter oder chronischer Leberinsuffizienz auftritt, ohne dass eine eigenständige Nierenerkrankung vorliegt. Die Erkrankung ist eine lebensbedrohliche, aber reversible Komplikation, die oft durch gastrointestinale Blutung, spontane bakterielle Peritonitis, nephrotoxische Medikamente (z.B. NSAR) oder unkontrollierte diuretische Therapie ausgelöst wird.

Pathogenese

Dem hepatorenalen Syndrom liegt eine Abnahme der Nierendurchblutung infolge einer renalen Vasokonstriktion und funktioneller Shunts zugrunde (kortikale Ischämie). Die Ursache der renalen Vasokonstriktion ist ein effektiver Volumenmangel aufgrund der extremen peripheren Vasodilatation. Zur renalen Vasokonstriktion tragen der erhöhte Sympathikotonus, die Aktivierung des Renin-Angiotensin-Aldosteron-Systems und ADH bei. Zudem ist die Synthese weiterer Vasokonstriktoren (Endothelin, Leukotriene, Thromboxan, Isoprostane) gesteigert. Charakteristischerweise führt die gestörte Nierendurchblutung zur Abnahme der glomerulären Filtrationsrate. Als Ausdruck der erhaltenen tubulären Funktion ist die Natriumreabsorption jedoch nicht verringert, sondern meist erhöht.

Klassifikation

- Typ I: rapid progressives Nierenversagen (Verdopplung des Kreatinins > 225 µmol/L (> 2,5 mg/dL) oder Halbierung der Kreatinin-Clearance < 20 mL/min innerhalb von 2 Wochen),
- Typ II: mäßige und schleichende Nierenfunktionsstörung.

Klinische Symptomatik

Die renale Wasserretention verursacht zunehmenden Aszites, Pleura- und Perikardergüsse, Ödeme und Oligurie (< 500 mL/24 h). In fortgeschrittenen Stadien der Nierenerkrankung treten Übelkeit, Erbrechen, Durstgefühl und zentralvenöse Symptome auf.

Welche Laboruntersuchungen werden empfohlen?

Messgröße	Zu erwartendes Ergebnis
Kreatinin	> 133 µmol/L (> 1,5 mg/dL)
Kreatinin-Clearance	< 40 mL/min
Urinnatrium	< 10 mmol/L
Urinosmolalität	> Serumosmolalität
Hyponatriämie	< 130 mmol/L

Interpretation

Bei gesicherter Leberzirrhose kann die Diagnose eines hepatorenalen Syndroms gestellt werden beim kombinierten Vorliegen von:

- einer geringen glomerulären Filtrationsrate, die an einer zunehmenden, zunächst geringen Kreatininerhöhung von 135–180 µmol/L (1,5–2,0 mg/dL) oder einer Kreatinin-Clearance < 40 mL/min deutlich wird,
- einem unauffälligen Urinsediment (keine Proteinurie, keine Mikrohämaturie),
- sonographisch unauffälligen Nieren.

Ausgeschlossen werden müssen als Ursachen Infektionen, Schock, nephrotoxische Medikamente, renaler oder gastrointestinaler Flüssigkeitsverlust. Eine Hyponatriämie < 133 mmol/L ist ein prädiktiver Faktor für die Entwicklung eines hepatorenalen Syndroms. Infolge der Leberzirrhose und der geringen Muskelmasse kann die Synthese von Kreatinin und Harnstoff vermindert sein, weshalb die glomeruläre Clearance bestimmt werden sollte (➤ Kap. 24, „Glomeruläre Clearance"). Differenzialdiagnose ➤ Tab. 9-9.

9.5.5 Hepatopulmonales Syndrom und portopulmonale Hypertonie

Bei Patienten mit Leberzirrhose kann eine inadäquate pulmonale Vasodilatation zusammen mit der hyperdynamen Zirkulation bei Leberzirrhose zu einer deutlich verminderten Oxygenierung des Blutes in der Lunge führen (**hepatopulmonales Syndrom**). Für die Diagnose des hepatopulmonalen Syndroms, das bei 5–15% der Patienten mit Leberzirrhose und portaler Hypertonie auftritt, werden ein arterieller O_2-Partialdruck < 70 mmHg oder eine alveoloarterielle O_2-Partialdruckdifferenz > 20 mmHg unter Raumluft und der Nachweis diffuser intrapulmonaler Gefäßerweiterungen (Typ I) bzw. umschriebener Shuntverbindungen (Typ II) gefordert, ohne dass organische Erkrankungen der Lunge oder des Herzens nachweisbar sind. 2–6% der Zirrhosepatienten

Tab. 9-9 Differenzialdiagnose beim hepatorenalen Syndrom.

	Hepatorenales Syndrom	Funktionelle Oligurie	Akute tubuläre Nekrose
Urinnatrium (mmol/L)	< 10	< 30	> 0
Urin-/Serumosmolalität	> 1	> 1	1
Fraktionelle Harnstoffausscheidung (%)[1]	< 35	< 35	> 35
Urinsediment	Normal	Normal	Zellen und Zylinder
Proteinurie (g/L)	Nein	Nein	1–2 (tubulär)
Antwort auf Volumenzufuhr	Nein	Gut	Variabel

[1] (Urinharnstoff/Plasmaharnstoff)/(Urinkreatinin/Plasmakreatinin), auch bei Diuretikagabe aussagekräftig.

entwickeln eine **portopulmonale Hypertonie**, die durch einen mittleren pulmonalarteriellen Druck > 25 mmHg definiert ist.

Pathogenese

Die pulmonale Vasodilatation beim **hepatopulmonalen Syndrom** wird auf erhöhte NO- und Endothelinspiegel zurückgeführt. Aufgrund des Versagens des Euler-Liljestrand-Reflexes entstehen funktionelle Rechts-links-Shunts, die sich unter Sauerstoffatmung bessern.

Der **portopulmonalen Hypertonie** liegen eine Vasoobliteration durch mikrovaskuläre Thrombosen und eine Proliferation plexusartiger Mikrogefäße zugrunde. Die mikrovaskulären Thrombosen werden als Folge der erhöhten Thrombinaktivität angesehen, die durch erhöhte systemische Zytokinkonzentrationen (TNF-α, IL-1, Endotoxin), verminderte Antithrombin-III-Spiegel, Vasokonstriktoren (Angiotensin, Thromboxan) und eine Endothelzellaktivierung bedingt ist.

Klinische Symptomatik

Klinisch fallen beim **hepatopulmonalen Syndrom** Dyspnoe, periphere Zyanose und Trommelschlegelfinger auf. Die Sauerstoffsättigung verschlechtert sich häufig unter Belastung und im Stehen (Platypnoe).

Symptome der **portopulmonalen Hypertonie** sind Belastungsdyspnoe, Synkopen, thorakale Schmerzen, Abgeschlagenheit sowie Hämoptysen und Orthopnoe. Da der O_2-Partialdruck meist > 60 mmHg liegt, steht klinisch nicht eine Hypoxämie, sondern die Rechtsherzbelastung im Vordergrund. Die Prognose der portopulmonalen Hypertonie ist schlecht; Haupttodesursache ist das Rechtsherzversagen.

Welche Laboruntersuchungen werden empfohlen?

Messgröße	Zu erwartendes Ergebnis
Arterielle Blutgasanalyse	$pO_2 < 70$ mmHg

Weiterführende Diagnostik

Das hepatopulmonale Syndrom und die portopulmonale Hypertonie können mit Hilfe der Kontrast- und Dopplerechokardiographie frühzeitig diagnostiziert werden.

9.6 Hepatobiliäre Malignome

9.6.1 Hepatozelluläres Karzinom

Das hepatozelluläre Karzinom (HCC) gehört zu den häufigsten Tumoren weltweit; es ist vor allem in Asien und Afrika verbreitet. Seine Häufigkeit in Europa nimmt zu und macht aktuell 2–3% aller Karzinome aus. Der Häufigkeitsgipfel liegt zwischen dem 50. und 70. Lebensjahr, wobei Männer fünfmal häufiger betroffen sind als Frauen. 5–15% aller Patienten mit einer Leberzirrhose entwickeln ein HCC; umgekehrt haben > 50% aller HCC-Patienten eine Zirrhose. Die chronischen Hepatitiden B und C spielen neben der alkoholischen Leberzirrhose und der Hämochromatose die größte prädisponierende Rolle.

Klassifikationen

Das hepatozelluläre Karzinom wird nach Okuda, mit Hilfe der Cancer-of-Liver-Italian-Klassifikation und der Barcelona-Clinic-Liver-Cancer-Klassifikation klassifiziert (➤ Tab. 9-10, ➤ Tab. 9-11 und ➤ Tab. 9-12).

Klinische Symptomatik

Die Patienten klagen über Oberbauchschmerzen, Gewichtsverlust, subfebrile Temperaturen und Abgeschlagenheit. Klinisch können eine derb vergrößerte Leber, Ikterus, Aszites und Zeichen der portalen Hypertonie auffallen (➤ Kap. 9.5). Einige Patienten entwickeln paraneoplastische Symptome (z.B. Hypoglykämie, Hyperkalzämie, Polyglobulie, Hypercholesterinämie, Gynäkomastie).

Tab. 9-10 Okuda-Klassifikation.

	0 Punkte	1 Punkt
Leberbefall	< 50%	> 50%
Aszites	Nein	Ja
Bilirubin (µmol/L/ mg/dL)	< 51/ < 3	> 51/ > 3
Albumin (g/L)	> 30	< 30
Stadium I: 0 Punkte Stadium II: 1–2 Punkte Stadium III: 3–4 Punkte		

Welche Laboruntersuchungen werden empfohlen?

Messgröße	Zu erwartendes Ergebnis
AFP	↑ (normal beim fibrolamellären Karzinom)
Blutbild	Anämie
LDH	↑
ALT	↑
AP	↑
Albumin	Zur Festlegung des Child-Stadiums
Hepatitisserologie (HBs-Antigen/Anti-HBc/Anti-HCV)	Zur Abklärung der Ätiologie

Tab. 9-11 Cancer-of-the-Liver-Italian-(CLIP-)Klassifikation.

	0 Punkte	1 Punkt	2 Punkte
Child-Stadium (➤ Kap. 9.5)	A	B	C
Tumor	1 Knoten und ≤ 50% der Leber	> 1 Knoten und ≤ 50% der Leber	> 50% der Leber
AFP (µg/L)	< 400	≥ 400	
Pfortaderthrombose	Nein	Ja	
Stadium I: 0 Punkte Stadium II: 1–3 Punkte Stadium III: 4–6 Punkte			

Tab. 9-12 Barcelona-Clinic-Liver-Cancer-(BCLC-)Klassifikation.

Stadium	Allgemeinzustand (Performance Status Test)	Tumor	Okuda-Stadium	Child-Stadium
A	0	1 Herd < 5 cm oder 3 Herde < 3 cm	I	A–B
B	0	Groß, multilokulär	I–II	A–B
C	1–2	Gefäßinfiltration, extrahepatischer Befall	I–II	A–B
D	3–4	Jedes Tumorstadium	III	C

Interpretation

α-Fetoprotein (AFP) ist ein Glykoprotein, das in sich teilenden Hepatozyten gebildet wird und deshalb bei Wachstum, in Regenerationsphasen nach Leberresektion und bei Hepatitis erhöht ist. AFP ist mit einer Sensitivität von 45–100% und einer Spezifität von 70–95% kein optimaler Screening-Test. Überschreitet das AFP 400 µg/L und zeigt ein bildgebendes Verfahren eine Raumforderung > 2 cm, kann ein HCC angenommen werden und eine Biopsie erübrigt sich. Im Rahmen eines akuten Schubs einer Hepatitis wurden jedoch in Einzelfällen höhere Konzentrationen beschrieben. Werte von 20–100 µg/L können allein durch die chronische Lebererkrankung bedingt sein.

Zum HCC-Screening bei Leberzirrhose oder chronischer Virushepatitis sowie zur Tumornachsorge wird die AFP-Bestimmung in Kombination mit einer Lebersonographie in sechsmonatigen Abständen eingesetzt.

Weiterführende Diagnostik

Die weitere HCC-Diagnostik erfolgt durch bildgebende Verfahren (Sonographie, CT, MRT, ggf. Laparoskopie) und Biopsie.

9.6.2 Biliäre Karzinome

Das Risiko eines Gallengangkarzinoms ist bei primär sklerosierender Cholangitis, parasitärer Cholangitis, Caroli-Krankheit und anderen biliären Zysten, Hepatolithiasis, Gallengangatresie, Gallengangadenomen, multipler biliärer Papillomatose, villösen Papillenadenomen und familiärer adenomatöser Polyposis erhöht. Patienten mit einer Porzellangallenblase (Präkanzerose) und Patienten mit Gallenblasensteinen in Kombination mit schnell wachsenden oder > 1 cm großen Gallenblasenpolypen sollten cholezystektomiert werden.

Klinische Symptomatik

Die klinischen Symptome sind häufig unspezifisch. Extrahepatische Gallengangkarzinome können durch Ikterus, Pruritus, Cholangitis oder Pankreatitis imponieren. Das Courvoisier-Zeichen (schmerzlos tastbare, prallgefüllte Gallenblase) ist in der Hälfte der Fälle bei papillennahem Tumorverschluss positiv.

Welche Laboruntersuchungen werden empfohlen?

Messgröße	Zu erwartendes Ergebnis
Cholestaseparameter (γ-GT, AP)	↑
Bilirubin	↑
Blutbild	Leukozytose bei akuter Cholangitis
BSG, CRP	↑ bei akuter Cholangitis
Cholesterin	↑
Thromboplastinzeit	↑
CA 19–9	↑
CEA	↑

Interpretation

Tumormarker (CA 19–9, CEA) haben eine unbefriedigende Sensitivität und dienen nur der Verlaufskontrolle bei nachgewiesenen Tumoren der Gallenwege.

Weiterführende Diagnostik

Notwendige bildgebende Untersuchungen sind Sonographie des Abdomens, Röntgen-Thorax in zwei Ebenen und die ERC, ggf. die perkutan-transhepatische Gallenwegsdarstellung mit Drainage.

9.7 Lebertransplantation

Seit der ersten Lebertransplantation (LTX) durch Starzl und Mitarbeiter 1963 hat sich diese Behandlungsform als eine therapeutische Option bei progressiven lebensbedrohlichen Lebererkrankungen nach Ausschöpfung aller konventionellen Behandlungsmöglichkeiten generell bewährt. Inzwischen werden in Deutschland jährlich > 1000 Lebertransplantationen durchgeführt.

Eine Lebertransplantation ist grundsätzlich indiziert, wenn die aufgrund der Lebererkrankung erwartete Überlebenszeit deutlich eingeschränkt ist und die Lebensqualität durch die Beeinträchtigung der Leberfunktion unerträglich wird. Es hat sich gezeigt, dass die Erfolgsrate am günstigsten ist, wenn diese Patienten in einem Zustand operiert werden, in dem ihnen die Belastung des Eingriffs noch besser zugemutet werden kann. Indikationen sind Leberzirrhosen, cholestatische Lebererkrankungen, genetische und metabolische Erkrankungen, akutes Leberversagen sowie unter bestimmten Voraussetzungen maligne Lebertumoren.

Die Ein-Jahres-Überlebensrate liegt aktuell nach elektiver Lebertransplantation > 90%.

In der Vorbereitungsphase ist eine gemeinsame internistische, chirurgische und anästhesiologische Betreuung des Patienten erforderlich.

Welche Laboruntersuchungen werden empfohlen?

- Blutgruppe (erweiterte Bestimmung),
- Blutbild,
- HLA-Typisierung, unspezifische HLA-Antikörper, zytotoxische Antikörper, Lymphozytendifferenzierung,
- Coombs-Test,
- BSG, CRP,
- Leberwerte, Ammonium,
- Elektrolyte, Nierenwerte, glomeruläre Clearance, Urinstatus, Urinsediment,
- Glukose,
- Cholesterin, Triglyzeride,
- Harnsäure,
- Amylase, Lipase,
- Gesamteiweiß, Albumin, Eiweißelektrophorese, α_1-Antitrypsin, Immunglobuline,
- TSH,
- Gerinnungsstatus: Thromboplastinzeit, aPTT, Faktor V, Fibrinogen, Antithrombin III,
- Hepatitis-Serologie: HAV, HBV, HCV, HDV, CMV, EBV,
- Autoantikörper: ANA, AMA, LKM1, SLA, SMA,
- Eisenstoffwechsel: Ferritin, Transferrinsättigung,
- CDT,
- Sexualhormone: Estradiol, LH, FSH, Testosteron,
- Tumormarker: CEA, CA 19–9, AFP, PSA, TPA, CA 125, Calcitonin, Osteocalcin, HCG,
- Mikrobiologie/Virologie: TPHA, VDRL, Candida, Aspergillus, Toxoplasmose, VZV, HSV, HIV.

Interpretation

Bei **chronischen Lebererkrankungen** ist es manchmal schwierig, den richtigen Transplantationszeitpunkt festzulegen. Die Ursache liegt darin, dass einerseits die Überlebenschance bei einer Lebertransplantation nicht unter der natürlichen Lebenserwartung des Patienten liegen sollte, andererseits die Gefahr besteht, den Zeitpunkt zu verpassen, an dem sich der Patient noch in einem transplantablen Zustand befindet. Zur Prognoseabschätzung bei der Leberzirrhose wird vielfach die Child-Klassifikation herangezogen. Die Aufnahme auf die Warteliste, für die mindestens sieben Punkte erforderlich sind, sollte spätestens beim Übergang vom Stadium B nach C erfolgen (➤ Kap. 9.5). Seit 2006 erfolgt die Organallokation nach dem MELD-Score, in den Kreatinin, Bilirubin und Thromboplastinzeit eingehen (http://www.mayoclinic.org/gi/rst/mayomodel6.html). Für die primäre biliäre Zirrhose und primär sklerosierende Cholangitis wurden von der Mayo-Klinik Prognose-Scores erarbeitet (http://www.mayoclinic.org/gi-rst/mayomodel2.html; http://www.mayoclinic.org/gi-rst/mayomodel3.html). Im Allgemeinen gilt Bilirubin als ein verlässlicher Indikator zur Prognoseabschätzung.

Die Patienten sollten bei folgenden Kriterien an ein Zentrum zur Lebertransplantation überwiesen werden:

- Bilirubin > 85 µmol/L (> 5 mg/dL),
- Albumin < 25 g/L,
- hepatorenales Syndrom oder mehr als eine Episode einer spontanen bakteriellen Peritonitis.

Als Parameter für eine Notfalltransplantation beim **akuten fulminanten Leberversagen** können die King's-College-Kriterien herangezogen werden: Thromboplastinzeit > 100 s (INR > 6,7) oder mindestens drei der folgenden Kriterien:

- Alter < 10 oder > 40 Jahre,
- ungünstige Ätiologie (kryptogene Hepatitis, medikamentös induziert),
- Ikterus mehr als sieben Tage vor Enzephalopathie
- Bilirubin > 297 µmol/L (> 17,4 mg/dL)
- Thromboplastinzeit > 50 s (INR > 3,5).

Nach dem alternativen Score des Transplantationszentrums Clichy ist eine Lebertransplantation bei fulminanter Hepatitis indiziert, wenn der Faktor-V-Spiegel unter 30% sinkt und eine hepatische Enzephalopathie Grad 3–4 vorliegt oder bei Patienten < 30 Jahren Faktor V < 20% ist.

Verlaufskontrollen und Therapieüberwachung

Messgröße	**Zu erwartendes Ergebnis**
Ciclosporin A	Woche 1–3: 150–200 µg/L Woche 4–12: 100–150 µg/L ab 4. Monat: 75–125 µg/L
Tacrolimus	Woche 1–3: 10–15 µg/L Woche 4–12: 8–12 µg/L ab 4. Monat: 5–10 µg/L
Blutbild	Normal
BSG, CRP	Normal
Transaminasen	Normal
GLDH	Normal
Cholestaseparameter (γ-GT, AP)	Normal
Bilirubin	Normal
Pseudocholinesterase	Normal
Thromboplastinzeit	Normal
Elektrolyte	Normal
Nierenwerte (Harnstoff, Kreatinin)	Normal oder (↑)
Magnesium	Normal oder (↓)
Glukose	Normal oder (↑)
Cholesterin, Triglyzeride	Normal oder (↑)
AFP	normal
HBV-/HCV-Serologie, Autoantikörper	Je nach Grunderkrankung
CMV-Serologie (IgM, pp65, PCR)	+ bei CMV-Infektion/-Reaktivierung, Bestimmung im 1. Jahr monatlich, dann jährlich

Die Transplantatdysfunktion ist die wichtigste Komplikation nach LTX. Die Differenzialdiagnose in der ambulanten Nachsorge umfasst die chronische Abstoßungsreaktion, ein Rezidiv der Grunderkrankung, Infektionen und Medikamententoxizität. Chronische Abstoßungsreaktionen machen sich durch einen zunehmenden Funktionverlust des Organs bemerkbar. Die Patienten fühlen sich krank und klagen über abdominelles Unwohlsein; die Temperaturen sind subfebril erhöht. Hinweise auf eine Abstoßung sind eine Erhöhung der Leberwerte (Transaminasen, γ-GT, AP, GLDH) und eine verminderte Synthesefunktion (Thromboplastinzeit).

Zur Vermeidung medikamentös-toxischer Wirkungen der Immunsuppression werden Ciclosporin A bzw. Tacrolimus bestimmt. Die oben angegebenen therapeutischen Bereiche sind methodenabhängig und stellen nur eine orientierende Richtlinie dar, sodass sie von den Transplantationszentren individuell festgelegt werden. Für die bei Abnahme 2 Stunden nach Ciclosporin-A-Gabe empfohlenen Zielkonzentrationen (C_2-Monitoring) ➤ Kap. 24, „Ciclosporin A“. Nebenwirkungen der Immunsuppression sind arterielle Hypertonie, chronische Niereninsuffizienz, Osteoporose, Diabetes mellitus, Gewichtszunahme, Hyperkaliämie und Hypomagnesiämie.

Im weiteren Verlauf können unter Immunsuppression bakterielle (rezidivierende Harnwegsinfekte, chronische Cholangitis) oder virale Infektionen auftreten. CMV-Infektionen, die Hepatitis, Pneumonitis, ulzeröse Gastroenterokolitis oder Chorioretinitis verursachen, sind am häufigsten. Sie können primär oder durch Reaktivierung auftreten und schwerwiegend sein. Für das therapeutische Vorgehen ist die Unterscheidung zwischen CMV-Hepatitis und akuter Abstoßungsreaktion von besonderer Bedeutung. Ein wichtiger Test zur Frühdiagnose einer CMV-Infektion ist der Nachweis des CMV-Matrixproteins pp65 in zirkulierenden Neutrophilen mit Hilfe monoklonaler Antikörper. In einer Leberbiopsie können Viruseinschlusskörperchen nachgewiesen werden.

EBV-, HSV- und VZV-Infektionen sind seltener und haben leichtere Verläufe.

Unter einer antiviralen Ganciclovirtherapie sind wegen der myelotoxischen Wirkungen regelmäßige Blutbildkontrollen erforderlich.

Während oberflächliche Candidainfektionen (Mundsoor, Soorösophagitis) leicht zu erkennen und gut zu behandeln sind, ist die Diagnostik einer systemischen Candidiasis schwierig und mit einer hohen Letalität verbunden. Als opportunistische Infektionen treten insbesondere Infektionen durch Pneumocystis jiroveci mit progredienter Belastungsdyspnoe und erhöhten Temperaturen auf; sie werden mittels Bronchiallavage nachgewiesen.

9.8 Gallensteinleiden

9.8.1 Cholezystolithiasis und Cholezystitis

15–20% der deutschen Bevölkerung haben Gallenblasensteine, Frauen sind doppelt so häufig betroffen wie Männer; die Prävalenz nimmt mit höherem Alter zu.

Pathogenese

Die folgenden drei Pathomechanismen sind an der Bildung von Gallenblasensteinen beteiligt:

- eine Übersättigung der Galle mit Cholesterin oder Bilirubin,
- ein Ungleichgewicht kinetischer Proteinfaktoren,
- eine Störung der Gallenblasenmotilität.

Cholesterin wird von der Leber zusammen mit Phosphatidylcholin in Form unilamellarer Vesikel in die Galle abgegeben, die metastabil sind und in den Gallenwegen von Gallensäuren in gemischte Mizellen transformiert werden. Sind in der Galle mehr Cholesterinmoleküle vorhanden, als in den gemischten Mizellen im thermodynamischen Gleichgewicht gelöst werden können, liegt eine Cholesterinübersättigung der Galle vor, und es kommt zur Bildung cholesterinreicher multilamellarer Vesikel (Flüssigkristalle), deren Fusion und Aggregation der Nukleation von Cholesterinkristallen vorausgeht.

Als Maß der Cholesterinübersättigung der Galle wird der Cholesterinsättigungsindex (CSI) angegeben. Der CSI ist definiert als das molare Verhältnis der Cholesterinkonzentration einer Gallenprobe zu der Konzentration, die in einer Modellgalle mit gleicher Gallensäuren- und Phosphatidylcholinkonzentration im thermodynamischen Gleichgewicht maximal mizellar gelöst werden kann. Der Cholesterinübersättigung liegt in der Regel eine gesteigerte hepatische Cholesterinsekretion zugrunde, die durch das Heterodimer der ATP-abhängigen Transportproteine ABCG5/G8 erfolgt; eine Hyposekretion von Gallensäuren, z.B. infolge eines enteralen Gallensäurenverlusts, ist selten. Hormone (Östrogene), Adipositas, forcierter Gewichtsverlust, hochkalorische ballaststoffarme Kost, Diabetes mellitus, Hypertriglyzeridämie und niedrige HDL-Cholesterin-Spiegel sind exogene Risikofaktoren der Cholesterincholelithiasis, die die hepatische Cholesterinsekretion erhöhen.

Als mögliche genetische Risikofaktoren konnten kürzlich das ABCB4-Gen der hepatokanalikulären Phosphatidylcholin-Flippase und der hepatokanalikuläre Cholesterin-Transporter ABCG5/G8 identifiziert werden. Die bei den seltenen ABCB4-Mutationen resultierende biliäre Phospholipiddefizienz prädisponiert zu intrahepatischen Cholesterinsteinen und Gallenblasensteinen. Die häufigeren ABCG5/G8-Varianten erhöhen dagegen wahrscheinlich die Cholesterinsekretion der Leber in die Galle. Die Nukleation und das weitere Wachstum der Cholesterinkristallisation werden zudem durch biliäre Promotor- und Inhibitorproteine moduliert (z.B. Immunglobuline, Aminopeptidase N, saures α_1-Glykoprotein, Apolipoproteine A-I und A-II). Eine besondere Stellung besitzen Mucine, da das Mucingel eine Matrix bildet (Gallenblasen-Sludge), die die Nukleation der Cholesterinkristalle und das Steinwachstum begünstigt.

Im höheren Lebensalter sowie bei Patienten aus Afrika und Asien findet man häufig schwarze Pigmentgallensteine. Sie bestehen vorwiegend aus amorphen Kalziumsalzen monoanionischen unkonjugierten Bilirubins, die im weiteren Verlauf polymerisieren und häufig mit Kalziumkarbonat assoziiert sind. Voraussetzung für die Bilirubinpräzipitation ist die Hypersekretion von Bilirubinkonjugaten, die anschließend durch die endogene β-Glucuronidase oder spontane alkalische Hydrolyse in der Galle gespalten werden. Die Bilirubinhypersekretion kann durch eine Bilirubinüberproduktion (➤ Kap. 9.4.6) oder eine enterohepatische Zirkulation von Bilirubin bedingt sein. Bei Erkrankungen mit Gallensäurenverlust (Morbus Crohn, Mukoviszidose, Leberzirrhose) wurde eine vermehrte enterohepatische Bilirubinzirkulation beschrieben. Der Übertritt von Gallensäuren in das proximale Kolon soll zu vermehrter Löslichkeit, gesteigerter Absorption und enterohepatischer Zirkulation unkonjugierten Bilirubins mit nachfolgender Erhöhung der Bilirubinkonzentrationen in der Galle (Hyperbilirubinobilie) führen. Der Mechanismus ist der vermehrten enteralen Resorption und anschließenden renalen Elimination von Oxalsäure beim Gallensäurenverlustsyndrom vergleichbar, die eine Hyperoxalurie und Kalziumoxalatnierensteine zur Folge haben.

Klassifikation

- Cholesterinsteine: 75%, Cholesterinmonohydrat, gelb, röntgennegativ (gemischte Steine wegen der höheren Kalziumphosphat- und Kalziumkarbonatanteile oft röntgenpositiv), reine Cholesterinsteine häufig Solitärsteine,
- schwarze Pigmentsteine: 5%, polymerisiertes Kalziumbilirubinat, 50% röntgenpositiv,
- braune Pigmentsteine: 20%, primäre Gallengangsteine (bei Infektionen), Kalziumsalze langkettiger Fettsäuren (Palmitat, Stearat) + Cholesterin, röntgennegativ.

Klinische Symptomatik

75% aller Steinträger sind asymptomatisch. Charakteristische Symptome für **Gallenblasensteine** sind Schmerzattacken von mehr als 15 Minuten Dauer im Epigastrium oder rechten Oberbauch (Gallenkoliken). Die jährliche Inzidenz des Auftretens biliärer Komplikationen beträgt bei symptomatischen Gallenblasensteinen 1–3%, beim asymptomatischen Steinträger jedoch nur 0,1–0,3%.

Ursache der **akute Cholezystitis** ist meist ein Verschluss des Ductus cysticus. Typisch für die akute Cholezystitis sind bohrende Schmerzen im rechten Oberbauch, Fieber, Inappetenz, Übelkeit und Erbrechen sowie ein druckschmerzhaftes Gallenblasenbett (Murphy-Zeichen). Weitere Komplikationen der Cholezystolithiasis sind Gallenblasenperforation, akute Cholangitis (➤ Kap. 9.8.2), biliäre Pankreatitis, chronische Cholezystitis, Porzellangallenblase, bilioenterische Fisteln und Gallenblasenkarzinom.

Welche Laboruntersuchungen werden empfohlen?

Messgröße	Zu erwartendes Ergebnis
Blutbild	Leukozytose bei akuter Cholezystitis
Bilirubin	(↑)
Cholestaseparameter (γ-GT, AP)	(↑)
ALT	(↑)
Thromboplastinzeit, aPTT	Vor Cholezystektomie
Infrarotspektoskopie	Steinzusammensetzung
ABCB4- und ABCG5/G8-Genotypisierungen	In Forschungslabors

Weiterführende Diagnostik

Die Diagnose der Cholezystolithiasis und Cholezystitis erfolgt mit Hilfe der Sonographie. Bei außergewöhnlicher klinischer Konstellation der Cholelithiasis (z.B. familiäre Häufung, Auftreten im Kindes- und Jugendalter, intrahepatische Steine, Assoziation mit Diarrhöen) sollte eine weitere ätiologische Abklärung erfolgen (z.B. hämolytische Anämien, Gallensäurenverlustsyndrom, Medikamentenanamnese, Infektionen). In diesen Situationen kann eine erweiterte Labordiagnostik Aufschlüsse zur Ätiologie der Gallensteine liefern. Insbesondere sind hereditäre Formen der Cholelithiasis auszuschließen. Bei hämolytischer Anämie ist an einen Glukose-6-phosphatdehydrogenase- und an einen Pyruvatkinasemangel zu denken; untersuchungstechnisch sollte man eine Hämoglobinelektrophorese (Sichelzellanämie, Thalassämie), die Bestimmung der osmotischen Resistenz der Erythrozyten und einen Blutausstrich (Sphärozytose, Elliptozytose) in Erwägung ziehen. Die hämolytischen Anämien prädisponieren ebenso wie die Mukoviszidose zur Bildung schwarzer Pigmentsteine in der Gallenblase. Bei Verdacht auf ABCB4-Defizienz oder ABCG5/G8-Mutationen können diagnostisch eine Lipidanalyse von Leber- oder Duodenalgalle und genetische Tests auf Mutationen des hepatobiliären Phospholipidtransporters ABCB4 in Forschungslabors durchgeführt werden.

9.8.2 Choledocholithiasis und Cholangitis

Konkremente in den Gallenwegen (Choledocholithiasis) kommen nur selten isoliert bei steinfreier Gallenblase vor. Primäre Gallengangsteine entstehen als braune Pigmentsteine direkt im Ductus choledochus, sekundäre Gallengangsteine haben als Cholesterin- oder schwarze Pigmentsteine ihren Ursprung in der Gallenblase. In 15% der Fälle, die wegen einer Cholezystolithiasis operiert werden, lässt sich eine begleitende Choledocholithiasis nachweisen; umgekehrt findet man bei einer Choledocholithiasis in > 95% der Fälle auch eine Cholezystolithiasis.

Pathogenese

Primäre Gallengangsteine sind braune Pigmentsteine, die aus Bilirubin bestehen, das bei Infektionen in gestauten Gallenwegen durch bakterielle Hydrolasen aus Bilirubinglucuroniden freigesetzt wird.

Infektionen der Gallenwege sind am häufigsten durch Escherichia coli bedingt (40–70%). Infektionen und Steine sind bei primär sklerosierender Cholangitis und Caroli-Krankheit häufig.

Klinische Symptomatik

Gallengangsteine können lange Zeit asymptomatisch bleiben. Erst ein weitgehender Verschluss des Gallengangs führt in der Regel zu fluktuierenden Koliken und zu einer Cholestase mit Pruritus und Ikterus.

Gallengangkonkremente können eine akute Pankreatitis auslösen, wenn sie präpapillär einklemmen oder die Papille passieren. Weitere Komplikationen der Choledocholithiasis können Leberabszesse, Gallengangstrikturen und eine sekundäre biliäre Zirrhose sein.

Die sekundäre Infektion der Gallenwege führt zur **akuten Cholangitis**, deren klassische Symptome Fieber, Ikterus und rechtsseitige Oberbauchschmerzen sind (Charcot-Trias).

Welche Laboruntersuchungen werden empfohlen?

Messgröße	Zu erwartendes Ergebnis
Blutbild	Leukozytose bei akuter Cholangitis
Bilirubin	↑
Cholestaseparameter (γ-GT, AP)	↑
ALT	↑ ↑
p-Amylase, Lipase	↑ bei akuter biliärer Pankreatitis
Thromboplastinzeit, aPTT	Vor endoskopischen Eingriffen

Weiterführende Diagnostik

Diagnostisches und zugleich therapeutisches Verfahren der Wahl ist die ERC mit einer Treffsicherheit von 95%. Alternativen sind die Magnetresonanzcholangiographie und die Endosonographie.

LITERATUR

Adams P, Brissot P, Powell LW. EASL International Consensus Conference on Haemochromatosis. J Hepatol 2000;33:485–504.

Angulo P. Nonalcoholic fatty liver disease. N Engl J Med 2002;346:1221–31.

Bayer EM, Schramm C, Kanzler S, Lohse AW. Autoimmune Lebererkrankungen: Diagnostik und Therapie. Z Gastroenterol 2004;42:19–30 (http://www.dgkl.de/autoimmundiagnostik/).

Beuers U, Wiedmann KH, Kleber G, Fleig WE. Therapie der autoimmunen Hepatitis, primär biliären Zirrhose und primär sklerosierenden Cholangitis. Konsensus der Deutschen Gesellschaft für Verdauungs- und Stoffwechselkrankheiten. Z Gastroenterol 1997;35:1041–9 (http://www.dgvs.de)

Bokemeyer C, Classen M, Lammert F, Matern S, Schmiegel W. Gallenblase, Gallenwege. In: Fleig WE, Dierkesmann R, Heimpel H, Koch KM, Meyer J, Müller OA, Specker C, Theiss W (Hrsg.). Rationelle Diagnostik und Therapie in der Inneren Medizin. Leitlinien. Urban & Fischer, München, Jena 2005, S. A6:1–5.

Cornberg M, Protzer U, Dollinger MM, Petersen J, Wedemeyer H, Berg T et al. Prophylaxix, Diagnosis and Therapy of Hepatitis-B-Virus-(HBV-)Infection: upgrade of the guidelines, AWMF-Register-Nr. 021/011. Z Gastroenterol 2007;45:525–574.

Desmet VJ, Gerber M, Hoofnagle JH, Manns MP, Scheuer PJ. Classification of chronic hepatitis: diagnosis, grading and staging. Hepatology 1994;19:1513–20.

Dienstag JL, McHutchinson JG. AGA Medical Position Statement and Technical Review. Management of hepatitis C. Gastroenterology 2006;13:225–64 (http://www.gastro.org/).

Dufour DR, Lott JA, Nolte FS, Gretch DR, Koff RS, Seeff LB. AASLD and National Academy of Clinical Biochemistry Practice Guidelines. Diagnosis and monitoring of hepatic injury. Clin Chem 2000;46:2027–68 (http://www.aasld.org/).

Fleig WE, Krummenerl P, Leßke J, Dienes HP, Zeuzem S, Schmiegel WH, Häussinger D, Burdelski M, Manns MP. Diagnostik und Therapie der akuten und chronischen Hepatitis-C-Virusinfektion sowie der viralen Hepatitis bei Kindern und Jugendlichen – Ergebnisse einer evidenzbasierten Konsensuskonferenz der Deutschen Gesellschaft für Verdauungs- und Stoffwechselkrankheiten und des Kompetenznetzes Hepatitis. Z Gastroenterol 2004;41:703–33 (http://www.dgvs.de/).

Fontana RJ, Lok AS. Noninvasive monitoring of patients with chronic hepatitis C. Hepatology 2002;36:S57–S64.

Green RM, Falmm S. AGA Medical Position Statement and Technical Review. Evaluation of liver chemistry tests. Gastroenterology 2002;123:1364–84 (http://www.gastro.org/).

Heathcote EJ. AASLD Practice Guideline. Management of biliary cirrhosis. Hepatology 2000;31:1005–13 (http://www.aasld.org/).

Hoeper MM, Krowka MJ, Strassburg CP. Portopulmonary hypertension and hepatopulmonary syndrome. Lancet 2003;363:1461–8.

Lammert F, Neubrand MW, Bittner R, Feussner H, Greiner L, Hagenmüller F et al. S3-Leitlinie der Deutschen Gesellschaft für Verdauungs- und Stoffwechselkrankheiten und der Deutschen Gesellschaft für Viszeralchirurgie zur Diagnostik und Behandlung von Gallensteinen. Z Gastroenterol 2007;971–1001. (http://www.dgvs.de/).

Lee WM. Drug-induced hepatotoxicity. N Engl J Med 2003;349:474–85.

Lok AS, McMahon BJ. AASLD Practice Guideline. Chronic hepatitis B. Hepatology 2007;45:507–39 (http://www.aasld.org/).

Manns MP, Strassburg CP. Autoimmune hepatitis: clinical challenges. Gastroenterology 2001;120:1502–17.

Murray KF, Carithers RL. AASLD Practice Guideline. Evaluation of the patient for liver transplantation. Hepatology 2005;41:1407–32.

Poblete-Gutiérrez P, Wiederholt T, Bolsen K, Gardlo K, Schnabel C, Steinau G, Lammert F, Bartz C, Kunitz O, Frank J. Diagnostik und Therapie der Porphyrien. Eine interdisziplinäre Herausforderung. Dt Ärztebl 2004;101:-A1250–A1255.

Pratt DS, Kaplan MM. Evaluation of abnormal liver-enzyme results in asymptomatic patients. N Engl J Med 2000;342:1266–71 (http://www.aasld.org/).

Rimola A, Garcia-Tsao G, Navasa M, Piddock LJ, Planas R, Bernard B, Inadomi JM. International Ascites Club. Diagnosis, treatment and prophylaxis of spontaneous bacterial peritonitis: a consensus document. J Hepatol 2000;32:142–53.

Roberts EA, Schilsky ML. AASLD Practice Guideline. A practice guideline on Wilson disease. Hepatology 2003;37:1475–92 (http://www.aasld.org/).

Sanyal AJ. AGA Medical Position Statement and Technical Review. Nonalcoholic fatty liver disease. Gastroenterology 2002;123:1702–4 (http://www.gastro.org/).

Zeuzem S. Individualisierte Behandlung der chronischen Hepatitis C. Internist 2006;47(Suppl. 1):S20-S25.

KAPITEL

10 Magen-Darm-Trakt

Guntram Lock

10.1 Ösophagus, Magen

10.1.1 Gastroösophageale Refluxerkrankung

Eine gastroösophageale Refluxerkrankung (GERD) liegt dann vor, wenn der Reflux von Mageninhalt in die Speiseröhre zu Symptomen mit Beeinträchtigung der Lebensqualität oder ösophagealen bzw. extraösophagealen organischen Manifestationen führt.

Die Prävalenz der GERD hat in den letzten Jahren stetig zugenommen; aktuell geht man davon aus, dass ca. 30% der Bevölkerung an dieser Erkrankung leiden.

Ätiologie

Die Ätiologie der GERD ist multifaktoriell. Als wesentlicher Faktor wird ein Defekt der Antirefluxbarriere angesehen, die den Reflux von Mageninhalt in die Speiseröhre verhindern soll. Als weitere mögliche pathogenetische Faktoren gelten ein vermehrter

Rückfluss von Magensekret und -säure, eine vermehrte Säureproduktion, ein gesteigerter gastroduodenaler Reflux, eine verminderte Magenentleerung, eine verminderte ösophageale Clearance und eine gesteigerte ösophageale Sensitivität.

Die GERD kann als Begleiterkrankung beispielsweise bei der Schwangerschaft (50–80% aller Schwangeren geben Sodbrennen an!), bei bestimmten Kollagenosen (Sklerodermie; Sjögren-Syndrom) oder auch bei einer autonomen Neuropathie im Rahmen eines Diabetes mellitus auftreten.

Klassifikation

Die GERD wird im Allgemeinen nach dem Ausmaß der mukosalen Schädigung klassifiziert. Am weitesten verbreitet ist nach wie vor die Klassifikation nach Savary-Miller (➤ Tab. 10-1); alternative Klassifikationen sind die MUSE-Klassifikation (Akronym für **M**etaplasie – **U**lkus – **S**trikturen – **E**rosionen) und die Los-Angeles-Klassifikation.

Unter einer Refluxkrankheit im Stadium 0 wird im Allgemeinen eine symptomatische und/oder pH-metrisch gesicherte Refluxerkrankung ohne Nachweis einer mukosalen Schädigung verstanden.

Klinische Symptomatik

Die typischen Symptome der GERD sind Sodbrennen, saures Aufstoßen und Säureregurgitation. Als weniger typische Symptome, bei denen in der Praxis häufig nicht an eine GERD gedacht wird, gelten Atemwegssymptome wie chronischer Husten, Heiserkeit, Räusperzwang, Globusgefühl, Asthma, Thorax- und Oberbauchbeschwerden.

Tab. 10-1 Savary-Miller-Klassifikation der Refluxösophagitis.

Grad	Schleimhautdefekt
I	Einzelne Erosionen auf den Schleimhautfalten
II	Konfluierende Erosionen
III	Zirkulär konfluierende Erosionen
IV	Komplikationen: Barrett-Ösophagus, Ulkus, Striktur

Diagnostik

Im Zentrum der Diagnostik steht die Endoskopie; jeder Refluxpatient sollte zumindest einmal in seinem Leben endoskopiert werden, um eine Komplikation der Refluxerkrankung (Striktur, Ulkus, Barrett-Ösophagus, Karzinom) rechtzeitig zu erkennen und die entsprechenden Therapie- oder Überwachungsmaßnahmen in die Wege zu leiten.

Biopsiert werden muss bei Verdacht auf Barrett-Ösophagus (Stufenbiopsien!) und bei Stenosen zum sicheren Ausschluss eines Malignoms.

Eine Langzeit-pH-Metrie sollte bei persistierenden Symptomen trotz adäquater Therapie mit Protonenpumpeninhibitoren (PPI) zum Einsatz kommen und wird häufig in der präoperativen Diagnostik gefordert.

Die Ösophagusmanometrie kann primäre Ösophagusmotilitätsstörungen aufdecken (Achalasie) und ist häufig auch bei Systemerkrankungen diagnoseweisend (Sklerodermie); auch ihr kommt ein besonderer Stellenwert bei der präoperativen Diagnostik zu (Kompetenz des unteren Sphinkters, Ausschluss einer ösophagealen Hypomotilität).

Welche Laboruntersuchungen werden empfohlen?

Die Bedeutung der Labordiagnostik bei der GERD ist gering. In Einzelfällen kann eine erosive Ösophagitis zu einer akuten Blutung oder auch zu einer chronischen Eisenmangelanämie führen, sodass die Bestimmung des Hämoglobins und gegebenenfalls der Transferrinsättigung oder des Ferritinwerts bei entsprechender Klinik sinnvoll ist.

Bei Verdacht auf Reflux im Rahmen einer Systemerkrankung kann bei entsprechenden klinischen Hinweisen die Bestimmung entsprechender Autoimmunmarker die Diagnose erhärten (z.B. Scl 70 bei der diffusen oder Antizentromerantikörper bei der limitierten Sklerodermie). Die Gastrinbestimmung ist außer bei klinischem Verdacht auf ein Zollinger-Ellison-Syndrom überflüssig (**cave:** Ein erhöhter Gastrinspiegel kann selbstverständlich auch Folge einer Therapie mit PPI sein!).

10.1.2 Gastritis

Eine akute Gastritis entspricht einer Schädigung der Magenschleimhaut durch endogene oder exogene Noxen mit Hyperämie, Zellinfiltration, Erosionen und subjektiven Beschwerden.

Ätiologie

Ursachen dieser erosiven oder hämorrhagischen Gastritis umfassen:
- Stressläsionen (z.B. bei Intensivpatienten),
- Medikamente (ASS, NSAR),
- Noxen (Alkohol),
- Traumen (Magensonden, Bestrahlung),
- vaskuläre Ursachen (Ischämie, kongestive Gastropathie),
- Infektionen oder Reflux (z.B. duodenogastral).

Klinische Symptomatik

Die **akute Gastritis** kann sich mit Druckgefühl, Schmerzen im Epigastrium, Nausea und Erbrechen äußern. Die Erosionen können auch zu einer oberen gastrointestinalen Blutung mit Teerstuhl oder Hämatemesis führen.

Die **chronische, nichterosive Gastritis** verläuft häufig asymptomatisch oder mit milden, unspezifischen Symptomen.

Die **Autoimmungastritis** in Fundus und Korpus kann zu einem Vitamin-B_{12}-Mangel („Perniziosa“) führen.

Die häufigste Form ist die meistens antrumbetonte **Helicobacter-(H.-)pylori-induzierte Gastritis**.

Diagnostik

Die Diagnose einer akuten Gastritis wird in der Praxis in der Regel aufgrund der Anamnese und der Beschwerdesymptomatik gestellt. Ansonsten sind Diagnose und Klassifizierung der verschiedenen Formen der Gastritis eine Domäne der Endoskopie und der Histologie.

Welche Laboruntersuchungen werden empfohlen?

Laboruntersuchungen spielen bei der Diagnose einer Gastritis eine nur untergeordnete Rolle, sie können aber beim Ausschluss anderer Erkrankungen helfen:
- Lipase (oder Amylase) zum Ausschluss einer akuten Pankreatitis,
- CK, Troponin zum Ausschluss eines Myokardinfarkts,
- ALT(GPT), AP, Bilirubin zum Ausschluss einer Leber- oder Gallenwegsaffektion,
- Blutbild und CRP zum Ausschluss eines relevanten entzündlichen Geschehens,
- Hb, MCV, Ferritin als Hinweis auf eine möglicherweise stattgehabte obere gastrointestinale Blutung bei erosiver Gastritis.

Bei Verdacht auf eine **Autoimmungastritis** sollten neben den entsprechenden Markern des Blutbildes (Hb, MCV, MCH) Vitamin B_{12}, Parietalzellantikörper und Antikörper gegen Intrinsic-Factor bestimmt werden.

Der **Helicobacter-Befall** des Magens wird meist bei der Endoskopie entweder über den Urease-Schnelltest oder histologisch diagnostiziert. An nichtendoskopischen Methoden stehen zur Verfügung:
- Die Helicobacter-Serologie: Sie ist relativ ungenau und hat darüber hinaus den Nachteil, dass sie eine noch bestehende H.-pylori-Infektion nicht sicher von einer ausgeheilten differenzieren kann.
- Der ^{13}C-Atemtest: Der ^{13}C-Harnstoff-Test beruht auf dem Nachweis der Helicobacter-eigenen Urease, die ^{13}C-markierten Harnstoff zu spalten vermag, sodass der Anstieg von ^{13}C-markiertem CO_2 in der Ausatemluft des Patienten diagnostisch für eine H.-pylori-Besiedlung ist; Sensitivität und Spezifität werden mit 95–97% angegeben.
- Der Nachweis von H. pylori im Stuhl: Der Stuhlantigentest weist eine Sensitivität und Spezifität um 93% auf und wird von der Europäischen H.-pylori-Studiengruppe als Alternative zum ^{13}C-Harnstoff-Test empfohlen.

10.1.3 Ulcus pepticum

Peptische Ulzera sind Defekte in der gastrointestinalen Mukosa, die über die Muscularis mucosae hinausgehen und durch die Säure- und Pepsinaktivität des Magensafts unterhalten werden.

Das peptische Ulkus ist eine der häufigsten gastrointestinalen Erkrankungen; etwa jeder zehnte Mensch ist im Laufe seines Lebens davon betroffen.

Das peptische Ulkus kann entweder im Magen oder im Duodenum auftreten. Seit der Entdeckung von H. pylori haben sich das Verständnis und die Klassifikation peptischer Ulzerationen erheblich verändert.

Ätiologie

Als Hauptformen des peptischen Ulkus gelten das H.-pylori-assoziierte und das NSAR(**n**icht**s**teroidale **Anti**r**heumatika)-assoziierte Ulkus, wobei die Inzidenz des NSAR-assoziierten Ulkus insbesondere bei älteren Menschen deutlich zunimmt. Weitere, deutlich seltenere Ursachen eines peptischen Ulkus sind

- Stress,
- Säurehypersekretion (z.B. bei Gastrinom, Mastozytose),
- Virusinfektionen (Zytomegalie),
- Ischämien (auch z.B. durch Kokain!),
- Bestrahlung oder Chemotherapie.

Klinische Symptomatik

Am häufigsten werden Schmerzen im Epigastrium, aber auch am rechten oder linken Rippenrand und retrosternal angegeben. Die Ausstrahlung von Schmerzen in den Rücken kann Ausdruck einer Penetration des Ulkus sein. Erbrechen oder Gewichtsverlust können auf eine Magenausgangsstenose hinweisen. Ein Teil der Ulkuspatienten ist aber auch völlig beschwerdefrei, bis sich das Ulkus durch eine gastrointestinale Blutung oder eine Perforation demaskiert.

Welche Laboruntersuchungen werden empfohlen?

Die Diagnostik des Ulcus pepticum ist eine Domäne der Endoskopie. Für die Genese des Ulkus sind anamnestische Informationen und gegebenenfalls die Helicobacter-Diagnostik richtungweisend (➤ Kap. 10.1.2).

Laboruntersuchungen können in der Differenzialdiagnostik zur Abgrenzung anderweitiger Ursachen der Beschwerden oder in Einzelfällen auch zur ätiologischen Zuordnung der Ulkuskrankheit eingesetzt werden:

- Blutbild, CRP,
- Amylase (p-Amylase),
- ALT (GPT), AP, Bilirubin,
- CK, LDH, Troponin,
- Kalzium,
- Nüchterngastrin,
- (Pepsinogen),
- (evtl. Säuresekretionsmessungen).

Interpretation

Hinweise für ein Ulkus als Folge eines Hyperparathyreoidismus kann ein **erhöhter Kalziumwert** liefern.

Erhöhte Nüchterngastrinwerte können Hinweis auf ein Gastrinom sein; allerdings kann auch eine vorangegangene Säure supprimierende Therapie zu erhöhten Nüchterngastrinwerten führen. Differenzialdiagnostisch kann hier ein Sekretintest mit Bestimmung der Gastrinkinetik helfen, der nur beim Gastrinom, nicht aber bei anderen Formen der Hypergastrinämie zu einem deutlichen und lang anhaltenden Gastrinanstieg führt. Nüchterngastrinwerte > 500 pmol/L(> 1000 ng/L) gelten bei entsprechender Klinik (peptische Ulzera, Diarrhö) in der Regel als beweisend für ein Zollinger-Ellison-Syndrom.

Ein **hoher Pepsinogen-I-Spiegel im Serum** kann Hinweis auf ein Gastrinom oder eine übersteigerte Sekretion bei H.-pylori-assoziierter Antrumgastritis sein, während ein niedriger Pepsinogen-I-Spiegel eher für eine atrophische Gastritis oder eine Hyposekretion spricht. Die Pepsinogenmessung ist in der Praxis jedoch nicht etabliert und außerhalb von wissenschaftlichen Fragestellungen verzichtbar.

Säuresekretionsmessungen haben ein nur noch sehr eingegrenztes Indikationsgebiet; lediglich bei Verdacht auf ein Zollinger-Ellison-Syndrom kann ein erhöhter **BAO**(„basal acid output", basaler Säuresekretion)-Wert diagnostisch weiterführend sein.

10.2 Dünn- und Dickdarm

10.2.1 Morbus Whipple

Der Morbus Whipple ist eine seltene Infektionserkrankung, die nahezu jedes Organsystem befallen kann. Am häufigsten ist der Dünndarm betroffen.

Ätiologie

Als Erreger der Infektion wurde ein grampositives Bakterium, Tropheryma whippelii, identifiziert.

Klinische Symptomatik

Das klinische Bild weist viele Facetten auf: Häufig dominieren eine Malabsorption mit Gewichtsabnahme, Diarrhö, Bauchschmerzen, Fieber und eine Lymphadenopathie; es können aber auch Arthralgien, eine Pleuritis, Perikarditis oder Endokarditis oder ein zentralnervöser Befall auftreten.

Welche Laboruntersuchungen werden empfohlen?

Klinisch und laborchemisch können beim Morbus Whipple die Zeichen einer Malabsorption im Vordergrund stehen; die entsprechenden Malabsorptionsparameter sollten bestimmt werden. Relativ häufig findet sich eine Anämie, die in der Regel mikrozytär und hypochrom ist. Im Stuhl kann häufiger okkultes Blut nachgewiesen werden.

Die Diagnose kann letztlich aber nur bioptisch (in der Regel Dünndarmbiopsie, Infiltration mit PAS-positiven Makrophagen) und/oder über einen Nachweis des Erregers mit PCR aus dem betroffenen Gewebe gestellt werden.

10.2.2 Chronisch-entzündliche Darmerkrankungen

Chronisch-entzündliche Darmerkrankungen (CED) sind Entzündungen des Gastrointestinaltrakts, die durch einen chronischen und in der Regel schubweisen Verlauf gekennzeichnet sind.

Die Trennung der zwei definierten Krankheitsentitäten, des Morbus Crohn und der Colitis ulcerosa, ist bei klassischen Ausprägungsformen aufgrund der Klinik, des Befallsmusters und der Histologie in der Regel eindeutig möglich. In etwa 10–20% gelingt diese Differenzierung jedoch nicht, sodass von einer Colitis indeterminata gesprochen wird.

Ätiologie und Pathogenese

Ätiologie und Pathogenese der CED sind nach wie vor nicht vollständig verstanden. Die Genese ist nach bisherigem Kenntnisstand multifaktoriell mit dem Ineinandergreifen von genetischen Faktoren, Umwelteinflüssen, Veränderungen des mukosalen Immunsystems und Störungen der Interaktion der Darmschleimhaut und ihrer einzelnen Zellpopulationen mit den luminalen autochthonen Bakterien.

Bezüglich der genetischen Faktoren beim Morbus Crohn ist in den letzten Jahren mit der Erforschung des NOD2-Gens, dessen Produkt offenbar in die Vermittlung von Signalen bakterieller Produkte an die Wirtszelle involviert ist, ein neuer Aspekt bekannt geworden; die Mutation dieses Gens scheint für 10–20% der Erkrankungen mit einem Morbus Crohn verantwortlich zu sein.

Die Pathophysiologie wird durch eine Vielzahl von Mediatoren bestimmt, die das Entzündungsgeschehen modulieren.

Klassifikation

Die **Colitis ulcerosa** wird im Allgemeinen nach ihrem endoskopischen Befallsmuster klassifiziert (Proctitis ulcerosa, Linksseitenkolitis, Pankolitis).

Der **Morbus Crohn** kann den gesamten Gastrointestinaltrakt befallen. Als relativ neue Einteilung wurde die Wien-Klassifikation vorgeschlagen, die sich am Alter des Patienten, dem Verhalten des Morbus Crohn und dem Befallsmuster der Erkrankung orientiert (➤ Tab. 10-2).

Klinische Symptomatik

Leitsymptom der CED ist in der Regel eine anhaltende Diarrhö, die blutig oder schleimig sein kann. Insbesondere bei Patienten mit Morbus Crohn kommt es darüber hinaus häufig zu Bauchschmerzen, einer

Tab. 10-2 Wien-Klassifikation des Morbus Crohn.

A (Alter bei Diagnose)	1	< 40 Jahre
	2	≥ 40 Jahre
L (Lokalisation)	1	Terminales Ileum
	2	Kolon
	3	Ileokolon
	4	Oberer Gastrointestinaltrakt
B („Behaviour")	1	Nicht strikturbildend, nicht penetrierend
	2	Strikturbildend
	3	Penetrierend
Angabe z.B. als A1 L2 B1.		

Stenosesymptomatik, einer Gewichtsabnahme oder perianalen Fisteln. Gelegentlich sind auch die extraintestinalen Manifestationen und Komplikationen symptomatisch führend (Pyoderma gangraenosum, Uveitis, Gelenkbeschwerden, primär sklerosierende Cholangitis etc.).

Welche Laboruntersuchungen werden empfohlen?

Für die CED gibt es bis heute keine spezifischen, diagnoseweisenden Marker; die Laboruntersuchungen können lediglich Informationen über Floridität und

Tab. 10-3 Labordiagnostik bei chronisch-entzündlichen Darmerkrankungen (Stufenschema).

Stufe	Parameter	Bemerkung
I. Konventionelle Laborparameter	BSG, CRP	Hinweis auf Entzündungsaktivität, Akute-Phase-Reaktion
	Blutbild, Differenzialblutbild	Hinweis auf Entzündungsaktivität, Mangelerscheinungen
	Gesamteiweiß, Albumin	Hinweis auf Eiweißverlust, Malabsorption
II. Erweiterte Labordiagnostik bei speziellen Fragestellungen	Alkalische Phosphatase, Bilirubin, pANCA	Hinweis auf primär sklerosierende Cholangitis
	α_1-Antitrypsin (Stuhl-Clearance)	Hinweis auf intestinalen Eiweißverlust
	Ferritin, Transferrinsättigung	Hinweis auf Eisenmangel, Entzündungsaktivität
	Ca^{2+}, Mg^{2+}, Zink	Indikation bei Malabsorption (Substitutionsbedarf)
	Fettlösliche Vitamine (A, D, INR-Wert als Marker des Vitamin-K-Status)	Indikation bei Malabsorption (Substitutionsbedarf)
	Folsäure, Vitamin B_{12}	Indikation bei Malabsorption (Substitutionsbedarf), Anämieabklärung
	H_2-Exhalationstests	Hinweis auf Laktoseintoleranz, bakterielle Fehlbesiedlung
	Kreatinin-Clearance, Eiweiß quantitativ im 24-h-Urin	Hinweis auf Glomerulonephritis, interstitielle Nephritis, Amyloidose
	Lactulose/Mannitol-Quotient	Hinweis auf Darmpermeabilität (aufwändig!)
	Protein C, Protein S, APC-Resistenz, Homocystein	Hinweis auf thromboembolische Komplikationen bei CED
	Schilling-Test	Hinweis auf Vitamin-B_{12}-Resorptionsstörung
	^{75}SeHCAT-Test	Hinweis auf Gallensäureverlust (sehr aufwändig!)
	Triglyzeride, Cholesterin	Anhaltspunkt für Ernährungsstatus, Malnutrition
	Urinstatus, Oxalsäure	Hinweis auf Nephrolithiasis
III. Antikörper bei speziellen Fragestellungen	Perinukleäre antineutrophile zytoplasmatische Antikörper (pANCA) oder atypisches Fluoreszenzmuster (xANCA)	Häufigkeit: ca. 55–80% bei Colitis ulcerosa, 10% Morbus Crohn
	Antikörper gegen Saccharomyces cerevisiae; Häufigkeit: Antikörper gegen Endomysium, Gewebstransglutaminase und Gliadin	Häufigkeit: ca. 60–80% bei Morbus Crohn Hinweis auf: glutensensitive Enteropathie (➤ Tab. 18-5)

Verlauf des Entzündungsprozesses sowie über das eventuelle Auftreten von Mangelzuständen liefern.

Tab. 10-3 gibt eine Übersicht über die Labordiagnostik bei CED. Zur Beurteilung des Krankheitsverlaufs sind in der Regel die konventionellen Parameter (➤ Tab. 10-3, I) ausreichend, wobei bei der Colitis ulcerosa das CRP häufig sehr viel weniger erhöht ist als beim Morbus Crohn. Dies liegt an der Beschränkung der Colitis ulcerosa auf die Mukosa, während der transmurale Entzündungscharakter des Morbus Crohn zu einer ausgeprägteren systemisch-entzündlichen Reaktion führt. Postprandiale Beschwerden eines Patienten mit Morbus Crohn ohne wesentliche Entzündungsaktivität können auf eine postentzündliche Stenose hinweisen.

Die unter II (➤ Tab. 10-3) aufgelisteten Parameter sollten gezielt bei der Suche nach extraintestinalen Manifestationen und Komplikationen sowie bei der Suche nach Mangelerscheinungen eingesetzt werden.

Die Antikörper unter III (➤ Tab. 10-3) können allenfalls als Indiz für die eine oder andere Form einer CED herangezogen werden; sie sind ebenso wie eine Reihe anderer, hier nicht aufgeführter Parameter bislang weder ausreichend sensitiv noch spezifisch, um eine definitive Diagnosestellung zu ermöglichen.

Ein weiterer wichtiger Baustein der Diagnose bei Patienten mit CED ist die mikrobiologische Diagnostik durch Stuhl- und gegebenenfalls Blutuntersuchungen zum Ausschluss einer infektiösen Darmerkrankung; eine Stuhluntersuchung auf enteropathogene Erreger sollte bei jeder Erstdiagnose und bei jedem akuten Schub erfolgen. Unter Immunsuppression ist differenzialdiagnostisch insbesondere auch an das Vorliegen einer CMV-Kolitis zu denken (Diagnose über Histologie und/oder CMV-Antigen-Bestimmung).

10.2.3 Gastrointestinale Parasitosen

Parasiten sind ein- oder vielzellige Lebewesen, die auf Kosten des Wirtsorganismus leben, diesen belästigen und schädigen und im Extremfall sogar sein Leben gefährden.

Allgemeine Diagnostik

Entscheidend sind zunächst die anamnestischen Angaben mit den Fragen nach einer möglichen Exposition und den zu der vermuteten Parasitose passenden Symptomen.

Korrekt angefertigte Nativ- und Färbepräparate sind häufig diagnoseweisend; Stuhl wird dabei auf einem Objektträger direkt oder verdünnt mit physiologischer Kochsalzlösung ausgestrichen und zunächst bei schwacher Vergrößerung betrachtet. Zum Fixieren, Färben und beim Nachweis von Darmprotozoen kann die MIFC-Methode („Merthiolate-Iodine-Formaline-Concentration“) hilfreich sein. Gelegentlich sind serologische und molekularbiologische Techniken erforderlich.

Merke: Vielzellige Parasiten verursachen in der Regel eine Eosinophilie (Ausnahme: Madenwurm!), während bei einzelligen Parasiten in der Regel keine Eosinophilie auftritt. Die Eosinophilie ist besonders hoch bei Generalisation und Larvenwanderung!

Klassifikation, Symptomatik und Laborgrößen

Der Gastrointestinaltrakt kann eine Reihe von Parasiten beherbergen, die anhand ihrer biologischen Art und Bedeutung und ihrer bevorzugten Lokalisation im menschlichen Darm klassifiziert sind.

Einzeller und Kryptosporidien

Vorwiegend im Dünndarm lebend:

Lamblien sind einzellige, mehrgeißlige Flagellaten, die weltweit vorkommen und insbesondere im Duodenum und in weiteren Dünndarmabschnitten leben. Sie ähneln einer längs gespaltenen Birne und messen ca. 20 µm im Längsdurchmesser.

Die Symptomatik umfasst Oberbauchschmerzen, Übelkeit, Blähungen und voluminöse, teils schaumige Durchfälle. Bei chronischem Verlauf kann es zu einer schweren Malabsorption kommen.

Diagnoseweisend ist das Auffinden von vegetativen Formen und/oder Zysten des Erregers im frischen Stuhl, alternativ auch mikroskopisch im Duodenalsaft (in der Regel endoskopische Duodenalsaftgewinnung durch Aspirationskatheter, gegebenenfalls nach Stimulation der Gallenblasenentleerung mit Ceruletid). Die üblichen Färbemethoden sind die Trichrom- und die Heidenhain-Färbung. Alternativ kann das Antigen in einer Stuhlprobe mittels ELISA untersucht werden.

Cryptosporidium parvum ist der häufigste Erreger der Kryptosporidiose und wird über den Kot befallener Tiere wie Kälber, Ferkel und Lämmer übertragen. Die Oozysten dringen in das Darmepithel ein und verursachen nach wenigen Tagen der Inkubation Bauchschmerzen und wässrige, choleraartige Durchfälle, die beim Gesunden nach spätestens zwei Wochen sistieren und eine lebenslange Immunität hinterlassen. Bei Immunsuppression (häufig HIV-Patienten) können tenesmenartige Bauchkrämpfe und wochen- bis monatelange Diarrhöen das klinische Bild bestimmen. Als Komplikationen können ein Befall des Gallenwegssystems und eine bronchopulmonale Dissemination auftreten.

Zur Diagnose führt der Stuhlausstrich mit Färbung mit Karbol-Fuchsin, bei der sich die ca. 8 µm großen Oozysten rot färben. Bei negativem Stuhlausstrich kann der Antigennachweis aus der Stuhlprobe weiterhelfen.

Vorwiegend im Dickdarm lebend:

Entamoeba histolytica, der Erreger der Amöbiasis, führt nach oraler Aufnahme der Zysten zu einer Darmwandentzündung des Kolorektums. Klinisch imponieren Fieber, heftige krampfartige Bauchschmerzen und blutig-schleimige Durchfälle. Zu den Komplikationen zählen die Perforation in die freie Bauchhöhle (durch die hohe histiolytische Enzymausstattung des Erregers) und Leberabszesse durch eine Verschleppung der Parasiten in das Pfortaderblut.

Laborchemisch findet sich häufig eine Leukozytose; erhöhte Leberwerte können eine Leberbeteiligung anzeigen (→ Sonographie). Diagnoseweisend ist der Nachweis der vegetativen Amöben (Magnaform 20–30 µm) im frischen nativen Stuhl; typisch ist die „amöboide" Bewegung der Magnaform mit bruchsackartiger Ausstülpung des Zytoplasmabereichs und allmählichem Nachziehen des Zellinhalts, der häufig phagozytierte Erythrozyten enthält. Die Amöbenzysten sind 10–15 µm groß. Färbemethode der Wahl ist die Heidenhain-Färbung. Bei niedrigem Befall kann der Antigennachweis im Stuhl sinnvoll sein, der aber auch die apathogenen Formen von E. histolytica erfasst (in Zweifelsfällen ggf. PCR!). Darminvasive Formen können darüber hinaus durch Darmbiopsate nachgewiesen werden.

Eine **Organamöbiasis** kann unter Umständen erst lange Zeit nach der Erstinfektion auftreten. Die Minuta-Form kann sich jahrelang im Darmlumen aufhalten, ohne eine klinisch apparente Amöbiasis auszulösen. Amöbenleberabszesse führen meist zu hohem Fieber, heftigen Schmerzen im rechten oder mittleren Oberbauch und einer hohen Leukozytose von 20 Gpt/L (20 000/µL) oder mehr. Hauptproblem der Diagnostik ist die häufig lange Latenz zur Primärinfektion, die auch dazu führen kann, dass im Stuhl keine Amöben oder Zysten mehr nachweisbar sind. In diesen Fällen kann die serologische Diagnostik weiterhelfen, auf deren Ergebnis bei akuten Fällen allerdings nicht bis zur Therapieeinleitung gewartet werden sollte.

Würmer

Vorwiegend im Dünndarm lebend:

Ancylostoma duodenale und **Necator americanus** sind ca. 1 cm lange Hakenwürmer, die vorwiegend im Jejunum leben und über das Saugen von Blut unter anderem zu einer Eisenmangelanämie führen können. An den Eindringstellen in die Haut können sich juckende Papeln bilden, bei der Passage durch die Lunge bronchitische Symptome und – wie bei den Spulwürmern – ein eosinophiles Lungeninfiltrat.

Die Diagnose erfolgt durch den Nachweis der ca. 60 µm großen Eier im Stuhl.

Ascaris lumbricoides, der Spulwurm, ist weltweit verbreitet und kann bis zu 50 cm lang werden. Der Darmbefall kann zu Bauchschmerzen, Erbrechen und Durchfall führen, selten sogar zu einem Darmverschluss.

Laborchemischer Leitbefund ist die Bluteosinophilie. Ähnlich wie bei den Hakenwürmern kann es zu einem eosinophilen Lungeninfiltrat kommen; darüber hinaus können die Askariden zu einem Befall der Gallenwege bis hin zum Verschlussikterus führen. Gelegentlich werden Askariden unerwarteterweise bei einer röntgenologischen Darmdarstellung identifiziert; in der Regel erfolgt die Diagnostik aber über den Nachweis der ca. 60 µm großen Eier im Stuhl (➤ Abb. 10-1). Manchmal werden auch ganze Würmer mit dem Stuhl ausgeschieden. Der Antikörpernachweis ist möglich, allerdings wenig spezifisch.

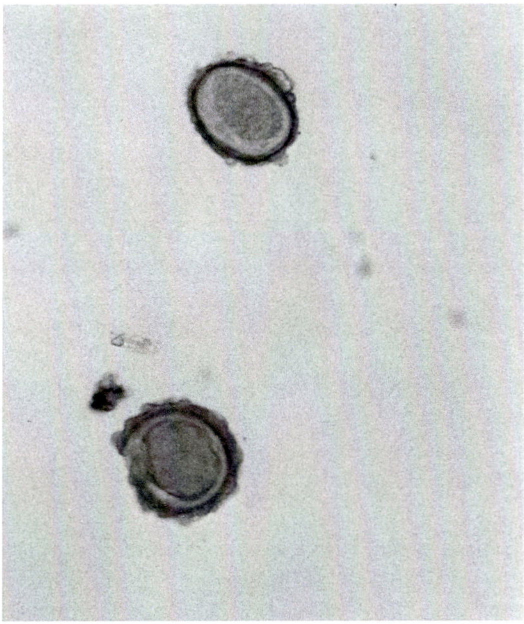

Abb. 10-1 Eier des Spulwurms (Ascaris lumbricoides) im Stuhl. (Für die freundliche Überlassung danken wir Herrn Dr. med. Thomas Fenner, Labor Dres. Fenner, Hamburg.)

Strongyloides stercoralis, der Zwergfadenwurm, kommt insbesondere bei Tropenheimkehrern vor. Er dringt als Larve perkutan ein und führt bei der Wanderung durch die Haut zu einer „creeping eruption“. Bei der obligaten Lungenpassage entwickelt sich ein flüchtiges eosinophiles Infiltrat; im Dünndarm werden die Würmer dann geschlechtsreif. Etwa zwei bis drei Wochen nach der Infektion sind die ersten Larven im Stuhl nachweisbar. Die Symptomatik wird durch die Wanderwege der Larve bestimmt und kann sich initial vorwiegend über Haut und Lungenbefall manifestieren; im Darm kann es bei starkem Befall zu Enteritiden oder Kolitiden kommen. Die übliche Bluteosinophilie kann bei immungeschwächten Patienten mit massiver Infektion fehlen.

Die Diagnostik erfolgt über den Nachweis der ca. 300 µm langen Larven im frischen Stuhl oder im Duodenalsaft. Die Larven können angereichert werden, indem man Stuhl auf ein Sieb gibt, unter dieses Sieb einen Trichter anbringt, der in einen blind endenden Schlauch führt und das ganze System mit Wasser füllt. Nach ca. 12 Stunden sind die Larven aktiv in den Schlauch gewandert (Anreicherungsverfahren nach Baermann). Antikörpernachweise haben eine nur geringe Spezifität.

Zu den Bandwürmern **(Zestoden)** gehören:

- Schweinebandwurm (Taenia solium),
- Rinderbandwurm (Taenia saginata),
- Fischbandwurm (Diphyllobothrium latum),
- als Leberparasiten der Hundebandwurm (Echinococcus granulosus) und der Fuchsbandwurm (Echinococcus multilocularis).

Schweine- und **Rinderbandwurm** sind weltweit verbreitet, die Infektion erfolgt durch rohes oder zu schwach gegartes Fleisch. Die Würmer können bis zu 10 m lang werden und jahrelang im menschlichen Darm lebensfähig bleiben. Sie bestehen aus platten Gliedern (Proglottiden), die mit dem Stuhl ausgeschieden werden und Bandwurmeier enthalten. Die Wiederaufnahme der Eier des Schweinebandwurms kann zu einer schweren Organparasitose, der Zystizerkose, mit Befall von Muskulatur, Auge oder Gehirn führen.

Die intestinale Bandwurminfektion führt in der Regel zu einer nur milden Symptomatik. Es kann zu Hungergefühlen, Durchfall, Bauchschmerzen und Gewichtsabnahme kommen; im Blutbild kann eine Eosinophilie vorliegen (die bei einem rein intestinalen Befall häufig aber nur gering ausgeprägt ist).

Diagnoseweisend kann der Nachweis von Proglottiden oder Eiern im Stuhl sein (➤ Abb. 10-2). Bei der Artdiagnose hilft die Betrachtung der frischen Proglottiden zwischen zwei Objektträgern mit dem Auszählen der Uterusseitenäste (beidseits je 7–10 bei T. solium, bei T. saginata meist 20 und mehr). Die Zystizerkose kann über ELISA und Immunoblot nachgewiesen werden; die Sensitivität dieser Diagnostik ist aber sehr schwankend.

Der **Fischbandwurm** ist relativ selten; er kommt in unseren Breiten im Ostseeraum, im Bodenseegebiet oder in der Schweiz vor. Er kann bis zu 20 m lang werden. Die Infektion erfolgt über ungenügend gegarte Fische. Der Befall mit dem Fischbandwurm ist eine der seltenen Ursache der perniziösen Anämie, was auf den Entzug von Vitamin B_{12} durch den Bandwurm zurückzuführen ist; häufig verläuft der Befall aber auch asymptomatisch.

Die Proglottiden des Fischbandwurms sind 12–20 mm breit, aber viel kürzer als die anderer Bandwürmer (zum Vergleich: T. solium 12–14 mm lang,

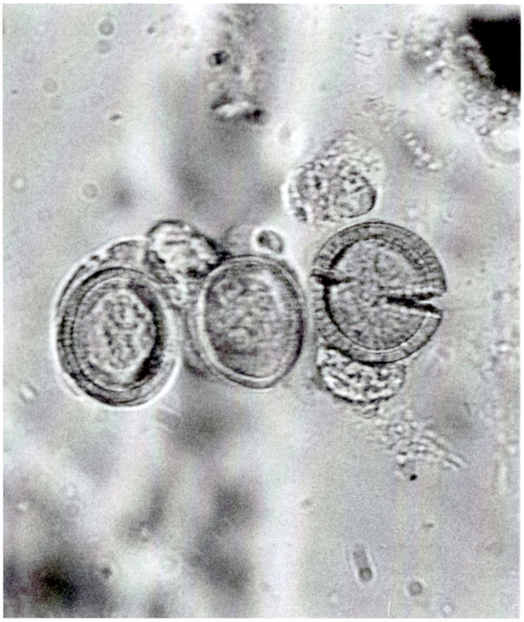

Abb. 10-2 Eier des Schweinebandwurms (Taenia solium) im Stuhl. (Für die freundliche Überlassung danken wir Herrn Dr. med. Thomas Fenner, Labor Dres. Fenner, Hamburg.)

6 mm breit). Die Eier sind gedeckelt, messen 65 × 50 µm und können im Stuhl nachgewiesen werden.

Die Proglottiden des Echinococcus granulosus, des **Hundebandwurms**, werden über den Kot der Hunde ausgeschieden und enthalten ca. 50 µm große Eier. Der Mensch als Zwischenwirt nimmt die Eier auf; im menschlichen Darm schlüpfen die Larven und gelangen in Leber, Pankreas, Lunge, Uterus, Gehirn, Auge und Knochen. Die hauptsächlich in der Leber entstehenden Hydatidenzysten können eine Größe von über 10 cm erreichen.

Im Gegensatz zum Hundebandwurm weist der **Fuchsbandwurm** (E. multilocularis) mehr regionale Verbreitungsgebiete auf; in einigen Regionen sind bis zu 60% der Füchse infiziert. Die Übertragung erfolgt über die Ingestion von mit Eiern kontaminiertem Staub (Landwirte!), kann aber auch über Beeren und Pilze geschehen. Der Fuchsbandwurm bildet in der Leber keine glattwandigen Zysten, sondern wächst infiltrativ wie ein Karzinom.

Der Leberbefall der Echinokokkosen kann zu entsprechend erhöhten Leberwerten und (durch Befall der Gallenwege) auch zu einer Cholestase führen. Für die Diagnostik entscheidend sind die bildgebenden Verfahren (Sonographie, ggf. CT) in Kombination mit entsprechenden serologischen Methoden. Als gute Suchtests gelten indirekte Hämagglutinationstests, ELISA und Immunfluoreszenztest; als Bestätigungstest wird der Immunoblot eingesetzt.

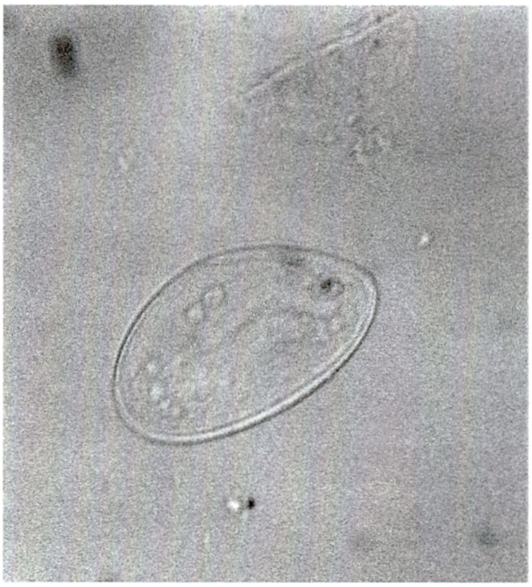

Abb. 10-3 Eier des Madenwurms (Enterobius vermicularis) auf einem durchsichtigen Klebestreifens, der vorher auf die Perianalhaut gedrückt wurde. (Für die freundliche Überlassung danken wir Herrn Dr. med. Thomas Fenner, Labor Dres. Fenner, Hamburg.)

Vorwiegend im Dickdarm lebend:

Der Madenwurm **(Enterobius vermicularis)** hält sich im Dickdarm auf und kommt vorwiegend bei Kindern vor. Die Würmer messen 4–10 mm und fallen auf dem Stuhl durch ihre lebhafte Beweglichkeit auf. Das Ablegen von Eiern in der Analregion führt zu heftigem Juckreiz und kann über entsprechendes Kratzen immer wieder zu einer Autoinfektion führen.

Die Verwendung eines durchsichtigen Klebestreifens (ca. 4 × 1 cm morgens auf die Perianalhaut drücken, mit Klebeschicht glatt auf Objektträger pressen) führt dazu, dass die ca. 5 × 25 µm großen Eier (➤ Abb. 10-3) an diesem Streifen bei schwacher Mikroskopvergrößerung nachgewiesen werden können.

Der Peitschenwurm **(Trichuris trichiura)** ist in unseren Breiten deutlich seltener; die adulten Würmer sind ca. 5 cm lang und bestehen aus einem haardünnen Vorderteil und einem dickeren, peitschenstielartigen Hinterabschnitt. Die Würmer leben im Zökum und in anderen Abschnitten des Kolorektums, seltener auch im unteren Ileum. Bei starkem Befall können hämorrhagische Kolitiden entstehen

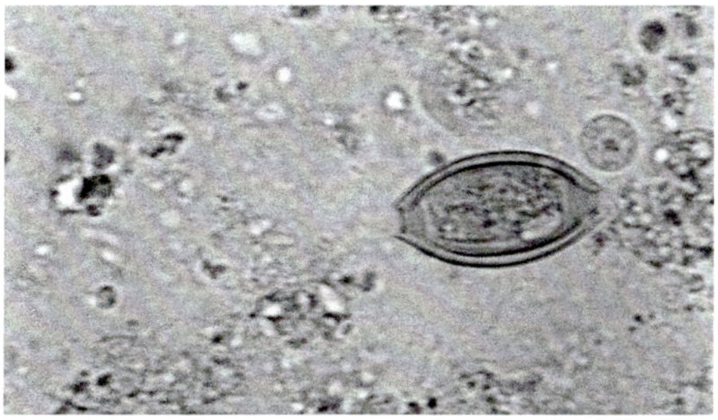

Abb. 10-4 Eier des Peitschenwurms (Trichuris trichiura) im Stuhl. (Für die freundliche Überlassung danken wir Herrn Dr. med. Thomas Fenner, Labor Dres. Fenner, Hamburg.)

und Blutbeimengungen im Stuhl, Abdominalschmerzen, Anämie und Gewichtsabnahme beobachtet werden.

Die Diagnose erfolgt durch den Nachweis von ca. 50 µm großen Eiern im Stuhl, die gelb-bräunlich gefärbt und über ihre beidseitigen „Polpfröpfe" und die typische zitronenförmige Morphologie leicht zu erkennen sind (➤ Abb. 10-4).

Sonstige Parasitosen

Schistosomiasis:

Die **Schistosomiasis** oder **Bilharziose** ist eine Erkrankung der Tropen und Subtropen. Die Eier werden mit dem Stuhl (Schistosoma mansoni, Darmbilharziose) oder mit dem Urin (Schistosoma haematobium, Blasenbilharziose) ausgeschieden. Die Larven (Zerkarien) können nach einer Weiterentwicklung in Wasserschnecken über die Haut aufgenommen werden und wandern in den Dickdarm bzw. in die Harnblase.

Bei der für die Gastroenterologie bedeutsamen **Darmbilharziose** können mehrere Wochen nach der Infektion zunächst Fieber, Urtikaria und eine Eosinophilie, später auch unspezifische Bauchschmerzen sowie eine Hepatosplenomegalie auftreten. In fortgeschrittenen Stadien können die in die Leber verschleppten Eier eine schwere Fibrose mit portaler Hypertonie auslösen.

Antikörper gegen das Rohantigen des Schistosomeneis (ELISA) können schon in der Frühphase der Infektion nachweisbar sein. Zur Absicherung der immunologisch gestellten Diagnose kann ein Immunoblot auf Antikörper gegen eine Zellfraktion des adulten Wurms durchgeführt werden. Wichtigster Baustein der Diagnose ist aber der Nachweis der

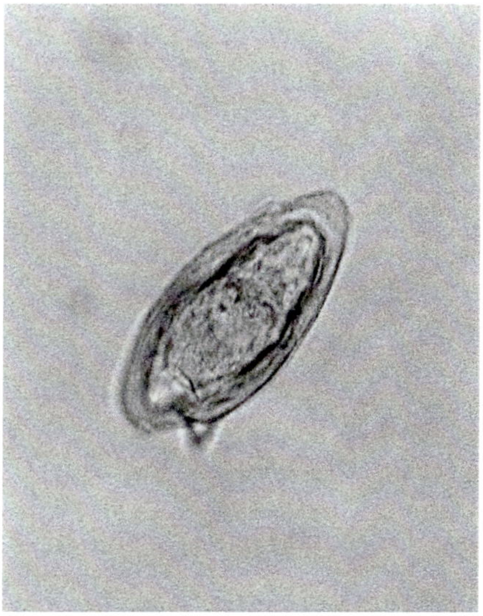

Abb. 10-5 Schistosomeneier im Stuhl bei Darmbilharziose. (Für die freundliche Überlassung danken wir Herrn Dr. med. Thomas Fenner, Labor Dres. Fenner, Hamburg.)

Schistosomeneier im Stuhl. Diese relativ großen Eier messen etwa 15 µm in der Längsachse und haben einen charakteristischen seitlichen „Stachel" (➤ Abb. 10-5). Gegebenenfalls müssen zur Detektion der Eier Anreicherungsverfahren (MIFC-Methode, alternativ auch Kato-Katz-Methode) eingesetzt werden. Auch die Durchmusterung von Quetschpräparaten aus Enddarmbiopsien kann bei der Suche nach Schistosomeneiern entscheidend weiterhelfen.

Leitsymptom der **Blasenbilharziose** ist eine Urozystitis mit Mikro- oder Makrohämaturie. Die Eier werden bei der wiederholten Urinuntersuchung (zentrifugierter Mittagsurin oder Sammelurin) nachgewiesen. Analog zur Darmbilharziose können auch bei der Blasenbilharziose Quetschpräparate aus bioptisch gewonnener Blasenschleimhaut weiterhelfen.

Fasciola hepatica:

Fasciola hepatica, der große Leberegel, ist ein vorwiegend bei Rindern und Schafen vorkommender Parasit. Die mit dem Kot dieser Tiere abgesetzten Eier reifen in Schnecken zu Metazerkarien, die vom Menschen mit bestimmten Wasserpflanzen (z.B. Brunnenkresse) oder in Überschwemmungsgebieten auch mit Fallobst aufgenommen werden können. Die Larven können die Darmwand penetrieren und in die Leber, aber auch in andere Organe (unter anderem Gehirn und Auge), eindringen.

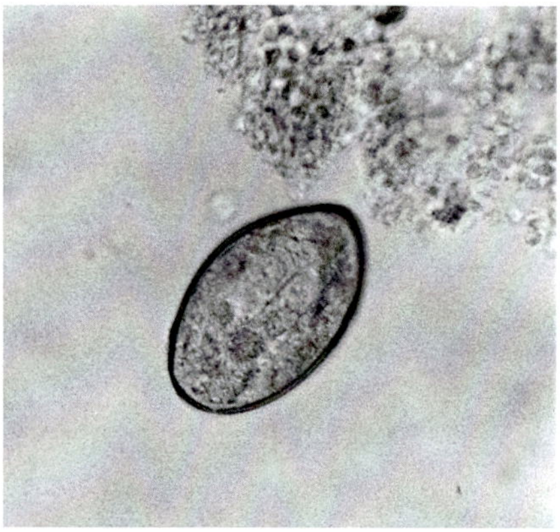

Abb. 10-6 Eier des großen Leberegels (Fasciola hepatica) im Stuhl. (Für die freundliche Überlassung danken wir Herrn Dr. med. Thomas Fenner, Labor Dres. Fenner, Hamburg.)

Leitsymptome sind nach einer Inkubationszeit von wenigen Wochen Fieber, Hepatomegalie, Zeichen einer Hepatitis und einer Cholangitis. Die etwa 150 µm großen gedeckelten Eier können im Stuhl oder im Gallensaft nachgewiesen werden (➤ Abb. 10-6). Alternativen sind der Nachweis eines Antigens im Stuhl oder der Antikörpernachweis über einen ELISA.

10.3 Pankreas

10.3.1 Akute Pankreatitis

Unter einer akuten Pankreatitis versteht man eine plötzlich einsetzende, von den Azinuszellen ausgehende lokale oder generalisierte Autodigestion des Pankreas, die typischerweise mit heftigen Schmerzen einhergeht. Klinisch wird eine mildere, ödematöse Pankreatitis mit gar keiner oder nur geringer Organdysfunktion von der schweren Pankreatitis unterschieden, die zu Nekrosen, Pseudozysten, Organversagen oder Abszessen führen kann.

Pathogenese

Ca. 40% der Pankreatitiden werden durch Gallengangssteine verursacht (biliäre Pankreatitis), die zu einem Aufstau des Ductus pancreaticus oder auch zu einem Rückfluss von Galle in das Pankreas führen können. Weitere ca. 40% der akuten Pankreatitiden werden toxisch durch Alkohol verursacht, wobei der genaue Pathomechanismus noch nicht vollständig geklärt ist. Zu den eher selteneren Ursachen der akuten Pankreatitis zählen medikamentöse, hereditäre, traumatische, infektiöse und stoffwechselbedingte Faktoren; ein kleiner Teil der Pankreatitiden ist nach wie vor als „idiopathisch“ anzusehen.

Klinische Symptomatik

Leitsymptom ist der plötzlich einsetzende starke, charakteristischerweise gürtelförmig bis in den Rücken ziehende Oberbauchschmerz. Bei der Untersuchung imponiert häufig ein sog. Gummibauch.

Welche Laboruntersuchungen werden empfohlen?

Messgröße	Aussage
Leukozyten	Entzündung, Entzündungsaktivität
Hämatokrit	Flüssigkeitsverschiebungen, Schweregrad der Pankreatitis
C-reaktives Protein	Entzündungsaktivität/ Schweregrad
Amylase, Lipase	Übertritt in die systemische Zirkulation als Ausdruck einer Pankreatitis
ALT, AP, Bilirubin	Hinweis für biliäre Pankreatitis
Blutgasanalyse, Kreatinin, Harnstoff	Azidose, Azotämie oder Hypoxie als Hinweis auf Organbeeinträchtigung
Kalzium, Elektrolyte	Hypokalzämie als Ausdruck einer schweren Pankreatitis
Glukose	Hyperglykämie als Ausdruck einer Beeinträchtigung der endokrinen Pankreasaktivität
Triglyzeride	Hypertriglyzeridämie als mögliche Ursache einer akuten Pankreatitis

Interpretation

Der ideale Laborwert bei der akuten Pankreatitis sollte diagnoseweisend sein, eine Abschätzung des Schweregrads der Pankreatitis ermöglichen und darüber hinaus Anhaltspunkte über die Ätiologie geben; leider erfüllt keiner der zur Verfügung stehenden Labormessgrößen alle diese Forderungen.

Lipase und Amylase sind die wesentlichen Suchparameter bei der akuten Pankreatitis.

Vorteile der **Amylase** sind die relativ einfache Bestimmungstechnik und eine hohe Sensitivität. Nach publizierten Serien ist die Amylase bei mindestens 75% der Patienten mit einer akuten Pankreatitis am Tag des Symptombeginns erhöht; diese Erhöhung ist in der Regel über fünf bis zehn Tage nachweisbar. Die Amylase, die beim Gesunden nur zu 45% aus dem Pankreas und zu 55–60% aus den Speicheldrüsen stammt, kann auch bei einer Reihe von anderen Erkrankungen erhöht sein; wesentlicher Nachteil ist daher die relativ geringe Spezifität (➤ Kap. 24, „Pankreasenzyme“). Eine normale Amylase schließt in der Regel eine akute Pankreatitis aus; Ausnahmen sind eine akute Pankreatitis durch eine Hyperlipidämie, der akute Schub einer chronischen Pankreatitis und eine zu späte Bestimmung der Amylase im Krankheitsverlauf.

Der wesentliche Vorteil der **Lipase** ist eine relativ hohe Sensitivität bei akuter alkoholtoxischer Pankreatitis. Einige Autoren halten die Lipase im Vergleich zur Amylase für spezifischer, dies ist in letzter Zeit aber auch bezweifelt worden. Die Lipase kann bei Patienten mit Niereninsuffizienz erhöht sein; darüber hinaus kann sie ebenso wie die Amylase bei akuten intraabdominellen Erkrankungen erhöht sein, z.B. durch die Reabsorption in entzündeten Darmabschnitten. Diese Lipaseerhöhungen bei nichtpankreatischen Bauchschmerzen übersteigen aber nur sehr selten das Dreifache des oberen Normalwerts.

Die gleichzeitige Bestimmung von Amylase und Lipase scheint die Treffsicherheit der Diagnostik nicht zu erhöhen. Das Verhältnis von Lipase zu Amylase wurde in früheren Studien als Parameter zur Unterscheidung alkoholischer und biliärer Pankreatitiden herangezogen; diese Aussage wurde in neueren Arbeiten nicht bestätigt.

Als wesentlicher Laborparameter für den Schweregrad der akuten Pankreatitis gilt das **C-reaktive Protein** ca. 48 Stunden nach Beginn der Symptomatik; die CRP-Werte in einem engeren Zeitfenster nach Beginn der Symptomatik können wegen des verzögerten Anstiegs den Schweregrad unterschätzen lassen. Als weitere aussichtsreiche Parameter für den Schweregrad einer akuten Pankreatitis gelten die Interleukine 6 und 8; beide Marker sind in der Laborroutine in der Regel aber noch nicht etabliert.

Andere Enzyme zur Diagnostik der akuten Pankreatitis wie das immunreaktive Trypsin oder die Elastase sind teurer und schwieriger zu bestimmen; sie haben sich bislang nicht durchgesetzt.

Kein Enzym kann den Schweregrad oder die Ätiologie der Pankreatitis korrekt bestimmen. Sobald die Diagnose der akuten Pankreatitis gestellt ist, sind die häufig praktizierten engmaschigen Enzymkontrollen ohne Aussagekraft bezüglich des Verlaufs und der Prognose, sie erscheinen von daher verzichtbar.

10.3.2 Chronische Pankreatitis und exokrine Pankreasinsuffizienz

Die chronische Pankreatitis ist durch eine Entzündung, Fibrosierung und Zerstörung des exokrinen und schlussendlich auch des endokrinen Anteils der Drüse charakterisiert. Umgekehrt ist die exokrine Pankreasinsuffizienz in den meisten Fällen Folge einer chronischen Pankreatitis.

Klassifikation

Unterschieden werden bei der chronischen Pankreatitis:

- die chronisch kalzifizierende Pankreatitis (Parenchymfibrose, intraduktale Eiweißpräzipitate, intraduktale Steine, Gangveränderungen; Hauptursache: Alkohol),
- die chronisch obstruktive Pankreatitis (Obstruktion des Ductus wirsungianus; Gangdilatation, Pankreasatrophie mit allmählichem Ersatz der Azinuszellen durch Bindegewebe; Ursache ist häufig ein intraduktaler Tumor),
- die chronisch inflammatorische Pankreatitis (Fibrose, mononukleäre Zellinfiltration, Atrophie; häufig assoziiert mit Autoimmunerkrankungen

wie Sjögren-Syndrom oder primär sklerosierender Cholangitis).

Ätiologisch ist ein chronischer Alkoholabusus die mit Abstand häufigste Ursache (> 80%) der chronischen Pankreatitis; statistisch bekommen ca. 5–15% der Patienten mit chronischem Alkoholabusus eine chronische Pankreatitis.

Seltenere Ursachen sind

- hereditäre (familiär, häufig schwere Kalzifikationen) oder genetisch determinierte Formen (Mukoviszidose),
- mechanisch obstruktive Formen (Papillenstenose, Pancreas divisum, Neoplasie),
- metabolische Formen (Hyperparathyreoidismus, Hypertriglyzeridämie),
- Infektionen (Syphilis, Tuberkulose).

Ein Teil der chronischen Pankreatitiden bleibt ätiologisch unklar und wird als idiopathisch bezeichnet.

Eine exokrine Pankreasinsuffizienz kann auch nach ausgedehnten Pankreasresektionen auftreten.

Klinische Symptomatik

Im Vordergrund der Klinik der chronischen Pankreatitis stehen zunächst in der Regel rezidivierende Oberbauchbeschwerden mit einer Dauer von einigen Stunden bis zu einigen Tagen, die einem akuten Pankreatitisschub ähneln können und oft in den Rücken ausstrahlen. Appetitlosigkeit, Völlegefühl, Erbrechen und Meteorismus sind häufige Begleiterscheinungen.

Im Spätstadium der chronischen Pankreatitis kommt es zu Symptomen der exokrinen und endokrinen Pankreasinsuffizienz mit Steatorrhö, Gewichtsabnahme und einem pankreopriven Diabetes mellitus. Die Steatorrhö (breiiger, voluminöser, übel riechender fettig-öliger Stuhl) tritt dabei erst dann auf, wenn die Sekretion der pankreatischen Lipase auf weniger als 10% des Ausgangswerts abgefallen ist; eine Steatorrhö zeigt bei einer chronischen Pankreatitis damit immer eine bereits schwerwiegende Pankreasschädigung oder alternativ eine komplette Obstruktion des Pankreasgangs an.

Welche Laboruntersuchungen werden empfohlen?

Serumamylase und **-lipase** sind häufig normal. Ein Anstieg der Enzyme kann beobachtet werden, wenn der Pankreasgang verschlossen ist, eine Pseudozyste vorliegt oder ein akuter Schub einer chronischen Pankreatitis besteht.

Entzündungsparameter wie **Leukozyten** und **CRP** werden zum Ausschluss des akuten Schubs einer chronischen Pankreatitis bestimmt.

Erhöhte Cholestaseparameter (insbesondere die **alkalische Phosphatase**, aber auch das **direkte Bilirubin**) können als Hinweis für eine Kompression des Ductus choledochus im Pankreaskopfbereich gewertet werden.

Erniedrigte Serumkalzium- und -albuminwerte können Ausdruck einer Malnutrition sein. Erhöhte Blutzucker- und HbA_{1c}-Werte zeigen eine endokrine Insuffizienz an; diese entwickelt sich in der Regel aber erst dann, wenn mehr als 80% der Drüse zerstört sind.

Eine signifikante Steatorrhö kann durch die **Fettbestimmung im 72-Stunden-Stuhl** gesichert werden; dieser Test erfreut sich in den Labors verständlicherweise aber einer nur limitierten Beliebtheit und Akzeptanz.

Die **Pankreasfunktionstests** werden in der Diagnostik der chronischen Pankreatitis eingesetzt, um eine exokrine oder endokrine Insuffizienz des Pankreas nachzuweisen. Ein normaler Pankreasfunktionstest schließt eine chronische Pankreatitis keinesfalls aus! Diese kann auch durch entsprechende bildgebende Methoden (Sonographie, Abdomenleeraufnahme, ERCP, CT, MRT) oder in wenigen Einzelfällen histologisch belegt sein! Eine strikte Korrelation von morphologischen und funktionellen Veränderungen besteht nicht.

Unterschieden werden direkte und indirekte Pankreasfunktionstests (genauere Information ➤ Kap. 24, „Pankreasfunktionstests“):

- Direkte Pankreasfunktionstests:
  - Sekretin-Pankreozymin-Test,
  - Aminosäureverbrauchstest,
  - Lundh-Test,
- indirekte Pankeasfunktionstests:
  - Messung von Enzymen,
  - Chymotrypsin im Stuhl,

- Elastase im Stuhl,
- Messung von Enzymwirkungen,
- NBT-PABA-Test,
- Pankreolauryltest (im Serum oder Urin),
- Stuhlfettanalyse,
- ^{13}C-Atemtests.

Die Indikationen von Pankreasfunktionstests können sein:

- Die Bestätigung der Diagnose einer chronischen Pankreatitis: Dies betrifft zum einen Patienten mit einer unklaren Gewichtsabnahme, Steatorrhö oder möglicherweise pankreatoprivem Diabetes mellitus, zum anderen Patienten mit zu einer chronischen Pankreatitis passenden Bauchschmerzen. In der Praxis ist ein Pankreasfunktionstest zur Etablierung der Diagnose einer chronischen Pankreatitis aber nur in Ausnahmefällen erforderlich, da die meisten Patienten auch in den bildgebenden Verfahren bereits morphologische Zeichen einer chronischen Pankreatitis aufweisen.
- Die frühe Diagnosestellung einer chronischen Pankreatitis: Vom Auftreten erster Symptome bis zur korrekten Diagnosestellung einer chronischen Pankreatitis vergehen oft mehrere Jahre. Die Möglichkeit einer entsprechenden Frühdiagnose wäre somit sehr hilfreich. Leider weisen aber alle Pankreasfunktionstests insbesondere bei den milden Formen der Pankreasinsuffizienz eine nur schlechte Aussagekraft auf, sodass sie hier meist nur wenig weiterhelfen.
- Zur Verlaufskontrolle der Funktionseinschränkung bei chronischer Pankreatitis: Diese Fragestellung kann insbesondere nach interventionellen Maßnahmen bei einer obstruktiv bedingten Form einer chronischen Pankreatitis (z.B. Steinextraktion aus dem Pankreasgang, chirurgische Verfahren) von Interesse sein, setzt aber auch einen entsprechend genauen Test voraus.
- In der Differenzialdiagnose von Diarrhöen bzw. zur Bestätigung und weiteren Abklärung einer Steatorrhö: Ein Pankreasfunktionstest kann sowohl für den Patienten wie auch für das Laborpersonal wesentlich einfacher sein als eine 72-Stunden-Stuhlfett-Bestimmung.

10.4 Maldigestion und Malabsorption

Der Ausdruck Malabsorption bezieht sich auf eine gestörte mukosale Resorption von Nahrungsbestandteilen, Maldigestion beschreibt eine gestörte Aufspaltung der Nahrungsbestandteile. Der Ausdruck einer Malassimilation beinhaltet beide Komponenten; im klinischen Sprachgebrauch wird allerdings häufig auch der Begriff des Malabsorptionssyndroms als übergeordneter Begriff verwendet.

10.4.1 Malassimilationssyndrom

Sowohl Malabsorption wie auch Maldigestion können primär (angeboren) oder sekundär (erworben) auftreten.

Ursachen eines Malassimilationssyndroms können sein:

- Laktasemangel,
- Abetalipoproteinämie,
- bakterielle Dünndarmfehlbesiedlung,
- Mukoviszidose,
- exokrine Pankreasinsuffizienz (chronische Pankreatitis, Pankreaskarzinom, Resektion),
- Morbus Whipple,
- Zöliakie,
- tropische Sprue,
- Morbus Crohn,
- Sklerodermie,
- Amyloidose,
- intestinale Lymphome,
- Kurzdarmsyndrom.

Klinische Symptomatik

Im Vordergrund der Symptomatik stehen voluminöse Stühle (> 300 g/d), häufig mit Steatorrhö, Gewichtsverlust und Mangelerscheinungen durch fehlende definierte Nahrungsbestandteile (➤ Tab. 10-4).

Welche Laboruntersuchungen werden empfohlen?

Das Ausmaß der Laborbestimmungen richtet sich nach den Informationen aus Anamnese und Unter-

Tab. 10-4 Mangelerscheinungen durch Malassimilation bestimmter Nahrungsbestandteile.

Malassimilierter Nahrungsbestandteil	Mangelerscheinung
Kohlenhydrate	Gewichtsabnahme, Gärungsstühle, Flatulenz
Eiweiß	Muskelschwund/Kachexie, Ödeme, Aszites
Fett	Gewichtsabnahme, Mangel an fettlöslichen Vitaminen
Vitamin A	Hyperkeratose, Sehstörungen (Nachtblindheit)
Vitamin D	Osteomalazie, Rachitis, Tetanie
Vitamin K	Gerinnungsstörungen mit Ekchymosen, Hämatomen; Mangel an den Faktoren II, VII, IX, X (INR erhöht)
Vitamin B_{12}	Makrozytäre Anämie, funikuläre Myelose, Glossitis
Eisen	Anämie, Cheilitis, Glossitis, trophische Störungen
Folsäure	Makrozytäre Anämie
Vitamin $B_{1/2}$	Polyneuropathien, Keratitis, Wernicke- bzw. Korsakow-Syndrom
Zink	Acrodermatitis enteropathica

suchung. Übersicht über mögliche Messgrößen, die im Einzelfall aber nicht alle gemessen werden müssen ➤ Tab. 10-5. Die Untersuchungen lassen sich dabei in folgende Gruppen unterteilen:

- hämatologische,
- biochemische,
- entzündungsanzeigende,
- immunologische.

Der **Stuhl** sollte zunächst makroskopisch genau inspiziert werden, in der Regel wird eine mikrobiologische Untersuchung erforderlich sein (u.a. Untersuchung auch auf Lamblien!). Gegebenenfalls kann ein mikroskopischer Nachweis von neutrophilen Zellen im Stuhl (entzündliche Erkrankung) oder der positive Nachweis von Fett im Stuhl (Sudanfärbung) weiterführen. Der mikroskopische Nachweis von Fettpartikeln im Stuhl ist aber nur im positiven Fall zu verwerten!

Zu den sonstigen weiterführenden Laboruntersuchungen können **Pankreasfunktionstests, H_2-Atemtests auf Laktoseintoleranz** oder **bakterielle Fehlbesiedlung** und als Test für eine Dünndarmerkrankung der **D-Xylose-Test** zählen.

Interpretation

Bei den **hämatologischen** Messgrößen können oft bereits aus Blutbild und Differenzialblutbild relevante Informationen abgelesen werden. Häufig ist eine Anämie nachweisbar, die sowohl makrozytär (Vitamin-B_{12}- und Folsäuremangel) wie auch mikrozytär (Eisenmangel) sein kann. Ein kombinierter Mangel an Vitamin B_{12}/Folsäure und Eisen kann ebenfalls vorliegen, in diesen Fällen kann das MCV auch normal oder nur geringfügig verändert sein. Eine routinemäßige Bestimmung der Transferrinsättigung, von Ferritin und eine sehr großzügige Bestimmung von Vitamin B_{12} und Folsäure werden daher empfohlen.

Die **biochemischen Messgrößen** sollten Zink und Magnesium beinhalten. Albumin ist erst bei relativ schweren Malassimilationsformen erniedrigt. Zusätzlich zu den aufgelisteten Parametern (➤ Tab. 10-5) lassen sich häufig niedrige Triglyzerid- und Cholesterinkonzentrationen nachweisen. Die Bestimmung des β-Karotins als globaler Malassimilationsparameter kann relativ einfache und rasch zu erhaltende Aussagen über das Ausmaß der Fettmalassimilation liefern. Werte < 0,47 mg/L sind sicher pathologisch, Werte < 1 mg/L suspekt auf eine Steatorrhö.

Eine deutliche Erhöhung der **entzündlichen Parameter** wird den weiteren Weg der Diagnostik entscheidend prägen; umgekehrt werden die angegebenen **immunologischen Parameter** häufig erst dann bestimmt werden, wenn klinische Anhaltspunkte für eine entsprechende Erkrankung gefunden wurden oder die sonstige Diagnostik keine wegweisenden Befunde geliefert hat.

10.4.2 Folgezustände nach Magenresektion und Gastrektomie

Folgezustände nach Magenresektionen können funktioneller, mechanischer oder metabolischer Natur sein. Zu den klassischen funktionellen und mechanischen Folgezuständen zählen Früh- und Spätdumping, die Refluxgastritis im Restmagen, die al-

Tab. 10-5 Labordiagnostisches Untersuchungsprogramm bei Malabsorption.

Screening-Gruppe	Messgröße	Veränderung	Ursache
Hämatologisch			
• Erythrozytär	Hämoglobin	Anämie	Malabsorption, Blutverlust
	MCV	↑	Vitamin B_{12}-, Folsäuremangel (großzügig bestimmen!)
	Ferritin, Transferrinsättigung	↓	Blutverlust, Eisenresorptionsstörung
	Akanthozyten		Abetalipoproteinämie
• Leukozytär	Lymphozyten	↓	Diffuse Lymphangiektasien
	CD4-Zellen	↓	AIDS-Komplex
Biochemisch	Albumin	↓	Lymphangiektasien, Malnutrition, Pankreasinsuffizienz, diffuse Mukosaschädigung
	Alkalische Phosphatase	↑	Vitamin-D-Mangel
	INR-Wert	↑	Vitamin-K-Mangel
	Magnesium, Zink	↓	Mukosaschädigung
Entzündlich	BSG, CRP	↑	Entzündliche Erkrankungen (Morbus Crohn, Vaskulitis, Morbus Behçet, Morbus Whipple etc.)
Immunologisch	Gliadin-, Endomysium-, Transglutaminase-Antikörper	Nachweisbar	Einheimische Sprue
	ANA, Anticentromer-Antikörper, Scl-70, dsDNS-Antikörper	Nachweisbar	Sklerodermie, Lupus erythematodes
	Immunglobuline	↓	IgA-Mangel, Agammaglobulinämie, CVID (common variable immunodeficiency), Lymphangiektasien

kalische Refluxösophagitis, das Syndrom der zuführenden Schlinge und des kleinen Restmagens.

Welche Laboruntersuchungen werden empfohlen?

Für die laborchemischen Untersuchungen sind insbesondere die metabolischen Folgen nach einer Magenoperation entscheidend. Als Endzustände können Malnutrition, Osteomalazie und Anämie auftreten.

Die Osteomalazie kann Ergebnis eines **Kalzium**mangels und eines aus einer Fettresorptionsstörung resultierenden **Vitamin-D**-Mangels sein. Diese Fettmalabsorption wiederum kann ihre Ursache in einer pankreozibalen Asynchronie, einer bakteriellen Überwucherung oder einer beschleunigten intestinalen Passage haben. Entsprechend können auch andere fettlösliche Vitamine (insbesondere **Vitamin A**) erniedrigt sein.

Zu einer Anämie können **Vitamin-B$_{12}$**-Mangel und eine Eisenresorptionsstörung (**Transferrinsättigung und/oder Ferritin**) führen. Durch Intrinsic-Factor-Mangel und ggf. eine bakterielle Fehlbesiedlung entsteht eine Makrozytose; sie kann bei gemeinsamem Auftreten mit einer Eisenmangelanämie aber auch fehlen.

Bei gut 10% der gastrektomierten Patienten liegt darüber hinaus ein **Zink**mangel vor, der zu Geschmacks- und Geruchsstörungen führen kann.

10.4.3 Folgezustände nach Pankreasresektionen

Je nach Ausmaß der Resektion kann es zu einer exokrinen, ggf. auch zu einer endokrinen Pankreasinsuffizienz kommen. Bezüglich der exokrinen Pankreasinsuffizienz sei auf das Kapitel der **Pankreasfunktionstests** (➤ Kap. 24, „Pankreasfunktionstests“) und der Malassimilation (➤ Kap. 10.4.1) verwiesen. **Kalzium, Eisen** und **Zink** können erniedrigt sein, ebenso die **fettlöslichen Vitamine.** Die endokrine Insuffizienz kann über **Blutzuckertagesprofile,** ein erhöhtes **HbA_{1c}** und gegebenenfalls einen **oralen Glukosetoleranztest** diagnostiziert werden.

10.4.4 Folgezustände nach ausgedehnten Darmresektionen

Der Verlust größerer Dünndarmabschnitte (häufig nach einer mesenterialen Durchblutungsstörung, aber auch bei ausgedehnten Tumoreingriffen oder entzündlichen Darmerkrankungen) kann zu einem Kurzdarmsyndrom mit Durchfällen, Gewichtsverlust und Malnutrition (➤ Kap. 10.4.1) führen. Dabei führen Resektionen von mehr als 70% des Dünndarms in der Regel zu nicht kompensierbaren Defekten.

Von besonderer Bedeutung ist eine Resektion des Ileums, das für die Resorption von **Gallensäuren** und **Vitamin B_{12}** zuständig ist.

Die Resektion der Ileozökalklappe kann eine bakterielle Dünndarmfehlbesiedlung mit dadurch bedingten Symptomen und Mangelerscheinungen begünstigen. Fettmalabsorption kann zu einer Kalkseifenbildung im Kolon mit **Hypokalzämie** führen. Als Konsequenzen der gestörten Resorption fettlöslicher Vitamine können Nachtblindheit **(Vitamin A),** Osteopathie **(Vitamin D)** und Gerinnungsstörungen (bedingt durch Vitamin-K-Mangel; erhöhte **INR**) auftreten. Ein relativer Laktasemangel kann zu einer Laktoseunverträglichkeit (**H_2-Atemtest; cave:** kann auch bei bakterieller Fehlbesiedlung pathologisch werden!) führen.

10.5 Neoplasien

10.5.1 Polypen des Gastrointestinaltrakts

Polypen insbesondere des Dickdarms sind sehr häufig; ihre Anzahl steigt mit zunehmendem Alter an. Häufigster Sitz von Dickdarmpolypen: Sigma und Rektum.

Klassifikation

Mit Abstand am häufigsten sind **epitheliale Polypen,** wobei hier zwischen hyperplastischen (nicht kontrollbedürftigen) und echten neoplastischen Polypen unterschieden werden muss. Neoplastische Polypen können tubuläre, tubulovillöse und villöse Adenome sein.

Zu den Adenomatosen zählen folgende Erkrankungen:

- Familiäre Adenomatose (FAP): > 100 kolorektale Adenome; Beginn des Polypenwachstums zwischen 1. und 3. Lebensjahrzehnt, distal > proximal, Adenome und Karzinome auch im Duodenum; autosomal-dominanter Erbgang, Mutation im adenomatösen Polyposis-coli[APC]-Gen auf Chromosom 5q21; obligate Präkanzerose!
- Attenuierte FAP: untypische Adenomverteilung, häufig „flat adenomata“, in der Regel ein Jahrzehnt später als bei der klassischen FAP, Karzinome proximal > distal.
- Turcot-Syndrom: ähnlich wie bei FAP, zusätzlich Medulloblastom.
- Hereditäres nichtpolypöses Kolonkarzinom (HNPCC): familiär gehäuft mit multiplen syn- oder metachronen kolorektalen Karzinomen und anderen Tumoren, z.B. Karzinomen von Endometrium, Urothel, oberem Gastrointestinaltrakts, Pankreas, Ovarien.

Die **hamartomatösen Polypen** sind mesodermalen Ursprungs.

Entsprechende Polyposissyndrome umfassen

- das Peutz-Jeghers-Syndrom: Dünndarm, Magen, Kolon, bei 50–80% Pigmentierung der Lippen- und Mundschleimhaut,
- die familiäre juvenile Polyposis: Kolon, Magen, Dünndarm, erhöhtes Risiko für bösartige Tumoren,
- das Cowden-Syndrom: hamartomatöse Polypen in Kolon und Magen.

Zu **anderweitig klassifizierten Polypenformen** zählen entzündliche Polypen, Neurofibrome, Lipome oder auch Hämangiome.

Welche Laboruntersuchungen werden empfohlen?

Die Diagnostik von Polypen des Gastrointestinaltrakts ist eine Domäne der Endoskopie; Laboruntersuchungen spielen eine nur geringe Rolle. Große oder multiple Polypen können durch okkulte Blutungen sowohl zu einer Anämie als auch zu positivem Nachweis von Blut im Stuhl führen. Dabei steigt die Blutungswahrscheinlichkeit mit der Größe des Polypen.

Bei den oben erwähnten familiären Polyposissyndromen können **molekulargenetische Verfahren** die entsprechende Mutation aufdecken und dadurch die endoskopischen Verfahren auf die tatsächlichen Anlageträger innerhalb einer Familie konzentriert werden. An der aus den kernhaltigen Zellen des Blutes extrahierten DNA werden dabei mit relativ aufwändigen Verfahren gezielte Sequenzanalysen durchgeführt, um im Fall beispielsweise der FAP eine Mutation im APC-Gen nachzuweisen. Ca. 30% der Mutationen werden dabei jedoch nicht entdeckt. Im Falle eines HNPCC-Verdachts (d.h. bei entsprechendem klinischem Verdacht und Nachweis einer Mikrosatelliteninstabilität am Tumor) wird im Blut (10 mL EDTA-Blut) nach Keimbahnmutationen gesucht (z.B. MSH2, MLH1, MSH6, PMS1/2). Da es sich um eine Genanalyse in der Keimbahn handelt, ist eine schriftliche Einwilligung des Patienten erforderlich; spätestens zu diesem Zeitpunkt sollte auch eine humangenetische Beratung erfolgen. Analog sind auch entsprechende Gene für das Peutz-Jeghers-Syndrom und die familiäre juvenile Polyposis beschrieben worden. Diese molekulargenetischen Untersuchungen sind bislang nur in wenigen spezialisierten Laboratorien möglich.

10.5.2 Karzinome des Magen-Darm-Trakts

Klassifikation

TNM-(=**T**umor-**N**odulus-**M**etastasen-)Stadieneinteilung der Karzinome des Magen-Darm-Trakts ➤ Tab. 10-6 (Ösophaguskarzinom), ➤ Tab. 10-7 (Magenkarzinom), ➤ Tab. 10-8 (Pankreaskarzinom), ➤ Tab. 10-9 (kolorektales Karzinom).

Welche Laboruntersuchungen werden empfohlen?

Tumoren von Ösophagus, Magen und Kolon werden in der Regel durch Endoskopie und Biopsie diagnostiziert. Beim Pankreaskarzinom stehen bildgebende Verfahren wie Sonographie, Computer- und Kernspintomographie, gegebenenfalls kombiniert mit einer gezielten Punktion oder einer ERCP, im Vorder-

Tab. 10-6 TNM-Stadieneinteilung des Ösophaguskarzinoms.

T1	Begrenzung auf Lamina propria/Submukosa
T2	Infiltration der Muscularis propria
T3	Infiltration der Adventitia
T4	Ausbreitung auf extraösophageale Strukturen (Trachea, Bronchien, Gefäße, Nerven)
N1	Befall regionaler Lymphknoten
M1	Fernmetastasen (inkl. Lymphknotenmetastasen im Bereich des Truncus coeliacus)

Tab. 10-7 TNM-Stadieneinteilung des Magenkarzinoms.

Tis	Carcinoma in situ
T1	Infiltration der Mukosa/Submukosa
T2	Infiltration der Muscularis propria/Subserosa
T3	Penetration der Serosa
T4	Infiltration benachbarter Strukturen
N1	Befall perigastrischer Lymphknoten innerhalb von 3 cm Entfernung zum Primärtumor
N2	Lymphknotenbefall in weiterer Entfernung vom Primärtumor oder entlang der Äste der großen Gefäße
M1	Fernmetastasen

Tab. 10-8 TNM-Stadieneinteilung des Pankreaskarzinoms.

T1	Tumor auf Pankreas beschränkt; T1a < 2 cm, T1b > 2 cm
T2	Tumorausdehnung über das Pankreas hinaus, aber beschränkt auf Gallengänge, Duodenum, peripankreatisches Gewebe
T3	Infiltration von Magen, Milz, Kolon und/oder angrenzenden großen Gefäßen
N1	Lymphknotenmetastasen nachweisbar
M1	Fernmetastasen

Tab. 10-9 TNM-Stadieneinteilung des kolorektalen Karzinoms.

Tis	Carcinoma in situ
T1	Infiltration der Submukosa
T2	Infiltration der Muscularis propria
T3	Infiltration der Subserosa oder von nicht peritonealisiertem perikolischen oder perirektalen Gewebe
T4	Perforation des viszeralen Peritoneums oder direkte Ausbreitung in andere Organe oder Strukturen
N1	Metastasen in 1–3 perikolischen Lymphknoten
N2	Metastasen in 4 oder mehr perikolischen Lymphknoten
N3	Metastasen in Lymphknoten entlang eines benannten größeren Gefäßstamms
M1	Fernmetastasen

grund. Auch bei Dünndarmtumoren sind bildgebende Verfahren (wie Bariumdünndarmpassage nach Sellink, HydroMRT, zunehmend auch die Doppelballon- und die Kapselendoskopie) die wesentlichen diagnostischen Hilfsmittel.

Labordiagnostische Verfahren spielen bei der Primärdiagnostik eine nur untergeordnete Rolle. Eine anderweitig nicht erklärbare Eisenmangelanämie sollte immer zum Ausschluss eines Magen- oder Kolonprozesses (in der Regel mittels Endoskopie) führen, Gleiches gilt für einen positiven Bluttest im Stuhl. Bei einer obstruktiven Cholestase müssen ein Pankreaskopfkarzinom oder ein Gallengangstumor ausgeschlossen werden. Bei auf einen Tumor hinweisenden Symptomen und erhöhten Leberwerten ist an Lebermetastasen oder ein hepatozelluläres Karzinom zu denken, bei einer erhöhten alkalischen Phosphatase auch an Knochenmetastasen.

Gewarnt werden muss vor einem unkritischen Einsatz von **Tumormarkern** als „Suchprogramm" für gastrointestinale Tumoren; oft genug führen leicht erhöhte Werte zu einem immensen diagnostischen Aufwand und einer erheblichen Verunsicherung von Patient (und Arzt).

Einzelheiten zu Messung und Interpretation der Tumormarker ➤ Kap. 20.1 und ➤ Abb. 20-2.

10.5.3 Karzinoidsyndrom

Das „Karzinoid" ist ein neuroendokriner Tumor, der sich insbesondere auch aufgrund seines natürlichen Verlaufs deutlich von den Karzinomen des Gastrointestinaltrakts unterscheidet. Wie die anderen neuroendokrinen Tumore produziert er biogene Amine und Polypeptide. Mehr als 95% der Karzinoide des Gastrointestinaltrakts finden sich in den Lokalisationen Dünndarm, Appendix und Rektum; aber auch in Magen, Ösophagus, Gallengang, Kolon und sogar in Meckel-Divertikeln wurden Karzinoide nachgewiesen.

Das maligne Karzinoidsyndrom wurde 1955 erstmals beschrieben; es kann auftreten, wenn ausgedehnte Tumormassen ihre biogenen Amine direkt in die systemische Zirkulation abgeben können, was in der Regel bereits eine Fernmetastasierung in der Leber impliziert. Das klinisch apparente Karzinoidsyndrom mit der klassischen Symptomatik aus Flush und Diarrhö sowie deutlich seltener auch asthmatischen Beschwerden ist somit eine bereits weit fortgeschrittene Tumorerkrankung, bei der die Tumormassen mit bildgebenden Verfahren meist rasch gefunden werden können.

Die genaue Pharmakologie und Physiologie des Karzinoidsyndroms sind noch nicht restlos geklärt. Zunächst wurde angenommen, dass die Symptomatik ausschließlich auf das freigesetzte Serotonin zurückzuführen sei, eine durchgehende Korrelation von Flushintensität und Serotoninspiegeln ist aber nicht nachzuweisen.

Klassifikation

Unterschieden werden

- Foregut-Karzinoide (Bronchus, Magen, Duodenum, Pankreas) mit relativ geringer Serotoninproduktion und einem sehr seltenen Auftreten eines klassischen Karzinoidsyndroms,
- Midgut-Karzinoide (Jejunum, Ileum, Colon ascendens) mit einem hohen Serotoningehalt,
- Hindgut-Karzinoide (Colon transversum, Colon descendens und Rektum) mit nur geringer Serotoninproduktion.

Welche Laboruntersuchungen werden empfohlen?

Obwohl Serotonin nicht ausschließlich für die Verursachung des Karzinoidsyndroms verantwortlich zu sein scheint, ist die Bestimmung des Serotoninmetaboliten **5-Hydroxy-Indolessigsäure** im Urin nach wie vor der entscheidende laborchemische Baustein und der verlässlichste Parameter für die Diagnose und die Beurteilung des Therapieverlaufs beim Karzinoidsyndrom.

10.6 Gastrointestinale Blutung

Pathogenese und Klassifikation

Die obere gastrointestinale Blutung ist nach wie vor einer der häufigsten Ursachen gastrointestinaler Notfälle. Ursachen der oberen gastrointestinalen Blutungen ➤ Tab. 10-10.

Die untere gastrointestinale Blutung hat definitionsgemäß ihre Quelle unterhalb des Treitz-Bandes, die Häufigkeiten in entsprechenden Sammelstatistiken sind in ➤ Tab. 10-11 wiedergegeben.

Tab. 10-10 Ursachen einer oberen gastrointestinalen Blutung (Ergebnisse einer großen multizentrischen deutschen Studie an über 1000 Patienten, Mehrfachnennungen möglich).

Duodenalulzera	27%
Magenulzera	24%
Gastroösophageale Varizen	19%
Gastroduodenale Erosionen	13%
Refluxösophagitis	10%
Mallory-Weiss-Läsion	7%
Tumoren	3%
Angiodysplasien	1%
Blutungsquelle endoskopisch nicht gefunden	6%

Tab. 10-11 Ursachen der unteren gastrointestinalen Blutung.

Divertikel	40%
Angiodysplasien	11%
Anorektale Erkrankungen	10%
Neoplasien	9%
Kolitiden	8%
Chronisch-entzündliche Darmerkrankungen	5%
Sonstige	4%
Blutungsquelle unklar	13%

Klinische Symptomatik

Leitsymptome der akuten gastrointestinalen Blutung sind Hämatemesis, Teerstuhl und Hämatochezie. Je nach Ausprägungsgrad der Blutung kann es zu einer Kreislaufbeeinträchtigung mit Tachykardie und Hypotonie bis zum schweren Volumenmangelschock kommen.

Chronische gastrointestinale Blutverluste können okkult verlaufen und sich erst durch die Symptome der Anämie manifestieren.

Welche Laboruntersuchungen werden empfohlen?

Bei akuter oberer oder unterer gastrointestinaler Blutung sind erforderlich:

- kleines Blutbild (Fokus auf Hb, Hkt, Thrombozyten),
- Quick (bzw. INR), aPTT,
- fakultativ zusätzlich:
  - Bilirubin, Cholinesterase, ALT, γ-GT bei Anhaltspunkten für Lebererkrankung und Möglichkeit einer Varizenblutung,
  - Na^+, K^+, Kreatinin, Harnstoff.

Bei chronischer/okkulter gastrointestinaler Blutung:

- kleines Blutbild (häufig MCV und MCH erniedrigt),
- Quick, aPTT,
- Ferritin oder Transferrinsättigung zum Nachweis oder Ausschluss eines Eisenmangels.

Interpretation

Wesentlicher Laborparameter bei der **akuten gastrointestinalen Blutung** ist das kleine Blutbild mit Hämoglobin(Hb)- und Hämatokrit(Hkt)-Wert. Hkt- und Hb-Wert fallen aber nicht unmittelbar und direkt proportional mit der Blutung, weil initial in gleichen Teilen Plasma und Erythrozyten über das blutende Gefäß verloren werden. Orientiert man sich ausschließlich am Hb, kann der tatsächliche Blutverlust in den ersten Stunden nach der Blutung daher unterschätzt werden. Umgekehrt zeigt ein fallender Hb-Wert einige Stunden nach Beginn der Blutung nicht zwangsläufig eine Rezidivblutung an, sondern kann lediglich Ausdruck des kompensatorischen Flüssigkeitseinstroms aus dem Extra- in den Intravasalraum sein. Dieser Prozess kann 24 bis 72 Stunden dauern. Neben Hb und Hkt muss daher die Hämodynamik des Patienten als wesentlicher Verlaufsparameter zur Indikation für eine Re-Endoskopie mit herangezogen werden.

Eine ausgeprägte **chronische und/oder okkulte gastrointestinale Blutung** wird in der Regel mit einer typischen Eisenmangelkonstellation, d.h. erniedrigtem MCV, MCH und Ferritin, einhergehen. Bei Patienten mit diesen Laborwerten sollte die Indikation zu einer Ösophagogastroduodenoskopie und einer Koloskopie großzügig gestellt werden.

LITERATUR

Beglinger C. Chronisch infektiöse Diarrhoe. Gastroenterologie up2date 2007;51–9.

Eichenlaub D, Eichenlaub S. Parasitennachweis und Symptomatik parasitärer Erkrankungen. Der Internist 2003;44:449–56.

Koop H et al. Gastroösophageale Refluxkrankheit – Ergebnisse einer evidenzbasierten Konsensuskonferenz der Deutschen Gesellschaft für Verdauungs- und Stoffwechselkrankheiten. Deutsche Gesellschaft für Verdauungs- und Stoffwechselkrankheiten, www.dgvs.de

Kullmann F. Karzinogenese und hereditäres Kolonkarzinom. Der Internist 2003;44:254–67.

Schmiegel W et al. Leitlinie Kolorektales Karzinom: Prävention, Diagnostik und Therapie 2004. Deutsche Gesellschaft für Verdauungs- und Stoffwechselkrankheiten, www.dgvs.de

KAPITEL

11

Hubert E. Blum, Michael Neumaier

Molekulargenetische Diagnostik

Das genetische Material aller lebenden Organismen besteht aus DNA und wird in seiner Gesamtheit als Genom bezeichnet. Der Begriff Genomics umfasst die Erforschung der kompletten Erbinformation eines Individuums oder einer Spezies. Mit der kompletten Sequenzierung des humanen Genoms und basierend auf dem zunehmenden Verständnis der Molekularbiologie der Zelle und der Zell-Zell-Interaktionen ergeben **molekulare Analysen** zum einen neue Einblicke in die Pathogenese zahlreicher Erkrankungen des Menschen, zum anderen komplementiert die molekulargenetische Diagnostik zunehmend die etablierten klinisch-chemischen, serologischen und histopathologischen Analysen. Die molekulargenetische Diagnostik basiert auf dem spezifischen qualitativen oder quantitativen Nachweis von DNA oder RNA, deren Charakterisierung sowie ggf. zellulären Lokalisation.

11.1 Genetische Definition von Erkrankungen und Begriffsklärungen

Erkrankungen des Menschen lassen sich genetisch in drei Gruppen einteilen:

- Hereditäre monogene Erkrankungen,
- erworbene monogene Erkrankungen,
- komplexe genetische Erkrankungen.

11.1.1 Hereditäre monogene Erkrankungen

Hereditäre monogene Erkrankungen sind durch eine klar definierte DNA-Mutation (Einzelgendefekt) bedingt und werden als Keimbahnmutationen nach den Mendel-Gesetzen (autosomal-dominant bzw. autosomal-rezessiv, X-chromosomal) oder mitochondrial über Generationen vererbt. Insgesamt sind über 4000 monogene Erkrankungen klinisch beschrieben, die zunehmend auch molekulargenetisch definiert sind.

Auch die seltenen familiären Formen von Tumorerkrankungen wie z.B. die familiäre Polyposis coli (FAP-Syndrom), die als eine obligate Präkanzerose gilt, erfüllen die Kriterien einer monogenen Erkrankung. Generell zeichnet die monogenen Erkrankungen aus, dass sie selten auftreten, die zugrunde liegenden Mutationen jedoch eine hohe Penetranz zeigen. Hierunter versteht man die prozentuale Wahrscheinlichkeit, mit der es bei einem Gendefekt zur Ausprägung der Erkrankung kommt (➤ Kap. 11.1.2). Die hohe Erkrankungswahrscheinlichkeit und der strikte Vererbungsgang bei monogenen Erkrankungen erklärt die Bedeutung der humangenetischen Untersuchung und Beratung.

11.1.2 Erworbene monogene Erkrankungen

Zu diesen zählen Tumorerkrankungen, da diese sich durch den „Erwerb" somatischer Mutationen auszeichnen. Diese Mutationen werden durch äußere Einflüsse begünstigt (z.B. Exposition von Karzinogenen, ionisierende Strahlung, chemische Noxen etc.) und führen, wo sie den Zellstoffwechsel und das Wachstumsverhalten durch Defekte einzelner maßgeblicher Gene kritisch beeinflussen, zu maligner Transformation.

Im weiteren Sinne gehören dazu auch alle Infektionskrankheiten, bei denen DNA oder RNA durch den Erreger erworben wird (➤ Kap. 19).

11.1.3 Komplexe genetische Erkrankungen

Zu ihrer Entstehung bzw. Progression tragen mehrere Veränderungen in z.T. noch nicht definierten Genen bei. Man spricht von polygenen Erkrankungen. In vielen Fällen entstehen diese Erkrankungen durch gemischte Einflüsse genetischer und erworbener Ursachen, zu denen auch Umwelteinflüsse gehören (daher oft synonym auch als multifaktorielle Erkrankungen bezeichnet). Beispiele dieser Erkrankungsgruppe sind der Diabetes mellitus Typ 2, Erkrankungen des Herz-Kreislauf-Systems, die Hypertonie, die Arthritis und die chronisch-entzündlichen Darmerkrankungen, neurodegenerative und psychiatrische Erkrankungen sowie die Mehrzahl der Tumorerkrankungen (z.B. sporadisches Kolonkarzinom oder auf der Basis der adenomatösen Polyposis).

Im Gegensatz zu den monogenen Erkrankungen zeichnet die komplex genetischen, polygenen Erkrankungen aus, dass die assoziierten genetischen Veränderungen zwar häufig beobachtet werden, ihre Penetranz aber gering ist. Entsprechend bezeichnet man diese Veränderungen auch nicht als Mutationen (krank machende Gendefekte), sondern als Polymorphismen (Genvarianten, die isoliert wenig oder keinen Krankheitswert besitzen). Gemeinhin werden Genvarianten mit einer Häufigkeit von mehr als 1% als **Polymorphismen**, seltenere Varianten als **Mutationen** bezeichnet. Dieses Kapitel folgt dieser Definition.

Einzelnukleotidpolymorphismen (engl. single nucleotide polymorphisms; **SNPs** – wird ausgesprochen „snips") ist der am häufigsten benutzte Ausdruck für Genvarianten einzelner Nukleotide.

Wird die Krankheit durch eine Veränderung auf nur einem der beiden Chromosomen (Allel) ausgelöst, während das andere Allel unverändert ist, spricht man von einem dominanten Gen bzw. einer dominant erblichen Erkrankung. Ist die Veränderung beider Gene für den Ausbruch der Erkrankung notwendig, spricht man von rezessiven Genen bzw. einer rezessiv erblichen Erkrankung. Bei gleichen SNPs auf beiden Allelen spricht man von homozygotem, bei unterschiedlichen SNPs von heterozygotem Genotyp. Bisweilen kann eine Krankheit in beiden Formen mit verschiedener Intensität und Prognose vorkommen.

11.2 Ursachen wachsender molekulargenetischer Diagnostik

Mit der Entwicklung der technischen Möglichkeiten der Genanalyse aus nahezu allen Körperproben in kleinster Menge und selbst nach einer Lagerung über Jahrtausende (z.B. aus Knochen und Haaren von ägyptischen Mumien) haben die Einsatzmöglichkeiten molekulargenetischer Diagnostik in der Medizin sprunghaft zugenommen. Die Zahl der bekannten SNPs wächst beständig und beträgt derzeit mehr als drei Millionen (Stand: Oktober 2007). Trotz der Tatsache, dass eine klinische Relevanz bisher nur für etwa 100 SNPs dokumentiert ist und dass noch weniger über die Interaktionen zwischen einzelnen SNPs sowie zwischen SNPs und biochemischen bzw. umweltbedingten Faktoren bekannt ist, werden derzeit von kommerziellen Anbietern hochparallele Untersuchungen von bis zu 60 000 SNPs angeboten. Gleichzeitig wird davon ausgegangen, dass eine Sequenzierung des kompletten Genoms in absehbarer Zeit für etwa € 600 verfügbar sein wird. Zur Bewältigung dieser Flut an Informationen existieren gegenwärtig weder Werkzeuge noch ein überzeugendes Konzept.

Dennoch hat diese Technik aus verschiedenen medizinischen Gründen rasch an Bedeutung zugenommen.

- Die molekulargenetische Diagnostik weist eine potenziell bessere Aussagekraft als die biochemische Analytik auf, wenn ein Heterozygotenstatus klinisch-biochemisch nicht erfasst werden kann oder durch präanalytische Instabilität der Messgröße die Bestimmung mit einer Standardlabormethode unsicher erscheint. Hier ist eine DNA üblicherweise ein sehr viel stabilerer Analyt. Ein Beispiel für diesen Zusammenhang stellt der Heterozygotenstatus bei Faktor V (Leiden) dar. Umgekehrt ist bei multifaktoriellen Erkrankungen der Aussagewert einer molekularen Diagnostik häufig eingeschränkt, da der Genotyp für die Ausprägung des Phänotyps nicht ausschlaggebend ist. Hier ist die klassische Analytik für die Klärung einer Verdachtsdiagnose hilfreicher.
- Die molekulare Diagnostik ergänzt bzw. ersetzt z.T. die invasive Diagnostik (Beispiel: Durch den Nachweis des HFE-C282Y-Polymorphismus bei Hämochromatose erübrigt sich die sonst zur Diagnose notwendige Leberbiopsie mit Bestimmung des Eisengehalts).
- Bestimmungen z.B. zur Abklärung unerwünschter Wirkungen bei Medikamenten durch klassische Labormethoden sind meist aufwändig. Dies gilt insbesondere wegen eingeschränkter Verfügbarkeit oder begrenzter Spezifität von Methoden zum Nachweis von Medikamenten und aktiven Metaboliten. Zudem sind sie natürlich zur Vorhersage nicht geeignet. Hier helfen Genotypisierungen der am jeweiligen Medikamentenstoffwechsel beteiligten Enzymsysteme, um den Patienten vor möglichen schweren Nebenwirkungen zu schützen (z.B. Thiopurin-S-Methyl-Transferase [TPMT] *2,*3 Polymorphismen bei Einnahme von Azathioprin) oder umgekehrt prädiktiv die Therapiewirksamkeit festzustellen (z.B. Cytochrom-P450-2D6-Polymorphismen bei Einnahme von Tamoxifen). Es muss allerdings bedacht werden, dass die Verstoffwechselung und Ausscheidung der meisten Medikamente durch eine größere Zahl von Cytochromen P450, Sulfonyltransferasen, Glucuronyltransferasen etc. bewerkstelligt werden, die möglichst erfasst werden müssen. Es ist zu beobachten, dass durch die neuen massenspektrometrischen Verfahren in Zukunft die Zahl der biochemisch analysierbaren Medikamente und Substanzen deutlich ansteigen wird, sodass zukünftig eine spezifische biochemische sowie eine prädiktive molekulare Diagnostik zur Verfügung stehen werden.

- Ein prädiktiver Wert der Analytik ergibt sich bisweilen nur aus der molekulargenetischen Diagnostik.

11.3 Ärztliche Voraussetzungen, gesetzliche Regelungen und Einschränkungen der medizinischen Anwendung molekulargenetischer Diagnostik

Kriterien für den Einsatz von SNPs in der medizinischen Diagnostik sind im deutschsprachigen Raum von der Arbeitsgruppe Chipdiagnostik der Deutschen Vereinten Gesellschaft für Klinische Chemie und Laboratoriumsmedizin erarbeitet worden (Klein et al. 2006). Diese Empfehlungen berücksichtigen auch die im entstehenden Gendiagnostikgesetz (Referentenentwurf aus 2008) festgelegten Limitierungen des Einsatzes dieser Technik.

Generell gilt, dass die genetische Diagnostik nur durchgeführt werden sollte, wenn

- eine klare klinische Fragestellung vorliegt,
- andere, etablierte Methoden nicht ausreichend informativ sind,
- sie ggf. mit einer qualifizierten humangenetischen Beratung verbunden ist.

Eine gesetzliche Regelung der molekulargenetischen Diagnostik existiert bisher in Deutschland noch nicht. Entsprechende Entwürfe eines Gendiagnostikgesetzes (GenDG) orientieren sich an in Kraft befindlichen Gesetzestexten z.B. aus Österreich und der Schweiz. Darin sowie in den Empfehlungen des Nationalen Ethikrats (Richter-Kuhlmann 2005) werden genetische und andere medizinische Untersuchungen gleich bewertet. Auf der Seite der Patienten sind Persönlichkeitsrechte wie das Recht auf Nichtwissen zu schützen sowie das Verbot genetischer Untersuchungen im arbeitsrechtlichen Umfeld zu regeln. Prädiktive molekulargenetische Tests beim gesunden Individuum müssen von Verfahren, die im Rahmen von Verdachtsdiagnosen als diagnostische Gentests durchgeführt werden, unterschieden werden. Grundsätzlich gilt für Indikationsstellung und Befundung der Arztvorbehalt.

11.4 Indikationen für die molekulargenetische Diagnostik

Die molekulargenetische Diagnostik hat nicht nur eine zentrale Bedeutung für die Aufklärung der Pathogenese von Erkrankungen, sondern findet auch zunehmend Eingang in die Klinik. Sie erfordert zum einen eine klare Indikation, die bei pränataler Diagnostik und im Zusammenhang mit prädiktiven genetischen Familienuntersuchungen nur im Kontext einer qualifizierten humangenetischen Beratung erfolgen sollte. Zum anderen erfordert sie ein besonderes Fachwissen in der Methodik molekulargenetischer Analysen, der Interpretation der Ergebnisse sowie der Befundvermittlung.

Bei ständiger Erweiterung des Indikationsspektrums sollen im Folgenden die aktuell wichtigsten Indikationen für molekulargenetische Analysen dargestellt werden.

Die molekulargenetische Diagnostik kann das Vorhandensein einer Krankheit nachweisen, die Anlage zur Entwicklung einer Erkrankung identifizieren (prädiktive Diagnostik) sowie eine Erkrankung im Hinblick auf natürlichen Verlauf, Prognose und therapeutisches Ansprechen individuell charakterisieren (individualisierte Medizin).

Im Folgenden werden einige klinische Anwendungen dargestellt.

11.4.1 Hereditäre monogene Erkrankungen

Präimplantations- und Pränataldiagnostik

Mit der Präimplantationsdiagnostik (Polkörperdiagnostik der Eizelle) bzw. der Pränataldiagnostik (Amniozentese, Chorionzottenbiopsie, Chordozentese) lassen sich prinzipiell alle molekulargenetisch erfassbaren Veränderungen nachweisen. Voraussetzung ist zum einen der Nachweis der pathogenetisch relevanten Mutation bei autosomal-dominantem oder X-chromosomalem Erbgang bei einem Elternteil oder einem Verwandten oder bei autosomal-rezessivem Erbgang bei beiden Eltern oder einem betroffenen Kind. Zum anderen sollte die pränatale Diagnostik ggf. Konsequenzen für die pränatale Therapie und Überwachung (z.B. beim adrenogenitalen Syndrom), das peripartale Management (z.B. Rhesusinkompatibilität) oder bei schweren und frühmanifesten Erkrankungen die Fortführung der Schwangerschaft haben.

Bei folgenden monogenen Erkrankungen ist die Möglichkeit zur Pränataldiagnostik gegeben (Auswahl):

- Adrenogenitales Syndrom,
- Down Syndrom,
- Fanconi Anämie Typ C,
- fragiles X-Syndrom,
- Hämoglobinopathien, z.B. Sichelzellanämie,
- Kiefer-Lippen-Gaumen-Spalten,
- Morbus Gaucher,
- Mukolipidose Typ IV,
- Mukoviszidose,
- Neuralrohrdefekte,
- Niemann-Pick-Erkrankung Typ A,
- Nierenagenesie,
- Rhesusinkompatibilität,
- Tay-Sachs-Erkrankung,
- Thalassaemia major und minor.

Prädiktive Diagnostik

Die prädiktive Diagnostik hat zum Ziel, bei klinisch Gesunden eine definierte genetische Krankheitsanlage (Mutation) nachzuweisen, die zur Entstehung einer bestimmten Krankheit disponiert. Sie zielt in erster Linie auf klinisch gesunde Verwandte von Patienten mit monogenen, schweren Erkrankungen. Voraussetzung ist auch hier der Nachweis der pathogenetisch relevanten Mutation bei einem erkrankten Familienmitglied. Auch bei monogen vererbten Erkrankungen können Penetranz und Zeitpunkt der Erkrankung/klinischen Manifestation sehr unterschiedlich sein. So reicht das Spektrum von 100% Penetranz und klinischer Manifestation bei Geburt (z.B. Achondroplasie), im Alter von 1 Jahr (z.B. fragiles X-Syndrom, männliche Anlageträger), in der frühen Kindheit (z.B. Muskeldystrophie Typ Duchenne) oder im Alter von 40–50 Jahren (z.B. Huntington-Erkrankung) bis zu einer Penetranz < 20% und Manifestation im Alter von 30–60 Jahren (z.B. Hämochromatose bei Männern) oder 50–70 Jahren (z.B. Morbus Alzheimer). Zu den wichtigsten Erkrankungen mit aktueller Möglichkeit zur prädiktiven Diagnostik ➤ Tab. 11-1.

Tab. 11-1 Monogene Erkrankungen mit der Möglichkeit zur prädiktiven Diagnostik.

Krankheit	Gen-Code	Inzidenz	Laborbefunde, Symptome	molekulargenetische Diagnostik
Abetalipoproteinämie	MTP	Sehr selten	ApoB fehlt, Cholesterin < 50 mg/dL	PCR (18 Exons), Seq
Achondrogenesie	COL2A1	1:40 000		PCR, Seq
Achondroplasie	FGFR3	1:20 000		PCR, Seq
Adrenogenitales Syndrom	CYP21B	1:5000	17-OH-Progesteron erhöht	PCR, MLPA, Seq
α_1-Antitrypsinmangel	PI (Protease-Inhibitor-Gen)	1:2 000	Leberenzyme, Elastase im Stuhl erhöht	PCR, Seq
Amyloidose: 11 Typen, davon Amyloidose-TTR eine Form	Transthyretin-Gen (TTR)	selten		PCR, Seq
APC-Resistenz	Faktor-V-Leiden	1:5000	APC-Resistenz	PCR
Apolipoprotein-B-Defizienz	APOB-R3500Q, APOB-R3531C	1:450–1:700 (Heterozygote), 1:3000 (homozygote)	Apo-B und LDL-Cholesterin vermindert	PCR, RFLP, Seq
Morbus Alzheimer, Frühform	PSEN1, PSEN2, APP	1:2000	Tau-Protein im Liquor vermindert	PCR, Hybr, Seq
Ataxie, Friedreich-Ataxie	FXN	1:50 000		PCR, Längenproduktanalyse mit AE

Tab. 11-1 Monogene Erkrankungen mit der Möglichkeit zur prädiktiven Diagnostik. (Forts.)

Krankheit	Gen-Code	Inzidenz	Laborbefunde, Symptome	molekulargenetische Diagnostik
Ataxie, spinozerebelläre	ATX N1, ATXN2, ATXN3, CACNA1A	1:30 000		PCR, Längenproduktanalyse mit AE
Azoospermie	AZF	1:5000		Multiplex-PCR, AE
Brugada-Syndrom	SCN5A	1:10 000–5:10 000		PCR (28 Exons), Seq
Brustkrebs, familiär	BRCA1, BRCA2	1:1000		PCR, Seq (24 Exons)
Chorea Huntington	HG	1:20 000		PCR
Chylomikronämie (Hyperlipidämie Typ I)	LPL, APOC2	1:1 000 000	Hypertriglizeridämie	3 Stufen mit PCR
Creutzfeldt-Jakob-Krankheit, familiär	PRNP	1:1 000 000		PCR, Seq
Crigler-Najjar-Syndrom	UGT1A1	1:1 000 000	Indirektes Bilirubin erhöht	PCR, Seq
Zystische Fibrose (Mukoviszidose)	ABCC7 (CFTR)	1:2000		Stufenweise PCR, Seq
Ehlers-Danlos-Syndrom Typ I, II, III, IV, VIIA und B	COL1A1 COL1A2 COL3A1, COL5A1, COL5A2	1:10 000–5:50 000		Stufenweise PCR, Seq
Morbus Fabry	GLA	1:120 000	α-Galactosidase vermindert, Ceramid Gb3 erhöht	PCR, Seq
Familiäre adenomatöse Polyposis (FAP)	APC	1:3000		PCR (15 Exons), Seq
Fischaugenkrankheit, Lecithin-Cholesterin-Acyltransferase-Mangel	LCAT	Sehr selten	HDL-Chol vermindert bei Hornhauttrübung	PCR (6 Exons), Seq
Fragiles X-Syndrom	FMR1	1:5000		RFLP, SB
Hämophilie A	F8	1:10 000 (nur Jungen)		
Hämophilie B	F9	1:40 000 (nur Jungen)		
Hepatischer Lipasemangel	HTGL, LIPC	Sehr selten		PCR, Seq
Hörverlust, rezessiv, nicht-syndromisch	GJB2	1:4000		PCR, Gel-elpho, Seq
Hypercholesterinämie, familiäre	LDLR, APOB	1:5000		PCR, RFLP, Seq in 4 Stufen
Hypobetalipoproteinämie, familiäre, siehe Apolipoprotein-B-Defizienz				
Hypochondrogenesie	COL2A1	1:50 000		PCR (54 Exons), Seq
Juvenile Polyposis coli	SMAD4,BMPR1A	1:120 000		PCR (11 Exons in SMAD4, ggf 11 in BMPR1A)

Tab. 11-1 Monogene Erkrankungen mit der Möglichkeit zur prädiktiven Diagnostik. (Forts.)

Krankheit	Gen-Code	Inzidenz	Laborbefunde, Symptome	molekulargenetische Diagnostik
Kennedy-Krankheit (spinobulbäre Muskelatrophie)	AR	1:10 000		
Kolonkarzinom, hereditäres, nicht-polypöses (HNPCC)	MLH1, MSH2	1:3000		Fragm, PCR, Seq
LEOPARD-Syndrom	PTPN11	< 1:10 000		PCR stufenweise, Seq
Li-Fraumeni-Syndrom	TP53	1:1 000 000		PCR (11 Exons), Seq
Lipoproteinlipasemangel	LPL	1:1 000 000		PCR (2 Exons), dann 7 Exons
Long-QT-Syndrom	KCNQ1, KCNH2, (HERG), SCN5A, KCNE1, KCNE2	1:5000		PCR, Seq stufenweise
Marshall-Syndrom	COL11A1	1:10 000		PCR (68 Exons), Seq
Marfan-Syndrom	TGFBR1 und 2, FBN1	1:5000		PCR (7–9 Exons), Seq
Melanom, familiäres, kutan-maligne Form	CDKN2A	1:2–1:25 000		PCR (3 Exons), Seq
Morbus Meulengracht (Gilbert-Syndrom), heterozygot	UGT1A1	15% der Bevölkerung, 12% manifest	Indirektes Bilirubin erhöht	PCR, Seq
Mittelketten-Acyl-CoA-Dehydrogenase-defizienz	ACADM	1:15 000		PCR, Seq
Mittelmeerfieber, familiär (FMF)	MEFV	Bis 1:2000	Entzündungszeichen (CRP, Leukozyten, BSG) erhöht	PCR, Seq
Multiple endokrine Neoplasie, Typ 1	MEN1	1:50 000–10:50 000	Hyperkalzämie, PTH erhöht	PCR, Seq
Multiple endokrine Neoplasie, Typ 2A und Typ 2B	RET	1:50 000	Schilddrüsenerkrankung, Phäochromozytom, Morbus Cushing	PCR, Seq
Muskeldystrophie Typ Duchenne	DMD	1:3500		FISH, Hydr, PCR
Neurofibromatose Typ 1 und Typ 2	NF1, NF2	1:50 000		PCR (60, 17 Exons), Seq
Noonan-Syndrom	PTPN11	1:2000		PCR, Seq
Osteogenesis imperfecta	COL1A1, COL1A2	1:5000		PCR-Seq stufenweise
Pankreatitis, familiäre	PRSS1,CFTR, SPINK1-N34S-PM	Sehr selten	p-Amylase, Lipase erhöht	PCR, RFLP
Peutz-Jeghers-Syndrom	STK11/LKB1	1:120 000		PCR, Seq (9 Exons)

Tab. 11-1 Monogene Erkrankungen mit der Möglichkeit zur prädiktiven Diagnostik. (Forts.)

Krankheit	Gen-Code	Inzidenz	Laborbefunde, Symptome	molekulargenetische Diagnostik
Polyzystische Nierenerkrankung	PKD1, PKD2	1:400		PCR (46 und 15 Exons), Hybr
Rett-Syndrom	MECP2	1:10 000		PCR
Smith-Lemli-Opitz-Syndrom	DHCR7	1:30 000		
Tangier Krankheit	ABCA1			PCR (49 Exons), Seq
Tuberöse Sklerose	TSC1, TSC2	1:7000		PCR, Seq
von-Willebrand-Jürgens-Syndrom	VWF	Bis zu 1% (milde Ausprägung)		PCR (15 Exons), Seq
Wilson-Krankheit	ATP7B	1/ 30 000		PCR, Seq

Verfahren: AE: Agarose-Elektrophorese, FISH: Fluoreszenz-in-situ-Hybridisierung, Gel-elpho: Gelelektrophorese, Hybr: Hybridisierungsanalyse, KE: Kapillarelektrophorese, MLPA: Multiplex-Ligation-Proben-Amplifikation, PCR: Polymerasekettenreaktion, RFLP: Restriktions-Fragment-Längenpolymorphismusanalyse, SB: Southern-Blot-Analyse, Seq: DNA-Sequenzierung der PCR-Amplifikationsprodukte

11.4.2 Molekulargenetische Diagnostik bei Infektionskrankheiten

Vorbemerkung

Wie in anderen Ländern gilt die Erregerdiagnostik nicht im Sinne der Humangenetik als molekulargenetische Untersuchung, sondern als Analytik unter Verwendung von Nukleinsäuretest. Auch im neuen Gendiagnostikgesetz (2008) wird die Erregerdiagnostik als nicht zur molekulargenetischen Diagnostik gehörend eingeordnet. Da die angewandten Methoden gleich sind, werden Sie hier kurz abgehandelt.

Viren

Die molekulare Virusdiagnostik hat in den letzten Jahren klinisch enorm an Bedeutung gewonnen. Dies betrifft zum einen den spezifischen Virusnachweis, z.T. vor Auftreten von serologischen Markern der Virusinfektion („diagnostisches Fenster"), zum anderen die Bestimmung der Virusmenge („viral load") zur Abschätzung der Infektiosität sowie zum Monitoring des Therapieerfolgs (z.B. HIV, HBV, HCV), die Bestimmung des Virusgenotyps (z.B. zur Wahl der optimalen Therapiemodalität bei HCV) sowie die Bestimmung der genotypischen Virusresistenz (z.B. HIV, HBV, ➤ Kap. 19.3).

Bakterien, Pilze und eukaryonte Pathogene

Die medizinische Mikrobiologie befasst sich traditionell mit der Isolierung und Identifizierung humanpathogener Erreger bzw. dem serologischen Nachweis erregerspezifischer Antigene und Antikörper. Goldstandard ist dabei der mikroskopische Direktnachweis des Erregers und/oder seine kulturelle Vermehrung und nachfolgende phänotypische Charakterisierung, einschließlich Resistenzbestimmung. Limitationen der mikrobiologischen Diagnostik sind, bei insgesamt relativ hohem Zeitaufwand, kulturell langsam oder nicht wachsende Erreger, geringe Erregerzahl sowie Vorbehandlung des Erregers. Limitationen der serologischen Nachweisverfahren sind die Latenz zwischen Infektion und Auftreten von Antikörpern („diagnostische Lücke") sowie eine diagnostisch unzureichende Immunantwort z.B. bei Immunsupprimierten. Die molekulargenetischen Nachweisverfahren sind hingegen kulturunabhängig, schnell, spezifisch und hochsensitiv. Nachteile sind die fehlende Möglichkeit, zwischen lebenden und toten Erregern zu unterscheiden, die relativ hohen Kosten und das mit der hohen analytischen Sensitivität verbundene Kontaminationsrisiko („falsch positive Befunde").

Während klinisch bisher vor allem der molekulargenetische Nachweis von *Mycobacterium tuberculo-*

sis, *Chlamydia trachomatis* und *Neisseria gonorrhoeae* besonders wertvoll ist, werden in Zukunft sicherlich zunehmend auch andere Bakterien, Pilze sowie eukaryonte Erreger molekulargenetisch nachgewiesen und charakterisiert werden.

11.4.3 Erkrankungen durch erworbene Gendefekte

Tumorentstehung und -progress resultiert meist durch den „stufenweisen Erwerb" von Defekten in kritischen Genabschnitten im Sinne somatischer Mutationen. Tumoren gelten als die molekulargenetisch am besten charakterisierten komplexen Krankheiten. Inzwischen existieren für fast alle Tumorentitäten detaillierte Vorstellungen zum Verständnis ihrer molekularen Pathogenese.

Generell sind maligne Erkrankungen charakterisiert durch genetische Alterationen von Tumorsuppressorgenen (Inaktivierung), Onkogenen (Aktivierung) und DNA-Reparaturgenen (Inaktivierung) sowie durch epigenetische Modifikationen (Acetylierung von Histonen oder Methylierung von DNA). So führt z.B. die Hypermethylierung von Tumorsuppressorgenen bereits zu deren funktioneller Inaktivierung, ohne dass Mutationen vorliegen („epigenetic silencing").

Die mit am besten zytogenetisch bzw. molekular charakterisierten Tumoren sind hämatologische Neoplasien wie myeloische und lymphatische Leukämien, B-Zell-Lymphome und das myelodysplastische Syndrom (➤ Kap. 6). Dies ist durch ihr sehr umschriebenes Spektrum genetischer Defekte sowie die vergleichsweise hohe Homogenität der malignen Zellen bei diesen Erkrankungen erklärbar. Demgegenüber zeigen praktisch alle soliden Tumoren und insbesondere die Karzinome eine große Vielzahl molekulargenetischer Veränderungen sowie eine extrem hohe Heterogenität, was zum Teil die unterschiedliche Effizienz der modernen Tumortherapien bei diesen Erkrankungen erklärt.

Zu den molekular am besten charakterisierten soliden Tumoren gehört das kolorektale Karzinom (CRC). Sowohl die hereditären als auch die deutlich häufigeren sporadischen Formen werden durch die jeweils gleichen genetischen Defekte verursacht. Charakteristisch ist die zunehmende Akquisition epigenetischer sowie genetischer Alterationen in Vorläuferläsionen, die in einer bestimmten Reihenfolge auftreten (Multistep-Karzinogenese). Hierdurch kommt es zur neoplastischen Transformation und Bildung von Adenomen als fakultative Präkanzerosen. Die am Anfang des Prozesses stehenden Gendefekte führen zu einer Inaktivierung von Tumorsuppressorgenen (APC-Gen, DNA-Reparaturgene), die sich diagnostisch als epigenetische Veränderungen (CpG island methylator phenotype; CIMP), Genmutationen mit assoziiertem chromosomalem Verlust des anderen Allels (loss of heterozygosity; LOH) sowie als Mikrosatelliteninstabilität (MSI) darstellen lassen. Im weiteren Verlauf der Tumorentwicklung werden dann regelhaft auch Mutationen von Onkogenen (z.B. k-ras-Gen) beobachtet.

Ähnlich wie beim kolorektalen Karzinom beschrieben haben vermutlich alle Tumoren neben einem charakteristischen auch ein individuelles genetisches Profil, das von Patient zu Patient klinisch relevant unterschiedlich sein kann. Ein wichtiges Ziel der molekulargenetischen Diagnostik ist es deshalb, klinisch und histopathologisch gleiche Tumoren durch z.B. Mikroarrays multiparametrisch molekular zu charakterisieren und prognose- bzw. therapierelevante Subtypen zu identifizieren. Die riesigen Datenmengen, die für die Interpretation dieser Arrays verarbeitet werden müssen, erfordern jeweils umfangreiche bioinformatische Datenanalysen, für die bisher noch keine Standards existieren. Insofern ist diese multiparametrische Analytik bisher noch nicht in der Klinik angekommen. Dennoch sollen die ersten Entwicklungen auf diesem wichtigen Gebiet nachfolgend exemplarisch für verschiedene Tumorentitäten dargestellt werden. Gleichzeitig ist klar, dass aktuell noch keine generelle Empfehlung für eine molekulargenetische Diagnostik in der Praxis zur Abschätzung der Krankheitsprognose bzw. zur Therapieindikation und -wahl gemacht werden kann.

Hals-Nasen-Ohren-Tumoren

Basierend auf dem individuellen Genprofil eines Tumors konnte gezeigt werden, dass die molekulare Analyse des Resektionsrandes („margin") sowie regionärer Lymphknoten von HNO-Tumoren molekular positive Befunde auch bei einigen histopathologisch als tumorfrei beurteilten Befunden ergab. Die klinische Relevanz dieser molekularen Diagnostik zeigte sich in dem deutlich besseren Langzeitüberleben der Patienten mit molekular negativem Befund (2-Jahres-Überleben: 100%) im Vergleich zu Patienten, die histopathologisch negativ, aber molekular positiv waren (60%). Dieses Beispiel zeigt, dass das molekulare Staging die konventionelle histopathologische Diagnostik im Einzelfall komplementieren kann.

B-Zell-Lymphom

Als eine erste eindrucksvolle klinische Anwendung der DNA-Chip-Technologie gelang es beim diffusen großen B-Zell-Lymphom (DLBCL) anhand des Genexpressionsmusters individueller Tumoren zwei molekulare Subgruppen mit unterschiedlichem natürlichem Verlauf und klinischem Risiko-Score zu definieren: Patienten mit einem „germinal center B-like DLBCL" mit guter Prognose und Patienten mit einem „activated B-like DLBCL" mit schlechterer Prognose. Diese molekulare Klassifikation ließ innerhalb der klinischen Gruppe „low clinical risk patients" eine klare Differenzierung in Patienten mit exzellenter und in Patienten mit ungünstiger Prognose zu. Die DLBCL-Genexpressionssubgruppen stellen damit prognostische Kategorien dar, die potenziell auch für das therapeutische Vorgehen relevant sind, indem bei einem bestimmten Expressionsprofil des Tumors primär eine Knochenmarktransplantation, bei einem anderen primär eine Chemotherapie optimal sein kann. Diese Daten sind nicht nur wichtig für die Entwicklung neuer therapeutischer Strategien, sondern auch für die optimale Planung von Therapiestudien und die Bewertung der Studienergebnisse.

Mammakarzinom

Im Rahmen einer Untersuchung von Tumorgewebe von 24 Patientinnen ließen sich mit dem HgU95-Av2-Genchip 92 Gene im Tumor identifizieren, die mit einem Ansprechen auf eine Chemotherapie mit Docetaxel korrelierten. Falls dieses Ergebnis in weiteren Studien bestätigt wird, würde das individuelle molekulare Profil des Tumors die Wahl des optimalen Chemotherapeutikums bestimmen bzw. den Patientinnen eine nicht wirksame, aber potenziell nebenwirkungsreiche Behandlung ersparen.

In einer weiteren Studie konnte eine sog. Invasiveness Gen Signatur (IGS), bestehend aus 186 Genen, definiert werden: Bei einem ungünstigen IGS-Score (Korrelationskoeffizient > 0) betrug das 10-Jahres-Gesamtüberleben der Patientinnen 60% und das 10-Jahres-metastasenfreie Überleben 57% im Vergleich zu 100% und 81% für Patientinnen mit einem günstigen IGS-Score (Korrelationskoeffizient < 0). Die prognostische Aussagekraft der IGS war unabhängig von etablierten klinischen bzw. histopathologischen Parametern.

Eine neuartige Tumorklassifikation, direkt basierend auf einer Gensignatur von RAS und anderen deregulierten Genen, wurde kürzlich vorgestellt. Die Identifikation von IGS und damit der Pathogenesenetzwerke ist von potenzieller Bedeutung für die Entwicklung neuer Therapeutika. Nach erfolgreicher Testung in der Klinik könnten Genexpressionssignaturen mit ungünstiger Prognose eine Indikation zur Therapie sein. Andererseits könnten Genexpressionssignaturen mit günstiger Prognose den Verzicht auf eine adjuvante Therapie begründen. Schließlich lässt die Amplifikation von HER2 im Tumorgewebe erwarten, dass Anthrazykline therapeutisch wirksam sind.

Nicht-kleinzelliges Bronchialkarzinom (NSCLC)

In einer Proteomanalyse von 79 Lungentumoren konnte zum einen die Lungenkarzinomhistologie perfekt klassifiziert und zwischen primären Lungentumoren und Lungenmetastasen anderer Tumoren unterschieden werden. Zum anderen erlaubte die Analyse nach Resektion, NSCLC-Patienten mit guter (mittleres Überleben 33 Monate) und schlechter Prognose (mittleres Überleben sechs Monate) zu unterscheiden. Ähnlich zeigte eine weitere Studie, dass sich anhand einer Fünf-Gen-Signatur die individuelle Prognose von Patienten mit NSCLC voraussagen lässt.

Kolorektales Karzinom (CRC)

Die Untersuchung des LOH auf Chromosom 18q erlaubt es, Patienten mit unterschiedlicher Prognose zu differenzieren: Patienten mit Stadium II (CRC Duke B) und LOH von 18q hatten die gleiche Prognose wie Patienten mit Stadium III (Duke C), während Patienten ohne LOH von 18q die gleiche Prognose wie Patienten mit Stadium I (Duke A) hatten und deshalb keine adjuvante Therapie benötigten.

In einer weiteren Studie ließen sich durch Analyse des LOH von 8p bzw. 18q drei Gruppen von Patienten mit frühem CRC und unterschiedlicher Prognose differenzieren: Bei Patienten mit LOH an beiden Chromosomen (L) lag das 5-Jahres-krankheitsfreie Überleben bei 58%, bei Patienten mit LOH an einem Chromosom (L/R) bei 74% und bei Patienten ohne LOH (R) bei 100%.

Eine weitere Studie zeigte, dass Patienten mit CRC-Stadium III (Duke C) und mikrosatellitenstabilem Tumor bzw. mikrosatellitenstabilem Tumor bei erhaltenem 18q-Allel (kein LOH) und Patienten mit mikrosatelliteninstabilem Tumor und Mutation des Typ-2-Rezeptors von TGF-β_1 von einer adjuvanten 5-Fluorouracil-(FU-)Therapie profitierten. Diese Befunde wurden durch eine weitere Studie bestätigt: Patienten mit LOH von 18q hatten unbehandelt eine bessere Prognose als Patienten ohne LOH von 18q. Gleichzeitig profitierten nur Patienten ohne LOH von 18q von einer 5-FU-Therapie.

Auch für den Erfolg einer Irinotecan-Therapie konnte kürzlich ein molekularer Marker identifiziert werden: nur CRC mit MSI und einem damit verbundenen DNA-Reparaturdefekt sprachen auf eine Irinotecan-Therapie an.

Hepatozelluläres Karzinom (HCC)

Zahlreiche Studien befassten sich deskriptiv mit Genexpressionsprofilen im HCC bzw. mit Genexpressionssignaturen, die mit dem Patientenüberleben korrelieren. HCC-Transkriptomanalysen identifizierten spezifische Gene, die eine neue HCC-Klassifikation nahe legen, die auch therapeutische Implikationen hat. In kurativ resezierten HCC zeigten, nach Mikroarrayanalyse von 6000 Genen, 12 Gene ein hohes prognostisches Potenzial für ein frühes intrahepatisches Rezidiv. Falls weitere Studien dies bestätigen, wäre es damit bereits präoperativ möglich, Patienten mit hohem von solchen mit niedrigem Rezidivrisiko bzw. Patienten mit guter von solchen mit schlechter Prognose zu unterscheiden und damit das therapeutische Vorgehen im Einzelfall zu optimieren.

11.4.4 Pharmakogenetik

Die Pharmakogenetik befasst sich mit der individuellen genetischen Disposition zur Metabolisierung von Medikamenten und anderen Xenobiotika. Ziel ist es, von der „Prescribing Lottery" mit der heute noch praktizierten „One-size-fits-all"-Medikation (bei 30% der Bevölkerung sind β-Blocker, bei bis zu 50% Antidepressiva primär unwirksam) zur „individualisierten Medizin" mit individuell angepasster Therapie/Dosierung zu kommen. Hierzu werden bei Patienten genetische Polymorphismen oder Amplifikationen oder Mutationen in Genen gesucht, die am Medikamentenmetabolismus beteiligt sind (Phase-I-Enzyme, z.B. Monooxygenasen des Cytochrom-P450-Systems, Esterasen, Dehydrogenasen; Phase-II-Enzyme, z.B. N-Acetyl-Transferasen, Glutathion-S-Transferase, UDP-Glukuronyltransferasen, Methyltransferasen) und die die Wirkung bzw. Nebenwirkung von Medikamenten voraussagen lassen (normaler, langsamer, extensiver oder ultraschneller Metabolisierer). In der klinischen Praxis zunehmend etabliert ist die Identifikation des Polymorphismus des TPMT-Gens bei Mercaptopurin-, Thioguanin- oder Azathioprintherapie, des Methyltetrahydrofolatreduktase-(MTHFR-)Gens bei Antifolattherapie, des Dihydropyrimidindehydrogenase-(DPD-)Gens bei 5-FU-Therapie, des ACE-Gens bei Captopril-, Enalapril- oder Lisinopriltherapie u.a.m. Bei Therapie mit einem dieser Medikamente sollte der CYP-Typ vorher molekulargenetisch bestimmt werden.

11.5 Methodenwahl bei der molekulargenetischen Diagnostik

Auch wenn die angewandte Methodik (➤ Tab. 11-1) bei Anforderung einer molekulargenetischen Untersuchung meist vom Laboratorium nach Vorliegen der Fragestellung entschieden wird, sollten die methodischen Begriffe und deren Anwendung im Prinzip jedem klinisch tätigen Arzt bekannt sein, damit er die betroffenen Personen kompetent über die Aussagekraft und weitergehenden Konsequenzen dieser Untersuchung informieren kann. Es werden daher im Folgenden die Verfahren, die in der medizinischen Laboratoriumsdiagnostik zunehmende Bedeutung gewonnen haben, kurz vorgestellt.

11.5.1 Molekulare Hybridisierungsanalysen

Zum spezifischen Nachweis definierter DNA- oder RNA-Sequenzen bzw. -Mutationen werden u.a. molekulare Hybridisierungsanalysen eingesetzt. Das Prinzip dieser Analysen ist die Bildung eines Hybridmoleküls durch komplementäre Basenpaarung zwischen immobilisierter, einsträngiger DNA oder RNA aus Serum, Zellen oder Geweben und markierter, einsträngiger DNA oder RNA, die als Gensonde bezeichnet wird. Diese Gensonden können entweder durch Klonierung bzw. In-vitro-Transkription von Genen, durch PCR-Amplifikation von Genen oder durch In-vitro-Synthese von spezifischen Oligonukleotiden hergestellt werden. In jedem Fall entsteht nukleotidsequenzspezifisch ein markiertes Hybridmolekül, das sich bei radioaktiv markierter Gensonde autoradiographisch, bei nicht radioaktiv markierter Gensonde enzymatisch-kolorimetrisch oder mit anderen Methoden nachweisen lässt. Die molekularen Hybridisierungsanalysen erlauben die spezifische Erkennung von DNA- bzw. RNA-Sequenzen aufgrund der perfekten Komplementarität zwischen der gentechnologisch hergestellten Gensonde bekannter Sequenz und der Nukleinsäure im zu untersuchenden Material. Die minimale Länge der perfekt komplementären Basenpaarung, die Voraussetzung für ein stabiles Hybridmolekül und somit ein positives Hybridisierungssignal ist, beträgt je nach Analysenbedingungen (Temperatur, Ionenkonzentration, Nukleotidsequenz, DNA vs. RNA u.a.m.) 12–15 Nukleotide. Damit erlaubt die Wahl der Gensonde (DNA oder RNA, Länge und Sequenz) und der Hybridisierungsbedingungen nicht nur den spezifischen Gennachweis, sondern sogar die spezifische Erkennung von Nukleotidsequenzen, die sich nur durch eine einzige Punktmutation unterscheiden (z.B. allelspezifische Oligonukleotidhybridisierung).

Methodisch und im Hinblick auf die Komplexität der Analyse werden drei verschiedene Hybridisierungsverfahren unterschieden:

- Spot-Blot-Hybridisierung (Dot Blot oder Slot Blot),
- Transfer-Blot-Hybridisierung (Southern Blot für die Analyse von DNA, Northern Blot für die Analyse von RNA),
- In-situ-Hybridisierung.

Spot-Blot-Hybridisierung

Bei der Spot-Blot-Hybridisierung wird z.B. Patientenserum auf eine DNA- bzw. RNA-bindende Membran, einen sog. Blot, aufgetragen und mit einer markierten Gensonde, z.B. radioaktiv markierter HBV-DNA, hybridisiert. Wo immer eine perfekte komplementäre Basenpaarung stattfindet, entsteht ein radioaktiv markiertes Hybridmolekül, das sich autoradiographisch darstellen lässt. So kann z.B. das HBV-DNA-Genom spezifisch im Patientenserum nachgewiesen und durch Vergleich mit bekannten Mengen klonierter HBV-DNA semiquantifiziert werden.

Transfer-Blot-Hybridisierung

Das Prinzip der Transfer-Blot-Hybridisierung ist der Transfer von DNA (Southern Blot) bzw. RNA (Northern Blot) auf eine DNA- bzw. RNA-bindende Membran und nachfolgende Hybridisierung mit einer Gensonde.

- **Southern-Blot-Hybridisierung:** Mit der nach ihrem Erfinder benannten Southern-Blot-Hybridisierung werden Nukleinsäurefragmente, zuvor durch Gelelektrophorese entsprechend ihrer Größe und Konformation in einem Agarosegel elektrophoretisch getrennt, auf einen Blot transferiert und nachfolgend mit einer spezifischen Gensonde hybridisiert. Mit dieser Analyse lassen sich spezifische DNA-Sequenzen nicht nur nachweisen, sondern z.B. in ihrer Größe, Konformation und Relation zum zellulären Genom (integriert vs. extrachromosomal) charakterisieren. Southern-Blot-Analysen sind auch zum spezifischen Nachweis von Genen nach PCR-Amplifikation (s.u.)

sowie z.B. zur Identifikation von Mutationen bei hereditären oder erworbenen monogenen sowie komplexen genetischen Erkrankungen geeignet.

- **Northern Blot Hybridisierung:** Mit der Northern-Blot-Hybridisierung lassen sich, analog zur Southern-Blot-Hybridisierung für DNA, RNA-Spezies nachweisen und in ihrer Größe charakterisieren. Diese Analysen sind primär weniger für die klinische Routinediagnostik geeignet als vielmehr von Interesse für die Analyse der molekularen Pathogenese von Erkrankungen.

In-situ-Hybridisierung

Bei der In-situ-Hybridisierung werden Chromosomen, Zellen oder Gewebeschnitte direkt auf dem Objektträger mit einer markierten Gensonde hybridisiert. So kann z.B. untersucht werden, welche Zellen in einem Gewebe infiziert sind. Diese Analysen sind ebenso wie die Transfer-Blot-Hybridisierungen relativ komplex und für die Routinediagnostik nicht erforderlich, jedoch für Forschungszwecke von großer Relevanz.

11.5.2 Polymerasekettenreaktion (PCR)

DNA- bzw. RNA-Nachweis und -Charakterisierung wurden durch die Entwicklung der Polymerasekettenreaktion-(„polymerase chain reaction", PCR-) Amplifikation revolutioniert. Die PCR-Amplifikation, auch „cell free cloning" genannt, basiert auf der In-vitro-Amplifikation eines DNA-Fragments oder nach reverser Transkription (rT-PCR) einer RNA- in eine komplementäre DNA-Sequenz (cDNA). Die Amplifikation ist vollautomatisiert und verläuft in Zyklen, wobei jeder Zyklus aus drei Schritten besteht:

- Schritt 1: Denaturierung der DNA oder cDNA durch Erhitzen,
- Schritt 2: Bindung von Oligonukleotiden (Hybridisierung) an die einsträngig gemachte DNA oder cDNA („primer annealing");
- Schritt 3: Extension der Oligonukleotide in 5'→3'-Richtung durch eine hitzeresistente DNA-Polymerase.

Das Resultat dieser drei aufeinanderfolgenden Schritte ist die Verdoppelung der Start-DNA oder -cDNA pro Zyklus: Nach 10 Zyklen ist die Start-DNA etwa 10^3fach, nach 20 Zyklen etwa 10^6fach und nach 30 Zyklen etwa 10^9fach vermehrt. Die PCR-Amplifikation stellt damit eine exquisit empfindliche Methode zum spezifischen Nachweis von DNA (DNA-PCR) oder RNA (rT-PCR) dar. Die amplifizierte DNA oder cDNA (Amplikon) kann nach Elektrophorese in einem Agarasoegel durch Ethidiumbromid im UV-Licht direkt oder nach Southern-Blot-Transfer durch Hybridisierung visualisiert werden.

Neben dem qualitativen Nachweis spezifischer DNA- oder RNA-Sequenzen können diese auch quantifiziert werden. Dieser quantitative PCR-basierte DNA- bzw. RNA-Nachweis ist insbesondere in der virologischen Diagnostik von Bedeutung. Die PCR-Amplifikation hat nicht nur den Nachweis bekannter DNA- und RNA-Sequenzen, sondern auch die Diagnose von Erkrankungen, die durch bisher unbekannte bakterielle Erreger verursacht werden, revolutioniert. Das Gen, das die 16S-ribosomale RNA kodiert (16S-rRNA-Gen), ist bei allen Bakterien konserviert, sodass durch PCR-Amplifikation mit Primern für dieses konservierte Gen die DNA auch von unbekannten Bakterien amplifiziert werden kann. Nach Sequenzierung des Amplikons werden Primer synthetisiert, die nur die variablen, bakterienspezifischen 16S-rRNA-Sequenzen erkennen. Diese internen Primer werden dann z.B. zum PCR-basierten Nachweis des Erregers des Morbus Whipple (*Tropheryma whipplei*) oder zur phylogenetischen Klassifizierung bisher unbekannter Erreger eingesetzt.

11.5.3 Signalamplifikation: Branched-DNA-Technologie

Mit Hilfe der Branched-DNA-(bDNA-)Signalamplifikation kann die Sensitivität der konventionellen molekularen Hybridisierungsanalysen erheblich verbessert werden. Bei diesem Verfahren ist die Gensonde mehrfach verzweigt (branched). Die zentrale Gensonde hybridisiert sequenzspezifisch an immobilisierte DNA oder RNA. An diese zentrale Gensonde wird dann eine zweite multimer verzweigte Gensonde hybridisiert, an die wiederum zahlreiche Reportermoleküle gebunden sind. Durch diese Signalamplifikation lässt sich nach Zugabe eines geeigneten Substrats die DNA oder RNA durch Chemilumineszenz spezifisch nachweisen und quantifizieren.

11.5.4 Sonstige Technologien

Spezielle Technologien, die hier nicht im Detail dargestellt werden können, sind die allelspezifische Oligonukleotidhybridisierung, der Nachweis von Restriktionsfragmentlängen-Polymorphismen (RFLP) oder von Single-Strand-Conformation-Polymorphismen (SSCP), die Ligase-Chain-Reaktion (LCR), der RNase-A-Cleavage-Assay sowie die In-vitro-Translation von DNA mit nachfolgender elektrophoretischer Analyse des synthetisierten Proteins. Bei Interesse sollte die entsprechende Literatur herangezogen werden

11.5.5 Array-Analysen

Array-Analysen haben als „Functional Genomics" das Ziel, individuelle genomische DNA-Sequenzen und zell- bzw. gewebespezifische Genexpressionsmuster (mRNA oder Proteine) zu identifizieren. Sie basieren auf der DNA- oder RNA-Chip-Technologie mit spezifischer Hybridisierung komplementärer einsträngiger DNA- oder RNA-Moleküle zu einem Doppelstrang (s.o.). Diese Technologie ermöglicht die simultane Analyse von zehntausenden von Oligonukleotiden bzw. Genen auf einem kleinfingernagelgroßen DNA- oder RNA-Chip („Microarray") und die Identifikation globaler Genexpressionsmuster sowie komplexer genomischer Polymorphismen.

Diese Arrays ermöglichen parallelisierte Analyse von Nukleinsäuresequenzen in ihrer Gesamtheit (Genomics), der mRNA-Moleküle (Transcriptomics), der Proteine (Proteomics) sowie der Metabolite (Metabolomics) in einer Zelle, einem Gewebe oder einem Organ. Da die Funktion eines Proteins ganz wesentlich von der Faltung der Kette der Aminosäuren abhängt, soll das Inventar der Faltungstypen durch „Structural Genomics" erfasst werden. Ziel dieser Analysen ist das umfassende Verständnis der komplexen zellulären Abläufe und biologischen Netzwerke (Systembiologie), das zur weiteren Verbesserung der Diagnostik, Therapie und Prävention menschlicher Erkrankungen beitragen sollte.

11.6 Perspektiven

Fortschritte der molekular- und zellbiologischen Forschung haben in den letzten Jahren zunehmend Einblick in die Pathogenese von Erkrankungen des Menschen ermöglicht. So ist es mit modernen molekulargenetischen Methoden möglich, hereditäre oder erworbene monogene sowie komplexe genetische Erkrankungen pränatal bzw. präsymptomatisch sowie im Erkrankungsfall spezifisch nachzuweisen. Neben Einzelgenanalysen können heute mehrere zehntausend Gene oder Proteine durch DNA-, RNA- oder Proteinarrays analysiert werden. Damit lässt sich ein für die Krankheit und den Patienten spezifisches Gen- bzw. Expressionsprofil definieren, auf dessen Basis sich die Prognose der Erkrankung und die Wirksamkeit einer medikamentösen Therapie, wie für einige Tumorentitäten bereits gezeigt, im Einzelfall voraussagen lassen (indvidualisierte Medizin). Ferner werden durch Assoziationsstudien zunehmend molekulargenetisch Genloci identifiziert, die das individuelle Risiko, z.B. die Entwicklung einer koronaren Herzerkrankung, des Restless-Legs-Syndroms, der sporadischen amyotrophen Lateralsklerose oder der multiplen Sklerose, voraussagen lassen. So sind für immer mehr Bereiche der Medizin klinisch relevante Anwendungen der molekulargenetischen Diagnostik zu erwarten, die zum einen die Veranlagung für eine Erkrankung bzw. deren Prognose im Einzelfall beurteilen lassen und zum anderen zur Optimierung der Patienten- bzw. Angehörigenbetreuung beitragen.

Der sinnvolle Einsatz der molekulargenetischen Diagnostik hat den sensitiven und spezifischen Nachweis einer Erkrankungsanlage oder Erkrankung sowie deren Prävention bzw. wirksame Therapie zum Ziel. Dies erfordert zum einen eine klare klinische Fragestellung, für die andere, etablierte Methoden nicht ausreichend informativ sind, und zum anderen die Qualitätssicherung sowie im Einzelfall die Berücksichtigung bioethischer Aspekte durch eine qualifizierte humangenetische Beratung.

LITERATUR

Aretz S, Propping P, Nöthen MM. Indikationen zur molekulargenetischen Diagnostik bei erblichen Krankheiten. Dt. Ärztebl 2006;103:B473–81.

Buselmaier W, Tariverdian G. Humangenetik, 4. Auflage. Springer Medizin Verlag, Berlin, Heidelberg, New York 2007

Entwurf eines Gesetzes über genetische Untersuchungen beim Menschen (GenDG) http://www.aerzteblatt.de/v4/plus/down.asp?typ=PDF&id=1919

Herbst RS, Lippman SM. Molecular signatures of lung cancer – toward personalized therapy. N Engl J Med 2007;356:76–8.

Joannidis JP. Microarrays and molecular research: noise discovery? Lancet 2005;365:454–5.

Klein HG, Funke H, Neumaier M, Langmann T, Knabbe C, Cullen P. Kriterien für den Einsatz von Einzelnukleotidpolymorphismen (SNPs) in der medizinischen Routinediagnostik: Erarbeitung technischer und diagnostischer Standards. Labmed 2006;3:142–51.

Michieks S, Koscielny S, Hill C. Prediction of cancer outcome with microarrays: a multiple random validation strategy. Lancet 2005;365:488–92.

Rabenau HF, Berger A. Indikationen für die molekulare Diagnostik – Viren. In: Thiemann F, Cullen PM, Klein H-G (Hrsg.). Leitfaden Molekulare Diagnostik, S. 145–74. WILEY VCH Verlag, Weinheim 2006.

Reischl U. Indikationen für die molekulare Diagnostik – Bakterien, Pilze, Eukaryonten. In: Thiemann F, Cullen PM, Klein H-G (Hrsg.). Leitfaden Molekulare Diagnostik, S. 175–83. WILEY VCH Verlag, Weinheim 2006.

Richter-Kuhlmann E. Gewagter Balanceakt. Dt. Ärzteblatt 2005;102:A2285.

Thiemann F, Cullen PM, Höppner W. Indikationen für die molekulare Diagnostik – Humangenetik. In: Thiemann F, Cullen PM, Klein H-G (Hrsg.). Leitfaden Molekulare Diagnostik, S. 185–241. WILEY VCH Verlag, Weinheim 2006.

Winegarden N. Microarrays in cancer: moving from hype to clinical reality. Lancet 2003;362:1428.

KAPITEL

12 Kohlenhydratstoffwechsel

Erwin Schleicher

Glukose ist das wichtigste Kohlenhydrat, das von allen Körperzellen rasch aufgenommen und zur Energiegewinnung verstoffwechselt werden kann. Eine Regulation des Blutglukosespiegels innerhalb enger Grenzen ist daher für die normale Funktion der verschiedenen Organe, insbesondere des Gehirns, essenziell (Glukosehomöostase).

Das wichtigste die Blutglukose senkende Hormon ist Insulin, kontrainsulinäre (Blutglukose steigernde) Hormone sind z.B. Kortisol, Adrenalin, Wachstumshormon und Glukagon.

Die Synthese des Insulins erfolgt in der β-Zelle der pankreatischen Langerhans-Inseln. Das durch limitierte Proteolyse von Proinsulin im Verhältnis 1:1 entstehende Insulin bzw. Connecting-Peptid (C-Peptid) wird in Granula gespeichert und auf entsprechenden Reiz (u.a. Erhöhungen der Blutglukose) sezerniert. Nach Leberpassage wird ein großer Anteil des Insulins aus dem Blut extrahiert, sodass im peripheren Blut ein Insulin/C-Peptid-Verhältnis von ca. 1:6 vorliegt.

Der endogene, auf biochemischer Basis beruhende Glukosesensor ist in der β-Zelle integriert. Zur Funktion der β-Zelle als Insulinproduzent mit glukoseregulierter Sezernierung ➤ Abb. 12-1. Glukose wird durch den speziellen Glukosetransporter 2 (GluT2), der sich durch eine höhere Bindungsaffinität (Km) für Glukose auszeichnet, in die β-Zelle transportiert. Die Phosphorylierung der Glukose wird durch eine ebenfalls spezielle Hexokinase (Glukokinase) katalysiert. Das entstehende Glukose-6-phosphat wird schnell metabolisiert, es entsteht energiereiches ATP.

Die Erhöhung des ATP führt daraufhin zur Schließung des membranständigen ATP-abhängigen Kaliumkanals. Durch die dadurch ausgelöste Depolarisierung der β-Zelle wird ein Kalzium(Ca^{2+})-Kanal geöffnet. Die nun erhöhte intrazelluläre Ca^{2+}-Konzentration führt zur Translokation der Insulin und C-Peptid enthaltenden Granula an die Plasmamembran und so zur Sezernierung der β-Zellpeptide ins

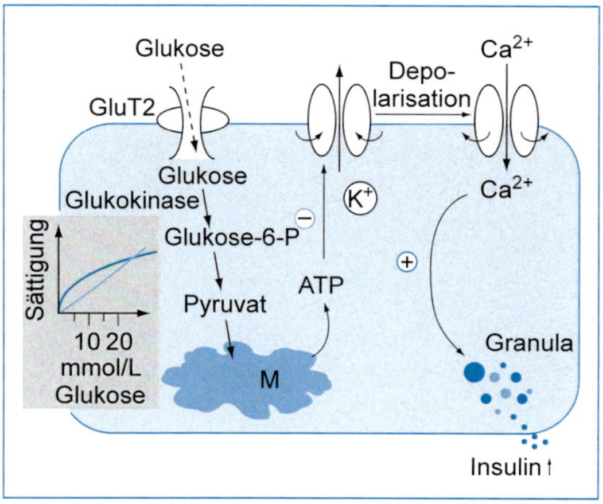

Abb. 12-1 Mechanismus der glukoseinduzierten Insulinsekretion der β-Zelle:
Glukose wird über den Glukosetransporter 2 (GluT2) in die β-Zellen aufgenommen und von der speziellen Hexokinase (Glukokinase), die eine hohe Km für Glukose besitzt und limitierend für die Verstoffwechselung der Glukose ist, phosphoryliert. Das entstehende Glukose-6-phosphat (Glukose-6-P) wird via Mitochondrien (M) metabolisiert. Das gebildete ATP schließt den ATP-abhängigen K^+-Kanal, dessen eine Untereinheit den Sulfonylharnstoffrezeptor darstellt. Die nun ansteigende intrazelluläre Ca^{2+}-Konzentration löst die Degranulierung der β-Zellpeptid enthaltenden Granula ins Blut aus.
Inset: Sättigungskinetik einer normalen (dunkle Linie) und einer mutierten (helle Linie) Glukokinase, wie sie bei MODY 2 vorkommen kann.

Blut. Die β-Zelle ist somit die Insulinproduktionsstätte mit integriertem Glukose- bzw. Energiesensor. Genetische Defekte, die zu einem „Verstellen" des Glukosesensors führen (Mutationen im Glukokinase-Gen), können zu chronischer Hyperglykämie führen (➤ Kap. 12.3, „MODY").

Das aus der β-Zelle in den Blutkreislauf sezernierte Insulin wirkt nun an den verschiedenen Organen, die Insulinrezeptoren exprimieren. Die physiologische Funktion der Insulinwirkung bzw. die Folgen eines Defekts konnten durch organspezifischen „knock-out" des Insulinrezeptors studiert werden. Neben den erwarteten Funktionsausfällen insbesondere an Muskel-, Fett- und Lebergewebe ergaben sich auch neue Aspekte der Insulinwirkung (➤ Tab. 12-1): So führte das Fehlen eines funktionsfähigen Insulinrezeptors an der β-Zelle bei Mäusen zur Apoptose der β-Zellen, ein insulinpflichtiger (nicht immunologisch vermittelter) Diabetes entwickelte sich. Bei Mäusen, die keinen Insulinrezeptor im Nervengewebe exprimierten, führte der Ausfall des Insulinsignals zur vermehrten Nahrungsaufnahme und damit zu exzessiver Adipositas. Diese Ergebnisse zeigen, dass Insulin neben seinen blutglukosesenkenden Eigenschaften und Effekten auf den Lipid- und Proteinstoffwechsel noch eine Reihe anderer wichtiger Funktionen hat.

Durch molekularbiologische Untersuchungen konnten inzwischen wesentliche Teile der proximalen Insulinsignalübertragung aufgeklärt werden. Wie in ➤ Abb. 12-2 schematisch dargestellt ist, wird nach Bindung des Insulins an die extrazelluläre Bindungsdomäne des Insulinrezeptors die intrazelluläre Tyrosinkinase aktiviert, dies führt zur Tyrosinphos-

Tab. 12-1 Organspezifische Effekte der Insulinwirkung (Ergebnisse wurden durch organspezifischen „Knock-out" des Insulinrezeptors erhalten).

Funktionsunfähiger Insulinrezeptor in	Effekt
Muskel	Gestörte Glukosetoleranz, Insulinresistenz, erhöhte Triglyzerid- und freie Fettsäurespiegel im Plasma
Leber	Ungehemmte Glukoneogenese
Fettgewebe	Erhöhte Lebenserwartung
β-Zelle	β-Zell-Apoptose
Nerven	Ungezügelte Nahrungsaufnahme, Adipositas, Insulinresistenz

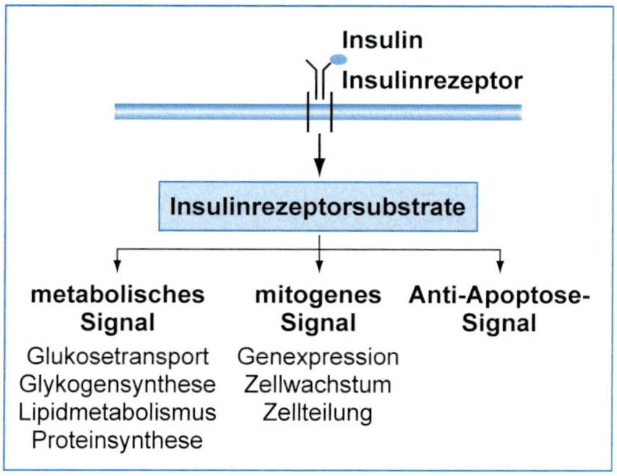

Abb. 12-2 Mechanismus der Insulinsignalübertragung. Nach Insulinbindung an die extrazelluläre α-Untereinheit des Insulinrezeptors wird die β-Untereinheit des Insulinrezeptors am Tyrosin phosphoryliert. Das Signal wird über die Insulinrezeptorsubstrate (IRS) und andere Komponenten der Signalkaskade weitergeleitet. Auf diese Weise werden die verschiedenen biologischen Effekte ausgelöst.

phorylierung der Insulinrezeptorsubstrate (IRS) und weiterer Insulinsignalkomponenten sowie des Insulinrezeptors selbst (Autophosphorylierung). An diese tyrosinphosphorylierten Domänen binden verschiedene Adaptorproteine, die das Insulinsignal weiterleiten und die verschiedenen Insulinwirkungen auslösen.

Für die „Abschaltung" des Insulinsignals sind membranständige Protein-Tyrosin-Phosphatasen zuständig, die das Phosphat vom Tyrosin wieder abspalten und so das Insulinsignal begrenzen. Obwohl der molekulare Mechanismus der proximalen Insulinsignalübertragung relativ gut verstanden wird, ist der Mechanismus der Diversifizierung des Insulinsignals noch sehr unvollständig bekannt.

12.1 Hypoglykämie

Pathogenese

Eine Hypoglykämie kann sehr unterschiedliche Ursachen haben:

- inadäquat hohe Insulinkonzentrationen durch exogene Insulinzufuhr, Sulfonylharnstoffe oder andere Medikamente (Therapie oder „Hypoglycaemia factitia"),
- nicht regulierte endogene Insulinproduktion (Insulinom),
- Störungen der hepatischen Glukoneogenese,
- (meist große) Tumoren.

Da auch verschiedene gastrointestinale Hormone, z.B. Glucagon-like-Peptid 1(GLP-1), die Insulinsekretion stimulieren, können auch gastrointestinale Erkrankungen/Veränderungen zu Hypoglykämien führen.

Klassifikation

Hypoglykämien können sowohl bei Diabetikern als auch bei Nichtdiabetikern auftreten.

Diabetiker

Da verschiedene große epidemiologische Studien gezeigt haben, dass das Eintreten von diabetischen Folgeschäden durch normalnahe Blutzuckereinstellung zu verzögern bzw. zu verhindern ist, wird versucht, Diabetiker entsprechend einzustellen. Dies birgt, insbesondere bei Typ-1-Diabetikern, die Gefahr von Hypoglykämien. Da neuere Studien zeigen, dass die Hypoglykämiewahrnehmung gestört wird, wenn häufig Blutglukosewerte unter 70 mg/dL (3,9 mmol/L) erreicht werden, sollen diese Blutglukosewerte nicht unterschritten werden.

Nichtdiabetiker

Nüchternhypoglykämie mit Hyperinsulinismus: Eine spontane Nüchternhypoglykämie bei sonst gesunden Erwachsenen beruht meist auf dem Vorliegen eines (sehr selten vorkommenden) Insulin produzierenden Tumors (**Insulinom**).

Die ebenfalls seltene **„Nesidioblastose"** spielt nur im Neugeborenenalter eine Rolle. Dieses Krankheitsbild, das mit schweren, lebensbedrohlichen Hypoglykämien einhergeht, wird vor allem durch Mutationen im Sulfonylharnstoffrezeptor, einer Untereinheit des ATP-Kaliumkanals der β-Zellen, verursacht.

Nüchternhypoglykämie ohne Hyperinsulinismus: Bei den meisten **Lebererkrankungen** (auch angeborenen Enzymdefekten) sind die Hepatozyten aufgrund der Funktionsstörung nur eingeschränkt zur Glukoneogenese in der Lage. Diese Erkrankungen können daher zu Hypoglykämien führen. Entsprechend kann auch übermäßiger Alkoholgenuss, insbesondere bei vorgeschädigter Leber, nach längerer Nahrungskarenz Hypoglykämien auslösen, da Alkohol die hepatische Glukoneogenese hemmt.

Durch vermehrten Verbrauch von Glukose bzw. durch Produktion und Sekretion von Peptiden mit „Insulin-like activities" können vor allem **mesenchymale Tumoren** Hypoglykämien auslösen.

Seltene **Endokrinopathien,** die mit einem Mangel an unter anderem kontrainsulinären Hormonen (ACTH, Kortisol, Wachstumshormon, Thyroxin) verbunden sind, und chronische Niereninsuffizienz können zu Hypoglykämien führen.

Differenzierung von exogen vs. endogen hervorgerufenen Hypoglykämien: Auch bei Nichtdiabetikern können Hypoglykämien durch Antidiabetika hervorgerufen werden. Zufuhr (exogen) von Insulin in therapeutischer oder (selbst)mörderischer Absicht kann Hypoglykämien erzeugen (Hypoglycaemia factitia). Auch ein Abusus von Insulin als

Tab. 12-2 Hypoglykämiesymptome

Ursache	Symptome
Adrenerg vermittelt	• Tachykardie • Unruhe • Zittern • Parästhesien • Übelkeit • Speichelfluss • Heißhunger
Neuroglukopenisch	• Konzentrationsschwäche • Müdigkeit • unkontrolliertes Verhalten • Sprach- und Sehstörungen • Somnolenz • Krämpfe • Lähmungen • Bewusstlosigkeit

Anabolikum ist bekannt. Ebenso können Medikamente, die die Insulinsekretion (z.B. Sulfonylharnstoffe) stimulieren, Hypoglykämien auslösen, während Medikamente, die die Insulinwirkung verbessern (z.B. die „Insulinsensitizer" Troglitazone), in der Regel nicht zu Hypoglykämien führen.

Postprandiale (reaktive) Hypoglykämie: Postprandiale (reaktive) Hypoglykämien können nach Magenoperationen (subtotale Gastrektomie, Vagotomie, Pyloroplastik) durch eine nach zu rascher Nahrungsentleerung verursachte Hyperinsulinämie hervorgerufen werden. Weitere frühe oder späte Hypoglykämien sind durch einen oGTT abzuklären, wobei häufig keine kausale Ursache gefunden wird.

Klinische Symptomatik

Sinkt die Blutglukosekonzentration relativ rasch unter 3,2–2,8 mmol/L (60–50 mg/dL), treten charakteristische, wenn auch unspezifische Symptome auf, die einerseits auf die Aktivierung des sympathischen autonomen Nervensystems und andererseits auf die Neuroglukopenie zurückzuführen sind (➤ Tab. 12-2).

Bei Typ-1-Diabetikern mit längerer Diabetesdauer treten die adrenerg vermittelten Symptome in den Hintergrund und können auch ganz fehlen.

Welche Laboruntersuchungen werden empfohlen?

Zum Nachweis einer Hypoglykämie genügt eine Glukosebestimmung mit folgenden Ergebnissen:

Messgröße	Zu erwartendes Ergebnis
Hypoglykämie bei Diabetikern: Spontanmessung der Glukose (Vollblut, Plasma)	< 2,8 mmol/L (< 50 mg/dL) bei Typ-1-Diabetiker klinische Symptome abhängig von autonomer Reaktion
Nüchternhypoglykämie: Glukose (Vollblut, Plasma)	< 2,8 mmol/L (< 50 mg/dL) bei Verdacht auf Vorliegen eines Insulinoms (➤ Kap. 24, „Insulinpeptide")

Bei Verdacht auf Vorliegen eines Insulinoms wird ein Hungerversuch über 72 Stunden durchgeführt. Die Blutabnahme erfolgt alle zwölf Stunden mit sofortiger Messung der Blutglukose und Asservierung der Proben für eventuelle spätere Insulin-, C-Peptid- und Proinsulinbestimmung (➤ Kap. 12.7, ➤ Kap. 24, „Insulinpeptide").

Interpretation

Plasmaglukosekonzentrationen unterhalb von 2,8 mmol/L (< 50 mg/dL) sind verdächtig, Konzentrationen unter 2,2 mmol/L (< 40 mg/dL) sprechen eindeutig für das Vorliegen einer Hypoglykämie. **Cave:** Bei Diabetikern kann die Hypoglykämiewahrnehmung deutlich verschlechtert sein.

Bei **Nüchternhypoglykämien** mit entsprechenden klinischen Symptomen muss ein Insulinom ausgeschlossen werden (➤ Kap. 12.7, ➤ Kap. 24, „Insulinpeptide").

Die Herkunft von inadäquat hohen Insulinplasmaspiegeln kann durch Messung des C-Peptids aus der gleichen Probe bestimmt werden (➤ Tab. 12-3). Bei endogener Produktion und Sekretion (z.B. Insulinom, GLP-1-stimuliert, durch orale Antidiabetika induziert) sind neben den Insulinspiegeln entsprechend hohe C-Peptid-Spiegel zu erwarten, während bei exogener Insulinzufuhr die C-Peptid-Spiegel niedrig sind (Hemmung der endogenen Insulinsekretion und damit auch der C-Peptid-Sekretion).

Tab. 12-3 Differenzierung von exogen vs. endogen hervorgerufenen Hypoglykämien.

Messgröße	Zu erwartendes Ergebnis
Exogen zugeführtes Insulin:	
• Glukosekonzentrationen • Insulin • C-Peptid • Proinsulin	< 2,8 mmol/L(< 50 mg/dL) ↑ ↓ ↓
Inadäquat vermehrt endogen produziertes und sekretiertes Insulin (Insulinom, Sulfonylharnstoffe):	
• Insulin • C-Peptid • Proinsulin	↑ ↑ ↑
Postprandiale (reaktive) Hypoglykämie:	
• Glukose (Vollblut, Serum)	↓ (im oGTT nach 3–5 h)

Bei **postprandialen** (reaktiven) Hypoglykämien kann das Ergebnis eines oGTT zur Diagnose beitragen (➤ Tab. 12-3).

Weiterführende Diagnostik

Gegebenenfalls Bestimmung von oralen Antidiabetika im Blutplasma oder Serum.

(Therapie-)Kontrollen

Bei Hypoglykämiesymptomatik Bestimmung der Vollblut-/Plasmaglukosekonzentrationen.

12.2 Diabetes mellitus

Diabetes mellitus ist der Sammelbegriff für heterogene Störungen des Stoffwechsels, deren Leitbefund die chronische Hyperglykämie ist.

Pathogenese

Ursache für den Diabetes mellitus ist entweder eine gestörte Insulinsekretion oder eine gestörte Insulinwirkung oder auch beides.

Die Ursache für den **Typ-1-Diabetes** ist eine chronische Entzündung der pankreatischen Langerhans-Inseln, die zu einer Zerstörung der Insulin produzierenden Zellen führt. Die Ursache für die zellulär vermittelte Autoaggression gegen die β-Zellen ist nur teilweise bekannt. Neben Umweltfaktoren (Ernährung, Infektionen) scheinen genetische Faktoren (HLA-Komplex und andere Gene) eine Rolle zu spielen. Die Entzündung der Inseln und Zerstörung der β-Zellen läuft über einen langen Zeitraum ab. Der Typ-1-Diabetes kann sich im Kindesalter, aber auch bei Jugendlichen oder im jungen Erwachsenenalter manifestieren. Da auch der im fortgeschrittenen Erwachsenenalter auftretende LADA (LADA = Latent Autoimmune Diabetes in Adults) durch eine immunologische Reaktion ausgelöst wird, wird dieser Diabetestyp dem Typ-1-Diabetes zugeordnet.

Die Entzündung der pankreatischen Inseln entwickelt sich vor dem Hintergrund einer genetischen Prädisposition nach Exposition auf bislang nicht sicher bekannte Auslöser. Nach Infiltration der Inseln durch T-Lymphozyten und Makrophagen kann es zu einer Aktivierung der Th1-Lymphozyten mit nachfolgender Destruktion der β-Zellen kommen. Neben der pathogenetisch bedeutsamen Aktivierung der T-Zell-Reaktion kommt es auch zur diagnostisch relevanten Produktion von Autoantikörpern. Die diagnostisch bedeutsamsten Autoantikörper sind Antikörper, die gegen die Glutamatdecarboxylase (GAD) und gegen die Protein-Tyrosin-Phosphatase (IA-2) gerichtet sind. Diese nun bekannten, gut definierten Antigene, die quantitativ messbar sind, ersetzen die früher verwendeten immunhistologisch nachzuweisenden Inselzellantikörper (ICA) bzw. Inselzelloberflächenantikörper (ICSA).

Die Ursache für den **Typ-2-Diabetes** ist eine progredient verlaufende, vererbte und/oder erworbene Störung der Insulinwirkung und der Insulinsekretion. Der klinisch manifeste Diabetes Typ 2 ist sowohl durch eine Störung der Insulinsekretion als auch durch eine Insulinresistenz der wesentlichen Zielgewebe wie Skelettmuskel, Leber und Fettgewebe gekennzeichnet. Mit aufwändigen klinisch-experimentellen Methoden konnte gezeigt werden, dass bereits Jahrzehnte vor der Diabetesmanifestation eine periphere Insulinresistenz und eine veränderte Kinetik der Insulinsekretion vorliegen. In der postprandialen Phase ist der Skelettmuskel mit ca. 80% für eine gestörte Glukoseverstoffwechselung verantwortlich, während in der Nüchternphase dem Fettgewebe und der Leber die führende Rolle zukommt.

Bei der Dysregulation der Insulinsekretion imponiert in der „prädiabetischen Phase" eine verminderte „First-phase"-Insulinsekretion. Da die folgende zweite Phase aber unter anderem wegen der bestehenden schlechten Insulinwirkung (Insulinresistenz) prolongiert ist, liegt eine Hyperinsulinämie vor. Obwohl die proximalen Insulintransduktionsmoleküle bekannt sind, konnten bislang nur in Ausnahmefällen Mutationen in diesen Molekülen gefunden werden, die für die gestörte Insulinsignalübertragung verantwortlich sind. Obwohl die molekularen Ursachen für die große Zahl der Typ-2-Diabetiker nicht bekannt sind, könnten molekulare Defekte des Kohlenhydrat-/Lipidstoffwechsels für die Entwicklung des Typ-2-Diabetes verantwortlich sein, da dieser in hohem Maße vererbt wird. Die starke genetische Prädisposition dieser Erkrankung wird auch durch Zwillingsstudien eindrucksvoll belegt. Bei eineiigen Zwillingen wird eine Konkordanz für den Typ-2-Diabetes von bis zu 90% beschrieben.

Die erworbenen Faktoren, die zu einer Insulinresistenz führen, sind bekannt. So führt Adipositas unter anderem durch Mediatoren, die vom Fettgewebe freigesetzt werden, zur Insulinresistenz. Solche Mediatoren sind z.B. Tumornekrosefaktor (TNF), Leptin, Adiponektin und freie Fettsäuren. Auch Bewegungsmangel wirkt sich negativ auf die Insulinsensitivität aus.

Klassifikation

1. Typ-1-Diabetes (➤ Tab. 12-4)

- β-Zell-Zerstörung, die zu einem absoluten Insulinmangel führt,
- zumeist immunologisch vermittelt,
- LADA (Latent Autoimmune Diabetes in Adults) dem Typ-1-Diabetes zugeordnet.

2. Typ-2-Diabetes (➤ Tab. 12-4)

Tab. 12-4 Differenzialdiagnostische Kriterien für Typ-1- und Typ-2-Diabetes bei Diagnosestellung.

	Typ-1-Diabetes[1]	Typ-2-Diabetes
Manifestationsalter	Meist Kinder, Jugendliche und junge Erwachsene	Meist mittleres und höheres Erwachsenenalter
Auftreten/Beginn	Akut bis subakut	Meist schleichend
Symptome	Häufig Polyurie, Polydipsie, Gewichtsverlust, Müdigkeit	Häufig keine Beschwerden
Körpergewicht	Meist normalgewichtig	Meist übergewichtig
Ketoseneigung	Ausgeprägt	Fehlend oder nur gering
Insulinsekretion	Vermindert bis fehlend	Subnormal bis hoch; qualitativ immer gestört
Insulinresistenz	Keine (oder nur geringe)	Oft ausgeprägt
Familienhäufigkeit	Gering	Typisch
Konkordanz bei eineiigen Zwillingen	30–50%	> 50%
Erbgang	Multifaktoriell (polygen)	Multifaktoriell (sehr wahrscheinlich polygen, genetische Heterogenie möglich)
HLA-Assoziation	Vorhanden	Nicht vorhanden
Diabetesassoziierte Antikörper	Ca. 90–95% bei Manifestation (GAD, ICA, IA-2, IAA)	Fehlen
Stoffwechsel	Labil	Stabil
Ansprechen auf β-zytotrope Antidiabetika	Meist fehlend	Zunächst meist gut
Insulintherapie	Erforderlich	Meist nach jahrelangem Verlauf der Erkrankung mit Nachlassen der Insulinsekretion

[1] Der LADA ist mit einem langsamen Verlust der β-Zell-Funktion verbunden. Beim LADA ist ein rasches Versagen auf orale Antidiabetika zu erwarten. Bei Verdacht auf LADA ist die Analyse von GAD-Antikörpern zu empfehlen.

- kann sich von einer vorwiegenden Insulinresistenz mit relativem Insulinmangel bis zu einem vorwiegend sekretorischen Defekt mit Insulinresistenz erstrecken,
- häufig assoziiert mit anderen Problemen eines sog. metabolischen Syndroms.

3. Andere spezifische Diabetestypen

- Erkrankungen des exokrinen Pankreas, z.B. Pankreatitis, zystische Fibrose, Hämochromatose,
- Endokrinopathien, z.B. Cushing-Syndrom, Akromegalie, Phäochromozytom, Glukagonom,
- medikamentös induziert, z.B. Glukokortikoide, α-Interferon, Pentamidin,
- genetische Defekte der β-Zell-Funktion (➤ Kap. 12.3),
- genetische Defekte der Insulinwirkung,
- andere genetische Syndrome, die mit einem Diabetes assoziiert sein können,
- Infektionen,
- seltene Formen eines autoimmunvermittelten Diabetes.

4. Gestationsdiabetes

Erstmals während der Schwangerschaft aufgetretene oder diagnostizierte Glukosetoleranzstörung (➤ Kap. 24, „Glukose“) mit:

- Erstmanifestation eines Typ-1- oder Typ-2-Diabetes oder anderer spezifischer Diabetestypen,
- präkonzeptionell manifestem, aber nicht diagnostiziertem Diabetes mellitus (Typ 2).

Klinische Symptomatik

- **Typ-1-Diabetes:** häufig Polyurie, Polydipsie, Gewichtsverlust, Müdigkeit (➤ Tab. 12-4).
- **Typ-2-Diabetes:** Klassische Symptome wie bei Typ-1-Diabetes sind eher selten. Die meist übergewichtigen Patienten (> 30 Jahre) haben in der Regel keine spezifischen Beschwerden (Zufallsbefund); oft wird Müdigkeit/Schlappheit angegeben, Infektionen kommen gehäuft vor. Diabetische Folgeerkrankungen liegen oft schon bei Diagnosestellung vor.

Welche Laboruntersuchungen werden empfohlen?

Messgröße	Zu erwartendes Ergebnis
Diagnose eines Diabetes mellitus:	
• Glukose (Vollblut, Plasma) (nüchtern, 1 h postprandial)	↑
• HbA_{1c}	↑
Diagnose einer pathologischen Glukosetoleranz:	
• Glukose (Vollblut, Plasma) nüchtern, 1 h postprandial • oGTT	➤ Kap. 24, „Glukose“
Risikofaktoren/Marker für diabetische Nephropathie:	
• Lipide/Lipoproteine	↑
• Kreatinin im Serum/Plasma bei Einschränkung der Filtrationsleitung	↑
• Urinalbuminausscheidung bei beginnender Nephropathie	↑
• Bei Mikroalbuminurie (insbesondere bei Typ-2-Diabetikern): Harnstreifentest auf pH, Nitrit, Protein, Leukozyten und Blut zum Ausschluss einer Nierenschädigung anderer Genese	

Bei sehr schlechter Diabeteseinstellung und bei Erstdiagnose eines Typ-1-Diabetes:	
• Harnstreifentest auf pH, Ketonkörper	↑
Bei (prä)komatösen Zuständen:	
• Säure-Basen-Status:	
- – pH	< 7,35
- – pCO_2	↓
- – HCO_3^-	↓
- – BE	negativ
• Laktat im Plasma/Serum	↑
• Ketonkörper im Urin bzw. im Plasma/Serum	↑

Interpretation

Ein Diabetes mellitus liegt vor bei Nüchternblutglukosewerten von:

- Plasma, venös: ≥ 7,0 mmol/L (≥ 126 mg/dL),
- Vollblut (kapillär): ≥ 6,1 mmol/L (≥ 110 mg/dL),
- oGTT: ➤ Kap. 24, „Glukose".

Zu abnormer Nüchternglukose, gestörter Glukosetoleranz und Gestationsdiabetes ➤ Kap. 24, „Glukose".

Weiterführende Diagnostik

- Bei unklarer Klassifikation (Verdacht auf LADA oder einen „untypischen" Typ-1-Diabetes): β-Zell-Autoantikörper (GAD-, IA2-Antikörper),
- bei unklarem Vorliegen eines MODY gegebenenfalls molekulare Diagnostik (➤ Kap. 24, „Molekularbiologische Diagnostik bei seltenen Diabetesformen"),
- Glukagontest mit Bestimmung von Insulin oder C-Peptid nach 0 und 6 Minuten,
- bei Problemen, die die Verwendung des HbA_{1c} als Hyperglykämieparameter verhindern (z.B. Vorliegen einer Hämoglobinanomalie oder bei verkürzter Erythrozytenüberlebenszeit), und gegebenenfalls auch bei Gestationsdiabetes: Fruktosamin

(Therapie-)Kontrollen

Durch den Patienten: Bei Typ-1-Diabetikern in der Regel viermal pro Tag Blutzuckerselbstmessung (vor jeder Mahlzeit und vor dem Schlafengehen), in besonderen Situationen (z.B. Sport) auch häufiger.

Durch den Arzt:

- HbA_{1c}: vierteljährlich,
- Cholesterin/Triglyzeride: jährlich,
- HDL-/LDL-Cholesterin; jährlich,
- Kreatinin (Serum): jährlich,
- Albuminurie: jährlich (wenn albuminurisch vierteljährlich).

Bei Mikroalbuminurie (insbesondere bei Typ-2-Diabetikern): Harnstreifentest auf pH, Nitrit, Protein, Leukozyten und Blut zum Ausschluss einer Nierenschädigung anderer Genese.

Bei schlechter Stoffwechseleinstellung: bei Verdacht auf einen relativen Insulinmangel Harnstreifentest auf pH, Ketonkörper.

Bei Metforminbehandlung: bei Verdacht auf Hyperlaktatämie Laktat im Vollblut oder Plasma/Serum.

12.3 Genetische Defekte der β-Zell-Funktion

Bei etwa 3% aller Diabetiker, bei denen sich der Diabetes im Kindes- oder frühen Erwachsenenalter manifestiert hat, zeigt sich ein autosomal-dominantes Muster der Vererbung. Dieser meist mild verlaufende Diabetestyp wurde als „**M**aturity **O**nset **D**iabetes of the **Y**oung" (MODY) bezeichnet.

Seit etwa zehn Jahren wird die Genetik des MODY untersucht. Genauere Beobachtung zeigte, dass dieser Diabetestyp einen unterschiedlichen Verlauf mit unterschiedlicher Neigung zu Spätfolgen aufweist. Inzwischen konnten sechs MODY-Typen in ihrer genetischen Ursache charakterisiert werden.

Die folgenden Kriterien sprechen für einen Verdacht auf MODY:

- Manifestation vor dem 25. Lebensjahr,

- Vererbung über drei Generationen bei erstgradigen Verwandten einer Familie,
- kein Typ-1-Diabetes in der Familie,
- keine immunologischen Marker für einen Typ-1-Diabetes (z.B. GAD-Ak, IA-2-Ak),
- nicht übergewichtig (BMI < 25 kg/m^2).

MODY 2 (Glukokinase-Defekt, Chromosom 7)

Die häufigste Form des MODY (etwa die Hälfte aller Patienten mit MODY) ist durch einen genetischen Defekt im Glukokinase-Gen (➤ Abb. 12-1) gekennzeichnet. Patienten mit einer Mutation im Glukokinase-Gen haben, obwohl es sich dabei um unterschiedliche Mutationen handelt, in etwa das gleiche klinische Bild.

Die Erkrankung tritt in der Kindheit, Adoleszenz und auch später auf. Bei der Entstehung dieser Krankheit spielen die Umweltfaktoren keine große Rolle.

Es handelt sich hier um eine Dysfunktion der β-Zellen. Die meisten Patienten haben erhöhte Blutglukosewerte (6–8 mmol/L), möglicherweise von Geburt an. Im Lauf des Lebens findet eine sehr langsame Verschlechterung der Blutglukosewerte statt. Diese Patienten haben im nüchternen Zustand im Vergleich mit Typ-2-Diabetikern normale Lipidwerte und bekommen selten mikrovaskuläre Komplikationen.

MODY 3 (Hepatocyte Nuclear Factor 1α, Chromosom 12q)

Hepatocyte Nuclear Factor 1α (HNF-1α) ist ein Transkriptionsfaktor, der die Expression anderer Gene in verschiedenen Geweben, z.B. in Leber, Niere und Pankreas, beeinflusst. Wie dieses Gen Diabetes hervorrufen kann, ist nicht klar. Allerdings wird von HNF-1α die Transkription einer Reihe von Genen gesteuert. HNF-1α reguliert die Expression von Genen, die am Glukosetransport und an der Glykolyse beteiligt sind, und ist möglicherweise auch an der Regulation der Genexpression des Insulins beteiligt. Bis jetzt hat man bei MODY-3-Patienten mehr als 60 Mutationen im HNF-1α-Gen identifiziert.

Das klinische Bild des Phänotyps zeigt ein anderes Bild als das von MODY 2, bei dem Mutationen im Glukokinase-Gen vorliegen. MODY-3-Patienten haben im Kindesalter (< 10 Jahre) normale Blutglukosewerte und eine normale Glukosetoleranz. Allerdings treten im Verlauf des Lebens Beeinträchtigungen der β-Zellen auf, die in der Regel zum Auftreten des Diabetes im Alter von Anfang 20 Jahren führen.

Patienten mit MODY 3 haben eine stark beeinträchtigte glukoseinduzierte Insulinsekretion, die Glukoseproduktion in der Leber ist erhöht. Außerdem wird vermutet, dass in den β-Zellen des Pankreas die argininsensitive, glukagonstimulierte Sekretion erhöht ist.

MODY 1 (HNF-4α, Chromosom 20q)

HNF-4α spielt eine wichtige Rolle in der Regulation von essenziellen Genen in Leber, Niere und Pankreas. HNF-4α gehört zu der Steroid-/Thyroid-Hormonrezeptorfamilie von Transkriptionsfaktoren. Wie Mutationen dieses Gens Diabetes hervorrufen können, ist nicht klar, allerdings steuert HNF-4α die Expression einer Reihe von Genen wie HNF-1α, HNF-3α und HNF-3β.

Patienten mit MODY 1 haben eine normale Glukosetoleranz in früher Kindheit. Erst in späterer Jugend oder Adoleszenz tritt der Diabetes in Erscheinung. Diese Patienten zeigen eine Zunahme der Hyperglykämie und benötigen eine Therapie. Dazu kommen häufig mikrovaskuläre Komplikationen.

MODY 4 (Insulinproliferationsfaktor, Chromosom 13q)

Der Insulinproliferationsfaktor-1 (IPF) ist ein pankreatischer Transkriptionsfaktor, der eine zentrale Rolle sowohl in der Entwicklung des Pankreas als auch bei der Expression von essenziellen Genen in den β-Zellen spielt. Funktionelle Analysen haben gezeigt, dass Mutationen zu einer Verminderung der Bindungsaktivität in der Promotorregion des humanen Insulin-Gens führen können und dass diese verminderte Aktivität die Ursache für die verminderte Insulinsynthese und damit auch für die Hyperglykämie ist.

Die Patienten zeigen ein ähnliches klinisches Bild wie MODY-1-Patienten.

MODY 5 (HNF-1β, Chromosom 16)

Der MODY 5 ist durch Mutationen im HNF-1β-Gen charakterisiert. Veränderungen am HNF-1β-Gen sind mit verschiedenen Formen von Störungen in der Nierenentwicklung assoziiert.

Mutationen im HNF-1β-Gen sind für eine defekte renale Entwicklung, für genitale Fehlbildungen und letztlich auch für eine Leberdysfunktion verantwortlich. Patienten mit einer Mutation am HNF-1β-Gen zeigen eine monolaterale renale Hypoplasie mit Zysten in der kontralateralen Niere. Einige Patienten benötigen eine Dialysebehandlung. Auch Veränderungen der Leberfunktion wurden beobachtet.

MODY 6

Der sehr selten vorkommende MODY 6 ist durch Mutationen des Transkriptionsfaktors NEUROD1/β 2 gekennzeichnet. Dieser Transkriptionsfaktor spielt eine spezielle Rolle in der Entwicklung des Pankreas, insbesondere während der Entwicklung der β-Zellen, aber auch bei der Regulation der Insulin-Gen-Expression.

Mitochondrialer Diabetes

Bei 0,5–1% der Patienten mit dem klinischen Bild eines Typ-2-Diabetes wurden genetische Mitochondriopathien gefunden. Da die mitochondriale DNA nur mütterlicherseits vererbt wird, haben diese Patienten einen charakteristischen Stammbaum. Die häufigste Mutation ist eine Punktmutation (A → G) in der mitochondralen DNA an der Position 3243 der tRNA für Leucin (MIDD, maternally inherited diabetes and deafness). Charakteristischerweise haben diese Patienten auch eine verminderte Hörleistung. Welche direkte pathogenetische Bedeutung die mitochondrialen Mutationen für die Entwicklung des Diabetes haben, ist nicht bekannt. Da die Insulinsekretion der β-Zelle durch die ATP-Konzentration reguliert wird (➤ Abb. 12-1), ist naheliegend, dass Defekte in der mitochondrialen ATP-Produktion die Insulinsekretion beeinflussen.

Interessanterweise haben Patienten mit einer Friedreich-Ataxie ein erhöhtes Risiko, einen Typ-2-Diabetes zu entwickeln. Bei dieser Erkrankung liegt eine Störung des Frataxin-Gens vor. Dieses Gen kodiert für Frataxin, das eine entscheidende Rolle bei der mitochondrialen Assemblierung von Eisen-Schwefel-Komplexen spielt.

12.4 Diabetische Spätfolgen

Diabetische Spätfolgen treten sowohl bei Typ-1- und Typ-2-Diabetes als auch bei den seltenen Diabetestypen mit unterschiedlicher Ausprägung auf. Sie manifestieren sich nach längerer Diabetesdauer in sehr unterschiedlichen Organen. Klinisch relevant sind vor allem die Komplikationen an Augen, Nieren und Nerven sowie die an Herz, großen und mittleren Arterien.

Die Folgeschäden an Augen (Retinopathie), Nieren (Nephropathie) und peripheren Nerven (Neuropathie) treten in dieser Form fast ausschließlich bei Diabetikern auf und sind vor allem auf diabetestypische Veränderungen der Blutkapillaren (Mikroangiopathie) zurückzuführen. Dagegen sind die atherosklerotischen Veränderungen der Arterien (Makroangiopathie) nicht diabetestypisch, sie treten jedoch sehr viel früher und ausgedehnter auf und betreffen auch distale Arterien (u.a. vor allem im Unterschenkel). Entsprechend sind die mikrovaskulären Veränderungen, insbesondere an der Retina und in den Glomeruli, biochemisch und histopathologisch diabetestypisch, während die makrovaskulären Schäden morphologisch denen der Nichtdiabetiker entsprechen.

Diese Befunde legen nahe, dass die veränderte Stoffwechsellage bei Diabetikern, insbesondere die Hyperglykämie, die Ursache für die mikrovaskulären Schäden ist. Da die Folgeschäden der einzelnen Organe nur schlecht korrelieren und auch das Auftreten der Folgeschäden individuell sehr unterschiedlich ist, müssen noch andere (z.B. metabolische und/oder genetische) Faktoren eine wichtige Rolle spielen.

Pathogenese

Während die Bedeutung der Hyperlipoproteinämie und der Hypertonie für die Entstehung der Folgeschäden eindeutig belegt ist, konnten bislang noch keine genetischen Marker für die bei manchen Familien gehäuft auftretende Nephropathie gefunden werden.

Die Bedeutung der Hyperglykämie für die Entwicklung diabetischer Spätschäden kann auch tierexperimentell und durch zellbiologische Studien belegt werden.

Zur Zeit werden fünf Pathomechanismen diskutiert, die durch erhöhte Glukosekonzentrationen aktiviert werden:

- Bildung von „advanced glycation end-products" (AGE),
- oxidativer Stress,
- Proteinkinase-C-Aktivierung,
- Polyolweg,
- Hormone, Zytokine, Wachstumsfaktoren.

Wie neuere Untersuchungen gezeigt haben, sind diese Pathomechanismen nicht unabhängig voneinander.

So kann z.B. Hyperglykämie direkt in Gefäßzellen reaktive Sauerstoffspezies (oxidativer Stress) induzieren oder indirekt über die Bildung von advanced glycation end-products (AGE) nach Bindung an AGE-spezifische Rezeptoren oxidativen Stress in den Gefäßzellen induzieren. Diese reaktiven Sauerstoffspezies können die Genexpression einer Reihe von Zytokinen und Wachstumsfaktoren bewirken. Da reaktive Sauerstoffspezies auch die Proteinkinase C aktivieren, können über diesen Signaltransduktionsweg Zytokine und Wachstumsfaktoren induziert werden. Entsprechend können erhöhte Glukosekonzentrationen auch über den Polyolweg diese Signaltransduktionswege aktivieren. Diese Befunde zeigen, dass durch Hyperglykämie (und durch andere Stoffwechselprodukte, die beim Diabetes vermehrt anfallen, z.B. freie Fettsäuren, und durch Gewebshormone, z.B. Angiotensin II) verschiedene, komplex vernetzte Wege aktiviert werden können.

Klassifikation

- **Retinopathie/Katarakt:** Die diabetische Retinopathie, die in Deutschland inzwischen die häufigste Ursache einer Erblindung ist, wird in verschiedene Stadien eingeteilt (nichtproliferativ, proliferativ), die durch ophtalmologische Untersuchungen bestimmt werden.
- **Nephropathie:** Die diabetische Nephropathie, die in den Ländern der westlichen Welt relativ die häufigste Ursache für terminales Nierenversagen ist, wird nach Hasslacher in sechs Stadien eingeteilt (➤ Tab. 12-5).
- **Neuropathie:** Diabetes führt am peripheren Nervensystem zu verschiedenen klinischen Symptomen, die mit neurologischen Untersuchungsmethoden erfasst und quantifiziert werden können.
- **Makroangiopathie:**
  - periphere arterielle Verschlusskrankheit,
  - koronare Herzkrankheit,
  - zerebrovaskuläre Schäden.

Tab. 12-5 Einteilung der Stadien bei diabetischer Nephropathie.

Stadium		Befund
1		Clearance > 90 mL/min
a	Mikroalbuminurie	20–200 mg/L
b	Proteinurie	> 200 mg/L
2		
a	leichtgradig	Clearance 60–90 mL/min
b	mäßig	Clearance 30–59 mL/min
c	hochgradig	Clearance 50–29 mL/min
d	terminal	Clearance < 15 mL/min

Klinische Symptomatik

Sowohl die diabetische Retinopathie, die diabetische Neuropathie als auch die diabetische Nephropathie sind im Frühstadium symptomlos. Entsprechend ist die Makroangiopathie bei Diabetikern wie bei Nichtdiabetikern im Frühstadium ohne klinische Symptomatik.

Welche Laboruntersuchungen werden empfohlen?

Messgröße	Zu erwartendes Ergebnis
HbA_{1c}	n–↑
Lipide/Lipoproteine	n–↑

Risikofaktoren für Makro- und Mikroangiopathie:	
Kreatinin im Serum/Plasma	n– ↑
Albumin im Urin (Risikofaktor für Makro- und Mikroangiopathie)	n– ↑
Harnstreifentest auf pH, Nitrit, Protein, Leukozyten und Blut	n– ↑

Interpretation

Jede Erhöhung der Stoffwechselparameter (HbA_{1c}, Lipide, Albuminurie) zeigt ein erhöhtes Risiko (potenziert) für eine Mikro- bzw. Makroangiopathie.

Weiterführende Diagnostik

- CRP sensitiv,
- Kreatinin-(Cystatin-C-)Clearance.

(Therapie-)Kontrollen

Eine optimale Diabetestherapie hat eine möglichst normalnahe Stoffwechseleinstellung zum Ziel. Entsprechend kann der Therapieerfolg durch Bestimmung des HbA_{1c} überwacht werden, bei Typ 1 vierteljährlich, bei Typ 2 halbjährlich.

12.5 Galaktosämie

Da Galaktose ein Bestandteil der Laktose (Milchzucker) ist, treten bei hereditären Störungen im Galaktosestoffwechsel klinische Symptome im Neugeborenenalter auf. Laktose wird im Dünndarm in Glukose und Galaktose gespalten. Nach Aufnahme in die Zelle muss Galaktose mit Hilfe von drei Enzymen in UDP-Glukose umgewandelt werden, um als Energiequelle genutzt zu werden. Hereditäre Defekte in einem dieser Enzyme führen zur Galaktosämie.

Pathogenese

Zur Galaktosämie führen autosomal-rezessiv vererbte Enzymdefekte der Galaktose-1-Phosphat-Uridyltransferase und seltener der Galaktokinase bzw. der Uridindiphosphat-Galaktose-4-Epimerasekinase.

Klassifikation

Die Galaktosämien werden entsprechend dem defekten Enzym eingeteilt.

Klinische Symptomatik

Die klinischen Symptome sind vom Enzymdefekt abhängig. Bei der klassischen Galaktosämie führt der Defekt in der Galaktose-1-Phosphat-Uridyltransferase zu einer Anhäufung von toxischem Galaktose-1-Phosphat im Körper. Nach Aufnahme galaktosehaltiger Nahrung treten Erbrechen, Durchfall, Ikterus und neben Vergrößerung der Leber auch Funktionseinschränkungen (Gerinnungsstörungen) der Leber auf. Falls die Galaktosezufuhr bei erkrankten Kindern nicht sofort unterbunden wird, sterben sie innerhalb weniger Tage an akutem Leber- und Nierenversagen. Falls die Kinder diese akute Phase überleben, entwickeln sie eine Leberzirrhose und die neurophysiologische Entwicklung ist verzögert. Die Anreicherung von Galaktitol in den Augenlinsen führt zur Bildung von Katarakten.

Enzymdefekte der Galaktokinase und der Uridindiphosphat-Galaktose-4-Epimerasekinase sind sehr selten. Bei diesen Defekten sind die Symptome milder, meist tritt nur eine Kataraktbildung auf.

Welche Laboruntersuchungen werden empfohlen?

Messgröße	**Zu erwartendes Ergebnis**
Galaktose im Vollblut oder Plasma	↑
Galaktose-1-Phosphat im Vollblut	↑
Galaktose-1-Phosphat-Uridyltransferase	↓ (bei Mangel)

Beim Neugeborenen-Screening werden Galaktose und Galaktose-1-Phosphat-Uridyltransferase gemessen (➤ Kap. 3).

Interpretation

Galaktosekonzentrationen > 0,08 mmol/L (> 15 mg/dL) sind verdächtig und müssen weiter abgeklärt werden.

Weiterführende Diagnostik

- Bestimmung des Galaktose-1-Phosphats und des Enzymdefekts in Erythrozyten (oder Fibroblasten),
- gegebenenfalls Bestimmung von reduzierenden Substanzen im Urin (Galaktosurie).

(Therapie-)Kontrollen

Bestimmung des Galaktose-1-Phosphat in Erythrozyten.

12.6 Laktoseintoleranz

Die Laktoseintoleranz liegt bei primärem oder sekundärem Laktasemangel vor.

Pathogenese

Durch die reduzierte oder fehlende Enzymaktivität wird die mit der Nahrung aufgenommene Laktose (Milchzucker) im Dünndarm nicht in Glukose und Galaktose gespalten und kann somit nicht resorbiert werden.

Klassifikation

Die sog. **erworbene Laktoseintoleranz** des Erwachsenen (primärer, genetisch determinierter Laktasemangel) tritt beim überwiegenden Teil der Menschheit auf. Der Laktasemangel manifestiert sich zwischen dem 1. und 13. Lebensjahr; die betroffenen Personen haben im Säuglingsalter Milch toleriert. Populationen mit niedriger Prävalenz sind unter anderem Europäer.

Der **kongenitale Laktasemangel** tritt in zwei Formen auf:

- autosomal-rezessiv vererbter Mangel an Bürstensaumlaktase ohne Laktosurie (Hölzel-Syndrom)
- familiäre konnatale Laktoseintoleranz (Durand-Syndrom).

Klinische Symptomatik

Nach Aufnahme laktosehaltiger Nahrung, insbesondere von Milch und Milchprodukten, treten Durchfall, Flatulenz und Bauchkrämpfe auf.

Welche Laboruntersuchungen werden empfohlen?

Belastung des Patienten mit 50 g Laktose in 400 ml Wasser (Laktosetoleranztest) und Messung der Glukose nach 0, 30, 60, 90, 120 Minuten:

Messgröße	Zu erwartendes Ergebnis
Anstieg der Glukose im Vollblut oder Plasma/Serum	> 1,1 mmol/L (> 20 mg/dL)
Anstieg der Glukose im Kapillarblut	> 1,4 mmol/L (> 25 mg/dL)

Interpretation

Da der geschwindigkeitsbestimmende Schritt bei der Laktoseverwertung die Spaltung des Disaccharids ist, bleibt bei Laktasemangel der Glukoseanstieg aus. Etwa acht Stunden nach Testbeginn tritt die klinische Symptomatik auf.

Weiterführende Diagnostik

Gegebenenfalls H_2-Atemtest nach Laktosebelastung, molekulargenetische Diagnostik (➤ Kap. 24, „Molekulargenetische Diagnostik, Laktase-Gen").

(Therapie-)Kontrollen

Keine.

12.7 Insulinom

Das Insulinom ist ein Insulin produzierender Tumor der Langerhans-Inselzellen. Da die Tumorzelle Insulin nicht intrazellulär speichert, sondern unkontrolliert, also unabhängig von der aktuellen Blutglukosekonzentration, abgibt, können schwere Hypoglykämien die Folge sein. Aufgrund des uncharakteristischen Krankheitsbildes (s.u.) können Jahre bis zur Diagnosesicherung vergehen.

Pathogenese

Unbekannt.

Klassifikation

Etwa 80% der Tumoren treten solitär, 4–10% multipel im Pankreas auf. Sehr selten ist das Insulinom extrapankreatisch lokalisiert. In etwa 10% treten maligne Insulinome mit Lebermetastasen auf.

Wenn die Insulinome als multiple Makro- oder Mikroadenome im Pankreas auftreten, liegt meist eine multiple endokrine Neoplasie Typ 1 vor. Das seltene Krankheitsbild eines organischen Hyperinsulinismus ohne Insulinom findet man nur bei Neugeborenen (Inselzellhyperplasie, Nesidioblastose).

Klinische Symptomatik

Die akuten Symptome werden durch die Hypoglykämie verursacht, die wiederum bedingt durch die autonome Insulinausschüttung auftritt (➤ Tab. 12-2). Da die Symptome sowohl Folge der Neuroglukopenie als auch Folge der Aktivierung des autonomen Nervensystems und von Mischformen sind, ist die bei Hyperinsulinismus auftretende Hypoglykämie durch ein buntes Krankheitsbild gekennzeichnet.

Die inadäquate Hyperinsulinämie macht keine akuten Symptome, führt jedoch, da viele Patienten gelernt haben, durch häufige Mahlzeiten die Hypoglykämien zu mildern, zur Adipositas (Insulinmast).

Welche Laboruntersuchungen werden empfohlen?

Hungerversuch über 72 Stunden durchführen (Blutabnahme alle 12 Stunden, Blutglukose sofort messen; Insulin, C-Peptid, Proinsulin nur, wenn eine Hypoglykämie eintritt):

Zu Messgrößen und zu erwartenden Ergebnissen ➤ Tab. 12-3.

Messgröße	Zu erwartendes Ergebnis
Blutglukosekonzentrationen	↓ < 2,8 mmol/L (< 50 mg/dL)
Insulin	↑
C-Peptid	↑
Proinsulin	↑

Interpretation

Inadäquat hohe Insulin- und auch C-Peptid-Plasmakonzentrationen machen das Vorliegen eines Insulinoms wahrscheinlich. Insbesondere die Beurteilung der Kinetik der Messgrößen während des Hungerversuchs, d.h. Absinken der Glukosekonzentration bei nicht adäquatem Absinken der β-Zell-Peptide, sind für das Vorliegen eines Insulin produzierenden Adenoms/Tumors diagnostisch.

Obwohl Insulin und C-Peptid im Verhältnis 1:1 sezerniert werden, ist wegen der Extraktion des Insulins bei der Leberpassage mit einem Insulin/C- Peptid-Verhältnis von 1:6 im peripheren Blut zu rechnen.

Da Inselzelltumoren Insulin nicht in Granula speichern und nicht reguliert abgeben, sind die Proinsulinspiegel fast immer erhöht (hohe Sensitivität).

Weiterführende Diagnostik

- Angiographische Lokalisation des Insulinoms,
- gegebenenfalls Lokalisation des Tumors durch Insulinbestimmung aus intraoperativ gewonnenen Proben von abführenden Venen.

(Therapie-)Kontrollen

Bei Hypoglykämiesymptomatik Bestimmung der Plasmaglukosekonzentrationen. Gegebenenfalls Hungerversuch durchführen (s.o.).

12.8 Laktatazidose

Eine Laktatazidose liegt vor, wenn eine massive Erhöhung der Blutlaktat(Milchsäure)-Konzentration (> 5 mmol/L [> 45 mg/dL]) zu dekompensierter metabolischer Azidose führt (pH < 7,25).

Pathogenese

Laktat (Milchsäure) kann in allen Geweben als Endprodukt der anaeroben Glykolyse gebildet werden. Daher gehen alle vererbten oder erworbenen Störungen, die zu einer verminderten Sauerstoffversorgung oder zu einer gestörten Sauerstoffverwertung führen, mit erhöhter Laktatbildung und somit mit erhöhten Laktatblutspiegeln einher. Außerdem führen hereditäre Enzymdefekte, insbesondere des Kohlenhydratstoffwechsels, zu vermehrter Laktatbildung und damit ebenfalls zur Laktatazidose.

Klassifikation

Entsprechend der Pathogenese werden die Laktatazidosen in erworbene Formen mit und ohne Gewebshypoxie und in hereditäre Formen eingeteilt. In milden Fällen kann die Azidose kompensiert werden, sodass eine Hyperlaktatämie vorliegt:

Erworbene Formen:

- mit Gewebshypoxie (Typ A):
  - verminderte Gewebsdurchblutung durch z.B. Linksherzversagen, reduziertes Herzminutenvolumen, reduzierten Gefäßtonus oder erhöhte Permeabilität,
  - reduzierte arterielle Sauerstoffsättigung durch z.B. Asphyxie, Hypoxämie, ausgeprägte Anämie, CO-Vergiftung,
- ohne Gewebshypoxie (Typ B):
  - Sepsis,
  - diabetische Ketoazidose, Niereninsuffizienz, Leberfunktionseinschränkungen, Tumoren,
  - Medikamente, u.a. Biguanide, Salizylate, parenterale Ernährung,
  - toxische Substanzen, z.B. Alkohol, Zyanid, Ethylenglykol,
- Zustände, die zu Hyperlaktatämie führen:
  - starke Muskelarbeit,
  - epileptische Anfälle.

Hereditäre Formen:

- mitochondriale Enzymdefekte wie Defekte von Atmungskettenenzymen, Pyruvatdehydrogenase, Carnitin-Palmitoyl-Transferase,
- Glykogenspeicherkrankheiten,
- Pyruvatcarboxylase-, Fruktose-1,6-bisphosphatase-Mangel.

Klinische Symptomatik

Das klinische Bild einer Laktatazidose ist wie bei jeder Azidose unspezifisch. Anfänglich klagt der Patient über Oberbauchschmerzen, Übelkeit, Appetitlosigkeit und Muskelschwäche. Daneben imponieren Antriebsschwäche, zunehmende Verwirrtheit, Desorientierung, Unruhe und Untertemperatur. Im Vollbild bestehen meist eine Tachykardie, eine Bewusstseinseintrübung und eine ausgeprägte Kussmaul-Atmung ohne Acetongeruch. Der Patient ist meist sekundär normoton. Meist besteht eine Oligo-/Anurie, häufig fehlen Eigenreflexe.

Welche Laboruntersuchungen werden empfohlen?

Messgröße	**Zu erwartendes Ergebnis**
Blut- oder Plasmalaktatkonzentration	↑
Säure-Basen-Status:	
• pH	< 7,35
• pCO_2	↓
• HCO_3^-	↓
• BE	negativ
Ketonkörperbestimmung (Urin oder Plasma/Serum)	normal
Gegebenenfalls sollte die Bestimmung der Pyruvatkonzentration im Plasma erfolgen.	

Interpretation

Laktatwerte > 5 mmol/L (> 45 mg/dL) mit und ohne Azidose sollten abgeklärt bzw. überwacht werden. Weiter steigende Laktatwerte sind ein Hinweis auf eine schlechte Prognose für den Patienten. Wegen des erhöhten Gehalts an Laktat ist die Anionenlücke vergrößert. Sie ist anhand folgender Formel zu berechnen:

Anionenlücke mmol/L = $Na^+ - (Cl^- + HCO_3^-)$

Weiterführende Diagnostik

Zur Beurteilung der Leber- bzw. Nierenfunktion können Leberenzyme bzw. Serum-/Plasmakreatinin- oder -harnstoffwerte gemessen werden.

Um den anaeroben Typ A vom aeroben Typ B zu unterscheiden, kann das Laktat/Pyruvat-Verhältnis herangezogen werden.

(Therapie-)Kontrollen

- Verlaufskontrolle der Laktatkonzentration,
- Verlaufskontrolle des Säure-Basen-Status.

12.9 Ketoazidose

Eine Ketoazidose liegt vor, wenn sich die miteinander im Gleichgewicht stehenden organischen Säuren Acetessigsäure und β-Hydroxybuttersäure im Blut anhäufen und so eine metabolische Azidose hervorrufen.

Unter Ketonkörper versteht man die miteinander im Gleichgewicht stehenden organischen Säuren Acetessigsäure und β-Hydroxybuttersäure bzw. deren Salze Acetoacetat und β-Hydroxybutyrat. Da Acetessigsäure bzw. Acetoacetat spontan zu Aceton decarboxyliert, wird Aceton zu den Ketonkörpern hinzugerechnet.

Pathogenese

Bei lang anhaltendem relativem oder absolutem Insulinmangel, z.B. physiologisch bei längerer Nahrungskarenz oder bei Patienten mit Typ-1-Diabetes, die nicht oder inadäquat mit Insulin substituiert sind, wird in der Leber aus dem aus vermehrter Lipolyse anfallenden Acetyl-CoA Acetoacetat gebildet, das nach Reduktion zu β-Hydroxybutyrat in der Peripherie als Energiequelle dient. Unter pathologischen Zuständen kann die Bildung viel schneller als der Abbau sein. Unter diesen Umständen kann sich eine Ketoazidose entwickeln.

Klassifikation

- Diabetische Ketoazidose,
- alkoholische Ketoazidose.

Klinische Symptomatik

Das klinische Bild einer Ketoazidose ist wie bei jeder Azidose unspezifisch.

Als klinische Symptome treten bei ketoazidotischen Patienten folgende auf:

- Erbrechen (69%),
- Durst (55%),
- Polyurie (40%),
- Schwäche (23%),
- Gewichtsverlust (20%),
- Oberbauchschmerzen (13%),
- Sehstörungen (10%),
- Beinkrämpfe (10%).

Im Vollbild zeigt der meist somnolente Patient eine ausgeprägte Exsikkose. Es bestehen meist eine Tachykardie, eine Bewusstseinseintrübung und eine ausgeprägte Kussmaul-Atmung mit Acetongeruch (fehlt bei hyperosmolarem, nichtketotischem Dehydratationssyndrom). Der Patient ist meist hypoton. Meist besteht eine Oligo-/Anurie, häufig fehlen Eigenreflexe.

Welche Laboruntersuchungen werden empfohlen?

Messgröße	**Zu erwartendes Ergebnis**
Glukose (Vollblut, Plasma)	Bei diabetischer Ketoazidose: > 17 mmol/L (> 300 mg/dL) bei alkoholischer Ketoazidose: < 17 mmol/L (< 300 mg/dL)

Ketonkörperbestimmung im Urin	↑
Säure-Basen-Status bei diabetischer Ketoazidose:	
• pH	< 7,25
• pCO_2	↓
• HCO_3^-	< 15 mmol/L
• BE	negativ
Serumosmolalität	> 340 mosmol/L
Na^+	↑–n
K^+	↑–n–↓
Ca^{2+}	n
Cl^-	↑–n–↓
Phosphat	↑–n
Harnstoff	↑
Kreatinin (**cave:** die bei der Ketoazidose auftretenden Ketonkörper stören die Jaffé-Methode, falsch hohe Werte)	↑–n
Lipase/Amylase	↑ bei akuter Pankreatitis
ALT (GPT)	n–↑
LDH	↑–n–↓
CRP	↑–n
Quick/PTT	n
Differenzialblutbild	n

Interpretation

Wegen des vermehrten Anfalls von organischen Säuren ist die Anionenlücke meist vergrößert (Berechnung: ➤ Kap. 12.8, „Interpretation").

Bei Patienten mit diabetischer Ketoazidose kommt es aufgrund einer volumenmangelbedingten, prärenalen Verschlechterung der Nierenfunktion zu einem Anstieg harnpflichtiger Substanzen, der sich nach Therapie rasch normalisiert.

Bei Patienten mit Ketoazidose und normaler bzw. relativ niedriger Blutglukosekonzentration ist eine alkoholische Ketoazidose zu erwägen. Intoxikationen durch Methanol, Ethylenglykol, Salizylat und Isopropanol müssen ausgeschlossen werden (➤ Kap. 22.8).

Weiterführende Diagnostik

- β-Hydroxybutyratkonzentration im Blut oder Plasma/Serum,
- gegebenenfalls Laktat zum Ausschluss einer Laktatazidose.

(Therapie-)Kontrollen

- Verlaufskontrolle der Ketonkörperausscheidung,
- Verlaufskontrolle des Säure-Basen-Status.

LITERATUR

Kerner W, Brückel J, Köbberling J. Definition, Klassifikation und Diagnostik des Diabetes mellitus. DDG Praxisleitlinie. Diabetologie 2007;Suppl 2:147–9.

Evidenz-basierte Leitlinien der Deutschen Diabetes Gesellschaft (DDG): http://www.uni-duesseldorf.de/WWW/AWMG/ll/pstwe009.htm und http://www.deutsche-diabetes-gesellschaft.de/redaktion/mitteilungen/leitlinien.

Haeckel R, Hänecke P, Koschinsky T, Schlehbusch H, Wahl HG. Patientennahe Laboratoriumsdiagnostik (Point-of-Care Testing). Empfehlungen zum Einsatz von unterschiedlichen Probenmaterialien zur Diagnostik des Diabetes mellitus. Diabetes und Stoffwechsel 2004;13:153–5.

Hasslacher C. Praxis-Leitlinie der Deutschen Diabetes Gesellschaft. Diabetische Nephropathie. Diabetes und Stoffwechsel 2002;11Suppl2:17–9

Mehnert H, Schöffling K, Standl E, Usadel KH (Hrsg.). Diabetologie in Klinik und Praxis, 3. Aufl. Thieme Verlag, Stuttgart, New York 1994.

Reinauer H, Home PD, Kanagasabapathy AS, Heuck C-R. Laboratory Diagnosis and monitoring of diabetes mellitus. World Health Organisation (WHO), Geneva 2002.

Richtlinie der Bundesärztekammer zur Qualitätssicherung quantitativer laboratoriumsmedizinischer Untersuchungen. D Ärztebl 2008

Schatz H (Hrsg.). Diabetologie kompakt: Grundlagen und Praxis. Aufl. mit Berücksichtigung der Evidenz-basierten Leitlinien der Deutschen Diabetes-Gesellschaft (DDG), 4. akt. u. erw. Aufl. Thieme, Stuttgart 2006.

Scherbaum WA (Hrsg.). Praxis-Leitlinien der Deutschen Diabetes-Gesellschaft Diabetologie und Stoffwechsel 2007;2 Suppl 2:143–222.

Tietz NW. Textbook of Clinical Chemistry. W.B. Saunders, Philadelphia 1986.

Thomas L. Labor und Diagnose. Indikation und Bewertung von Laborbefunden für die medizinische Diagnostik, 5. erw. Aufl. TH-Books, Frankfurt/Main 1998/2000.

KAPITEL

13 Lipidstoffwechsel

Johannes Aufenanger, Claus Luley

13.1 Hyperlipoproteinämie

13.1.1 Hyperlipoproteinämie als Symptom

Die Lipidhypothese der Atheroskleroseentstehung wurde in den letzten zehn Jahren eindrucksvoll bestätigt durch die Ergebnisse von großen epidemiologischen und Endpunktstudien: Durch eine 25- bis 37%ige Senkung des LDL-Cholesterins wurden kardiovaskuläre Morbidität und Mortalität bei Personen sowohl mit als auch ohne Manifestationen der koronaren Herzkrankheit konsistent um etwa 30% reduziert. In drei dieser Studien konnte zudem bewiesen werden, dass durch diese Intervention auch die Gesamtmortalität gesenkt werden kann.

Im Gegensatz zu ihrer Verbreitung in der Bevölkerung und ihrer Bedeutung für Gefäßerkrankungen werden Fettstoffwechselstörungen noch immer zu selten diagnostiziert und adäquat therapiert. Die Richtlinien des National Cholesterol Education Program (NCEP-ATP III, 2001) empfehlen (als Basisdiagnostik) eine gleichzeitige Bestimmung von Gesamtcholesterin, LDL-Cholesterin, HDL-Cholesterin und der Triglyzeride alle fünf Jahre bei Personen über 20 Jahre. Bei bekannten hereditären Fettstoffwechselstörungen in der Familie sind diese Untersuchungen bereits im Kindesalter indiziert. Einmal im Leben sollte auch Lipoprotein(a), ein anderes für das Gefäßrisiko wichtiges Lipoprotein, bestimmt werden, dessen intraindividuelle Konzentration weitgehend genetisch determiniert ist.

Die Differenzierung in primäre und sekundäre Hyperlipoproteinämien ist eine wesentliche Voraussetzung für die weiteren diagnostischen und therapeutischen Strategien. Zur diagnostischen Vorgehensweise zur **Differenzierung der primären von den sekundären Fettstoffwechselstörungen** ➤ Abb. 13-1. Zu den wichtigsten Laboruntersuchungen bei den häufigsten sekundären Hyperlipoproteinämien zum Ausschluss einer primären Hyperlipoproteinämie ➤ Tab. 13-4.

Bei all den im Folgenden beschriebenen Formen der Fettstoffwechselstörungen lassen sich unterschiedliche Schweregrade beobachten. Nur bei schwerster Ausprägung treten diese Fettstoffwechselstörungen in reiner Form auf. Bei der genetischen Häufigkeit von Fettstoffwechselstörungen und bei der inneren Verflechtung von Fettstoffwechselprozessen sind Mischformen häufiger anzutreffen als die beschriebenen reinen Formen.

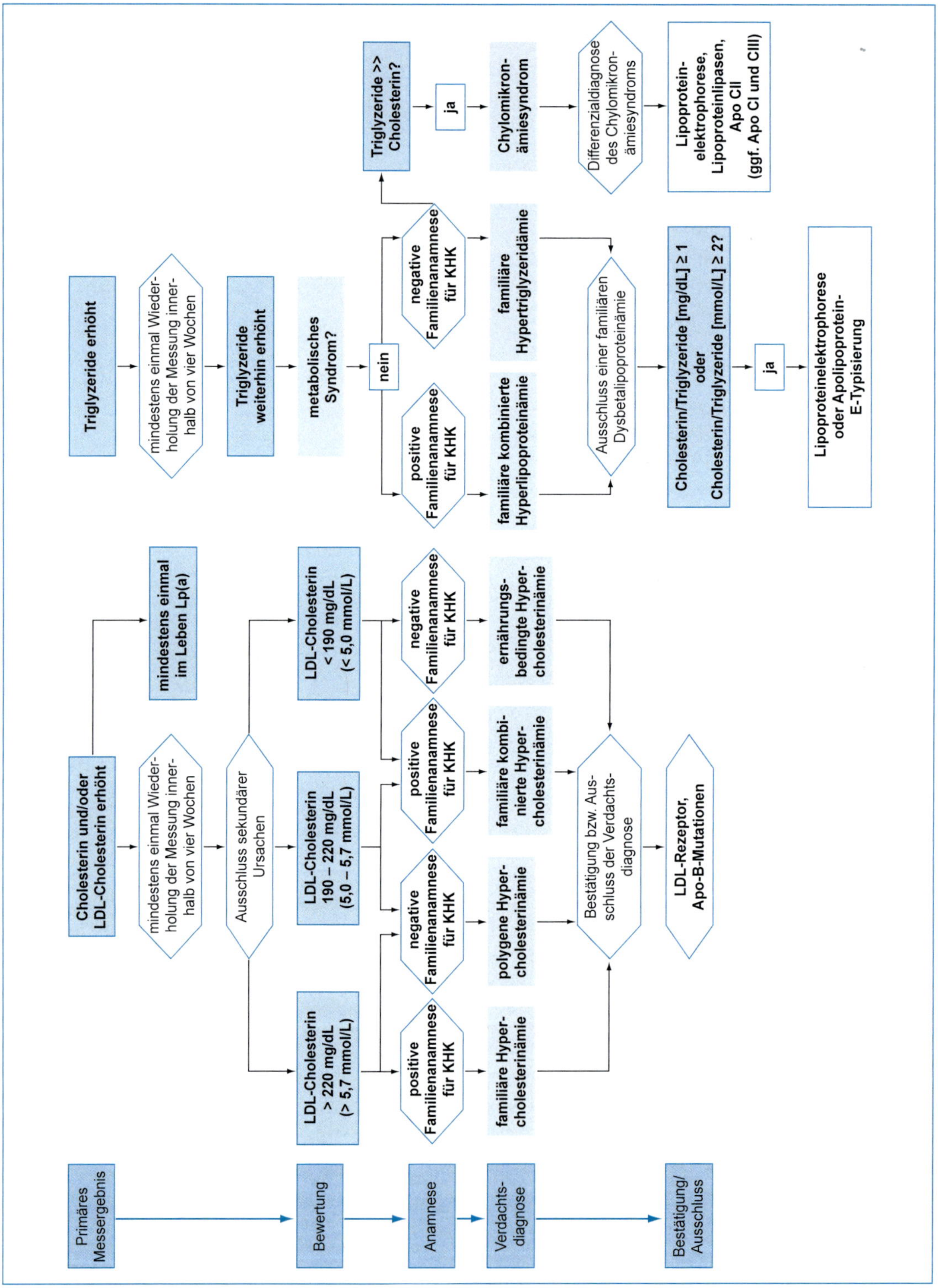

Abb. 13-1 Diagnostisches Vorgehen bei erhöhten Cholesterin-, LDL-Cholesterin- und Triglyzeridwerten (mod. und ergänzt nach W.O. Richter, Dtsch. Gesellschaft für Fettwissenschaften e.V.).

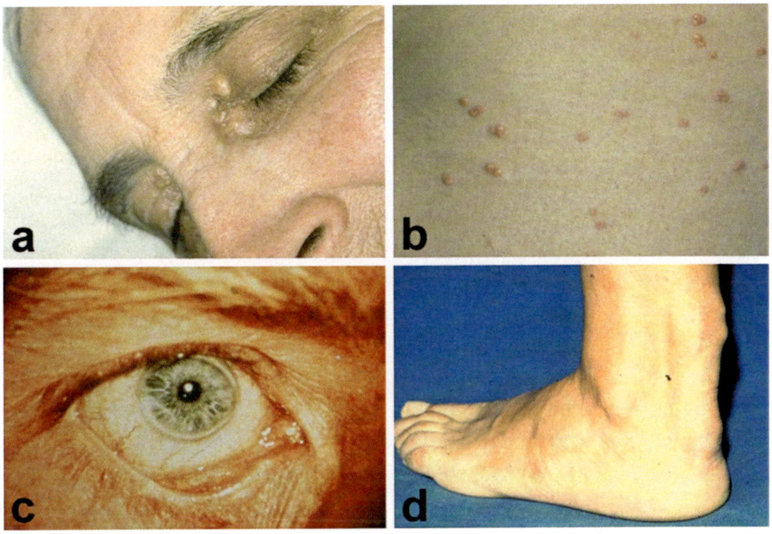

Abb. 13-2 Klinische Befunde bei Dyslipoproteinämie:
a) Xanthelasmen bei einem Patienten mit heterozygoter familiärer Hypercholesterinämie;
b) eruptive Xanthome am Rücken bei Chylomikronämiesyndrom;
c) Arcus lipoides bei heterozygoter familiärer Hypercholesterinämie;
d) Achillessehnenxanthom.

13.1.2 Primäre Hyperlipoproteinämien und Dyslipoproteinämien

Unter der Bezeichnung „primäre Hyperlipoproteinämie" werden alle diejenigen Krankheitsformen zusammengefasst, für die eine genetische oder exogene Ursache mit unbekanntem Auslösemechanismus infrage kommt.

Klinische Symptomatik

Primäre Hyperlipoproteinämien sind gekennzeichnet durch

- weißliche, sichelförmige Lipideinlagerungen in der Hornhaut des Auges (= **Arcus lipoides corneae**; ➤ Abb. 13-2),
- flache, gelbliche Lipideinlagerungen in der Orbita (**Xanthelasma palpebrarum**, ➤ Abb. 13-2),
- erhabene, teilweise knotige Lipidablagerungen in der Haut **(Xanthome)**.

Eruptive Xanthome bieten histologisch das Bild einer umschriebenen Proliferation lipidbeladener, histiozytärer Elemente („Schaumzellen"), die von einem roten, entzündlichen Hof umgeben sind (➤ Abb. 13-2). Solche Xanthome kommen bei stark erhöhtem Triglyzeridgehalt des Serums ohne spezifische Lokalisation überall im Körper vor. Prädilektionsstellen **tuberöser Hautxanthome** sind Ellenbogen, Handrücken, Knie und Ferse, also mechanisch stark beanspruchte Stellen. Durch diese Beanspruchung soll es zu Gewebsschädigung mit Ausfällung unlöslicher Chondroitinsulfat-β-Lipoprotein-Komplexe kommen.

Weiterhin können sich Lipide im Bereich der Fingerstrecksehnen, der Patellar- und Achillessehnen ablagern (= Xanthoma tendinosum). Solche **Sehnenxanthome** (➤ Abb. 13-2) sind Leitsymptom für die familiäre Hypercholesterinämie (Typ II nach Fredrickson). Eine Xanthomatose manifestiert sich aber nur in einem Teil der Fälle. Umgekehrt sollte der klinische Befund von Xanthomen und Xanthelasmen immer Anlass für eine Untersuchung der Lipide bzw. Lipoproteine im Serum sein.

Welche Laboruntersuchungen werden empfohlen?

Werden im Serum oder Plasma eines Patienten nach zwölfstündiger Nahrungskarenz bei mehrmaliger Untersuchung Triglyzerid- und/oder Cholesterinwerte gemessen, die über den Grenzwerten des Referenzbereichs liegen, ist damit eine Hyperlipoproteinämie bewiesen. Können sekundäre Erkrankungen (➤ Kap. 13.1.3) ausgeschlossen werden, muss die Verdachtsdiagnose einer familiären Hyperlipoproteinämie gestellt werden.

Die für die Diagnose erforderlichen Informationen lassen sich in der Regel mit Hilfe der Familienanamnese, besser mit der Untersuchung der ganzen Familie, einer ärztlichen Untersuchung (klinische Leitsymptome) und einer Lipoproteinbestimmung gewinnen sowie mit molekulargenetischen Verfahren – soweit sie zur Verfügung stehen – beweisen. Für die **primäre Diagnostik** stellt die Einzelbestimmung von Cholesterin, Triglyzeriden, LDL- und HDL-Cholesterin die Methode der Wahl dar. Darüber hinaus bietet sich die quantitative Lipoproteinelektrophorese in besonderen Fällen an, da sie neben der quantitativen auch eine qualitative Beurteilung ermöglicht, die für einen gezielten Einsatz **weiterführender Spezialanalytik** (Rezeptoranalytik, Apolipoproteindefekte, lipolytische Enzyme) erforderlich ist.

Die mit ihr gewonnenen Befunde erlauben eine Zuordnung des Patienten zu den heute immer noch gebräuchlichen fünf **Hyperlipoproteinämie-Phänotypen**, die sich aus dem von Fredrickson angegebenen Typisierungsschema ergeben. Hinzu kommt die Hyperalphalipoproteinämie, die aus analytischen Gründen damals unberücksichtigt blieb (➤ Tab. 13-1). Die Phänotypen nach Fredrickson haben aber nur deskriptiven Charakter. Man darf sie nicht mit definierten Krankheitsbezeichnungen verwechseln: Jeder Phänotyp kann als Ausdruck einer primären (also genetisch bedingten) oder einer sekundären Störung auftreten. Ein und derselbe genetische Defekt kann mehrere Hyperlipoproteinämie-Phänotypen hervorrufen, und schließlich kann ein Phänotyp seine Ursache in verschiedenen genetischen Defekten haben.

Da die Einteilung nach Fredrickson den heute bekannten pathophysiologischen Grundlagen nicht mehr gerecht wird, wird sie in den letzten Jahren vermehrt ersetzt durch eine **neuere Einteilung** in:

- Hypercholesterinämie,
- Hypertriglyzeridämie,
- gemischte (kombinierte) Hyperlipoproteinämie.

Diese Einteilung ist für die meisten differenzialtherapeutischen Entscheidungen völlig ausreichend. Bei den im Folgenden zu besprechenden familiären Hyperlipoproteinämien wird der entsprechende Fredrickson-Typ aus historischen Gründen in Klammern mit angegeben.

Es lassen sich folgende Störungen unterscheiden:

- primäre LDL-Hypercholesterinämien:
  - familiäre Hypercholesterinämie (Typ IIa),
  - gewöhnliche („polygene“) Hypercholesterinämie,
  - Apolipoprotein-E-Polymorphismus,
- primäre Hypertriglyzeridämien:
  - familiäre Hypertriglyzeridämie (Typ IV),
  - Chylomikronämiesyndrom (Typ I und Typ V),
  - als Besonderheit: Hypertriglyzeridämie im Stadium der Rekompensation,
- kombinierte (gemischte) Hyperlipoproteinämien:
  - familiäre kombinierte Hyperlipoproteinämie (Typ IIb),
  - familiäre Dysbetalipoproteinämie (Typ III; Remnant-Hyperlipoproteinämie),
- Hyperalphalipoproteinämie,
- Lipoprotein(a)-Hyperlipoproteinämie.

Primäre LDL-Hypercholesterinämien

Familiäre Hypercholesterinämie (entspricht Typ IIa)

Die familiäre Hypercholesterinämie ist eine schwerwiegende Erkrankung. Das Risiko für eine koronare Herzerkrankung ist acht- bis zehnfach erhöht.

Es handelt sich um eine der am weitesten verbreiteten monogenetisch bedingten Erkrankungen mit einer Häufigkeit von 1:500. Bei den heterozygoten Patienten manifestiert sich die Herzerkrankung schon in der dritten bis vierten Lebensdekade und findet sich bei jedem 20. Infarktpatienten unter 60 Jahren. Die Häufigkeit der homozygoten Form liegt bei 1:1 000 000, ihre Manifestation häufig im ersten Lebensjahrzehnt. Ursache für die Hypercholesterinämie ist eine Erhöhung des LDL-Cholesterins.

Pathophysiologie

Die zelleigene Cholesterinsynthese wird nicht mehr dem Bedarf angepasst. Durch die Einschränkung der spezifischen Rezeptoraktivität beladen sich die „Scavenger“-Zellen (Monozyten, Makrophagen, glatte Muskelzellen) unabhängig vom LDL-Rezeptor mit Cholesterin. Da dieser Mechanismus nicht regulierbar ist, kommt es zu einer Cholesterinübersättigung dieser Zellen, die dabei zu **Schaumzellen** degenerieren. Diese sind maßgeblich an der Entstehung der Atherosklerose beteiligt.

Tab. 13-1 Einteilung der primären Hyperlipoproteinämien mit ihren Befunden.

Diagnose	Symptome (falls vorhanden)	Chol.	TG	LDL-Chol.	HDL-Chol.	Lipoprotein-Phänotyp	Häufigkeit	KHK-Risiko	Pankreatitisrisiko
		mmol/L (mg/dL)							
Familiäre Hypercholesterinämie	Tendinöse Xanthome (Fingerextensor, Achillessehne [häufig]), Arcus corneae (selten), Xanthelasmen	> 7,8 (> 300)	< 2,3 (< 200)	>> 4,8 (>> 185)	Variabel	IIa oder IIb	1:500	+++	+
Dysbetalipoproteinämie = Remnant-Hyperlipidämie	Tuberöse Xanthome (Ellenbogen), Palmarxanthome, tendinöse Xanthome	7,8–20,8 (300–800)	3,4–9,1 (300–800)	<< 3,4 (<< 130) β-VLDL ++	Häufig < 1,0 (< 40)	III	1:5000	+++	+
Familiäre kombinierte Hyperlipoproteinämie	Arcus corneae, Xanthelasmen	Häufig > 6,7 (> 260)	Häufig > 2,3 (> 200)	> 4,8 (> 185)	Variabel	IIb, IIa oder IV	1:300	++	–
Chylomikronämie-syndrom I/V	Eruptive Xanthome (Gesäß, Ellenbogen), Lipaemia retinalis, Hepatosplenomegalie	I: < 6,7 (< 260) V: > 6,7 (> 260)	Häufig >> 11,4 (>> 1000)	< 3,6 (< 140)	Häufig < 1,0 (< 40)	I oder V	1:10 0000 (I), 1:5000 (V)	+/(+?)	+++
Familiäre Hypertriglyzeridämie	Eruptive Xanthome (Gesäß, Ellenbogen), Lipaemia retinalis, Hepatosplenomegalie	Häufig < 6,7 (< 260)	2,3–11,4 (200–1000)	2,1–4,8 (80–185)	Häufig < 1,0 (< 40)	IV oder V	1:300	?	++
Hyperalphalipoproteinämie = HDL-Hypercholesterinämie	–	Variabel, häufig > 6,7 (> 260)	Variabel	Variabel	> 2,3 (> 90)		> 1:1000	–	–
Polygene, multifaktorielle Hypercholesterinämie	In der Regel weder Xanthome noch Xanthelasmen noch Arcus corneae nachweisbar	Häufig > 6,7 (> 260)	Variabel	> 4,0 (> 155), Häufig > 4,8 (> 185	Variabel	IIa oder IIb	25–40:100	+	–

Chol. = Cholesterin, TG = Triglyzeride, – = nicht vorhanden, + = leicht erhöht, ++ = mäßig erhöht, +++ = stark erhöht

Pathogenese

Die familiäre Hypercholesterinämie kann durch einen Mangel, einen Defekt oder eine Fehlverteilung des Apo-B,E-Rezeptors (LDL-Rezeptors) oder durch eine Mutation im Apo-B-100-Gen erklärt werden.

Aufgrund der großen Zahl von **Mutationen im LDL-Rezeptor-Gen** sind klinisch homozygote Patienten meist zusammengesetzt heterozygot für zwei verschiedene Defekte. Weltweit wurden bisher mehr als 500 unterschiedliche Mutationen im Gen des LDL-Rezeptors identifiziert. Überwiegend handelt es sich hierbei um Punktmutationen, die zu einem funktionell relevanten Austausch von Aminosäuren im Rezeptorprotein führen. Neben der Gendosis beeinflusst auch die Art des Rezeptordefekts die Ausprägung der Hypercholesterinämie. Schwere Defekte sind gekennzeichnet durch das völlige Fehlen des Rezeptorproteins, während bei leichteren Defekten noch eine vergleichsweise hohe Restaktivität des mutierten LDL-Rezeptors nachgewiesen werden kann. Insbesondere beim heterozygot Erkrankten hängt der klinische Ausprägungsgrad stark von weiteren genetischen und Umwelteinflüssen ab.

Die **Mutation im Apo-B-Gen** führt zu einem Ligandendefekt und damit auch zu einer verminderten Bindung und Internalisation der LDL in die Zellen (familiärer Defekt des Apolipoproteins B-100 [Apo-B-100]). Der Defekt im Apo-B-100 wird autosomal-dominant vererbt, die Affinität von Apo-B-100 zum LDL-Rezeptor ist herabgesetzt. Dadurch können die LDL nicht in normalem Umfang über den LDL-Rezeptor verstoffwechselt werden. IDL werden, da sie im Gegensatz zu LDL noch Apolipoprotein E enthalten, normal abgebaut. Die Erkrankung beruht zumeist auf einer Substitution von Arginin durch Glutamin an Position 3500 des Apo-B-100 (Hauptprotein der LDL). Unter Patienten mit Hypercholesterinämie wurden heterozygote Träger von Apo-B-100 ($Arg^{3500} \rightarrow Gln$) mit einer Häufigkeit von 1:100, in der Gesamtbevölkerung mit einer Frequenz von 1:500 bis 1:750 gefunden. Apo-B-100 ($Arg^{3500} \rightarrow Gln$) ist damit allein mindestens genauso häufig wie alle Mutationen des LDL-Rezeptors zusammen und wahrscheinlich eine der häufigsten Punktmutationen mit metabolischen Konsequenzen überhaupt. Die Hypercholesterinämie bei familiärem Apo-B-100-Defekt ist weniger schwer als bei der klassischen familiären Hypercholesterinämie. Heterozygote Merkmalsträger entwickeln gewöhnlich eine Hyperlipoproteinämie vom Typ IIa mit Cholesterinkonzentrationen zwischen 6,5 und 7,8 mmol/L (250–300 mg/dL). Die Serumkonzentration von LDL-Cholesterin variiert sehr stark. Neben nur mäßig erhöhten Konzentrationen werden auch Werte wie beim heterozygoten familiären LDL-Rezeptor-Defekt gefunden.

Klinische Symptomatik

Klinische Leitsymptome können sein:

- Sehnenxanthome (bis zu 75% der Heterozygoten),
- Xanthelasmen und tuberöse Xanthome,
- ein Arcus lipoides corneae,
- frühzeitiges Auftreten der koronaren Herzerkrankung.

Der klinische Befund wird erhärtet durch eine positive Familienanamnese: Die Hälfte der Verwandten ersten Grades haben ebenfalls eine Typ-IIa-Hyperlipoproteinämie; der Erbgang ist autosomal-kodominant. 5% der männlichen Heterozygoten hatten bereits mit 30 Jahren einen Myokardinfarkt, neun von zehn heterozygoten Männern erleiden einen Infarkt vor dem 60. Lebensjahr. 94% der heterozygoten Männer versterben an koronarer Herzkrankheit. Bei Frauen ist der Beginn der koronaren Herzkrankheit um etwa zehn Lebensjahre verzögert. Etwa die Hälfte aller Homozygoten erleidet vor Erreichen des 40. Lebensjahrs einen tödlichen Herzinfarkt.

Welche Laboruntersuchungen werden empfohlen?

Bestimmt werden müssen:

- Cholesterin,
- Triglyzeride,
- LDL-Cholesterin,
- Apolipoprotein B.

Es findet sich eine massive Hypercholesterinämie mit Cholesterinwerten > 7,8 mmol/L (> 300 mg/dL), die bei der homozygoten Form 15,6–25,8 mmol/L (600–1000 mg/dL) erreichen können. Das LDL-Cholesterin liegt häufig deutlich über 4,8 mmol/L (> 185 mg/dL). Die Triglyzeride befinden sich im Normalbereich. Das Serum erscheint bei der Inspektion klar.

Gegebenenfalls zusätzlich erforderlich sind:

- LDL-Rezeptor an kultivierten Hautfibroblasten: bei familiärer Häufung der Hypercholesterinämie und Vorliegen von Xanthomen,
- Restriktionsfragmentlängenpolymorphismen (RFLP) des LDL-Rezeptor-Gens,
- molekulargenetischer Nachweis von Apo-B-Mutationen: vor allem bei einer familiären Häufung der Befundkonstellation mit mäßiggradiger Erhöhung des LDL-Cholesterins und normalen Triglyzeriden.

Verlaufskontrolle und Therapie

Zum Einsatz kommen HMG-CoA-Reduktasehemmer (Statine), Ionenaustauscherharze, Nikotinsäure, Fibrate oder β-Sitosterin. Bei schweren Formen der Hypercholesterinämie, wenn bereits eine koronare Herzerkrankung vorliegt, ist unter Umständen eine LDL-Apherese (extrakorporale LDL-Elimination) indiziert. Angestrebte Zielwerte der Therapie ➤ Tab. 13-2.

Gewöhnliche („polygene") Hypercholesterinämie

Diese Form der Hypercholesterinämie ist mit 25–40% der erwachsenen Bevölkerung in Deutschland sehr verbreitet.

Gegenwärtig kann dieses Krankheitsbild nur durch Ausschluss primärer und sekundärer Ursachen diagnostiziert werden. Klinische Leitsymptome außer der Hypercholesterinämie fehlen. Die Familienanamnese für vorzeitig aufgetretene atherosklerotische Erkrankungen ist in der Regel leer.

Pathogenese

Es besteht vor allem ein Missverhältnis zwischen vorhandener, aktivierbarer LDL-Rezeptorzahl und einer übermäßigen exogenen Cholesterinzufuhr. Zu einer genetischen Prädisposition für erhöhte LDL-Cholesterinkonzentrationen bedarf es zusätzlicher Induktoren, die zumeist im Bereich der Lebensge-

Tab. 13-2 Bewertung der Lipidwerte bei nüchternen Patienten nach den Empfehlungen des National Cholesterol Education Program im Adult Treatment Panel III (2001)

Messwert	mmol/L	mg/dL	Einstufung und Bewertung als
Gesamtcholesterin	< 5,2	< 200	Wünschenswert
	5,2–6,1	200–239	Grenzwertig hoch
	≥ 6,2	≥ 240	Hoch
LDL-Cholesterin	< 2,6	< 100	Optimal, anzustreben bei KHK und Diabetes mellitus
	2,6–3,2	100–129	Nahezu normal, anzustreben bei zwei oder mehr Risikofaktoren
	3,3–4,0	130–159	Grenzwertig hoch, anzustreben bei weniger als zwei Risikofaktoren
	4,1–4,9	160–189	Hoch
	≥ 5,0	≥ 190	Sehr hoch
HDL-Cholesterin	< 1,0	< 40	Niedrig
	≥ 1,6	≥ 60	Günstig hoch
Triglyzeride	< 1,7	< 150	Normal
	1,7–2,2	150–199	Grenzwertig hoch
	2,l2–5,6	200–499	Hoch
	≥ 5,6	≥ 500	Sehr hoch

wohnheiten und -bedingungen zu suchen sind, z.B. Übergewicht, Bewegungsmangel, Entwicklung eines Diabetes mellitus, eine zu fett- oder kalorienreiche Ernährung, eine zu hohe Zufuhr an gesättigten Fettsäuren, Schilddrüsenfunktionsstörungen oder auch bestimmte Medikamente. Es handelt sich großenteils um Ursachen, die auch eine sekundäre Hypercholesterinämie auslösen können.

Klinische Symptomatik

Diese Form der Hypercholesterinämie ist bei weitem die häufigste Ursache für ein Ansteigen des Serumcholesterins über den Grenzbereich hinaus. Sie zeichnet sich durch gutes Ansprechen auf Ernährungsumstellung aus. Die Manifestation erfolgt meist zwischen dem dritten und fünften Lebensjahrzehnt. Nicht selten findet man das Bild des metabolischen Syndroms.

Welche Laboruntersuchungen werden empfohlen?

Erforderlich sind Cholesterin, Triglyzeride und LDL-Cholesterin.

Messgröße	Zu erwartendes Ergebnis
Cholesterin	↑ (meist 5,9–8,1 mmol/L; 230–310 mg/dL)
Triglyzeride	n–(↑)
LDL-Cholesterin	korrespondierend zum Cholesterin erhöht (häufig > 4,8 mmol/L [> 185 mg/dL])

Darüber hinaus liefert die immunologische Messung von Apolipoprotein B in hypertriglyzeridämischen Proben, in denen die Fällungsmethoden versagen, ein Maß für die Konzentration der LDL.

Therapie

Die Therapie besteht in der Ernährungsumstellung. Erst bei nicht ausreichendem Erfolg durch die Beseitigung der Auslöser sind HMG-CoA-Reduktasehemmer (Statine) indiziert.

Apolipoprotein-E-Polymorphismus

Pathogenese

Bei Vorliegen des Apolipoprotein-Phänotyps E 4/4 oder E 3/4 wird das Nahrungscholesterin, das normalerweise nur zu 50% aus dem Darm resorbiert wird, in einem höheren Maß vom Körper aufgenommen. Da die Leberzelle dann weniger LDL aus dem Blut zur Deckung des Cholesterinbedarfs benötigt, resultiert daraus eine Erhöhung der LDL-Cholesterinkonzentration im Blut. Es konnte auch gezeigt werden, dass eine schnellere Aufnahme der Chylomikronen-Remnants in die Leber erfolgt.

Der Apolipoprotein-E-Polymorphismus soll für etwa 7% der Hypercholesterinämien verantwortlich sein. Das Apo-E4-Allel prädisponiert nicht nur zu hohem LDL-Cholesterin, sondern auch zur Alzheimer-Erkrankung.

Welche Laboruntersuchungen werden empfohlen?

Cholesterin, Triglyzeride und Apo-E-Polymorphismus (molekularbiologische Verfahren). Beim Apolipoprotein-Phänotyp E 4/4 oder E 3/4 wird eine mäßiggradige Gesamtcholesterin- und LDL-Cholesterinerhöhung erwartet.

Therapie

Betroffene sprechen auf diätetische Maßnahmen gut an, sodass eine zusätzliche medikamentöse Therapie selten erforderlich ist.

Primäre Hypertriglyzeridämien

Familiäre Hypertriglyzeridämie (Typ IV)

Zweifellos stellt dieser Typ unter den verschiedenen Hyperlipoproteinämien die **häufigste Form** dar. Es liegt eine Vermehrung der Prä-β-Lipoproteine (VLDL) vor, die durch kohlenhydratreiche Kost induziert werden kann. Die Krankheit manifestiert sich in der Regel erst nach dem 30. Lebensjahr. Die Häufigkeit in der Bevölkerung beträgt etwa 1:300.

Pathogenese

Der Pathomechanismus ist unklar. Man nimmt an, dass Hyperinsulinismus und Insulinresistenz beteiligt sind. Genetische Ursachen der Störung sind unbekannt bzw. inhomogen. Man muss heute davon ausgehen, dass verschiedene biochemische Defekte eine isolierte Hypertriglyzeridämie bedingen können. Es scheint eher eine hepatische Überproduktion von VLDL vorzuliegen und weniger ein gestörter

Metabolismus der VLDL. Die Lipoproteinlipaseaktivität ist meist normal.

Klinische Symptomatik

Klinische Leitsymptome können die Entwicklung eruptiver Xanthome (Gesäß, Ellenbogen), die Lipaemia retinalis und eine Hepatosplenomegalie sein. Abdominelle Krisen, Störung der Glukosetoleranz und Übergewicht sind begleitend anzutreffen. Unter extrem kohlenhydratreicher Kost oder exzessivem Alkoholkonsum kann ein Chylomikronämiesyndrom vom Phänotyp der exogen-endogenen Form auftreten. Charakteristisch ist ein gehäuftes Vorkommen von Diabetes mellitus in der Familienanamnese. Häufig findet man auch Hyperurikämie und Hypertonie vergesellschaftet vor.

Welche Laboruntersuchungen werden empfohlen?

Labordiagnostisch zeigt die Inspektion ein trübes Serum, das im Kühlschranktest nicht aufrahmt. Beim sog. Kühlschranktest wird das Plasma oder das Blut einige Stunden bei 4 °C stehen gelassen, dann rahmen die Chylomikronen auf und die Diagnose kann eindeutig gestellt werden.

Die Triglyzeride liegen meist unter 11,4 mmol/L (< 1000 mg/dL), Cholesterin findet sich in der Regel im Bereich des Referenzintervalls und steigt nur bei starker VLDL-Vermehrung an.

In der Lipoproteinelektrophorese kommt eine breite Prä-β-Bande zur Darstellung. Entsprechend liegt das VLDL-Cholesterin über 1,0 mmol/L (> 40 mg/dL). In ausgeprägten Fällen zeigt sich eine „Schleppenbildung" in der Elektrophorese, sodass eine eindeutige Phänotypisierung nicht möglich ist.

Diagnosesicherung

Die Diagnose einer familiären Hypertriglyzeridämie kann nur nach Ausschluss einer sekundären Hypertriglyzeridämie (Achtung: Koinzidenz mit Diabetes mellitus) und bei entsprechender Familienanamnese gestellt werden. Von den familiär kombinierten Hyperlipoproteinämien wird sie dadurch abgegrenzt, dass in den betroffenen Familien die Typen IIa und IIb nach Fredrickson nicht vorkommen. Das Atheroskleroserisiko ist erhöht.

Therapie

Es werden Fibrate, Nikotinsäure und Fischölpräparate eingesetzt.

Chylomikronämiesyndrom (Typ I und V)

Die Chylomikronämie ist definiert als das Vorhandensein von Chylomikronen nach zwölf Stunden Nüchternheit. Wenn die Chylomikronämie klinische Symptome verursacht, wird sie als Chylomikronämiesyndrom bezeichnet. Mit dem Auftreten eines Chylomikronämiesyndroms ist ab Triglyzeridkonzentrationen von etwa 11,4 mmol/L (1000 mg/dL) zu rechnen.

Die Chylomikronämiesyndrome fasst man im Wesentlichen in zwei Hypertriglyzeridämieformen zusammen:

- die fettinduzierte Hypertriglyzeridämie (Typ I),
- die exogen-endogene Hypertriglyzeridämie (Typ V).

Sehr selten sind das Apolipoprotein-C-II-Mangel-Syndrom und das Vorliegen eines familiären Lipoproteinlipaseinhibitors, der ebenfalls zum Phänotyp der Chylomikronämie führen kann.

Fettinduzierte Hypertriglyzeridämie (Typ I)

Pathogenese

Es liegt ein autosomal-rezessiv vererbter selektiver Mangel der endothelständigen Lipoproteinlipase (LPL) vor, die hepatische Triglyzeridhydrolase ist normal. Heterozygote haben verminderte Aktivitäten der LPL, meist aber normale Plasmalipide.

Apo C-II ist Kofaktor der LPL und damit an der Elimination von Chylomikronen beteiligt. Der Mangel an Apo C-II wird ebenfalls autosomal-rezessiv vererbt. Sowohl durch den Mangel an LPL als auch durch den von Apo C-II ist der Abstrom der mit der Nahrung aufgenommenen Triglyzeride im Plasma sehr verlangsamt. Dies erklärt auch die Fettinduzierbarkeit beim Typ I; eine fettreduzierte Diät führt meist zu einem deutlichen Absinken der Triglyzeride unter 4,56 mmol/L (< 400 mg/dL).

Klinische Symptomatik

Klinische Leitsymptome sind rezidivierende Abdominalkoliken mit und ohne Pankreatitis, eruptive Xanthome, Hepatosplenomegalie sowie Lipaemia retinalis. Die Manifestation erfolgt bereits im Kindesalter.

Diese primäre Form der Chylomikronämie kommt mit einer Häufigkeit von weniger als 1:100 000 sehr selten vor.

Welche Laboruntersuchungen werden empfohlen?

Empfohlen und zur Diagnose erforderlich sind:

- Cholesterin,
- Triglyzeride,
- Lipoproteinelektrophorese (Chylomikronen).

Für die Primärdiagnostik sind außerdem nötig:

- Apo C-II (differenzialdiagnostisch zu Typ V),
- Lipoproteinlipase (LPL),
- gegebenenfalls Apo C-I und C-III (Apo C-III und Apo C-I hemmen die Bindung triglyzeridreicher Lipoproteine an zelluläre Rezeptoren. Apo C-I moduliert zusätzlich die Aktivität der LCAT).

Labordiagnostisch finden sich massiv erhöhte Triglyzeride, meist über 11,4 mmol/L (> 1000 mg/dL), bisweilen bis 228 mmol/L (20 000 mg/dL), bei mäßiger Cholesterinvermehrung.

Bei Inspektion des Serums fällt die starke Lipämie mit rascher „Aufrahmung" der Chylomikronen bei 4 °C auf; der Unterstand wird dabei klar.

Die Lipoproteinelektrophorese zeigt eine deutliche Chylomikronenbande an der Startstelle. Gleichzeitig fällt eine Verminderung von α- und β-Lipoproteinen (HDL- und LDL-Cholesterin) auf, bedingt durch die Aggregation mit den Chylomikronen. Die Glukosetoleranz ist meist normal.

Von großer Bedeutung für eine richtige Diagnostik, besonders bei der Verdachtsdiagnose Pankreatitis, ist das Wissen, dass durch die massive Chylomikronämie eine Reihe von labordiagnostischen Bestimmungen durch Verdünnung des Plasmaraums verfälscht wird: Enzymaktivitäten und besonders die Amylase werden erheblich unterbewertet.

Beim Vorliegen einer fettinduzierten Hypertriglyzeridämie wird eine verminderte LPL-Aktivität mit gleichzeitigem Mangel an Apo C-II erwartet. Eine Erhöhung der Apo-C-III-Konzentration (sehr selten) ergibt phänotypisch ein ähnliches Bild und ist nicht selten mit dem Vorliegen eines metabolischen Syndroms assoziert, während eine Erhöhung von Apo C-I differenzialdiagnostisch einen hohen Triglyzeridspiegel durch verminderte Aufnahme der VLDL in die Leber erklärt (siehe auch Typ V).

Therapie

Die Therapie ist diätetisch; man setzt Triglyzeride mit mittelkettigen (MCT) Fettsäuren ein, die nicht in die Chylomikronen inkorporiert werden. Bei schweren Fällen ist auch der Einsatz von Fibraten indiziert.

Exogen-endogene Hypertriglyzeridämie (Typ V)

Dieser Phänotyp tritt bei genetisch belasteten Personen unter reichlicher Kalorienzufuhr in Form von Fett oder/und Kohlenhydraten auf. Der Erbgang ist polygenetisch; die Häufigkeit beträgt weniger als 1:5000, wobei diese Zahl wegen des nicht seltenen Wandels des Phänotyps mit einer gewissen Unsicherheit behaftet ist.

Die familiäre Ausprägung muss nach Ausschluss sekundärer Ursachen immer dann angenommen werden, wenn in der Familienanamnese und -untersuchung gehäuft Hypertriglyzerid- und Chylomikronämien vorkommen.

Pathogenese

Infolge der genetischen Inhomogenität kann kein spezifisches Merkmal für den Defekt dieser angeborenen Stoffwechselerkrankung gefunden werden.

Die Lipoproteinlipase und die hepatische Triglyzeridhydrolase (H-TGL) haben in der Regel eine normale Aktivität, die jedoch durch die Mehrproduktion von VLDL („endogen") so überfordert ist, dass die mit der Nahrungsaufnahme anfallenden Chylomikronen („exogen") nicht mehr ausreichend abgebaut werden können (relativer Mangel).

Weiterhin können Defekte beim Apo-E-Rezeptor und beim Apolipoprotein E selbst angenommen werden, die für die Aufnahme der „Remnants" verantwortlich sind. Überzufällig häufig wird Apo E4 bei diesen Patienten gefunden.

Eine weitere Möglichkeit ist der offensichtlich seltene Mangel an Apo C-II, dem Cofaktor für die LPL, was zur massiven Anreicherung von Chylomikronen und VLDL bei gleichzeitiger drastischer Erniedrigung von HDL und LDL führt. Bei diesem Typ des Chylomikronämiesyndroms kommt es auffälligerweise selten zu Lipidablagerungen im Gewebe in Form einer Hepatosplenomegalie und Xanthomatose.

Häufig gehen jedoch **andere bestehende genetische Fettstoffwechselstörungen** bei Ernährungsfehlern in eine Chylomikronämie über. Dabei handelt es sich um die familiäre Hypertriglyzeridämie, die familiär kombinierte Hyperlipidämie und die familiäre Dysbetalipoproteinämie. Es kommt durch exogene Faktoren (Kohlenhydrate, Alkohol oder kalorienreiche Mahlzeit) zu einer stark vermehrten Sekretion der VLDL aus der Leber. Durch die übermäßig freigesetzten VLDL wird die Aktivität der LPL gehemmt. Da dieses Enzym auch für den Abbau der Chylomikronen zu den Chylomikronen-Remnants verantwortlich ist und die Chylomikronen nicht in die Leber oder in andere Gewebe aufgenommen werden können, kommt es schließlich zum Auftreten der Chylomikronämie.

Klinische Symptomatik

Klinische Leitsymptome manifestieren sich im Erwachsenenalter. Es kommt zu eruptiven Xanthomen, Abdominalkoliken, Hepatosplenomegalie und Lipaemia retinalis. Hinzu treten eine verminderte Glukosetoleranz und nicht selten eine Hyperurikämie. Die schwerste Komplikation der Chylomikronämie sind abdominelle Schmerzzustände, die auf drei Ursachen zurückgeführt werden können:

- akute Pankreatitis,
- krampfartige Schmerzen im Bereich des Dünndarms,
- Kapselspannung von Leber und Milz.

Welche Laboruntersuchungen werden empfohlen?

Erforderlich sind:

- Cholesterin,
- Triglyzeride,
- HDL-Cholesterin,
- Lipoproteinelektrophorese (Chylomikronen),
- Apo C-II (differenzialdiagnostisch zu Typ I),
- Lipoproteinlipase,
- gegebenenfalls Apo C-I und C-III (Apo C-I und Apo C-III hemmen die Bindung triglyzeridreicher Lipoproteine an zelluläre Rezeptoren. Apo C-I moduliert zusätzlich noch die Aktivität der Lezithin-Cholesterin-Acyltransferase [LCAT]).

Labordiagnostisch findet man neben der massiven Hypertriglyzeridämie, die Konzentrationen zwischen 11,4 und 22,8 mmol/L (1000–2000 mg/dL) – manchmal noch deutlich höher – erreichen kann, auch eine deutliche Hypercholesterinämie. Im „Kühlschranktest“ kommt es zum Aufrahmen der Chylomikronen, die VLDL-bedingte Trübung des Serums bleibt indessen bestehen.

Die Lipoproteinelektrophorese zeigt neben der Chylomikronenbande auch eine deutliche Vermehrung der Prä-β-Lipoproteine (VLDL-Cholesterin).

Messgröße	**Zu erwartendes Ergebnis**
Cholesterin	↑ (meist > 6,7 mmol/L [> 260 mg/dL])
Triglyzeride	↑ ↑ (häufig >> 11,4 mmol/L [>> 1000 mg/dL])
Chylomikronen	↑ ↑
HDL-Cholesterin	in der Regel erniedrigt (< 1,0 mmol/L [< 40 mg/dL])
Apo C-II	normal (DD: Typ I)
Apo C-I/C-III	können erhöht sein

Differenzierung der Chylomikronämiesyndrome Typ I und Typ V

Differenzialdiagnostisch bietet häufig die Heparingabe mit anschließender Lipoproteinelektrophorese eine einfache Unterscheidungsmöglichkeit der beiden Chylomikronämieformen. Da bei der exogen-endogenen Form (Typ V) die LPL meist normal ist, kommt es nach Heparingabe (80–100 I.E./kg KG i.v., Blutentnahme nach 10 und 20 Minuten) zu einer massiven Freisetzung von Fettsäuren, die allen Lipoproteinen eine deutlich höhere elektrophoretische Mobilität verleiht. Die rein exogene Form (Typ I) zeigt dagegen keine Veränderung in der Elektrophorese nach Heparingabe.

Die Aktivitätsbestimmung der LPL im Speziallabor wird ebenso im Postheparinplasma nach gleichem Schema durchgeführt. Das EDTA-Blut muss sofort kühl abzentrifugiert und das Plasma bei −70 °C eingefroren werden.

Therapie

Durch drastische Einschränkung der Kalorienzufuhr, isokalorischen Ersatz des Nahrungsfetts durch Proteine und mittelkettige Fettsäuren (keine Chylomikronenbildung) in Kombination mit Fibraten und Nikotinsäure gelingt in der Regel eine deutliche und langfristige Besserung der Stoffwechselsituation. Häufig bleibt jedoch eine mäßige Hypertriglyzeridämie (> 4,56 mmol/L [> 400 mg/dL]) bestehen. Bei akuter klinischer Symptomatik ist die Gabe von Heparin bzw. eine Plasmapherese wegen der Pankreatitisgefahr indiziert.

Hypertriglyzeridämie im Stadium der Rekompensation

Die Triglyzeride werden im Blut vorwiegend in den VLDL transportiert. Bei einer Hypertriglyzeridämie sind daher die VLDL vermehrt. Wenn es zur Rückbildung der Hypertriglyzeridämie kommt, werden die vermehrten VLDL zu IDL und schließlich zu LDL abgebaut. Dies bedeutet, dass es dann zum vorübergehenden Anstieg der LDL-Cholesterinkonzentration im Blut kommt.

Wenn ein Patient mit Hypertriglyzeridämie ein bis zwei Tage vor dem Arztbesuch auf Alkohol und rasch resorbierbare Kohlenhydrate verzichtet, imponiert seine Fettstoffwechselstörung beim Arzt als gemischte Hyperlipidämie mit einer Erhöhung des LDL-Cholesterins. Häufig wird dann eine falsche Therapie mit fettreduzierter Kost und LDL-Cholesterin-senkenden Medikamenten eingeleitet, die dann natürlich ineffektiv bleibt.

Labormessgrößen und **Therapie** entsprechen jenen bei Hypertryglyzeridämie.

Kombinierte Hyperlipoproteinämien

Familiäre kombinierte Hyperlipoproteinämie (Typ IIb)

Die familiäre kombinierte Hypercholesterinämie ist ein komplexes Krankheitsbild ungeklärter Ursache. Man findet nicht selten Familien, in denen zahlreiche Mitglieder an einer koronaren Herzkrankheit leiden und häufig eine leichtgradige Hyperlipidämie vorliegt. Es handelt sich dabei mit 1:300 um die häufigste mit einer koronaren Herzkrankheit im Zusammenhang stehende genetisch bedingte Lipoproteinstoffwechselstörung. Rund 10% der Patienten mit Myokardinfarkt haben eine familiär kombinierte Hyperlipoproteinämie.

Die familiäre kombinierte Hyperlipoproteinämie ist autosomal-dominant vererbbar und befällt somit jede Generation. Sie tritt vorwiegend im Erwachsenenalter auf.

Pathogenese

Es ist kein einheitlicher Defekt bekannt. Es scheint einen Zusammenhang mit dem Pathomechanismus der Hypertriglyzeridämie zu geben; dies würde den häufigen Wechsel des Lipoprotein-Phänotyps sowohl beim Individuum als auch in der Familie erklären.

Über eine vermehrte VLDL-Apo-B-100-Produktion in Kombination mit einer deutlich gesteigerten hepatischen Triglyzeridsynthese kommt es zum Phänotyp der kombinierten Hyperlipoproteinämie. Es entstehen kleine bis normale und eher triglyzeridreiche VLDL. **Übersteigt die Apo-B-Synthese die Triglyzeridsynthese,** sind die VLDL kleiner und triglyzeridärmer und LDL-ähnlich, sodass der Phänotyp der Hypercholesterinämie imponiert.

Dabei gibt es Formen, bei denen vermehrt kleine, dichte LDL vorliegen („small-dense LDL"). Die kleinen LDL werden schlechter vom B-100-E-Rezeptor gebunden und sind deshalb längere Zeit im Organismus unterwegs als der Rest der LDL-Fraktion. Bei ihrem relativ längeren Aufenthalt im Organismus können die kleinen, dichten LDL im Sinn einer Oxidation stärker modifiziert werden und sind damit erheblich atherogener als die großen, leichten LDL.

Das Auftreten von kleinen, dichten LDL wird stark begünstigt durch zunehmendes Lebensalter und Diabetes mellitus Typ 2. Aber auch durch die Nahrung kann die vorherrschende Größe der LDL beeinflusst werden.

Umgekehrt kommt es, wenn die **Triglyzeridsynthese die Apo-B-Synthese übersteigert,** zur Bildung von größeren, triglyzeridreicheren VLDL, was zum Phänotyp der Hypertriglyzeridämie führt. Diese so gearteten VLDL werden möglicherweise unterschiedlich metabolisiert, die entstandenen LDL- und VLDL-Remnants werden mit unterschiedlicher Affinität vom B,E-Rezeptor aufgenommen. Bei anderen Mitgliedern der Familie mit effizienterer Lipolyse stehen hingegen erhöhte LDL-Konzentrationen im Vordergrund. Im Gegensatz zur familiären Hypercholesterinämie ist hier der LDL-Rezeptor-Abbauweg intakt.

Ein pathogenetischer Mechanismus für die hohe Atherogenität bei der familiären kombinierten Hyperlipoproteinämie kann bis heute noch nicht schlüssig hergeleitet werden.

Inzwischen wurden auch andere Formen der familiären kombinierten Hyperlipidämie beschrieben, bei der eine Störung des Abbaus der VLDL zu ihrer abnormen Zusammensetzung führt.

Klinische Symptomatik

Klinische Leitsymptome wie Xanthelasmen und Arcus corneae sind im Gegensatz zu der frühen Manifestation der koronaren Herzerkrankung, die gehäuft in der Familie vorkommt, sehr selten zu finden. Hinzu kommen häufig Übergewicht, Hyperinsulinämie, pathologische Glukosetoleranz und Hypertonie.

Welche Laboruntersuchungen werden empfohlen?

Erforderlich sind:

- Cholesterin,
- Triglyzeride,
- LDL-Cholesterin,
- HDL-Cholesterin,
- gegebenenfalls Apolipoprotein B (die immunologische Messung von Apo B liefert in hypertriglyzeridämischen Proben, in denen die Fällungsmethoden versagen, ein Maß für die Konzentration der LDL).

Charakteristisch sind die mäßige Hypercholesterin- und/oder Hypertriglyzeridämie mit wechselnden Phänotypen und das gehäufte Vorkommen unterschiedlicher Hyperlipidämiemuster bei den Familienmitgliedern: Etwa ein Drittel zeigt eine Hypercholesterinämie, ein weiteres Drittel eine Hypertriglyzeridämie und ein letztes Drittel eine gemischte (= kombinierte) Hyperlipidämie. LDL-Cholesterin und/oder Triglyzeride überschreiten die 95. Perzentile der jeweiligen Alters- und Geschlechtsgruppe.

Es finden sich leicht erhöhte LDL-Cholesterinwerte (> 4,9 mmol/L [> 190 mg/dL]) bei einer mehr oder weniger deutlichen Erhöhung des VLDL-Cholesterins (> 1,0 mmol/L [> 40 mg/dL]) mit Vermehrung des Apolipoproteins B. Das Serum kann je nach VLDL-Konzentration trüb oder klar sein. Innerhalb der LDL beobachtet man oft eine Verschiebung in der Verteilung der Unterfraktionen zugunsten kleiner, dichter LDL (atherogenic lipoprotein phenotype). Spezifische biochemische Marker fehlen.

Familienmitglieder mit Hypertriglyzeridämie weisen ein ähnlich stark gesteigertes Risiko auf, an einer KHK zu erkranken, wie die hypercholesterinämischen Familienmitglieder.

Diagnosesicherung

Die Diagnose wird durch eine Familienuntersuchung gestellt; treten Xanthome auf, ist die Diagnose ausgeschlossen.

Therapie

Bei der familiären kombinierten Hyperlipidämie richtet sich die Therapie nach der aktuell bestehenden Lipoproteinkonstellation. Die Ansprechbarkeit der Therapie kann vom vorherrschenden Apo-E-Polymorphismus abhängen. Zur Anwendung kommen HMG-CoA-Reduktasehemmer (Statine), Fibrate und Nikotinsäure.

Familiäre Dysbetalipoproteinämie (Typ III)

Obwohl diese auch unter dem Namen **„Remnant-Hyperlipoproteinämie"** bekannte Stoffwechselanomalie mit einer Inzidenz vom 1:5000 relativ selten ist, gilt ihr wegen des extrem erhöhten koronaren Risikos der betroffenen Patienten besonderes Interesse.

Pathogenese

Als Ligand von Lipoproteinrezeptoren ist Apo E für die Aufnahme von Chylomikronen- und VLDL-Remnants in die Leber verantwortlich. Daneben ist es an der Mobilisierung von freiem Cholesterin aus nichthepatischen Zellen, vor allem Makrophagen, beteiligt und könnte die Aufnahme Apo E enthaltender HDL in die Leber vermitteln. Damit hätte Apo E auch eine wichtige Rolle beim Transport von Cholesterin aus peripheren Zellen zur Leber (sog. reverser Cholesterintransport).

Im Plasma findet man Apo E in mehreren Isoformen. Das Isoproteinmuster beruht auf genetischem Polymorphismus und posttranslationaler Modifikation mit Neuraminsäure. Es gibt drei häufige Allele (ε2, ε3, ε4) und damit je drei homozygote (E2/2, E3/3, E4/4) und drei heterozygote (E2/3, E2/4 und E3/4) Phänotypen im Plasma. Die allelen Formen Apo E4 und Apo E2 unterscheiden sich vom Wildtyp Apo E3 in den Aminosäuren 112 und 158:

- Apo E3 enthält Cystein an Position 112 und Arginin an Position 158.
- Apo E2 enthält an beiden Positionen Cystein.
- Apo E4 enthält an beiden Positionen Arginin.

Bei der Typ-III-Hyperlipoproteinämie liegt ein kausaler Zusammenhang zwischen dem Auftreten der Dysbetalipoproteinämie und dem Merkmal Apo E2/E2 vor. Dieses Apolipoprotein E2 ist durch einen Aminosäureaustausch in Position 158 (Arg → Cys) so verändert, dass es vom B,E-(LDL-)Rezeptor oder dem E-(Remnant-)Rezeptor praktisch nicht gebunden wird. Entsprechend ist der weitere Abbau von Apo-E-reichen Chylomikronen- und VLDL-Remnants gestört, wodurch es zu einer Akkumulation dieser Partikel im Plasma kommt. Gleichzeitig verhindert diese Apo-E-Veränderung die normale Bildung von LDL aus IDL, sodass bei diesen Patienten die LDL häufig sehr niedrig sind. Die VLDL- und Chylomikronen-Remnants werden über den „Scavenger-Pathway" (siehe oben, „familiäre Hypercholesterinämie") von den Makrophagen über einen β-VLDL-Rezeptor (= Scavenger-Rezeptor) aus dem Plasma entfernt. Dabei nehmen sie große Mengen an Cholesterinestern auf und degenerieren zu Schaumzellen. Hierin liegt das hohe atherogene Potenzial dieser Dysbetalipoproteinämie begründet.

Die Homozygotie für Apo E2 ist jedoch allein nicht ausreichend, um zur Hyperlipoproteinämie zu führen, denn die Häufigkeit liegt bei 1%. Hinzu kommen offensichtlich auslösende genetische oder Umweltfaktoren: Geschlecht, Alter, Ernährung, Körpergewicht und Hormonstatus.

Die Diagnose der familiären Dysbetalipoproteinämie ist aus zwei Gründen zwingend: zum einen wegen des hohen Atheroskleroserisikos und zum anderen wegen der sehr guten Erfolgsaussichten einer lipidsenkenden Therapie.

Klinische Symptomatik

Bei diesen Patienten findet man meist Xanthome verschiedener Ausprägung und Lokalisation. Charakteristisch sind gelbliche Einlagerungen in den Linien bzw. Falten der Handinnenfläche („Palmarxanthome"), die bei keiner anderen Hyperlipoproteinämie beobachtet werden. Auch tuberöse und tuberoeruptive Xanthome werden gehäuft gefunden. Gefäßkomplikationen treten besonders häufig als Koronarinfarkt und periphere Durchblutungsstörungen in der vierten bis fünften Lebensdekade auf.

Bei Kombination von Hyperlipidämie und arterieller Verschlusskrankheit muss immer an eine Dysbetalipoproteinämie gedacht werden. Die Störung manifestiert sich meist erst nach dem 20. Lebensjahr.

Welche Laboruntersuchungen werden empfohlen?

Erforderlich sind:

- Cholesterin,
- Triglyzeride,
- Lipoproteinelektrophorese (nur mit enzymatischer Anfärbung) zur Erkennung der IDL,
- Nachweis des Apolipoprotein-E-Polymorphismus (Apo E2/E2),
- in seltenen Fällen Ultrazentrifugation (LDL-Cholesterinbestimmung mit den homogenen Assays und Fällungsmethoden führt zu falschen Ergebnissen und zur Fehlinterpretation).

Der Verdacht auf eine Dysbetalipoproteinämie (mäßige bis deutliche Erhöhung von Cholesterin [7,76–20,8 mmol/L; 300–800 mg/dL] und Triglyzeriden [3,39–9,04 mmol/L; 300–800 mg/dL] mit Quotient dieser Fraktionen um 2,0 [resp. 1,0 bei mg/dL]) gilt als bewiesen bei Vorkommen abnormer Prä-β-Lipoproteine (VLDL- und Chylomikronen-Remnants = β-VLDL), die in der Lipoproteinelektrophorese zu einer breiten β-prä-β-Bande verschmelzen. Daher rührt auch der Name „Broad-beta-disease".

Auch bei anderen primären und sekundären Hyperlipoproteinämien kann es zu einem solchen phänotypischen Befund kommen. Eine sichere Zuordnung zu dieser Gruppe ist mit einer Spezialelektrophorese oder der Ultrazentrifugation möglich, mit der man im Dichtebereich 1,006–1,019 g/mL die β-VLDL angereichert isolieren kann. Beweisend für eine familiäre Dysbetalipoproteinämie ist das Vorliegen einer Apo-E2/E2-Homozygotie in der isoelektrischen Fokussierung oder der ε2/ε2-Allele in der molekularbiologischen Untersuchung (RFLP).

In seltenen Fällen kann eine Typ-III-Hyperlipoproteinämie auch bei anderen Apo-E-Phänotypen auftreten. Differenzialdiagnostisch verwertbar ist auch, dass beim Typ III das Verhältnis von Apo E zu Apo B deutlich höher ist als bei allen anderen Formen der Dyslipoproteinämien.

Therapie

Die familiäre Dysbetalipoproteinämie und die familiäre kombinierte Hyperlipidämie sollten bereits bei relativ gering erhöhten Triglyzeridkonzentrationen, nach Ausschöpfung diätetischer Maßnahmen, medikamentös behandelt werden. Zum Einsatz kommen Fibrate und Nikotinsäure.

Primäre Hyperalphalipoproteinämie

Nicht selten zeigt sich, dass leichtgradige Hypercholesterinämien auf ungewöhnlich hohe HDL(α)-Cholesterinkonzentrationen zurückzuführen sind. Es handelt sich dabei offensichtlich um eine gutartige, polygenetische Abweichung von der Norm, die keiner Behandlung bedarf und häufig als „longevity syndrome" bewertet wird. In der Tat konnten Familienuntersuchungen zeigen, dass die primäre Hyperalphalipoproteinämie mit einer niedrigen Inzidenz von koronarer Herzkrankheit und mit einer hohen Lebenserwartung korreliert ist.

Welche Laboruntersuchungen werden empfohlen?

Labormessgrößen sind Cholesterin, Triglyzeride, HDL-Cholesterin sowie gegebenenfalls Apo A-I.

Labordiagnostisch gelten als Kriterien ein HDL-Cholesterin > 1,8 mmol/L (> 70 mg/dL) bei Ausschluss von regelmäßigem Alkoholkonsum und/oder Einnahme von Östrogenen bzw. Antikonzeptiva.

Bei einem HDL-Cholesterin > 2,3 mmol/L (> 90 mg/dL) ist die Diagnose einer primären Hyperalphalipoproteinämie in der Regel gesichert. Sie kommt in der Bevölkerung immerhin mit einer Häufigkeit von 1:1000 vor. Eine befriedigende pathobiochemische Erklärung steht noch aus.

Therapie

Keine.

Lipoprotein(a)-Hyperlipoproteinämie

Pathogenese

Die Konzentration an Lipoprotein(a) (Lp[a]) im Blut ist genetisch determiniert. Der Vererbungsmodus ist autosomal-dominant. Lp(a) kann direkt als Lipoprotein atherogen wirken. Das Apolipoprotein(a) hat wegen seiner Ähnlichkeit mit Plasminogen möglicherweise eine thrombogene Wirkung. Für diese Hypothese spricht die Fähigkeit von Apo(a), mit Plasminogen um die Bindung an den Plasminogenrezeptor zu konkurrieren und damit die fibrinolytische Aktivität zu senken. Ferner fand man, dass Lp(a) in vitro die durch Streptokinase vermittelte Umwandlung von Plasminogen zu Plasmin inhibiert.

Klinische Symptomatik

Klinische Leitsymptome fehlen meist.

Welche Laboruntersuchungen werden empfohlen?

Labormessgrößen sind Cholesterin und Triglyzeride. Lp(a) braucht in der Regel nur einmal im Leben gemessen zu werden, da die Konzentration genetisch determiniert ist.

Plasma/Serumkonzentrationen von Lp(a) über 300 mg/L scheinen mit einem erhöhten Risiko für die koronare Herzerkrankung und andere Komplikationen einherzugehen.

Therapie

Bisher sind keine physiologischen Zustände, auch keine Ernährungseinflüsse bekannt, die die Konzentration von Lipoprotein(a) wesentlich verändern. Nur die postmenopausale Östrogensubstitution kann Lp(a) um bis zu 30% senken.

Risikostratifizierung und Grundlagen der Therapie

Die aktuelle Empfehlungen des US-amerikanischen National Institute of Health (NIH) berücksichtigen die Erkenntnisse und Ergebnisse aus aktuellen Studien zum Nutzen der cholesterinsenkenden Therapie für Risikopatienten. Diese Richtlinien der National Cholesterol Education Program Adult Treatment Panel III (NCEP ATP III) haben auch in den meisten Lipidambulanzen in Deutschland Eingang gefunden und dienen als Grundlage für die Risikostratifizierung und Therapie (➤ Tab. 13-2).

Ziel jeder lipidregulierenden Therapiemaßnahme ist es, Entstehung und Verlauf der koronaren Herzkrankheit günstig zu beeinflussen oder ein Chylomikronämiesyndrom zu verhindern. Grundlage der Behandlung ist die Änderung von Ernährungs- und Lebensgewohnheiten.

Die **Prinzipien der Ernährungsumstellung** sind

- bei erhöhtem LDL-Cholesterin:
  - kaloriengerechte Ernährung,
  - Reduktion von Nahrungsfett,
  - Ersatz gesättigter Fettsäuren durch ein- oder mehrfach ungesättigte Fettsäuren,
  - Beschränkung der Cholesterinzufuhr auf 300 mg pro Tag,
  - Erhöhung des Ballaststoffanteils,
- bei Hypertriglyzeridämie:
  - Alkoholkarenz!
  - Ersatz von leicht resorbierbaren Zuckern durch ballaststoffreiche Kohlenhydratträger.

Bei allen Fettstoffwechselstörungen sind regelmäßige körperliche Aktivität und bei Übergewicht (Body-Mass-Index > 25 kg/m^2) eine anhaltende Gewichtsreduktion empfehlenswert. Günstig sind ausdauerorientierte Aktivitäten (Walking, forciertes Spazierengehen, Radfahren und Schwimmen) von 30 Minuten pro Tag. Bei 30 Minuten pro Aktivitätseinheit sind bereits moderate Intensitäten (50% maximale Herzfrequenz) und Häufigkeiten (3-mal pro Woche) nützlich.

Prinzipien der medikamentösen Therapie: Sollte die Änderung der Ernährungs- und Lebensgewohnheiten nicht zum gewünschten Therapieziel führen, ist eine Pharmakotherapie der **Dyslipoproteinämien** erforderlich (im Allgemeinen nach sechs Monaten). Die Ernährungsumstellung sollte auch unter der medikamentösen Therapie beibehalten werden. Da Patienten mit bereits nachgewiesener atherosklerotischer Manifestation ein deutlich erhöhtes Risiko für das Auftreten eines koronaren Ereignisses haben, sollte frühzeitig eine medikamentöse Therapie erwogen werden (➤ Tab. 13-3). Zu beachten ist, dass bei Patienten mit gerade durchgemachtem Myokardinfarkt die LDL-Cholesterinkonzentration bis zu drei Monate niedrig sein kann. Erst nach dieser Zeit kann endgültig beurteilt werden, ob eine lipidsenkende Therapie angezeigt ist.

Bei **sekundären Fettstoffwechselstörungen** steht, wenn möglich, die konsequente Therapie der Grundkrankheit im Vordergrund. Falls dies nicht ausreicht, muss, unter Abwägung der Lebensqualität, wie bei primären Fettstoffwechselstörungen vorgegangen werden.

13.1.3 Sekundäre Hyperlipoproteinämien

Neben den primären (familiären) Hyperlipoproteinämien werden bei Krankenhauspatienten mit einer Häufigkeit von bis zu 20% sekundäre Formen beobachtet, die auf einer organischen oder metabolischen Grundkrankheit beruhen. Die Bestimmung von Lipiden und Lipoproteinen im Blut gibt in der Regel **keine spezifischen Hinweise** auf die Natur dieser Grundkrankheiten. Auch das Lipoproteinmuster nach Fredrickson stellt kein entscheidendes differenzialdiagnostisches Kriterium dar, da sämtliche Typen bei verschiedenen Krankheiten in wechselnder Ausprägung vorkommen können. Aufgrund von Anamnese und klinischem Befund muss daher gezielt nach Organ- bzw. Systemerkrankungen gefahndet werden.

Zusammenfassend für die auslösenden Ursachen gibt ➤ Tab. 13-4 Auskunft über die wichtigsten Laboruntersuchungen bei den häufigsten sekundären Hyperlipoproteinämien zum Ausschluss einer primären Hyperlipoproteinämie.

Eine Einteilung der sekundären Hyperlipoproteinämien nach pathobiochemischen Prinzipien ist bisher nicht möglich. Übersicht der Krankheiten, bei denen mit dem Auftreten sekundärer Hyperlipoproteinämien zu rechnen ist ➤ Tab. 13-5.

Bei Untersuchung der Serumlipide kann jeweils die Vermehrung der Triglyzeride (Adipositas, Diabetes mellitus, Pankreatitis, Alkoholismus) oder des Cholesterins (Hypothyreose, nephrotisches Syndrom, Cholestase) im Vordergrund stehen. Eine spezifische, lipidsenkende Therapie ist aber in der Regel nicht erforderlich, da sich Cholesterin und Triglyzeride in dem Maße normalisieren, wie es gelingt, die Grundkrankheiten auszuheilen oder die Lebensgewohnheiten zu ändern. Persistiert die sekundäre Hyperlipoproteinämie, ist sie wie eine primäre Form zu behandeln.

Tab. 13-3 Empfehlung zur medikamentösen Behandlung wichtiger primärer Fettstoffwechselstörungen (gemäß den Empfehlungen der Arzneimittelkommission der deutschen Ärzteschaft, 1999).

Störung	Erhöhte Lipoproteine	Therapie der 1. Wahl	Therapie der 2. Wahl
Hypercholesterinämie			
Polygene Hypercholesterinämie	LDL	Statine (HMG-CoA-Reduktasehemmer)	Anionenaustauscher, Fibrate, Sitosterin
Familiäre Hypercholesterinämie	LDL	Statine, auch kombiniert mit Anionenaustauschern	Anionenaustauscher, Fibrate, evtl. Dreifachkombination, z.B. auch mit Nikotinsäure; bei Nichterreichen des therapeutischen Ziels und hohem Risiko eventuell extrakorporale LDL-Elimination
Kombinierte (gemischte) Hyperlipidämien			
Familiäre kombinierte Hyperlipoproteinämie	VLDL + LDL	Bei überwiegender Hypertriglyzeridämie Fibrate; bei deutlicher Hypercholesterinämie und nur mäßig erhöhten Triglyzeriden Statine	Kombination von Anionenaustauschern und Fibraten; bei Patienten mit hohem Risiko in besonderen Ausnahmen Kombination von Statinen und Fibraten unter engmaschiger Verträglichkeitskontrolle
Typ-III-(Remnant-) Hyperlipoproteinämie oder familiäre Dysbetalipoproteinämie	IDL	Fibrate (medikamentöse Therapie, nach Ausschöpfung diätetischer Maßnahmen, bereits bei relativ gering erhöhten Triglyzeridkonzentrationen)	
Hypertriglyzeridämien			
Familiäre Hypertriglyzeridämie	VLDL	Ernährungsumstellung bzw. -therapie	Eventuell Fibrate oder Nikotinsäure, wenn klinischer Nutzen erwartet werden kann
Chylomikronämiesyndrom	Chylomikronen und meist VLDL	Spezielle, evtl. stationär einzuleitende rigorose Umstellung der Ernährung auf absolute Restriktion langkettiger Fettsäuren zugunsten mittelkettiger Fettsäuren	Versuchsweise Nikotinsäure, Fibrate, evtl. Kombinationen, höher dosierte langkettige Omega-3-Fettsäuren (6–12 g/Tag).

Grunderkrankungen und -umstände

Adipositas, gestörte Glukosetoleranz

Pathogenese

Pathobiochemisch liegt eine gesteigerte VLDL-Synthese zugrunde, sodass in der Mehrzahl der Fälle eine Hyperlipoproteinämie vom Typ IV (aber auch Typ V) festzustellen ist.

Welche Laboruntersuchungen werden empfohlen?

Bei dieser Stoffwechselstörung wird in der Regel eine milde Hypertriglyzeridämie unter 5,7 mmol/L (< 500 mg/dL) beobachtet (➤ Abb.13-3).

Nach Untersuchungen an Verwandten ersten Grades von Diabetikern übt das Übergewicht einen stärker triglyzeridsteigernden Effekt aus als eine gestörte Kohlenhydrattoleranz. Dabei korreliert die

Tab. 13-4 Laboruntersuchungen zum Ausschluss einer primären Dyslipoproteinämie.

Erkrankung	Laboruntersuchungen zum Nachweis/Ausschluss
Hypothyreose	TSH (ggf. zusätzlich freies T_3, freies T_4)
Diabetes mellitus	Glukose (nüchtern, Tagesprofil, oGTT)
Nephrotisches Syndrom	Eiweiß im Urin, Eiweiß im Serum, Elektrophorese
Niereninsuffizienz	Kreatinin, Harnstoff, Cystatin C
Cholestase	γ-GT, Bilirubin, alkalische Phosphatase, evtl. Lp-X
Hepatitis	ALT (evtl. Hepatitisserologie)
Leberzirrhose	ALT, Pseudocholinesterase, Eiweiß im Serum, Elektrophorese, Thromboplastinzeit nach Quick
Chronischer Alkoholabusus	Anamnese, γ-GT, kohlenhydratdefizientes Transferrin

Bei entsprechenden Hinweisen ist auch an Akromegalie, Wachstumshormondefizienz, Hyperkortisolismus, akute Porphyrie etc. zu denken. Zur Diagnostik siehe entsprechende Kapitel.

Höhe der Triglyzeride im Serum mit dem Grad des Übergewichts.

Therapie

Durch konsequente Gewichtsreduktion mittels kohlenhydratarmer, hypokalorischer Diäten wird die Hypertriglyzeridämie meist normalisiert.

Diabetes mellitus

Die engen Beziehungen zwischen Kohlenhydrat- und Fettstoffwechsel werden noch deutlicher sichtbar bei Patienten mit manifestem Diabetes mellitus. Übereinstimmend werden Hypertriglyzeridämien zwischen 2,3 und 5,6 mmol/L (200–500 mg/dL) unabhängig vom Diabetestyp in 90% aller Fälle beschrieben. Dagegen schwanken die Häufigkeitsangaben zum Vorkommen einer sekundären Hyperlipoproteinämie bei Diabetes mellitus zwischen 10 und 50%, nicht zuletzt aufgrund der uneinheitlich angewandten Referenzbereiche für Cholesterin und Triglyzeride im Serum.

Pathogenese

Pathobiochemisch sind diese Veränderungen der Serumlipide (s.u.) bedingt durch den relativen bzw. absoluten Insulinmangel des Diabetikers, dessen Lipoproteinstoffwechsel je nach Diabetestyp in unterschiedlicher Weise gestört sein kann.

Beim **Diabetes mellitus Typ 2** (NIDDM = *non insulin-dependent diabetes mellitus)* liegt meist eine Adipositas mit Insulinresistenz vor, die zur Hyperglykämie und – bei intakten β-Zellen – zur Hyperinsulinämie führt. Da die Insulinresistenz nur Muskel- und Fettgewebe betrifft, bewirken hohe Insulinspiegel in der Leber eine gesteigerte Glukoseaufnahme, eine erhöhte Fettsäuresynthese und Veresterung zu Triglyzeriden sowie eine gesteigerte VLDL-Abgabe. Die insulinabhängige VLDL-Clearance in der Blutbahn verläuft normal, sodass vermehrt freie Fettsäuren entstehen. Bei mangelnder Insulinwirkung ist jedoch die Utilisation der Fettsäuren im Muskel verzögert, die Lipolyse im Fettgewebe dagegen gesteigert. In der Bilanz kommt es dadurch zu einem erhöhten Influx von freien Fettsäuren in die Leber und dort zu einer gesteigerten Reveresterung. So kann sich trotz gesteigerter VLDL-Sekretion das Bild einer „diabetischen Fettleber" entwickeln. Im Zentrum dieses „Circulus vitiosus" steht das Übergewicht des Diabetikers, mit dessen Beseitigung in vielen Fällen die Hyperlipidämie und die begleitende Fettleber verschwinden.

Small-dense-LDL sind ein integraler Bestandteil des Insulinresistenzsyndroms. Ihr Auftreten ist ein Vorbote des sich später einstellenden Typ-2-Diabetes. Die Menge der Small-dense-LDL korreliert mit dem angiographisch festgestellten Schweregrad der KHK. Wenn kleine, dichte LDL überwiegen, kommt es häufig zu einer Hypertriglyzeridämie mit verminderter HDL-Cholesterinkonzentration.

Der Hyperinsulinismus wird als Risikofaktor in der Atherogenese diskutiert. Ein peripherer Hyper-

Tab. 13-5 Übersicht der Krankheiten und Veränderungen, bei denen mit dem Auftreten sekundärer Hyperlipoproteinämien zu rechnen ist.

Grunderkrankung	Häufigkeit der Lipoproteinveränderung	LDL	HDL	Triglyzeride
Endokrine und Stoffwechselstörungen				
Hypothyreose	Obligat	↑↑↑	↑↑	↑↑
Diabetes mellitus	Häufig		↓↓	↑↑↑
Adipositas	Häufig		↓↓	↑↑
Hypophyseninsuffizienz	Häufig	↑↑		↑
Akromegalie	Häufig		↑	↑
Cushing-Syndrom	Häufig	↑↑	↓↑	↑↑
Morbus Addison	Selten			↑
Morbus Gaucher	Selten			↑
Gicht	Selten	↑		↑↓
Glykogenspeichererkrankung	Selten	↑		↑
Nierenerkrankungen				
Nephrotisches Syndrom	Obligat	↑↑↑		↑↑
Niereninsuffizienz	Selten	↑		↑↑
Nierentransplantation	Selten	↑↑	↑	
Lebererkrankungen				
Primäre biliäre Zirrhose	Obligat	↑↑↑ (Lp-X)	↑↑	
Cholestase	Obligat	↑↑ (Lp-X)	↓↓	↑↑
Hepatitis	Selten	n – ↑	↓↓↓	↑
Leberzirrhose	Selten	n – ↓	↓	n – ↓↑
Hepatische Porphyrie	Selten	(↑)		
Sonstige Erkrankungen und Veränderungen				
Alkoholismus	Häufig		↑	↑
Akute Pankreatitis	Häufig			↑↑↑
Anorexia nervosa	Selten	↑		
Schwangerschaft	Häufig	↓↑	↑	↑
Multiples Myelom	Selten	↑		↑
Hämochromatose	Selten			↑
Idiopathische Hyperkalzämie	Selten	↑		↑
Nikotinabusus	Häufig	↑	(↓)	↑
Medikamente	Abhängig von der Wirkung			

n = keine Beeinflussung; ↑, ↑↑, ↑↑↑ = leicht, mäßig, stark erhöhte Werte; ↓, ↓↓, ↓↓↓ = leicht, mäßig, stark erniedrigte Werte. (↑) = fakultativ erhöhte Werte, (↓) = fakultativ erniedrigte Werte.

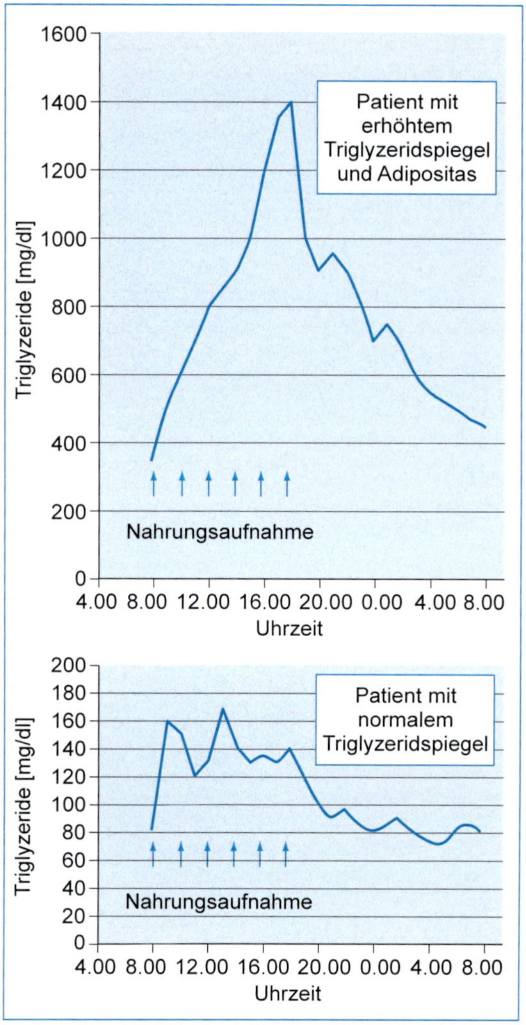

Abb. 13-3 Einfluss der Nahrungsaufnahme auf die Triglyzeridkonzentration bei einem Hyper- und Normotriglyzeridämiker und ihre Bedeutung für den Nüchternzustand nach zwölf Stunden Nahrungskarenz.

insulinismus stellt einen starken Wachstumsreiz für myointimale Muskelzellen und Endothelzellen der Gefäßwand dar.

Beim **Diabetes mellitus Typ 1** (IDDM = insulin-dependent diabetes mellitus) liegen im Prinzip ähnliche metabolische Veränderungen vor, die aber entscheidend vom Einsetzen eines absoluten Insulinmangels geprägt werden:

Im Vordergrund steht bei der **akuten** Entgleisung die gesteigerte Lipolyse im Fettgewebe mit konsekutivem Anstieg der freien Fettsäuren (= FFS) im strömenden Blut. In der Leber werden die FFS konzentrationsabhängig aufgenommen, zu Triglyzeriden verestert und als VLDL-Partikel sezerniert. Solange die VLDL-Clearance noch normal abläuft, wird sich im Serum das Bild einer leichten Hyperlipoproteinämie vom Typ IV entwickeln.

Bei **chronischem** absolutem Insulinmangel kommt es zu einer intrahepatischen Proteolyse, zur Einschleusung der Aminosäuren in eine verstärkte Glukoneogenese und zu einer gesteigerten Ketogenese. Obwohl weiterhin vermehrt FFS zu Triglyzeriden verestert werden, können diese wegen fehlender Apolipoproteine die Leber nur zum Teil verlassen – es kommt auch hier zur Fettleber! Gleichzeitig macht sich aber das Fehlen der insulinabhängigen Lipoproteinlipase in einer verzögerten Clearance von VLDL und Chylomikronen im Blut bemerkbar. So entwickelt sich bei chronisch entgleistem juvenilem Diabetes das Bild einer massiven Hyperlipoproteinämie vom Typ IV bzw. Typ V („diabetische Lipämie") mit Triglyzeridkonzentrationen bis über 100 mmol/L (> 10 000 mg/dL).

Unter einer Insulintherapie können sich diese Veränderungen innerhalb von Tagen normalisieren. Gelegentlich bleibt eine „Resthyperlipidämie" mit oder ohne Hyperglykämie bestehen, die auch durch weitere Steigerung der Insulindosis nicht beseitigt werden kann. In diesen Fällen ist eine zusätzliche Gabe lipidsenkender Medikamente indiziert – besonders im Hinblick auf das Koronarrisiko.

Die Kombination einer Hypertriglyzeridämie mit niedrigem HDL-Cholesterin ist bei Diabetes mellitus häufig und gilt als eine **atherogene Risikokonstellation.** Entsprechend wird das Schicksal des Diabetikers von den arteriosklerotischen Spätkomplikationen bestimmt: Heute sterben ca. 50% der Altersdiabetiker an den Folgen einer Makroangiopathie (Koronarien und große Arterien!). Daraus ergibt sich die Notwendigkeit, die Serumlipide bei Diabetes mellitus regelmäßig zu kontrollieren und nach Möglichkeit auf niedrigem Niveau zu halten.

Welche Laboruntersuchungen werden empfohlen?

Labordiagnostisch lassen sich mit einer standardisierten Lipid- und Lipoproteinanalytik beim manifesten Diabetiker in der Regel folgende Abweichungen feststellen:

- Triglyzeride stark erhöht,
- Cholesterin mäßig oder gar nicht erhöht,
- deutlicher Anstieg der freien Fettsäuren,
- VLDL mäßig bis stark erhöht,
- LDL normal oder nur leicht vermehrt,
- HDL mäßig bis stark erniedrigt.

Hypothyreose

Pathogenese

Der Hypercholesterinämie bei Hypothyreose liegt ein verzögerter LDL-Katabolismus zugrunde: Es zeigt sich, dass die Elimination von LDL-Cholesterin aus dem Blut bei Hypothyreose verlangsamt ist und durch Hormonsubstitution normalisiert werden kann. Dieser Effekt soll auf einer „up-regulation" des LDL-Rezeptors durch L-Thyroxin (T_4) beruhen. Bei Fällen mit zusätzlicher Hypertriglyzeridämie scheint ebenfalls eine gestörte Elimination endogener Triglyzeride vorzuliegen. Die lipidsenkende Wirkung der in L-Form vorkommenden Schilddrüsenhormone zeigen auch Derivate in der unphysiologischen D-Form, ohne dabei einen hyperthyreoten Effekt zu besitzen. Die Erfolge einer Behandlung mit derartigen Präparaten werden allerdings kontrovers beurteilt, besonders wegen der koronaren Nebenwirkungen.

Welche Laboruntersuchungen werden empfohlen?

Die Beurteilung des Serumcholesterins bei Störungen der Schilddrüsenfunktion ist ein in der Klinik seit Jahrzehnten gebräuchliches Vorgehen: Hohes Cholesterin spricht für Hypothyreose, niedriges für Hyperthyreose. Die Konzentration der Triglyzeride zeigt dagegen keine diagnostisch verwertbaren Veränderungen.

Labordiagnostisch finden sich in der Lipoproteinelektrophorese eine ausgeprägte β-Bande und eine deutliche LDL-Cholesterinerhöhung, die dem Typ IIa der primären Hyperlipoproteinämie entspricht. In einzelnen Fällen kommt jedoch auch ein milchiges Serum mit einem Muster vom Typ IIb vor.

Zu wenig Beachtung finden latente Hypothyreosen als gravierender Faktor der Hyper- und Dyslipoproteinämie. Bei jeder Hyper- und Dyslipoproteinämie sollten deshalb die Schilddrüsenhormone zu Beginn einer Behandlung bestimmt werden (➤ Kap. 14).

Nierenerkrankungen

Pathogenese

Sowohl im Tierexperiment als auch beim Menschen wurde ein verzögerter Abbau von LDL, IDL und VLDL beobachtet, sodass sich neben dem Typ IIa auch das Bild einer Typ-IV-Hyperlipoproteinämie entwickeln kann.

Die Tatsache, dass bei Patienten mit chronischer Niereninsuffizienz ebenfalls Hyper- und Dyslipoproteinämien vorkommen, spricht für einen regulatorischen Einfluss der Niere auf den Lipoproteinumsatz. Dies umso mehr, als die beschriebenen Veränderungen nach Nierentransplantation teilweise reversibel sind.

Welche Laboruntersuchungen werden empfohlen?

Neben Proteinurie, Hypoproteinämie und Ödembildung gehört die Hyperlipoproteinämie zu den vier Kardinalsymptomen des **nephrotischen Syndroms**. Bei dieser Erkrankung ist demnach eine Hyperlipidämie obligatorisch.

Sinkt das Albumin im Serum unter 15 g/L ab, kommt es zu einem starken Anstieg von Triglyzeriden und/oder Cholesterin („Lipämie"). Gleichzeitig können bei massiver Proteinurie im Harnsediment doppelbrechende Cholesterinkristalle nachgewiesen werden („Lipurie"). Damit wird die enge Korrelation zwischen Albumin- und Lipidgehalt im Blut dokumentiert. Dennoch muss betont werden, dass bei einer Hypoproteinämie nichtrenalen Ursprungs, z.B. bei der exsudativen Enteropathie, keine Hyperlipidämie beobachtet wird.

Lebererkrankungen

Die Leber ist das zentrale Organ im Stoffwechsel der Lipide und Lipoproteine. So verwundert es nicht, dass es bei fast allen Erkrankungen der Leber zu Störungen des Lipidstoffwechsels – allerdings in unterschiedlichem Ausmaß – kommen kann. Die Vielfalt der möglichen Noxen sowie das Zusammenwirken von metabolischen und hormonalen Faktoren am Erfolgsorgan Leber führen zu einer höchst differenten Ausprägung von Hyper- und Dyslipoproteinämien, die hier nicht in allen Details dargestellt werden können.

Die wichtigsten Krankheiten der Leber, bei denen eine sekundäre Hyperlipoproteinämie beobachtet wird, sind

- akute und chronische Hepatitis,
- primäre biliäre Zirrhose,
- intra- und extrahepatische Cholestase.

Diese drei Gruppen unterscheiden sich nicht nur in der Höhe der Lipidkonzentrationen, sondern weisen auch deutlich veränderte, teilweise atypische Lipoproteinmuster auf. Daher sollte eine differenzierte Lipoproteinanalytik eingesetzt werden.

Welche Laboruntersuchungen werden empfohlen?

Labordiagnostisch kommt es bei der **akuten Hepatitis** in der Hälfte der Fälle zu einem mäßigen Anstieg von Cholesterin und Triglyzeriden im Serum. Die Lipoproteinelektrophorese ist dabei charakterisiert durch ein völliges Fehlen der α-Bande (HDL) und durch ein Konfluieren von β- und Prä-β-Bande. Die Aktivität der LCAT ist vermindert, wodurch sich die absolute und relative Erniedrigung der Cholesterinester erklärt. Diese Veränderungen normalisieren sich bei unkompliziertem Verlauf der Hepatitis parallel zu anderen klinisch-chemischen Befunden, z.B. Bilirubin und Transaminasen.

Im Gegensatz dazu persistiert eine Hyperlipoproteinämie bei allen Formen der **chronischen Hepatitis**, wobei natürlich auch die Einflüsse einer medikamentösen Dauertherapie zu berücksichtigen sind.

Eine Sonderform der Hyperlipoproteinämie kommt bei der **primären biliären Zirrhose** vor, die mit einer starken Hypercholesterinämie bei nur geringer Hypertriglyzeridämie einhergeht. Interessanterweise sind die Phospholipide des Serums meist stärker erhöht als das Cholesterin. Es können Cholesterinkonzentrationen bis 52 mmol/L (2000 mg/dL) beobachtet werden. Zusätzlich ist bei primärer biliärer Zirrhose der enterohepatische Kreislauf der Gallensäuren schwer gestört. Man findet im Serum eine signifikante Erhöhung freier und konjugierter Gallensäuren, deren Ablagerung in der Haut für den quälenden Juckreiz verantwortlich sein soll. Durch orale Behandlung mit dem Anionenaustauscher Colestyramin können Gallensäuren entzogen und damit ein Teil der Symptome beseitigt werden.

Eine nicht so stark ausgeprägte, aber im Prinzip ähnliche Konstellation der Serumlipide zeigen alle **Cholestasen**, d.h. Krankheiten mit intra- oder extrahepatischem Verschluss der Gallenwege. Neben den oben beschriebenen Lipidveränderungen wurde mittels Ultrazentrifuge das Vorkommen eines abnormen Lipoproteins (Lipoprotein X = Lp-X) nachgewiesen. Das Lp-X unterscheidet sich physikochemisch und immunchemisch von den normalen Lipoproteinen und zeichnet sich durch seinen hohen Gehalt an Phospholipiden und freiem Cholesterin aus. Mit einer speziellen Elektrophoresetechnik kann das Lp-X als kathodisch wandernde Bande dargestellt werden. Im üblichen Agarosegel zeigt das Lp-X eine β-Beweglichkeit, kann also eine Erhöhung von LDL vortäuschen. Im Gegensatz zu dem im LDL transportierten Cholesterin übt das Lp-X keine Feedback-Hemmung auf die HMG-CoA-Reduktase aus. Lp-X wird bei der Bestimmung mit den direkten homogenen Assays zur Bestimmung von HDL- und LDL-Cholesterin weitgehend nicht mit erfasst.

Interessanterweise weisen etwa 50% aller Neugeborenen während des ersten Lebensjahrs einen positiven Lp-X-Test im Serum auf, obwohl keine Cholestase oder sonstige Affektion der Gallenwege objektivierbar ist. Immerhin erlaubt die quantitative Bestimmung des Lp-X den Nachweis einer angeborenen Gallengangsatresie. Auch bei Erwachsenen kann die Bestimmung des Lp-X in der Differenzialdiagnose des Ikterus hilfreich sein – die klinisch bedeutsame Unterscheidung zwischen extra- und intrahepatischer Cholestase ist jedoch nicht möglich.

Gesteigerter Alkoholkonsum

Pathogenese

Der Abbau des Ethanols findet ausschließlich in der Leber statt und führt über das hochtoxische Zwischenprodukt Acetaldehyd zur Essigsäure, die in den Acetyl-CoA-Pool übergeht. Da ein großer Teil der hepatischen Oxidationskapazität für den Ethanolabbau benötigt wird, kommt es zu einer deutlichen Hemmung der Fettsäureoxidation. Bei gleichzeitig gesteigerter Fettgewebslipolyse ist der Influx der freien Fettsäuren in die Leber erhöht, wo ein NADH-bedingter Anstieg des α-Glycerophosphats zu einer vermehrten Fettsäure-Reveresterung führt. In der Bilanz ergibt sich eine massive Zunahme von Triglyzeriden in der Leber bei gleichzeitiger acetaldehydbedingter Hemmung der Apolipoproteinsynthese. Als histologisches Korrelat liegt das Vollbild der alkoholischen Fettleber vor.

Im alkoholfreien Intervall nimmt die Leber die Protein- und Apolipoproteinsynthese wieder auf und entledigt sich der akkumulierten Triglyzeride durch eine gesteigerte VLDL-Sekretion. Damit erklärt sich der Anstieg der Triglyzeride, der besonders im Nüchternserum von Personen mit regelmäßigem Alkoholkonsum zwischen 20 und 50 g pro Tag zu beobachten ist. Dieser Effekt wird noch verstärkt durch eine alkoholinduzierte Hemmung der Lipoproteinlipase, sodass es bei Zufuhr exogener Triglyzeride zur verzögerten Elimination von Chylomikronen kommt (Typ V nach Fredrickson).

Ungeklärt ist bislang die Pathobiochemie des **Zieve-Syndroms,** eines mit Hyperlipidämie, hämolytischer Anämie und Ikterus einhergehenden Krankheitsbildes. Zweifellos bestehen hier Beziehungen zur sog. Alkoholhepatitis, die sich bei genetisch prädisponierten Individuen entwickelt.

Welche Laboruntersuchungen werden empfohlen?

Labordiagnostisch findet man eine Erhöhung von Triglyzeriden und HDL-Cholesterin.

Pankreatitis

Auch bei diesem Krankheitsbild steht regelmäßiger Alkoholabusus an erster Stelle der ätiologischen Faktoren, ohne dass der pathobiochemische Ablauf bisher geklärt ist. Wie bei den primären Hyperlipoproteinämien (➤ Kap. 13.1.2) bereits erwähnt, kann es besonders bei den Typen I, IV und V zu „abdominellen Krisen", d.h. Oberbauchkoliken, kommen. Bei solchen Patienten findet man Leber und Milz meist palpatorisch vergrößert, hervorgerufen durch Triglyzerideinlagerungen in diesen Organen.

Pathogenese

Ursache der meisten Symptome ist eine Störung der Mikrozirkulation aufgrund einer ausgeprägt erhöhten Plasmaviskosität durch die Chylomikronen. Die Plasmaviskosität bestimmt die Blutfließeigenschaften in den kleinsten Blutgefäßen und Kapillaren. Die Kapselspannung von Leber und Milz wird durch Überladung des retikuloendothelialen Systems mit Chylomikronen verursacht.

Welche Laboruntersuchungen werden empfohlen?

Das Fehlen eines Aktivitätsanstiegs von Amylase und Lipase im Serum erlaubt es, die abdominellen Krisen von einer echten Pankreatitis mit sekundärer Hyperlipoproteinämie (meist vom Typ V) abzugrenzen. Gleichzeitig sind die Aktivitäten der Lipoproteinlipase und der hepatischen Triglyzeridlipase im Serum vermindert. Die Angaben über die klinische Häufigkeit dieser Veränderungen bei akuter Pankreatitis schwanken allerdings zwischen 5 und 50%.

Medikamente

Eine Vielzahl von Medikamenten können unerwünschte Nebenwirkungen im Sinne einer sekundären Hyperlipoproteinämie erzeugen (➤ Tab. 13-6). Als wichtigste sind zu nennen Glukokortikoide, orale Antikonzeptiva, Diuretika und β-Blocker.

Die Frage, inwieweit unter Dauertherapie mit diesen Medikamenten das atherogene Risiko gesteigert wird, ist noch umstritten. In jedem Fall ist der Beipackzettel zu befragen, inwieweit das jeweilige Medikament den Lipidstoffwechsel beeinflusst.

Hyperlipidämie bei seltenen Krankheitsbildern

Zweifellos entfällt auf die oben aufgeführten Krankheiten der überwiegende Teil der sekundären Hyperlipoproteinämien, die in Klinik und ambulanter Praxis beobachtet werden. Dennoch sollen abschließend noch kurz diejenigen Erkrankungen aufgeführt werden, bei denen eine Erhöhung einer oder mehrerer Lipidfraktionen im Serum beschrieben worden ist. Hierzu gehört die **Glykogenspeicherkrankheit** (v. Gierke), die in der Regel mit einer Hyperlipidämie Typ IV einhergeht. Wegen des Glukose-6-Phosphatase-Mangels steht im Gewebe – ähnlich wie beim Insulinmangel – zu wenig Glukose zur Verfügung, was zu einer gesteigerten Lipolyse, einem Anstieg der freien Fettsäuren im Serum und einer Triglyzeridbildung in der Leber führt.

Auf einer bis heute unbekannten Stoffwechselstörung der Leber sollen die bei hepatischer **Porphyrie** und **Hämochromatose** beschriebenen Hyperlipidämien beruhen.

Tab. 13-6 Wirkung verschiedener Medikamente auf den Lipoproteinstoffwechsel.

Medikament	LDL	HDL	Triglyzeride
ACE-Hemmer	n	n	n
Acitretin			↑
Amiodaron	↑		
Androgene	↑	↓	↓
β-Blocker (mit ISA)	n		n
β-Blocker (ohne ISA)		↓	↑
Chlorpromazin	↑		
Chlorthalidon	↑		↑
Ciclosporin A	↑		
Cimetidin			↑
Furosemid		↓	↑
Gestagene	↑	(↓)	↓
Indapamid	↑		↑
Interferon			↑
Isotretinoin			↑
Kalziumantagonisten	n	n	n – ↑
Kortikosteroide	↑		↑
Methyldopa		↓	
Östrogene	↑ ↓	↑	↑
Phenothiazine		↓	
Piretanid	↑		↑
Spironolacton			↑
Tamoxifen		↓	↑
Thiazide	↑	↓	↓

ISA = intrinsische sympathische Aktivität, n = keine Beeinflussung; ↑ = erhöhte Werte, ↓ = erniedrigte Werte, (↓) = fakultativ erniedrigte Werte.

Anomalien im Eiweißstoffwechsel sind die Ursachen für die Lipiderhöhungen, die bei **multiplem Myelom** und **Makroglobulinämie** beschrieben wurden. Es wird angenommen, dass diese in abnormer Menge vorliegenden Proteine entweder als Lipid-Carrier dienen oder durch Komplexbildung mit den physiologischen Lipoproteinen deren Elimination aus der Blutbahn hemmen.

Auch bei der **idiopathischen Hyperkalzämie** des Kindes wurden mehrfach Hyperlipidämien bzw. Hypercholesterinämien beobachtet, ohne dass allerdings eine pathobiochemische Deutung möglich wäre. Dies gilt auch für die **progressive Muskeldystrophie,** bei der die Triglyzeride und freien Fettsäuren im Serum erhöht, die Phospholipide und das Cholesterin dagegen erniedrigt sind.

Schwangerschaft

Im Verlauf einer Gravidität, besonders im zweiten und dritten Trimenon, kommt es regelmäßig zu einer Erhöhung aller Serumlipidfraktionen. Am Ende der Schwangerschaft sind die Triglyzeride meist über das Zweifache des Wertes von Nichtschwangeren erhöht, die Phospholipide und das Cholesterin erreichen etwa das 1,5fache des Normalbereichs. Nach der Geburt erfolgt innerhalb weniger Tage ein Abfall der erhöhten Lipidwerte mit völliger Normalisierung nach einigen Wochen.

Neuere Untersuchungen haben gezeigt, dass der Cholesterinanstieg in erster Linie auf einem Anstieg des HDL-Cholesterins beruht, das ab der 20. Schwangerschaftswoche auf einem hohen Plateau bleibt. Entsprechend findet sich im zweiten und dritten Trimenon ein signifikant erniedrigter LDL/HDL-Quotient.

13.2 Hypolipoproteinämien

13.2.1 Primäre Hypolipoproteinämien

Unter der Bezeichnung „primäre Hypolipoproteinämien" werden alle diejenigen Krankheitsformen zusammengefasst, bei denen ein genetischer Defekt zugrunde liegt oder für die eine exogene Ursache mit unbekanntem Auslösemechanismus infrage kommt. Dem klinisch-chemischen Befund einer Hypolipoproteinämie sollte in Klinik und Praxis künftig mehr Beachtung geschenkt werden, selbst wenn sich daraus keine unmittelbaren therapeutischen Konsequenzen ergeben.

Abetalipoproteinämie (Bassen-Kornzweig-Syndrom)

Pathogenese

Bei dieser sehr seltenen Erkrankung steht die mangelnde Chylomikronenbildung im Darm im Vordergrund der Erkrankung. Daher werden weder Lipide noch essenzielle Fettsäuren und fettlösliche Vitamine resorbiert. Gleichzeitig ist die Sekretion endogener VLDL-Triglyzeride blockiert: Dies führt zur Entwicklung einer Fettleber, jedoch ohne Anstieg der Triglyzeride im Blut bei Kohlenhydratbelastung. Der Lipid- und Lipoproteinmangel führt schließlich zu Störungen im Aufbau von Erythrozytenmembranen und Markschäden im Zentralnervensystem.

Diesen Störungen liegt einerseits offenbar ein absoluter Synthesedefekt für das Apolipoprotein B-48 in der Darmmukosa bzw. das Apolipoprotein B-100 in der Leber zugrunde. Andererseits kann auch durch das Fehlen des mikrosomalen Transferproteins in der Leber und im Intestinaltrakt das Apolipoprotein B nicht an Lipide gekoppelt werden, sodass kein VLDL- und LDL-Cholesterin entstehen kann. Eine gestörte Bildung des LDL-Partikels („assembly") ist somit möglicherweise die Ursache der häufigeren **familiären Hypobetalipoproteinämie,** die von Fredrickson als distinkte genetische Krankheit mit niedrigen LDL, aber normalen VLDL und HDL abgegrenzt wird.

Klinische Symptomatik

Klinische Leitsymptome sind Steatorrhö, Verlust der Muskelkraft, neurologische Ausfallerscheinungen, Nystagmus, Retinitis pigmentosa und Gerinnungsstörungen (Vitamin-K-Mangel). Häufig fallen Gedeihstörungen im Säuglingsalter auf, hervorgerufen durch eine Fettverdauungsstörung mit chronischem Durchfall. Meist noch im Kindesalter treten neurologische Probleme wie Bewegungsstörungen und Muskelschwäche hinzu, typischerweise im zweiten Lebensjahrzehnt folgt eine Retinitis pigmentosa.

Welche Laboruntersuchungen werden empfohlen?

Labormessgrößen sind Cholesterin, Triglyzeride, LDL-Cholesterin und Apo B-100 sowie eventuell auch Apo B-48.

Im Differenzialblutbild zeigen 50–70% der Erythrozyten die typische Stechapfelform („Akanthozytose"). Im Blut imponiert zunächst die extreme Erniedrigung der Lipidkonzentration von Cholesterin unter 0,78 mmol/L (< 20 mg/dL). Ebenso sind die Triglyzeride deutlich erniedrigt. Durch die weiterführende Lipoproteinanalytik wird die totale Abwesenheit Apo-B-haltiger Lipoproteine (LDL, VLDL) objektiviert.

Therapie

Ein Fortschreiten der Erkrankung kann durch hoch dosierte Gaben von Vitamin A und E verhindert werden.

Dyslipoproteinämien mit niedriger Konzentration der HDL

Erniedrigtes HDL-Cholesterin (< 1,0 mmol/L; < 40 mg/dL nach Empfehlungen der NCEP-Guidelines) ist ein bedeutsamer Risikofaktor für die Entwicklung einer koronaren Herzkrankheit. Eine isolierte Verminderung der HDL kommt selten vor. Niedriges HDL-Cholesterin findet man oft gemeinsam mit hohen Triglyzeriden.

Es ist daher denkbar, dass der epidemiologisch gefundene Zusammenhang zwischen niedrigen HDL und erhöhtem KHK-Risiko auf eine komplexe atherogene Stoffwechsellage hinweist, die unter anderem durch Hyperinsulinismus, hohe Triglyzeride und die Akkumulation kleiner, dichter LDL gekennzeichnet ist.

Pathogenese

Bei einer kleinen Anzahl von Patienten mit niedrigem HDL-Cholesterin sind Mutationen des Gens für Apo A-I, A-IV und C-III für eine verminderte Produktion oder einen verstärkten Katabolismus der HDL verantwortlich. In Abhängigkeit von der Art des Defekts in Apolipoprotein-Genen kann das Atheroskleroserisiko erhöht sein.

Homozygote Defekte im Gen der Lezithin-Cholesterin-Acyltransferase (LCAT) gehen ebenfalls mit niedrigem HDL einher. LCAT ist das Schlüsselenzym für die Veresterung von freiem Cholesterin zu Cholesterinester. Die Bildung von Cholesterinestern ist eine Voraussetzung für die Aufnahme von Cholesterin in den Kern der HDL-Partikel. Der komplette Defekt der katalytischen Aktivität der LCAT führt zur klassischen **LCAT-Defizienz**, die klinisch durch Korneatrübungen, Proteinurie und Niereninsuffizienz sowie durch hämolytische Anämie auffällt. Die partielle Defizienz, Cholesterin in HDL zu verestern (d.h. erhaltene Veresterung von Cholesterin in VLDL und LDL), führt zur **Fischaugenkrankheit** („fish-eye disease"), bei der die Patienten nur Korneatrübungen präsentieren. Entsprechend ist bei klassischer LCAT-Defizienz das Verhältnis von Cholesterinestern/Gesamtcholesterin (normalerweise 70–80%) stark erniedrigt und bei der Fischaugenkrankheit normal.

Es ist nicht ganz klar, ob LCAT-Mangel das Atheroskleroserisiko erhöht.

Klinische Symptomatik

Leitsymptome sind Korneatrübungen und/oder Xanthelasmen, Proteinurie und Niereninsuffizienz sowie eine hämolytische Anämie.

Welche Laboruntersuchungen werden empfohlen?

Labormessgrößen sind:
- Cholesterin,
- Triglyzeride,
- HDL-Cholesterin,
- Apo A-I,
- LCAT,
- verestertes und freies Cholesterin im Plasma (> 3: 1),
- bei weiterem klinischem Verdacht: Apo A-IV und Apo C-III.

Ausgehend von einem erniedrigtem HDL-Cholesterinwert sind in der Regel normale bis erhöhte Triglyzeridwerte bei erniedrigtem Apo A-I und/oder erniedrigter LCAT-Aktivität zu beobachten. Auch eine Erniedrigung von Apo A-IV und/oder Apo C-III kann zu den niedrigen HDL-Werten führen. Das Gesamtcholesterin ist in seiner Konzentration variabel.

Analphalipoproteinämie (Tangier-Disease)

Dieses Krankheitsbild wurde von Fredrickson 1961 erstmals beschrieben und nach Tangier Island (Virginia) benannt, wo die Patienten beheimatet waren. Inzwischen sind über 100 derartige Fälle in der Literatur bekannt.

Pathogenese

Pathobiochemisch wird die Tangier-Krankheit verursacht durch eine Mutation im Gen des „ATP-binding cassette transporter I" (ABC1). Diese führen zu einem Defekt im Apolipoprotein-vermittelten Efflux von Cholesterin und Phosphatidylcholin aus den sog. Tangier-Zellen. Es handelt sich dabei um eine Fehlregulation in der Synthese und Lipidierung von Apolipoprotein A-I. Freies Apo A-I wird schneller katabolisiert als HDL-gebundenes, was die niedrigen Spiegel von Apo A-I erklären könnte. Das Apo A-I liegt im Serum dieser Patienten unter 10 mg/L, d.h. bei 0,5–1% der normalen Konzentration. Im Dichtebereich d = 1,21 g/mL findet sich dagegen ein atypisches HDL, das nur Apo A-II, Cholesterin und Phospholipide enthält. Das Fehlen der C-Apolipoproteine macht sich in einem gestörten VLDL-Abbau bemerkbar.

Als Folge der Analphalipoproteinämie kommt es zu einer Speicherung von Cholesterinestern. Sie wird erklärt durch einen abweichenden Stoffwechselweg der Chylomikronen-Oberflächenremnants, die sich mit Cholesterinestern beladen und von Makrophagen aufgenommen werden. Die Frage, warum trotz kompletter Abwesenheit normaler HDL die Tangier-Krankheit nicht mit einer generalisierten Arteriosklerose einhergeht, kann heute noch nicht eindeutig beantwortet werden.

Neben der Tangier-Krankheit gibt es noch **weitere familiäre Hypoalphalipoproteinämien,** die auf einer verminderten Biosynthese und/oder einem erhöhten Abbau von HDL-Lipoproteinen beruhen, ohne dass die biochemische Ursache dafür bekannt ist. Der Verdacht auf eine derartige Krankheit muss in allen Fällen mit einem HDL-Cholesterin < 0,65 mmol/L (< 25 mg/dL) geäußert und durch Familienuntersuchungen erhärtet werden.

Klinische Symptomatik

Leitsymptome der Erkrankung sind vergrößerte, orangerote Tonsillen besonders im Kindesalter. Wenn diese Symptome übersehen werden und die Tonsillen entfernt sind, stehen im Erwachsenenalter schwere periphere Neuropathien sowie Hepato- und/oder Splenomegalie im Vordergrund.

Welche Laboruntersuchungen werden empfohlen?

Erforderlich sind Cholesterin, Triglyzeride, HDL-Cholesterin und Apo A-I.

Es fällt ein erniedrigtes Cholesterin < 2,59 mmol/L (< 100 mg/dL) bei normalen oder sogar erhöhten Triglyzeriden auf.

Die Lipoproteine hoher Dichte (HDL) sind fast völlig verschwunden, die beiden anderen Lipoproteine (VLDL, LDL) zeigen eine geänderte chemische Zusammensetzung. Interessant erscheint die Ablagerung von Cholesterinestern in vielen Organen, besonders in den Makrophagen von Tonsillen, Lymphknoten, Leber, Milz und rektaler Schleimhaut.

13.2.2 Sekundäre Hypolipoproteinämien

Im Gegensatz zu den oben genannten seltenen Hypolipoproteinämien auf genetischer Basis sind sekundäre symptomatische Formen wesentlich häufiger. Bei Erniedrigung der Lipide unter die aufgeführten Referenzbereiche ist differenzialdiagnostisch an eine der nachfolgenden Möglichkeiten zu denken:

- Maldigestion und Malabsorption,
- exsudative Gastroenteropathie,
- Hyperthyreose,
- Leberinsuffizienz,
- Polytrauma,
- Sepsis,
- Karzinom.

Maldigestion und Malabsorption

Hierbei liegt die Ursache in einer chronisch verminderten Aufnahme von Nahrungsfetten. Leitsymptom ist die vermehrte Fettausscheidung im Stuhl (Steatorrhö). Durch eine mehrfache quantitative Lipidbestimmung in den meist fahlgelben, fettglänzenden Stühlen lässt sich nachweisen, ob die Fettausscheidung den oberen Referenzwert von 8 mmol/Tag (7,0 g/Tag) überschreitet.

Als weitere klinisch-chemische Symptome sind die erniedrigten Serumtriglyzeride sowie ein niedriges Serumkalzium zu erwähnen.

Ursächlich kommen Erkrankungen des Pankreas und Magen-Darm-Trakts infrage und besonders Veränderungen der Darmmukosa bei Sprue und Zöliakie.

Exsudative Gastroenteropathie

Bei diesen Patienten findet sich ein gesteigerter Proteinverlust in den Darm, der auch die Lipoproteine betrifft. Es kommt nicht nur zur Hypoproteinämie, sondern auch zu einer Hypolipidämie mit Verminderung aller Lipoproteinfraktionen im Serum.

Hyperthyreose

Eine Überfunktion der Schilddrüse ist in der Regel durch eine Erniedrigung des Cholesterins bzw. der LDL-Lipoproteine charakterisiert. Ursache ist ein gesteigerter Katabolismus der LDL, der zu einer vermehrten Cholesterinausscheidung mit der Galle führt. Darüber hinaus wurde bei Hyperthyreose ein atypisches, proteinreiches, cholesterinarmes Lipoprotein mit α-Mobilität nachgewiesen, d.h., es liegt eine Dyslipoproteinämie in der HDL-Fraktion vor.

Leberinsuffizienz

Hier liegt die Ursache in einer verminderten Syntheseleistung der Leber, wobei alle Lipoproteinfraktionen gleichmäßig betroffen sind.

Das totale Verschwinden der Cholesterinester im Serum („Estersturz“ nach Thannhauser) bei fulminanter Hepatitis bzw. Leberkoma beruht auf einer gestörten Synthese des Sekretenzyms Lezithin-Cholesterin-Acyltransferase (LCAT), das eine Rolle für die intravasale Veresterung des freien Cholesterins spielt.

Polytrauma, Sepsis und Karzinom

In den letzten Jahren mehren sich Mitteilungen, die eine Erniedrigung der Lipide und Lipoproteine bei Schwerverletzten sowie bei Patienten nach größeren operativen Eingriffen und Myokardinfarkten beschreiben. Selbstverständlich ist hier in erster Linie ein größerer Blutverlust bzw. eine Hämodilution durch Plasmaexpander ursächlich in Betracht zu ziehen. Aber auch nach Korrektur über den Hämatokrit ergibt sich bei diesen Patienten ein signifikanter Abfall von Cholesterin und Phospholipiden, im Initialstadium auch der Triglyzeride. Entsprechend ist die LDL-Cholesterinkonzentration hochsignifikant vermindert und steigt im Verlauf der postoperativen Heilung teilweise in den Referenzbereich an. Ähnliche Befunde wurden für die grampositive Sepsis und für schwere Verlaufsformen der Tuberkulose berichtet. Im Rahmen akuter Herz-Kreislauf-Ereignisse abgenommene Lipid- und Lipoproteinwerte sind daher **nicht** verwertbar! Eine schlüssige kausale pathobiochemische Erklärung dieser Befunde steht immer noch aus. Es ist daran zu denken, dass das im LDL transportierte Cholesterin und Phospholipid für den Aufbau von Membranen im traumatisierten bzw. regenerierenden Gewebe verwendet wird. Damit ergäbe sich auch eine Parallele zu der häufig beschriebenen Hypolipoproteinämie bei Karzinompatienten. Das niedrige Serumcholesterin wäre also nicht Ursache, wie häufig angenommen wird, sondern Konsequenz des malignen Wachstums. Aber auch die De-novo-Synthese von Lipiden und Apolipoproteinen in der Leber ist in der postakuten Phase deutlich vermindert, wie Tierexperimente zeigen konnten.

13.3 Lysosomale Speicherkrankheiten

Vor allem neurologische Störungen bei Kleinkindern und Jugendlichen müssen den Verdacht auf die hereditären Lipidspeicherkrankheiten lenken. Beim Morbus Fabry können zuerst die Angiokeratome auffallen, beim Typ B der Niemann-Pick-Erkrankung die Hepatosplenomegalie und beim Morbus Farber der Gelenkbefall.

Pathogenese

Lysosomale Speicherkrankheiten („Lipidosen") beruhen auf Defekten hochspezialisierter lysosomaler Enzyme für den Abbau von Phospho- oder Sphingolipiden. Da diese vor allem in Membranen und im Nervengewebe vorkommen, kommt es zur pathologischen Akkumulationen mit Funktionsausfällen in verschiedenen Organen, unter denen vor allem das Nervengewebe betroffen ist.

Klassifikation

Zu den bekanntesten Lipidspeicherkranheiten sowie deren zugrunde liegenden Enzymdefekten und anderen Charakteristika ➤ Tab. 13-7.

Klinische Symptomatik

Für die neurologischen Funktionsausfälle ist bedeutsam, ob die Nervenzellen (graue Substanz) oder die Myelinscheiden (weiße Substanz) betroffen sind. Da Glukozerebroside und Ganglioside vor allem in Synapsen vorkommen, treten als Leitsymptome frühzeitiger geistiger Verfall, Blindheit nach Retinadegeneration und epileptische Anfälle auf. Ceramide und Sulfatide werden vermehrt in Myelinscheiden gefunden. Charakteristisch für deren Speicherung sind daher Störungen der langen Nervenbahnen mit Spastik, Rigidität und Ataxie.

Tab. 13-7 Lysosomale Lipidspeicherkrankheiten, ihre genetischen Ursachen und Manifestationsformen.

Krankheit	Defektes Enzym	Akkumuliertes Phosphatid (||: Position des Spaltungsdefekts)	Erbgang, Häufigkeit	Manifestationsformen, betroffene Organe
Morbus Niemann-Pick	Lysosomale Sphingomyelinase	Cer-||-PCh	3 Mutationen, gehäuft bei Aschkenasim	Typ A: Sphingomyelinasemangel, (Hirn, fatal) Typ B: andere Defekte (Hepatosplenomegalie)
Morbus Gaucher	β-Glukosidase	Cer-||-Glu	Autosomal-rezessiv, 1:10 000	Typ I: (Hepatosplenomegalie) Typ II: (Hirn, fatal)
Metachromatische Leukodystrophie (MLD)	Lysosomale Arylsulfatidase-A	Cer-Gal-||-OSO_3	Autosomal-rezessiv, 1:10 0000	Alle Dekaden und Schweregrade, betrifft v.a. Myelinspeicher in weißer ZNS-Substanz
Angiokeratoma corporis diffusum (Fabry)	Lysosomale α-Galaktosidase	Cer-Glu-Gal-||-Gal	X-chromosomal-rezessiv, 1:40 000	Charakteristisch: Haut und Kornea, juvenil, Tod in 5. und 6. Dekade an Ausfällen von Herz, Nieren und Gehirn
G_{M2}-Gangliosidosen (Tay-Sachs = Typ I, Sandhoff = Typ II)	Lysosomale β-N-Acetyl-Hexosaminidase	Cer-Glu-Gal-||-NacGal | NANA	Autosomal-rezessiv, Tay-Sachs 1:20 000	α- (Tay-Sachs) und β-Ketten-Defekte (Hirn, Retina, meist infantil und fatal)
G_{M1}-Gangliosidosen (Norman-Landing = Typ I, Derry = Typ II, chronische Form = Typ III)	Lysosomale β-Galaktosidase	Cer Glu-Gal-NacGal-||-Gal | NANA	Autosomal-rezessiv	Typ I: infantil (Hirn, fatal), Typ II: juvenil (Hirn, fatal), Typ III: adult (Hirn)
Morbus Farber	Lysosomale saure Ceraminidase	Cer -||- > Sphingosin + Fettsäure	Autosomal-rezessiv, sehr selten	Gelenke
Leukodystrophie Typ Krabbe	Galaktosylceramid-β-Galaktosidase	Cer-||-Gal	Autosomal-rezessiv, selten	Hirn (meist infantil, schnell fatal)
Cholesterinester(CE)-Speicherkrankheit und Wolman-Krankheit	Lysosomale saure Lipase; bei Restaktivität → CE-Speicherung	• Phänotyp: CE-Speicherung • Phänotyp: Triglyzeridspeicherung (Wolman)	Autosomal-rezessiv, selten	Wolman: Nierenverkalkung, Hepatosplenomegalie CE: nur Hepatosplenomegalie
Phytansäure-Speicherkrankheit (Refsum)	Phytanoyl-CoA-Hydroxylase: mangelhafte α-Oxidation der Phytansäure	Phytansäure (3,7,11,15-Tetramethyl-hexadekansäure)	Autosomal-rezessiv, selten	Ab 2. Dekade Retinitis pigmentosa, Polyneuropathie

Tab. 13-8 Labormedizinische Diagnostik und Therapieprinzipien bei Lipidspeicherkrankheiten.

Krankheit	Biochemische Untersuchungen	Therapie
Morbus Niemann-Pick	Typ 1: Aktivität der Sphingomyelinase mit chromogenem Substrat; diverse Mutationen auf Chromosom 11 Typ 2: eventuell Cholesterinveresterungsrate in Lymphozyten vermindert	Bislang nur palliative Therapie
Morbus Gaucher	Aktivität der Glukozerebrosidase aus Leukozyten oder Hautfibroblasten (20%ige Überlappung mit Kontrollpersonen); diverse Mutationen auf Chromosom 1q21	Teure Enzymersatztherapie mit guten Erfolgen, evtl. gentherapeutisch; Verlauf: Aktivität der Chitotriosidase
Metachromatische Leukodystrophie (MLD)	Aktivität der Arylsulfatidase-A unter Hemmung der Arylsulfatidase-B in Leukozyten oder Fibroblasten; Sulfatide im Urin; molekularbiologisch	Bislang nur palliative Therapie
Angiokeratoma corporis diffusum (Fabry)	Aktivität der α-Galaktosidase in Serum, Plasma, Leukozyten oder Fibroblasten; zahlreiche Mutationen auf Chromosom Xq22	Bislang nur palliative Therapie, vor allem Schmerztherapie
G_{M2}-Gangliosidosen (Tay-Sachs)	Enzymaktivitätsmuster (Hexosaminidasen) mit synthetischen Substraten aus Leukozyten oder Fibroblasten; Nachweis einer von 26 bekannten Mutationen	Bislang nur palliative Therapie
G_{M1}-Gangliosidosen		
Morbus Farber	Aktivität der sauren Ceraminidase in Leukozyten oder Fibroblasten (< 6% von Kontrollpersonen)	Bislang nur palliative Therapie
Leukodystrophie Typ Krabbe	Aktivität der Galaktosylceramid-β-Galaktosidase in Leukozyten oder Fibroblasten	Eventuell allogene hämatopoetische Stammzelltransplantation
Cholesterinester-Speicherkrankheit und Wolman-Krankheit	Pränatal: Aktivität der sauren Lipase in Amniozytenkulturen	Bislang nur palliative Therapie
Phytansäure-Speicherkrankheit (Refsum)	Phytansäurenachweis in Plasma oder Geweben	Gute Erfolge mit phytansäurearmer Diät (Vermeidung von Milchprodukten oder Fleisch von Wiederkäuern)

Welche Laboruntersuchungen werden empfohlen?

Die Diagnosen stützen sich auf die Klinik und auf biochemische Untersuchungen (➢ Tab. 13-8), die allerdings nur in spezialisierten Laboratorien durchgeführt werden können.

Verlaufskontrolle und Therapie

Da viele Lipidspeicherkrankheiten gegenwärtig nur palliativ behandelt werden können (➢ Tab. 13-8), erfolgt auch die Therapieüberwachung vor allem durch Beurteilung der klinischen Verläufe.

LITERATUR

Assmann G, Cullen P, Fruckart J-C, Greten H, Naruszewicz M, Olsson A, Paoletti R et al. Implications of emerging risk factors for therapeutic intervention. An Expert Panel Report. Nutr Metab Cardiovasc Dis 2005;15:373–81.

Aufenanger J, Zawta B. Pre-analytical aspects of lipoprotein measurement. Clin Lab 1999;45:535–46.

Executive Summary of the Third Report of the National Cholesterol Education Program (NCEP). Expert Panel on Detection, Evaluation, and Treatment of High Blood

Cholesterol in Adults (Adult Treatment Panel III). JAMA 2001;285:2486–97.

Goldstein JL, Hobbs HH, Brown MS. Familial Hypercholesterolemia. In: Scriver C, Beaudet A, Sly W, Valle D, Childs B, Kinzler K, Vogelstein B (eds.). The Metabolic and Molecular Bases of Inherited Disease, 8th edition: 2863–913. McGraw-Hill New York 2001.

Hanefeld M. Fettstoffwechselstörungen, 3. Auflage. Gustav Fischer Verlag Jena 1999.

März W, Eckardstein A von. Laboratory diagnostics of lipid disorders. Lab Med 2001;25:433–48.

Riesen W.F. Fettstoffwechsel. In: Thomas L (ed.). Labor und Diagnose, 7. Auflage, S. 171–90. TH-Books-Verl.-Ges. Frankfurt/Main 2008.

Scanu AM. Lipoprotein(a), Friedewald formula, and NCEP guidelines. National Cholesterol Education Program. Am J Cardiol 2001;87:608–9.

Schwandt P, Richter WO, Parhofer G. Handbuch der Fettstoffwechselstörungen, 3. Auflage. Schattauer Verlag Stuttgart, New York 2006.

Task Force Report: Prevention of coronary heart disease in clinical practice: Recommendations of the second joint task force of European and other societies on coronary prevention. Atherosclerosis 1998;140:199–270.

The International Task Force for the Prevention of Coronary Heart Disease. Coronary Heart Disease: Reducing the Risk. The scientific background for primary and secondary prevention of coronary heart disease. A worldwide view. Nutr Metab Cardiovasc Dis 1998;8:205–71.

Warnick G. Measurement of cholesterol and other lipoprotein constituents in the clinical laboratory. Clin Chem Lab Med 2000;38:287–300.

KAPITEL

14 Endokrine Funktionen

Petra-Maria Schumm-Draeger, Martin Bidlingmaier

14.1 Schilddrüse

14.1.1 Ein Fall zum Einstieg

Die 68 Jahre alte Patientin E. L. leidet seit 31 Jahren unter einem Diabetes mellitus Typ 1. Seit vielen Jahren ist sie mit einer intensivierten, konventionellen Insulintherapie bezüglich der Blutzuckerwerte stabil eingestellt (HbA_{1c}-Wert 6,1%). Unerklärlich treten aktuell rezidivierend Hypoglykämien auf, obwohl die bisherige Insulintherapie und Ernährungsweise sich nicht verändert haben. Darüber hinaus besteht eine Neigung zur Gewichtszunahme und zur depressiven Verstimmung und Antriebslosigkeit.

Eine ergänzende Untersuchung der Schilddrüsenfunktionsparameter beweist eine manifeste Hypothyreose mit massiv erhöhten TSH-Werten

(78 mE/L) und einem deutlich erniedrigten Wert des freien Thyroxins (fT_4: 4,5 pmol/L). Die Antikörper gegen die Schilddrüsenperoxidase (TPO-Antikörper) sind deutlich positiv (1 350 KIE/L). Die sonographische Untersuchung der Schilddrüse zeigt ein atrophisches Organ mit nahezu fehlenden Echomustern, eine „schwarze Schilddrüse". Die Diagnose einer Autoimmunthyreoiditis als Ursache der manifesten Hypothyreose und Ausschlüsse der unklaren Hypoglykämien unter Insulintherapie sind gesichert. Eine Substitutionstherapie mit Schilddrüsenhormon (Levothyroxin) wird eingeleitet.

14.1.2 Wann sind Screening-Laboruntersuchungen auf Funktion der Schilddrüse indiziert?

Die Untersuchung der Schilddrüsenfunktion ist immer indiziert

- bei allen Neugeborenen im Rahmen des Neugeborenen-Screening (➤ Kap. 3),
- wegen einer signifikant steigenden Prävalenz pathologischer Schilddrüsenveränderungen mit dem Lebensalter bei geringer Symptomatik ab dem 60. Lebensjahr sowie bei Frauen ab dem 50. Lebensjahr (hier signifikante Zunahme der Prävalenz der Autoimmunthyreoiditis),
- bei speziellen Risikogruppen mit Strumen in Jodmangelgebieten; aber auch bei Menschen mit Autoimmunendokrinopathien (z.B. Diabetes mellitus Typ 1) sind Screening-Untersuchungen zum Nachweis bzw. Ausschluss einer Autoimmunthyreoiditis und Hypothyreose dringend zu empfehlen.

Für die Funktionsdiagnostik der Schilddrüse stellt die Bestimmung des Plasma-/Serum-TSH-Wertes mit entsprechend sensitiven Labormethoden den ersten und wesentlichen Schritt einer rationellen Diagnostik dar (➤ Abb. 14-1). Wird ein TSH-Wert im Normalbereich gemessen, ist eine Schilddrüsenüber- oder -unterfunktion ausgeschlossen, abgesehen von der extrem seltenen sekundären Form einer Hyperthyreose durch ein TSH-produzierendes Hypophysenadenom. Bei erniedrigten bzw. supprimierten TSH-Spiegeln müssen die peripheren Hormone freies Thyroxin (fT_4) und freies Trijodthyronin (fT_3), bei erhöhten Werten nur fT_4 bestimmt werden. Bei erniedrigtem fT_4 besteht eine manifeste Hypothyreose, während erhöhte Werte von fT_4 und/oder fT_3 bei supprimiertem TSH für eine manifeste Hyperthyreose sprechen.

14.1.3 Hypothyreose

Ursachen

Die Hypothyreose kann folgende Ursachen haben:

- angeborene Formen der Hypothyreose,
- erworbene Formen der Hypothyreose:
  - hypothalamo-hypophysäre Erkrankungen mit Einschränkungen/Ausfall der thyreotropen Achse,
  - Autoimmunthyreoiditis,
  - Thyreoiditiden/infiltrative Erkrankungen anderer Genese,
  - iatrogene Formen: ^{131}Radiojodtherapie, perkutane Strahlentherapie, Schilddrüsenoperationen, Thyreoidektomie,

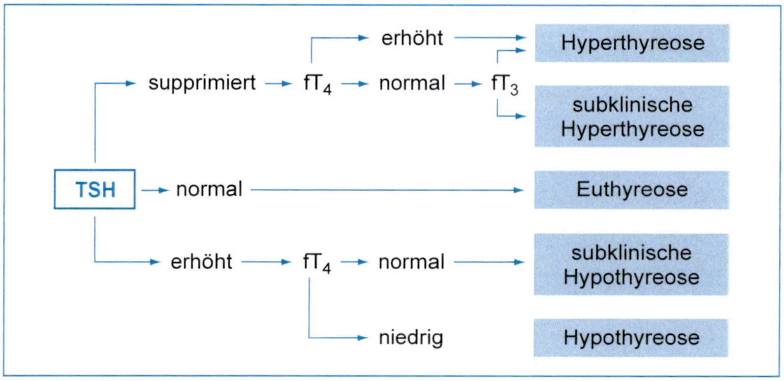

Abb. 14-1 Labordiagnostik zum Ausschluss bzw. Nachweis von Schilddrüsenfunktionsstörungen.

Hypothyreosen in Abhängigkeit von Medikamenten und Jodzufuhr: thyreostatische Therapie, Zytokine, Amiodaron, Lithium, Jod in exzessiver Dosis, Jodmangel.

Die häufigsten Ursachen für die Entwicklung einer Schilddrüsenunterfunktion sind Autoimmunprozesse der Schilddrüse. Im Vordergrund steht hier die Autoimmunthyreoiditis in ihrer hypertrophen Form (Autoimmunthyreoiditis Hashimoto) oder ihrer in Deutschland überwiegend vorkommenden atrophischen Form. Selten verläuft die Autoimmunhyperthyreose Morbus Basedow langfristig als destruktive Autoimmunthyreoiditis und führt dann auch zur Hypothyreose. Eine wichtige Form der überwiegend passager verlaufenden Hypothyreose ist die Postpartum-Thyreoiditis. Iatrogene Ursachen einer Hypothyreose sind die Schilddrüsenoperation, eine ^{131}Radiojodtherapie sowie externe Bestrahlungen im Halsbereich und die Schilddrüsenfunktion dämpfende Medikamente (antithyreoidale Medikamente, Jod in hoher Dosierung, Amiodaron, Lithium, verschiedene Zytokine).

Definition und Prävalenz

Im Gegensatz zur manifesten Hypothyreose, die durch ein erhöhtes Plasma-/Serum-TSH bei gleichzeitig erniedrigten peripheren Schilddrüsenfunktionswerten charakterisiert ist, ist die subklinische Hypothyreose durch ein isoliert erhöhtes basales Serum-TSH gekennzeichnet (TSH > 4,0 mE/L), während die peripheren Schilddrüsenfunktionswerte im Normalbereich liegen. Die Bezeichnung „milde Hypothyreose" würde diese klinisch und laborchemisch gering ausgeprägte Form der subklinischen Schilddrüsenunterfunktion besser umschreiben (➤ Abb. 14-1).

Aktuelle Daten zeigen, dass der obere Grenzwert des Serum-TSH mit 4,0 mE/L zu hoch festgelegt ist und hier eine Modifikation mit Absenkung des Serum-TSH-Wertes auf eine obere Grenze von 2,5 mE/L vorgenommen werden sollte (➤ Abb. 14-2).

Für die manifeste Hypothyreose liegt die Prävalenz mit 0,1–1,5% niedrig. Hingegen liegt die weltweite Prävalenz der subklinischen Hypothyreose zwischen 1 und 10%. Die höchsten alters- und geschlechtsspezifischen Raten werden bei älteren Frauen (Alter > 60 Jahre) mit bis zu 20% angegeben. Daten aus den USA geben die Prävalenz der subklinischen Hypothyreose bei Männern über 74 Jahren mit 16% an und damit vergleichbar hoch zu der Population gleichaltriger Frauen mit 21%. Der überwiegende Teil (75%) der Patienten weist nur geringgradig erhöhte Serum-TSH-Werte auf (5–10 mE/L), 50–80% der untersuchten Patienten haben gleichzeitig positiv nachweisbare Antikörpertiter gegen die Schilddrüsenperoxidase (TPO-Antikörper).

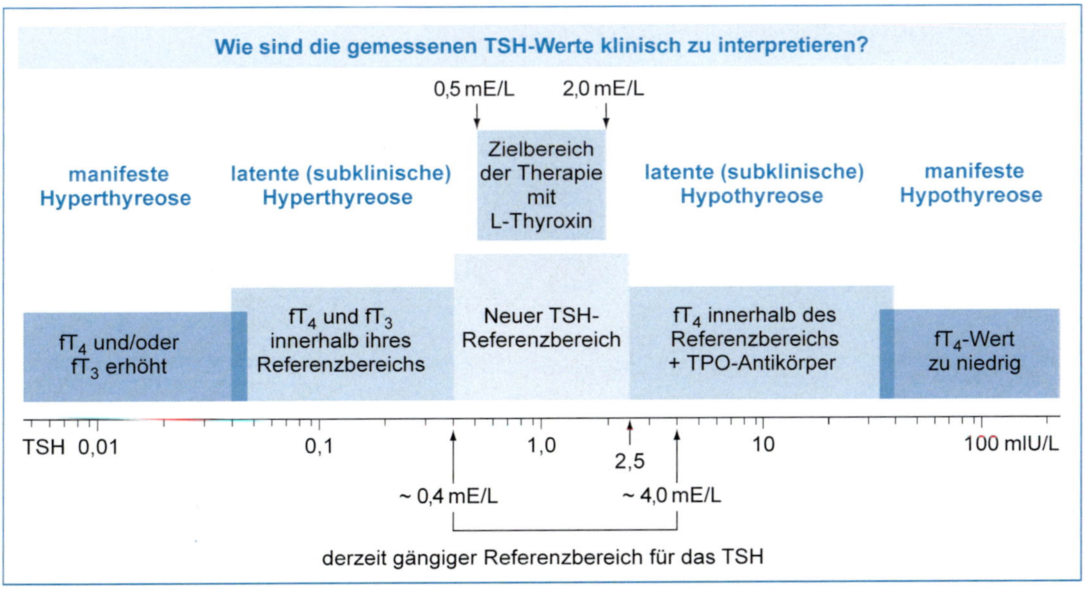

Abb. 14-2 Entscheidungsgrenzen für die Interpretation von Plasma/Serum-TSH-Werten (modifiziert nach Spencer, 2003).

Klinische Symptomatik

Bei der Hypothyreose finden sich folgende wichtige klinische Symptome:

- Müdigkeit, Antriebslosigkeit, Kräfteverfall,
- vermehrtes Frieren,
- Gewichtszunahme,
- Obstipation,
- Zyklusirregularität (unerfüllter Kinderwunsch),
- trockene Haut, Haarausfall,
- Gesichtsschwellungen,
- Verwirrtheit, Depressionen, Apathie (älterer Patient).

Wenngleich eindeutige klinische Beschwerden häufiger erst bei manifester Hypothyreose auffällig werden, sind bei genauer Befragung und Untersuchung auch schon bei der subklinischen Schilddrüsenunterfunktion klinische Auffälligkeiten erfassbar. Vor allem beim älteren Patienten (älter als 60–70 Jahre) ist eine Oligo- bis Monosymptomatik der Hypothyreose typisch, sodass hier aus klinischer Sicht die Diagnose besonders schwer zu fassen ist. Nicht selten stehen Veränderungen im Sinne des allgemeinen Alterungsprozesses im Vordergrund. Zum Beispiel finden sich oft ausschließlich eine Neigung zu depressiver Verstimmung und/oder eine Einschränkung der kognitiven Leistungen.

Welche Laboruntersuchungen werden empfohlen?

Empfohlene Diagnostik ➤ Abb. 14-3.

Bei TSH-Werten > 4 mE/L, orientiert an den bisher gültigen oberen Normalwertgrenzen, ist von einer hypothyreoten Stoffwechsellage auszugehen. Wie oben ausgeführt, ist die obere Grenze des TSH-Wertes aufgrund aktueller Daten niedriger anzusetzen (bei 2,5 mE/L) und bereits ab hier eine Hypothyreose anzunehmen. Bei pathologischem Befund des TSH muss der Wert des freien Thyroxins (fT_4) ermittelt werden; liegt dieser im Normalbereich, besteht eine **subklinische Hypothyreose**, bei erniedrigtem fT_4 besteht eine **manifeste Hypothyreose**. Die ergänzende Bestimmung des T_3 bzw. freien T_3 im Plasma/Serum ist zur Diagnose der Hypothyreose nicht notwendig, da aufgrund der selbst bei hypothyreoter Stoffwechsellage fortbestehenden Konversion von T_4 zu T_3 durchaus normale Werte des T_3 bei schon gestörter Stoffwechsellage gefunden werden und somit keine diagnostische Sicherheit mit der Bestimmung dieser Messgröße gewonnen wird. Zum Nachweis der **Autoimmunthyreoiditis** müssen positive Antikörpertiter gegen die Schilddrüsenperoxidase (TPO-Antikörper) nachgewiesen werden. Bei über 90% aller Autoimmunthyreoiditiden werden erhöhte Titer gefunden (➤ Abb. 14-3). Die

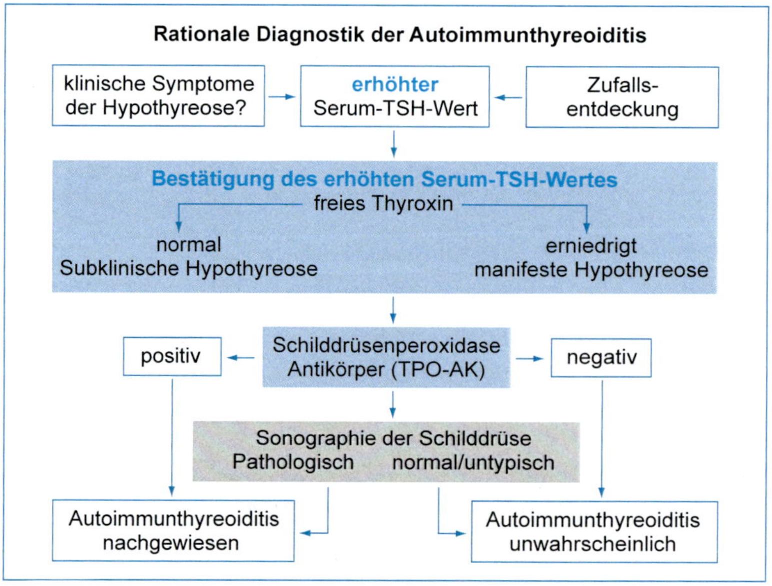

Abb. 14-3 Rationale Diagnostik der Autoimmunthyreoiditis.

Thyreoglobulin-Antikörperbestimmung spielt dagegen eine untergeordnete Rolle und ist zur Diagnose der Autoimmunthyreoiditis nicht notwendig. Differenzialdiagnostisch kann eine Autoimmunhyperthyreose Basedow durch die Bestimmung der TSH-Rezeptor-Antikörper abgegrenzt werden.

Weitergehende Untersuchungen

Ergänzend zur klinischen Untersuchung und Labordiagnostik ist eine sonographische Untersuchung der Schilddrüse durchzuführen. Bei Diagnose einer Autoimmunthyreoiditis findet sich in der Regel eine inhomogene echoarme, in fortgeschrittenen Stadien völlig echofreie „schwarze" Struktur. In Deutschland wird sonographisch überwiegend die atrophische Form der Autoimmunthyreoiditis diagnostiziert.

Bei typischer Konstellation der Labor- und sonographischen Ergebnisse ist die Diagnose der Autoimmunthyreoiditis gesichert. Eine ergänzende zytologische Untersuchung mittels einer Feinnadelpunktion der Schilddrüse in der klinischen Diagnostik ist nicht erforderlich und ergibt keine neuen Konsequenzen für die Therapieentscheidung.

14.1.4 Hyperthyreose

Eine Kasuistik

26-jährige Patientin mit Diabetes mellitus Typ 1 und sorgfältig durchgeführter Insulinpumpentherapie seit acht Jahren (HbA_{1c} 5,8%). Unklare Hyperglykämien zu unveränderter Therapieführung verunsichern die Patientin. Nachdem technische Fehler im Rahmen der Insulinpumpentherapie sowie eine mögliche Infektion oder andere Ursachen der hohen Blutzuckerwerte ausgeschlossen wurden, zeigt die Bestimmung der Schilddrüsenfunktionswerte eine manifeste Hyperthyreose mit völlig supprimiertem Serum-TSH-Wert von 0,01 mE/L bei gleichzeitig erhöhten Werten des freien Thyroxins (fT_4) und freien Trijodthyronins (fT_3). Der Nachweis der manifesten Hyperthyreose erklärt sowohl die Blutzuckerentgleisung mit Hyperglykämien als auch die klinischen Beschwerden mit Tachykardien, Schwitzen, Nervosität und unklarem Gewichtsverlust. Die ergänzende Bestimmung der TSH-Rezeptor-Antikörper (TRAK) zeigt einen deutlich erhöhten Wert mit 79 IE/L und belegt als Ursache der Schilddrüsenüberfunktion die Autoimmunthyreopathie Morbus Basedow. Die Sonographie der Schilddrüse zeigt eine diffus vergrößerte Schilddrüse (35 mL) mit deutlich verminderter inhomogener Echogenität. Bei der Patientin wird zur Stabilisierung der Hyperthyreose unmittelbar eine thyreostatische Therapie zur Hemmung der Schilddrüsenhormonsynthese eingeleitet. Mit Erreichen der euthyreoten Stoffwechsellage stabilisiert sich auch die Einstellung der Blutzuckerwerte mit den Insulindosierungen in der Insulinpumpentherapie, die vor Manifestation der Hyperthyreose ausreichend waren.

Welche Laboruntersuchungen werden empfohlen?

Sowohl bei einer Struma als auch bei den Autoimmunerkrankungen der Schilddrüse muss eine Funktionsstörung des Organs ausgeschlossen bzw. sicher nachgewiesen werden, um das therapeutische Vorgehen optimal gestalten zu können. Nach eingehender Anamnese und klinischer Untersuchung des Patienten stellt hier für die Funktionsdiagnostik der Schilddrüse die Bestimmung des Plasma-/Serum-TSH-Wertes mit einer entsprechend sensitiven Labormethode den ersten und wesentlichen Schritt einer rationellen Diagnostik dar (➤ Abb. 14-1). Wird ein Serum-TSH-Wert im Normalbereich gemessen, ist eine Schilddrüsenüberfunktion ausgeschlossen, abgesehen von der extrem seltenen sekundären Form einer Hyperthyreose durch ein TSH-produzierendes Hypophysenadenom. Bei erniedrigten bzw. supprimierten TSH-Spiegeln und erhöhten peripheren Hormonen, freiem Thyroxin (fT_4) und/oder freiem Trijodthyronin (fT_3), ist eine Hyperthyreose erwiesen. Zur weiteren Differenzialdiagnostik der Autoimmunthyreoiditis **Morbus Basedow** wird die Bestimmung der entsprechenden Autoantikörper, der TSH-Rezeptor-Antikörper (TRAK) notwendig, evtl. auch der Antikörper gegen die Schilddrüsenperoxidase (TPO-Antikörper).

Sonstige und weitergehende Untersuchungen

Die wesentliche Screening-Methode zur Ermittlung morphologischer Schilddrüsenveränderungen stellt die **Schilddrüsensonographie** dar, mit der das

Schilddrüsenvolumen sowie die Echotextur des gesamten Organs (diffuse sowie fokale, knotige Veränderungen) beurteilt werden können, einschließlich des Echomusters (z.B. Echoarmut bei Morbus Basedow).

Wenn eine Schilddrüsenfunktionsstörung mit Schilddrüsenknoten kombiniert vorliegt, muss zur weiteren Abklärung immer eine **Schilddrüsenszintigraphie** veranlasst werden. Insbesondere der Nachweis einer Schilddrüsenautonomie ist nur szintigraphisch zu führen. Die jetzt verfügbare **farbkodierte Duplexsonographie** trägt zur Erfassung von fokalen Autonomien bei. Eine Szintigraphie bei gesicherter Autoimmunhyperthyreose ist nicht notwendig, wenn sonographisch keine zusätzlichen Veränderungen vorliegen.

Die Schilddrüsenautonomie – häufigste Ursache der Hyperthyreose in Deutschland

Bei Fortbestehen der Jodmangelsituation entwickelt sich allmählich aus einer Struma diffusa eine fortschreitende knotige Umwandlung der Schilddrüse mit der Entwicklung von funktionell autonomen, szintigraphisch vermehrt speichernden und/oder am Schilddrüsenstoffwechsel nicht teilnehmenden szintigraphisch vermindert speichernden kalten Knoten.

Dabei imponiert die Schilddrüsenautonomie bei 25–30% der betroffenen Patienten als unifokale Autonomie, 50% der Patienten haben eine multifokale Erkrankung und etwa 20% eine disseminierte Schilddrüsenautonomie, die immer eine Ausschlussdiagnose bleibt, falls einerseits keine fokale Autonomie und andererseits keine Immunhyperthyreose zu sichern ist. Übersteigt die autonome Hormonproduktion den Bedarf des Organismus, entsteht zunächst eine subklinische, dann eine klinisch manifeste Hyperthyreose. Die Wahrscheinlichkeit für die Entwicklung der Hyperthyreose hängt direkt von der Masse sowie auch von der Aktivität funktionell autonomen Gewebes und darüber hinaus von der individuellen Jodversorgung ab. Die Inzidenz der Hyperthyreose beträgt bei Patienten mit noch euthyreoter Stoffwechsellage und Schilddrüsenautonomie ohne klinische Symptome 5% pro Jahr.

Besonderheiten der Hyperthyreose im höheren Lebensalter

Schilddrüsenerkrankungen im höheren Lebensalter sind häufig und weisen Besonderheiten vor allem der klinischen Symptomatik, aber auch des diagnostischen und therapeutischen Vorgehens auf. Aktuelle Daten zur Häufigkeit der Jodmangelstruma in Deutschland zeigen eine signifikant steigende Prävalenz pathologischer Schilddrüsenveränderungen mit dem Lebensalter, sodass insbesondere die Struma nodosa bei über 90% älterer Strumapatienten (> 60 Jahre) gefunden wird. Dabei besteht eine Schilddrüsenautonomie in unterschiedlicher Ausprägung (uni- oder multifokal) bei zwei Drittel aller Strumaträger über 60 Jahren. 3–5% der Bevölkerung jenseits des 60. Lebensjahres haben eine Hyperthyreose aufgrund einer Schilddrüsenautonomie, 70–80% der Hyperthyreosen des älteren Menschen sind durch eine Schilddrüsenautonomie verursacht. Es gilt zu beachten, dass Schilddrüsenerkrankungen im höheren Lebensalter in der Regel nur uncharakteristische klinische Symptome der Hyperthyreose bieten, zumeist besteht eine Oligo- oder Monosymptomatik. Außerdem überschneiden sich mögliche klinische Beschwerden mit Symptomen nichtthyreoidaler Begleiterkrankungen oder werden mit Symptomen des „normalen Alterungsprozesses" verwechselt.

Bei der Labordiagnostik des älteren Patienten (> 60 Jahre) ist darüber hinaus zu beachten, dass altersabhängige Veränderungen der Schilddrüsenhormonproduktion bei der Interpretation der Laborbefunde eine Rolle spielen. In dieser Patientengruppe ist die Obergrenze der Referenzbereiche von Schilddrüsenhormonwerten im Plasma/Serum um etwa 15–20% nach unten zu korrigieren. Zudem beeinflussen verschiedene Medikamente (z.B. Heparin, Amiodaron, Acetylsalicylsäure) das Ergebnis der Schilddrüsenhormonbestimmung, schwere extrathyreoidale Allgemeinerkrankungen beeinflussen das Ergebnis der Schilddrüsenfunktionsanalyse im Sinne des „Low-T_3-Syndroms".

Autoimmunhyperthyreose

Die Hyperthyreose Typ Morbus Basedow stellt die einzige Autoimmunerkrankung des Endokriniums dar, die nicht zu einem Funktionsverlust des Organs, sondern zu einer TSH-Rezeptor-Antikörper-vermittelten Überstimulation der Schilddrüse mit konsekutiver hyperthyreoter Stoffwechsellage führt. Pathognomonisch für diese Hyperthyreose ist der Nachweis von TSH-Rezeptor-stimulierenden Autoantikörpern und bei etwa 50% der betroffenen Patienten das Auftreten einer endokrinen Orbitopathie. Wie aktuelle Daten klinischer Studien belegen, sind Bestimmungen mit dem humanen TSH-Rezeptor signifikant sensitiver in der Erstdiagnose des Morbus Basedow als die früher ausschließlich an porcinen Rezeptoren durchgeführten Antikörperbestimmungen.

Diagnostik der Hyperthyreose in der Schwangerschaft

Es ist von großer Bedeutung, die spezifisch veränderte Laborkonstellation der Schilddrüsenfunktionswerte schwangerer Patientinnen bei der Interpretation der Befunde zu berücksichtigen. Bei der schilddrüsengesunden Schwangeren kommt es östrogenvermittelt zur Synthesesteigerung des Thyreoglobulins (TG), konsekutiv zur erhöhten Gesamthormonkonzentration. Darüber hinaus sinken die fT_3- und fT_4-Konzentrationen innerhalb des Referenzbereichs im Verlauf der Schwangerschaft ab bei gleichzeitig steigenden basalen TSH- und abnehmenden Plasmajodwerten.

Insgesamt ist die Hyperthyreose in der Schwangerschaft mit 0,5–2% selten, eine frühzeitige zielgerichtete Diagnostik jedoch von großer Bedeutung, um unnötige Risiken für Mutter und Kind möglichst zu vermeiden. Eine Besonderheit ist das Auftreten einer nicht durch eine Schilddrüsenautonomie oder Immunhyperthyreose ausgelösten **Hyperthyreose in der Frühschwangerschaft**, die durch zu Beginn der Schwangerschaft steigende hCG-Konzentrationen im Plasma/Serum bei etwa 15% der Frauen zu einer Stimulation der Schilddrüse mit supprimiertem Serum-TSH und bei 5% zu gleichzeitig erhöhten fT_3- und fT_4-Konzentrationen führt. Zur Diagnostik einer Hyperthyreose in der Gravidität sind die Werte für fT_3, fT_4, basales TSH sowie die Schilddrüsenautoantikörper (TPO-Antikörper, TSH-Rezeptor-Antikörper) zu bestimmen, als darstellende Methode ausschließlich eine Schilddrüsensonographie durchzuführen. Entsprechendes gilt für die Zeit der Laktation.

Hyperthyreosis factitia

Die Differenzialdiagnostik der Hyperthyreosis factitia, als Folge einer exogenen Zufuhr hoher Schilddrüsenhormonmengen bei an sich gesunder Schilddrüse, macht ergänzend zur Bestimmung der Schilddrüsenfunktionswerte die Untersuchung des Thyreoglobulins im Serum notwendig. Besteht eine Hyperthyreosis factitia, kommt es zum Abfall der Thyreoglobulinfreisetzung und damit zum Rückgang der Thyreoglobulinkonzentrationen im Serum in den untersten Referenz- oder erniedrigten Bereich. Bei einer primären Hyperthyreose hingegen (z.B. bei Schilddrüsenautonomie oder Morbus Basedow) ist das Plasma-/Serumthyreoglobulin erhöht.

14.1.5 (Nicht-gutartige) Erkrankungen der Schilddrüse

Differenziertes Schilddrüsenkarzinom

Die Bestimmung des Plasma-/Serumthyreoglobulins ist entscheidend in der Nachsorge von Patienten mit einem differenzierten Schilddrüsenkarzinom (papilläres bzw. follikuläres Schilddrüsenkarzinom). Niedrige bzw. nahezu nicht nachweisbare Konzentrationen des Thyreoglobulins im Plasma/Serum beweisen, dass die Patienten kein Rezidiv des differenzierten Schilddrüsenkarzinoms nach vollständiger Primärtherapie mit Thyroidektomie und ^{131}Radiojodtherapie haben. Mit den zur Verfügung stehenden Methoden zur Bestimmung des Thyreoglobulins ist diese Aussage auch dann zu treffen, wenn keine Hypothyreose, sondern unter Schilddrüsenhormonsubstitution peripher eine euthyreote Stoffwechsellage besteht.

Medulläres Schilddrüsenkarzinom (C-Zell-Karzinom bzw. C-Zell-Hyperplasie)

Verschiedene aktuelle klinische Untersuchungen zeigen, dass bei Menschen mit hypofunktionellen Schilddrüsenknoten in der Erstdiagnose die ergänzende Bestimmung des Serumkalzitonins mit einbezogen werden sollte, da auf diese Weise frühzeitig

Menschen mit C-Zell-Hyperplasie bzw. medullärem Schilddrüsenkarzinom identifiziert und zielgerichtet behandelt werden können.

Die Indikation zur Bestimmung des Plasma-/Serumkalzitonins ist immer dann gegeben, wenn der Verdacht auf ein medulläres Schilddrüsenkarzinom besteht bzw. immer in der Nachsorge bei Patienten, die wegen eines C-Zell-Karzinoms behandelt wurden. Darüber hinaus gehört die Bestimmung des Kalzitonins zum Screening in Familien mit familiärem C-Zell-Karzinom bzw. multipler endokriner Neoplasie Typ 2 (MEN 2), auch dann, wenn es sich um asymptomatische RET-Protoonkogen-Mutationsträger handelt. Die Kalzitoninbestimmung ist zwingend durchzuführen vor bzw. in der Nachsorge nach prophylaktischer Thyroidektomie bei betroffenen Familienmitgliedern mit familiärem C-Zell-Karzinom oder MEN 2, insbesondere dann, wenn betroffene Familienmitglieder eine prophylaktische Schilddrüsenoperation nicht durchführen ließen.

Bei C-Zell-Hyperplasie bzw. C-Zell-Karzinom ist bereits der basale Kalzitoninwert erhöht, mit weiterem starkem Anstieg im Pentagastrintest. Bei kleinen Veränderungen ist der pathologische Anstieg des Kalzitonins ausschließlich im Pentagastrintest zu ermitteln.

14.2 Nebenschilddrüse

Störungen der Nebenschilddrüsenfunktion werden in der Regel frühzeitig entdeckt, da die Bestimmung des Plasma-/Serumkalziums bei Routineuntersuchungen durchgeführt wird. Somit wird eine Fehlfunktion der Nebenschilddrüse in der Regel schon dann diagnostiziert, wenn noch keine Komplikationen z.B. im Bereich des Skelettsystems (z.B. Osteopenie, Osteoporose), der Nierenfunktion (z.B. Nierensteine; Nephrokalzinose, Einschränkung der Nierenfunktion, Hypertonie), des Gastrointestinaltrakts (z.B. Pankreatitis, Magenulzera, Cholezystolithiasis) sowie im psychischen Bereich (z.B. Stimmungsschwankungen, vor allem Depressionen) klinisch relevant werden.

14.2.1 Hyperparathyreoidismus

➤ Kap. 17.5.

Welche Laboruntersuchungen werden empfohlen?

➤ Kap. 17.5.

Weiterführende Diagnostik

Besteht laborchemisch bzw. gegebenenfalls auch klinisch der Verdacht eines primären Hyperparathyreoidismus, ist in der weiterführenden Diagnostik an erster Stelle die sonographische Untersuchung der Halsregion zur Lokalisationsdiagnostik durchzuführen. Bei mindestens 60% der Patienten mit primärem Hyperparathyreoidismus können sonographisch vergrößerte Nebenschilddrüsenadenome lokalisiert werden. Fast immer kann die Lokalisationsdiagnostik präoperativ auf die Halssonographie beschränkt bleiben, da eine operative Therapie des primären Hyperparathyreoidismus in jedem Fall zu empfehlen ist und in der Hand eines erfahrenen Chirurgen in über 95% aller betroffenen Patienten das für den primären Hyperparathyreoidismus verantwortliche Nebenschilddrüsenadenom intraoperativ lokalisiert und entfernt werden kann. Die ergänzend sinnvoll durchzuführende **intraoperative Parathormonbestimmung** erlaubt es heute, den therapeutischen Erfolg des Chirurgen schon während des operativen Eingriffs zu überprüfen.

Bei etwa 15–20% der betroffenen Patienten handelt es sich nicht um ein isoliertes vergrößertes und hyperfunktionelles Nebenschilddrüsenadenom, sondern um eine Hyperplasie aller vier Nebenschilddrüsen. Wird eine Vierdrüsenhyperplasie nicht im ersten chirurgischen Eingriff erkannt, ist vor einer notwendigen zweiten chirurgischen Intervention eine über die Sonographie der Halsregion hinausgehende Lokalisationsdiagnostik zu fordern, die im Rahmen von Computertomographie bzw. bevorzugt Magnetresonanztomographie (MRT) von Hals und Mediastinum, einer speziellen szintigraphischen Untersuchung der Halsregion (MIBI-Szintigraphie) und gegebenenfalls im Rahmen einer selektiven Stufenkatheteruntersuchung der Halsvenen mit Bestimmung des Parathormons weitere hyperfunktionelle, auch ektop gelegene Nebenschilddrüsenadenome lokalisieren lässt.

Wenngleich der primäre Hyperparathyreoidismus gehäuft bei Frauen im postmenopausalen Alter gefunden wird, ist diese Form der Nebenschilddrüsenüberfunktion auch bei jüngeren Männern und Frauen klinisch relevant. In der jungen Altergruppe muss immer an das Vorliegen einer multiplen endokrinen Neoplasie (MEN) Typ 1 oder Typ 2 gedacht werden, es müssen entsprechende ergänzende Untersuchungen zum Nachweis bzw. Ausschluss einer MEN durchgeführt werden (**Untersuchung der MEN-Gene: RET-Protoonkogen, Menin**). Bei Nachweis einer **Keimbahn**mutation der MEN-Gene ist es zwingend notwendig, weitere endokrinologische Erkrankungen (endokrine Tumoren) differenzialdiagnostisch zu bedenken und bei nahe verwandten Familienmitgliedern entsprechende Genuntersuchungen zu empfehlen.

Bei Patienten mit asymptomatischem, d.h. klinisch nicht auffälligem, primärem Hyperparathyreoidismus und nur grenzwertig bzw. mäßig erhöhten Kalziumwerten bei ebenfalls mäßig erhöhtem Parathormon ist kritisch abzuwägen, inwieweit ein operatives Vorgehen mit Entfernung der hyperfunktionellen Nebenschilddrüse zwingend erforderlich ist, oder im Rahmen von **regelmäßigen Kontrollen des Plasma-/Serumkalziums** und weiterer klinischer Parameter eine invasive Therapie abgewartet werden kann. Diese Entscheidung ist grundsätzlich individuell in Abhängigkeit aller klinischen und labordiagnostischen Parameter zu fällen. Grundsätzlich sind vom primären Hyperparathyreoidismus der sekundäre, tertiäre und paraneoplastische Hyperparathyreoidismus abzugrenzen.

Die medikamentöse Therapie des Hyperparathyreoidismus ist allenfalls überbrückend bis zu einer operativen Sanierung des Befundes sinnvoll und hat zum Ziel, eine Steigerung der Kalziumausscheidung zu erreichen (z.B. durch reichliches Trinken kalziumarmer Flüssigkeit, Diuretika wie Furosemid, Kalzitoningaben). Darüber hinaus soll eine Hemmung der Osteolyse durch die Gabe von Kalzitonin bzw. von Bisphosphonaten erreicht werden. Die Hämodialyse ist der Therapie der insgesamt seltenen hyperkalzämischen Krise vorbehalten.

14.2.2 Hypoparathyreoidismus

➤ Kap. 17.6.

14.3 Die Nebennieren

In der Nebenniere werden folgende Hormone gebildet: Katecholamine im Nebennierenmark sowie Glukokortikoide (Zona glomerulosa), Mineralokortikoide (Zona fasciculata) und adrenale Sexualsteroide (Zona reticularis) in der Nebennierenrinde. Ein Ausfall bzw. eine Überfunktion einzelner oder aller dieser Hormone verursacht schwerwiegende klinische Krankheitserscheinungen.

14.3.1 Nebennierenunterfunktion, Morbus Addison

Ätiologie

Die Nebennierenunterfunktion (Morbus Addison) kann entweder angeboren oder erworben sein sowie entweder primär (adrenal) oder sekundär (hypothalamo-hypophysär) entstehen. Die häufigste Ursache eines Morbus Addison, einer primären Nebennierenrindeninsuffizienz, ist eine Autoimmunadrenalitis (typischer serologischer Befund: Antikörper gegen 21-Hydroxylase). Bei diesen Patienten ist es wichtig, nach weiteren Autoimmunendokrinopathien wie einer Autoimmunthyreoiditis Hashimoto oder einer Autoimmunhyperthyreose Morbus Basedow zu fahnden sowie einen Diabetes mellitus Typ 1 bzw. einen autoimmun ausgelösten Hypogonadismus zu erkennen.

Eine Nebennierenrindeninsuffizienz kann auch Folge eines Enzymmangels, eines genetischen Steroidsynthesedefekts, sein, z.B. bei 21-Hydroxylasemangel.

Klinische Symptomatik

Die wichtigsten klinischen Symptome eines Ausfalls der Nebennierenrindenfunktion sind Adynamie und Schwäche, Hypotonie, Gewichtsverlust sowie Erbrechen. Im Langzeitverlauf entsteht eine Hyperpigmentation (vor allem Schleimhäute, Handlinien, Narben).

Welche Laboruntersuchungen werden empfohlen?

In der Labordiagnostik sind charakteristisch eine Hyponatriämie, Hyperkaliämie, Hyperkalzämie und Eosinophilie mit einer Neigung zu Hypoglykämien.

Richtungweisend zur Sicherung der Diagnose eines Morbus Addison ist in der endokrinologischen Funktionsdiagnostik der **Synacten®-Test** (ACTH-Kurztest), der die Stimulationsreserve der Nebennierenrinde misst. Zur verlässlichen Beurteilung der Ergebnisse ist es zwingend, wegen der tageszeitlichen Schwankungen des Kortisols, die Untersuchungen vormittags durchzuführen (➤ Kap. 24, „ACTH-Kurztest“).

Bei Patienten mit primärer Nebennierenrindeninsuffizienz fehlt der Kortisolanstieg im ACTH-Kurztest völlig, bei Patienten mit hypothalamo-hypophysärer, sekundärer Nebenniereninsuffizienz kann ein leichter Kortisolanstieg nachgewiesen werden. Bei primärer Nebennierenrindeninsuffizienz fehlt in der Regel auch das Mineralokortikoid, charakteristisch sind ein erniedrigtes Aldosteron sowie erhöhtes Renin.

Im Falle eines Enzymmangels, eines genetischen Steroidsynthesedefekts, z.B. bei 21-Hydroxylasemangel, muss im ACTH-Kurztest ergänzend das 17-α-Hydroxyprogesteron überprüft werden, das bei ausgeprägtem 21-Hydroxylasemangel bereits basal erhöht ist und im ACTH-Kurztest weiter ansteigt.

Überwachung der Therapie

Die Therapie der Nebennierenrindenunterfunktion besteht in der lebenslangen Substitution mit Kortisonpräparaten, die regelmäßig (alle drei bis sechs Monate) überprüft werden muss. Zur Kontrolle sind klinische Parameter wie Herz-Kreislauf-Funktion, Muskelkraft, allgemeine Leistungsfähigkeit zu kontrollieren und labordiagnostisch Blutwerte für Renin, Glukose, Natrium und Kalium zu überprüfen. Mindestens einmal im Jahr muss bei Autoimmunadrenalitis die differenzialdiagnostische Untersuchung für andere Autoimmunendokrinopathien erfolgen.

14.3.2 Nebennierenrindenüberfunktion: Hyperkortizismus bei Cushing-Syndrom

Sowohl ein Nebennierenrindenadenom als auch eine Nebennierenrindenhyperplasie können Ursache eines adrenal bedingten Hyperkortizismus sein. Bei unspezifischer Symptomatik wird dieser meist durch Messung erhöhter Nebennierenrindenhormone gefunden.

Welche Laboruntersuchungen werden empfohlen?

Bestimmungen des Kortisols in Blut und Urin beweisen den Kortisolüberschuss.

Als Standard ist der **Dexamethason-Hemmtest** anzusehen, der über die Regulation der Steroidsynthese verlässlich Auskunft gibt. Hier wird der Rückkopplungsmechanismus über eine nach Dexamethasongabe verminderte Corticotropin-(ACTH-) und nachfolgend niedrigere Kortisolsekretion gemessen.

Bei normalem Ergebnis des Dexamethason-Kurztests ist ein endogener Hyperkortizismus (Cushing-Syndrom bzw. auch Morbus Cushing) ausgeschlossen. Der Dexamethason-Kurztest ist sowohl indiziert bei Verdacht auf ein Cushing-Syndrom als auch bei Verdacht auf eine hypothalamo-hypophysäre Störung wie beim Morbus Cushing.

Von Bedeutung ist es, vier Wochen vor Durchführung des Tests Behandlungsformen, die zu einer Enzyminduktion führen, auch östrogenhaltige Medikamente, abzusetzen.

Sofern der Blutkortisolwert im Dexamethason-Kurztest nicht supprimierbar ist (Kortisol > 83 nmol/L [> 30 μg/L]), muss zur Absicherung der Diagnose ein niedrigdosierter Dexamethason-Langtest bzw. dann ein hochdosierter Dexamethason-Langtest durchgeführt werden. Sofern der Kortisolwert auch in weiteren Dexamethason-Tests nicht supprimierbar auffällt, ist vom Vorliegen eines Cushing-Syndroms als Folge eines Nebennierenrindenadenoms bzw. einer Nebennierenrindenhyperplasie auszugehen.

Eine Suppression im hochdosierten Dexamethason-Langtest erhärtet den Verdacht auf das Vorliegen einer hypothalamo-hypophysären Störung wie bei Morbus Cushing.

Weiterführende Diagnostik

Zur weiteren Absicherung der Diagnose Nebennierenadenom bzw. Nebennierenrindenhyperplasie sind die sonographische sowie kernspintomographische Untersuchung der Nebennierenregion und Lokalisation eines Nierenrindenadenoms bzw. einer Nebennierenhyperplasie erforderlich. In Abhängigkeit von den Ergebnissen ist in der Regel eine operative Sanierung des Befundes anzustreben.

Erhärtet sich der Verdacht auf das Vorliegen einer hypothalamo-hypophysären Störung wie bei Morbus Cushing, ist eine weitergehende Diagnostik mit kernspintomographischer Untersuchung der Sellaregion, Gesichtsfeldprüfung und Überprüfung der Hypophysenvorderlappenfunktion insgesamt notwendig.

Verlaufskontrolle und Therapie

Bei Sicherung eines Corticotropin-(ACTH-)produzierenden Hypophysenvorderlappenadenoms ist eine neurochirurgische Intervention mit Entfernung des Adenoms zwingend indiziert. Selten ist die früher übliche Behandlungsform der bilateralen Adrenalektomie zur Stabilisierung der schweren Stoffwechselentgleisung notwendig.

Eine Substitutionstherapie mit Kortisonpräparaten ist nach Nebennierenoperation bei Cushing-Syndrom für sechs bis zwölf Monate notwendig, um die Zeit zu überbrücken, bis die in ihrer Funktion supprimierte kontralaterale Nebennierenrinde ihre Funktion wieder übernehmen kann. Nach operativer Entfernung eines Corticotropin-(ACTH-)produzierenden Hypophysenvorderlappentumors ist in Abhängigkeit von der Ausdehnung des operativen Eingriffs und der restlichen Hypophysenvorderlappenfunktion zu entscheiden, inwieweit eine passagere oder auch dauerhafte Substitutionstherapie mit den entsprechenden Hormonen notwendig ist. Regelmäßige Kontrollen, langfristig mindestens alle sechs- bis zwölf Monate, sind zur Überprüfung der hypothalamo-hypophysären bzw. Nebennierenrindenfunktion erforderlich.

14.3.3 Primärer Hyperaldosteronismus, Morbus Conn

Klinische Symptomatik

Die klinischen Symptome Hypertonie sowie eine Hypokaliämie und Hypernatriämie sind richtungweisend für das Vorliegen eines primären Hyperaldosteronismus (Morbus Conn).

Welche Laboruntersuchungen werden empfohlen?

Die endokrinologische Funktionsdiagnostik muss sich zunächst konzentrieren auf die gleichzeitige Bestimmung von Renin und Aldosteron, wobei im Fall eines primären Hyperaldosteronismus ein erhöhtes Aldosteron und ein erniedrigtes Renin gefunden werden. Der Aldosteron-Renin-Quotient sichert die Diagnose: Ein Quotient von > 831 pmol/L/(µg/L× h) spricht für einen Morbus Conn, ein Quotient < 200 pmol/L/(µg/L× h) für eine essenzielle Hypertonie.

Sind Renin und Aldosteron in Ruhe erhöht, spricht dies für einen sekundären Hyperaldosteronismus.

Der Renin-Aldosteron-Orthostasetest lässt zwischen idiopathischem primärem Hyperaldosteronismus und Morbus Conn unterscheiden (➤ Kap. 24, „Renin-Angiotensin-Aldosteron-System").

Weitergehende Diagnostik

Zur Lokalisationsdiagnostik bei klinischem und labordiagnostischem Verdacht auf einen Morbus Conn sind die Sonographie sowie die kernspintomographische Untersuchung der Nebennierenregion zum Nachweis eines Nebennierenadenoms notwendig. Ergänzend kann die Jod-Adosterol-Szintigraphie und bei weiterhin unklaren diagnostischen Befunden eine seitengetrennte Nebennierenvenenkatheterisierung erforderlich werden, in der parallel zum Aldosteron das Kortisol als Referenzhormon bestimmt werden muss.

Die Abgrenzung eines primären Hyperaldosteronismus von der essenziellen Hypertonie und auch von der Nierenarterienstenose kann darüber hinaus durch den Captopril-Test erleichtert werden. Die

Durchführung des Captopril-Tests setzt voraus, dass der zu untersuchende Patient liegt. Nach oraler Gabe von 25 mg Captopril erfolgen Blutdruckmessungen und Blutentnahmen für Renin und Aldosteron zu den Zeitpunkten 0, 60 und 120 Minuten. Bei gesunden Personen und Patienten mit essenzieller Hypertonie fällt Aldosteron im Testverlauf auf < 420 pmol/L (< 15 ng/dL) ab; bei Patienten mit einer Nierenarterienstenose wird ein mehr als dreifacher Anstieg des Aldosterons beobachtet, bei Patienten mit Morbus Conn, d.h. einem primären Hyperaldosteronismus, erfolgt kein Abfall des Aldosteronwerts.

Verlaufskontrolle und Therapie

Die Therapie eines Morbus Conn besteht grundsätzlich in der operativen Entfernung eines für den gestörten Regelkreis verantwortlichen Nebennnierenrindenadenoms. Überbrückend oder auch langfristig bei Inoperabilität kann durch den medikamentösen Einsatz von Aldosteronantagonisten eine gewisse Stabilisierung der Stoffwechselentgleisung herbeigeführt werden. Regelmäßige Kontrollen mit Überprüfung der relevanten klinischen und laborchemischen Parameter sind langfristig erforderlich.

14.3.4 Nebennierenrindenüberfunktion und androgenproduzierender Nebennierentumor

Klinische Symptomatik

Das klinisch führende Symptom des androgenproduzierenden Nebennierentumors der Frau ist der Hirsutismus und eine Virilisierung insgesamt.

Welche Laboruntersuchungen werden empfohlen?

Durch die Bestimmung von Testosteron, 17-α-Hydroxyprogesteron, Androstendion und Dehydroepiandrosteronsulfat (DHEAS) kann das Ausmaß der adrenalen Androgenproduktion eingeschätzt werden. Der ACTH-Kurztest kann Aufschluss über die ACTH-abhängige Stimulierbarkeit geben, im Dexamethason-Suppressionstest ist zu überprüfen, ob durch Kortikosteroide der Androgenexzess inhibierbar ist.

Weiterführende Diagnostik

Zur Lokalisationsdiagnostik sind über die Sonographie und kernspintomographische Untersuchung hinaus oft seitengetrennte Stufenkatheterbestimmungen der Steroide mit simultaner Kortisolmessung aus den Nebennierenvenen notwendig, um den notwendigen operativen Eingriff gut planen zu können.

14.3.5 Nebennierenmarküberfunktion, Phäochromozytom

Zur differenzialdiagnostischen Abklärung vor allem krisenhafter Blutdruckanstiege ist eine endokrinologische Funktionsdiagnostik zum Nachweis oder Ausschluss eines Phäochromozytoms notwendig.

Welche Laboruntersuchungen werden empfohlen?

Die wiederholte Untersuchung der Katecholaminabbauprodukte Normetanephrin und Metanephrin im 24-Stunden- oder Spontanurin (idealerweise im krisenhaften Blutdruckanstieg) hat eine hohe Sensitivität und Spezifität bei der Suche nach einem Phäochromozytom oder in der Diagnose des Phäochromozytoms.

Insbesondere die Möglichkeit, den Spontanurin auf Normetanephrin bzw. Metanephrin zu untersuchen, macht diese Labordiagnostik auch für hypertensive Krisen außerhalb der regulären Sprechstundenzeiten nutzbar.

Der Nachweis erhöhter Katecholamine oder ihrer Abbauprodukte im 24-Stunden-Urin sowie im Plasma macht ein Phäochromozytom wahrscheinlich (➤ Kap. 24, „Katecholamine, Dopamin und Metaboliten im Plasma und Urin“).

Weiterführende Diagnostik

Die Lokalisationsdiagnostik bei Verdacht auf Phäochromozytom schließt die sonographische sowie kernspintomographische Untersuchung der Nebennierenregion ein und erfolgt auch bei sehr kleinen **nephrin**produzierenden Herden sehr verlässlich im ^{123}Jod-Metaiodobensylguanidin-(MIBG-)Szintigramm, mit dem man über 90% der Phäochromozytome lokalisieren kann.

14.4 Hypothalamus und Hypophyse

14.4.1 Hypothalamisch bzw. hypophysär bedingte Insuffizienz der Hormonproduktion

Als oberste endokrine Schaltstelle reguliert der Hypothalamus sowohl die peripheren Hormone in ihrer Wirkung als auch die Hypophysenhormone über den hypothalamisch-hypophysären Portalkreislauf. In Abhängigkeit möglicher Minderproduktion oder Ausfällen von Hormonen erfolgt eine geringere negative Rückkopplung, der hypothalamische Releasing-Faktor antwortet mit Mehrsekretion, ein hypothalamischer Hemmfaktor hingegen mit einer Mindersekretion. Wegen ihrer kurzen Halbwertszeit sind die Bestimmungsverfahren für hypothalamische Hormone nicht zuverlässig; hypothalamische Hormone kommen als pharmakologische Testsubstanzen zum diagnostischen Einsatz bei der Überprüfung der hypothalamo-hypophysären Funktion im Zusammenspiel mit den peripheren Hormonen.

Hypothalamische sowie hypophysäre Erkrankungen können unterschiedliche Ursachen haben, die entweder zusammenhängen mit Tumoren, Systemerkrankungen, z.B. der Sarkoidose, oder pathologischen Zuständen nach Unfällen, Operationen oder Bestrahlungen.

Eine isolierte hypothalamische Ursache eines Hormonmangels kann nachgewiesen werden durch eine/einen

- verminderte periphere Hormonsekretion,
- inadäquat normale hypophysäre Hormonsekretion,
- normalen Anstieg des hypophysären Hormons im dynamischen Stimulationstest durch das entsprechende Releasing-Hormon,
- bildgebende Diagnostik wie Magnetresonanztomographie (MRT) der hypothalamisch-sellären Region.

Klinische Symptomatik

Klinisch sind hypothalamo-hypophysäre Erkrankungen mit konsekutivem Ausfall der entsprechenden Releasing- bzw. stimulierenden Hormone von Hypothalamus und Hypophyse gekennzeichnet durch multiple Symptome und Auffälligkeiten des Hormonausfalls der thyreotropen (Schilddrüsen-), kortikotropen (Nebennierenrinden-), gonadotropen (Geschlechtshormon-) sowie somatotropen (Wachstumshormon-)Achse. Im Vordergrund stehen unter anderem vor allem klinisch auffällige Symptome wie eine erheblich reduzierte körperliche Leistungsfähigkeit, ein verringertes psychisches Wohlbefinden, Infertilität mit Amenorrhö bei der Frau und Impotenz beim Mann, fehlende Geschlechtsbehaarung, Anämie und Blässe, Kreislaufdysregulation mit Hypotonie, verringerte Knochendichte bis Osteoporose, veränderte Körperzusammensetzung mit verringerter Muskelmasse, Stammfettsucht und Dehydratisierung.

Welche Laboruntersuchungen werden empfohlen?

Über Anamnese und typische klinische Befundkonstellation hinaus ist die Diagnose einer hypothalamisch bzw. hypophysär bedingten Insuffizienz der Hormonproduktion laborchemisch im Rahmen der endokrinologischen Funktionsuntersuchungen zu sichern. Eine Hypophysenvorderlappeninsuffizienz ist charakterisiert durch den Ausfall der dort produzierten Vorderlappenhormone (TSH, ACTH, LH, FSH, hGH, Prolaktin); die Hypophysenhinterlappeninsuffizienz bedingt einen Ausfall des antidiuretischen Hormons (ADH = Vasopressin) und des Oxytocins.

Dabei müssen die relevanten hypothalamo-hypophysären Achsen in einer Kombination der nachfolgend genannten endokrinologischen Funktionstests überprüft werden:

- TRH-Test zur Überprüfung der Stimulierbarkeit der hypophysären TSH-Sekretion, darüber hinaus wird der TRH-Test in der Differenzialdiagnose der Hyperprolaktinämie eingesetzt.
- CRH-Test zur Überprüfung der ACTH-Stimulation.
- LH-RH-Test zur Überprüfung der Stimulation der Gonadotropinsekretion (LH, FSH).
- GH-RH-Test zur Überprüfung der Stimulierbarkeit des Wachstumshormons (hGH).

Zur ergänzenden Überprüfung eines Wachstumshormonmangels bzw. einer möglichen Stimulierbarkeit der Wachstumshormonsekretion sind sowohl der **Arginintest** als auch die Durchführung einer **Insulin-Hypoglykämie** von Bedeutung. Der Insulin-Hypoglykämie-Test überprüft die gesamte neurosekretorisch-hypothalamisch-hypophysäre Nebennierenachse, dabei insbesondere aber auch die Stimulation von Wachstumshormon, Katecholaminen und Glukagon, während die endogene Insulinsekretion gehemmt wird.

Durch den **hCG-Test** kann überprüft werden, inwieweit eine Stimulation der Testosteronproduktion zu erreichen ist, wenn gleichzeitig eine normale oder fehlende Gonadotropinsekretion bei niedrigen Androgenspiegeln (wie bei sekundärem und tertiärem Hypogonadismus) besteht.

Zur Überprüfung der Hypophysenhinterlappeninsuffizienz ist die Bestimmung des **antidiuretischen Hormons** (ADH, Vasopressin) möglich. Als Goldstandard zur Diagnose eines Diabetes insipidus, d.h. einer verminderten bis fehlenden ADH-Sekretion bei Hypophysenhinterlappeninsuffizienz, gilt der **Durstversuch**. Unter speziellen Testbedingungen (keine Flüssigkeitsaufnahme über zwölf bis maximal 18 Stunden) werden die Plasma-/Serum- und Urinosmolalität, Plasma-/Serumnatrium und Körpergewicht sowie das Plasma-ADH bestimmt. Liegt ein Diabetes insipidus vor, steigt die Urinosmolalität nur bis 200 mOsmol/kg H_2O (bei Gesunden Anstieg auf > 1000 mOsmol/kg H_2O), bei normaler bis leicht erhöhter Serumosmolalität. Beim Diabetes insipidus bei Hypophysenhinterlappeninsuffizienz steigt die Urinosmolalität nach Gabe von ADH auf z.B. zwei Hübe Desmopressin (Minirin®) deutlich um > 50% an, beim renalen Diabetes insipidus bleibt sie konstant.

Verlaufskontrolle und Therapie

Besteht aufgrund der klinischen und laborchemischen Konstellation der Nachweis einer hypothalamisch oder hypophysär bedingten Hormoninsuffizienz, ist eine Substitutionstherapie der entsprechend ausgefallenen Hormonachsen zwingend erforderlich. Bei einer kompletten Hypophysenvorderlappeninsuffizienz, die neben der klinischen Symptomatik nach Stimulation mit den entsprechenden hypothalamischen Releasing-Hormonen einen unzureichenden bzw. fehlenden Anstieg der Hypophysenvorderlappenhormone im Funktionstest zeigt, ist eine Substitutionstherapie mit Nebennierenrinden-, Schilddrüsen-, Gonadenhormonen und nach neuesten Erkenntnissen auch Wachstumshormon dauerhaft erforderlich.

Die zugrunde liegende Ursache, etwa ein Hypophysenvorderlappentumor, muss mit darstellenden diagnostischen Methoden (Magnetresonanztomographie [MRT]) sowie einer Gesichtsfeldprüfung durch den Augenarzt überprüft und dann über das weitere therapeutische, zumeist neurochirurgische Vorgehen entschieden werden. Unabhängig davon ist bis zur Operation und in der Regel auch langfristig danach eine Substitution mit den entsprechenden genannten Hormonen erforderlich mit regelmäßigen, mindestens sechsmonatlichen Kontrollen dieser Therapie.

14.4.2 Hypothalamus-Hypophyse: Wachstumshormonmangel

Ätiologie

Ursächlich liegt entweder ein Hypophysenvorderlappentumor zugrunde oder eine Operation im Bereich des Hypophysenvorderlappens bzw. ein Trauma, das zu einem Verlust auch der Wachstumshormonsekretion geführt hat.

Klinische Symptomatik

Nicht nur in der pädiatrischen Endokrinologie spielt bei der Differenzialdiagnose der Wachstumsverzögerung ein hypophysärer Wachstumshormonmangel eine zentrale Rolle, auch im Erwachsenenalter führt ein Mangel an Wachstumshormonen zu schwerwiegenden klinischen Erscheinungen: Reduktion der Knochendichte, Erhöhung kardiovaskulärer Risikofaktoren (Hyperlipidämie, reduzierte Fibrinolyse, erhöhtes Atheroskleroserisiko), verminderte körperliche Leistungsfähigkeit und verringertes psychisches Wohlbefinden, abnormale Körperzusammensetzung und pathologische Veränderungen von Herzstruktur und Funktion (➤ Abb. 14-4).

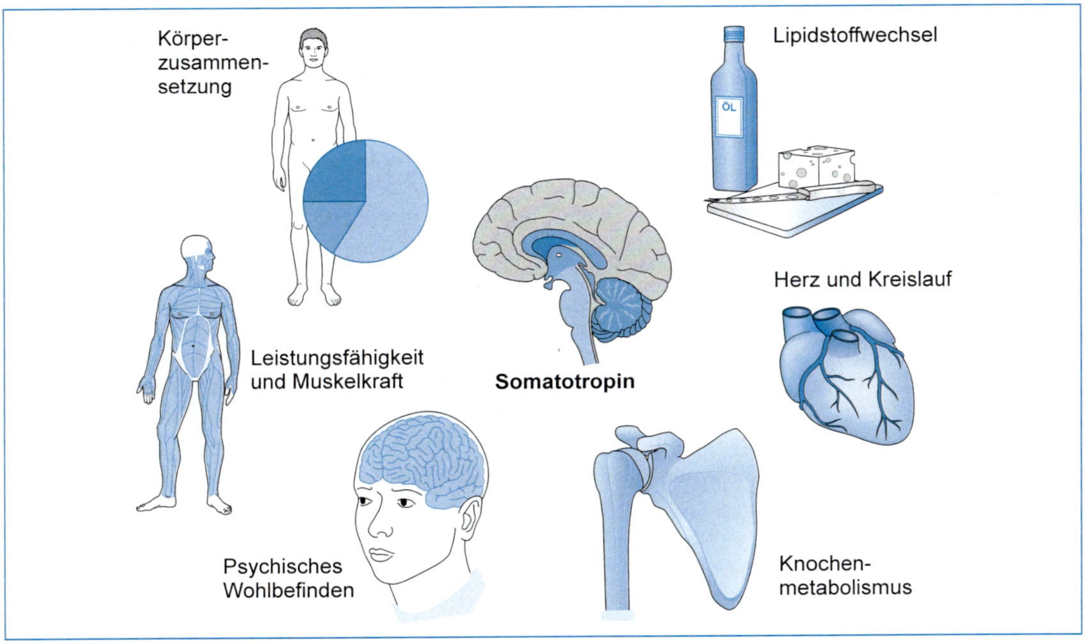

Abb. 14-4 Auswirkungen von Wachstumshormon auf den menschlichen Organismus.

Welche Laboruntersuchungen werden empfohlen?

Neben der Anamnese und der klinischen Symptomatik müssen zur diagnostischen Sicherung eines Wachstumshormonmangels bestimmte endokrinologische Funktionsuntersuchungen erfolgen:

Als Goldstandard gilt die **Insulin-Hypoglykämie** (i.v.-Gabe von Normalinsulin 0,1 IE/kg Körpergewicht und Induktion einer Hypoglykämie unter 2,22 mmol/L [40 mg/dL]). Beim gesunden Menschen kommt es zu einem unmittelbaren Anstieg des Wachstumshormons. Während in der pädiatrischen Endokrinologie bereits ein Anstieg von weniger als 10 µg/L einen Wachstumshormonmangel belegt, gilt in der Erwachsenenendokrinologie ein Grenzwert von 5 bzw. 7 µg/L.

Zur weiteren Absicherung der Diagnose kann ein **kombinierter Somatotropin-Releasing-Hormon-(GH-RH-)Arginin-Test** durchgeführt werden, um die Wachstumshormonreserve zu definieren: Steigt der Wert des Wachstumshormons weniger als 3 µg/L an, ist von einem Wachstumshormonmangel auszugehen.

Weitergehende Untersuchungen

Ist ein Wachstumshormonmangel klinisch und labordiagnostisch belegt, muss mittels bildgebender Diagnostik (MRT) die hypothalamo-hypophysäre Region untersucht werden.

Verlaufskontrolle und Therapie

Nach Abschluss der Diagnostik ist im Kindesalter immer, aber auch im Erwachsenenalter, eine Substitutionstherapie mit Wachstumshormon indiziert.

Aktuelle Untersuchungen befassen sich eingehend damit, inwieweit nach erfolgreicher Wachstumshormontherapie bei an Wachstumshormonmangel erkrankten Kindern nach Abschluss der Pubertät und des Längenwachstums erneut eine endokrinologische Funktionsdiagnostik zur Überprüfung der Wachstumsreserve durchgeführt werden muss, welche endokrinologischen Funktionstests hier heranzuziehen sind und ab welchem „Cut-off-Wert" des Wachstumshormons dann auch im Erwachsenenalter längerfristig eine Wachstumshormonsubstitution zu erfolgen hat.

14.5 Die Hypophysen-Gonaden-Achse

Das luteinisierende (LH, Lutropin) sowie das follikelstimulierende Hormon (FSH, Follitropin) werden in die Zirkulation sezerniert, gesteuert durch die pulsatile Sekretion von Gonadotropin-Releasing-Hormon (GN-RH). Dieses erreicht über die hypothalamo-hypophysäre Portalzirkulation den Hypophysenvorderlappen.

Bei der Frau regulieren LH und FSH die Produktion von Sexualsteroiden (Estradiol, Progesteron, Testosteron) im Stroma, im Corpus luteum und in den Follikeln. Daher kommt es zu charakteristischen Konzentrationsschwankungen von LH und FSH im Verlauf des Menstruationszyklus.

Beim Mann führen die Androgene in einem negativen Rückkopplungsmechanismus zur Hemmung, sowohl hypophysär als auch hypothalamisch. LH stimuliert in den Leydig-Zellen die Androgensynthese und FSH zusammen mit Androgenen in den Sertoli-Zellen die Spermatogenese.

Es ist sehr wichtig, die Ergebnisse der Bestimmung von Gonadotropin und Gonadenhormonen immer alters- sowie bei der Frau auch zyklusabhängig zu interpretieren:

- Vor der Pubertät sind Gonadotropine niedrig, bei Frauen in der Menopause bzw. Postmenopause hingegen durchgängig erhöht.
- Vor dem Einsetzen der Pubertät kommt es zum nächtlichen Anstieg des LH bei Jungen und zur zyklischen Sekretion von LH und FSH bei Mädchen.
- Im Rahmen des normalen Menstruationszyklus steigt LH zunächst stetig an, mit einer Sekretionsspitze zur Mitte des Zyklus und Initiierung der Ovulation; gleichzeitig steigt FSH zunächst an und fällt vor dem präovulatorischen Gipfel leicht ab, während nach der Ovulation LH und FSH absinken.

Welche Laboruntersuchungen werden empfohlen?

Auf die Bedeutung der Durchführung des **LH-RH-Tests** zur Differenzialdiagnose einer hypothalamischen bzw. hypophysären Ursache von Infertilität oder Reifungsstörungen bzw. zur Diagnose einer Hypophysenvorderlappeninsuffizienz wurde bereits hingewiesen. Bei der Interpretation der Befunde müssen auch hier sowohl Alter als auch Entwicklungszustand, bei Frauen der Menstruationszyklus bedacht werden. Darüber hinaus beeinflussen verschiedene Medikamente die Gonadotropinsekretion: Ein adäquater Anstieg von LH und FSH ist unter einer Behandlung mit Östrogen oder Androgenen nicht zu erwarten. Unter hCG-Behandlung ergeben sich falsch hohe Werte.

Die wichtige Differenzialdiagnose einer primären Leydig-Zell-Defizienz von einem hypothalamischen oder sekundär hypophysären Hypogonadismus kann, wie oben erwähnt, durch den **hCG-Test** erfolgen.

Die endokrine Reserve des Hodens wird durch hCG (humanes Choriongonadotropin) oder kombiniert durch hCG + hMG (Menotropin) stimuliert.

Während bei normaler endokriner Leydig-Zell-Funktion das Testosteron auf das Doppelte des Ausgangswerts ansteigt, fehlt dieser Anstieg bei primärer Leydig-Zell-Defizienz. Bei hypothalamisch und sekundär hypophysärem Hypogonadismus wird ein normaler Testosteronanstieg gefunden. Diese Patienten können durch eine hCG/hMG-Therapie oder eine LH-RH-Pumpe therapiert werden. Über eine mit dieser Therapie induzierte Spermatogenese kann eine Fertilität erreicht werden.

14.5.1 Hypothalamo-hypophysäre Gonadenachse – Geschlechtsreifung/Fertilität

Die Gonadenhormone Estradiol bzw. Testosteron sind nicht nur für die Ausbildung der primären und sekundären Geschlechtsmerkmale, sondern auch für Längenwachstum, Knochenaufbau, Endothelfunktion, Lipidkonzentration und weitere Organsysteme zentrale Steuerungselemente. Die Testosteronproduktion in den Leydig-Zellen des Hodens bzw. die Östradiolproduktion in den Ovarien kann über Erkrankungen dieser primär hormonproduzierenden Drüsen zu klinischen und laborchemischen Zeichen des primären Hypogonadismus führen, über die erwähnten Erkrankungen des hypothalamo-hypophysären Regelkreises hinaus.

Ätiologie

Häufige Ursachen einer primären oder sekundären Amenorrhö der Frau sind
- die primäre ovarielle Insuffizienz,
- der hypogonadotrope Hypogonadismus (hypophysär, idiopathisch, hypothalamisch),
- polyzystische Ovarien,
- die Hypophysenvorderlappeninsuffizienz,
- kongenitale Störungen (Turner-Syndrom oder adrenogenitales Syndrom [AGS]),
- prolaktinproduzierende Prozesse,
- Anorexie sowie andere gewichtsabhängige Formen.

Die wichtigsten endokrinologischen Ursachen von Potenzstörungen des Mannes sind
- der primäre Hypogonadismus,
- das Prolaktinom,
- Folgeerkrankungen des Diabetes mellitus,
- Hypothyreose.

Klinische Symptomatik

Klinisch stehen bei Störungen der Gonadenhormonproduktion im Vordergrund:
- unerfüllter Kinderwunsch bei beiden Geschlechtern,
- Zyklusstörungen bis zur Amenorrhö sowie Virilisierungserscheinungen bei Frauen,
- Gynäkomastie, Potenzstörungen bzw. Impotenz bei Männern.

Darüber hinaus ist für beide Geschlechter von großer Bedeutung, dass ein frühzeitig einsetzender bzw. länger bestehender Mangel an Gonadenhormonen die Entwicklung einer Osteoporose zur Folge hat und somit eine frühzeitige Erkennung der zugrunde liegenden Störung auch in diesem Zusammenhang bedeutungsvoll ist.

Welche Laboruntersuchungen werden empfohlen?

Bei typischen klinischen Symptomen, aber auch bei der Frage eines unerfüllten Kinderwunsches bzw. leichten Einschränkungen der Potenz des Mannes oder mäßigen Zyklusirregularitäten der Frau, sollte immer eine endokrinologische Funktionsdiagnostik zur Differenzialdiagnose eines primären bzw. sekundären oder tertiären Hypogonadismus durchgeführt werden. Über die Durchführung des LH-RH-Tests hinaus ist die **Bestimmung der Gonadenhormone Testosteron bzw. Estradiol** erforderlich. Die Bedeutung einer suffizienten Diagnostik ergibt sich aus den umfangreichen Auswirkungen eines Gonadenhormonmangels sowohl vor als auch nach Abschluss der Pubertät.

Die Diagnose der Meno- bzw. Postmenopause erfolgt wiederum durch die **Bestimmung der Gonadotropine LH und FSH** als Basalwert sowie der ergänzenden Bestimmung des Estradiols. Charakteristisch für die Postmenopause sind deutlich über die Referenzbereiche erhöhte Werte des LH und FSH bei erniedrigtem Estradiolwert.

Weiterführende Diagnostik

In Abhängigkeit von den Laborergebnissen muss gegebenenfalls eine Differenzialdiagnostik des Hypogonadismus mit darstellenden Methoden der hypothalamo-hypophysären Region bzw. der geschlechtshormonproduzierenden Drüsen im Einzelnen erfolgen und eine zielgerichtete Behandlung empfohlen werden.

Verlaufskontrolle und Therapie

Die Substitutionstherapie eines Hypogonadismus mit weiblichem bzw. männlichem Hormon ist aufgrund der erheblichen klinischen Auswirkungen und Schäden bei Gonadenhormonmangel zwingend indiziert und muss in Abhängigkeit von Lebensalter und Begleitumständen individuell eingesetzt werden.

In Abhängigkeit vom klinischen Beschwerdebild und den individuellen Umständen ist in der Meno- bzw. Postmenopause über eine zumindest passagere Substitutionstherapie mit einem Östrogen- bzw. Östrogen-Gestagen-Präparat zu entscheiden. Voraussetzung sind regelmäßige gynäkologische bzw. gynäkologisch-endokrinologische Kontrollen, mindestens sechsmonatlich.

14.6 Hormonproduzierende Hypophysenvorderlappentumoren

Neben den nicht Hormon produzierenden endokrin inaktiven Hypophysenvorderlappentumoren (30% Anteil an allen Hypophysenadenomen) stellen die prolaktinproduzierenden Hypophysenadenome mit Abstand den häufigsten klinisch relevanten Hypophysenbefund dar, mit etwa 55% aller Hypophysenadenome. Demgegenüber sind wachstumshormonproduzierende Hypophysenadenome mit 10% (Akromegalie), Corticotropin-(ACTH-)produzierende Hypophysenadenome (Morbus Cushing) mit 5% sowie gonadotropinproduzierende Befunde (Hypogonadismus) oder TSH-produzierende Hypophysenadenome (zentrale Hyperthyreose) mit nur je 1% extrem selten in der insgesamt seltenen Erkrankungsgruppe von Hypophysenadenomen anzutreffen (➤ Tab. 14-1).

14.6.1 Prolaktinproduzierende Hypophysenvorderlappenadenome

Klinische Symptomatik

Eine Hyperprolaktinämie, ausgelöst durch einen prolaktinproduzierenden Hypophysentumor, führt zum Hypogonadismus. Bei der Frau kommt es zu einer verkürzten Lutealphase und Amenorrhö, Infertilität sowie laktierenden Mamma. Beim Mann stehen als Folge der gehemmten Testosteronproduktion und Spermatogenese Libidoverlust, Impotenz, Infertilität sowie zusätzlich eine Gynäkomastie, nicht selten eine laktierende Mamma im Vordergrund.

Der sekundäre Hypogonadismus wird über eine Störung der Gonadotropinsekretion erklärt. Dopamin, wahrscheinlich weitere Neurotransmitter, hemmen die Prolaktinsekretion, sodass eine Hyperprolaktinämie auch durch verschiedene Medikamente sowie bei chronischen Leber- und Nierenerkrankungen gefunden wird.

Welche Laboruntersuchungen werden empfohlen?

Wie bei allen hypothalamo-hypophysären Prozessen ist eine komplette endokrinologische Funktionsdiagnostik mit Überprüfung aller relevanten Hormonachsen durchzuführen. Bei prolaktinproduzierenden Hypophysenvorderlappenadenomen kommt es bei bereits basal deutlich erhöhtem Prolaktinwert zu einem weiteren Anstieg im TRH-Test.

Darüber hinaus besteht ein sekundärer Hypogonadismus und, in Abhängigkeit von der Größe des Hypophysenvorderlappentumors, ein Ausfall weite-

Tab. 14-1 Häufigkeit der Hypophysenadenome.

Hormon	Krankheitsbild	Fälle pro Million	Jährliche Neuerkrankungen pro Million	Anteil an Hypophysenadenomen (%)	Geschlechtsverteilung Frau : Mann
Prolaktin	Hyperprolaktinämie	200–300	20	55	Mikroprolaktinom: 20:1 Makroprolaktinom: 1,5:1
hGH	Akromegalie	40–70	3	10	1,5:1
ACTH	Morbus Cushing	15	1–2	5	4:1
FSH/LH	Hypogonadismus	1	1	1	Männer häufiger
TSH	Zentrale Hyperthyreose	1	1	1	Frauen häufiger
α-Subunit oder kein Hormon	Endokrin inaktives oder Nullzelladenom	60–120	10	30	1:1
Alle Hypophysentumoren	Raumforderung im Sellabereich	250–400	30–40	100	Insgesamt Frauen häufiger

rer Hormonachsen (kortikotrope und thyreotrope sowie Wachstumshormonachse).

Weitergehende Untersuchungen

Die darstellende Diagnostik muss eine Magnetresonanztomographie sowie eine augenärztliche Untersuchung mit Gesichtsfeldprüfung einschließen, um dann das therapeutische Vorgehen festzulegen.

Therapie

Ist die Diagnose eines Prolaktin produzierenden Hypophysenvorderlappenadenoms gesichert, ist eine medikamentöse Behandlung mit Dopaminagonisten Therapie der Wahl. Eine neurochirurgische Intervention ist ausschließlich beim Makroprolaktinom und Gefährdung von Sehnerv bzw. Gefäßband anzustreben, in der Regel nach einer entsprechenden Vorbehandlung mit Dopaminagonisten.

14.6.2 Wachstumshormonproduzierende Hypophysenvorderlappenadenome

Für den individuell betroffenen Patienten sind darüber hinaus insbesondere wachstumshormonproduzierende Hypophysenvorderlappentumoren von großer Bedeutung, wenngleich sie insgesamt deutlich seltener als prolaktinproduzierende Hypophysenvorderlappenadenome auftreten.

Klinische Symptomatik

Neben den gravierenden äußerlichen Veränderungen durch einen Wachstumshormonüberschuss sind insbesondere die Viszero- und Kardiomegalie als auch die gestörte Glukosetoleranz bzw. manifest diabetische Erkrankung als Folge des Wachstumshormonexzesses von schwerwiegender klinischer Bedeutung.

Welche Laboruntersuchungen werden empfohlen?

Bei Verdacht auf das Vorliegen einer Akromegalie ist über die klinische Untersuchung hinaus die Bestimmung des Wachstumsfaktor IGF-1 (Insulin like growth factor 1, Somatomedin C) wichtig, wodurch die tägliche Wachstumshormonproduktion integral widergespiegelt wird und keine Tagesrhythmik zu berücksichtigen ist. IGF-1 wird in der Leber unter Kontrolle von Wachstumshormon gebildet. Bei verdächtig erhöhtem IGF-1 ist eine orale Glukosetoleranzuntersuchung (auf 75 g Glukose oral Blutentnahmen für Wachstumshormon, Glukose) notwendig. Bei Vorliegen einer Akromegalie ist eine ausreichende Suppression des Wachstumshormons neben der Glukosebelastung nicht vorhanden. Die Diagnostik der Akromegalie muss eine hypothalamo-hypophysäre Funktionsdiagnostik mit Überprüfung aller Hormonachsen berücksichtigen, einschließlich des Somatotropin-Releasing-Hormon(GH-RH)-Tests.

Weitergehende Untersuchungen

Die darstellende Diagnostik mit MRT und Gesichtsfeldprüfung muss über das dann in der Regel zwingende neurochirurgische Vorgehen entscheiden.

Therapie

Sofern operativ der wachstumshormonproduzierende Hypophysenvorderlappentumor nicht vollständig entfernt werden kann, ist eine medikamentöse Therapie mit Somatostatinanaloga und in jüngster Zeit auch mit einem Wachstumshormonrezeptorantagonisten (Pegvisomant) möglich. Die Primärtherapie muss – wenn irgend möglich – die Entfernung bzw. weitestgehende Verkleinerung der hormonproduzierenden Formation im Hypophysenvorderlappen sein.

LITERATUR

Lehnert Hendrik (Hrsg.). Rationelle Diagnostik und Therapie in Endokrinologie, Diabetologie und Stoffwechsel, 2. Auflage. Georg Thieme, Stuttgart, New York, 2003.

www.endokrinologie.net (Deutsche Gesellschaft für Endokrinologie).

www.glandula-online.de (Netzwerk Hypophysen- und Nebennierenerkrankungen e.V.).

www.menopause-gesellschaft.de.

KAPITEL

15

Hayrettin Tumani, Manfred W. Wick

ZNS und Nervensystem

15.1 Liquordiagnostik

Für laborchemische Untersuchungen von Erkrankungen des peripheren und zentralen Nervensystems ist der Liquor cerebrospinalis (Liquor) unter den Körperflüssigkeiten (Blut, Urin, Speichel etc.) besonders geeignet, weil durch die direkte Nachbarschaft des Liquorraums zum Nervensystem pathologische Prozesse erfasst werden können. Die Liquoruntersuchung liefert neben dem Nachweis oder Ausschluss eines entzündlichen Prozesses wichtige Hinweise auf neoplastische und degenerative Erkrankungen des zentralen Nervensystems (ZNS) sowie auf die CT-negative Subarachnoidalblutung.

Die Liquordiagnostik besteht aus einem dreiteiligen Stufenprogramm (➤ Tab. 15-1, ➤ Abb. 15-1):

- Notfalldiagnostik: Beschaffenheit, Zellzahl, Gesamtprotein, Laktat,
- Basisdiagnostik: Differenzialzellbild, Albumin, Immunglobuline (IgG, IgA, IgM, oligoklonale Banden),
- Spezialdiagnostik (erregerspezifische Antikörper, Markerproteine für ZNS-spezifische Destruktion und Aktivität, Tumormarker, Immunzytologie).

Um eine Aussage über eine mögliche intrathekale Produktion von Immunglobulinen oder erregerspezifischen Antikörpern treffen zu können, ist die parallele Untersuchung von Liquor und Blut erforderlich, da die größten Proteinfraktionen im Liquor aus dem Blut stammen. Die gebildeten Liquor-Blut-Quotienten werden in Abhängigkeit von der individuellen Blut-Liquor-Schrankenfunktion evaluiert.

Mit der verlässlichen Quantifizierung hirneigener zellspezifischer Markerproteine im Liquor und im Serum lassen sich meningeale, gliale und neuronale Proteine bestimmen, die über degenerative Prozesse im ZNS (z.B. Neuronenschaden, Gliaaktivierung) Auskunft geben können.

Für eine zuverlässige Auswertung der untersuchten Liquorgrößen ist die Interpretation der Einzelparameter im Kontext des Liquorgesamtbefundes von entscheidender Bedeutung. Mit dem integrierten Liquorbefund können zuverlässige labordiagnostische Beurteilungen abgegeben werden wie der Nachweis eines erregerbedingten entzündlichen Prozesses, einer Blutung, eines neoplastischen Prozesses oder ein Hinweis auf neurodegenerative Prozesse, auf akute bzw. chronische Entzündungen im ZNS etc. In der Zusammenschau der klinischen und laborchemischen Befunde erfolgt die Beurteilung, ob der Liquorbefund eine klinische Verdachtsdiagnose bestätigt oder widerlegt.

Tab. 15-1 Stufen der Liquordiagnostik.

Stufe	Parameter	Fragestellung/ Information
Notfallanalytik	Beschaffenheit, Zellzahl, Gesamtprotein, Laktat	Akute Entzündung, bakteriell-viral, Schrankenstörung
Basisanalytik	Quotienten von Albumin, IgG, IgA, IgM + oligoklonale Banden (OKB)	Entzündung, Schrankenstörung
	Differenzialzellbild	Differenzierung von Entzündung, Blutung und Tumorbefall
	Gramfärbung + Kultur	Erregernachweis (Bakterien, Pilze)
Spezialanalytik	Erregerspezifische Antikörper	Infekt vs. Autoimmunerkrankung
	ZNS-eigene Proteine	Neurodegeneration
	Immunzytologie, Tumormarker	Tumor: Bestätigung + Typisierung
	PCR	Erregernachweis (Tuberkulose, Viren)

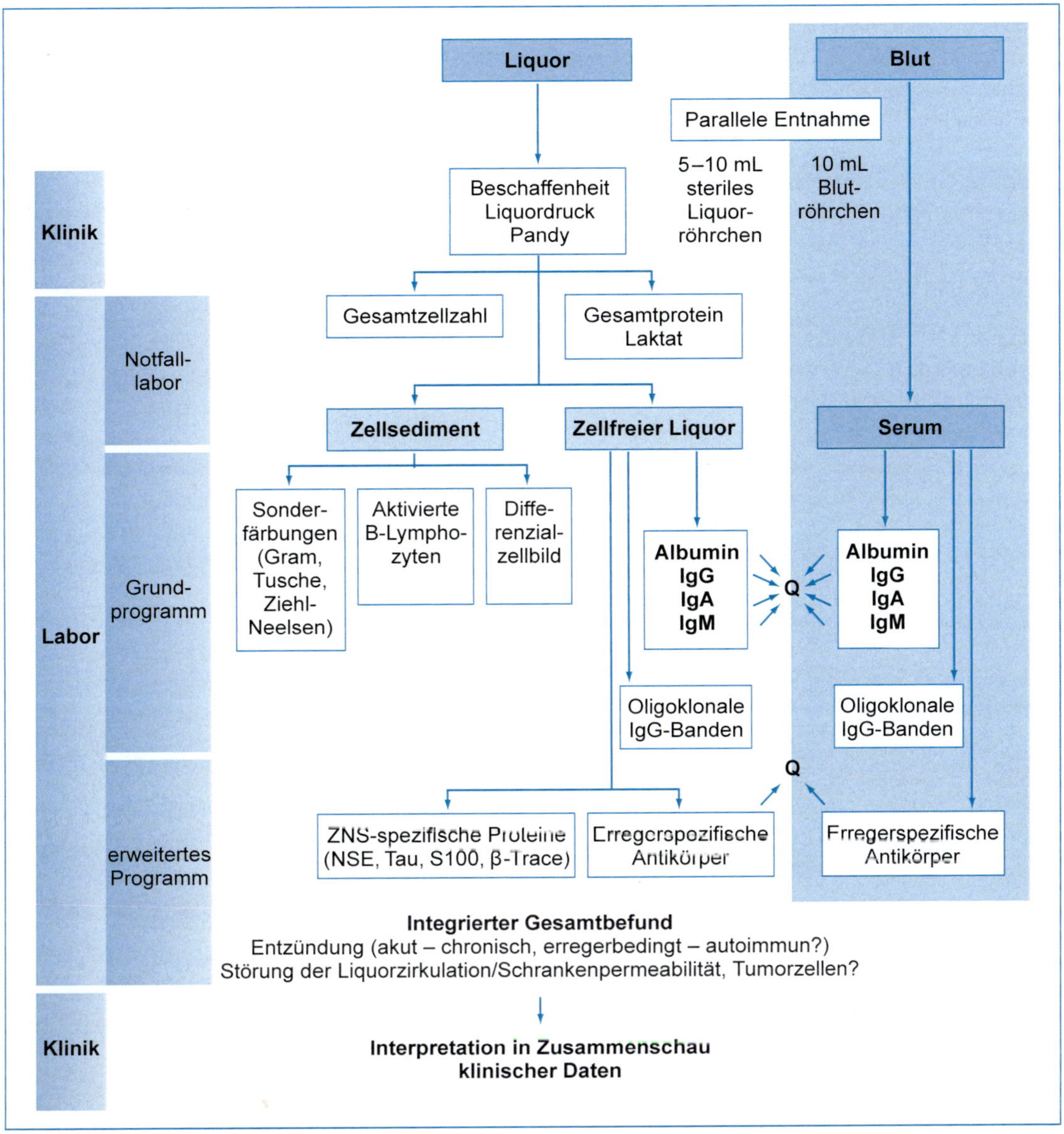

Abb. 15-1 Stufenschema der Liquoranalytik (Q = Liquor-Blut-Quotienten).

15.1.1 Gewinnung des Liquors

Die Untersuchung des Liquors begann mit der Einführung der Lumbalpunktion (LP) durch den Kieler Internisten Heinrich I. Quincke im Jahre 1895.

Eine Liquorpunktion kann diagnostisch oder therapeutisch indiziert sein:

- Diagnostisch:
  - entzündlicher ZNS-Prozess (erregerbedingt, autoimmun)?
  - Blutungen (Subarachnoidalblutung)?
  - Tumor mit meningealer Beteiligung?
  - Nachweis spezifischer Antikörper und Erreger,
  - Verlaufskontrollen (ZNS-Infektionen, Guillain-Barré-Syndrom),
  - neurodegenerativer Prozess (Alzheimer-Demenz, Creutzfeldt-Jakob-Krankheit)?
- Therapeutisch:
  - Normaldruck-Hydrozephalus,
  - Pseudotumor cerebri.

Der Liquor wird unter aseptischen Bedingungen gewöhnlich in sitzender (➤ Abb. 15-2) oder liegender (horizontaler) Position des Patienten mit einer speziellen Kanüle (Quincke- oder Sprotte-Nadel) zwischen den Dornfortsätzen der 3./4. oder 4./5. Lendenwirbel aus dem lumbalen Subarachnoidalraum gewonnen. Für diagnostische Zwecke werden 5–10 mL Liquor und zeitgleich ein Röhrchen Blut entnommen. Das Rückenmark reicht beim Erwachsenen in der Regel bis in Höhe des 1. Lendenwirbels, sodass eine Verletzung des Rückenmarks durch eine Liquorpunktion kaudal des 3. Lendenwirbels unwahrscheinlich wird.

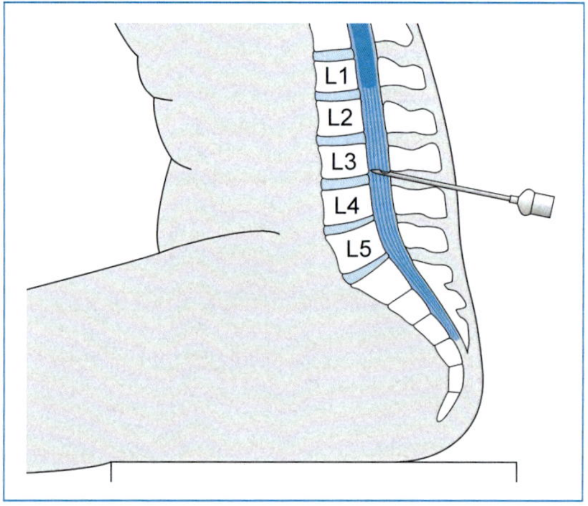

Abb. 15-2 Lumbalpunktion in sitzender Position.

Die Liquorentnahme durch Punktion der Cisterna cerebellomedullaris (Subokzipitalpunktion) ist nur noch speziellen Fällen vorbehalten. Weitere Zugangswege der Liquorgewinnung sind Foramen-ovale-Punktionen und externe Ventrikeldrainagen bei neurochirurgischen Eingriffen.

Vor jeder Liquoruntersuchung sollte das Vorliegen von Kontraindikationen überprüft werden:

- Die Liquorpunktion darf nicht durch Eiterherde hindurch erfolgen.
- Gerinnungsstörungen sollten wegen Blutungen im Spinalraum ausgeschlossen werden.
- Hirndruckzeichen sollten klinisch (Vigilanzstörungen, Kopfschmerzen, Übelkeit, Erbrechen, Stauungspapille) und ggf. anhand von Computer- oder Kernspintomographie (Ödemzeichen) wegen lebensbedrohlicher Einklemmungsgefahr ausgeschlossen werden.

15.1.2 Anatomie des Liquorraums und Transportmechanismen am Blut-Hirn-/Blut-Liquor-Schrankensystem

Das ZNS lässt sich in vier Kompartimente unterteilen (➤ Abb. 15-3):

- das vaskuläre System,
- den Extrazellulärraum,

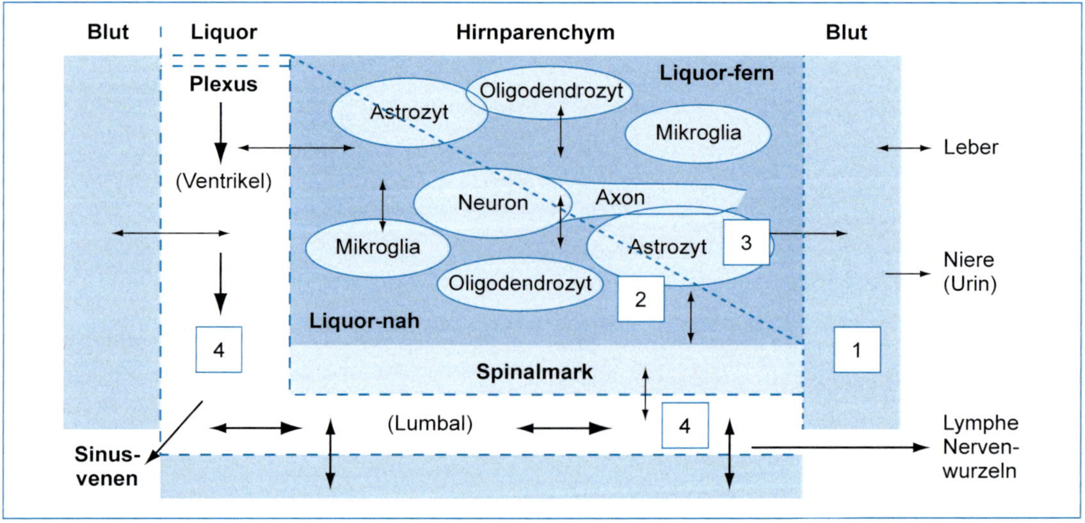

Abb. 15-3 Schematische Darstellung des Vier-Kompartimenten-Modells mit Darstellung der Liquorzirkulation und der Austauschprozesse an der Blut-Hirn- und Blut-Liquor-Schranke.

- den Intrazellulärraum des Hirnparenchyms,
- das Liquorkompartiment.

Die **Blut-Hirn-Schranke** trennt das vaskuläre System vom Extrazellulärraum des Hirnparenchyms. Die **Blut-Liquor-Schranke** trennt das vaskuläre System vom Liquorkompartiment. Von Bedeutung ist, dass nicht das gesamte Hirnparenchym an den Liquorraum angrenzt (liquornahe und liquorferne Hirnregionen) und daher pathologische Prozesse in liquorfernen Hirnregionen in einer Untersuchung des lumbalen Liquors unauffällig sein können.

Die Schrankensysteme sind für die Aufrechterhaltung des zerebralen Milieus und für den Schutz des Gehirns vor der systemischen Zirkulation von großer Bedeutung. Sie sind jedoch nicht, wie zunächst vermutet wurde, komplett undurchlässig, sondern auch für Makromoleküle permeabel. Beide Schrankensysteme erlauben einen Austausch zwischen den angrenzenden Kompartimenten, wobei die Blut-Hirn- und die Blut-Liquor-Schranke sich sowohl morphologisch als auch im Hinblick auf ihre Transfereigenschaften wesentlich unterscheiden. Morphologisch unterscheiden sie sich in der Dichte der für Ausschluss oder Durchlässigkeit verantwortlichen Strukturen („**tight-junctions**", Fenestrationen, Pinozytosevesikel). Während die Blut-Hirn-Schranke durch die „tight junctions" dicht versiegelt ist und keine permanenten Fenestrationen zeigt, weist die Blut-Liquor-Schranke (Plexus chorioideus) zahlreiche Fenestrationen („**gap-junctions**") und Pinozytosevesikel auf, die zusammen einen Makrofilter für Proteine bilden.

Alle aus dem Blut stammenden Moleküle passieren die Blut-Hirn- oder die Blut-Liquor-Schranke entweder über Diffusion (passiver oder erleichterter Transport, z.B. Proteine) oder über aktiven Carrier-vermittelten Transport (z.B. niedermolekulare hydrophile Solute wie Aminosäuren und Glukose). Respiratorische Gase (O_2, CO_2) können aufgrund ihres Partialdruckgradienten durch die Blut-Hirn-Schranke frei diffundieren.

Im „steady state" korrelieren die Liquor-Serum-Konzentrationsquotienten hydrophiler Moleküle mit den hydrodynamischen Molekülradien. Die von Felgenhauer aufgestellte Filtrationslinie demonstriert diese Verhältnisse im molekularen Bereich mit einem hydrodynamischen Radius von 1–100 Ångström (➤ Abb. 15-4).

15.1.3 Produktion und Zirkulation des Liquor cerebrospinalis

Die Produktionsmenge des Liquor cerebrospinalis beträgt etwa 500 mL pro 24 Stunden. Hieraus ergibt

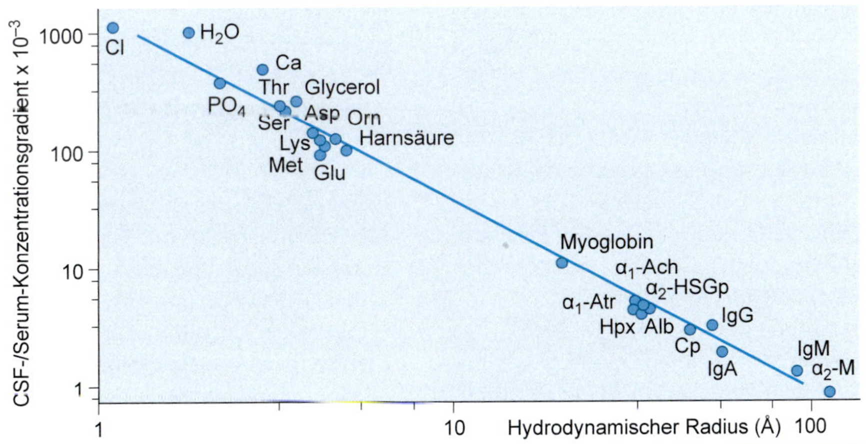

Abb. 15-4 Kennlinie der Blut-Liquor-Schranke nach Felgenhauer. Die Liquor(CSF)-/Serum-Konzentrationsquotienten im „steady state" sind gegen die hydrodynamischen Molekülradien aufgetragen (Ach = Antichymotrypsin, Alb = Albumin, α_2-M = α_2-Makroglobulin, Asp = Aspartat, Atr = Antitrypsin, Ca = Kalzium, Cl = Chlorid, Cp = Coeruloplasmin, Glu = Glutamat, Hpx = Haemopexin, HSGp = HS-Glykoprotein, Ig = Immunglobulin, Lys = Lysin, Met = Methionin, Orn = Ornithin, PO_4 = Phosphat, Ser = Serin, Thr = Threonin).

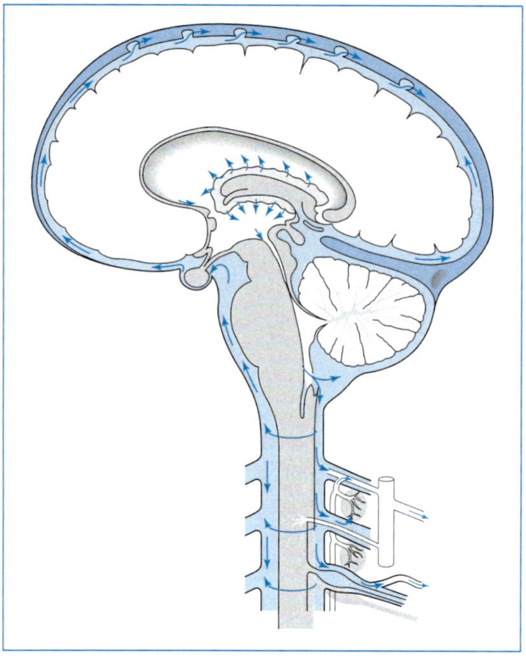

Abb. 15-5 Liquorzirkulationswege.

sich ein 3- bis 4-maliger Gesamt-Turnover des Liquors pro Tag (➤ Abb. 15-5).

Die **Hauptquelle** des Liquors ist der Plexus chorioideus (80–90%). Die übrigen 10–20% der Liquorproduktion stammen aus den Blutgefäßen des Gehirns und des Subarachnoidalraums. Der im Plexus der Ventrikel gebildete Primärliquor strömt abwärts über die basalen Zisternen, teilweise kranialwärts in Richtung der Pacchioni-Granulationen und teilweise kaudalwärts zum Lumbalsack hin.

Die **Zirkulation** des Liquors wird durch die vom pulsatilen arteriellen Blutfluss generierten Druckwellen und durch den Druckgradienten, der aus der Produktion und Resorption des Liquors resultiert, bewirkt. Weiterhin können Cilia der Ependymzellen die Bewegung des Liquors beeinflussen.

Der **Hauptabfluss** des Liquors geschieht über Verbindungen des Subarachnoidalraums (Arachnoidalzotten, Pacchioni-Granulationen) mit den venösen Sinus, die in die Dura eingebettet sind. Diese Verbindung funktioniert wie ein Ventilmechanismus. Aufgrund des höheren hydrostatischen Drucks im Subarachnoidalraum (Liquordruck), verglichen mit den niedrigen bzw. negativen Drücken im duralen Sinus, kommt ein unidirektionaler Fluss zustande. Ein Reflux von Blut in den Subarachnoidalraum ist nicht möglich. Weitere bevorzugte Resorptionsorte des Liquors sind Prolongationen des Subarachnoidalraums um bestimmte Nerven und Nervenwurzeln an den Durchtrittsstellen durch die Meningen. Günstige Regionen für den Austritt des Liquors befinden sich im Bereich des Nervus olfactorius, des Nervus opticus, des Nervus vestibulo-cochlearis sowie bestimmter spinaler Nervenwurzeln.

Entlang dem rostro-kaudalen Liquorfluss ändern sich die **Liquorproteinkonzentrationen**. Für das Gesamtprotein im Liquor besteht ein zunehmender Konzentrationsgradient: Ventrikel (256 mg/L), Cisterna magna (316 mg/L) und lumbaler Liquorraum (420 mg/L). So erklären sich die unterschiedlichen Referenzwerte für Liquorproteine in Abhängigkeit vom Entnahmeort.

15.1.4 Liquorproteine

Etwa 80% der Liquorproteine des gesunden Menschen stammen aus dem Blut, wobei bestimmte Proteine (insbesondere das Albumin) dominieren. Den übrigen Anteil machen die hirneigenen Proteine (ZNS-Proteine) aus, die unterschiedlichen Regionen im ZNS zugeordnet werden können. Demnach lassen sich im Liquor zwei Proteingruppen unterscheiden:

- **Liquorproteine**, die ausschließlich oder überwiegend aus dem Blut stammen (Albumin, Immunglobuline etc. im Konzentrationsbereich mg/L; ➤ Tab. 15-2),
- **ZNS-Proteine**, die entweder primär aus dem Plexus chorioideus und den Meningen (Hüllen des Gehirns), z.B. β-Trace, Cystatin C, Transthyretin, oder aus Zellen des Hirnparenchyms (Neuronen, Gliazellen) stammen und vorwiegend in den ventrikulären Liquor freigesetzt werden, z.B. Tau-Protein, S100, NSE (➤ Tab. 15-3).

Die **Liquorkonzentration** korreliert eindeutig mit der Herkunft der Proteine. Unter den ZNS-Proteinen lässt sich eine Gruppe mit hoher Konzentration (mg/L-Bereich) abgrenzen, die überwiegend aus der unmittelbaren Nachbarschaft des freien Liquorraums, dem Ventrikelepithel und den Leptomeningen stammt. Davon unterscheiden sich die aus dem Parenchym stammenden Proteine mit einer um mindestens drei Zehnerpotenzen niedrigeren Liquor-

Tab. 15-2 Aus dem Blut stammende Liquorproteine.

Substanz	Liquor	Serum	Liquor-Serum-Quotient	Besonderheit
	Referenzbereiche			
Gesamtprotein	200–500 mg/L	60-80 g/L		
Albumin	150–350 mg/L	35–55 g/L	bis 8×10^{-3}	Marker für Störung der Schrankenfunktion; Bezugsparameter für Synthese von Immunglobulinen im ZNS
IgG	Bis 40 mg/L	7–16 g/L	bis 6×10^{-3}	Träger der humoralen Immunreaktion im ZNS; Indikator für chronische oder zurückliegende ZNS-Entzündung
IgA	Bis 6 mg/L	0,7–4,0 g/L	bis 4×10^{-3}	S.o.
IgM	bis 1 mg/L	0,4–2,3 g/L	bis $1{,}8 \times 10^{-3}$	S.o.
Interzelluläres Adhäsionsmolekül (ICAM-1)	1,5 µg/L	285 µg/L	bis 5×10^{-3}	Indikator für akute Entzündungen im ZNS; bei multipler Sklerose im Schub erhöht
α_1-Glykoprotein	3,7 mg/L	0,5–1,2 g/L		Akute-Phase-Protein
α_2-Makroglobulin	3,3 mg/L	1,3–3,0 g/L		Zeichen für Störung der Schrankenfunktion
Transferrin	1,7–3 mg/L	2,0–3,6 g/L		Eisentransporter
Haptoglobin	2,2 mg/L	0,3–2,0 g/L		Akute-Phase-Protein, Hb-Transporter

Korrigiert nach IFCC-Standardisierung.

Tab. 15-3 Liquorproteine mit vorwiegend intrathekalem Anteil.

Substanz	Liquor	Serum	Lokale Synthese (%)	Besonderheit
	Referenzbereich (Mittelwert)			
Transthyretin (Präalbumin)	17 mg/L	250 mg/L	93	Synthese im Plexusepithel; Transporter
Prostaglandin-D-Synthase (β-Trace)	15 mg/L	0,5 mg/L	> 99	Nachweis einer Liquorfistel; Enzym und Transporter
Cystatin C (γ-Trace)	3 mg/L	0,5 mg/L	> 99	Proteinaseinhibitor
Apolipoprotein E	6 mg/L	93,5 mg/L	90	Lipidtransporter
β_2-Mikroglobulin	1 mg/L	1,7 mg/L	99	ZNS-Befall bei Leukämien, Lymphomen und HIV-Infektion
Neopterin	4,2 nmol/L	5,3 nmol/L	98	Mikroglia- und Makrophagenaktivierung bei ZNS-Infektion
Neuronenspezifische Enolase (NSE)	5 µg/L	6 µg/L	> 99	Marker für Neuronenschädigung
Gliafibrilläres saures Protein (GFAP)	0,12 µg/L	n.n.	100	Marker für Gliaschädigung/-aktivierung
Ferritin	6 µg/L	120 µg/L	97	Marker für Subarachnoidalblutung, Eisenspeicherprotein
S100-Protein	2,9 µg/L	0,12 µg/L	> 99	Marker für Gliaaktivierung/-schädigung und Melanom

Tab. 15-3 Liquorproteine mit vorwiegend intrathekalem Anteil. (Forts.)

Substanz	Liquor	Serum	Lokale Synthese (%)	Besonderheit
	Referenzbereich (Mittelwert)			
Myelinbasisches Protein (MBP)	0,5 µg/L	n.n.	100	Marker für Myelinschädigung bei multipler Sklerose
Tau-Protein	170 ng/L	n.n.	100	Marker für Neuronen- und Axonenschädigung
Interleukin-6 (IL-6)	10,5 ng/L	12 ng/L	99	Immunaktivierung
Tumornekrosefaktor-α (TNF-α)	5,5 ng/L	20 ng/L	94	Immunaktivierung
β_2-Transferrin	qualitativ	n.n.		Nachweis im Immunoblot; Marker für Liquorfistel

n.n. = nicht nachweisbar

konzentration (µg/L- oder ng/L-Bereich). Diese eigentlichen Hirnproteine machen insgesamt nur eine sehr kleine Fraktion der Liquorproteine aus (< 1%).

Im Gegensatz zu den aus dem Blut stammenden Liquorproteinen ist die Konzentration der ZNS-Proteine nicht von der Molekülgröße abhängig. Der maßgebliche Einflussfaktor ist der Syntheseort.

Die absolute Konzentration eines Proteins im Liquor, insbesondere wenn es aus dem Blut stammt (z.B. IgG), hängt von vielen Variablen ab, die meist nichts mit dem diagnostisch relevanten Prozess im ZNS zu tun haben:

- Blutkonzentration,
- Kapillarpermeabilität,
- Liquorfluss,
- Molekülgröße,
- Patientenalter,
- Entnahmeort (Ventrikel, Lumbalsack),
- Entnahmevolumen,
- lokale Synthese im ZNS.

Diese letztgenannte Variable (IgG-ZNS-Fraktion) gilt es, von der IgG-Blut-Fraktion abzugrenzen und im Gesamt-IgG des Liquors zu quantifizieren.

15.1.5 Quantifizierung der intrathekal produzierten Proteine

Um eine entzündliche Erkrankung des Nervensystems z.B. aufgrund eines Liquor-IgG-Befundes erkennen zu können, ist die Differenzierung des IgG nach Anteilen aus dem Blut und Anteilen aus dem ZNS erforderlich. Wichtiger Ansatz hierfür ist die Aufstellung von Konzentrationsquotienten. Der Liquor-Serum-Quotient von IgG wird auf den **Liquor-Serum-Quotienten** von Albumin bezogen und numerisch als **IgG-Index** nach Tibbling und Link dargestellt:

IgG-Index	=	$IgG_{Liquor}/IgG_{Serum}:Albumin_{Liquor}/Albumin_{Serum}$
	=	$Q_{IgG}:Q_{Albumin}$

Als Referenzbereich für den IgG-Index wird ≤ 0,7 angegeben.

Mit dem Liquor-Serum-Quotienten wird der Einfluss der Blutkonzentration auf die Liquorkonzentration eliminiert. Albumin dient bei dieser Auswertung als Referenzprotein für die Blut-Liquor-Schrankenfunktion, da Albumin ausschließlich aus dem Blut stammt. Mit Bezug auf den Albumin-Quotienten wird der schrankenabhängigen Konzentrationsänderung des Liquor-IgG Rechnung getragen. Ist der IgG-Index > 0,7, liegt eine intrathekale Synthese von IgG und damit ein entzündlicher Prozess im ZNS vor. Eine entsprechende graphische Darstellung der Quotienten wurde von Ganrot und Laurell eingeführt und von Reiber und Felgenhauer weiterentwickelt (➤ Abb. 15-6).

Wesentlich an dem Quotientendiagramm ist, dass die Grenzlinie, die sowohl im normalem als auch im pathologischen Q_{Alb}-Bereich zwischen intrathekaler Synthese und passivem Transport aus dem Blut unterscheidet, nicht linear verläuft. Sie entspricht einer Hyperbelfunktion und kann berechnet werden mit der Formel:

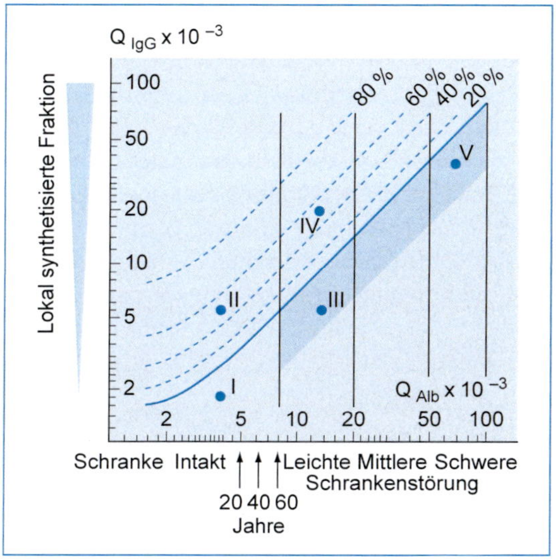

Abb. 15-6 Das Göttinger Quotientendiagramm nach Reiber und Felgenhauer (1987) mit repräsentativen Liquorbefunden:
I Normalbereich
II Intrathekale IgG-Synthese (50%) bei Schrankenfunktion (z.B. multiple Sklerose)
III Q_{Alb} leicht erhöht (leichte Schrankenfunktionsstörung, z.B. Guillain-Barré-Syndrom)
IV Lokale IgG-Synthese mit erhöhtem Q_{Alb} (z.B. Neuroborreliose)

$$Q_{Lim-IgG} = a/b \times (\sqrt{Q_{Alb}^2 + b^2}) - c$$

Die Grenzlinie ist definiert als 0 mg/L lokale IgG-Synthese. Die Konstanten (a, b, c) unterscheiden sich für IgG, IgA und IgM; entsprechend verlaufen die Grenzlinien unterschiedlich (➤ Abb. 24-12):

	a/b	$b^2 \times 10^6$	$c \times 10^3$
IgG	0,93	6	1,7
IgA	0,77	23	3,1
IgM	0,67	120	7,1

Liegt eine lokale Synthese vor (Werte oberhalb der Grenzlinie), kann diese nach der umgewandelten Formel berechnet werden:

$$IgG_{Loc} = \left[Q_{IgG} - a/b \times \left(\sqrt{Q_{Alb}^2 + b^2} \right) + c \right] \times IgG_{Serum}$$

Ein Vorteil der Quotientendiagramme gegenüber der numerischen Berechnung ist, dass typische Befundkonstellationen auf einen Blick einer Erkrankung zugeordnet werden können: Mögliche Befundkonstellationen, die sich aus vier Einzelparameter ($IgG_{Liquor/Serum}$ und $Albumin_{Liquor/Serum}$) ergeben, sind:

1. Normalbefund, z.B. Ausschluss entzündlicher ZNS-Prozesse.
2. Isolierte Entzündung im ZNS, z.B. multiple Sklerose.
3. Isolierte Schrankenfunktionsstörung, z.B. Guillain-Barré-Syndrom.
4. Die Kombination aus 2 und 3, z.B. akute Neuroborreliose.

Weitere Vorteile sind, dass die Quotientendiagramme auch auf IgA und IgM übertragbar sind, sodass die drei Immunglobulinklassen parallel beurteilt und hierdurch die diagnostische Spezifität dieser Parameter gesteigert werden kann.

15.2 Infektiös-entzündliche Erkrankungen (Meningitis, Enzephalitis, Myelitis, Radikulitis)

Unter Meningitis versteht man eine Infektion der Hirnhäute (Pia, Arachnoidea und Dura) und des Liquors im Subarachnoidalraum. Eine **Meningitis** kann sich ungehindert über den Subarachnoidalraum um das Hirn herum, in den Spinalkanal und die Ventrikel ausbreiten.

Eine diffuse Entzündung des Hirnparenchyms führt zur Enzephalitis und eine herdförmige Eiteransammlung zu einem Hirnabszess. Häufig liegt eine kombinierte **Meningoenzephalitis** vor. Entsprechend können Infektionen im Bereich des Rückenmarks und des Spinalkanals zu Arachnoiditis, Myelitis, spinalem Empyem und spinalem Epiduralabszess führen. Sind die Nervenwurzeln infiziert, wird von einer Radikulitis oder bei gleichzeitiger Beteiligung des Rückenmarks von **Radikulomyelitis** gesprochen.

Infektionen des Nervensystems können entweder hämatogen, per continuitatem oder durch direkte Einbringung eines Erregers in das Schädelinnere, das ZNS und seine Hüllen eindringen. Je nach Erreger und Lokalisation verläuft die Erkrankung akut, subakut oder chronisch. Diagnostisch sind zusammen mit den klinischen Befunden die Ergebnisse der Neuroradiologie- und Liquoruntersuchungen wegweisend. In der Regel lassen sich aufgrund dieser Untersuchungen bakterielle, virale, mykotische und parasitäre Infektionen unterscheiden.

Es finden sich immer unterschiedlich ausgeprägte systemische Entzündungszeichen, und ätiologisch kommen praktisch alle infektiösen Krankheitserreger in Betracht. Für die Differenzialdiagnose und die Behandlung einer ZNS-Infektion kommt dem Liquorbefund eine zentrale Bedeutung zu (➤ Tab. 15-4). Das Ziel ist es, zusammen mit den klinischen und mikrobiologischen Befunden, die Art der Infektion zu erkennen und daraus eine spezifische Behandlung abzuleiten. Bei rechtzeitiger Identifizierung der ZNS-Infektion besteht eine gute Behandlungsmöglichkeit. Solange der Erreger unbekannt ist, erfolgt eine frühe, empirische Behandlung. Nach Identifizierung des Krankheitserregers erfolgt dann eine gezielte Therapie.

15.2.1 Eitrige Meningitis

Zu den häufigsten Erregern gehören Pneumokokken, Meningokokken, Haemophilus influenzae, Listerien, Staphylokokken und gramnegative Enterobakterien inklusive Pseudomonas aeruginosa.

Die eitrige Meningitis lässt sich unterteilen in die primäre Form ohne nachweisbaren Fokus und die sekundäre Form als Komplikation einer Infektion in der Nachbarschaft (Sinusitis, Mastoiditis, Otitis, Hirnabszess, subdurales Empyem), in der Ferne (Sepsis, Endokarditis, Pneumonie) oder durch iatrogene Einbringung (Ventrikeldrainage, paravertebrale Injektion, epidurale Anästhesie, Lumbalpunktion) oder posttraumatisch.

Pathogenese

- Kolonisation der Schleimhäute, Eindringen in das ZNS hämatogen oder per continuitatem, Vermehrung der Bakterien im Subarachnoidalraum,
- Freisetzung von Zytokinen wie TNF-α durch Makrophagen, Glia und Endothelzellen, meningeale Entzündungsreaktion,
- Einwanderung weißer Blutzellen und Einstrom von Proteinen aus dem Serum in den Liquorraum, Freisetzung entzündungsaktiver Substanzen (Proteasen, freie radikale Metaboliten der Arachidonsäure) aus eingewanderten Granulozyten,

Tab. 15-4 Typische Liquorbefunde bei Meningoenzephalitis unterschiedlicher Genese.

Liquor	Eitrige Meningitis	Virale Meningitis	Neuroborreliose	Tuberkulöse Meningitis
Beschaffenheit	Trüb	Klar	Klar	Klar
Zellzahl (Mpt/L)	> 1000	< 1000	< 1000	< 1000
Differenzialzellbild	Granulozytär	Lymphozytär	Lymphozytär	Gemischt
Gesamtprotein (mg/L)	> 1000	< 1000	> 1000	> 1000
Laktat (mmol/L)	> 3,5	< 3,5	< 3,5	> 3,5
Glukose (L/S)	< 0,50	> 0,50	> 0,50	< 0,50
Albumin (L/S × 10^{-3})	> 20	< 20	> 20	> 20
Ig-Synthese im ZNS	+, nur bei kompliziertem Verlauf	IgG ab 2. Woche	IgM > IgG > IgA	IgA > IgG >IgM
Erregernachweis (Mikroskopie/Kultur)	Bis 80%	Unpraktikabel	Unpraktikabel	Bis 80%
PCR	–	Herpes-Virus-Gruppe: 80–100%	Ca. 50%	Ca. 50–90%
Erregerspezifische Antikörper (Synthese im ZNS)	–	Ab 2. Woche	Ab 2. Woche	–

L/S = Liquor-Serum-Quotient

- Permeabilitätssteigerung der Schrankensysteme des ZNS, Auftreten von vasogenem und später zytotoxischem Hirnödem,
- Liquorabflussbehinderung durch Verlegung der Subarachnoidalräume und durch Viskositätssteigerung des Liquors, Steigerung des intrakraniellen Drucks, kapilläre Minderperfusion im Hirnparenchym durch Vaskulitis oder durch Vasospasmen,
- ischämische irreversible Neuronenschädigung,
- Exitus letalis, wenn die o.g. Pathomechanismen nicht rechtzeitig durchbrochen werden.

Klinische Symptomatik

Im Prodromalstadium allgemeines Krankheitsgefühl, Fieber, Kopfschmerzen, später Meningismus und Bewusstseinstrübung, ggf. auch hämorrhagische Exantheme der Haut.

Welche Laboruntersuchungen werden empfohlen?

Untersuchung	Zu erwartendes Ergebnis
Erregerkultur in allen Körperflüssigkeiten inklusive Liquor,	Mikroskopischer oder kultureller Erregernachweis ca. 80% **Cave:** immundefiziente Patienten mit apurulenter bakterieller Meningitis und „Status bacteriosus" (inadäquat schwache Zellreaktion bei hoher Erregerdichte)
Entzündungszeichen im Blut	Leukozytose mit Linksverschiebung und toxischer Granulation, CRP und Procalcitonin deutlich erhöht
Allgemeine Liquoranalytik mit Differenzialzellbild und Gramfärbung, eventuell Antigennachweis (➤ Tab. 15-4)	Bei unbehandelten, immunkompetenten Patienten initial eitrige Pleozytose (> 1000 Zellen/µL, > 90% Granulozyten), ausgeprägte Schrankenstörung (Gesamteiweiß > 1000 mg/L, Albumin-Quotient Liquor/Serum > 20; ➤ Abb. 15-7), anaerober Glukosestoffwechsel (Glukose Liquor/Serum < 0,50, Laktat im Liquor > 3,5 mmol/L)

Verlaufskontrollen und Therapieüberwachung

Unter erfolgreicher bakterizider antibiotischer Therapie rascher Rückgang der eitrigen Pleozytose und Schrankenstörung, Übergang zu lymphomonozytärem Zellbild, jedoch keine nennenswerte Antikörperproduktion; Liquor wird steril.

15.2.2 Virale Meningitis

Die Virusmeningitis (auch als aseptische Meningitis bezeichnet) führt zu Entzündungsreaktionen der Meningen, wobei im Gegensatz zu den bakteriellen

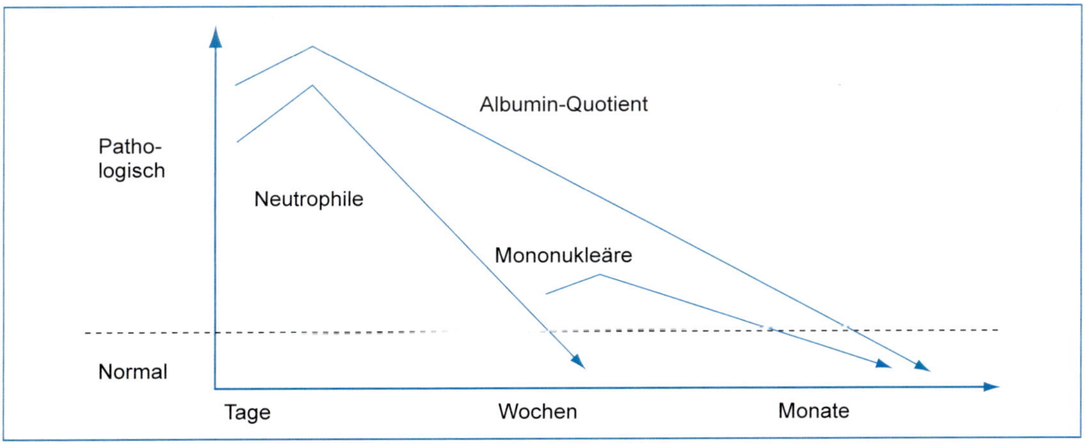

Abb. 15-7 Prototypischer Verlauf einer eitrigen Meningitis.

Infektionen der klinische Befund und die Liquorveränderungen geringer ausgeprägt sind.

Die häufigsten Erreger sind Enteroviren, Arboviren, humanes Immunodefizienzvirus (HIV) und Herpes-simplex-Viren (HSV). Seltenere Ursachen sind lymphozytäres Choriomeningitisvirus (LCMV), Mumpsvirua, Adenoviren, Zytomegalievirus (CMV), Epstein-Barr-Virus (EBV), Influenza-A- und Influenza-B-Viren, Masernvirus, Parainfluenzavirus, Rötelnvirus und Varicella-Zoster-Virus (VZV).

Eine unübersehbare Anzahl von Viren kann das Nervensystem schädigen und zu akuten und auch chronischen Krankheitsbildern führen. Die klinische Präsentation hängt davon ab, ob vorwiegend die Meningen, das Hirn, das Rückenmark oder die Nervenwurzeln betroffen sind. Die genauen epidemiologischen Daten fehlen, da die meisten Virusinfektionen spontan heilen und den Gesundheitsbehörden nicht gemeldet werden.

Klinische Symptomatik

Kopfschmerz, Nackensteife, Photophobie, Übelkeit und Fieber. Meist bestehen auch Allgemeinsymptome wie Müdigkeit, Abgeschlagenheit, Appetitmangel, Myalgien, Nausea, Bauchbeschwerden, Diarrhö oder ein Hautausschlag.

Welche Laboruntersuchungen werden empfohlen?

Untersuchung	Zu erwartendes Ergebnis
Entzündungsparameter im Blut	BSG und Leukozyten leicht erhöht, das weiße Blutbild meist lymphomonozytär verändert.
Allgemeine Liquoranalytik mit Differenzialzellbild	Liquorveränderungen sind z.T. gering ausgeprägt, initial kann ein granulozytäres Zellbild vorhanden sein, dann aber schon sehr früh in eine mononukleäre Pleozytose (weniger als 1000 Mpt/L) übergehen (➤ Tab. 15-4, ➤ Abb. 15-8).
Spezielle Liquoranalytik: erregerspezifische Antikörper, PCR, Kultur	Eine lokale Immunglobulinsynthese bzw. spezifische Antikörperproduktion tritt erst im weiteren Krankheitsverlauf auf (frühestens zwei Wochen nach der Infektion) und sichert retrospektiv die Diagnose. Das ätiologische Agens bleibt in mehr als 50% der Fälle unerkannt. Einige Viren (z.B. Herpes-Gruppe, Coxsackie, ECHO-Viren, LCMV oder Mumpsviren) lassen sich kultivieren oder mittels Polymerase-Kettenreaktion nachweisen. Eine HIV-Meningitis sollte bei Risikopersonen erwogen werden.

15.2.3 Herpes-simplex-Virus-Enzephalitis

Die Inzidenz beträgt 2–5/Mio. Einwohner pro Jahr in Mitteleuropa mit einem Altersgipfel in der 2. Lebensdekade. 5–10% aller Virusenzephalitiden sind durch Herpes-simplex-Virus(HSV)-1 verursacht. Die Letalität beträgt 50% aller Virusenzephalitiden.

Pathogenese

30% Primärinfektion, 70% Reaktivierung. Die transaxonale Penetration des Virus in das ZNS erfolgt über folgende mögliche Infektionswege:

- Rhinenzephal: vom Nervus olfactorius über Tractus olfactorius zu orbitofrontalen und temporalen Hirnstrukturen; Virusreplikation und Ausbreitung per continuitatem auf Insula, Gyrus cinguli, Stammganglien, Thalamus, Corpora mamillaria, Mittelhirn, Pons und Medulla.
- Rhombenzephal: über V., VI. oder X. Hirnnerv zum Hirnstamm.

Es erfolgt die Entzündungsreaktion im Hirnparenchym durch perivaskuläre Rundzellinfiltrate mit nachfolgenden Mikrogliaknötchen, Chromatolyse, intranukleären und zytoplasmatischen Einschlusskörperchen, Vaskulitis, Neuronenschädigung überwiegend in limbischen Arealen.

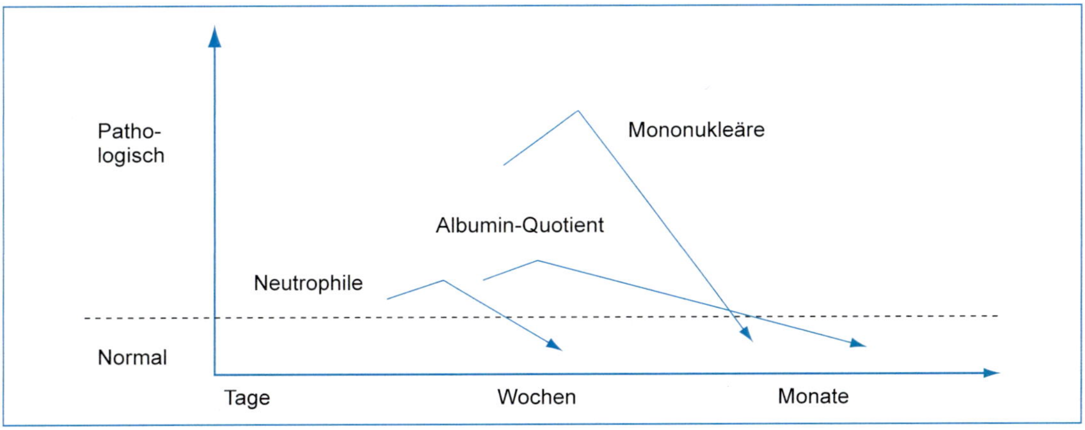

Abb. 15-8 Prototypischer Verlauf einer viralen Meningitis.

Klinische Symptomatik

- Grippale Prodromi: Fieber, Abgeschlagenheit,
- psychotisches Stadium: Wernicke-Aphasie, Verwirrtheit, Wahrnehmungsstörungen, Situationsverkennung,
- konvulsives Stadium: komplex-fokale Anfälle, Sopor, Koma.

Welche Laboruntersuchungen werden empfohlen?

Untersuchung	Zu erwartendes Ergebnis
Allgemeine Liquoranalytik mit PCR und erregerspezifischen Antikörpern	Bis einige hundert Zellen/µL, mononukleäres Zellbild, Erythrozyten und Erythrophagen, Plasmazellen, starker Eiweißanstieg, Laktat mittelgradig erhöht (2–3,5 mmol/L), Nachweis von HSV-Genom mit PCR (1.–3. Tag), HSV-spezifische Antikörper (ab 2.–3. Woche) (➤ Tab. 15-4)

Weiterführende Diagnostik

Kernspintomographisch hyperintense Signale in temporobasalen Hirnregionen.

15.2.4 Neuroborreliose

Die Neuroborreliose ist die häufigste durch Zecken übertragene Infektionskrankheit; Erreger: Borrelia burgdorferi (Spirochäten); Infektionsrate der Vektoren: adulte Zecken 20%, Nymphen 10%, Larven 1%. Die klinische Manifestationsrate beim Menschen nach Zeckenstich beträgt 1%, die Inzidenz der Borreliose 0,1–0,2%.

Pathogenese

- Zeckenstich,
- dermatogene Vermehrung (lokalisierte Infektion, Stadium 1),
- transneurale, hämatogene Erregerinvasion (disseminierte Infektion, Stadium 2),
- Wanderung von extra- nach intrazellulär (persistierende chronische Infektion, Stadium 3),
- nach Infektion Freisetzung von Zytokinen, Interleukin-6, Stickstoffmonoxid, axonale Degeneration peripherer Nerven, thrombosierende Vaskulopathie, ischämische Läsionen des ZNS.

Klinische Symptomatik

Häufige Symptome der Neuroborreliose sind radikuläre Schmerzen, periphere Paresen, periphere Fazialisparese, Sensibilitätsstörungen, Kopfschmerzen. Selten treten auf: Myalgien/Myositis, chronische Enzephalomyelitis, Blasenlähmung, Psychosyndrom, zerebelläre Ataxie.

Welche Laboruntersuchungen werden empfohlen?

Untersuchung	Zu erwartendes Ergebnis
Allgemeine Liquordiagnostik	Lymphozytäre Pleozytose, mittelgradige Schrankenfunktionsstörung, humorale Immunreaktion mit IgM-Prädominanz (IgM > IgG > IgA), oligoklonale Banden, borrelienspezifische IgG- und IgM-Antikörper im Liquor mit Nachweis der intrathekalen Synthese (➤ Tab. 15-4)

15.2.5 Neurotuberkulose

Erreger sind Mycobacterium (M.) tuberculosis, M. africanum, M. bovis. Es ist die häufigste Infektionskrankheit weltweit: Bei 8 Millionen Erkrankten pro Jahr versterben 3 Millionen. Es treten 20% extrapulmonale Manifestationen und 5% ZNS-Befall auf. Risikofaktoren: Alkoholismus, Diabetes mellitus, Malignome, AIDS, Hygiene, Ernährung.

Pathogenese

Haupteintrittspforten sind Atemwege und Lunge.

- Phagozytose der Mykobakterien durch Makrophagen, Resistenz der Mykobakterien gegen Makrophagenenzyme aufgrund der lipoidreichen Zellwand,
- Einwanderung von Granulozyten und Blutmonozyten in den Bereich der Erregerinvasion,
- Granulombildung als Schutz vor Tuberkulose,
- bei Immundefekt Aufbrechen der Granulome und Freisetzung der Mykobakterien, Erregerstreuung in andere Organe (ZNS-Tuberkulose),
- am häufigsten: akut-entzündliche verkäsende Meningitis, Belegung der basalen Zisternen durch ein gelatinöses Exsudat, ausgeprägte Vermehrung von Fibroblasten im Subarachnoidalraum und im befallenen Hirngewebe, Bildung zerebraler Tuberkel.

Mögliche Komplikationen sind die Entwicklung eines Hydrozephalus sowie eine Vaskulitis.

Klinische Symptomatik

70% Meningitis, 30% Tuberkulome, Enzephalopathie, Abszess, Radikulomyelitis.

- Prodromalstadium: zwei bis acht Wochen unspezifische Symptome,
- meningitisches Stadium: Vigilanzstörung leicht, Hirnnervenparesen,
- enzephalitisches Stadium: Vigilanzstörung schwer, Herdsymptome, Tuberkulome.

Welche Laboruntersuchungen werden empfohlen?

Untersuchung	Zu erwartendes Ergebnis
Allgemeine Liquoruntersuchung	Initial gemischtzellige, später lymphozytäre Pleozytose, schwergradige Schrankenfunktionsstörung, humorale Immunreaktion mit IgA-Prädominanz (IgA > IgG > IgM), oligoklonale Banden, Ziehl-Neelsen-Färbung (Sensitivität im Liquor jedoch nur ca. 20%!), Erregerdiagnostik (Kultur aus Liquor, Sputum, Magensaft; erregerspezifischer DNA-Nachweis durch PCR)

Weiterführende Diagnostik

Bildgebung (Röntgen-Thorax, MRT Kopf/Rückenmark) zum Nachweis von Tuberkuloseherden.

15.3 Entzündliche Erkrankungen vom Autoimmuntyp

15.3.1 Multiple Sklerose

Die multiple Sklerose (MS) ist eine erworbene, chronisch-entzündliche Erkrankung des ZNS, bei der im Rahmen einer Autoimmunreaktion gegen Myelin und/oder Oligodendrozyten multilokuläre Demyelinisierungsherde in Gehirn und Rückenmark entstehen. Etwa jede 1000. Person in Mitteleuropa erkrankt an einer MS. Die meisten Patienten entwickeln ihre Symptome im Alter zwischen 18 und 50 Jahren.

Pathogenese

Die Läsionsbildung erfolgt durch einen autoimmun vermittelten Prozess, der durch eine Konstellation aus genetischen Faktoren (erhöhte HLA-DR-Antigenassoziation) und Umweltfaktoren (virale Infektion, molekulare Mimikri mit bakteriellen Lipopolysacchariden, Superantigene, lokaler metabolischer Stress inklusive hormoneller Interaktion und reaktiver Metaboliten) begünstigt wird.

Die autoimmun-entzündliche Reaktion führt zunächst zur Demyelinisierung. Später kommen axonale Schädigungen und Hirnatrophie hinzu, die für die irreversiblen Behinderungen verantwortlich sind.

Klinische Symptomatik

Je nach Lokalisation der Läsionen finden sich verschiedene Symptome, die in abnehmender Häufigkeit aufgeführt sind:

- Störung des Visus und der Okulomotorik,
- Paresen, Parästhesien,
- Störung der Koordination und Blasenfunktion.

In der Mehrheit der Fälle (ca. 85%) zeigt die MS im Frühstadium einen schubförmig-remittierenden Verlauf (wochenlang anhaltende Episoden neurologischer Dysfunktionen, die sich nahezu komplett zurückbilden). Ein kleinerer Teil der Patienten weist für Jahrzehnte einen benignen Verlauf (anhaltende Remission oder blande Schübe) auf, der größere Teil remittiert jedoch nach wiederholten Schüben nur inkomplett und kann in eine schubunabhängige klinische Progression übergehen (sekundär chronisch progredient).

Bei einem kleinen Teil (ca. 15%) der MS-Patienten nehmen die Symptome langsam zu, ohne dass jemals Schübe auftreten (primär chronisch progredient). Dieser Verlaufstyp ist besonders dann wahrscheinlich, wenn die ersten Symptome nach dem 40. Lebensjahr auftreten.

Welche Laboruntersuchungen werden empfohlen?

Mit der Liquoruntersuchung (Nachweis oligoklonaler IgG-Banden und/oder MRZ-Reaktion [Masern-/Röteln-/Zostervirus-Antikörperindex]; keine oder nur geringe Schrankenstörung) kann die chronisch-entzündliche Genese der symptomverursachenden bzw. klinisch inapparenten Entmarkungsherde bestätigt werden. Differenzialdiagnostisch müssen Erkrankungen, die mit ähnlichem klinischem Erscheinungsbild einhergehen können (subakut und chronisch verlaufende Infektionen und Autoimmunerkrankungen des ZNS, z.B. Neuroborreliose oder zerebraler SLE), ausgeschlossen werden.

Bisher existiert kein einzelner Laborparameter, der für die MS pathognomonisch wäre. Mit dem kombinierten Liquorprofil der MS kann jedoch eine sehr hohe diagnostische Spezifität erreicht werden (➤ Tab. 15-5).

Weiterführende Diagnostik

Außer der Liquoranalyse wird die Diagnose unterstützt durch Zusatzuntersuchungen wie die Magnetresonanztomographie (MRT) und evozierte Potenziale (EP) des visuellen, akustischen, sensiblen und motorischen Systems. Mit MRT und EP können multilokuläre Läsionen (auch klinisch stumme) im Gehirn und Rückenmark nachgewiesen werden.

Tab. 15-5 Profil der Liquormarker für die Diagnose einer multiplen Sklerose (MS).

Marker	Normalbereich	Bei MS	Häufigkeit (%)
Zellzahl	< 5 Mpt/L	normal bis 35 Mpt/L	94
Aktivierte B-Zellen	< 0,1%	pathologisch	79
Albuminquotient	$< 8 \times 10^{-3}$	normal	88
IgG-Synthese im Diagramm	0 mg/L	pathologisch	73
Oligoklonale IgG-Banden	nicht nachweisbar	pathologisch	98
Masern-/Röteln-/Zostervirus-Antikörperindex (MRZ-Reaktion)	< 1,5	pathologisch	94

Sonderformen der MS: Neuromyelitis optica

Die **Neuromyelitis optica**, erstmals beschrieben von Devic im Jahr 1894, weist im Vergleich zur klassischen MS deutliche Unterschiede in der klinischen Manifestation, in der Bildgebung und in den Liquorbefunden auf. Optikusneuritiden treten in Kombination mit oder zeitversetzt zur Myelopathie auf. Das zerebrale Kernspintomogramm ist bis auf Veränderungen an den Nervi optici und an dem Myelon in der Regel unauffällig. Entzündliche Infiltrate im Myelon enthalten im Gegensatz zur MS einen hohen Anteil an eosinophilen Granulozyten. Im Liquor findet sich häufig eine lymphomonozytäre Pleozytose mit einem wechselnden Anteil an Granulozyten und in der Regel fehlende intrathekale IgG-Synthese bzw. schwach positive oligoklonale Banden (OKB) in 30–50% aller Fälle, die im Verlauf häufig nicht mehr nachweisbar sind. Bei MS dagegen persistieren die OKB im gesamten Verlauf der Erkrankung.

Aufgrund dieses Charakteristikums können wiederholte Liquoruntersuchungen im Verlauf der Neuromyelitis optica diagnostisch nützlich sein.

Von besonderer diagnostischer Relevanz ist der Nachweis von Serum-IgG-Antikörpern (NMO-IgG), die gegen das Laminin in den Mikrogefäßen von Pia, Subpia sowie Virchow-Robin-Räumen gerichtet sind. Als Zielantigen wurde jetzt das Aquaporin 4 ermittelt, das die Basis für einen spezifischen Immunoassay bildet. Mit einer Sensitivität von 73% und einer Spezifität von 91% lassen diese Antikörper die Neuromyelitis optica von der MS gut abgrenzen. Weiterhin zeigt der Nachweis von Aquaporin-4-Antikörpern bei klinisch unbekannten Fällen mit einer hohen Wahrscheinlichkeit das Vorliegen einer Neuromyelitis optica an, da in zwölf von 14 Fällen so die Diagnose einer Neuromyelitis optica gestellt werden konnte.

15.3.2 Guillain-Barré-Syndrom (akute Polyneuroradikulitis)

Das Guillain-Barré-Syndrom (GBS) ist unter den Polyneuropathien die häufigste Ursache akut auftretender Lähmungen in der westlichen Welt. Jährliche Inzidenz: 1–2/100 000 mit leichter Bevorzugung des männlichen Geschlechts.

Pathogenese

Bei zwei Drittel der Fälle geht eine Infektion des Respirations- oder Gastrointestinaltrakts voraus, wobei am häufigsten Campylobacter-jejuni-Infektionen nachgewiesen werden (30–60%). Als immunpathologischer Mechanismus wird eine molekulare Mimikri zwischen antigenen Epitopen der Erreger (z.B. Campylobacter-jejuni-Lipopolysaccharide) und GM_1-Gangliosiden des Myelins im peripheren Nervensystem postuliert. Durch Kreuzreaktionen der Antikörper gegen Erreger mit dem Myelin kommt es zu Demyelinisierung der peripheren Nerven.

Klinische Symptomatik

Das GBS ist charakterisiert durch sich rasch entwickelnde symmetrische Schwäche, Sensibilitätsstörungen und Erlöschen der Muskeleigenreflexe. Die Progressionsdauer der Symptome beträgt weniger als vier Wochen. Monophasischer Verlauf.

Welche Laboruntersuchungen werden empfohlen?

In der Liquordiagnostik ist typischerweise eine „Zell-Eiweiß-Dissoziation" (leichte bis mittelschwere Schrankenfunktionsstörung je nach Stadium bei normaler oder leicht erhöhter Zellzahl) zu finden. Als Ausdruck der vorangegangenen Infektion können oligoklonale Banden im Serum und identische Banden im Liquor vorkommen, wobei eine intrathekale Synthese nicht gefunden wird.

Der Nachweis von Antikörpern gegen Campylobacter jejuni und gegen das Gangliosid GM_1 spricht für die axonale Variante des GBS, die multifokale motorische Neuropathie.

Labordiagnostisch bedeutsam ist weiterhin der Nachweis von Paraproteinen und IgM-anti-MAG zur Bestätigung von weiteren Varianten (z.B. paraneoplastische Immunneuropathie).

Weiterführende Diagnostik

Elektrophysiologisch können bereits im Frühstadium Zeichen der Demyelinisierung nachgewiesen werden mit Verlängerung der distalen motorischen Latenzen, Reduktion der Nervenleitgeschwindigkeiten, partiellem oder komplettem Leitungsblock mit verlängerten F-Wellen. Meist ist das sensible Nervensystem deutlich weniger betroffen.

Als Varianten kommen auch axonale Formen des GBS vor. Diese sind prognostisch ungünstiger und häufig mit Campylobacter-jejuni-Infektionen assoziiert.

15.3.3 Myasthene Syndrome

Die myasthenen Syndrome sind Erkrankungen der neuromuskulären Erregungsleitung, die nach dem heutigen Verständnis immunvermittelt verursacht werden. Zu dieser Gruppe von Erkrankungen gehören die **Myasthenia gravis** (MG) und das **Lambert-Eaton-Syndrom** (LEMS).

Pathogenese

Bei der **Myasthenia gravis** kommt es zur Bindung von Autoantikörpern gegen Bestandteile der postsynaptischen nikotinischen Acetylcholinrezeptoren (AChR), wodurch die Acetylcholinmoleküle in ihrer Funktion gehindert werden, durch die Bindung an ihre Rezeptoren ein Endplattenpotenzial auszulösen, mit der Folge einer Muskelschwäche bzw. Muskelermüdbarkeit.

Beim **Lambert-Eaton-Syndrom** führt eine antikörpervermittelte Schädigung der präsynaptischen, spannungsabhängigen Kalziumkanäle (voltage gated calcium channel, VGCC) zur verminderten Freisetzung von Acetylcholin, sodass durch Mangel an Acetylcholin die entsprechenden Rezeptoren nicht besetzt werden können und daraus eine Muskelschwäche resultiert.

Klinische Symptomatik

Das Leitsymptom der myasthenen Syndrome ist belastungsabhängige Muskelschwäche, die je nach Verlaufsform und Krankheitsstadium generalisiert, d.h. sämtliche Skelettmuskeln betreffen, oder auf bestimmte Muskelgruppen beschränkt sein kann.

Außer der Muskelschwäche an Extremitäten können noch okuläre Symptome (Doppelbilder, Ptosis) sowie bulbäre Symptome (Kauschwäche, Schluckstörungen, Dysarthrophonie) auftreten.

Welche Laboruntersuchungen werden empfohlen?

Die Diagnose einer **Myasthenia gravis** wird gestützt durch den Nachweis von Antikörpern gegen AChR im Serum. In 90% der generalisierten und in 70% der okulären Form werden diese Antikörper gefunden, bei einem Teil der sog. antikörpernegativen Myasthenien neuerdings auch MuSK-Antikörper. Der Nachweis von Titinantikörpern spricht besonders bei Patienten < 60 Jahren für das Vorliegen eines Thymoms als Ursache oder ggf. einer weiteren Muskelerkrankung als Folge.

Bei etwa 85% der Patienten mit **Lambert-Eaton-Syndrom** lassen sich Antikörper gegen VGCC im Serum nachweisen. Wird die Diagnose eines LEMS gestellt, ist die Suche nach einem Tumor (am häufigsten kleinzelliges Bronchialkarzinom) obligat, da das LEMS häufig (ca. 60%) tumorassoziiert vorkommt.

Weiterführende Diagnostik

Bei der **Myasthenia gravis** werden pharmakologische (Tensilon-Test) und elektrophysiologische (Dekrement unter repetitiver Muskelreizung) Tests zur Diagnosebestätigung eingesetzt.

Beim **Lambert-Eaton-Syndrom** findet sich in der Regel anders als bei MG ein Inkrement nach elektrophysiologischer Hochfrequenzstimulation.

15.3.4 Vaskulitiden und Kollagenosen

Nach Literaturangaben sind die zerebralen Gefäße bei den systemischen Vaskulitiden und Kollagenosen in bis zu 40% der Fälle mit betroffen.

Eine **primäre Vaskulitis** liegt vor, wenn sich die zugrunde liegende Autoimmunreaktion primär an der Gefäßwand abspielt. Von einer **sekundären Vaskulitis** spricht man, wenn eine Kollagenkrankheit, eine Infektion, toxische oder neoplastische Prozesse als Ursachen der Vaskulitis identifiziert wurden. Die primäre Vaskulitis kann wiederum unterteilt werden auf der Basis des Musters des klinischen Bildes und der histologischen Veränderungen. Eine Übersicht über die in der Neurologie relevanten Vaskulitiden gibt ➤ Tab. 15-6.

Tab. 15-6 Klassifikation der Vaskulitiden und Häufigkeit der ZNS-Beteiligung.

Primäre Vaskulitis	ZNS-Beteiligung
Riesenzellarteriitis	60%
• Arteriitis temporalis	
• Takayasu-Arteriitis	
Polyarteriitis nodosa	50–75%
Churg-Strauss-Syndrom	20–50%
Isolierte Angiitis des ZNS	100%
Wegener-Granulomatose	10–25%
Morbus Behçet	40%
Sekundäre Vaskulitis	
Kollagenosen	
• Lupus erythematodes (SLE)	50–70%
• Sklerodermie	Selten
• Sjögren-Syndrom	Bis 25%
Infektion (viral, bakteriell)	Häufig
Toxine (Amphetamin, Kokain)	Häufigkeit unbekannt

Pathogenese

Die Vaskulitis des ZNS ist definiert durch eine histologisch nachweisbare Entzündung der Gefäßwände, assoziiert mit fibrinoiden Nekrosen mit Leukozyteninfiltration, Gefäßeinengungen, Wandschädigungen mit Aneurysmabildung und Rupturgefahr sowie Thrombosen. Sie stellt in den meisten Fällen eine Mitbeteiligung der zerebralen Gefäße bei Systemerkrankungen dar.

Die genaue Ursache der systemischen Vaskulitiden ist nicht bekannt, in der Pathogenese spielen jedoch Immunkomplexablagerungen, Autoantikörper, zellulär vermittelte Immunreaktionen eine entscheidende Rolle.

Klinische Symptomatik

Die klinischen Symptome sind meist Folge multifokaler zerebraler Ischämien; sie variieren deshalb entsprechend den betroffenen Gefäßversorgungsgebieten. Als häufige Manifestationen werden genannt: diffuse Kopfschmerzen, organische Psychosyndrome, Sehstörungen, zerebrale Krampfanfälle, Halbseiten- und Hirnstammsyndrome. Neben der Mononeuropathia multiplex durch den Befall der Vasa nervorum findet man auch Polyneuropathien.

Welche Laboruntersuchungen werden empfohlen?

Die Diagnose wird aufgrund klinischer, laborchemischer und neuroradiologischer (MRT, evtl. Angiographie, zerebrale Gefäßstenosierungen) Befunde vermutet. Die Bestätigung sollte durch eine bioptische Entnahme an einer geeigneten Stelle und histopathologische Untersuchung erfolgen. Bei antikörperassoziierten Vaskultiden empfiehlt sich der Nachweis der entsprechenden Autoantikörper im Serum (ANA und ANCA, ggf. mit Subtypisierung, sowie Phospholipidantikörper, ➤ Kap. 18). Die Liquorbefunde sind relativ uneinheitlich und zeigen lediglich die Beteiligung des ZNS an, Schrankenstörungen und entzündliche Veränderungen (ggf. auch MRZ-Reaktion) kommen in variablem Ausmaß vor; spezifische Autoantikörper sind, wenn überhaupt nachweisbar, meist nur passiv übertragen, sie sollten daher in der Regel im Blut bestimmt werden.

15.3.5 Paraneoplastische Syndrome

Paraneoplastische Syndrome (PS) sind tumorassoziierte neurologische Störungen, die nicht durch direkte Wirkung des Tumors (Wachstum, Infiltration, Metastasierung) oder durch therapeutische Maßnahmen (Operation, Chemotherapie, Radiatio) bedingt sind. Etwa 0,5–2% aller Tumorpatienten entwickeln paraneoplastische Syndrome.

Die einzelnen Erkrankungen im Rahmen von PS sind nach anatomischer Lokalisation aufgeteilt:

- Gehirn: subakute zerebelläre Degeneration, Opsoklonus-Myoklonus-Syndrom, limbische Enzephalitis, Hirnstammenzephalitis, tumorassoziierte Retinopathie,
- Rückenmark: Myelitis, nekrotisierende Myelopathie, Stiff-man-Syndrom,
- peripheres Nervensystem: subakute sensible Polyneuropathie, autonome Neuropathie, Neuromyotonie,
- neuromuskulärer Übergang: Lambert-Eaton-Syndrom, Myasthenia gravis mit Thymom.

Tab. 15-7 Paraneoplastische Syndrome und assoziierte Antikörper.

Syndrom	Antikörper gegen onkoneuronale Antigene
Lambert-Eaton-Syndrom	VGCC (spannungsabhängige Kalziumkanäle)
Subakute zerebelläre Degeneration	Yo (PCA-1), PCA-Tr, Ma-2, mGluR1α, Ri, CV2, Amphiphysin
Opsoklonus/Myoklonus	Ri (ANNA-2), Hu (ANNA-1), Yo, Ma2
Limbische Enzephalitis	Hu (ANNA-1), Ma2, CV2, Amphiphysin, Ri
Hirnstammenzephalitis	Hu (ANNA-1), Ma-2, Ri (ANNA-2)
Stiff-man-Syndrom	GAD, Amphiphysin, (Gephyrin)
Polyneuropathie	Hu (ANNA-1), Amphiphysin, CV2, Ma-2
Karzinomassoziierte Retinopathie	Recoverin (CAR)

Pathogenese

- Tumorzellen exprimieren Antigene, die eine Ähnlichkeit mit Molekülen auf Nervenzellen haben (molekulares Mimikri),
- Autoimmunantwort gegen onkoneuronale Tumorantigene,
- Kreuzreaktivität mit neuronalen Antigenen.

Histopathologisch werden in den betroffenen Hirnregionen folgende Veränderungen beobachtet: Neuronenverlust (pyknotische Veränderungen, Apoptose), entzündliche Infiltrate (perivaskulär und parenchymal, Lymphozyten, Makrophagen, Mikroglia) und Astrogliose.

Klinische Symptomatik

Je nach betroffener Region im Nervensystem können verschiedene Krankheitsbilder auftreten. Der Beginn der paraneoplastischen Syndrome ist gewöhnlich subakut, das Auftreten erfolgt meist vor der Tumorentdeckung; der weitere Verlauf weist eine Progredienz bis zur Letalität auf. Spontane Remissionen sind jedoch möglich. Der Tumor bleibt häufig okkult oder klein und zeigt in der Regel eine geringe Neigung zu Metastasierung.

Tab. 15-8 Antikörper gegen onkoneuronale Antigene und assoziierte Tumoren.

Antikörper	Tumoren
Hu (ANNA-1)	SCLC > andere Bronchialkarzinome > Prostatakarzinom > Seminom
Ri (ANNA-2)	Mammakarzinom > SCLC > Neuroblastom
Yo (PCA-1)	Ovarialkarzinom > Mammakarzinom > Lymphom > Bronchialkarzinom
Tr (PCA-Tr)	Morbus Hodgkin, (Lymphom)
PCA-2	Bronchialkarzinom
Recoverin (CAR)	SCLC > Mammakarzinom > gynäkologische Karzinome
Amphiphysin	Mammakarzinom > SCLC > Ovarialkarzinom > Kolonkarzinom
Ma2	Hodentumor
CV2 (CRMP5)	SCLC, Thymom

SCLC = small cell lung cancer

Welche Laboruntersuchungen werden empfohlen?

Im Liquor ergibt sich bei zentralnervösen PS ggf. eine unspezifische Pleozytose und Proteinerhöhung sowie intrathekale Synthese von o.g. Autoantikörpern. Im Blut lassen sich je nach Syndrom spezifische Autoantikörper gegen onkoneuronale Antigene nachweisen (➤ Tab. 15-7). Zur Tumorassoziation ➤ Tab. 15-8.

15.4 Neurodegenerative Erkrankungen mit Demenz

Demenz beschreibt ein Syndrom, das gekennzeichnet ist durch eine erworbene und bleibende Beeinträchtigung kognitiver Fähigkeiten (Gedächtnis, Sprache, Abstraktions- und Rechenfähigkeit, Orientierung). Von einem demenziellen Syndrom betroffen sind etwa 15% der Bevölkerung über dem 65. Lebensjahr. Demenzen bezeichnen syndromale erworbene klinisch-neuropsychologische Defizite, denen verschiedenste Ätiologien zugrunde liegen können.

Zu den häufigsten Demenzen zählen der Morbus Alzheimer, die Multiinfarktdemenz und die frontotemporale Demenz. Die derzeit stärker ins Blickfeld des öffentlichen Interesses gerückte Creutzfeldt-Jakob-Krankheit ist relativ selten.

Mit Hilfe der Liquordiagnostik müssen insbesondere entzündlich bedingte Krankheitsbilder wie Neurolues, HIV-Enzephalopathie oder Morbus Whipple als weitere Ursachen einer Demenz ausgeschlossen werden.

15.4.1 Alzheimer-Demenz

Die Alzheimer-Demenz (AD) tritt ab dem 40. Lebensjahr auf und zeigt eine altersabhängig steigende Inzidenz.

Pathogenese

- Spontane bzw. genetisch prädeterminierte Bildung neuritischer Plaques (β-Amyloid) im ZNS,
- entzündliche Reaktion, Mikrogliaaktivierung, Astrogliose,
- Neuronendegeneration, Hirnatrophie mit Betonung der temporalen Hirnregionen, gestörtes Neurotransmittergleichgewicht (Mangel an Acetylcholin und Überschuss an Glutamat) im ZNS.

Klinische Symptomatik

Typischerweise können drei Krankheitsstadien unterschieden werden:

- Stadium 1 (ein bis drei Jahre Dauer): Störung des Kurzzeitgedächtnisses, depressive Verstimmung,
- Stadium 2 (zwei bis zehn Jahre Dauer): fortschreitende Gedächtnis- und Orientierungsstörung, Zeitgitterzerfall, Persönlichkeitsveränderung mit Indifferenz, Reizbarkeit und Perseveration,
- Stadium 3 (acht bis zwölf Jahre): schwerste Störung sämtlicher kognitiver Fähigkeiten, Bewegungssteife, Inkontinenz, Pflegebedürftigkeit.

Welche Laboruntersuchungen werden empfohlen?

Die Bestimmung von Transmittern oder von astroglialen und neuronalen Strukturproteinen wie Tau-Protein und β-Amyloid im Liquor können abnorme Ergebnisse zeigen. Zwar ist keiner dieser Parameter spezifisch, doch können Sensitivität und Spezifität durch Kombination der verschiedenen Marker gesteigert werden: Zur Differenzierung zwischen Alzheimer-Demenz und nichtdementen Kontrollen konnten bei Berücksichtigung von Tau-Protein (erhöht) und β-Amyloid$_{1-42}$ (erniedrigt) eine Spezifität von 92% und eine Sensitivität von 85% erreicht werden. Die Erniedrigung von β-Amyloid$_{1-42}$ korreliert dabei invers zur ApoE$_4$-Gendosis. Das ApoE$_4$-Allel erhöht zwar das Risiko, an Alzheimer-Demenz zu erkranken, ist aber kein geeigneter diagnostischer Test.

15.4.2 Creutzfeldt-Jakob-Krankheit

Die Creutzfeldt-Jakob-Krankheit (CJK) tritt weltweit mit einer Inzidenz von 1:1 Mio. auf. Für Deutschland bedeutet dies 80–100 neue Fälle pro Jahr.

Ätiologisch werden drei Gruppen unterschieden:

- die sporadische bzw. idiopathische Form,
- die familiäre Form,
- die erworbene bzw. infektiöse Form.

Am häufigsten ist die sporadische CJK, die bisher am besten untersucht ist. Die genetische Form macht etwa 10% aus, sie wird im Wesentlichen durch Punktmutationen verursacht. Zu den Mutationen kommt eine genetische Empfänglichkeit hinzu.

Die neueste und noch seltenste Form ist die neue Variante der CJK, die überwiegend in Großbritannien vorkommt. Diese Form unterscheidet sich von der sporadischen Form aufgrund des deutlich jüngeren Erkrankungsalters und der längeren Krankheitsdauer.

Pathogenese

Es kommt zur spontanen Entstehung proteaseresistenter Prionproteine, die zu Plaques aggregieren. Begleitend finden sich histopathologisch Astrogliose, Neurodegeneration, neuronale Vakuolen (spongiforme Enzephalopathie); schließlich folgt eine Hirnatrophie mit Betonung der Basalganglien.

Klinische Symptomatik

Die initialen Symptome sind relativ unspezifisch: Ermüdbarkeit (59%), Wesensänderung (51%), Gewichtsverlust (45%) und Schlafstörungen (35%).

Im weiteren Verlauf kommen hinzu: schnell fortschreitende Demenz (96%), Myoklonien (89%), zerebelläre Störungen (85%), extrapyramidale und pyramidale Störungen (69%) und akinetischer Mutismus (55%).

Welche Laboruntersuchungen werden empfohlen?

Die Routineliquorparameter (Zellzahl, Zelldifferenzierung, Gesamtproteingehalt, intrathekale Immunglobulinsynthese) zeigen bei der CJK keine richtungweisenden pathologischen Auffälligkeiten. Protease-resistente Prionproteine, die für die Diagnose einer CJK wegweisend wären, ließen sich bisher weder im Serum noch im Liquor mit Routinemethoden nachweisen. Für die Diagnose wesentlich vielversprechender ist die Identifizierung von neuronalen und astrozytären Markerproteinen, die als Surrogatmarker das Ausmaß des Zelluntergangs bzw. der Zellaktivierung widerspiegeln.

Für die differenzialdiagnostische Abklärung einer CJK gegen den Morbus Alzheimer oder eine vaskuläre Demenz können insbesondere die Analyse der 14-3-3-Proteine, von Tau-Protein, neuronenspezifischer Enolase und auch der Nachweis des S100-Proteins im Liquor hilfreich sein (➤ Tab. 15-9). Im Verlauf der Erkrankung (spätes Stadium) können die NSE- und Tau-Werte rückläufig sein. Nach Ausschluss eines Hirninfarkts, einer intrazerebralen Blutung, einer Enzephalitis oder eines Hirntumors können die genannten Proteine mit einer sehr hohen Sensitivität und einer hohen Spezifität eine CJK anzeigen.

Tab. 15-9 Diagnostische Wertigkeit der Liquormarker bei Creutzfeldt-Jakob-Krankheit.

Marker	Cut-off-Wert	Sensitivität (%)	Spezifität (%)
14-3-3	Western Blot +	95	93
Tau-Protein	> 1,5 µg/L	91	94
S100b	> 8 µg/L	84	91
NSE	35 µg/L	78	88

Weiterführende Diagnostik

Periodische triphasische Komplexe im EEG (65%) und Zunahme der kernspintomographischen Signalintensität in den Basalganglien.

15.5 Neurodegenerative Erkrankungen mit muskulären Symptomen

15.5.1 Amyotrophe Lateralsklerose

Die amyotrophe Lateralsklerose (ALS) kommt mit einer stabilen Inzidenz und Prävalenz von 1–2,5/100 000 bzw. 3–8/100 000 weltweit vor. Der Altersgipfel für das Auftreten der Erkrankung liegt zwischen 50 und 70 Jahren. Nach Diagnosestellung liegt die Lebenserwartung durchschnittlich zwischen ein und drei Jahren.

Pathogenese

Die Ursache der ALS ist unbekannt, wobei epidemiologische Daten auf polygenetische Einflüsse und Umweltfaktoren hindeuten. Bei einem Teil der ALS-Fälle (familiäre Form) lassen sich Mutationen im Gen der Cu-Zn-Superoxid-Dismutase finden. Histopathologisch kommt es zur selektiven Degeneration der Vorderhornzellen, der bulbären Hirnnervenkerne und der Betz-Zellen im motorischen Kortex.

Klinische Symptomatik

- Beginn der Erkrankung mit fokalen Paresen und Atrophien, bevorzugt der kleinen Handmuskulatur, später der kleinen Fußmuskulatur und bulbären Muskelgruppen,
- rasche Ausbreitung der Paresen und Atrophien.

Charakteristisch für die ALS ist das Intaktbleiben von Okulomotorik, Sensibilität und Sphinkterfunktionen. Die Patienten versterben schließlich an Versagen der respiratorischen Muskulatur.

Welche Laboruntersuchungen werden empfohlen?

Die Liquoruntersuchung ergibt im Grundprogramm in der Regel einen Normalbefund: normale Zellzahl, normale Blut-Liquor-Schrankenfunktion, fehlende humorale Entzündungszeichen. In unseren Untersuchungen fanden sich Liquorauffälligkeiten in 37% der ALS-Fälle: eine Gesamteiweißerhöhung bzw. eine Blut-Liquor-Schrankendysfunktion lag in 27% der Fälle vor, oligoklonale IgG-Banden waren in 3% isoliert im Liquor und in 7% systemisch im Blut und im Liquor nachweisbar (Süssmuth et al. 2003). Derartige Veränderungen sind überwiegend leicht ausgeprägt und am ehesten als unspezifisch zu werten. Pathognomonische Marker im Liquor oder im Serum fehlen.

Aufgrund der bisher bekannten Pathophysiologie der ALS wurden verschiedene Substanzen untersucht, die potenzielle Biomarker für folgende Prozesse darstellen können:

- neuroaxonale Degeneration,
- Astrogliaaktivierung,
- oxidative und antioxidative Prozesse,
- Dysregulation neurotropher Faktoren,
- immunologisch-entzündliche Veränderungen,
- Dysbalance von Neurotransmittern.

Es wurde eine Reihe von Biomarkern für die **neuroaxonale Degeneration** untersucht. Zu den am häufigsten untersuchten gehören das Protein Tau (Gesamt-Tau) und die Neurofilamente NfL (leichte Kette) und NfH (schwere Kette).

Liquorkonzentrationen von Gesamt-Tau wurden in unserem Kollektiv in bis zu 70% der ALS-Patienten als erhöht gefunden. So konnten wir herausfinden, dass die Gesamt-Tau-Spiegel vom Krankheitsstadium, der Progressionsrate und dem Ausmaß der Beteiligung des ersten Motoneurons abhängig sind (Brettschneider et al. 2006). Patienten mit höherer Krankheitsprogression und Beteiligung des ersten Motoneurons zeigen höhere Werte für Gesamt-Tau. Da allerdings auch andere neurologische Erkrankungen (Alzheimer-Demenz, CJD, MS, Meningoenzephalitis) mit erhöhten Gesamt-Tau-Konzentrationen im Liquor assoziiert sind, ist dieses Protein nicht krankheitsspezifisch.

Auch für die axonenspezifischen Neurofilamente NfH und NfL konnten andere Gruppen und wir positive Korrelationen der Liquorspiegel zur Progressionsrate bzw. Beteiligung des ersten Motoneurons finden. Gegenüber Gesamt-Tau haben die Neurofilamente den Vorteil, dass sie nur in Axonen vorkommen, aber nicht in Neuronen oder anderen Zellarten. Anders als Gesamt-Tau ist NfH beispielsweise bei der Alzheimer-Demenz nicht erhöht. Bei allen anderen traumatischen, entzündlichen und degenerativen Erkrankungen mit axonaler Beteiligung findet man eine NfH-Erhöhung im Liquor.

Sowohl Gesamt-Tau als auch NfH stellen vielversprechende Surrogatendpunkte bezüglich der Progressionsrate der Erkrankung dar, sodass sie als Biomarker in Therapiestudien für die Stratifizierung von Patienten sinnvoll sein könnten.

Die **Gliaaktivierung** gehört zu den frühen pathomorphologischen Veränderungen, die als Reaktion am Beginn der neuroaxonalen Schädigungskaskade steht und der Motoneurondegeneration sogar vorauseilen kann.

Zu dieser Gruppe von Biomarkern gehören das astrozytenassoziierte S100b-Protein, GFAP, Erythropoietin (EPO) und der Makrophagenaktivitätsmarker sCD14.

S100b und EPO haben u.a. neurotrophe Eigenschaften, die das endogene neuroprotektive Potenzial des ZNS beeinflussen können. Zu dieser Hypothese passen Ergebnisse, die bei ALS-Patienten entweder bereits in der Frühphase verminderte Konzentrationen (EPO) zeigen, oder in fortgeschrittenen Stadien der ALS abfallende Liquorspiegel (S100b) entwickeln

Erste Hinweise für die pathogenetische Bedeutung **oxidativer Prozesse** gab der Nachweis von Markern für oxidativen Stress im Hirn- und Rückenmarksgewebe von ALS-Patienten. Daraufhin gelang auch der Nachweis von oxidativen Reaktionsprodukten in der systemischen Zirkulation. Insbesondere 8-Hydroxy-2'-deoxyguanosin, ein Marker für oxidative DNA-Schädigung, wurde im Liquor und Plasma von ALS-Patienten als signifikant erhöht beschrieben. Weiterhin wurden erhöhte Konzentrationen von 4-Hydroxynonenal, einem Lipidperoxidationsprodukt, im Liquor gefunden, die eine Korrelation mit der Krankheitsprogression aufweisen sollen. Deshalb könnten spezifische Biomarker der oxidativen Schädigung als Indikatoren für die Progression der ALS geeignet sein.

15.5.2 Parkinson-Syndrom

Das Parkinson-Syndrom ist eine der häufigeren neurologischen Erkrankungen mit einer Prävalenz von 1–1,5% bei den über 60-Jährigen. Wie bei der Demenz nimmt die Prävalenz mit steigendem Alter zu. Das idiopathische Parkinson-Syndrom (IPS) ist das häufigste unter den Parkinson-Syndromen, viel seltener sind die medikamentös induzierten und arteriosklerotischen Parkinson-Syndrome sowie die mit Systemdegeneration einhergehende Multisystematrophie (MSA), die kortikobasale Degeneration (CBD) und die progressive supranukleäre Blickparese (PSP).

Pathogenese

Die Ätiologie des IPS ist bislang nicht bekannt. Es wird eine polygenetische Ursache angenommen. Beim IPS kommt es durch Degeneration der Substantia-nigra-Neurone zu einem Dopaminmangel im Bereich des Corpus striatum. Neuropathologisch charakteristisch ist der Nachweis von Einschlusskörperchen im Zytoplasma (Lewy-Körperchen) der verbleibenden dopaminergen Neuronen der Substantia nigra. Als pathophysiologische Prozesse werden beschrieben: gesteigerte Produktion freier Radikale, vermehrte exzitatorische Glutamattransmission, Störung der mitochondrialen Energieproduktion, gesteigerte Apoptose und entzündliche Begleitveränderungen.

Klinische Symptomatik

Die charakteristische Symptomen-Trias besteht aus Ruhetremor, Rigor und Hypokinese. Weitere Symptome können sein: gestörte Stellreflexe (Stand- und Ganginstabilität), vegetative Störungen (Seborrhö), psychische Störungen (depressive Verstimmung).

Welche Laboruntersuchungen werden empfohlen?

Bei normaler Zellzahl findet man oft normale bis leicht erhöhte Gesamtproteinwerte im Liquor. Wenngleich auch bei diesen Erkrankungen eine differenzialdiagnostische Aussage über den Liquor nicht möglich ist, zeigt sich in frühen Stadien des IPS, verglichen mit früher CBD und gesunden Kontrollen, eine signifikante Verringerung der Homovanillinsäure im Liquor. Der Gehalt an Neurofilamentprotein bei PSP und MSA ist dagegen signifikant höher als bei IPS. Der hohe Gehalt an Neurofilamentprotein weist auf eine fortgesetzte neuronale, hauptsächlich axonale Degeneration bei PSP und MSA hin. Erhöhtes Calbindin-D, als Marker für Purkinje-Zellen, deutet auf eine Schädigung im Kleinhirn bei MSA-Patienten hin, das mit Dauer der Erkrankung wieder abfällt. Das Tau-Protein, ebenfalls ein Marker für neuroaxonale Degeneration, war bei Patienten mit CBD signifikant höher als bei Patienten mit PSP und Normalkontrollen. Bei MSA-Patienten konnte als Hinweis auf eine Beteiligung von Sauerstoffradikalen ein erniedrigter Nitratspiegel detektiert werden. Konsistent mit diesen Ergebnissen wurde Tetrahydrofolat als Coenzym der NO-Synthese reduziert nachgewiesen.

15.6 Vaskuläre und traumatische Erkrankungen

15.6.1 Hirninfarkt (Schlaganfall)

In Deutschland sind pro Jahr 200 000 Patienten von einem Schlaganfall betroffen, wobei diese in etwa 85% der Fälle auf Ischämien (Thromboembolien oder Gefäßstenosen) und in 15% auf intrazerebrale Blutungen zurückgeführt werden können.

Pathogenese

Im Rahmen der Ischämie kann das geschädigte Hirnareal in zwei Anteile unterteilt werden: Infarktzentrum und Penumbra. Das Infarktzentrum geht innerhalb von Minuten bis wenigen Stunden in eine Nekrose über. Als Penumbra wird die Infarktrandzone bezeichnet, die aufgrund kollateraler Gefäßversorgung nicht ischämisch ist, aber einen deutlich reduzierten Blutfluss und erhöhten Sauerstoffbedarf aufweist. Die hier lokalisierten Neurone sind nur dann überlebensfähig, wenn binnen weniger Stunden der Blutfluss wiederhergestellt ist. Andernfalls gehen auch die Neurone der Penumbra in einen

Zelltod über, der durch Exzitotoxizität (Glutamatfreisetzung, intrazellulärer Kalziumanstieg) und Apoptose (programmierter Zelltod) vermittelt wird.

Klinische Symptomatik

Das klinische Bild umfasst je nach Lokalisation und Ausprägung der Infarktzone Symptome wie arm- oder beinbetonte Halbseitenlähmungen, Störungen des Bewusstseins, der Sprache, der kognitiven oder koordinativen Funktionen.

Welche Laboruntersuchungen werden empfohlen?

Meist findet sich im Liquor ein Normalbefund, aber in 30% der Fälle auch eine mäßige Proteinvermehrung, und bei ausgedehnten Ischämien sind Reizpleozytosen mit leicht erhöhter Zellzahl möglich. Verschiedene Proteine des Hirnparenchyms (S100, Tau-Protein NSE, MBP) werden aus dem Hirnparenchym über die gestörte Blut-Hirn-Schranke freigesetzt und können je nach Lokalisation und Größe der Ischämie im Liquor und/oder im Serum ansteigen. Bisher sind diese Parameter in der klinischen Praxis noch nicht etabliert, da keine eindeutige Korrelation zu Funktionsausfällen oder Prognose besteht

Im Blut kann der Nachweis von erhöhtem Homocystein, erhöhten Phospholipidantikörpern (erhöhtem Anti-Cardiolipin-Antikörper) als weiterer Risikofaktor für das Auftreten von thrombogen verursachtem Schlaganfall gewertet werden (siehe Vaskulitisparameter als mögliche Risikofaktoren für Schlaganfälle, ➤ Kap. 15.3.4, ➤ Kap. 18.9).

15.6.2 Hirntraumen, -blutungen, intrazerebrale und Subarachnoidalblutung

Zur Diagnostik von Schädel-Hirn-Traumen (SHT) und ZNS-Blutungen sind an erster Stelle bildgebende Verfahren indiziert. Die bei SHT resultierenden Liquorveränderungen können prinzipiell durch ein traumatisches Hirnödem, durch Schrankenfunktionsstörungen, Veränderungen der Liquorsekretion, traumatische Blutungen, Schädigung des Hirnparenchyms und konsekutiven Liquorresorptionsstörungen bedingt und ggf. prognostisch relevant sein. Bei der Erkennung spontaner Blutungen (insbesondere SAB) kommt der Liquordiagnostik eine ergänzende Rolle zu.

Contusio und Compressio cerebri

Bei der Contusio cerebri sind die Liquorveränderungen ausgeprägter als bei der Commotio cerebri. Sie hängen grundsätzlich von der Ausdehnung der Schädigung sowie ihrer topographischen Lage zu den Liquorräumen ab, sodass auch bei schweren kontusionellen Hirnschädigungen regelrechte Liquorbefunde (Zellzahl, Zelldifferenzierung, Gesamtprotein) möglich sind.

Bei Hirntraumen ohne Blutungen in den Subarachnoidalraum liegt in der Regel eine reine Blut-Liquor-Schrankenfunktionsstörung ohne humorale Immunreaktion vor. Es finden sich eine lymphomonozytäre Pleozytose und eine Zunahme des Gesamtproteins unterschiedlicher Ausprägung.

Nicht selten kommt es im Rahmen der Hirntraumen zu einer Blutung in die Liquorräume, wobei das Blut als Fremdkörperreiz wirkt und zu einer Reizpleozytose führt. In Abhängigkeit vom Alter der Blutung werden in Makrophagen Hämoglobinabbauprodukte nachgewiesen, die über Monate im Liquor cerebrospinalis persistieren können. Bei leichteren Schädel-Hirn-Traumen normalisiert sich das Differenzialzellbild in der Regel innerhalb von sechs Wochen.

Prozessmarker neuronalen oder glialen Ursprungs wie die neuronenspezifische Enolase und das S100-Protein können nach einem Hirntrauma in Liquor und Serum schlagartig ansteigen und prognostisch relevant sein.

Intrazerebrale und Subarachnoidalblutungen

Etwa 10% der Subarachnoidalblutungen (SAB) können über bildgebende Verfahren nicht erfasst werden, sodass die Liquordiagnostik hier ihren Stellenwert behält.

Welche Laboruntersuchungen werden empfohlen?

Blutbestandteile, die nach SAB, intrazerebraler Blutung, Aneurysmaruptur, Hirnkontusion oder Hirnoperation in die Liquorräume gelangen, lösen eine leptomeningeale zelluläre Reaktion mit deutlicher Pleozytose aus. Im Rahmen dieser Reizmeningitis können stark erhöhte Zellzahlen vorkommen. Zunächst dominieren neben den Erythrozyten neutrophile Granulozyten, anschließend imponiert Phagozytosetätigkeit von Monozyten und Makrophagen. Nach etwa einer Woche liegt ein lymphomonozytäres Zellbild vor. Etwa vier Stunden nach Einblutung beginnen monozytäre Zellen Erythrozyten zu phagozytieren. Nach zwölf bis 18 Stunden erscheinen dann Erythrophagen mit frisch phagozytierten Erythrozyten. Bis zum Auftreten von dunkelbraunen bis schwarzen Hämosideringranula (Abbauprodukt von Hämoglobin: kondensierte anorganische Eisenverbindungen, teilweise in Ferritin eingebaut) im Zytoplasma der Makrophagen (die dann Siderophagen genannt werden) vergehen etwa vier Tage. Parallel dazu kommt es zu einer massiven Freisetzung des löslichen Eisenspeicherproteins Ferritin in den Liquor, was bei Ausschluss einer bakteriellen Meningitis sowie akuter, nekrotisierender ZNS-Prozesse als empfindlicher und spezifischer Blutungsindikator für die SAB genutzt werden kann (Sensitivität und Spezifität ca. 95% bei Ferritin > 15 µg/L).

15.7 Metabolische Erkrankungen

15.7.1 Vitamin-B_{12}-Mangel

In Nordeuropa tritt der Vitamin-B_{12}-Mangel mit einer Prävalenz von 1–2% auf. Durch ein frühes Erkennen des Vitamin-B_{12}-Mangels und rechtzeitige Behandlung können neurologische und hämatologische Erkrankungen verhindert werden.

Pathogenese

Im Rahmen der neurologischen Manifestation kommt es zu einer kombinierten Degeneration von Hinter- und Seitensträngen, gelegentlich auch im Bereich des Nervus opticus, des Chiasmas und im Marklager des Gehirns. Im frühen Stadium wird eine Vakuolisierung der Myelinscheiden, im späteren Stadium werden ein Axonverlust und eine Gliose beobachtet.

Klinische Symptomatik

Neben den internistischen Manifestationen (hämatologisch, gastrointestinal) können symptomatische Psychosen (paranoid-halluzinatorisch) und insbesondere neurologische Symptome (Hinterstrang- und Pyramidenbahnzeichen, Burning-feet-Syndrom, Polyneuropathie) auftreten.

Welche Laboruntersuchungen werden empfohlen?

Die Diagnosefindung erfolgt anhand des klinischen Bildes sowie des Nachweises eines Vitamin-B_{12}-Mangels im Plasma/Serum (< 200 ng/L) oder, bei Werten zwischen 200 und 400 ng/L, des Nachweises eines erhöhten Methylmalonsäurespiegels und auch ggf. von erhöhtem Homocystein als Ausdruck eines latenten Vitamin-B_{12}-Mangels. Der Nachweis von Antikörpern gegen Parietalzellen oder Intrinsic-Faktor im Blut spricht für eine Resorptionsstörung als Ursache.

Im Liquor cerebrospinalis finden sich oft leichte Veränderungen mit einer geringen lymphomonozytären Pleozytose und mit einem normalen bis leicht erhöhten Albumin-Quotienten.

15.7.2 Adrenoleukodystrophie

Die Adrenoleukodystrophie (ALD) ist eine X-chromosomal vererbte Erkrankung, bei der durch Anhäufung von langkettigen Fettsäuren pathologische Veränderungen in Nervensystem, Niere, Nebenniere, Leber, Augen und Knochen auftreten können.

Welche Laboruntersuchungen werden empfohlen?

Beweisend für die Diagnose ist der biochemische Nachweis von langkettigen Fettsäuren im Blut.

Im Liquor wird eine ausgeprägte intrathekale IgA-Synthese vorgefunden, besonders bei der infantilen, rasch progredienten Form der zerebralen Adrenoleukodystrophie, sie fehlt bei Patienten mit Adrenomyeloneuropathie. Eine Blut-Liquor-Schrankenstörung findet man in 30% (Q_{Alb} 8 bis 20 × 10^{-3}) und eine intrathekale IgM- oder IgG-Synthese in 12 bzw. 30% der Patienten.

15.8 Tumorbefall des ZNS

15.8.1 Primäre Hirntumoren

Die Diagnostik primärer Hirntumoren stützt sich im Wesentlichen auf bildgebende Verfahren sowie auf Histologie und Immunhistologie ggf. nach stereotaktischer Hirnbiopsie. Die Liquoranalytik kann jedoch in Einzelfällen, insbesondere bei Tumoren nahe den Liquorräumen, ergänzende Information hinsichtlich des Tumortyps bzw. einer möglichen meningealen Aussaat liefern.

Folgende primären Hirntumoren sind für die Liquordiagnostik ggf. relevant:

- neuroepitheliale Tumoren:
  - undifferenziert: Glioblastom, Medulloblastom, Spongioblastom,
  - Astrozytome,
  - Pinealistumoren,
  - Ependymome,
  - Plexuspapillome,
  - Neuroblastome,
- mesenchymale Tumoren:
  - primäre ZNS-Lymphome,
  - primäre meningeale Melanome,
  - primäre meningeale Sarkome,
- Keimzelltumoren.

Klinische Symptomatik

Kopfschmerz, ggf. Hirndruck, neurologische Ausfälle stark abhängig von Tumortyp, Lage und Größe.

Welche Liquordiagnostik ist notwendig?

Eine Liquorpunktion ist nur sinnvoll, wenn die Hirndruckverhältnisse dies zulassen und nach Befunden bildgebender Verfahren eine Liquoraussaat möglich erscheint bzw. eine Abgrenzung von Herdbefunden anderer Ursache (z.B. Metastase, Abszess) nicht möglich ist!

Alle Hirntumoren können, abhängig von Malignitätsgrad, Lage und Größe, zu einer Liquorzirkulationsstörung und damit zu einer Blut-Liquor-Schrankenstörung mit unspezifischem Proteinanstieg führen, ferner zu einem anaeroben Glukosestoffwechsel mit Glukoseabfall und Laktatanstieg. Tumormarker mit ausreichender Sensitivität und Spezifität sind für die große Mehrzahl dieser Tumoren im Liquor nicht bekannt oder evaluiert.

Somit reduziert sich die spezifische Liquordiagnostik dafür weitgehend auf den zytologischen Nachweis einer meningealen Aussaat anhand von morphologisch atypischen Zellen sowie ggf. eine immunzytologische Charakterisierung dieser Zellen, insbesondere bei unklarem Primärtumor. Ferner kann es in Einzelfällen erforderlich werden, entzündliche Raumforderungen auszuschließen wie z.B. Abszesse, Tuberkulome, Toxoplasmose, Zystizerkose etc.

15.8.2 Meningeosis neoplastica und Hirnmetastasen bei ZNS-fremden Tumoren

Eine Liquoraussaat sowie Hirnmetastasen können bei nahezu allen ZNS-fremden Tumoren auftreten, gehäuft jedoch beim Bronchial- und Mammakarzinom sowie beim malignen Melanom. Zum Nachweis einer Meningeosis carcinomatosa und melanomatosa ist die Liquoranalyse nach wie vor die einzige spezifische Methode, für Metastasen ohne Liquoraussaat besitzt sie ergänzenden Charakter zur Unterscheidung von anderen Raumforderungen.

Klinische Symptomatik

Kopfschmerzen, verschiedene Herdsymptome, radikuläre Syndrome, Hirnnervenausfälle, organische Psychosyndrome, ggf. Hirndruck.

Welche Liquordiagnostik ist notwendig?

Meningeosis neoplastica: Nachweis morphologisch atypischer Zellen in ca. 70–80% bei der Erstpunktion. In Zweifelsfällen (unbekannter Primärtumor, nur wenige verdächtige Zellen) ist ggf. eine Immunzytologie erforderlich. Bei Karzinomen wird durch zusätzliche Bestimmung einer lokalen CEA-Synthese mit empfindlichen Methoden eine additive Sensitivität von ca. 95% erreicht. Häufig Schrankenstörung und anaerober Glukosestoffwechsel, auch lokale Immunantwort möglich.

Bei singulären Raumforderungen unklarer Ursache spricht eine lokale CEA-Synthese für eine Karzinommetastase (Sensitivität ca. 60%, lageabhängig), in Einzelfällen ist ebenfalls der Ausschluss entzündlicher Ursachen erforderlich (s.o.).

15.8.3 Hämatologische Systemerkrankungen

Leukämien und Lymphome führen in unterschiedlicher Häufigkeit zu einer Meningeosis leucaemica bzw. lymphomatosa (ALL > hochmaligne Lymphome > AML > niedrigmaligne Lymphome > CML). Hier ist die Liquoranalytik die einzige spezifische Methode, insbesondere, da auch die Abgrenzung von opportunistischen Infektionen erforderlich ist. Nachdem die Grunderkrankung in der Regel bekannt ist, genügt in der Regel eine vereinfachte Diagnostik zum Nachweis der bekannten atypischen Zellen.

Klinische Symptomatik

Ähnlich wie Meningeosis neoplastica (➤ Kap. 15.8.2).

Welche Liquordiagnostik ist notwendig?

Bei akuten Leukämien und hochmalignen Lymphomen genügt in der Regel der zytomorphologische Nachweis der bekannten blastären Zellen (➤ Kap. 6). Bei niedrigmalignen Lymphomen ist ggf. eine Immunzytologie zur Unterscheidung von einer lymphozytären Entzündung erforderlich (z.B. Nachweis von monoklonalen B-Zellen). Tumormarker wie β_2-Mikroglobulin sind für diese Unterscheidung ebenfalls nicht spezifisch genug.

15.9 Liquorrhö

Die Diagnose und Lokalisation einer Liquorfistel erworbener Ursache stellt weiterhin eine Herausforderung für viele Fachdisziplinen (u.a. Unfallchirurgie, HNO, Neurochirurgie, Kieferchirurgie) dar. Durch die Untersuchung liquorspezifischer Markerproteine kann der Nachweis einer Liquorfistel zuverlässig gelingen. Etabliert haben sich hierfür qualitative und quantitative Nachweismethoden, z.B. β_2-Transferrin oder β-Trace-Protein (Prostaglandin-D-Synthase). Aufgrund des Risikos einer bakteriellen Meningitis bei Patienten mit einer unbehandelten Rhino- oder Otoliquorrhö kommt dieser Untersuchung eine hohe klinische Relevanz zu.

Klinische Symptomatik

Typische Zeichen einer Rhinoliquorrhö sind die einseitige wässrige Nasensekretion oder auch das häufige Abschlucken von leicht süßlichem Schleim. Der permanente Ausfluss von wässrigem Sekret aus dem äußeren Gehörgang sollte an eine Otoliquorrhö denken lassen.

Welche Labordiagnostik ist notwendig?

Die früheren Untersuchungen von Glukose und Kalium sind heute aufgrund der ungenügenden Sicherheit obsolet. Verwendet werden stattdessen liquorspezifische Proteine, z.B. β_2-(Tau-)Transferrin und β-Trace-Protein, die im Blut und im Nasensekret unter physiologischen Bedingungen entweder fehlen oder nur in wesentlich geringeren Konzentrationen vorkommen

Bei der Bestimmung des **β_2-(Tau-)Transferrin** liegt ein wesentlicher Nachteil der Methodik in ihrer arbeitsintensiven Durchführung. Der nur teilweise automatisierbare technische Arbeitsaufwand beträgt je nach Elektrophoresetechnik drei bis sechs Stunden. Der Test wird nur in spezialisierten Labors angeboten. Falls mehrere Verdünnungen durchgeführt

Tab. 15-10 β-Trace-Protein: Referenz- und Cut-off-Werte.

Studie	**Serum** MW (Spannbreite)	**Liquor** MW (Spannbreite)	**Nasale Sekretion** MW (Spannbreite)	**Rhino-/Otorrhö,** Cut-off	**Sensitivität**	**Spezifität**
Petereit et al. 2001	0,5 mg/L n = 34	11,1 mg/L n = 20	0,9 mg/L n = 107	> 6 mg/L n = 33	92%	100%
Reiber et al. 2003	0,6 mg/L (0.38-0-86 mg/L) n = 132	18,4 mg/L (9,4–29,2 mg/L) n = 132	0,016 mg/L (0,0–0,12 mg/L) n = 29	> 0,35 mg/L n = 20	–	–
Meco et al. 2003	0,6 mg/L (0,12–1,44 mg/L) n = 116	19.6 mg/L (11.5-32.6 mg/L) n = 19	0,4 mg/L (0,22–1,69) n = 160	>1,31 mg/L (n = 53)	93%	100%

MW = Mittelwert

werden müssen, können abhängig von der Serienlänge auch die Reagenzienkosten relativ hoch liegen. Von Vorteil ist, dass nach Herauslösen mit Puffer auch hochvisköse Proben sowie Tupfer analysiert werden können, nachdem hier allein der qualitative Nachweis von β_2-(Tau-)Transferrin hochspezifisch ist und kein konzentrationsabhängiger Cut-off-Wert beachtet werden muss.

Dagegen ist die nephelometrische Bestimmung von **β-Trace-Protein** in wässrigen Sekreten, die verdächtig auf eine Liquorrhö sind, ist ein schnelles, wenig aufwändiges und nicht invasives Verfahren zum Nachweis einer Liquorrhö. Insgesamt weist die Methode eine hohe Sensitivitat auf und Liquorbeimengungen von 1–2% zu anderen Sekreten lassen sich nachweisen. Da die bisher publizierten Referenz- und Cut-off-Werte je nach untersuchtem Kollektiv erheblich variieren bzw. sich überlappen (➤ Tab. 15-10), empfiehlt sich ggf. die Definition eines eigenen Cut-off-Werts. Wenn, wie üblich, eine hohe Spezifität gefordert ist, kann der Wert von 1,31 mg/L als vorläufiger Richtwert dienen.

LITERATUR

Andreassen NE, Vanmechelen A, Van de Voorde A et al. Cerebrospinal fluid tau protein as a biochemical marker for Alzheimer's disease: a community based follow-up study. JNNP 1998;64:298–305.

Blennow K und Hampel H. CSF markers for incipient Alzheimer's disease. The Lancet Neurology 2003;2: 605–13.

Brettschneider J, Claus A, Kassubek J, Tumani H. Isolated blood-cerebrospinal fluid barrier dysfunction: prevalence and associated diseases. J Neurol 2005;252:1067–73.

Brettschneider J, Petzold A, Süßmuth SD, Ludolph, AC, Tumani H. Axonal damage markers in cerebrospinal fluid are increased in ALS. Neurology 2006;66:852–6.

Brettschneider J, Petzold A, Schöttle D, Claus A, Riepe M, Tumani H.The neurofilament heavy chain (NfHSM135) in the cerebrospinal fluid diagnosis of Alzheimer disease. Dement Geriatr Cogn Disord 2006;21:291–5.

Brettschneider J, Petzold A, Süßmuth SD, Landwehrmeyer GB, Ludolph AC, Kassubek J Tumani H. Neurofilament heavy chain (NfHSM135) in cerebrospinal fluid supports the differential diagnosis of Parkinsonian syndromes. Movement Disorders 2006; 21(12):2224–7.

Felgenhauser K, Beuche W. Labordiagnostik neurologischer Erkrankungen. Georg Thieme Verlag, Stuttgart 1999.

Jarius S, Franciotta D, Bergamaschi R, Rauer S, Wandinger KP, Petereit HF et al. Intrathecal polyspecific immune response against neurotropic viruses discriminates between miltiple sclerosis and neuromyelitis optica (Devic's syndrome). JNNP 2008;79(10):1134–6.

Kluge H, Wieczorek V, Linke E, Zimmermann K, Witte O. Atlas der praktischen Liquorzytologie. Thieme Verlag, Stuttgart 2005.

Lennon VA, Wingerchuk DM, Kryzer DJ, Pittock SJ, Lucchinetti CF, Fujihara K, Nakashima I, Weinshenker BG. A serum autoantibody marker of neuromyelitis optica: distinction from multiple sclerosis. Lancet 2004;364:2106–12.

Lewczuk P, et al. Tau protein phosphorylated at Threonine 181 in CSF as a neurochemical biomarker in Alzheimer's disease. J Molecul Neuroscience 2004;23:115–22.

Petereit HF, Sindern E, Wick M. Liquordiagnostik: Leitlinien und Methodenkatalog der Deutschen Gesellschaft für Liquordiagnostik und klinische Neurochemie. Springer, Berlin 2007.

Reiber H. Flow rate of cerebrospinal fluid (CSF) – a concept common to normal blood-CSF barrier function and to dysfunction in neurological diseases. J Neurol Sci 1994;122:189–203.

Reiber H, Felgenhauer K. Protein transfer at the blood-cerebrospinal fluid barrier and the quantitation of the humoral immune response within the central venous system. Clin Chem Acta 1987;163:319–28.

Reiber H. Cerebrospinal fluid – physiology, analysis and interpretation of protein patterns for diagnosis of neurological diseases. Mult Scler 1998;4:99–107.

Scheithauer MC, Wick M, Tumani H. Laborchemische Diagnostik der Liquorrhoe. [Chemical analysis of cerebrospinal fluid leakage] J Lab Med 2007;31:201–5.

Schmidt RM: Atlas der Liquorzytologie. Johann Ambrosius Barth, Leipzig 1978.

Schmidt RM. Der Liquor cerebrospinalis. Untersuchungsmethoden und Diagnostik. Band 1 + 2, 2. Auflage. Gustav Fischer Verlag, Stuttgart 1987.

Süssmuth SD, Brettschneider J, Ludolph AC, Tumani H. Biochemical Markers in CSF of ALS Patients. Curr Med Chem 2008;15(18):1788–801.

Tumani H, Brettschneider J. ZNS-Proteine im Liquor: Einflussfaktoren auf ihre Konzentration im Liquor und klinische Relevanz. [Brain specific proteins in CSF: factors influencing their concentration in CSF and clinical relevance] J Lab Med 2005;29:421–8.

Tumani H, Nölker G, Reiber H. Relevance of cerebrospinal fluid variables for early diagnosis of neuroborreliosis. Neurology 1995;45:1663–70.

Tumani H, Teunissen C, Süssmuth S, Otto M, Ludolph AC, Brettschneider J. Cerebrospinal fluid biomarkers of neurodegeneration in chronic neurological diseases. Expert Rev Mol Diagn 2008 Jul;8(4):479–94.

Voltz R. Paraneoplastic neurological syndromes: an update on diagnosis, pathogenesis and therapy. Lancet Neurology 2002;1:294–305.

Wick M. Autoantikörperdiagnostik bei myasthenen Syndromen – Methodik und klinische Bedeutung. J Lab Med 2002;26:149–152.

Wick M., Wick M, Pfister HW. Ferritin and iron metabolism in cerebrospinal fluid (CSF) after subarachnoid hemorrhage (SAH). Clin Chem Lab Med 1999;37:Suppl. 77.

Wildemann B, Reiber HO, Oschmann P. Labordiagnose neurologischer Erkrankungen. Referenzreihe Neurologie. Thieme Verlag, Stuttgart 2006.

Zettl UK, Lehmitz R, Mix E. Klinische Liquordiagnostik. 2. Auflage Walter de Gruyter. Berlin, New York 2005.

Zettl U, Tumani H. Multiple Sklerose und Liquordiagnostik. Blackwell Publishing, Oxford 2006.

KAPITEL

16 Erkrankungen des Muskels

Michaela Jaksch, Dieter Pongratz, Klaus-Dieter Gerbitz

Bei der Beantwortung der Frage, in welcher Weise das Labor hilfreich sein kann zur diagnostischen Aufdeckung von Krankheiten, die den Muskel betreffen oder ihn zumindest beteiligen, gelangt man sehr schnell von einfach durchzuführenden, aber relativ unspezifischen Laboruntersuchungen zu arbeitsaufwändigen Verfahren, die nicht selten nur Speziallaboratorien vorbehalten bleiben. Eine genaue klinische Untersuchung und die exakte Bewertung der Symptome weisen daher nicht selten die Richtung, in die der weitere diagnostische Weg zu führen hat.

16.1 Strategien zur Differenzierung von Myopathien

16.1.1 Anamnese

Eigenanamnese

Wenn in der Eigenanamnese die Symptome Muskelschwäche und Muskelatrophie im Vordergrund stehen, bedürfen sie einer eingehenden, durch gezielte Befragung ergänzten Analyse. Vor allem bei **Muskelschwäche** sind der Grundstein für die richtige Diagnose genaue Angaben über

- deren Hauptlokalisation,
- den zeitlichen Verlauf ihrer Entstehung und Ausbreitung,
- ihr Ausmaß (praktische Beispiele für die konkrete Bewegungsbehinderung),
- besondere Verlaufscharakteristik (z.B. episodisch, schubweise oder langsam progredient).

Die zeitliche Zuordnung von **Muskelatrophien**, die dem Patienten auffallen, zur entsprechenden Muskelschwäche ist von vorrangiger Bedeutung.

Fakultative Zusatzsymptome, vor allem der **Muskelschmerz**, bedürfen einer ähnlich eingehenden anamnestischen Eingrenzung. Nur der muskelkaterähnliche, tief im Inneren der großen Extremitätenmuskeln empfundene Schmerz kann als Charakteristikum einer Myopathie gelten. Die viel häufigeren schmerzhaften Muskelverspannungen mit sog. Triggerpoints beim myofaszialen Schmerzsyndrom oder der generalisierte Muskelschmerz mit sog. Tenderpoints bei der Fibromyalgie sind streng abzugrenzen von Muskelschmerzen bei Myopathien. Verlaufsbesonderheiten des Muskelschmerzes, vor allem die Frage seiner Abhängigkeit von Muskelarbeit, sind zu analysieren. Weiterhin ist nach Muskelzuckungen als Hinweis auf Faszikulationen und nach Muskelkrämpfen zu fragen.

Familienanamnese

Eine große Zahl neuromuskulärer Erkrankungen ist hereditär. Generell sollte bei der Familienanamnese versucht werden, von mindestens zwei Generationen in der Aszendenz detaillierte Angaben zu erhalten, wobei vor allem die Frage nach einer möglichen Konsanguinität wichtig ist. Weiterhin ist in Kenntnis der Tatsache, dass speziell autosomal-dominante und maternal vererbte Erkrankungen ein sehr variantenreiches Erscheinungsbild zeigen können, nach subtilen Symptomen zu fragen; man sollte sich alte Fotografien zeigen lassen und gegebenenfalls auch von der Möglichkeit Gebrauch machen, erreichbare Familienangehörige selbst zu untersuchen. Die Einstufung eines Krankheitsbildes als sporadischer Fall einer hereditären Erkrankung kann guten Gewissens erst nach Ausschöpfung aller dieser Bemühungen erfolgen.

16.1.2 Leitsymptome

Hauptbefund Muskelschwäche

Die bei Muskelkrankheiten oft ganz im Vordergrund stehende Angabe der Muskelschwäche ist ein zunächst vieldeutiges Symptom, das im Wesentlichen von psychogenen Störungen auf der einen und einer Allgemeinsymptomatik bei internistischen Erkrankungen auf der anderen Seite abgegrenzt werden muss.

Neben weiteren Zusatzsymptomen hilft die Lokalisation der angegebenen Schwäche bei den differenzialdiagnostischen Überlegungen. Myopathien lassen in der Mehrzahl der Fälle eine Bevorzugung der proximalen Extremitätenmuskulatur, meist unter Einschluss des Rumpfes, gelegentlich auch des Gesichts, erkennen. Bei Erkrankungen des peripheren Nervensystems stehen dagegen häufig distale Muskelgruppen im Vordergrund.

Generell zu differenzieren ist zwischen einer dauerhaften Muskelschwäche, die sich bei Anstrengungen meist verstärkt, und einer episodisch auftretenden Symptomatik.

Hauptbefund Muskelatrophie

Entscheidende differenzialdiagnostische Bedeutung kommt der Frage zu, ob und, wenn ja, in welchem Grad die klinisch schwachen Muskeln auch atrophisch sind. Hier muss immer bedacht werden, dass subkutanes Fettgewebe sichtbare Atrophien kaschieren kann. Dies ist jedoch im Regelfall durch eine sorgfältige Palpation aufzudecken. Nach dem zeitlichen Auftreten und dem Verhältnis zwischen Schwäche und Atrophie lassen sich grob drei Gruppen neuromuskulärer Erkrankungen bilden:

- Krankheitsbilder, bei denen die **Atrophie** der Schwäche vorauseilen oder quantitativ sogar im Vordergrund stehen kann: In diesem eher seltenen Fall kommt der Patient gelegentlich wegen eines ihm auffälligen lokalisierten Muskelschwunds und nicht wegen der Funktionsminderung zum Arzt. Hier sind in erster Linie Erkrankungen des peripheren Nervensystems, insbesondere spinale Muskelatrophien, zu bedenken. Generalisierte Muskelatrophien bei guter Kraft finden sich – abgesehen vom Senium – bei der Tumorkachexie, bei chronischen Infektionen oder im Rahmen einer Malnutrition.
- Daneben gibt es Krankheitsbilder, bei denen sich **Schwäche und Atrophie,** sowohl was die zeitliche Entwicklung als auch was die Ausprägung betrifft, in etwa die Waage halten: Dies ist das typische Erscheinungsbild der chronisch verlaufenden neuromuskulären Erkrankungen.
- Besondere differenzialdiagnostische Schwierigkeiten können entstehen, wenn bei bestimmten neuromuskulären Erkrankungen eine ausgeprägte **Schwäche** ohne sichtbare Atrophien vorliegt. Dies ist vor allem bei akuten Schädigungen (z.B. akuter Polyneuritis, akuter Polymyositis) der Fall.

16.2 Erkrankungen, die nur den Muskel betreffen (neuromuskuläre Erkrankungen)

16.2.1 Leitsymptome, Klinik

Motorisches Kardinalsymptom aller neuromuskulären Erkrankungen ist eine schlaffe, mit Muskelatrophien einhergehende **Parese.** Diese findet sich bei Schädigungen sowohl des peripheren Nervensystems als auch der Muskulatur. Ausnahmen stellen lediglich die Erkrankungen der motorischen Endplatte und der Muskelfasermembran (Myasthenie und Myotonie) dar.

Pathologisch anatomisch sind bei neuromuskulären Erkrankungen grundsätzlich sechs Schädigungsorte zu bedenken (➤ Tab. 16-1):

- motorische Vorderhornzelle,
- Nervenwurzel,
- Plexus,
- periphere Nerven,
- motorische Endplatte und Muskelfasermembran,
- die Muskelfaser selbst.

Lokalisatorisch ist von Bedeutung, ob die Symptome symmetrisch oder asymmetrisch oder gar einseitig erscheinen. Bei systemischen Schädigungen sind symmetrische Ausfälle, bei lokalisierten einseitige Manifestationen zu erwarten. Systemische Erkrankungen des Muskels manifestieren sich vor allem in proximalen, systemische Läsionen des peripheren Nervensystems dagegen in distalen Muskeln (➤ Abb. 16-1, ➤ Abb. 16-2).

Bei Säuglingen ist häufig die allgemeine Muskelhypotonie mit reduzierter Spontanmotilität das führende klinische Bild („Floppy-Infant-Syndrom", ➤ Abb. 16-3).

An neurologischen Zusatzbefunden sind wichtig:

- Verhalten der Muskeleigenreflexe,
- vorhandene oder nicht vorhandene Sensibilitätsstörungen,
- vorhandene oder nicht vorhandene trophische Störungen,
- vorhandene oder nicht vorhandene Faszikulationen.

Schädigungen im Bereich des peripheren Neurons führen durch die Unterbrechung des Reflexbogens frühzeitig zu einer **Areflexie.** Bei Erkrankungen der Muskulatur schwinden die Reflexe erst, wenn ein

Tab. 16-1 Wegweiser zur neurologisch-topischen Differenzialdiagnostik neuromuskulärer Systemerkrankungen.

Schädigungsort	Klinisches Beispiel	Permanente Muskelschwäche, Muskelatrophie	Reflexe beeinträchtigt	Faszikulationen	Sensibilitätsstörungen	Trophische Störungen	Besondere klinische Symptome
Vorderhorn	Spinale Muskelatrophie	X	X	X			
Wurzel	Polyradikulitis	X	X	X	X (hintere Wurzel!)		
Plexus	Neuralgische Plexusamyotrophie	X	fehlend		X (nicht obligat)	X	
Peripherer Nerv	Polyneuropathie	X	X		X	X	
Neuromuskuläre Übertragung	Myasthenie						Myasthene Reaktion
Muskelfasermembran	Myotonie						Myotone Reaktion
Muskelfaser	Myopathie, Myositis	X	Abgeschwächt				

weitgehender Verlust des kontraktilen Parenchyms oder Kontrakturen vorliegen.

Störungen der **Sensibilität** und **Trophik** gehören nicht zu den Vorderhornerkrankungen und Myopathien, jedoch fast immer zu Läsionen der Nervenwurzeln, des Plexus oder des peripheren Nerven.

Faszikulationen sind spontane Kontraktionen einzelner motorischer Einheiten, die man am Patienten sehen oder durch Beklopfen des Muskels bzw. durch Kältereiz provozieren kann. Sofern sie in ausgeprägter Form und ausgedehnter Verteilung vorliegen, stellen sie ein wichtiges diagnostisches Indiz für eine schwerpunktmäßige Schädigung im proximalen Anteil des peripheren Motoneurons, also im Bereich von Vorderhorn oder Vorderwurzel, dar. In geringerer Ausprägung können sie auch bei peripheren Neuropathien und beim Gesunden (sog. benignes Faszikulieren) vorkommen. Bei Myopathien werden sie immer vermisst.

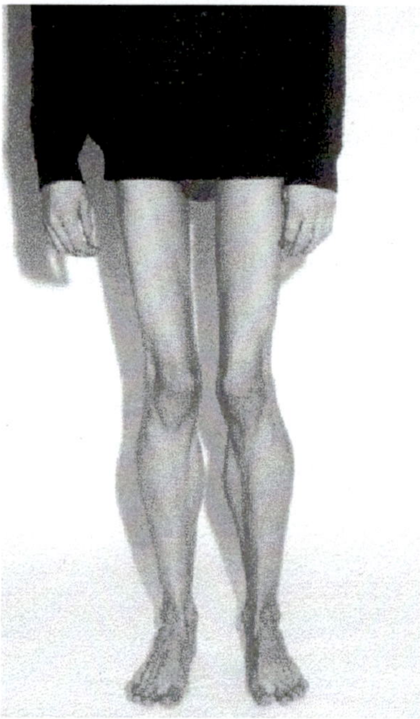

Abb. 16-1 Progressive Muskeldystrophie Typ Duchenne: Atrophie der Oberschenkelmuskulatur, Hypertrophie der Waden.

Seltenere klinische Zusatzsymptome bei bestimmten Myopathien sind:

- eine Beteiligung der mimischen Muskulatur (Facies myopathica), insbesondere bei der fazioskapulohumeralen Muskeldystrophie,
- eine Beteiligung der extraokulären Muskeln (Ptosis, Einschränkung der Bulbusmotilität), vor allem bei myotonen Myopathien, mitochondrialen Myopathien sowie der okulopharyngealen Muskeldystrophie,
- Beteiligungen der oropharyngealen Muskulatur, vor allem bei der seltenen okulopharyngealen Muskeldystrophie, aber auch bei Myositiden,
- Beteiligung der Nackenmuskulatur, insbesondere bei entzündlichen Muskelerkrankungen,
- Beteiligung der paraspinalen Muskulatur, vor allem bei progressiven Muskeldystrophien sowie einigen seltenen hereditären Myopathien,
- Beteiligung der Atemmuskulatur, vor allem bei den progressiven Muskeldystrophien und einigen seltenen hereditären Myopathien,

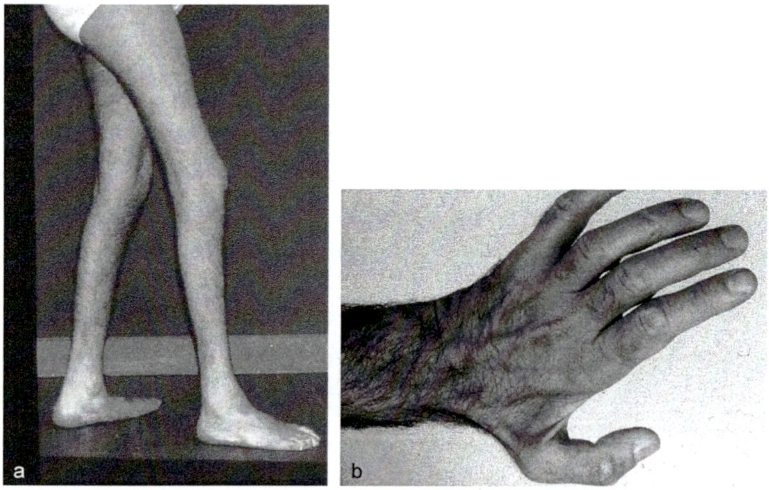

Abb. 16-2 Distal betonte Muskelschwäche und Atrophie bei hereditärer Neuropathie, a) Beine und b) Hände.

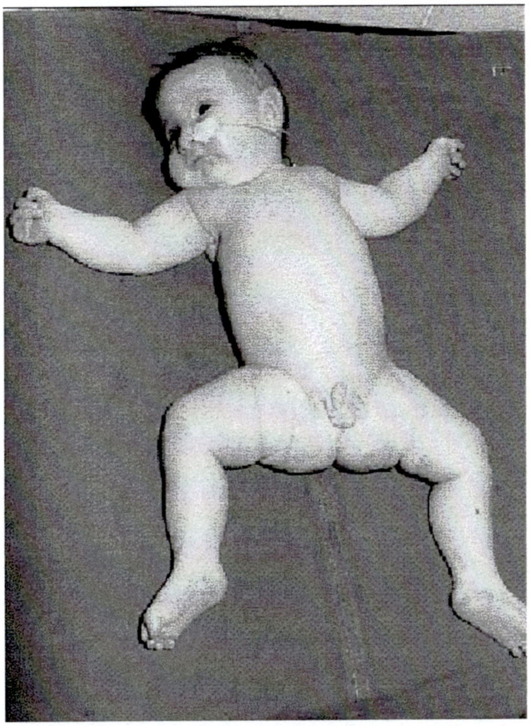

Abb. 16-3 Schweres Floppy-Infant-Syndrom bei kongenitaler Myopathie mit Strukturbesonderheiten.

- Beteiligung anderer Organe. Bei der Beteiligung anderer Organe steht das Herz häufig im Vordergrund. Wenn viele andere Organsysteme betroffen sind, ist insbesondere an eine mitochondriale Erkrankung zu denken.

16.2.2 Welche Laboruntersuchungen werden empfohlen?

Die Bestimmung der **Kreatinkinase (CK)** erlaubt einen einfachen und schnellen Überblick über das Ausmaß des Muskelfaseruntergangs. Sie gibt in der Regel aber keinen eindeutigen Hinweis auf dessen Ursache und damit auf die zugrunde liegende Erkrankung.

Erhöhungen der CK über 1000 U/L haben ihren Ursprung meist nicht im Herzen, sondern in der Skelettmuskulatur; noch weiter gehende Aktivitäten bis zu mehreren tausend U/L weisen auf eine Rhabdomyolyse hin.

Die Bestimmung der **Autoantikörper** bei Myositiden hat meist nur eine Bedeutung in der Diagnostik von akuten Verlaufsformen der Dermatomyositis und von sog. Overlap-Syndromen. Es kommen dabei sowohl antinukleäre als auch antizytoplasmatische Antikörper vor.

Die Untersuchung des Muskels unter Belastungsbedingungen differenziert vor allem metabolische Myopathien. Beim Myoadenylatdesaminasemangel ist der fehlende **Ammoniakanstieg** richtungweisend, der histochemische Nachweis der fehlenden Enzymaktivität am Muskelschnitt wird durch eine biochemische Bestimmung der Enzymaktivität im Muskelhomogenat bestätigt.

16.2.3 Weiterführende Untersuchungsverfahren

Elektrophysiologische Untersuchungsmethoden: Die Elektrophysiologie sollte grundsätzlich nur als Hilfsuntersuchung für die Diagnose einer Muskelerkrankung herangezogen werden, aber nie als einzige Methode zur Diagnosestellung dienen. Es sollte unbedingt darauf geachtet werden, dass bei den im Allgemeinen symmetrischen Muskelerkrankungen die Muskelbiopsie dann am kontralateralen Muskel durchgeführt wird, da durch die EMG-Untersuchung auch Muskelfaseruntergänge mit zellulärer Abräumreaktion ausgelöst werden können und dann falsch positiv als Hinweis für eine Myopathie gewertet werden.

Bildgebende Untersuchungen: Die Myosonographie ist die wichtigste Basisuntersuchung zur Überprüfung der klinisch festgestellten Beteiligung der Muskulatur sowie zur Verlaufsbeobachtung.

Die Computertomographie hat bei systemischen Myopathien ihren Stellenwert zugunsten der Kernspintomographie weitgehend verloren. Einsatzgebiete sind nur noch lokale Muskelveränderungen und Muskelverkalkungen.

Die Kernspintomographie ist das wichtigste bildgebende Verfahren bei entzündlichen Muskelkrankheiten. Bei akuten Myositiden kann das Muskelödem dokumentiert werden. Bei chronischen Myositiden kann durch den Einsatz Fett unterdrückender Untersuchungssequenzen eine für die Biopsie besonders geeignete Stelle festgelegt werden, bei der noch keine vollständige fettige Transformation des Muskels erfolgt ist.

Morphologische Untersuchungsmethode: Die Untersuchung der Muskelbiopsie gehört wegen der Vielfalt der heute möglichen und erforderlichen

Techniken in die Hände von Speziallaboratorien. Für die Auswahl des Biopsieorts gilt als Faustregel, dass ein Extremitätenmuskel gewählt werden sollte, der im Verteilungsmuster der Erkrankung nicht allzu stark betroffen ist.

Für die morphologische Diagnostik bieten sich histologische, histochemische, immunhistochemische und elektronenmikroskopische Techniken an. Diese Untersuchungstechniken erfordern drei Arten der unmittelbar postoperativen Gewebeverarbeitung, nämlich

- das Tieffrieren des **unfixierten** Muskels in flüssigem Stickstoff für biochemische Untersuchungen (bei Verdacht auf mitochondriale Erkrankungen kann man zusätzlich ungefrorenen, nativen Muskel für Vitaluntersuchungen asservieren. Ungefrorener Muskel muss innerhalb von maximal drei Stunden das Speziallabor erreichen),
- die Fixation in gepuffertem Glutaraldehyd für histochemische und immunhistochemische Untersuchungen sowie für die Elektronenmikroskopie,
- die Fixation in Formalin oder einem anderen Fixativ für die Routinehistologie.

Molekulargenetische Untersuchung: An die molekulargenetischen Untersuchungen sind hohe ethische Anforderungen zu stellen; die genetische Beratung ist durch ein entsprechend geschultes humangenetisches Zentrum vorzunehmen. Der Hauptstellenwert von humangenetischen Untersuchungen liegt heutzutage in der prognostischen Einordnung, der Familienberatung, der Pränataldiagnostik sowie im Hinblick auf eine mögliche spätere Therapieoption.

Molekulargenetische Untersuchungen sind im Allgemeinen wesentlich aufwändiger und teurer als eine Muskelbiopsie. Beim Erwachsenen wird das bioptische Vorgehen oft vorangestellt, zumal es bei bestimmten Gendefekten, z.B. Dystrophinopathien oder Sarkoglykanopathien, möglich ist, anhand einer quantitativen Abschätzung des Genprodukts im Western Blot prognostische Aussagen zu machen. Einsendungen zur molekulargenetischen Diagnostik mit einem differenzialdiagnostisch weit gestreuten Suchauftrag sind in der Regel unsinnig, der enge Verdacht auf das Vorliegen einer definierten Entität muss gegeben sein.

16.2.4 Hilfen zu diagnostischen Zuordnungen

Hilfen zur diagnostischen Zuordnung der wichtigsten Formen angeborener und erworbener Myopathien ➤ Tab. 16-2, ➤ Tab. 16-3, ➤ Tab. 16-4.

Unter den primären = hereditären Myopathien kommt den **progressiven Muskeldystrophien** insofern eine besondere diagnostische Herausforderung zu, als die meisten dieser Krankheiten Zytoskelettdefekte sind, wobei das fehlende Genprodukt mit morphologischen Techniken bestimmt werden muss und zusätzlich im Nachweis der genetischen Störung molekularbiologische Untersuchungsmethoden zur Verfügung stehen (➤ Abb. 16-4, ➤ Tab. 16-2, ➤ Tab. 16-3).

Bei der fazioskapulohumeralen Muskeldystrophie (➤ Tab. 16-4) kann die Diagnose nur molekulargenetisch gesichert werden, während ein morphologisch bestimmbares fehlendes Genprodukt bis heute nicht bekannt ist.

Die Gruppe der **kongenitalen Myopathien** mit Strukturbesonderheiten (➤ Tab. 16-2) ist eine Domäne der Muskelbiopsie, insbesondere mit speziellen Zusatztechniken. Besonders wichtig ist hier die Elektronenmikroskopie.

In der Gruppe der **immunogenen Myositiden** (➤ Tab. 16-4) sind immunhistologische bzw. elektronenmikroskopische Zusatzuntersuchungen der Muskelbiopsie heute obligat.

Tab. 16-2 Hereditäre und erworbene Myopathien.

Hereditäre Myopathien
• Progressive Muskeldystrophien (➤ Tab. 16-3) • Kongenitale Myopathien mit Strukturbesonderheiten (z.B. Central Core Disease) • Metabolische Myopathien: – Mit progredienter Muskelschwäche und -atrophie (z.B. Morbus Pompe) – mit belastungsabhängigen, schmerzhaften Kontrakturen (z.B. McArdle-Syndrom) – mit rezidivierenden Rhabdomyolysen (z.B. Carnitin-Palmitoyltransferase-Mangel)
Erworbene Myopathien
• Myositiden: – Erregerbedingt – Immunogen • Toxische Myopathien • Endokrine Myopathien

Tab. 16-3 Ätiologie und Pathogenese der wichtigsten progressiven Muskeldystrophien.

Krankheit	Vererbung	Genprodukt	Genort
Progressive Muskeldystrophie Typ Duchenne	X-chromosomal-rezessiv	Weitgehendes Fehlen von Dystrophin	Xp 21.2
Progressive Muskeldystrophie Typ Becker	X-chromosomal-rezessiv	Erniedrigung von Dystrophin (abnormes Molekulargewicht)	Xp 21
Fazioskapulohumerale Muskeldystrophie	Autosomal-dominant	Noch unbekannt	4q 35
Gliedergürteldystrophien (LGMD):			
• LGMD 1A	Autosomal-dominant	Myotilin	5q31
• LGMD 1B = AD Emery-Dreifuss	Autosomal-dominant	Lamin A/C	1q11
• LGMD 1C	Autosomal-dominant	Caveolin-3	3p25
• LGMD 1D	Autosomal-dominant	?	6q23
• LGMD 2A	Autosomal-rezessiv	Calpain 3	15q15
• LGMD 2B = Myoshi-Myopathie	Autosomal-rezessiv	Dysferlin	2P13
• LGMD 2C	Autosomal-rezessiv	γ-Sarkoglycan	13q12
• LGMD2D (SCARMD)	Autosomal-rezessiv	α-Sarkoglycan	17q12
• LGMD 2E	Autosomal-rezessiv	β-Sarkoglycan	4q12
• LGMD 2F	Autosomal-rezessiv	δ-Sarkoglycan	5q33
• LGMD 2G	Autosomal-rezessiv	Telethonin	17q11
• LGMD 2H	Autosomal-rezessiv	TRIM31	9q31
• LGMD 2I	Autosomal-rezessiv	„Fukutin-related protein"	19q13
• LGMD2J	Autosomal-rezessiv	Titin	2q31
Kongenitale Muskeldystrophie	Autosomal-rezessiv	Extrazellulärmatrix: Mangel an Merosin	
• Typ 1			6q22-23
• Typ 2			1q12
Emery-Dreifuss-Muskeldystrophie	X-chromosomal-rezessiv	Mangel an Emerin	Xq28

LGMD = limp girdle muscular dystrophy

16.3 Erkrankungen des Energiestoffwechsels, die nicht nur den Muskel betreffen

16.3.1 Glykogenosen

Pathogenese

Durch den Aktivitätsverlust von Enzymen der Glykolyse, des Glykogenabbaus, aber auch des Glykogenaufbaus kann es zu einer abnormalen Speicherung von normalem oder verändertem Glykogen, meist in Leber oder Muskel, kommen.

Klassifikation

Die Einteilung der Glykogenosen erfolgt nach römischen Ziffern (Glykogenose I–XIII). Zu Klassifikation, Enzymdefekt und Prädilektionsstellen der klinischen Symptomatik der wichtigsten Glykogenosen, die den Skelettmuskel mit einbeziehen ➢ Tab. 16-5.

Klinische Symptomatik

Glykogenosen gehören zu den hereditären Stoffwechselerkrankungen, die sich hauptsächlich an Leber, Skelett- und Herzmuskel manifestieren. Betroffen sind sowohl Kinder (meist infantile Formen) als auch Erwachsene (adulte Formen). Die Störung kann isoliert (Myopathie) oder mit anderen Symptomen kombiniert (Hepato-, Myo-, Kardiomyopathie)

Tab. 16-4 Hinweise zur diagnostischen Zuordnung der wichtigsten Formen hereditärer und erworbener Myopathien.

	Progressive Muskeldystrophie Typ Duchenne-Becker	Gliedergürteldystrophie (LGMD)	Fazioskapulohumerale Muskeldystrophie (FSHD)	Kongenitale Myopathien mit Strukturbesonderheiten	Immunogene Myositiden
Labor	CK +++	CK ++	CK +	CK (+)	• CK ++ bis +++ • myositisspezifische Autoantikörper (vor allem bei akuten Formen)
Bildgebung	Kernspintomographie (vor allem bei fortgeschrittenen Fällen)	Kernspintomographie (vor allem bei fortgeschrittenen Fällen)	Kernspintomographie (vor allem bei fortgeschrittenen Fällen)	Kernspintomographie (vor allem bei fortgeschrittenen Fällen)	Kernspintomographie mit STIR-Sequenz (Muskelödem)
Biopsie	• Routine • Enzymhistologie • Immunhistologie • **Dystrophin** • **Western Blot-Dystrophin**	• Routine • Enzymhistologie • Immunhistologie: Dystrophin 1–3; Dysferlin; α-Dystroglycan; Sarkoglycane (α, β, γ, δ), Caveolin-3 • **Western Blot** (einschließlich Calpain zur Absicherung)	Nur zur Differenzialdiagnose, sofern Molekularbiologie nicht eindeutig.	• Routine • **Enzymhistologie** • Elektronenmikroskopie	• Routine • **Enzymhistologie** • **Immunhistologie** • **B-Zellen, CD4-Zellen, CD8-Zellen, Makrophagen, C5/B9-Komplement** • **MHC-Klasse-1-Antigene** • **Elektronenmikroskopie (obligat bei Verdacht auf Einschlusskörpermyositis, wünschenswert bei Verdacht auf Dermatomyositis)**
Molekularbiologie	• **Deletionsnachweis** (ca. 60%) • Punktmutationen noch nicht Routine	Nur ergänzend	**Verkürztes DNA-Fragment auf Chromosom 4** (80%)	Nur ergänzend	nein

Die jeweils diagnostisch relevanteste Untersuchung ist hervorgehoben.

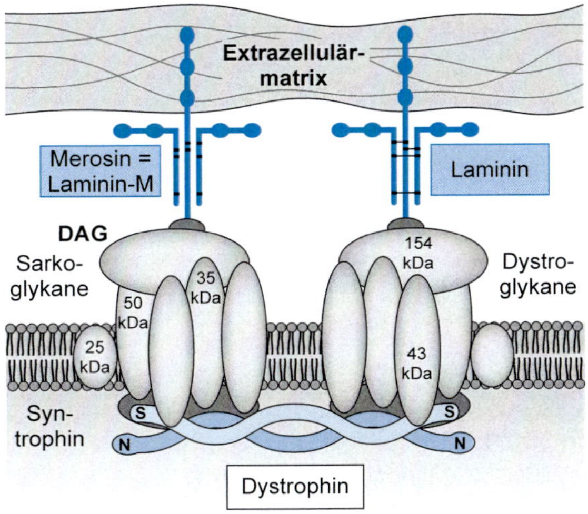

Abb. 16-4 Schematische Abbildung des Zytoskeletts mit Markierung der derzeit bei den progressiven Muskeldystrophien bekannt gewordenen abnormen bzw. fehlenden Genprodukte. Aus Pfreundschuh und Schölmerich 2004.

Tab. 16-5 Glykogenosen, die den Skelettmuskel mit einbeziehen.

Klassifikation	Enzymdefekt	Manifestation, Klinik	Labordiagnostik
Typ II (Morbus Pompe)	Lysosomale α-1,4–1,6-Glucosidase (saure Maltase)	• Infantil: Kardiomyopathie, muskuläre Hypotonie • Adult: pogrediente Muskelschwäche	Glykogen ↑ Aktivität der sauren Maltase (M, F) ↓ ggf. Molekulargenetik (B)
Typ III (Cori-Forbes)	Amylo-1,6-Glucosidase (debranching enzyme)	Alle Altersstufen: Hepatopathie, Myo- und Kardiomyopathie	Glykogen ↑ Aktivität der Amylo-1,6-Glucosidase (M, F, E, Leber) ↓
Typ IV (Andersen)	Amylo-1,4–1,6-Transglucosidase (branching enzyme)	Infantil: Hepatopathie, Muskelschwäche	Aktivität der Amylo-1,4–1,6-Transglucosidase (M, F, L) ↓
Typ V (McArdle)	Muskelphosphorylase	Jugendliche, Erwachsene: Muskelkrämpfe, Belastungsintoleranz	Glykogen ↑ Aktivität der Phosphorylase (M) ↓ ggf. Molekulargenetik
Typ VII (Tarui)	Phosphofruktokinase	Alle Altersstufen: Muskelkrämpfe, Belastungsintoleranz	Glykogen (↑) Aktivität der Phosphofruktokinase (M, E) ↓ ggf. Molekulargenetik
Typ VIII	Phosphorylasekinase-α-(Muskel)-Untereinheit, β-Untereinheit	Belastungsintoleranz	Glykogen (↑) Aktivität der Phosphorylasekinase (M) ↓
Typ IX (selten)	Phosphoglyceratkinase	Belastungsintoleranz	Glykogen (↑) Aktivität der Phosphoglyceratmutase (M) ↓
Typ X (selten)	Phosphoglyceratmutase (Muskelisoform)	Belastungsintoleranz	Glykogen (↑) Aktivität der Phosphoglyceratkinase (M) ↓

Tab. 16-5 Glykogenosen, die den Skelettmuskel mit einbeziehen. (Forts.)

Klassifikation	Enzymdefekt	Manifestation, Klinik	Labordiagnostik
Typ XI (selten)	Laktatdehydrogenase (Muskelisoform)	Belastungsintoleranz	Aktivität der Laktatdehydrogenase (M) ↓
Typ XII	Aldolase	Belastungsintoleranz	Aktivität der Aldolase (M) ↓
Typ XIII	β-Enolase	Belastungsintoleranz, Myalgie, episodisch CK-Erhöhung.	Aktivität der β-Enolase (M) ↓

B = Blut; E = Erythrozyten; F = Fibroblasten; L = Leukozyten; M = Muskel.

vorkommen. Die Muskelsymptomatik äußerst sich am ehesten als progrediente Muskelschwäche (z.B. Glykogenose Typ II, Morbus Pompe) oder Belastungsintoleranz mit Muskelkrämpfen (z.B. Glykogenose V, McArdle).

Welche Laboruntersuchungen werden empfohlen?

Labordiagnostisch unspezifische Hinweise können – je nach Art der Glykogenose – rezidivierende Hypoglykämien, Transaminasenanstieg und CK-Erhöhungen sein. In der Gruppe der hereditären metabolischen Myopathien (➤ Tab. 16-2) ist zunächst die Muskelbiopsie die erste richtungweisende Untersuchung; dabei sollte der histochemische/histologische Nachweis von Glykogen, Triglyzeriden oder vermehrten, vergrößerten bzw. abnorm strukturierten Mitochondrien die Leitschiene bilden für die nachfolgende obligate pathobiochemische Untersuchung.

Als Goldstandard in der Diagnostik gilt die Aktivitätsbestimmung des betroffenen Enzyms im Muskelgewebe, d.h. im Muskelhomogenat (➤ Tab. 16-5). Eine biochemische Quantifizierung des Muskelglykogens sollte ebenfalls erfolgen. Molekulargenetische Untersuchungen sind in vielen Fällen möglich, sollten aber nach Rücksprache in spezialisierten Laboratorien erfolgen.

16.3.2 Störungen der Fettsäureoxidation

Pathogenese

Fettsäuren stellen eine wichtige Energiequelle für Herz, Skelettmuskel, Leber und Niere dar. Die β-Oxidation der Fettsäuren läuft in den Mitochondrien ab (➤ Abb. 16-5), sie müssen hierzu in die mitochondriale Matrix transportiert werden. Da sie als CoA-Ester die innere mitochondriale Membran aber nicht überschreiten können, werden sie mit Carnitin verestert und über den Carnitin-Shuttle transportiert.

Eine Defizienz der Shuttle-Proteine bzw. des zur Verfügung stehenden Carnitins kann zu einem Anstau der Fettsäuren und entsprechender Lipidspeicherung im Gewebe führen. Darüber hinaus können alle weiteren an der Fettsäureoxidation beteiligten Enzyme betroffen sein und zu einer entsprechenden Störung führen (➤ Tab. 16-6).

Klassifikation

Man unterscheidet Störungen
- des mitochondrialen Fettsäuretransports:
  - Carnitin-Transporter-Defekt,
  - Carnitin-Palmitoyltransferase-Mangel (CPT II),
  - Carnitin-Acylcarnitin-Translokase-Mangel
- der Fettsäureoxidation:
  - „very long chain"-, „medium chain"- und „short chain"-Acyl-CoA-Dehydrogenase-Defekte,
  - „long chain"-3-Hydroxyacyl-CoA-Dehydrogenase(α- und β-Untereinheit)-Defekt,
  - „short chain"-3-Hydroxyacyl-CoA-Dehydrogenase-Defekt,
- der Kopplung an die Atmungskette:
  - multipler Acyl-CoA-Dehydrogenase-Mangel (syn. Glutarazidurie Typ II),
  - riboflavinsensitiver multipler Acyl-CoA-Dehydrogenase-Mangel.

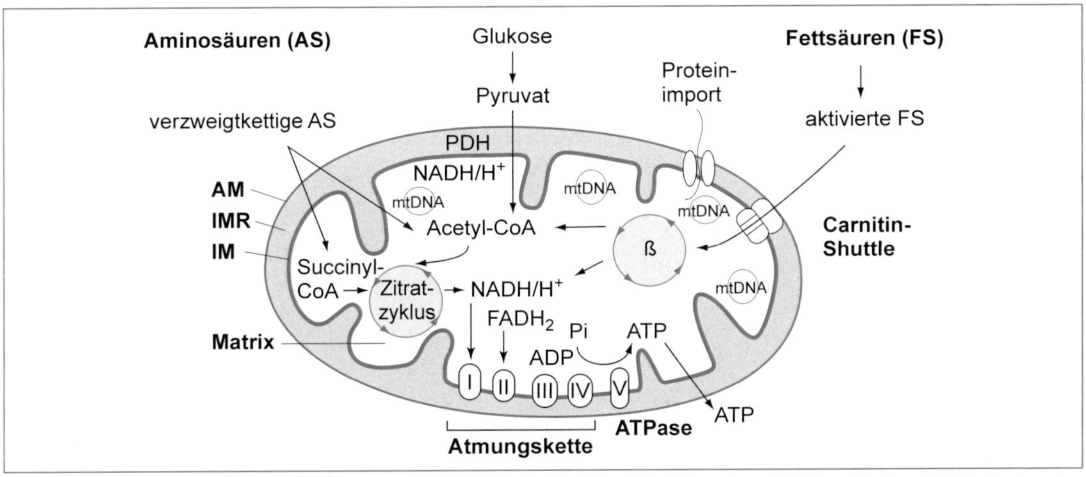

Abb. 16-5 Wichtige mitochondriale Stoffwechselwege.
AM = Außenmembran, IM = Innenmembran, IMR = Intermembranraum.

Tab. 16-6 Fettsäureoxidationsstörungen, die den Skelettmuskel mit einbeziehen.

Erkrankung	Enzymdefekt	Manifestation, Klinik	Labordiagnostik, u.a. T-MS
Störung des mitochondrialen Fettsäuretransports			
Systemischer Carnitinmangel	Carnitin-Transporter (OCTN2)	• Säuglinge, Kleinkinder: Myopathie, Kardiomyopathie, Hepatopathie • Erwachsene: häufig sekundäre Form	Freies Carnitin i.S. ↓ Transportaktivität (F) ↓ ggf. Molekulargenetik
CPT-I-Mangel	Carnitin-Palmitoyltransferase I	Säuglinge, Kleinkinder: Hepatopathie, renale tubuläre Azidose	Freies Carnitin i.S. ↑ C16-C18:1-Carnitin (S) ↓ Aktivität der Carnitin-Palmitoyltransferase I (B, F) ↓ ggf. Molekulargenetik
CPT-II-Mangel (Inzidenz: ca. 1:50 000)	Carnitin-Palmitoyltransferase II	Hauptsächlich Jugendliche/Erwachsene: Muskelschwäche, Rhabdomyolyse, Myoglobinurie, selten Kindheit (Kardiomyopathie, Hepatopathie)	C16+C18:1/C2-Quotient ↑ (S) Aktivität der Carnitin-Palmitoyltransferase II (B, M, F) ↓ Molekulargenetik (B)
Störung der mitochondrialen β-Oxidation			
VLCAD-Mangel	„very long chain"-Acyl-CoA-Dehydrogenase	• Neonatale Form: Kardiomyopathie • Infantile Form: Hepatopathie • Adulte Form: Myopathie, Rhabdomyolysen	C14:1-Carnitin (S) ↑ Enzymaktivität (F) ↓
MCAD-Mangel (Inzidenz ca. 1:10 000)	„medium chain"-Acyl-CoA-Dehydrogenase	Alle Altersstufen: Hepatopathie, Hypoglykämie, selten Myopathien, auch asymptomatische Formen	C8-Carnitin ↑ C8/C10-Quotient > 1 (S) Molekulargenetik (B)
SCAD-Mangel	„short chain"-Acyl-CoA-Dehydrogenase	• Infantile Form: muskuläre Hypotonie, hyperketotische Hypoglykämie • Adulte Form: Myopathie	C4-Carnitin ↑ (S) Ethylmalonsäure ↑ Enzymaktivität ↓ (M)

Tab. 16-6 Fettsäureoxidationsstörungen, die den Skelettmuskel mit einbeziehen. (Forts.)

Erkrankung	Enzymdefekt	Manifestation, Klinik	Labordiagnostik, u.a. T-MS
LCAD-Mangel	„long chain"-3-Hydroxyacyl-CoA-Dehydrogenase	• Infantile Form: Kardiomyopathie, Hepatopathie, Hypoglykämie, muskuläre Hypotonie • Adulte Form: Belastungsintoleranz, Myopathie	Laktat ↑ (S) Langkettige Hydroxy-Acylcarnitine und Hydroxyfettsäuren ↑ (S) Hydroxydicarbonsäuren ↑ (U) Enzymaktivität (F) ↓
Störung der Kopplung an die Atmungskette			
Multipler Acyl-CoA-Dehydrogenase-Mangel, Glutarazidurie Typ II	ETF-α	• Neonatal: häufig letal • Säuglinge, Kleinkinder: Gesichts- und Hirnfehlbildungen, Zystennieren, Epilepsie, Kardiomyopathie, metabolische Azidose	Kurz-, mittel- und langkettige Acylcarnitine ↑ (S) Glutarsäure ↑ (U) Ethylmalonsäure ↑ (U) Enzymaktivität ↓ (F)
Multipler Acyl-CoA-Dehydrogenase-Mangel, Glutarazidurie Typ II	ETF-β	siehe ETF-α	siehe ETF-α
Multipler Acyl-CoA-Dehydrogenase-Mangel, Glutarazidurie Typ II	ETF-DH	siehe ETF-α	siehe ETF-α

B = Blut; F = Fibroblasten; M = Muskel; S = Serum; T-MS = Tandemmassenspektrometrie; U = Urin

Klinische Symptomatik

Ähnlich wie bei den Glykogenosen handelt es sich bei Störungen der Fettsäureoxidation um hereditäre Stoffwechselerkrankungen, die in erster Linie Leber, Skelett- und Herzmuskel einbeziehen. Fettsäureoxidationsstörungen manifestieren sich in der Regel im Kindesalter, wobei hypoketotische Hypoglykämien, die durch Fasten, Belastungen und Infekte ausgelöst auch letal verlaufen können, häufig das erste Symptom darstellen. Die Muskelsymptomatik äußert sich am ehesten als progrediente Muskelschwäche (z.B. primärer oder sekundärer Carnitinmangel) oder Belastungsintoleranz mit Muskelkrämpfen (z.B. Carnitin-Palmitoyltransferase-Mangel).

Welche Laboruntersuchungen werden empfohlen?

Die Fettbestäubung des Muskelgewebes in der histologischen Untersuchung ergibt einen Hinweis auf eine mögliche Störung im mitochondrialen Fettsäureabbau. In vielen Fällen gibt das Carnitinspektrum (➤ Abb.16-6), das mittels Tandemmassenspektrometrie im Serum bestimmt werden kann, Hinweise auf eine Störung im Fettsäureabbau (➤ Tab. 16-6).

Wenn das Massenspektrogramm nicht eindeutig ist, kann die genaue Störung durch eine allerdings meist aufwändige Aktivitätsbestimmung der einzelnen infrage kommenden Enzyme bzw. durch molekulargenetische Mutationssuche aufgedeckt werden.

16.3.3 Störungen der Mitochondrienfunktion

Defekte der fünf Komplexe der Atmungskette spielen eine wichtige Rolle in der Pädiatrie und der Neurologie, wobei die Erkennung und damit die Häufigkeit dieser Erkrankungen durch die exakter werdende Diagnostik zunimmt.

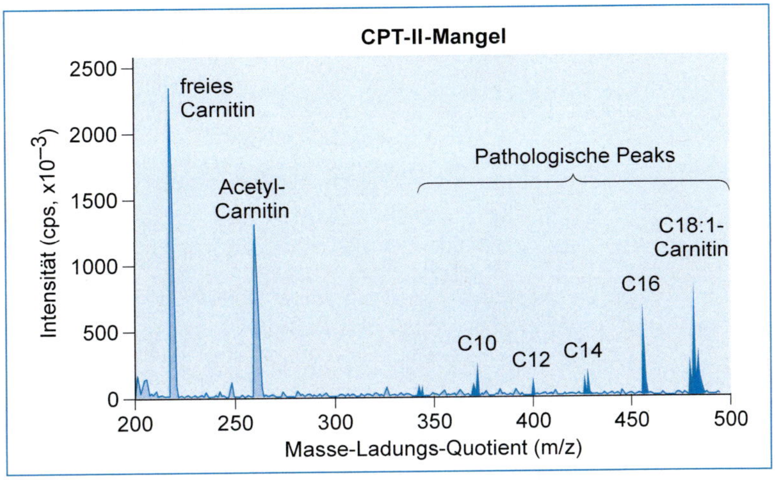

Abb. 16-6 Tandemmassenspektrometrie eines Serums eines Patienten mit CTP-II-Mangel.

Pathogenese

Mitochondrien sind als Kraftwerke der Zelle von zentraler Bedeutung für die Funktion insbesondere energieabhängiger Organe. Einige strukturelle und genetische Besonderheiten unterscheiden sie von anderen Organellen: Eine doppelte Membran gliedert das Mitochondrium in vier Funktionsräume, die Außenmembran, den Intermembranraum, die Innenmembran und die Matrix. Mitochondrien verfügen über eigene zirkuläre mitochondriale DNA (mtDNA) (➤ Abb. 16-7) sowie über ihren eigenen Transkriptions- und Translationsapparat, der eine semiautonome Proteinsynthese von insgesamt 13 Untereinheiten der Atmungskettenkomplexe erlaubt.

Die komprimierte Struktur der mtDNA, d.h. die kompakte Anordnung der Exons bei nahezu fehlenden Introns, das Fehlen einer schützenden Histonhülle sowie insuffiziente Fehlererkennungs- und Reparaturmechanismen machen die mtDNA verletzlich. Weit über 100 Punkt- und Längenmutationen sind seit ihrer Sequenzaufklärung 1981 beschrieben worden. Da das mitochondriale Genom nahezu ausschließlich maternal vererbt wird, d.h. nur der mtDNA-Satz der Mitochondrien der Eizelle weitergegeben wird, ist ein Hinweis auf einen maternalen Erbgang richtungweisend für die Aufdeckung eines mtDNA-Defekts.

Der überwiegende Teil der Proteine des Mitochondriums ist kernkodiert und muss durch komplizierte Mechanismen in die Organelle importiert werden, darunter auch die Mehrzahl der für die mitochondriale Energiegewinnung notwendigen Untereinheiten der Atmungskettenkomplexe. Vier der fünf Komplexe der Atmungskette sind hochkomplizierte Gebilde, die sowohl aus mitochondrial als auch aus nukleär kodierten Peptidstrukturen bestehen, die durch eine Vielzahl meist noch unbekannter Assemblierungsproteine zusammengebaut (assembliert) werden. Genetische Defekte der mitochondrialen wie der nukleären Atmungskettenuntereinheiten und solche des Replikations-, Transkriptions- und Translationsapparats der Mitochondrien sowie auch der Assemblierungsgene wurden in den letzten Jahren beschrieben.

Klassifikation

Störungen der terminalen Energiegewinnung im Mitochondrium (Atmungskette) können einen primären zellulären Energiemangel (ATP-Mangel) bedingen und führen in der Regel zu progredienten neurodegenerativen Krankheitsbildern. Sie können sich an verschiedenen Organen in jeder Altersstufe manifestieren.

Wir unterscheiden

- Atmungskettendefekte des Neugeborenen und Kleinkindes, die in der Regel autosomal-rezessiv vererbt werden,
- Atmungskettendefekte des Kindes und jungen Erwachsenen, die häufig sporadisch sind oder maternal vererbt werden.

In ➤ Tab. 16-7 und ➤ Tab. 16-8 sind die häufigsten mitochondrialen Erkrankungen aufgeführt. Zu

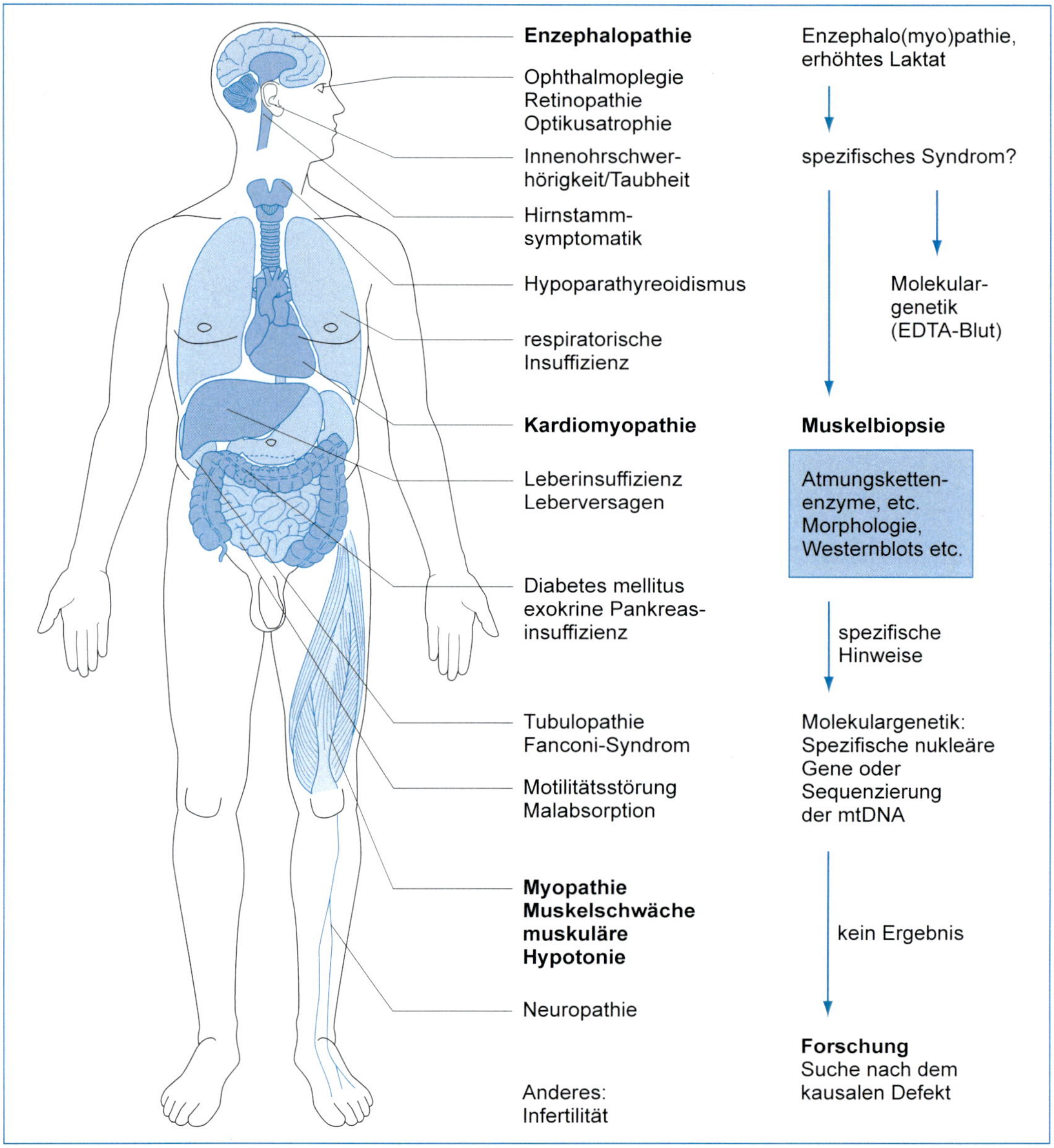

Abb. 16-7 Mitochondriales Genom.

den primären Atmungskettendefekten zählen Defekte der Strukturuntereinheiten der Atmungskette selbst bzw. von übergeordneten Proteinen, die direkt oder indirekt an Biogenese, Assemblierung und Erhalt der gesamten Atmungskette oder einzelner Komplexe mitwirken. Dazu gehören zurzeit mehr als 100 in ihrer Funktion bekannte mitochondrial und nukleär kodierte Proteine sowie mitochondrial kodierte Transfer-RNA-Gene, darüber hinaus aber sicherlich viele weitere, noch unbekannte Proteine. Das erklärt zum einen, wie Gendefekte im Fall eines Atmungskettendefekts nicht nur auf die 13 mitochondrial bzw. > 70 nukleär kodierten Strukturkomponenten selbst beschränkt sein müssen, sondern auch defiziente interagierende Proteine den Energiestoffwechsel primär beinträchtigen können. Zum anderen erklärt dies auch, warum auch der Atmungskette vorgelagerte Defekte (z.B. der Pyruvat-

Tab. 16-7 Typische Symptomkombinationen bei bekannten mitochondrialen Erkrankungen (mod. nach DiMauro und Schon).

	Symptom	CPEO mtDNA nDNA	KSS mtDNA	MELAS mtDNA	MERRF mtDNA	Rhabdomyolyse, Belastungsintoleranz, mtDNA	Leigh- und Leigh-like-Syndrome; mtDNA, nDNA	PDH-Defekt, nDNA
Erkrankungsgipfel		Jugendliche	Kinder	Jugendliche	Jugendliche	Jugendliche	Neugeborene, Kleinkinder	Neugeborene, Kleinkinder
Prädilektionsstellen								
Muskel	Muskelschwäche		+	+	+	+	+	+
	Ophthalmoplegie	+	+				+/–	
	Ptosis	+	+				+/–	
	Belastungsintoleranz		+	+	+	+	+	+
ZNS	Epilepsie			+	+		+	+
	Ataxie		+	+	+		+	+
	Psychomotorische Retardierung						+	+
	Halbseitenlähmung			+				
	Migräne			+				
	Dystonie			+				
	Symmetrische Basalganglien-/Hirnstammläsionen		+/–	+/–	+/–		+	+
PNS	PNP		+	+/–	+/–		+/–	
Auge	Retinopathie		+					
	Optikusatrophie		+					
	Nystagmus						+	+
Ohr	Schwerhörigkeit			+	+			
	Taubheit			+	+			
Blut	Sideroblastische Anämie		+/–					

Tab. 16-7 Typische Symptomkombinationen bei bekannten mitochondrialen Erkrankungen (mod. nach DiMauro und Schon). (Forts.)

	Symptom	CPEO mtDNA nDNA	KSS mtDNA	MELAS mtDNA	MERRF mtDNA	Rhabdomyolyse, Belastungsintoleranz, mtDNA	Leigh- und Leigh-like-Syndrome; mtDNA, nDNA	PDH-Defekt, nDNA
Endokrinium	Diabetes mellitus		+/–	+/–				
	Kleinwüchsigkeit							
	Hypoparathyreoid		+/–					
Herz	Kardiomyopathie		+/–	+/–			+/–	
Gastrointestinaltrakt	Exokrine Pankreasdysfunktion		+/–					
Niere	Tubulopathie		+/–	+/–				

PNP = Polyneuropathie; PNS = peripheres Nervensystem.

dehydrogenase) wie unmittelbare Atmungskettendefekte imponieren können.

Obwohl die Mehrzahl der an der Funktion der Atmungskette, der oxidativen Phosphorylierung wie auch an Aufbau und Struktur der Mitochondrien selbst beteiligten Proteine vom Kerngenom kodiert werden, wurden bisher aufgrund der einfacheren Lokalisation im überschaubaren mitochondrialen Genom (➤ Abb. 16-7) überwiegend mtDNA-Defekte – größere Deletionen und Punktmutationen in Struktur- oder mitochondrialen Transfer-RNA-Genen – aufgedeckt, die die Atmungskettenfunktion beeinträchtigen können. Seit etwa Mitte der 90er Jahre aber werden zunehmend nukleäre Gene entdeckt, die primäre Atmungskettendefekte bedingen (➤ Tab. 16-8). Eine Ausweitung und systematische Einteilung des Begriffs „mitochondriale Erkrankung" auf der Basis aller Störungen der im Mitochondrium stattfindenden Stoffwechselprozesse ist daher sinnvoll.

Dabei hat sich folgende Einteilung bewährt:

- Transportdefekte,
- Defekte der Substratverwertung,
- primäre Atmungskettendefekte,
- sekundäre Atmungskettendefekte.

Klinische Symptomatik

Bei Verdacht auf eine mitochondriale Erkrankung sind eine ausführliche Familienanamnese und eine gründliche neurologische und internistische Untersuchung unumgänglich. Richtungweisend ist dabei die Symptomvielfalt der betroffenen Organe, meist mit muskulärer Beteiligung (➤ Abb. 16-8).

Vorherrschende klinische Symptome des Skelettmuskels sind eine generalisierte muskuläre Hypotonie (besonders bei Neugeborenen und Kleinkindern: „floppy infants") oder eine Belastungsintoleranz (Jugendliche, Erwachsene). Respiratorische Insuffizienz bei Hirnstammbeteiligung und schwacher Atemhilfsmuskulatur sind häufige Komplikationen, die zur künstlichen Beatmung führen. Kardiale Auffälligkeiten, z.B. hypertrophe und dilatative Kardiomyopathien, sowie Herzreizleitungsstörungen sind ebenfalls häufig.

Von neurologischer Seite finden sich Rumpf-, Gang- und Standataxien, eine Hirnstammsymptomatik, Entwicklungsretardierung, verschiedene Epilepsieformen, darunter häufig Myoklonus-Epilepsien oder progressive Myoklonus-Epilepsien, Demenz, periphere Neuropathie, Parkinsonismus, Migräne, Dystonie, Paraplegie, schlaganfallähnliche Attacken und Basalgangliendegeneration/-verkalkung. Typi-

Tab. 16-8 Molekulargenetik bei mitochondrialen Erkrankungen (mit Beteiligung des Muskels).

Erkrankung	Biochemie, Histologie	Betroffenes Gen
MELAS	Komplex-I-, -III-, -IV-Mangel Histologisch typische Zeichen der Mitochondriopathie	mtDNA tRNA Leucin^{UUR}
MERRF	Komplex-I-, -III-, -IV-Mangel Histologisch meist typische Mitochondriopathie	mtDNA tRNA Lysin
KSS	Komplex-I-, -III-, -IV-Mangel Histologisch meist typische Mitochondriopathie	mtDNA-Deletion
Pearson-Syndrom	Komplex-I-, -III-, -IV-Mangel Histologische Veränderungen nicht obligat	mtDNA-Deletion
CPEO sporadisch	Komplex-I-, -III-, -IV-Mangel Histologisch meist typische Mitochondriopathie	mtDNA-Deletion
Autosomal-dominante CPEO	Komplex-I-, -III-, -IV-Mangel Histologisch meist typische Mitochondriopathie	*OPA1 Twinkle*, *ANT*, *POLG*, multiple Deletionen der mtDNA
NARP maternal	Komplex-V-Mangel	mtDNA, ATPase6
MNGIE	Thymidinphosphorylasemangel, Komplex-I-, -III-, -IV-Mangel Histologisch meist typische Mitochondriopathie	*ECGF1*, multiple Deletionen der mtDNA
Dystonie-Taubheit	Keine Hinweise	*TIMM8A* (DDP1)
MtDNA-Depletionssyndrom (Leberform)	Komplex-I-, -III-, -IV-Mangel (nicht obligat) Histologisch meist typische Mitochondriopathie in der Leber	*DGUOK* (Deoxyguanosinkinase)
mtDNA-Depletionssyndrom (muskuläre Form)	Komplex-I-, -III-, -IV-Mangel Histologisch meist typische Mitochondriopathie	TK (Thymidinkinase), *RRM2B*
mtDNA-Depeltionssyndrom (hepatozerebrale Form)	Komplex-I-. –III-, -IV-Mangel	*MPV17*
Leigh-Syndrom bzw. Leigh-like-Syndrom	Komplex-I-Mangel Histologisch meist keine typischen Hinweise	*NDUFV1, NDUFS1, NDUFS2, NDUFS4, NDUFS5, NDUFS7, NDUFS8*
	Komplex-II-Mangel Histologisch meist keine typischen Hinweise	*SDHA*
	Komplex-III-Mangel Histologischer Hinweis nicht gesichert	*BCS1L*
	Komplex-IV-Mangel Histochemisch Komplex-IV-Mangel	*SCO1, SCO2, SURF1, COX10, COX15, LRPPRC, FASTKD2, COX6B1*
	Komplex-V-Mangel Histologischer Hinweis nicht obligat	mtATPase6

Tab. 16-8 Molekulargenetik bei mitochondrialen Erkrankungen (mit Beteiligung des Muskels). (Forts.)

Erkrankung	Biochemie, Histologie	Betroffenes Gen
	PDH-Mangel Histologisch meist keine typischen Hinweise	*PDHA1, PDX1*
Belastungsintoleranz, Myoglobinurie	Komplex-III- bzw. -IV-Mangel Histologisch häufig typische Mitochondriopathie	MtCOX I–III; MtCYB
Charcot-Marie-Tooth-Typ-2A2-Krankheit	Keine typischen Hinweise	Mitofusin 2 *(MFN2)*
Leigh-like-Syndrom mit Enzephalomyopathie, Dystonie und Taubheit	Methylmalonazidurie (mild); C4 ↑	*SUCLA2*-Mutationen und mtDNA-Depletion, *ADCK3*
Coenzym-Q10-Mangel	Abnormale Atmungskettenenzym-Aktivitäts-Ratio (CI + CIII/CI, CIII/CI + CIII), Coenzym-Q10-Mangel	*PDSS1, COQ2, PDSS2*
Verschiedene Phänotypen (Enzephalomyopathien)	Kombinierte Atmungskettendefekte	*EFG1, EFTu*
Verschiedene Phänotypen (Enzephalopathie, Alpers-Syndrom, Leberversagen, CPEO, Ataxie, Parkinsonismus, Myopathie etc.; alle Altersgruppen)	Kombinierte Atmungskettendefekte möglich, histologisch vereinzelt typische Mitochondriopathie	*Multiple mtDNA-Deletionen, Mutationen in POLG*
Barth-Syndrom (Kardiomyopathie, Myopathie)	Kombinierte Atmungskettendefekte möglich	*Tafazzin (TAZ)*

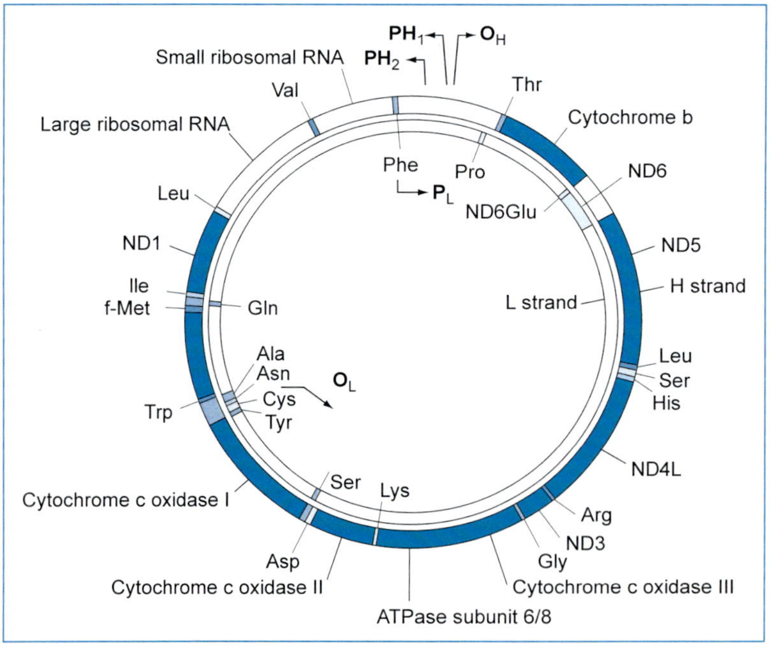

Abb. 16-8 Typische Prädilektionsstellen, Symptome und labordiagnostisches Vorgehen bei mitochondrialen Erkrankungen.

sche Magnetresonanztomographie-(MRT-)Befunde sind symmetrische Signalanhebungen in den Basalganglien und im Hirnstamm. Bei Enzephalopathien mit Stammganglien- und Hirnstammnekrosen kann sich neben einer typischen Hirnstammsymptomatik mit Schluckstörungen und Erbrechen eine Augensymptomatik mit Ptosis, Nystagmus und Ophthalmoplegie einstellen. Optikusatrophie oder Retinopathie sind weitere häufige Symptome. Innenohrschwerhörigkeit bzw. sensorineurale Taubheit treten gehäuft syndromisch auf.

Erkrankungen des Endokriniums sind seltener zu beobachten, jedoch sind bei kombinierten Atmungskettendefekten – insbesondere bei den maternal vererbten Formen – Diabetes mellitus und andere endokrinologische Dysfunktionen häufig vorhanden. Typischerweise kommt es bei mitochondrialen Erkrankungen zu einer Verschlechterung der Symptomatik bei Infekten.

Welche Laboruntersuchungen werden empfohlen?

Wenig belastende diagnostische Verfahren gehen immer der hochinvasiven Muskelbiopsie voraus. Erhöhte **Laktatwerte** im Serum und/oder im Liquor sind richtungweisend, jedoch nicht beweisend. Eine Kernspinuntersuchung mit Spektroskopie (Hinweis auf Laktaterhöhungen) sollte bei Enzephalopathien, eine Elektromyographie und Bestimmung der Nervenleitgeschwindigkeit bei Myopathien initiiert werden. Weitere Untersuchungen (Echokardiographie, augenärztliche Untersuchung, Prüfung der Hörfähigkeit usw.) werden häufig vernachlässigt, sind aber u.U. ebenfalls richtungweisend. Generell wird die Kontaktaufnahme zu Stoffwechsel- bzw. Muskelzentren empfohlen, die bei speziellen diagnostischen Fragen weiterhelfen können.

Falls eine **Muskelbiopsie** indiziert ist, ist – wie eingangs beschrieben – nach der besten Strategie zu suchen. Bewährt hat sich bei Erwachsenen die histologische Voruntersuchung. In Zusammenschau mit der klinischen Symptomatik kann sie charakteristische mitochondriale Myopathien von anderen Störungen differenzieren und klassifizieren. Bei frühkindlichen Defekten der Atmungskette findet sich jedoch häufig ein normales histologisches Bild.

Biochemische und genetische Analysen (➤ Abb. 16-5, ➤ Tab. 16-7, ➤ Tab. 16-8): In der Regel werden die Aktivitäten der Atmungskettenenzyme und der Pyruvatdehydrogenase im Muskelhomogenat bestimmt. Substratflussmessungen an vitalen Mitochondrien sind möglich. Bei der Entnahme von Muskel sollten gleichzeitig eine Fibroblasten- und eine Myoblastenkultur angelegt werden, damit keine weiteren Biopsien zu einem späteren Zeitpunkt anfallen.

Fibroblasten haben sich bisweilen als sinnvoll in der enzymatischen **Pränataldiagnostik** erwiesen. Bei nachgewiesener Expression eines Atmungskettendefekts in Fibroblasten kann so eine biochemische Untersuchung von Chorionzotten bei erneut eingetretener Schwangerschaft in Erwägung gezogen werden. Häufig jedoch exprimieren weder Fibroblasten noch Chorionzellen den enzymatischen Defekt und können somit diagnostisch nicht genützt werden. In jedem Fall ist bei bekanntem Gendefekt der genetische Nachweis der enzymatischen Bestimmung überlegen.

Die **molekulargenetische Untersuchung** ist in relativ eindeutigen Fällen bereits in die Routinediagnostik bestimmter Zentren übergegangen. Manchmal jedoch ist es eine Suche nach der Nadel im Heuhaufen; dies ist routinemäßig nicht angezeigt. Sinnvoll ist die Kontaktaufnahme mit Forschergruppen, die sich speziell um die Aufdeckung von genetischen Ursachen von Muskelerkrankungen bemühen (www.bvmedgen.de/qs/aktumole.html).

LITERATUR

DiMauro S. Mitochondrial Myopathies. Curr Opin Rheumatol 2006;18:636–41.
Schapira AH. Mitochondrial Disease. Lancet 2006;368:70–82.
OMIM Online Mendelian Inheritance in Man: in www.ncbi.nlm.nih.gov
Schapira AH. Mitochondrial Disease. Lancet 2006;368:70–82.

KAPITEL

17 Knochen, Knorpel, Bindegewebe

Heinrich Schmidt-Gayk, Heinz Juergen Roth

17.1 Knochenaufbau

Das Skelett besitzt zwei Hauptfunktionen: Es dient zum einen als Stützgewebe, zum anderen als Reservoir für Kalzium und andere Ionen, z.B. Magnesium und Phosphat. Dadurch, dass das Skelett auf Be- und Entlastung adäquat reagieren kann und die Knochenbildungs- und Knochenresorptionsvorgänge normalerweise fein aufeinander abgestimmt und komplex reguliert sind, ist gewährleistet, dass die beiden Hauptfunktionen des Knochensystems beim Gesunden in jeder Lebensphase aufrechterhalten werden können, auch in Wachstum und Schwangerschaft.

17.1.1 Regulierende Substanzen

Wachstumshormon, IGF-1 (Insulin like growth factor)

Durch die anabole Wirkung des Wachstumshormons (Somatotropin, somatotropes Hormon – STH; „human Growth"-Hormon – hGH) wird die Knochenbildung gefördert und somit das Gleichgewicht zwischen Knochenan- und -abbau im Sinne einer positiven Bilanz verschoben. Ist der genetisch determinierte Sollwert (Körpergröße, Knochenmasse) erreicht, sorgen während des gesunden Lebens des Erwachsenen insbesondere lokale, auto- und parakrine Signale für ein ausgewogenes Verhältnis zwischen Knochenbildung und -resorption, es besteht eine Kopplung von Knochenformation und -resorption.

Die eigentliche Wachstumsleistung des Skelettsystems geht von den proliferierenden und sich differenzierenden Knorpelzellen in den epiphysären Wachstumsfugen aus. Das Knorpelgewebe wird sekundär nach chondroklastärer Abräumung durch Knochengewebe ersetzt. Das für den Wachstumsprozess erforderliche STH stimuliert die IGF-1-(Somatomedin-C-) Produktion der Osteoblasten, insbesondere jedoch die IGF-1-Produktion in der Leber, was zu deutlich erhöhten systemischen IGF-1-Konzentrationen im Wachstumsalter führt. Auf diese Weise wird das Wachstum aller Organe einschließlich des Knochens gefördert. IGF-1 ist nicht nur bei der embryonalen Knochenentwicklung beteiligt, sondern auch an der postnatalen Knochenbildung und am Remodeling. IGF-1 und IGF-2 (Somatomedin A) fördern sowohl die osteoblastäre Zellproliferation als auch differenzierte osteoblastäre Stoffwechselleistungen, z.B. die Typ-I-Kollagensynthese.

Schilddrüsenhormone

Schilddrüsenhormone beeinflussen ebenfalls das Wachstum; bei einer Hypothyreose in der Kindheit resultiert ein Minderwuchs. Physiologische Schilddrüsenhormonkonzentrationen fördern den Knochenumbau, indem über osteoblastäre Trijodthyronin-(T_3-)Rezeptoren die Knochen bildenden Zellen zur Produktion von Signalpeptiden mit einer positiven Wirkung auf die osteoklastäre Differenzierung angeregt werden. Auf diese Weise wird die Knochenresorption gesteigert, wobei durch die gekoppelte Knochenneubildung und die T_3-induzierte Stimulation differenzierter Osteoblastenfunktionen kein Nettoverlust an Knochenmasse resultiert. Bei Hyperthyreose erfolgt ein gesteigerter Knochenabbau (➤ Kap. 17.2.1)

Sexualhormone, Estradiol

Im Rahmen eines als „Modeling" bezeichneten Nettozuwachses an Knochenmasse im Erwachsenenalter, z.B. durch Anpassung an Belastungen des Skelettsystems, spielen die Sexualsteroide eine dominierende Rolle. Durch ihre osteoanabolen Wirkungen ermöglichen sie eine Verschiebung des Gleichgewichts zwischen Knochenan- und -abbau zur Knochenanbauseite. Ein Knochenmassezuwachs bei guter Ernährung ist nur bei physiologischen Sexualhormonspiegeln möglich. Die Veränderungen des Knochenstoffwechsels beim Wachstum und in der Pubertät führen zu einer Zunahme der Plasmakonzentration für Knochenanbaumarker und -abbaumarker (➤ Kap. 17.1.2).

Estradiol beschleunigt nach anfänglicher Stimulation des Wachstums den Epiphysenschluss. Eine Estradioltherapie wurde eingesetzt, um das Größenwachstum bei Mädchen zu stoppen, denen eine ungewöhnlicher Hochwuchs prognostiziert wurde. Männer bilden Estradiol aus Testosteron, sodass durch Estradiol auch hier nach epiphysärer Proliferation der

Epiphysenschluss erfolgt. Männer mit Aromatasemangel oder fehlenden Estradiolrezeptoren haben eine verzögerte Epiphysenfusion und daher einen Hochwuchs.

Androgene

Während der Pubertät scheint Testosteron das Wachstum noch zu beschleunigen. Humane Knochenzellen besitzen spezifische Androgenrezeptoren, die in der Anzahl pro Knochenzelle ähnlich hoch liegen wie die Estradiolrezeptoren. Zusätzlich zum Androgenrezeptor besitzen Knochenzellen eine 5α-Reduktase-Aktivität, die für die Konversion von Testosteron zu Dihydrotestosteron (DHT), dem wichtigsten biologisch aktiven Testosteronmetaboliten, verantwortlich ist. Testosteron kann auch in verschiedenen Geweben zu Estradiol aromatisiert werden. Knochenzellen besitzen ebenfalls eine Aromataseaktivität.

Androgene hemmen die Knochenresorption. Ähnlich wie durch die Östrogene wird die Sekretion von resorptionsstimulierenden Zytokinen, z.B. Interleukin-1 und Interleukin-6, gehemmt. Eine Orchiektomie führt ähnlich wie eine Ovariektomie zu erhöhter Knochenresorption und schnellem Knochenverlust.

Glukokortikoide

Physiologische Glukokortikoidkonzentrationen im Plasma fördern wichtige differenzierte osteoblastäre Zellfunktionen (Typ-I-Kollagensynthese, AP-Synthese) und hemmen gleichzeitig die Differenzierung osteoklastärer Vorläuferzellen zu aktiven Osteoklasten. Somit stabilisieren physiologische Glukokortikoidkonzentrationen den Knochenstoffwechsel. Bei Einwirkung erhöhter Glukokortikoidkonzentrationen wird innerhalb von ein bis zwei Tagen der Kollagenanbau stark reduziert und der Kollagenabbau gesteigert. Es treten innerhalb weniger Monate hohe Verluste an Knochenmineral auf, die Knochenmineraldichte (BMD = Bone Mineral Densitiy) sinkt entsprechend.

17.1.2 Remodeling: Bedeutung für Therapie und Therapiekontrolle

Das Skelett erneuert sich während des ganzen Lebens ständig. Diese Erneuerung wird durch den konzertierten Einsatz verschiedener Knochenzellen (Osteoklasten, Osteoblasten, Osteozyten u.a.) erzielt, die als Bone Remodeling Unit (BRU) bezeichnet werden.

Ein Remodeling-Zyklus umfasst vier Phasen:

- Aktivierung,
- Resorption,
- Umkehr,
- Formation.

Die **Aktivierung** bezeichnet den Startvorgang. Aus einer ruhenden Knochenoberfläche wird eine Umbauoberfläche. Vorläuferzellen der Osteoklasten werden aus der Zirkulation rekrutiert, binden sich an die Knochenoberfläche und verschmelzen zu multinukleären Präosteoklasten, die zwischen sich und dem Knochen einen Hohlraum schaffen, indem sie einen Verschlussring zur Knochenoberfläche bilden. Es gibt einen Anstieg der Aktivierungsfrequenz, z.B. bei lokalen Ermüdungsfrakturen.

Die **Resorption** beginnt, wenn die voll differenzierten Osteoklasten Protonen und proteolytische Enzyme wie z.B. Kathepsin K in den Hohlraum sezernieren. Neben Osteoklasten sind auch mononukleäre Zellen aus dem Knochenmark zur Resorption fähig. Daher wird nicht jeder Resorptionsvorgang durch Kathepsin K oder Kathepsin-K-erzeugte Kollagenfragmente angezeigt. Kathepsin K führt zur Freisetzung des Kollagenfragments CTX (C-terminale crosslinks), während Matrix-Metalloproteinasen (MMP) das Kollagenfragment ICTP (I-carboxyterminales Telopeptid, Kollagen Typ I) erzeugen.

Auf die Resorptionsphase folgt die **Umkehrphase**, die Resorptionslakune wird durch Osteozyten und Osteoblasten aufgefüllt. Während dieser Phase werden Osteoblasten durch ein Kopplungssignal von der Resorptionshöhle her in dieses Gebiet gezogen.

Die **Formation** besteht aus zwei Schritten: Die Osteoblasten bilden zuerst die organische Matrix und fördern danach die Mineralisation. Später sind die Osteoblasten als Osteozyten in die Knochenmatrix eingelagert. Sie liegen hier nicht isoliert, sondern stehen über ein dreidimensionales Netz von Zytoplasmafortsätzen mit anderen Osteozyten und

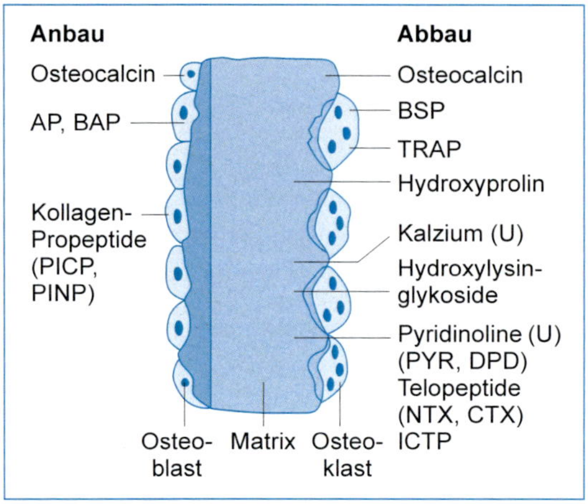

Abb. 17-1 Faktoren des Knochenan- und -abbaus.
AP = alkalische Phosphatase; BAP = bone-specific alkaline phosphatase (knochenspezifische alkalische Phosphatase); PICP = Prokollagen Typ I C-terminales Propeptid; PINP = Prokollagen Typ I N-terminales Propeptid; BSP = bone sialoprotein (Knochensialoprotein); TRAP = tartrate-resistant acid phosphatase (tartratresistente saure Phosphatase); PYR = Pyridinolin; DPD = Desoxypyridinolin; NTX = N-terminale Crosslinks; CTX = C-terminale Crosslinks; ICTP = Kollagen Typ I Telopeptid.

Zellen auf der Knochenoberfläche in Verbindung. Möglicherweise werden von den Osteozyten Signale an die Zelloberfläche abgegeben, wenn ein neues Remodeling erforderlich ist.

Da die osteoklastäre Knochenresorption etwa fünfmal schneller abläuft als die osteoblastäre Knochenbildung, ist eine hinreichend lange Pause zwischen zwei Umbauzyklen an derselben skelettalen Lokalisation eine Voraussetzung für eine ausgeglichene Nettobilanz zwischen Knochenabbau und Knochenbildung (➤ Abb. 17-1).

17.1.3 Knochenmatrix

Die von den osteoblastären Zellen produzierte organische Knochenmatrix enthält zu

- 90% Kollagen Typ I,
- 5% Proteoglykane (Chondroitinsulfat, Glucuronsäure, Heparansulfat, Decorin, Biglycan, Versican), Zelladhäsionsmoleküle (Fibronectin, Thrombospondin, Vitronectin, Osteopontin, Knochensialoprotein [BSP, bone sialoprotein]),
- γ-karboxylierte Proteine (1% Osteocalcin, Matrix-Gla-Protein, Protein S),
- 3% gespeicherte Wachstumsfaktoren,
- 2% Osteonectin.

Die Mineralisation der organischen Matrix, des sog. Osteoids, erfolgt durch die osteoblastäre, exozytotische Abgabe von Matrixvesikeln, in denen sich die Hydroxylapatit-Keimbildung vollzieht. Matrixvesikel zusammen mit den sezernierten Matrixkomponenten des Osteoids bilden außerhalb der Osteoblasten die Knochensubstanz. Die Geschwindigkeit der Kristallisation des Hydroxylapatits aus amorphem Kalziumphosphat wird durch bestimmte Matrixkomponenten (saure Nichtkollagenproteine, Pyrophosphate) kontrolliert. In lamellär organisiertem Knochengewebe scheint die Mineralisation direkt an der organischen Kochenmatrix aus Kollagen und Nichtkollagenproteinen zu erfolgen, ohne dass Kristallisationskeime in Matrixvesikeln beobachtet werden.

17.2 Knochenabbau

Das Knochengewebe wird beim Wachstum, bei der Anpassung an biomechanische Belastungsverhältnisse, bei der Aufrechterhaltung der Kalziumhomöostase und zur Erneuerung alter Knochensubstanz ständig erneuert. Die Erneuerung erfordert zunächst den Abbau vorliegender Knochensubstanz, d.h. die osteoklastäre Knochenresorption.

17.2.1 Regulierende Substanzen

Die Bildung (Differenzierung) und Aktivität osteoklastärer Zellen wird u.a. reguliert durch Parathormon, 1,25-Dihydroxycholecalciferol (Calcitriol), Calcitonin, Östrogene, Androgene, Tumornekrosefaktor, Interleukin-1 und Interleukin-6. Von diesen humoralen Signalen wirken Östrogene und Calcitonin direkt auf den Osteoklasten, Calcitriol wirkt auf osteoklastäre Vorläuferzellen und Parathormon auf Osteoblasten, die dann parakrin Zellen der Osteoklastenreihe stimulieren.

RANK, RANKL und OPG

Die Schlüsselproteine in der Knochenentwicklung und speziell in der Osteoklastenentstehung sind der RANK (receptor activator of nuclear factor κB [kappa B]) und sein Ligand RANKL. Osteotrope Faktoren wie PTH und Calcitriol führen zu einer Hochregulation von RANKL in Osteoblasten, der dann durch RANK auf der Oberfläche von Osteoklastenpräkursoren erkannt wird. Die Bindung von RANKL an RANK führt zur Differenzierung von Osteoklastenpräkursoren zu Präosteoklasten, die dann weiter zu Osteoklasten ausreifen.

Das RANKL-RANK-System wird durch Osteoprotegerin (OPG) reguliert. OPG ist ein bekannter Hemmer der Osteoklastogenese, es funktioniert als löslicher „decoy-"(Köder-)Rezeptor für RANKL. RANKL kann also entweder an RANK (an Osteoklastenpräkursoren) binden oder an Osteoprotegerin.

Der reife Osteoklast sitzt mit einer kreisförmigen Adhäsionszone auf der Knochensubstanz und sezerniert exozytotisch an der Bürstensaumoberfläche eine Reihe lysosomaler und nicht-lysosomaler Enzyme, z.B. tartratresistente saure Phosphatase (TRSP, engl. TRACP), Cysteinproteasen (Kathepsin K), Lysozym, Kollagenasen, Gewebsplasminogenaktivator sowie H^+-Ionen in das abgeschlossene Resorptionskompartiment unter dem Osteoklasten. Die Konzentrierung von Protonen erfordert eine Reihe von Ionentransportmechanismen an der basolateralen Osteoklastenoberfläche.

Durch die osteoklastäre Aktivität entsteht eine napfförmige Resorptionslakune an der Knochenoberfläche unter dem Osteoklasten. Sobald diese eine Tiefe von 50 µm erreicht hat, bewegt sich der Osteoklast auf der Knochenoberfläche weiter und beginnt erst wieder in der sessilen Phase mit der resorptiven Aktivität.

Die osteoklastische Knochenresorption wird durch die Apoptose des Osteoklasten beendet, dieser Vorgang ist durch Östrogene und Bisphosphonate stimulierbar.

Schilddrüsenhormone

Bei permanent hoher Konzentration der Schilddrüsenhormone kann die Aktivierung osteoklastärer Zellen die Knochenbildungsleistung übersteigen, da T_3 auch eine hemmende Wirkung auf die osteoblastäre Proliferation besitzt, wodurch ein Knochenmasseverlust entstehen kann. So kann eine TSH-suppressive Therapie mit L-Thyroxin bei einer Strumapatientin, speziell nach der Menopause, zu erheblichen Knochenmasseverlusten führen.

17.2.2 Menopause und Knochenabbau

Bis zur Menopause hin wirken sich Abbau steigernde Effekte auf den Knochen wie z.B. eine Hyperthyreose, ein Hyperparathyreoidismus (HPT), ein Mangel an Vitamin D oder ein Zuviel an Glukokortikoiden weniger aus, nach der Menopause können diese Erkrankungen den Abbau erheblich steigern.

17.3 Osteoporose

Etwa 25% aller Frauen und 10% der Männer jenseits des 60. Lebensjahrs sind betroffen. Die Knochenmasse wird unabhängig von Sexualsteroiden im Wachstumsalter aufgebaut und erreicht nach Abschluss von Wachstum und Pubertät, dann unter dem Einfluss der Sexualsteroide, ein Maximum. Die erreichte maximale Knochenmasse ist genetisch bedingt und in Abhängigkeit von Ernährungs- und Lebensgewohnheiten (Bewegung, Sonnenexposition) sowie möglichen schädigenden Einflüssen auf die Knochenmasseentwicklung (Rauchen, Alkohol, Medikamente) individuell unterschiedlich.

Pathogenese

Bei Frauen nimmt die Knochenmasse nach dem 35. Lebensjahr kontinuierlich mit etwa 0,5% pro Jahr ab. Für die erste Dekade nach der Menopause erhöht sich der Knochenmasseverlust auf 3–4% pro Jahr und normalisiert sich danach gewöhnlich wieder in den Bereich von 0,5% pro Jahr. Bei Männern nimmt die Knochenmasse ebenfalls etwa nach dem 35. Lebensjahr kontinuierlich mit ca. 0,5% pro Jahr ab.

Aus dieser Entwicklung der Knochenmasse wird die Bedeutung der Akkumulation einer maximalen

Knochenmasse deutlich hinsichtlich des Risikos, im späteren Leben osteoporotische Frakturen zu erleiden. Ein Knochenmasseverlust von ≥ 1 Standardabweichung von der Altersnorm des Individuums wird als Osteopenie bezeichnet, während von einer Osteoporose definitionsgemäß erst bei Vorliegen einer Osteopenie und einer oder mehrerer nicht traumatisch bedingter Frakturen gesprochen wird. Die Osteoporose ist somit ein meist mit Wirbelkörper-, Schenkelhals- oder Radiusfrakturen einhergehender Struktur-, Masse- und Funktionsverlust des Knochengewebes. Nach den WHO-Richtlinien liegt eine Osteoporose bei Frauen bereits bei einer Osteopenie mit einem Knochenmasseverlust von ≥ 2,5 Standardabweichungen unter der maximalen Knochenmasse des jungen (ca. 35-jährigen) Erwachsenen vor.

Die Diagnose Osteoporose wird gestellt auf der Grundlage des klinischen, röntgenologischen und osteodensitometrischen Befundes, anamnestischer Hinweise (Familienanamnese, Ernährung, Medikation, Genussmittel, Begleiterkrankungen) und möglichst eines knochenhistologischen Befundes. Die Labordiagnostik dient der ätiologischen Abklärung des Knochenmasseverlusts, die Bestimmung der Parameter des Knochenstoffwechsels hilft bei therapeutischen Entscheidungen initial und zum Monitoring der Therapie.

Klassifikation

In der osteologischen Literatur wird die postmenopausale Osteoporose als primäre Osteoporose Typ I und die altersassoziierte als primäre Osteoporose Typ II bezeichnet. Eine primäre Osteoporose im engeren Sinn ist nur die Ausschlussdiagnose idiopathische Osteoporose, bei der sich keine sicheren ätiologischen Hinweise auf die Entstehung der erniedrigten Knochenmasse finden lassen.

Hypogonadismusassoziierte Osteoporose: Abfallende Östrogen- oder Androgenkonzentrationen im Plasma haben eine gravierende Störung des Knochenstoffwechsels mit konsekutiv entstehendem osteoporotischem Knochenmasseverlust bei beiden Geschlechtern zur Folge. Störungen des Knochenstoffwechsels (vorzeitiger Epiphysenfugenschluss und sistierendes Körperwachstum) durch erhöhte Geschlechtshormonkonzentrationen außerhalb des Wachstumsalters sind nicht bekannt.

Östrogenmangelosteoporose (postmenopausale Osteoporose, PMO = Osteoporose Typ I): Erniedrigte Östrogenkonzentrationen im Plasma bewirken in erster Linie eine verstärkte Knochenresorption. Die gekoppelte osteoblastäre Knochenbildung setzt verzögert ein und kann den Substanzverlust durch die Vielzahl der aktivierten Osteoklasten nicht kompensieren. Eine Ursache ist, dass der gesunkene positive Einfluss der Östrogene auf differenzierte osteoblastäre Zellfunktionen (Kollagen Typ I, Wachstumsfaktorsynthese) die Knochenbildung beeinträchtigt. Die gesteigerte Knochenresorption verursacht so den postmenopausal auftretenden beschleunigten Knochenmasse- und Strukturverlust vor allem des trabekulären Knochens. Dies führt zu erhöhten Konzentrationen für Resorptions- und Bildungsparameter des Knochenstoffwechsels im Plasma. Dieser Zustand des Knochenmasseverlusts bei gesteigertem Knochenstoffwechsel wird als „high-turnover"-Osteoporose bezeichnet.

Von großer Bedeutung ist bei allen Osteoporoseformen die Versorgung mit Vitamin D. Da diese in den Wintermonaten oft unzureichend ist, kommt es darauf an, zwischen Januar und April, der Zeit der tiefsten Vitamin-D-Spiegel und des ausgeprägtesten sekundären Hyperparathyreoidismus, die Spiegel an 25-Hydroxyvitamin D (25[OH]D, Calcidiol), intaktem PTH und eines Resorptions- und Formationsmarkers zu untersuchen, um danach die Therapie besser festlegen zu können. Eine einmalige Blutuntersuchung, z.B. im Sommerhalbjahr, ist bei Patienten mit Osteoporose unzureichend.

Osteoporose des Mannes: Es handelt sich um eine Knochenstoffwechselstörung meist bei Patienten mit einer niedrigen maximalen Ausgangsknochenmasse und einer den Knochenstoffwechsel belastenden Lebensführung (Bewegungsarmut, kalzium- und Vitamin-D-arme Ernährung, Alkohol-, Zigarettenkonsum). Inwiefern auch ein diskreter Mangel an gonadalen und adrenalen Androgenen zu der Entstehung der männlichen Osteoporose beiträgt, ist ungewiss. Im fortgeschrittenen Lebensalter wird die Osteoporose des Mannes durch den altersassoziierten Knochenmasseverlust aggraviert.

Da aus Testosteron auch beim Mann durch Aromatase Estradiol gebildet wird und der Mann ebenfalls Estradiolrezeptoren am Knochen aufweist, kann ein Estradiolmangel bei der männlichen Osteoporose eine wichtige Rolle spielen. Bei einem Drittel der Männer mit Osteoporose wurden Estradiolspiegel < 13 ng/L gemessen. Unter diesem Spiegel setzt auch bei Frauen eine vermehrte Knochenresorption ein. Ein niedriger Estradiolspiegel beim Mann korreliert mit niedrigen Knochendichtewerten an der LWS und am Schenkelhals. Dafür sprechen die Kasuistiken über Männer mit niedriger Knochendichte bei Östrogenrezeptordefekt und Aromatasemangel.

Glukokortikoidinduzierte Osteoporose (GIO): Exogen (Glukokortikoidtherapie) und endogen produzierte (Cushing-Syndrom) supraphysiologische Glukokortikoidkonzentrationen bewirken bei Patienten jeden Alters und Geschlechts einen gravierenden Knochenmasseverlust, insbesondere des trabekulären Knochens, mit deutlich messbaren Veränderungen der Knochenstoffwechselparameter in Serum und Urin. Ursächlich für den raschen Knochenmasseverlust unter Glukokortikoiden ist die Kombination aus indirekter Stimulation der Knochenresorption, direkter Hemmung der Osteoblastenproliferation und der differenzierten osteoblastären Zellfunktionen (Osteocalcin-, Typ-I-Kollagen- und Wachstumsfaktorproduktion und -wirkung). Die an die Knochenresorption gekoppelte Knochenbildung wird nahezu vollständig gehemmt.

Die Stimulation der Knochenresorption resultiert aus

- einer Hemmung der intestinalen (auch calcitriolvermittelten) Kalziumabsorption,
- einer Hemmung der renalen Kalziumreabsorption,
- dem sich entwickelnden sekundären Hyperparathyreoidismus,
- einer Hemmung der gonadalen und adrenalen Steroidhormonproduktion, wodurch zusätzlich der antiresorptive Effekt von Östrogenen und Androgenen schwindet.

Bei der renalen Kalziumreabsorption ist zu beachten, dass diese bei Glukokortikoidexzess sehr von der Natriumausscheidung beeinflusst wird: Eine hohe Kochsalzzufuhr führt hier zu hohen Kalziumausscheidungen. Weiter gilt für Glukokortikoidexzesse wie für Hyperthyreose und Vitamin-D-Mangel, dass die Auswirkungen bei Frauen postmenopausal gravierender sind als prämenopausal.

Medikamenten- und genussmittelinduzierte Osteoporose: Neben Glukokortikoiden erhalten transplantierte Patienten in der Regel Ciclosporin, das einen Knochenmasseverlust verursacht. Ciclosporin allein erhöht die Osteocalcinkonzentration. Die langfristige Einnahme von cholesterinbindenden Harzen (Colestyramin) kann durch eine Resorptionshemmung fettlöslicher Vitamine niedrige Vitamin-D-Werte verursachen. Phenytoin, Phenobarbital und Carbamazepin können den Knochenstoffwechsel stören, wobei niedrige Konzentrationen für Kalzium und 25(OH)D und erhöhte für PTH, Gesamt-AP, Knochen-AP, Osteocalcin, Prokollagen-Propeptid und Kollagen-Telopeptid auffallen. Diese Konstellation der Befunde spricht für die Induktion einer „high-turnover"-Osteoporose durch Antiepileptika. Es kann sich auch eine Antiepileptika-Osteomalazie entwickeln. Aluminiumhaltige Antazida und eine Colestyramintherapie können ebenfalls zu einer Osteomalazie führen.

Die schädlichen Wirkungen des Rauchens und des Alkohols auf den Knochenstoffwechsel beruhen auf direkt toxischen Wirkungen auf osteoblastäre Zellen und auf der bei Alkoholikern häufigen Hypophosphatämie infolge von Mangelernährung und Phosphatverlust durch Erbrechen.

Laktasemangel und Osteoporose: Ein Laktasemangel ist bei Erwachsenen häufig, etwas mehr als die Hälfte der Weltbevölkerung ist betroffen. Bei diesen Erwachsenen weist das Bürstensaumenzym Laktase, das den Milchzucker Laktose zu Glukose und Galaktose spaltet, weniger als 10% der durchschnittlichen Aktivität von Gesunden auf. Dieser Abfall ist genetisch bedingt und tritt meistens zwischen dem 5. und 20. Lebensjahr auf. Milchzufuhr führt bei den Betroffenen zu Völlegefühl, abdominellen Krämpfen, Blähungen und Diarrhö (Laktoseintoleranz). Diese Personen meiden meist Milch und Milchprodukte und haben daher oft eine niedrige Kalziumzufuhr. Zusätzlich sinkt bei den Betroffenen die intestinale Kalziumabsorption, da die Laktoseverdauung diese fördert. Ein Laktosetoleranztest kann Aufschluss geben (➤ Kap. 24, „Laktosetoleranztest").

Knochenmetastasen- und tumorassoziierte Osteoporose: Die bildgebende Diagnostik ist zusammen mit dem Knochenszintigraphiebefund und einer Hyperkalzämie bei supprimiertem PTH häufig richtungweisend für den Verdacht auf eine tumorassoziierte Osteoporose und den weiteren Einsatz von labordiagnostischen Untersuchungen. Bei den am häufigsten in den Knochen metastasierenden Tumoren (Prostata-, Mamma-, Bronchial-, Nieren- und Schilddrüsenkarzinom) kann die Bestimmung organbezogener Tumormarker ein wertvoller Verlaufsparameter sein.

Die meisten in das Knochengewebe metastasierenden Tumoren sezernieren Zytokine oder das PTH-ähnliche „PTH-related peptide", die für die Stimulation der Knochenresorption bzw. für die Tumorhyperkalzämie verantwortlich sind. In der Regel sind bei Mamma- und Bronchialkarzinom die Knochenresorptionsparameter häufiger erhöht als die Knochenbildungsparameter.

Klinische Symptomatik

Klinisch ist die Osteoporose entweder asymptomatisch oder geht mit Rückenschmerzen, Körpergrößenverlust, Wirbelsäulendeformierungen und Knochenbrüchen (Wirbelkörper-, Schenkelhals- oder Radiusfrakturen) ohne adäquates Trauma einher.

Welche Laboruntersuchungen werden empfohlen?

Messgröße	**Zu erwartendes Ergebnis/ Begründung**
Kalzium	Erkennen eines primären oder sekundären HPT, Hyper- oder Hypokalzämie
Phosphat	Erkennen eines primären oder sekundären HPT, Hypo- oder Hyperphosphatämie
Kalzium im 24-h-Urin	Erkennen einer Hyperkalziurie oder Hypokalziurie
Kreatinin, Cystatin C	Ausschluss einer Niereninsuffizienz
Gesamteiweiß	Beurteilung des Kalziums, da etwa die Hälfte eiweißgebunden ist
Gesamt-AP	Anstiege um 20–30 U/L nach der Menopause; Erkennen eines Morbus Paget
ALT, γ-GT	Ausschluss einer Lebererkrankung
BSG	V.a. multiples Myelom (beschleunigte BSG)
Immunfixationselektrophorese	Erkennen einer monoklonalen Gammopathie
Blutbild	Leukozytose bei glukokortikoidinduzierter Osteoporose
CRP	Feststellen einer chronischen Entzündung
TSH	Erkennen einer Hyperthyreose
Intaktes PTH[1]	Erkennen eines primären oder sekundären HPT
Calcidiol [25(OH) D][1]	Werte < 63 nmol/L (< 25 µg/L) vermeiden, entsprechend Vitamin D substituieren
C-terminale Kollagen-crosslinks (CTX) (β-Cross-Laps)[1]	Bei V.a. regulären Knochenabbau, z.B. nach der Menopause
Pyridinoline (tPYD, tDPD) im ersten Morgenurin	Bei V.a. irregulären Knochenabbau, Metastasen bei Mamma- bzw. Bronchialkarzinom
Knochen-AP	Werte < 14 µg/L normal; bei Glukokortikoiden Suppression beachten; Vitamin-D-Mangel über sechs Monate erhöht die AP (und Knochen-AP); Natriumfluorid-(NaF-)Therapie erhöht AP und Knochen-AP
Osteocalcin	Bei Glukokortikoidtherapie ausgeprägte Suppression beachten
Estradiol	Bei Frauen und Männern gesteigerter Knochenabbau häufig bei Werten < 60 pmol/L (< 13 ng/L), bei Werten < 20 pmol/L (< 5 ng/L) oft stark gesteigerter Abbau

Testosteron und sexualhormonbindendes Globulin (SHBG)	Zzur Berechnung des freien Androgen-Index
Antigliadin-, Antitissue-Transglutaminase	Erkennen einer Zöliakie (Glutenenteropathie)
Laktosetoleranztest	Feststellung eines Laktasemangels (häufig, 50% der Weltbevölkerung)
Laktasemangel-Gentest	Feststellung eines Laktasemangels

[1] Wiederholung dieser Werte im Winterhalbjahr zwischen Januar und April zu empfehlen; Blutentnahme für diese Parameter am besten morgens nüchtern vor 8.30 Uhr.

Spezialparameter wie tartratresistente saure Phosphatase (TRACP 5b) z.B. bei Niereninsuffizienz und Bisphosphonattherapie; Kollagen Typ I Telopeptid (ICTP) z.B. bei irregulärem Knochenabbau (multiples Myelom, Metastasen, rheumatische Erkrankungen).

Interpretation, weiterführende Diagnostik

Am wichtigsten ist neben Anamnese, klinischem Befund und Knochendichte im Regelfall bei **postmenopausaler Osteoporose** ein guter Abbaumarker, z.B. Cross-Laps (CTX) unter Beachtung der Präanalytik, ferner die Feststellung einer suboptimalen Vitamin-D-Versorgung (Calcidiol, 25[OH]D) und die Erkennung eines sekundären HPT (intaktes PTH). Gegebenenfalls müssen diese Untersuchungen im Winterhalbjahr zwischen Januar und April wiederholt werden.

Weiterhin hat die Erkennung eines eventuell erniedrigten Estradiolspiegels einen hohen Stellenwert.

Durch Sammlung eines 24-Stunden-Urins und Messung des Harnvolumens, der Ausscheidung von Natrium, Kalzium, Phosphat, Kreatinin, Harnstoff und Harnsäure kann die Ernährung charakterisiert werden:

- Zu viel Kochsalz (> 6 g/24 h [> 100 mmol Na^+/24 h]) begünstigt die Kalziumausscheidung (sehr wichtig bei Glukokortikoidzufuhr).
- Zu viel Phosphat im Urin (> 35 mmol/24 h) zeigt eine für die Osteoporose ungünstige Ernährung an.
- Die Harnstoffausscheidung zeigt die Eiweißzufuhr an (zu hohe Eiweißzufuhr, speziell Fleisch, begünstigt eine Osteoporose).
- Zu hohe Harnsäureausscheidung zeigt zu hohe Purinzufuhr und damit zum Teil auch zu hohe Fleischzufuhr an. Zu hohe Säurezufuhr (z.B. Fleisch, saure Aminosäuren) begünstigt eine Osteoporose, eine alkalischere Ernährung (vegetarisch, bestimmte Mineralwässer) schützt das Skelett.

Bei Verdacht auf **Cushing-Syndrom** (Glukokortikoidexzess): Kortisoltagesprofil (8.00 Uhr, 12.00 Uhr, 16.00 Uhr, 20.00 Uhr, [24.00 Uhr]) und Dexamethason-Hemmtest durchführen (um 21.00 Uhr Gabe von 1,5–2 mg Dexamethason oral, am nächsten Morgen um 8.00 Uhr erneut Blutentnahme für Kortisol). Beim Gesunden ist am Morgen nach Dexamethason Kortisol supprimiert.

Therapiekontrollen

Parameter	**Frequenz**
Knochenabbaumarker (z.B. CTX)	Drei Monate nach Beginn einer Bisphosphonattherapie, sechs Monate nach Beginn einer Hormonsubstitution (Ziel: Normalbereich bis untere Normalwertgrenze)
Vitamin-D-Versorgung (Calcidiol, 25[OH]D)	Einmal jeden Winter unter Substitution: Ziel: > 75 nmol/L (> 30 µg/L)
Intaktes Parathormon (PTH)	Einmal im Winter: Ziel: < 4,5 pmol/L (< 43 ng/L); Normal: 1,2–4,5 pmol/L (12–43 ng/L)

17.4 Osteomalazie und Rachitis

Pathogenese

Ein Mangel an Calcitriol (1,25$[OH]_2D_3$), Kalzium (kalzipenische Formen der Osteomalazie) oder Phosphat (phosphopenische Formen der Osteomalazie) verursacht Störungen der Mineralisation des von den Osteoblasten gebildeten Osteoids und eine Steigerung der osteoblastären Osteoidproduktion. Die Mineralisationsstörung des vermehrt produzierten Osteoids zusammen mit einer typischen klinischen Symptomatik wird im wachsenden Skelettsystem mit Beteiligung der epiphysären Wachstumsfugen als Rachitis und im reifen Skelett als Osteomalazie bezeichnet.

Ursächlich für einen Mangel an Vitamin D, Kalzium und/oder Phosphat sind:

- Kalzium- und Phosphatmangel in der Nahrung oder durch intraluminale Kalziumausfällung bei phytatreicher Nahrung,
- Einfacher Mangel an Vitamin D (geringe Sonnenlichtexposition der Haut [kutane Metabolisierung von 7-Dehydrocholesterol zu Cholecalciferol durch Sonnenlicht] bei älteren Patienten oder durch Bekleidungsschutz oder vermehrten Gebrauch von Sonnenschutzcremes),
- Malabsorptionssyndrom durch mangelhafte Aufnahme des fettlöslichen Vitamins D, z.B. bei Sprue, Postgastrektomiesyndrom, insbesondere nach Billroth-II-Resektion, Kurzdarmsyndrom, seltener bei nicht operiertem Morbus Crohn,
- Leberfunktionsstörungen (hepatische Osteodystrophie) durch stimulierten Katabolismus der Vitamin-D-Metaboliten, z.B. durch Phenytoin, oder Verlust der Vitamin-D-Metaboliten durch gallensäurebindendes Colestyramin oder durch mangelhafte Aktivität der hepatischen Vitamin-D-25-Hydroxylase. Die hepatische Osteodystrophie verschlechtert sich häufig nach einer Lebertransplantation. (Ein völliges Fehlen der 25-Hydroxylase wurde bisher nicht beobachtet, vermutlich ist es mit dem Leben nicht vereinbar.)
- 1α-Hydroxylase-Mangel (autosomal-rezessiver Defekt der renalen 1α-Hydroxylase ohne Niereninsuffizienz (Vitamin-D-abhängige Rachitis),
- Vitamin-D-Rezeptordefekt mit konsekutiver Endorganresistenz und Alopezie (Vitamin-D-resistente Rachitis),
- Phosphatmangel durch Malnutrition, z.B. parenterale Dauerernährung, langjährige Antazidatherapie, Phosphatbinder, Frühgeburten, lange gestillte Neugeborene,
- X-chromosomale Hypophosphatämie (familiäre Rachitis, XLH [X-linked hypophosphatemia], insbesondere bei männlichen Individuen mit Dentitionsproblemen im Kindesalter und deformierten unteren Extremitäten bei Beginn der statischen Belastung durch renalen Phosphatverlust, diskreter Defekt der 1α-Hydroxylase sowie Osteoblastendysfunktion. Es treten auch sporadische Formen [Neumutationen] und autosomal-dominante Fälle auf [autosomal-dominante hypophosphatämische Rachitis]).
- Erhöhter renaler Verlust bei Fanconi-Syndrom und anderen tubulären Phosphatverlustsyndromen; erhöhter renaler Verlust auch bei onkogener Osteomalazie/tumorinduzierter Osteomalazie (TIO); neoplastische Produktion eines Peptids (Phosphatonin, FGF-23), das Hypophosphatämie bei Hyperphosphaturie, intestinale Phosphatmalabsorption und ein erniedrigtes Calcitriol bei normalem 25(OH)D induziert.

Im Rahmen einer Niereninsuffizienz mit eingeschränkter renaler Phosphat-Clearance bewirken ansteigende Phosphatkonzentrationen eine Hemmung der renalen 1α-Hydroxylase, bevor bei einer terminalen Niereninsuffizienz auch die Produktion dieses für den Vitamin-D-Metabolismus essenziellen Enzyms unterbleibt. Abfallendes Calcitriol zusammen mit der phosphatinduzierten Hypokalzämie führt zur renalen Osteodystrophie.

Klassifikation

Die kalzipenische Osteomalazie (**Osteomalazie durch Kalzium- oder Vitamin-D-Mangel)** ist die häufigste Form.

Wesentlich seltener ist die **phosphopenische Osteomalazie** (OM). Trotz gleicher klinischer Symptomatik zeigen diese Osteomalazieformen andere Laborcharakteristika als die kalzipenischen oder Vitamin-D-Mangel-Formen: Sie weisen meist ein normales Kalzium und definitionsgemäß eine Hypophosphatämie auf. Das intakte PTH und Calcidiol (25[OH]D) sind meist normal. Bei normaler Nierenfunktion sollte durch die Hypophosphatämie das Calcitriol erhöht sein, aber XLH und TIO zeigen kein erhöhtes Calcitriol. AP und Knochen-AP können erhöht sein.

Bei den phosphopenischen Formen der Osteomalazie ist differenzialdiagnostisch die sehr seltene, klinisch mit metatarsalen Stressfrakturen, diffusen Knochenschmerzen und Osteopenie einhergehende

Hypophosphatasie abzugrenzen. Sie geht stets mit niedrigen Aktivitäten für die Leber-Knochen-Nieren-Isoenzyme der AP bei normalen Aktivitäten der intestinalen und plazentaren AP-Isoenzyme einher. Es handelt sich um ein autosomal-rezessiv vererbtes Leiden. Die Konzentrationen für Kalzium, 25(OH)D und PTH sind normal bei häufig erhöhten Konzentrationen für Phosphat, Phosphoethanolamin, Pyridoxalphosphat und anorganischem Pyrophosphat, wobei letzteres für die Mineralisationsstörung bei diesem Krankheitsbild verantwortlich sein könnte.

Klinische Symptomatik

Vitamin-D-Mangel führt bei der Rachitis im klassischen Fall zu charakteristischen Veränderungen am Knorpel der Wachstumsfuge und zu defekter Mineralisierung der Knochenmatrix, letzteres wird Osteomalazie genannt. Definitionsgemäß wird die Rachitis nur bei Kindern vor dem Schluss der Wachstumsfugen beobachtet, während die Störung der Knochenmineralisierung bei Kindern wie bei Erwachsenen mit Vitamin-D-Mangel beobachtet wird.

Dysfunktion der Knorpelzellen und verminderte Mineralisierung von Knorpel- und Knochenmatrix führen zu den typischen Deformierungen an Armen und Beinen (Genu valgum, X-Bein; Genu varum, O-Bein) mit aufgetriebenen Gelenken, an den Rippen („rachitischer Rosenkranz" = Auftreibung der Knorpel-Knochen-Grenzen), am Thorax (Hühnerbrust) und am Schädel (Craniotabes, weicher Schädel), zu Coxa vara (mit verantwortlich für Watschelgang), Grünholzfrakturen an den langen Röhrenknochen (Pseudofrakturen, Looser-Milkman-Zonen) und Knochenschmerzen. Knochenschmerzen sind durch Druck auf das Sternum gut feststellbar. Die Kinder stehen und laufen verzögert. Vitamin-D-Mangel führt darüber hinaus zu Muskelschwäche (Muskelhypotonie, daher vorgetriebenes Abdomen bei Kindern im Sitzen) und Herzinsuffizienz.

Weitere Symptome sind auf die Hypokalzämie zurückzuführen wie erhöhte neuromuskuläre Erregbarkeit, verlängertes QT-Intervall im EKG, verschlechterte Zahnbildung und vorzeitiger Verlust von Zähnen (Schmelzhypoplasie), Muskelkrämpfe wie Laryngeal- und Bronchialspasmen.

Langzeitfolgen: Rezidivierender Vitamin-D-Mangel im Winterhalbjahr in Mittel- und Nordeuropa führt zu verminderter Knochenmasse, sekundärem Hyperparathyreoidismus beim Älteren mit vermehrtem Knochenabbau, Förderung der Osteoporose und Schenkelhalsfrakturen. Weiter wurde ein vermehrtes Auftreten von Autoimmunkrankheiten wie Diabetes Typ 1, multipler Sklerose und rheumatoider Arthritis beschrieben. Das Auftreten von Infektionen, speziell Tuberkulose, wird durch Vitamin-D-Mangel begünstigt. Ferner hat Vitamin D einen positiven Effekt auf die Zelldifferenzierung: Die Psoriasis, eine hyperproliferative Erkrankung, wird durch UV-Lichtexposition oder topisches Auftragen von Calcitriol und Calcitriolanaloga erfolgreich behandelt. Insuffiziente Vitamin-D-Versorgung begünstigt das vorzeitige Auftreten von Tumoren und ist mit einer erhöhten Karzinomsterblichkeit (Mamma-, Kolon-, Rektum-, Prostata-, Ovarialkarzinom) assoziiert.

Welche Laboruntersuchungen werden empfohlen?

Charakteristische Laborbefunde bei verschiedenen Formen der Rachitis und Osteomalazie ➤ Tab. 17-1.

Interpretation, weiterführende Diagnostik

Die Standardparameter sind Kalzium, Phosphat, AP und Calcidiol (25[OH]D) im Serum sowie Kalzium und Phosphat im Urin; damit kann die überwiegende Mehrzahl der Rachitiden oder Osteomalazien erkannt werden.

Da ein wesentlicher Effekt von Vitamin D die Förderung der intestinalen Kalziumabsorption ist, führt jede Form des Vitamin-D-Mangels sowie der eingeschränkten 25- oder 1α-Hydroxylierung zu einer verminderten Kalziumausscheidung im Urin. Das früheste Zeichen eines Vitamin-D-Mangels ist eine Hypokalziurie, das früheste Zeichen einer Vitamin-D-Überdosierung eine vermehrte Kalziumausscheidung im Urin.

Ein Kalziummangel und ein Vitamin-D-Mangel verhalten sich gleich bezüglich der Urinkalziumausscheidung, es sind kalzipenische Rachitiden oder Osteomalazien. Anders zeigen sich die Phosphattransportdefektformen der Rachitiden oder Osteomalazien: Hier steht die gesenkte renale Phosphatschwelle im Vordergrund. Es ist dabei zu beachten, dass ein niedriges Serumphosphat nicht bedeutet, dass das

Tab. 17-1 Laborbefunde bei Rachitis/Osteomalazie.

Messgröße	Vitamin D-Mangel/ Malabsorption	Leberfunktionsstörung	VDDR	VDRR	TIO, XLH, ADHR
Kalzium	↓	↓	↓	↓	normal
Phosphat	↓	↓	↓	↓	↓
Calcidiol (25[OH]D)	↓	↓	normal	normal	normal
Calcitriol ($1{,}25[OH]_2D$)	variabel	variabel	↓	↑ ↑	normal, ↓
Intaktes PTH	↑	↑	↑	↑	normal
Gesamt-AP	↑	↑ ↑	↑	↑	↑
Knochen-AP	↑	↑	↑	↑	↑
Resorptionsmarker	↑	↑	↑	↑	↑
ALT	normal	↑	normal	normal	normal
FGF-23	?	?	?	?	↑, normal

ADHR = autosomal-dominante hypophosphatämische Rachitis
FGF-23 = Fibroblast growth factor-23 („Phosphatonin")
Resorptionsmarker, z.B. Desoxypyridinolin (DPD) oder Cross-Laps (CTX)
TIO = tumorinduzierte Osteomalazie
VDDR = Vitamin D-dependent rickets, gestörte 1α-Hydroxylase
VDRR = Vitamin D-resistant rickets, gestörter Calcitriolrezeptor
XLH = X-linked hypophosphatemia

Urinphosphat erhöht ist. Vom Nahrungsphosphat werden immer etwa zwei Drittel aus dem Darm absorbiert und im Urin ausgeschieden. Daher ist das Urinphosphat weitgehend von der Phosphatzufuhr abhängig. Ob das Serumphosphat niedrig ist, hängt von der renalen Phosphatschwelle ab.

Die Messung der Knochen-AP ist im Kindesalter selten erforderlich, da beim Kind der überwiegende Teil der AP aus dem Knochen stammt (oft über 90%).

Bei der tumorinduzierten Osteomalazie wird von den Tumoren eine das Phosphat senkende Verbindung synthetisiert, das sog. FGF-23. Dieses ist auch vermehrt nachweisbar bei der geschlechtsgebundenen Hypophosphatämie (XLH) und der autosomal-dominanten hypophosphatämischen Rachitis (ADHR). Außer FGF-23 existiert vermutlich noch eine weitere das Phosphat senkende Verbindung.

Lässt sich eine Rachitis durch die oben genannten Standardparameter nicht ätiologisch klären, können Calcitriol und intaktes PTH als nächste Schritte gemessen werden. Eine weitere Differenzierung mit molekularbiologischen Tests und Messung von FGF-23 wird eher Forschungseinrichtungen vorbehalten bleiben.

17.5 Hyperparathyreoidismus

Der Hyperparathyreoidismus (HPT) zeichnet sich durch über dem Referenzbereich liegende Konzentrationen von intaktem Parathormon (iPTH) aus. Die physiologische Regulation der PTH-Sekretion erfolgt durch einen Rückkopplungsmechanismus mit dem Plasmakalzium als Regelgröße. Kalziumrezeptoren der Nebenschilddrüsenzellen registrieren Veränderungen des ionisierten Kalziums im Plasma und vermitteln eine vermehrte PTH-Sekretion bei abfallender bzw. eine Hemmung bei ansteigender Kalziumkonzentration.

17.5.1 Primärer Hyperparathyreoidismus

Beim primären Hyperparathyreoidismus (pHPT) handelt es sich um eine Krankheit mit Überfunktion einer oder mehrerer Nebenschilddrüsen, die Störung liegt primär in den Nebenschilddrüsen. In 80–85% der Fälle liegt ein Adenom vor, in 10–15%

eine Hyperplasie aller Nebenschilddrüsen, und in weniger als 1% besteht ein Nebenschilddrüsenkarzinom.

Tumorhyperkalzämie und pHPT sind mit > 90% die häufigsten Ursachen einer Hyperkalzämie. Durch die routinemäßige Bestimmung von Kalzium im Serum wird die Diagnose pHPT häufig gestellt und ist nach dem Diabetes mellitus und der Schilddrüsendysfunktion die dritthäufigste endokrinologische Diagnose mit einer Prävalenz von 30/100 000 Einwohnern. Insbesondere Frauen (Frauen/Männer = 3:1) in der fünften bis sechsten Lebensdekade sind von dieser Erkrankung betroffen.

Pathogenese

Die Ätiologie der Erkrankung ist nicht sicher bekannt, aber es finden sich mehrere Risikofaktoren:

- Calcitriol ist ein wichtiger Inhibitor der PTH-Produktion. Häufig findet sich bei pHPT ein Mangel an Vitamin D im Winterhalbjahr. Dadurch kommt es zu einer Stimulation der Nebenschilddrüsen, die irgendwann in ein monoklonales Wachstum (Adenombildung) übergehen kann.
- Ferner kann eine Hyperphosphatämie die PTH-Produktion stimulieren (➤ Kap. 17.5.2).
- Auch führen Östrogene, evtl. calcitriolvermittelt, zu einer Bremsung der PTH-Produktion. Vermutlich tritt daher der pHPT bevorzugt bei Frauen nach der Menopause auf.
- Außerdem wurden speziell bei den familiären Formen verschiedene molekulargenetische Ursachen gefunden.
- Ferner wurde ein vermehrtes Auftreten des pHPT 30–45 Jahre nach einer Bestrahlung der Halsregion beschrieben.

Es resultiert eine Hyperkalzämie aus den drei Angriffspunkten des PTH:

- Steigerung der ossären Kalziumresorption,
- Steigerung der intestinalen Kalziumabsorption (calcitriolvermittelt),
- Steigerung der tubulären Kalziumreabsorption.

Beim pHPT bestehen im Regelfall eine Hyperkalzämie, eine Hypophosphatämie (oder Phosphatwerte im unteren Normalbereich), eine gesenkte Phosphatschwelle (TmP/GFR, ➤ Kap. 24, „Phosphat“), Chlorid im Plasma/Serum > 100 mmol/L (normal 95–106 mmol/L), eine leichte metabolische Azidose und eine erhöhte Konzentration an intaktem PTH. Etwa 95% der Patienten mit pHPT zeigen erhöhte Spiegel an intaktem PTH, bei einem Teil der Patienten liegen die Werte im oberen Normalbereich (bei einer Hyperkalzämie beim Nebenschilddrüsengesunden sind die Konzentrationen an intaktem PTH unter den Normalbereich supprimiert). Bei schweren Fällen ist auch die alkalische Phosphatase erhöht als Zeichen einer ossären Beteiligung.

Normokalzämischer primärer Hyperparathyreoidismus: Diese Fälle können bei Hypoproteinämie oder bei Mangel an Vitamin D auftreten. Daher sollten Gesamteiweiß und Albumin bei einer Kalziummessung mit bestimmt werden. Bei Verdacht auf diese Erkrankung muss auch ein Mangel an Vitamin D ausgeschlossen werden. Hierzu kann 25-Hydroxyvitamin D (25[OH]D) untersucht werden. Ein Mangel an Vitamin D und somit suboptimale Werte an 25(OH)D werden bei pHPT häufig gefunden. Nach Substitution mit Vitamin D und Beseitigung eines Vitamin-D-Mangels sollte dann eine leichte Hyperkalzämie sichtbar werden und die Diagnose sichern. Nach Ausschluss eines Vitamin-D-Mangels kann bei grenzwertiger Hyperkalzämie ein Suppressionsversuch des intakten PTH durchgeführt werden: Nach Blutabnahme für den Basalwert 1000 mg Kalzium oral (z.B. Brausetablette) geben und nach 60 Minuten eine zweite Blutprobe gewinnen. Beim Gesunden ist nach dieser Maßnahme das intakte PTH in der zweiten Probe unter 1 pmol/L supprimiert. Ein pHPT lässt sich nicht so tief supprimieren, die PTH-Spiegel bleiben erhöht oder im oberen Normalbereich.

Klassifikation

Einfacher pHPT, symptomatisch oder asymptomatisch.

Bei jüngeren Personen und familiärer Häufung sollte bei Diagnosestellung eines pHPT stets gefahndet werden nach

- einer multiplen endokrinen Neoplasie (MEN),
- pHPT mit Hypophysentumor, Gastrinom oder Insulinom (MEN Typ 1 = 3 p's: **p**arathyroid, **p**ituitary, **p**ancreas),
- pHPT mit medullärem Schilddrüsenkarzinom und Phäochromozytom (MEN Typ 2A).

Klinische Symptomatik

Durch eine Hyperkalziurie können Nierensteine auftreten, bei Kalziumwerten > 3,0 mmol/L eine Polyurie. Bei Werten > 4,0 mmol/L kann eine hyperkalzämische Krise mit Bewusstseinsverlust und sogar der Tod eintreten.

Aufgrund der frühen Diagnosestellung sind die meisten pHPT-Fälle heute klinisch asymptomatisch. Die klassischen Veränderungen am Skelettsystem (braune Tumoren = Osteitis fibrosa cystica generalisata, Zahnlockerung, Osteoporose), Nephrokalzinose, Nephrolithiasis und Hyperkalziurie mit eingeschränkter glomerulärer Filtrationsrate werden seltener oder nur in diskretem Ausmaß (subperiostale Resorptionen an den Phalangen, Osteopenie) gefunden. Als neuromuskuläre Symptome werden häufiger eine eingeschränkte Leistungsfähigkeit und Müdigkeit angegeben. Das früher beschriebene gemeinsame Auftreten eines pHPT mit gastrointestinalen Ulzera, Pankreatitis und Hypertonie könnte auf das Vorliegen einer MEN hindeuten. Pathophysiologisch sind diese Erkrankungen jedoch nicht durch eine erhöhte PTH-Sekretion begründbar.

Auch die Cholezystolithiasis, ein häufiges Krankheitsbild, steht nicht in Zusammenhang mit einem pHPT. Eine QT-Zeitverkürzung im EKG ist auf die Hyperkalzämie zurückzuführen.

Welche Laboruntersuchungen werden empfohlen?

Bei Verdacht auf Hyperparathyreoidismus werden die genannten Laboruntersuchungen (➤ Tab. 17.2) empfohlen.

Interpretation

Ausschlaggebend ist die Konstellation von Kalzium, PTH und Phosphat. Das Urinkalzium ist wichtig, um ein Nierensteinrisiko festzustellen (Hyperkalziurie) und den primären Hyperparathyreoidismus von der familiären hypokalziurischen Hyperkalzämie (FHH) abzugrenzen (➤ Kap. 17.5.4). Die FHH weist eine sehr niedrige Urinkalziumausscheidung auf (die tubuläre Reabsorption von Kalzium liegt oberhalb von 99%, normal bei 94–96%, bei primärem Hyperparathyreoidismus bei 96–98%). Der Verdacht auf

Tab. 17-2 Laboruntersuchung bei Verdacht auf primären, sekundären oder tertiären Hyperparathyreoidismus (HPT).

Messgröße	Material	Zu erwartendes Ergebnis	
		pHPT	sHPT und tHPT
Kalzium	Plasma/Serum	↑ bis obere Normalgrenze	↓ bis untere Normalgrenze (sHPT) ↑ bis obere Normalgrenze (tHPT)
	24-h-Urin	↑ bis normal	↓
Phosphat	Plasma/Serum	↓ bis untere Normalgrenze	↑
Chlorid	Plasma/Serum	↑ bis obere Normalgrenze	
Gesamteiweiß	Plasma/Serum	normal	normal bis leicht erniedrigt
AP	Plasma/Serum	normal bis ↑	normal bis ↑
Kreatinin	Plasma/Serum	normal bis ↑	↑
	Urin	normal	
Parathormon (PTH)	EDTA-Plasma	↑ bis obere Normalgrenze	↑ bis ↑↑
Calcidiol (25[OH]D)	Plasma/Serum	normal bis ↓	normal bis ↓
Aluminium	Plasma/Serum		normal bis ↑
Knochenabbaumarker[1]	EDTA-Plasma, Urin	↑ bis normal	normal bis ↑
Knochenanbaumarker[2]	Plasma/Serum	↑ bis normal	normal bis ↑

[1] z.B. Cross-Laps (CTX) oder Pyridinoline (PYD, DPD) oder TRACP 5b (➤ Kap. 24, „Marker der Knochenresorption").
[2] z.B. Ostase (BAP) oder Osteocalcin, PINP (➤ Kap. 24, „Marker der Knochenformation").

FHH besteht, wenn das Kalzium im 24-Stunden-Urin < 2,5 mmol (< 100 mg) liegt.

Auch **asymptomatische Patienten mit primärem HPT** sollen operiert werden, wenn eines der folgenden Merkmale zutrifft:

- Serumkalzium > 2,8 mmol/L,
- Kreatinin-Clearance < 90 mL/min/1,73 m^2,
- Urinkalzium > 10 mmol/24 h (> 400 mg/24 h),
- Knochendichte < 2 Standardabweichungen unter den altersentsprechenden Normalwerten (Z-Score),
- schlechte Compliance,
- komplizierte Begleiterkrankungen,
- Alter < 50 Jahre.

„Hungry-bone"-Syndrom: Liegen erhöhte Knochenmarkerwerte vor, ist postoperativ mit einem „Hungry-bone"-Syndrom zu rechnen, d.h. der Knochen remineralisiert (zieht massiv Kalzium an sich) und der Patient kann tetanische Beschwerden bekommen. Hier ist postoperativ eine parenterale Kalziumzufuhr erforderlich. Ein Vitamin-D-Mangel sollte postoperativ beseitigt werden.

Weiterführende Diagnostik

Ist das Parathormon nicht erhöht, muss bei einer Hyperkalzämie nach weiteren Ursachen geforscht werden, z.B. einem Tumor (Messung von PTH-related Protein), einer Sarkoidose (Morbus Boeck, Messung von ACE, löslichem Interleukin-2-Rezeptor und Calcitriol) oder einer Vitamin-D-Vergiftung (erhöhtes Calcidiol).

Therapiekontrollen

Postoperativ: täglich Kalzium.

Jährlich im Winter: Kalzium, PTH und Calcidiol (Vitamin-D-Mangel vermeiden, 25[OH]D > 63 nmol/L [> 25 µg/L] halten).

17.5.2 Sekundärer Hyperparathyreoidismus

Eine dauerhaft erniedrigte Kalziumkonzentration, wie sie im Rahmen einer Niereninsuffizienz oder eines Malabsorptionssyndroms vorliegen kann, verursacht reaktiv eine Erhöhung der PTH-Sekretion, ohne dass eine Störung der Epithelkörperchenfunktion vorliegt. Dieser Zustand wird als regulatorischer oder sekundärer Hyperparathyreoidismus (sHPT) bezeichnet.

Pathogenese

Der sHPT im Rahmen einer Niereninsuffizienz mit abnehmender glomerulärer Filtrationsrate entsteht durch zahlreiche Ursachen. Am Beginn steht wahrscheinlich eine Verminderung der renalen 1α-Hydroxylase (25-Hydroxy-Vitamin-D-1α-Hydroxylase), was wegen des abfallenden Calcitriols (1,25-Dihydroxy-Vitamin D_3, [1,25$(OH)_2$ D_3]) zu einer verminderten intestinalen Kalziumabsorption führt und eine geringere Bremsung der Nebenschilddrüsenaktivität bedeutet. Weiterhin gibt es den parallelen Abfall der renalen Phosphatausscheidung mit konsekutiver Hyperphosphatämie, die zu einem Abfall von Kalzium im Plasma und zu einer Stimulation der PTH-Sekretion führt. Die Hyperphosphatämie hemmt zudem die restliche renale 1α-Hydroxylase, wodurch Calcitriol weiter abnimmt. Abfallendes Calcitriol führt zur Osteomalazie und hemmt die Knochenresorption stimulierende Wirkung des PTH am Knochengewebe.

Zunächst fördert erhöhtes PTH jedoch

- die renale Phosphatausscheidung (Kompensation der verminderten Filtration),
- den Anstieg des Kalziums in den Referenzbereich durch Stimulation der Knochenresorption,
- die renale Calcitriolbildung.

Der sHPT im Rahmen einer meist terminalen Niereninsuffizienz (Dialysepflichtigkeit) führt zu dem Bild der renalen Osteodystrophie. Diese ist das klinische Mischbild aus einem sHPT mit einer Osteomalazie, einhergehend mit einem gesteigerten Knochenumbau, der erhöhte Konzentrationen für Knochenbildungs- und -resorptionsmarker verursacht. Die renale Osteodystrophie bessert sich in der Regel nach einer Nierentransplantation.

Bei der Aluminium-Osteodystrophie handelt es sich um eine Variante der renalen Osteodystrophie, die ätiologisch auf intraossäre Aluminiumablagerungen aus Dialysepuffer, aus aluminiumhaltigen Phosphatbindern oder aluminiumhaltigem Sucralfat zurückzuführen ist. Die Aluminium-Osteodystrophie ist durch eine geringe Knochenumbauaktivität mit normalem bis leicht erhöhtem iPTH und einem osteoporotischen Knochenmasseverlust gekennzeichnet. Ätiologisch scheint eine toxische Schädigung der Osteoblastenfunktion und der PTH-Synthese in den Epithelkörperchen durch Aluminium vorzuliegen.

Klinische Symptomatik

Die klinische Symptomatik eines fortgeschrittenen sHPT im Rahmen einer renalen Osteodystrophie wird bestimmt durch gelenknahe Weichgewebe-, Knorpelgewebe- und Gefäßverkalkungen, Knochenschmerzen, osteochondrotische Veränderungen und Pruritus. Auch neuromuskuläre Symptome im Sinn von Kribbelparästhesien durch hypokalzämische Zustände werden beobachtet. Nekrotische Hautveränderungen an den Akren werden mit weit fortgeschrittenen Gefäßverkalkungen in den akralen Arteriolen erklärt.

Welche Laboruntersuchungen werden empfohlen?

➢ Tab. 17-2 zeigt die bei sekundärem Hyperparathyreoidismus zu bestimmenden Labormessgrößen.

Interpretation

Ein leichter sHPT mit einem intakten PTH bis zum Dreifachen der oberen Normalgrenze führt meist noch nicht zu einer Stimulation des Knochen-Turnovers. Bei schwerem HPT mit intaktem PTH von mehr als dem Zehnfachen der oberen Normalgrenze und „high turnover" am Knochen sollte eine operative Korrektur des Hyperparathyreoidismus erfolgen.

Weiterführende Diagnostik

Bei Aluminiumüberladung können die Knochenmarker niedrig sein („low turnover"). Serum für die Aluminiumbestimmung muss in aluminiumfreien Spezialröhrchen abgenommen werden.

Gegebenenfalls muss ein Deferoxamin-(Desferal®-) Test vorgenommen werden, da die basalen Aluminiumspiegel nicht sehr aussagefähig sind. Für den Desferal®-Test wird prädialytisch Blut zur Aluminiumbestimmung entnommen, am Schluss der Dialyse 5 mg Desferal® infundiert und dann vor der nächsten Dialyse wieder Blut zur Aluminiumbestimmung gewonnen. Durch Desferal® wird Aluminium aus dem Skelett mobilisiert. Bei einer Aluminiumüberladung werden Aluminiumbasalwerte > 60 µg/L und Anstiege nach Deferoxamin um über 60 µg/L beobachtet.

Durch Bestimmung von Fetuin-A kann das Risiko für extraossäre Verkalkungen abgeschätzt werden (bei erniedrigten Spiegeln erhöhtes Risiko). Fetuin-A verhindert eine extraossäre Kalziumphosphatpräzipitation. Bei chronischen Entzündungen (erhöhtem CRP) sinkt der Fetuin-A-Spiegel.

Therapiekontrollen

Bei Dialysepatienten tritt häufig ein sHPT auf, daher sind bei den Basisparametern (z.B. Kalzium) monatliche Kontrollen und bei den Spezialparametern (z.B. Parathormon) mindestens jährliche Kontrollen notwendig. Wird eine Therapie mit aktivem Vitamin D (Calcitriol oder Alfacalcidiol) durchgeführt, muss PTH in etwa dreimonatigen Abständen kontrolliert werden. Sinkt PTH unter dieser Therapie nur ungenügend ab, sollte eine operative Korrektur des HPT vorgenommen werden.

Ein Vitamin-D-Mangel (niedriges Calcidiol) muss vermieden werden, da der Knochen sich aktives Vitamin D (Calcitriol) selbst aus Calcidiol bilden kann.

Zur Erfassung des Turnovers am Knochen sind jährliche Kontrollen eines An- und Abbaumarkers wünschenswert. Hierzu sind BAP und TRACP 5b oder PINP und CTX sinnvoll.

17.5.3 Tertiärer Hyperparathyreoidismus

Nach langjährigem Bestehen eines sHPT bei Niereninsuffizienz scheinen die Dauerstimulierung der PTH-Sekretion durch niedriges Kalzium im Plasma und die fehlende Suppression der PTH-Produktion aufgrund verminderter renaler Calcitriolbildung eine adenomatöse Transformation des Epithelkörperchengewebes bewirken zu können. Es tritt ein Verlust oder eine Abschwächung der kalziumvermittelten Supprimierbarkeit der PTH-Sekretion ein (veränderter „set-point"). Die stark vermehrte PTH-Sekretion führt zu erhöhtem Kalzium und damit zu einer Laborkonstellation (erhöhtes Kalzium und intaktes PTH), die charakteristisch für einen pHPT ist. Dieser wird hier nach der Vorgeschichte des sHPT als tertiärer Hyperparathyreoidismus bezeichnet.

Welche Laboruntersuchungen werden empfohlen?

➤ Tab. 17-2 zeigt die bei tertiärem Hyperparathyreoidismus zu bestimmenden Labormessgrößen.

17.5.4 Familiäre hypokalziurische Hyperkalzämie

Bei der familiären hypokalziurischen Hyperkalzämie (FHH) handelt es sich um einen autosomal-dominant vererbten, klinisch meist asymptomatischen Komplex aus hochnormalem PTH, Hyperkalzämie und Hypokalziurie. Neben der Familienanamnese erlaubt vor allem die Hypokalziurie eine Unterscheidung zum pHPT (Kalzium-Clearance/Kreatinin-Clearance < 0,01, d.h. über 99% des glomerulär filtrierten Kalziums wird tubulär reabsorbiert).

Etwa 2% aller Patienten mit einer asymptomatischen Hyperkalzämie sind von einer FHH betroffen. Die FHH ist eine atypische Form eines HPT, dem eine Mutation des Kalziumrezeptors von Epithelkörperchen und Nierentubuluszellen zugrunde liegt. Ein Patient mit einer FHH sollte im Regelfall nicht an den Nebenschilddrüsen operiert werden.

17.6 Hypoparathyreoidismus

17.6.1 Echter Hypoparathyreoidismus

Pathogenese

Der Hypoparathyreoidismus entsteht aufgrund eines Mangels an Parathormon (PTH).
Ursachen sind:

- Entfernung oder Zerstörung der Epithelkörperchen:
  - postoperativ, z.B. nach Schilddrüsenoperation,
  - durch Autoimmunerkrankung, z.B. im Rahmen einer polyglandulären Insuffizienz (Schmidt-Syndrom),
- Dysfunktion der Epithelkörperchen,
- Mutationen in PTH- oder Kalziumrezeptoren,
- Hypomagnesiämie,
- primärer HPT der Mutter mit passagerer supprimierter Epithelkörperchenfunktion des Neugeborenen,
- fehlende Epithelkörperchenanlage bei Neugeborenen,
- DiGeorge-Syndrom mit kardialen und Gesichtsanomalien, Gaumen-Spalten,
- Thymusaplasie und Hypokalzämie,
- Kearns-Sayre-Syndrom mit mitochondrialer Myopathie, Retinadegeneration, Herzrhythmusstörung, Herzinsuffizienz, Taubheit und Hypokalzämie.

Klinische Symptomatik

Klinisch kann ein Hypoparathyreoidismus zunächst zufällig als eine asymptomatische Hypokalzämie auffallen oder milde neuromuskuläre Symptome einer hypokalzämischen Tetanie verursachen, z.B. Kribbelparästhesien, Pfötchenstellung der Hände, positiver Chvostek- und Trousseau-Test. Ein langjährig bestehender Hypoparathyreoidismus kann zu Persönlichkeitsveränderungen, geistiger Retardierung, Katarakten, Alopezie und intrakraniellen Verkalkungen, z.B. der Basalganglien, führen.

17.6.2 Pseudohypoparathyreoidismus

Bei vorhandenem PTH, aber fehlender PTH-Wirkung spricht man von einem Pseudohypoparathyreoidismus (PHP). Pathogenetisch liegen unterschiedliche Störungen am PTH-Rezeptor vor.

Klassifikation

Der Pseudohypoparathyreoidismus wird folgendermaßen eingeteilt:

- Typ Ia (Mutation des Gsα-Proteins): Zielorganresistenz gegenüber PTH, TSH, Gonadotropinen und Glukagon zusammen mit Albrights hereditärer Osteodystrophie (AHO; kleine Körpergröße, rundes Gesicht, Adipositas, Brachydaktylie, subkutane Verkalkungen; AHO ohne PTH-Resistenz wird als Pseudopseudohypoparathyreoidismus bezeichnet.),

- Typ Ib: gestörte PTH-Rezeptor-Expression, renale und ossäre PTH-Resistenz bei normaler Aktivität des Gsα-Proteins,
- Typ II: ossäre und partielle renale PTH-Resistenz (Ursache bisher unklar).

Welche Laboruntersuchungen werden empfohlen?

Typ I zeigt eine fehlende oder stark verminderte Urin-cAMP- und Phosphaturie-Antwort auf exogenes PTH (Ellsworth-Howard-Test: Injektion von PTH und Messung der Urin-cAMP- und Phosphaturie-Antwort), während Typ II eine normale Urin-cAMP-Antwort zeigt, aber keinen Anstieg der Phosphaturie nach PTH-Gabe.

Die charakteristischen Veränderungen der Knochenstoffwechselparameter bei Hypoparathyreoidismus und Pseudohypoparathyreoidismus sind Hypokalzämie und Hyperphosphatämie. Das intakte PTH ist erniedrigt beim Hypoparathyreoidismus und erhöht beim Pseudohypoparathyreodismus.

17.7 Morbus Paget

Der Morbus Paget (MP) kommt vor allem jenseits des 50. Lebensjahrs vor, etwas häufiger bei Männern als bei Frauen, mit einer Prävalenz von etwa 1,5% in Deutschland. Es handelt sich um eine lokale, mono- oder polyostotische Steigerung des Knochenumbaus, die oft Becken, Femur, Wirbelsäule, Schädel und Tibia betrifft und sich in der Regel nicht auf weitere Skelettregionen – außer den bei der Erstdiagnose gefundenen Lokalisationen – ausbreitet.

Ätiologisch scheint der lokalen Knochenstoffwechselstörung eine genetische Komponente, möglicherweise in Kombination mit einer Slow-Virus-Infektion mit Paramyxoviren, z.B. Masern- oder Hundestaupeviren, zugrunde zu liegen. Die Aktivitäten der besonders kernreichen Paget-Osteoklasten und nachfolgend auch der Osteoblasten sind enorm gesteigert.

Die Diagnose Morbus Paget beruht auf dem charakteristischen Röntgenbefund. Die Knochenszintigraphie ist ein sehr valides Verfahren, um auch kleinere Paget-Läsionen im Skelettsystem aufzuspüren.

Der Morbus Paget ist klinisch meist asymptomatisch und wird zufällig anhand von Röntgenaufnahmen oder deutlich erhöhter AP diagnostiziert. Die symptomatischen Patienten geben Knochenschmerzen, Deformierungen oder Vergrößerungen einzelner Skelettregionen und lokale Überwärmung an.

17.8 Knorpel-/ Gelenkerkrankungen

Der Synovialraum ist die Gelenkhöhle. Sie enthält Flüssigkeit, die von der Synovialmembran gebildet wird.

Die Synovialmembran bedeckt die Oberfläche des Gelenkraums außer den Kontaktflächen der Gelenkknorpel und Menisken. Die Synovialmembran setzt sich aus einer fibrillären interstitiellen Kollagenmatrix und Glycosaminoglykanen zusammen, dazwischen liegen eine bis drei Lagen von Synovialzellen.

Die Synovialflüssigkeit wird zur Analyse verschiedener Gelenkerkrankungen herangezogen.

17.8.1 Trauma

Häufigste Folge eines Traumas ist eine Blutung in den Synovialraum. Bei der akuten Blutung wird freies Blut in der Synovialflüssigkeit gefunden, bei einer zurückliegenden Blutung findet man mit Hämosiderin beladene Makrophagen oder Erythrophagozytose.

17.8.2 Septische Arthritis

Bakterielle Infektionen sind die häufigste Ursache der septischen Arthritis. Eine virale Arthritis kann entweder durch die Viruserkrankung selbst oder durch eine virusbedingte Immunkomplexablagerung hervorgerufen werden. Folgende Viren können

Ursache einer Arthritis sein: Coxsackieviren, Hepatitis-B-Virus, lymphozytäres Choriomeningitisvirus, Mumpsvirus, Parvovirus, Rötelnvirus, Windpockenvirus. Hier wird die Diagnose im Regelfall durch die Serologie und nicht durch die Analyse der Synovialflüssigkeit gestellt. Auch HIV, das keine Arthritis auszulösen scheint, wurde aus Synovialflüssigkeit isoliert.

17.8.3 Kristallinduzierte Arthritis

Die Kristalle Mononatriumurat und Kalziumpyrophosphat-Dihydrat (CPPD) werden am häufigsten in der Synovialflüssigkeit gefunden. CPPD-Ablagerungen zeigen sich oft bei Älteren mit vorexistierenden Gelenkschäden, der Nachweis erfolgt durch Polarisationsmikroskopie in der Synovialflüssigkeit. Am häufigsten ist das Kniegelenk betroffen, eine akute Erkrankung durch CPPD-Ablagerung wird auch als Pseudogicht bezeichnet.

17.8.4 Rheumatoide Arthritis

Die rheumatoide Arthritis (RA) ist eine Multisystemerkrankung unbekannter Ursache (möglicherweise autoimmun), die charakterisiert ist durch eine chronische Entzündung der Synovia. Die RA ist relativ häufig, etwa 1% der Bevölkerung ist betroffen, Frauen dreimal häufiger als Männer. Der Beginn der Erkrankung liegt meistens zwischen 35 und 50 Jahren.

Typisch für die RA ist eine symmetrische entzündliche Polyarthritis mit Bevorzugung der Hände (besonders betroffen: proximale Interphalangeal- und Metakarpophalangealgelenke, Ellbogen, Knie, Füße). Der Verlauf von Patient zu Patient ist verschieden, es können Gelenkdestruktionen und -deformierungen auftreten. Die Symptome der RA sind Gelenkschmerzen, die bei Bewegung zunehmen, und allgemeine Steifigkeit besonders nach Inaktivität (Morgensteifigkeit).

Pathologisch-histologisch finden sich eine Vermehrung von Zellen in der Synovialmembran (synoviale „lining cells", Makrophagen und T-Lymphozyten), Ödem und Gefäßproliferation; die Synovialflüssigkeit zeigt eine Entzündungsantwort.

17.8.5 Welche Laboruntersuchungen werden empfohlen? (Analytik der Synovialflüssigkeit)

Gewinnung von Synovialflüssigkeit: Die Probe soll in einer sterilen Plastikspritze unter aseptischen Bedingungen gewonnen werden.

Das Aspirat soll in drei verschiedene Röhrchen gegeben werden:

- ein Heparin-Röhrchen für die mikrobiologische Untersuchung,
- ein EDTA-Röhrchen für die mikroskopische Untersuchung,
- ein Röhrchen ohne Antikoagulanzien für weitere Untersuchungen.

Folgende Untersuchungen werden empfohlen:

- Makroskopische Untersuchung:
  - Volumen,
  - Viskosität,
  - Klarheit,
  - Farbe,
- Zellzahlen:
  - Leukozytenzahl,
  - Erythrozytenzahl,
- Mikroskopie:
  - Direktpräparat,
  - gefärbtes Präparat: Synoviazellen, Granulozyten, Monozyten ++?
  - Polarisationsmikroskopie (Urat-Kristalle, DCPPD, Cholesterin),
- Mikrobiologie:
  - Gramfärbung,
  - Kultur,
- Spezialuntersuchungen:
  - Chemie: Glukose, Harnsäure, Protein, LDH,
  - Immunglobuline, spez. Antikörper, Rheumafaktor-Subtypen, Autoantikörper (CCP-Antikörper = Antikörper gegen zyklische citrullierte Peptide).

Makroskopische Untersuchung

Volumen: Gesunde Gelenke enthalten wenig Synovialflüssigkeit (einige Tropfen bis zu 4 mL). Mehr Flüssigkeit findet man bei Herzinsuffizienz und Myxödem. Gelegentlich ist die Aspiration schwierig, da die Nadel durch Fibrin oder abgelöste Gewebsteile verstopft.

Viskosität: Die Viskosität ist ähnlich wie bei Eiweiß in einem Hühnerei. Gibt man einen Tropfen Synovialflüssigkeit auf einen Objektträger und zieht mit einem Glasstab die Flüssigkeit hoch, lässt sich normalerweise der Faden 2–5 cm dehnen, bevor er abreißt. Niedrige Viskosität ist oft durch Entzündung bedingt, kann aber auch durch Ödem oder posttraumatisch bedingt sein. Hypothyreose führt zu hoher Viskosität.

Klarheit: Normale Gelenkflüssigkeit in einem Glasröhrchen ist transparent. Erythrozyten und Leukozyten können sich absetzen, weshalb die Probe zu mischen ist, um die Klarheit zu beurteilen. Kann z.B. Zeitung durch die Flüssigkeit nicht gelesen werden, wird die Lösung als trüb bezeichnet. Dies ist gewöhnlich das Ergebnis einer Entzündung: Zellzahl oder Proteingehalt sind erhöht. Aus degenerierter, eiweißinfiltrierter Synovialmembran können Fragmente entstehen, die wie Reiskörner aussehen. Dunkle Partikel wie gemahlener Pfeffer werden bei Ochronose gefunden.

Farbe: Normale Synovialflüssigkeit ist farblos bis leicht gelblich. Blutige Flüssigkeit muss zentrifugiert werden. Ist nach der Zentrifugation der Überstand xanthochrom, war das Blut schon längere Zeit im Gelenk.

Nichtentzündliche Flüssigkeiten sind gelb oder strohfarben. Hohe Kristallzahlen machen die Flüssigkeit opaleszent, Cremefarbe deutet auf Eiter hin. Bei Sepsis können bakterielle Pigmente beobachtet werden. Frei schwimmende Fetttröpfchen werden bei Traumen mit und ohne Fraktur beobachtet.

Zellzahlen

Die Leukozytenzahl dient zur Unterscheidung in nichtentzündliche, entzündliche oder septische Gelenkflüssigkeit. Die normale Gelenkflüssigkeit enthält wenig Leukozyten, die Obergrenze liegt bei < 0,2 Gpt/L (< 200/µL, Zählung in einer Zählkammer, Verdünnung mit 0,9%igem NaCl; ggf. färben mit 0,1%igem Methylenblau, wenn kein Phasenkontrastmikroskop verfügbar). Eine Lyse der Erythrozyten kann mit 0,3%iger NaCl-Lösung (hypotone Kochsalzlösung) vorgenommen werden.

Direktpräparat

Einen Tropfen frischer, gut gemischter Synovialflüssigkeit auf einen Objektträger geben, mit einem Deckglas abdecken und sofort auf Leukozyten, Erythrozyten und Kristalle durchmustern (es sind normalerweise weniger als zwei Leukozyten pro Gesichtsfeld bei 400facher Vergrößerung sichtbar). Der vorherrschende Zelltyp ist normalerweise der Monozyt (Mittelwert [MW] 48%, Bereich 0–71%), es folgen Lymphozyten (MW 24%, Bereich 0–78%), Neutrophile (MW 7%, Bereich 0–25%) und Histiozyten (MW 10%, Bereich 0–26%), diese enthalten phagozytäre Vakuolen.

Marker des Knorpelabbaus (CTX-II)

Um Arthritis und Arthrose besser charakterisieren zu können, wurden Marker des Knorpelabbaus entwickelt. Ein Marker mit der Bezeichnung Cartilage Oligomeric Matrix Protein (COMP) zeigt erhöhte Werte bei gesteigertem Knorpelabbau, ist jedoch nicht ganz knorpelspezifisch.

Vielversprechend erscheint das C-Telopeptid-Crosslink des Kollagens vom Typ II (CTX-II, „Carti-Laps"), da Typ-II-Kollagen nahezu exklusiv von Gelenkknorpel synthetisiert wird und bei seinem Abbau entsprechend CTX-II freigesetzt wird. Patienten mit Arthritis zeigten im Mittel 2,3fach höhere Werte als Gesunde, Patienten mit Arthrose 1,5fach höhere Werte. Dabei zeigte sich, dass Bisphosphonate nicht nur den Knochenabbau (Abfall von CTX-I, Cross-Laps, um 60%), sondern auch den Gelenkknorpelabbau (Abfall von CTX-II, Carti-Laps, um 60%) reduzieren. Ferner zeigten hohe CTX-II-Spiegel bei Patienten mit früher rheumatoider Arthritis ein Risiko für Progression an.

HLA-B27

Das Human-Leukozyten-Antigen-System (HLA-System) hat eine große Bedeutung im Bereich der Organtransplantation und der Erfassung von Krankheitsrisiken bei bestimmten Erkrankungen. Die Human-Leukozyten- oder Histokompatibilitätsantigene, die für Transplantatabstoßung und Krankheitsrisiko mit verantwortlich sind, werden von Genen auf dem kurzen Arm von Chromosom 6 kodiert.

Tab. 17-3 HLA-Antigene bei rheumatischen Erkrankungen, dabei zeigt ein relatives Risiko (RR) > 1 ein erhöhtes Risiko an

Erkrankung	HLA-Merkmal	relatives Risiko
Morbus Bechterew (ankylosierende Spondylitis)	B27	80
Reiter-Syndrom	B27	37
Akute anteriore Uveitis	B27	9
Reaktive Arthritis[1]	B27	18
Psoriasis-Arthritis, zentral	B27	11
Psoriasis-Arthritis, peripher	B27/B38	2/7
Juvenile rheumatoide Arthritis	B27/DR8	4/4
Rheumatoide Arthritis	Dw4/DR4	4

[1] z.B. Yersinia, Salmonella, Gonococcus

Dieser Genkomplex auf Chromosom 6 wird auch als „major histocompatibility complex" (MHC) bezeichnet. Die meisten entzündlichen Erkrankungen mit autoimmunologischer Beteiligung oder auf autoimmunologischer Grundlage werden durch bestimmte Gene der HLA-Region gefördert.

Besonders auffallend ist eine große Häufigkeit des Merkmals HLA-B27 bei einigen rheumatischen Erkrankungen, speziell der ankylosierenden Spondylitis (Morbus Bechterew), einer Krankheit mit starker familiärer Häufung. HLA-B27 ist ungefähr bei 8% der Bevölkerung in Westeuropa vorhanden, aber bei 90% der Patienten mit Morbus Bechterew. Personen mit dem Merkmal HLA-B27 haben ein relatives Risiko, einen Morbus Bechterew zu bekommen, das etwa 80fach höher ist als das einer Person ohne das Merkmal HLA-B27.

Kürzlich wurde gefunden, dass es von der Oberflächenstruktur HLA-B27 mehrere Varianten gibt, die von Person zu Person variieren können. Nur eine ganz bestimmte Form (mit einem einzigen Aminosäureaustausch) ist mit einem erhöhten Risiko für Morbus Bechterew verbunden. Daher ist anzunehmen, dass in naher Zukunft ein Gentest für diese Variante entwickelt werden wird. Möglicherweise treten Autoimmunprozesse dann bei bestimmten HLA-Merkmalen gehäuft auf, wenn diese körpereigene Proteine oder Peptide atypisch binden („präsentieren") und diese damit einem fremden Antigen aus Bakterien oder Viren zum Verwechseln ähnlich werden.

Zur Bedeutung der Bestimmung von HLA-B27 für das Krankheitsrisiko bei Arthritiden ➤ Tab. 17-3.

17.9 Osteogenesis imperfecta

Über 150 Mutationen wurden in den zwei Genen beschrieben, die für die zwei großen Proteinketten kodieren, die sich zum Typ-I-Kollagen-Heterotrimer zusammenlagern (zusammendrehen). Die genetische Basis von nahezu allen Fällen von Osteogenesis imperfecta ist eine Mutation eines Allels des COL1A1- oder COL1A2-Gens. Diese Gene steuern die Biosynthese der α_1 und α_2-Ketten des Prokollagens Typ I. Diese werden posttranslational modifiziert und kombinieren sich in einem 2:1-Verhältnis zur Triple-Helixstruktur der Kollagenfaser vom Typ I.

Die Klinik dieses seltenen Krankheitsbildes variiert stark, geht aber typischerweise mit Osteopenie, Frakturen, Zahnanomalien und Skelettdeformierungen einher. Es handelt sich um häufig familiäre (autosomal-dominante), molekulare Defekte der Gene für die Kollagen-α_1- und -α_2-Ketten (s.o.) nicht nur mit einer qualitativen, sondern auch mit einer quantitativen Störung der Typ-I-Kollagensynthese. Alle Bindegewebsstrukturen des Körpers, die Typ-I-Kollagen enthalten, können individuell unterschiedlich betroffen sein. Typ-I-Kollagen wird auch in Zähnen (Dentin), Bändern, Haut und Skleren gefunden. Milde Verlaufsformen einer Osteogenesis imperfecta können im höheren Lebensalter als Osteoporose verkannt werden.

Histologisch fallen osteozytenreiche, kortikale Strukturen und ungeordnete Geflechtknochenbildungen auf.

Je nach Vererbung und biochemischen Defekten wird die Osteogenesis imperfecta in die Typen I–IV eingeteilt. Für den Typ I sind die blauen Skleren typisch.

KAPITEL

18

Karsten Conrad

Autoimmunerkrankungen

18.1 Autoimmunerkrankungen allgemein

Autoimmunerkrankungen (AIE) sind alle Krankheiten, bei denen durch eine Fehlsteuerung des Immunsystems dessen Zellen und Abwehrstoffe gegen körpereigene Strukturen gerichtet sind und diese funktionell beeinflussen oder zerstören. Sie sind charakterisiert durch die Bildung erkrankungstypischer Autoimmunphänomene (Autoantikörper [AAK], autoreaktive T-Lymphozyten) und können sich organspezifisch (➤ Kap. 18.10) oder systemisch (➤ Tab. 18-1) manifestieren.

Tab. 18-1 Labordiagnostik von systemischen Autoimmunerkrankungen.

Erkrankung	Autoantikörper-Screening[1]	Weitere diagnostische Hilfen[2]
Rheumatoide Arthritis (RA) (➤ Kap. 18.2)	• Rheumafaktor • CCP-AAK	• RA33-AAK • ANA • Ro/SS-A-AAK
Systemischer Lupus erythematodes (SLE; ➤ Kap. 18.3)	• ANA/ENA • dsDNA-AAK • Sm-AAK • Ro/SS-A-AAK • La/SS-B-AAK • Phospholipid-AAK	• Nukleosom-AAK • Histon-AAK • ssDNA-AAK • U1-RNP-AAK • PCNA-AAK • RPP-AAK • Ku-AAK
Systemische Sklerose (Sklerodermie, einschl. CREST-Syndrom; ➤ Kap. 18.4)	• ANA/ENA • Anti-Centromer-AAK (ACA) • Scl-70-AAK • antinukleoläre AAK	• U1-RNP-AAK • PM/scL100-AAK • RNA-Polymerase-III-AAK
Sjögren-Syndrom (➤ Kap. 18.5)	• ANA/ENA • Ro/SS-A-AAK • La/SS-B-AAK	• α-Fodrin-AAK • Phospholipid-AAK
Poly-/Dermatomyositis (➤ Kap. 18.6)	• ANA/ENA • Jo-1-AAK • Mi-2-AAK	• PL7-AAK • PL12-AAK • SRP54-AAK • Ro/SS-A-AAK • Ku-AAK
Mixed Connective Tissue Disease (MCTD; ➤ Kap. 18.7)	• ANA/ENA • U1-RNP-AAK	• Phospholipid-AAK
Polymyositis-Sklerodermie-Overlap-Syndrom (➤ Kap. 18.7)	• PM/Scl100-AAK	• Ku-AAK
Antiphospholipidsyndrom (➤ Kap. 5, ➤ Kap. 18.8)	• Lupus-Antikoagulans • Cardiolipin-AAK • β_2-GPI-AAK	• Phosphatidylserin-AAK • Phosphatidylethanolamin-AAK • Phosphatidylinositol-AAK • Annexin V-AAK • Prothrombin-AAK
Wegener-Granulomatose (➤ Kap. 18.9)	• cANCA/PR3-ANCA	
Mikroskopische Polyangiitis (➤ Kap. 18.9)	• pANCA/MPO-ANCA	
Organspezifische AIE (➤ Kap. 18.10)	• Organ- oder gewebsspezifische AAK	

1 Die in der Spalte „Autoantikörper-Screening" genannten Autoantikörper (AAK) sollten bei entsprechendem klinischen Verdacht bestimmt werden.
2 „Weitere diagnostische Hilfen" sind indiziert, wenn (a) das Screening negativ oder nicht eindeutig ausfällt oder wenn (b) zur Differenzialdiagnostik und prognostischen Einschätzung der Krankheitsentwicklung erforderlich.

Die Prävalenz autoimmun bedingter Krankheiten wird heute auf 5–8% geschätzt und scheint aus bisher noch unbekannten Gründen zu steigen. Autoimmunerkrankungen in ihrer Gesamtheit sind, nach Herz-Kreislauf- und Tumorerkrankungen, die drittgrößte Krankheitskategorie in den industrialisierten Ländern. Bei Frauen gehören Autoimmunerkrankungen zu den zehn häufigsten Todesursachen. Oft beginnen Autoimmunerkrankungen bereits im Kindes- oder Jugendalter.

Ätiopathogenese

Trotz großer Fortschritte in der Grundlagenforschung ist die Ätiopathogenese der AIE nach wie vor ungeklärt. Es wird von einer multifaktoriellen Genese ausgegangen, bei der endogene (genetische, hormonelle) und exogene (Mikroorganismen, physikalische und chemische Noxen) Faktoren involviert sind. Erkrankungsspezifische Autoantikörper (AAK) können auf einen zur Erkrankung führenden Prozess in der präsymptomatischen Phase, Suszeptibilitätsgene auf ein erhöhtes Risiko der Krankheitsentwicklung hinweisen.

Klassifikation

Aus klinischer Sicht können die AIE in systemische und organspezifische Erkrankungen klassifiziert werden.

Zu den systemischen AIE zählen:

- die rheumatoide Arthritis (➤ Kap. 18.2)
- die Kollagenosen (➤ Kap. 18.3, ➤ Kap. 18.4, ➤ Kap. 18.5, ➤ Kap. 18.6, ➤ Kap. 18.7)
- das Antiphospholipidsyndrom (APS) (➤ Kap. 18.8)
- die ANCA-assoziierten Vaskulitiden (➤ Kap. 18.9)

Organspezifische AIE betreffen vorwiegend ein bestimmtes Organ (➤ Kap. 18.10), können sich aber auch multiorganspezifisch (z.B. autoimmune Polyendokrinopathien, ➤ Kap. 14) manifestieren oder mit systemischen Manifestationen einhergehen. Häufig sind auch bestimmte AIE mit anderen AIE assoziiert (z.B. die primäre biliäre Zirrhose mit der systemischen Sklerose).

Klinische Symptomatik

Die klinische Symptomatik ist abhängig von den Pathomechanismen und den Organmanifestationen der entsprechenden AIE. Die Symptome können ausgelöst werden durch meist chronisch progrediente oder rezidivierende entzündliche Prozesse (z.B. Arthritis, Myositis, Alveolitis, Hepatitis) mit Gewebszerstörung und/oder Fibrosierung oder aber durch direkte Beeinflussung der Zielorgane (z.B. Hyperthyreose beim Morbus Basedow, ➤ Kap. 14).

Welche Laboruntersuchungen werden empfohlen?

Je nach Verdachtsdiagnose sollten neben allgemeinen Entzündungsparametern vor allem die entsprechenden erkrankungstypischen Autoantikörper (AAK) bestimmt werden (➤ Tab. 18-1, ➤ Tab. 18-3, ➤ Tab. 18-4, ➤ Tab. 18-5, ➤ Tab. 18-6, ➤ Tab. 18-7, ➤ Tab. 18-8, ➤ Tab. 18-9, ➤ Tab. 18-10). Differenzialdiagnostisch sind häufig Infektionserkrankungen (➤ Kap. 19) auszuschließen.

Die klinische Diagnostik vieler – insbesondere systemischer – AIE wird dadurch erschwert, dass der Verlauf zu Beginn der Erkrankung unspezifisch und variabel sein kann. Eine frühzeitige Bestimmung erkrankungsspezifischer AAK (z.B. CCP-AAK bei Verdacht auf rheumatoide Arthritis) kann richtungweisend sein für die weitere Diagnostik und Therapie. Viele der diagnostisch relevanten AAK sind bereits präklinisch nachweisbar.

Bei AIE kann es zu einer Vielzahl von Schäden und Funktionseinschränkungen an Organsystemen kommen. Von Bedeutung sind insbesondere Nephritiden, pulmonale Beteiligung, Peri- und Endokarditis, Pleuritis, Myalgien, Myositis, Leber- und gastrointestinale Manifestationen, Neuropathien und Zytopenien. Zur speziellen Labordiagnostik sei auf die entsprechenden Kapitel verwiesen.

Wenn bestimmte Organmanifestationen der Systemmanifestation vorangehen, können AAK richtungweisend sein für die Diagnostik und Therapie systemischer Autoimmunerkrankungen (➤ Kap. 18.10).

18.2 Rheumatoide Arthritis

Die rheumatoide Arthritis (RA; Synonyme: rheumatische Arthritis, chronische Polyarthritis [cP]) ist eine in Schüben verlaufende entzündliche Systemerkrankung mit einer Autoimmunpathogenese, die sich vorwiegend an den Gelenken manifestiert. Mit einer Prävalenz von ca. 1% ist sie die häufigste entzündliche Erkrankung der Gelenke.

Klinische Symptomatik und Klassifikationskriterien

Als Leitlinien zur Diagnostik können die revidierten Kriterien des American College of Rheumatology (ACR) für die Klassifikation der rheumatoiden Arthritis (Arnett et al. 1988) dienen:

1. Morgensteifigkeit von mindestens einer Stunde Dauer,
2. Arthritis von drei oder mehr Gelenken,
3. Arthritis der Handgelenke,
4. symmetrische Arthritis,
5. Rheumaknoten,
6. Rheumafaktor im Serum nachweisbar,
7. radiologische Veränderungen: gelenknahe Osteoporose und/oder Erosionen an den betroffenen Gelenken.

Für eine relativ sichere Diagnose sollten mindestens vier dieser sieben Kriterien erfüllt sein. Kriterien 1–4 müssen für mindestens sechs Wochen bestanden haben.

Cave: Für die Diagnostik der RA in frühen Stadien sind diese Klassifikationskriterien nicht geeignet.

Ein früher Beginn einer adäquaten Therapie ist jedoch entscheidend für eine optimale Beeinflussung des Krankheitsverlaufs. Der aktuelle evidenzbasierte Wissenstand zur Diagnose einer frühen RA ist in einer interdisziplinären Leitlinie der Deutschen Gesellschaft für Rheumatologie (Schneider et al. 2007) veröffentlicht.

Besondere Verlaufsformen

Systemische rheumatoide Vaskulitis: seltene RA-Verlaufsform mit hoher Krankheitsaktivität und schwerwiegenden vaskulitischen Manifestationen (z.B. Mononeuritis multiplex, Polyneuropathie, periphere Gangrän, Pleuritis, Pneumonitis, Perikarditis).
Labor: häufig erniedrigte Komplementfaktoren und hohe Konzentrationen von Kryoglubulinen im Serum.

Alters-RA: jenseits des 60. Lebensjahres meist akut auftretende RA mit rascher Progredienz. In Anfangsstadien tritt häufig ein ausgeprägtes myalgisches Syndrom auf.
Labor: stark erhöhte humorale Entzündungsparameter, ausgeprägte Anämie, RF selten positiv. CCP-AAK können richtungweisend für die Frühdiagnostik sein (Differenzialdiagnostik Polymyalgia rheumatica)!

Adulte Form des Morbus Still: schubweise verlaufende, RF- und ANA-negative seltene Sonderform der RA mit hohem Fieber, Leukozytose, Exanthemen und verschiedenen systemischen Manifestationen.
Labor: Leukozyten ≥ 15 Gpt/L (≥ 15 × 10^3/µL), Thrombozytose, massive Erhöhung der Entzündungsparameter, Transaminasen erhöht.

Felty-Syndrom: selten auftretende Sonderform der RA mit charakteristischer Trias Arthritis, Leukozytopenie, Splenomegalie sowie gehäuftem Auftreten extraartikulärer Manifestationen.
Labor: Neutrophile < 2 Gpt/L (< 2 × 10^3/µL), IgM stark erhöht; RF hoch positiv; ANA in 75–100% bei Abwesenheit SLE-spezifischer AAK positiv; häufig Histon-AAK, C1q-AAK und pANCA nachweisbar.

Juvenile idiopathische Arthritis (Synonyme: juvenile rheumatoide Arthritis, juvenile chronische Arthritis, juvenile Polyarthritis): heterogene Gruppe von rheumatischen Gelenkerkrankungen des Kindes- und Adoleszentenalters (Erkrankungsbeginn vor dem 16. Lebensjahr). RF werden vor allem bei der polyarthritischen Form gefunden. ANA sind assoziiert mit dem Auftreten einer chronischen Iridozyklitis. ANA-positive Mädchen mit Arthritismanifestation vor dem 2. Lebensjahr haben ein sehr hohes Risiko (> 90%), an einer Uveitis zu erkranken.

Welche Laboruntersuchungen werden empfohlen?

Messgröße	Zu erwartendes Ergebnis
BSG	Bei (unbehandelter) RA fast immer erhöht
C-reaktives Protein (CRP)	Bei (unbehandelter) RA fast immer erhöht
Blutbild	Entzündungsanämie, Thrombozytose bei länger dauernder aktiver RA
Rheumafaktor (RF)	Positiv in bis zu 80%
CCP-AAK	Positiv in bis zu 80% (auch bei RF-negativer RA)
Zusätzliche Messgrößen	
RA33-AAK	Positiv in bis zu 35% (auch bei RF- und CCP-AAK-negativer RA)
γ-Globuline	↑ als Ausdruck einer polyklonalen B-Zell-Aktivierung; Chronizität des Prozesses
ANA/ENA	Zur Differenzialdiagnostik (Kollagenose?)
Urinuntersuchung	Ausschluss einer Hämaturie, Proteinurie als Hinweis für andere Erkrankungen (Kollagenose?)
Ro/SS-A-AAK	Positiv bei sekundärem Sjögren-Syndrom (SS) bzw. bei SS-Risiko; Assoziation mit Vaskulitis, schlechteres Ansprechen auf Immunsuppressiva
ANCA	Zur Differenzialdiagnostik (systemische Vaskulitis?)

Kryoglobuline	Assoziation mit RA-Vaskulitis
HLA-DRB1-Allele	Potenzielle Marker für Prognose und Therapieansprechbarkeit
HLA-B27	Zur Differenzialdiagnostik (Spondylarthropathie?)
COMP („**C**artilage **Oligo**meric **M**atrix **P**rotein“)	Zur Beurteilung des Ausmaßes der Knorpelzerstörung

Für die Diagnostik der RA sind drei verschiedene Autoantikörper relevant: Rheumafaktoren (RF), Autoantikörper gegen zyklisch-citrullinierte Peptide (CCP-AAK) und RA33-AAK. RF sind Bestandteil der Klassifikationskriterien, aber nicht spezifisch für RA. CCP-AAK sind spezifisch für RA, aber (noch) nicht Bestandteil der Klassifikationskriterien. Demzufolge sei eine parallele Bestimmung von RF und CCP-AAK empfohlen. CCP-AAK sind häufig vor der typischen Manifestation nachweisbar und daher diagnostisch richtungweisend bei Patienten mit undifferenzierter Arthritis. Als hochspezifisch für die Diagnose RA gilt neben den CCP-AAK (allein oder in Kombination mit RF und/oder RA33-AAK) auch die Kombination von hochtitrigen RA33-AAK und RF. Zum Ausschluss anderer systemischer Autoimmunerkrankungen, zur Diagnostik assoziierter Erkrankungen (sekundäres Sjögren-Syndrom) oder zur Differenzialdiagnostik sollte die Bestimmung von ANA sowie (bei Positivität) der ANA-Spezifitäten erfolgen.

Die Bestimmung der CCP-AAK ist seit 2002 für die Routinediagnostik zugänglich. Aufgrund der hohen diagnostischen Spezifität und der frühzeitigen Nachweisbarkeit sind CCP-AAK beim Screening den RF vorzuziehen oder sollten zumindest parallel mit den RF bestimmt werden (➤ Abb.18-1). Die Bestimmung von RA33-AAK ist nur noch bei CCP-AAK-negativen Patienten zu empfehlen.

Interpretation

BSG und **CRP** sind unspezifische Entzündungszeichen mit hoher Sensitivität, aber geringer Spezifität für die RA.

Rheumafaktoren (RF) gelten als Klassifikationskriterium der RA und sind in 65–80% der Fälle zu finden. Nicht selten sind RA-Patienten im Anfangs-

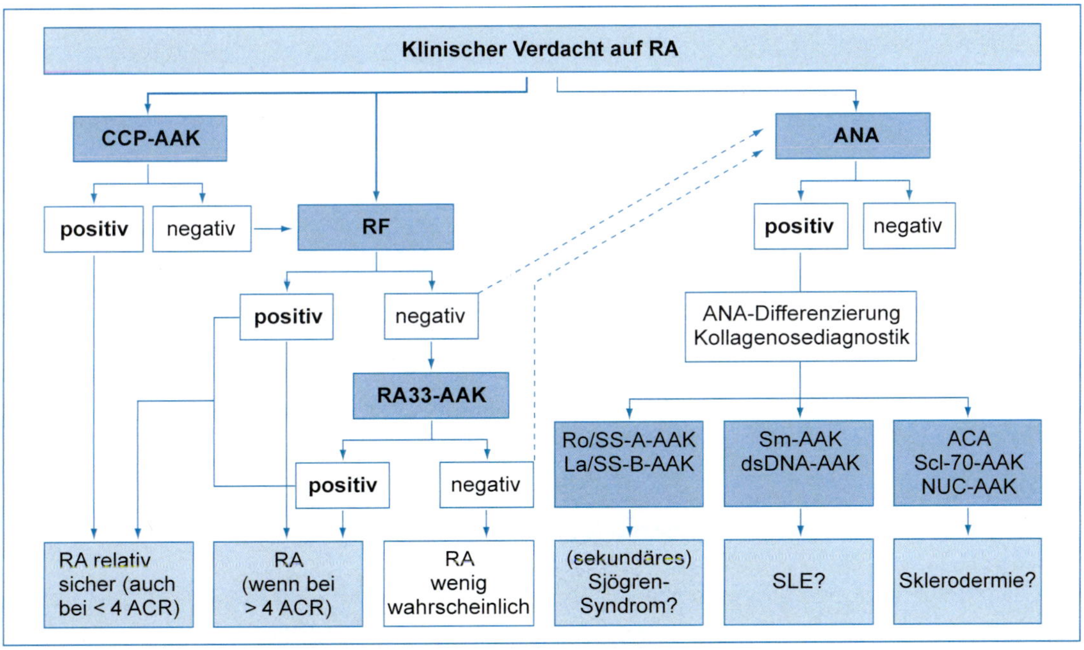

Abb. 18-1 Empfehlungen zur Autoantikörperdiagnostik bei Verdacht auf rheumatoide Arthritis (RA; mod. nach Conrad et al. 2006).
ACR: Klassifikationskriterien des American College of Rheumatology; RF: Rheumafaktor; SLE: systemischer Lupus erythematodes.

stadium der Erkrankung seronegativ und werden erst im Verlauf der Erkrankung RF-positiv.

RF sind nicht spezifisch für die RA! Sie können auch bei anderen Autoimmunerkrankungen, nicht-autoimmunen chronisch-entzündlichen Erkrankungen, Malignomen sowie Gesunden (steigende Frequenz im Alter!) vorkommen. Somit ist ein positiver RF-Befund nicht beweisend für eine RA, umgekehrt schließt ein negativer RF-Befund eine RA nicht aus!

CCP-AAK dagegen sind hochspezifisch (> 97%) für die RA und in bis zu 80% der Fälle nachweisbar. Sie sind häufig schon in sehr frühen Stadien der Erkrankung bzw. sogar präsymptomatisch nachweisbar und erfassen bis zu 50% der RF-negativen RA. Bei einem Negativbefund ist eine RA allerdings nicht ausgeschlossen. CCP-AAK sind bei früher RA Indikatoren für einen progredient destruierenden Verlauf.

RA33-AAK (Sensitivität 26–35%, Spezifität 69–96%) gelten als Marker für die RA, wenn sie nicht mit SLE- oder MCTD-spezifischen AAK assoziiert sind. Sie sind frühzeitig in der Erkrankungsentwicklung sowie in ca. 45% der RF-negativen und in ca. 8% der CCP-AAK-negativen RA-Patienten nachweisbar. Die Kombination hochtitriger RA33-AAK mit RF ist hochspezifisch für die RA.

Weiterführende Diagnostik

Da die RA mit einem (sekundären) Sjögren-Syndrom einhergehen kann, ist ein serologisches Monitoring auf Ro/SS-A-AAK zu empfehlen. Zur Differenzialdiagnostik von Kollagenosen (SLE, MCTD) sollte auch (v.a. bei CCP-AAK-negativen Patienten) auf dsDNA-, Sm- und U1-RNP-AAK getestet werden.

Ro/SS-A-AAK werden in 5–8% gefunden. Die Ro/SS-A-AAK-positive RA ist durch eine Reihe klinischer Besonderheiten geprägt: Assoziation mit Sicca-Symptomatik und anderen extraartikulären Manifestationen wie Vaskulitiden, Leberveränderungen, Neutrozytopenien und Auftreten von Immunkomplexen, schlechteres Ansprechen auf Immunsuppressiva sowie gehäuftes Auftreten von D-Penicillamin-Nebenwirkungen.

18.3 Systemischer Lupus erythematodes

Der systemische Lupus erythematodes (SLE) ist eine schubweise verlaufende, chronisch-entzündliche Autoimmunerkrankung mit Befall zahlreicher Organsysteme wie Haut, Gelenke, seröse Häute, Nieren, Blutzellen und ZNS. Klinische Symptomatik, Verlauf und immunologische Befunde variieren sehr stark. Charakteristisch ist der Nachweis von Autoantikörpern gegen Zellkernbestandteile (➤ Kap. 24, „Antinukleäre Antikörper (ANA) und ihre Spezifitäten“).

Klinische Symptomatik und Klassifikationskriterien

Für die Diagnose können die modifizierten Kriterien des American College of Rheumatology (ACR) für die Klassifikation eines SLE (Tan et al. 1982; Hochberg 1997) herangezogen werden:

1. Schmetterlingserythem: fixiertes Erythem, flach oder erhaben im Bereich der Wangen, meist unter Aussparung der nasolabialen Falten.
2. Diskoide Hautveränderungen: erythematös, erhabene Hautflecken mit adhärenten keratotischen Anteilen und follikulärem Verschluss; atrophische Narben können in älteren Läsionen auftreten.
3. Photosensibilität: Hautrötungen, die infolge einer ungewöhnlichen Reaktion auf Sonnenlicht auftreten.
4. Orale Ulzera: orale oder nasopharyngeale Ulzerationen, gewöhnlich schmerzlos.
5. Arthritis: nicht-erosive Arthritis an zwei oder mehr Gelenken.
6. Serositis: a) Pleuritis oder b) Perikarditis.
7. Nephritis: a) persistierende Proteinurie > 0,5 g/d oder b) Zylindurie oder Erythrozyturie.
8. ZNS-Beteiligung: a) Anfallsleiden oder b) Psychosen (nicht durch Medikamente oder metabolisch bedingt).
9. Hämatologische Symptome: a) hämolytische Anämie mit Retikulozytose oder b) Leukozytopenie (< 4 Gpt/L, zwei- oder mehrmalig) oder c) Lymphozytopenie (< 1,5 Gpt/L, zwei- oder mehrmalig) oder d) Thrombozytopenie (< 100 Gpt/L).

10. Immunologische Befunde: a) Nachweis von Anti-dsDNA-Antikörpern oder b) Nachweis von Anti-Sm-Antikörpern oder c) Nachweis von Antiphospholipidantikörpern durch IgG- oder IgM-Anticardiolipinantikörper, positivem Test für Lupus-Antikoagulans mit einer Standardmethode oder falsch positivem serologischen Lues-Test für mindestens sechs Monate, der mittels Treponema-pallidum-Immobilisationstest (TPI) oder Fluoreszenz-Treponema-Antikörperabsorptionstest (FTA) bestätigt wurde.
11. Antinukleäre Antikörper (ANA) hochtitrig.

Wenn vier dieser Kriterien vorliegen, kann ein SLE relativ sicher diagnostiziert werden. Liegen weniger als vier ACR-Kriterien bei dsDNA- oder Sm-AAK-positiven Patienten vor, ist ein (beginnender) SLE ebenfalls sehr wahrscheinlich.

Lupus-Sonderformen

Neonatale Lupus-Syndrome sind Krankheitsbilder, die durch diaplazentare Übertragung von mütterlichen Ro/SS-A-AAK beim Feten oder Neugeborenen ausgelöst werden. Beim neonatalen Lupus erythematodes (NLE) sind typischerweise Erytheme an lichtexponierten Stellen in den ersten Tagen nach der Geburt zu finden. Weiterhin können Zytopenien, interstitielle Pneumonitis, selten auch Nieren- oder andere schwere Organmanifestationen auftreten. Die klinischen Erscheinungen verschwinden innerhalb der ersten sechs Monate mit der Clearance der von der Mutter übertragenen Autoantikörper. Der kongenitale Herzblock (CHB) ist eine zwischen der 16. und 24. Schwangerschaftswoche auftretende schwere Herzrhythmusstörung (zumeist als AV-Block III. Grades), die sich mittels fetaler Echokardiographie nachweisen lässt. Die Herzrhythmusstörungen sind nach der Geburt irreversibel.

Subakut kutaner Lupus erythematodes (SCLE): rezidivierende, therapeutisch schwer zu beeinflussende Dermatitis mit ausgeprägter Photosensitivität. Die viszeralen Manifestationen sind meist nicht so ausgeprägt und milder als beim typischen SLE. Charakteristische Autoantikörper sind Ro/SS-A- (60–100%) und La/SS-B-AAK (25–80%).

Arzneimittelinduzierter Lupus (AIL): Durch verschiedene Medikamente ausgelöstes lupusähnliches Krankheitsbild, das insbesondere durch das Auftreten von Arthralgien, Myalgien, Pleuritis, Erythemen, Fieber und antinukleären Antikörpern charakterisiert ist. Schwere Organmanifestationen wie eine zerebrale und/oder renale Beteiligung sind selten. Nach Absetzen des verursachenden Medikaments verschwinden die klinischen Symptome innerhalb von Tagen/Wochen und die Autoimmunphänomene im Verlauf eines Jahres. Eine Reexposition führt in der Regel innerhalb von ein bis zwei Tagen zum Wiedererscheinen der Symptomatik. Klassische AIL-auslösende Medikamente sind Procainamid und Hydralazin. Typischerweise sind Histon-AAK in hohen Titern bei Abwesenheit von SLE-spezifischen Autoantikörpern nachweisbar. Beim durch Minocyclin induzierten AIL sind pANCA zu finden.

Welche Laboruntersuchungen werden empfohlen?

(➤ Abb. 8-2).

Messgröße	Zu erwartendes Ergebnis
ANA	Positiv in 97–100% (meist hochtitrig)
dsDNA-AAK	Positiv in 50–80%
Sm-AAK	Positiv in 10–15%
Ro/SS-A-/La/SS-B-AAK	Positiv in 25–60%; bei NLE und SCLE in bis zu 100%
Phospholipid-AAK	Positiv in bis zu 60%; Assoziation mit Symptomen eines Antiphospholipidsyndroms
Blutbild	Anämie, Leukopenie, Lymphopenie, Thrombopenie (siehe ACR-Kriterium 9)
Urinstatus	Proteinurie, Zylindurie, Erythrozyturie (siehe ACR-Kriterium 7)
Zusätzliche Messgrößen	
RPP-AAK	Positiv in 10–20%
PCNA-AAK	Positiv in ca. 3%
Nukleosom-AAK	Positiv in bis zu 90%; SLE-Frühdiagnostik bei dsDNA-AAK-negativen Patienten
Histon-AAK	Differenzialdiagnostik SLE/AIL
U1-RNP-AAK	Differenzialdiagnostik SLE/MCTD

CRP	Differenzialdiagnostik akuter SLE-Schub (oft normal oder erniedrigt)/Infektion (erhöht)
γ-Globuline	Erhöht als Ausdruck einer polyklonalen B-Zell-Aktivierung
Komplementfaktoren C2, C4	C2- oder C4-Defekt (Risiko für SLE)

Interpretation

ANA haben eine sehr hohe Sensitivität (97–100%), aber nur eine sehr geringe diagnostische Spezifität für den SLE. Bei ANA-Negativität kann somit das Vorliegen eines SLE relativ sicher ausgeschlossen werden. Weitere Autoantikörperbestimmungen sind hier nur bei starkem klinischen Verdacht indiziert. ANA-positive Patienten sollten auf entsprechende ANA-Spezifitäten getestet werden (➤ Abb. 18-2).

DsDNA-AAK gelten als ACR-Kriterium für die Klassifikation eines SLE. Die Nachweisfrequenz (allgemein zwischen 50 und 80%) variiert in Abhängigkeit von Aktivität, Organmanifestation (aktiver SLE mit Nierenbeteiligung: > 95%; aktiver SLE ohne Nierenbeteiligung: > 50–70%; inaktiver SLE: < 40%) und eingesetzter Nachweismethode. Auch ist zu beachten, dass die diagnostische Spezifität in Abhängigkeit von vielen Faktoren seitens der Nachweismethoden variiert. So muss bei Einsatz von Enzymimmunoassays – von wenigen Ausnahmen abgesehen – mit einer geringeren Spezifität als bei Einsatz des CLIFT- oder Farr-Assays gerechnet werden. DsDNA-AAK sind assoziiert mit Nephritis und klinischer Aktivität. Rasche Titeranstiege der dsDNA-AAK (mindestens Titerverdopplung in weniger als zehn Wochen), insbesondere bei gleichzeitig fallenden Komplementspiegeln (CH50, C3, C4), weisen auf einen bevorstehenden Schub hin und sollten zur Änderung der Therapiestrategie veranlassen.

Sm-AAK sind als ACR-Kriterium hochspezifisch für den SLE, haben jedoch nur eine geringe diagnos-

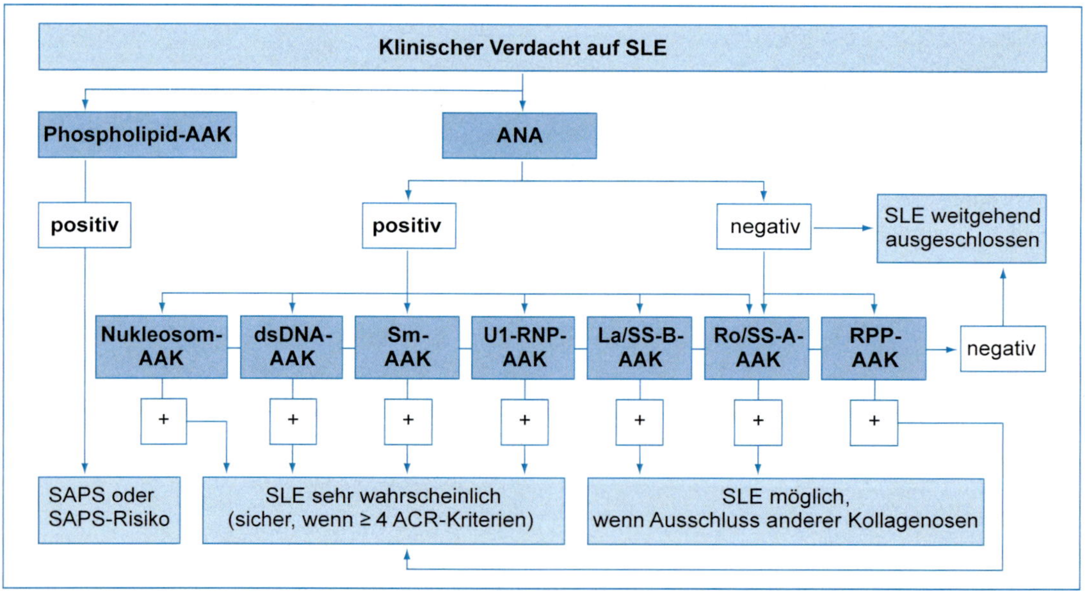

Abb. 18-2 Empfehlungen zur Autoantikörperdiagnostik bei Verdacht auf systemischen Lupus erythematodes (SLE; mod. nach Conrad et al. 2006): Sm- und dsDNA-AAK sind Bestandteile der Klassifikationskriterien des SLE. Sie können ebenso wie Nukleosom-AAK auch dann diagnostisch richtungweisend sein, wenn der SLE anhand der ACR-Kriterien noch nicht sicher diagnostiziert werden kann. Antikörper gegen ribosomale Phosphoproteine (RPP) sind zwar spezifisch für den SLE, kommen als alleinige Autoantikörper jedoch relativ selten vor. Eine Bestimmung der RPP-Antikörper mittels ELISA ist daher nur bei Patienten mit dringendem SLE-Verdacht, aber negativen dsDNA-, Nukleosom- und Sm-Antikörperbefunden zu empfehlen. Autoantikörper gegen Phospholipide (Cardiolipin-AAK, Lupus-Antikoagulans und ggf. β_2-GPI-AAK) sind ebenfalls Bestandteil der Klassifikationskriterien. Sie weisen auf ein sekundäres Antiphospholipidsyndrom (SAPS) oder ein Risiko für thromboembolische Ereignisse hin.

tische Sensitivität (5–30%, bei Kaukasiern nur maximal 10–15%).

Ro/SS-A-AAK sind in 25–30% (Immundiffusion) bzw. 40–60% (Enzymimmunoassay) bei SLE-Patienten zu finden. Bei gleichzeitigem Nachweis von La/SS-B-Autoantikörpern besteht meist eine relativ günstige Prognose (weniger Nierenmanifestationen). Es bestehen jedoch Assoziationen zu Photosensibilität, interstitieller Pneumonitis, Zytopenien, positivem Rheumafaktor und Hypergammaglobulinämien. Bei der serologischen Konstellation Ro/SS-A-AAK positiv, La-SS-B-AAK negativ ist eine schwere Nierenmanifestation auch bei Abwesenheit von dsDNA-AAK möglich. Ro/SS-A-AAK werden in 60% (Immundiffusion) bzw. 90–100% (Enzymimmunoassay) beim SCLE gefunden. In ca. 10% der Fälle ist ein Übergang in einen SLE möglich. Die Ro/SS-A-AAK-positiven Lupus-Formen sind assoziiert mit Komplementdefekten (v.a. C2- oder C4-Defizienzen). Beim NLE sind Ro/SS-A-AAK in bis zu 90% nachweisbar (auch mittels Immundiffusion). Die Mütter der NLE-Kinder haben in nahezu 100% Ro/SS-A-AAK. Sie können erkrankt (SLE, SCLE, Sjögren-Syndrom), aber auch asymptomatisch sein. 1–5% der Neugeborenen von Ro/SS-A-AAK-positiven Müttern (bei SLE-Patientinnen 6–13%) entwickeln einen NLE. Das koinzidente Auftreten von Ro60-, Ro52- und La/SS-B-AAK sowie hohe Serumspiegel von Ro52- und La/SS-B-AAK sind mit dem kongenitalen Herzblock assoziiert.

Phospholipid-AAK gelten als ACR-Kriterium für die Diagnostik eines SLE. Sie sind in bis zu 60% bei SLE-Patienten nachweisbar und assoziiert mit Symptomen eines Antiphospholipidsyndroms (APS). Phospholipid-AAK-positive Patienten ohne APS-Symptome haben ein erhöhtes Risiko der Manifestation thromboembolischer Ereignisse. Unabhängig vom APS kann eine Korrelation zwischen Phospholipid-AAK (Cardiolipin-AAK) und Aktivität eines SLE bestehen. Eine Assoziation mit akzelerierter Arteriosklerose wird vermutet.

Weiterführende Diagnostik

Nukleosom-/Histon-/ssDNA-AAK: Nukleosom-AAK sind häufig früher nachweisbar als dsDNA-AAK und haben eine höhere Sensitivität (56–90%, beim aktiven SLE 100%!), sind aber (in Abhängigkeit von der Methodik) auch bei anderen Kollagenosen und dem arzneimittelinduzierten Lupus (AIL) zu finden. Histon-AAK haben bei ähnlicher Sensitivität wie dsDNA-AAK nur eine geringe Spezifität für den SLE. Zusammen mit ssDNA-AAK dienen sie der Differenzierung des AIL (keine SLE-spezifischen Autoantikörper) vom SLE (Histon-AAK nur in Kombination mit anderen SLE-typischen Autoantikörpern, v.a. dsDNA-AAK).

U1-RNP-AAK sind in 13–32% der SLE-Patienten (meist in Kombination mit Sm- und/oder dsDNA-AAK) zu finden. Bei Abwesenheit von dsDNA-AAK besteht nur ein geringes Risiko für eine Nephritis.

PCNA- und RPP-AAK spielen – obwohl SLE-spezifisch – für die Primärdiagnostik kaum eine Rolle, da sie nur extrem selten als einzige SLE-AAK nachweisbar sind. RPP-AAK sind assoziiert mit einem schwereren Verlauf, mit Lupus-Hepatitis und (umstritten) mit neuropsychiatrischen Manifestationen.

18.4 Systemische Sklerose

Die systemische Sklerose (Synonyme: Sklerodermie, progressive systemische Sklerodermie [PSS]) ist eine Multiorganerkrankung mit Entzündung und Fibrose, die regelmäßig die Haut und die Blutgefäße (Arterien, kleine Blutgefäße), oft auch die Lunge, den Magen-Darm-Trakt (Ösophagus, Magen, Duodenum, Jejunum und Ileum), seltener die Niere, das Herz und das Bewegungssystem betrifft.

Im Vordergrund der klinischen Erscheinungen stehen die Sklerodermie (Dermatofibrose) unterschiedlicher Intensität und Ausdehnung (Akrosklerose, limitierte Sklerodermie, diffuse Sklerodermie) und die Durchblutungsstörungen insbesondere von Fingern und Zehen (Raynaud-Phänomen, Fingerkuppenulzera) mit progredientem Substanzverlust an den Akren.

Klinische Symptomatik und Klassifikation

Auch hier dienen die Klassifikationskriterien des American College of Rheumatology (ACR) für die systemische Sklerose (nach Masi et al. 1980) als Leitfaden für die Diagnostik:

- **Hauptkriterium:** Sklerodermie proximal der Fingergrundgelenke.
- **Nebenkriterien:**
  - Sklerodaktylie,
  - grübchenförmige Narbe oder Substanzverlust der Fingerbeere,
  - bilaterale basale Lungenfibrose.

Eine systemische Sklerose kann relativ sicher diagnostiziert werden, wenn entweder das Hauptkriterium vorliegt oder zwei der Nebenkriterien erfüllt sind.

Sklerose-Formen

Verschiedene Varianten der systemischen Sklerose unterscheiden sich hinsichtlich der Ausdehnung des Hautbefalls, der Art und Intensität der Organmanifestationen, der Progredienz der Krankheitsentwicklung und der Prognose:

- **Limitierte Sklerodermie:** Sklerodermie des Gesichts und distal der Ellenbogengelenke bzw. der Kniegelenke. Diese Form entspricht meist dem Bild des CREST-Syndroms (**C**alcinosis cutis, **R**aynaud-Phänomen, Ösophagusmotilitätsstörungen [**e**sophageal dysfunction], **S**klerodaktylie, **T**eleangiektasien).
- **Systemische Sklerose mit diffusem Hautbefall** auch proximal der Ellenbogengelenke und am Stamm.
- **Sklerose sine scleroderma** (Poormoghim et al. 2000): ANA-positive systemische Sklerose ohne Hautmanifestationen als Frühmanifestation oder als mono- oder oligosymptomatische Form der systemischen Sklerose (Raynaud-Symptomatik oder andere Symptome einer peripheren vaskulären Erkrankung und eines der folgenden Symptome: distale Ösophagushypomotilität, Dünndarmhypomotilität, pulmonale interstitielle Fibrose, primäre pulmonale Hypertonie, für die Sklerodermie typische kardiale oder renale Manifestation). Sklerodermietypische Autoantikörper sollten nachweisbar sein!
- **Systemische Sklerose bei Overlap-Syndromen**: ➤ Kap. 18.7 (Mixed Connective Tissue Disease, Polymyositis/Sklerodermie-Overlap-Syndrom).

Welche Laboruntersuchungen werden empfohlen?

(➤ Abb. 18-3).

Messgröße	**Zu erwartendes Ergebnis**
ANA	Positiv in ca. 90%
Anti-Centromer-Antikörper (ACA)	Positiv in 28–59%, beim CREST in 42–96%
Scl-70-AAK	Positiv in bis zu 67% bei diffusen Formen (bei limitierter Sklerodermie < 10%)
Antinukleoläre Antikörper	Positiv in 15–40%
Zusätzliche Messgrößen	
RNA-Polymerase-III-AAK	Positiv in 12–23%
Fibrillarin-AAK	Positiv in 4–22% (Kaukasier: 4–5%; Afroamerikaner: 16–22%)
U1-RNP-AAK	Positiv in 2–14%
PM/Scl-AAK	Positiv in 24–55% bei Polymyositis/Sklerodermie-Overlap-Syndrom
Ku-AAK	Positiv in 5–25% bei Polymyositis/Sklerodermie-Overlap-Syndrom
Ro/SS-A-AAK	Positiv in bis zu 30%, assoziiert mit Sicca-Symptomatik

Interpretation

ACA sind spezifische Marker einer Sklerodermie (➤ Abb. 18-3). Sie sind in 57–82% beim CREST-Syndrom oder ähnlichen Varianten relativ milder Verlaufsformen, aber nur in 3–12% bei diffusen Formen der Sklerodermie nachweisbar.

ACA bei Patienten mit Raynaud-Symptomatik weisen auf ein frühes Stadium bzw. ein hohes Risiko der Entwicklung einer Sklerodermie hin. ACA können viele Jahre vor der klinischen Manifestation nachweisbar sein.

Scl-70-AAK sind mit diffuser Hautbeteiligung und Organmanifestationen (v.a. interstitieller Lungenerkrankung) assoziiert. Die diagnostische Spezi-

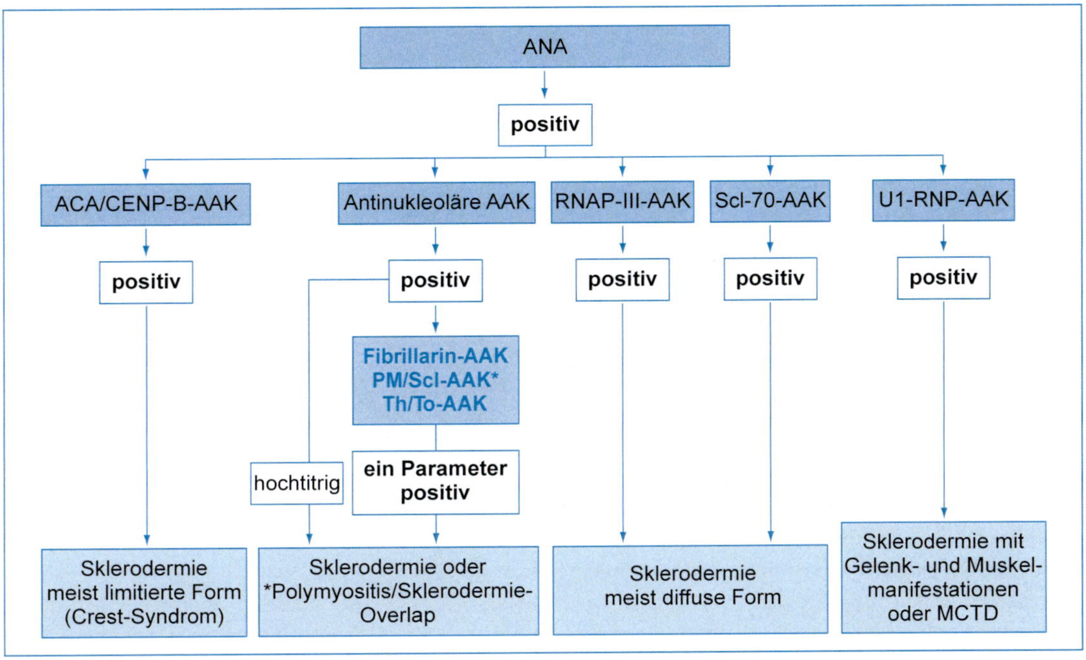

Abb. 18-3 Empfehlungen zur Autoantikörperdiagnostik bei Verdacht auf Sklerodermie (mod. nach Conrad et al. 2006): Für die Sklerodermiediagnostik sind v.a. drei Autoantikörper (bzw. Autoantikörpergruppen) relevant: Anti-Centromer-Antikörper (ACA), antinukleoläre/RNA-Polymerase- und Scl-70-AAK. Von den antinukleolären Antikörpern können derzeit die Th/To-AAK noch nicht routinemäßig bestimmt werden. Bei ANA-Negativität kann eine Sklerodermie nicht sicher ausgeschlossen werden.

fität der Scl-70-AAK für die Sklerodermie ist sehr hoch (> 98%).

Hochtitrige **antinukleoläre Antikörper** sind auch ohne Bestimmung der zugrunde liegenden Autoantikörperspezifität (RNA-Polymerase-I-, Fibrillarin-, Th/To-, PM/Scl-AAK) diagnostische Marker einer Sklerodermie.

Fibrillarin-AAK sind ebenfalls spezifisch für die Sklerodermie, bei Kaukasiern jedoch nur selten zu finden. Es besteht eine Assoziation zu Organmanifestationen.

RNA-Polymerase-III-AAK sind spezifische Marker der diffusen Form der systemischen Sklerose. Sie sind assoziiert mit ausgedehnter Hautbeteiligung und Nierenmanifestationen.

U1-RNP-, PM/Scl- und Ku-AAK weisen auf eine Sklerodermie im Rahmen von Mischkollagenosen hin.

Im Gegensatz zu den SLE-typischen Autoantikörpern kommen die sklerodermiespezifischen Autoantikörper fast ausschließlich exklusiv, d.h. ohne Assoziation untereinander, beim selben Patienten vor.

18.5 Sjögren-Syndrom

Das Sjögren-Syndrom (Synonyme: Sicca-Syndrom, Mikulicz-Syndrom) ist eine chronisch-entzündliche Autoimmunerkrankung der exokrinen Drüsen.

Leitsymptome sind Keratoconjunctivitis sicca und Xerostomie. Die Erkrankung kann neben einer isolierten (primären) Form auch als sekundäre Form bei anderen Erkrankungen mit autoimmuner Genese (z.B. rheumatoide Arthritis, systemischer Lupus erythematodes, Sklerodermie, primäre biliäre Zirrhose, Autoimmunhepatitis, multiple Sklerose, Autoimmunthyreoiditis) auftreten.

Klinische Symptomatik und Klassifikationskriterien

Für die Diagnose eines Sjögren-Syndroms sollten die modifizierten europäischen Klassifikationskriterien (Vitali et al., 1993 und 2002) herangezogen werden:

1. Augensymptome: persistierende trockene Augen seit mindestens drei Monaten, wiederholt Sand-

bzw. Fremdkörpergefühl in den Augen, mehr als dreimal täglich Augentropfen zum Tränenersatz.
2. Orale Symptome: seit mehr als drei Monaten täglich das Gefühl, einen trockenen Mund zu haben; wiederholt oder anhaltend geschwollene Speicheldrüsen; häufiges Trinken beim Essen, um trockene Speisen besser schlucken zu können.
3. Objektiver Nachweis trockener Augen: Schirmer-I-Test und/oder Bengalrosa-Score positiv.
4. Histopathologie (Lippenbiopsie): Nachweis eines Fokus-Scores > 1 in einer kleinen Speicheldrüse (dabei ist ein Fokus als ein Agglomerat von 50 mononukleären Zellen definiert; die Anzahl der Foci innerhalb von 4 mm^2 glandulären Gewebes ergeben den Focus-Score).
5. Speicheldrüsenbefunde: Der objektive Nachweis der Speicheldrüsenbeteiligung ist definiert durch mindestens einen positiven Befund bei den folgenden Untersuchungen: Speicheldrüsenszintigraphie, Parotissialographie, unstimulierter Speichelfluss (≤ 1,5 mL in 15 Minuten).
6. Autoantikörper: serologischer Nachweis von Ro/SS-A- und/oder La/SS-B-AAK.

Bei Patienten, die vier der sechs möglichen Kriterien erfüllen und keine andere potenziell assoziierte Erkrankung haben, ist die Konstellation indikativ für ein primäres Sjögren-Syndrom. Bei Patienten mit anderen Erkrankungen autoimmuner Grundlage (z.B. andere entzündliche Bindegewebserkrankungen) ist das Vorliegen von Symptomen der Gruppe 1 oder 2 sowie zwei der Befunde unter 3–5 indikativ für ein sekundäres Sjögren-Syndrom.

Ausschlusskriterien sind präexistente Non-Hodgkin-Lymphome, HIV-Infektion bzw. AIDS, Sarkoidose, graft versus host disease nach allogener Knochenmarktransplantation, Sialadenose. Ungefähr 300 Medikamente führen als Nebenwirkung zu einer Reduktion der exokrinen Drüsenfunktion, vor allem Antidepressiva, Antihypertensiva, Neuroleptika, Parasympatholytika.

Mögliche extraglanduläre Manifestationen sind:
- interstitielle Lungenbeteiligung,
- interstitielle Nephritis, tubuläre Azidose,
- Raynaud-Syndrom, Vaskulitis,
- Arthralgien, Arthritis,
- Myositis,
- periphere Neuropathie, Enzephalopathie,
- Pankreatitis, chronische Gastritis,
- Splenomegalie,
- subklinische Thyreoiditis in Assoziation mit antithyreoidalen Antikörpern und erhöhtem TSH sowie pathologischem TRH-Test.

Welche Laboruntersuchungen werden empfohlen?

Messgröße	Zu erwartendes Ergebnis
ANA	Positiv in ca. 95%
Ro/SS-A-AAK	Positiv in 60–96%
La/SS-B-AAK	Positiv in 40–70%
Zusätzliche Messgrößen	
Alpha-Fodrin-AAK	

Interpretation

Ro/SS-A-AAK gelten als Bestandteil der Klassifikationskriterien. Die Sensitivität für das primäre Sjögren-Syndrom beträgt ca. 60% bei Testung mittels Immundiffusion (Ouchterlony-Test) und ca. 96% bei Testung mittels Enzymimmunoassay. Die Sensitivität für das sekundäre Sjögren-Syndrom (bei RA und SLE) beträgt ca. 40% bei Testung mittels Immundiffusion und ca. 80% bei Testung mittels Enzymimmunoassay. Ro/SS-A-AAK weisen bei asymptomatischen Personen oder Patienten mit Verdacht auf Sjögren-Syndrom darauf hin, dass sich das Vollbild eines Sjögren-Syndroms entwickeln kann.

La/SS-B-AAK sind seltener zu finden, liegen fast ausschließlich in Kombination mit Ro/SS-A-AAK vor und haben die gleiche diagnostische Relevanz.

Alpha-Fodrin-AAK gelten als zusätzliche Marker für das Sjögren-Syndrom, die schon sehr frühzeitig (z.T. vor der Expression von Ro/SS-A-AAK) nachweisbar sein können.

18.6 Polymyositis und Dermatomyositis

Die Poly- und Dermatomyositis (PM/DM; Synonym: Autoimmunmyositis) sind seltene entzündliche Systemerkrankungen mit vorwiegendem Befall der Muskulatur. Bei der Dermatomyositis liegt zusätzlich eine Hautbeteiligung vor. Es werden idiopathische und sekundäre (neoplastisch oder medikamentös induzierte) Erkrankungsformen unterschieden. Die Diagnose wird histologisch gesichert. PM/DM-spezifische Autoantikörper können jedoch richtungweisend für das weitere diagnostische und therapeutische Vorgehen sein.

Klinische Symptomatik und Klassifikationskriterien

Zur Diagnostik werden die Kriterien der Poly- und Dermatomyositis nach Bohan und Peter 1975 empfohlen:

1. Klinisch symmetrische proximale Muskelschwäche (Schulter- und Beckengürtel, Halsflexoren),
2. histologisch gesicherte Nekrosen von Typ-I- und Typ-II-Muskelfasern, Myophagie, perifaszikuläre Atrophie, entzündliches Infiltrat (interstitiell oder perivaskulär),
3. Erhöhung der Skelettmuskelenzyme und/oder von Myoglobin in Blutplasma/-serum oder Urin (Myoglobin),
4. elektromyographisch kurze, kleine polyphasische Aktionspotenziale, Fibrillationen, positive scharfe Wellen, insertionale Irritabilität und bizarre hochfrequente Entladungen,
5. dermatomyositistypische Hautveränderungen: periorbitale, livide Erytheme oder Ödeme, erythematöse Dermatitis (Gesicht, Hals, Hände, Nagelfalz).

Die Polymyositis ist gesichert bei Vorliegen der Kriterien 1 bis 4. Die Dermatomyositis gilt als gesichert, wenn drei der vier erstgenannten Kriterien in Verbindung mit den unter 5 genannten typischen Hautmanifestationen vorliegen.

Manifestationsformen

- **Anti-Synthetase-Syndrom** (Synonym: Anti-Jo-1-Syndrom): Sonderform der Polymyositis, charakterisiert durch zusätzliches Auftreten von Arthralgien/Arthritis und interstitieller Lungenbeteiligung (Alveolitis, Lungenfibrose) bei Nachweis von Autoantikörpern, die mit tRNA-Synthetasen (insbesondere Jo-1) reagieren. Weitere mögliche Symptome: Rhagaden und Keratosen an den Händen („mechanics' hands"), Raynaud-Symptomatik, Akrosklerose, Sicca-Symptomatik, Hautveränderungen.
- **Anti-SRP-Syndrom:** SRP-AAK-positive Sonderform der Myositis, charakterisiert durch akuten/subakuten Beginn mit schwerer Polymyositis, häufiger Herzmanifestation, schwerer Myonekrose bei nur minimaler Entzündung, schlechtes Ansprechen auf immunsuppressive Therapie und damit sehr schlechte Prognose.
- **Polymyositis-Sklerodermie-Overlap-Syndrom**: PM/Scl- oder Ku-AAK-positives Overlap-Syndrom mit Symptomen der Polymyositis sowie der systemischen Sklerose (➤ Kap. 18.4).

Welche Laboruntersuchungen werden empfohlen?

Messgröße	Zu erwartendes Ergebnis
Skelettmuskelenzyme (v.a. Kreatinkinase [CK])	Erhöhte CK-Aktivität (bis zu 50fach bei aktiver PM); bei DM auch normale Aktivität möglich
Jo-1-AAK	Positiv in 18–46%, v.a. bei PM
Mi-2-AAK	Positiv in 5–12%, bei DM in 15–31%
PM/Scl-AAK	Positiv in 8–12%, bei PM-Sklerodermie-Overlap in ca. 24%
Ku-AAK	Positiv in 1–7%, bei PM-Sklerodermie-Overlap in 5–25%
Zusätzliche Messgrößen	
PL7-AAK	Positiv beim Jo-1-AAK-negativen Anti-Synthetase-Syndrom (selten)
PL12-AAK	Positiv beim Jo-1-AAK-negativen Anti-Synthetase-Syndrom (selten)
Ro/SS-A-AAK	Positiv in 5–10%, Assoziation mit Sjögren-Syndrom
SRP-AAK	Positiv in 4–6% bei PM

Interpretation

Jo-1-AKK sind spezifische Marker einer Autoimmunmyositis (vor allem Polymyositis). Sie sind in ca. 30%, bei Polymyositis in 18–46% nachweisbar und dienen auch der differenzialdiagnostischen Abgrenzung des Anti-Synthetase-Syndroms. Weitere,

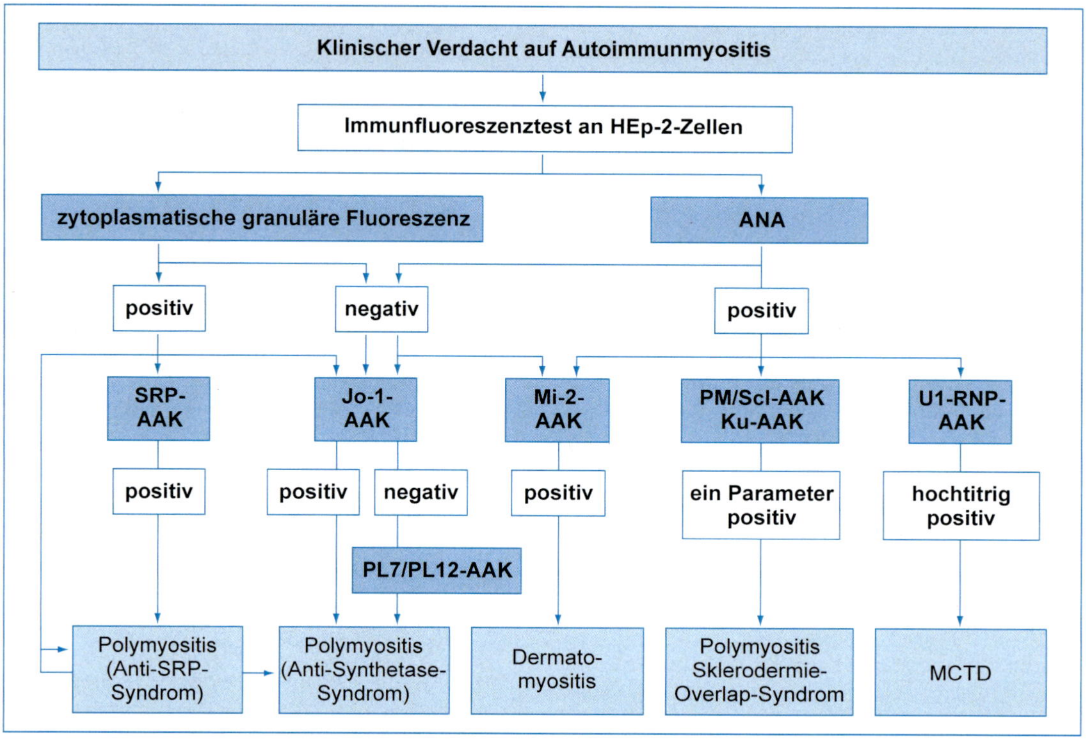

Abb. 18-4 Empfehlungen zur Autoantikörperdiagnostik bei Verdacht auf Autoimmunmyositis oder Mischkollagenose (mod. nach Conrad et al. 2006): Es gibt eine Reihe von für die Diagnostik einer Autoimmunmyositis (Polymyositis, Dermatomyositis, Myositis im Rahmen von Overlap-Syndromen) relevanten Autoantikörpern. In der vorliegenden Darstellung sind nur die in der Routinediagnostik bestimmbaren Autoantikörper aufgeführt. Die U1-RNP-, PM/Scl-, Ku- und Mi-2-AAK zeigen in der Regel ein für sie typisches ANA-Muster. Auf Mi-2-AAK sollte jedoch auch bei ANA-negativem Befund getestet werden. Eine fein- oder mittelgranuläre zytoplasmatische Fluoreszenz der HEp-2-Zellen kann auf Autoantikörper gegen tRNA-Synthetasen (u.a. Jo-1, PL-7, PL-12) hinweisen. Jedoch sollte auch bei negativem Fluoreszenzbefund auf diese Autoantikörper getestet werden. Bei Nachweis einer fein- bis mittelgranulären zytoplasmatischen Fluoreszenz bei Jo-1-/PL-7-/PL-12-AAK-negativen Myositispatienten können bisher routinemäßig nicht bestimmbare Autoantikörper gegen weitere tRNA-Synthetasen oder gegen „Signal Recognition Particle" (SRP) vorliegen. Trotz der Vielzahl nachweisbarer myositisspezifischer Autoantikörper ist jedoch zu berücksichtigen, dass auch bei AAK-negativen Patienten mit Myositis eine Poly- oder Dermatomyositis nicht auszuschließen ist.

jedoch sehr selten zu findende Marker des Anti-Synthetase-Syndroms sind die PL7- und PL12-AAK (➤ Abb.18-4).

Mi-2-AAK sind ebenfalls spezifisch für Autoimmunmyositis (vor allem Dermatomyositis). Sie sind in 5–12%, 15–31% bei adulter und 10–15% bei juveniler Dermatomyositis, aber nur sehr selten bei Polymyositis und nicht bei Patienten mit anderen Muskelerkrankungen zu finden. Die diagnostische Spezifität für die Dermatomyositis liegt bei über 96%. Mi-2-Antikörper sind frühzeitig in der Erkrankungsentwicklung nachweisbar. Nach assoziierten Tumoren sollte gefahndet werden!

PM/Scl- und **Ku-AAK** werden vorwiegend bei Myositis-Sklerodermie-Overlap-Syndromen gefunden.

18.7 Mischkollagenosen

Mischkollagenosen sind Overlap-Syndrome mit Symptomen verschiedener Kollagenoseformen. Das **Polymyositis-Sklerodermie-Overlap-Syndrom** ist eine Mischkollagenose mit Symptomen der Polymyositis sowie der systemischen Sklerose. Bei der **Mixed Connective Tissue Disease** (MCTD oder

Sharp-Syndrom) liegen Symptome des systemischen Lupus erythematodes, der Sklerodermie, der Autoimmunmyositis und/oder der rheumatoiden Arthritis vor.

Diagnosekriterien der MCTD

(nach Sharp et al. 1972)

1. U1-RNP-AAK.
2. Charakteristische klinische Manifestationen von mindestens zwei der folgenden Systemerkrankungen:
   - systemischer Lupus erythematodes,
   - systemische Sklerose,
   - Myositis,
   - rheumatoide Arthritis.
3. Mindestens drei der folgenden Hauptsymptome:
   - Raynaud-Phänomen,
   - Sklerodermie,
   - geschwollene Hände („puffy fingers“),
   - proximale Muskelschwäche,
   - Synovitis.

Für eine exakte Diagnose sollten alle drei Kriterien erfüllt sein.

Weitere mögliche Manifestationen sind:

- Dysphagie bei Ösophagusmotilitätsstörung,
- Arthralgien (insbesondere an Hand- und Fingergelenken),
- symmetrische Arthritis (selten destruierend) mit einem ähnlichen Befallsmuster wie bei der rheumatoiden Arthritis,
- pulmonale Beteiligung (Pneumonitis, Lungenfibrose),
- pulmonale Hypertonie.

Welche Laboruntersuchungen werden empfohlen?

Messgröße	Zu erwartendes Ergebnis
U1-RNP-AAK	Positiv in 100% bei MCTD (meist hochtitrig)
PM/Scl-AAK	Positiv in ca. 24% bei Polymyositis-Sklerodermie-Overlap-Syndrom
Ku-AAK	Positiv in 5–25% bei Polymyositis-Sklerodermie-Overlap-Syndrom

Beurteilung

Ein hochtitriger **U1-RNP-AAK** bei Abwesenheit anderer Autoantikörper ist indikativ für das Vorliegen einer MCTD. Ein negativer U1-RNP-AAK-Befund schließt eine MCTD aus (Diagnosekriterium!).

PM/Scl-AAK werden fast ausschließlich bei Patienten mit Autoimmunmyositis (Overlap-Syndrom eingeschlossen) oder Sklerodermie gefunden. Von den PM/Scl-AAK-positiven Patienten haben 50–70% ein Polymyositis-Sklerodermie-Overlap-Syndrom, ca. 20% eine Autoimmunmyositis und ca. 10% eine Sklerodermie. Beim Polymyositis-Sklerodermie-Overlap-Syndrom sind in ca. 24%, bei Polymyositis/Dermatomyositis in 8–12% und bei der Sklerodermie in 1–16% PM/Scl-AAK nachweisbar.

Ku-AAK sind bei ca. 5–25% der Patienten mit Polymyositis-Sklerodermie-Overlap-Syndrom nachweisbar. Sie sind auch in 23% bei primärer pulmonaler Hypertonie, in 5–10% beim systemischen Lupus erythematodes (in Kombination mit anderen ANA-Spezifitäten), in bis zu 20% beim primären Sjögren-Syndrom, aber nur selten (in bis zu 5%) bei anderen Kollagenosen zu finden. Insgesamt sind Ku-AAK bei 1–7% der Patienten mit Myositiden nachweisbar. Negative PM/Scl- und Ku-AAK-Befunde schließen ein Polymyositis-Sklerodermie-Overlap nicht aus.

18.8 Antiphospholipidsyndrom

Das Antiphospholipidsyndrom (APS; Synonyme: Hughes-Syndrom, Anticardiolipinsyndrom, Phospholipidantikörpersyndrom, Cardiolipinantikörpersyndrom) ist eine häufige Autoimmunerkrankungen mit einer breiten Palette an Manifestationsmöglichkeiten, die von Minimalbefunden bis zu vital bedrohlichen Komplikationen reicht. Charakteristika sind venöse und arterielle Thrombosen, rezidivierende Aborte, neurologische Komplikationen sowie die Produktion von Antiphospholipidantikörpern.

Das Antiphospholipidsyndrom kann isoliert (primäres APS; **PAPS**) auftreten oder mit anderen Autoimmunerkrankungen, insbesondere dem systemischen Lupus erythematodes (SLE), assoziiert sein (sekundäres APS; **SAPS**).

Klinische Symptomatik und Klassifikationskriterien

Revidierte Klassifikationskriterien des APS (nach S. Miyakis et al. 2006)
Klinische Kriterien:

1. Vaskuläre Thrombose: eine oder mehrere Episoden einer Thrombose in den arteriellen, venösen oder kleinen Gefäßen. Die Thrombose muss durch objektive, validierte Kriterien (z.B. entsprechende Bildgebung oder Histopathologie) bestätigt sein. Bei der histopathologischen Untersuchung darf die Thrombose nicht durch signifikante entzündliche Veränderungen in den Gefäßwänden begleitet sein.
2. Schwangerschaftsmorbidität:
   a) eine oder mehrere ungeklärte Fehlgeburten von morphologisch normalen Feten ab der zehnten Schwangerschaftswoche,
   b) eine oder mehrere Frühgeburten von morphologisch normalen Feten bis zur 34. Schwangerschaftswoche, die mit einer schweren Präeklampsie oder Plazentainsuffizienz assoziiert sind,
   c) drei oder mehr ungeklärte Todesfälle von morphologisch normalen Feten vor der zehnten Schwangerschaftswoche nach Ausschluss folgender Ursachen: mütterliche Anatomie, hormonelle Störungen, mütterliche und väterliche chromosomale Abnormitäten.

Laborkriterien:

1. Lupus-Antikoagulans: mindestens zweimaliger Nachweis im Plasma im Abstand von mindestens zwölf Wochen, nachgewiesen entsprechend den Richtlinien der International Society on Thrombosis and Hemostasis,
2. Anticardiolipinantikörper des IgG- und/oder IgM-Isotyps im Serum oder Plasma in mittelhohen oder hohen Titern (> 40 GPL oder > 40 MPL oder > 99. Perzentile): mindestens zweimaliger Nachweis im Abstand von zwölf Wochen, gemessen mit einem standardisierten Enzymimmunoassay,
3. Anti-β_2-Glykoprotein-Antikörper des IgG und/oder IgM-Isotyps im Serum oder Plasma in Titern > 99. Perzentile: mindestens zweimaliger Nachweis im Abstand von zwölf Wochen, gemessen mit einem standardisierten Enzymimmunoassay.

Ein definitives APS liegt vor, wenn mindestens eines der klinischen Kriterien und eines der Laborkriterium vorhanden sind.

Manifestationen (Auswahl) und Sonderformen

- Budd-Chiari-Syndrom,
- Endokardläsionen, Libman-Sachs-Endokarditis,
- hämolytische Anämie mit Retikulozytose und positivem Coombs-Test (nicht durch Medikamente induziert),
- Herzinfarkt,
- Kardiomyopathie,
- „katastrophales“ APS: „Multiorganversagen“, bedingt durch akute, mehrere Organe betreffende vaskuläre Okklusionen. Drei oder mehr der folgenden Organmanifestationen: Niere (Dysfunktion, maligne Hypertonie), ZNS (Verhaltensstörungen, Hemiparese), Lunge (ARDS), Haut (Livedo reticularis, Akrozyanose, ischämische Ulzerationen), weitere Manifestationen bedingt durch multiple Thrombosierung der kleinen Gefäße an Herz, Nebenniere, Leber, Darm,
- Livedo reticularis,
- Morbus Addison,
- Niereninfarkt,
- pulmonale Hypertonie,
- Thrombozytopenie < 100 Gpt/L,
- Querschnittsmyelitis,
- renale thrombotische Mikroangiopathie,
- Retinalarterienverschluss,
- Sneddon-Syndrom: generalisierte Livedo reticularis kombiniert mit ischämischen zerebrovaskulären Manifestationen (z.B. Hirninfarkte mit Halbseitensymptomatik, Epilepsie, Hemianopsie, hirnorganische Psychosyndrome). Wird bei Vorliegen von Phospholipidantikörpern als eine Sonderform des Antiphospholipidsyndroms betrachtet.
- Ulcus cruris,
- ungeklärte Verdickung der Mitral- oder Aortenklappe und/oder Regurgitation des Blutes in der Echokardiographie,
- Vaskulitiden,
- zerebrale Beteiligung, von Kopfschmerzen bzw. Migräne, Chorea minor, Epilepsie bis hin zum apoplektischen Insult.

Welche Laboruntersuchungen werden empfohlen?

Messgröße	Zu erwartendes Ergebnis
Lupus-Antikoagulans	Positiv
Cardiolipin-AAK	Positiv
β_2-GPI-AAK	Positiv
Zusätzliche Messgrößen	
Phosphatidylserin-AAK (PS-AAK)	
Phosphatidylethanolamin-AAK (PE-AAK)	
Phosphatidylinositol-AAK (PI-AAK)	
Prothrombin-AAK	
Annexin V-AAK	
ANA/ENA-/dsDNA-AAK	Bestätigung/Ausschluss einer assoziierten Kollagenose
Gerinnungsfaktoren	

Interpretation

Cardiolipin-AAK und **Lupus-Antikoagulans (LA)** sind diagnostische Marker für das APS und kommen in ca. 60% der APS-Fälle gemeinsam vor. Bei einem nicht zu vernachlässigenden Anteil von Patienten mit APS sind entweder nur Lupus-Antikoagulans oder nur Cardiolipin-AAK nachweisbar. Deshalb ist entsprechend den Klassifikationskriterien des APS der Nachweis von Lupus-Antikoagulans und/oder (!) Cardiolipin-AAK erforderlich. Das Lupus-Antikoagulans scheint eine geringere Sensitivität, jedoch höhere Spezifität für einige Symptome des APS (Phlebothrombosen) als die Cardiolipin-AAK zu besitzen.

β_2-GPI-AAK gelten ebenfalls als diagnostische Marker des APS. Ihnen wird eine höhere Spezifität, aber geringere Sensitivität als den Cardiolipin-AAK zugeschrieben.

Weiterführende Diagnostik

Phosphatidylserin-, Phosphatidylethanolamin- oder **Phosphatidylinositol-AAK** können in seltenen Fällen bei Cardiolipin-AAK- und LA-negativen APS-Patienten die Diagnose sichern. Zum diagnostischen Vorgehen bei klinischem Verdacht auf ein APS ➤ Abb. 18-5.

Prothrombin-AAK sind in Abhängigkeit vom Testsystem in 50–90% bei Patienten mit Phospholipid-AAK nachweisbar. Die mögliche Relevanz in der Prädiktion von Thrombosen und Myokardinfarkt bei Patienten mit SLE und anderen Kollagenosen muss im Rahmen weiterer Studien abgeklärt werden.

Differenzialdiagnostisch müssen bei thromboembolischen Ereignissen auch andere thrombophile Risikofaktoren (ATIII-, Protein-C-, Protein-S-Mangel; Vorliegen einer APC-Resistenz mit Faktor-V-Leiden-Mutation; Prothrombinmutation; Faktor-VIII-Erhöhung) neben den Phospholipid-AAK untersucht werden (➤ Kap. 5).

18.9 Systemische Vaskulitiden

Aus pathologischer Sicht ist die Vaskulitis charakterisiert durch eine entzündliche Infiltration und Nekrose von Gefäßwänden. Die klinische Symptomatik variiert in Abhängigkeit von Ausmaß und Lokalisation der betroffenen Gefäßareale.

Klassifikation

Es gibt verschiedene Einteilungen der systemischen Vaskulitiden. 1994 wurde eine Einteilung nach der Größe der betroffenen Gefäße durch die Konsensus-Konferenz von Chapel Hill angenommen. In ➤ Tab. 18-2 werden den entsprechenden Vaskulitisformen die für die Diagnostik spezifischen oder hilfreichen Laborparameter zugeordnet. Nur bei der Wegener-Granulomatose (WG) und der mikroskopischen Polyangiitis (MPA) sind antineutrophile zytoplasmatische Antikörper (ANCA) richtungweisend für die Diagnostik. Antiendothelzellantikörper (AECA) werden bei verschiedenen Vaskulitiden, aber auch bei anderen Autoimmunerkrankungen gefunden.

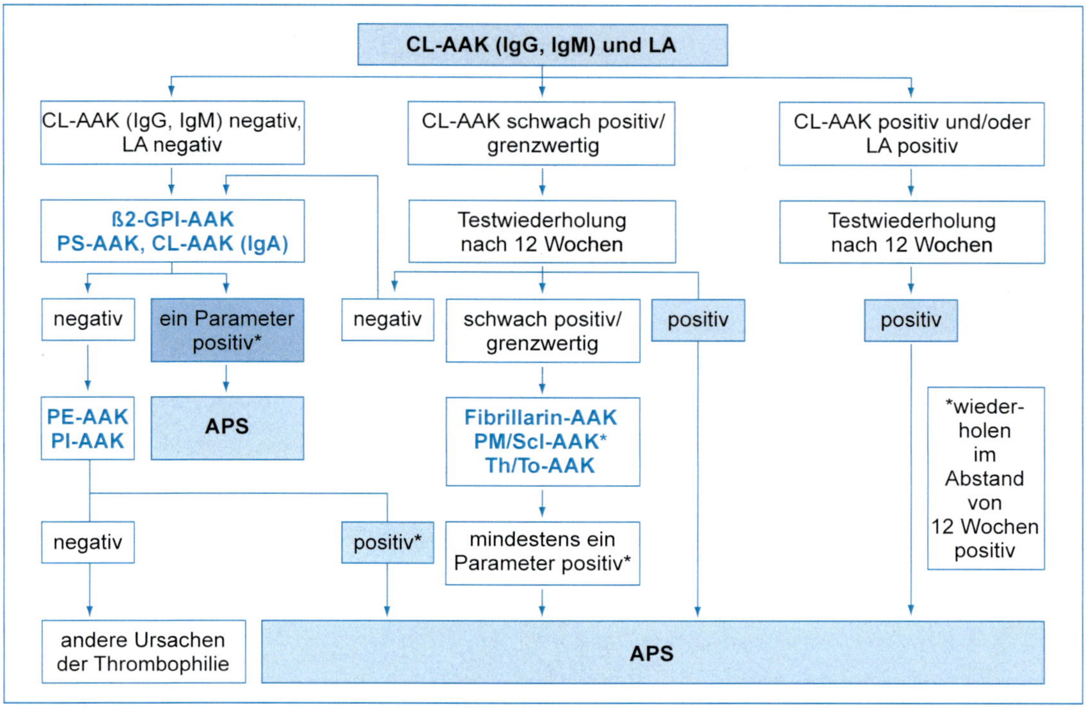

Abb. 18-5 Empfehlungen zur Autoantikörperdiagnostik bei Verdacht auf Antiphospholipidsyndrom (APS; mod. nach Conrad et al. 2006): Bei Verdacht auf das Vorliegen eines APS (arterielle und/oder venöse Thrombosen und/oder rezidivierende Aborte unklarer Genese) sollte immer auf Cardiolipin-AAK (CL-AAK) der IgM- und der IgG-Klasse sowie auf Lupus-Antikoagulans (LA) getestet werden (Bestandteile der Klassifikationskriterien des APS). Sind diese allein oder in Kombination positiv und lassen sich nach zwölf Wochen bestätigen, liegt definitiv ein APS vor (das schließt allerdings nicht aus, dass zusätzlich auch andere thrombophile Risikofaktoren vorliegen). Patienten mit APS besitzen in der Regel multiple Phospholipid-AAK, allerdings können diese auch isoliert auftreten, sodass bei einem negativen CL-AAK/LA-Befund und klinischem Verdacht auf ein APS entsprechend dem vorgeschlagenen Stufenschema weitere Phospholipid-AAK bestimmt werden sollten: β_2-GPI-, PS-, PE- sowie PI-AAK.

Tab. 18-2 Labordiagnostische Kriterien bei systemischen Vaskulitiden.

Chapel-Hill-Klassifikation	Labormessgrößen und -kriterien	
	Spezifisch	Hilfreich
Vaskulitis der großen Gefäße		
• Riesenzellarteriitis temporalis (Morbus Horton)	Keine	BSG > 50 mm/h; häufig: Phospholipid-AAK
• Takayasu-Arteriitis	Keine	Häufig: Antiendothelzellantikörper (AECA)
Vaskulitis der mittelgroßen Gefäße		
• Klassische Poly(Pan)arteriitis nodosa	Keine	Kreatinin > 130 µmol/L (> 15 mg/dL) oder Harnstoff > 10 mmol/L (> 60 mg/dL), HBV-Carrier-Status (HBs-Ag oder Anti-HB-IgG) = ACR-Kriterien; selten: ANCA oder AECA
• Kawasaki-Syndrom	Keine	Häufig: AECA; selten: ANCA; IgM-Antikörper gegen kardiales Myosin in ca. 38%
Vaskulitis der kleinen Gefäße:		
• Wegener-Granulomatose (WG)	cANCA PR3-ANCA	
• Churg-Strauss-Syndrom	Keine	Eosinophilie > 10% im Differenzialblutbild (absolut > 5–20 Gpt/L) = ACR-Kriterium; selten: ANCA, RF

Tab. 18-2 Labordiagnostische Kriterien bei systemischen Vaskulitiden (Forts.)

Chapel-Hill-Klassifikation	Labormessgrößen und -kriterien	
	Spezifisch	Hilfreich
• Mikroskopische Polyangiitis (Polyarteriitis, MPA)	pANCA MPO-ANCA	
• Purpura Schoenlein-Henoch	Keine	Selten: ANCA/BPI-ANCA; Kryoglobuline; Faktor VIII erniedrigt
• Kryoglobulinämische Vaskulitis	Kryoglobuline	RF, HCV, HBV, Paraproteine, Differenzialblutbild
• Kutane leukozytoklastische Vaskulitis	Keine	Häufig: Cardiolipin-AAK (IgA)

AECA = Antiendothelzellantikörper; ANCA = antineutrophile zytoplasmatische Antikörper; BPI = „bactericidal permeability increasing protein"; MPO = Myeloperoxidase; PR3 = Proteinase 3

Manifestationen und Klassifikationskriterien autoimmuner systemischer Vaskulitiden

Wegener-Granulomatose (WG)

Nekrotisierend-granulomatöse Entzündung des oberen und unteren Respirationstrakts, häufig assoziiert mit einer Glomerulonephritis sowie weiteren Organmanifestationen im Rahmen einer Vaskulitis der kleinen Arterien und Venen.

Nach den Kriterien des American College of Rheumatology (ACR) erfolgt die Klassifikation der Wegener-Granulomatose (nach Leavitt et al., 1990) wie folgt:

1. Nasale oder orale Entzündung: schmerzhafte oder schmerzlose orale Ulzerationen oder eitriger oder blutiger nasaler Ausfluss.
2. Pulmonale Veränderungen im Röntgenbild: noduläre Veränderungen oder konstante pulmonale Infiltration im Kavernenbild.
3. Nephritisches Urinsediment (Erythrozyturie von > 5 Erythrozyten/Gesichtsfeld, Erythrozytenzylinder).
4. Bioptisch nachgewiesene granulomatös-entzündliche Veränderung in der Arterienwand, peri- oder extravaskulär.

Das Vorhandensein von mindestens zwei dieser vier Kriterien macht eine Wegener-Granulomatose wahrscheinlich (Sensitivität 88%, Spezifität 92%).

Symptome und Organmanifestationen:

- Chronisch-hämorrhagische Rhinitis,
- Sinusitis,
- Otitis media,
- Augenbeteiligung (Konjunktivitis, Uveitis und Episkleritis),
- Lungenbeteiligung (subglottische Stenose und Bronchusstenosen, die Atelektasen hervorrufen; solitäre oder multiple Rundherde der Lunge, die einschmelzen können; pneumonische Infiltrate; Pleuraerguss; Hämoptoe),
- Arthralgien und Arthritis,
- Myalgien und Myositis,
- rapid progressive Glomerulonephritis,
- Herzbeteiligung (Koronaritis, Valvulitis, Perikarditis, Pankarditis),
- Hautbeteiligung (Granulome, Ulzerationen, Nekrosen, Purpura),
- Polyneuropathie,
- zerebrale Durchblutungsstörungen,
- Allgemeinsymptome wie Fieber, Nachtschweiß, Abgeschlagenheit,
- Gewichtsabnahme in der Generalisationsphase.

Mikroskopische Polyangiitis (MPA)

Nekrotisierende, pauci-immune Vaskulitis kleiner Gefäße (Kapillaren, Venolen, Arteriolen) mit häufigem Auftreten einer rapid-progressiven Glomerulonephritis und/oder hämorrhagischen Alveolitis. Abortivformen sind möglich.

Klassifikationskriterien für die mikroskopische Polyangiitis gibt es nicht.

Hypokomplementämisches urtikarielles Vaskulitissyndrom (HUVS)

Das hypokomplementämische urtikarielle Vaskulitissyndrom ist eine Urtikariavaskulitis (entzündliche Schädigung der Kapillaren und postkapillären Venolen), gekennzeichnet durch hyperpigmentierte Quaddeln, die länger als 24 Stunden anhalten, in Kombination mit einer Hypokomplementämie (CH50, C1q,

C3, C4) und dem Nachweis von C1q-Antikörpern. Als systemische Manifestationen können auftreten: Fieber, Unwohlsein, Abgeschlagenheit, Arthralgien, Angiödeme, Iritis, Uveitis, Episkleritis, Perikarditis, Endokarditis, Pseudotumor cerebri, periphere Neuropathie, Pleuritis, obstruktive Lungenerkrankung (COPD), Glomerulonephritis, Raynaud-Phänomen, Infarkte der Fingerarterien.

Die Konzentrationen von C3 und C4 variieren zwischen nicht nachweisbar und niedrig bis normal. Selten liegen die C3- und C4-Spiegel bei einem aktiven HUVS im Normalbereich; in diesen Fällen ist der C1q-Spiegel deutlich vermindert. Spontane oder durch Therapie induzierte Remissionen sind mit einer Normalisierung von C3 und C4 assoziiert; der C1q-Spiegel bleibt jedoch gering erniedrigt.

Kryoglobulinämische Vaskulitis

Eine kryoglobulinämische Vaskulitis kann sich essenziell manifestieren oder im Gefolge von Infektionen (v.a. chronische Hepatitis-B- oder -C-Infektion) oder Malignomen auftreten.

Folgende vier Kriterien müssen für eine sichere Diagnosestellung erfüllt sein:

- Akral betonte leukozytoklastische und/oder kutane nekrotisierende Läsionen,
- Auslösung oder Verstärkung durch Kälte oder Wind,
- histologisch Nachweis einer Vaskulopathie kleiner Gefäße (Arteriolen, Kapillaren, Venolen),
- Nachweis eines deutlichen kältelabilen Serum- oder Plasmaproteins (Kryoglobulin, Kryofibrinogen).

Welche Laboruntersuchungen werden empfohlen?

Messgröße	**Zu erwartendes Ergebnis**
cANCA + PR3-ANCA	Positiv bei WG, selten auch bei MPA
pANCA + MPO-ANCA	Positiv bei MPA, selten auch bei WG
C1q-AAK	Positiv bei HUVS
Kryoglobuline	Positiv bei Kryoglobulinämie

Zusätzliche Messgrößen	
Komplementfaktoren	C3, C4 und C1q bei HUVS meist erniedrigt
Urinstatus	Mikrohämaturie, Zylindrurie bei Nierenbeteiligung
Glomeruläre (z.B. Kreatinin-)Clearance	Rasch abfallend bei Nierenbeteiligung

Beurteilung

cANCA/PR3-ANCA sind die Marker-Antikörper der Wegener-Granulomatose. Die diagnostische Spezifität für die Wegener-Granulomatose ist bei Kombination cANCA und PR3-ANCA höher (> 97%) als bei alleinigem Nachweis von cANCA. Die diagnostische Sensitivität ist abhängig von Stadium und Aktivität der Erkrankung:

- bei inaktiver Initialphase ca. 50%,
- bei aktiven mono- oder oligosymptomatischen (Niere! Lunge!) Varianten ca. 60%,
- bei aktiver Generalisationsphase nahezu 100%.

Aufgrund der hohen Spezifität können Früh- und Abortivformen bzw. eine Reihe von limitierten Formen der Wegener-Granulomatose relativ sicher diagnostiziert werden, z.B. bei Skleritis, Episkleritis, subglottischer Stenose, Tolosa-Hunt-Syndrom, Polyneuritis cranialis, peripherer Neuropathie, sekundärer Polychondritis, Hämorrhagie, idiopathischer progredienter nekrotisierender Nephritis, hämodialysepflichtigen Patienten mit Nierenversagen unklarer Ursache. In geringerer Frequenz sind cANCA auch bei anderen mit der WG verwandten Vaskulitiden nachweisbar (MPA, Churg-Strauss-Syndrom).

cANCA/PR3-ANCA können als Parameter für Aktivitäts- und Therapieverlaufskontrollen eingesetzt werden: Die AAK-Titer korrelieren mit der Aktivität der Erkrankung (sinken bei Remission/erfolgreicher Therapie, steigen bei drohender Exazerbation).

pANCA/MPO-ANCA sind die Marker-Antikörper der MPA. Die Nachweisfrequenz liegt zwischen 60 und 80%. pANCA/MPO-ANCA sind weiterhin diagnostische Marker für eine immunhistologisch negative, fokal-nekrotisierende Glomerulonephritis, die – bei nicht adäquater Therapie – in eine extrakapillär-proliferative, rapid-progressiv verlaufende Nephritis (rapid-progressive Glomerulonephritis) übergehen kann. Diese Glomerulonephritis kann sich manifestieren

- als Komponente systemischer Vaskulitiden (v.a. der MPA),
- als „idiopathische" Form (ohne Zeichen einer extrarenalen Vaskulitis).

Bei dieser Form sind in ca. 65% MPO-ANCA nachweisbar. pANCA/MPO-ANCA sind in geringerer Frequenz bei der Wegener-Granulomatose und beim Churg-Strauss-Syndrom zu finden. MPO-ANCA werden auch in 30–40% beim pulmorenalen Syndrom gefunden. Diese Patienten sind meist älter und sprechen besser auf eine immunsuppressive Therapie an als Patienten, die nur GBM-Antikörper haben. Die Titer der MPO-ANCA sind häufig assoziiert mit der Erkrankungsaktivität der ANCA-assoziierten Vaskulitiden.

C1q-AAK sind stark assoziiert mit Immunkomplexerkrankungen, vor allem mit dem HUVS und mit Glomerulonephritiden. Sie können als diagnostischer Marker für das HUVS gelten, da sie in 100% bei dieser Erkrankung, nicht aber bei anderen urtikariellen Manifestationen, nachweisbar sind. Sie sind in 17–58% beim SLE zu finden. Es besteht eine Korrelation der Autoantikörper mit Nierenbeteiligung (v.a. membranoproliferative Glomerulonephritis) bzw. der Entwicklung einer Nephritis. Bei der Lupusnephritis sind C1q-Antikörper in ca. 83% zu finden. Bei einer Vaskulitis im Rahmen der rheumatoiden Arthritis (RA) sind C1q-Antikörper (vorwiegend vom IgA-Typ) in ca. 32% nachweisbar. Bei membranoproliferativen Glomerulonephritiden werden C1q-Antikörper in ca. 88% gefunden.

18.10 Organspezifische Autoimmunerkrankungen und Organmanifestationen systemischer Autoimmunerkrankungen

Autoimmunerkrankungen (AIE), die sich primär an einzelnen Organen manifestieren, gehören zur Gruppe der organspezifischen AIE. Derartige Erkrankungen können auf das entsprechende Organ beschränkt bleiben oder sich auch an anderen Organen manifestieren (z.B. endokrine Orbitopathie beim Morbus Basedow, Uveitis bei chronisch-entzündlichen Darmerkrankungen). Es ist jedoch nicht immer sicher, ob es sich dabei um eine Manifestationsform der Grunderkrankung oder um eine assoziierte Sekundärerkrankung handelt. So gibt es auch vielfältige Assoziationen zwischen verschiedenen organspezifischen (z.B. Diabetes mellitus Typ 1 und Zöliakie), aber auch zu systemischen AIE.

Im Folgenden sollen die organspezifischen AIE vorgestellt werden, bei denen erkrankungsspezifische AAK für die Diagnostik unerlässlich sind. Es werden aber auch Organmanifestationen bei Systemerkrankungen beschrieben, sofern AAK in diesen Fällen diagnostisch richtungweisend sind.

18.10.1 Augenerkrankungen

Immunologisch vermittelte okuläre Krankheitsbilder sind recht zahlreich und können alle Bereiche des Auges betreffen. Sie können isoliert oder im Rahmen von Systemerkrankungen auftreten (➤ Tab. 18-3). In vielen Fällen wird eine autoimmune Pathogenese angenommen, spezifische serologische Marker sind jedoch nur selten nachweisbar. Autoimmune Augenerkrankungen, bei denen (bisher) keine spezifischen Laborparameter bekannt sind oder routinemäßig bestimmt werden können (z.B. phakogene Uveitis, sympathische Ophthalmie, Vogt-Koyanagi-Harada-Syndrom), werden an dieser Stelle nicht berücksichtigt.

18.10.2 Endokrinopathien

Autoimmunerkrankungen können sich an allen endokrinen Organen manifestieren. Am häufigsten kommen autoimmune Schilddrüsenerkrankungen (Autoimmunthyreoiditiden, Morbus Basedow) vor. Weitere in der klinischen Praxis relevante Autoimmunerkrankungen sind der Diabetes mellitus Typ 1, der idiopathische Morbus Addison und die polyglandulären autoimmunen Syndrome (➤ Tab. 18-4). Zur endokrinologischen Diagnostik dieser Erkrankungen ➤ Kap. 12, ➤ Kap. 14.

Tab. 18-3 Autoantikörperdiagnostik bei autoimmunen Augenerkrankungen und Augenmanifestationen autoimmuner Systemerkrankungen.

Okuläre Manifestation (Verdachtsdiagnose)	Zu bestimmende AAK	Interpretation und weiterführende Diagnostik
Exophthalmus (endokrine Orbitopathie [EO])	• TSH-Rezeptor-AAK (TRAK) • TPO-AAK	Die EO ist eine extrathyreoidale Manifestation des Morbus Basedow und kann in seltenen Fällen vor der Manifestation der Schilddrüsenüberfunktion auftreten. AAK sind in solchen Fällen diagnostisch richtungweisend.
Episkleritis	• ANA und deren Spezifitäten • cANCA/PR3-ANCA	In ca. 5% liegt der Episkleritis eine autoimmune Systemerkrankung zugrunde. Sie kann die initiale Manifestation z.B. der Wegener-Granulomatose sein.
Keratoconjunctivitis sicca (Sjögren-Syndrom)	• Ro/SS-A-AAK • La/SS-B-AAK	Ro/SS-A- und La/SS-B-AAK sichern die Diagnose Sjögren-Syndrom bei vorliegender Symptomatik (➤ Kap. 18.5).
Okuläre Myasthenie	• Acetylcholinrezeptor-AAK	AAK sichern die Diagnose Myasthenia gravis (➤ Kap. 18.10.10) bei Vorliegen von Ptosis, Ophthalmoplegie, Akkommodationsparese und Diplopie.
Retinopathien (retinale Vaskulitis)	• ANA und deren Spezifitäten • Phospholipid-AAK	AAK hinweisend auf Grunderkrankung (SLE, APS).
Skleritis	• ANA und deren Spezifitäten • cANCA/PR3-ANCA • CCP-AAK, RF	Skleritiden treten überwiegend in Begleitung von Systemerkrankungen (u.a. RA, SLE, Wegener-Granulomatose) auf. Da sie als erstes Zeichen solcher Erkrankungen auftreten können, ist die Bestimmung der entsprechenden AAK hilfreich zur Diagnostik der Grunderkrankung.
Symblephara (okuläres vernarbendes Pemphigoid)	• BMZ-AAK • BPAG2-AAK	AAK sichern die Diagnose vernarbendes Pemphigoid. Bei AAK-Negativität kann diese Erkrankung jedoch nicht ausgeschlossen werden. In 50% der Fälle sind die Serum-IgA-Spiegel stark erhöht.
Uveitis	• ANA und deren Spezifitäten • ANCA • Phospholipid-AAK • BAK, PAK, ASCA	Die verschiedenen Uveitisformen können der klinischen Manifestation der Grunderkrankung vorausgehen. Somit sind Grunderkrankungen, die erkrankungstypische Autoantikörper aufweisen (Kollagenosen, ANCA-assoziierte Vaskulitiden, APS, chronisch-entzündliche Darmerkrankungen), über die Bestimmung dieser AAK diagnostizierbar.

Tab. 18-4 Autoantikörperdiagnostik bei autoimmunen Endokrinopathien.

Verdachtsdiagnose	Zu bestimmende AAK	Interpretation und weiterführende Diagnostik
Diabetes mellitus Typ 1 (Synonyme: juveniler Diabetes, IDDM, LADA)	• ICA • GAD-, IA2-, Insulin-AAK	Die diabetesspezifischen Autoantikörper sind frühdiagnostische und prädiktive Marker, sodass AAK-Bestimmungen auch bei Risikopatienten (Verwandte 1. Grades, Patienten mit Zöliakie oder anderen Autoimmunendokrinopathien) durchgeführt werden sollten. Da der Typ-1-Diabetes stark mit der Zöliakie assoziiert ist, sollte auch ein Screening auf EmA/GTG-AAK erfolgen.
Autoimmunthyreoiditis (Synonym: chronische lymphozytäre Thyreoiditis, Hashimoto-Thyreoiditis)	• TPO-AAK • Thyreoglobulin-AAK (TAK)	Charakteristischerweise sind im Serum hohe Titer von Antikörpern gegen Thyreoperoxidase (TPO) und in bis zu 50% gegen Thyreoglobulin zu finden. Da die Thyreoiditis auch im Rahmen eines polyglandulären Autoimmunsyndroms (PAS) vorliegen kann, sollte (in Abhängigkeit von der Symptomatik oder zur Prädiktion) auch auf NNR-AAK, PCA und ICA getestet werden.

Tab. 18-4 Autoantikörperdiagnostik bei autoimmunen Endokrinopathien. (Forts.)

Verdachtsdiagnose	Zu bestimmende AAK	Interpretation und weiterführende Diagnostik
Morbus Addison, idiopathischer (Synonym: Autoimmunadrenalitis)	• NNR-AAK • 21-Hydroxylase-AAK	AAK gegen Nebennierenrinden(NNR)-Antigene (Hauptantigen: 21-Hydroxylase) sind hochspezifisch für die Autoimmunadrenalitis (isoliert oder im Rahmen eines PAS). Da die Autoimmunadrenalitis die Hauptmanifestation des PAS ist, sollte auch auf die entsprechenden AAK der möglichen PAS-Manifestationen (in Abhängigkeit von der Symptomatik oder zur Prädiktion) getestet werden (siehe polyglanduläres Autoimmunsyndrom).
Morbus Basedow (Synonym: Immunhyperthyreose)	TSH-Rezeptor-AAK (TRAK)	AAK gegen den TSH-Rezeptor (TRAK) sind hochspezifisch für den Morbus Basedow und in mehr als 95% der Fälle zu finden. Ebenfalls nachweisbar, jedoch von untergeordneter diagnostischer Bedeutung, sind AAK gegen Thyreoperoxidase (TPO) und seltener auch gegen Thyreoglobulin. Da die Immunhyperthyreose auch im Rahmen eines PAS vorliegen kann, sollte (in Abhängigkeit von der Symptomatik oder zur Prädiktion) auch auf NNR-AAK, PCA und ICA getestet werden.
Polyglanduläres Autoimmunsyndrom Typ 1 (PAS-1; Synonym: APECED-Syndrom)	(I): NNR-AAK, 21-Hydroxylase-AAK (II): TPO-, Thyreoglobulin-AAK, ICA, GAD-, IA2-AAK, EmA, ANA, SMA, LKM	(I): Die Hauptmanifestationen des PAS-1 sind mukokutane Candidiasis, Hypoparathyreoidismus und Autoimmunadrenalitis, daher zunächst die Bestimmung der für den Morbus Addison relevanten AAK. (II): Die Manifestation weiterer Immunopathien wie Hashimoto-Thyreoiditis, primärer Hypogonadismus, Diabetes mellitus Typ 1, Alopezie, Zöliakie, perniziöse Anämie, Autoimmunhepatitis ist möglich, sodass auch die für diese Erkrankungen spezifischen AAK bestimmt werden sollten (in Abhängigkeit von der Symptomatik oder zur Prädiktion der Erkrankung).
Polyglanduläres Autoimmunsyndrom Typ 2 (PAS-2; Synonym: Schmidt-Syndrom)	(I): NNR-AAK, 21-Hydroxylase-AAK, TSH-Rezeptor-AAK (TRAK), TPO-, Thyreoglobulin-AAK, ICA, GAD-, IA2-AAK (II): EmA, PCA, AchR-, GAD-AAK u.a.	(I): Hauptmanifestationen sind der Morbus Addison, autoimmune Schilddrüsenerkrankungen sowie der Diabetes mellitus Typ 1, daher ist die Bestimmung der entsprechenden AAK unerlässlich. (II): Weitere mögliche Manifestationen (primärer Hypogonadismus, Hypoparathyreoidismus, Alopezie, Vitiligo, Dermatitis herpetiformis, Zöliakie, perniziöse Anämie, Myasthenia gravis, Stiff-Man-Syndrom, Goodpasture-Syndrom) können durch die entsprechende AAK-Analytik rechtzeitig diagnostiziert werden.

18.10.3 Gastrointestinale Erkrankungen

Autoimmunerkrankungen können sich im gesamten Gastrointestinaltrakt manifestieren. Wichtigste, wenn auch häufig subklinisch verlaufende autoimmune Erkrankung des Magens ist die chronisch atrophische Gastritis, die im Verlauf zu einer perniziösen Anämie führen kann. Erkrankungen des Darms, bei denen eine Autoimmunpathogenese diskutiert wird und bei denen spezifische Antikörper auftreten, sind die verschiedenen Formen der chronisch-entzündlichen Darmerkrankungen und die glutensensitive Enteropathie (➤ Tab. 18-5). Zur weiteren Labordiagnostik dieser Erkrankungen ➤ Kap. 6, ➤ Kap. 10.

18.10.4 Hauterkrankungen

Hautspezifische Autoimmunerkrankungen manifestieren sich in der Regel als bullöse Dermatosen. Eine Reihe von Hautmanifestationen weist jedoch auf eine Systemerkrankung hin. Wenn diese der Systemmanifestation vorangehen, sind die entsprechenden Autoantikörper richtungweisend für die Diagnostik (➤ Tab. 18-6).

Tab. 18-5 Autoantikörperdiagnostik bei autoimmunen gastrointestinalen Erkrankungen.

Verdachtsdiagnose	Zu bestimmende AAK	Interpretation und weiterführende Diagnostik
Chronisch atrophische Gastritis Typ A (Synonym: Autoimmungastritis)	• PCA • H^+/K^+-ATPase-AAK • Intrinsic-Faktor-AAK	Parietalzellantikörper (PCA; Hauptzielantigen: H^+/K^+ -ATPase) sind auch häufig (v.a. bei älteren Frauen) nachweisbar, wenn keine spezifische Symptomatik vorliegt. Ein Verdacht auf (asymptomatische) Autoimmungastritis ist auch bei Vorliegen einer perniziösen Anämie gegeben (Vitamin-B_{12}-Mangel durch AAK gegen den Intrinsic-Faktor). In diesen Fällen sollten Intrinsic-Faktor-AAK nachweisbar sein.
Chronisch-entzündliche Darmerkrankungen (Morbus Crohn, Colitis ulcerosa)	• ANCA • ASCA • BAK • PAK	Atypische oder xANCA werden vorwiegend bei der Colitis ulcerosa gefunden. AAK gegen Becherzellen (BAK) sind hochspezifisch für die Colitis ulcerosa, aber nur selten nachweisbar. AAK gegen exokrines Pankreas (PAK) und Anti-Saccharomyces-cerevisiae-Antikörper (ASCA) wiederum werden vorwiegend beim Morbus Crohn gefunden. Eine Negativität für die genannten Antikörper schließt eine autoimmune entzündliche Darmerkrankung jedoch nicht aus.
Glutensensitive Enteropathie (Synonym: Zöliakie; zu beachten: Verdacht nicht nur bei intestinaler Symptomatik!) Da die Zöliakie häufiger subklinisch oder atypisch verläuft, sollten wegen der Notwendigkeit der glutenfreien Diät (Tumorrisiko!) bei folgenden Symptomen sowie bei Risikopersonen (Verwandte 1. Grades, Diabetes-Typ-1-Patienten) die genannten Antikörper bestimmt werden: unspezifische Abdominalsymptome, Gewichtsabnahme, chronische Müdigkeit, Leistungsinsuffizienz, Infertilität, Arthritis, Sakroiliitis, Muskelschwäche, Osteoporose, rezidivierende Mundaphthen, unklare therapierefraktäre Eisenmangelanämie, unklarer Vitamin-B_{12}- und Folsäuremangel, erhöhte neuromuskuläre Erregbarkeit, polyneuropathische Beschwerden	• Gliadin-Antikörper (IgA) • EmA/GTG-AAK (IgA) • bei IgA-Defizienz: Bestimmung der Gliadin-Antikörper und der EmA/GTG-AAK der IgG-Klasse	Endomysiumantikörper (Zielantigen: Gewebstransglutaminase GTG) der IgA-Klasse (EmA-IgA) sind hochspezifisch für die Zöliakie. Weniger spezifisch sind Gliadin-IgA-Antikörper, sie sollten aber zur Erhöhung der diagnostischen Sensitivität parallel mit bestimmt werden. Die genannten Antikörper verschwinden, wenn keine Glutenexposition mehr vorliegt, können also die Einhaltung der glutenfreien Diät anzeigen.

Tab. 18-6 Autoantikörperdiagnostik bei bullösen Dermatosen und Hautmanifestationen autoimmuner Systemerkrankungen.

Verdachtsdiagnose	Zu bestimmende AAK	Interpretation und weiterführende Diagnostik
Dermatitis herpetiformis (Synonym: Morbus Duhring)	• Gliadin-Antikörper • EmA/GTG-AAK	Die Dermatitis herpetiformis gilt als besondere Manifestationsform der glutensensitiven Enteropathie (➤ Kap. 18.10.3), geht aber nicht immer mit einer Zottenatrophie einher.
Dermatomyositis („Lila-Krankheit")	Mi-2-AAK	Hautmanifestationen können der Myositis (➤ Kap. 18.5) vorausgehen.

Tab. 18-6 Autoantikörperdiagnostik bei bullösen Dermatosen und Hautmanifestationen autoimmuner Systemerkrankungen. (Forts.)

Verdachtsdiagnose	Zu bestimmende AAK	Interpretation und weiterführende Diagnostik
Hypokomplementämisches urtikarielles Vaskulitissyndrom (HUVS)	C1q-AAK	C1q-AAK in Kombination mit deutlich verminderten C1q-Serumspiegeln sind bei entsprechender Symptomatik indikativ für das Vorliegen eines HUVS. Die Serumspiegel von C3 und C4 sind normal oder erniedrigt.
Livedo reticularis	Phospholipid-AAK	Bei Vorliegen von Phospholipid-AAK ist die Livedo reticularis als Manifestation eines APS anzusehen (➤ Kap. 18.8).
Pemphigoid-Krankheiten (bullöses Pemphigoid, Pemphigoid [Herpes] gestationes, vernarbendes Pemphigoid)	• BMZ-AAK • BPAG2-AAK	AAK gegen Basalmembranzonen(BMZ)-/Hemidesmosomen-Antigene. Hauptzielantigen der BMZ-AAK für alle Erkrankungen der Pemphigoid-Gruppe ist das „bullöse" Pemphigoid-Antigen 2 (BPAG2). Beim vernarbenden Pemphigoid sind auch häufig Laminin-5-AAK nachweisbar.
Pemphigus-Krankheiten (Pemphigus vulgaris, Pemphigus foliaceus, paraneoplastischer Pemphigus)	• ICS-AAK • Desmoglein-1-AAK • Desmoglein-2-AAK	„Pemphigusantikörper" sind gegen desmosomale Antigene der epidermalen Interzellularsubstanz (ICS) gerichtet. Hauptzielantigene sind Desmoglein 1 (P. foliaceus) und Desmoglein 3 (P. vulgaris).
Subakut kutaner Lupus erythematodes (SCLE)	• Ro/SS-A-AAK • La/SS-B-AAK	(➤ Kap. 18.3)

18.10.5 Herzerkrankungen

Dilatative Kardiomyopathien können durch Autoantikörper gegen den β_1-adrenergen Rezeptor bedingt sein. Ein Test für die routinemäßige Bestimmung dieser Autoantikörper steht derzeit noch nicht zur Verfügung. Beim **Postkardiotomie-/Postmyokardinfarktsyndrom (Dressler-Syndrom)** sind Autoantikörper gegen Herzmuskulatur nachweisbar, die jedoch nicht spezifisch für diese autoimmune Herzmanifestation sind.

Bei allen autoimmunen Systemerkrankungen kann es zu einer Beteiligung des Herzens kommen (Perikarditis, Endokarditis, Myokarditis, Pankarditis, Koronariitis, Kardiomyopathie, Fibrosierung, akzelerierte Koronarsklerose, Herzinfarkt). Eine besondere Manifestation stellt der **kongenitale Herzblock** dar, bei dem diaplazentar von der Mutter auf den Fetus übertragene Ro/SS-A-AAK pathogenetisch wirksam sind. Bei einer schweren Herzrhythmusstörung (meist AV-Block III. Grades) des Feten sollten deshalb Ro/SS-A-AAK bestimmt werden, auch wenn die Mutter nicht an einer Kollagenose erkrankt ist (➤ Kap. 18.3, ➤ Kap. 18.5).

18.10.6 HNO-Erkrankungen

Als teilweise autoimmun bedingt werden der **chronisch-progrediente sensineurale Hörverlust** (progredient oder schubweise verlaufende, fluktuierende Hörstörung, meist bilateral) sowie der **Morbus Menière** (anfallsartige Hörstörung mit Schwindel und Ohrrauschen) angesehen. Bei diesen Erkrankungen sind Autoantikörper gegen Kollagen Typ II und gegen das Hitzeschockprotein Hsp70 nachweisbar. Kollagen-Typ-II-AAK werden auch bei HNO-Manifestationen der **rezidivierenden Polychondritis** (Entzündung des Knorpels von Ohr und Nase) gefunden. Bei **Innenohrerkrankungen unklarer Genese** können antinukleäre Antikörper (ANA) nachgewiesen werden. ANA-positive Patienten sollen einen progressiveren Verlauf der Innenohrerkrankung haben im Vergleich zu ANA-negativen Fällen.

Zur Differenzialdiagnostik einer **Xerostomie** sollten Ro/SS-A- und La/SS-B-AAK bestimmt werden, um ein beginnendes Sjögren-Syndrom (➤ Kap. 18.5) zu diagnostizieren. Chronische Otitis media und sensineuraler Hörverlust können **HNO-Manifestationen einer Wegener-Granulomatose** sein, die durch den Nachweis von cANCA/PR3-ANCA diagnostiziert wird (➤ Kap. 18.9).

18.10.7 Infertilität und Schwangerschaftsmorbidität

Die **primäre Ovarialinsuffizienz** und die Ovarialinsuffizienz im Rahmen polyglandulärer Syndrome (➤ Kap. 18.10.2) gehen mit Autoantikörpern gegen Theca-Zellen des Ovars einher. Bei der **testikulären Insuffizienz** (primär oder im Rahmen polyglandulärer Syndrome) sind Autoantikörper gegen Leydig-Zwischenzellen nachweisbar

Eine oder mehrere ungeklärte **Fehlgeburten** von morphologisch normalen Feten ab der zehnten Schwangerschaftswoche, eine oder mehrere ungeklärte Frühgeburten bis zur 34. Schwangerschaftswoche und assoziiert mit schwerer Präeklampsie oder Plazentainsuffizienz sowie drei oder mehrere ungeklärte Todesfälle von morphologisch normalen Feten vor der zehnten Schwangerschaftswoche sind Indikationen zur Bestimmung von Phospholipid-AAK, da dies Manifestationen eines Antiphospholipidsyndroms (➤ Kap. 18.8) sein können.

18.10.8 Lebererkrankungen

Zu den leberspezifischen Autoimmunerkrankungen werden die verschiedenen Formen autoimmuner Hepatitiden, die primäre biliäre Zirrhose und die primär sklerosierende Cholangitis gerechnet (➤ Tab. 18-7). Da die klinische Symptomatik insbesondere bei chronischen Hepatitiden unterschiedlicher Ätiopathogenese recht ähnlich ist, kommt den Autoantikörperbestimmungen eine besondere differenzialtherapeutische Bedeutung zu. Es werden jedoch auch sekundäre Autoimmunphänomene mit Bildung einer Vielzahl von Autoantikörpern (u.a. LKM-1) bei chronischer Virusinfektion (v.a. HCV) beobachtet. Auch bei arzneimittelinduzierten Lebererkrankungen sind Autoantikörper (v.a. LKM) nachweisbar. Darüber hinaus können hochtitrige ANA (v.a. antinukleäre Antikörper) auf ein hepatozelluäres Karzinom hinweisen. Zur weiteren Labordiagnostik von Lebererkrankungen ➤ Kap. 9.

Charakteristisch für Patienten mit autoimmunen Lebererkrankungen ist, dass sie häufig auch an Autoimmunopathien des Endokriniums (➤ Kap. 18.10.2), des Gastrointestinums (➤ Kap. 18.10.3) und des rheu-

Tab. 18-7 Autoantikörperdiagnostik bei autoimmunen Lebererkrankungen.

Verdachtsdiagnose	Zu bestimmende AAK	Interpretation und weiterführende Diagnostik
Autoimmunhepatitiden (AIH)	• LKM1-AAK • SMA/Aktin-AAK • ANA • LP/SLA-AAK • LC1-AAK • ASGPR-AAK	Bei Verdacht auf AIH sollte auf ANA, AAK gegen glatte Muskulatur (SMA bzw. ASMA) bzw. Aktin, Leber-Niere-mikrosomales-Antigen Typ 1 (LKM1), Leber-Pankreas-Antigen (LP) bzw. lösliches Leberantigen (SLA) und (wenn die vorgenannten AAK negativ) Leberzytosolantigen (LC1) sowie Asialoglykoproteinrezeptor (ASGPR) getestet werden. Die Zusammenschau aller Befunde unter Einbeziehung der Autoantikörperspezifitäten erlaubt in der Regel eine korrekte Diagnose (➤ Kap. 9). Die Subtypisierung der AIH anhand der AAK-Befunde hat keine therapeutische Konsequenz. Bei Negativität der genannten AAK kann eine AIH nicht ausgeschlossen werden.
Primär biliäre Zirrhose (PBC)	• AMA-M2 • PBCNA/Sp100-AAK	Antimitochondriale Antikörper (AMA) vom Typ 2, gegen Antigene des Alpha-Ketosäuredehydrogenasekomplexes gerichtet, sind in der Mehrzahl der PBC-Fälle nachweisbar. AMA-negative Patienten sollten auf AAK gegen das PBC-nukleäre Antigen (PBCNA/Sp100), Lamin-B-Rezeptor (LBR) und Glykoprotein 210 (gp210) getestet werden. Zur Prädiktion oder Frühdiagnostik assoziierter Erkrankungen können Ro/SS-A-AAK (Sjögren-Syndrom) und Centromer- sowie Scl-70-AAK (Sklerodermie) bestimmt werden.
Primär sklerosierende Cholangitis (PSC)	• ANCA (atypische ANCA)	ANCA mit einem perinukleären Fluoreszenzmuster werden in ca. 80% der PSC-Fälle gefunden. In ca. 75% geht die PSC mit einer Colitis ulcerosa einher (➤ Kap. 18.10.3).

matischen Formenkreises (➤ Kap. 18.4, ➤ Kap. 18.5) erkranken.

18.10.9 Lungenerkrankungen

Isolierte autoimmune Lungenerkrankungen sind selten. Meist handelt es sich um Manifestationen von autoimmunen Systemerkrankungen. Es werden daher an dieser Stelle jene Manifestationen angeführt, die über die Autoantikörperanalytik zur Diagnose der zugrunde liegenden Systemerkrankung führen (➤ Tab. 18-8). Eine diffuse alveoläre Hämorrhagie im Rahmen eines pulmorenalen Syndroms (aber auch als alleinige Manifestation) kann im Rahmen einer autoimmunen Systemerkrankung auftreten (in ca. 70%; v.a. ANCA-assoziierte Vaskulitiden) oder durch Autoantikörper gegen Antigene der glomerulären bzw. alveolären Basalmembran hervorgerufen werden (Goodpasture-Syndrom). In beiden Erkrankungsgruppen trägt die Autoantikörperdiagnostik wesentlich zur schnellen Diagnosestellung und damit zur signifikanten Verbesserung der Prognose durch frühzeitige und intensive immunsuppressive Therapie bei. Zur weiteren Labordiagnostik ➤ Kap. 8.

18.10.10 Neurologische Erkrankungen

Bei einer wachsenden Zahl von neurologischen Erkrankungen werden autoimmune Pathomechanismen diskutiert. Autoimmunerkrankungen können sich am ZNS, am peripheren Nervensystem (PNS) sowie an der motorischen Endplatte manifestieren. ZNS-, PNS- und endplattenspezifische autoimmune Erkrankungen können „idiopathisch", infektinduziert oder paraneoplastisch bedingt sein. Daneben gibt es zahlreiche neurologische Manifestionen von autoimmunen Systemerkrankungen (➤ Kap. 18.3, ➤ Kap. 18.8, ➤ Kap. 18.9). In ➤ Tab. 18-9 sind die wichtigsten Erkrankungen und Manifestationen aufgeführt, bei denen Autoantikörper in der Diagnostik bedeutsam sind. Zur speziellen Labordiagnostik neurologischer Erkrankungen ➤ Kap. 15.

18.10.11 Nierenerkrankungen

Autoimmunmechanismen sind bei einer Vielzahl von Nephritiden pathogenetisch bedeutsam. Das klassische Beispiel einer autoimmun vermittelten Nierenerkrankung ist die **Anti-GBM-Nephritis** bzw.

Tab. 18-8 Autoantikörperdiagnostik bei autoimmunen Lungenerkrankungen und Lungenmanifestation autoimmuner Systemerkrankungen.

Verdachtsdiagnose	Zu bestimmende AAK	Interpretation und weiterführende Diagnostik
Goodpasture-Syndrom (Anti-GBM-Erkrankung)	GBM(ABM)-AAK	AAK gegen die glomeruläre (GBM) oder alveoläre Basalmembran (ABM) sind gegen die C-terminale Region der α3-Kette des Typ-IV-Kollagens gerichtet und pathognomonisch für das Goodpasture-Syndrom, das sich in ca. 70% an Niere (➤ Kap. 18.10.11) und Lunge manifestiert. In seltenen Fällen kann auch ein isolierter Lungenbefall vorliegen.
ANCA-assoziiertes pulmorenales Syndrom	• pANCA/MPO-ANCA • cANCA/PR3-ANCA	Es können sowohl pANCA/MPO-ANCA als auch cANCA/PR3-ANCA als Zeichen einer systemischen Vaskulitis nachweisbar sein (➤ Kap. 18.9). Die pulmonale Symptomatik kann der Nierenmanifestation um Wochen und Monate vorausgehen. Da auch andere Vaskulitismanifestationen fehlen können, ist der AAK-Befund richtungweisend bezüglich Diagnose und Therapie!
Lungenfibrose, lymphozytäre oder fibrosierende Alveolitis	ANA und deren Spezifitäten	In sehr seltenen Fällen kann die fibrosierende Alveolitis alleinige oder Erstmanifestation einer autoimmunen Systemerkrankung sein bzw. der Vollmanifestation der Erkrankung vorausgehen.
Pulmonale Hypertonie (PH)	• ACA • Phospholipid-AAK	Neben der pulmonalen Hypertonie bei Sklerodermie (➤ Kap. 18.4) sind auch bei der „primären" PH Anticentromer-Antikörper (ACA) nachweisbar. Weiterhin kann die PH eine Manifestation des APS (➤ Kap. 18.8) sein.

Tab. 18-9 Autoantikörperdiagnostik bei autoimmunen neurologischen Erkrankungen.

Verdachtsdiagnose	Zu bestimmende AAK	Interpretation und weiterführende Diagnostik
Myasthenie	• AchR-AAK • Titin-AAK • MuSK-AAK • VGCC-AAK	AAK gegen Acetylcholinrezeptoren (AchR) sind hochspezifisch für die Myasthenia gravis (MG) und in über 90% der generalisierten MG nachweisbar. Bei der seronegativen MG sind in bis zu 70% AAK gegen muskelspezifische Tyrosinkinase (MuSK) zu finden. Titin-AAK weisen auf ein Thymom hin. AAK gegen spannungsabhängige Kalziumkanäle (VGCC) sind pathognomonisch für das Lambert-Eaton-Myasthenie-Syndrom (LEMS). Bis zu 70% dieser Patienten haben ein Karzinom (v.a. kleinzelliges Bronchialkarzinom).
Immunvermittelte Polyneuropathie (PNP)	• Gangliosid-AAK • MAG-AAK	Eine schnelle Differenzierung der immunvermittelten von anderen PNP ist wichtig zur Einleitung einer effektiven Therapie. Hierbei sind AAK gegen verschiedene Ganglioside sowie gegen das myelinassoziierte Glykoprotein (MAG) eine wertvolle Hilfe.
Paraneoplastische neurologische Syndrome	• Hu-AAK • Yo-AAK • Ri-AAK • u.a.	AAK gegen „onkoneurale" Antigene (u.a. Hu, Yo, Ri) sind gegen Bestandteile sowohl neuronaler Zellen als auch bestimmter Tumorzellen gerichtet und spezifisch nur bei paraneoplastischen neurologischen Syndromen nachweisbar. Bei AAK-positiven Patienten mit Enzephalomyelitis, sensorischen und autonomen Neuropathien, Ataxie, Opsoklonus-Myoklonus sollte nach dem auslösenden Tumor gefahndet werden!
Stiff-Person-Syndrom (SPS; Synonym: Stiff-Man-Syndrom)	• GAD-AAK • Amphiphysin-AAK	Beim SPS sind meist AAK gegen Glutamatdecarboxylase (GAD) nachweisbar. Beim paraneoplastischen SPS sind u.a. AAK gegen Amphiphysin zu finden. Hier ist eine Tumorsuche indiziert.
Zerebrale und periphere Manifestationen beim Antiphospholipidsyndrom	• Phospholipid-AAK	Phospholipid-AAK bei Patienten mit Kopfschmerzen, Migräne, Chorea minor, Epilepsie, apoplektischem Insult (v.a. bei jungen Patienten!) oder Querschnittsmyelitis weisen auf das Vorliegen eines APS hin (➤ Kap. 18.8).

das **Goodpasture-Syndrom**, wenn gleichzeitig die Lunge (diffuse alveoläre Hämorrhagie) betroffen ist (➤ Kap. 18.10.9). Bei dieser Erkrankung sind Autoantikörper gegen die C-terminale Domäne der α3-Kette des Typ-IV-Kollagens der glomerulären Basalmembran (GBM) pathognomonisch. Patienten mit einem Alport-Syndrom (Störung der Typ-IV-Kollagen-Synthese) können nach einer Nierentransplantation eine Anti-GBM-Nephritis entwickeln, da das Zielantigen der GBM-AAK auf der Spenderniere als fremd erkannt wird.

Einen nephrologischen Notfall stellt die **rasch-progrediente Glomerulonephritis (RPGN)** dar (➤ Tab. 18-10). Die Ätiopathogenese ist recht vielfältig. Immunhistologisch können drei Typen differenziert werden:

- Der Typ I ist gekennzeichnet durch lineare IgG-Ablagerung an der glomerulären Basalmembran und GBM-AAK im Serum (Goodpasture-Syndrom, isolierte Anti-GBM-Nephritis). In etwa 30% sind auch MPO-ANCA nachweisbar.
- Nichtlineare Immunkomplexablagerungen charakterisieren die Typ-II-RPGN und können sich bei einer Vielzahl von mit pathogenen Immunkomplexen einhergehenden Erkrankungen (postinfektiöse Erkrankungen, Autoimmunerkrankungen, Kryoglobulinämie, primäre Glomerulonephritiden) entwickeln.
- Beim Typ III, der „pauci-immunen" Form, werden keine oder nur minimale Immunglobulinablagerungen gefunden. In der Mehrzahl der Fälle handelt es sich hierbei um eine **ANCA-assoziierte Vaskulitis** (mikroskopische Polyangiitis, Wegener-Granulomatose), die sich als systemische Vaskulitis, aber auch als isolierte RPGN manifestieren kann.

Zur spezifischen Labordiagnostik von Nierenfunktionsstörungen ➤ Kap. 8.

Tab. 18-10 Serologische Untersuchungen zur Differenzialdiagnostik der rasch progredienten Glomerulonephritis (RPGN).

RPGN-Typ	Zu bestimmende AAK	Interpretation und weiterführende Diagnostik
Typ I	GBM-AAK	Der Nachweis dieser AAK beweist bei entsprechender Klinik die Anti-GBM-Nephritis (bzw. das Goodpasture-Syndrom). Eine Negativität (in Abhängigkeit von der Sensitivität des eingesetzten Assays) schließt eine solche jedoch nicht aus.
Typ II	ANA/dsDNA-AAK	ANA und deren Spezifitäten (v.a. dsDNA-AAK) weisen auf eine Kollagenose (v.a. SLE; ➤ Kap. 18.3) als Grunderkrankung hin. Bei hypokomplementämischen membranoproliferativen Glomerulonephritiden (MPGN, v.a. Typ II) sind häufig AAK gegen die C3-Konvertase C3bBb (C3-Nephritisfaktor) nachweisbar. Weiterhin sind bei MPGN sowie bei der Lupusnephritis C1q-AAK zu finden.
Typ III	• pANCA/MPO-ANCA • cANCA/PR3-ANCA	Bei Einsatz der indirekten Immunfluoreszenz- und spezifischer Anti-MPO- und Anti-PR3-Assays kann eine ANCA-assoziierte Vaskulitis (➤ Kap. 18.9.2) mit hoher Spezifität nachgewiesen werden. Eine ANCA-Negativität schließt eine solche jedoch nicht aus.

LITERATUR

Zu den Klassifikationskriterien und Leitlinien:

Arnett FC, Edworthy SM, Bloch DA et al. The American Rheumatism Association 1987 revised criteria for the classification of rheumatoid arthritis. Arthritis Rheum 1988;31:315–24.

Bohan A, Peter JB. Polymyositis and dermatomyositis. N Engl J Med 1975;292:344–7;403–7.

Hochberg MC. Updating the American College of Rheumatology revised criteria for the classification of systemic lupus erythematosus. Arthritis Rheum 1997;40:1725.

Leavitt RY, Fauci AS, Bloch DA et al. The American College of Rheumatology 1990 criteria for the classification of Wegener's granulomatosis. Arthritis Rheum 1990;33:1101–7.

Masi AT, Rodnan GP, Medsger TA et al. (subcommittee for scleroderma criteria of the American Rheumatism Association diagnostic and therapeutic criteria committee). Preliminary criteria for the classification of systemic sclerosis (scleroderma). Arthritis Rheum 1980;23:581–90.

Miyakis S, Lockshin MD, Atsumi T et al. International consensus statement on an update of the classification criteria for a definite antiphospholipide syndrome (APS). J Thrombosis Haemostasis 2006;4:295–306.

Poormoghim H, Lucas M, Fertig N, Medsger TA. Systemic sclerosis sine scleroderma. Demographic, clinical, and serological features and survival in forty-eight patients. Arthritis Rheum 2000;43:444–51.

Schneider M, Lelgemann M, Abholz HH et al. Interdisziplinäre Leitlinie: Management der frühen rheumatoiden Arthritis. 2., überarbeitete Auflage. Steinkopff-Verlag, Darmstadt, 2007.

Sharp GC, Irvin WS, Tan EM et al. Mixed connective tissue disease – an apparently distinct rheumatic disease syndrome associated with a specific antibody to an extractable nuclear antigen (ENA). Am J Med 1972;52:148–59.

Tan EM, Cohen AS, Fries JF et al. The 1982 revised criteria for the classification of systemic lupus erythematosus. Arthritis Rheum 1982;25:1271–7.

Vitali C, Bombardieri S, Moutsopoulos HM et al. Preliminary criteria for the classification of Sjögren's syndrome. Results of a prospective concerted action supported by the European Community. Arthritis Rheum 1993;36:340–7.

Vitali C, Bombardieri S, Jonsson R et al. Classification criteria for Sjögren's syndrome: A revised version of the European criteria proposed by the American-European Consensus Group. Ann Rheum Dis 2002;61:554–8.

Übersichten zur Autoantikörperdiagnostik:

Burkhardt H, Voll RE. Autoantikörper bei rheumatischen Erkrankungen. In: Ganten D und Ruckpaul K (Hrsg.). Molekularmedizinische Grundlagen von rheumatischen Erkrankungen, S. 165–211. Springer-Verlag, Berlin, Heidelberg, 2003.

Conrad K, Schößler W, Hiepe F. Autoantikörper bei systemischen Autoimmunerkrankungen. Ein diagnostischer Leitfaden. 3. Auflage, Pabst Science Publishers, Lengerich, 2006.

Conrad K, Steinmann J, Kabelitz D, Rieber EP. Klinische Bedeutung von Autoantikörpern. Dtsch Med Wochenchr 2001;126:1005–10.

Fritzler MJ, Wiik A, Fritzler ML, Barr SG. The use and abuse of commercial kits used to detect autoantibodies. Arthritis Res Ther 2003;5:192–201.

Genth E: Labormedizinische Diagnostik rheumatischer Erkrankungen. Internist 1993;34:817–24.

Lyons R, Narain S, Nichols C, et al. Effective use of autoantibody tests in the diagnosis of systemic autoimmune disease. Ann NY Acad Sci 2005;1050:217-28.

Wiik A, Cervera R, Haass M et al. European attempts to set guidelines for improving diagnostics of autoimmune rheumatic disorders. Lupus 2006;15:391-6.

Wiik AS. Appropriateness of autoantibody testing in clinical medicine. Clin Chim Acta 2003;333:177–80.

KAPITEL

19 Fieber als Leitsymptom bei Infektionen

Thomas Nichterlein, Marianne Kretschmar

19.1 Labordiagnostik bei Fieber

Pathogenese

Pathogenetisch spielen für die Entstehung von Fieber zunächst peripher produzierte endogene Pyrogene, die meist durch Phagozytose freigesetzt werden, eine Rolle. Die wichtigsten sind die Zytokine IL-1, TNF-α und IL-6. Fieber wird durch diese Zytokine über intrazerebrale Signaltransduktion ausgelöst. Dies geschieht über die Blut-Hirn-Schranke durch lokale Synthese von Prostaglandin E_2, das im Hypothalamus die Fieberreaktion als Sollwertverstellung der Thermoregulation hervorruft.

Fieber bei Entzündungen ist die Standardantwort auf jede Gewebeschädigung. Es ist meist durch Infektionen bedingt und durch eine Akute-Phase-Reaktion gekennzeichnet, die labordiagnostisch durch verschiedene Entzündungsparameter messbar wird. So wird CRP in der Leber nach Stimulation durch IL-6, dem Hauptmediator der Akute-Phase-Reaktion, gebildet.

Klassifikation

Fieber ist die zentrale Reaktion des Körpers auf eine Vielzahl von infektiösen und nicht-infektiösen Erkrankungen. Man spricht von Fieber, wenn die rektal gemessene Temperatur morgens über 37,7°C liegt.

Ätiologisch kann Fieber als infektiöses (ca. 40% unklarer Fieberzustände), neoplastisches (ca. 20%), toxisches, allergisches, vaskuläres und endokrin/metabolisches Fieber klassifiziert werden.

Nicht-infektiöse Ursachen von Fieber sind:

- schwere Erkrankungen jeder Genese (Myokardinfarkt, Schädel-Hirn-Trauma, Thrombose),
- Vergiftungen und Drogenabusus,
- maligne Erkrankungen,
- endokrinologische Erkrankungen (Thyreotoxikose),
- Medikamente (medikamenteninduziertes Fieber, sog. „drug-fever"),
- Transfusionen (transfusionsassoziiertes Fieber als akute hämolytische Reaktion bei AB0-Antikörpern gegen Spender-Erythrozyten oder als febrile Reaktion bei Antikörpern gegen Spender-Leukozyten),
- immunologische Erkrankungen.

Akutes Fieber kann durch akute Infektionen, aber auch toxisch oder allergisch bedingt sein. **Chronisches Fieber** tritt bei chronischen Infektionen und allergischen sowie neoplastischen Krankheiten auf.

Infektiöse Ursachen kurzer Fieberepisoden (< 1 Woche) bei ambulanten Patienten sind meist akute Virusinfektionen. Bakterielle Ursachen kurzer Fieberphasen sind meist akute Infektionen des Respirations- und Urogenitaltrakts. Infektiöse Ursachen von länger dauerndem (z.B. drei Wochen) therapierefraktärem Fieber unklarer Ursache (FUO) bei ambulanten Patienten sind meist systemische oder lokale bakterielle Infektionen wie Tuberkulose und subakute bakterielle Endokarditis. Virale Ursachen des FUO sind meist Hepatitis B und C sowie selten Infektionen mit CMV und EBV.

Bei hospitalisierten Patienten treten meist **nosokomiale bakterielle Infektionen** im Zusammenhang mit chirurgischen Eingriffen, Anwendung von Kathetern oder anderen Fremdmaterialien sowie bei Beatmung auf. Häufige infektiöse Ursachen von Fieber auf Intensivstation sind Sinusitis, Meningitis, Kathetersepsis, Sepsis anderer Genese, postoperative Wundinfektion, primäre oder Aspirationspneumonie, Lungenembolie, Endokarditis, Myokarditis, perforiertes Ulkus im Gastrointestinaltrakt, Pankreatitis, Enteritis oder Kolitis, Peritonitis, postantibiotische Enterokolitis, Infektionen im Urogenitaltrakt, Weichteil- und Knocheninfektionen sowie invasive Mykosen.

Bei **immundefizienten Patienten** tritt neben den Infektionen, die auch bei Immunkompetenten eine Rolle spielen, in Abhängigkeit vom Ausmaß des Immundefekts und den betroffenen Effektoren eine Vielzahl opportunistischer Infektionen auf. Dabei können praktisch alle Keime vorkommen. Die Häufigkeit des Auftretens bestimmter Keime ist eher von ihrem Vorkommen im Patienten und in der Umwelt als von bestimmten Virulenzfaktoren abhängig.

Klinische Symptomatik

Fieber kann nach Fieberhöhe und Fieberverlauf differenziert werden. Der Fieberverlauf ist gelegentlich richtungweisend für die Diagnose von Infektionskrankheiten, z.B. deutet periodisches Fieber auf Malaria hin. Fieberassoziiert auftretende Symptome wie Schüttelfrost, Fieberkrämpfe, Nachtschweiß und Herpes simplex führen meist nicht zur Diagnostik spezifischer Erkrankungen.

Viele fieberhafte Erkrankungen haben neben dem Symptom Fieber eine vorherrschende klinische Symptomatik, Leitsymptome oder Risikofaktoren, die eine Eingrenzung der wahrscheinlichsten Verdachtsdiagnosen erlauben, sodass im Rahmen der weiterführenden Diagnostik einschließlich der Labordiagnostik gezielt untersucht werden kann. Zu achten ist beispielsweise auf Kopfschmerz, Mundhöhlenveränderungen, Thoraxschmerzen, Bauchschmerzen, Extremitätenschmerzen, Ikterus, Zyanose, Exantheme und Enantheme, Lymphknotenschwellungen, Hepato-/Splenomegalie sowie besonders die Reiseanamnese.

19.1.1 Labormessgrößen und zu erwartende Ergebnisse

Zunächst ist zu entscheiden, ob überhaupt eine Labordiagnostik des Fiebers veranlasst werden soll. Bei ambulant auftretenden akuten „banalen" Infektionen (Rhinitis) oder Infektionen, bei denen eine Antibiotikatherapie mit hoher Wahrscheinlichkeit wirkt, wird die Labordiagnostik in der Regel zunächst unterbleiben. Bei länger dauerndem Fieber unklarer Ursache, bei Immundefizienz oder bei schwerer Beeinträchtigung des Allgemeinzustands sowie bestimmten Risiken (Tropenaufenthalt) und Komplikationen ist eine labormedizinische Abklärung des Fiebers hingegen angezeigt.

Die Basisdiagnostik bei Fieber unterscheidet sich nicht von der Entzündungsdiagnostik (➤ Tab. 19-1).

Klassische Entzündungsparameter wie BSG, der Nachweis unreifer neutrophiler Granulozyten (Linksverschiebung) mit Bestimmung der Neutrophilen-Ratio und CRP werden durch moderne Marker wie Procalcitonin (PCT) und die Bestimmung von IL-6 ergänzt. Die entsprechenden Konzentrationen sind bei infektionsbedingtem Fieber meist auffällig, einige Parameter können aber auch bei Fieber nicht-infektiöser Ursache und bei nicht-fieberhaften Erkrankungen wie Polytrauma erhöht sein (besonders CRP, seltener auch PCT).

Zurzeit gibt es daher keinen uneingeschränkt einsetzbaren Marker für die Unterscheidung infektiöser von nicht-infektiösen Ursachen von Fieber oder für die Unterscheidung bakterieller von anderen Infektionen. Eine Kombination der Parameter und ihr differenzieller Einsatz für Diagnostik von Infektionen, die Bestimmung des Schweregrads, die Indikation zur Antibiotikatherapie und Verlaufskontrolle sind notwendig und variieren je nach Patientengut und Krankheitsbild.

Tab. 19-1 Allgemeine Diagnostik bei Fieber.

Basisdiagnostik
• Blutkörperchensenkungsgeschwindigkeit (BSG) • Blutbild inklusive Differenzialblutbild • Akute-Phase-Protein CRP • Kreatinin • Natrium • Kalium • P-Amylase • Transaminase (ALT) • Alkalische Phosphatase • Bilirubin • Glukose • Blutgasanalyse • Quick, aPTT • Fibrinogen und ggf. D-Dimere • Antithrombin • Urinteststreifen und Harnsediment
Gezielte Diagnostik
• Lymphozytencharakterisierung (T-, B-Typisierung mit Hilfe der Durchflusszytometrie) • Lipopolysaccharidbindendes Protein (LBP) • Procalcitonin • Neopterin • Zytokine (IL-6, IL-8, TNF-α) • Komplementfaktoren • Immunglobuline

Die weiterführende Diagnostik bei Verdacht auf bakterielle Infektionen und auf Pilzinfektionen führt idealerweise über die Kultur zur Anzüchtung des Erregers mit Identifikation und Nachweis seiner Antibiotika- bzw. Antimykotikaempfindlichkeit. Diese Untersuchung ist aus therapeutischen Gründen bei chronischen Infektionen sowie immundefizienten und hospitalisierten Patienten essenziell. Die Diagnostik von Viren und Parasiten kann sich demgegenüber meist auf die Identifikation der Infektion mit diesen Erregern beschränken. Da die Anzüchtung dieser Erreger außerdem mühevoll ist, werden hier bevorzugt serologische Methoden des Antikörpernachweises und Direktnachweise eingesetzt.

19.1.2 Basisdiagnostik

Eine Vielzahl von Parametern steht zur Verfügung (➤ Tab. 19-1). Initial können Differenzialblutbild, BSG und CRP, ggf. auch PCT verwendet werden. Durch ihre Kombination in Verbindung mit den klinischen Symptomen sind schwere bakterielle Infektionen von anderen Fieberursachen relativ gut abzugrenzen.

Schwere akute bakterielle Infektionen wie die Sepsis sind durch eine Leukozytose (15 bis > 25 Gpt/L) mit Linksverschiebung, CRP meist > 100 mg/L und PCT 0,5 bis > 2 µg/L gekennzeichnet. Geringgradig erhöhte Werte von CRP können bei chronischen bakteriellen Infektionen und bei vielen weiteren infektiösen und nicht-infektiösen Erkrankungen einschließlich Tumorerkrankungen und Traumen auftreten. Ein weiteres Problem ist der relativ späte Anstieg von CRP nach Beginn der Symptomatik, sodass eine diagnostische Lücke entstehen kann.

Obwohl die PCT-Konzentration bei Autoimmunerkrankungen und Tumoren sowie Virusinfektionen nicht oder nur mäßig erhöht ist, ist auch PCT kein spezifischer Marker bakterieller Ursachen von Fieber. Die Überlegenheit von PCT gegenüber CRP für die Diagnostik bakterieller Infektionen bei Intensivpatienten wird immer noch kontrovers diskutiert. Gegenwärtig werden sowohl CRP und PCT, aber auch weitere Marker wie IL-6 und das lipopolysaccharidbindende Protein meist in Kombination für die Einschätzung des Schweregrads dieser Infektionen und für Verlaufskontrolle und Nachweis der Effizienz der Antibiotikatherapie verwendet. PCT kann zur Unterstützung bei der Therapieentscheidung für eine Antibiotikatherapie z.B. bei SIRS und tiefen Atemwegsinfektionen verwendet werden. PCT eignet sich nur begrenzt zur Diagnostik und Verlaufskontrolle leichterer bakterieller Lokalinfektionen (Harnwegsinfektionen, Osteomyelitis) und Pilzinfektionen.

Zur Basisdiagnostik von Fieber vermutlich infektiöser Genese gehören auch Urinteststreifen und Urinsediment. Bei pathologischem Urinstatus erfolgt dann eine weiterführende mikrobiologische Diagnostik.

19.1.3 Weiterführende Diagnostik

Aufgrund der Vielzahl möglicher infektiöser und nicht-infektiöser Ursachen steht eine verwirrend große Zahl weiterführender Untersuchungen zur Verfügung. Solche Laboruntersuchungen zur Differenzialdiagnostik von Fieber sind z.B. Nachweise von Autoantikörpern, Hormon- oder Medikamentenbestimmungen sowie zytologische und klinisch-chemische Knochenmarkuntersuchungen, Liquoruntersuchungen, Rheumaserologie.

Für die Infektionsdiagnostik sind hauptsächlich die mikrobiologischen Untersuchungsverfahren des direkten und indirekten Nachweises von Infektionserregern von Bedeutung, die in Abhängigkeit von Anamnese, Symptomen und den Resultaten der Basisdiagnostik gezielt eingesetzt werden. Diese Untersuchungsverfahren werden im Rahmen der mikrobiologischen Diagnostik gezielt eingesetzt. Die Diagnostik orientiert sich zunächst an Krankheitsbild, Organmanifestation, Leitsymptom oder Risikofaktoren. Mögliche Untersuchungen bei entsprechender Differenzialdiagnose ➤ Tab. 19-2, ➤ Tab. 19-3.

Mikrobielle Stufendiagnostik: Bei der Vielzahl an differenzialdiagnostischen Möglichkeiten wird sich die Labordiagnostik zunächst auf die häufigsten Infektionen sowie auf lebensbedrohliche und seuchenhygienisch relevante Infektionen konzentrieren. Stufenpläne dienen dem standardisierten Vorgehen bei der Auswahl der mikrobiologischen Diagnostik von Fieber in Abhängigkeit von der Häufigkeit, mit der bestimmte Erreger als Infektionsursache auftreten. Sie sind für die häufigsten Organmanifestationen in ➤ Tab. 19-4 beispielhaft dargestellt.

Die verfügbaren mikrobiologischen Untersuchungsmethoden werden so ausgewählt und kombiniert, dass eine möglichst schnelle Diagnostik der häufigsten Erreger als effiziente Basis für Therapie und weiterführende Diagnostik kostengünstig erreicht wird. Untersuchungen auf seltene Erreger werden dann nach der Basisdiagnostik in einer nächsten „Stufe" der Diagnostik durchgeführt. Die übliche Stufendiagnostik muss entsprechend den therapeutischen und hygienischen Erfordernissen und entsprechend dem jeweiligen Patientengut, d.h. je nachdem, welche Krankheitserreger dort tatsächlich häufig auftreten, modifiziert werden. Für die gezielte Suche nach bestimmten Krankheitserregern werden die verschiedenen mikrobiologischen Methoden des Nachweises des Erregers oder der Infektion mit dem Erreger kombiniert eingesetzt.

Einfluss der Untersuchungsdauer: Auch bei optimalen Transportbedingungen und bei durchgängiger Verfügbarkeit des mikrobiologischen Labors sind bestimmte Untersuchungsgänge nicht zu beschleunigen, besonders wenn ihnen die Anzüchtung von Krankheitserregern zugrunde liegt (➤ Tab. 19-5). Bedingt durch die oft lange Generationszeit von Bakterien kann die Entstehung makroskopisch sichtbarer Bakterienkolonien aus einem Bakterium Tage bis Wochen dauern. Für die Akutdiagnostik ist es daher notwendig, bevorzugt Methoden einzusetzen, die innerhalb einiger Stunden brauchbare Ergebnisse liefern, also hauptsächlich Direktnachweise wie Färbungen, Antigennachweise und Nachweise der Nukleinsäure von Krankheitserregern.

Antigennachweise und Nukleinsäurenachweise eignen sich besonders zur schnellen Diagnostik von Infektionen mit Krankheitserregern, die eine spezielle Therapie oder besondere Hygienemaßnahmen verlangen (Beispiele: ➤ Tab. 19-6). Diese Methoden müssen durch die Kultur ergänzt werden, sofern die Antibiotikaempfindlichkeit der Erreger nicht vorhersagbar ist oder der Verdacht auf einen Ausbruch einer Infektion besteht.

Im Krankenhaus sind Keimidentifikation und Empfindlichkeitsprüfung für eine erreger- und antibiogrammgerechte Therapie und für die Keim- und Resistenzstatistik immer notwendig. Man wird auch

Tab. 19-2 Weiterführende Labordiagnostik von Fieber bei Infektionen in Abhängigkeit vom Leitsymptom.

Leitsymptom	Verdachtsdiagnose	Krankheitserreger	Labor	Besonderheiten/Bemerkungen
Kopfschmerzen, neurologische Symptome	Otitis media, Sinusitis	Pneumokokken, Haemophilus influenzae, Moraxella catarrhalis, Streptococcus pyogenes; verschiedene Viren	Grampräparat, Kultur (aerob, anaerob, Pilze)	Aspirat oder Mukosabiopsie verwenden, Nasensekret wenig aussagekräftig, bei Otitis media ggf. Erregernachweis durch Parazentese
	Meningitis, Meningoenzephalitis	Meningokokken, Pneumokokken, Listeria monocytogenes, Rickettsien, Chlamydien, Borrelia burgdorferi, Mykoplasmen, Brucella spec., Leptospiren, Treponema pallidum; Histoplasma capsulatum; Viren: FSME, LCM, Tollwut, Enteroviren, Adenoviren, Mumps; Taenia solium (Zystizerkose), Echinococcus spec., Toxocara canis; bei Immunsuppression: Nokardien, Mykobakterien, Cryptococcus neoformans, Candida spec., Aspergillus, JC-Virus, HSV, CMV, EBV, Toxoplasma gondii	Liquor: Zellzahl, Zytologie, Protein, Glukose, Laktat, Nachweis der autochthonen Antikörperproduktion im Liquor (Vergleich Serum/Liquor), mikroskopischer Nachweis, Direktnachweise von Pneumokokken- und Meningokokkenantigen, Kultur (mind. 5 Tage), Blutkultur, Virus-Nukleinsäurenachweis	Bei chronischen Verläufen Spezialdiagnostik auf Mykobakterien, Pilze, Parasiten, Virusserologie, bei Enzephalitis neben Liquordiagnostik ggf. Hirnbiopsie kulturell und mit Nukleinsäurenachweis untersuchen
	Hirnabszess	Streptokokken, Enterokokken, Anaerobier, Enterobakterien, Aktinomyzeten; bei Immunsuppression: Mykobakterien, Nokardien, Aspergillus spec., Mucorales, Candida spec., Toxoplasma gondii; bei Trauma: Staphylokokken, Enterobakterien, Pseudomonaden, Streptokokken	Mikroskopischer Nachweis, Blutkultur, Liquoruntersuchung mit Kultur, Kultur von Abszesseiter, Antikörpernachweis: Herpesviren, Borrelia burgdorferi, Toxoplasma gondii, Echinokokken	Aerobe und anaerobe Kultur notwendig
Mundhöhlenveränderungen	Angina Plaut-Vincent	Fusobakterien, Spirochäten	Mikroskopischer Nachweis	Kultur nicht sinnvoll
	Angina tonsillaris	Streptococcus pyogenes	Kultur von Tonsillenabstrich, Antigennachweis, Streptokokkenserologie	
	Diphtherie	Corynebacterium diphtheriae	Mikroskopischer Nachweis von Pseudomembran, Kultur aus Rachen-/Tonsillenabstrich	Mikroskopischer Nachweis nicht beweisend. Toxinnachweis auch bei kulturellem Nachweis immer notwendig, da nicht-toxinbildende Stämme vorkommen

Tab. 19-2 Weiterführende Labordiagnostik von Fieber bei Infektionen in Abhängigkeit vom Leitsymptom. (Forts.)

Leitsymptom	Verdachtsdiagnose	Krankheitserreger	Labor	Besonderheiten/Bemerkungen
	Herpangina	Coxsackieviren	Evtl. Antikörpernachweis: signifikanter Antikörpertiteranstieg innerhalb von 2–4 Wochen	
	Infektiöse Mononukleose	EBV	Blutausstrich (Pfeiffer-Zellen), EBV-Antikörpernachweis	
	Pharyngitis	Streptococcus pyogenes, Corynebacterium diphtheriae, Neisseria gonorrhoeae, Treponema pallidum, EBV, andere Viren	Kultur, Streptokokkenserologie, Luesserologie, EBV-Antikörpernachweis	Direktpräparat für Pilznachweis sinnvoll
	Scharlach	Streptococcus pyogenes	Kultur, Antigennachweis, AST	
	Toxic-shock-Syndrom	Staphylococcus aureus, Streptococcus pyogenes	Kultur (Haut, Pharynx, Schleimhaut, Tamponmaterial, Vaginalabstrich), Blutkultur	Nachweis der Bildung von Toxin ergänzend notwendig
Thoraxschmerzen	Pneumonie	Pneumokokken, Haemophilus influenzae, Moraxella catarrhalis, Streptococcus pyogenes, Legionella pneumophila, Staphylococcus aureus, Klebsiella pneumoniae, u.a. Enterobakterien, Mycoplasma pneumoniae, Chlamydia pneumoniae, Coxiella burnetii; Influenzaviren, RSV, Masernvirus, Enteroviren; Wurmlarven. Im Krankenhaus: Enterobakterien, Pseudomonaden, Staphylococcus aureus, Pilze, Mikrosporidien. Bei Immunsuppression: Pneumocystis jiroveci, Cryptococcus neoformans, Candida spec., Aspergillus fumigatus; EBV, CMV, Toxoplasma gondii	Kultur (Bakterien, einschließlich Legionellen, Mykobakterien, Pilze), Direktnachweis: Legionellen, Pneumocystis jiroveci, CMV (pp65), Bordetella pertussis, Pneumokokken (Urin), Antikörpernachweis: Coxiellen, Chlamydien, Legionellen, Mykoplasmen, Bordetella pertussis, Influenzaviren, RSV, CMV, EBV, Masernvirus, Enteroviren	Grampräparat zur Einschätzung der Qualität von Sputum und BAL (Granulozyten, Plattenepithelien) und Verdachtsdiagnose der Infektionserreger (grampositive oder gramnegative Kokken bzw. Stäbchen, Pilze)
	Akute Bronchitis	Chlamydia pneumoniae, Mycoplasma pneumoniae, verschiedene Viren	Antikörpernachweis	

Tab. 19-2 Weiterführende Labordiagnostik von Fieber bei Infektionen in Abhängigkeit vom Leitsymptom. (Forts.)

Leitsymptom	Verdachtsdiagnose	Krankheitserreger	Labor	Besonderheiten/Bemerkungen
	Chronische Bronchitis	Pneumokokken, Haemophilus influenzae, Moraxella catarrhalis, Klebsiella pneumoniae u.a. Enterobakterien, Staphylococcus aureus, Pseudomonaden	Kultur	Grampräparat zur Einschätzung der Qualität von Sputum und BAL (Granulozyten, Plattenepithelien) und Verdachtsdiagnose der Infektionserreger (grampositive oder gramnegative Kokken bzw. Stäbchen, Pilze)
	Pleuritis, Pleuraempyem	Verschiedene Bakterien und Viren einschließlich Mycobacterium tuberculosis und Coxsackie-B-Viren	Kultur (Punktat): Bakterien einschließlich Anaerobier, Mykobakterien, Pilze. Bornholm-Krankheit: Antikörpernachweis für Coxsackie-B-Virus.	Histologie/Kultur aus Biopsie bei Tuberkuloseverdacht sinnvoll
	Myokarditis/Perikarditis	Borrelia burgdorferi, Mycoplasma pneumoniae, Staphylococcus aureus, Pneumokokken, Enterobakterien, Mycobacterium tuberculosis, Aktinomyzeten, Nokardien, Rickettsien, Chlamydia trachomatis; Coxsackie-B-Viren u.a. Enteroviren, Adenoviren, Herpesviren, Influenzaviren	Rheumaserologie, Infektionsserologie (Viren, Rickettsien, Chlamydien, Borrelien, Mycoplasmen, Lues), mikroskopischer Nachweis und Kultur aus Punktat	Spezialkultur für Mykobakterien, Aktinomyzeten, Nokardien notwendig
Oberbauchschmerzen	Cholangitis, Cholezystitis	Enterobakterien, Anaerobier, Würmer	Kultur, Wurmeinachweis aus Stuhl	
	Gastroenteritis	Salmonellen, Shigellen, EIEC, EHEC, Campylobacter spec., Clostridium difficile, Yersinia enterocolitica und pseudotuberculosis, Listeria monocytogenes, Vibrio cholerae, Aeromonas, Plesiomonas; Intoxikationen: Clostridium perfringens, Staphylococcus aureus, Bacillus cereus; Rotaviren, Norwalkviren; Entamoeba histolytica, Giardia lamblia, Kryptosporidien	Kultur, Parasitennachweis im Stuhl, Antigennachweise im Stuhl (Rotaviren, Norwalkviren, Lamblien, Kryptosporidien), Toxinnachweise im Stuhl (Clostridium perfringens, Clostridium difficile)	TPE-Diagnostik erfasst Salmonellen und Shigellen. Campylobacter, Yersinia, Vibrio cholerae speziell anfordern.
	Pankreatitis	Enterobakterien, Enterokokken, Staphylococcus aureus, Pseudomonaden, Anaerobier, Pilze; EBV, CMV, Coxsackieviren, Rötelnvirus, Varicellavirus, HAV, HBV, HCV, Mumpsvirus	Mikroskopischer Nachweis, Kultur auf Bakterien und Pilze (OP-Material), Virusserologie	

Tab. 19-2 Weiterführende Labordiagnostik von Fieber bei Infektionen in Abhängigkeit vom Leitsymptom. (Forts.)

Leitsymptom	Verdachtsdiagnose	Krankheitserreger	Labor	Besonderheiten/Bemerkungen
	Pyelonephritis	Escherichia coli u.a. Enterobakterien, Enterokokken, Pseudomonaden, Staphylococcus aureus	Urinstatus, Urinkultur	
	Leberabszess, subhepatischer Abszess	Aerob-anaerobe Mischflora, Echinokokken, Entamoeba histolytica	Mikroskopischer Nachweis (Abszessmaterial), Kultur (Bakterien), Blutkultur, Antikörpernachweis (Parasiten), Mikroskopie von Stuhl (Amöben), Antigennachweis für Entamoeba histolytica	Antigennachweis ist bei Diagnostik von Entamoeba histolytica neben der der Mikroskopie durchzuführen, da nur dadurch Unterscheidung von Entamoeba histolytica und dispar möglich
	Milzabszess	Staphylokokken, Streptokokken (bei Endokarditis), Enterobakterien, Anaerobier	Mikroskopischer Nachweis, Kultur, Blutkultur	
	Peritonitis, intraperitoneale Abszesse	Streptokokken, Enterokokken, Enterobakterien, Anaerobier, Pseudomonaden, Sprosspilze	Grampräparat, Blutkultur, Kultur	Diagnostisch leichter Nachweis durch Leukozytenzählung (> 250 Leukozyten/µL im Punktat)
	Morbus Whipple	Tropheryma whippelii	Histologie, PCR aus Bioptat	
Unterbauchschmerzen	Peritonitis, intraperitoneale Abszesse	Streptokokken, Enterokokken, Enterobakterien, Anaerobier, Pseudomonaden, Sprosspilze	Mikroskopischer Nachweis, Blutkultur, Kultur	Diagnostisch leichter Nachweis durch Leukozytenzählung (> 250 Leukozyten/µL im Punktat)
	Zystitis	Escherichia coli u.a. Enterobakterien, Enterokokken, Staphylococcus saprophyticus	Urinstatus	Kultur bei komplizierten Verläufen
	Mesenteriale Lymphadenitis	Yersinia enterocolitica und pseudotuberculosis	Kultur: Yersinien im Stuhl; Antikörpernachweis: Titeranstieg	
	Prostatitis	Enterobakterien, Chlamydia trachomatis, Ureaplasmen, Gonokokken, Pseudomonaden, Enterokokken, Staphylokokken	Urinkultur einschließlich Mykoplasmen, Kultur aus Prostaexprimat, Urin nach Prostatamassage, Nukleinsäurenachweis für Chlamydien	Mykoplasmen: ggf. Keimzahl im Exprimat
Extremitätenschmerz	Osteomyelitis	Staphylococcus aureus, Enterobakterien, Anaerobier, Pseudomonaden, Enterokokken	Mikroskopischer Nachweis, Kultur von OP-Material, Nadelaspiration, Knochenbiopsie, Blutkultur	

Tab. 19-2 Weiterführende Labordiagnostik von Fieber bei Infektionen in Abhängigkeit vom Leitsymptom. (Forts.)

Leitsymptom	Verdachtsdiagnose	Krankheitserreger	Labor	Besonderheiten/Bemerkungen
	Septische Arthritis	Gonokokken, Staphylococcus aureus, Streptokokken, Enterobakterien; nach Bissverletzungen: Pasteurellen, Eikenella corrodens, Capnocytophaga spec., chronisch durch Mycobacterium tuberculosis, Brucella spec., Pilze; iatrogen: MRSA, MRSE	Mikroskopischer Nachweis, Kultur vom Punktat	Spezialuntersuchungen bei chronischen Formen
	Akutes rheumatisches Fieber	Folgekrankheit nach Infektionen mit Streptococcus pyogenes	Streptokokkenserologie	
	Reaktive Arthritis	Nach Infektion mit Salmonellen, Shigellen, Yersinia enterocolitica und pseudotuberculosis, Campylobacter spec., Gonokokken, Chlamydien, Brucella spec., Borrelia burgdorferi, HBV, HIV	Kultur aus Stuhl: Salmonellen, Shigellen, Yersinien, Campylobacter; Kultur: Gonokokken; Nukleinsäurenachweis: Chlamydien; Antikörpernachweis: Brucella spec., Borrelia burgdorferi, Gonokokken, HBV, HIV	Kultur kann negativ sein (Folgeerkrankung).
	Nekrotisierende Fasziitis, Gasbrand, Myositis	Clostridium perfringens, Streptococcus pyogenes, Mischinfektionen aerober und anaerober Keime	Kultur	
	Trichinose	Trichinella spiralis	Antikörpernachweis	Ggf. Histologie (Muskelbiopsie)
Ikterus	Hepatitis	Hepatitisviren	➢ Kap. 9.1	
	Begleithepatitis	Herpesviren, HIV, Coxsackieviren	Antikörpernachweis, Nukleinsäurenachweis	
	Leptospirose	Leptospiren	Antikörpernachweis	
	Amöbenhepatitis	Entamoeba histolytica	Mikroskopischer Nachweis und Antigennachweis aus Stuhl, Antikörpernachweis	Antigennachweis ist neben der Mikroskopie durchzuführen, da nur dadurch Unterscheidung von Entamoeba histolytica und dispar möglich.
Oligurie, Anurie, pathologischer Urinstatus	Leptospirose	Leptospira interrogans	Antikörpernachweis	
	Hämorrhagisches Fieber mit renalem Syndrom	Hantavirus	Antikörpernachweis, Antigennachweis aus Urin	

Tab. 19-2 Weiterführende Labordiagnostik von Fieber bei Infektionen in Abhängigkeit vom Leitsymptom. (Forts.)

Leitsymptom	Verdachtsdiagnose	Krankheitserreger	Labor	Besonderheiten/Bemerkungen
	Tuberkulöse Nephritis	Mycobacterium tuberculosis	Spezialkultur, Spezialfärbung, Nukleinsäurenachweis	Kultur oft ansetzen; sterile Leukozyturie mit saurem Urin-pH
	Eitrige Nephritis, Pyelonephritis, Zystitis	Escherichia coli, andere Enterobakterien, Enterokokken, Staphylococcus aureus	Urinstatus, Urinkultur, Blutkultur	
	HUS	EHEC	EHEC-Kultur, Verotoxinnachweis	HUS auch durch Shigella dysenteriae möglich
	Endokarditis	Streptokokken, Enterokokken, Staphylokokken, Enterobakterien, HACEK, Coxiella burnetii, Brucella spec., Chlamydia spec.; bei Kunstklappen auch Korynebakterien, Staphylococcus aureus einschließlich MRSA, Pseudomonaden, Pilze	Blutkultur, Antikörpernachweis für Coxiella burnetii, Bruzellen, Bartonella henselae, Chlamydien	
	HIV-Nephropathie	HIV	Antikörpernachweis, Nukleinsäurenachweis	
Zyanose/Dyspnoe	Pneumonie	Siehe Thoraxschmerzen		
	Endokarditis	Streptokokken, Enterokokken, Staphylokokken, Enterobakterien, HACEK, Coxiella burnetii, Brucella spec., Chlamydia spec.; bei Kunstklappen auch Korynebakterien, Staphylococcus aureus einschließlich MRSA, Pseudomonaden, Pilze	Blutkultur, Antikörpernachweis für Coxiella burnetii, Bruzellen, Bartonella henselae, Chlamydien	
	Myokarditis/Perikarditis	Borrelia burgdorferi, Mycoplasma pneumoniae, Staphylococcus aureus, Pneumokokken, Enterobakterien, Mycobacterium tuberculosis, Aktinomyzeten, Nokardien, Rickettsien, Chlamydia trachomatis; Coxsackie B u.a. Enteroviren, Adenoviren, Herpesviren, Influenzaviren	Rheumaserologie, Infektionsserologie (Viren, Rickettsien, Chlamydien, Borrelia burgdorferi, Mycoplasmen, Lues), mikroskopischer Nachweis und Kultur aus Punktat	Spezialkultur für Mykobakterien, Aktinomyzeten, Nokardien

Tab. 19-2 Weiterführende Labordiagnostik von Fieber bei Infektionen in Abhängigkeit vom Leitsymptom. (Forts.)

Leitsymptom	Verdachtsdiagnose	Krankheitserreger	Labor	Besonderheiten/Bemerkungen
Haut-, Weichteil-Veränderungen durch Bakterien	Aktinomykose	Actinomyces israelii, gelegentlich Propionibacterium spec.	Mikroskopischer Nachweis (Drusen), Kultur	
	Bissverletzung	Pasteurella multocida, Streptokokken, Capnocytophaga canimorsus, Eikenella corrodens, Clostridium tetani	Mikroskopischer Nachweis, Kultur aus Wunde, evtl. Blutkultur	
	Brill-Zinsser-Erkrankung	Rickettsia prowazeki (Spätrezidiv)	Antikörpernachweis	Weil-Felix-Reaktion oft nicht aussagekräftig
	Endokarditis	Streptokokken, Enterokokken, Staphylokokken, Enterobakterien, HACEK, Coxiella burnetii, Brucella spec., Chlamydia spec.; bei Kunstklappen auch Korynebakterien, Staphylococcus aureus einschließlich MRSA, Pseudomonaden, Pilze	Blutkultur, Antikörpernachweis für Coxiella burnetii, Bruzellen, Bartonella henselae, Chlamydien	
	Erysipel	Streptococcus pyogenes	Kultur (Aspirat, Rachenabstrich), Blutkultur, Streptokokkenserologie	Antikörpernachweis oft nicht aussagekräftig
	Erysipeloid	Erysipelothrix rhusiopathiae	Kultur aus Biopsie, ggf. Blutkultur	
	Erythema chronicum migrans	Borrelia burgdorferi	Antikörpernachweis	Im Frühstadium kann IgM fehlen, Anzucht möglich, aber schwierig.
	Furunkel, Karbunkel, Abszess, Milzbrand	Staphylococcus aureus, Streptococcus pyogenes, Bacillus anthracis	Mikroskopischer Nachweis, Kultur, ggf. Antikörpernachweis (Milzbrand)	
	Gasbrand	Clostridium perfringens	Mikroskopischer Nachweis (Muskelquetschpräparat), Kultur	
	Gonorrhö	Neisseria gonorrhoeae	Mikroskopischer Nachweis, Kultur, Antigennachweis, Nukleinsäurenachweis	Nach anderen STD suchen (Lues, Chlamydieninfektionen, Hepatitis B, Hepatitis C, HIV-Infektion)
	HUS	EHEC	Kultur, Toxinnachweis aus Anreicherung, LDH, Haptoglobin	Antikörpernachweis nur bei negativer Kultur/Toxinnachweis bei starkem klinischem Verdacht
	Lues	Treponema pallidum	Mikroskopischer Nachweis vom Primäraffekt, Antikörpernachweis	

Tab. 19-2 Weiterführende Labordiagnostik von Fieber bei Infektionen in Abhängigkeit vom Leitsymptom. (Forts.)

Leitsymptom	Verdachtsdiagnose	Krankheitserreger	Labor	Besonderheiten/Bemerkungen
	Lupus vulgaris	Mycobacterium tuberculosis	Mikroskopischer Nachweis, Kultur	
	Meningokokkensepsis	Meningokokken	Blutkultur	
	Rickettsiose	Rickettsia spec.	Antikörpernachweis	
	Scharlach	Streptococcus pyogenes	Kultur, Antigennachweis, Streptokokkenserologie	
	Septische Metastasen	Sepsiserreger	Blutkultur, Kultur aus den Metastasen und vom Sepsisherd	
	Toxic-shock-Syndrom	Staphylococcus aureus, Streptococcus pyogenes	Kultur (Haut, Pharynx, Schleimhaut, Tamponmaterial, Vaginalabstrich), Blutkultur	Nachweis der Bildung von Toxin ergänzend notwendig
	Typhus abdominalis	Salmonella typhi	Blutkultur, Kultur aus Knochenmark, Urin. Antikörpernachweis	Blutkultur: in der ersten Woche, Stuhl-Urinkultur ab zweiter Woche am aussagekräftigsten, Knochenmark am längsten positiv
	Wundinfektionen, lokale Infektionen, diabetischer Fuß	Verschiedene aerobe und anaerobe Bakterien	Kultur	
Haut-, Weichteilveränderungen, Exanthem/Enanthem durch Viren	HIV-Infektion	HIV	Antikörpernachweis, Nukleinsäurenachweis	
	Exanthema subitum	HHV-6/7	Antikörpernachweis	
	Hand-Fuß-Mund-Krankheit	Coxsackieviren, andere Enteroviren	Antikörpernachweis	
	Hepatitis B	HBV	Antikörpernachweis	
	Herpes simplex	HSV	Nukleinsäurenachweis aus Bläscheninhalt, Virusanzucht, Antikörpernachweis	Virusanzucht einfach und schnell (3 Tage)
	Herpes zoster, Varizellen	VZV	Nukleinsäurenachweis bei Enzephalitis, Antikörpernachweis	
	Masern	Masernvirus	Nukleinsäurenachweis bei Enzephalitis, Antikörpernachweis	
	Infektiöse Mononukleose	EBV	Blutausstrich (Pfeiffer-Zellen), EBV-Antikörpernachweis	

Tab. 19-2 Weiterführende Labordiagnostik von Fieber bei Infektionen in Abhängigkeit vom Leitsymptom. (Forts.)

Leitsymptom	Verdachtsdiagnose	Krankheitserreger	Labor	Besonderheiten/Bemerkungen
	Erythema infectiosum	Parvovirus B19	Antikörpernachweis	
	Röteln	Rötelnvirus	Antikörpernachweis	
	Zytomegalie	CMV	IgM-Ak, pp65, quantitativer Nukleinsäurenachweis	
	Hämorrhagisches Fieber	Hanta-Viren, Dengue-Virus	Antikörpernachweis	
Lymphknotenschwellungen	Akute HIV-Infektion	HIV	Antikörpernachweis, Nukleinsäurenachweis	
	Katzenkratzkrankheit	Bartonella henselae	Antikörpernachweis, evtl. Kultur	
	Lues	Treponema pallidum	Antikörpernachweis	
	Infektiöse Mononukleose	EBV	Blutausstrich (Pfeiffer-Zellen), EBV-Antikörpernachweis	
	Toxoplasmose	Toxoplasma gondii	Antikörpernachweis, ggf. Nukleinsäurenachweis	
	Tuberkulose	Mycobacterium tuberculosis	Mikroskopischer Nachweis, Kultur aus Probeexzision: Spezialnährböden, Nukleinsäurenachweis	
	Tularämie	Francisella tularensis	Antikörpernachweis: Titeranstieg, Kultur aus Haut und Lymphknoten	Antikörpernachweis: Kreuzreaktionen z.B. mit Bruzellen, Yersinien
	Bruzellose	Brucella spec.	Blutkultur, Kultur aus Knochenmark, Antikörpernachweis	Bebrütung bis 4 Wochen notwendig
	Pest	Yersinia pestis	Mikroskopischer Nachweis und Kultur aus Buboneneiter, Blutkultur	Antikörpernachweis nicht für Akutdiagnostik geeignet
	Viszerale Leishmaniose (Kala Azar)	Leishmania donovani	Mikroskopischer Nachweis aus Lymphknotenpunktat, Knochenmarkpunktat, Antikörpernachweis	Kultur auf Spezialmedien möglich
	Lymphatische Filariosen	Wuchereria bancrofti, Brugia malayi	Mikroskopischer Nachweis aus Blut, Antikörpernachweis für Wuchereria bancrofti	Antikörpernachweis für Brugia malayi nicht verfügbar, bei Wuchereria bancrofti Kreuzreaktionen mit anderen Würmern

Tab. 19-2 Weiterführende Labordiagnostik von Fieber bei Infektionen in Abhängigkeit vom Leitsymptom. (Forts.)

Leitsymptom	Verdachtsdiagnose	Krankheitserreger	Labor	Besonderheiten/Bemerkungen
	Zytomegalie	CMV	IgM-Ak, pp65, quantitativer Nukleinsäurenachweis	
Kreislaufveränderungen	Sepsis	Verschiedene Bakterien	Kultur vom Sepsisherd, Urinkultur, Sputumkultur, Kultur von septischen Metastasen, Blutkultur	Frühdiagnostik evtl. mit PCT, Verlaufskontrolle mit CRP
	Endokarditis	Streptokokken, Enterokokken, Staphylokokken, Enterobakterien, HACEK, Coxiella burnetii, Brucella spec., Chlamydia spec.; bei Kunstklappen auch Korynebakterien, Staphylococcus aureus einschließlich MRSA, Pseudomonaden, Pilze	Blutkultur, Antikörpernachweis für Coxiella, Brucella spec., Bartonella henselae, Chlamydien	
	Myokarditis/Perikarditis	Borrelia burgdorferi, Mycoplasma pneumoniae, Staphylococcus aureus, Pneumokokken, Enterobakterien, Mycobacterium-tuberculosis-Komplex, Aktinomyzeten, Nokardien, Rickettsien, Chlamydia trachomatis; Coxsackie B u.a. Enteroviren, Adenoviren, Herpesviren, Influenzaviren	Rheumaserologie, Infektionsserologie (Viren, Rickettsien, Chlamydien, Borrelia burgdorferi, Mycoplasmen, Lues), mikroskopischer Nachweis und Kultur aus Punktat	Spezialkultur für Mykobakterien, Aktinomyzeten, Nokardien
Akute Diarrhö	Gastroenteritis	Salmonellen, Shigellen, EIEC, EHEC, Campylobacter spec., Clostridium difficile, Yersinia enterocolitica und pseudotuberculosis, Listeria monocytogenes, Vibrio cholerae, Aeromonas, Plesiomonas; Intoxikationen: Clostridium perfringens, Staphylococcus aureus, Bacillus cereus; Rotaviren, Norwalk-Viren; Entamoeba histolytica, Giardia lamblia, Kryptosporidien	Kultur, Parasitennachweis im Stuhl, Antigennachweise im Stuhl (Rotaviren, Norwalkviren, Lamblien, Kryptosporidien), Toxinnachweise im Stuhl (Clostridium perfringens, Clostridium difficile)	TPE-Diagnostik erfasst Salmonellen und Shigellen. Campylobacter, Yersinia, Vibrio cholerae speziell anfordern.

Tab. 19-3 Weiterführende Labordiagnostik von Fieber bei Infektionen in Abhängigkeit von Risikofaktoren.

	Typische Fieberursache	Typische Krankheitserreger	Labor	Besonderheiten/Bemerkungen
Iatrogen				
Operationen, Traumen	Wundinfektionen, Osteomyelitis	Staphylococcus aureus	Mikroskopischer Nachweis, Kultur	
	Aspirationspneumonie	Bacteroides u.a. Anaerobier	Mikroskopischer Nachweis, Kultur	
Nierentransplantation	Akute Pyelonephritis	Enterobakterien, Pseudomonaden, Enterokokken	Keimdiagnostik aus Urin	
	Systemische Infektion	Staphylokokken, Enterokokken, Candida spec., HSV, CMV	Blutkultur, Antigennachweise (Candida, Aspergillus, CMV); Virusserologie	
	Pankreatitis	CMV	IgM-Ak, pp65, Nukleinsäurenachweis	
Venenkatheter	Disseminierte Candidose	Candida spec.	Blutkulturen von peripher und aus dem Katheter, quantitative Kultur der Katheterspitze, Antigennachweis	
Splenektomie	Sepsis	Pneumokokken, Haemophilus influenzae, Meningokokken	Blutkultur	
Gastrektomie	Enterogene Infektionen	Salmonellose	Stuhldiagnostik	
Zahnärztliche Eingriffe	Endokarditis	Vergrünende Streptokokken	Blutkultur	
Antibiotikabehandlung	Infekte mit resistenten Keimen	Pseudomonaden, MRSA, VRE, ESBL, Sprosspilze, Clostridium difficile	Kultur	
Langfristige Steroidtherapie	Pneumonien, Hautinfekte, Gastroenteritiden	Mycobacterium tuberculosis, Salmonellen, Staphylokokken, Herpesviren, Candida spec., Cryptococcus neoformans, Aspergillus spec., Pneumocystis jiroveci	Mikroskopie, Kultur, Antikörpernachweis, Antigennachweise (Candida, Aspergillus)	Antikörpernachweis gelegentlich unergiebig (Immunsuppression mit reduzierter Antikörperbildung)
Neutropenie, Transplantationen	Sepsis, Ecthyma gangraenosum, Abszesse, nekrotisierende Enterokolitis	Obligat und fakultativ pathogene Erreger (Bakterien, Viren, Parasiten)	Mikroskopie, Kultur, Antikörpernachweis, Antigennachweise (Candida, Aspergillus)	

Tab. 19-3 Weiterführende Labordiagnostik von Fieber bei Infektionen in Abhängigkeit von Risikofaktoren. (Forts.)

	Typische Fieberursache	Typische Krankheitserreger	Labor	Besonderheiten/Bemerkungen
Krankheiten und Zustände				
Kardiale Vitien	Endokarditis	Vergrünende Streptokokken	Blutkultur	
HIV-Infektion	HIV	Candida spp., Cryptococcus neoformans, Cryptosporidium spec., CMV, HBV, HGV, HHV-8, Leishmania spec., Mykobakterien, Pneumocystis jiroveci, Toxoplasma gondii	Erreger- und organabhängige Diagnostik	
COPD (akute Exazerbation)	Superinfektion	Pneumokokken, Haemophilus influenzae, Moraxella catarrhalis	Kultur	
Leberzirrhose	Spontane (primäre) Peritonitis	Enterobakterien, Pneumokokken	Kultur	
Gastrointestinale Tumoren	Endokarditis, enterogene Sepsis	Streptococcus bovis, andere Darmbakterien einschließlich Anaerobier	Blutkultur	
Diabetes mellitus	Weichteilinfektionen	Staphylococcus aureus, Enterobakterien, Pseudomonaden, Candida spec.	Kultur	Material aus der Tiefe der Wunde verwenden
Mukoviszidose	Sekretretention	Staphylococcus aureus, Pseudomonas aeruginose, Burkholderia cepacia u.a. Nonfermenter	Kultur	Ggf. spezielle Nährböden notwendig
Hyperkoagulabilität	Infizierte Thrombosen	Enterobakterien, Staphylokokken, Candida albicans	Kultur	
Sichelzellanämie	Sepsis	Salmonella typhi, paratyphi u.a. Salmonellen	Blutkultur	
I.v. Drogenabusus	Hautkeime, Blutreste, unsterile Drogen, unsterile Lösungsmittel, Schmutzkontamination	Staphylococcus aureus, HIV, Hepatitis B, Hepatitis C, Candida spec., Clostridium spec.	Kultur von Hautwunden, Blutkultur, Antikörpernachweis	
Maligne Lymphome	Immunsuppression	Tuberkulose, Listeriose	Kultur, Blutkultur	Spezialnährböden für Mykobakterien und evtl. Listerien
Immunsuppression	Pilzinfektionen	Candida spec., Aspergillus fumigatus, Cryptococcus neoformans	Kultur: Sputum, BAL; Liquor. Antigennachweise aus Serum	Blutkultur unergiebig, besonders für Schimmelpilze

Tab. 19-3 Weiterführende Labordiagnostik von Fieber bei Infektionen in Abhängigkeit von Risikofaktoren. (Forts.)

	Typische Fieberursache	Typische Krankheitserreger	Labor	Besonderheiten/Bemerkungen
	Sepsis: bakterielle Infektionen	Je nach Herd z.B. Staphylokokken, Enterobakterien, Enterokokken, Anaerobier	Blutkultur	
	Listeriose	Listeria monocytogenes	Kultur: Liquor, Blutkultur	Spezialnährböden für Listerienanzucht aus kontaminierten Materialien notwendig
	Phlegmonen/Abszesse	Staphylococcus aureus, Enterobakterien, Anaerobier	Kultur	
	Pneumonie	Pneumocystis jiroveci	Direktnachweis aus BAL	
	Zytomegalie	CMV	IgM-Ak, pp65, quantitativer Nukleinsäurenachweis	
	Tuberkulose, atypische Mykobakteriosen	Mycobacterium tuberculosis, atypische Mykobakterien	Kultur: Spezialnährnöden	
Durch Sexualkontakt übertragene Krankheiten (STD)	Gonokokkensepsis	Neisseria gonorrhoeae	Nukleinsäurenachweis, Urethralabstrich	
	Chlamydieninfektionen	Chlamydia trachomatis	Antigennachweise, Nukleinsäurenachweis	Nukleinsäurenachweise sensitiver als Antigennachweise
	Lues	Treponema pallidum	Mikroskopischer Nachweis, Antikörpernachweis	
	HIV-Infektion	HIV	Antikörpernachweis, Nukleinsäurenachweis	
	Granuloma inguinale	Calymmatobacterium granulomatis	Mikroskopie	
	Ulcus molle	Haemophilus ducreyi	Mikroskopie, Kultur	
Auslandsreise	Malaria	Plasmodium spec.	Blutausstrich, dicker Tropfen, Direktnachweise	Niemals ausschließlich Direktnachweis. Immer auch Blutausstrich untersuchen.
	Lepra	Mycobacterium leprae	Mikroskopischer Nachweis (säurefeste Stäbchen)	Keine Kultur möglich
	Salmonellosen	viele Salmonella-enterica-Serovare	Kultur: Stuhl	

Tab. 19-3 Weiterführende Labordiagnostik von Fieber bei Infektionen in Abhängigkeit von Risikofaktoren. (Forts.)

	Typische Fieberursache	Typische Krankheitserreger	Labor	Besonderheiten/Bemerkungen
	Typhus abdominalis	Salmonella-enterica-Serovare typhi, paratyphi	Kultur: Stuhl, Urin, Knochenmark. Blutkultur; Antikörpernachweis: Titeranstieg	
	Bakterielle Ruhr	Shigella spec.	Kultur: Stuhl	Komplikation: HUS möglich
	Amöbenruhr	Entamoeba histolytica	Mikroskopie und Antigennachweis aus Stuhl; Antikörpernachweis	Antigennachweis ist neben der Mikroskopie durchzuführen, da nur dadurch Unterscheidung von Entamoeba histolytica und dispar möglich.
	Viszerale Leishmaniose (Kala Azar)	Leishmania donovani	Mikroskopie aus Lymphknotenpunktat, Knochenmarkpunktat, Antikörpernachweis	Kultur auf Spezialmedien möglich
	Chagas-Krankheit	Trypanosoma cruci	Blutausstrich, dicker Tropfen, Antikörpernachweis	
	Bruzellose	Brucella spec.	Blutkultur, Kultur aus Knochenmark, Antikörpernachweis	Bebrütung bis 4 Wochen notwendig
	Fünf-Tage-Fieber	Bartonella quintana	Antikörpernachweis	Evtl. Kultur, speziell anfordern
	Rickettsiosen (Fleckfieber, Rocky Mountains spotted fever, Rickettsienpocken, Tsutsugamushi-Fieber)	Rickettsia spec.	Antikörpernachweis	Weil-Felix-Reaktion nicht aussagekräftig
	Rückfallfieber (tropische Borreliosen)	Borrelia recurrentis und duttonii	Mikroskopischer Nachweis (Blutausstrich), Antikörpernachweis	
	Bilharziose (Schistosomiasis)	Schistosoma spec.	Mikroskopischer Nachweis aus Stuhl und Urin, Antikörpernachweis	
	Schlafkrankheit (afrikanische Trypanosomiasis)	Trypanosoma spec.	Blutausstrich	
	Leberegelbefall	Z.B. Fasciola hepatica	Antikörpernachweis, Einachweis im Stuhl	
	Trichinose	Trichinella spiralis	Histologie (Muskelbiopsie), Antikörpernachweis	
	Hämorrhagisches Fieber	Gelbfiebervirus, Dengue-, Hanta-, Marburg-, Ebola-, Lassa-Virus	Antikörpernachweis	

Tab. 19-3 Weiterführende Labordiagnostik von Fieber bei Infektionen in Abhängigkeit von Risikofaktoren. (Forts.)

	Typische Fieberursache	Typische Krankheitserreger	Labor	Besonderheiten/Bemerkungen
	Japanische Enzephalitis	Japanisches Enzephalitisvirus	Antikörpernachweis	
	Tollwut	Rabiesvirus	Korneaabdruckpräparat, Antikörpernachweis	
	Rift-Valley-Fever	Rift-Valley-Virus	Antikörpernachweis	
	Melioidose (Pseudorotz)	Burkholderia pseudomallei	Kultur	
	Malleus (Rotz)	Burkholderia mallei	Kultur	
	Tuberkulose, atypische Mykobakteriosen	Mycobacterium tuberculosis, atypische Mykobakterien	Kultur: Spezialnährnöden	
	Tropisches Ulkus (Buruliulkus)	Mycobacterium ulcerans	Kultur, Histologie	
	Frambösie, Pinta	Treponema pertenue/ carateum	Direktnachweis von Effloreszenzen, Luesserologie	
	Pest	Yersinia pestis	Mikroskopischer Nachweis und Kultur aus Buboneneiter, Blutkultur	
	Filariose	Wuchereria bancrofti, Brugia malayi, Loa loa	Mikroskopischer Nachweis aus Blut, Antikörpernachweis für Wuchereria bancrofti	Antikörpernachweis für Brugia malayi nicht verfügbar, bei Wuchereria bancrofti Kreuzreaktionen mit anderen Würmern
	Askaridiasis	Ascaris lumbricoides	Mikroskopie: Stuhl	
	Tularämie	Francisella tularensis	Antikörpernachweis: Titeranstieg, Kultur aus Haut und Lymphknoten	Antikörpernachweis: Kreuzreaktionen z.B. mit Bruzellen, Yersinien
	Histoplasmose	Histoplasma capsulatum	Blutkultur	Speziallabor: Antikörpernachweis
	Blastomykose	Blastomyces dermatitidis	Erregernachweis im Sputum, Eiter, Biopsiematerial	
	Kokzidioidomykose	Coccidioides immitis	Erregernachweis aus Sputum und Gewebe	Speziallabor: Antikörpernachweis

Tab. 19-4 Stufendiagnostik infektiöser Keime nach Organmanifestation.

Erkrankung	Basisdiagnostik der häufigsten Erreger	Spezialdiagnostik[1]
Harnwegsinfektionen	• Enterobakterien • Peudomonaden • Enterokokken • Staphylokokken • Candida spec.	• Mykobakterien
Pneumonie	• Pseudomonaden • Enterobakterien • Pneumokokken • Staphylococcus aureus • Candida spec.	• Legionellen • Mykobakterien • Mykoplasmen • Chlamydia spec. • Coxiella burnetii • Viren • Cryptococcus neoformans • Aspergillus spec.
Peritonitis	• Enterobakterien • Enterokokken • Anaerobier • Candida spec.	
Meningitis, Enzephalitis, Ventrikulitis	• Enterobakterien • Staphylokokken • Enterokokken • Pneumokokken • Meningokokken • Listerien • Cryptococcus neoformans • Candida spec.	• Borrelia burgdorferi • Mykobakterien • Anaerobier • Viren • Toxoplasma gondii • Amöben • Leptospiren
Sepsis, Katheterinfektionen	• Streptokokken • Staphylokokken • Enterobakterien • Pseudomonaden • anspruchsvolle gramnegative Stäbchenbakterien	• Pilze • Coxiella burnetii • Mykobakterien • Brucella spec. • Legionellen • Bartonella henselae • Nokardien • Plasmodien
Wundinfektionen	• Staphylococcus aureus • Enterobakterien • Pseudomonaden • Streptococcus pyogenes	

[1] Anzüchtung auf Spezialnährböden, Zellkulturen, Antigennachweise, Nukleinsäurenachweise, Antikörpernachweis

hier möglichst schnell das Spektrum der krankheitsverursachenden Mikroorganismen eingrenzen, dennoch aber nicht auf korrekte Identifikation und Antibiogramm verzichten. So zeigt sich die Notwendigkeit dieses Vorgehens bei der Mykobakteriendiagnostik, die auf dem färberischen Nachweis säurefester Stäbchen und der molekularbiologischen Identifikation als Mycobacterium tuberculosis beruht, aber auf die weiterführende Diagnostik aufgrund grassierender Antibiotikaresistenzen nicht verzichten kann.

19.1.4 Mikrobiologische Untersuchungsverfahren

Prinzipiell kann der Beweis der infektiösen Ätiologie von Krankheitsbildern durch Erregernachweis oder Nachweis gebildeter Antikörper erfolgen. Der Erregernachweis ist einerseits durch Direktnachweis des Erregers oder von Erregerbestandteilen ohne Vermehrung und andererseits durch Anzüchtung auf Substraten, die eine Vermehrung des Krankheitserregers erlauben, möglich.

Ergebnisse von Direktnachweisen und Antikörpernachweisen sind meist schneller verfügbar als Ergebnisse der Anzüchtung, jedoch ist die Anzüchtung immer dann notwendig, wenn weitergehende Untersuchungen mit den Krankheitserregern wie Bestimmung der Antibiotikaempfindlichkeit oder Typisierung bei Ausbrüchen vorgenommen werden sollen.

Direktnachweise von Krankheitserregern

Direktnachweise können je nach Fragestellung relativ unspezifisch oder hochspezifisch sein. Die gebräuchlichste unspezifische Methode, die oft schon eine Einschätzung der Art und Anzahl der Krankheitserreger erlaubt, ist die Mikroskopie gefärbter Ausstriche. Spezifische Methoden, die selektiv bestimmte Krankheitserreger nachweisen, sind die direkte Immunfluoreszenz und Enzymimmunoassays (ELISA) zum Antigennachweis sowie spezifische Nukleotidsequenznachweise, z.B. mit der Polymerasekettenreaktion (PCR).

Für **mikroskopische Untersuchungen** sind generell Nativmaterialien zu verwenden, da Transportmedien die Interpretation mikroskopischer Präpa-

Tab. 19-5 Dauer der mikrobiologischen Diagnostik.

Tag nach Materialentnahme	Ergebnis von:	Kommentar	Alternativ für Verdachtsdiagnose:
Entnahmetag/Tag 1	Mikroskopie, Antigennachweise, PCR		
Tag 1	Primärkultur schnellwachsender Bakterien	Meist Verdachtsdiagnose und grobe Gruppierung der Bakterien möglich: • Bakterium grampositiv oder gramnegativ, • Staphylokokken oder Enterokokken • Enterobakterien oder nicht-fermentative gramnegative Bakterien	
Tag 1–3	Identifikation und Antibiogramm schnellwachsender Bakterien		
	Primärkultur von Anaerobiern und Pilzen	Meist Verdachtsdiagnose und grobe Gruppierung dieser Mikroorganismen möglich: • Anaerobier vorhanden oder nicht vorhanden • grampositiv oder gramnegativ • Pilze vorhanden oder nicht • Sprosspilze oder Schimmelpilze • Candida spec.	Mikroskopie für Pilze, Antigennachweise für Candida spec. und Aspergillus spec.
Tag 1–5	Identifizierung von Hefepilzen, Antimykogramm, Anaerobieridentifizierung und Antibiogramm		
Tag 2–14	Primärkultur langsam wachsender Bakterien auf Agarplatte	Z.B. Legionellen, Bruzellen und andere anspruchsvolle gramnegative Bakterien	Antigennachweis für Legionellen
	Primärkultur von Mykobakterien in Flüssigmedien		Mikroskopie, PCR
Tag 7–21	Primärkultur von Aktinomyceten		Mikroskopie
Tag 5–40	Primärkultur von Mykobakterien auf festen Medien		Mikroskopie, PCR

rate stark beeinträchtigen können. Standardfärbungen in der Mikrobiologie sind:
- die Methylenblaufärbung, die zur Differenzierung der Zellen und zum Nachweis von Bakterien geeignet ist,
- die Gramfärbung, die eine Differenzierung in grampositive und gramnegative Bakterien sowie von Sprosspilzen erlaubt,
- die Ziehl-Neelsen- oder Acridinorangefärbung zum Nachweis von säurefesten Stäbchenbakterien, meist also Mykobakterien.

All diese Färbungen sind echte „Schnellmethoden", denn das Ergebnis ist innerhalb von Minuten oder wenigen Stunden verfügbar.

Allerdings ist die Mikroskopie relativ unempfindlich, da erst bei Erregerkonzentrationen von etwa 10^8/L (10^5/mL) ein Mikroorganismus pro Gesichtsfeld bei 1000facher Vergrößerung (10 × 100) zu sehen ist.

Die **semiquantitative mikroskopische Untersuchung** respiratorischer Sekrete erlaubt eine Aussage über die Qualität des Materials (Epithelzellen oder Granulozyten?) sowie bei ausreichender Qualität des Materials eine Aussage über die vorherrschenden und wahrscheinlich krankheitsverursachenden Mikroorganismen (grampositive oder gramnegative Kokken oder Stäbchenbakterien, Sprosspilze). Die Bestimmung des Anteils intrazellulärer, d.h. phagozytierter Bakterien kann bei der Differenzierung zwischen ätiologischem Agens und Kontaminanten hilfreich sein. Die Gramfärbung von Präparaten von Katheterspitzen erlaubt eine Einschätzung, ob eine Kathetersepsis vorliegen könnte und ob grampositive oder gramnegative Bakterien oder Sprosspilze vorhanden sind. Spezifische Erregernachweise sind mittels **direkter Immunfluoreszenz** z.B. für Legionellen, Chlamydien und Pneumocystis jiroveci möglich. Mit dieser Methode können auch Zellen identifiziert werden, in denen sich Viren vermehren.

In der Routinediagnostik ersetzt man die direkte Immunfluoreszenz, wann immer dies möglich ist, durch kommerzielle **Antigennachweise**, die maschinell ausgewertet werden können (Latextest oder ELISA für Antigennachweise, PCR für den Nukleinsäurenachweis; ➤ Tab. 19-7, ➤ Tab. 19-8). Diese sind oft deutlich spezifischer und empfindlicher als die direkte Immunfluoreszenz sowie weitgehend frei von subjektiven Faktoren bei der Interpretation der Ergebnisse. Da die Kinetik der Antigenfreisetzung oft mit dem Krankheitsverlauf korreliert, ist der Nachweis von Antigenen für die Diagnose der Pri-

Tab. 19-6 Schnelldiagnostik spezieller Krankheitserreger.

Krankheitserreger	Untersuchungsmaterial	Untersuchungsmethoden
Bakterien		
Borrelien	Liquor	PCR
Chlamydia pneumoniae, C. psittaci	Nasopharynxabstrich	Antigennachweis, PCR
Clostridium difficile	Stuhl	Antigennachweis
Helicobacter pylori	Magensaft, Bioptat	PCR
	Stuhl	Antigennachweis
Legionella pneumophila	Urin	Antigennachweis, PCR
Meningokokken	Liquor	Färbung, Antigennachweis
Mycobacterium tuberculosis	Trachealsekret, Liquor, Urin	Färbung, PCR
Pneumokokken	Liquor	Färbung, Antigennachweis
Treponema pallidum (Lues III)	Serum, Liquor	Antikörpernachweis (IgG, IgM, Serum-Liquor-Quotient)
Viren		
CMV	Liquor, Blut, BAL	PCR
HBV, HCV	Blut	PCR
HSV 1 und 2, VZV	Bläschenpunktat, Liquor	PCR, Antigennachweis
HIV	Blut	PCR
Pilze		
Candida albicans	Serum	Antigennachweis
	Punktate	Färbung
Cryptococcus neoformans	Serum, Liquor	Antigennachweis
	Liquor	Färbung
Aspergillus spec.	Serum, Urin	Antigennachweis
Pneumocystis jiroveci	BAL	Färbung, Antigennachweis (IFT)
Parasiten		
Echinococcus spec.	Operativ gewonnenes Material	Mikroskopie
Entamoeba histolytica	Stuhl	Mikroskopie, Antigennachweis
Plasmodien	Blut	Färbung, Antigennachweis
Toxoplasma gondii	Liquor	Mikroskopie, PCR

moinfektion prinzipiell dem Antikörpernachweis vorzuziehen.

Die PCR und andere Methoden des Nukleinsäurenachweises durch Amplifikation weisen erregerspezifische Nukleinsäureabschnitte nach (Beispiele: ➢ Tab. 19-8). Die Sensitivität und die Spezifität der Reaktion sind damit theoretisch sehr hoch. Voraussetzung dafür ist aber, dass reichlich Material eingesetzt wird, besonders wenn die Erregerdichte sehr gering ist, und dass die Materialien nicht sekundär kontaminiert werden. Dies kann auch im Labor durch isolierte Nukleinsäuren geschehen.

Tab. 19-7 Antigennachweise.

Material	Antigene nachweisbar von
Urin	Legionellen, Pneumokokken
Stuhl	Clostridium difficile, Norwalkviren, Rotaviren, Astroviren, Adenoviren, Giardia, Entamoeba histolytica
Liquor	Pneumokokken, Haemophilus influenzae, Meningokokken, Cryptococcus neoformans
Serum	Aspergillen, Candida spec., Cryptococcus neoformans
Rachenabstrich	Influenzaviren

Kultur von Krankheitserregern

Die Kultur von Mikroorganismen beruht auf Vermehrung von Krankheitserregern in geeigneten Substraten unter fördernden Umweltbedingungen (Temperatur, Luftfeuchtigkeit, CO_2 und O_2-Partialdruck). Die Substrate sind Agar-Nährböden für die meisten Bakterien und Pilze, Zellkulturen für Viren und obligat intrazelluläre Bakterien (Chlamydien, Rickettsien, Bartonellen). Die Kultivierung ist hochempfindlich und spezifisch und derzeit die einzige Möglichkeit der Empfindlichkeitsprüfung von Mikroorganismen.

Allerdings sind nicht alle Bakterien und Viren auf den verfügbaren Substraten in diagnostisch sinnvollen Zeiträumen anzüchtbar bzw. ihre Anzüchtung

Tab. 19-8 Nukleinsäurenachweise.

Erreger	Material	Bedeutung
Bakterien		
• Bordetella pertussis	Nasen-Rachen-Abstrich, Trachealsekret, BAL	Differenzialdiagnose bei Pneumonie
• Chlamydia pneumoniae	Trachealsekret, BAL	Differenzialdiagnose bei Pneumonie
• Chlamydia trachomatis	Urogenitalmaterial	Differenzialdiagnose bei Urogenitalinfektionen
• Borrelia burgdorferi	Liquor	Differenzialdiagnose bei Meningoenzephalitis
• Mycobacterium tuberculosis	Trachealsekret, BAL, Liquor, Punktate, Blut, Urin	Tuberkulosenachweis, Therapieentscheidung, Einleitung von Hygienemaßnahmen
• Mycoplasma pneumoniae	Trachealsekret, BAL	Differenzialdiagnose bei Pneumonie
• Neisseria gonorrhoeae	Urogenitalmaterial	Differenzialdiagnose bei Urogenitalinfektionen
Viren		
• CMV	Urin, Konjunktivalabstrich, Blut, BAL	Aktive Infektion von Immunsupprimierten, Therapieentscheidung
• HSV	Liquor	Differenzialdiagnose der Enzephalitis, Therapieentscheidung
• VZV	Liquor	Differenzialdiagnose der Enzephalitis, Therapieentscheidung
• HIV 1 und 2	Blut	Nachweis der Infektiosität, Verlaufskontrolle
• HBV, HCV	Blut	Nachweis der Infektiosität, Verlaufskontrolle
Parasiten		
• Toxoplasma gondii	Liquor	Differenzialdiagnose der Enzephalitis bei Immunsuppression

ist irrelevant, z.B. weil einfachere Methoden des Nachweises verfügbar sind.

Für die Diagnostik von Infektionen konzentriert sich die Kultivierung von Krankheitserregern daher auf die möglichst quantitative Untersuchung leicht anzüchtbarer Krankheitserreger mit veränderlicher Antibiotikaempfindlichkeit. In Einzelfällen muss die Kultur auch bei langsam wachsenden Erregern angesetzt werden, wenn die Prüfung auf Antibiotikaempfindlichkeit essenziell ist (Tuberkulosediagnostik).

Die Anzüchtung von Bakterien ist die Methode der Wahl für die Diagnostik der meisten Infektionen bei hospitalisierten Patienten, da die Erreger nosokomialer Infektionen meist problemlos auf einfachen Nährböden wachsen. Dies trifft zu für Enterobakterien, Pseudomonaden und andere Nonfermenter sowie für Staphylokokken und Enterokokken.

Antibiogramm, Antimykogramm

Das Antibiogramm erlaubt eine Aussage darüber, ob bestimmte Antibiotika das Wachstum des kultivierten Bakterienstamms in vitro hemmen (Empfindlichkeitsprüfung). Durch Bezug auf therapeutisch erreichbare Konzentrationen wird eine Abschätzung der wahrscheinlichen therapeutischen Wirksamkeit möglich. Meist werden nicht alle verwendbaren Antibiotika untersucht, sondern Leitsubstanzen, die einen Rückschluss auf die Wirkung anderer Substanzen derselben Gruppe erlauben.

Die Aussage des Antibiogramms ist nicht absolut, denn in vitro resistente Keime können durch den Einfluss der Konzentration im Gewebe oder durch die Mitwirkung des Immunsystems an der Keimelimination therapeutisch empfindlich sein. Andererseits können in vitro empfindliche Keime in vivo resistent sein, wenn das Antibiotikum nicht an den Ort der Keimvermehrung gelangt oder dort nicht wirkt, z.B. bei Meningitis oder in Abszessen. Außerdem sind nicht alle „empfindlich getesteten" Antibiotika für alle Krankheitserreger gleichermaßen geeignet, sondern bei In-vitro-Empfindlichkeit sind bestimmte Antibiotika zu bevorzugen.

Mit Spezialuntersuchungen wie der Bestimmung der **minimalen Hemmkonzentration** (MHK), der **minimalen bakteriziden Konzentration** (MBK), des Synergismus und der Serumbakterizidie ist eine bessere Korrelation der In-vitro-Wirksamkeit mit therapeutischen Ergebnissen im Einzelfall möglich. Diese Untersuchungen werden hauptsächlich im Rahmen der Endokarditistherapie und bei der Therapie von Infektionen bei Immundefizienz eingesetzt.

Die MHK ist die in vitro gemessene geringste Konzentration, die das Wachstum des untersuchten Bakterienstamms in einem festen oder flüssigen Medium hemmt. Die MBK erlaubt es, zusätzlich die Konzentration des Antibiotikums zu bestimmen, bei der die Bakterien abgetötet werden. Die synergistische Wirkung von Antibiotikakombinationen kann in vitro gemessen oder für die Kombination von Ampicillin mit Gentamicin im Rahmen der Enterokokkentherapie abgeschätzt werden, denn bei sog. high-level-gentamicinresistenten Enterokokken gibt es keinen Synergismus dieser beiden Substanzen. Die Bestimmung der Serumbakterizidie ist eine mikrobiologische Methode des Nachweises wirksamer Antibiotikakonzentrationen im Serum. Da Aktivitäten gemessen werden, ist eine Differenzierung zwischen verschiedenen Antibiotika oder Metaboliten nicht möglich.

Antikörpernachweise

Antigene von Krankheitserregern induzieren eine systemische Immunantwort im Makroorganismus, die meist mit Produktion von Antikörpern einhergeht. Im Verlauf einer Krankheit ist der Nachweis von Antikörpern, die in Antwort auf einen Krankheitserreger gebildet werden, generell später möglich als der Nachweis des Krankheitserregers selbst. Antikörpernachweise sind daher für die Diagnostik akuter Infektionen mit leicht anzüchtbaren oder zuverlässig ohne Anzucht nachweisbaren Erregern von sehr eingeschränkter Bedeutung. Immunsupprimierte Patienten können eine deutlich reduzierte Antikörperantwort aufweisen, die Aussagekraft von Antikörpernachweisen bei diesen Patienten ist daher gering. Gelegentlich kann versucht werden, durch Nachweis von Antikörpern zwischen Kolonisation und systemischer Infektion zu unterscheiden. Diesbezügliche Versuche sind jedoch im Einzelfall meist erfolglos.

Im Rahmen der Infektionsdiagnostik werden Antikörper meist im Serum nachgewiesen. Diagnostische Möglichkeiten ergeben sich durch den Nachweis von spezifischen Antikörpern der Klasse IgM (treten als Erste auf), mit dem eine relativ frühzeiti-

Tab. 19-9 Antikörpernachweise.

Krankheitserreger	Fragestellung	Kommentar
Bakterien		
Borrelia burgdorferi	Differenzialdiagnose der Meningoenzephalitis	
Brucella spec.	Differenzialdiagnose der Sepsis	Ergebnisse oft früher als Ergebnis der Kultur verfügbar, aber Kreuzreaktionen mit anderen Bakterien möglich
Helicobacter pylori	Screening asymptomatischer Patienten	Methoden des Erregernachweises meist aussagekräftiger
Yersinia enterocolitica	Differenzialdiagnose der reaktiven Arthritis, Nachweis einer aktiven Infektion	
Treponema pallidum	Differenzialdiagnose der Meningoenzephalitis bei tertiärer Lues	
Pilze		
Candida albicans	Systemische Infektion	Auch bei signifikanten Titeranstiegen stark eingeschränkt verwendbar, bei fehlendem Antikörpernachweis kein Ausschluss einer systemischen Infektion möglich
Aspergillus spec.	Systemische Infektion	Verfahren unbrauchbar, da es sich immer um schwer immunsupprimierte Patienten handelt
Viren		
FSME-Virus	Differenzialdiagnose bei Meningoenzephalitis	
Hantaviren	Differenzialdiagnose bei hämorrhagischem Fieber	
HBV, HCV	Infektion	Nachweis der aktiven Infektion/Infektiosität mit PCR besser
HIV 1 und 2	Infektion	
Parasiten		
Entamoeba histolytica	Extraintestinale Amöbiasis	
Echinococcus spec.	Differenzialdiagnose bei Lungen- und Leberherden	Bei Leberbefall in 80–90% positiv, bei Lungenbefall in 50–60%

ge Diagnose gestellt werden kann (oft bereits ein bis zwei Wochen nach Infektion positiv). Bei manchen Infektionen können IgM-Antikörper aber sehr lange persistieren, sodass ihre Brauchbarkeit für die Diagnose der Primoinfektion stark eingeschränkt wird. Antikörper der Klasse IgA können zur Unterscheidung zwischen frischen bzw. reaktivierten und zurückliegenden Infektionen, zwischen Impfungen und Infektionen sowie zwischen zurückliegenden Infektionen und persistierenden Antigenen hilfreich sein. Der einmalige Nachweis von Antikörpern der IgG- Klasse ist wenig aussagekräftig, denn diese Antikörper persistieren lange nach Primoinfektion. Bei Verwendung von IgG-Antikörpern zur Infektionsdiagnostik ist es daher notwendig, den Titerverlauf durch Untersuchung von mehreren Seren zu verfolgen, die im Abstand von mindestens zehn Tagen entnommen werden. Diese Methode erlaubt naturgemäß meist nur noch eine retrospektive Diagnose. Eine bessere Alternative ist der selektive Nachweis von Antikörpern, die mit bestimmten Proteinen im Western Blot reagieren, weil das Muster dieser Antikörper mit dem Stadium der Infektion korreliert.

Die Antikörpernachweise sind umso aussagekräftiger, je gezielter sie eingesetzt werden, denn bei Patienten mit hohem Risiko einer Infektion mit dem entsprechenden Erreger ist die Wahrscheinlichkeit eines falsch positiven Befundes geringer als bei ungezielt untersuchten Patienten.

Antikörpernachweise spielen in der Diagnostik von infektionsbedingtem Fieber unter folgenden Bedingungen eine Rolle (➤ Tab. 19-9):

- wenn der Erregernachweis durch Kultur schwierig und das Material für Direktnachweise schwer zu gewinnen ist (z.B. Borrelia-burgdorferi-Infektion),
- wenn der Erregernachweis durch Direktnachweis oder Kultur allein nicht beweisend für eine Infektion ist,
- bei chronischen Infektionen, wenn die Erregerdichte zu gering ist, um verlässliche Direktnachweise zu ermöglichen, und das Material schwer zu gewinnen ist (tertiäre Lues),
- bei Folgeerkrankungen von Infektionen (rheumatisches Fieber nach Streptokokkeninfektion, reaktive Arthritis nach Chlamydien- oder Yersinieninfektion),
- wenn Direktnachweise teuer, aufwändig oder relativ unspezifisch sind und der Erreger nicht oder nicht routinemäßig anzüchtbar ist (virale Hepatitis, HIV-Infektion).

Tab. 19-10 Mögliche Ausgangherde und Erreger einer Sepsis.

Ausgangsherd	Sepsiserreger
Urogenitaltrakt	Urosepsis: E. coli u.a. Enterobakterien, Pseudomonaden Genitaltrakt: außerdem Enterokokken, Streptokokken, Bacteroides u.a. Anaerobier, Gonokokken Septischer Abort: zusätzlich Clostridien
Intravasaler Katheter	Staphylokokken, Korynebakterien
Magen-Darm-Trakt, Cholangitis	E. coli u.a. Enterobakterien, Enterokokken, Bacteroides u.a. Anaerobier (anaerobe Kokken und Clostridien)
Atemwege	Bacteroides u.a. Anaerobier (Aspiration), Haemophilus influenzae, Klebsiellen, Enterobacter, Serratia, Pseudomonaden, Staphylokokken
Haut-/Weichteilinfektionen	Staphylokokken, Enterokokken, Streptokokken, Anaerobier
Endokarditis	Vergrünende Streptokokken, Staphylokokken, Enterokokken
Tonsillen	Streptokokken, Bacteroides, Staphylokokken

19.2 Bakterielle Infektionen

19.2.1 Sepsis

Sepsis wird als Systemic inflammatory response syndrome (SIRS) mit Anzeichen für eine zugrunde liegende Infektion definiert. Die möglichen Ausgangsherde oder zugrunde liegenden Infektionen sind vielfältig (> Tab. 19-10).

Pathogenese

Toxine, Mikroorganismen oder deren Bestandteile stimulieren sowohl plasmatische als auch zelluläre Effektoren der Immunabwehr und Endothelzellen. Viele der auftretenden Symptome sind durch die Wirkung von Lipopolysacchariden oder analoger Produkte zu erklären. Es kommt zu einer Komplementaktivierung und zur Aktivierung des Gerinnungssystems mit Freisetzung von Entzündungsmediatoren. Diese und andere humorale Substanzen führen zur Vasodilatation, zu einem erhöhten Herzminutenvolumen und zur intravasalen Gerinnung mit diffusen endovaskulären Schäden und Multiorganversagen.

Klassifikation

Systemic inflammatory response syndrome (SIRS) nennt man die systemische entzündliche Antwort auf eine Vielzahl von Noxen (z.B. große operative Eingriffe, Trauma, Pankreatitis, Verbrennungen). Die Sepsis ist demgegenüber durch eine systemische entzündliche Antwort auf eine meist bakterielle Infektion, bei der die Krankheitserreger oder deren Toxine ins Blut gelangen, gekennzeichnet. Es besteht kein Unterschied im klinischen Bild zwischen Sepsis und SIRS.

Von Bakteriämie spricht man, wenn Bakterien ohne SIRS in der Blutkultur nachgewiesen werden können. Sie tritt transient z.B. nach minimalen Eingriffen an Schleimhäuten oder kontinuierlich bzw. intermittierend, z.B. bei Endokarditis, auf.

Klinische Symptomatik

Leitsymptome der Sepsis sind zentrale Hyperthermie (oder Hypothermie) und eine warme Peripherie. Bei fortgeschrittener Sepsis treten Blutungen als Zeichen einer disseminierten intravasalen Gerinnung auf, außerdem Zeichen des Multiorganversagens und Schocks. Die Sepsis ist eine klinische Diagnose.

Welche Laboruntersuchungen werden empfohlen?

Messgrößen	Zu erwartendes Ergebnis
Blutbild mit Differenzialblutbild	Linksverschiebung, toxische Zeichen, oft Thrombozytopenie, initial erhöhter Hämatokrit
Weitere Entzündungsparameter	CRP, Procalcitonin erhöht
Gerinnungsanalyse	Verlängerte PTT bei gleichzeitig erniedrigtem Fibrinogen und erhöhten Fibrin(ogen)spaltprodukten (z.B. D-Dimere) als Zeichen einer disseminierten intravasalen Gerinnung
Blutgasanalyse	Zunächst partiell kompensierte metabolische Azidose
Leber- (ALT, Bilirubin) und Nierenfunktionsparameter (Cystatin C, Harnstoff)	Bei Störung erhöht
Bakteriologische Untersuchungen von Blut, Urin, Sputum und vom vermuteten Sepsisherd	Erregernachweis

Obwohl die Sepsis eine klinische Definition ist, sollten in die Diagnostik immer mikrobiologische Untersuchungen einbezogen werden. Die Unterscheidung einer Sepsis durch Bakterien und Pilze von viralen Infektionen bzw. nicht-infektiösen Ursachen eines SIRS gelingt mikrobiologisch durch Abnahme von Blutkulturen, die bei einer Sepsis oft positiv sind, sowie Bestimmung von CRP und Procalcitonin und ggf. weiteren Markern wie IL-6, lipopolysaccharidbindendes Protein und Neopterin. Blutkulturen sind nicht in jedem Fall positiv, da eine Bakteriämie bei Sepsis nicht konstant auftreten muss und die Patienten oft bereits antibiotisch vorbehandelt sind.

Die Blutkulturdiagnostik hat neben der bakteriologischen Diagnostik des wahrscheinlichen Sepsisherds und septischer Metastasen eine herausragende Bedeutung für die Identifikation des ätiologischen Agens. Die Abnahme von drei aeroben Blutkulturen zu verschiedenen Zeitpunkten, vorzugsweise im Fieberanstieg und vor antibiotischer Therapie, ist zur mikrobiologischen Diagnose der Sepsis meist ausreichend. Bei Verdacht auf Anaerobier, z.B. bei enterogener Sepsis, müssen auch anaerobe Kulturen durchgeführt werden. Bei Verdacht auf Pilzsepsis ist die konventionelle Blutkulturdiagnostik relativ unempfindlich. Bevorzugt soll dann das Zentrifugations-Lysis-System zur Kultivierung, ergänzt durch Pilzantigennachweise, eingesetzt werden.

Unter Antibiotikatherapie sollte die Blutabnahme vor der nächsten Antibiotikagabe erfolgen. Absorbierende Substanzen in den Blutkulturmedien erfassen einige, jedoch nicht alle Antibiotika. Falls klinisch vertretbar, sollte bei negativem Blutkulturresultat die Antibiotikatherapie drei Tage ausgesetzt werden, außerdem sollten die Kulturen länger bebrütet und auf nicht-kultivierbare Erreger untersucht werden. Wichtig ist die Unterscheidung von Infektionserregern und Kontaminanten aus der Hautflora: Isolierte Keime sind in der Regel bei mehrmaligem Nachweis desselben Keimes von pathogener Bedeutung.

Bei Verdacht auf Katheterinfektion als Sepsisherd sollten eine quantitative Blutkultur, eine quantitative Kultur der Katheterspitze, vergleichende Blutkulturen von peripher und aus dem Katheter sowie eine Kultivierung von Abstrichmaterial von der Einstichstelle erfolgen. Eine Kathetersepsis ist bei entsprechender Klinik wahrscheinlich, wenn der gleiche Keim aus dem Katheter und aus einer peripheren Vene angezüchtet werden kann. „Hautkommensalen" (Bacillus spp., Nonfermenter, Propionibakterien, koagulasenegative Staphylokokken, Korynebakterien) sind meist apathogen, können aber bei Immunsupprimierten oder Patienten mit intravaskulären Kathetern von Bedeutung sein.

Neben der Blutkulturdiagnostik werden bei Verdacht auf systemische bakterielle Infektionen spezielle Verfahren notwendig. Spezielle Anzuchtmedien sind z.B. zur Diagnostik von Francisella tularensis

(Tularämie), Leptospiren (Morbus Weil u.a. Leptospirosen) und Mykobakterien (Landouzy-Sepsis) notwendig. Serologische Untersuchungen werden z.B. zur Diagnose von Lues II, Q-Fieber (Coxiella burnetii), Tularämie (Francisella), Brucellose (Brucella) und Zeckenbissfieber (Rickettsien) verwendet

19.2.2 Tuberkulose

Pathogenese

Nach aerogener Infektion entwickelt sich meist pulmonal die Primärtuberkulose. Eine Reaktivierung der persistierenden Erreger als Postprimärtuberkulose ist für die meisten Erkrankungen im Erwachsenenalter verantwortlich.

Die Krankheitserscheinungen sind eine Folge immunologischer Reaktionen zwischen spezifischen T-Zellen des Wirtes und Antigenen des Krankheitserregers (Bildung von Granulomen, Einschmelzung, bronchogene Streuung). Bei anerger Reaktionslage kommt es zur hämatogenen und lymphogenen Dissemination im Sinne einer Miliartuberkulose.

Klassifikation

Krankheitserreger der Tuberkulose sind Mitglieder des Mycobacterium-tuberculosis-Komplexes („Tuberkuloseerreger", meist M. tuberculosis, die nie zur Normalflora gehören). Atypische Mykobakterien können Erkrankungen bei Immundefizienten verursachen. Sie können als Normalflora im Respirationstrakt und Urogenitaltrakt auftreten.

Klinische Symptomatik

Häufigste Krankheitsbilder sind die Lungen- und Nierentuberkulose durch M. tuberculosis sowie Lungeninfektionen und Allgemeininfektionen durch atypische Mykobakterien. Seltene Ausschlussdiagnosen sind tuberkulöse Meningitis, Miliartuberkulose, Lymphknoteninfektion durch M. tuberculosis oder atypische Mykobakterien sowie Knochen- und Gelenktuberkulose besonders an der Wirbelsäule.

Die Symptome sind oft uncharakteristisch oder entsprechen dem jeweiligen Organbefall.

Welche Laboruntersuchungen werden empfohlen?

Allgemeine Diagnostik

Messgrößen	Zu erwartendes Ergebnis
Blutbild mit Differenzialblutbild	Lymphozytopenie, Monozytose
Leberfunktionsparameter, Transaminasen, alkalische Phosphatase	Begleithepatitis bei Lebergranulomen
Kalium, Natrium, Glukose	Hyponatriämie, Hyperkaliämie, Hypoglykämie bei Nierentuberkulose
Urinteststreifen und Sediment	Leukozyturie ohne Bakteriennachweis
Mikrobiologie mit Spezialfärbung, spezifischer Nukleinsäurenachweis und Anzüchtung	

Mykobakterien sind säurefeste Stäbchen, d.h., sie sind in der Gramfärbung nicht darstellbar; sie werden mit Spezialfärbungen (z.B. Ziehl-Neelsen-Färbung) nachgewiesen. Die Färbung unterscheidet nicht zwischen M. tuberculosis und atypischen Mykobakterien. Bei entsprechendem klinischem und radiologischem Befund ist die Wahrscheinlichkeit einer Tuberkulose bei positiver Färbung aber hoch. Die Färbung ist unempfindlicher als die Kultur (> 10^4/mL Sputum), d.h., eine negative Färbung stellt keinen definitiven Ausschluss einer Infektion mit M. tuberculosis oder atypischen Mykobakterien dar. Eine positive Färbung ist aber mit Infektiosität korelliert, d.h., bei negativer Färbung ist die Infektiosität wahrscheinlich gering.

Methoden des Nukleinsäurenachweises gehören heute zur Standarddiagnostik der Tuberkulose. Sie weisen Bakterien des M.-tuberculosis-Komplexes nach, d.h., wenn sie positiv sind, ist dies meist beweisend für eine behandlungsbedürftige Tuberkulose; sind sie negativ, stellt dies keinen Ausschluss einer Infektion mit M. tuberculosis oder atypischen

Mykobakterien dar. Außerdem hat die PCR bei asymptomatischen Patientenkollektiven im Sputum eine höhere analytische Sensitivität als die Ziehl-Neelsen-Färbung. Aufgrund der relativ geringen Sensitivität der Ziehl-Neelsen-Färbung und der Möglichkeit des Auftretens falsch positiver und falsch negativer Resultate der PCR sollen beide Methoden bei diesen Patienten kombiniert werden. Die Kombination von Färbung mit PCR (jeweils drei Untersuchungen) eignet sich hervorragend zum Ausschluss einer Lungentuberkulose bei asymptomatischen Patienten mit minimalen Lungeninfiltraten. Allerdings besteht bei sehr geringen Keimzahlen und Infektion mit M. tuberculosis auch die Möglichkeit, dass PCR und Färbung negativ sind.

Die Kultur von Mykobakterien ist nur auf Spezialnährböden möglich. Sie ist die empfindlichste Methode des Keimnachweises. Da Mykobakterien aber meist langsam wachsen, ist mit einem positiven Kulturergebnis frühestens nach 14 Tagen zu rechnen.

Die Erstellung eines Antibiogramms ist essenziell bei jedem neuen Erkrankungsfall, weil resistente Stämme von M. tuberculosis auftreten (besonders bei Umsiedlern/Einwanderern) und atypische Mykobakterien durch eine variable Antibiotikaempfindlichkeit und einen grundsätzlich anderen therapeutischen Ansatz als Tuberkuloseerreger gekennzeichnet sind. Wegen der Gefahr der Resistenzentwicklung soll das Antibiogramm unter der Therapie alle acht Wochen kontrolliert werden.

Spezielle Diagnostik bei Verdacht auf Lungentuberkulose

- Entzündungsparameter,
- Mikroskopie,
- PCR und Kultur von Sputum und Magensaft,
- evtl. BAL-Material, Histopathologie einer transbronchialen Lungenbiopsie.

Generell sind drei Sputumproben, die an drei Tagen als Morgensputum gewonnen worden sind, zu untersuchen. Sammelsputum sollte nicht untersucht werden. Magensaft sollte morgens am nüchternen Patienten gewonnen werden, wenn keine ausreichende Sputumproduktion, ggf. als provoziertes Sputum, möglich ist. Die Färbung auf säurefesten Stäbchen (nach Ziehl-Neelsen oder als Fluoreszenzfärbung) ist nur bei hoher Keimausscheidung gut empfindlich (> 10^4/mL Sputum).

Zur Basisdiagnostik gehören sollte außerdem der molekularbiologische Nachweis von Bakterien des M.-tuberculosis-Komplexes mittels PCR oder einer gleichwertigen Methode. Die Sensitivität dieser Techniken bei mikroskopisch negativen Fällen liegt bei etwa 60%. Bei Untersuchung aller Sputen hat die PCR eine Sensitivität von 93–98%, die Spezifität liegt inzwischen laborabhängig meist nahe 100%.

Die Nachweisgrenze der Kultur, die zur Keimdifferenzierung und Resistenzbestimmung immer angelegt werden muss, beträgt ca. 10^2 Mykobakterien/mL. Automatische Methoden erlauben meist eine Anzüchtung nach zwei Wochen, in bestimmten Fällen können positive Ergebnisse aber auch erst nach acht Wochen auftreten.

Bei negativer Mikroskopie und Kultur sollte bei fortbestehendem Verdacht auf Lungentuberkulose eine Bronchiallavage mit transbronchialer Biopsie durchgeführt und wie Sputumproben untersucht werden.

Besonderheiten der Diagnostik bei Verdacht auf Tuberkulose anderer Lokalisationen

Bei der Untersuchung von Körperflüssigkeiten müssen größere Volumina eingesetzt werden, als sonst üblich (mindestens 5 mL Liquor, 20 mL Punktat, 50 mL Urin). Wann immer möglich, sollen zusätzlich zur Kultur und PCR histologische Untersuchungen durchgeführt werden (z.B. Serosabiopsie bei Pleuritis, bei Lymphknotentuberkulose, bei Gastrointestinaltuberkulose). Bei Verdacht auf gastrointestinale Tuberkulose ist der mikroskopische und kulturelle Nachweis aus Stuhl unsicher. Die PCR-Diagnostik ist durch Unspezifitäten belastet. Tuberkelbakterien können außerdem auch bei offener Lungentuberkulose im Stuhl nachgewiesen werden. Daher ist die histologische Untersuchung von Bioptaten sogar die Methode der Wahl zur Diagnostik einer Darmtuberkulose. Tierversuche sind heute nur noch ausnahmsweise indiziert, z.B. bei charakteristischer Klinik und wiederholt negativer Kultur.

19.2.3 Bakterien mit besonderen Resistenzen – multiresistente Bakterien

Multiresistente Keime sind oft verantwortlich für Therapieversagen und verringerte Überlebensraten bei Infektionen auf Intensivstationen, aber auch auf Normalstationen und in der ambulanten Praxis (diabetischer Fuß). Therapierefraktäres Fieber im Krankenhaus ist häufig durch Selektion von Keimen mit besonderen Resistenzen bedingt.

Keime mit besonderen Resistenzen sind meist gegen Antibiotika resistent, die zur „First-line"-Therapie verwendet werden. Sie können multiresistent sein, sind es aber hierzulande oft nicht (z.B. methicillinresistente Stämme von Staphylococcus aureus – MRSA). Sie sind meist nicht virulenter als „normale" Vertreter der entsprechenden Spezies, aber therapeutisch schwerer anzugehen, da definitionsgemäß die Standardantibiotika unwirksam sind (➢ Tab. 19-11). Nach § 23 Abs. 1 IfSG besteht für Krankenhäuser und Einrichtungen für ambulantes Operieren die Verpflichtung zur gezielten Erfassung und Bewertung bestimmter nosokomialer Infektionen (Surveillance) sowie zur Erfassung von Erregern mit genau definierten besonderen Resistenzen und Multiresistenzen.

Tab. 19-11 Bakterien mit besonderen Resistenzen – multiresistente Bakterien.

Keim	Resistenzen	Therapieoptionen	Bemerkung
Methicillinresistenter Staphylococcus aureus (MRSA), community-acquired MRSA (cMRSA)	Staphylokokkenpenicilline und alle anderen β-Lactame (Penicilline, Cephalosporine, Carbapeneme), oft auch Clindamycin, Makrolide, Chinolone	Cotrimoxazol, Daptomycin, Doxycyclin Fosfomycin, Fusidinsäure, Levofloxacin, Linezolid, Moxifloxacin, Quinupristin/Dalfopristin, Rifampicin, Teicoplanin, Tigecyclin, Vancomycin	Vancomycin nicht als Monotherapie bei Bakteriämie; Vancomycin möglichst nicht bei Pneumonie; Fosfomycin, Fusidinsäure, Levofloxacin, Moxifloxacin, Rifampicin immer mit anderen Antibiotika kombinieren, z.B. Vancomycin + Rifampicin, Cotrimoxazol + Rifampicin
High-level-Aminoglykosidresistenz bei Enterokokken	Aminoglykoside (extrem hohe Konzentrationen)	Ampicillin, Daptomycin, Linezolid, Tigecyclin, Vancomycin	Kombination von Ampicillin mit Aminoglykosiden sinnlos
Vancomycinresistente Enterokokken (VRE)	Vancomycin, evtl. auch Teicoplanin, Ampicillin	Ampicillin, Daptomycin, Doxycyclin, Fosfomycin, Linezolid, Quinupristin/Dalfopristin, Teicoplanin, Tigecyclin	Quinupristin/Dalfopristin nur für Enterococcus faecium, nicht für Enterococcus faecalis; Teicoplanin nur nach Resistenztestung
Penicillinresistente Pneumokokken und penicillinresistente vergrünende Streptokokken, makrolidresistente Pneumokokken	Penicillin G, Makrolide, evtl. auch Cephalosporine, Cotrimoxazol, Chinolone	Ampicillin (hoch dosiert), Carbapeneme, Ceftriaxon, Levofloxacin, Moxifloxacin, Penicillin G (hoch dosiert), Vancomycin	Therapieerfolg mit Penicillin und Ceftriaxon abhängig von MHK und Lokalisation der Infektion; bei schweren Infektionen und hoher MHK Vancomycin + Ceftriaxon ± Rifampicin
Klebsiella- und Escherichia-coli-Stämme, die β-Lactamasen mit erweitertem Spektrum bilden (ESBL)	Alle Penicilline und Cephalosporine, Aztreonam außer Carbapenemen	Carbapeneme, Ciprofloxacin, Tigecyclin	Verwendung von Piperacillin/Tazobactam kontrovers
Multiresistente gramnegative Keime außer ESBL	Resistenz gegen alle Substanzgruppen möglich	Therapie nach Antibiogramm und lokaler Resistenzlage (Resistenzstatistik)	Stenotrophomonas: Trimethoprim/Sulfamethoxazol ± Minocyclin; Acinetobacter: (Ampicillin-) Sulbactam oder Carbapenem

Klassifikation

Derzeit sind in Deutschland von Bedeutung (> 5% der Isolate):

- Oxacillinresistente bzw. methicillinresistente Stämme von Staphylococcus aureus (ORSA bzw. MRSA), einschließlich der sog. community-acquired MRSA (cMRSA)
- Enterokokken mit Hochdosis-(High-level-)Aminoglykosidresistenz,
- makrolidresistente Pneumokokken,
- penicillinresistente vergrünende Streptokokken,
- Klebsiella- und Escherichia-coli-Stämme, die β-Lactamasen mit erweitertem Spektrum bilden (ESBL),
- andere multiresistente gramnegative Stäbchen einschließlich Pseudomonas aeruginosa.

Folgende Keime sind zurzeit selten oder sehr selten, stellen aber eine potenzielle Gefahr dar (≤ 5% der Isolate):

- Vancomycinresistente Enterokokken (VRE),
- penicillinresistente Pneumokokken,
- multiresistente Tuberkelbakterien.

Äußerst selten oder bisher nicht nachgewiesen sind linezolidresistente VRE und MRSA, sowie vancomycinresistente oder -intermediäre Staphylokokken (VISA, GISA).

In deutschen Krankenhäusern sind ca. 20% der Staphylococcus-aureus-Stämme oxacillinresistent. In Altersheimen sind gegenwärtig angeblich eher wenige (2%) der Bewohner mit ORSA besiedelt. Ein Aufnahme-Screening von Patienten aus Altersheimen ist aber zu erwägen, falls Probleme bei Rückverlegung bekannt sind.

Hohe Kolonisationsraten mit ORSA können auftreten bei Diabetikern, Dialysepatienten, Patienten mit Tracheotomien und großflächigen Wunden sowie Atopikern. Ein Aufnahme-Screening dieser Patienten und von Patienten, die auf die Intensivstation eingewiesen werden, kann ebenfalls sinnvoll sein. Meist sind Nasen-Rachen-Raum und Perinealregion kolonisiert. Die Ausbreitung erfolgt in der Regel durch die Hände kolonisierter Personen einschließlich des Pflegepersonals.

Aminoglykosidresistenz (bei hoher Dosierung) von Enterokokken und vancomycinresistente Enterokokken

Enterokokken sind schon üblicherweise gegen Aminoglykoside resistent, d.h., sie werden von den normalerweise unter Therapie erreichbaren Serumspiegeln nicht gehemmt. Die Hemmkonzentrationen von Aminoglykosiden sind aber dennoch niedrig genug, um eine Synergie mit Ampicillin zu gewährleisten, d.h., beide Antibiotika verstärken ihre Wirkung auf Enterokokken gegenseitig. Bei manchen Enterokokken, die auch durch extrem hohe Aminoglykosidkonzentrationen nicht mehr gehemmt werden, tritt aber kein Synergismus mehr auf. Bei diesen hochresistenten Stämmen ist eine Kombination von Ampicillin mit Aminoglykosiden (Endokarditistherapie) nicht sinnvoll. High-level-Gentamicinresistenz tritt bei uns bei ca. einem Drittel der Stämme von E. faecalis auf.

Im Gegensatz dazu sind vancomycinresistente Enterokokken (VRE) zurzeit noch selten, denn nur 0,2% der Stämme von Enterococcus faecalis und bis etwa 10% der Stämme von Enterococcus faecium sind vancomycinresistent. Neben den Enterokokken mit erworbener Resistenz kommen auch natürlicherweise vancomycinresistente Enterokokken als kolonisierende Keime oder als Ursache von Erkrankungen in Frage (z.B. Enterococcus casseliflavus und gallinarum).

Makrolidresistenz und Penicillinresistenz bei Pneumokokken

Während bei uns die Penicillinresistenz bei Pneumokokken mit ca. 5% resistenter Stämme nach wie vor nicht häufig ist, hat die Makrolidresistenz eine deutliche Steigerung erfahren (ca. 15%). Obwohl die therapeutische Relevanz dieser Resistenzen noch nicht ganz geklärt ist, kann nicht davon ausgegangen werden, dass alle Pneumokokkeninfektionen mit Makroliden oder Penicillin erfolgreich zu therapieren sind. Die Bestimmung der Empfindlichkeit von Pneumokokkenisolaten ist daher heute angezeigt. Falls penicillinresistente Stämme mit erhöhten Dosen von Penicillin G therapiert werden sollen, ist auch die Bestimmung der minimalen Hemmkonzentration von Penicillin G empfehlenswert.

Multiresistente gramnegative Keime und β-Lactamasen mit erweitertem Spektrum

Aminoglykosidresistenz ist bei Enterobakterien, Pseudomonaden und anderen „Nonfermentern" weit verbreitet. Induzierbare Cephalosporinasen finden sich bei einigen Enterobakteriazeen (Enterobacter spp., Citrobacter freundii, Serratia spp. und Morganella morgani).

Mutationen von weit verbreiteten β-Laktamasen haben zur Entwicklung von β-Lactamasen mit erweitertem Spektrum (ESBL) geführt, die Resistenz gegenüber Cephalosporinen der 3. Generation (Cefotaxim, Ceftriaxon) vermitteln. Besonders häufig sind ESBL bei Klebsiella spp.und E. coli. Die ESBL-Raten sind sehr variabel, sodass auf Intensivstationen 40% ESBL zu finden sein können. Diese Resistenzen können durch großzügigen Einsatz von Cephalosporinen selektiert und durch direkten Kontakt (z.B. über kontaminierte Hände) verbreitet werden.

Pseudomonas aeruginosa kann durch Permeabilitätsverminderung selektiv resistent gegen Imipenem werden, aber auch durch andere Mechanismen multiresistent gegenüber einer Vielzahl von Antibiotika sein. Etwa ein Drittel der Pseudomonasstämme ist resistent gegen Ciprofloxacin und Imipenem. Problematisch ist auch die steigende Resistenz dieser Bakterien gegen Ceftazidim und Piperacillin. Selektion und Verbreitung weiterer multiresistenter „Nonfermenter" wie Stenotrophomonas und Acinetobacter sind unter Klinikbedingungen möglich.

Klinische Symptomatik

Die klinische Symptomatik entspricht der Symptomatik, die durch Infektion mit „normalen" Vertretern der entsprechenden Spezies entsteht. Die Antibiotikatherapie unterscheidet sich aber erheblich (➤ Tab. 19-11).

Welche Laboruntersuchungen werden empfohlen?

Keime mit besonderen Resistenzen sind durch Kultur leicht anzüchtbar, der Nachweis der Resistenzen kann aber besonders bei MRSA, VRE und ESBL problematisch sein. Diese Resistenzen werden mit den üblichen Routineantibiogrammen manchmal nicht entdeckt und müssen daher gezielt gesucht werden, da sonst Therapieversager auftreten. Problematisch ist manchmal auch die Unterscheidung koagulasenegativer oxacillinresistenter Staphylokokken von MRSA, da den MRSA wesentliche Oberflächenantigene fehlen können. Neben den „echten" MRSA, die durch ein bestimmtes Gen (*mecA*) für ein verändertes Penicillinbindeprotein gekennzeichnet sind, gibt es noch β-lactamasebildende Stämme von Staphylococcus aureus, die ebenfalls oxacillinresistent sind und von den MRSA unterschieden werden sollten.

19.3 HIV-Infektion

Weltweit ist gegenwärtig eine epidemische Ausbreitung der HIV-Infektion zu verzeichnen. Anders als in den Entwicklungsländern, wo die Übertragung meist durch heterosexuellen Geschlechtsverkehr stattfindet, ist in Deutschland nach wie vor homosexueller Geschlechtsverkehr der Hauptübertragungsweg. Ein wichtiger Risikofaktor ist auch die Herkunft aus einem Hochprävalenzgebiet (importierte Fälle). Jährlich ist mit ca. 2000 Neuinfektionen zu rechnen.

Pathogenese

Nach Übertragung mit Sekreten oder Blut lagern sich die Viren an den CD4-Rezeptor und an Korezeptoren der Zielzellen an und replizieren in den Zellen. Die in der Akutphase („grippaler Infekt") massive Virusvermehrung wird durch die Immunantwort reduziert, sodass in der symptomfreien Phase der Infektion eine niedrige Viruslast vorliegt. Diese steigt in der Phase des Lymphadenopathiesyndroms acht bis zehn Jahre nach der Infektion wieder an, das schließlich unbehandelt in das Vollbild AIDS mit massiver Virusvermehrung, Immunparalyse mit Reduktion der Zahl und Funktion der CD4- und CD8-positiven T-Zellen und opportunistischen Infektionen mündet. Als Folge der Immunschwäche treten Infektionen mit typischen Infektionserregern vermehrt auf. Ausmaß und Keimspektrum opportunistischer Infektionen korrelieren mit dem Grad der Immunsuppression.

Erreger opportunistischer Infektionen bei HIV-Infizierten sind:

- Häufig: Candida spp., Cryptococcus neoformans, Kryptosporidien, CMV, HBV, HGV, HHV-8, Mykobakterien, Pneumocystis jiroveci, Toxoplasmen,
- gelegentlich: Bartonellen, Mycoplasma hominis, Neisseria gonorrhoeae, Salmonella-Serovare, Treponema pallidum, Ureaplasma urealyticum,

- selten: Aspergillus spp., Brucella spp., Isospora belli, Mikrosporidien,
- Tropen/exotisch: Coccidioides immitis, Histoplasma capsulatum, Leishmanien, Penicillium marneffei.

Klassifikation

Man unterscheidet zwei Typen von HIV (HIV-1 und -2), die noch weiter differenziert werden können. HIV-1 ist der dominante Serotyp in Westeuropa.

Klinische Symptomatik

Häufige infektiöse Ursachen von Fieber bei HIV-Infizierten sind pulmonale Infektionen mit Pneumocystis jiroveci, Mykobakterien und anderen Bakterien, reaktivierte Infektionen mit CMV, EBV und Toxoplasma gondii sowie Pilzinfektionen. Fieber kann auch durch die HIV-Infektion selbst verursacht sein. Neben dem Fieber sind organbezogene Leitsymptome, die auf Pneumonie, Meningoenzephalitis oder Gastroenteritis hinweisen, auch bei HIV-Infizierten für die Diagnostik entscheidend.

Welche Laboruntersuchungen werden empfohlen?

Die Diagnostik beruht auf:
- dem Nachweis der Infektion (HIV-Kombinationstests, Western Blot),
- der Einschätzung der Aktivität der Infektion (Viruslast),
- der Einschätzung des Ausmaßes der Immunsuppression (CD4-Zellzahl),
- dem Nachweis opportunistischer Infektionen.

In Abhängigkeit von der Fragestellung werden für den Nachweis der Infektion und für die Verlaufskontrolle Antikörper-Antigen- und Nukleinsäurenachweise für HIV verwendet (➤ Tab. 19-12, ➤ Tab. 19-13). Der Antikörpernachweis erfolgt zunächst mit einem hochsensitiven, aber relativ unspezifischen Suchtest (ELISA), der sowohl Antikörper gegen HIV-1 als auch Antikörper gegen HIV-2 nachweist. „Drittgenerationstests" erfassen im Gegensatz zu Tests der zweiten Generation auch IgM-Antikörper und verkürzen damit die Zeit zwischen Infektion und Nachweisbarkeit von Antikörpern, die aber immer noch mehr als drei Wochen beträgt. Kombinationstests (Viertgenerationstests) erfassen simultan Antikörper und das p24-Antigen und sind damit hervorragend geeignet, um Primoinfektionen zu entdecken. Das diagnostische Fenster beträgt mit ihnen nur noch etwa zwei Wochen.

Ist das Ergebnis reaktiv oder grenzwertig, ist ein Bestätigungstest durchzuführen. Im Bestätigungstest wird eine Differenzierung der Antikörperspezifität gegen HIV-1 und HIV-2 vorgenommen. Zur Absicherung der Spezifität wird der Western Blot unter Verwendung von Antigenen von HIV-1 und -2 als Bestätigungsreaktion verwendet. Ein bestätigt positives Ergebnis ist mit einem zweiten unabhängig gewonnenen Serum oder Plasma zu verifizieren. Bei einem grenzwertigen Ergebnis im Antikörpersuchtest sollte die zweite Probe nach ca. drei Wochen gewonnen werden, um eine Serumkonversion zu erfassen.

Bei negativem Western Blot und reaktivem Kombitest sowie bei starkem Verdacht auf eine Infektion sollte der qualitative Nachweis von Nukleinsäure erfolgen, um eine Infektion im frühen Stadium mit Virämie, aber noch fehlender Antikörperproduktion zu diagnostizieren. Der Nukleinsäurenachweis mit PCR ist früher positiv als der p24-Antigennachweis.

Tab. 19-12 HIV-Basisdiagnostik.

Parameter	Testverfahren	Bemerkungen
HIV-Kombitest (Antikörper gegen HIV-1 und -2, p24-Antigen)	ELISA	Suchtest zum Nachweis der Infektion
Anti-HIV-1-IgG	Immunoblot	Bestätigungstest für Infektion
Anti-HIV-2-IgG	Immunoblot	Bestätigungstest für Infektion
p24-Antigen	ELISA	Ergänzend zur frühzeitigen Diagnose der Infektion
Nukleinsäurenachweis	PCR	Qualitativ oder quantitativ möglich, ergänzend zur frühzeitigen Diagnose der Infektion, essenziell zur Verlaufskontrolle (Viruslast)

Tab. 19-13 Labordiagnostik bei HIV: Indikation verschiedener Testverfahren.

Fragestellung	Parameter	Mögliche weitere Vorgehensweise
Nachweis einer Infektion	HIV-Kombitest	Bestätigung mit Immunoblot (HIV-1 und HIV-2); bei Erstnachweis Kontrolle und Bestätigung an zweiter, unabhängig gewonnener Probe; bei negativem oder unklarem HIV-1-Immunoblotergebnis Nukleinsäurenachweis durchführen, bei negativem oder unklarem HIV-2-Immunoblotergebnis Wiederholung der Untersuchung nach zwei bis vier Wochen
Verdacht auf akute Infektion, Exposition	HIV-Kombitest	Bestätigung bei positivem Kombitest; bei negativem Kombitest ggf. Nukleinsäurenachweis; Verlaufskontrolle nach zwei Wochen, sechs Wochen, drei Monaten, sechs Monaten
Verlaufskontrolle bei gesicherter Infektion, Therapiekontrolle	Nukleinsäurenachweis quantitativ	Viruslast vor Therapie und vier Wochen nach Therapiebeginn, dann in mehrmonatigen Abständen bestimmen
Risiko für opportunistische Infektionen/Therapieindikation	CD4-Zellzahl	

Die üblicherweise verwendeten PCR eignen sich nicht zum Nachweis von HIV-2. Bei weiterhin unklaren Befunden und zur definitiven Bestätigung der Infektion sollte die Untersuchung nach zwei bis vier Wochen wiederholt werden.

Die quantitative Bestimmung der Nukleinsäure erlaubt die Beurteilung der aktuellen Virusreplikation und damit die Einschätzung der Krankheitsprogression und des Therapieerfolgs.

Die Bestimmung der CD4-Zellzahl erlaubt eine Abschätzung des Risikos opportunistischer Infektionen, denn das Erregerspektrum und der Verlauf opportunistischer Infektionen korreliert mit der Anzahl an CD4-Zellen im Blut.

Die Diagnostik opportunistischer Infektionen entspricht der Diagnostik bei Immunkompromittierten.

19.4 Invasive Mykosen

Pilzinfektionen des Menschen gewinnen immer mehr an Bedeutung. Besonders solche Infektionen, die sich nicht auf Haut und Schleimhäute beschränken, sondern Körperhöhlen und innere Organe betreffen (➤ Tab. 19-14), verursachen schwerwiegende diagnostische und therapeutische Probleme.

Pathogenese

Systemische Pilzinfektionen entstehen entweder durch aktives Eindringen von Pilzen in den Körper nach Kolonisation von Schleimhäuten oder nach Kontinuitätstrennung der Haut und Einbringen von Fremdmaterialien, z.B. Kathetern, die durch Pilze von der Haut des Patienten oder des Personals kolonisiert wurden. Während eine echte Invasion von Pilzen fast ausschließlich bei immunsupprimierten Patienten beobachtet wird, können systemische Infektionen und Organmanifestationen nach Kontinuitätstrennung und Einbringen von Fremdkörpern auch bei relativer Immunkompetenz auftreten.

Systemische Pilzinfektionen sind dadurch gekennzeichnet, dass die Pilze direkt oder über die Lymphe in den Blutkreislauf gelangen. Nach Erreichen der Zielorgane invadieren sie diese Organe und verursachen dadurch relativ uncharakteristische Symptome. Hauptsächliche Zielorgane sind Leber, Nieren und zentrales Nervensystem.

Klassifikation

Invasive Mykosen werden in Europa hauptsächlich durch Sprosspilze der Gattung Candida (C.) hervorgerufen. Am häufigsten kommt dabei C. albicans vor, die abgegrenzt werden sollte von sog. Non-albicans-Spezies wie dem zweithäufigsten Isolat C. parapsilosis, sowie von C. glabrata, C. tropicalis sowie C. krusei. Diese Abgrenzung ist besonders dann wichtig,

Tab. 19-14 Organmanifestationen bei invasiven Pilzinfektionen und diagnostisches Vorgehen.

Organ	Manifestation	Kommentar	Mikrobiologische Diagnostik
Niere	Fungusball, multiple Abszesse, Pyelonephritis		Urinuntersuchung, evtl. Antigennachweise, PCR
Auge	Endophthalmitis	Uveitis posterior mit Glaskörperinfiltraten	
Leber	Leberabszesse, hepatolienale Candidainfektion	Hämatogen oder nach Peritonitis	Blutkultur, Antigennachweise, Biopsie, z.B. bei Peritonitis (Kultur, Histologie)
ZNS	Abszesse	Meist durch Schimmelpilze, hohe Dunkelziffer, Persistenz der Pilze und Reaktivierung bei erneuter Immunsuppression möglich	Antigennachweise, PCR
Herz	Endokarditis		Blutkultur, Antigennachweise, PCR
Knochen, Gelenke	Osteomyelitis, Arthritis		Blutkultur, Antigennachweise, PCR, Punktatuntersuchung (Gelenkpunktat, Knochenmark)
Gastrointestinaltrakt	Ösophagitis, Gastroenteritis mit Invasion der Darmwand	Meist durch Hefen	Biopsie (Histologie), Stuhluntersuchung
Peritoneum	Durchwanderungsperitonitis, Peritonitis nach Perforation	Oft tertiäre Peritonitis	Antigennachweise, PCR, Untersuchung von Spülflüssigkeit/Aszites
Pankreas	Besiedelung der Pankreasnekrose bei Pankreatitis		Antigennachweise, PCR, Untersuchung von exzidiertem Material
Nasennebenhöhlen	Sinusitis	Oft durch Schimmelpilze (Aspergillus spp., Mucor spp.)	Untersuchung von Spülflüssigkeit und OP-Material
Haut		Durch Hefen und Schimmelpilze	Histologie und Anzüchtung aus Hautstanze
Lunge	Pneumonie mit Invasion des Lungengewebes, Fungusball in Kavernen/Bronchiektasen	Oft durch Schimmelpilze, Pneumonie durch Candida spp. äußerst selten	Untersuchung von Trachealsekret und BAL

wenn sie eine Vorhersage der Antimykotikawirksamkeit erlaubt. Dies ist im Fall von C. krusei möglich, die immer fluconazolresistent ist. Die Resistenzrate von C. glabrata liegt bei etwa 30%.

Außer Candida spp. spielen bei Immunsupprimierten noch Cryptococcus neoformans als Erreger von Pneumonien und Meningitiden sowie Pneumocystis jiroveci als Erreger von Pneumonien eine Rolle. Im Gegensatz zu Candida spp. kolonisieren diese Erreger die normale Schleimhaut nicht, d.h., ihr Nachweis in respiratorischen Sekreten ist immer ein Hinweis auf eine Infektion.

Schimmelpilze, besonders Aspergillus fumigatus, verursachen invasive Pneumonien mit systemischer Ausbreitung der Pilze bei schwer neutropenischen onkologischen Patienten und Transplantatempfängern. Sie sind nicht in der Normalflora zu finden, sondern stammen aus der Patientenumgebung und werden aerogen übertragen.

Klinische Symptomatik

Neben dem Fieber können Symptome der Organmanifestation (Pneumonie, Harnwegsinfekt, Sepsis) auftreten, aber auch fehlen. Pilze sind klassische Erreger des „Fiebers unklarer Genese".

Welche Laboruntersuchungen werden empfohlen?

Zur Labordiagnostik invasiver Mykosen werden Verfahren des direkten Erregernachweises, der Anzüchtung und des Antikörpernachweises verwendet (➤ Tab. 19-15). Der Nachweis der Kolonisation von

Tab. 19-15 Basisdiagnostik bei Verdacht auf invasive Pilzinfektionen und diagnostische Methoden zum Nachweis systemischer Mykosen.

A. Basisdiagnostik bei Verdacht auf invasive Pilzinfektionen

- Blutkulturen (evtl. mit speziellen Medien – vom verwendeten Blutkultursystem abhängig)
- mikrobiologische Untersuchung des Infektionsherds (z.B. BAL)
- Biopsien mit histologischer Aufarbeitung
- serielle Bestimmung des Candidaantigens im Blut (Serum; nicht als RAMCO-Test, sondern als Enzymimmunoassay) und des Aspergillusantigens in BAL oder Serum (Enzymimmunoassay)
- Procalcitonin
- Antikörperbestimmung (Berücksichtigung eines Titeranstiegs, Einzeltiter sind nicht verwertbar)
- Urinuntersuchung auf Pilze

B. Diagnostische Methoden zum Nachweis systemischer Mykosen

Methode	Material	Methode	Aussage
Direktnachweis			
Mikroskopie	Jedes Material	Gramfärbung, Methylenblaufärbung aus Punktat, PAS-Färbung aus Bioptat	Schneller Pilznachweis, differenziert zwischen Spross- und Schimmelpilzen
Pilzprodukte	Blut	Mannan-, Galactomannan-, Glukannachweise	Starker Hinweis auf invasive Mykose, kommerziell verfügbar
PCR	Blut, BAL	Blut: Candida spp., Aspergillus spp., BAL: Aspergillus spp.	Starker Hinweis auf invasive Mykose, Speziallabor
Kultur			
Blutkultur	Blut	Kommerzielle automatische Systeme, biphasische Systeme, Zentrifugation-Lyse-Systeme	Beweis für invasive Infektion mit Fungämie, falls Kontamination durch Hautkeime ausgeschlossen ist
Nachweis aus sterilen Regionen	Punktate, Liquor, Bioptate	Bouillons, Agarplatten, aber auch Blutkultursysteme	Beweis für invasive Infektion mit Organmanifestation, falls Kontamination durch Hautkeime ausgeschlossen ist
Kultur aus Regionen mit Normalflora	Sputum, Schleimhautabstriche	Bouillons, Agarplatten	Nachweis der Besiedelung, Risiko für Invasion

Schleimhäuten und der Sprosspilznachweis aus dem Urin und den Nasennebenhöhlen kann zur Abschätzung des Risikos einer systemischen Mykose bei Intensivpatienten mit weiteren Risikofaktoren verwendet werden, beweist aber nicht eine systemische Mykose. Eine Ausnahme ist der Nachweis von Sprosspilzen im Urin bei Neutropenikern ohne Katheter, der eine Harnwegsinfektion sehr wahrscheinlich macht. Sprosspilze kolonisieren die Haut und Schleimhäute des Gastrointestinal- und Genitaltrakts bei bis zu 20% der Menschen, sind also dort zur Normalflora zu rechnen. Die Anzahl kolonisierter Körperregionen bei Intensivpatienten korreliert aber mit dem Risiko einer invasiven Mykose. Eine Kolonisation kann sehr einfach direkt mikroskopisch aus Abstrichmaterial oder durch Kultur nachgewiesen werden.

Als beweisend für eine invasive Infektion gilt bisher der direkte Erregernachweis oder der Nachweis durch Anzüchtung aus normalerweise sterilen Körperflüssigkeiten und Körperregionen wie Blut, Liquor und Bioptaten. Als Goldstandard zum Nachweis einer invasiven Infektion gilt nach wie vor der histologische Nachweis des Eindringens von Hyphen in Gewebe, z.B. bei Peritonitis. Methoden des Antigen- und Nukleinsäurenachweises können aber wesentliche Beiträge zur Diagnostik leisten.

19.5 Fieber bei besonderen Risikofaktoren

19.5.1 Immunkompromittierte Patienten

Immundefizienz kann durch eine Veränderung der Zahl oder durch Funktionsstörungen der neutrophilen Granulozyten, durch humorale Defekte und durch eine reduzierte Zahl oder gestörte Funktion der T-Lymphozyten bedingt sein. Die Art der Abwehrstörung bestimmt, welche Krankheitserreger am häufigsten Fieber verursachen. Neutrophilenstörungen gehen mit einem erhöhten Risiko von Infektionen mit Keimen einher, die sich bevorzugt extrazellulär vermehren (Bakterien, Sprosspilze), während T-Zell-Defekte für Infektionen mit obligat oder fakultativ intrazellulären Bakterien, Parasiten und Pilzen sowie reaktivierte Virusinfektionen disponieren.

Pathogenese

Die Abwehr von Mikroorganismen erfolgt durch verschiedene Effektoren der natürlichen und erworbenen Immunität. Immundefekte können viele oder nur einzelne dieser Effektoren betreffen und verschieden stark ausgeprägt sein. Von Ausmaß und Dauer der Immundefizienz und von den betroffenen Effektoren hängt ab, welche Infektionen bevorzugt auftreten. Erreger von Fieber bei Immunsuppression ➤ Tab. 19-16.

Die Ursachen von Immundefizienz sind neben Infektionen (HIV) oft iatrogen, z.B. durch die immunsuppressive Behandlung von rheumatischen Erkrankungen, Autoimmunkrankheiten und bei Organtransplantation. Bestimmte Infektionen (CMV) können eine bestehende Immunsuppression weiter verstärken.

Klassifikation

Man unterscheidet

- Neutropenie oder Granulozytendefekt,
- Störungen der Antikörperbildung oder -funktion,
- Reduktion der T-Zellzahl oder -funktion.

Defekte der natürlichen Immunität (z.B. Komplement, neutrophile Granulozyten) sowie Antikörpermangelzustände disponieren zu Infektionen mit extrazellulären Bakterien wie Staphylokokken, Streptokokken, Meningokokken, Enterobakterien, Pseudomonaden und Pilzen. Defekte der erworbenen zellulären Immunität (T-Zellen) sind durch primäre oder reaktivierte Infektionen mit Viren und obligaten bzw. fakultativen intrazellulären Bakterien wie Mykobakterien, Legionellen, Listeria monocytogenes und Parasiten wie Toxoplasma gondii gekennzeichnet.

Tab. 19-16 Erreger von Fieber bei Immunsuppression.

Häufigkeit	Erreger
Häufig	Candida spp., Clostridium difficile, Cryptococcus neoformans, CMV, HSV, HBV, HCV, HIV, Legionella pneumophila, Listeria monocytogenes, Mykobakterien, Pneumocystis jiroveci, Salmonella-Serovare, Staphylococcus spp., Streptococcus pneumoniae, Streptococcus spp. Toxoplasma gondii, VZV
Gelegentlich	Aspergillus fumigatus, Astroviren, Bartonella henselae, Corynebacterium jeikeium, Cryptosporidium spp., EBV, Ehrlichia spp., Haemophilus influenzae, HHV-6/7, HHV-8, Influenzavirus, Isospora belli, Molluscum-contagiosum-Virus, Mikrosporidien, Mucor spp., Neisseria meningitidis, Nocardia spp., Pasteurella multocida, Parainfluenzavirus, Polyomaviren (BK-Virus, JC-Virus), RSV, Rotavirus, Treponema pallidum
Selten	Akanthamöben, Adenoviren, Bordetella bronchiseptica, Campylobacter spp., Capnocytophaga spp., Rhodococcus equi
Tropen/exotisch	Coccidioides immitis, Histoplasma capsulatum, HTLV, Japanische Enzephalitis, Penicillium marneffei, Strongyloides stercoralis

Klinische Symptomatik

Häufigstes und oft einziges Symptom ist das Fieber unklarer Ursache. Rötung, Schwellung und Klopfschmerzhaftigkeit über den Nasennebenhöhlen, Husten und Thoraxschmerz, Entzündungszeichen an den Kathetereinstichstellen, Durchfall und Analfissuren sind häufige lokale Krankheitszeichen.

Welche Laboruntersuchungen werden empfohlen?

Bei allen Immundefekten sind Blutbild inklusive Differenzialblutbild, ALT, LDH, AP, γ-GT, Bilirubin, Harnsäure, Kreatinin, Natrium, Kalium, Quick, PTT, CRP, PCT, bei Hinweis auf Sepsis Laktat zu untersuchen und ein Urinstatus zu erheben. Mikrobiologisch sind Blutkulturen und die quantitative Kultur der Katheterspitze, BAL, Urin sowie Kulturen von Sputum und möglichen Infektionsherden indiziert. Eine Untersuchung auf Mykobakterien sollte erfolgen.

Bei Fieber bei immunkompromittierten Patienten sind folgende Werte zu erheben: Antikörper gegen CMV, EBV, HBV, HCV, HIV, HSV, Lues, VZV.

Bei Verdacht auf T-Zelldefekte ist zusätzlich auf HIV-Antikörper zu untersuchen und die Zahl der CD4-Zellen zu bestimmen. Außerdem sollte Blut auf Mykobakterien untersucht werden.

Bei absoluten Neutrophilenzahlen zwischen 0,5 und 1,0 Gpt/L (500 und 1000/μL) ist das Infektionsrisiko mäßig erhöht, ein stark erhöhtes Risiko ist bei Neutrophilenzahlen unter 0,1 Gpt/L (< 100/μL) vorhanden. Dauert die Neutropenie über sieben Tage an, ist das Risiko stark erhöht.

Zur Abschätzung der gestörten T-Zellfunktion wird die Zahl der CD4-Lymphozyten verwendet. Opportunistische Infektionen treten vermehrt beim Abfall der CD4-Lymphozytenzahlen unter 0,2 Gpt/L (< 200/μL) auf. Bei Zahlen zwischen 0,2 und 0,5 Gpt/L (200–500/μL) ist das Risiko einer Infektion mit Mycobacterium tuberculosis erhöht.

19.5.2 Tropenrückkehrer

Die häufigsten reiseassoziierten Infektionskrankheiten sind Durchfall (35% aller Reisenden, 40% der Afrikareisenden) und Erbrechen. Außer den Durchfallerkrankungen treten respiratorische und andere fieberhafte Erkrankungen sowie sexuell übertragene Erkrankungen, Hautkrankheiten und Wurminfektionen relativ häufig auf.

Reiseassoziierte Erkrankungen müssen nicht tropenspezifisch sein. Deshalb muss die Labordiagnose sowohl konventionelle als auch exotische Erreger erfassen.

Klassifikation

Bei folgenden Infektionen tritt Fieber häufiger auf:

- Bei systemischen Infektionen. Häufigste Ursache sind Plasmodien (Malaria, ca. 1000 Fälle pro Jahr in Deutschland, hauptsächlich Plasmodium falciparum; ➤ Kap. 19.5.3). Seltener ist Fieber bedingt durch systemische bakterielle Infektionen wie Typhus (Salmonella typhi, etwa 100 Fälle pro Jahr, besonders bei Asienreisen), Bruzellose (Bruzellenspezies, im Mittelmeerraum), Fleckfieber und Felsengebirgsfieber (Rickettsia spp.) und durch systemische Parasitosen sowie Viren (Dengue-Fieber, Hantavirusinfektionen).
- Bei respiratorischen Infektionen durch Viren (z.B. Influenza, SARS) oder Bakterien (Legionellen, Mycobacterium tuberculosis).
- Bei Hepatitis durch Hepatitisviren (A, B, C, E).

Welche Laboruntersuchungen werden empfohlen?

Zur Routinediagnostik bei Tropenrückkehrern gehören Blutbild und Differenzialblutbild sowie Untersuchung des Blutausstrichs und des dicken Tropfens auf Parasiten, CRP, Natrium, Kalium, Harnstoff, Kreatinin, Glukose, Bilirubin, ALT, Laktat, LDH, Urinstatus, Hepatitisserologie, ggf. Blutkultur, Urinkultur, Stuhlkultur auf Salmonellen, Shigellen und Campylobacter. Darüber hinaus richtet sich die Diagnostik nach den vorhandenen Leitsymptomen (➤ Tab. 19-17).

19.5.3 Verdacht auf Malaria

Malaria ist die am häufigsten erworbene spezifische Tropenkrankheit. Sie tritt überwiegend bei Reisen nach Afrika auf und kann sich noch Monate nach der Rückkehr manifestieren. Bei Tropenrückkehrern ist auch dann an Malaria zu denken, wenn eine Malariaprophylaxe durchgeführt wurde und die klinischen Befunde nicht typisch sind. Da Rezidive bei Malaria tertiana und quartana noch Jahre nach der Infektion möglich sind, muss kein unmittelbarer Zusammenhang zwischen Tropenaufenthalt und Erkrankung bestehen.

Tab. 19-17 Leitsymptomabhängige mikrobiologische Diagnostik von reiseassoziierten Erkrankungen.

Leitsymptom	Krankheitserreger	Bei Routinediagnostik[1] mit erfasst	Spezialmethode/Bemerkung
Durchfall	**Viren:**		
	• Hepatitis A, B, C	+	
	• Hepatitis E	–	Antikörpernachweis im Speziallabor, PCR
	• Norwalk-Viren	+	
	Bakterien, nicht-invasiv:		
	• Clostridium difficile	–	Antigennachweis aus Stuhl, Kultur auf Spezialnährböden gezielt anfordern
	• ETEC	–	Aufwändige Serotypisierung, spezieller Toxinnachweis im Speziallabor
	• Vibrio cholerae	–	Kultur auf Spezialnährböden gezielt anfordern
	• Vibrio parahaemolyticus	–	Kultur auf Spezialnährböden gezielt anfordern
	Bakterien, invasiv:		
	• Aeromonas hydrophila	–	Kultur auf Spezialnährböden gezielt anfordern
	• Campylobacter jejuni	+	
	• Clostridium difficile	–	Antigennachweis aus Stuhl, Kultur auf Spezialnährböden gezielt anfordern
	• EHEC	–	Kultur auf Spezialnährböden gezielt anfordern, Antigennachweis aus Stuhl
	• Plesiomonas shigelloides	–	Kultur auf Spezialnährböden gezielt anfordern
	• Salmonellen, Shigellen	+	
	• Yersinia enterocolitica	–	
	Parasiten:		
	• Ascaris lumbricoides, Blastocystis hominis, Cryptosporidium parvum, Cyclospora cayetanensis, Dientamoeba fragilis, Hakenwürmer, Entamoeba histolytica, Lamblien, Schistosomen, Strongyloides, Taenien	+	
	• Trichinen	–	Antikörpernachweis
Fieber	Amöben (Leberabszess)	–	Antikörpernachweis
	Bartonella henselae	–	Antikörpernachweis
	Borrelia recurrentis	–	Antikörpernachweis
	Bruzellen	–	Blutkultur länger bebrüten, Antikörpernachweis
	Dengue-Virus, Gelbfiebervirus, Hepatitisviren B, C	–	Antikörpernachweis
	Legionellen	–	Kultur auf Spezialnährböden gezielt anfordern, Antigennachweis aus Urin
	Leishmanien	–	Giemsa-Färbung (Milzpunktat, Knochenmark), evtl. Antikörpernachweis
	Leptospiren	–	Antikörpernachweis
	Meningokokken	+	

Tab. 19-17 Leitsymptomabhängige mikrobiologische Diagnostik von reiseassoziierten Erkrankungen. (Forts.)

Leitsymptom	Krankheitserreger	Bei Routinediagnostik[1] mit erfasst	Spezialmethode/Bemerkung
	Mykobakterien	–	Spezialfärbung, Kultur auf Spezialnährböden gezielt anfordern
	Plasmodien (Malaria)	–	Blutausstrich, dicker Tropfen, Direktnachweis
	Respiratorische Viren	+	Antigennachweis Influenza bei Verdacht
	Rickettsiosen (Felsengebirgsfieber)	–	Antikörpernachweis
	Salmonella typhi	+	Kulturen aus Blut, Urin, Stuhl, Knochenmark
	Schistosomen	–	Nachweis von Eiern aus Urin, Antikörpernachweis
	Systemische Virusinfektionen (Dengue-Fieber, Gelbfieber, Hantavirusinfektionen)	–	Antikörpernachweis
	Trypanosomen (Schlafkrankheit)	–	Blutausstrich, Antikörpernachweis
	Tollwutviren	–	Direktnachweis im Speziallabor
	Extraintestinale Wurmerkrankungen		
	• Echinococcus spp.	–	Antikörpernachweis
	• Filarien	–	Blutausstrich, evtl. Antikörpernachweis
	• Schistosomen	–	Einachweis aus Urin, Antikörpernachweis
	• Trichinen	–	Antikörpernachweis
	• Zystizerkose (Taenia solium)	–	Antikörpernachweis

[1] Routinediagnostik = Stuhl auf pathogene Keime für Diagnostik von Durchfallerkrankungen (Salmonellen, Shigellen + Yersinien + Campylobacter + Viren), Blutkultur für Fieber, Mikroskopie für Parasiten aus Stuhl, Antikörpernachweis auf respiratorische Viren

Pathogenese

Malaria ist ein fieberhaftes Krankheitsbild durch Befall von Erythrozyten mit einzelligen Parasiten der Gattung Plasmodium. Die klinischen Erscheinungen entstehen hauptsächlich durch Platzen der Erythrozyten (hämolytische Anämie) und Adhärenz der befallenen Erythrozyten an Endothelien mit Endothelaktivierung und Kapillarverschluss, was besonders im Gehirn zu klinischen Erscheinungen führt. Außerdem spielen die lokale und systemische Hypoxie durch Verbrauch erythrozytären Sauerstoffs, die Hypoglykämie und die Laktazidose durch gesteigerten Glukosebedarf eine pathogenetische Rolle.

Klassifikation

Plasmodium falciparum ist der Erreger der lebensbedrohlichen Malaria tropica. Plasmodium vivax und ovale verursachen die Malaria tertiana. Plasmodium malariae ist der Erreger der Malaria quartana. Plasmodien werden mikroskopisch differenziert.

Klinische Symptomatik

Die Symptome sind insgesamt uncharakteristisch und können besonders bei Malaria tropica variabel sein. Leitsymptom ist Fieber, das bei 97% der Malariafälle bei Tropenrückkehrern auftritt. Bei Malaria tropica hat das Fieber keinen erkennbaren Rhythmus, während bei Malaria tertiana und quartana der Fieberrhythmus ausgeprägter ist. Unspezifische Zeichen sind Schüttelfrost, Kopfschmerzen, Schwitzen, Übelkeit, Erbrechen und Diarrhö. Schwere Verläufe der Malaria tropica können durch zerebrale Erscheinungen, akutes Nierenversagen, Hyperpyrexie, schwere Anämie, Lungenödem und Schock gekennzeichnet sein.

Welche Laboruntersuchungen werden empfohlen?

Messgrößen	Zu erwartendes Ergebnis
Blutbild, Differenzialblutbild	Thrombopenie, normochrome Anämie, oft Leukozytose mit Linksverschiebung
freies Hämoglobin	↑
Haptoglobin	↓
Dicker Tropfen, Blutausstrich, Antigennachweis	Bei hoher Parasitendichte Plasmodien nachweisbar
Glukose	↓
Kalium, Natrium	
Leberwerte, Laktat	Bilirubin ↑, ALT ↑, Laktat ↑
Nierenwerte	Kreatinin ↑
Quick, aPTT	Evtl. pathologisch
D-Dimer	↑
Blutgase	Azidose
Urinsediment und Marker der tubulären Proteinurie	Zylinder bei Tubulusnekrose
Harnteststreifen	Hämoglobinurie

Die mikrobiologische Diagnose erfolgt mittels Blutausstrich und dickem Tropfen. Erreger sind im peripheren Ausstrich nur bei hoher Parasitendichte – meist bei Malaria tropica – nachweisbar. Bei negativem Befund sollten Blutausstrich, dicker Tropfen und Antigennachweise mehrmals täglich über mehrere Tage durchgeführt werden.

Antigennachweise sind ergänzend zu verwenden, niemals als einzige diagnostische Maßnahme, denn sie können bei hoher Parasitendichte negativ ausfallen.

Die Serologie eignet sich nicht zur Akutdiagnostik, kann aber retrospektiv zur Klärung von Fieberzuständen und zum Screening von Blutspendern hilfreich sein.

LITERATUR

Anonym: Surveillance nosokomialer Infektionen sowie die Erfassung von Erregern mit speziellen Resistenzen und Multiresistenzen. Bundesgesundheitsbl – Gesundheitsforsch – Gesundheitsschutz 2000;43:887–90.

Gaini S, Koldkjaer OG, Pedersen C, Pedersen SS. Procalcitonin, lipopolysaccharide-binding protein, interleukin-6 and C-reactive protein in community-acquired infections and sepsis: a prospective study. Crit Care 2006;10:R53.

Hahn H, Falke D, Kaufmann SHE. Medizinische Mikrobiologie und Infektiologie. Springer-Verlag, Berlin, 2004

HIV/AIDS. Ratgeber Infektionskrankheiten – Merkblätter für Ärzte. Epidemiologisches Bulletin. Robert Koch Institut. 4:2006

Maschmeyer G, Kern WV: Infektionen bei hämatologischen und onkologischen Erkrankungen. Stand: Oktober 2004. Deutsche Gesellschaft für Hämatologie und Onkologie, www.dgho.de

Mauch H, Podbielski A, Herrmann M (Hrsg.). MIQ. Qualitätsstandards in der mikrobiologisch-infektiologischen Diagnostik. Urban & Fischer, München, 1998.

Sturm A, Zidek W. Differenzialdiagnose Innere Medizin. S. 145–72. Thieme-Verlag, Stuttgart, 2004.

KAPITEL

20

Petra Stieber, Andreas Schalhorn

Malignes Wachstum

Krebs ist eine genetisch bedingte Erkrankung, bei der der Übergang von normalem Gewebe in eine invasive Erkrankung in mehreren Schritten meist über einen Zeitraum von fünf bis 20 Jahren erfolgt. Im Zusammenspiel von Wachstum fördernden Genen (Onkogenen) und/oder einer Verminderung von Tumorsuppressorgenen kommt es letztlich zu ungeregeltem Wachstum, Invasion und Metastasierung. Bei den hereditär bedingten Krebsformen fördern meist dominant vererbte DNA-Defekte die Entstehung des Tumors. Klinisch wichtige Beispiele sind bei den Darmtumoren die familiäre adenomatöse Polyposis (FAP), das HNPCC (hereditary non-polyposis colorectal cancer) und bei den Mammakarzinomen das BRCA1- und das BRCA2-Gen. Lassen z.B. in der Anamnese eine familiäre Häufung und/oder die sog. Amsterdam- oder Bethesdakriterien an die Möglichkeit einer HNPCC denken, müssen die Tumorproben auf eine Mikrosatelliteninstabilität untersucht und im positiven Fall in den kernhaltigen Zellen des peripheren Blutes die Mismatch-Repair-Gene (MLH1/MSH2; MSH6, PMS2 und MSH3) auf Mutationen untersucht werden. Zu aktuellen Tendenzen ➤ Kap. 11.

20.1 Zur Rolle der Laboratoriumsdiagnostik bei malignem Wachstum

Diagnostische Maßnahmen haben in der Onkologie – wie in jeder anderen medizinischen Disziplin auch – das Wunschziel, mit möglichst wenig Belastung für den Patienten ein Optimum an Information zu erhalten. Somit wird der Bestimmung der sog. Tumormarker als minimal invasive, schnelle, reproduzierbare und wenig kostenintensive Untersuchungsmethode bei Tumorerkrankungen sowohl seitens der Laboratoriumsmedizin als auch von allen onkologisch ausgerichteten Fachrichtungen der Medizin seit vielen Jahren großes Interesse entgegengebracht.

Auch wenn alle malignen Tumoren von normalen Zellsystemen abstammen, kann die Fähigkeit zu gesteigertem Wachstum, Invasion und Metastasierung zu Laborbefunden führen, die oft für ein bestimmtes Tumorleiden typisch und dann besonders gut geeignet sind, den Verlauf der Erkrankung widerzuspiegeln.

Hier ist zu unterscheiden zwischen

- allgemeinen Indikatoren für ein gesteigertes Zellwachstum, z.B. der Serum-Thymidinkinase und dem β_2-Mikroglobulin,
- allgemeinen Indikatoren für einen gesteigerten Zellumsatz bzw. Zelluntergang, z.B. LDH und Nukleosomen,
- Tumormarkern als charakteristischen und manchmal spezifischen Sekretionsprodukten von Tumorzellen.

Neben diesen oft recht charakteristisch veränderten Laborbefunden ist zu bedenken, dass der Tumor und seine Metastasen auch allein durch Lage und Ausdehnung entscheidenden Einfluss auf Organfunktionen und damit auf die Laborwerte haben kann.

Typisch ist z.B. ein Anstieg von γ-GT, AP und Bilirubin bei tumorbedingter Obstruktion im Bereich der Gallenwege.

In der Mehrzahl der Fälle führen klinische Befunde zur Diagnose einer malignen Neoplasie, während Screening-Untersuchungen oder Zufallsbefunde vergleichsweise seltener die diagnostischen Maßnahmen zur Tumorsuche veranlassen. Die sichere Diagnose ist in allen Fällen zwingend anzustreben, da sie Voraussetzung zur sachgerechten Therapie ist. Ist die Diagnose histologisch gesichert, müssen Ausdehnung der Erkrankung, etwaige Metastasen und Organfunktionen erfasst werden. Erst unter Berücksichtigung aller Befunde kann die jeweils zutreffende Therapie gewählt und durchgeführt werden.

Das diagnostische Vorgehen ist schematisch für das Bronchialkarzinom dargestellt (➤ Abb. 20-1). Bei der Wahl der Diagnoseschritte ist unter Berücksichtigung der Verdachtsdiagnose und der Patientencharakteristika jeweils der Weg zu wählen, der mit dem geringsten Risiko ein hohes Maß an diagnostischer Sicherheit bringt. Im Falle eines peripheren Rundherdes würde dies heute in der Mehrzahl der Fälle dessen thorakoskopische Entfernung bedeuten, bei dem der Herd unter Sicht entnommen werden kann. Bei einem zentralen thorakalen Tumor, der dennoch nicht bronchoskopisch gesichert werden kann, wird man oft über eine Mediastinoskopie Tumorgewebe gewinnen und die Diagnose sichern.

Dieser allgemeine Therapieplan lässt sich gut auf andere solide Tumoren übertragen:

- Sicherung der Diagnose durch Biopsie der verdächtigen Struktur,
- Staging-Untersuchungen zur Ausbreitung der Erkrankung,
- Erfassung der Organfunktionen des Patienten,
- stadiengerechte Therapie.

Bei primär metastasierter Erkrankung bei unbekanntem Primärtumor gestaltet sich trotz aller Fortschritte der Endoskopie und der bildgebenden Diagnostik einschließlich der PET-CT-Untersuchung die Suche oft weiterhin schwierig. Die Wahl einer Therapie wird in diesen Fällen neben der Histologie der Metastase besonders das Spektrum erhöhter Tumormarker berücksichtigen müssen. Das Ausmaß der diagnostischen Maßnahmen muss immer die therapeutischen Möglichkeiten auf der einen und die Belastungen und Risiken für den Patienten auf der anderen Seite berücksichtigen.

20.1.1 Was sind eigentlich Tumormarker? Allgemeine Kriterien zu ihrer Anwendung

„Auf den Umgang kommt es an"

Das Wort Tumormarker ist eigentlich nicht korrekt und weckt falsche Hoffnungen an diese Analyten. Denn trotz weltweiter intensiver Forschung gibt es bis heute keinen Tumormarker im eigentlichen Sinn, d.h., es gibt keinen Marker, der bei Gesunden nicht nachweisbar, hingegen bei Tumoren auch im Frühstadium immer nachweisbar wäre und darüber hinaus einen Hinweis auf die Tumorlokalisation geben könnte. Die meisten Analyten und Untersuchungen zu diesem Thema beziehen sich bislang auf extrazelluläre oder intrazelluläre Tumorprodukte. Mittlerweile muss man aufgrund veränderter analytischer Möglichkeiten das Spektrum der Definition

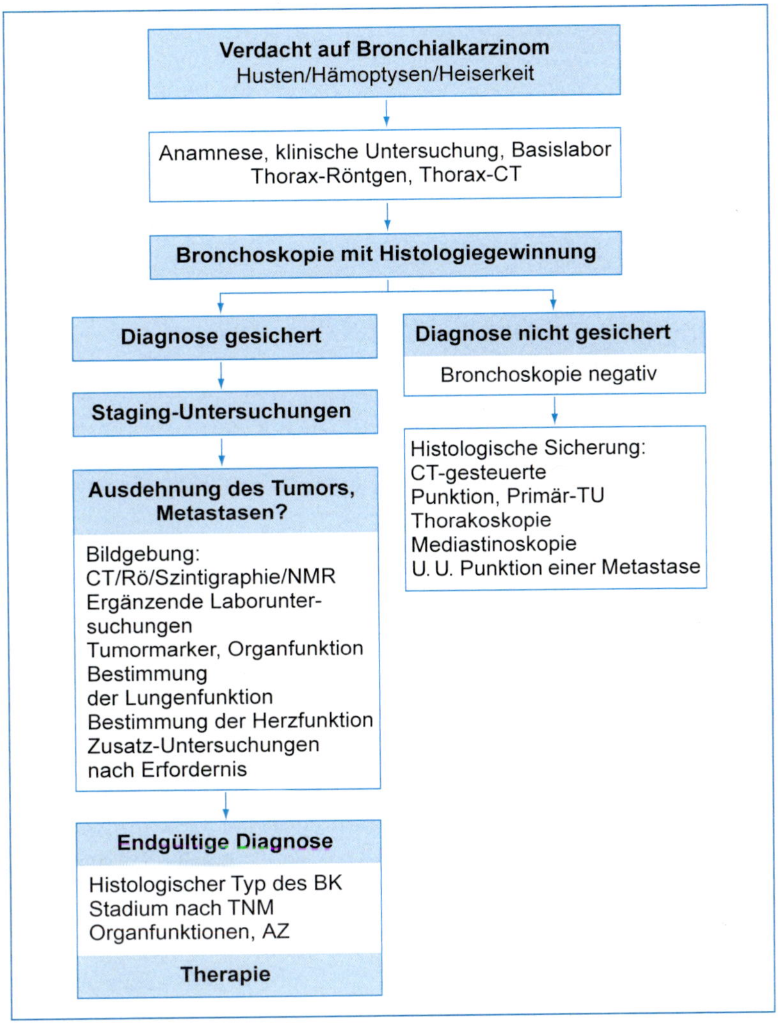

Abb. 20-1 Diagnostisches Vorgehen bei Verdacht auf Bronchialkarzinom.
AZ: Allgemeinzustand; BK: Bronchialkarzinom; Rö: Röntgen; TNM: Stadienklassifikation nach *T*umor, *N*odulus (Lymphknotenmetastasen) und *M*etastasen (Fern-); TU: Tumor.

von Tumormarkern weiter fassen: alles, was im Rahmen einer Tumorerkrankung von dem Tumor gebildet wird oder aber mit der Entwicklung eines Tumors im Zusammenhang steht. Dies gilt für Tumorgewebe sowie für zirkulierende Substanzen und geht vom Genom über die zirkulierenden Tumorzellen bis hin zu den zirkulierenden Tumorzellprodukten wie Proteinen, Hormonen und Enzymen.

Dass es bis heute keinen 100%igen Tumormarker gibt, mag enttäuschen, spiegelt aber nur den äußerst komplexen pathophysiologischen Hintergrund von Tumorerkrankungen wider und ist somit nicht wirklich erstaunlich. Dass man „nichts Besseres" in den letzten Jahren und Jahrzehnten findet, heißt wohl – einmal anders betrachtet –, dass man derzeit schon „Gutes" zur Verfügung hat, das Verständnis und die korrekte Anwendung aber sehr komplex sind.

Auswahl eines geeigneten Tumormarkers

Aus der Vielzahl von beschriebenen Tumormarkern haben sich bislang nur einige in der Routine als brauchbar erwiesen (➤ Abb. 20-2), wobei die Bestimmung mehrerer gleichbedeutender Tumormarker sinnlos ist (z.B. Kombination von CA 15–3 mit MCA oder CA 27–29). Jedes neu beschriebene tumorassoziierte Antigen sollte zunächst anhand des gleichen Patientenkollektivs (!) mit bereits etablier-

Sinnvoller Einsatz von Tumormarkern

Marker / Tumor	CEA	AFP	CA 19-9	CA 72-4	CA 125	CA 15-3	NSE	Pro GRP	SCC	CYFRA 21-1	hCG	PSA	Calci-tonin	HTG	S100
Kolon	■		□												
Pankreas	□		■												
Magen	□		□	■											
Ösophagus	■								■						
Leber (HCC)		■													
Gallenwege			■												
Mamma	■					■									
Ovar				□	■										
Zervix	□								■						
Chorion											■				
Lunge, SCLC							■	■		□					
Lunge, NSCLC	□									■					
Keimzellen		■									■				
Prostata												■			
Blase										□					
Schilddrüse	□													■	
C-Zellen	□												■		
HNO-TU	□									■					
Mal. Melanom															■

Abb. 20-2 Für die Routine sinnvolle Tumormarker. ■ hohe Spezifität, □ geringere Spezifität.

ten Parametern verglichen werden. Nur bei eindeutig besserem Sensitivitäts-Spezifitäts-Profil entsprechend einer besseren oder additiven klinischen Aussagekraft sollte ein bewährter Marker durch einen neuen ersetzt oder aber auch zur kombinierten Bestimmung als sinnvoll erachtet werden.

Indikationen zur Bestimmung von Tumormarkern

Indikationen zur Bestimmung von Tumormarkern ➤ Tab. 20-1.

Nicht zum Screening!

Insbesondere aufgrund fehlender Tumor- und Organspezifität haben Tumormarker in der Screening-Situation (einmalige Untersuchung asymptomatischer Patienten) bis auf einige wenige Ausnahmen (➤ Tab. 20-1 und auch weiter unten aufgeführt) nicht nur keinen Stellenwert, sondern sind regelrecht gefährlich. So gehören Tumormarker nie in ein routinemäßiges Laborprofil bei Aufnahmeuntersuchungen bzw. bei Check-up-Untersuchungen. Dem Wunsch vieler Patienten, eine Untersuchung von Tumormarkern zum Ausschluss einer eventuell vorhandenen Tumorerkrankung durchzuführen, darf ein verantwortungsbewusster Arzt nicht nachgeben.

Die Begründung für diese restriktive Haltung liegt im pathophysiologischen Hintergrund der onkologischen Biomarker: Jeder bislang routinemäßig eingesetzte Tumormarker (von PSA bis HER2/neu shedded antigen) kommt bei jedem Menschen im Blut vor. Das Ausmaß der Freisetzung dieser Zellprodukte variiert individuell stark (individuelle Basiswerte). Ein Referenzbereich beschreibt meist die 95%- oder 97,5%-Perzentile der untersuchten gesunden Kontrollpersonen, hat aber in keiner Weise die Bedeutung einer Trennung von tumorfrei zu tumorkrank, d.h. dass weder ein Wert innerhalb des Referenzbereichs gleichzusetzen ist mit „kein Karzinom" noch ein Wert oberhalb dieses Referenzbereichs mit „Karzinom". Ausgehend von den individuellen Basiswerten der einzelnen Personen ist die Überlappung der Werte gesunder Kontrollpersonen, verschiedenster akuter und chronischer benigner Erkrankungen (der Leber, der Niere, entzündliche Erkrankungen u.v.m.) und Karzinompatienten sehr groß. ➤ Abb. 20-3

Tab. 20-1 Indikationen für Tumormarker-Bestimmungen.

Marker	Screening	Diagnose	Follow-up	Prognose
CEA	C-Zell-Tumoren	C-Zell-Tumoren	Kolon-, Mamma-, Bronchialkarzinom, C-Zell-Tumoren	Kolon-, Magen-, Mammakarzinom
AFP	Risikogruppen	Keimzelltumoren, hepatozelluläres Karzinom	Keimzelltumoren, hepatozelluläres Karzinom	Keimzelltumoren
CA 19-9		Pankreaskarzinom	Pankreas-, Gallenwegskarzinom	Magen-, Kolonkarzinom
CA 72-4			Magenkarzinom, muzinöses Ovarialkarzinom	
CA 125			Seröses Ovarialkarzinom	Seröses Ovarialkarzinom
CA 15-3			Mammakarzinom	Mammakarzinom
NSE		Bronchialkarzinom (SCLC)	Bronchialkarzinom (SCLC), Neuroblastom, Apudom	Bronchialkarzinom
ProGRP		Bronchialkarzinom (SCLC)	Bronchialkarzinom (SCLC)	
SCC			Zervixkarzinom, HNO-Tumoren, Ösophaguskarzinom	
CYFRA 21-1		Bronchialkarzinom (NSCLC)	Bronchialkarzinom (NSCLC), Blasenkarzinom	Bronchialkarzinom (NSCLC)
hCG	Risikogruppen	Keimzelltumoren, trophoblastische Tumoren	Keimzelltumoren, trophoblastische Tumoren	Keimzelltumoren, trophoblastische Tumoren
PSA	Prostatakarzinom	Prostatakarzinom	Prostatakarzinom	
Calcitonin	C-Zell-Tumoren	C-Zell-Tumoren	C-Zell-Tumoren	C-Zell-Tumoren
HTG			Differenziertes Schilddrüsenkarzinom	
S100			Malignes Melanom	Malignes Melanom

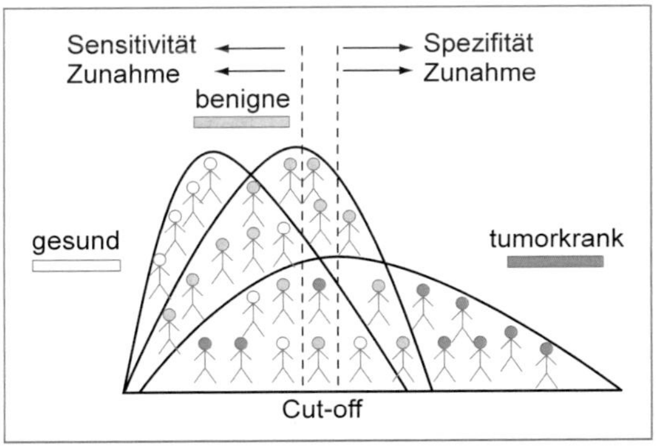

Abb. 20-3 Verteilung der Basiswerte von Tumormarkern bei Gesunden sowie Personen mit benignen und malignen Erkrankungen.

beschreibt diesen Tatbestand der Überlappung der Kollektive in der Theorie, ➢ Tab. 20-2 die Realität am Beispiel der Werteverteilung der wichtigsten Tumormarker bei benignen und malignen Erkrankungen. Dies gilt aber in mehr oder weniger starker Ausprägung für alle onkologischen Biomarker. Je nach diagnostischer Trennschärfe eines Analyten oder – anders formuliert – je nach Ausmaß der Beeinflussung durch nichtmaligne Erkrankungen erreichen aber die meisten bislang bekannten Tumormarker bei starker Freisetzung eine 100%ige Tumorspezifität (CA 15–3 erreicht diese diagnostische Sicherheit bei Werten von ca. 200 kU/L, CA 19-9 erst bei Werten um 20 000 kU/L; die LDH erreicht die 100%ige Spezifität generell nicht). Doch selbst bei einer 100%igen Tumorspezifität bleibt es schwierig, die

Tab. 20-2 Zu erwartende Ergebnisse von Tumormarkern bei benignen und malignen Erkrankungen in % der Fälle, in denen dies Ergebnis eintrifft.

Marker (Einheit)	CEA (µg/L)	CA 19-9 (kU/L)	CA 125 (kU/L)	CA 72-7 (kU/L)	CA 15-3 (kU/L)	SCCA (µg/L)
Stadium der Erhöhung	I: 3–10 II: 10–50 III: > 50	I: 35–100 II: 100–500 III: > 500	I: 15–100 II: 100–500 III: > 500	I: 3–20 II: 20–50 III: > 50	I: 30–100 II: 100–500 III: > 500	I: < 5 II: 5–10 III: > 10
Diagnose	%	%	%	%	%	%
Gesunde	I: 1–2 II: 1–2	I: 11	I: 4	I: 14 II: 2	I: 1,5	I: 22
Schwangere	I: 4 II: 1	II: 1	I: 45 II: 7	I: 12	I: 3	I: 21
Benigne Erkrankungen						
Gastrointesti-nale	I: 17 II: 2 III: 1	I: 15 II: 7 III: 1	I: 11 II: 9 III: 3	I: 6 II: 1 III: 1	I: 15 II: 5	I: 40 II: 1 III: 1
Lungen				I: 12		I: 44 II: 2
Mamma	I: 8 II: 1	I: 11 II: 3		I: 13	I: 2	
Gynäkologische	I: 7 II: 1 III: 1	I: 12 II: 2	I: 13 II: 7 III: 1	I: 9 II: 1	I: 2 II: 3	I: 38
Urologische	I: 19 II: 2	I: 14 II: 4	I: 53 II: 1 III: 1	I: 11 III: 1	I: 13	I: 33 III. 6
HNO						I: (37)
Maligne Erkrankungen						
Magen	I: 15 II: 8 III: 5	I: 14 II: 11 III: 7		I: 0–36[1] II: 4–17[1] III: 2–18[1]		I: 32 III: 11
HNO-Bereich						I: 67 II: 7 III: 6
Pankreas	I: 30 II: 11 III: 5			I: 29 II: 3	I: 18	
Kolon/Rektum	I: 20–33[2] II: 3–14[2] III: 1–13[2]	I: 15 II: 8 III: 9	I: 10 II: 3 III: 1	I: 34 III: 8	I: 8	I: 34
Ovar	I: 9 II: 4 III: 3	I: 9 II: 12 III: 7	I: 16 II: 26 III: 42	I: 28 II: 8 III: 20	I: 29 II: 13 III: 3	I: 40 II: 2 III: 2
Zervix						I: 41 II: 8 III: 11
Mamma	I: 14 II: 4 III: 2	I: 7 II: 2	I: 19 II: 9	I: 17 II: 3	I: 7–24[1] II: 1–13[1] III: 1–8[1]	

Tab. 20-2 Zu erwartende Ergebnisse von Tumormarkern bei benignen und malignen Erkrankungen in % der Fälle, in denen dies Ergebnis eintrifft. (Forts.)

Marker (Einheit)	CEA (μg/L)	CA 19-9 (kU/L)	CA 125 (kU/L)	CA 72-7 (kU/L)	CA 15-3 (kU/L)	SCCA (μg/L)
Harnblase	I: 16 II: 13 III: 6	I: 14 II: 8 III: 7		I: 16 II: 4 III: 2	I: 13	I: 60 II: 7 III: 6
Bronchial-Plattenepithel	I: 34 II: 13 III: 6	I: 14 II: 8 III: 7		I: 16 II: 4 III: 2	I: 13	I: 60 II: 7 III: 6
Leber		I: 31 II: 25 III: 7		I: 7	I: 18 II: 5 III: 2	
Prostata	I: 22 II: 6	I: 4 II: 1	I: 40 II: 1 III: 1	I: 14 II: 4	I: 12 II: 2	

Verwendete Entscheidungsgrenzen: CEA: < 3 μg/L; CA 19-9: < 35 kU/L; CA 72-4: < 4 IU/L; CA 15-3: > 30 kU/L; SCCA: < 1 μg/L.
[1] Stadium T = 1–4;
[2] Dukes Stadien A–D.

Lokalisation des Tumors aufgrund der Freisetzung eines bestimmten Markers festzumachen, da die meisten Karzinome zumindest im fortgeschrittenen Stadium zu einer Freisetzung etlicher Marker führen können. Ähnlich wie in der Pathologie zählt dann das Freisetzungsmuster. Zur Interpretation solcher differenzialdiagnostischen Befunde ist allerdings eine große Erfahrung erforderlich.

Aufgrund der gegebenen Organspezifität haben Thyreoglobulin und insbesondere das prostataspezifische Antigen (PSA) einen höheren Stellenwert.

Nur selten sinnvoll für Risikogruppen

Durchaus geeignet ist die Bestimmung von tumorassoziierten Antigenen in definierten Zeitabständen bei einigen Gruppen von Risikopatienten, bei denen mit einer erhöhten Krankheitshäufigkeit gerechnet werden kann, z.B. Bestimmung von AFP bei Patienten mit Leberzirrhose, von Calcitonin bei Verdacht auf medulläres Schilddrüsenkarzinom bzw. bei familiärem Vorkommen dieses Karzinoms und von AFP und hCG bei familiärer Belastung für Keimzelltumoren.

Die momentan verfügbaren tumorassoziierten Antigene sind zum jetzigen Kenntnisstand **nicht geeignet zur Überwachung** (und frühzeitigen Entdeckung eines Karzinoms) **von Risikopatienten** wie Rauchern (Bronchialkarzinom), Patienten mit familiärer Poliposis coli (kolorektales Karzinom), postmenopausalen Frauen (Ovarialkarzinom) oder auch Patientinnen mit familiärer Häufung bzw. genetischer Belastung eines Mammakarzinoms!

Wünschenswert vor der Ersttherapie eines Karzinoms

Es herrscht Einigkeit darüber, dass Tumormarker nur selten einen regelrechten Beitrag in der Diagnosefindung von Tumorerkrankungen zum Zeitpunkt der Erstdiagnose leisten können. Zum einen beruht dies auf der Tatsache, dass heutzutage die meisten Tumorerkrankungen, z.B. Mammakarzinom und Kolonkarzinom, in einem nicht metastasierten Stadium entdeckt werden und die Tumormarkerfreisetzung bzw. der Gefäßanschluss häufig noch nicht stark ausgeprägt ist. Zum anderen ist die Beurteilung der Freisetzung eines Tumormarkers immer abhängig vom gewählten Grenzwert, letztendlich kann das Vorhandensein einer prätherapeutischen tumorbedingten Freisetzung tumorassoziierter Antigene erst nach Abschluss der ersten Therapiephase (Operation und/oder Radio-/Chemotherapie) durch Wiedererlangen der individuellen Basiswerte beurteilt werden. Dies gilt zumindest für die frühen Tumorstadien.

Vom Standpunkt der tumorassoziierten Antigene aus betrachtet beginnt die Nachsorgephase mit dem Zeitpunkt der Primärdiagnose. So ist es empfehlenswert, die mit der größten Wahrscheinlichkeit von einem bestimmten Karzinom freigesetzten Tumormarker (➤ Abb. 20-2) vor der ersten Therapie zu bestimmen. Dieser Erstbefund zeigt das Freisetzungsmuster des Tumors an und kann zusätzlich bei einer sehr starken Freisetzung von Markern zu diesem Zeitpunkt ein Hinweis auf eine noch nicht entdeckte Fernmetastasierung sein.

Differenzialdiagnostische Unterstützung

Liegen bei einem Patienten zum Zeitpunkt der Primärdiagnose bereits Metastasen vor oder handelt es sich um unklare Raumforderungen in Leber, Lunge oder Skelettsystem, können Tumormarker stufendiagnostisch wegweisend sein bzw. sogar diagnostizieren. Dies gilt für diejenigen Biomarker, die ab einem bestimmten Ausmaß der Freisetzung typisch für eine bestimmte Tumorerkrankung werden, d.h. Tumor- und Organspezifität erreichen (siehe entsprechende Abschnitte Bronchialkarzinom [➤ Kap. 20.2.8], hepatozelluläres Karzinom [➤ Kap. 20.2.4]).

Äußerst wichtig nach Beendigung der Ersttherapie

Die Bestimmung der Tumormarker nach Beendigung der Primärtherapie (Operation und evtl. Radio-/Chemotherapie) ist von größter Bedeutung, um die für die gesamte weitere Nachsorge relevanten individuellen Basiswerte des jeweiligen Patienten zu erheben. Im Falle einer radikaloperativen Resektion sollten die Tumormarker zumindest in den Bereich des Medians der Referenzbereiche abfallen, denn hier oder noch etwas niedriger liegen bei 50% der tumorfreien Patienten die individuellen Basiswerte.

Diese postoperative Bestimmung der Tumormarker muss auch dann erfolgen, wenn die Marker präoperativ innerhalb des Referenzbereichs liegen! Lediglich bei Werten unterhalb der Nachweisgrenze kann die postoperative Bestimmung entfallen.

Im gesamten weiteren Krankheitsverlauf orientiert sich die Interpretation der Tumormarker nur noch an diesen individuellen Basiswerten. Ein kontinuierlicher Anstieg noch innerhalb des Referenzbereichs weist bereits frühzeitig auf ein Tumorrezidiv hin. Der häufig geäußerte Satz: „Die Tumormarker sind normal" darf sich also nur darauf beziehen, dass keine signifikante Änderung zu den individuellen Basiswerten vorliegt. Diese Interpretation darf generell nur unter Beibehaltung des gleichen Testverfahrens und -herstellers erfolgen. Somit ist derzeit die postoperative Tumormarkerbestimmung unter Berücksichtigung der Halbwertszeit für den Patienten meist von größerer Tragweite als die präoperative Bestimmung. Werden diese individuellen Basiswerte nach abgeschlossener Ersttherapie nicht ermittelt, können Tumormarker in der Nachsorgesituation zumindest nicht frühzeitig auf ein Rezidiv hinweisen und meist nicht einmal zeitgleich mit dem klinischen Verdacht die Diagnose erhärten.

Wichtig in der Verlaufsbeobachtung einer bekannten Tumorerkrankung

Nachsorge, Stadium „No evidence of disease"

Insgesamt gesehen stellen tumorassoziierte Antigene ein hochsensitives diagnostisches Potenzial in der Nachsorge von Tumorerkrankungen dar. Mit Hilfe der in definierten Zeitintervallen durchgeführten Tumormarkerbestimmung kann eine Rezidivierung bis zu zwei Jahre vor der klinisch manifesten Progression angezeigt werden. Dies gilt insbesondere dann, wenn man die Kinetik ausgehend von den individuellen Basiswerten interpretiert.

Problematisch ist jedoch derzeit in vielen Fällen die Diskrepanz zwischen dem frühzeitigen Wissen um eine Progression einer Tumorerkrankung einerseits und den im Moment im Sinne eines längeren Überlebens häufig nicht bewiesenen therapeutischen Möglichkeiten andererseits. Der Zeitgewinn von mehreren Monaten bei der Diagnose von Rezidivierung oder Metastasierung, den eine konsequente Verlaufsbobachtung unter Berücksichtigung der Kinetik bietet, könnte zur Verbesserung der Therapiebedingungen führen und letztendlich die Prognose entscheidend verbessern. Genutzt wird dieser zeitliche Vorsprung bislang (nicht zuletzt auch wegen der guten therapeutischen Möglichkeiten) hauptsächlich bei Keimzelltumoren und beim multiplen Myelom. Bei den übrigen, sehr viel häufigeren soliden Tumoren fehlt entweder oft eine effiziente weitere Therapiemöglichkeit oder aber bislang der Beweis, dass eine frühzeitigere Therapie das rezidivfreie Intervall verlängert bzw. Überleben oder Lebensqualität verbessern kann (Mamma-, Kolon-, Prostatakarzinom). So wurde ungeachtet dieser evtl. zum Nutzen der Patienten vorhandenen diagnostischen und therapeutischen Möglichkeiten die Nachsorge des Mammakarzinoms gänzlich aufgegeben; nur bei klinischen Beschwerden und somit einem metastasierten Stadium soll eine weiterführende Diagnostik durchgeführt werden. Beim kolorektalen Karzinom wurde mittlerweile bundesweit das Zeitintervall zur CEA-Bestimmung von drei auf sechs Monate verlängert, das Gleiche gilt für PSA beim Prostatakarzinom. Somit wird diesen hochsensitiven diagnostischen Methoden ihre eigentliche Stärke und damit auch der mögliche Nutzen für den Patienten genommen, nämlich die **frühzeitige Entdeckung einer Rezidivierung**.

Therapieeffizienzkontrolle mittels Tumormarkern im fortgeschrittenen Stadium

Nach Beginn einer Chemotherapie weisen kontinuierlich abfallende Tumormarkerwerte auf die Effektivität der Therapie hin; konstant bleibende oder zunehmende Werte sind verdächtig auf ein Nicht-Ansprechen des Tumorwachstums auf die angewandte Therapie: Sie weisen auf die Notwendigkeit hin, das therapeutische Konzept zu wechseln! Es besteht eine gute Korrelation zwischen der Änderung der Tumormarkerkonzentration unter Therapie und dem klinischen Zustandsbild (Remission oder Progression). Es ist jedoch zu beachten, dass es in den ersten Tagen einer Radio- und Chemotherapie oder auch durch Manipulation am Tumor zu einem flüchtigen Tumormarkeranstieg infolge Tumorzerfalls kommen kann. Um Tumorfreiheit widerzuspiegeln, müssen die ausgangs von dem Tumor freigesetzten Biomarker ihre individuellen Basiswerte wiedererlangen. Selbst wenn die Bildgebung eine komplette Remission anzeigt, spricht ein Tumormarker oberhalb der individuellen Basiswerte noch für einen Tumorrest und somit evtl. für die Notwendigkeit der Therapiefortführung. Anders ausgedrückt, kann nur durch Wiedererreichen der individuellen Basiswerte eine zumindest vorübergehende Tumorfreiheit erreicht werden.

In der Situation der systemischen Therapie im fortgeschrittenen Tumorstadium kann der stufendiagnostische Einsatz von onkologischen Biomarkern und Bildgebung zu einer deutlichen Kostenreduktion führen. Bei gleichbleibender oder verbesserter klinischer Symptomatik und kontinuierlicher Abnahme der Tumormarker kann die bildgebende Diagnostik zur Therapiekontrolle in wesentlich größere Intervalle gefasst werden.

20.1.2 Laboruntersuchungen als Voraussetzung für eine sichere Therapieführung

Die Mehrzahl der klinisch genutzten Zytostatika wird, teilweise nach erheblichem hepatischem Metabolismus, über die Galle oder renal ausgeschieden. Da viele Zytostatika zusätzlich organtoxisch wirken können, ist in allen Fällen einer Chemotherapie ein Programm an Standarduntersuchungen durchzuführen. Im Folgenden wird jeweils ein Minimalprogramm aufgeführt, das für die Mehrzahl der gängigen Chemotherapien ausreichend ist. Werden aber pathologische Werte bestimmt, müssen ergänzende Untersuchungen durchgeführt werden, die Ursache und Ausmaß der Störung weiter abklären. Des Weiteren müssen etwaige Besonderheiten eines Zytostatikums bedacht werden. Während beim Antimetaboliten 5-Fluorouracil auch bei einer Einschränkung der Nierenfunktion die Therapie problemlos durchgeführt werden kann, ist z.B. vor der Gabe von Cisplatin und Oxaliplatin die Bestimmung der Kreatinin-Clearance unerlässlich.

Laboratoriumsuntersuchungen vor Einleitung und unter einer Chemotherapie

Blutbild

Vor Einleitung der Chemotherapie: Hämoglobin, Erythrozyten, Thrombozyten, Leukozyten, Differenzialblutbild.

- Bei primärer Anämie Differenzialdiagnose Blutung vs. Infekt-/Tumoranämie: Retikulozyten, Eisen, Ferritin (Transferrin).
- Hinweis für Knochen(mark)befall? Erniedrigung aller drei Zellreihen? Gegebenenfalls Jamshidi-Punktion.

- Erhöhung der Leukozyten und/oder Thrombozyten bei soliden Tumoren nicht selten (paraneoplastisch)!
- Normale Ausgangswerte aller drei Zellreihen sind für die volle Dosierung der Zytostatika Voraussetzung.
- Dosisanpassung bei erniedrigten Werten erforderlich.
- Bei massivem Knochenmarksbefall als Ursache einer Zytopenie ist eine Reduktion der Tumorlast Voraussetzung für eine Erholung der Blutbildung. Je nach Tumortyp und Chancen auf eine effektive Therapie ist u.U. sogar die volle Dosierung sinnvoll, bei Lymphomen und Leukämien sogar Pflicht!

Unter der Therapie sind regelmäßige Kontrollen von Leukozyten/Granulozyten, Thrombozyten und Hämoglobin/Erythrozyten durchzuführen. Gegebenenfalls ist eine Dosisanpassung der Zytostatika, Transfusion und/oder Gabe von Wachstumsfaktoren indiziert.

Leberfunktion

Vor Einleitung der Chemotherapie

Transaminase(n), γ-GT, alkalische Phosphatase, Bilirubin.

- Ziel dieser Messungen: Belastbarkeit der Leber, Anpassung der Dosis bei gestörter Leberfunktion.
- Oft ist nicht genügend klar, in welchem Ausmaß Leberfunktionsstörungen den Metabolismus bestimmter Zytostatika beeinflussen.
- Oft ist unklar, ob eine Bilirubinerhöhung aufgrund einer Obstruktion der Gallenwege die gleiche Bedeutung hat wie bei einer gestörten Glukuronidierung.

Dosierungsrichtlinien für einige wichtige Zytostatika in Abhängigkeit von den Transaminasen- und Bilirubinwerten in Anlehnung an Perry (1992) ➤ Tab. 20-3. Auch für hier nichtdargestellte Zytostatika gilt, dass eine Chemotherapie bei eingeschränkter Leberfunktion nur dann durchgeführt werden darf, wenn Klarheit über einen etwaigen Metabolismus (Aktivierung/Inaktivierung) und über die Ausscheidung (Leber/Galle und/oder Niere) besteht.

Besonders bei hochmalignen Lymphomen und/oder akuten Leukämien kann die zusätzliche immunsuppressive Wirkung intensiver Chemotherapien die Immunabwehr weiter schädigen, sodass es zu einer u.U. fatalen Aktivierung einer Hepatitis B oder C kommen kann. Bei Risikopatienten muss daher vor Einleitung der Chemotherapie die **Hepatitisserologie** bestimmt werden.

Veränderungen unter Chemotherapie

Auch wenn die Mehrzahl hepatotoxischer Nebenwirkungen auf die im Folgenden genannten Zytostatika zurückzuführen ist, sollte ebenso bei den hier nicht genannten Medikamenten mit der Möglichkeit von Nebenwirkungen gerechnet werden. Nach den im Vordergrund stehenden Laborwertveränderungen kann man folgende Einteilung treffen:

- **Anstieg der Transaminase(n)**: Actinomycin D, Asparaginase, Carmustin (BCNU) in hoher Dosierung, Capecitabin, Etoposid, Mercaptopurin, die hoch dosierte Methotrexattherapie, Streptozotocin und Vincristin können zu einem Anstieg der Transaminasen führen. Bei Raltitrexed sistiert der jeweils in Zusammenhang mit der Therapie auftretende Transaminasenanstieg mit Fortsetzung der Therapie. Bei der hoch dosierten Methotrexattherapie kommt es rasch nach Ende

Tab. 20-3 Dosisanpassung häufig genutzter Zytostatika bei gestörter Leberfunktion in Anlehnung an Perry (1992).

Laborwert		Zytostatika					
Bilirubin (mg/dL)	**ALT (U/L)**	**Doxorubicin**	**Daunorubicin**	**Vinblastin Vincristin Etoposid**	**Cyclophosphamid**	**5-Fluorouracil**	**mAMSA** Amsacrin
< 1,5	< 60	100%	100%	100%	100%	100%	100%
≥ 1,5, ≤ 3,0	≥ 60, ≤ 180	50%	75%	50%	100%	100%	40%
≥ 3,0, ≤ 5,0	> 180	25%	50%	0	75%	100%	?
> 5,0		0	0	0	0	?	0

der Therapie zu einer Normalisierung der Befunde, die Therapie muss nicht abgebrochen oder verschoben werden. Bei den anderen Zytostatika liegen verbindliche Richtlinien zum Vorgehen nicht vor. Letztlich wird man im Einzelfall zwischen der Schwere der Befunde und den Chancen (Remission) und der Dauer der Therapie abwägen müssen.

- **Anstieg des Bilirubins:** Eine intrahepatische Cholestase ist typisch für Mercaptopurin, dessen Gabe unterbrochen werden muss. Ein erneuter Versuch mit reduzierter Dosis kann nach Normalisierung der Befunde unternommen werden. Unter Capecitabin reagiert etwa ein Sechstel der Patienten mit einem meist isolierten Anstieg des indirekten Bilirubins der Schweregrade 3 und 4 nach WHO. Nach Absetzen ist eine rasche Normalisierung zu erwarten. Eine Fortsetzung in reduzierter Dosis ist möglich. Nach Gabe von Irinotecan wird erst der hochaktive Metabolit SN-38 durch Glukuronidierung inaktiviert und über die Galle ausgeschieden. Bei einem Defekt der Glukuronidierung, wie er beim Morbus Meulengracht und dem Crigler-Najjar-Syndrom vorliegt, ist mit einer gesteigerten Toxizität von Irinotecan zu rechnen. Besonders bei sonst normaler Leberfunktion können isoliert erhöhte Bilirubinwerte auf einen Defekt in der Glukuronidierung hinweisen. Ein gesicherter Morbus Meulengracht ist eine Kontraindikation gegen eine Irinotecantherapie
- **Venoocclusive disease (VOD):** Eine VOD wird durch den Verschluss kleiner Lebervenen verursacht und ist durch schmerzhafte Lebervergrößerung, Aszites, periphere Ödeme und Anstieg der Transaminasen und des Bilirubins gekennzeichnet. In der überwiegenden Zahl der Fälle tritt die VOD bei Patienten nach Hochdosischemotherapie und anschließender Stammzelltransplantation auf. Praktisch immer handelt es sich bei dem verwandten Zytostatikum um ein Alkylans, oft um Busulfan.

Nierenfunktion

Bestimmung von Natrium, Kalium, Kreatinin, Harnsäure, u.U. Harnstoff und vor manchen Therapien Messung der glomerulären Clearance.

Gezielte Zusatzuntersuchungen sind nach möglichen Nebenwirkungen und der Art der Elimination der einzelnen Zytostatika einzuschließen! Bei Cyclophosphamid und Ifosfamid ist die regelmäßige Untersuchung des Urins auf Erythrozyturie indiziert!

Die Bestimmung der glomerulären Clearance ist zwingende Voraussetzung vor/unter Cisplatin, Carboplatin sowie Mittel- und Hochdosis-Methotrexattherapie.

Nephrotoxische Zytostatika

- **Cisplatin**
  Toxizität dosisabhängig, kumulativ, Einschränkung der Kreatinin-Clearance, Anstieg des Kreatinins.
  Voraussetzungen für eine Therapie mit Cisplatin sind eine normale Nierenfunktion, eine glomeruläre Clearance > 60 mL/min, ausgeglichene Elektrolyte und eine normale Herz-Lungen-Funktion. Eine forcierte Diurese muss toleriert werden.
  Eine forcierte Diurese mit physiologischer Kochsalzlösung und Glucose 5% ist vor, während und nach jeder Cisplatingabe zwingend erforderlich durch ausreichende Zugabe von KCl (10–20 mmol/L) und Magnesium (3 mmol/500 mL) zur Infusionslösung.
  Furosemid nur bei Flüssigkeitsretention > 1000 mL oder Gewichtszunahme > 1 kg oder Abfall der Urinproduktion < 150 mL/h: Furosemid 20–40 mg i.v.
- **Methotrexat (MTX)**
  Die Ausscheidung von MTX erfolgt überwiegend renal. Die Löslichkeit von MTX und dem Metaboliten 7-Hydroxy-MTX im sauren Urin ist schlecht. Bei saurem pH kommt es zu Ausfällungen von MTX und Hydroxy-MTX in den Nierentubuli, in schweren Fällen zum Nierenversagen. Eine konsequente Urinalkalisierung durch i.v. Gabe von Bikarbonat ist bereits bei einer mittelhoch dosierten (> 100 mg/m^2 bis 1 g/m^2), insbesondere aber bei einer hochdosierten MTX-Therapie (> 1 g/m^2, bei Osteosarkomen 8–12 g/m^2) zwingende Voraussetzung. Engmaschige Kontrollen des Urin-pH sind zwingend vorgeschrieben. Start der Therapie nur bei Urin-pH > 7, Unterbrechung bei Werten < pH 7. Bei Einschränkung der

Nierenfunktion durch MTX verzögerte Ausscheidung und massiv gesteigerte Toxizität, wenn kein dem Verlauf der MTX-Serumspiegel angepasster Leucovorin®-Rescue durchgeführt wird. Dabei umgeht Leucovorin® (Folinsäure, N-5-Formyltetrahydrofolsäure) den durch Methotrexat bedingten Block der Dihydrofolatreduktase und füllt den Pool reduzierter Folate, die besonders für die DNS-Synthese von Bedeutung sind, wieder auf.

- **Mitomycin**
  Mitomycin (MMC) kann eine mikroangiopathische Schädigung der Niere im Sinne eines hämolytisch-urämischen Syndroms (HUS) verursachen. Das Auftreten ist in der Mehrzahl der Fälle mit der Gesamtdosis von MMC (meist > 60 mg) korreliert, kann jedoch selten schon bei niedrigeren Dosierungen und gelegentlich auch nach Absetzen der Therapie auftreten. Inwieweit die prophylaktische Gabe von Steroiden i.v. vor MMC das Auftreten der Toxizität verhindern oder hinausschieben kann, ist noch unklar. Bei ersten Hinweisen auf eine Hämolyse, bei sonst unerklärter Thrombozytopenie oder auch nur diskreten Zeichen einer Nierenfunktionsstörung muss die MMC-Therapie sofort beendet werden. In schweren Fälle eines HUS ist auch ein Versuch der Plasmafiltration über Staphylokokken-Protein-A-haltige Säuren zu diskutieren. Mit zunehmender Gesamtdosis ist unter einer MMC-Therapie mit dem Auftreten eines hämolytisch-urämischen Syndroms (HUS) zu rechnen. Regelmäßige Kontrollen von LDH, Kreatinin und Thrombozyten weisen auf diese MMC-Nebenwirkung hin.
- **Ifosfamid und Cyclophosphamid**
  Beide Oxazaphosphorine unterliegen einem intensiven Metabolismus, der zur Giftung oder Entgiftung der beiden Zytostatika führt. Ifosfamid und Cyclophosphamid gemeinsam ist eine oft schwere hämorrhagische Zystitis, für deren Entstehung heute Acrolein, das beim Stoffwechsel beider Substanzen gebildet wird, als Hauptursache angesehen wird. Durch regelmäßige Gabe der Thiolverbindung Mesna ist die Urotoxizität der beiden Zytostatika weitgehend zu vermeiden. Bei jeder i.v. Therapie mit Ifosfamid oder Cyclophosphamid ist heute daher die Uroprotektion durch Mesna zwingend vorgeschrieben. Im Gegensatz zu Cyclophosphamid kann Ifosfamid selbst nephrotoxisch wirken, wobei ein schwerer Tubulusschaden im Vordergrund stehen kann. Der genaue Mechanismus dieser Toxizität ist noch nicht bekannt. Warum Kinder häufiger damit reagieren, ist ebenfalls noch unklar. Bekannte Risikofaktoren sind hohe kumulative Gesamtdosen (> 60 g/m^2), unilaterale Nephrektomie, vorherige Nierenbestrahlung, große retroperitoneale Tumormassen und eine vorherige oder gleichzeitige Cisplatintherapie. Wenn irgendwie möglich, sollte in diesen Risikosituationen auf eine Ifosfamidgabe verzichtet werden.

Dosierung bei eingeschränkter Nierenfunktion

Dosierungsrichtlinien für häufig genutzte Zytostatika unter Berücksichtigung der Nierenfunktion ➤ Tab. 20-4. Die aufgeführten Werte sind oft grobe Schätzungen und oft von Untersuchungen an kleinen Fallzahlen der Einzelfallberichte abgeleitet.

Zusätzliche Untersuchungen

In Abhängigkeit vom Krankheitsbild und/oder von der gewählten Therapie können vor und unter der Therapie Zusatzuntersuchungen notwendig werden. Hier können hämorrhagische und thromboembolische Komplikationen von klinischer Relevanz sein. Die disseminierte intravasale Gerinnung (DIC) mit konsekutiver Verbrauchskoagulopathie tritt besonders bei der Promyelozytenleukämie auf. Gelegentlich kann auch im Rahmen einer Tumorerkrankung eine thrombotisch-thrombozytopenische Purpura auftreten.

Gesteigerter Zellumsatz

Besonders bei fortgeschrittenen Tumorerkrankungen führen die gesteigerte Proliferation und der oft ebenfalls gesteigerte Zelluntergang (besonders Sauerstoffmangel bei nicht ausreichender Gefäßversorgung) zu typischen Laborveränderungen:

- **Laktatdehydrogenase (LDH):** Auch wenn LDH natürlich nicht tumorspezifisch ist, sondern nur die Freisetzung aus dem Zytoplasma zerstörter

Tab. 20-4 Dosierungsrichtlinien für einige wichtige Zytostatika bei eingeschränkter Nierenfunktion (MV = mit Vorsicht).

Zytostatikum	Glomeruläre-Clearance (mL/min)			
	> 60	30–60	10–30	≤ 10
Asparaginase	100%	Stopp	Stopp	Stopp
Bleomycin	100%	75%	75%	50%
Carboplatin	Berechnung nach Calvert-Formel, < 30 mL/min Stopp			
Cisplatin	100%	50%	Stopp	Stopp
Cyclophosphamid	100%	100%	100%	50%
Dactinomycin	100%	MV	MV	MV
Daunorubicin	100%	75%	50%	MV
Docetaxel	100%	100%	100%	MV
Doxorubicin	100%	100%	100%	100%
Etoposid	100%	75%	75%	MV
5-Fluorouracil	100%	100%	100%	100%
Gemcitabin	100%	100%	100%	100%
Ifosfamid	100%	MV	MV (50%?)	MV
Melphalan	100%	MV	MV	MV
Methotrexat	100%	Stopp	Stopp	Stopp
Mitoxantron	100%	100%	100%	100%
Paclitaxel	100%	100%	MV	MV
Topotecan	100%	50%	50%	Stopp

Zellen widerspiegelt, können die LDH-Werte gut mit der Aktivität einer Tumorerkrankung korreliert werden. Andere Ursachen für einen LDH-Anstieg (Hämolyse, Myokardinfarkt, Leberzellschäden) müssen natürlich ausgeschlossen werden. Für die Mehrzahl der Tumoren kann ein signifikanter Zusammenhang zwischen der LDH und der Prognose gesichert werden. Dies gilt für kolorektale Karzinome, Lungentumoren, das Mammakarzinom und ganz besonders die hämatologischen Neoplasien. Hohe LDH-Werte weisen auf eine fortgeschrittene und aktive Tumorerkrankung hin. Die LDH geht neben dem Alter, dem Stadium, einem extranodalen Befall und dem Allgemeinzustand als einziger Laborwert in die Bestimmung des Internationalen Prognostischen Index (IPI) ein, der bei hochmalignen NHL eine Zuordnung in Prognosegruppen und eine risikoadaptierte Therapie ermöglicht. Unter einer erfolgreichen Therapie fallen die LDH-Werte im Allgemeinen rasch und oft sogar in den Normalbereich ab.

- **Harnsäure:** Bei der hohen Prävalenz einer Hyperurikämie bei sonst gesunden Normalpersonen sind mäßige Erhöhungen oft wenig charakteristisch. Bei Tumorerkrankungen mit erhöhten Harnsäurewerten ist vor Beginn der Chemotherapie eine Therapie mit Allopurinol einzuleiten. Bei malignen hämatologischen Neoplasien (besonders hochmalignen NHL, akuten Leukosen mit hoher Zellzahl) können Werte > 10 mg/dL bestimmt werden, die einer raschen kausalen Therapie bedürfen: Abbau der Harnsäure durch Rasburicase führt innerhalb kürzester Zeit zu einem Abfall der Harnsäure in den Normalbereich und zu einer Besserung der Nierenfunktion!
- **β_2-Mikroglobulin:** β_2-Mikroglobulin (β_2-M) spiegelt beim multiplen Myelom die Tumorlast und die Nierenfunktion wider. β_2-M ist einer der wichtigsten Prognosefaktoren für das Überleben von Patienten mit multiplem Myelom. Details ➤ Kap. 24, „β_2-Mikrogobulin“.

20.2 Organbezogener Teil

20.2.1 Kolorektale Karzinome

Mit 89% machen die kolorektalen Karzinome den größten Anteil der gastrointestinalen Tumoren aus; sie sind für 13% der Krebssterblichkeit verantwortlich. Der Altersgipfel liegt zwischen 50 und 70 Jahren, wobei bei der Entstehung insbesondere genetische Faktoren sowie Präkanzerosen wie Polyposis coli oder Colitis ulcerosa eine Rolle spielen.

Welche Tumormarker sind beim kolorektalen Karzinom relevant?

Nach wie vor stellt das carcinoembryonale Antigen (CEA) beim kolorektalen Karzinom den Marker erster Wahl dar. Bislang konnte kein neueres tumorassoziiertes Antigen das Spezifitäts-Sensitivitäts-Profil dieses seit 40 Jahren bekannten Tumormarkers beim kolorektalen Karzinom übertreffen.

Zum Zeitpunkt der Primärdiagnostik eines kolorektalen Karzinoms steht die CEA-Freisetzung in ausgeprägter Korrelation zum Tumorstadium (Stadium I: 0–20%; II: 20–40%; III: 40–60%; IV: 60–95%; ➤ Tab. 20-5), sodass vom American Joint Committee of Cancer (Compton et al. 2000) der Einschluss des präoperativen CEA-Werts in das TNM-Staging (➤ Abb. 20-1, Legende) gefordert wird. Ebenso gibt es eine deutliche Korrelation des präoperativen CEA-Serumspiegels zum postoperativen rezidivfreien Intervall und zur Überlebenszeit.

CEA ist zum jetzigen Zeitpunkt als Einzelmarker für die Verlaufsbeobachtung des kolorektalen Karzinoms im Allgemeinen ausreichend. Bei „CEA-stummen" Rezidiven können zusätzlich CA 19–9 und/oder CA 242 untersucht werden, um einen Parameter zur weiteren Verlaufskontrolle zur Verfügung zu haben.

Obwohl das Blutgruppenderivat CA 19–9 (sialysiertes Lewis-a, kann bei Patienten mit der Blutgruppenkonstellation Lewis a/b negativ nicht exprimiert und freigesetzt werden!) den mit Abstand führenden Marker für Adenokarzinome des Pankreas darstellt, ist es im Vergleich zu CEA beim kolorektalen Karzinom diagnostisch deutlich unterlegen. Auch durch die kombinierte Bestimmung von CEA und CA 19–9 kann die diagnostische Empfindlichkeit der alleinigen CEA-Bestimmung zum Zeitpunkt der Primärdiagnose nicht signifikant gesteigert werden. Während der Verlaufskontrolle von Patienten mit kolorektalem Karzinom gibt es nur sehr vereinzelte Fälle, bei denen zum Zeitpunkt der Rezidivierung oder Metastasierung kein CEA, sondern nur CA 19–9 vermehrt freigesetzt wird. Somit ist generell für die Verlaufsbeobachtung die isolierte CEA-Bestimmung ausreichend. Lediglich im Fall einer Progression eines kolorektalen Karzinoms und einer Nicht-Freisetzung von CEA könnte zu diesem Zeitpunkt CA 19–9 zusätzlich bestimmt werden, um evtl. einen Parameter zur Beurteilung des weiteren Krankheitsverlaufs zu finden.

Tab. 20-5 Sensitivitäten (%) von CEA und CA 19–9 beim kolorektalen Karzinom.

Kolorektale Karzinome (n = 651)	**Sensitivität beim Marker**	**Median Gesunder:** CEA: 1,0 µg/L, CA 19–9: 4 kU/L	**Median benigner gastrointestinaler Erkrankungen:** CEA: 1,3 µg/L, CA 19–9: 11 kU/L	**Bei 95% Spezifität vs. Gesunde**	**Bei 95% Spezifität vs. benigne gastrointestinale Erkrankungen**
Stadium					
I	**CEA**	73	62	41	7
	CA 19–9	72	47	8	2
II	**CEA**	84	77	60	21
	CA 19–9	83	53	12	3
III	**CEA**	80	69	55	18
	CA 19–9	74	51	10	3
IV	**CEA**	96	92	89	72
	CA 19–9	87	77	57	40

Für das ebenfalls in den letzten Jahren gehäuft beschriebene hochmolekulare Glykoprotein CA 242 gilt Ähnliches wie für CA 19–9. Auch CA 242 ist CEA bezüglich Sensitivität und Spezifität beim kolorektalen Karzinom deutlich unterlegen und zeigt in der Verlaufsbeobachtung keine additive Empfindlichkeit bei der Entdeckung einer Rezidivierung, verglichen mit dem alleinigen CEA-Einsatz.

Wann sind Tumormarker indiziert?

Primärdiagnose, präoperativ und Prognoseabschätzung

Obwohl CEA in erster Linie wegen fehlender Organ- sowie Tumorspezifität nur selten die Diagnostik eines kolorektalen Karzinoms unterstützen kann, empfehlen wir die präoperative Bestimmung als Ausgangswert für den weiteren Verlauf, insbesondere um die erste Therapieeffizienz bzw. einen verbliebenen Tumorrest abschätzen zu können.

Es besteht eine Korrelation des präoperativen CEA-Spiegels im Blut zur Dauer des postoperativen rezidivfreien Intervalls und zur Überlebenszeit. CEA ist nach eigenen Untersuchungen ab 1,5 µg/L ein stetiger Prognosefaktor im Serum; je höher die CEA-Freisetzung, umso ungünstiger die Prognose. So ist es auch nicht erstaunlich, dass das American Joint Committee on Cancer (Compton et al. 2000) kürzlich die Integration von CEA als Staging-Parameter beim kolorektalen Karzinom gefordert hat (CX: keine CEA-Bestimmung verfügbar, C0: CEA < 5 µg/L; C1: CEA > 5 µg/L). Die American Pathologists Expert Group hat zudem CEA als Prognosefaktor der Kategorie 1 eingestuft: Kategorie 1 umfasst Parameter, für die robuste Analysen an einer großen Patientenzahl vorliegen und die routinemäßig für alle Patienten zur Verfügung stehen können.

Besonders hohe CEA-Werte werden bei Knochen-, Leber-, Lungen- und multiplen Metastasierungen gemessen, im Gegensatz zu isoliertem Lymphknoten- und/oder Hautbefall.

Primärdiagnose, postoperativ

Abfallende CEA-Werte nach therapeutischen Maßnahmen sprechen für eine Reduzierung des Tumorvolumens. Nach erfolgter kurativer Operation normalisiert sich der CEA-Spiegel im Laufe von sechs bis acht Wochen. Kein – oder nur ein geringer – CEA-Abfall spricht für eine unvollständige Tumorentfernung bzw. für multiple Tumoren. CEA weist bei der Überwachung vermeintlich kurativ operierter Patienten eine höhere Sensitivität auf als Computertomographie, Sonographie und Endoskopie.

Die CEA-Bestimmung nach Beendigung der ersten Therapie (Operation und evtl. Radio-/Chemotherapie) ist von größter Bedeutung, um die für die gesamte weitere Nachsorge relevanten individuellen Basiswerte des jeweiligen Patienten zu erheben. Somit ist derzeit die postoperative CEA-Bestimmung unter Berücksichtigung der Halbwertszeit für den Patienten von größerer Tragweite als der präoperative CEA-Wert.

Verlaufsbeobachtung

Unter bzw. nach einer Tumorbehandlung gibt es im Wesentlichen drei Verlaufsmuster der CEA-Konzentration im Blut:

- Abfall des CEA-Werts entsprechend der physiologischen Halbwertszeit von zwei bis acht Tagen bis in den Referenzbereich gesunder Kontrollpersonen (je nach Test verschieden) als Hinweis auf eine vollständige Tumorentfernung (postoperativ) oder ein langsamer Abfall im Sinne einer Therapie-Response (Radio-/Chemotherapie).
- Persistenz von CEA oberhalb der 95%-Perzentile gesunder Kontrollen oder aber nach kurzfristigem Abfall Wieder- und Weiteranstieg als Hinweis auf Residualtumor und/oder Metastasierung bzw. als Zeichen einer fehlenden Therapie-Response.
- Nach erfolgter Normalisierung (z.B. postoperativ) Wiederanstieg von CEA als dringender Hinweis auf ein Rezidiv, wobei im günstigsten Fall eine Vorzeitigkeit von bis zu 18 Monaten vor anderen klinischen Verfahren das Tumorverhalten reflektieren kann. Der prozentuale Anstieg der CEA-Werte innerhalb der Verlaufsbeobachtung ist ein empfindlicheres diagnostisches Kriterium als die Beurteilung eines Einzelwerts gegenüber einer festgelegten oberen Referenzbereichsgrenze. Ein langsamer bzw. flacher Anstieg, d.h. eine Zunahme von 2–4 µg/L in einem Zeitraum von einem halben Jahr, spricht für ein lokales Rezidiv, ein schnellerer, steiler Anstieg dagegen für eine Metastasierung.

Relevanz und Häufigkeit von CEA in der Nachsorge

Ca. 50% der Patienten mit kurativer Resektion eines kolorektalen Karzinoms entwickeln ein Rezidiv oder Fernmetastasen. Die meisten dieser Rezidive ereignen sich innerhalb der ersten zwei bis drei Jahre nach Operation und bestehen im Wesentlichen aus Leber- und Lungenmetastasen sowie Lokalrezidiven.

Ziel der Verlaufsbeobachtung mit CEA ist es, Rezidive oder Metastasen zu einem möglichst frühen Zeitpunkt zu entdecken. Basis hierfür ist die Beibehaltung des gleichen Tests zur CEA-Bestimmung (➤ Kap. 20.1.1). Serielle CEA-Messungen sind höchst effektiv in der frühzeitigen Entdeckung von Lebermetastasen, die Sensitivität liegt hier zwischen 96 und 100% bei einer Spezifität um 95%. Obwohl CEA eine vergleichsweise niedrigere Empfindlichkeit in der Entdeckung von Lokalrezidiven aufweist, konnte in einer prospektiven Studie gezeigt werden, dass es bei der Entdeckung von Lokalrezidiven der Endoskopie, der Computertomographie und dem Ultraschall überlegen ist. Die „lead time" für die Entdeckung einer Progression des kolorektalen Karzinoms liegt durchschnittlich bei fünf Monaten, wobei CEA der häufigste Indikator für eine Progression bei asymptomatischen Patienten ist. Unter „lead time" ist der Zeitraum von der erstmaligen Erhöhung des Tumormarkers bis zum klinischen oder apparativen Nachweis des Rezidivs bzw. der Metastasierung zu verstehen.

Die regelmäßigen CEA-Messungen gerade in den ersten zwei Jahren nach Operation des Primärtumors haben eine größere klinische Relevanz als alle anderen in den Nachsorgeempfehlungen genannten Maßnahmen.

Wir empfehlen im Einklang mit den Richtlinien der American Society of Clinical Oncology (Compton et al. 2000), der European Group on Tumor Markers (Renehan et al. 2000) und den EMB-Daten aus der Cochrane Library (Jeffery et al. 2004) weiterhin die dreimonatliche Bestimmung von CEA für mindestens zwei, besser noch drei Jahre nach Erstoperation eines kolorektalen Karzinoms. Es ist selbstverständlich, dass die CEA-Bestimmung nur bei den Patienten durchgeführt werden sollte, für die eine erneute oder weitere therapeutische Option vorhanden ist.

CEA in der Therapieeffizienzkontrolle des fortgeschrittenen kolorektalen Karzinoms

Nach Beginn einer Chemotherapie weisen kontinuierlich abfallende CEA-Werte auf die Effektivität der Therapie hin, konstant bleibende oder zunehmende Tumormarkerwerte sind verdächtig im Hinblick auf ein Nicht-Ansprechen des Tumorwachstums auf die angewandte Therapie: Sie weisen auf die Notwendigkeit hin, das therapeutische Konzept zu wechseln! Es besteht eine gute Korrelation zwischen der Änderung der Tumormarkerkonzentration unter Therapie und dem klinischen Zustandsbild (Remission oder Progression). Retrospektive Auswertungen belegen, dass Patienten mit abfallenden CEA-Spiegeln unter Therapie eine bessere Prognose hatten als Patienten ohne CEA-Abfall, und zudem, dass ansteigende CEA-Konzentrationen immer mit einer Progression unter Therapie verbunden waren. Es ist jedoch zu beachten, dass es in den ersten Tagen einer Radio- und Chemotherapie oder auch durch Manipulation am Tumor zu einem flüchtigen Tumormarkeranstieg infolge Tumorzerfalls kommen kann.

Neben der Überwachung einer systemischen Therapie ist es besonders wichtig, im Falle der Resektion von Lebermetastasen durch CEA die Effektivität der Operation zu überprüfen (➤ Abb. 20-4).

20.2.2 Pankreaskarzinom

Die Inzidenz des Pankreaskarzinoms hat sich in den westlichen Industrienationen seit 1930 verdoppelt und liegt bei jährlich 10/100 000, wobei Männer fast dreimal so häufig betroffen sind wie Frauen. Der Altersgipfel liegt in der siebten Dekade, zwei Drittel der Patienten sind älter als 60 Jahre.

Die Ätiologie des Pankreaskarzinoms ist nach wie vor ungewiss. Es sind bestimmte Risikofaktoren beschrieben, die besonders häufig mit einem Pankreaskarzinom einhergehen; hierzu gehören Nikotinabusus und eine fettreiche Ernährung. Eine chronische Pankreatitis, insbesondere eine hereditäre chronische Pankreatitis, weist ein erhöhtes Risiko der Karzinomentwicklung auf.

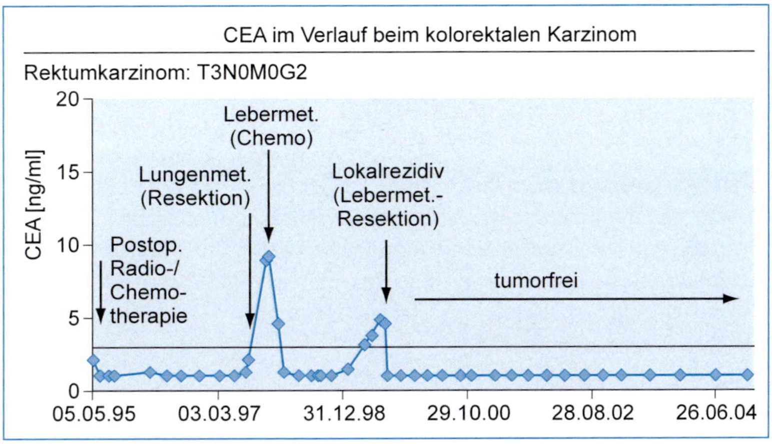

Abb. 20-4 Überprüfung der Effektivität der Therapie beim kolorektalen Karzinom.

Tab. 20-6 Sensitivitäten (%) von CA 19-9 beim Pankreaskarzinom.

Pankreaskarzinome N = 407	**Median Gesunder:** 4 kU/L	**Median benigner gastrointestinaler Erkrankungen:** 11 kU/L	**Bei 95% Spezifität vs. Gesunde**	**Bei 95% Spezifität vs. benigne gastrointestinale Erkrankungen**
Stadium				
T = 1	96	80	66	47
T = 2	96	86	71	60
T = 3	72	90	77	52
T = 4	95	91	77	60

Welche Tumormarker sind beim Pankreaskarzinom relevant?

Tumormarker erster Wahl beim Pankreaskarzinom ist das Cancer-Antigen 19-9 (CA 19-9), dessen Sensitivität bei diesem Karzinom – unabhängig vom Differenzierungsgrad zwischen 70 und 80% liegt (➤ Tab. 20-6).

Es besteht keine Korrelation der Markerkonzentration zur Tumormasse. Jedoch haben Patienten mit sehr hohen CA 19-9-Werten, d.h. Werten > 10 000 kU/L, fast immer eine schlechte Prognose. CA 19-9-Werte > 1000 kU/L bei Patienten mit Pankreaskarzinom weisen im Allgemeinen auf eine Lymphknotenbeteiligung hin, Werte > 10 000 kU/L fast immer auf eine hämatogene Aussaat.

Es konnte gezeigt werden, dass Patienten mit noch resezierbaren Pankreastumoren in über 60% erhöhte CA 19-9-Werte aufweisen, bei einer Tumormarker-Dopplungszeit von 0,5–3,5 Monaten. Daher wird empfohlen, bei Patienten mit Oberbauchbeschwerden und einem Alter über 45 Jahre nach zwei bis drei Wochen eine CA 19-9-Bestimmung durchzuführen, wenn bis dahin die Ätiologie unklar bleibt und die Beschwerden weiterhin bestehen.

Es muss in diesem Zusammenhang darauf hingewiesen werden, dass ein CA 19-9-Wert innerhalb des Referenzbereichs ein Pankreaskarzinom nicht ausschließt und dass Personen mit der seltenen Blutgruppe Lewis a/b CA 19-9 nicht freisetzen können.

Zum Vorkommen erhöhter CA 19-9-Werte bei verschiedenen benignen und malignen Erkrankungen (➤ Tab. 20-2) wie auch zur Beeinflussung der Werte durch Cholestase (auch bei benignen Grunderkrankungen) ➤ Kap. 24, „Carbohydrate Antigen 19-9 (CA 19-9)".

CA 19-9 wird im Rahmen von Pankreaskarzinomen wesentlich häufiger und stärker vermehrt freigesetzt als CEA; es besteht auch keine additive Aussage durch die kombinierte Bestimmung mit CEA.

Wann sind Tumormarker indiziert?

Primärdiagnose, präoperativ bzw. prätherapeutisch.

Obwohl CA 19-9 wegen mangelnder Organ- sowie Tumorspezifität nur selten die Diagnostik eines Pankreaskarzinoms unterstützen kann, empfehlen wir die präoperative Bestimmung als Ausgangswert für den weiteren Verlauf, insbesondere um die erste Therapieeffizienz bzw. einen verbliebenen Tumorrest abschätzen zu können.

In den letzten Jahren wird zunehmend der Stellenwert von CA 19-9 als Indikator zu einem intensiveren präoperativen Staging postuliert, da sich etliche Patienten erst intraoperativ als inoperabel herausstellen. So erwägen Schlieman et al. (2003) einen Grenzwert von 150 kU/L als Indikator für eine präoperative diagnostische Laparoskopie, um ein bereits fortgeschrittenes Stadium auszuschließen und die Patienten von Beginn an einer adäquaten Therapie zuzuführen.

Therapiekontrolle und prognostische Aussagekraft von CA 19-9 beim Pankreaskarzinom.

Safi et al. (1998) konnten belegen, dass die CA 19-9-Serumspiegel bei Patienten mit einem operablen Tumor zum Zeitpunkt der Primärdiagnose signifikant niedriger liegen als bei Patienten mit inoperablem Tumor. Doch auch innerhalb der Gruppe der Patienten mit operablem Tumor normalisierten sich die CA 19-9-Serumspiegel nur bei 29%, 13% bzw. 10% der Patienten im Stadium I, II bzw. III. Bei Patienten mit gleichem Tumorstadium war die mediane Überlebenszeit bei den Patienten signifikant länger, bei denen CA 19-9 durch die Operation in den Referenzbereich absank (Stadium I: 33 vs. 11,3 Monate; Stadium II: 41 vs. 8,6 Monate; Stadium III: 28 vs. 10,8 Monate). 88% der Patienten mit Progression zeigten einen starken CA 19-9-Anstieg.

Unter systemischer Therapie wie Chemo- und/oder Radiotherapie konnte inzwischen reproduzierbar belegt werden, dass die CA 19-9-Konzentration im Verlauf eine deutliche Aussagekraft bezüglich Ansprechrate und Überlebenszeit von Patienten mit einem Pankreaskarzinom besitzt. Die bildgebende Beurteilung des Therapieansprechens, z.B. mittels Computertomographie, ist bei diesem Karzinom aufgrund der lokalen desmoplastischen und entzündlichen Reaktionen erschwert, die Kriterien des klinischen Ansprechens zu subjektiv, um reproduzierbar zu sein. Da CA 19-9 mit großer Wahrscheinlichkeit im Rahmen eines Pankreaskarzinoms vermehrt freigesetzt wird, kann es bei den meisten Patienten als Verlaufsparameter eingesetzt werden.

Nicht abschließend definiert ist derzeit die Abfallgeschwindigkeit von CA 19-9 unter systemischer Therapie. Die Ergebnisse verschiedener Untersuchungen schwanken zwischen 15% (Gogas et al. 1998) und 50% (Ishii et al. 1997); der Zeitpunkt der Therapieabschätzung wurde jeweils vor den dritten Zyklus gelegt. Unsere eigenen Untersuchungen (Heinemann et al. 1999, Stemmler et al. 2003) zeigen, dass die Aussagekraft von CA 19-9 unabhängig von der Abfallgeschwindigkeit ist. Allen Studien ist gemeinsam, dass Patienten mit einem CA 19-9-Abfall unter Therapie (CA 19-9-Responder) ein signifikant längeres Gesamtüberleben aufwiesen als Patienten, bei denen CA 19-9 unter Therapie nicht abfiel (Non-Responder).

Auch unter Radiochemotherapie konnten vergleichbare Ergebnisse erzielt werden: Micke et al. wiesen 2003 wesentlich höhere CA 19-9-Ausgangswerte in der Gruppe der Non-Responder (Median 806 kU/L) nach als in der Gruppe der Responder (Median: 117 kU/L).

Patienten, deren CA 19-9-Konzentration unterhalb des Medians von 420 kU/L lag, hatten nicht nur ein besseres Therapieansprechen (45,8%), sondern auch eine bessere Prognose (medianes Überleben 12,3 Monate) als Patienten, deren CA 19-9-Konzentration oberhalb des Medians lag (Therapieansprechen 12,8%, medianes Überleben 7,1 Monate). Auch die CA 19-9-Werte nach Beendigung der Therapie erwiesen sich als prognostisch relevant: medianes Überleben bei CA 19-9 < 293 kU/L 13,5 Monate, bei CA 19-9 > 293 kU/L 7,2 Monate.

Dass CA 19-9 in der Verlaufsbeurteilung nach abgeschlossener Ersttherapie je nach Anstiegssteilheit eine Empfindlichkeit von 80–100% in der frühzeitigen Entdeckung einer Progression hat, ist seit Jahren belegt. Inwieweit und in welchen Intervallen es jedoch zur Verlaufsbeurteilung eingesetzt werden sollte, hängt in erster Linie von der individuellen Patientensituation ab und auch von den gegebenen therapeutischen Möglichkeiten im Falle einer Progression des Pankreaskarzinoms.

20.2.3 Magenkarzinom

Beim Magenkarzinom gibt es deutliche geographische Unterschiede in der Häufigkeit, wobei Japan mit 65/100 000 pro Jahr die höchste Inzidenzrate aufweist (Deutschland 30/100 000). Weltweit gesehen ist die Inzidenz des Magenkarzinoms rückläufig. Männer sind zweimal häufiger betroffen als Frauen; der Altersgipfel liegt zwischen 60 und 80 Jahren. Nach dem Mamma- und Kolonkarzinom der Frau und dem Lungen-, Prostata- und Kolonkarzinom des Mannes ist das Magenkarzinom die dritt- bzw. vierthäufigste tumorbedingte Todesursache. Die Ätiologie ist nach wie vor weitestgehend unbekannt, als Risikofaktoren gelten u.a. chronische Gastritiden, Z.n. Magenresektion, Helicobacter pylori sowie Ernährungsgewohnheiten wie geräucherte und gepökelte Nahrungsmittel. Magenkarzinome werden nach WHO-Kriterien typisiert und nach der Laurén-Klassifikation (intestinaler Typ und diffuser Typ) klassifiziert.

Welche Tumormarker sind beim Magenkarzinom relevant?

CA 72-4 hat beim Magenkarzinom eine höhere Spezifität und Sensitivität als CEA oder CA 19-9 (➤ Tab. 20-7) und ist demnach am besten für die Therapie- und Verlaufskontrolle des Magenkarzinoms geeignet. Aber es besteht eine eindeutige additive Sensitivität durch die zusätzliche Bestimmung von CEA und CA 19-9, sodass die Kombination dieser drei Marker beim Magenkarzinom das beste Spezifitäts-Sensitivitäts-Profil aufweist.

Wann sind Tumormarker indiziert?

Primärdiagnose, präoperativ bzw. prätherapeutisch

Obwohl CA 72-4 wegen mangelnder Organ- sowie Tumorspezifität nur selten die Diagnostik eines Magenkarzinoms unterstützen kann, empfehlen wir die präoperative Bestimmung von CA 72-4 in Kombination mit CEA und CA 19-9 als Ausgangswert für den weiteren Verlauf, insbesondere zur Beurteilung der ersten Therapieeffizienz.

Tab. 20-7 Sensitivitäten (%) von CA 72-4, CA 19-9 und CEA beim Magenkarzinom.

Magenkarzinome (n = 421)	Marker	Median Gesunder: CA 72-4: 0,5 kU/L CA 19-9: 4,0 kU/L CEA: 1,0 µg/L	Median benigner gastrointestinaler Erkrankungen: CA 72-4: 1,0 kU/L CA 19-9: 11 kU/L CEA: 1,3 µg/L	Bei 95% Spezifität vs. Gesunde	Bei 95% Spezifität vs. benigne gastrointestinale Erkrankungen
Stadium					
T = 1	CA 72-4	100	95	6	6
	CA 19-9	78	50	4	0
	CEA	60	49	25	3
T = 3	CA 72-4	100	95	27	33
	CA 19-9	80	55	20	11
	CEA	65	58	35	16
T = 3	CA 72-4	100	96	35	43
	CA 19-9	90	65	30	15
	CEA	63	56	40	17
T = 4	CA 72-4	100	98	56	59
	CA 19-9	84	70	39	24
	CEA	69	52	39	22

Prognoseabschätzung und prädiktiven Wert

Etliche Untersucher beschreiben die prätherapeutische prognostische Relevanz der CA 72-4-Freisetzung beim Magenkarzinom. Nach Gaspar et al. (2001), Louhimo et al. (2004) und Aloe et al. (2003) kommt CA 72-4 neben dem Alter und dem Tumorstadium eine unabhängige prognostische Relevanz zu. Patienten mit einem CA 72-4-Wert > 6 kU/L haben ein 4,2fach höheres Risiko, an der Krankheit zu versterben, als Patienten mit einem CA 72-4-Wert < 6 kU/L. Diese prognostische Information hat jedoch derzeit rein informativen Charakter.

Verlaufsbeobachtung und Therapiekontrolle

Die Nachsorge des Magenkarzinoms hängt stark von den gegebenen therapeutischen Möglichkeiten und deren Effektivität zum Zeitpunkt einer eintretenden Progression ab. Somit muss auch die Nachsorge mittels Tumormarker sehr kritisch und auf den Patienten individuell abgestimmt erfolgen. Dass CA 72-4 zusammen mit CEA und CA 19-9 eine sehr hohe Empfindlichkeit in der Entdeckung einer Rezidivierung des Magenkarzinoms hat, ist durch mehrere Studien belegt. Insbesondere Marrelli et al. (2004) haben aufgezeigt, dass bei Patienten, bei denen zum Zeitpunkt der Primärdiagnose CA 72-4 oder CA 19-9 oder CEA vermehrt freigesetzt wurde, die Rezidivierung immer durch die Tumormarker im Verlauf angezeigt wurde (Sensitivität 100%).

Die Effizienz der Kombination von CA 72-4, CA 19-9 und CEA in der Kontrolle einer systemischen Therapie im fortgeschrittenen Stadium wurde von Schulze-Bergkamen et al. (2002) dokumentiert. Hier gilt, wie bei allen Parametern und Tumorerkrankungen, dass zum Zeitpunkt der Blutentnahme der Abstand zur letzten Therapie mindestens eine, besser zwei Wochen betragen sollte.

20.2.4 Hepatozelluläres Karzinom (HCC)

Weltweit zählt das hepatozelluläre Karzinom zu den häufigsten Karzinomen mit einer Inzidenz von 100/100 000 pro Jahr in Asien und im südlichen Afrika (hohe Durchseuchung mit Hepatitis B). In unseren Breitengraden beträgt die Inzidenz 5/100 000. Der Altersgipfel liegt in Europa zwischen 50 und 60 Jahren, das Verhältnis Männer zu Frauen bei 3 : 1.

Chronische Lebererkrankungen wie Hepatitiden, Leberzirrhose und Hämochromatose sind Risikofaktoren, auch Mykotoxinen, Kontrazeptiva und Androgenen wird eine hepatokanzerogene Wirkung zugeschrieben.

Welche Tumormarker sind beim hepatozellulären Karzinom relevant?

Für die Frühentdeckung, Diagnose und Verlaufsbeobachtung des primären Leberzellkarzinoms ist der Tumormarker α-Fetoprotein (AFP) von besonderer Bedeutung. Aufgrund der verbesserten bildgebenden Diagnostik wird heutzutage das HCC in einem früheren Tumorstadium entdeckt, was in Anbetracht der Korrelation der AFP-Freisetzung zum Tumorstadium im Vergleich zu den früher beschriebenen Sensitivitäten mit einer geringeren allgemeinen AFP-Positivitätsrate gekoppelt ist. So weisen derzeit bei Erstdiagnose etwa 60–70% der Patienten erhöhte AFP-Konzentrationen auf; dabei liegen ca. 30% der Werte > 1000 µg/L, 20% sogar > 10 000 µg/L (➤ Tab. 20-8).

Tab. 20-8 Sensitivitäten (%) von AFP beim primären Leberkarzinom.

Leberkarzinome (n = 207)	**Median Gesunder:** 2 µg/L	**Median benigner gastrointestinaler Erkrankungen:** 3,6 µg/L	**Bei 95% Spezifität vs. Gesunde**	**Bei 95% Spezifität vs. benigne gastrointestinaler Erkrankungen**
Stadium				
T = 1	88	87	75	50
T = 2	100	93	80	50
T = 3	100	88	63	37
T = 4	100	73	55	36

Beim AFP-negativen cholangiozellulären Karzinom ist CA 19-9, beim sekundären Leberbefall CEA der Marker erster Wahl.

Wann sind Tumormarker beim HCC indiziert ?

Screening und Überwachung von Risikogruppen

AFP wird nicht für reine Screening-Untersuchungen empfohlen.

Anders verhält es sich bei Risikokollektiven mit einer hohen Wahrscheinlichkeit für die Entwicklung eines hepatozellulären Karzinoms. Aufgrund der relativ hohen Tumor- und Organspezifität von AFP und der ebenfalls hohen Sensitivität beim HCC sowie einer großen und klar umschriebenen Risikogruppe für die Entwicklung eines hepatozellulären Karzinoms kommt AFP ein hoher Stellenwert in der regelmäßigen (alle drei Monate unter Anwendung desselben Tests) Überwachung von Patienten mit Leberzirrhose, chronischer Hepatitis oder α_1-Antitrypsinmangel zu.

Kontinuierlich ansteigende Aktivitäten von γ-GT, GLDH, AP und AST sowie eine Zunahme von α-Globulinen in der CAF-Elektrophorese sollten bei Patienten mit Leberzirrhose immer Anlass zur AFP-Bestimmung sein, um die Entwicklung eines primären Leberzellkarzinoms möglichst frühzeitig zu erkennen. Gehen die erwähnten Veränderungen mit deutlich erhöhten AFP-Spiegeln einher, ist ein primäres Leberzellkarzinom wesentlich wahrscheinlicher als ein akuter Schub der Zirrhose mit erheblicher Begleitcholestase.

Primärdiagnose, präoperativ bzw. prätherapeutisch

Je nach verwendetem Grenzwert und Zusammensetzung des untersuchten Patientenkollektivs gehen 60–80% der Leberzellkarzinome mit einer gesteigerten AFP-Freisetzung einher, wobei die Konzentrationen bis zu 10 000 000 µg/L reichen können. Obwohl kleinere Karzinome häufiger mit einer geringen AFP-Freisetzung einhergehen, gibt es keine eindeutige Korrelation zwischen der Tumorinfiltrationstiefe oder dem Tumorstadium und dem AFP-Spiegel. Allerdings besteht eine Korrelation zum Differenzierungsgrad des Tumors.

Ab AFP-Konzentrationen > 1000 µg/L hat AFP je nach klinischem Hintergrund, therapeutischen Möglichkeiten und Konsequenzen diagnostischen Stellenwert. Generell ist jedoch zu berücksichtigen, dass neben einem HCC auch nichtseminomatöse Keimzelltumoren mit einer massiven AFP-Freisetzung einhergehen können.

Therapiekontrolle und prognostische Aussagekraft von AFP

AFP ist nicht in die TNM-Klassifikation des Leberzellkarzinoms integriert, eine gesteigerte AFP-Freisetzung des Primärtumors stellt jedoch auch in multivariaten Analysen einen unabhängigen ungünstigen Prognosefaktor dar.

Im Falle einer kompletten Resektion des HCC oder sogar einer Lebertransplantation fällt – nach einem eventuell kurzfristigen Anstieg durch Manipulation am Tumor – AFP mit einer Halbwertszeit von drei bis fünf Tagen in den Referenzbereich ab.

Im Falle einer R0-Resektion und persistierender oder sogar wieder ansteigender AFP-Werte sollte ein intensives Restaging zur Abklärung von noch existenter Tumorlast erfolgen.

Nachsorge

Eine Nachsorge im eigentlichen Sinne ist nur für resezierte oder transplantierte Patienten sinnvoll. Hierbei beschränkt sich die Nachsorge auf dreimonatliche klinische Kontrollen mit Oberbauchsonographie und Bestimmung des AFP (immer identischer Test). Für das AFP beträgt die „lead time" bis zur klinischen Entdeckung eines Rezidivs ein bis sechs Monate. Am häufigsten zeigt sich ein Tumorrezidiv intrahepatisch, sodass dann erneut eine Resektion, Transplantation oder Chemoembolisation diskutiert werden kann.

20.2.5 Mammakarzinom

Das Mammakarzinom ist mit einer jährlichen Inzidenz von 60/100 000 bei Frauen der häufigste Tumor; im Lauf ihres Lebens erkrankt etwa jede zehnte Frau an diesem Karzinom. Darüber hinaus ist das Mammakarzinom bei Frauen auch die häufigste tumorbedingte Todesursache. Der Altersgipfel liegt zwischen 45 und 65 Jahren.

Welche Tumormarker sind beim Mammakarzinom relevant?

Nach wie vor stellen die langjährig bekannten Tumormarker CA 15-3 und CEA trotz der inzwischen vielfach beschriebenen neueren Parameter die besten Marker für das Mammakarzinom dar (➤ Tab. 20-9). Das heißt allerdings nicht, dass neben CEA und CA 15-3 keine anderen onkologischen Biomarker wie z.B. CA 125 und CYFRA 21-1 im Rahmen eines Mammakarzinoms teilweise deutlich vermehrt von dem Tumor freigesetzt werden, aber das Verhältnis von Spezifität und Sensitivität ist für CA 15-3 und CEA beim Mammakarzinom am effizientesten.

Neben CA 15-3 gibt es weitere Tests wie MCA, CA 549, TAG-12, CA M26, CA M29, CA 27.29, die ebenfalls gleiche oder ähnliche Epitope des MUC-1-Antigens entdecken und eine dem CA 15-3-Test vergleichbare Bedeutung besitzen. Demnach ist die vielfach durchgeführte kombinierte Bestimmung mehrerer dieser „Muzin-Tumormarker" sinnlos, da sie ähnliche Strukturen messen und keine zusätzliche Information liefern. Auch im Verlauf muss immer der gleiche Muzinmarker beibehalten werden.

Wann sind Tumormarker beim Mammakarzinom indiziert?

Nicht zum Screening !

Aufgrund der fehlenden Tumor- und Organspezifität und darüber hinaus der niedrigen Empfindlichkeit haben Tumormarker in der Screening-Situation sowie in der Frühentdeckung des Mammakarzinoms bei Hochrisikogruppen keinerlei Stellenwert.

Wünschenswert vor der Ersttherapie

Je nach Untersucher wird zum Zeitpunkt der Primärdiagnose eine vermehrte CA 15-3- und CEA-Freisetzung in jeweils durchschnittlich ca. 15–35% festgestellt, wobei für beide Marker eine deutliche Korrelation zum Tumorstadium besteht. Es herrscht absolute Einigkeit darüber, dass diese Tumormarker derzeit keinen Beitrag in der Diagnosefindung des Mammakarzinoms leisten können. Zum einen beruht dies auf der Tatsache, dass die meisten Mammakarzinome bereits in einem frühen Stadium entdeckt werden und die Tumormarkerfreisetzung bzw. der Gefäßanschluss eher noch gering ausgeprägt ist. Andererseits ist die Beurteilung der Freisetzung eines Tumormarkers immer abhängig vom gewählten Grenzwert. Ausgehend von den nach erster Therapie erreichten individuellen Basiswerten zeigt sich, dass eine Vielzahl der Mammakarzinome vor der ersten Therapie tumorassoziierte Antigene ins Blut freigesetzt haben,

Tab. 20-9 Sensitivitäten (%) von CEA und CA 15-3 beim Mammakarzinom.

Mammakarzinome (n = 1662)	Marker	Median Gesunder: CEA: 1,0 µg/L, CA 15-3: 13 kU/L	Median benigner Mammaerkrankungen: CEA: 1,3 µg/L, CA 15-3: 15 kU/L	Bei 95% Spezifität vs. Gesunde	Bei 95% Spezifität vs. benigne Mammaerkrankungen
Alle Mammakarzinome	CEA	58	47	29	15
	CA 15-3	74	65	27	21
T = 1	CEA	54	43	23	10
	CA 15-3	70	60	16	12
T = 3	CEA	58	46	28	12
	CA 15-3	74	65	27	19
T = 3	CEA	61	52	29	16
	CA 15-3	80	68	39	32
T = 4	CEA	74	67	50	25
	CA 15-3	89	85	56	52

dies aber innerhalb des sog. Referenzbereichs und somit diagnostisch nicht verwertbar ist.

Generell ist empfehlenswert, CEA und CA 15-3 vor der ersten Therapie zu bestimmen. Einerseits kommt der Markerkonstellation prognostische Aussagekraft zu (s.u.), zusätzlich kann eine sehr starke Freisetzung von Markern zu diesem Zeitpunkt ein Hinweis auf eine noch nicht entdeckte Fernmetastasierung sein.

Prognostische Aussagekraft von Tumormarkern vor der Ersttherapie

Die prätherapeutischen CA 15-3- und CEA-Konzentrationen erwiesen sich als unabhängige prognostische Faktoren sowohl für das rezidivfreie Intervall als auch für das Überleben.

Äußerst wichtig nach Beendigung der Ersttherapie

Nach derzeitigem Kenntnisstand haben Tumormarker keinen Stellenwert in der Überwachung der neoadjuvanten und adjuvanten Therapie des Mammakarzinoms.

Die für die gesamte weitere Nachsorge relevanten individuellen Basiswerte der Patientinnen werden etwa drei Wochen nach Beendigung der gesamten ersten Therapiephase erreicht. Somit ist sehr wichtig, zu diesem Zeitpunkt CA 15-3 und CEA in Kombination und unabhängig von der präoperativen Wertlage zu bestimmen. Fehlen diese individuellen Basiswerte, nimmt man sich das diagnostische Potenzial der frühzeitigen Beurteilung einer Rezidivierung.

Nachsorge und Rezidivdiagnostik

Sowenig CEA und CA 15-3 zur Unterstützung der Primärdiagnose geeignet sind, so stark ist ihr diagnostisches Potenzial in der Nachsorge des Mammakarzinoms. Der Einsatz von empfindlichen tumorassoziierten Antigenen wie CA 15-3 und CEA in der Rezidivdiagnostik ist bereits seit vielen Jahren überzeugend belegt. Diese beiden Marker können Metastasen in 70% der Fälle vor Symptomen oder dem bildgebenden Nachweis (Röntgen-Thorax, Oberbauchsonographie und Knochenszintigraphie) entdecken. CEA und CA 15-3 sind nicht hilfreich in der frühzeitigen Entdeckung von Lokalrezidiven, hier sind die klinische Untersuchung und die Mammographie deutlich überlegen.

Nach operativer Entfernung des Tumors stellen somit Tumormarker eine wichtige nicht-invasive Art der Überwachung dar. Im Zusammenhang mit einer frühen Rezidiverkennung ist die „lead time" von großer Bedeutung. Für das Mammakarzinom liegen die Angaben zur „lead time" zwischen drei und 18 Monaten.

Relevanz der frühzeitigen Rezidivdiagnostik

Aber rechtfertigt diese diagnostische Fähigkeit von CEA und CA 15-3 den kontinuierlichen routinemäßigen Einsatz der beiden Marker bei asymptomatischen Patientinnen? In Deutschland wird mit Ausnahme der Mammographie seit 1995 nur symptomorientierte Nachsorge empfohlen, da der Beweis der klinischen Relevanz einer frühzeitigen Therapie durch frühzeitig entdeckte Metastasierung mit moderner bildgebender Technologie (MRT, PET-CT) ebenso aussteht wie der Nachweis der Relevanz einer frühzeitigen Diagnostik mittels tumorassoziierter Antigene.

Richtungweisend könnte eine retrospektive Auswertung von Nicolini et al. (1997) sein. Von 384 Patientinnen entwickelten 50 ein Rezidiv. In 47 Fällen zeigten die Tumormarker CEA, CA 15-3 und TPA die Progression vor den bildgebenden Verfahren an. Auf freiwilliger Basis wurden 27 der 50 Patientinnen zum Zeitpunkt des Tumormarkeranstiegs hormonablativ therapiert, die weiteren 23 erst bei klinischer oder apparativer Manifestation. Dreißig Monate nach Beginn der Rezidivtherapie lebten noch 43% der Patientinnen, die eine frühzeitige Therapie aufgrund des Tumormarkeranstiegs erhalten hatten, verglichen mit 14% der Patientinnen, die erst bei positiver Bildgebung therapiert worden waren.

Es gibt lediglich zwei prospektive randomisierte Untersuchungen mit allerdings relativ kleiner Fallzahl zur Klärung der Relevanz einer frühzeitigen Therapie aufgrund des Tumormarkeranstiegs. Jäger et al. (1992) zeigten, dass die Patientinnen, die aufgrund des Tumormarkeranstiegs antihormonell behandelt wurden, ein längeres rezidivfreies Intervall aufwiesen als die Patientinnen, die weiter konventionell nachgesorgt wurden und erst bei klinischer Symptomatik oder radiologischem Nachweis einer Progredienz therapiert wurden.

Zusammenfassend betrachtet bleibt ein Vorteil für die frühzeitig therapierten Patientinnen erkennbar.

Es ist offensichtlich, dass die derzeit existenten Untersuchungen nicht ausreichen, um eine frühzeitige Intervention aufgrund des Tumormarkeranstiegs beim Mammakarzinom zu rechtfertigen.

Somit ist letztlich derzeit die Frage der Sinnhaftigkeit einer engmaschigen Nachsorge unklar. Wenn sich Arzt und Patient jedoch zu einer Nachsorge mit Tumormarkern entschließen, dann nur unter Benutzung der identischen Tests für CEA und CA 15-3 zusätzlich zur Interpretation, ausgehend von den individuellen Basiswerten und nicht von Referenzbereichen, und mit dem Ziel der Reaktion und Intervention bei Tumormarkeranstieg anstatt der reinen Observation.

Wichtig unter systemischer Therapie zur Kontrolle der Effektivität

Beim metastasierten Mammakarzinom ist die regelmäßige Bestimmung von Tumormarkern sehr hilfreich. Sie spiegelt die Effektivität bzw. Ineffektivität einer Therapie meist besser wider als die klinische Untersuchung und erlaubt es, das Intervall zwischen den bildgebenden Verfahren zu verlängern und somit zur Kostendämpfung beizutragen.

Es besteht eine gute Korrelation zwischen der Änderung der Tumormarkerkonzentration unter Therapie und dem klinischen Zustandsbild (Remission oder Progression). Es ist jedoch zu beachten, dass es in den ersten Tagen einer Radio- und/oder Chemotherapie oder einer großen Manipulation am Tumor zu einem flüchtigen Tumormarkeranstieg infolge Tumorzerfalls kommen kann.

Der Verlauf des CA 15-3 spiegelt die Therapieeffektivität sehr gut wider. Bei einem Anstieg > 25% manifestiert sich bei 75–94% der Patientinnen rasch eine Progression und bei einem Abfall > 25% sprechen 72–93% der Patientinnen auf die gewählte Therapie an.

Robertson et al. (1999) etablierten anhand von CEA, CA 15-3 und der Blutsenkung einen Score zur kombinierten Interpretation aller drei Parameter unter Therapie (hormonablative oder Chemotherapie). Ein 10%iger Abfall oder Anstieg der Marker wurde im Verlauf als signifikant betrachtet, ein zunächst parallel getesteter 20%iger Anstieg oder Abfall erbrachte keine bessere Aussage. Die Effektivität der Therapie wurde in regelmäßigen Abständen bestimmt. Es zeigte sich eine gute Korrelation zwischen den Konzentrationsänderungen der drei Marker und den klinischen Effekten. In 76% der Fälle wiesen ansteigende Tumormarker bereits früh auf eine Progression und abfallende Werte auf eine Remission hin. Durch diese kurzfristig verfügbare Information über den Therapieerfolg („biochemical responders“) können sich Arzt und Patientin über die Wirksamkeit der gewählten Therapie versichern. Darüber hinaus kann eine effiziente Therapie durchaus länger als normalerweise üblich appliziert werden. Auf der anderen Seite kann früher als mittels Bildgebung erkannt werden, wenn eine nebenwirkungsreiche und evtl. auch extrem teure Therapie unwirksam ist.

20.2.6 Ovarialkarzinom

Das Ovarialkarzinom ist mit einer Inzidenz von 15/100 000 bei Frauen der sechsthäufigste Tumor in Deutschland und somit nach dem Endometriumkarzinom der zweithäufigste innerhalb der Genitaltumoren. Die Häufigkeit des Ovarialkarzinoms nimmt mit dem Alter zu, das mittlere Erkrankungsalter liegt bei 60 Jahren. Die 5-Jahres-Überlebensrate liegt bei 45%, die 10-Jahres-Überlebensrate bei 35%.

Über 90% der Ovarialkarzinome sind epitheliale Tumoren, die Mehrzahl der übrigen Tumoren sind Keimzell- oder Keimstrangstromatumoren. Die epithelialen Karzinome können in seröse, muzinöse, endometroide, klarzellige, gemischtzellige, undifferenzierte, plattenepitheliale und transitionalzellige Tumoren unterteilt werden, wobei die serösen Karzinome mit Abstand am häufigsten vorkommen.

Welche Tumormarker sind beim Ovarialkarzinom relevant?

CA 125 ist bis heute der wichtigste Tumormarker für das seröse Ovarialkarzinom.

Für muzinöse Ovarialkarzinome ist CA 72-4 häufig der führende Marker, sodass sich zum Zeitpunkt der Primärdiagnose vor der ersten Therapie die kombinierte Bestimmung von CA 125 mit CA 72-4 empfiehlt (➤ Tab. 20-10). Weitere onkologische Biomarker wie TPA, CEA und CASA werden zwar häufig im Rahmen eines Ovarialkarzinoms vermehrt freigesetzt, steigern aber nicht die diagnostische oder differenzialdiagnostische Aussagekraft von

Tab. 20-10 Sensitivitäten (%) von CA 125 und CA 72-4 beim Ovarialkarzinom.

Ovarialkarzinome (n = 273)	Marker	Median Gesunder: CA 125: 14 kU/L, CA 72-4: 0,5 kU/L	Median benigner gynäkologischer Erkrankungen: CA 125: 10 kU/L. CA 72-4: 1,8 kU/L	Bei 95% Spezifität vs. Gesunde	Bei 95% Spezifität vs. benigne gynäkologische Erkrankungen
Alle Ovarialkarzinome	CA 125	95	91	80	61
	CA 72-4	100	74	38	38
Seröse Ovarialkarzinome	CA 125	97	96	91	78
	CA 72-4	100	72	36	34
Muzinöse Ovarialkarzinome	CA 125	92	85	65	24
	CA 72-4	100	90	68	70

CA 125 und CA 72-4 beim serösen und muzinösen Ovarialkarzinom. Bei den selten vorkommenden Ovarialkarzinomen wie dem endodermalen Sinustumor kann die Bestimmung von AFP wichtig sein, beim Chorionkarzinom hCG und β-hCG sowie beim Granulosazelltumor Inhibin. Somit ist generell eine Asservierung des prätherapeutischen Serums so lange wichtig, bis der endgültige histologische Befund vorliegt.

Wann sind Tumormarker beim Ovarialkarzinom indiziert?

Nicht zum Screening!

Die Diagnosestellung eines Ovarialkarzinoms erfolgt in 70% der Fälle erst in den fortgeschrittenen Stadien FIGO III und IV, was als der wesentliche Grund für die geringen 5-Jahres-Überlebensraten gilt. Da die Prognose der früheren Tumorstadien wesentlich günstiger ist, wäre die frühzeitige Entdeckung eines Ovarialkarzinoms von großer klinischer Relevanz.

CA 125 wird mit einer Gesamtsensitivität von 87% von der Mehrzahl der Ovarialkarzinome freigesetzt (Grenzwert 65 kU/L), dies gilt mit 66% bereits auch für das frühe Tumorstadium FIGO I. Somit wäre CA 125 bezüglich der Empfindlichkeit ein möglicher Screening-Test für Ovarialkarzinome. Doch aufgrund der fehlenden Tumor- und Organspezifität ist diese Indikation nicht empfehlenswert. Für die Risikogruppe von Frauen mit einer familiären Belastung für Ovarialkarzinome wird jedoch entsprechend einer Empfehlung des National Institute of Health der USA (NIH) die mindestens jährliche Bestimmung von CA 125 in Kombination mit dem transvaginalen Ultraschall und der rektovaginalen Untersuchung empfohlen.

Wünschenswert vor der Ersttherapie

Die endgültige Diagnose eines Ovarialkarzinoms wird üblicherweise durch die Operation und den histopathologischen Befund erstellt. Doch die zusätzliche präoperative Bestimmung von CA 125 kann für die differenzialdiagnostische Aussage zwischen einem benignen und einem malignen Unterbauchtumor relevant sein.

Im Rahmen einer prospektiven Studie zur Abklärung unklarer Unterbauchtumoren wies ein sonomorphologisch auffälliger Adnexbefund zusammen mit einem erhöhten CA 125-Serumspiegel (> 35 kU/L) ein hohes Malignitätsrisiko auf (> 80%). Waren Ultraschall und CA 125 unauffällig, wurde generell kein Ovarialkarzinom entdeckt. So kann bei noch unklaren Unterbauchtumoren CA 125 wegweisend für das prä- und intraoperative Management sein.

Prognostische Aussagekraft von Tumormarkern

Die klassischen Prognosefaktoren für das Ovarialkarzinom umfassen Stadium, Differenzierungsgrad, histologischen Typ und Größe des postoperativ verbleibenden Tumorrests. Doch zahlreiche Studien konnten zeigen, dass die CA 125-Serumspiegel nach dem ersten, zweiten und dritten Chemotherapiezyklus zu den stärksten Prädiktoren für den weiteren Krankheitsverlauf zählten. Eine verlängerte Halbwertszeit von CA 125 ist mit einer schlechten Prognose verbunden. Außerdem konnte gezeigt werden, dass ein CA 125-Spiegel > 70 kU/L vor dem dritten

Chemotherapiezyklus der einzige signifikante Prädiktor für die Progression nach einem Jahr war.

Wichtig für die Verlaufskontrolle

Die wichtigste Anwendung von CA 125 ist die Verlaufskontrolle von Patientinnen mit epithelialen Ovarialkarzinomen. Verlaufskontrollen von CA 125 (immer gleicher Test) können im asymptomatischen Stadium und zudem früher und billiger als bildgebende Verfahren mit einer „lead time" von einem bis 17 Monaten (Median drei bis vier Monate) ein Rezidiv erkennen. Allerdings fehlt bislang eine prospektive Interventionsstudie zur Klärung der klinischen Relevanz einer frühzeitigen Rezidivdiagnostik.

Eine besondere Bedeutung kommt dem CA 125 vor den sog. Second-look-Operationen zu, die zum Nachweis einer Komplettremission durchgeführt werden. Es finden sich in ca. 40% falsch negative CA 125-Werte, d.h., es lassen sich trotz im Referenzbereich liegender Tumormarkerwerte histologisch noch Tumorreste nachweisen. Von einem negativen Tumormarkerbefund kann somit keine therapeutische Konsequenz abgeleitet werden. Umgekehrt finden sich keine falsch positiven Werte, d.h., bei erhöhtem bzw. wieder ansteigendem CA 125 lässt sich bei der Second-look-Operation immer Tumorrestgewebe nachweisen. Da die Zweitoperation bei bekanntem Tumorrest keinen Vorteil bezüglich der Überlebenszeit bringt, kann diesen Frauen eine Second-look-Operation erspart und auf eine Second-line-Therapie übergegangen werden.

20.2.7 Zervixkarzinom

Das Zervixkarzinom ist mit einer fast halben Million Neuerkrankungen pro Jahr weltweit der zweithäufigste bösartige Tumor der Frau. Bezüglich der Inzidenz und somit auch der Mortalität bestehen weltweit erhebliche Unterschiede, wobei durch die Einführung der Krebsvorsorgeuntersuchungen die Inzidenz zumindest in den Industrieländern deutlich abgenommen hat und jetzt 12/100 000 beträgt. Der Altersgipfel liegt zwischen 50 und 59 Jahren.

Das 5-Jahres-Überleben hängt deutlich vom Tumorstadium ab, die frühen Tumorstadien haben eine 5-Jahres-Überlebenswahrscheinlichkeit von 90%.

Über 90% der Zervixkarzinome sind Plattenepithelkarzinome, bei den übrigen handelt es sich um Adenokarzinome oder adenosquamöse Karzinome, vereinzelt kommen auch Sarkome und neuroendokrine Karzinome vor.

Welche Tumormarker sind beim Zervixkarzinom relevant?

Das Squamous Cell Carcinoma Antigen (SCCA) ist der Marker der Wahl für die Plattenepithelkarzinome der Zervix, bei Adeno- oder adenosquamösen Karzinomen der Cervix uteri dagegen das CEA, wobei jeweils eine gute Korrelation zum Tumorstadium besteht (> Tab. 20-11).

Tab. 20-11 Sensitivitäten (%) von CEA und SCCA beim Zervixkarzinom.

Zervixkarzinome (n = 423)	**Marker**	**Median Gesunder:** CEA: 1,0 µg/L, SCCA: 0,6 µg/L	**Median benigner gynäkologische Erkrankungen:** CEA: 1,3 µg/L, SCCA: 0,8 µg/L	**Bei 95% Spezifität vs. Gesunde**	**Bei 95% Spezifität vs. benigne gynäkologische Erkrankungen**
Stadium					
T = 1	**CEA**	55	45	22	13
	SCCA	78	64	17	21
T = 2	**CEA**	78	72	58	36
	SCCA	92	86	54	55
T = 3	**CEA**	83	71	55	38
	SCCA	86	83	65	70
T = 4	**CEA**	74	70	60	55
	SCCA	89	89	67	68

Wann sind Tumormarker beim Zervixkarzinom indiziert?

Nicht zum Screening!

Für Screening-Untersuchungen von asymptomatischen Frauen wird der Papanicolaou(Pap)-Test verwendet, der Inzidenz und Mortalität des Zervixkarzinoms senken konnte.

Tumormarker haben derzeit keinen Stellenwert für Screening-Untersuchungen beim Zervixkarzinom.

Wünschenswert vor der Ersttherapie

Die Diagnose des Zervixkarzinoms wird durch den histopathologischen Befund erstellt. Aufgrund der geringen Sensitivität und auch Spezifität können Tumormarker wie SCCA und CEA wenig zur Diagnostik der frühen Stadien von Zervixkarzinomen beitragen.

Für die SCCA-Serumspiegel besteht eine gute Korrelation mit dem Tumorvolumen, dem Stadium und dem Lymphknotenbefall. Prätherapeutische SCCA-Konzentrationen sind zudem unabhängige Prädiktoren für das Vorliegen von Lymphknotenmetastasen.

Prognostische Aussagekraft von Tumormarkern

In zahlreichen Studien wurde SCCA als unabhängiger prognostischer Faktor für das rezidivfreie Intervall und das Überleben beschrieben, hohe SCCA-Konzentrationen sind mit einer deutlich schlechteren Prognose gekoppelt, und zwar unabhängig vom FIGO-(Federation Internationale de Gynécologie et d'Obstétrique-)Stadium und Differenzierungsgrad.

Geeignet für die Verlaufskontrolle

Für die Therapieeffizienzkontrolle bei Patientinnen mit einem Plattenepithelkarzinom der Zervix stellt SCCA den Tumormarker erster Wahl dar.

Mit SCCA steht eine klinisch-chemische Messgröße zur Verfügung, die nicht nur die frühe Erkennung eines Rezidivs erlaubt, sondern auch zu einem sehr frühen Zeitpunkt anzeigt, ob ein vorliegendes Zervixkarzinom auf die Therapie anspricht. Mit Hilfe des Tumormarkerverlaufs kann somit entschieden werden, ob eine Patientin von der Fortsetzung der Therapie profitiert. Voraussetzung einer solchen Therapiekontrolle ist jedoch eine initial deutlich erhöhte Konzentration von SCCA. Fällt der zuvor erhöhte Tumormarkerwert nach spätestens drei Therapiezyklen nicht in den Referenzbereich ab, sollte von einer Weiterführung der betreffenden Chemotherapie Abstand genommen werden. Die zusätzliche Bestimmung von CEA erhöht die Aussagekraft von SCCA in der Erkennung von Rezidiven sowie in der Therapieeffizienzkontrolle.

20.2.8 Bronchialkarzinom

Das Bronchialkarzinom ist der häufigste Tumor beim Mann (Inzidenz 72/100 000 pro Jahr); das Verhältnis an Bronchialkarzinom erkrankter Männer zu Frauen beträgt zurzeit noch etwa 3:1, die Häufigkeit ist jedoch bei Frauen – vermutlich aufgrund der veränderten Rauchgewohnheiten – stark zunehmend. Der Altersgipfel liegt zwischen 50 und 70 Jahren.

Trotz weltweiter Bemühungen, Diagnose und Therapie des Bronchialkarzinoms zu verbessern, konnte die 5-Jahres-Überlebensrate nur unwesentlich geändert werden und liegt mit 13% ähnlich niedrig wie vor 25 Jahren.

Welche Tumormarker sind beim Bronchialkarzinom relevant?

Beim Bronchialkarzinom mit seinen Untergruppen kleinzelliges (SCLC: 20–25%) und nicht-kleinzelliges Karzinom (NSCLC: Plattenepithel-, Adeno-, großzelliges Karzinom) haben sich unter vielen in der Literatur beschriebenen tumorassoziierten Antigenen und Substanzen die neuronenspezifische Enolase (NSE), das Pro Gastrin Releasing Peptide (ProGRP), Cytokeratin-19-Fragmente (CYFRA 21-1) und das carcinoembryonale Antigen (CEA) als für das Bronchialkarzinom relevante Tumormarker mit einer hohen diagnostischen Aussagekraft herauskristallisiert (➤ Tab. 20-12). In einzelnen Fällen kann auch das Squamous Cell Carcinoma Antigen (SCCA) zur differenzialdiagnostischen Unterstützung für das Plattenepithelkarzinom zusätzlich hilfreich sein, Ähnliches gilt für CA 125 beim Adenokarzinom. Obwohl weitere Cytokeratinmarker wie TPA (Cytokeratin 8, 18, 19) und TPS (Cytokeratin 8) häufig bei Bronchialkarzinomen vermehrt freigesetzt werden, macht die ungenügende Spezifität dieser Cytokeratine aufgrund

Tab. 20-12 Sensitivitäten (%) von CYFRA 21–1, CEA, NSE und ProGRP beim Bronchialkarzinom (bei einer Spezifität von 95%).

Marker	Alle Bronchialkarzinome	NSCLC	SCLC	Plattenepithelkarzinome	Adenokarzinome	Großzellige Karzinome
CYFRA 21-1	40	43	34	53	22	48
CEA	25	25	23	16	33	22
NSE	32	26	45	33	15	35
ProGRP	21	3	47	5	4	0
ProGRP und NSE	38	27	**62**	33	19	35
ProGRP und CYFRA 21-1	**50**	28	**61**	54	26	48
ProGRP oder CEA	35	26	51	16	35	21
NSE und CYFRA 21-1	46	45	47	58	26	48
CEA und CYFRA 21–1	47	**57**	43	**66**	**44**	**58**
CEA und NSE	42	38	51	35	35	33

des ubiquitären Vorkommens ihren diagnostischen Einsatz ineffizient (viele falsch positive Ergebnisse).

Wann sind Tumormarker beim Bronchialkarzinom indiziert?

Nicht zum Screening!

Bei keinem Karzinom sind die Risikopatienten so gut definiert wie beim Bronchialkarzinom. Dennoch muss aufgrund der fehlenden Organ- und Tumorspezifität der Einsatz von Tumormarkern in der Screening-Situation sowie zur Überwachung von Risikopatienten abgelehnt werden.

Wichtig zum Zeitpunkt der Primärdiagnose vor Therapie

Die Primärdiagnose und die Primärtherapie sollten im Normalfall durch die Klinik, die bildgebenden Verfahren und durch den intraoperativen Befund bestimmt werden. Obwohl beim Bronchialkarzinom wie bei etlichen anderen Tumoren eine deutliche Korrelation zwischen Tumorgröße und präoperativem Tumormarkerwert (z.B. Sensitivität von CYFRA 21-1 im Stadium I ca. 40%, im Stadium IV 80%) besteht, ist kein generelles Staging mittels der tumorassoziierten Antigene möglich. Sinn der präoperativen Tumormarkerbestimmung (➤ Tab. 20-13) beim Bronchialkarzinom ist dennoch eine erste Einschätzung des Ausmaßes der Erkrankung mit der möglichen Konsequenz eines intensiveren Stagings,

Tab. 20-13 Tumormarker beim Bronchialkarzinom.

Histologie	Vor Therapie	Verlauf nach erster Therapie
Unbekannt	CYFRA 21-1, NSE, ProGRP, CEA	• Nach Operation: entsprechend der Histologie • Ohne Operation: führender Marker
Adenokarzinom	CYFRA 21-1 und CEA	CYFRA 21-1 und/oder CEA
Plattenepithelkarzinom	CYFRA 21-1 und CEA	CYFRA 21-1 und/oder CEA
Großzelliges Karzinom	CYFRA 21-1 und CEA	CYFRA 21-1 und/oder CEA
Kleinzelliges Karzinom	NSE, ProGRP, CYFRA 211	NSE, ProGRP und/oder CYFRA 21-1

Tab. 20-14 Tumormarker bei unklaren Lungentumoren.

Marker	Anhalt für Malignität	Lungenkarzinom	SCLC
CEA	> 20 µg/L		
CYFRA 21–1	> 10 µg/L	> 30 µg/L	
NSE	> 50 µg/L	> 100 µg/L	> 100 µg/L
ProGRP	> 200 ng/L	> 500 ng/L	> 1000 ng/L

eine erste Aussage über die Prognose unabhängig vom Tumorstadium und evtl. eine Aussage bezüglich des histologischen Subtyps zu erhalten, sodass noch vor der geplanten Operation ein anderes therapeutisches Regime gewählt werden könnte.

Beim Bronchialkarzinom allgemein zeigt CYFRA 21-1 zum Zeitpunkt der Primärdiagnose bei 95%iger Spezifität gegenüber benignen Lungenerkrankungen eine Sensitivität von 47% und somit weit bessere Ergebnisse als die bislang eingesetzten Tumormarker CEA (27%), SCCA (15%) und NSE (16%). Eine Steigerung der Sensitivität ließ sich nur in geringem Umfang (bis auf 54%) durch eine Kombination mit NSE erbringen (➤ Abb. 20-2).

Beim kleinzelligen Bronchialkarzinom (SCLC) stellen ProGRP und NSE die Tumormarker der ersten Wahl dar, und zwar sowohl hinsichtlich der Diagnostik als auch für die Therapiekontrolle.

Bei den nicht kleinzelligen Bronchialkarzinomen (NSCLC) ist CYFRA 21-1 der Tumormarker erster Wahl. Bei 95%iger Spezifität zeigt CYFRA 21-1 mit 49% positiven Testergebnissen eine deutlich höhere Sensitivität als CEA (29%) und SCCA (17%).

Beim Plattenepithelkarzinom der Lunge ist CYFRA 21-1 mit 60% Sensitivität den beiden anderen Markern SCCA (31%) und CEA (18%) eindeutig überlegen. Das SCCA hat zwar eine niedrigere Sensitivität, ist aber dafür durch eine höhere Spezifität für Plattenepithelkarzinome charakterisiert.

Beim Adenokarzinom der Lunge zeigten CYFRA 21-1 (42%) und CEA (40%) gleichwertige diagnostische Sensitivitäten; eine Kombination beider Marker erbringt eine Sensitivitätssteigerung auf 55%.

TPA bzw. TPS zeigen nach unseren Untersuchungen sowohl beim Bronchialkarzinom (ungeachtet der Histologie) mit 51 bzw. 22% als auch bei den nicht-kleinzelligen Bronchialkarzinomen mit 50 respektive 17% gegenüber CYFRA 21-1 eine niedrigere Sensitivität.

Differenzialdiagnostische Unterstützung

Die Abklärung unklarer Lungenrundherde ist für einen sinnvollen therapeutischen Ansatz bzw. Entscheidungen für das weitere Vorgehen von großer Relevanz. Wenn aus unterschiedlichsten Gründen keine invasive Diagnostik mittels Endoskopie durchgeführt werden kann oder aber die Biopsie kein verwertbares Ergebnis erbrachte, können tumorassoziierte Antigene differenzialdiagnostische Hilfestellung geben. Eine vermehrte Freisetzung von Tumormarkern im Rahmen benigner Lungenerkrankungen kann vereinzelt bis zu folgenden Wertlagen beobachtet werden: NSE bis 50 µg/L, CEA bis 20 µg/L, CYFRA 21-1 bis 10 µg/L, ProGRP bis 200 ng/L. Auch Lungenmetastasen anderer solider Tumoren können zu erhöhten Konzentrationen aller tumorassoziierten Antigene führen. Nach den bisherigen Erfahrungen liegen jedoch die NSE- und CYFRA 21-1-Konzentrationen < 30 µg/L, ProGRP < 100 ng/L. Eine CEA-Freisetzung > 20 µg/L hingegen kann sowohl beim primären Bronchialkarzinom jeglicher Histologie als auch bei Lungenmetastasen anderer Primärtumoren erfolgen. CYFRA 21-1 > 30 µg/L ging nach unseren bisherigen Untersuchungen in jedem Fall mit einem primären Bronchialkarzinom einher, allerdings sowohl mit nicht-kleinzelligen wie auch mit kleinzelligen Bronchialkarzinomen. CYFRA 21-1 ist somit nicht spezifisch für das Plattenepithelkarzinom, es wird lediglich am häufigsten bei diesem histologischen Subtyp vermehrt freigesetzt. Ein hoher Wert des SCCA weist jedoch mit großer Wahrscheinlichkeit auf ein Plattenepithelkarzinom hin. Liegt die NSE-Konzentration > 100 µg/L und/oder ProGRP > 1000 ng/L, ist die Wahrscheinlichkeit für ein kleinzelliges Bronchialkarzinom äußerst hoch (➤ Tab. 20-14). Bei ProGRP muss differenzialdiagnostisch allerdings ein metastasiertes medulläres Schilddrüsenkarzinom berücksichtigt werden.

Zusammenfassend lassen niedrige Konzentrationen von CEA, CYFRA 21–1, NSE und ProGRP generell keine Bewertung zu. Sobald jedoch eines der untersuchten tumorassoziierten Antigene in der Abklärung unklarer Lungenrundherde bestimmte Wertlagen überschreitet, wird eine differenzialdiagnostisch relevante Aussage möglich.

Prognostische Aussagekraft

- **Nicht-kleinzelliges Bronchialkarzinom:** In etlichen multivariaten Untersuchungen bezüglich der prognostischen Relevanz von klassischen Laboranalyten wie LDH und Albumin sowie von tumorassoziierten Antigenen wie CEA und CA 125 wurden oft widersprüchliche Ergebnisse gefunden. Dies ist am ehesten durch die Heterogenität der untersuchten Kollektive zu erklären (unterschiedliche Stadien, unterschiedliche Histologien). CYFRA 21-1 war derjenige Parameter, der sowohl am häufigsten untersucht wurde und in allen Untersuchungen als unabhängiger prognostischer Faktor mit hoher Aussagekraft bestätigt werden konnte. Aufgrund fehlender prospektiver Studien hat dieser Befund allerdings bislang nur informativen Charakter.
- **Kleinzelliges Bronchialkarzinom (SCLC):** Beim kleinzelligen Bronchialkarzinom ist in den meisten Studien das klinische Stadium der stärkste prognostische Faktor. Allerdings hat sich die TNM-Klassifikation beim SCLC als inadäquat erwiesen, da das Ausmaß des Lymphknotenbefalls nicht mit der Prognose korreliert. Das führte zu der vereinfachten Stadieneinteilung „limited disease" (LD) and „extensive disease" (ED). Das mediane Überleben ohne Therapie beträgt 14 Wochen für LD und sieben Wochen für ED. Nach der Chemotherapie beträgt die Remissionsrate zwischen 70 und 95%, das mediane Überleben für LD ist zehn bis 15 Monate, für ED sieben bis zehn Monate.
  Der Performance-Status, das Alter (> 70 Jahre), das Geschlecht (Männer) und das paraneoplastische Cushing-Syndrom sind zusätzliche unabhängige Prognosefaktoren beim SCLC. Unter den Laborparametern gibt es ähnlich wie beim NSCLC unterschiedliche Ergebnisse zur prognostischen Relevanz von NSE, Albumin usw. Demnach fehlen prospektive Studien an einer großen Patientenzahl und vielen Parametern, beurteilt am identischen Patientengut.

Therapie- und Verlaufskontrolle

Für alle Verlaufsuntersuchungen gilt, dass nur unter Beibehaltung des gleichen Tests Aussagen zur Kinetik von Tumormarkern gemacht werden können.

Postoperativ

Die Geschwindigkeit des Abfalls nach erfolgter Operation ist ein entscheidendes prognostisches Kriterium. Die Halbwertszeit von CYFRA 21-1 und SCCA ist mit 1,5–3 Stunden sehr kurz, sodass diese Marker nach einer kurativen Resektion (R0) nach ein bis zwei Tagen in den Referenzbereich abfallen. CEA hat mit ein bis vier Tagen eine deutlich längere Halbwertszeit. Unter der Voraussetzung einer intakten Leber- und Nierenfunktion bedeutet ein verlangsamter Markerabfall oder ein erhöhter Basiswert einen Tumorrest und weist entweder auf eine inkomplette Operation oder noch nicht entdeckte Metastasen hin. Die postoperative Kontrolluntersuchung in zeitlich genügendem Abstand (meist etwa zwei Wochen) zur Ermittlung der individuellen Basiswerte ist von elementarer Bedeutung.

Überwachung systemische Therapie

- Beim **nicht-kleinzelligen Bronchialkarzinom** gehen die meisten Studien davon aus, dass ein Anstieg um 40% auf eine Progression und ein Abfall um 65% auf zumindest eine partielle Remission hinweisen. Am häufigsten erzielt CYFRA 21-1 die beste Korrelation zur Klinik, die Konkordanz liegt zwischen 59 und 75%. Die Übereinstimmung mit einer Progression der Erkrankung liegt zwischen 52 und 69% bei 100%iger Spezifität, die Übereinstimmung mit der Remission ist mit 42% wesentlich niedriger. CYFRA 21-1 alleine kann nach einem Therapiezyklus allerdings nur ungenügend die Effizienz der Therapie nach drei Zyklen vorhersagen (Sensitivität 52%, Spezifität 56%, PPV 45%).
- Beim **kleinzelligen Bronchialkarzinom** besitzt die NSE eine hohe diagnostische Effizienz (Sensitivität 93%, PPV 92%) für die Kontrolle der Wirksamkeit der systemischen Therapie, die derjenigen der LDH überlegen ist. Ähnliches gilt für ProGRP. Allerdings macht aus unserer Sicht eine Observation der Kinetik der Tumormarker ohne Reaktion auf die Ergebnisse keinen Sinn. So könnte man außerhalb von klinischen Studien

die Bildgebung so lange deutlich reduzieren, wie die Marker abfallen und es den Patienten besser oder zumindest gleich gut geht.

Entdeckung eines Rezidivs

Nach radikaler Operation oder im Zustand der kompletten Remission nach Chemotherapie sollten die Nachsorgeuntersuchungen (Bronchoskopie, Skelettszintigraphie, Röntgen-Thorax, CT Thorax und Labor [Nieren- und Leberfunktion, LDH, BSG, Tumormarker entsprechend ➤ Tab. 20-1]) während der ersten zwei Jahre alle drei Monate erfolgen, danach alle sechs Monate, da das Rezidivrisiko mit 70–90% sehr hoch ist.

Insbesondere CYFRA 21-1 zeichnet sich durch eine hohe Effizienz in der frühzeitigen Entdeckung eines Rezidivs aus. Bei einer Spezifität von 100% entdeckt CYFRA 21–1 79% der Rezidive bei Patienten ohne präoperative CYFRA 21-1-Erhöhung (< 3,3 µg/L), bei Patienten mit einem Wert > 3,3 µg/L vor der ersten Therapie liegt auch die Sensitivität bei 100%, die „lead time" beträgt zwei bis 15 Monate.

20.2.9 Prostatakarzinom

Das prostataspezifische Antigen (PSA) wird in der Prostata und den periurethralen Drüsen gebildet und kann neben der Größenzunahme der Prostata entzündliche und neoplastische Veränderungen widerspiegeln. Auch wenn PSA in sehr geringen Mengen in anderen drüsigen Strukturen wie z.B. Mammagewebe und Endometrium und gelegentlich auch in anderen malignen Tumoren gebildet werden kann, geht man im klinischen Alltag von einer Organspezifität aus.

An der großen klinischen Bedeutung von PSA für die Überwachung von Patienten mit bekanntem Prostatakarzinom bestehen heute keine Zweifel mehr, während die Bedeutung für das Screening teilweise immer noch kontrovers diskutiert wird. Es stehen weit mehr als 50 verschiedene Messverfahren zur Verfügung, die bei prostatagesunden Männern zu einer Varianz der PSA-Werte um den Faktor 2 und zu unterschiedlichen Normalbereichen führen können (➤ Kap. 24, „Prostataspezifisches Antigen"). Neben der Messung des Gesamt-PSA (T-PSA) gewinnt die Bestimmung des freien PSA (f-PSA) an Bedeutung. Im Folgenden ist mit PSA immer das Gesamt-PSA gemeint, während im Fall des freien PSA jeweils f-PSA angegeben wird.

Allgemeine Aspekte

Ein normales PSA schließt ein Prostatakarzinom nicht aus, bei einem PSA > 10 µg/L ist bis zum Beweis des Gegenteils immer von einem Prostatakarzinom auszugehen!

Bei der Bewertung von PSA-Messungen muss zwingend berücksichtigt werden, dass das PSA mit dem Alter bzw. mit der zunehmende Prostatahypertrophie auch ohne Karzinombefall ansteigt und

- dass ein Einzelwert besonders im oberen Normalbereich wie bei den meisten anderen Tumormarkern auch oft nicht sehr aussagekräftig ist,
- dass ein individueller Basiswert sehr hilfreich sein kann, da bei den Verlaufsmessungen dann die Steilheit des PSA-Anstiegs bestimmt werden kann,
- dass eine digitale rektale Untersuchung der Prostata einen Anstieg besonders des freien PSA verursachen kann (aber nicht muss),
- dass bei Prostatitis oder nach intensiveren Manipulationen wie z.B. Prostatabiopsien die PSA-Werte erheblich ansteigen können,
- dass auch ein akuter Harnverhalt einen PSA-Anstieg verursachen kann,
- dass die Halbwertzeit des PSA bei zwei bis drei Tagen liegt,
- dass nach intensiveren Manipulationen der Prostata erst nach vier bis acht Wochen wieder mit unverfälschten Werten gerechnet werden kann.

Hieraus lässt sich ableiten,

- dass die Bestimmung des PSA immer vor der manuellen Untersuchung erfolgen sollte,
- dass ab einem Alter von 50 Jahren zumindest ein Basis-PSA bestimmt werden sollte, auf den sich spätere Verlaufskontrollen beziehen können,
- dass auch Werte im Normalbereich (< 4 µg/L) niemals ein Prostatakarzinom ausschließen.

Nach Semjonow und Lamerz (2005) sind folgende Indikationen für die Bestimmung des Gesamt-PSA abgesichert:

- bei Männern mit bekanntem Prostatakarzinom, wenn eine Veränderung der PSA-Konzentration eine Änderung der Therapie zur Folge hat,
- bei Männern mit prostatabezogenen Symptomen, falls die Diagnose eines Prostatakarzinoms die Art der Therapie verändert,
- bei beschwerdefreien Männern mit unauffälligem digital-rektalem Untersuchungsbefund nach Information über Vor- und Nachteile einer PSA-gestützten Früherkennung des Prostatakarzinoms,
- bei Männern mit Prostatitis zur Erfolgskontrolle der antibiotischen Therapie.

Bei dieser Indikationsliste ist noch einmal zu betonen, dass es keinen Sinn macht, PSA-Werte zu bestimmen, wenn sie nicht zu therapeutischen Konsequenzen für den Patienten führen können. Im Folgenden soll auf die einzelnen Indikationen zur Bestimmung des T-PSA eingegangen werden.

Bekanntes Prostatakarzinom

Ist die Diagnose eines Prostatakarzinoms gesichert, muss in allen Fällen das T-PSA bestimmt werden, da die Ergebnisse wichtige Hinweise auf die Ausdehnung der Erkrankung und die weiteren Werte im Verlauf auf die Effektivität der Therapie ergeben.

Primärdiagnose

Liegen die PSA-Werte < 10 µg/L, ist die Möglichkeit einer auf die Prostata begrenzten Erkrankung groß, bei Werten zwischen 10 und 20 µg/L liegen oft bereits Metastasen vor, bei Werten > 50 µg/L sind organbegrenzte Karzinome die Ausnahme.

Therapieüberwachung

Messungen der PSA-Werte unter/nach einer tumorspezifischen Therapie spiegeln die Effektivität der jeweiligen Maßnahme optimal wider und sind zwingender Standard!

PSA beim primär nicht metastasierten Prostatakarzinom

- Nach erfolgreicher R0-Resektion oder Strahlentherapie in kurativer Intention müssen die PSA-Spiegel unter die Nachweisgrenze fallen, die Konzentrationen liegen dann nach einigen Wochen bei oder unter 0,1 µg/L!
- Persistierende PSA-Spiegel nach einer Therapie in kurativer Intention weisen auf eine nicht ausreichende Wirkung hin, Tumorreste und/oder zuvor nicht erkannte Metastasen sind verblieben.
- Wieder ansteigende Spiegel weisen praktisch immer auf neue Tumoraktivität hin, die entweder durch ein Lokalrezidiv und/oder durch Metastasen hervorgerufen worden sein kann.

Eine erfolgreiche Strahlentherapie des lokal begrenzten Prostatakarzinoms wird über einen Abfall des PSA definiert. Für eine Vollremission wird das Unterschreiten eines Grenzwerts gefordert, der sich aber je nach Autor mit Werten von 0,5–4,0 µg/L erheblich unterscheiden kann. Neuerdings wird die Effektivität auch über die Dauer des PSA-Abfalls definiert. Ein Therapieversagen erscheint gesichert, wenn das PSA bei drei aufeinander folgenden Messungen angestiegen ist.

Lokalrezidiv und/oder Metastasen

Bei lokal rezidivierter und/oder metastasierter Erkrankung ist der Erfolg der jeweiligen Therapie an den Tumormarkern abzulesen.

Im klinischen Alltag kann man vereinfacht einteilen:

- weiter ansteigende PSA-Spiegel: weiterer Progress der Erkrankung,
- konstante Werte: meist auch klinisch Stillstand,
- Abfall des PSA: Hinweise auf Ansprechen, also effektive Therapie, u.U. sogar bis zur Remission.

Bei der häufigsten medikamentösen Therapie des Prostatakarzinoms, dem Androgenentzug, spiegelt der Verlauf des PSA die Effektivität der Therapie wider: Nach Semjonow und Lamerz (2005) haben Patienten mit fortgeschrittenem Prostatakarzinom eine besonders günstige Prognose, wenn das PSA innerhalb eines Monats um > 80% und innerhalb von drei bis sechs Monaten um > 90% abfällt. Ein Abfall in den Normalbereich bzw. auf < 1 µg/L ist mit einer besonders guten Prognose korreliert. Auch der Wiederanstieg des PSA unter Androgenentzug hat eine hohe prognostische Aussagekraft: Bei Patienten, die Fernmetastasen entwickeln, ist die PSA-Verdopplungszeit mit 2,5 Monaten wesentlich kürzer als bei Patienten, die von Fernmetastasen verschont bleiben (PSA-Verdopplungszeit: 7,5 Monate).

Wegen der Schwierigkeit gerade bei Skelettmetastasen, die Effektivität z.B. einer hormonellen Manipulation oder einer modernen Chemotherapie durch eine Bildgebung wie Skelettszintigraphie und Röntgen oder CT wirklich exakt zu erfassen, wird heute in allen großen Studien auch der Abfall des PSA als Maß der Therapieeffektivität herangezogen. Außerhalb von Studien richten wir uns in der Beurteilung einer Therapie neben den klinischen Aspekten in erster Line nach dem Verlauf des PSA und führen ergänzende bildgebende Untersuchungen nur bei einem signifikanten Anstieg und/oder bei zusätzlich klinischen Problemen, z.B. neu aufgetretenen Schmerzen im Bereich einer Skelettregion, durch.

Rezidive eines Prostatakarzinoms ohne PSA-Anstieg sind – wenn überhaupt – eine große Rarität. Dies bedeutet, dass regelmäßige PSA-Bestimmungen der Standard in der Nachsorge kurativ behandelter Prostatakarzinome sind.

PSA bei unbekanntem Primärtumor

Vergleichsweise häufig weisen primär Fernmetastasen auf ein dann leider bereits fortgeschrittenes Tumorleiden hin. Stehen bei einem Mann Skelettmetastasen im Vordergrund, ist bis zum Beweis des Gegenteils – besonders bei älteren Männern – an ein Prostatakarzinom oder ein Bronchialkarzinom zu denken. Die Bestimmung der entsprechenden Tumormarker, hier insbesondere des PSA, kann dann sehr hilfreich sein. PSA-Werte > 10 µg/L, besonders aber > 50 µg/L weisen auf ein Prostatakarzinom hin und führen ohne größere Umwege auf diese Verdachtsdiagnose, die dann leicht über Tastung und Biopsie gesichert werden kann.

PSA bei Screening und Früherkennung eines Prostatakarzinoms

Eine PSA-Bestimmung ersetzt niemals die digitale rektale Untersuchung! Die Kombination aus PSA-Bestimmung und digitaler Untersuchung steigert aber die Wahrscheinlichkeit, bei verdächtigen Befunden durch Biopsien ein Prostatakarzinom zu sichern und möglichst frühzeitig, stadiengerecht und erfolgreich zu therapieren.

Die Häufigkeit eines bioptisch gesicherten Prostatakarzinoms steigt bei positivem Tastbefund (digitale rektale Untersuchung positiv) mit der Höhe des PSA-Werts an. Zur Häufigkeit bioptisch gesicherter Prostatakarzinome in Abhängigkeit von der digitalen rektalen Untersuchung und dem PSA-Wert nach Daten von Breul et al. (2003) ➤ Tab. 20-15.

PSA-Screening

Das PSA-Screening wird immer noch kontrovers diskutiert. Gründe für eine ablehnende Haltung liegen darin,

- dass nicht alle Prostatakarzinome im weiteren Verlauf klinisch relevant werden,
- dass manche Männer also übertherapiert werden könnten,
- dass mehr Männer mit als an einem Prostatakarzinom sterben,
- dass in der klinischen Praxis zwar üblicherweise von einem oberen PSA-Grenzwert von 4 µg/L ausgegangen wird, dass dieser Grenzwert aber unter Berücksichtigung der verschiedenen Testverfahren und unterschiedlich intensiv untersuchter Normalpersonen keineswegs als ausreichend gesichert gilt,
- dass einige hochaggressive Tumoren trotzdem nicht erkannt werden,
- dass die bezüglich des PSA-Screenings positiven Studien oft methodische Mängel aufwiesen und z.B. teilweise bei den Patienten mit „normalen“

Tab. 20-15 Häufigkeit der Karzinomdiagnose in Abhängigkeit vom PSA und von der digitalen rektalen Untersuchung (nach Breul et al. 2003).

Digitale rektale Untersuchung	PSA	Häufigkeit der Karzinomdiagnose
Positiv	> 10 µg/L	76%
	4,1–10 µg/L	42,6%
	> 4 µg/L	> 40%
	< 4 µg/L	27%
Negativ	> 4 µg/L	36%
	< 4 µg/L (und TRUS positiv)	2,1%

TRUS: transrektaler Ultraschall.

PSA-Werten auf die digitale rektale Untersuchung und auf Biopsien verzichteten.

Auf der anderen Seite ist gesichert, dass bei jedem dritten bis sechsten Patienten mit alleinig erhöhtem PSA durch die Biopsie ein Prostatakarzinom nachgewiesen werden kann (➤ Tab. 20-15). Des Weiteren erscheint gesichert, dass bei Patienten, bei denen über das PSA-Screening die Diagnose des Prostatakarzinoms gestellt wird, ein früheres und damit potenziell kurables Stadium vorliegt. So sind im Bereich des Tumorzentrums München nach Breul et al. (2003) der Anteil von Patienten mit metastasierter Erkrankung zum Zeitpunkt der Primärdiagnose von 33% in der „Vor-PSA-Ära" in den letzten Jahren auf ca. 7% gesunken und der Anteil primär operabler Tumoren (≤ pT2) deutlich angestiegen.

Bis zum Vorliegen noch laufender randomisierter Studien zum endgültigen Stellenwert des PSA-Screenings erscheint nach den Empfehlungen der Fachgesellschaften (AWMF) folgendes Vorgehen gerechtfertigt:

Männer im Alter von 50–75 Jahren und/oder mit einer Lebenserwartung ≥ 10 Jahre und therapeutische Konsequenz:

- Screening jährlich durch PSA-Bestimmung und digitale rektale Untersuchung,
- bei suspektem Tastbefund: Biopsie,
- bei PSA-Werten ≥ 4 µg/L: Biopsie.

Weitere Entwicklungen

Gerade im niedrigen Bereich sind die PSA-Werte zu wenig aussagekräftig.

Verschiedene Wege werden beschritten, um die Spezifität des PSA in der Erkennung des Prostatakarzinoms weiter zu erhöhen:

Zu nennen sind hier besonders die PSA-Anstiegszeit und die PSA-Verdopplungszeit. Des Weiteren bietet sich das freie PSA (f-PSA) an, das zwar für sich alleine keinen diagnostischen Gewinn bringt. Durch die Quotientenbildung aus f-PSA und T-PSA steigt jedoch die diagnostische Trennschärfe zwischen benigner Prostataerkrankung und Karzinom an. Nach weiterer Normierung der Grenzwerte und Korrelation mit den Ergebnissen der Prostatabiopsien verspricht dieser Ansatz, die Sensitivität und Spezifität der PSA-Messungen weiter zu erhöhen.

20.2.10 Blasenkarzinom

Das Blasenkarzinom ist der vierthäufigste Tumor beim Mann (30/100 000) und der zehnthäufigste Tumor der Frau (8/100 000). Das mittlere Alter der Patienten liegt zwischen 65 und 70 Jahren.

Welche Tumormarker sind beim Blasenkarzinom relevant?

Aufgrund der invasiven Form der Primär- und Rezidivdiagnostik wären nicht-invasive Blasentumortests im Urin oder Blut für die Patienten von großem Vorteil. In den letzten Jahren wurden bereits existierende Marker wie CYFRA 21-1 und TPA und neu hinzugekommene wie NMP 22, BTA und UBC auf diese Fragestellung hin vielfach untersucht. Das Spezifitäts-Sensitivitäts-Verhältnis dieser Tests erlaubt es aber nicht, sie als Alternative zur Endoskopie einzusetzen oder sie als stufendiagnostischen Parameter zur Senkung der Endoskopiehäufigkeit zu benutzen.

20.2.11 Nierenzellkarzinom

Das Nierenzellkarzinom ist nach dem Prostata- und Harnblasenkarzinom das dritthäufigste urologische Malignom, die Inzidenz beträgt 17/100 000 bei Männern und 7/100 000 bei Frauen. Der Altersgipfel liegt zwischen 55 und 70 Jahren.

Welche Tumormarker sind beim Nierenzellkarzinom relevant?

Spezifische Tumormarker für die routinemäßige Diagnostik und zur Beurteilung des Krankheitsverlaufs des Nierenzellkarzinoms gibt es bisher nicht. Sämtliche kommerziell erhältlichen Screening- und Verlaufstests haben keine ausreichende klinische Aussagekraft und sollten daher nicht eingesetzt werden. So kann z.B. die häufig für das Nierenzellkarzinom propagierte Tumor-M2-Pyruvatkinase zwar im Rahmen eines Nierenzellkarzinoms exprimiert und freigesetzt werden, dies kann jedoch ebenso im Rahmen jeder benignen und anderen malignen Erkrankung auftreten. Somit kommt einer vermehrten Freisetzung der Tumor-M2-Pyruvatkinase keinerlei diagnostischer oder differenzialdiagnostischer Stellenwert zu.

20.2.12 Keimzelltumoren

Die Keimzelltumoren des Hodens gehören bei jungen Männern (20–34 Jahre) zu den häufigsten Tumoren. Die Inzidenz beträgt jedoch nur 4–6/100 000 Männern (Altersgipfel 30–34 Jahre). Als Risikofaktor gilt Retention des Testes, wobei Abdominalhoden einen viermal höheren Risikofaktor darstellen als Leistenhoden.

Unter den plazentaren Trophoblastentumoren beträgt die Inzidenz der nicht-invasiven Blasenmole 1/2000 Schwangerschaften, die der Mole und des Chorionepithelioms 1/100 000 Schwangerschaften.

Keimzelltumoren lassen sich nach ihrer Lokalisation – gonadal oder extragonadal – einteilen. Am weitaus häufigsten sind die Keimzelltumoren des Hodens. Histologisch werden die Keimzelltumoren in Seminome (ca. 40%) und nicht-seminomatöse Hodentumoren (ca. 60%) eingeteilt. Bei den nicht-seminomatösen Hodentumoren ist mit Ausnahme der vergleichsweise seltenen diferenzierten Teratome (ca. 5%), die durch Operation alleine erfolgreich behandelt werden, ebenso wie bei den Seminomen eine sehr differenzierte stadienabhängige Therapie notwendig, deren Planung und Durchführung entscheidend von den Tumormarkern AFP und hCG beeinflusst wird.

Welche Tumormarker sind bei Keimzelltumoren relevant?

Für Diagnostik, Verlaufsbeurteilung und Therapieeffizienzkontrolle dieser Tumoren sind die Tumormarker AFP und hCG von zentraler Bedeutung, dies auch wegen der ausgezeichneten therapeutischen Möglichkeiten. Parallel zu den Tumormarkern sollte immer die LDH untersucht werden, die eine große prognostische Aussagekraft hat und zusammen mit AFP und hCG als Staging-Parameter dient. Unabhängig vom Typ des Keimzelltumors bei der Erstdiagnose ist prinzipiell die kombinierte Bestimmung von AFP und hCG empfehlenswert, da unter Therapie ein histologischer Typenwandel auftreten kann.

Wann sind Tumormarker bei Keimzelltumoren indiziert?

Bei Risikopatienten zum Screening

Bei Männern mit einer Retention des Testes oder dem eineiigen Zwillingsbruder eines Patienten mit Hodentumor können AFP und hCG als Hilfsmittel zur frühzeitigen Entdeckung eines sich entwickelnden Hodenkarzinoms dienen.

Unerlässlich bei Primärdiagnose vor der ersten Therapie zum Staging

Bei Routineuntersuchungen wegen eines Verdachts auf einen Hodentumor erfolgen neben CT (Abdomen, Becken, Thorax) Serumtumormarkerbestimmungen von AFP (endodermaler Sinustumor), hCG (Synzytiotrophoblastzellen), LDH und auch der PLAP (nicht bei aktiven Rauchern! In 50–90% beim Seminom und 20–36% beim NSGCT) empfohlen.

Die Sensitivität von AFP bei nicht-seminomatösen Hodentumoren liegt zwischen 50 und 80%. Reine Seminome, Dysgerminome und differenzierte Teratome sind immer AFP-negativ, reine sog. Dottersacktumoren immer AFP-positiv, während die Bestimmung bei embryonalen Karzinomen und Kombinationstumoren in wechselndem Ausmaß – je nach Masse endodermaler Strukturen – mehr oder weniger stark positiv oder negativ ausfällt. Bei Keimzelltumoren stellt somit AFP neben Choriongonadotropin den zweitwichtigsten Marker dar.

Männliche Keimzelltumoren sind die einzigen malignen Tumoren, die nicht nur durch die TNM-Klassifikation, sondern seit 1997 auch durch die Tumormarker charakterisiert werden. Zu diesem Zweck wurde in das TNM-Staging-System eine zusätzliche S-Variable (für Serumwerte: Sx, S0, S1, 2, 3 für steigende Prognosegruppen, ➤ Tab. 20-16) unter Berücksichtigung der prätherapeutischen Serumspiegel von AFP, hCG und LDH aufgenommen (siehe „Prognostische Aussagekraft").

Prognostische Aussagekraft

Nach einem internationalen Konsensus der International Germ Cell Collaboration and Consensus Group (IGCCCG; 1997) sind prätherapeutische Spiegel von AFP, hCG und LDH, Ort des Primärtumors und der Nachweis nicht-pulmonaler viszeraler Metastasen unabhängige Faktoren für das Überleben. Die Tu-

Tab. 20-16 S-Kategorie des TNM-Systems (Wittekind et al. 2002) für Keimzelltumoren.

Stadium	LDH (Vielfaches der Referenzbereichsobergrenze)	hCG (U/L)	AFP (µg/L)
Sx	Keine Marker verfügbar		
S0	Normale Marker		
S1	< 1,5-mal	< 5000	< 1000
S2	1,5- bis 10-mal	5000–50 000	1000–10 000
S3	> 10-mal	> 50 000	> 10 000

mormarker LDH, hCG und AFP ermöglichen die Einteilung in drei Gruppen unterschiedlicher Prognose (S1: gut; S2: mittel; S3 schlecht (➤ Tab. 20-16) mit abfallenden Raten für Gesamt- und erkrankungsfreies Überleben (um 90%; 50% und ca. 30%). Trotz der Erfolge der Chemotherapie sind die Heilungs- bzw. Überlebensraten besonders in der letzten Gruppe immer noch schlecht. Neben obiger Prognoseklassifikation ist eine Verlängerung der Abklingzeit von AFP (> 7 Tage) und hCG (> 3 Tage) nach den ersten beiden Chemotherapiezyklen ein weiterer unabhängiger ungünstiger Prognosefaktor. Nach Empfehlungen der EGTM (Lamerz et al. 1999) und NACB sollten deshalb AFP-, hCG- sowie LDH-Spiegel vor Orchiektomie zur Evaluation und zum Staging von Hodentumoren verwandt werden. Bei Seminomen mit erhöhtem AFP besteht der Verdacht auf einen Kombinationstumor.

Unerlässlich zur Verlaufskontrolle

Therapieeffizienz: Bei Keimzelltumoren ist neben der ersten Bestimmung direkt vor jeglicher Art von Therapie (Tag –1) die engmaschige Verlaufskontrolle (immer gleiche Tests) sehr wichtig, wobei die exakten Termine zur Tumormarkerkontrolle nicht festgeschrieben sind. Zu empfehlen wären die Tage 1, 5 und 10 oder die Tage 1, 3 und 7. In den seltenen Fällen einer Nicht-Normalisierung der Werte sollte anschließend wöchentlich kontrolliert werden, bis der Nadir erreicht ist.

Werden die engmaschigen Kontrollen nach Primäroperation ebenso wie nach der Chemotherapie nicht durchgeführt, lassen sich die prognostisch so wichtigen Halbwertszeiten nicht korrekt bestimmen.

Von besonderer Wichtigkeit sind die Marker zur Risikoeinschätzung primär metastasierter Hodentumoren und zur Beurteilung des Therapieergebnisses. Normalisierte Marker sind die Voraussetzung für eine erfolgreiche Operation nach Chemotherapie.

Nachsorge: In der Nachsorge können Marker ein Rezidiv in einem früheren Stadium anzeigen, als das mit bildgebenden Techniken alleine möglich wäre. Durch die kombinierte Bestimmung von AFP und hCG erreicht man bei nicht-seminomatösen Hodentumoren eine Sensitivität von 86% für die Erfassung von Tumorrezidiven.

20.2.13 Karzinome des HNO-Trakts

Die Malignome des Kopf-Hals-Bereichs liegen mit einer Inzidenz von 25/100 000 bei Männern zusammen mit dem Harnblasenkarzinom an vierthäufigster Stelle der Tumorerkrankungen. Bei Frauen liegt die Inzidenz bei 7/100 000. Das mittlere Erkrankungsalter liegt für Männer bei 58, für Frauen bei 60 Jahren. Bei den Tumoren des HNO-Bereichs handelt es sich zumeist um Plattenepithelkarzinome (90%), ansonsten um Adeno- oder adenosquamöse Karzinome.

Welche Tumormarker sind bei HNO-Karzinomen relevant?

Von den serologischen Tumormarkern haben bei HNO-Tumoren das Squamous-Cell-Carcinoma-Antigen (SCCA), das carcinoembryonale Antigen (CEA) und der Zytokeratinmarker CYFRA 21-1 Bedeutung erlangt, wobei bislang die kombinierte Bestimmung von SCCA und CEA das beste Sensitivitäts-Spezifitäts-Profil erbrachte.

Wann sind Tumormarker bei HNO-Karzinomen indiziert?

Serologische Tumormarker bei HNO-Tumoren sind weder ausreichend spezifisch noch ausreichend sensitiv für diagnostische Zwecke, also für Screening-

Tab. 20-17 Sensitivitäten (%) von CEA, SCCA und CYFRA 21-1 bei HNO-Karzinomen.

HNO-Karzinome (n = 243)	Marker	Median Gesunder: CEA: 1,0 µg/L, SCCA: 0,6 µg/L, CYFRA 21-1: 0,7 µg/L	Median benigner HNO-Erkrankungen: CEA: 1,2 µg/L, SCCA: 0,9 µg/L, CYFRA 21-1: 1,3 µg/L	Bei 95% Spezifität vs. Gesunde	Bei 95% Spezifität vs. benigne HNO-Erkrankungen
Stadium					
Alle HNO-Karzinome	**CEA**	86	80	62	31
	SCCA	92	81	31	22
	CYFRA 21-1	88	57	50	15
T = 1	**CEA**	83	75	55	41
	SCCA	89	70	17	16
	CYFRA 21-1	88	51	48	10
T = 2	**CEA**	87	81	58	36
	SCCA	94	81	30	18
	CYFRA 21-1	83	48	41	10
T = 3	**CEA**	84	81	70	31
	SCCA	92	86	37	16
	CYFRA 21-1	88	56	48	9
T = 4	**CEA**	91	89	67	31
	SCCA	96	89	48	40
	CYFRA 21-1	95	71	62	30

Untersuchungen nicht indiziert. Ihre Bedeutung liegt jedoch in der Eineengung des möglichen histologischen Typs, der Definition des Ausmaßes der Erkrankung und damit der Prognose sowie in der Therapie-Response-Überwachung und in Hinweisen auf ein Rezidiv oder Metastasen.

Die SCCA-Freisetzung steht in enger Korrelation zu Tumorstadium (➤ Tab. 20-17) und Therapieerfolg, bei Sensitivitätsraten von 40–55% zum Zeitpunkt der Primärdiagnose und bis über 75% bei Rezidivierung. Als Zeitrahmen vom ersten SCCA-Anstieg bis zur klinischen Manifestation des Rezidivs werden vier bis sechs Monate beschrieben („lead time"). CEA hat eine wesentlich geringere Sensitivität als SCCA in Primärdiagnose und Rezidivierung, die Kombination beider Marker entdeckt aber ein Rezidiv in 87% der Fälle.

Steigt die Tumormarkerkonzentration während einer Nachsorgeuntersuchung (nach zunächst erfolgreicher Tumoreliminierung oder -reduzierung) wieder an (ca. 100%, falls keine Einfluss- oder Störgrößen vorhanden sind), besteht ein starker Verdacht auf ein Rezidiv oder eine Progression des Tumorleidens. Es sollte weitere endoskopische und bildgebende Diagnostik zur Rezidivtumorsuche eingeleitet werden, um Prognose und therapeutische Optionen abschätzen zu können.

LITERATUR

Aloe S, D'Alessandro R, Spila A, Ferroni P, Basili S, Palmirotta R et al. Prognostic value of serum and tumor tissue CA 72-4 content in gastric cancer. Int J Biol Markers. 2003;18:21–7.

Anonymous: Clinical practice guidelines for the use of tumor markers in breast and colorectal cancer. J Clin Oncol 1996;14:2843–77.

Arlt A, Luckhaupt H, Hildmann H. Diagnostik von Kopf-Hals-Karzinom-Rezidiven mit dem Tumormarker SCC-Antigen. Laryngo-Rhino-Otol 2000;79:207–12.

Breul J, Zimmermann F, Dettmar P, Paul R. Prostatakarzinom. In: Manual Empfehlungen zur Diagnostik, Therapie und Nachsorge: Urogenitale Tumoren, 3. Aufl., pp. 1–42. Zuckschwerdt Verlag, München 2003.

Compton C, Fenoglio-Preiser CM, Pettigrew N, Fielding LP. American Joint Committee on cancer prognostic factors consensus conference. Colorectal working group. Cancer 2000;88:1739–57.

Compton C, Fielding LP, Burgart LJ. Prognostic factors in colorectal cancer. Arch Pathol Lab Med 2000;124:979–94.

Gaspar MJ, Arribas I, Coca MC, Diez-Alonso M. Prognostic value of carcinoembryonic antigen, CA 19-9 and CA 72-4 in gastric carcinoma. Tumour Biol 2001;22:318–22.

Gogas H, Lofts FJ, Evans TR, Daryanani S, Mansi JL. Are serial measurements of CA 19-9 useful in predicting response to chemotherapy in patients with inoperable adenocarcinoma of the pancreas? Br J Cancer 1998;77:325–8.

Heinemann V, Schermuly MM, Stieber P, Schulz L, Jungst D, Wilkowski R, Schalhorn A. CA 19-9: a pedictor of response in pancreatic cancer treated with gemcitabine and cisplatin. Anticancer Res 1999;19:2433–5.

Hofmann D, Nagel D, Lau-Werner U, Wichmann MW, Hornung H-M, Stenman UH, Schalhorn A, Stieber P. Prognosis in non-metastatic colorectal cancer: multivariate evakuation of preoperative levels of six tumor markers in addition to clinical parameterers. J Lab Med 2007;31:76–85.

International germ cell collaborative and consensus group (IGCCCG). International germ cell consensus classification: a prognostic factor-based staging system for metastatic germ cell cancer. J Clin Oncol 1997;15:594–603.

Ishii H, Okada S, Sato T, Wakasugi H, Saisho H, Furuse J et al. CA 19-9 in evaluating the response to chemotherapy in advanced pancreatic cancer. Hepatogastroenterology 1997;44:279–83.

Jacobs I, Bast RC. The CA 125 tumour-associated antigen: a review of the literature. Human Reprod 1989;4:1–12.

Jäger W, Merkle E, Lang N. Increasing serum tumor markers as decision criteria for hormone-therapy of metastatic breast cancer. Tumor Biol 1992;13:60–6.

Jeffery GM, Hickey BE, Hider P. Follow-up strategies for patients treated for non-metastatic colorectal cancer (Cochrane Review). In: The Cochrane Library, Issue 2. John Wiley & Sons Ltd., Chichester, UK 2004.

Laessig D, Nagel D, Heinemann V, Untsch M, Kahlert S, Bauerfeind I, Stieber P. CEA und Ca 15-3 beim fortgeschrittenen Mammakarzinom. J Lab Med 2007;31:70-5.

Lamerz R, Albrecht W, Bialk P, Dati F, Duffy MJ, Gerl A et al. Tumour markers in germ cell cancer: EGTM recommendations. Anticancer Res 1999;19:2795–8.

Louhimo J, Kokkola A, Alfthan H, Stenman UH, Haglund C. Preoperative hCGbeta and CA 72-4 are prognostic factors in gastric cancer. Int J Cancer 2004;111:929–33.

Marrelli D, Roviello F, De Stefano A, Fotia G, Giliberto C, Garosi L, Pinto E. Risk factors for liver metastases after curative surgical procedures for gastric cancer: a prospective study of 208 patients treated with surgical resection. J Am Coll Surg 2004;198:51–8.

Micke O, Bruns F, Kurowski R, Horst E, deVries AF, Hausler JW et al. Predictive value of carbohydrate antigen 19-9 in pancreatic cancer treated with radiochemotherapy. Int J Radiat Oncol Biol Phys 2003;57:90–7.

Nicolini A, Anselmi L, Michelassi C, Carpi A. Prolonged survival by „early" salvage treatment of breast cancer patients: a retrospective 6-year study. Br J Cancer 1997;76:1106–11.

NIH Consensus, Development Panel on Ovarian Cancer NIH Consensus Conference, Ovarian cancer: screening, treatment and follow-up. JAMA 1995;273:491–7.

Perry MC. Hepatotoxicity of chemotherapeutic agents. In: Perry MC (ed.). The Chemotherapy Source Book, pp. 35–47. Williams & Wilkins, Baltimore 1992.

Renehan AG, Egger M, Saunders MP et al. Impact on survival of intensive follow up after curative resection for colorectal cancer: systematic review and meta-analysis of randomised trials. Br Med J 2000; 324:1–8.

Robertson JFR, Jaeger W, Syzmendera JJ, Selby C, Coleman R, Howell A et al. on behalf of the European Group for Serum Tumour Markers in Breast Cancer. The objective measurement of remission and progression in metastatic breast cancer by use of serum tumor markers. Eur J Cancer 1999;35:47–53.

Safi F, Schlosser W, Falkenreck S, Beger HG. Prognostic value of CA 19-9 serum course in pancreatic cancer. Hepatogastroenterology. 1998;45:253–9.

Schliemann MG, Ho HS, Bold RJ. Utility of tumor markers in determining resectability of pancreatic cancer., Arch Surg 2003;138:951–5.

Schulze-Bergkamen H, Zuna I, Teufel A, Stremmel W, Rudi J. Treatment of advanced gastric cancer with etoposide, folinic acid, and fluorouracil in the clinical setting: efficacy of therapy and value of serum tumor markers. Med Oncol 2002;19:43–53.

Semjonow A, Lamerz R. Prostataspezifisches Antigen, in Vorbereitung.

Stemmler J, Stieber P, Szymula AM, Schalhorn A, Schermuly MM, Wilkowski R et al. Are serial CA 19-9 kinetics helpful in predicting survival in patients with advanced or metastatic pancreatic cancer treated with gemcitabine and cisplatin? Onkologie 2003;26:462–7.

Wittekind Ch, Mayer HJ, Bootz F (eds.). TNM-Klassifikation. UICC, 6th edition, pp. 176–80. Springer, Heidelberg 2002.

KAPITEL

21 Therapeutisches Drug Monitoring

Werner Steimer

Therapeutisches Drug Monitoring (TDM) bezeichnet die Überwachung der Serum-, Plasma- oder Blutkonzentration therapeutisch eingesetzter Pharmaka mit dem Ziel einer effizienteren und sichereren Arzneimitteltherapie.

Für die klinische Wirkung eines Arzneimittels sind Compliance, Pharmakokinetik und Pharmakodynamik von entscheidender Bedeutung (➤ Abb. 21-1).

Die Pharmakodynamik befasst sich dabei im Wesentlichen mit der Frage „Welche Wirkung entfaltet die Substanz im Organismus?". Sie beschreibt also die pharmakologische Wirkung der Substanz am Zielrezeptor, und zwar sowohl hinsichtlich der Effizienz als auch hinsichtlich möglicher Toxizität. Sie ist vermutlich die größte Quelle interindividueller Variabilität in der Wirkung applizierter Pharmaka. Sie kann durch TDM nicht überprüft werden.

Im Gegensatz hierzu können die Auswirkungen mangelhafter Compliance sowie einer veränderten Pharmakokinetik durch das therapeutische Drug Monitoring kontrolliert werden. Im Gegensatz zur Pharmakodynamik behandelt die Pharmakokinetik dabei die Frage „Was geschieht im Organismus mit dem applizierten Medikament?". Da die Kenntnis dieser Vorgänge für das Verständnis des therapeutischen Drug Monitoring essenziell ist, wird im Folgenden eine Übersicht über die wichtigsten zugrunde liegenden Prinzipien gegeben. Weiterführende Literatur hierzu findet sich am Ende dieses Kapitels.

21.1 Pharmakokinetik

Ideal wäre die Möglichkeit, Wirkstoffkonzentrationen am Zielrezeptor zu bestimmen, z.B. die Bestimmung von Psychopharmakakonzentrationen im zentralen Nervensystem oder von Digitaliskonzentrationen im Herzmuskelgewebe. Da dies derzeit nicht möglich ist, kann die Bestimmung von Arznei-

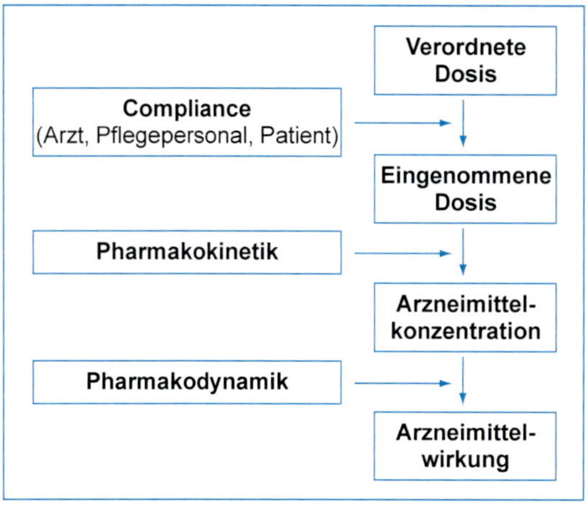

Abb. 21-1 Wesentliche Faktoren mit Einfluss auf die Wirkung von Arzneimitteln.

mittelkonzentrationen nur aus leichter zugänglichem Untersuchungsmaterial, z.B. Serum oder Plasma, erfolgen. Hierbei wird davon ausgegangen, dass sich diese Konzentration im Gleichgewicht mit der Konzentration am Zielrezeptor befindet. Liegt dieser Zielrezeptor in einem Organ oder Gewebe, das ein tiefes Kompartiment mit verzögertem Konzentrationsausgleich darstellt, kann die Einstellung eines solchen Gleichgewichts unter Umständen erst mit erheblicher Verzögerung eintreten. Im Gegensatz zur Serum-/Plasmakonzentration steht die applizierte Dosis jedoch generell nur in indirektem Zusammenhang mit der Zielrezeptorkonzentration, da hierbei die gesamte pharmakokinetische Variabilität zum Tragen kommt. Diese pharmakokinetische Variabilität ist neben der Pharmakodynamik die Hauptursache für die zu beobachtenden, teilweise erheblichen Unterschiede der therapeutischen Wirksamkeit von Arzneimitteln bei unterschiedlichen Personen.

Die Pharmakokinetik wird nach oraler Einnahme eines Medikaments von fünf wesentlichen, teilweise gleichzeitig stattfindenden Vorgängen bestimmt:

- Freisetzung der Wirksubstanz,
- Absorption,
- Verteilung,
- Metabolisierung,
- Ausscheidung.

Jeder dieser Prozesse ist abhängig von einer Vielzahl von Einflüssen (➤ Tab. 21-1).

Unmittelbar nach Applikation bestimmen im Wesentlichen Absorption und Verteilung des Medi-

Tab. 21-1 Einflussfaktoren auf die Pharmakokinetik.

Phase	Einflussfaktor
Freisetzung	• Zerfallsgeschwindigkeit (Hüllen, Verkapselung etc.)
	• Lösungsgeschwindigkeit
Absorption	• Resorbierbarkeit des Medikaments (lipophile oder polare Struktur, Molekülgröße, Transportsysteme mit genetischer Variabilität)
	• Art der Applikation (oral, i.v., i.m.)
	• Funktionszustand am Applikations-/Resorptionsort (pathologische Veränderungen, Durchblutung, Nahrungsmittel, pH, Galle, Passagezeit)
	• Wechselwirkungen mit anderen Medikamenten
Verteilung	• Physikalische und chemische Eigenschaften des Medikaments (lipophile oder polare Struktur, Anreicherung in bestimmten Geweben und Organen)
	• organspezifische Besonderheiten (Durchblutung, Gewebemembranen)
	• aktive Transportmechanismen (Affinität zu biologischen Strukturen, spezifische Speichervorgänge)
	• Plasmaeiweißbindung (medikamentenspezifisch, reversibel, **cave:** erhöhte freie Wirkkonzentrationen)
	• Interferenzen mit anderen Medikamenten
	• Zustand des Patienten (Erkrankung, Gewicht, Geschlecht, Alter)
Metabolisierung	• Physikalische und chemische Eigenschaften des Medikaments
	• interindividuell unterschiedliche Enzymausstattung der Leber (hereditär, Alter)
	• pathologische Veränderungen der Leber (Durchblutung, Cholestase, Zirrhose)
	• Enzyminduktion
	• „First-Pass"-Effekt
Exkretion	• Nierengängigkeit des Medikaments und seiner Metaboliten (Lipophilie, Plasmaeiweißbindung)
	• Funktionsfähigkeit der Nieren
	• Wechselwirkung mit anderen Medikamenten
	• alternative Ausscheidungswege (Galle, Darm, Schweiß)

kaments im Organismus den Verlauf der Serum-/Plasmakonzentration (α-Phase). In dieser Phase rascher Konzentrationsänderungen besteht noch kein Gleichgewicht zwischen den Konzentrationen im Serum/Plasma und den Konzentrationen, die am Zielrezeptor vorliegen.

In der daraufhin folgenden Gleichgewichtsphase (β-Phase) dominieren Eliminationsvorgänge und die Serum-/Plasmakonzentration korreliert besser mit der Konzentration am Zielrezeptor. Wichtig in diesem Zusammenhang ist der Begriff des **scheinbaren Verteilungsvolumens**. Hierbei handelt es sich um das aus der Gesamtmenge der applizierten Substanz und der Serumkonzentration berechenbare theoretische Volumen, das sich ergeben würde, wenn die applizierte Substanz im ganzen Körper die gleiche Konzentration aufweisen würde wie im Serum. Substanzen, die sich stark in peripheren Geweben anreichern (häufig lipophile Substanzen), zeigen ein hohes scheinbares Verteilungsvolumen, da im Vergleich zu den peripheren Geweben nur ein relativ geringer Anteil im Serum zu finden ist. Eher hydrophile Substanzen haben meist ein niedriges scheinbares Verteilungsvolumen, da sich in diesem Fall ein größerer Anteil der im Körper befindlichen Substanz im Serum befindet.

Als **Bioverfügbarkeit** bezeichnet man den Anteil der applizierten Dosis, der unverändert den systemischen Blutkreislauf erreicht. Diese ist bei oraler Verabreichung abhängig von

- der Freisetzung des Medikaments (Galenik),
- der Absorption,
- dem „First-Pass"-Effekt.

Beim **„First-Pass"-Effekt** handelt es sich um den verstärkten metabolischen Abbau von oral verabreichten Arzneistoffen während deren Passage durch Darm und Leber vor Erreichen der systemischen Zirkulation.

Bei regelmäßiger Gabe von Arzneimitteln entwickelt sich nach etwa vier bis fünf Eliminationshalbwertszeiten ein Gleichgewicht, der sog. **steady state** (➤ Abb. 21-2).

Im „steady state" wird pro Dosierungsintervall genauso viel Substanz neu zugeführt, wie durch die Elimination ausgeschieden wird. Steady-state-Konzentrationen sind die repräsentativen Endkonzentrationen, die unter einer bestimmten Dosierung erreicht werden.

Die meisten Pharmaka gehorchen in den gebräuchlichen Dosierungen einer linearen Kinetik (Reaktion erster Ordnung), d.h., es wird pro Zeiteinheit konzentrationsunabhängig ein bestimmter Prozentsatz des im Organismus vorhandenen Pharmakons eliminiert. Die **Eliminationshalbwertszeit** ($t^{1/2}$, Zeit für die Abnahme der Serumkonzentration auf die Hälfte des Ausgangswerts – nach Abschluss der Verteilungsphase) und die Eliminationskonstante (K) gehorchen dabei folgender Gleichung: $K = 0{,}693/t^{1/2}$. Dies hat zur Folge, dass eine Veränderung der Dosis zu einer linear gleichen Veränderung der Steady-state-Konzentration führt (doppelte Dosis – doppelte Konzentration).

Bei einigen Pharmaka resultiert jedoch bereits bei Gabe therapeutisch üblicher Dosierungen eine Sättigung der Eliminationssysteme. Dies führt, z.B. bei Phenytoin, zu einer **nicht-linearen Kinetik** (Reaktion nullter Ordnung), bei der pro Zeiteinheit nur eine bestimmte Stoffmenge eliminiert werden kann, unabhängig von Dosis und Ausgangskonzentration. Die klinisch bedeutsame Konsequenz, die sich hieraus ergibt, ist die Tatsache, dass bei Verdopplung der Dosis mehr als eine Verdoppelung der Steady-state-Konzentration resultiert und dass mit steigender Dosis bzw. Konzentration die Halbwertszeit stetig zunimmt.

Die meisten Arzneimittel sind im Blut in unterschiedlichem Ausmaß und reversibel an verschiedene Eiweißmoleküle, insbesondere Albumin, aber auch saures α_1-Glykoprotein und β-Globuline, gebunden. Die **Plasmaeiweißbindung** ist von großer Bedeutung, da die Konzentration des freien nicht gebundenen Pharmakons sowohl die Wirkung als auch die Geschwindigkeit der Elimination beeinflusst. Pharmaka können aus der Plasmaeiweißbindung durch andere, höher affine Pharmaka, aber auch durch intermediäre Stoffwechselprodukte (z.B. bei Urämie) verdrängt werden. Auch eine Verminderung der Bindungsproteine, wie z.B. bei chronischen Lebererkrankungen, kann bei unveränderter Gesamtkonzentration zu einem erhöhten Anteil an freier Substanz und möglicherweise toxischen Nebenwirkungen führen. Besonders ausgeprägt und klinisch bedeutsam ist dies bei Medikamenten mit hoher Proteinbindung, da hier bereits geringe prozentuale Änderungen der Eiweißbindung zu ausgeprägten Veränderungen der freien Wirkstoffkonzentrationen führen können. Die normalerweise gemessene Gesamtkonzentration des Pharmakons im Serum/Plasma ist in dieser Situation unauffällig und kann trotz Toxizität im therapeutischen Bereich liegen.

21.2 Der therapeutische Bereich

Als therapeutischen Bereich bezeichnet man den Konzentrationsbereich, in dem bei der Mehrzahl der Patienten ohne ein inakzeptables Toxizitätsrisiko mit größter Wahrscheinlichkeit ein therapeutischer Effekt eintritt. Weder Ober- noch Untergrenze des therapeutischen Bereichs sind scharfe Trennlinien. In der neueren Literatur wurde deshalb wiederholt vorgeschlagen, das Konzept des therapeutischen Bereichs zu verlassen und anstelle dessen Zielkonzentrationen (target concentrations) anzugeben, ohne dass sich dieser Vorschlag bisher jedoch auf breiter Basis durchgesetzt hätte.

Die Grenzen des therapeutischen Bereichs können auch aus anderen Gründen variieren. So können bei Polypharmakotherapie wegen synergistischer oder antagonistischer Wirkung zweier oder mehrerer Medikamente andere Grenzen sinnvoll sein. Auch Toleranzentwicklung, z.B. bei Antiepileptika, das Vorkommen pharmakologisch aktiver Metaboliten (z.B. trizyklische Antidepressiva) und trotz aller Standardisierungsbemühungen gegebenenfalls unterschiedliche Messmethoden müssen berücksichtigt werden.

Die Ermittlung therapeutischer Bereiche erfordert umfangreiche klinische Studien, in denen eine Korrelation zwischen gemessenen Serumspiegeln und therapeutischer Effizienz einerseits sowie Häufigkeit und Schwere von Nebenwirkungen andererseits gezeigt werden muss. Diese Studien liegen aus Kosten-, Praktikabilitäts- und Marketinggründen nur für eine sehr begrenzte Anzahl an Medikamenten vor. Prinzipiell ist die Messung der Konzentration fast aller applizierten Substanzen möglich, jedoch erfordert die sinnvolle Einordnung der Ergebnisse den Maßstab eines therapeutischen Bereichs, da sonst die Interpretation der gemessenen Konzentration unmöglich bzw. nur äußerst eingeschränkt möglich ist (z.B. anhand von Konzentrationsdaten nach Applizierung üblicher Dosen, wie sie bei der Zulassung neuer Medikamente erhoben werden).

Da in der Literatur teilweise unterschiedliche Angaben zu den therapeutischen Bereichen gemacht werden, können die in diesem Beitrag angegebenen Bereiche nur als unverbindliche Empfehlung gelten.

21.2.1 Zeitpunkt der Blutentnahme

Blutentnahmen zur Konzentrationsbestimmung sollten bei einer Dauertherapie im „steady state" erfolgen, also nach Therapie mit konstanter Dosis über mindestens vier bis fünf Halbwertszeiten. Bei den meisten Arzneimitteln und klinischen Fragestellungen erfolgt die Probenentnahme zum Zeitpunkt der minimalen Serumkonzentration, unmittelbar vor Einnahme der nächsten Dosis (Tal- oder „trough"-Konzentration). Da die Zeit-Konzentrations-Kurve gegen Ende des Dosierungsintervalls sehr flach ist, führen Abweichungen von diesem Zeitpunkt (z.B. Blutentnahme bereits ein oder zwei Stunden früher) zwar zu falsch hohen Messergebnissen, allerdings nur in relativ begrenztem Umfang. Diese Vorgehensweise wurde aus Praktikabilitätsgründen gewählt und ist für die meisten Arzneimittel allgemeiner Konsensus.

Bei einigen Medikamenten, insbesondere solchen mit kurzer Halbwertszeit und engem therapeutischem Bereich, werden zusätzlich maximale Serumkonzentrationen zu definierten Zeitpunkten nach Applikation bestimmt. Die genaue Einhaltung der Abnahmezeit ist essenziell, da sich am Anfang des Dosierungsintervalls unmittelbar nach Gabe des Arzneimittels die gemessenen Konzentrationen aufgrund von Absorptions- und Verteilungsvorgängen sehr rasch und massiv verändern können (Abnahmezeitpunkt: z.B. Antibiotika 30 Minuten, Ciclosporin zwei Stunden nach Gabe). Dieses Vorgehen wird zum Beispiel bei Aminoglykosidantibiotika gewählt, um sicherzustellen, dass im Intervall ausreichend hohe antibakteriell wirksame Konzentrationen erreicht werden. Außerdem konnte in letzter Zeit gezeigt werden, dass solche Maximalkonzentrationen bei Medikamenten mit gut reproduzierbarer Absorptionskinetik besser mit der Gesamtdosisexposition (Verlauf der Konzentrationskurve, „Area under the time curve", AUC) korrelieren als die Talspiegel. Sie sollen sich somit besser zur Abschätzung der AUC eignen, deren Bestimmung im klinischen Alltag nicht praktikabel ist, da hierzu multiple Blutabnahmen in kurzem Zeitabstand erforderlich sind. Für die AUC von Ciclosporin konnte gezeigt werden, dass sie etwas besser mit dem klinischen Verlauf korrelierte als der Talspiegel.

➤ Abb. 21-2 zeigt schematisch die Konzentrationskurven eines Medikaments bei oraler Medikation und Dauerinfusion. Man erkennt, dass nach Beginn der Medikation etwa fünf Halbwertszeiten abgewartet werden müssen, bis ein „steady state" mit annähernd gleichbleibender Talkonzentration erreicht wird. Dies gilt prinzipiell nicht nur am Beginn der Therapie, sondern bei jeder Dosisänderung. Dargestellt ist ein hypothetisches Arzneimittel, dessen initiales Dosierungsintervall der Halbwertszeit entspricht (DI = t½) wie dies bei vielen Medikamenten (z.B. 12 Stunden, zweimal tägliche Gabe) annähernd der Fall ist (Kurve A). Die Talspiegel befinden sich mitten im therapeutischen Bereich, dennoch können im Dosierungsintervall nach Applikation des Arzneimittels Spiegel gemessen werden, die im vermeintlich toxischen Bereich liegen. Trotzdem handelt es sich hier um einen hinsichtlich der Dosierung optimal eingestellten Patienten, da die Angabe des therapeutischen Bereichs sich im Regelfall auf die minimal messbaren Talspiegel bezieht und andere Blutabnahmezeitpunkte nicht definiert sind, d.h., nur die Talspiegel wurden in klinischen Studien mit Wirkung und Nebenwirkungen der Medikation gemessen und korreliert.

Wird das Dosierungsintervall verdoppelt (Dosisintervall DI = 2 × t½) und die gesamte Tagesdosis auf einmal appliziert, resultiert Kurve B. Hierbei ist die Gesamtdosisexposition, darstellbar als die Gesamtfläche unter der Zeit-Konzentrations-Kurve (Area under curve – AUC), identisch mit der Kurve A. Dennoch sind die gemessenen Talspiegel (24 Stunden nach Applikation) erheblich niedriger als bei zweimal täglicher Dosierung der gleichen Gesamtdosis. Bei einer Blutabnahme zwölf Stunden nach Applikation resultieren höhere Konzentrationen als in Kurve A, da zuletzt die doppelte Einzeldosis wie in Kurve A verabreicht wurde.

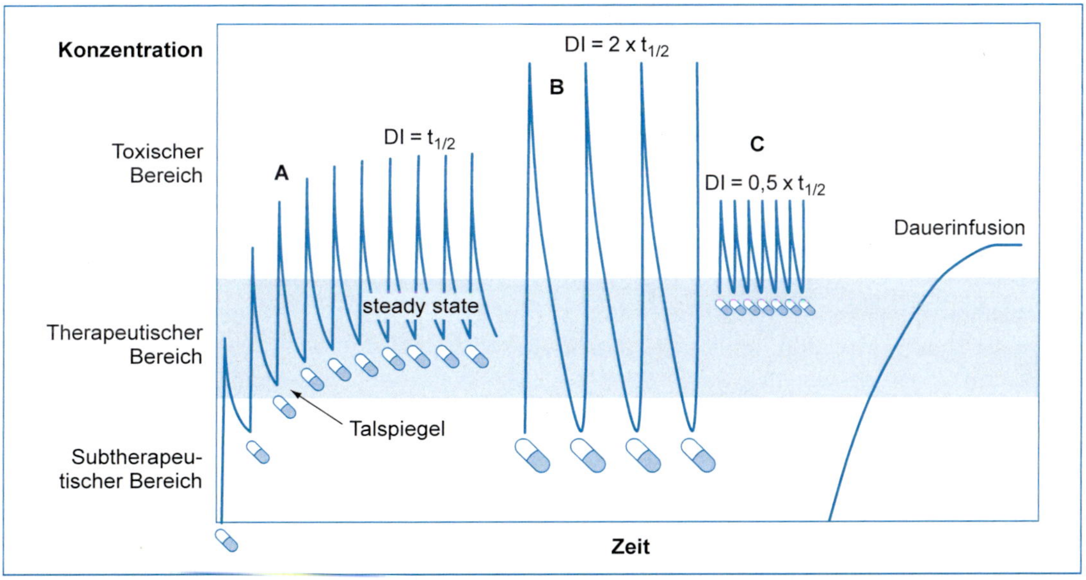

Abb. 21-2 Theoretischer Konzentrationsverlauf eines Arzneimittels bei oraler intermittierender Applikation und bei Applikation mittels Dauerinfusion. Der Verlauf nach oraler Applikation ist für drei verschiedene Dosierungsintervalle (DI) relativ zur biologischen Halbwertszeit (t½) des applizierten Pharmakons dargestellt (A, B, C). Im „steady state" ist die Fläche unter der Konzentrationsverlaufskurve pro Zeiteinheit identisch für alle vier Applikationsformen (Gesamtdosisexposition), es resultieren jedoch aufgrund der unterschiedlichen Dosierungsintervalle völlig unterschiedliche Talspiegel. Empfohlene therapeutische Bereiche gelten deshalb streng genommen nur für die in den klinischen Studien untersuchten Dosierungsintervalle und können nicht auf andere Dosierungsintervalle übertragen werden.

Wird das Dosierungsintervall halbiert (z.B. 4-mal täglich, DI = 0,5 × t½ Kurve C), ergeben sich bei erneut gleicher Gesamtdosisexposition und AUC höhere Talspiegel (6 Stunden nach Applikation) bei gleichzeitig geringerer Fluktuation der Spiegel im Intervall. Den Extremfall der Verkürzung des Dosierungsintervalls stellt die Dauerinfusion dar. Da es hier zu keinerlei applikationsbedingten Fluktuation der Serumkonzentration kommt, sind die messbaren Spiegel noch höher, obwohl auch hier keine erhöhte Gesamtdosisexposition vorliegt. Allerdings ist, jenseits dieser theoretischen Darstellung, zu beachten, dass aufgrund der erhöhten Bioverfügbarkeit bei parenteraler Applikation häufig generell niedrigere Dosierungen Anwendung finden als bei oraler Applikation und dass die initiale Verteilungsphase vor einer Blutabnahme abgewartet werden muss, bei den Digitalisglykosiden z.B. sechs bis acht Stunden.

Die häufig kritiklos ohne weitere Angaben verwendeten therapeutischen Bereiche sind nur für die in der zugrunde liegenden klinischen Studie gewählten Dosierungsintervalle und Fragestellungen sicher anwendbar, andere Applikationsformen, Dosierungen und Fragestellungen bedürfen einer eigenen Evaluierung (➤ Abb. 21-2).

21.2.2 Die häufigsten Fehler bei der Blutentnahme

Der häufigste Fehler bei Blutentnahmen für Arzneimittelspiegel ist die **Nichteinhaltung des geforderten Abnahmezeitpunkts** relativ zur letzten Dosis. Erfolgt die Blutabnahme nicht, wie für die meisten Medikamente gefordert, unmittelbar **vor** der nächsten Dosis, sondern nachher, resultieren je nach Zeitpunkt und Medikament teilweise exorbitant hohe Spiegel (➤ Abb. 21-2), die unmittelbar Anlass zum Verdacht auf eine Intoxikation beim Patienten geben und regelmäßig zu zeitintensiver und kostspieliger Bestätigungsanalytik im Labor führen. Dies gilt insbesondere dann, wenn die Zeitpunkte von Blutabnahme und Dosierung nicht ordnungsgemäß und genau dokumentiert wurden und damit hinterher nicht geklärt werden kann, ob die hohen Spiegel durch einen falschen Abnahmezeitpunkt bedingt sind oder tatsächlich Ausdruck hoher, potenziell toxischer Talspiegel sind. Eine relativ sichere Methode zum Ausschluss solcher Irrtümer ist in den meisten Fällen die Befragung des Patienten hinsichtlich der letzten Medikamenteneinnahme bei Durchführung der Blutentnahme.

Ein weiterer häufig bei stationären Patienten gemachter Fehler ist die **Blutentnahme aus liegenden Zugängen**, die zur Applikation intravenös verabreichter Substanzen verwendet werden. Da die im Serum messbaren Konzentrationen der meisten Medikamente um mehrere Zehnerpotenzen unter den Konzentrationen liegen, wie sie in den Infusionslösungen vorliegen, führt auch ausgiebiges Spülen des Zugangssystems nicht zu korrekten, für den Patienten repräsentativen In-vivo-Konzentrationen. Manche Arzneimittel binden darüber hinaus reversibel an die Materialien der Zugangssysteme und können so noch nach längerer Zeit falsch hohe Ergebnisse verursachen. Auch die Blutabnahme aus mehrlumigen, zentral liegenden Kathetern kann zu falsch hohen Ergebnissen führen, da hier das Blut gegebenenfalls vor kompletter Mischung mit der applizierten Substanz und Verteilung im Gesamtorganismus abgenommen wird. Ebenfalls mit inkorrekten Ergebnissen ist zu rechnen, wenn das Blut für Arzneimittelspiegelbestimmungen proximal peripherer zur Arzneimittelapplikation genutzter Zugänge durch Venenpunktion gewonnen wurde. Die beste Vorgehensweise ist deshalb die Venenpunktion am kontralateralen Arm des für die Infusion genutzten Zugangs.

21.2.3 Interpretation von Serumkonzentrationen

Die Interpretation von Serumkonzentrationen und der Wirkung einer verordneten Arzneimitteldosis kann nicht ausschließlich anhand des therapeutischen Bereichs erfolgen. Zu berücksichtigen sind neben den oben genannten Punkten zu Blutabnahme und Dosierung insbesondere das klinische Bild des Patienten. So kann bereits bei Konzentrationen unterhalb des therapeutischen Bereichs eine ausreichende klinische Wirkung vorliegen. Umgekehrt kann Toleranzentwicklung bei chronischer Einnahme zu einer Erhöhung der oberen Grenze des therapeutischen Bereiches führen (z.B. bei Phenobarbital). Außerdem sind Verschiebungen des therapeutischen Bereichs bei gleichzeitiger Therapie mit synergistischen oder antagonistischen Medikamenten, bei Medikamenten mit stark variabler Eiweißbindung und bei Medikamenten, deren Effekt am Zielrezeptor von weiteren, z.B. physiologischen Veränderungen modifiziert werden kann (Elektrolytkonzentrationen bei Digitalispräparaten), zu berücksichtigen. Gleiches gilt für das Auftreten pharmakologisch wirksamer Metaboliten (Phenobarbital bei Primidontherapie, Desmethyl-Metaboliten bei trizyklischen Antidepressiva).

21.3 Indikationen

Die Indikationen für die Durchführung eines therapeutischen Drug Monitoring lassen sich aus zwei Blickwinkeln betrachten:

Auf der einen Seite sind dies die von den **Eigenschaften des jeweiligen Pharmakons** abhängigen Kriterien, die bestimmen, ob bei der jeweiligen Substanz TDM eine notwendige und sinnvolle Strategie zur Therapieüberwachung darstellt.

Folgende Kriterien sprechen für den möglichen sinnvollen Einsatz eines therapeutischen Drug Monitoring:

- Verfügbarkeit zuverlässiger Messverfahren,
- kleine therapeutische Breite,
- steile Dosis-Wirkungs-Kurve,
- nichtlineare Dosis-Wirkungs-Kurve,
- gefährliche Toxizität,
- Anwendung bei lebensbedrohlichen Erkrankungen,
- interindividuelle Unterschiede in der Pharmakokinetik (z.B. genetisch bedingt),
- „First-Pass"-Effekt,
- Langzeitbehandlung,
- häufige Anwendung des Medikaments,
- schlecht definierter oder schwierig zu erfassender klinischer Endpunkt der Therapie.

Bei Arzneimitteln mit großer therapeutischer Breite, bei denen der pharmakodynamische Erfolg der klinischen Behandlung leicht direkt zu ermitteln ist, ist ein therapeutisches Drug Monitoring nicht angezeigt (außer in Ausnahmefällen zur Überprüfung der Compliance). So wird der Erfolg der antihypertensiven Therapie mit β-Blockern besser durch die Messung des Blutdrucks oder die Antikoagulationstherapie mit Phenprocoumon durch die Bestimmung der Thromboplastinzeit (Quick oder INR) überprüft als durch die Messung der Konzentration des jeweils eingesetzten Therapeutikums.

Zu den wichtigsten Arzneimittel, für die derzeit die Kontrolle der Serumkonzentration empfohlen oder zumindest diskutiert wird, ➤ Tab. 21-2.

Den pharmakonabhängigen Indikationen stehen die **individuellen Indikationen** zur Anordnung der Messung eines Serum-/Plasmaspiegels gegenüber.

Tab. 21-2 Eine Auswahl wichtiger Arzneimittel, für die derzeit die Bestimmung von Serum-/Plasmakonzentrationen empfohlen bzw. diskutiert wird (fett gedruckte Medikamente werden in ➤ Kap. 24 im Detail behandelt).

Antibiotika	**Aminoglykoside (Gentamicin, Netilmicin, Tobramycin, Amikacin), Vancomycin, Teicoplanin,** Amphotericin B, Flucytosin, Itraconazol
Antikonvulsiva	**Carbamazepin, Ethosuximid, Phenobarbital, Phenytoin, Primidon, Valproinsäure, Lamotrigin, Oxcarbazepin,** Levetiracetam, Clonazepam, Clobazam, Diazepam, Oxazepam
Glykoside	**Digoxin, Digitoxin**
Bronchospasmolytika	**Theophyllin, Koffein**
Psychopharmaka (Antidepressiva, Neuroleptika)	**Lithium, Amitriptylin, Nortriptylin, Imipramin, Desimpramin, Doxepin,** Clomipramin, Trimipramin, Citalopram, Mirtazapin, Paroxetin, Lertralin, Venlafaxin **Clozapin,** Olanzapin, Haloperidol
Immunsuppressiva	**Ciclosporin, Tacrolimus,** Mycophenolat, Sirolimus, Everolimus
Zytostatika	**Methotrexat**
Antiarrhythmika	**Amiodaron,** Chinidin, Lidocain
Analgetika	**Salicylat, Paracetamol**
HIV-Therapie (Proteinaseinhibitoren)	Amprenavir, Indinavir, Nefinavir, Ritonavir, Saquinavir

Hier sind insbesondere folgende Punkte von Bedeutung:

- mangelnder Therapieerfolg (Compliance; Resorptionsstörung; verstärkte Metabolisierung),
- Verdacht auf Überdosierung (DD: krankheitsbedingte Symptome),
- gastrointestinale, Leber- und Nierenerkrankungen mit einer Veränderung von Resorption, Metabolisierung, Ausscheidung, Albuminbindung oder Enzyminduktion,
- fieberhafte Infekte,
- Früh- und Neugeborene, alte Patienten,
- Mehrfachtherapie (verstärkende oder abschwächende Arzneimittelinteraktionen),
- Veränderungen von Serumproteinkonzentrationen (insbesondere Albumin),
- anhaltende Nebenwirkungen, insbesondere bei fehlender Therapiealternative,
- genetisch bedingte Unterschiede im Metabolismus (z.B. langsame oder schnelle Metabolisierer von Cytochrom P450 CYP2D6).

Routinemäßige Spiegelbestimmungen zur optimalen Dosisfindung sind zu empfehlen bei Medikamenten mit nichtlinearer, steiler Dosis-Wirkungs-Kurve (Phenytoin), gefährlicher Toxizität (z.B. Amiodaron, Methotrexat etc.), Anwendung bei lebensbedrohlichen Erkrankungen (z.B. Aminoglykosidantibiotika bei Sepsis, Immunsuppressiva nach Transplantation) oder bei Substanzen mit schlecht definiertem oder schwierig zu erfassendem klinischem Endpunkt der Therapie (langfristige Anfallsfreiheit bei antiepileptischer Therapie, trizyklische Antidepressiva).

Für die **Häufigkeit** von Konzentrationsbestimmungen können keine generellen Richtlinien gegeben werden. Sie orientiert sich primär am klinischen Zustand des Patienten. So werden bei einer erfolgreichen antiepileptischen Dauertherapie ohne eine der oben genannten Indikationen Konzentrationsmessungen regelmäßig nur im Rahmen der routinemäßigen Überprüfung des Therapieerfolgs durchgeführt. Bei schwerkranken stationären Patienten, mit sich möglicherweise rasch ändernder Nieren- und Leberfunktion, veränderter Absorption und Clearance von Arzneimitteln und sich rasch ändernder Komedikation möglicherweise interagierender Medikamente kann sich die Pharmakokinetik rasch ändern und wiederholte Konzentrationsbestimmungen notwendig machen.

21.4 Dosisanpassung

Die Dosisanpassung kann bei Medikamenten mit linearer Kinetik (dies sind mit Ausnahme von Phenytoin die meisten routinemäßig gemessenen Pharmaka) mit folgender Gleichung erfolgen:

Neue Dosis = alte Dosis × gewünschte Zielkonzentration/aktuelle Konzentration

Die Gleichung bezieht sich auf Talkonzentrationen im „steady state“ bei unverändertem Dosierungsintervall.

Bei Patienten mit stark abweichender Pharmakokinetik führt dieses Verfahren unter Umständen nicht zum gewünschten Ergebnis. Bei solchen schwierig zu dosierenden Patienten, z.B. Neugeborene, ältere Patienten, Schwergewichtige etc., können zur Dosisfindung pharmakokinetische Verfahren eingesetzt werden, die bereits zu Beginn der Therapie Vorhersagen hinsichtlich der optimalen Dosis erlauben. Am einfachsten realisierbar ist der Einsatz von empirischen Verfahren, z.B. die Nutzung von Nomogrammen und Tabellen. Alternativ möglich sind einfache pharmakokinetische Methoden, sog. Ein-, Zwei- oder Drei-Punkt-Methoden, bei denen auf der Basis von Konzentrationsmessungen zu genau definierten Zeitpunkten eine Vorhersage der notwendigen Erhaltungsdosis versucht wird. Eine weitaus komplexere Methode stellt das „Bayesian forecasting“ dar. Hierbei werden unter Berücksichtigung bekannter Populationsdaten aus den aktuell gemessenen Arzneimittelkonzentrationen Dosisvorhersagen berechnet. Das Verfahren berücksichtigt soweit möglich auch individuelle Kenngrößen, z.B. Alter, Geschlecht und Kreatinin-Clearance. Der sinnvolle Einsatz des Verfahrens erfordert spezielle pharmakokinetische Kenntnisse und computergestützte Lösungen zur Berechnung der Dosisempfehlungen.

Alle geschilderten Verfahren führen nur dann zum Ziel, wenn die pharmakokinetische Gesamtsituation beim Patienten, insbesondere die Clearance, im Krankheitsverlauf unverändert bleibt. Dies ist in vielen Fällen, z.B. bei stationären Aufenthalten, bei operativen Eingriffen und insbesondere bei Intensivpatienten, nicht gewährleistet, sodass hier eine häufigere Überprüfung der Dosierung anhand aktueller Konzentrationsmessungen notwendig sein kann. Allerdings sollten nach einer Dosisanpassung im Regelfall mindestens vier Halbwertszeiten vor einer erneuten Konzentrationsmessung abgewartet werden, da vorher gemessene Spiegel nicht die zu erwartende Endkonzentration unter dieser Dosis repräsentieren („steady state“) und eine erneute Dosisanpassung wegen vermeintlich unzureichender Wirkung der letzten Dosisänderung dann zu unerwünschten Ergebnissen führt. Eine mögliche Ausnahme von dieser Regel stellt die Aufsättigung mit anfänglich hohen Dosen dar. In diesen Fällen kann zum Ausschluss einer zu hohen Dosierung auch bereits vor Erreichen des „steady state“ die Bestimmung der Arzneimittelkonzentration sinnvoll sein.

21.5 Untersuchungsmaterial

Für die meisten Arzneimittel ist Serum oder Plasma das geeignete Untersuchungsmaterial. Aus praktischen Gründen werden Untersuchungen zur Bestimmung der Konzentration von Immunsuppressiva (Ciclosporin, Tacrolimus, Sirolimus) in der Regel aus Vollblut durchgeführt (höhere Konzentrationen und temperaturabhängige intra-/extrazelluläre Verteilung). In speziellen Fällen, z.B. zur Bestimmung des freien, nicht proteingebundenen Anteils eines Pharmakons, kann beispielsweise auch Speichel untersucht werden.

In den meisten Fällen ist ausreichende Stabilität für einen normalen ungekühlten Postversand gegeben, jedoch sollten hohe Temperaturen und prolongierte Transportzeiten vermieden werden.

Zur sachgerechten Beurteilung von Arzneimittelspiegeln ist eine Reihe von Informationen notwendig, die auf dem die Probe begleitenden Untersuchungsantrag neben den Patientendaten angegeben werden oder besser noch EDV-gestützt zur Verfügung stehen sollten. Hierzu gehören insbesondere:

- individuelle Indikation zur Spiegelbestimmung,
- genauer Zeitpunkt der Blutabnahme,
- Zeitpunkt der letzten Dosierung,
- aktuelle Dosis,
- Dosisänderung – „steady state“ noch nicht erreicht,
- möglicherweise interagierende Komedikation,
- Komedikation mit Einfluss auf den therapeutischen Bereich (z.B. Mono- versus Polytherapie bei Antiepileptika, Therapieschema nach Transplantation),
- ggf. Körpergewicht und Kreatinin-Clearance, sofern bekannt, insbesondere bei stark abweichender Pharmakokinetik.

21.6 Bestimmungsmethoden

Da die Serumkonzentrationen der meisten applizierten Pharmaka sehr niedrig liegen, sind hochsensitive Verfahren zur Quantifizierung erforderlich.

Hierbei kommen im Wesentlichen Immunoassays mit polyklonalen und in letzter Zeit bevorzugt mit monoklonalen Antikörpern sowie chromatographische Verfahren mit verschiedenen Detektionssystemen zum Einsatz.

Im Rahmen des TDM häufig eingesetzte Methoden sind:

- Immunoassays:
  - Fluoreszenzpolarisationsimmunoassay (FPIA),
  - Enzymimmunoassay (EIA),
  - enzyme multiplied immunoassay (EMIT®),
  - cloned enzyme donor immunoassay (CEDIA®),
  - microbead-Enzymimmunoassay (MEIA),
  - Fluoreszenzimmunoassay,
  - Radioimmunoassay (RIA) und andere,
- chromatographische Verfahren:
  - Hochdruckflüssigkeitschromatographie (HPLC),
  - Gaschromatographie (GC),
  - Hochdruckflüssigkeitschromatographie-Massenspektrometrie (HPLC-MS; HPLC-MS/MS).

In der Routinediagnostik haben sich, wo verfügbar, insbesondere radioaktivitätsfreie Immunoassays durchgesetzt. Sie sind relativ einfach und meist in kurzer Zeit durchführbar, zuverlässig und eignen sich besser zur Automatisierung als chromatographische Verfahren. Allerdings können bei Immunoassays gelegentlich unerwünschte Kreuzreaktionen mit strukturell ähnlichen Substanzen, Metaboliten des gesuchten Pharmakons und auch endogenen Substanzen auftreten. So zeigen viele Immunoassays zur Bestimmung von Digoxin falsch hohe Messergebnisse durch Digoxinmetaboliten und andere herzwirksame Digitalisglykoside.

Insbesondere Digitoxin stellt ein Problem dar, da es in zehnfach höherer Dosierung als Digoxin appliziert wird und so bereits relativ geringe Kreuzreaktivität zu falsch hohen Digoxinergebnissen führt. Auch „Digoxin like immunoreactive substance“ (DLIS), eine endogene digoxinähnliche Substanz, die insbesondere bei Urämie, essenzieller Hypertonie, Lebererkrankungen, Präeklampsie, Herzinsuffizienz und Frühgeborenen auftritt, zeigt eine erhebliche Kreuzreaktivität in verschiedenen Assays, genauso wie Spironolacton und seine Metaboliten. Meist führt dies zu falsch hohen Ergebnissen, was zu einem ungerechtfertigten Verdacht auf Toxizität Anlass gibt und möglicherweise zu weiterer Bestätigungsanalytik führt, in deren Verlauf zumindest die Störung identifiziert werden kann. Mittlerweile wurde jedoch bei bestimmten Assayformaten für Digoxin auch über negative Interferenz durch z.B. Spironolacton, Canrenon und ihre Metaboliten berichtet. In diesem Fall resultieren falsch niedrige Werte im therapeutischen Bereich, wenn in Wahrheit zu hohe, möglicherweise toxische Spiegel vorliegen. Dies kann im schlimmsten Fall zur iatrogenen Überdosierung führen, wenn auf der Basis der falsch niedrigen Spiegel weiter zu hohe Dosen appliziert werden, um eine gewünschte Zielkonzentration zu erreichen.

Andere Beispiele für Kreuzreaktivität bei Immunoassays sind:

- Digitoxin: Digitoxin-like immunoreactive substances, vermutlich exogene und endogene Steroide und Lipide,
- Theophyllin und Phenytoin: kreuzreagierende Metaboliten besonders bei urämischen Patienten,
- Koffein: Kreuzreaktionen mit Koffeinmetaboliten, insbesondere Paraxanthin,
- Ciclosporin: Ciclosporin wird zu einer Vielzahl von Metaboliten abgebaut. Insbesondere die nur an einer Seitenkette modifizierten Metaboliten der ersten Generation verursachen aufgrund ihrer strukturellen Ähnlichkeit zur Muttersubstanz falsch hohe Messergebnisse. Davon betroffen sind nicht nur Assays mit polyklonalen, sondern auch solche mit monoklonalen Antikörpern. Im Einzelfall können bei hohen Metabolitkonzentrationen selbst bei monoklonalen vermeintlich spezifischen Immunoassays um den Faktor 3 erhöhte Ergebnisse resultieren. Eine Angabe des verwendeten Assays ist deshalb bei Ciclosporin unerlässlich.

21.7 Pharmakogenetik

Die Pharmakogenetik beschäftigt sich mit den genetischen Ursachen individueller Unterschiede der Arzneimittelwirkung. Diese genetisch bedingten Unterschiede in der Wirkung applizierter Substanzen beruhen auf individuellen Unterschieden entweder in der Arzneimittelwirkung (Pharmakodynamik) oder in der Verstoffwechselung (Pharmakokinetik).

Die pharmakodynamische Variabilität ist häufig ausgeprägter als die beobachtbare Variabilität der Pharmakokinetik. Dies ist keine Überraschung, da Enzyme häufig nur durch ein Gen kontrolliert werden, während die Komplexität der Rezeptorstrukturen sowie mögliche intermediäre metabolische Abbauwege zwangsläufig der Mitwirkung einer Vielzahl von Genen bedürfen und auf diese Weise die Möglichkeit relevanter Mutationen (Polymorphismen) vervielfältigt wird. Allerdings sind die genetischen Grundlagen pharmakodynamischer Variabilität bisher nur in Ansätzen untersucht.

Mehr Daten liegen für die genetische Basis pharmakokinetischer Variabilität vor. Dies soll an zwei Beispielen, dem Cytochrom P450 CYP2D6 und dem TPMT-Polymorphismus, verdeutlicht werden. Für das Screening der TPMT-Defizienz wurden kürzlich Richtlinien publiziert. Die möglichen klinischen Einsatzgebiete eines TPMT- und CYP2D6-Screenings sind nach wie vor Gegenstand wissenschaftlicher Untersuchungen. Derzeit sind die entsprechenden Untersuchungen nur an wenigen spezialisierten Zentren möglich.

Das Enzym mit der derzeit klarsten Indikation für ein prätherapeutisches Screening ist die **Thiopurinmethyltransferase** (TPMT). Die TPMT ist für die Metabolisierung der als Immunsuppressiva und Zytostatika eingesetzten Thiopurinanaloga Azathioprin, 6-Mercaptopurin und 6-Thioguanin verantwortlich. Die Aktivität der TPMT schwankt interindividuell beträchtlich (trimodale Verteilung), wobei ein genetischer Polymorphismus des Gens eine wesentliche Ursache darstellt. Mit einer Häufigkeit von etwa 1:300 liegt eine komplette Defizienz der TPMT vor. Diese Patienten erreichen unter Standarddosierung erheblich höhere zelluläre Konzentrationen an Thioguanin-Nukleotiden als normale Metabolisierer (8- bis 15fach). Dies führt praktisch bei allen komplett defizienten Patienten unter Standarddosierung zu schweren hämatotoxischen Nebenwirkungen (Leukopenie). Deshalb ist bei homozygoten Anlageträgern eine Therapie mit Thiopurinanaloga kontraindiziert bzw. nur unter erheblicher Dosisreduktion möglich. Auch bei heterozygoten Anlageträgern findet man eine verminderte Enzymaktivität. Ob eine Dosisanpassung auch bei diesen Patienten generell erforderlich ist, ist im Moment Gegenstand weiterer Untersuchungen. Prinzipiell steht der Nachweis der kompletten Defizienz im Vordergrund. Hierzu steht sowohl die Phänotypisierung (Bestimmung der TPMT-Aktivität in Erythrozyten) als auch die Genotypisierung zur Verfügung.

Das **Cytochrom-P450-System** ist das quantitativ wichtigste System zur oxidativen Verstoffwechselung der meisten therapeutisch angewandten Substanzen. Die wichtigste Rolle für den Stoffwechsel therapeutisch angewandter Substanzen spielen dabei die Enzyme Cytochrom (CYP) 1A2, 2E1, 2C9, 2C19 und insbesondere 3A4 und 2D6. Bei einigen Cytochromen (CYP2C9, CYP2C19 und CYP2D6) sind auf molekularer Ebene definierte Polymorphismen bekannt. Als Polymorphismus bezeichnet man das Vorkommen eines Merkmals in der Bevölkerung in verschiedenen Ausprägungen, wobei keiner der Phänotypen in einer Häufigkeit unter einem Prozent auftritt. Bei allen polymorphen Enzymen sind phänotypisch defiziente Metabolisierer bekannt (PM, poor metabolizer). Diese stehen den genetisch heterozygoten Merkmalsträgern (IM, intermediate metabolizer) und den normalen Metabolisierern (EM, extensive metabolizer) gegenüber.

Mehr als die Hälfte aller momentan therapeutisch eingesetzten Substanzen werden durch CYP3A4 metabolisiert. Die Aktivität von CYP3A4 kann um das 10- bis 100fache innerhalb einer Population variieren. Leider sind bisher aber keine Polymorphismen bekannt, die Grundlage eines Screenings mit molekularbiologischen Methoden sein könnten.

Das größte Interesse konzentrierte sich deshalb bisher auf CYP2D6, bei dem bisher mehr als 70 Mutationen beschrieben wurden – sehr viele davon mit Einfluss auf die Funktionsfähigkeit und Aktivität des Enzyms (➤ Abb. 21-3).

CYP2D6 wurde in den 1970er Jahren von zwei Gruppen entdeckt und nach der jeweils zur Untersuchung des Enzyms verwendeten Testsubstanz benannt (Debrisoquin-Hydroxylase und Spartein-Hydroxylase). Quantitativ betrachtet macht CYP2D6 nur 6% aller Cytochrome aus, metabolisiert aber 25% aller therapeutisch eingesetzten Substanzen, darunter 50 der 100 meistverkauften Medikamente in den USA.

„Langsame CYP2D6-Metabolisierer" (PM) finden sich in einer mittel-/nordeuropäischen Population mit einer Häufigkeit von etwa 7%, was bei Gabe konventioneller Dosen zu erhöhten Konzentrationen der durch CYP2D6 metabolisierten Pharmaka führt.

Eine Besonderheit bei CYP2D6 ist die Existenz „ultraschneller Metabolisierer" (UM, ultrarapid metabolizer), die unter üblicher Dosierung häufig keine ausreichenden Spiegel erreichen. Dies ist zumindest bei einem Teil der Patienten auf eine Vervielfältigung des funktionellen Gens für CYP2D6 zurückzuführen. Diese Patienten bedürfen häufig erhöhter, für „Normalmetabolisierer" (EM) nicht tolerabler Dosen zur Erreichung des gewünschten therapeutischen Effekts und zeigen eine Prävalenz von 2–4% in mittel-/nordeuropäischen Populationen.

Zu beachten sind in jedem Fall ausgeprägte ethnische Unterschiede in der Prävalenz ultraschneller (UM) und langsamer (PM) Metabolisierer, Letzteres nicht nur bei CYP2D6, sondern auch bei anderen Cytochromen.

Phänotypisierungen mit enzymspezifischen Testsubstanzen waren lange Zeit die einzige Möglichkeit zur Untersuchung der genetischen Grundlagen des Arzneimittelstoffwechsels. Aufgrund gravierender praktischer Probleme konnte sich die Methode im klinischen Umfeld nicht durchsetzen. Die notwendige Applikation von Testsubstanzen, die häufig nicht zu therapeutischen Zwecken zugelassen sind, sowie die umständliche Urinsammlung und biochemische Analytik waren hierfür verantwortlich. Wegen der möglichen Interaktion mit anderen gleichzeitig verabreichten Medikamenten ist eine gegebenenfalls mehrtägige Auswaschphase notwendig, was häufig

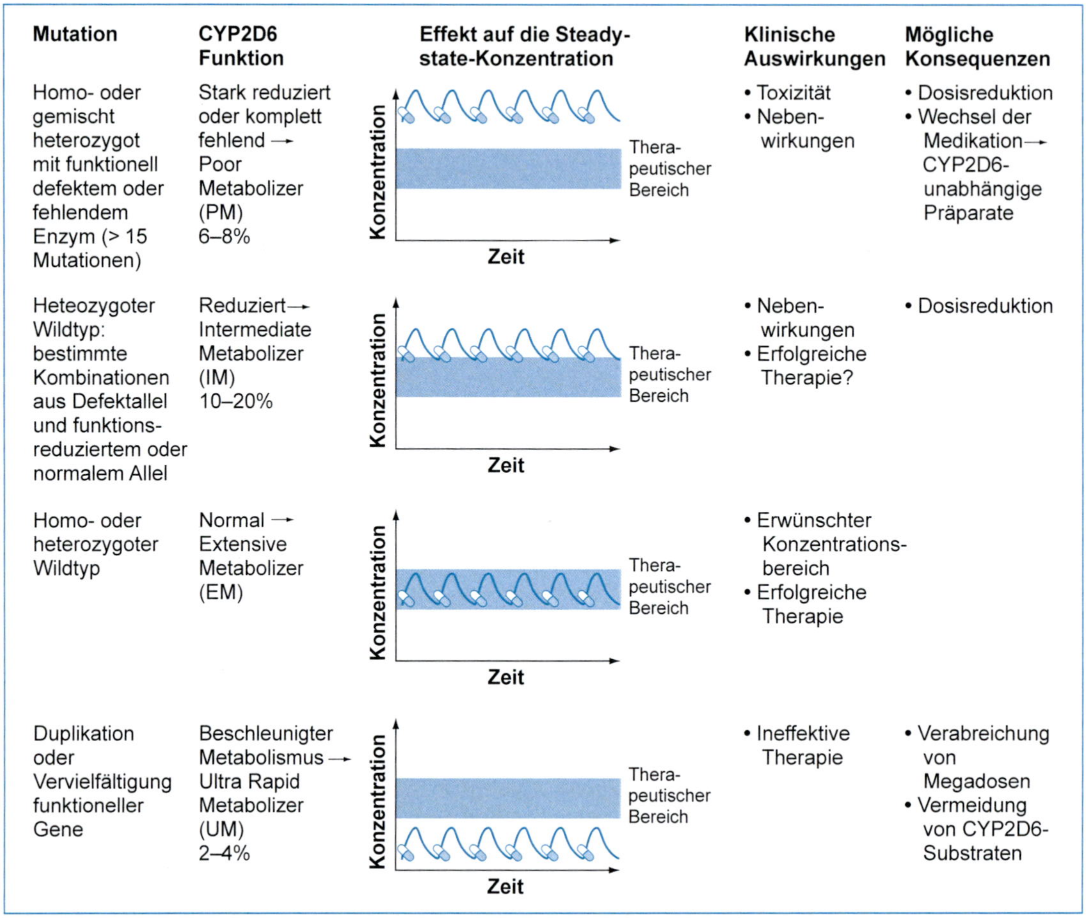

Abb. 21-3 Cytochrom P450 2D6: Funktionell bedeutsame Polymorphismen, ihre Auswirkung auf die Arzneimittelkonzentration und mögliche klinische Konsequenzen.

aus ethischen Gründen nicht vertretbar ist. Nicht zuletzt stellt das therapeutische Drug Monitoring, wenn für die fragliche Substanz angeboten, im Gegensatz zur Phänotypisierung Informationen über den klinisch relevanten Phänotyp, die aktuelle Serumkonzentration des Pharmakons, zur Verfügung, anstelle diese lediglich aus den Ergebnissen einer anderen Substanz abzuleiten.

Im Gegensatz zur Phänotypisierung zeigt die Genotypisierung metabolisierender Enzyme einige Eigenschaften, die sie möglicherweise zu einer interessanten Ergänzung des traditionellen TDM machen könnten. Die Untersuchung kann aus einer einzigen Blutprobe durchgeführt werden, ist gänzlich unabhängig von einer eventuellen Begleitmedikation und erlaubt die Vorhersage der Metabolisierungskapazität von CYP2D6 mit ausreichender Sensitivität. Mit molekularbiologischen Methoden zur Genotypisierung von CYP2D6 ist es heute möglich, mehr als 99% aller funktionell wichtigen Mutationen zu erfassen, wobei hierzu nach derzeitigem Stand – in Abhängigkeit von der ethnischen Zusammensetzung der untersuchten Population – etwa zehn Polymorphismen untersucht werden müssen.

Neuere molekularbiologische Methoden, z.B. Gen-Chips und „Real Time PCR", ermöglichen es, eine große Anzahl von Mutationen schnell und relativ kostengünstig nachzuweisen.

Da die Genotypisierung nur die genetischen Grundlagen interindividuell variabler Pharmakokinetik erfasst, wird sie das therapeutische Drug Monitoring nicht ersetzen, sondern nur ergänzen können. Ein möglicherweise erfolgversprechender Einsatz dieser Technik sind Screening-Programme vor Beginn der Therapie mit dem Ziel, therapieresistente Patienten und solche mit einem erhöhten Risiko für Nebenwirkungen frühzeitig zu identifizieren und die Therapie (Dosis) bereits initial zu optimieren. Diese Strategie könnte insbesondere bei langwierigen Krankheitsverläufen mit verzögertem Wirkungseintritt der Therapie und schwierig beurteilbarem Therapieerfolg wie z.B. bei psychiatrischen Erkrankungen Vorteile bringen. Verkürzte Krankenhausaufenthalte sowie der Ersatz einer empirischen „Versuch-und-Irrtum"-Therapie durch einen rationaleren Ansatz wären die anzustrebenden Ziele.

Ob solche Screening-Programme medizinisch und ökonomisch sinnvoll sind, ist bisher nicht geklärt. Aufgrund der großen Zahl von Patienten, die zur Beantwortung dieser Frage notwendig sind, gibt es bisher nur wenige Studien mit geringer Aussagekraft. Die Daten hinsichtlich eines Zusammenhangs zwischen CYP2D6-Status und Nebenwirkungen sind wesentlich eindrucksvoller als die Daten zur Korrelation zwischen Genotyp und Wirksamkeit der Therapie. Erhöhte Raten von Nebenwirkungen bei CYP2D6-„Poor Metabolizern" wurden berichtet. Auf der Basis der bisher publizierten Literatur wurden vor kurzem differenzierte Startdosisempfehlungen für die verschiedenen Genotypen von CYP2D6 abgeleitet.

LITERATUR

Bertilsson L, Dahl ML, Tybring G. Pharmacogenetics of antidepressants: clinical aspects. Acta Psychiatr Scand Suppl 1997;391:14–21.

Bottger HC, Oellerich M, Sybrecht GW. Use of aminoglycosides in critically ill patients: individualization of dosage using Bayesian statistics and pharmacokinetic principles. Ther Drug Monit 1988;10:280–6.

Deufel T, Geßner R, Lackner KJ, Schwab M, Steimer W, Steiner M et al. Richtlinie: Labormedizinische Diagnostik bei der Therapie mit TPMT(Thiopurin-S-Methyltransferase)-abhängigen Pharmaka/Guidelines for the laboratory management of thiopurine drug therapy. J Lab Med 2004;28:477–82.

Evans WE. Thiopurine S-methyltransferase: a genetic polymorphism that affects a small number of drugs in a big way. Pharmacogenetics 2002;12:421–3.

Evans WE, Oellerich M, Holt DW. Drug Monitoring: Leitfaden für die klinische Praxis, 2. Auflage. Abbott GmbH Diagnostica, Wiesbaden 1994.

Flockhart DA. Cytochrome P450 Drug Interaction Table. www.drug-interactions.com. 2004.

Kirchheimer J, Brosen K, Dahl ML, Gram LF, Kasper S, Roots I et al. CYP2D6 and CYP2C19 genotype-based dose recommendations for antidepressants: a first step towards subpopulation-specific dosages. Acta Psychiatr Scand 2001;104:173–92.

Kirchheiner J, Nickchen K, Bauer M, Wong ML, Licinio J, Roots I, Brockmoller J. Pharmacogenetics of antidepressants and antipsychotics: the contribution of allelic variations to the phenotype of drug response. Mol Psychiatry. 2004;9:442–73.

Schulz M, Schmoldt A. Therapeutic and toxic blood concentrations of more than 800 drugs and other xenobiotics. Pharmazie 2003;58:447–74.

Sheiner LB, Beal S, Rosenberg B, Marathe VV. Forecasting individual pharmacokinetics. Clin Pharmacol Ther 1979;26:294–305.

Steimer W, Müller C, Eber B, Emmanuilidis K. Intoxication due to negative canrenone interference in digoxin drug monitoring. Lancet 1999;354:1176–7.

Steimer W, Muller B, Leucht S, Kissling W. Pharmacogenetics: a new diagnostic tool in the management of antidepressive drug therapy. Clin Chim Acta 2001;308:33–41.

Steimer W. Psychoactive Drugs: Pharmacogenetics and Therapeutic Drug Monitoring. J Lab Med 2002;26:49–60.

Steimer W, Potter JM. Pharmacogenetic screening and therapeutic drugs. Clin Chim Acta 2002;315:137–55.

Steimer W, Müller C, Eber B. Digoxin assays: Frequent, substantial and potentially dangerous interference due to spironolactone, canrenone and other steroids. Clin Chem 2002;48: 507–16.

Steimer W, Zopf K, von Amelunxen S, Pfeiffer H, Bachofer J, Popp J et al. Amitriptyline or not. That is the question: pharmacogenetic testing of CYP2D6 and CYP2C19 identifies patients with low or high risk for side effects in Amitriptyline Therapy. Clin Chem 2005;51(2):376–85.

Thomas L. Labor und Diagnose: Indikation und Bewertung von Laborbefunden für die medizinische Diagnostik. 7. Auflage. TH-Books-Verl.-Ges., Frankfurth/Main 2005.

Warner A, Annesley T. Guidelines for Therapeutic Drug Monitoring Services. USA: The National Academy of Clinical Biochemistry, 1999.

KAPITEL

22 Der Vergiftungsverdacht

Gerhard Weidemann, Fritz Degel, Hans Jürgen Heppner

22.1 Epidemiologie der Vergiftungen in Deutschland

Da für Intoxikationen keine Meldepflicht besteht, gibt es keine exakte Vergiftungsstatistik. Schätzungsweise werden in Deutschland mehr als 200 000 Vergiftungsfälle jährlich stationär behandelt. Bei Angaben über die Häufigkeit von Vergiftungen ist allerdings von einer hohen Dunkelziffer auszugehen.

Patienten mit akuten exogenen Intoxikationen haben einen Anteil von ca. 5–15% an der notfallmedizinischen Versorgung. Die häufigste Ursache für nichttraumatische Bewusstlosigkeit sind Intoxikationen. An Vergiftungen sterben jährlich etwa halb so viele Menschen wie an Verkehrsunfällen. In den letzten Jahren ist die Zahl der durch eine Intoxikation mit Medikamenten bedingten Todesfälle aufgrund der notfall- und intensivmedizinischen Versorgung vergifteter Patienten mit effizienter Entgiftungs- und Antidottherapie deutlich zurückgegangen.

Ätiologisch kann zwischen absichtlichen und unabsichtlichen Vergiftungen unterschieden werden (➤ Tab. 22-1). Bei Erwachsenen ist die häufigste Ursache für eine Intoxikation die Gifteinnahme in suizidaler oder parasuizidaler Absicht. Der Altersgipfel für absichtliche Intoxikationen liegt zwischen dem zweiten und dritten Lebensjahrzehnt. Im höheren Lebensalter kommt es häufiger zu Vergiftungen durch unbeabsichtigt überdosierte Einnahme verordneter Medikamente.

Absichtliche Vergiftungen erfolgen in Deutschland in etwa zwei Drittel der Fälle mit Arznei- und Haushaltsmitteln (➤ Tab. 22-2). Barbiturate, Ende der 50er Jahre häufigste Ursache schwerer Schlafmittelintoxikationen, spielen heute praktisch keine Rolle mehr. Dagegen ist in den letzten Jahren die Anzahl der Vergiftungen mit Psychopharmaka, vor allem mit Antidepressiva, stark angestiegen. Außerdem zeichnet sich ein Trend zur Zunahme von Intoxikationen mit Analgetika, insbesondere dem in Deutschland apothekenpflichtigen, aber bis 10 g Wirkstoffgehalt pro Packung rezeptfrei erhältlichen Paracetamol, ab.

Bei Intoxikationen im Kindesalter, in der Mehrzahl zwischen dem ersten und fünften Lebensjahr mit einem Maximum bei zwei Jahren, handelt es sich in der Regel um akzidentelle Vergiftungen. Aus Nachahmungstrieb und Neugier oder aus Verlockung durch Farbe oder Geruch werden vor allem Arzneimittel, Tabakwaren, Haushaltschemikalien, Drogerieprodukte und bunte Früchte giftiger Pflanzen in den Mund genommen und wieder ausgespuckt oder verschluckt.

Tab. 22-1 Ätiologie der Vergiftungsarten.

Vergiftungsarten	Ätiologie
Absichtlich durch	• Suizid, Parasuizid • kriminelle Giftbeibringung, z.B. Giftmord, terroristische Anschläge, unerlaubte Sterbehilfe, K.o.-Mittel/-Tropfen[1] • Münchhausen-Syndrom (MS), MS by proxy
Unabsichtlich durch	• gewerbliche Substanzen, Haushalts-, Umweltgifte • Überdosierung verordneter Medikamente • iatrogene Ursachen • Giftpflanzen • „Body-Packers" („body-packing" von Drogen) • „Stuffers"[2]

[1] Mittel, das heimlich beigebracht (z.B. einem Getränk zugemischt), das Opfer in einen zeitweiligen willen- bzw. wehrlosen Zustand mit gestörtem oder aufgehobenem Erinnerungsvermögen versetzt. Als K.o.-Mittel werden, häufig zusammen mit Ethanol, schnell wirkende Benzodiazepine, Antihistaminika, γ-Hydroxybutyrat (GHB), Neuroleptika und Kurzzeitnarkotika verwendet.

[2] Drogenkonsumenten/-dealer, die vor oder bei ihrer Festnahme die Drogen zur Vernichtung der Beweismittel verschlucken.

Tab. 22-2 Verwendete Arzneimittel zum Suizidversuch (aus: Jahresbericht Giftnotruf Berlin 2005).

Trizyklische Antidepressiva	11,1%
Benzodiazepine	10,1%
Serotonin-Rückaufnahmeinhibitoren	9,3%
Paracetamol	8,9%
Neuroleptika	7,4%
Sedierende Antihistaminika	6,7%
Antiphlogistika	4,6%
Antikonvulsiva	3,3%
Acetylsalicylsäure	1,8%
Sonstige/Mischintoxikationen	30,9%

22.2 Anamnese und klinische Symptomatik bei Vergiftungsverdacht

Eigen- und Fremdanamnese sowie verschiedene klinische Syndrome und Symptome können auf eine Intoxikation hinweisen.

Bei den anamnestischen Angaben ist daran zu denken, dass aufgrund der Aufregung von Patienten und Begleitpersonen oder infolge der kognitiven Einschränkungen der Patienten durch die Giftwirkungen die Auskünfte nicht selten unvollständig und wenig verlässlich sind. Um vom Vergiftungsverdacht abzulenken, werden gelegentlich absichtlich falsche Angaben gemacht. Zuweilen werden von Familienmitgliedern die anamnestischen Angaben z.B. über die aufgenommene Menge einer Noxe aus Sorge um das Leben eines Angehörigen auch dramatisiert. Die Anamneseerhebung sollte auch die Frage nach einem regelmäßigen Gebrauch von „pflanzlichen" Heilmitteln einschließen. Diese können, je nach Provenienz, u.a. auch Pharmaka, giftige Pflanzenbestandteile, Schadstoffe (z.B. Blei-, Arsen-, Quecksilberverbindungen) oder Suchtmittel enthalten und bei langzeitiger Verwendung akute und chronische Intoxikationen, auch mit tödlichem Ausgang, verursachen (Corns 2003).

Bezüglich der klinischen Symptomatik (➤ Tab. 22-3 und ➤ Tab. 22-4) ist zu berücksichtigen, dass bei etwa 50% der Vergiftungsfälle mehr als eine Noxe beteiligt ist. In diesen Fällen kann sich durch Summations-, Potenzierungs- oder Subtraktionseffekte der einzelnen Noxen das klinische Bild verändern.

Tab. 22-3 Toxikologische Leitsyndrome, deren Leitsymptome und Ursachen.

Leitsyndrome	Leitsymptome	Verursachende Substanzen (in alphabetischer Reihenfolge)
Anticholinerges Syndrom	Gerötete Haut, Fieber, Unruhe, Tachykardie, Mydriasis, auditive und visuelle Halluzinationen, EKG-Veränderungen, Krampfanfälle	• Anthistaminika • Atropin • Fliegenpilz • Neuroleptika • Stechapfel • Tollkirsche • Trizyklische Antidepressiva
Cholinerges Syndrom	Muskarinartige Symptome wie Schwitzen, Erbrechen, Miosis, Bradykardie, vermehrte Speichel- und Bronchialsekretion, nikotinerge Symptome wie Tachykardie, Hypertonie, Muskelfaszikulationen, Lähmungen	• Cholinesterasehemmstoffe • Pilze
Malignes neuroleptisches Syndrom	Mimische Starre, Blickkrämpfe, schmatzende Kau- und Mundbewegungen, Speichelfluss, Sprechstörungen	• Metoclopramid • Neuroleptika • Phenothiazine
Narkotisches Syndrom	Bewusstseinsstörungen bis hin zur tiefen Bewusstlosigkeit	• Stark zentral dämpfende Substanzen wie Codein, Ethanol, Heroin, Sedativakombinationen
Serotoninsyndrom	Halluzinationen und Bewusstseinsstörungen bis hin zu tonisch-klonischen Krampfanfällen	• Kombinierte Vergiftung von Monoaminoxidasehemmern mit trizyklischen Antidepressiva
Sympathomimetisches Syndrom	Hyperthermie, Hypertonie, Tachykardie, zentrale Erregungszustände	• Adrenorezeptoragonisten • Amfetamine • Koffein • Kokain • Theophyllin

Tab. 22-4 Toxikologische Leitsymptome und deren Ursachen.

Leitsymptom	Verursachende Substanzen (in alphabetischer Reihenfolge)
Alopezie, diffuse	• Arsen • Cadmium • Quecksilber (nicht aus Amalgamzahnfüllungen!) • Thallium
Ataxie	• Arsen • Atropin • Barbiturate • Ethylenglykol • Herbizide • Lithium • Nikotin • Opioide • Organophosphate • Paraquat • Pyrethroide • Quecksilber • Selen
Anämie	• Aflatoxin • Blei • Cumarine • Kupfer
Atemlähmung	• Alkylphosphate • Antidepressiva • Arsen • Atropin • Barbiturate • Benzin • Benzodiazepine • Ethanol • Kohlendioxid • Methanol • Neuroleptika • Nikotin • Opiate • organische Lösungsmittel
Azidose, metabolisch	• Alkohole • Ethylenglykol • Metformin • Salicylate
Azidose, respiratorisch	• Benzodiazepine • Opiate

Tab. 22-4 Toxikologische Leitsymptome und deren Ursachen. (Forts.)

Leitsymptom	Verursachende Substanzen (in alphabetischer Reihenfolge)
Bewusstseinstrübung/Somnolenz/Koma	• Alkylphosphate • Antidepressiva • Barbiturate • Benzodiazepine • Ethanol • halogenierte Kohlenwasserstoffe • Kohlendioxid • Kohlenmonoxid • Methanol • Neuroleptika • Nikotin • Opiate
mit	
• abgeschwächten Reflexen, verminderter Atemfrequenz, Hypotonie	• Barbiturate • Chloralhydrat • Gluthetimid • Meprobamat
• Miosis, Bradypnoe, Bradykardie	• Opiate
• geringer oder keiner Einschränkung der vegetativen vitalen Funktionen	• Benzodiazepine
Bradykardie	• Alkylphosphate • Barbiturate • Benzodiazepine • β-Blocker • Opiate
Bronchokonstriktion	• Alkylphosphate • β-Blocker
Durchfall	• Alkylphosphate • Benzin • Blei • halogenierte Kohlenwasserstoffe • Lithium • Nikotin • Pilze • Quecksilber • Zyanide
Choleraähnliche Durchfälle	• Arsen • Colchicin

Tab. 22-4 Toxikologische Leitsymptome und deren Ursachen. (Forts.)

Leitsymptom	Verursachende Substanzen (in alphabetischer Reihenfolge)
Dyspnoe	• Carbamate • flüchtige Kohlenwasserstoffe • Kohlenmonoxid • Organophosphate • Thallium • Zyanide
Epileptiforme Anfälle	• Alkylphosphate • Amfetamine • Antidepressiva • Benzin • Ethanol • Kohlenmonoxid • Kokain • Nikotin • Opiate • organische Lösungsmittel • Quecksilber • Thallium
Hämaturie	• Chlorate • Cumarine • Paraquat
Hyperreflexie	• Alkylphosphate • Antidepressiva • Arsen • Lithium • Neuroleptika • organische Lösungsmittel
Hypotonie	• Amfetamine • Arsen • Barbiturate • β-Blocker • Kohlenmonoxid • Kokain • Neuroleptika • Nikotin • Opiate • Theophyllin • trizyklische Antidepressiva
Ikterus	• Aflatoxine • Arsen • fluorierte Kohlenwasserstoffe • Paraquat • Phenole

Tab. 22-4 Toxikologische Leitsymptome und deren Ursachen. (Forts.)

Leitsymptom	Verursachende Substanzen (in alphabetischer Reihenfolge)
Lungenödem	• Barbiturate • Opiate • Quecksilber • Rauch-/Reizgasinhalationen
Miosis	• Alkylphosphate • Barbiturate • Kokain • Opiate
Mundtrockenheit	• Amfetamine • Antidepressiva • Atropin • β-Blocker • Kohlenmonoxid • Neuroleptika
Mydriasis	• Amfetamine • Antidepressiva • Arsen • Atropin • Diphenhydramin • Ethanol • Kalium • Neuroleptika • Scopolamin
Osmotische Lücke, erweiterte	• Alkohole • Glykole
Psychomotorische Erregung	• Alkylphosphate • Amfetamine • Antidepressiva • Atropin • Benzin • halogenierte Kohlenwasserstoffe • Kohlenmonoxid • Kokain • Nikotin • organische Lösungsmittel • Salicylate
Sehstörungen	• Blei • Kohlenmonoxid • Methanol • Mutterkornalkaloide
Speichelfluss, vermehrter	• Alkylphosphate • Quecksilber • Zyanide

Tab. 22-4 Toxikologische Leitsymptome und deren Ursachen. (Forts.)

Leitsymptom	Verursachende Substanzen (in alphabetischer Reihenfolge)
Tachykardie	• Alkylphosphate • Amfetamine • Antidepressiva • Arsen • Atropin • Ethanol • Kokain • Opiate • Theophyllin
Übelkeit/Erbrechen	• Alkylphosphate • Amfetamine • Arsen • Barbiturate • β-Blocker • Blei • Digitalispräparate • Ethanol • halogenierte Kohlenwasserstoffe • Lithium • Methanol • Neuroleptika • organische Lösungsmittel • Paracetamol • Pilze • Quecksilber • Thallium
Unruhe, motorische mit	
• deliranter Symptomatik und anticholinergem Syndrom	• Diphenhydramin
• deliranter Symptomatik, anticholinergem Syndrom und zusätzlicher verlängerter QT-Zeit	• Trizyklische Antidepressiva
• Mydriasis, Hyperreflexie, Tachykardie, Hypertonie und (in schweren Fällen) Krampfanfällen	• Aufputschende Drogen
• Mydriasis, Hyperreflexie, Reflextachykardie, Hypotonie. Selten Krampfanfällen	• Neuroleptika

Bei gleichzeitiger Aufnahme gegensinnig wirken z.B. Amfetamine und Benzodiazepine, gleichsinnig Barbiturate und Ethanol oder Benzodiazepine und Opiate. Am häufigsten sind Mischintoxikationen mit Ethanol, ➢ Kap. 22.8.1, „Alkohole". Bei Latenzgiften (➢ Tab. 22-5) wird manchmal erst dann der Verdacht auf eine Intoxikation gelenkt, wenn bereits irreversible Organschäden aufgetreten sind.

Grundsätzlich sollte differenzialdiagnostisch immer auch an eine Vergiftung gedacht werden bei:

- allen bewusstlosen, verstörten und desorientierten Patienten, insbesondere bei fehlendem Hinweis auf ein vorausgegangenes Trauma,
- plötzlichen Todesfällen,
- allen mit Erbrechen und/oder Durchfall Erkrankten, ohne Anzeichen auf eine Infektion des Gastrointestinaltrakts,
- allen mit Kreislaufschwäche beginnenden Erkrankungen,

Tab. 22-5 Latenzzeiten der Giftwirkung bis zum Eintritt klinischer Symptome und folgende Organschäden.

Wirkungseintritt	Noxe	Organschäden
Sofort (Sekunden bis Minuten)	Blausäure Schwefelwasserstoff Zyanide	Zentrale Atemlähmung
Schnell (Minuten bis Stunden)	Ammoniak, Kohlendioxid, Kohlenmonoxid	Lungenödem, -versagen
	Parathion	Atemlähmung
	Säuren, Laugen	Schleimhautnekrosen
Langsam[1] • Stunden bis Tage	Amanitine	Hepatorenales Syndrom
	Colchicin	Atemlähmung, Herzversagen
	Ethylenglykol	Nierenversagen
	Paracetamol	Leberversagen
	Paraquat	Nierenversagen, Lungenfibrose
	Reizgase	Lungenödem
• Tage bis Wochen	Metalle	Leberschaden
	Orellanin	Nierenversagen
	Tetrachlorkohlenstoff	Nierenschaden

[1] Noxen mit langsamem Wirkungseintritt werden auch als Latenzgifte bezeichnet.

- unerwartet auftretenden Arrhythmien ohne Hinweis auf eine kardiale Erkrankung,
- auffälligen Hautveränderungen,
- gleichzeitiger akuter Erkrankung mehrerer Personen,
- anamnestischen Hinweisen auf die Einnahme oder Verabreichung eines Gifts.

Zahlreiche Intoxikationen sind Raritäten. Gleichwohl gilt: „Seltenes ist selten, kommt aber vor".

Da aufgrund von Anamnese und klinischer Symptomatik in der Regel nur eine Verdachtsdiagnose gestellt werden kann, sind für den sicheren Nachweis bzw. den Ausschluss einer Intoxikation klinisch-toxikologische Laboruntersuchungen unerlässlich.

22.3 Indikationen für klinisch-toxikologische Laboruntersuchungen

Die qualitative Prüfung von Körperflüssigkeiten und Asservaten auf Gifte und die gegebenenfalls quantitative Bestimmung der Noxe mit klinisch-toxikologischen Methoden sind indiziert

- zur Bestätigung und zum Ausschluss der Verdachtsdiagnose „Vergiftung", insbesondere bei entsprechenden klinischen Syndromen (➤ Tab. 22-3, ➤ Tab. 22-4),
- bei Vergiftungen, die einer differenzierten, insbesondere einer invasiven Therapie bedürfen, sowie bei Vergiftungen, die mit einem Antidot behandelt werden können, vor allem wenn dieses nicht nebenwirkungsfrei (z.B. Chelatbildner) oder kostspielig (z.B. Silibinin) ist (➤ Tab. 22-6),
- bei Verdacht auf Vergiftungen, denen ein symptomfreies Intervall vor der Manifestation von irreversiblen Organschäden vorausgeht, z.B. bei der Paracetamol- oder der Knollenblätterpilzvergiftung,
- zur Abschätzung des Schweregrads und der Prognose eines Intoxikationsfalles,
- zur Überprüfung und Dokumentation der Wirksamkeit der therapeutischen Maßnahmen, z.B. einer Chelattherapie bei Schwermetallvergiftungen,

Tab. 22-6 Lebensrettende und supportive Maßnahmen bei ausgewählten lebensbedrohlichen Vergiftungen.

Noxe	Therapeutische Maßnahmen	
	Lebensrettend	Supportiv
Amanitin		Silibinin
Atropin		Physostigmin
Benzodiazepine		Flumazenil
β-Blocker		Glucagon
Chloroquin	Diazepam	
Digitalis	Schrittmachertherapie, Antikörper gegen Fab-Fragment	
Eisenverbindungen	Deferoxamin	
Ethylenglykol	Ethanol, 4-Methylpyrazol	
Flusssäure		Kalziumglukonat-Gel (lokal), Kalziumglukonat i.v. oder i.a.
Heparin		Protaminchlorid
Kohlenmonoxid	Sauerstoffbeatmung	Hyperbare Druckkammer
Methämoglobinbildner	Toluidinblau	
Methanol	Ethanol, 4-Methylpyrazol	
Opiate	Naloxon	Naloxon
Organophosphate	Atropinsulfat	Obidoximchlorid
Paracetamol	N-Acetylcystein	
Paraquat	Kohle	Hämoperfusion
Schwermetalle	Dimercaptopropansulfonat (DMPS)	Calcium vitis, Metallcaptase
Sulfonylharnstoffe, Insulin	Glukose	
Thallium		Eisen(III)-Hexacyanoferrat(II)
Zyanide, Blausäure	Dimethylaminophenol	Cyanokit, Natriumthiosulfat

- zum Nachweis des akuten oder chronischen Drogenkonsums, Medikamenten- und Alkoholmissbrauchs,
- zum Ausschluss einer Intoxikation oder Medikamentenwirkung im Rahmen der Hirntoddiagnose potenzieller Organspender (Transplantationsgesetz, Richtlinie der Bundesärztekammer).

22.4 Klinisch-toxikologische Analytik

22.4.1 Untersuchungsverfahren

Die klinisch-toxikologischen Laboruntersuchungen dienen
- dem direkten Nachweis und der Konzentrationsbestimmung des Gifts,
- dem indirekten Nachweis des Gifts durch seine typische Wirkung, z.B.
  - Hemmung der (Pseudo-)Cholinesteraseaktivität im Plasma/Serum und der Acetylcholinesterase in den Erythrozyten durch Carbamate und Alkylphosphate,
  - Verlängerung der Thromboplastinzeit (Abfall des Quick-Werts) durch Cumarinderivate.

Für die Bestätigung oder den Ausschluss des Vergiftungsverdachts gibt es keinen „Monotest", mit dem alle potenziellen Gifte erfassbar wären.

Entsprechend der unterschiedlichen chemischen Zusammensetzung und den physikalischen Eigenschaften der infrage kommenden Noxen erfordert die klinisch-toxikologische Labordiagnostik den Einsatz eines breiten Spektrums verschiedener Untersuchungsverfahren (Untersuchungsgut: Urin, Blut, Magensaft, andere Körperflüssigkeiten, Asservate):
- Schnellidentifikation von Tabletten nach Bestimmungslisten (z.B. Pharmindex in http://www.gelbe-liste.de),
- unspezifische Globaltests (qualitative Farbtests),
- chromometrische Gasanalyse (Ausatem-, Raumluftuntersuchungen),
- immunchemische Verfahren (EIA, ELISA, RIA),
- chromatographische Verfahren (General-unknown-Analytik, Quantifizierung):
  - Gaschromatographie (GC), Headspace-GC (HS-GC), GC-Massenspektrometrie (GC-MS),
  - Hochdruckflüssigkeitschromatographie (HPLC, HPLC-DAD), LC-Tandem-Massenspektrometrie (LC-MS/MS),
  - Dünnschichtchromatographie (DC),
- spektrometrische Verfahren:
  - Absorptionsspektrometrie im ultravioletten (UV), sichtbaren (VIS) und infraroten (IR) Bereich (UV-, VIS, IR-Spektrometrie), Lumineszenzspektrometrie,
  - Flammenemissionsspektrometrie (FES), Atomabsorptionsspektrometrie (AAS) (Spurenelementbestimmungen), Induktiv gekoppelte Hochfrequenzplasma-(ICP-)Emmisionsspektrometrie,
- Voltammetrie,
- Kapillarelektrophorese,
- sonstige klinisch-chemische Untersuchungsverfahren.

Die Giftigkeit verschiedener Substanzen (➤ Tab. 22-7) lässt erkennen, dass z.T. höchste Anforderungen an die analytische Sensitivität der Untersuchungsverfahren zu stellen sind.

Orientierende Globaltests können, in der Hand des erfahrenen Analytikers, einen ersten schnellen Hinweis auf das Vorliegen einer Vergiftung geben. Der TBPE-(Tetrabromphenolphthalein-Ethylester-) Test erfasst eine Vielzahl basischer Substanzen, die z.B. in Analgetika, Psychopharmaka, Antihistaminika, Kalziumantagonisten, β-Blockern, Antiarrhythmika enthalten sind. Salicylate können mit der Trinder-Reaktion, Paraquat mit dem Dithionit-Test, halogenierte Kohlenwasserstoffe mit der Fujiwara-Reaktion und Phenothiazine mit dem Forrest-Test nachgewiesen werden.

Tab. 22-7 Giftigkeit verschiedener Substanzen (nach Dörner 2006).

Substanz	LD_{50}[1] (mg/kg KG)
Strychninsulfat	2
Nikotin	1
α-Amanitin	0,1
Dioxin (TCDD)	0,001
Botulinustoxin	0,00001
Gift der Kobra	0,000003

[1] LD_{50}: Dosis, bei der innerhalb eines bestimmten Zeitraums bei 50% der Individuen der Tod eintritt.

Die **chromometrische Gasanalyse** mit Prüfröhrchen ermöglicht es, Blausäure/Zyanide, Ethanol, Methanol, Kohlenmonoxid, Benzol, Lösungsmittel und andere gasförmige/flüchtige Verbindungen in der Raum- und Ausatemluft, im Mageninhalt, im Blut und in Asservaten qualitativ und semiquantitativ nachzuweisen.

Mit **immunchemischen Methoden**, den sog. Immunoassays, können verschiedene toxikologisch relevante Suchtmittel(gruppen) und Pharmaka (➤ Tab. 22-8) schnell und mit vergleichsweise geringem Aufwand nachgewiesen und zum Teil auch quantitativ bestimmt werden. Im Gebrauch sind auch visuell auswertbare immunchemische Schnelltests.

Ist der Antikörper spezifisch für ein Pharmakon oder eine Droge, können diese mit dem jeweiligen Immunoassay im Blut auch quantitativ bestimmt werden, z.B. Phenobarbital, Carbamazepin. Die meisten Antikörper reagieren aber auch mit strukturähnlichen Substanzen. Diese Unspezifität ist für die Erstuntersuchung ohne Kenntnis der Gifte („General-unknown"-Diagnostik) erwünscht. Zu berücksichtigen ist allerdings, dass aufgrund der zum Teil stark unterschiedlichen Kreuzreaktivität der Antikörper zu den verschiedenen Substanzen (einschließlich deren Metaboliten) diese mit unterschiedlicher Empfindlichkeit erfasst werden. Im Gegensatz zu den quantitativen Immunoassays wird bei den unspezifischen Gruppentests das Messsignal anhand eines „Cut-off"-Werts, bezogen auf eine definierte Substanz, in ein qualitatives „Positiv"- oder „Negativ"-Ergebnis umgewandelt. Ein „Positiv-Resultat" erfordert grundsätzlich eine Bestätigung durch ein zweites unabhängiges Verfahren, das eine höhere analytische Spezifität und eine mindestens gleich hohe analytische Sensitivität aufweist.

Die **Gaschromatographie** (GC) zählt aufgrund ihrer Leistungsfähigkeit und Zuverlässigkeit zu den wichtigsten Verfahren in der klinisch-toxikologischen Analytik. Nach Vorbereitung der Probe (Flüssig-flüssig-, Festphasenextraktion und gegebenenfalls Derivatisierung) können mit der GC und massenspezifischer Detektion (GC-MS) eine Vielzahl von Medikamenten, Drogen und Chemikalien anhand von Spektrenbibliotheken mit bis zu 300 000 Eintragungen identifiziert werden. Auch eine Quantifizierung vieler Noxen ist mit diesem Verfahren möglich. Die GC-Dampfraum-(Headspace-)Analytik (HS-GC) in Verbindung mit massenspezifischer Detektion (HS-GC-MS/MS) ist ein bewährtes Verfahren für den Nachweis und/oder für die Bestimmung flüchtiger Substanzen wie Ethanol, Methanol, Isopropanol, Aceton oder Lösungsmitteln in Körperflüssigkeiten.

Tab. 22-8 Klinisch-toxikologisch relevante Immunoassays und geeignete Untersuchungsmaterialien (X).

Analyt	Urin	Plasma/Serum	Magensaft
Amfetamine (Gruppentest)	X		X
Antidepressiva, trizyklische (Gruppentest)	X	X	X
Barbiturate (Gruppentest)	X	X	X
Benzodiazepine (Gruppentest)	X	X	X
Buprenorphin	X		
Cannabinoide	X		
Kokainmetabolit	X		
LSD	X		
Methadon	X		X
Methaqualon	X		X
Opiate (Gruppentest)	X		X
Paracetamol (Acetaminophen)	X	X	X
Phencyclidin	X		X
Propoxyphen	X		X
Salicylate	X	X	X

Die **Hochleistungsflüssigkeitschromatographie** (HPLC) ist ebenfalls als Suchverfahren, zur Bestätigungsanalyse und zur Quantifizierung von Noxen aus biologischem Material geeignet. Die Flüssigchromatographie in Kombination mit der Massen-/Tandem-Massenspektrometrie gewinnt als Screening-Verfahren zunehmend an Bedeutung für die schnelle, empfindliche und selektive Quantifizierung auch schwerer flüchtiger polarer und thermolabiler Substanzen.

Die **Dünnschichtchromatographie** (DC) mit differenzierender Farbdetektion ist ein mit geringem instrumentellem Aufwand einfach durchzuführendes Such- und Bestätigungsverfahren für eine Vielzahl von Medikamenten und Drogen, das jedoch in der vergleichsweise geringen Trennschärfe und Nachweisempfindlichkeit seine Grenzen hat.

Atomabsorptionsspektrometrie (AAS), **Voltammetrie, induktiv gekoppelte Hochfrequenzplasma-Emissionsspektrometrie** (ICP) und **Neutronenaktivierungsanalyse** werden zur Spurenanalytik von Metallen eingesetzt.

Qualitätssicherung

Auch für die klinisch-toxikologische Analytik gelten die in der Laboratoriumsmedizin etablierten Qualitätssicherungsmaßnahmen. Zu diesen zählt u.a. die Durchführung der laborinternen und externen Qualitätssicherung gemäß bzw. analog der „Richtlinie der Bundesärztekammer zur Qualitätssicherung quantitativer laboratoriumsmedizinischer Untersuchungen" (vom 24.08.2001). Die Richtlinie beschreibt Mindestanforderungen, die einzuhalten sind. Bei qualitativen Tests ist es unabdingbar, dass laborintern in jeder Untersuchungsserie Positiv- und Negativkontrollen mitgeführt und die Ergebnisse dokumentiert werden. Ringversuche für die klinisch-toxikologische Analytik werden von nationalen und internationalen Institutionen angeboten.

22.4.2 Untersuchungsstrategien

Die klinisch-toxikologische Labordiagnostik hat das Ziel, rechtzeitig zuverlässige Laborbefunde bereitzustellen, die dazu beitragen, den Vergiftungsverdacht zu bestätigen oder auszuschließen sowie Verlauf und Prognose einer Intoxikation zu beurteilen.

Ein systematischer, hierarchischer Untersuchungsgang vom einfachen orientierenden Vortest über Gruppenuntersuchungen zu speziellen Einzelsubstanzbestimmungen ist für die klinisch-toxikologische Diagnostik nur selten angezeigt. Vielmehr muss für die Auswahl der Verfahren aus dem gesamten Repertoire der klinisch-toxikologischen Analytik und für die Reihenfolge der durchzuführenden Untersuchungen eine einzelfallbezogene Untersuchungsstrategie festgelegt werden, die u.a. folgende Kriterien zu berücksichtigen hat:

- Anamnese und Symptomatik des Patienten,
- Dringlichkeit der Untersuchung,
- (tageszeitliche) Verfügbarkeit der einzelnen Untersuchungsverfahren,
- Qualifikation des Laborpersonals für die klinisch-toxikologische Analytik.

Gegebenenfalls muss die Untersuchungsstrategie aufgrund von Zwischenergebnissen oder bei Veränderungen des klinischen Verlaufs der Intoxikation angepasst werden. Hierzu ist die kontinuierliche Kommunikation zwischen Klinik und Laboratorium erforderlich.

Beispiele für Untersuchungsstrategien

Einzelsubstanznachweis

Bei einer lebensbedrohlichen Vergiftung mit konkretem Verdacht auf eine bestimmte Noxe, die eine unverzügliche Antidotgabe oder ein invasives Entgiftungsverfahren erfordert (z.B. Ethylenglykol-, Thallium-, CO-, Paracetamolvergiftung), ist zunächst die gezielte Identifikation des vermuteten Gifts mit dem jeweils dafür geeigneten Untersuchungsverfahren vordringlich und unverzichtbar. Dies gilt auch, wenn bereits therapeutische Maßnahmen eingeleitet wurden. Erklärt der Befund nicht oder noch nicht vollständig das klinische Bild, werden zum Nachweis oder Ausschluss anderer bzw. zusätzlicher Gifte weitere Laboruntersuchungen durchgeführt.

„General-unknown"-Analyse

Bei Verdacht auf eine Vergiftung ohne Hinweis auf eine bestimmte Noxe erfolgt eine „General-unknown"-Analyse. Hierfür wird meistens die GC-MS und die HPLC mit Diodenarray-Detektion eingesetzt. Verschiedene Substanzen, z.B. Amanitine, Paraquat und die Schwermetalle, sind mit diesen chromatographischen Verfahren allerdings nicht nachweisbar.

Gruppentests

Mit Gruppentests können bestimmte vermutete Substanzklassen identifiziert werden. Richtig eingesetzt und interpretiert, dienen diese Tests zur Weichenstellung in der Untersuchungsstrategie, z.B.

- Screening auf Rauschmittel (Drogenscreening) und Pharmaka: Für den Nachweis einiger Drogen- und Pharmakagruppen werden heute weltweit vor allem immunchemische Tests verwendet. So einfach die Durchführung dieser Tests, so diffizil kann die Beurteilung des Resultats sein.
- Verdacht auf eine akute Lösungsmittelvergiftung: Für den Nachweis und die Bestimmung von Lösungsmitteln ist die HS-GC-MS geeignet. Hinweise auf eine Lösungsmittelintoxikation können auch orientierende Vorproben ergeben (z.B. die Geruchsprobe, die Löslichkeitsprüfung in Wasser und die Dichtebestimmung für Asservate, die Fujiwara-Reaktion und die chromometrische Gasanalyse).
- Metall-Screening: Bei Verdacht auf eine akute oder chronische Schwermetallvergiftung, z.B. mit Antimon, Arsen, Blei, Cadmium, Cobalt, Kupfer, Nickel, Thallium, Wismut, Zink und Zinn, sind für ein Metall-Screening zur schnellen Identifizierung und Quantifizierung des aufgenommenen Metalls die Polarographie/Voltammetrie (vor allem die differenzielle Puls-Voltammetrie) und die Multielement-Atomabsorptionsspektrometrie geeignet.

Quantifizierung

Eine Quantifizierung des identifizierten Gifts bzw. bei einigen Noxen ihrer Wirkungen ist zur Verlaufs- und Therapiekontrolle verschiedener Intoxikationen notwendig.

Eine besondere Indikation für die quantitative Bestimmung spezieller Wirkstoffe kann sich im Zusammenhang mit einer Organexplantation ergeben. Zur Feststellung des Hirntodes sind gegebenenfalls zentral dämpfende Substanzen wie Thiopental, Pentobarbital (wird in Deutschland nicht mehr verwendet), Phenobarbital, Methohexital, Midazolam, Diazepam, Nordazepam auch in subtherapeutischer Konzentration im Blut auszuschließen. Hierfür müssen validierte chromatographische Verfahren mit hoher Sensitivität und Identifizierungskraft, z.B. HPLC-DAD, LC-MS oder GC-MS, sowie analytisch kompetentes Personal zur Verfügung stehen.

Vergiftungsausschluss

Mit klinisch-toxikologischen Untersuchungsverfahren ist eine Vielzahl von Stoffen, die eine Intoxikation hervorrufen können, nachweisbar. Ein Vergiftungsausschluss kann sich aber nur auf solche Wirkstoffe in der Probe beziehen, die mit den angewendeten Verfahren erfassbar sind. Zudem muss das Untersuchungsgut auch nach Art der Probe (z.B. Blut, Urin, Magensaft) und dem Zeitpunkt der Gewinnung für die Untersuchungen geeignet sein. So lassen sich in Magensaftproben die meisten organischen Noxen nicht mehr nachweisen, wenn die Proben *nach* Aktivkohlegabe gewonnen wurden. Auch eine unmittelbar nach Verzehr einer Knollenblätterpilze enthaltenden Mahlzeit entnommene Urinprobe ist in der Regel für die Amanitinbestimmung unbrauchbar, da ein sicherer Nachweis des Gifts im Urin erst nach fünf bis sechs Stunden möglich ist.

22.5 Probennahme

Die sachgemäße Wahl des Untersuchungsguts, die zeitgerechte Probennahme(n) in geeigneten, unverwechselbar identifizierten Probengefäßen sowie die fachgerechte Lagerung und der zeitnahe Transport der Proben sind wichtige Voraussetzungen für eine erfolgreiche klinisch-toxikologische Untersuchung.

22.5.1 Untersuchungsgut

Für die klinisch-toxikologische Analytik soll in ausreichender Menge Untersuchungsgut aus den verschiedenen Invasions- und Eliminationswegen der Gifte sichergestellt werden. Auf die Vermeidung von Kontaminationen bei der Probennahme ist zu achten.

Urin (Spontan-, Katheterurin) ist speziell für Screening-Untersuchungen bei akuten Vergiftungen geeignet, da die Konzentration der Noxen bzw. ihrer Metaboliten im Urin nach Beginn der Eliminationsphase häufig höher ist als im Blut. Außerdem können Fremdstoffe meist länger im Urin nachgewiesen werden als im Blut. **Urin ist die Probe der Wahl für die Giftidentifikation!**

Es sollen mindestens 50 ml Urin ohne Konservierungszusatz bereitgestellt werden. Wenn nur eine Teilmenge eines Sammelurins zur Untersuchung eingeschickt wird, muss die gesammelte Menge unmittelbar vor dem Abfüllen sorgfältig gemischt werden. Zu beachten ist außerdem, dass vor allem Urinproben für den Suchtmittelnachweis von den Drogenkonsumenten nicht selten manipuliert werden, um Drogenfreiheit vorzutäuschen. Andererseits wird gelegentlich auch versucht, durch Zusatz von Suchtmitteln zu einem „Normalurin" eine Drogenbeeinflussung zu simulieren, z.B. um Strafmilderung wegen verminderter Schuldfähigkeit oder Schuldunfähigkeit zu erreichen. Zur Erkennung von Manipulationen ➤ Kap. 24, „Drogensuchanalyse („Drogenscreening")".

Blut ermöglicht die Konzentrationsbestimmung von Giftstoffen im Vollblut, Serum und Plasma zur Beurteilung des Schweregrads und zur Verlaufskontrolle einer Intoxikation. **Blut (Plasma, Serum) ist die Probe der Wahl für die Giftquantifizierung!** Über ein geschlossenes (Einweg-)Blutentnahmesystem ohne Trennmittel (Gel) sollen für die klinisch-toxikologische Untersuchung je ca. 10 ml Blut mit und ohne Antikoagulanzienzusatz (Li-Heparinat, EDTA) entnommen werden.

Weitere Blutproben (Li-Heparinat, EDTA-, Zitrat-, Nativblut) sind für den Nachweis und die Verlaufskontrolle der systemischen Giftwirkungen sowie zur Überwachung einer invasiven Eliminationstherapie erforderlich.

Mageninhalt bzw. die erste Magenspülflüssigkeit ist für den Nachweis oral aufgenommener Gifte geeignet, da in dieser Probe, wenn sie bald nach der oralen Applikation und vor Abschluss der Absorptionsphase gewonnen wurde, die Giftstoffe noch in hoher Konzentration und nicht metabolisiert vorliegen.

Bei Verdacht auf eine Intoxikation mit Nahrungsmitteln, Pilzen, Giftpflanzen, Schwermetallen sowie in völlig unklaren Vergiftungsfällen sollen auch **Stuhlproben** gesichert werden.

Für die chromometrische Gasanalyse wird die **Ausatemluft** der Vergifteten bei aktiver Mitarbeit direkt, bei Bewusstlosen via Beatmungsgerät in einem Gasbeutel oder behelfsmäßig in einem Plastiksack aufgefangen. Pro zu prüfender Substanz werden im Allgemeinen etwa ein Liter Gasvolumen benötigt. Im Labor ist die Gasanalyse auch aus Asservat-, Mageninhalts- und Blutproben möglich.

Haare spielen in der forensisch-toxikologischen Diagnostik eine Rolle bei Verdacht auf Konsum von Drogen oder bei Verdacht auf eine Vergiftung mit Arsen oder Thallium. Entsprechend der Haarlänge (Haarwachstum ca. 1 cm/Monat) können die inkorporierten Fremdsubstanzen darin auch über einen länger zurückliegenden Zeitraum nachgewiesen werden. Die Vorgaben für die korrekte Entnahme der Haarprobe(n) und den Versand (siehe z.B. Madea und Mußhoff 2004) müssen strikt eingehalten werden.

Andere Asservate: In speziellen Fällen können auch Liquor, Speichel, Schweiß oder Finger-/Fußnägel für die klinisch-toxikologische Diagnostik von Bedeutung sein. Zum Nachweis des Drogenkonsums in der Schwangerschaft ist Mekonium geeignet.

Bei entsprechendem Verdacht sind Medikamentenpackungen, Spritzen und Kanülen, Tabletten, Speisereste, Trinkgefäße (auch geleerte), die im Umfeld des Patienten herumliegen oder nach gezieltem Suchen gefunden werden, sicherzustellen.

22.5.2 Zeitpunkt der Probennahme

Für die klinisch-toxikologische Untersuchung wird das geeignete Untersuchungsgut, zum richtigen Zeitpunkt entnommen, benötigt. Da häufig weder Art noch Zeitpunkt der Vergiftung bekannt sind, gilt der Grundsatz: Probengewinnung aus allen Giftwegen, sobald eine Intoxikation erwogen wird. Zur Bestätigung oder zum Ausschluss des Vergiftungsverdachts, für die klinische Verlaufskontrolle bestätigter Intoxikationen und zur Einschätzung ihrer Prognose sind gegebenenfalls noch weitere Probennahmen aus den entsprechenden Giftwegen und zu bestimmten Zeitpunkten notwendig (Beispiele ➤ Tab. 22-9).

Wichtig ist die Asservierung von Blut am Einsatzort **vor** Beatmung bei der Kohlenmonoxidvergiftung und **vor** Antidotgabe bei Intoxikationen mit Schwefelwasserstoff, Eisen, Schwermetallen und Digitalis.

Tab. 22-9 Empfehlungen für wiederholte Probennahmen zur Verlaufskontrolle bei häufiger vorkommenden Intoxikationen.

Substanz	Blutentnahme bei Vergiftungsverdacht	Wiederholte Blutentnahmen
Lithium	Sofort	6- bis 12-stündlich, bis therapeutische Lithiumkonzentration im Serum/Plasma erreicht
Paracetamol	Sofort	Ca. 4 Stunden nach vermuteter Einnahme
Salicylate	Sofort	Ca. 6 Stunden nach vermuteter Einnahme
CO-Hb	Sofort	Innerhalb von 2 Stunden vier Entnahmen
Eisen	Sofort	Bei Verdacht auf noch nicht abgeschlossene Absorption: 2 Stunden nach Erstentnahme
Methanol, Ethylenglykol	Sofort	Bei Ethanoltherapie: mehrere Entnahmen (in 1- bis 2-stündigem Abstand) zur Kontrolle, ob erforderliche Ethanolkonzentration erreicht

22.5.3 Probengefäße

Die Probengefäße aus inertem Material müssen sauber und auslaufsicher sein. Vorzugsweise sollten Einwegartikel verwendet werden. Zur Untersuchung auf flüchtige Lösungsmittel im Blut müssen Glasgefäße mit EDTA-Zusatz, ohne Trennmittel (Gel) und mit einer teflonbeschichteten Gummimembran gasdicht verschlossen verwendet werden. Die erforderliche Blutmenge wird direkt aus dem Entnahmesystem (Durchstechen der Membran mit der Entnahmekanüle) in die Röhrchen eingefüllt. Für Harn und Asservatflüssigkeiten sind auch frisch ausgeleerte Infusionsflaschen für sterile isotonische Kochsalzlösung geeignet. Die Probengefäße müssen unverwechselbar gekennzeichnet werden.

22.5.4 Untersuchungantrag

Der Antrag für die Anforderung einer klinisch-toxikologischen Untersuchung soll nach Möglichkeit folgende Angaben enthalten:

- Familien-[1] und Vorname[1] des Patienten,
- Geburtsdatum,[1]
- Identifikationsnummer,[1]
- Asservatart,[1]
- Zeitpunkt (Datum und Uhrzeit) der Probennahme,[1]
- Auftragsnummer,[1]
- Dringlichkeit der Untersuchung,
- Fragestellung, z.B. Verdacht auf akute/chronische Vergiftung, Medikamenten- oder Drogenabusus, gewünschte Untersuchung,
- vermuteter Giftstoff (Art und Menge),
- vermutete Aufnahmeart (oral/enteral, parenteral),
- vermuteter Zeitpunkt der Giftaufnahme,
- Zeitpunkt, zu dem der Patient aufgefunden wurde,
- anamnestische Angaben:
  - Unter welchen Erkrankungen leidet der Patient?
  - Welche Medikamente nimmt er ein?
  - Welche Medikamente befinden sich im Haushalt?

[1] Angaben, die auch das Asservatgefäß enthalten soll

  - War der Patient in letzter Zeit depressiv?
  - Wurden Suizidgedanken geäußert, gab es bereits einen Suizidversuch?
  - Ist der Patient in psychiatrischer Behandlung?
- vor der Asservierung verabreichte Medikamente,
- klinische Symptome (z.B. Pupillengröße, Krämpfe, Bewusstseinszustand, Speichelfluss, Haarausfall, Zyanose),
- Rufnummer, Anschrift des Befundempfängers.

22.5.5 Lagerung, Transport und Versand der Proben

Wenn vor der Analyse eine kurzfristige Lagerung der Proben unvermeidlich ist, können diese im Allgemeinen bei ca. 2–8 °C (im erforderlichenfalls abschließbaren Kühlschrank) aufbewahrt werden. Eine längerfristige Lagerung des Untersuchungsguts, außer Vollblutproben, ist in der Regel bei –20 °C möglich.

Bei der Aufbewahrung von Vollblut-, Serum-, Plasmaproben und Asservaten kann es in Abhängigkeit von den Lagerungsbedingungen auch zu relevanten Konzentrationsveränderungen kommen, z.B. durch:

- Verluste von flüchtigen Giften bei unzureichendem Verschluss des Asservatgefäßes,
- Adsorption von Giften an die Wand der Probengefäße,
- Umverteilung von Giften, z.B. aus Erythrozyten in das Plasma,
- Freisetzung von Giften aus Konjugaten bzw. aus der Eiweißbindung,
- Metabolisierung,
- Rückbildung von Giften aus ihren Metaboliten,
- Giftneubildung,
- Zerstörung organischer Verbindungen durch Fäulnis.

Bei akuten Vergiftungen, die rasches therapeutisches Handeln erfordern, muss auf einen schnellen Versand der Proben, u.U. auch per Taxi oder Polizei, in das nächstliegende Laboratorium für toxikologische Untersuchungen geachtet werden. Das Untersuchungsgut ist als diagnostische Probe der UN-Nummer 3373 zuzuordnen. Für den Transport und Versand dieser diagnostischen Proben gilt die Verpackungsanweisung P 650.

22.6 Der klinisch-toxikologische Laborbefund

Das Ergebnis einer klinisch-toxikologischen Laboruntersuchung bedarf immer einer angemessenen Kommentierung und Interpretation. So ist ein Befund wie „Kein Hinweis auf eine Intoxikation" ohne Mitteilung der Untersuchungsmethode(n), einschließlich der Angaben zur analytischen Sensitivität und Spezifität, unqualifiziert. Dies gilt auch für die kommentarlose Weitergabe des gemessenen Resultats eines immunchemischen Gruppentests.

Ein kompetenter schriftlicher Befundbericht enthält u.a.:

- bei quantitativer Bestimmung von Einzelsubstanzen
  - die genaue Beschreibung der Messgröße (Analyt, System, Einheit), z.B. „Lithium, im Serum, mmol/L",
  - den Normal-/Referenzbereich bzw. therapeutischen Bereich, z.B. „Lithium: therapeutischer Bereich 0,6–1,2 mmol/L",
  - toxischer und letaler Konzentrationsbereich, z.B. „Bei Lithiumkonzentrationen größer 1,2 mmol/L ist mit toxischen Wirkungen zu rechnen.",
  - Angaben zur analytischen Sensitivität (untere Nachweisgrenze der Methode) und zur Spezifität,
- bei quantitativen Untersuchungsverfahren mit qualitativer Beurteilung, z.B. bei den immunchemischen Gruppentests
  - den Cut-off-Wert, der für die Entscheidung positiv oder negativ festgelegt wurde,
  - die Angabe der Kalibratorsubstanz, auf die sich die Cut-off-Konzentration bezieht, gegebenenfalls auch die Kriterien für die Festlegung der Cut-off-Konzentration, z.B. „*Gruppentest:* Opiate, Kalibratorsubstanz: Morphin, Cut-off-Wert: 300 ng/mL (SAMHSA[2])",
  - Angaben über testverfahrenabhängige relevante Kreuzreaktivitäten,

[2] Substance Abuse and Mental Health Services Administration (SAMHSA) (USA), früher: National Institute on Drug Abuse (NIDA) (USA)

  - Angaben zur analytischen Sensitivität und Spezifität,
- bei qualitativen orientierenden Tests
  - einen Hinweis zur analytischen Sensitivität und Spezifität,
  - einen Hinweis auf die Notwendigkeit weiterführender Diagnostik,
- bei einer negativen „General-unkown“-Analyse einen Kommentar, welche Wirkstoffe/Wirkstoffgruppen in toxikologisch relevanter Konzentration ausgeschlossen werden können,
- unabhängig vom Untersuchungsverfahren
  - Hinweise auf pharmako-/toxikokinetische und -dynamische Besonderheiten, die im betreffenden Vergiftungsfall zu beachten sind,
  - Hinweise auf den Einfluss endogener und exogener Faktoren auf die Giftwirkung (Effekte einiger Einflussgrößen ➤ Tab. 22-10).

Beim Vergleich von Analysenergebnissen aus verschiedenen Laboratorien sowie mit den Referenzwerten in Literaturangaben ist zu berücksichtigen, dass sehr häufig unterschiedliche Maßeinheiten verwendet werden. Beispiele:

- 15 ng Zyanid (CN^-)/mL = 0,015 mg Zyanid (CN^-)/L,

Tab. 22-10 Variable mit Einfluss auf die Interpretation toxikologischer Laborbefunde.

Einflussgrößen	Effekt (beispielhaft)
Gewöhnung/Abhängigkeit	Geringere Empfindlichkeit gegenüber Noxe
Lebensalter	Altersabhängige Toxizität (z.B. bei Kindern und alten Personen)
Geschlecht	Geschlechtsabhängigkeit des Metabolismus
Schwangerschaft	Berücksichtigung der plazentaren Schranke
Physische und psychische Ausgangssituation	Steigerung der Symptomatik durch Stress
Pharmakogenetik	Abhängigkeit der Toxizität vom Metabolismustyp
Genetische Stoffwechselstörungen	Fehlende oder gesteigerte Toxizität durch metabolische Mutanten
Interaktionen mit anderen Fremdstoffen	Potenzierung und Neutralisierungseffekte

- 1,2 g Ethanol/L Serum (Plasma) ≠ 1,2‰ Blutalkohol (➤ Kap. 24, „Ethanol“),
- 66 µmol Eisen/L Urin = 368,5 µg Eisen/dL Urin (= 3685 µg/L).

22.7 Rechtliche Aspekte bei Vergiftungsfällen

Im Zusammenhang mit der Bestätigung oder dem Ausschluss eines Vergiftungsverdachts sind u.a. die folgenden rechtlichen Aspekte zu beachten:

- Es empfiehlt sich, über alle geführten Gespräche und Telefonate, z.B. mit Giftinformationszentralen, Aufzeichnungen zu führen. Diese können von Bedeutung sein, wenn Vergiftungsfälle rechtsmedizinisch relevant werden.
- Der Tod durch eine Vergiftung ist ein nicht-natürlicher Tod und entsprechend auf dem Leichenschauschein zu dokumentieren. Außerdem ist unverzüglich der Kriminaldauerdienst der zuständigen Polizeibehörde zu informieren.
- Nach § 16 e des Chemikaliengesetzes (Neufassung durch Bekanntmachung vom 2.7.2008 I 1146) ist jeder Arzt, der zur Behandlung oder Beurteilung der Folgen von Erkrankungen durch chemische Stoffe oder Produkte hinzugezogen wird, verpflichtet, dem Bundesinstitut für Risikobewertung (BfR) Erkrankungen und Verdachtsfälle von Vergiftungen für folgende Stoffe zu melden:
  - Chemische Stoffe und Produkte, die im Haushalt verwendet werden,
  - Kosmetika,
  - Schädlingsbekämpfungsmittel,
  - Pflanzenschutzmittel,
  - Holzschutzmittel,
  - beruflich verwendete Chemikalien,
  - gesundheitsschädigende chemische Stoffe in der Umwelt bzw. bei Störfällen und
  - Pflanzen/Tiere
- Asservate für klinisch-toxikologische Laboruntersuchungen, die anlässlich der ärztlichen Behandlung gewonnen wurden, sind rechtliche Sachen. Sie können grundsätzlich nur mit Einverständnis des Patienten an anfordernde Stellen wie die Kriminalpolizei, Versorgungsämter, LVA,

Berufsgenossenschaft weitergegeben oder in deren Auftrag an andere Untersuchungsstellen weitergeleitet werden. Wird der behandelnde Arzt nicht von seiner Schweigepflicht entbunden, steht ihm aus beruflichen Gründen ein Zeugnisverweigerungsrecht gemäß § 53 StPO zu.
- Sichergestellte Medikamente, die der Patient bei stationärer Aufnahme in eine Klinik bei sich hat, bleiben sein Eigentum und müssen ihm bei seiner Entlassung wieder mitgegeben werden. In Einzelfällen, z.B. beim Suizidversuch mit Schlaftabletten, ist die Rückgabe der Resttabletten allerdings nicht vertretbar. Ebenso wird man der Rückgabepflicht nicht nachkommen, wenn die Originalverpackung und/oder die Medikamentenbeipackzettel fehlen, da dann die Gefahr der Verwechslung der einzelnen Substanzen nicht ausgeschlossen werden kann.
- Gemäß § 24a StVG handelt ordnungswidrig, wer fahrlässig unter der Wirkung eines berauschenden Mittels im Straßenverkehr ein Kraftfahrzeug führt. Die Wirkung liegt vor, wenn eine der in der ➤ Tab. 22-11 genannten Substanzen im Blut nachgewiesen wird.
- Auch bei der Weitergabe von Ergebnissen klinisch-toxikologischer Untersuchungen an Dritte ist die Schweigepflicht – bei nichtärztlichem Personal die fortgeleitete Schweigepflicht – zu beachten. So ist u.a. Vorsicht geboten, wenn sich Dritte nach dem Ergebnis einer Blutalkoholbestimmung erkundigen, die im Rahmen der klinisch-toxikologischen Labordiagnostik durchgeführt wurde.
- Nach § 229 StGB ist die Beibringung von „Giften oder anderen Stoffen, welche die Gesundheit zu zerstören geeignet sind", ein Verbrechen, für das ein hoher Strafrahmen vorgesehen ist. Auch für die Brunnenvergiftung oder die Vergiftung von Lebensmitteln gilt ein hohes Strafmaß (siehe § 319 StGB). Bestraft wird nach § 330a StGB auch die schwere Gefährdung durch Freisetzen von Giften in die Umwelt.

Tab. 22-11 Verkehrsuntüchtig machende Rauschmittel und ihre im Blut nachzuweisenden Wirksubstanzen.

Berauschende Mittel	Substanzen	Nachweisgrenzen[1]
Cannabis (Tetrahydrocannabinol)	THC	1 ng/mL[2]
Heroin	Morphin	10 ng/mL
Morphin	Morphin	10 ng/mL
Kokain	Benzoylecgonin	75 ng/mL
Amfetamine	Amfetamine	25 ng/mL
Designer-Amfetamine	MDE[3]	25 ng/mL
	MDMA[4]	25 ng/mL

[1] Die analytischen Grenzwerte (für den sicheren Nachweis empfohlene Mindestkonzentrationen) wurden von der Grenzwertkommission gemäß Beschluss vom 20.11.2002 zu § 24a StVG veröffentlicht
[2] gilt nach BVerfG, 1BvR 2652/03 vom 21.12.2004
[3] 3,4-Methylendioxy-N-ethylamphetamin
[4] 3,4-Methylendioxy-N-metamphetamin

22.8 Spezielle Vergiftungen mit laboratoriumsdiagnostischer Relevanz

22.8.1 Alkohole

Alkohole sind kettenförmige Kohlenwasserstoffe mit einer oder mehreren Hydroxylgruppen (OH-Gruppe) an gesättigten Kohlenstoffatomen. Entsprechend der Anzahl der OH-Gruppen im Molekül unterscheidet man ein- oder mehrwertige Alkohole.

Zu den klinisch-toxikologisch relevanten Alkoholen zählen Ethanol, Methanol und Isopropanol. Diese einwertigen Alkohole werden vielfältig verwendet, z.B. als Lösungs-, Reinigungs- und Desinfektionsmittel sowie als Syntheserohstoff und Energieträger. Ethanolhaltige Getränke gehören zu den am längsten global bekannten Genussmitteln. Etwa vier Fünftel des erzeugten Ethanols werden für technische Zwecke verbraucht, der Rest dient der Herstellung alkoholischer Getränke.

Ethanol (Ethylalkohol; C_2H_5OH)

Ethanol wird nach oraler Aufnahme und schneller Resorption im Magen-Darm-Trakt im gesamten Körperwasser verteilt. Das Verteilungsvolumen beträgt für Männer ca. 0,7 L/kg Körpergewicht (KG), für Frauen 0,6 L/kg KG. Nur ein geringer Ethanolanteil (2–10%) wird unverändert über Lunge und Nieren ausgeschieden. 90–98% des aufgenommenen Ethanols werden vorwiegend in der Leber katalysiert durch die Alkoholdehydrogenase (ADH) und die Acetaldehyddehydrogenase (ALDH) über Acetaldehyd zu Essigsäure oxidiert. Diese wird im Zitratzyklus zu CO_2 und H_2O umgesetzt, zum Teil auch für die Fettsäuresynthese verwendet. Bei einer Blutalkoholkonzentration > 1,0 ‰ (> 1,0 g/kg Vollblut) ist auch das „microsomal ethanol oxidizing system" (MEOS) an der Metabolisierung beteiligt. Die mittlere Abbaurate beträgt für Ethanol 0,15 ‰ (0,15 g/kg Vollblut) in der Stunde.

Der Ethanolmetabolismus wird durch genetisch bedingte Polymorphismen der ADH und der ALDH beeinflusst. Vieljähriger hoher Ethanolkonsum kann zu einer Induktion des Cytochrom-P450-Isoenzyms 2E1 (CYP2E1) führen.

Typische Symptome der einzelnen Trunkenheitsstadien bei nicht an Alkohol gewöhnten Personen ➤ Tab. 22-12. Infolge zahlreicher Einflussfaktoren ist die intra- und interindividuelle Schwankungsbreite der Ethanolwirkung groß. Die Symptome können auch durch andere nicht alkoholbedingte Ursachen hervorgerufen werden, z.B. nach GHB-Konsum. Deshalb soll bei jedem Vergiftungsverdacht die Blutalkoholkonzentration bestimmt werden.

Zu den direkten Ethanolwirkungen kommen, insbesondere bei chronischer Aufnahme, die toxischen Effekte des Metaboliten Acetaldehyd: Tachykardie, Flush, Kopfschmerzen, Brechreiz, Veränderungen der Atemfrequenz (Beschleunigung, Verminderung) mit u.U. tödlicher Atemlähmung (Acetaldehydsyndrom). Hemmstoffe der Aldehyddehydrogenase, z.B. Disulfiram (Antabus®), Antidiabetika, Carbamate, Toxine des Faltentintlings, können das Acetaldehydsyndrom verstärken.

Nicht selten wird Ethanol zusammen mit anderen Fremdstoffen, vorwiegend Medikamenten, aufgenommen. Hieraus können klinisch-toxikologisch relevante Interaktionen, sog. Mischintoxikationen, resultieren:

- Additive oder überadditive Veränderungen der Ethanolwirkung durch Fremdstoffe,
- Veränderung der Pharmakokinetik und -dynamik zahlreicher Pharmaka und anderer Fremdstoffe durch Ethanol. So können Sedativa bei gleichzeitiger Ethanolaufnahme Unruhe und Panikattacken hervorrufen und Psychopharmaka

Tab. 22-12 Stadien der Alkoholwirkung (nach Schwerdt 1979).

Ethanolkonzentration im Blut [‰ = g/kg]	Stadium der Alkoholisierung	Symptome
≤ 0,5		Meist klinisch keine auffälligen Veränderungen (außer bei Intoleranz)
0,5–1,5	Leichte Trunkenheit	Euphorie, Kritikschwäche, Nachlassen von Aufmerksamkeit und Konzentrationsfähigkeit, Antriebsvermehrung, Rededrang, leichte Gleichgewichtsstörung, verlangsamte Pupillenreaktion, Nystagmus, abgeschwächter Spinalreflex
1,5–2,5	Mittlere Trunkenheit	Symptome des vorhergehenden Stadiums verstärkt, dazu Sehstörungen, Gehstörungen, Distanzlosigkeit, Uneinsichtigkeit
2,5–3,5	Schwere Trunkenheit	Starke Geh- und Sprechstörungen (Torkeln, Lallen), zunehmende psychische Verwirrtheit, Orientierungsstörungen, Erinnerungslosigkeit
> 3,5	Schwerste Trunkenheit	Unmittelbare Lebensgefahr, Bewusstsein meist stark getrübt bis aufgehoben, „alkoholische Narkose", Reflexlosigkeit, Gefahr der Aspiration von Erbrochenem und des Erstickens, häufig Tod durch Unterkühlung oder Atemlähmung

Die Übergänge der Stadien sind fließend. Akute Lebensgefahr kann schon bei niedrigerer Ethanolkonzentration im Blut auftreten, besonders wenn schwere somatische Erkrankungen bestehen oder wenn eine Aspiration stattgefunden hat.

verstärkt zentralnervös wirken. Des Weiteren kann Ethanol z.B. die Lebertoxizität von Halogenkohlenwasserstoffen steigern und die Methämoglobinbildung durch Anilin und Nitrobenzol über Tage verstärken.

Eine schwere Ethanolintoxikation, z.B. „nach Koma-Saufen", ist gekennzeichnet durch metabolische Azidose, vergrößerte osmotische Lücke, ausgeprägte Hypoglykämie, Hypokaliämie und Azetonurie ohne Glukosurie. Auch ohne „Alkoholfahne", insbesondere bei Bewusstlosen, kann eine schwere Ethanolvergiftung bestehen.

Für die Behandlung der Ethanolintoxikation gibt es kein Antidot. Zusätzlich zur symptomatischen Therapie kann in seltenen Fällen eine Hämodialyse erforderlich werden.

Methanol (Methylalkohol; CH_3OH)

Methanol wird heute in großen Mengen synthetisch hergestellt. Die Bezeichnung „Holzgeist" für Methanol rührt von der Gewinnung aus der Holzdestillation her. Als Begleitstoff der alkoholischen Gärung ist Methanol auch in Spirituosen, insbesondere in Obst- und Tresterbranntweinen, in unterschiedlich hoher Konzentration enthalten.

Methanol wird meist akzidentell oral aufgenommen. Er wird langsamer resorbiert als Ethanol. In Betrieben, die Methanol herstellen und verarbeiten, können nach Inhalation der giftigen Dämpfe Intoxikationen auftreten. Methanol verteilt sich vorwiegend im Körperwasser. Der enzymatische Abbau erfolgt überwiegend in der Leber über die ADH-katalysierte Oxidation zu Formaldehyd und, von der Formaldehyddehydrogenase katalysiert, weiter zur toxikologisch relevanten Ameisensäure (Giftung). Diese wird in einer folatabhängigen enzymatischen Reaktion zu H_2O und CO_2 abgebaut. Infolge der geringeren Affinität der ADH zu Methanol im Vergleich zu Ethanol hat Methanol längere Eliminationshalbwertszeiten (ca. 2,5 Stunden). Ein geringer Teil des Methanols wird unverändert über die Lunge abgeatmet und durch die Niere ausgeschieden.

Die narkotische Wirkung von Methanol ist deutlich geringer als die des Ethanols, doch dauert der Rauschzustand wegen der langsameren Oxidation und Ausscheidung länger an. Für die Toxizität kommt weniger das kurzlebige Formaldehyd (Halbwertszeit im Blut ca. 1 Minute) als vielmehr die Ameisensäure in Betracht. Diese starke organische Säure, die nur langsam renal ausgeschieden wird, verursacht mit einer Latenzzeit von ein bis drei Tagen eine ausgeprägte metabolische Azidose. Nach Aufnahme hoher Methanolmengen, und unbehandelt, ist mit Blut-pH-Werten unter 7,00 zu rechnen. Ein weiteres für die Methanolvergiftung typisches Symptom ist die Sehstörung. Sie verläuft in zwei Phasen: Den nach etwa zwei Tagen beginnenden, zunächst noch reversiblen Sehstörungen durch ein Retinaödem folgen bei fehlender Therapie nach vier bis fünf Tagen irreversible Degenerationserscheinungen der Sehnerven, die zu dauernder Erblindung führen.

Die Mortalität der Methanolvergiftung ist hoch. Bereits 30–100 mL Methanol können tödlich sein. Todesursache ist die Azidose. Mischintoxikationen von Methanol mit Ethanol verlaufen leichter als Intoxikationen mit Methanol allein.

Bei rechtzeitiger, d.h. noch in der Latenzzeit gestellter Diagnose, können die fatalen Wirkungen des Methanols durch parenterale oder orale Ethanolgabe verhindert bzw. gemindert werden. Aufgrund der im Vergleich zum Methanol 10- bis 40fach höheren Affinität des Ethanols zur ADH kann die Methanoloxidation durch die Aufrechterhaltung einer Ethanolkonzentration von ca. 1 ‰ im Blut fast vollständig blockiert und somit das unveränderte Methanol über die Lunge abgeatmet werden. Die Ethanoltherapie ist erforderlich, bis die Methanolkonzentration im Blut unter 0,2 g/L abgefallen ist. Die bestehende Azidose wird mit Natriumbikarbonat- oder Tris-Puffer-Infusionen kompensiert. Gegebenenfalls ist auch eine Hämodialyse erforderlich.

Hinweis: Im angelsächsischen Sprachraum wird auch 4-Methylpyrazol als Inhibitor der Alkoholdehydrogenase eingesetzt.

Isopropanol und Aceton

Isopropanol (2-Propanol) ist hauptsächlich als Desinfektionsmittel sowie in Frostschutzmitteln, Farben, Glasreinigern und Kosmetika in Gebrauch. Aceton wird als universelles Lösungsmittel u.a. für Fette, Öle, Harze und Nagellack/-entferner benutzt.

Die leicht flüchtigen Lösungsmittel Isopropanol und Aceton zählen zu den Schnüffel- und Inhalationsstoffen, die als billige Rauschmittel oder von Konsumenten „harter" Drogen auch als Ausweich- und Substitutionsmittel missbräuchlich verwendet werden.

Isopropanol

Isopropanol, akzidentell oder als Ethanolersatz oral aufgenommen, wird nach rascher Resorption und Verteilung im Körper zu 20–50% unverändert renal ausgeschieden. Der restliche Anteil wird durch die Alkoholdehydrogenase katalysiert langsam zu Aceton abgebaut. Die Ausscheidung des Acetons erfolgt über Lunge und Nieren.

Isopropanol ist etwa doppelt so toxisch wie Ethanol. Bei leichter Intoxikation kommt es zu Übelkeit, Erbrechen, Bauchschmerzen, bei schweren Vergiftungen zu massiver Hypotonie, zum Kreislaufversagen, zur Hypothermie und Ateminsuffizienz. Außerdem wurden bei Intoxikationen Krampfanfälle, gastrointestinale Blutungen, Rhabdomyolyse und komatöse Zustände beobachtet. Die inhalative Aufnahme kann rauschartige Zustände hervorrufen.

Aceton

Nach oraler Aufnahme wird Aceton schnell resorbiert, verteilt und durch die Lunge und die Nieren aus dem Körper eliminiert. Es wird vermutlich über Acetat und Formiat zu Kohlendioxid oxidiert.

Die Toxizität des Acetons ist relativ gering. Die klinischen Symptome ähneln denen der Ethanolintoxikation, wobei die anästhetischen Eigenschaften des Acetons stärker ausgeprägt sind.

22.8.2 Analgetika

Nicht-Opioidanalgetika

Die meisten Nicht-Opioidanalgetika haben neben der analgetischen auch antipyretische und antiphlogistische Wirkungen. Paracetamol und Acetylsalicylsäure (ASS) gehören als Bestandteile vieler Hausapotheken zu den „Schmerzmitteln", die immer häufiger auch missbräuchlich verwendet werden. Ursache hierfür ist deren leichte Zugänglichkeit.

Paracetamol

Paracetamol,[3] ein Metabolit des Phenacetins,[4] gehört zu den p-Aminophenolderivaten. Der Wirkungsmechanismus dieses nichtsauren antipyretischen Analgetikums ist noch nicht genau bekannt. Es wird eine Cyclooxygenasehemmung im ZNS angenommen.

Paracetamol wird in der Leber fast vollständig an der phenolischen OH-Gruppe mit Glucuronsäure oder aktivierter Schwefelsäure gekoppelt. Die Konjugate werden renal ausgeschieden. Bei normaler Dosierung wird ein geringer Paracetamolanteil in der Leber über Cytochrom-P450-Oxygenasen in N-Acetyl-p-benzochinonimin umgewandelt und durch reduziertes Glutathion (GSH) inaktiviert. Wenn bei einer Paracetamolüberdosierung die GSH-Reserven nicht ausreichen, bindet N-Acetyl-p-benzochinonimin an Sulfhydrylgruppen von Proteinen der Leberzellmembranen. Hierdurch kommt es zu Leberzellnekrosen, die in schweren Fällen zum Leberversagen führen können.

Anmerkung: Wegen der verminderten GSH-Verfügbarkeit ist beim genetisch bedingten Glukose-6-phosphat-Dehydrogenasemangel die Paracetamolgabe kontraindiziert.

In der ersten Phase (ein bis zwei Tage) der Paracetamolintoxikation sind vorübergehende Übelkeit, Leibschmerzen und gelegentliches Erbrechen wenig auffällige Symptome. In einer zweiten Phase (zwei bis sechs Tage) relativen Wohlbefindens steigen die katalytischen Konzentrationen der Transaminasen sowie die Bilirubinkonzentration im Blut bereits deutlich an, während die Thromboplastinzeit (Quick-Wert) abzufallen beginnt. Durch den antidiuretischen Effekt des Paracetamols, der bei hohen Dosen deutlich wirksam wird, kommt es zu einer zunehmenden Oligurie. In der dritten Phase schließlich signalisieren massive Transaminasenerhöhungen, der Anstieg des Bilirubins sowie deutliche Blut-

3 im angloamerikanischen Sprachraum meist als Acetaminophen bzw. p-Acetaminophenol bezeichnet

4 seit 1986 als Analgetikum nicht mehr im Handel

gerinnungsstörungen die starke, gegebenenfalls aber noch reversible Leberschädigung. Die Fulminanz des gesamten Verlaufs wird v.a. von der eingenommenen Paracetamoldosis und einer eventuell bestehenden Vorschädigung der Leber bestimmt.

Durch die spezifische **Antidot**therapie mit N-Acetylcystein noch in der Latenzphase der Paracetamolvergiftung kann das Ausmaß der Leberschädigung vermindert werden. Die Wirkung des Antidots beruht, analog der des Glutathions, auf der Bindung des toxischen Metaboliten N-Acetyl-p-benzochinonimin an SH-Gruppen. Das ungiftige Konjugat wird renal ausgeschieden.

Eine parenterale oder orale Antidottherapie ist einzuleiten, wenn die Serumkonzentration vier Stunden nach Ingestion > 150 mg/L (bei Risikopatienten > 100 mg/L) oder zwölf Stunden nach Ingestion > 30 mg/L (beim Risikopatienten > 20 mg/L) beträgt. Wenn unbekannt ist, wann Paracetamol zugeführt wurde, müssen zwei Bestimmungen im Abstand von vier Stunden durchgeführt werden, um zu klären, ob zum Zeitpunkt der Klinikaufnahme die Resorption bereits abgeschlossen war. Eine prophylaktische Antidotgabe im Verdachtsfalle liegt im Ermessen des behandelnden Arztes. Bei bis zu 10% der Patienten treten allergische Nebenwirkungen der Antidottherapie in Form von Flush und Pruritus auf.

Acetylsalicylsäure (ASS)

Die Acetylsalicylsäure wurde 1899 unter dem Handelsnamen Aspirin in die Therapie eingeführt. Als Mono- oder Kombinationspräparat gehört sie weltweit zu den meistverkauften Medikamenten. Natriumsalicylat ist als Kombinationspräparat mit Paracetamol und Codein zugelassen. Reine Salicylsäure wird nur als Dermatikum verwendet.

ASS wird in niedrigen Dosen (0,5–1,0 g) als Analgetikum und Antipyretikum, in höheren Dosen auch als Antiphlogistikum und Antirheumatikum verwendet. In subanalgetischer Dosierung (50–100 mg) hemmt ASS die Plättchenaggregation.

Die vielfältigen Wirkungen der ASS sind hauptsächlich auf die selektive und irreversible Hemmung der Cyclooxygenase (COX) mit den beiden Isoenzymen (COX-1, COX-2) zurückzuführen. Die ubiquitär vorkommende membrangebundene Cyclooxygenase katalysiert die Biosynthese von Prostaglandinen und anderen Eicosanoiden.

Die dosisabhängigen unerwünschten Wirkungen der ASS ➤ Tab. 22-13.

Nach oraler Aufnahme wird ASS schnell und fast vollständig resorbiert. Die Halbwertszeit im Serum beträgt nur etwa 15–30 Minuten, da ASS enzymatisch rasch zu Essigsäure und Salicylsäure hydrolysiert wird. Der Salicylatanteil, der unverändert renal

Tab. 22-13 Therapeutische und toxische Wirkungen von Salicylaten.

Salicylat-Konzentration im Serum/Plasma	Wirkungen	Unerwünschte Wirkungen
Bis ca. 100 mg/L	Analgetisch, antipyretisch, antithrombotisch	• Magenbeschwerden • Magenblutungen • Überempfindlichkeitsreaktionen • Störungen der Hämostase
75–300 mg/L	Antiphlogistisch	• Hörstörungen • Tinnitus • Kopfschmerzen • Schwindel
250–550 mg/L	Antirheumatisch	• Zentrale Hyperventilation • Übelkeit • Erbrechen
> 500 mg/L	Toxisch	• Metabolische und neurologische Störungen • Koma • kardiovaskulärer Kollaps • renale und respiratorische Insuffizienz

Das Reye-Syndrom (akute Enzephalopathie, fettige Degeneration der Leber und anderer innerer Organe) tritt vorwiegend im Kindesalter auf. Als *dosisunabhängige* Ursache der häufig tödlich verlaufenden Erkrankung (Letalität 20–50%) wird die Einnahme von Acetylsalicylsäure bei Virusinfektionen (Influenza, Varizellen) für wahrscheinlich gehalten. Exzessive Erhöhung der Transaminasenkonzentration im Blut bei fehlendem Ikterus der Skleren, Hyperammonämie, Hyperlipidämie, Hyperlaktatämie und Gerinnungsstörungen weisen auf ein Reye-Syndrom hin.

ausgeschieden wird, schwankt zwischen 5% im sauren und 85% im alkalischen Urin. Metabolisierungsprodukte des Salicylats sind das Glycinkonjugat, das Ether- und Esterglucuronid und die Gentisinsäure.

Die Symptomatik der akuten ASS-Intoxikation ist durch die Störung des Säure-Basen-Gleichgewichts bestimmt. Sie beginnt mit einer Hyperventilation, der eine respiratorische Alkalose folgt. Diese geht schließlich über in eine metabolische Azidose mit Atemlähmung, Hyperthermie, Exsikkose, Bewusstlosigkeit.

Des Weiteren kann es im Verlauf der ASS-Vergiftung zur Verschiebung der Elektrolytkonzentrationen, insbesondere zu Kaliumverlusten, und zu zentralnervösen Störungen sowie zum Nierenversagen kommen. Bei Kleinkindern können Salicylate auch eine Hypoglykämie auslösen.

Die Behandlung der akuten ASS-Vergiftung besteht nach primärer Giftentfernung vornehmlich in der Wiederherstellung des Säure-Basen-Gleichgewichts. Die Salicylatausscheidung wird durch forcierte alkalische Diurese, notwendigenfalls durch Hämodialyse, beschleunigt.

Opiate/Opioide

Zu den klassischen Opiaten gehören die natürlichen Opiuminhaltsstoffe wie Morphin und Codein, aber auch halbsynthetische Derivate wie Heroin (Diamorphin) oder Dihydrocodein. Opioide sind halbsynthetisch (Buprenorphin) und vollsynthetisch hergestellte Präparate mit morphinähnlicher Wirkung wie Dextropropoxyphen, Methadon, Fentanyl, Pentazocin, Tilidin und Tramadol.

Opiate und Opioide haben analgetische und starke zentral dämpfende Wirkung. Sie besitzen ein mehr oder weniger starkes Suchtpotenzial. Pharmakodynamik und klinische Symptomatik dieser Substanzen sind dosisabhängig: Niedrig dosiert führen sie zu Analgesie, Stimmungsveränderung (anxiolytische und euphorisierende Wirkung) und Benommenheit, hoch dosiert zu verstärkter Analgesie, Darmatonie und Harnverhalt.

Kennzeichnend für die Intoxikation mit Opiaten bei Drogenkonsum und akzidenteller Überdosierung im Rahmen der Schmerztherapie mit Opioiden ist die klinische Trias aus Atemdepression, Koma und Miosis. Bei ausgeprägter Hypoxie im präfinalen Stadium kann die Miosis in eine Mydriasis übergehen. Exzessive Vergiftungen führen zu einem Multiorganversagen mit Rhabdomyolyse. Der Tod tritt durch Atemlähmung ein.

Für die Therapie der Vergiftung mit Opiaten/Opioiden steht das **Antidot** Naloxon zur Verfügung. Bei der Applikation ist zu beachten, dass bei opiatabhängigen Patienten akute Entzugssymptome auftreten können. Nach Antidotgabe ist eine intensivmedizinische Überwachung obligat, da die Wirkzeit von Naloxon kürzer ist als die des Opiats, sodass es zu einem Rückfällen in den komatösen Zustand kommen kann. In Einzelfällen wird das Antidot in repetitiven Dosen verabreicht, gegebenenfalls auch intramuskulär, um eine verlängerte Resorptionszeit zu erzielen.

22.8.3 Antikoagulanzien

Die indirekt wirkenden Cumarinderivate Phenprocoumon und Warfarin werden zur oralen Thromboembolieprophylaxe verwendet. Zu Intoxikationen kann es kommen, wenn das verordnete Medikament versehentlich in Überdosierung eingenommen wird. Häufiger führt die (absichtliche) Einnahme oder Überdosierung von Cumarinen infolge einer artifiziellen Störung („Selbstschädigung", „Münchhausen-Syndrom"), einer Thrombophobie (nicht selten bei Patienten, die unter einer Cumarintherapie stehen) oder in suizidaler Absicht zur Intoxikation.

Cumarinderivate, vor allem Superwarfarine in Kombination mit Kalium und Zinkphosphid, sind auch in Rodentiziden (Pestizide gegen Nagetiere [Rodentia]) enthalten. Die einmalige akzidentelle Einnahme eines Rodentizids, z.B. wenn Kinder einige ausgestreute Giftkörner vom Boden auflesen und verschlucken, ist wegen des geringen Cumaringehalts in der Regel unschädlich. Es sind aber auch schwere, tödlich verlaufende Vergiftungen mit superwarfarinhaltigen Rodentiziden beschrieben, die in suizidaler Absicht aufgenommen, gelegentlich auch in krimineller Weise zugeführt wurden.

Cumarinderivate hemmen die Vitamin-K-abhängige Synthese der Gerinnungsfaktoren II, VII, IX, X, Protein C und Protein S in der Leber. Da die einzelnen Faktoren Halbwertszeiten von fünf Stunden (Faktor VII) bis zu zwei Tagen (Faktor X) haben, treten die ersten klinischen Symptome bei einer Cumarinvergiftung erst nach einer Latenzzeit von mehr als 24 Stunden auf.

Bei einer Intoxikation kommt es zu schweren, auch tödlichen, Organblutungen. Nach klinischer Häufigkeit sind betroffen: Nieren und ableitende Harnwege, Nasen-Rachen-Raum, Magen-Darm-Trakt, Augen und ZNS.

Als spezifisches **Antidot** wirkt Vitamin K. Bei lebensbedrohlichen Blutungen ist zusätzlich die Gabe von Gerinnungs- und Prothrombinkomplexen in Erwägung zu ziehen. Vitamin K selbst ist wegen der Anaphylaxiegefahr *langsam* intravenös zu applizieren.

Direkt wirkende Antikoagulanzien wie die Heparine (unfraktioniertes Heparin und fraktionierte, niedermolekulare Heparine) und Hirudin werden parenteral verabreicht, daher ist Missbrauch in suizidaler Absicht selten.

22.8.4 Giftige Gase

Giftige Gase entstehen vorwiegend bei unvollständiger Verbrennung (Schwelbrände). Gase werden überwiegend über die Luftwege aufgenommen und in der Lunge rasch resorbiert, sodass die Giftwirkungen sehr schnell einsetzen. Die Todesursache bei Bränden ist deshalb häufiger nicht die Brandverletzung, sondern die Intoxikation durch Rauchgase. Diese enthalten je nach Art des verbrannten Materials, der Sauerstoffzufuhr und der Temperatur meistens mehrere giftige Gase, vor allem Kohlenmonoxid, Reizgase und (gasförmige) Blausäure, in unterschiedlichen Konzentrationen. Neben den Mischintoxikationen bei Bränden gibt es zahlreiche Vergiftungsmöglichkeiten mit den einzelnen giftigen Gasen.

Kohlenmonoxid (CO)

Kohlenmonoxid (CO) entsteht bei unvollständiger Verbrennung von Kohlenstoff(-haltigem Material). Des Weiteren kommt CO im Leuchtgas, Wassergas, in zahlreichen Industriebetrieben wie Gaswerken und Kokereien vor. Auch Stadt- oder Erdgas enthält einen, wenn auch in den letzten Jahren deutlich reduzierten Anteil an CO. Da die Gaswerke Geruchsstoffe wie Mercaptan oder sonstige Odorierungsmittel zusetzen, wird aus undichten Rohrleitungen ausströmendes Gas leichter bemerkt. Bei tiefer gelegenen Rohrbrüchen kann es jedoch infolge einer Filtration des Stadt- und Erdgases durch das Erdreich zur Ausbreitung des geruchlosen Kohlenmonoxids kommen. Hauptgefahrenquelle sind heutzutage jedoch Abgase von laufenden Motoren, z.B. von Dieselaggregaten an Baustellen oder von Kraftfahrzeugen in geschlossenen Räumen/Garagen. Von forensisch großer Bedeutung sind Vergiftungen durch defekte Gasdurchlauferhitzer in Wohnungen oder defekte Belüftungsklappen in Badezimmern, in denen zur Heißwasseraufbereitung Gasthermen montiert sind. In geschlossenen Räumen können explosive CO-Konzentrationen erreicht werden.

Bei der Vergiftung mit Kohlenmonoxid sind pathophysiologisch die Sauerstoffunterversorgung aller hypoxieempfindlichen Organe und Gewebe sowie der eingeschränkte Abtransport des metabolisch gebildeten CO_2 ausschlaggebend. Die Reduzierung der O_2-Transportkapazität des Blutes beruht darauf, dass CO die Bindungsstelle für O_2 im Hämoglobinmolekül mit einer 200- bis 300-mal höheren Affinität als Sauerstoff kompetitiv blockiert. Außerdem hemmt CO die Dissoziation des noch vorhandenen O_2-Hämoglobins (Linksverschiebung der O_2-Dissoziationskurve). CO blockiert die Sauerstoffbindungsstelle auch in anderen Hämoproteinen, z.B. im Myoglobin, allerdings mit geringerer Affinität als im Hämoglobin.

Die CO-Hämoglobin-Konzentration (CO-Hb) im Blut resultiert aus

- der CO-Konzentration in der Atemluft,
- dem Atemzeitvolumen,
- der Einwirkungsdauer,
- dem Sauerstoffbedarf der Gewebe,
- dem Hämoglobinbestand.

Bei einer CO-Vergiftung sind vor allem die hypoxieempfindlichen Gewebe Myokard und Gehirn betroffen. Sehr hohe CO-Konzentrationen in der Luft führen nach wenigen Atemzügen zu Krämpfen und zur tödlichen Atemlähmung. Bei protrahiertem Verlauf kommt es zum Cheyne-Stokes-Atmen und zu stärkerer Azidose. Die chronische CO-Intoxikation verursacht untypische Beschwerden wie Müdigkeit,

Kopfschmerzen, Schwindel und Schlaflosigkeit. Zur Symptomatik der CO-Vergiftung im Bezug zur CO-Hb-Konzentration im Blut ➤ Tab. 22-14.

Patienten mit einer akuten CO-Vergiftung sind unter Beachtung des Selbstschutzes unverzüglich aus der gefährdenden Umgebung zu entfernen. Die Elimination des Kohlenmonoxids aus der Hb-Bindung erfolgt durch Beatmung mit reinem Sauerstoff oder Carbogen (95% O_2, 5% CO_2). Hyperbare Sauerstoffbeatmung beschleunigt die Elimination erheblich.

Nach schweren subakuten CO-Intoxikationen mit Gehirnhypoxie und Azidose werden gelegentlich erhebliche Spätschäden des Zentralnervensystems beobachtet.

Tab. 22-14 CO-Hb-Konzentration im Blut und klinische Symptomatik (nach Geldmacher von Mallinckrodt 1995).

CO-Hb-Konzentration im Blut	Symptome
Bis 10%	Keine wesentlichen Beschwerden (Raucher)
10–15%	Keine wesentlichen Beschwerden, eventuell Kurzatmigkeit bei körperlicher Anstrengung (starke Raucher)
15–25%	In Ruhe meist keine Wirkung, Kurzatmigkeit bei körperlicher Anstrengung, eventuell Schwindel mit Schläfen- und Stirnkopfschmerz; Erweiterung der Hautkapillaren
25–35%	Kopfschmerzen, Schwindel, Erbrechen, Tachykardie, Reizbarkeit, Störung der Urteilsfähigkeit, leichte Ermüdbarkeit, Sehstörungen
35–45%	Wie bei 25–35%, jedoch verstärkt, außerdem Verwirrtheitszustände, Lähmungserscheinungen, Ohnmacht schon bei leichter Anstrengung
45–55%	Starke Bewusstseinseinschränkung bis Bewusstlosigkeit, Anstieg von Atem- und Pulsfrequenz, Kollaps, Todesgefahr bei längerer Einwirkung
55–65%	Krämpfe, Atemlähmung
ab 65%	Unmittelbare Todesgefahr

Blausäure (Cyanwasserstoff) und Zyanide

Blausäure[5] (Cyanwasserstoff, HCN) und ihre Salze (Zyanide), z.B. Kaliumzyanid (Zyankali), gehören zu den giftigsten Substanzen. Sie sind rasch und in geringen Mengen wirksam.

Cyanverbindungen werden technisch vielseitig verwendet, u.a. als Lösemittel in der Edelmetallindustrie, für die Metallhärtung, für die Herstellung blauer Farbstoffe (z.B. Chinesisch-, Preußisch-Blau), in der Photoindustrie und zur Schädlingsbekämpfung. Bei Schwelbränden werden aus polyurethanhaltigen Kunststoffen Cyanverbindungen freigesetzt. Zusammen mit Kohlenmonoxid bilden sie in Brandgasen besonders gefährliche Gemische. Cyanwasserstoff ist auch im Tabakrauch enthalten (100–1600 ppm). Des Weiteren kommt Blausäure in Form cyanogener Glykoside u.a. als Amygdalin in Mandeln und Fruchtkernen von Pfirsichen, Aprikosen, Kirschen, Pflaumen und anderen Rosaceae vor. Auch Holunderbeeren, unreife Bambussprossen, Süsskartoffeln, Maniok, Soja- und Limabohnen, Zuckerrohr und Leinsamen enthalten cyanogene Glykoside.

Toxisch wirksam ist das Zyanid-Ion (CN^-). Es inhibiert die Cytochrom-c-Oxidase durch Anlagerung an das Eisen im „binukleären Zentrum" des Enzyms und blockiert somit den letzten Komplex der Atmungskette. Außer der Cytochromoxidase werden noch viele andere Metallenzyme durch Zyanid gehemmt. Der wichtigste Metabolisierungsweg verläuft über die Koppelung von Zyanid an Schwefel zu Thiocyanat. Diese Reaktion wird durch Rhodanese katalysiert, die mitochondrial in hoher Konzentration in den Leber- und Skelettmuskelzellen vorliegt.

Inhalierte gasförmige Blausäure ist innerhalb von Sekunden wirksam. Bei oraler Aufnahme von Zyaniden setzen die Symptome bei saurem pH-Wert des Magensaftes (HCN-Freisetzung durch die Salzsäure des Magensaftes) nach wenigen Minuten ein, länger dauert es bei neutralem und alkalischem Mageninhalt.

Die Symptome der akuten Zyanidvergiftung sind Tachy- und Hyperpnoe, Atemnot, Schleimhautrei-

[5] Blausäure war in der präbiotischen Phase wahrscheinlich ein Grundbaustein einfacher organischer Verbindungen

zungen am Auge und an den Atemwegen, Bittermandelgeruch der Ausatemluft, Hautverfärbung von rosarot zu zyanotisch. In schweren Fällen kommt es rasch zur Bewusstlosigkeit und unter Krämpfen, Atemstillstand, Tachykardie tritt bei maximal erweiterten Pupillen der Tod ein.

Reizgase

Zu den Reizgasen gehören u.a.

- Reizgase vom Soforttyp mit hoher Wasserlöslichkeit:
  - **Ammoniak** (NH_3) entsteht bei der Verbrennung von Wolle, Seide und Kunstharz.
  - **Chlorwasserstoff** (HCl) entsteht bei der Verbrennung von Isolationsmaterial, PVC.
- Reizgase vom Latenztyp mit geringer Wasser- und hoher Lipidlöslichkeit:
  - **Nitrose Gase** (NO, NO_2, N_2O_4, N_2O_3) entstehen z.B. bei der Verbrennung von Textilien und Düngemitteln.
  - **Phosgen**[6] ($COCl_2$), das in höherer Konzentration nach feuchtem Heu richt, entsteht u.a. bei der Verbrennung von chlorierten Kohlenwasserstoffen.

Die Wasserlöslichkeit bestimmt den Wirkort der Reizgase: Leicht wasserlösliche (polare) Gase schlagen sich an den Schleimhäuten von Augen, Trachea und großen Bronchien nieder, geringer wasserlösliche (unpolare) Gase gelangen bis in die Lungenalveolen.

Die gemeinsame Symptomatik der Reizgase besteht in einer Schleimhautreizung an den Augen, im Nasen-Rachen-Raum und in den oberen und unteren Atemwegen. Der kurzen Reizphase folgt ein symptomfreies Intervall von bis zu 24 Stunden. In schweren Fällen kommt es dann zur Bronchokonstriktion mit Bronchospastik bis hin zur ausgeprägten Dyspnoe mit begleitendem toxischem Lungenödem. Zur supportiven Therapie können inhalative Kortikosteroide verwendet werden.

6 Die meisten Todesfälle durch C-Kampfstoffe im Ersten Weltkrieg waren durch Phosgen und seine Analoge verursacht.

Kohlendioxid (CO_2)

Vergiftungen durch Kohlendioxid (CO_2) sind vorwiegend Folgen mangelnden Sauerstoffangebots. Bei Kohlendioxid handelt sich um ein gefährliches Gas, das bei Gär- und Zersetzungsprozessen entsteht. Das unsichtbare und geruchlose Gas, schwerer als Luft, verdrängt in tief liegenden, geschlossenen Räumen wie Gärkellern, Futtersilos oder Gruben den Sauerstoff. Da CO_2 keine Reizsymptome oder Atemnot auslöst, kann der Erstickungstod rasch und nahezu unbemerkt eintreten. In geschlossenen Räumen oder Behältern sollten daher keine eigenmächtigen Rettungsversuche ohne spezielle Atemschutzgeräte und entsprechende Eigensicherung vorgenommen werden.

Patienten mit einer Kohlendioxidintoxikation klagen über Kopfschmerzen und Schwindelgefühl. Bei hohen CO_2-Konzentrationen in der Luft können sich schnell lebensbedrohliche Situationen ergeben.

22.8.5 Glykole

Zu den klinisch-toxikologisch relevanten Glykolen gehören Ethylen- und Diethylenglykol. Sie werden vor allem als Lösungsmittel sowie für die Polyester- und Polyurethansynthese, Ethylenglykol auch als Frostschutzmittel in Kühlerflüssigkeiten, als Weichmacher und als Füllmittel für Hydraulik- und Bremssysteme (auch Glykolether) verwendet. Die Giftigkeit kurzkettiger Glykole ist allgemein bekannt geworden, u.a. aus Berichten über „Massenvergiftungen" oder aus dem „Glykol-Skandal" (1985), bei dem Wein in krimineller Weise zur Erhöhung der „Restsüße" mit Diethylenglykol versetzt worden war.

Diethylenglykol

Diethylenglykol ist als Lösungsmittel in hoher Konzentration (40%!) auch in einigen zur äußeren Anwendung vorgesehenen Medikamenten, z.B. zur Pediculose-Behandlung, enthalten. Akute akzidentelle Vergiftungen, insbesondere bei Kleinkindern, nach oraler Aufnahme dieser Lösungen kommen vor.

Ethylenglykol

Häufiger als Diethylenglykovergiftungen sind Intoxikationen mit ethylenglykolhaltigen Gemischen, hauptsächlich Frostschutzmitteln. Das akzidentell, in suizidaler Absicht oder von Alkoholabhängigen wegen seiner Rauschwirkung als Ersatzdroge konsumierte Ethylenglykol wird rasch resorbiert. Wegen seiner guten Wasserlöslichkeit verteilt es sich schnell im Organismus. Der Abbau des Ethylenglykols erfolgt in der Leber über Glykolaldehyd, Glykolsäure, Glyoxylsäure zur Oxalsäure. Der erste Metabolisierungsschritt wird durch die ADH katalysiert.

Vermehrt anfallendes NADH und einige Abbauprodukte des Ethylenglykols hemmen den Zitratzyklus und führen zur Erhöhung der Laktatkonzentration. Oxalsäure spielt bei der Entstehung der Azidose eine untergeordnete Rolle, da nur ein kleiner Anteil (0,3–2,5%) des Ethylenglykols zu Oxalsäuremetabolisiert wird.

Ethylenglykol wird renal glomerulär filtriert und danach zu einem hohen Anteil passiv reabsorbiert. Annähernd 20% einer Dosis von 1 g/kg Körpergewicht wird unverändert ausgeschieden.

Wie alle kurzkettigen Glykole hat auch Ethylenglykol narkotische Eigenschaften. Die weiteren Wirkungen sind auf die toxischen Abbauprodukte des Ethylenglykols (Giftung) zurückzuführen.

Stadien und Symptome der akuten Ethylenglykolvergiftung ➤ Tab. 22-15. Die Übergänge zwischen den Stadien sind fließend und überlappend, der Tod kann in jedem Stadium eintreten.

Ethylenglykolintoxikationen nehmen, wenn sie nicht bereits in der Latenzzeit diagnostiziert und frühzeitig therapiert werden, in der Regel einen schweren, meistens fatalen Verlauf.

Die Therapie mit Ethanol oder 4-Methylpyrazol als **Antidot** beruht auf der kompetitiven Hemmung des Ethylenglykolabbaus. Da Ethanol eine ca. 100fach, 4-Methylpyrazol eine ca. 8000fach höhere Affinität zur ADH hat als Ethylenglykol, wird dessen Halbwertszeit auf bis zu 17 bzw. 20 Stunden verlängert und die Bildung der toxischen Metaboliten verlangsamt. Bei Ethylenglykolkonzentrationen > 0,5 g/L im Blut muss zur beschleunigten Elimination der Stammsubstanz und der toxischen sauren Metaboliten zusätzlich dialysiert werden. Dabei ist zu beachten, dass Ethanol ebenfalls dialysabel ist. Als supportive Therapiemaßnahmen können Pyridoxin zur schnellen Umwandlung von Glyoxylat in Glycin und Thiamin zur Beschleunigung des Abbaus der Glykolsäure zu nicht toxischen Metaboliten verabreicht werden.

Tab. 22-15 Stadien der Ethylenglykolintoxikation.

Stadium	Zeit nach Ingestion (Stunden)	Symptome
1	0,5–12	• „Trunkenheit ohne Alkoholfoetor" • Übelkeit, Erbrechen, Hämatemesis • Nystagmus, Papillenödem • neurologische Symptome: verminderte Reflexe, Krämpfe, Somnolenz, Koma • nach einer Latenzzeit von einigen Stunden: zunehmende metabolische Azidose
2	12–24	• Kardiopulmonale Symptome: Tachypnoe, Tachykardie, Hypertonie, Herzversagen,
3	24–72	• Renale Symptome: Flankenschmerz, akutes Nierenversagen (tubuläre Nekrose)

22.8.6 Metalle

Zu den Metallen mit besonderer klinisch-toxikologischer Relevanz gehören u.a. die Gefahrstoffe[7] Arsen, Blei, Cadmium, Quecksilber und Thallium. Infolge der gesetzlichen Einschränkungen ihrer Verwendung in zahlreichen Anwendungsbereichen sind Vergiftungen mit diesen Metallen bzw. Metallverbindungen seltener geworden. Gleichwohl gibt es weiterhin zahlreiche Vergiftungsmöglichkeiten, z.B. durch „Chemieunfälle" in der Metallindustrie, Exposition im

[7] Gefahrstoffe sind Stoffe, Zubereitungen und Erzeugnisse, die gefährliche Eigenschaften haben und/oder aus denen beim Umgang gefährliche Stoffe freigesetzt werden können. Auf Gefahrstoffe sind in jedem Falle das Chemikaliengesetz (ChemG) und die Gefahrstoff-Verordnung (GefStffV) anzuwenden.

metallverarbeitenden Gewerbe sowie durch akzidentell oder in krimineller Absicht mit toxischen Metallen/Metallverbindungen kontaminierte Nahrungs- und „Heilmittel“, Haushaltsartikel und Spielwaren.

Für die Giftwirkung der Metalle gibt es keinen einheitlichen Mechanismus, entsprechend vielseitig ist die Symptomatik der Metallvergiftungen. Neben lokal ätzenden Wirkungen bei akuter Intoxikation können Metalle, entweder als Ionen oder in kovalenter Bindung, mit einer Vielzahl physiologischer Substanzen Reaktionen eingehen. Dabei werden primäre und sekundäre Molekülstrukturen verändert, katalytische Aktivitäten gehemmt oder bei ähnlichem Ionenradius und gleicher Ladung physiologisch wichtige Kationen verdrängt (Beispiel: Kalium durch Thallium, Caesium-Einbau in die Knochen). Bei Kindern und Schwangeren sind die toxischen Wirkungen der Metalle in der Regel stärker ausgeprägt als bei Erwachsenen.

Arsen (As)

Metallisches Arsen (reinst, arsenikfrei!), Metallarsenide, Verbindungen mit Schwefel sowie die hauptsächlich mit Fisch und Meeresfrüchten aufgenommenen „Fischarsene“ (Arsenobetain, -cholin, -lecithine) sind praktisch ungiftig. Möglicherweise ist Arsen ein für den Menschen essenzielles Spurenelement. Andere Arsenverbindungen wirken unterschiedlich stark toxisch: Gasförmiger Arsenwasserstoff (Arsin) ist sehr viel giftiger als dreiwertige Arsenverbindungen und diese sind ca. dreimal toxischer als die fünfwertigen Verbindungen. Dreiwertige Arsenverbindungen können im Organismus zu fünfwertigen Verbindungen oxidiert, diese zu dreiwertigen reduziert werden.

Gewerblich wird Arsen für die Halbleiterherstellung, zur Härtung von Metalllegierungen, in der Glas- und Keramikindustrie, in Holzschutz-, Beiz- und Reinigungsmitteln sowie in der Tierpräparation verwendet. Verbindungen mit einem Arsengehalt von mehr als 0,3% dürfen in Deutschland als Pestizide und Herbizide nicht mehr eingesetzt werden. Die Verwendung von Arsenik (= Arsentrioxid, weißes, geschmack- und geruchloses Pulver) als Mordgift und das Arsenikessen (roburierend, schöner Teint) sind nur noch von historischem Interesse. Organische Arsenverbindungen wie Methyl-, Ethyl- und Chlorvinylarsindichlorid (Lewisit[8]) wurden im Ersten und Zweiten Weltkrieg als C-Kampfstoffe eingesetzt.

Arsenvergiftungen in suizidaler Absicht sind selten. Ursachen chronischer Intoxikationen können neben gewerblicher Belastung arsenhaltige Pestizide in Importwaren, Arsenverbindungen in unkontrolliert hergestellten „pflanzlichen Heilmitteln“ sowie mit Arsen kontaminiertes Trinkwasser sein. Die sog. Fischarsene werden zu über 80% resorbiert und ohne Metabolisierung zu toxischen Arsenverbindungen mit einer Halbwertszeit von acht bis neun Stunden durch den Urin ausgeschieden.

Die toxische Wirkung des Arsens ist u.a. auf die Reaktion mit benachbarten Sulfhydrilgruppen, insbesondere mit der Liponsäure im Pyruvat- bzw. Ketoglutarat-Dehydrogenase-Komplex zurückzuführen. Es kommt zu einer Hemmung des Zitratzyklus und somit zu einem gestörten Energiestoffwechsel. Außerdem wird die Glukoneogenese gehemmt. Anorganische Arsenverbindungen sind kanzerogen.

Bei der **akuten oralen** Arsenvergiftung treten zunächst lokale Schleimhautreizungen im Lippen-, Mund- und Speiseröhrenbereich auf, denen nach kurzer Latenzzeit Kopfschmerzen, Schwindel, Erbrechen, Magen-, Darm-Koliken, wässrige Durchfälle, fahlgraue Hautfarbe, Zyanose, Muskelzuckungen, Wadenkrämpfe und Herz-Kreislauf-Versagen folgen. Bei **inhalativer** Vergiftung steht die Schleimhautreizung der Atemwege mit Schnupfen, Husten und Atemnot im Vordergrund. Die Vergiftung mit Arsenwasserstoffgas führt, mit einer Latenzzeit von zwei bis 24 Stunden, zur Hämoglobinurie, zu zentral-neurologischen Symptomen, zur Herz- und Leberschädigung und zum Nierenversagen. Typische Symptome der **chronischen** Arsenvergiftung sind die Braunverfärbung der Haut (Arsenmelanose), Hautverdickungen an Handtellern und Fußsohlen, „Arsenschnupfen“, Polyneuropathien, Diarrhöen und Leberschäden.

Mit einer Arsenbestimmung im Urin wird die Verdachtsdiagnose bestätigt oder ausgeschlossen. Zum Nachweis einer chronischen Intoxikation kann Arsen auch im Kopfhaar bestimmt werden.

[8] Lewisit wurde im Zweiten Weltkrieg von japanischen Streitkräften in China eingesetzt.

Blei (Pb)

Anorganische Bleiverbindungen werden z.B. in Akkumulatoren, in Anstreichfarbe, Lacken und Rostschutzfarben, bei der Herstellung von Glas-, Ton-, Keramikwaren und in Gießereien verwendet. Die organische Verbindung Bleitetraacetylacetat wird Kraftstoffen als Antiklopfmittel zugesetzt. In vielen Ländern wurde in den letzten Jahrzehnten die Verwendung von Blei/Bleiverbindungen, z.B. in Leitungswasserrohren, Pflanzenschutzmitteln, im Gebrauchsgeschirr oder als Benzinzusatz, eingeschränkt oder verboten.

Chronische Bleivergiftungen sind aber immer noch von Bedeutung und in die Differenzialdiagnose, z.B. unklarer Oberbauchschmerzen in Kombination mit einer ausgeprägten Anämie, einzubeziehen. Als Ursachen der Bleivergiftungen kommen u.a. infrage: Exposition im bleiverarbeitenden Gewerbe (in etwa 100 Berufen wird mit Blei gearbeitet), durch Bleirohre kontaminiertes Trinkwasser,[9] „natürlich" und in krimineller[10] Absicht kontaminierte Nahrungsmittel, die Aufnahme von Bleiverbindungen in suizidaler Absicht sowie bei Kleinkindern das Verschlucken abgeblätterter bunter bleihalter Farbanstriche. Als weitere Vergiftungsmöglichkeiten sind, wie zahlreiche Kasuistiken aus den letzten Jahren belegen, außer den bleihaltigen Glasuren in importiertem Geschirr auch alternativmedizinische und naturheilkundliche Heilkräutermixturen und Pillen zu beachten, die unter nicht-kontrollierten Bedingungen (z.B. Verwendung bleihaltiger Asche) hergestellt wurden. Die chronische Einnahme dieser Mittel kann infolge der langen Halbwertszeit von Blei durch Akkumulation eine unter Umständen lebensbedrohliche Intoxikation hervorrufen.

Resorbiertes Blei wird vor allem an das Hämoglobin in den Erythrozyten gebunden. Aus diesem verteilt es sich insbesondere in die Leber, die Nieren und das ZNS. Die Halbwertszeit im Blut und in den Geweben beträgt ca. 20 Tage. Blei akkumuliert in den Knochen (Halbwertszeit zehn bis 20 Jahre) und wird renal und mit den Fäzes ausgeschieden.

Die toxische Wirkung von Blei erklärt sich teilweise aus der Hemmung der an der Hämsynthese beteiligten Enzyme. Die Interaktion von Blei mit der Hämoglobinsynthese führt zu einer erhöhten δ-Aminolävulinsäure-(δ-ALA-)Konzentration in den Erythrozyten und zu einer erhöhten δ-ALA-Ausscheidung im Urin. Kinder haben eine deutlich höhere Resorptionsrate für Blei als Erwachsene und sind deshalb besonders gefährdet.

Häufigstes Symptom der nur noch selten vorkommenden **akuten** Bleiintoxikation sind die Magen-Darm-Koliken („Bleikoliken"). Die Symptome der **chronischen** Vergiftung (Saturnismus) betreffen das hämatopoetische System (mikro- bis normozytäre Anämie, basophile Tüpfelung der Erythrozyten), den Magen-Darm-Trakt (Übelkeit, Erbrechen Obstipation, Spasmen), das zentrale und periphere Nervensystem (Gedächtnis-, Konzentrationsstörungen, Erregungszustände, psychische Alterationen, ein-/beidseitige Radialisparese, „Fallhand") und die Nieren (tubuläre Störungen, interstitielle Nephropathie). Der Bleisaum am Zahnfleisch ist selten und meist nur bei schlechter Mundhygiene zu sehen.

Die Bestätigung bzw. der Ausschluss einer (akuten) Bleivergiftung erfolgt durch die Bestimmung der Bleikonzentration im Vollblut. Bei einer länger zurückliegenden Bleivergiftung und einer inzwischen normalen Bleikonzentration im Blut kann ein EDTA-Provokationstest Aufschluss über die Bleibelastung des Körpers geben.

Cadmium (Cd)

Cadmium ist ein auf der Erde ubiquitär vorkommendes Schwermetall. Es wird u.a. für die Herstellung von Metalllegierungen, Antikorrosionsmitteln und Batterien verwendet. Im Klärschlamm und in Phosphatdüngern enthaltenes Cadmium gelangt über Nutzpflanzen in die Nahrungskette. Einen relativ hohen Cadmiumgehalt haben u.a. manche Wildpilzarten, Leinsamen, Gemüse (Sellerie, Spinat, Grünkohl) und Tabakpflanzen. Zigaretten enthalten 0,1–0,2 µg Cadmium/Stück. Abzuraten ist vom häufigen Verzehr von Miesmuscheln, da diese Cadmium

[9] Gemäß Trinkwasserverordnung zulässiger Höchstwert des Haushaltstrinkwassers ab 1.12.2003: 25 µg/L, ab 1.12.2013: 10 µg/L

[10] Massenvergiftung in Ungarn durch Paprikapulver, das mit Bleioxid versetzt war

(und auch andere Schwermetalle aus dem Meerwasser) in beträchtlicher Menge kumulieren.

Cadmium im Rauch und Staub wird über die Lunge zu bis zu 50% resorbiert, aus der Nahrung nur bis zu ca. 10% aufgenommen. Cadmium ist ein typisches Kumulationsgift. Die biologische Halbwertszeit beträgt in den Nieren und in der Leber zehn bis 30 Jahre. Toxisch relevant sind die zweiwertigen Cadmium-Ionen. Sie binden an Metallothioneine. Cadmium wirkt zink- und kupferantagonistisch. Die Diskussionen über die teratogenen, mutagenen und kanzerogenen Wirkungen des Cadmiums sind noch im Gange.

Bei Unfällen an exponierten Arbeitsplätzen kann es durch Einatmen von Cadmiumoxidrauch und Cadmiumdämpfen zu einer **akuten** Vergiftung kommen, die nach mehr als 24-stündiger Latenzzeit zu einem toxischen Lungenödem, zum Kreislaufversagen und zur Nierenrindennekrose führen kann. Als Ursache **chronischer** Cadmiumintoxikationen kommen gewerbliche Vergiftungen und kontaminierte Nahrungsmittel in Betracht. Eine Massenvergiftung durch Cadmium im Reis[11] ist aus Japan bekannt geworden (Itai-Itai-Krankheit). Typische Folgen der chronischen Cadmiumvergiftung sind die Nephropathie und bei inhalativer Aufnahme außerdem der Cadmiumschnupfen und -husten, das Lungenemphysem und die Lungenfibrose.

Der Verdacht auf eine Cadmiumintoxikation wird durch die Bestimmung der Cadmiumkonzentration im Blut und die Messung der Cadmiumausscheidung im Urin geklärt.

Eisen (Fe)

Eisen ist für den Menschen sowohl ein essenzielles Spurenelement als auch ein potenzielles Gift. Bei Kindern kann die akzidentelle Aufnahme eisenhaltiger Medikamente (häufig aus nicht kindergesicherten Verpackungen), bei Erwachsenen die versehentliche oder absichtliche Überdosierung („Viel hilft viel") ärztlich verordneter Eisenpräparate zu klinisch relevanten Intoxikationen führen.

Nach oraler Aufnahme wird zweiwertiges Eisen bei saurem pH-Wert des Magensaftes intestinal gut resorbiert. Dreiwertiges Eisen wird wesentlich geringer, elementares Eisen nur in sehr geringem Ausmaß über den Magen-Darm-Trakt aufgenommen. Die Eisenbindungskapazität des gesamten Plasmatransferrins ist bei voller Sättigung mit 12 mg Eisen gering. Übersteigt die resorbierte Eisenmenge die Bindungskapazität, führen die toxischen „freien" Eisenionen zu Zellschäden an verschiedenen Geweben, z.B. an Endothelzellen der Blutgefäße.

Die akute Eisenvergiftung verläuft in mehreren Phasen:

- **Phase I** (0–6 Stunden nach Einnahme): hämorrhagische Nekrose des Epithels im Magen-Darm-Trakt mit blutigem Erbrechen, Durchfall, Magenkrämpfen, akutem Oberbauchsyndrom, metabolische Azidose, Fieber, Kreislaufschock,
- **Phase II** (6–12 Stunden nach Einnahme): Erholungsphase, Aufnahme des freien Eisens in das retikuloendotheliale System (RES),
- **Phase III** (12–48 Stunden nach Einnahme): Serumeisenkonzentration bereits wieder unauffällig. Gastrointestinale Nekrosen, Kreislaufkollaps, Leberzellschädigung, Nierentubulusnekrosen, metabolische Azidose und Schock, Gerinnungsstörungen. Mögliche Todesursachen nach Eisenintoxikation sind Darminfarkt, Herz-, Leber- und Pankreasversagen,
- **Phase IV** (2–6 Wochen nach Einnahme): Als Spätfolgen können Magen-, Pylorus- oder Jejunumstenosen auftreten.

Es stehen mehrere Metallkomplexbildner zur Verfügung, mit denen die Detoxikation und die Elimination einzelner Metallverbindungen beschleunigt werden können. Allerdings sind diese Substanzen sehr vorsichtig und gezielt bei strenger Indikationsstellung einzusetzen, da sie selbst, mit Ausnahme des Dimercaptopropansulfonats (DMPS), eine beträchtliche Eigentoxizität besitzen.

Die Eisenbestimmung im Plasma oder Serum ermöglicht die schnelle Sicherung der akuten Intoxikation. Bei Verdacht auf eine noch nicht abgeschlossene Resorption ist eine weitere Eisenbestimmung nach ca. zwei Stunden erforderlich.

[11] Kontamination durch Bewässerung der Reisfelder mit industriell verschmutztem, cadmiumhaltigem Flusswasser

Quecksilber (Hg)

Quecksilber wird technisch vielseitig verwendet. In metallischer Form ist es in vielen physikalischen und medizinischen Instrumenten[12] enthalten, u.a. in (Fieber-)Thermometern, Blutdruckmessgeräten, Barometern und Quecksilberdampflampen. Amalgame sind Legierungen aus metallischem Quecksilber mit Metallen (z.B. Zinn-Kupfer-Edelmetall-Amalgame). Als Füllmittel[13] werden sie in der Zahnheilkunde kaum noch verwendet.

Wegen der Toxizität der anorganischen und organischen Quecksilberverbindungen ist ihre Anwendung inzwischen stärker eingeschränkt. Quecksilberhaltige Pestizide oder Medikamente dürfen in Deutschland nicht mehr verwendet werden. Einer der Hauptemittenten für Quecksilber ist die Chloralkaliindustrie. Aus Industrieabfall wird das ins Wasser gelangte anorganische Quecksilber durch Mikroben reduziert, methyliert und als hochtoxisches Methylquecksilber über Plankton und Fische in die Nahrungsketten eingeschleust.

Bei Raumtemperatur weist das flüssige elementare Quecksilber einen erheblichen Dampfdruck auf (mit gasförmigem Quecksilber gesättigte Luft enthält bei 20 °C 13,6 mg Hg im Kubikmeter). Quecksilberdampf wird über die Lunge mit hoher Resorptionsrate (ca. 80%) aufgenommen. Organische Quecksilberverbindungen werden über den Magen-Darm-Trakt fast vollständig, verschlucktes metallisches Quecksilber dagegen nur geringfügig resorbiert.

Quecksilber-Ionen reagieren mit den Sulfhydrylgruppen in Enzymen und anderen Proteinen. Zweiwertige Quecksilberverbindungen (z.B. Sublimat) haben außerdem eine stark ätzende, Eiweiß denaturierende Wirkung.

Akute, in suizidaler Absicht herbeigeführte oder unfallbedingte akzidentelle Quecksilbervergiftungen sind selten. Verdampfendes Quecksilber bei gewerblicher Exposition oder aus ausgelaufenen Thermometern und medizinischen Apparaturen in Laboratorien oder im Haushalt können **chronische** Intoxikationen verursachen. Eine weitere Vergiftungsmöglichkeit besteht in der Aufnahme kontaminierter Nahrungsmittel, v.a. von Fischen mit hohem Gehalt an organischen Quecksilberverbindungen. Als Massenvergiftung ist die Minamata-Krankheit[14] bekannt geworden, verursacht durch den Verzehr von stark mit Methylquecksilber belasteten Fischen. Eine andere Massenvergiftung[15] ereignete sich 1971 im Irak durch quecksilberhaltiges Mehl. Ursache der Kontamination war mit Methylquecksilber belastetes Saatgut.

Bei der **akuten** Intoxikation nach Verschlucken von Quecksilberverbindungen kommt es in zeitlicher Aufeinanderfolge zur Gastroenteritis, Anurie und Urämie, Colitis membranacea und Stomatitis mercurialis. Die Symptome der **chronischen** Vergiftung sind Appetitlosigkeit, Gewichtsabnahme, Kopf- und Gliederschmerzen, Speichelfluss, ulzeröse Gingivitis, Metallgeschmack (Frühsymptome) sowie psychische Veränderungen mit Stimmungslabilität, gesteigerter Erregbarkeit (Erethismus mercurialis) und feinschlägiger Intentionstremor (Tremor mercurialis), u.a. erkennbar an der Zitterschrift. Außerdem können Störungen des peripheren Nervensystems und Polyneuropathien auftreten.

Thallium (Tl)

Thallium kommt in seinen Verbindungen in den Oxidationsstufen (I) und (III), in vivo nur in der einwertigen Form vor. Es wird insbesondere über Flugstäube und Rauchgase aus Zementwerken, Verhüttungsbetrieben und Kohlekraftwerken emittiert. Die meisten Thalliumsalze sind gut wasserlöslich. Sie wurden lange Zeit u.a. als Rodentizide (Inhaltsstoff Thalliumsulfat, 2–2,5%) in Rattengiftpasten und -körnern und als Enthaarungsmittel (Thalliumacetat) verwendet. Altbestände von Rodentiziden sind auch heute noch gelegentlich Ursache absichtlich

---

12 Die Produktion quecksilberhaltiger Messgeräte für den Gesundheitsbereich ist in der EU zukünftig untersagt.

13 Bei lege artis hergestellten, abgebundenen Amalgamen und korrekt gelegten Füllungen sind praktisch keine gesundheitsgefährdenden somatischen Wirkungen zu erwarten.

14 In Minamata wurden durch ein lokales Werk jahrzehntelang große Quecksilbermengen in die Meeresbucht eingeleitet. Von einer dauerhaften Gehirnschädigung infolge der Minamata-Krankheit sollen zwischen 1953 und 1969 ca. 15 000 Menschen betroffen gewesen sein.

15 Über 6000 geschädigte Personen, mehr als 500 Todesfälle

herbeigeführter (Suizid bzw. kriminelle Giftbeibringung) und akzidenteller Vergiftungen (bei Kindern nach Verschlucken der bunten Präparate[16]).

Thallium wird inhalativ, oral und perkutan aufgenommen. Im Magen-Darm-Trakt wird es schnell resorbiert. Nach rascher Verteilung im Organismus wird Thallium insbesondere in der Niere, der Leber, den Knochen, der Haut, den Haaren, den Finger- und Fußnägeln sowie im ZNS gespeichert. Die Ausscheidung erfolgt über die Nieren und den Darm.

Die Symptomatik der **akuten** Intoxikation ist typisch: Unmittelbar nach oraler Aufnahme treten Übelkeit und Erbrechen auf. Nach einem symptomfreien Intervall von zwei bis drei Tagen kommt es zur Polyneuropathie (Leitsymptom), zur Gastroenteritis mit schweren Brechkrämpfen und Diarrhöen, zu psychischen Veränderungen, zur Enzephalopathie, zu Leberfunktionsstörungen, zur Tachykardie und zum kardiogenen Schock. Das zweite Leitsymptom ist der büschelweise Haarausfall ab dem 13. Tag.

Polyneuritis, Müdigkeit, Schlafstörungen, Haarausfall und psychische Veränderungen sind Symptome der seltenen **chronischen** Thalliumintoxikation.

Bei Verdacht auf eine Vergiftung ist unverzüglich die Diagnose durch eine Bestimmung der Thalliumkonzentration im Urin und Blut zu sichern, um gegebenenfalls die Therapie noch in der Latenzphase einzuleiten. Die Antidottherapie mit Berliner Blau unterbricht den enterohepatischen Kreislauf.

Zu Antidotgaben bei Metallvergiftungen ➤ Tab. 22-16.

Tab. 22-16 Antidotgabe bei Metallvergiftungen.

Metall	Art der Intoxikation	Antidot
Arsen	Alle Arten der Intoxikation	Dimercaprol oder Dimercaptopropansulfonat (DMPS)
Blei	Leichte Intoxikation (ohne Enzephalopathie)	EDTA oder DMPS
	Schwere Intoxikation (mit Enzephalopathie)	Dimercaprol plus EDTA oder DMPS
	Nach der Akutphase	DMPS oder Penicillamin
Cadmium	Inhalative Intoxikation	DMPS
	Leichte bis mittlere orale Intoxikation	EDTA
	Schwere orale Intoxikation	DMPS
Eisen	Orale Intoxikation	Deferoxamin
Quecksilber	Leichte Intoxikation	DMPS
	Schwere Intoxikation	Dimercaprol oder DMPS
Thallium	Akute oder chronische Intoxikation	Berliner Blau bis Thalliumkonzentration im Urin < 200 µg/L

22.8.7 Pilze

Die klinischen Symptome nach der Aufnahme von Pilzmahlzeiten können auf individuelle Unverträglichkeit (größere Mengen sind schwer verdaulich), auf verdorbene (falsche Aufbewahrung, mehrmaliges „Aufwärmen", nach den ersten Nachtfrösten gesammelte Pilze), auf falsch zubereitete Speisepilze und auf giftige Pilze zurückzuführen sein.

Die Vergiftung durch Giftpilze geschieht meist aus Verwechslung (Knollenblätterpilze mit Champignons) oder Unkenntnis der Pilzarten, gelegentlich auch in suizidaler Absicht. Bedenkt man, dass in Deutschland ca. 500 Speisepilze bekannt sind, ist die Zahl der tatsächlichen giftigen Pilze mit etwa 20 verschiedenen Arten als eher gering anzusehen. Dennoch sind akute Pilzvergiftungen nicht selten. In Deutschland ist jährlich mit 50–100 Todesfällen, überwiegend nach Konsum von grünen Knollenblätterpilzen, zu rechnen. Die verbreitete Meinung, dass Pilzgifte durch Kochen oder Trocknen zerstört würden, trifft für viele Toxine (z.B. Amanitine im Knollenblätterpilz, Muscarin in Risspilzen, Trichterlingen und Satansröhrlingen) nicht zu.

Die zyklischen Oktapeptide α-, β-, ε-, γ-Amanitin und weitere Amatoxine in den Knollenblätterpilzen zählen zu den gefährlichsten Giftstoffen der Natur. Die Amatoxine sind in geringsten Mengen (0,1–

[16] Zelio®-Paste ist mit blauer, Zelio®-Körner sind mit roter Warnfarbe versetzt.

0,3 mg/kg KG) für den Menschen[17] tödlich. Bei einem Gehalt von 15–20 mg Amatoxinen in 100 g frischen grünen Knollenblätterpilzen kann ein einziger ausgewachsener Pilz für eine tödlich verlaufende Vergiftung ausreichen. Amanitine sind kochfest[18] und resistent gegen sauren Magensaft sowie körpereigene Proteasen. Nach oraler Aufnahme werden sie rasch resorbiert und im enterohepatischen Kreislauf von der Leber mit ca. 15%iger Extraktion per Passage aufgenommen. In den eukaryoten Zellen hemmen Amatoxine die RNA-Polymerase II und damit die Transkription der Messenger-RNA, sodass es mit einer typischen Latenz von 48 Stunden zum programmierten Zelltod kommt. Betroffen sind hauptsächlich die stoffwechselintensiven Leberzellen, außerdem auch die Tubuluszellen der Nieren. Die Amanitine werden enteral und renal ausgeschieden.

Bereits bei Verdacht auf eine Knollenblätterpilzvergiftung soll die Therapie mit Silibinin eingeleitet werden, auch wenn das Ergebnis der Amanitinbestimmung noch nicht vorliegt. Es wird angenommen, dass Silibinin die Aufnahme von lebertoxischen Substanzen durch Strukturveränderung der Leberzellmembran erschwert und die Leberzellregeneration stimuliert. Die Meinungen über die Wirksamkeit einer zusätzlichen Penicillin-G-Therapie sind geteilt.

Je nach Art der giftigen Pilze sind verschiedene Symptome/Syndrome zu erwarten (➤ Tab. 22-17).

Spezifische Verfahren zum Nachweis und zur Quantifizierung von Pilzgiften fehlen bis auf wenige Ausnahmen. Für einige Inhaltsstoffe existieren Farbreaktionen, die jedoch unspezifisch sind. Verschiedene Pilzgifte, wie Muscarin und Psilocin, können mit Hilfe dünnschicht-, hochdruckflüssig- oder gaschromatographischer Methoden erfasst werden. Sog. Screening-Methoden gibt es nicht. α-Amanitin kann in Speziallaboratorien mit einem Enzymimmunoassay nachgewiesen und quantitativ bestimmt werden.

Als weitere Inhaltsstoffe der Pilze sind die im Fruchtkörper akkumulierten Schwermetalle, Cadmium, Blei und Quecksilber, und langlebige Radionuklide zu beachten. Die WHO empfiehlt, nicht mehr als 250 g Wildpilze pro Woche zu verzehren.

[17] nicht für verschiedene Tiere, z. B. Rehe, Hasen, Nager
[18] Amanitine sind gegen Hitze von über 250 °C resistent.

22.8.8 Psychopharmaka

Unter dem Begriff Psychopharmaka werden drei Arzneimittelgruppen zusammengefasst: Antidepressiva, Neuroleptika und Tranquilizer. Als „Stimmungsstabilisator" gehört auch Lithium zu den Psychopharmaka.

Entsprechend ihrem Wirkungsmechanismus werden vier Gruppen von **Antidepressiva** unterschieden: nicht-selektive Monamin-Rückaufnahmeinhibitoren (NSMRI), selektive Serotonin-Rückaufnahmeinhibitoren (SSRI), selektive Noradrenalin-Rückaufnahmeinhibitoren (SNRI), selektive Serotonin- und Noradrenalin-Rückaufnahmeinhibitoren (SSNRI). Alle Antidepressiva wirken stimmungsaufhellend und psychomotorisch entweder dämpfend oder aktivierend, einige sind zusätzlich anxiolytisch und antisuizidal wirksam. Bei allen psychomotorisch antriebssteigernd wirkenden Antidepressiva, dazu gehören verschiedene trizyklische Antidepressiva (Nortriptylin, Desipramin) sowie den SNRI und SSRI, ist zu berücksichtigen, dass sie zu Beginn der Therapie Suizidalität, z.B. Suizidgedanken oder Suizidversuche, auslösen und fördern können.

Die **Neuroleptika** umfassen eine sehr heterogene Gruppe von Wirkstoffen mit antipsychotischer, sedierender und psychomotorischer Wirkung.

Unter den **Tranquilizern** haben die Benzodiazepine die größte Bedeutung. Zu den toxikologischen Aspekten dieser Substanzgruppe ➤ Kap. 22.8.9.

Trizyklische Antidepressiva

Trizyklische Antidepressiva (TCA) haben ein breites Spektrum an Haupt- und Nebenindikationen und werden entsprechend häufig verordnet. Laut Arzneimittelreport wurden 2005 von den nicht-selektiven Monamin-Rückaufnahmeinhibitoren (NSMRI) Amitriptylin, Doxepin, Trimipramin, Amitritylinoxid und Clomipramin knapp 200 Millionen definierte Tagesdosen (DDD) verschrieben.

Tab. 22-17 Pilzgifte und Symptome der Vergiftung.

Syndrom	Pilzart	Pilzgifte[1]	Latenzzeit[2] (L) Verlaufsdauer (V)	Symptome	Hauptwirkung
Phalloides-Syndrom	Knollenblätterpilze, Gifthäublinge, Schirmlinge	Amatoxine (α-, β-, γ-, ε-Amanitin u.a.) Phallotoxine[3] Phalloidin	L: meist 6–24 Stunden	Hepatotoxisch	Hepatotoxisch, RNA-Polymerase-Inhibitor
Gyromitra-Syndrom	Lorcheln	Gyromitrin und Metaboliten (N-Formylhydrazin, Methylhydrazin)	L: 6–24 Stunden	Übelkeit, Kopf- und Bauchschmerzen, auch zentralnervöse Symptome	Hepato- und neurotoxisch
Orellanus-Syndrom	Schleierlinge, Orangefuchsiger Raukopf	Orellanin Orellin	L: sehr lang, oft Tage bis Wochen, selten nur Stunden	Zuerst Übelkeit, Erbrechen, später Durst, Nierenschmerzen, zunehmender Nierenschaden	Nephrotoxisch
Muscarin-Syndrom	Risspilze, Trichterlinge, Satanspilze	Muscarin	L: Minuten bis 2 Stunden V: einige Stunden	Schweißausbrüche, Speichelfluss, Tränenfluss, Brechdurchfälle, Bauchkoliken, Miosis, asthmoide Luftnot	Reaktion mit cholinergen Rezeptoren
Pantherina-Syndrom	Pantherpilz, Fliegenpilz	Ibotensäure, Muscimol,[4] Muscazon und unbekannte Toxine	L: Minuten bis 2 (4) Stunden	Dem Alkoholrausch ähnliche Symptome, Euphorie, Halluzinationen, Gangstörungen, dann Muskelzittern, Krampfanfälle	$GABA_A$-Rezeptoragonisten und psychoaktive Wirkungen
Psilocybin-Syndrom[5]	Psilocybe-Arten, Düngerlinge, Glockenschüpplinge, Heudüngerlinge, Flämmlinge	Psilocybin, Psilocin	L: Minuten bis 2 Stunden V: bis zu 12 Stunden	Schwindel, Rauschzustände, Halluzinationen, Wahnvorstellungen	Gastrointestinale Störungen, LSD-ähnliche Wirkungen
Paxillus-Syndrom (tritt erst nach Sensibilisierung auf)	Kahler Krempling[6]	Unbekannte Toxine, Hämolysine, Hämagglutinine	L: Minuten bis 2 Stunden	Erbrechen, Bauchkoliken, ab ca. 2 Stunden nach Ingestion Hämolyse	Immunreaktion
Coprinus-Syndrom (Acetaldehyd-, Antabus-Syndrom)	Tintlinge	Coprin und dessen Metabolit 1-Aminocyclopropranol	L: wenige Minuten nach Alkoholgenuss V: bis zu 72 Stunden nach Pilzgenuss	Hitzegefühl, Gesichtsrötung, erhöhte Pulsfrequenz, Kopfschmerzen, Atemnot, Engegefühl, Schwindel, Blutdruckabfall, Kollaps	Alkoholüberempfindlichkeit, Hemmung der Acetaldehyddehydrogenase

Tab. 22-17 Pilzgifte und Symptome der Vergiftung. (Forts.)

Tricholoma-Syndrom	Grünling[6]	Unbekannte Giftstoffe	L: Tage bis Wochen, kumulativ	Rhabdomyolyse, Nierenversagen, Atemnot, Herzrhythmusstörungen	
Weitere Vergiftungen mit Magen-Darm-Symptomen	Speitäublinge, Karbolegerling, Satansröhrling, Giftreizker u.a.	Diverse Giftstoffe	Minuten bis 4 Stunden	Erbrechen, Durchfall, Bauchkoliken	

[1] Der Wirkstoffgehalt der Pilze kann jahreszeitlich und regional schwanken.
[2] Bei langer Latenzzeit (> 6 Stunden) ist in der Regel mit einem schweren Verlauf zu rechnen.
[3] Beim Menschen nach oraler Aufnahme ohne toxische Wirkung.
[4] Insektizidähnliche Wirkung.
[5] Das Syndrom wird durch psilocybinhaltige Pilze ausgelöst, die auch als „magic mushrooms" bekannt sind. Eine Vergiftung durch Verwechslung mit anderen Pilzen ist eher selten. Fast ausschließlich werden die Pilze mit halluzinogener Wirkung absichtlich im Rahmen des Drogenabusus eingenommen. Psilocybinhaltige Pilze fallen seit 1998 unter das Betäubungsmittelgesetz.
[6] In Deutschland aus der Liste der Speisepilze gestrichen.

Die trizyklischen Antidepressiva wirken als nichtselektive Monamin-Rückaufnahmeinhibitoren. Bereits bei therapeutischen Konzentrationen können periphere vegetative (Mundtrockenheit, Akkommodationsstörungen, Mydriasis, Obstipation, Miktionsstörungen, Tachykardie) und zentrale Nebenwirkungen (Sedierung, Delirien, orthostatische Störungen, Appetitanregung) auftreten, die im Wesentlichen auf die anticholinergen Effekte der TCA zurückzuführen sind.

Infolge der geringen therapeutischen Breite der TCA haben sie ein hohes Intoxikationsrisiko. Die Einnahme einer gesammelten Wochenration reicht für eine tödliche TCA-Vergiftung aus. Bei Personen mit verminderter oder fehlender P450-2D6P-Enzymaktivtät (poor metabolizer) ist der TCA-Metabolismus gestört, sodass schon bei normaler therapeutischer Dosierung (lebens)gefährlich hohe Plasmakonzentrationen erreicht werden.

Die akzidentell verursachte oder absichtlich herbeigeführte Intoxikation mit TCA ist der einer Atropinvergiftung ähnlich. Weitere kardiotoxische Wirkungen (Überleitungsstörungen bis zum AV-Block) werden auf die chinidinartigen Eigenschaften der TCA zurückgeführt. Da die Vergiftung, insbesonders für Kinder, lebensgefährlich sein kann, ist eine sofortige intensivmedizinische Behandlung notwendig.

Die Anzahl der Vergiftungen mit trizyklischen Antidepressiva hat in den letzten Jahren ständig zugenommen. Neben den Benzodiazepinen und Paracetamol gehören in Deutschland die TCA zu den drei am häufigsten in suizidaler Absicht verwendeten Arzneimitteln.

Lithium (Li)

Als Psychopharmakon wirkt Lithium stimmungsstabilisierend. Indikation für die Lithiumtherapie ist die Behandlung uni- und bipolarer affektiver Störungen. Lithium wird auch zur Verstärkung der Wirkung von Antidepressiva verwendet.

Nach oraler Aufnahme wird Lithium rasch und fast vollständig resorbiert. Die maximale Konzentration im Serum/Plasma ist nach zwei bis vier Stunden erreicht, die Halbwertszeit beträgt etwa 24 Stunden. Lithium wird bis zu 90% renal eliminiert. Die therapeutische Serum-/Plasmakonzentration liegt zwischen 0,6 und 1,2 mmol/L. Der Mechanismus der psychotropen Lithiumwirkung ist noch ungeklärt.

Lithium hat eine geringe therapeutische Breite. Akzidentell verursachte und absichtlich herbeigeführte Überdosierungen sowie Natriumverluste bei Diarrhöen, starkem Schwitzen oder Diuretikabehandlung erhöhen das Intoxikationsrisiko. Bereits ab einer Konzentration von 1,2–1,4 mmol/L im Serum/Plasma kommt es zu unerwünschten Wirkungen auf den Magen-Darm-Trakt (Nausea, Erbrechen,

Diarrhö), das ZNS (Tremor, Krampfanfälle und Koma) und die Nieren (Polydipsie, Polyurie). Da ein spezifisches Antidot nicht verfügbar ist, wird symptomatisch therapiert. Gegebenenfalls ist eine forcierte Diurese mit gleichzeitiger Hämodialyse erforderlich. Nicht rechtzeitig erkannt und therapiert, können Lithiumintoxikationen letal verlaufen.

22.8.9 Sedativa/Hypnotika

Benzodiazepine

Benzodiazepine zählen zu den meistverordneten Sedativa/Hypnotika. Durch Angriff am „Wachsystem" der Formatio reticularis im ZNS wird eine indirekte schlaffördernde Wirkung erzielt. Bindungsstelle ist der Benzodiazepinrezeptor im Chloridkanal-GABA-(A)-Komplex. Spezifische periphere Benzodiazepinrezeptoren sind im Intestinaltrakt, in der Lunge, der Niere und im Herz lokalisiert. Letztere sind bei der Benzodiazepinüberdosierung/-intoxikation für die Kreislaufdepression verantwortlich. Des Weiteren haben Benzodiazepine anxiolytische, antikonvulsive und muskelrelaxierende Wirkungen.

Einige Benzodiazepine, insbesondere Flunitrazepam, Lorazepam, Diazepam, werden missbräuchlich auch als Suchtmittelersatz und zum Beigebrauch[19] bei der Substitutionsbehandlung, z.B. mit Methadon, verwendet.

Benzodiazepine haben eine große therapeutische Breite. Bei chronischer Anwendung besteht die Gefahr der Toleranz sowie der physischen und psychischen Abhängigkeit.

Monointoxikationen mit Benzodiazepinen sind in der Regel nicht lebensbedrohlich. **Cave:** Eine therapeutische Benzodiazepindosis intravenös **schnell** verabreicht kann tödlich wirken. Die häufigen Mischintoxikationen mit Ethanol können, u.a. wegen der Atemdepression, gefährlich werden.

[19] Gebrauch anderer, den Zweck der Substitution und/oder das Leben des Patienten gefährdender Stoffe (Beigebrauch). Durch Anwendung geeigneter labordiagnostischer Verfahren in angemessener Häufigkeit und unregelmäßigen Zeitabständen ist sicherzustellen, dass ein Beigebrauch erkannt wird.

Für die Therapie der Benzodiazepinintoxikation steht mit Flumazenil (Anexate®) ein innerhalb von Sekunden wirkendes **Antidot** zur Verfügung. Das strukturverwandte Flumazenil verdrängt Benzodiazepine kompetitiv von ihren Rezeptoren. Das Antidot ist allerdings wegen der zahlreichen unerwünschten Nebenwirkungen, wie Blutdrucksteigerung und auch -senkung, erhöhte Herzfrequenz, ventrikuläre Extrasystolen, Schweißausbrüche, Flush, Agitiertheit, generalisierte Krampfneigung und Angstzustände beim Aufwachen, vorsichtig zu dosieren. Da Flumazenil eine kürzere Halbwertszeit (ca. 45 Minuten) als die meisten Benzodiazepine hat, sollten die Patienten auch nach dem Aufwachen noch einige Zeit unter Aufsicht bleiben.

Barbiturate

Barbiturate, lange Zeit als Schlafmittel eingesetzt, sind in diesem Wirkungsbereich heute weitgehend durch die Benzodiazepine ersetzt. Das lang wirkende Phenobarbital ist weiterhin als Antiepileptikum gebräuchlich, die kurz wirkenden Barbiturate Thiopental und Methohexital dienen zur Narkoseeinleitung und zur Aufrechterhaltung eines künstlichen Komas.

Barbituratvergiftungen gehörten früher zu den häufigsten Suizidarten bei Erwachsenen. Nach Aufnahme der Barbiturate in die Betäubungsmittel-Verschreibungsverordnung haben die Intoxikationen jedoch drastisch abgenommen. Vergiftungen, vorwiegend mit Phenobarbital, kommen aber immer noch vor. Die Letalität der Barbituratvergiftung liegt bei ca. 1%.

Barbiturate haben im Vergleich zu den Benzodiazepinen eine viel geringere therapeutische Breite. Die 2- bis 40fache Menge einer hypnotisch wirkenden Einzeldosis führt in der Regel zu einer schweren Barbituratintoxikation. Längere Einnahme therapeutischer Dosen kann zur physischen Abhängigkeit führen. Bei missbräuchlichem Konsum höherer Dosen entwickelt sich die Abhängigkeit innerhalb weniger Wochen.

Symptome der Barbituratvergiftung sind zunehmende Schläfrigkeit, Bewusstseinstrübung und abnehmende Reaktion auf Schmerz- und Lichtreize, Koma mit Areflexie, zentrale Atemlähmung und

Kreislaufschock. Bei längeren Liegezeiten bis zum Auffinden der Patienten wird häufig infolge der Rhabdomyolyse eine deutlich bis extrem erhöhte Aktivität der Kreatinkinase (CK) im Serum/Plasma beobachtet.

Ein Antidot zur Behandlung der Barbituratvergiftung ist nicht verfügbar. Der früher übliche Einsatz von ZNS-stimulierenden Pharmaka ist heute wegen der hohen Mortalitätsrate obsolet.

22.8.10 Antihistaminika

Antihistaminka sind Arzneimittel, die die Wirkung des körpereigenen Botenstoffs Histamin aufheben oder abschwächen, indem sie Histaminrezeptoren blockieren. Die Antihistaminika werden entsprechend ihrer Selektivität für die vier verschiedenen Histaminrezeptoren in H_1-, H_2-, H_3- und H_4-Antihistaminika unterteilt. Lediglich die H_1- und H_2-Antihistaminika besitzen derzeit eine therapeutische Bedeutung. Eingesetzt werden sie insbesondere zur Behandlung von Allergien oder zur Therapie einer Gastritis.

Der Begriff Antihistaminika wird teilweise als Synonym für H_1-Antihistaminika verwendet.

Antihistaminika besitzen ein unterschiedlich stark ausgeprägtes Vermögen, die Blut-Hirn-Schranke zu passieren und zeigen somit ein unterschiedliches Spektrum zusätzlicher zentralnervöser Wirkungen und unerwünschter Nebenwirkungen. H_1-Antihistaminika werden in Präparate der ersten, der zweiten und bisweilen der dritten Generation unterteilt, wobei sich die H_1-Antihistaminika der ersten einerseits und der zweiten und dritten Generation andererseits im Wesentlichen durch ihre ZNS-Gängigkeit unterscheiden.

Diphenhydramin

Diphenhydramin ist ein Antihistaminikum der ersten Generation mit stark sedierender Komponente. Als rezeptfrei erhältliches Schlafmittel wird es relativ häufig in suizidaler Absicht verwendet. Diphenhydramin gehört zur Gruppe der Ethanolamine und wirkt über die Blockade der H_1-Rezeptoren. Es wird nach oraler Aufnahme und rascher Resorption im gesamten Körperwasser verteilt. Die Plasmaproteinbindung liegt bei 98%. Diphenhydramin unterliegt einem ausgeprägten First-pass-Effekt in der Leber. Die Plasmahalbwertszeit beträgt drei bis acht Stunden. Die Metaboliten werden zu über 60% renal ausgeschieden. Die Wirkung hält dosis- und patientenabhängig vier bis sechs Stunden an. Zu den Stadien der Diphenhydraminwirkung ➤ Tab. 22-18. Die gleichzeitige Aufnahme alkoholischer Getränke verstärkt die zentral dämpfende Wirkung deutlich. Diphenhydramin wird auch gut über die Haut resorbiert und als topisches Antiallergikum zur Milderung des Juckreizes genutzt.

Tab. 22-18 Stadien der Diphenhydraminintoxikation.

Schwere der Intoxikation	Symptome
Leicht	Desorientiertheit, Müdigkeit
Mittelschwer	Sedierung, Angst, Halluzinationen, Mydriasis, leichte Tachykardie, Temperaturerhöhung
Schwer	Sopor bis Koma, tonisch-klonische Krampfanfälle, Tachykardie, Azidose, QT-Verlängerung, akute Psychose

Das anticholinerge Syndrom kann mit Physostigmin behandelt werden. Sekundäre Eliminationsverfahren wie Hämoperfusion, Hämodialyse oder forcierte Diurese sind aufgrund des hohen Verteilungsvolumens der Substanz wirkungslos.

22.8.11 Rauschmittel

Die Gruppe der stoffgebundenen Rauschmittel, die eine vorübergehende Einengung des Bewusstseins bzw. eine Veränderung von Gefühl und Erleben (z.B. Euphorie, Ekstase) verursachen und bei abnormem Rausch auch persönlichkeitsfremde Handlungen auslösen können, umfasst eine Vielzahl sehr heterogener Substanzen. Zu den Rauschmitteln im engeren Sinn gehören die „klassischen Drogen“ Opium, Cannabinoide, Kokain, Amfetamine und Lysergsäurediethylamid (LSD).

Designerdrogen sind synthetisch hergestellte Rauschstoffe, deren Molekülstruktur auf der Basis von Leitstrukturen entworfen („designed“) wurde. Als Grundlage zum Designen von Halluzinogenen dienen häufig die Strukturklassen der Phenylethylamine, Tryptamine und Fentanlyle („Designer-Amfetamine"). Designerdrogen werden u.a. entwickelt, um eine Zeit lang das Betäubungsmittelgesetz zu umgehen, da die neu synthetisierten Stoffe im Gegensatz zu ihren Ausgangsprodukten vom BTMG nicht aktuell erfasst werden. Allerdings unterliegen die Designerdrogen als Arzneimittel den Bestimmungen des Arzneimittelgesetzes, d.h. der Handel mit den vollsynthetisch hergestellten Drogen kann als Inverkehrbringen bedenklicher Arzneimittel strafbar sein.

Für einen Teil der Rauschmittel gibt es immunchemische Nachweisverfahren. Diese sog. Drogensuchtests sind mit vergleichsweise geringem Aufwand durchführbar. Für die korrekte Interpretation der Resultate sind entsprechende analytische, pharmakologische und pathobiochemische Kenntnisse notwendig.

Opiate, Heroin

Opiate und Heroin sind wegen des hohen Suchtpotenzials besonders gefährlich. Zur Wirkung, Symptomatik und Antidotgabe ➤ Kap. 22.8.2.

Cannabinoide

Zu den Cannabinoiden zählen die aus der weiblichen Cannabispflanze (Cannabis sativa, indischer Hanf) gewonnenen Produkte Haschisch (getrocknetes Harz), Haschischöl und Marihuana (getrocknete junge Blätter, Blütenstauden und Stängel der Cannabispflanzen). Hauptwirkstoff von Cannabis ist das δ-9-Tetrahydrocannabinol (THC).

Meistens werden Haschisch und Marihuana, mit Tabak vermischt, als „Joint" geraucht („Kiffen"). Die orale THC-Aufnahme erfolgt über „Teegebäck" und Tees. Die Wirkstoffkonzentrationen variieren je nach Zubereitung. So enthalten eine Marihuanazigarette ca. 1–3% THC (20 mg), das Haschischharz ca. 3–6% und das Haschischöl ca. 25–60% THC.

Der genaue Wirkungsmechanismus der Cannabinoide ist noch nicht geklärt. In der Regel setzen die Wirkungen ab 8–10 mg THC, entsprechend 0,2–2 g reinen Haschischs, bereits nach wenigen Minuten ein. Im Vordergrund stehen ein Gefühl der Entspannung, angenehme Apathie und mäßige Euphorie sowie eine Intensivierung optischer und akustischer Sinneswahrnehmungen. Neben den psychischen Effekten, die ursächlich zum Cannabiskonsum motivieren, gehören zu den typischen THC-Wirkungen u.a. Konjunktivitis, Mundtrockenheit, Hypothermie, Tachykardie, Hypotonie, Senkung des intraokularen Drucks. Cannabis steigert den Appetit und wirkt antiemetisch. Die hauptsächlichen toxischen Wirkungen der Cannabinoide sind Panikattacken, Delirium, paranoide und manische Zustände.

Akute lebensbedrohliche Zustände nach Cannabiskonsum treten selten auf. Gelegentlich kann es zu Komplikationen wie Aspiration oder Lungenschädigungen durch Valsalva-Manöver kommen.

Kokain

Der Wirkstoff Kokain wird aus dem südamerikanischen Kokastrauch (Erythroxylon coca) gewonnen, dessen Blätter etwa 1% des Alkaloids enthalten. Die Anbauzentren liegen in Ländern Südamerikas (Bolivien, Brasilien, Ecuador, Peru, Kolumbien). Der Kokastrauch wurde bereits in vorkolumbianischer Zeit insbesondere im Gebiet des heutigen Peru als „heilige Pflanze" der Inka kultiviert. Das Kauen präparierter Cocablätter (nach Zusatz von Kalk oder Pflanzen-/Knochenasche zur Spaltung der Kokainester) ist bei den Indios vor allem in den Hochländern Perus und Boliviens wegen der anregenden und das Hungergefühl unterdrückenden Wirkungen seit Jahrhunderten alter Brauch.

Kokain und seine Zubereitungen sind verkehrs- und verschreibungspflichtige Arzneimittel. Therapeutisch werden heute aber nur noch Kokainlösungen (bis zu einem Gehalt von 20%) oder Kokainsalben (bis zu einem Gehalt von 2%) zur Lokalanästhesie im Kopfbereich angewendet. Wegen seiner zentral erregenden Wirkung wird Kokain inzwischen weltweit als Rauschmittel konsumiert.

Kokain wird über die Nasenschleimhaut gut resorbiert und deshalb üblicherweise durch „Schnupfen" aufgenommen. Beim Cocainismus[20] erfolgt die

---

[20] Kauen präparierter Kokablätter; darf nicht verwechselt werden mit dem Cocainismus (Kokain-Abhängigkeit)

Aufnahme bukkal. Die Wirkung tritt in beiden Fällen nach wenigen Minuten ein. Die freie Base des Kokains, bekannt als Crack, kann geraucht werden und entfaltet seine Wirkung binnen Sekunden. Aufgrund eines hohen First-Pass-Effekts liegt die Bioverfügbarkeit nach oraler Aufnahme bei nur 20–40%. Der Abbau erfolgt schnell zu den unwirksamen Hauptmetaboliten Benzoylecgonin und Methylecgonin abgebaut. Diese werden renal eliminiert.

Der Wirkungsmechanimus des Kokains beruht auf einer Sympathikusstimulation durch Hemmung der präsynaptischen Wiederaufnahme der Neurotransmitter Noradrenalin, Dopamin und Serotonin an den Synapsen. Höhere Kokainkonzentrationen wirken über eine Blockade der Na^+-Kanäle negativ inotrop.

Kokain löst zahlreiche psychische Wirkungen aus, u.a. allgemeines Wohlbefinden, Euphorie und Vigilanzsteigerung, ein überhöhtes Selbstvertrauen bis zur Selbstüberschätzung sowie optisch-akustisch-taktile Halluzinationen. Der Rausch dauert nur kurz an und endet häufig in Angst, Aggression und Depression. Bei den somatischen Wirkungen dominieren Kopfschmerzen, Hypertonus, Tachykardie und Mydriasis. Als Folge der vasokonstriktorischen Wirkung ist bei Kokainschnupfern die Nasenscheidewand entzündet, ulzeriert oder perforiert.

Für die Kokainintoxikation typisch ist die Trias Mydriasis, kardiovaskuläre Schäden (Hypertonie, Tachykardie, Koronarspasmen) und neurologische Störungen (Kopfschmerzen, epileptische Anfälle, Bewusstseinseinschränkungen bis zur Bewusstlosigkeit). Bei den psychischen Intoxikationserscheinungen stehen Angst, Agitiertheit, paronoide Psychosen und Depression mit erhöhter Suizidalität im Vordergrund.

Ein spezifisches **Antidot** ist nicht verfügbar. Die Therapie beschränkt sich auf symptomatische Maßnahmen.

Amfetamine

Amfetamine sind synthetisch hergestellte Substanzen, die sich vom Phenylethylamin ableiten. Sie setzen die Neurotransmitter Dopamin, Noradrenalin und Serotonin im zentralen Nervensystem, Noradrenalin außerdem auch peripher frei.

Amfetamine wirken hauptsächlich euphorisierend, stimulierend, antriebssteigernd und anorektisch. Als Arzneimittel, die der Betäubungsmittel-Verschreibungsordnung unterliegen, werden sie zur Behandlung der Narkolepsie und des Aufmerksamkeitsdefizitsyndroms (ADS) angewendet. Amfetamine als Appetitzügler (Pseudoephedrin, Norpseudoephedrin) sind, obwohl in Deutschland nicht mehr zugelassen, immer noch im Gebrauch. Sie können eine pulmonale Hypertonie mit letalem Verlauf verursachen.

Weltweit werden Amfetaminderivate illegal als Aufputschmittel („ups“, „uppers“ oder „Schnellmacher“), häufig in der Techno-Szene, konsumiert. Als Partydrogen sind u.a. Ecstasy (3,4-Methylendioxy-N-metamphetamin, MDMA) und weitere Methylendioxyderivate, z.B. MDA, MDE, MBDB, in Mode.

Zu den Nebenwirkungen der Amfetamine gehören Hypertonie, Schwitzen, Tremor, Mundtrockenheit, Bradykardie und Tachyarrhythmien.

Nach hohen Amfetamindosen kann es durch extreme Hyperthermie, Krämpfe, Kreislauf- und Nierenversagen (infolge unterdrückter physiologischer Schutzmechanismen wie Ruhe nach starker körperlicher Anstrengung, Flüssigkeitsaufnahme nach starkem Schwitzen) zu lebensbedrohlichen Komplikationen, gelegentlich mit tödlichem Ausgang, kommen. Symptome einer akuten und chronischen Intoxikation sind außerdem psychotische Zustände mit Wahnsymptomen und Halluzinationen. Der kombinierte Konsum von Alkohol und Amphetaminen kann ein „Ausflippen“ und Anfälle von Zerstörungswut auslösen.

Da kein spezifisches **Antidot** zur Verfügung steht, wird symptomatisch therapiert. Durch Verabreichung von Ammoniumchlorid kann die renale Ausscheidung der Amfetamine im sauren Urin beschleunigt werden.

γ-Hydroxybuttersäure (GHB, „liquid ecstasy“)

γ-Hydroxybuttersäure (GHB, ➤ Kap. 24, „Drogensuchanalyse („Drogenscreening“)“) ist noch heute zur Behandlung der Narkolepsie und selten als Narkosemittel in Gebrauch. Seit Ende der 1990er Jahre wird GHB verstärkt als Partydroge („liquid ecstasy“), als „date rape drug“ oder als K.o.-Tropfen verwendet. Die Vorläufersubstanz γ-**Butyrolacton (GBL)** ist als Lösemittel in Nagellacken, „glue remover“, und in einigen Cyanacrylatklebern enthalten und wird über das Internet als „Health Food“ (Einschlafhilfe), in Sex-Shops und Fitnesscentern („entwickle Muskeln im Schlaf“) angeboten. GBL wird im Körper schnell zu GHB verstoffwechselt.

Auch wenn GHB unter anderem als „liquid ecstasy“ bezeichnet wird, ist die Wirkung dieser Substanz nicht mit der Wirkung von Ecstasy zu vergleichen. GHB wird nach oraler Aufnahme und schneller Resorption im Magen-Darm-Trakt im gesamten Körperwasser verteilt. Das Verteilungsvolumen beträgt beim Erwachsenen 0,4–0,6 L/kg KG. Die Wirkung setzt rasch ein und hält dosis- und patientenabhängig bis zu mehreren Stunden an. Am längsten bestehen die psychotropen Begleiterscheinungen wie Depression und Angstzustände. Die Eliminationshalbwertszeit beträgt ca. 35 Minuten. Die Substanz wird in der Leber metabolisiert und zu Bernsteinsäure und Kohlendioxid abgebaut. Weniger als 10% des GHB werden unverändert renal ausgeschieden. Der Nachweis gelingt im Urin bis zu sechs Stunden nach der Aufnahme. GHB wird im immunchemischen Drogenscreening nicht erfasst. Zu den verschiedenen klinischen Ausprägungsgrade bei einer Vergiftung mit GHB ➤ Tab. 22-19. Nahezu pathognomonisch für die Intoxikation z.B. mit GHB-haltigen K.o.-Tropfen ist das schlagartige Einsetzen der Bewusstlosigkeit und das ebenso plötzliche Aufwachen ohne Erringerungsvermögen (anterograde Amnesie, → Verwendung als K.o-Mittel).

Therapeutisch bleiben nur die engmaschige Überwachung der Vitalparameter und die Behandlung der unspezifischen Symptome bis zu deren Abklingen. Eine spezifische Antidottherapie gibt es nicht.

Lysergsäurediethylamid (LSD)

Lysergsäurediethylamid (LSD), ein Derivat des Mutterkornalkaloids Lysergsäure, ist das wirksamste bekannte Halluzinogen. Der Wirkstoff besitzt strukturelle Ähnlichkeit mit dem Neurotransmitter Serotonin. LSD wurde 1938 im Rahmen von Forschungsarbeiten über Mutterkornalkaloide von dem Schweizer Chemiker A. Hofmann halbsynthetisch hergestellt (LSD-25) und versuchsweise als Psychotherapeutikum zur Behandlung von manisch-depressiven Reaktionen und bei Schizophrenie verwendet. Seit den 1960er Jahren wird LSD (nicht verkehrsfähiges Betäubungsmittel) illegal als Rauschmittel in Form von Tabletten, Kapseln, Pulver, Lösungen, Kaugummi oder Gelatineplättchen gehandelt und konsumiert. Die Aufnahme erfolgt im Allgemeinen oral, gelegentlich auch intravenös.

LSD beeinflusst das Stamm- und Zwischenhirn. Der genaue Wirkmechanismus ist noch unbekannt. Spezifische LSD-Rezeptoren wurden bisher nicht gefunden.

Nach der LSD-Aufnahme dominieren in der Initialphase vegetative Nebenwirkungen wie Hautrötung, Schweißausbrüche, Mydriasis, Tachykardie. Die Hauptphase nach ein bis drei Stunden beginnt zu einem Zeitpunkt, zu dem fast der gesamte Wirk-

Tab. 22-19 Stadien der GHB-Wirkung.

Dosis	Symptome
10–20 mg/kg KG	Berauschend (ähnlich Alkohol), entspannend, angstlösend, euphorisierend Störung der Koordination von Bewegungsabläufen Verhaltensauffälligkeiten (Distanzlosigkeit, Rededrang)
ab 30 mg/kg KG	Nachlassen der Aufmerksamkeit und Konzentrationsfähigkeit, erhöhtes Kontaktbedürfnis, verstärkte körperliche Sensibilität, angeblich Libido- und Potenzsteigerung (Kuschel-/Sexdroge), Gleichgewichtsstörung, abgeschwächte Schutzreflexe, Muskelzittern
ab 50 mg/kg KG	Vorübergehende Bewusstlosigkeit, Bradykardie, Atemdepression, Muskelkrämpfe
> 60 mg/kg KG	Bewusstlosigkeit, Hypothermie, Atemstillstand, Herz-Kreislauf-Versagen, Tod

→ Alkohol und Benzodiazepine verstärken die Wirkung um das Zwei- bis Dreifache.

stoff bereits aus den Organen, auch dem Gehirn eliminiert ist. LSD wird zum größten Teil über die Galle enteral ausgeschieden.

Zu den psychotropen LSD-Wirkungen gehören insbesondere:

- ausgeprägte Änderungen der visuellen, auditiven, taktilen, olfaktorischen, der Geschmacks- und der kinästhetischen Sinneswahrnehmungen (Halluzinationen),
- Synästhesien,
- Veränderungen des Körper- und Zeitgefühls (der Rausch wird infolge des Gefühls, durch Raum und Zeit fliegen zu können, als Reise, „trip", empfunden)
- Horrortrips (Angstzustände und Panikreaktionen).

Aufgrund der LSD-Wirkungen besteht eine verstärkte Suizidalität sowie eine erhöhte Unfallgefahr im Straßenverkehr.

LSD bewirkt keine physische Abhängigkeit und deshalb auch keine Entzugssymptome, wiederholte Einnahme kann jedoch zu Toleranz und psychischer Abhängigkeit führen. Seit einigen Jahren ist eine Zunahme des Beigebrauchs von Cannabis und Heroin zu beobachten.

Ein spezifisches **Antidot** zur Behandlung einer LSD-Intoxikation ist nicht verfügbar.

22.9 Ratgeber bei Vergiftungsfällen

22.9.1 Informationszentralen für Vergiftungsfälle

Bei Vergiftungsfällen können Rat und Auskünfte auch bei den Informationszentralen eingeholt werden. Diese – in Deutschland derzeit neun Informationszentralen für Vergiftungsfälle – erteilen im 24-Stunden-Dienst – meist kostenlos – Auskünfte über die Zusammensetzung potenziell giftiger Substanzen und geben Hinweise zu Erste-Hilfe-Maßnahmen bei Vergiftungen, zur Interpretation von Vergiftungssymptomen, zu Diagnostik und Therapie. Sie verfügen über Informationen, an welchen Standorten innerhalb Deutschlands bestimmte Antidotlager, Antiseren oder spezifische Therapeutika vorgehalten und in welchen Laboratorien klinisch-toxikologische Untersuchungen durchgeführt werden. Des Weiteren erteilen sie Auskünfte, an welchen Stellen in der näheren Umgebung des Anrufers besondere toxikologische Informationen, wie z.B. sachverständige Pilzberatung, erhältlich sind.

Für eine Anfrage bei einer Informationszentrale sollten nach Möglichkeit folgende Informationen zur Verfügung stehen:

- Art und Menge des (vermutlich) aufgenommenen Gifts,
- Aufnahmeweg,
- Zeitpunkt der Vergiftung,
- Alter, Geschlecht des Patienten, evtl. sein Gewicht,
- Symptome bzw. allgemeiner Zustand des Patienten.

Ein Verzeichnis der Informationszentren für Vergiftungsfälle – Deutschland – sowie der Informations- und Behandlungszentren für Vergiftungen – Europa –, die im 24-Stunden-Dienst telefonisch Auskunft geben, ist enthalten u.a. in: Rote Liste 2008.

22.9.2 Informationen aus dem Internet

Auswahl:
www.bfr.bund.de
www.botanikus.de
www.gifte.de
www.giftinfo.de
www.giftpflanzen.com
www.gtfch.org
www.klinische-toxikologie.de
www.toxikology.org
www.wikipedia.de

22.9.3 Klinisch-toxikologische Laboratorien

Adressen klinisch-toxikologischer Laboratorien sind von den Giftinformationszentren zu erfahren.

Der Arbeitskreis „Klinische Toxikologie" der GTFCh führt eine Liste „Klinisch-Toxikologische Laboratorien in Deutschland, Luxemburg, den Niederlanden, Österreich und der Schweiz", die unter www.gtfch.org publiziert wird.

LITERATUR

Aktories K, Förstermann U, Hofmann FB, Starke K. Allgemeine und spezielle Pharmakologie und Toxikologie, Elsevier, Urban & Fischer, München 2005.

Bresinsky A, Besl H. Giftpilze. Wissenschaftliche Verlagsgesellschaft mbH, Stuttgart 1985.

Corns CM. Herbal remedies and clinical biochemist. Ann Clin Biochem 2003;40:489–507.

Deutsche Forschungsgemeinschaft. Thin layer chromatographic Rf Values of Toxicologically Relevant Substances on Standardized Systems. Senatskommission für Klinisch-toxikologische Analytik XVII. VCH, Weinheim 1992.

Dörner K. Klinische Chemie und Hämatologie, 6. Aufl. Thieme, Stuttgart 2006.

Ebner F, Hoffmann C. Arzneimittelwirkungen. Börm Bruckmeier Verlag, München 2003.

Geldmacher von Mallinckrodt M. Spezielle pathobiochemische und klinisch-chemische Diagnostik wichtiger akuter Vergiftungen. In Greiling, Gressner (Hrsg). Lehrbuch der Klinischen Chemie und Pathobiochemie, 3. Aufl., pp. 1402–31. Schattauer, Stuttgart, New York 1995.

George S. Position of immunology techniques in screening in clinical toxicology. Clin Chem Lab Med 2004;42: 1288–1309.

Geschwinde Th. Rauschdrogen, Marktformen und Wirkungsweisen. Springer, Berlin, Heidelberg 2003

Gibitz HJ, Geldmacher von Malinckrodt M. Klinisch toxikologische Analytik bei akuten Vergiftungen und Drogenmissbrauch. VCH, Weinheim 1989.

Gibitz HJ, Schütz H. Bestimmung von Ethanol im Serum. Deutsche Forschungsgemeinschaft, Mitteilung XX der Senatskommission für klinisch-toxikologische Analytik. VCH, Weinheim 1993.

Gibitz HJ, Schütz H. Einfache toxikologische Laboratoriumsuntersuchungen bei akuten Vergiftungen. Deutsche Forschungsgemeinschaft, Senatskommission für Klinisch-toxikologische Analytik XXIII. VCH, Weinheim 1995.

Käferstein H, Sticht G. Opiatnachweis im Harn. Deutsche Forschungsgemeinschaft, Senatskommission für Klinisch-toxikologische Analytik XXI. VCH, Weinheim 1993.

Kojda, G. Pharmakologie/Toxikologie systematisch. UNI-MED, Bremen 2002.

Külpmann, WR (ed.). Clinical Toxicological Analysis. Wiley-VCH Verlag, Weinheim 2008.

Ludewig R, Regenthal R. Akute Vergiftungen, 10. Auflage. Wissenschaftliche Verlagsgesellschaft, Stuttgart 2007.

Lundt PV. Alkohol und Straßenverkehr. Zweites Gutachten des Bundesgesundheitsamtes. E. Esdar KG, Bochum 1977.

Madea B, Mußhoff F (Hrsg.): Haaranalytik. Deutscher Ärzteverlag, Köln 2004.

Marquardt H, Schäfer S (Hrsg.). Lehrbuch der Toxikologie. Wissenschaftliche Verlagsgesellschaft, Stuttgart 2004.

Maurer HH. Position of chromatographic techniques in screening for detection of drugs or poisons in clinical and forensic toxicology and/or doping control. Clin Chem Lab Med 2004;42:1310–24.

Mühlendahl E von (Hrsg.). Vergiftungen im Kindesalter. Enke-Verlag, Stuttgart 2004.

Rote Liste 2008, Rote Liste® Service GmbH, Frankfurt, Main.

Roth L, Frank H, Kormann K. Giftpilze – Pilzgifte. Nikol Verlagsgesellschaft mbH und Co. KG, Hamburg 2001.

Schulz M, Schmoldt A. Therapeutic and toxic blood concentrations of more than 800 drugs and other xenobiotics. Pharmazie 2003;58:447–74.

Schütz H. Dünnschichtchromatographische Suchanalyse für 1,4-Benzodiazepine im Harn, Blut und Mageninhalt. Deutsche Forschungsgemeinschaft, Senatskommission für Klinisch-toxikologische Analytik VI. VCH, Weinheim 1986.

Schütz H. Screening von Drogen und Arzneimitteln mit Immunoassays. Wissenschaftliche Verlagsabteilung Abbott GmbH, Wiesbaden, 1999.

Shaw LM et al. The Clinical Toxicology Laboratory. AACC Press, Washington DC 2001.

Welz B, Sperling M. Atomabsorptionsspektrometrie. Wiley-VCH, Weinheim 1997.

Wirth W, Gloxhuber Ch. Toxikologie. Thieme, Stuttgart 1985.

Wissenschaftlicher Beirat der Bundesärztekammer. Richtlinien zur Feststellung des Hirntods. Dritte Fortschreibung 1997 mit Ergänzungen gemäß Transplantationsgesetz (TPG), Dtsch Ärztebl 1998;95: B1509–16.

Zilker T. Antidotarium. In: Rote Liste 2008,Anhang S. 501–503. Rote Liste®, Frankfurt, Main.

Zilker T. Klinische Toxikologie für die Notfall- und Intensivmedizin. UNIMED, Bremen 2008.

KAPITEL

23 Diagnostik bei Transfusionen

Robert Zimmermann, Ulrich v. Hintzenstern

23.1 Grundlagen

1901 veröffentlichte Karl Landsteiner in der Wiener Medizinischen Wochenschrift einen Aufsatz "Ueber Agglutinationserscheinungen normalen menschlichen Blutes", der als einer der ganz großen Meilensteine der Medizin gelten darf. Karl Landsteiner beschrieb die Blutgruppen A, B und 0 sowie die Isoagglutinine Anti-A und Anti-B. Bald danach wurde auch die Blutgruppe AB beschrieben. Erst diese Entdeckungen bahnten den Weg zur gefahrlosen Übertragung von Blut.

Das AB0-Blutgruppensystem ist ein in seinen klinisch relevanten Grundzügen sehr einfaches Blutgruppensystem. Dennoch ist *auch im 21. Jahrhundert* die Fehltransfusion in diesem Blutgruppensystem *die häufigste Ursache vermeidbarer transfusionsassoziierter Todesfälle.* Die Auflösung dieses Widerspruchs ist einfach: Im AB0-Blutgruppensystem finden sich praktisch grundsätzlich, also bei jeder Person, klinisch relevante Alloantikörper gegen diejenigen AB0-Blutgruppenmerkmale, die die Person selbst nicht besitzt. In allen anderen Blutgruppensystemen sind Alloantikörper dagegen die Ausnahme, nicht die Regel. Daher ist jede Verwechslung von Blutkonserven potenziell lebensbedrohlich. Ihre unbedingte Vermeidung ist eine zentrale Aufgabe des transfundierenden Arztes.

Eine tiefe Zäsur in der Geschichte der Hämotherapie ergab sich aus der Übertragung von Hepatitisviren und HIV auf viele Empfänger von Blutkonserven und Plasmaderivaten. Diese Risiken wurden erst mit der Einführung von HIV-Tests 1985 und von Anti-HCV-Tests 1990 im Wesentlichen gebannt. Die politische Aufarbeitung dieser Arzneimittelkatastrophe im Gefolge des sog. Blutskandals von 1993 hat aus der Hämotherapie inzwischen einen der am intensivsten durch Gesetze und Verordnungen reglementierten Bereiche ärztlichen Handelns gemacht. Die wichtigsten diesbezüglichen Fakten müssen alle Hämotherapie betreibenden Ärzte kennen und beachten.

23.1.1 Gesetzliche Rahmenbedingungen

Transfusionsgesetz

Das Transfusionsgesetz (TFG) trat am 7.7.1998 in Kraft (Download-Möglichkeit siehe Internet-Tipp: http://www.gesetze-im-internet.de/bundesrecht/tfg/gesamt.pdf). Am 19.2.2005 trat das erste Gesetz zur Änderung des TFG in Kraft. Künftige Änderungen, wie zuletzt 2007 durch das Gewebegesetz, werden folgen. Zentrale Anliegen des TFG, das ein sog. Arzneimittelgesetz-Ergänzungsgesetz ist, sind die Gewährleistung von Sicherheit für die Spender bei der Blutspende, von Sicherheit für die Patienten bei der Anwendung und schließlich die Sicherstellung der Versorgung mit Blut und Arzneimitteln aus Blut insgesamt.

- **Geltungsbereich:** Alle Personen und Einrichtungen, die mit der Gewinnung von Blut und Blutbestandteilen zur Herstellung von Arzneimitteln und/oder der Anwendung von Blutprodukten oder gentechnisch hergestellten Plasmaproteinen zur Behandlung von Gerinnungsstörungen befasst sind.
- **Inhalt:** Regelung der Gewinnung von Blut und Blutbestandteilen (unter zusätzlicher Berücksichtigung des Arzneimittelgesetzes sowie einer Vielzahl von Verordnungen) sowie der Anwendung von Blutprodukten (sowie partiell die Anwendung gentechnisch hergestellter Plasmaproteine).
- **Beschränkung:** Behandlung primär grundsätzlicher Sachverhalte und Übertragung der Regelung vieler Detailfragen an die Bundesärztekammer zur Regelung in Hämotherapie-Richtlinien unter

Beteiligung des Paul-Ehrlich-Instituts als zuständige Bundesoberbehörde.

Hämotherapie-Richtlinien

Auf der Basis des TFG wurden „Richtlinien zur Gewinnung von Blut und Blutbestandteilen und zur Anwendung von Blutprodukten (Hämotherapie)", die sog. Hämotherapie-Richtlinien, vom Wissenschaftlichen Beirat der Bundesärztekammer und vom Paul-Ehrlich-Institut aufgestellt (Download-Möglichkeit siehe Internet-Tipp: http://www.bundesaerztekammer.de/downloads/RiliHaemotherapieGesamtnovelle2007.pdf). In diesen Hämotherapie-Richtlinien wird ausdrücklich auch auf die „Leitlinien zur Therapie mit Blutkomponenten und Plasmaderivaten" der Bundesärztekammer hingewiesen (Download-Möglichkeit siehe Internet-Tipp: http://www.bundesaerztekammer.de/downloads/Blutkomponentenpdf.pdf).

Anmerkung: Zitate, die sich auf die Hämotherapie-Richtlinien bzw. die Leitlinien zur Therapie mit Blutkomponenten und Plasmaderivaten beziehen, folgendermaßen kenntlich gemacht:

- Hämotherapie-Richtlinien (Stand 05/07): (Ht-Rl),
- Leitlinien zur Therapie mit Blutkomponenten und Plasmaderivaten (Stand 11/03): (LTBkPd).

Arzneimittelgesetz (AMG)

Gesetz über den Verkehr mit Arzneimitteln (Download-Möglichkeit siehe Internet-Tipp: http://www.gesetze-im-internet.de/bundesrecht/amg_1976/gesamt.pdf).

Definitionen

- **Blutprodukte** (Begriff des § 2 Abs. 3 TFG): Blutzubereitungen im Sinne von § 4 Abs. 2 des Arzneimittelgesetzes, Sera aus menschlichem Blut im Sinne des § 4 Abs. 3 des Arzneimittelgesetzes und Blutbestandteile, die zur Herstellung von Wirkstoffen oder Arzneimitteln bestimmt sind.
- **Blutzubereitungen** (Begriff des § 4 Abs. 2 AMG): Arzneimittel, die aus Blut gewonnene Blut-, Plasma- oder Serumkonserven, Blutbestandteile oder Zubereitungen aus Blutbestandteilen sind oder als Wirkstoffe enthalten.
- **Blutkomponenten:** Zelluläre Blutprodukte wie Erythrozytenkonzentrate, Thrombozytenkonzentrate, Granulozytenkonzentrate, Stammzellpräparate und therapeutisches Frischplasma.
- **Plasmaderivate:** Plasmaderivate werden aus Plasma durch Fraktionierung hergestellt, wie Faktorenkonzentrat, PPSB, Albumin. Ihre Herstellung erfolgt üblicherweise aus Plasma-Pools. Sie werden Verfahren zur Virusinaktivierung/-abreicherung unterzogen.

23.1.2 Inhalte der Hämotherapie-Richtlinien zur Indikationsstellung

- „Die Indikation ist streng zu stellen" (Ht-Rl). Die Indikationsstellung zu einer Transfusion ist dabei nur eingeschränkt standardisierbar und nur sehr begrenzt durch Ergebnisse klinischer Studien abgesichert. Individuelle klinische Gesichtspunkte spielen im Einzelfall eine erhebliche Rolle. Die Indikation zur Anwendung von Blutprodukten und gentechnisch hergestellten Plasmaproteinen für die Behandlung von Hämostasestörungen muss aber aus der dokumentierten Diagnose sowie den dokumentierten korrespondierenden Befunden (insbesondere Laborbefunden, ggf. klinischen Befunde) hinreichend ersichtlich sein (Ht-Rl).
- „Blutkomponenten und Plasmaderivate sind verschreibungspflichtige Arzneimittel und dürfen nur auf ärztliche Anordnung abgegeben werden" (Ht-Rl).
- „Auf die ‚Leitlinien zur Therapie mit Blutkomponenten und Plasmaderivaten" der Bundesärztekammer wird hingewiesen' (Ht-Rl).
- „ Bei planbaren Eingriffen, bei denen bei regelhaftem Operationsverlauf eine Transfusion ernsthaft in Betracht kommt (Transfusionswahrscheinlichkeit von mindestens 10%, z.B. definiert durch hauseigene Daten), ist der Patient über das Risiko allogener Bluttransfusionen aufzuklären und rechtzeitig auf die Möglichkeit der Anwendung autologer Hämotherapieverfahren hinzuweisen und über den Nutzen und das Risiko der

Entnahme und Anwendung von Eigenblut individuell aufzuklären“ (Ht-Rl).

- „Die Organisationsabläufe werden vom Transfusionsverantwortlichen bzw. von der Transfusionskommission erarbeitet. Sie sind in einer schriftlichen Dienstanweisung von der Leitung der Einrichtung verbindlich anzuordnen“ (Ht-RI).

23.2 Blutgruppen

23.2.1 AB0-Blutgruppensystem

Im AB0-Blutgruppensystem finden sich grundsätzlich bei jeder Person klinisch relevante Alloantikörper gegen diejenigen AB0-Blutgruppenmerkmale, die die Person selbst nicht besitzt. Diese Tatsache bedingt die weit über die Bedeutung aller anderen Blutgruppensysteme hinausgehende zentrale Wichtigkeit des AB0-Systems. In Mitteleuropa überwiegen die Blutgruppen A und 0 (➤ Tab. 23-1).

Haupteigenschaften des AB0-Blutgruppensystems

Das AB0-System weist drei Antigene auf: Das Antigen H, das die Blutgruppe 0 charakterisiert, und die Antigene A und B. Die spezifischen Epitope der Antigene des AB0-Blutgruppensystems sind aus zwei oder drei Oligosacchariden gebildet. Diese Epitope werden durch spezifische Enzyme, die Glykosyltransferasen, an Kohlenhydratketten von Glykolipiden oder Glykoproteinen synthetisiert. Die Gene des AB0-Blutgruppensystems kodieren für diese Enzyme, nicht für die AB0-Merkmale selbst.

Im AB0-Blutgruppensystem sind im Regelfall bezogen auf die Antigene A und B jeweils klinisch wirksame, hochtitrige, extrem gefährliche Antikörper gegen diejenigen Antigene vorhanden, die nicht auf den Erythrozyten des Probanden exprimiert sind (➤ Tab. 23-2).

Überwiegend gehören diese Antikörper, die Isoagglutinine, der Immunglobulinklasse IgM an. Sie reagieren in vitro optimal bei Kälte, während sie in vivo sehr wohl bei Körpertemperatur aktiv sind. Als IgM-Antikörper verursachen sie bei Anheftung an ein korrespondierendes Antigen eine komplette Aktivierung der Komplementkaskade mit der Konsequenz eines Membrandefekts. Dies erklärt die Potenz der Antikörper Anti-A und Anti-B, in vivo schwere *intravasale* hämolytische Transfusionsreaktionen auszulösen. IgG-Antikörper gegen AB0-Merkmale kommen daneben auch vor; sie nennen wir Isohämolysine.

Bei der Bestimmung der AB0-Blutgruppe macht man sich das regelhafte Vorhandensein von Isoagglutininen gegen die nicht vorhandenen Antigene zunutze und bestimmt sowohl die Isoagglutinine als auch die Erythrozytenantigene (➤ Tab. 23-3). In der Serumgegenprobe werden das Probandenserum mit den zu ermittelnden Isoagglutininen und Testerythrozyten mit bekannten AB0-Merkmalen zusammengebracht. In der Antigenbestimmung dagegen werden die Probandenerythrozyten, deren Eigenschaften noch nicht bekannt sind, und Testseren mit bekannten Eigenschaften gemischt.

Weitere Eigenschaften des AB0-Systems

Die Blutgruppen A und AB lassen sich aufschlüsseln in eine häufigere starke Variante A_1 bzw. A_1B (jeweils ca. 75%) und eine seltenere Variante A_2 bzw. A_2B (jeweils ca. 25%). Zwischen beiden bestehen quantitative *und* qualitative Unterschiede: Erythrozyten der Blutgruppen A_1 und A_1B tragen jeweils deutlich mehr A-Epitope als Erythrozyten der A_2-Varianten. Im Serum von Trägern der Blutgruppen A_2 und noch häufiger A_2B finden sich häufig Anti-

Tab. 23-1 Häufigkeit der AB0-Blutgruppen in Mitteleuropa.

Blutgruppe	Häufigkeit unter Mitteleuropäern
A	48%
0	39%
B	9%
AB	4%

Tab. 23-2 Isoagglutinine im AB0-System.

Blutgruppe	Isoagglutinine
A	Anti-B
0	Anti-A und Anti-B
B	Anti-A
AB	–

Tab. 23-3 Schema der AB0-Blutgruppenbestimmung.

Serumgegenprobe: Probandenserum + Testerythrozyten				**Antigenbestimmung: Probandenerythrozyten + Testserum**			**Blutgruppe**
0-Ery	A1-Ery	A2-Ery	B-Ery	Anti-A	Anti-B	Anti-AB	
–	–	–	+	+	–	+	A
–	+	+	+	–	–	–	0
–	+	+	–	–	+	+	B
–	–	–	–	+	+	+	AB

Ery = Erythrozyten

körper, die nur mit der starken Variante A_1 reagieren, nicht jedoch mit A_2-Erythrozyten, und die dementsprechend als Anti-A_1 bezeichnet werden. A_2-Erythrozyten reagieren dagegen gut mit Anti-H, was wiederum bei Erythrozyten der Blutgruppe A_1 nicht zu beobachten ist.

Eine extrem seltene Variante im AB0-Blutgruppensystem ist der sog. Bombay-Typ, bei dem wegen des Fehlens des H-Gens keine H-Substanz gebildet werden kann, sodass alle AB0-Antigene fehlen. Auch für das Antigen H gilt, dass klinisch relevante Isoagglutinine vorhanden sind, wenn das korrespondierende Antigen fehlt. Der Bombay-Typ zeichnet sich dementsprechend tatsächlich durch ein starkes Anti-H im Serum aus, das erzwingt, dass im Bedarfsfall wirklich nur Erythrozyten des Bombay-Typs gegeben werden dürfen, keinesfalls aber solche der Blutgruppe 0, die ja viel H-Substanz tragen.

Transfusionsregeln im AB0-System

Es gibt drei Regeln der Transfusion im AB0-System:
- Bei der Transfusion von Erythrozyten ist zwingend darauf zu achten, dass nicht gegen Isoagglutinine im Empfängerserum transfundiert wird.
- Bei der Transfusion von Plasma ist zwingend darauf zu achten, dass keine Isoagglutinine transfundiert werden, die sich gegen AB0-Merkmale des Empfängers richten.
- Alle etablierten Sicherungsmaßnahmen zur Vermeidung von inkompatiblen Fehltransfusionen sind strikt und ohne irgendeine Ausnahme einzuhalten.

Die ersten beiden Regeln nennt man auch Landsteiner-Regeln. Alle drei Regeln werden immer wieder verletzt, weshalb auch im 21. Jahrhundert die Fehltransfusion im AB0-System eine sehr häufige Komplikation darstellt, die im schlimmsten Fall tödlich endet.

23.2.2 Das Rhesus-Blutgruppensystem

Das Rhesus-Blutgruppensystem muss nach dem AB0-System als das zweitwichtigste Blutgruppensystem des Menschen angesehen werden. Dies liegt im Wesentlichen an zwei Umständen:
- Zum Rhesus-Blutgruppensystem gehört mit dem Antigen D ein außerordentlich immunogenes Antigen. Die Transfusion Rh-D-positiven Blutes auf einen Rh-D-negativen Empfänger führt mit einer Wahrscheinlichkeit von bis zu 80% zur Bildung von Anti-D-Antikörpern.
- Die extreme Immunogenität des D führt dazu, dass schon geringe Mengen Rh-D-positiven Kindsblutes genügen können, um eine Mutter zu immunisieren. Rhesus-Antikörper aber gehören der IgG-Klasse an und sind plazentagängig. Deshalb sind Rhesus-Antikörper, allen voran Anti-D-Antikörper, die häufigste Ursache eines schweren Morbus haemolyticus neonatorum.

Häufige Antigene des Rhesus-Blutgruppensystems

Im Rhesus-System finden sich mit hoher bis mittlerer Häufigkeit fünf verschiedene Blutgruppenmerkmale, gegen die auch in vivo Antikörper gebildet werden können. Es handelt sich um das schon erwähnte Merkmal D sowie um die beiden Paare antithetischer Merkmale C und c bzw. E und e (➤ Tab. 23-4).

Wie wir heute wissen, finden sich die Merkmale des Rhesus-Systems auf zwei verschiedenen Proteinen: Das D-Protein ist Träger des Antigens D und das CE-Protein ist Träger der Merkmale C oder c und E oder e. Das Blutgruppenmerkmal D tragen ca. 83% der Mitteleuropäer, während es den verbleibenden ca. 17% fehlt. D-positive Probanden nennen wir Rhesus-positiv (Rh-positiv, Rh[D]-positiv), D-negative dagegen Rhesus-negativ (Rh-negativ, Rh[D]-negativ). Beim Blutgruppenmerkmal D haben wir es also in der überwiegenden Mehrzahl aller Fälle nicht mit Varianten an einem Merkmal zu tun, sondern mit dem Vorhandensein oder aber vollständigen Fehlen eines Merkmals. Beim CE-Protein dagegen finden wir vier häufige Varianten: CE, Ce, cE und ce. Extrem selten dagegen sind Menschen, denen das CE-Protein scheinbar ganz fehlt.

Die Gene, die für diese Rhesus-Proteine kodieren, finden sich in unmittelbarer Nachbarschaft auf dem Chromosom 1. Sie werden in der Regel en bloc vererbt, weshalb wir von Rhesus-Haplotypen sprechen. Je nachdem, ob D vorhanden ist oder nicht, finden wir also acht Haplotypen: CDE, CdE, CDe, Cde, cDE, cdE, cDe und cde.

Da die Rhesus-Merkmale autosomal vererbt werden, ist jeder Mensch Träger zweier Haplotypen, eines mütterlichen und eines väterlichen. Spätestens hier wird deutlich, dass das Rhesus-Blutgruppensystem schon bei Berücksichtigung seiner häufigen Varianten sehr komplex ist. Das Zusammentreffen von jeweils zwei der existierenden Haplotypen bestimmt den Phänotyp eines Probanden im Rhesus-Blutgruppensystem.

Tab. 23-4 Häufigkeit der wichtigsten Rhesus-Merkmale in der mitteleuropäischen Bevölkerung (absteigend sortiert).

Merkmal	Häufigkeit
e	96,5%
D	82,2%
c	80,3%
C	64,6%
E	27,2%

Bestimmung und Schreibweise der Rhesus-Merkmale

Die Feststellung des Phänotypen im Rhesus-Blutgruppensystem erfolgt durch Testung der Erythrozyten eines Probanden auf das Vorhandensein der schon genannten fünf Merkmale D, C, c, E und e. Schon auf die häufigste Variante C^w wird im Regelfall nicht mehr untersucht, sondern nur bei Vorliegen eines dagegen gerichteten Antikörpers im Empfängerserum.

Im Befund wird jedes gefundene Antigen ausgeschrieben. Weiter wird ansatzweise die Kombination zweier Haplotypen im Rhesus-System in der Schreibweise ausgedrückt. Reagieren Erythrozyten mit Anti-C und mit Anti-c, erfolgt die Schreibweise Cc. Reagieren sie jeweils nur mit einem der beiden Antiseren, ergibt das den Befund CC bzw. cc. Denn wenn sich nur eines der beiden antithetischen Merkmale findet, muss es auf beiden Haplotypen vorkommen, die die Rhesus-Blutgruppe bestimmen, weshalb der Buchstabe zweimal in der Rhesus-Formel geschrieben wird (➤ Tab. 23-5). Gleiches gilt für E und e.

Die Schreibweise des Befundes für D weist Besonderheiten auf. Beim Rh-D-positiven Blut kann man aus der einfachen serologischen Bestimmung mit Anti-D-Serum nicht ersehen, ob D auf einem oder auf zwei Haplotypen kodiert wird, weshalb hilfsweise D. geschrieben wird. Eine weitere Besonderheit ist die Schreibweise dd für das Fehlen von D. In der Rhesus-Formel schreibt man also den Befund der Rh-D-Negativität als dd aus, was heute als logischer Bruch erscheinen könnte, weil ein Antigen d gar nicht existiert. Allerdings entstand die Schreibweise, als die molekularen Hintergründe nicht bekannt waren. Sie wird als Bewährtes beibehalten.

Tab. 23-5 Rhesus-Formelbestimmung an drei Beispielen (Antigenbestimmung: Probandenserum + Testserum).

anti-C	anti-c	anti-D	anti-E	anti-e	Formel
+	+	+	–	+	CcD.ee
+	–	+	–	+	CCD.ee
–	+	–	–	+	ccddee

Eigenschaften von Rhesus-Antikörpern

Rhesus-Antikörper treten praktisch ausschließlich infolge vorangegangener Immunisierung auf, sind also sog. Immunantikörper. Die beiden klassischen Immunisierungswege sind Schwangerschaften und Bluttransfusionen. Rhesus-Antikörper sind überwiegend IgG-Antikörper mit dem Reaktionsverhalten typischer inkompletter Antikörper. Sie reagieren optimal im indirekten Coombstest und im Enzymtest. Rhesus-Antikörper sind jederzeit in der Lage, schwere hämolytische Transfusionsreaktionen sowie, da sie als IgG-Antikörper plazentagängig sind, einen Morbus haemolyticus neonatorum auszulösen.

Bis zur Einführung der Rhesus-Prophylaxe in die Mutterschaftsvorsorge war der mit Abstand häufigste irreguläre Alloantikörper das Anti-D. Doch auch heute noch findet sich dieser Antikörper nicht selten. Dies liegt an der enorm hohen Immunogenität des Blutgruppenmerkmals D. Häufig ist ein Anti-D begleitet von einem Anti-C, seltener von einem Anti-E.

Anti-C und Anti-E finden sich aber auch alleine oder in Kombination mit anderen Alloantikörpern, ebenso Anti-c und Anti-e. Auch Anti-C^w ist nicht ganz selten. Alle diese Antikörper weisen prinzipiell das gleiche, oben beschriebene Gefährlichkeitsprofil auf.

Für die praktische Versorgung von Antikörperträgern mit kompatiblem Blut ist die Frequenz der jeweiligen Antigene in der Bevölkerung entscheidend. Am schwierigsten ist naturgemäß die Bereitstellung e-negativer Erythrozyten, die also EE in der Rhesusformel tragen müssen, für Träger eines Anti-e, da nur 3,5% aller Mitteleuropäer das e nicht besitzen.

Transfusionsregeln im Rhesus-Blutgruppensystem

Folgende Fragen sind entscheidend für das Verhalten:

- Liegt eine Notfallsituation vor oder ist eine elektive Transfusion geplant?
- Ist ein Patient Rhesus-positiv oder Rhesus-negativ?
- Ist ein Patient bereits immunisiert und Träger eines Rhesus-Antikörpers?
- Soll eine durch die Transfusion ausgelöste Neuimmunisierung vermieden werden?

Antikörper im Rhesussystem sind nicht die Regel, sondern die Ausnahme, also irreguläre Antikörper. Deshalb darf im vital bedrohlichen Notfall unter der Annahme gearbeitet werden, der Empfänger habe keine Antikörper gegen Blutgruppenmerkmale des Rhesus-Systems.

Auch im vital bedrohlichen Notfall sollten aber Rhesus-negative Patienten möglichst nur Rhesus-negatives Blut erhalten, und zwar wegen der enormen Immunogenität des Merkmals D. Ist nicht einmal Zeit für eine Blutgruppenschnellbestimmung, sollten als Notfallkonserven auch vorrangig Erythrozytenkonzentrate der Blutgruppe 0 Rhesus negativ gegeben werden. Erst in zweiter Linie kommen 0 Rhesus positive Erythrozytenkonzentrate in Betracht. Wichtig ist der Zusatz, dass die Gabe Rhesus-positiver Erythrozyten ganz besonders bei Rhesus-negativen Mädchen und Frauen im gebärfähigen Alter strikt vermieden werden sollte. Man sollte deshalb auch während der Notfallversorgung eines Mannes oder einer älteren Frau niemals die allerletzten Rhesus-negativen Erythrozytenkonzentrate eines Blutdepots verbrauchen, die dann in der nächsten Notfallsituation nicht mehr für Mädchen und Frauen im gebärfähigen Alter zur Verfügung stünden.

In der elektiven Transfusion muss die Transfusion Rhesus-positiver Erythrozyten auf Rhesus-negative Empfänger dagegen ohne jede Ausnahme strikt vermieden werden. Etwa drohender Verfall Rhesus-positiver Präparate ist absolut keine Entschuldigung für eine Gabe Rhesus-positiver Erythrozyten an Rhesus-negative Empfänger.

Hat ein Rh-negativer Empfänger doch einmal Rh-positive Erythrozyten erhalten, ist dem weiterbehandelnden Arzt eine serologische Untersuchung zwei bis vier Monate nach Transfusion zur Feststellung eventuell gebildeter Antikörper zu empfehlen.

Ist ein Patient bereits immunisiert und Träger eines Rhesus-Antikörpers, muss dieser unter allen Umständen berücksichtigt werden.

Grundsätzlich wäre es wünschenswert, Neuimmunisierungen im Rhesus-Blutgruppensystem durch Bluttransfusionen überhaupt zu vermeiden. Dies wäre erreichbar, wenn immer unter Berücksichtigung des Rhesus-Mosaiks transfundiert werden könnte, wenn also immer nur solche Merkmale zugeführt würden, die der Empfänger selbst in der Rhesus-Formel aufweist. Wegen der oft kleinen Blutdepots und der Existenz seltener Rhesus-Formeln ist dies leider nicht immer möglich. Je größer allerdings der Konservendurchsatz in einer Einrichtung ist, desto näher kommt man dem Ziel, grundsätzlich das Rhesus-Mosaik zu berücksichtigen. Auch hier ist aber für alle Einrichtungen zwingend, Mädchen und Frauen im gebärfähigen Alter besonders zu behandeln. Die Hämotherapie-Richtlinien legen nämlich inzwischen fest: „Mädchen sowie Frauen im gebärfähigen Alter sollten keine Erythrozytenkonzentrate erhalten, die zu einer Immunisierung gegen Antigene des Rh-Systems oder den Kell-Faktor führen können."

Varianten im Rhesus-Blutgruppensystem

Verhältnismäßig oft tritt eine Variante am CE-Protein auf, das sog. C^w (ca. 2% der Bevölkerung). Das C^w unterscheidet sich von sonstigen Genprodukten des CE-Gens durch eine Punktmutation in einem extrazellulären Proteinanteil (Gln41Arg). Es tritt fast nur bei C-positiven Haplotypen und nur extrem selten bei c-positiven Haplotypen auf. Das Merkmal C^w ist verhältnismäßig immunogen.

Schon sehr bald nach der Entdeckung des Rhesus-Blutgruppensystems fiel auf, dass sich immer wieder Blut mit mehr oder weniger ausgeprägter Abschwächung des D findet (insgesamt bei maximal 1% der Kaukasier, noch häufiger bei Afrikanern). Serologisch finden sich Erythrozyten, die mit monoklonalen Anti-D-Seren abgeschwächt oder gar nicht reagieren und oft erst im indirekten Coombstest nachgewiesen werden können.

23.2.3 Weitere Blutgruppensysteme

Kell-Blutgruppensystem

Das Kell-Blutgruppensystem ist das dritte und letzte Blutgruppensystem, auf dessen Merkmale Patienten häufig und Blutspender immer untersucht werden. Dies liegt insbesondere an der hohen Immunogenität des Blutgruppenmerkmals Kell oder K, das dem System seinen Namen gegeben hat; sie liegt bei etwa 10%!

Im Wesentlichen wurden im Kell-Blutgruppensystem drei Paare antithetischer Merkmale festgestellt, die jeweils homozygot oder heterozygot vorliegen können: K (Kell) und k (Cellano), Kp^a und Kp^b sowie Js^a und Js^b. Die Frequenz der Antigene in der mitteleuropäischen Bevölkerung beträgt: K 9%, k 99,8%, Kp^a 2%, Kp^b 100%, Js^a < 0,1%, Js^b 100%.

Alle Antikörper im Kell-Blutgruppensystem sind typischerweise IgG-Antikörper, die das typische Reaktionsmuster inkompletter Antikörper mit Reaktionsoptimum im indirekten Coombstest zeigen. Die Reaktionen von Antikörpern im Kell-Blutgruppensystem können durch enzymatische Behandlung der Testerythrozyten verstärkt werden. Für alle Antikörper im Kell-Blutgruppensystem gilt: Sie können akute und verzögerte hämolytische Transfusionsreaktionen verursachen, und durch diese Antikörper ausgelöste Fälle von Morbus haemolyticus neonatorum wurden beschrieben.

Von praktischer Bedeutung sind vor allem die Verhältnisse beim Allelpaar K und k. 9% der Mitteleuropäer sind K-positiv = Kell-positiv, während 91% Kell-negativ sind. Kell-negative Patienten können durch Kell-positives Blut immunisiert werden und ein Anti-K entwickeln. Wegen der hohen Immunogenität des K und wegen seiner Potenz, einen Morbus haemolyticus neanatorum auszulösen, besteht auch für dieses Blutgruppenmerkmal die Notwendigkeit, die Immunisierung durch geeignete Konservenauswahl bei Mädchen und Frauen im gebärfähigen Alter unbedingt zu vermeiden. Das heißt, Kell-negative Mädchen und Frauen im gebärfähigen Alter dürfen nur Kell-negative Erythrozytenkonzentrate erhalten. Ausnahmen sind wirklich auf die Fälle zu beschränken, in denen sonst das Leben nicht gerettet werden kann.

Hinsichtlich eventueller Bluttransfusionen lässt sich ein immunisierter Patient allerdings recht leicht versorgen, denn mehr als 90% aller Erythrozytenkonzentrate sind Kell-negativ. Im Gegensatz dazu stellt ein gegen das Blutgruppenmerkmal k (= Cellano) immunisierter Patient ein enormes transfusionsmedizinisches Problem dar, weil kompatible Konserven eine Rarität sind. Denn auch die 9% der Mitteleuropäer, die Kell-positiv sind, tragen fast alle auch das Merkmal k (Cellano). Nur 0,2% der Bevölkerung (also nur 1 von 500 Probanden) sind reinerbig KK und damit Cellano-negativ. Das Merkmal Cellano ist glücklicherweise weniger immunogen als das Merkmal Kell. Dennoch ist Anti-k unter allen irregulären Antikörpern gegen extrem weit verbreitete Merkmale nach unserer Erfahrung der häufigste. Daher versuchen wir, auch wenn dies nicht zwingend gefordert werden kann, in der elektiven Transfusion die Immunisierung gegen k zu vermeiden, indem Kell-positive Empfänger bei uns auf Cellano untersucht werden. Als KK-Träger Identifizierte werden möglichst nur mit KK-Konserven versorgt.

In der Praxis kann einem in Mitteleuropa gelegentlich noch ein dritter Antikörpern im Kell-System begegnen, das Anti-Kp^a. Das Gefährlichkeitspotenzial ist wie bei allen Antikörpern im Kell-Blutgruppensystem hoch, weshalb der Antikörper bei der Konservenauswahl zu berücksichtigen ist.

Andere Blutgruppensysteme

Neben den besprochenen Blutgruppensystemen gibt es eine ganze Reihe anderer Blutgruppensysteme. Diese werden nur dann relevant, wenn einmal irreguläre Antikörper gegen ein Merkmal eines dieser Blutgruppensysteme auftreten. Wegen ihres nicht ganz seltenen Vorkommens sind in Mitteleuropa vor allem noch Antikörper in den Blutgruppensystemen Duffy, Kidd und MNSs von einiger klinischer Bedeutung. Im Regelfall bedarf es des Spezialisten, um die Gefährlichkeit des Antikörpers zu beurteilen und die Transfusionsstrategie festzulegen.

23.3 Morbus haemolyticus neonatorum

Unter Morbus haemolyticus neonatorum (MHN) versteht man ein Spektrum von Erkrankungen, deren gemeinsame Grundlage die beschleunigte Zerstörung der kindlichen Erythrozyten in utero und nach der Geburt ist. Ursache können angeborene Anomalien der Erythrozyten, aber auch erworbene Faktoren sein. Zahlenmäßig überwiegt bei Weitem der erworbene MHN durch Antikörper der Mutter gegen kindliche Blutgruppenmerkmale.

Zu solch einem MHN kann es nur dann kommen, wenn antierythrozytäre Antikörper der Mutter die Plazentaschranke überwinden können. Dies ist ausschließlich bei IgG-Antikörpern der Fall, die aktiv in das kindliche Blut transportiert werden. IgM-Antikörper der Mutter können dagegen nicht in das Kind gelangen. Treffen im Kind mütterliche Antikörper und korrespondierende Antigene, die das Kind vom Vater vererbt bekommen hat, zusammen, kommt es zur Hämolyse. Die Folgen sind einerseits eine Anämie mit je nach Schweregrad unterschiedlich stark ausgeprägter Entwicklungsstörung. Deren Extremform ist der immunologisch bedingte Hydrops fetalis. Andererseits fällt durch den Abbau des freiwerdenden Hämoglobins vermehrt Bilirubin an. Solange das Kind in utero ist, wird dieses über die Plazenta von der Mutter entgiftet. Nach der Entbindung verschärft sich dieses Problem aber dramatisch, weil die Leber des Neugeborenen noch unreif ist. Es kann zu einer dramatischen Hyperbilirubinämie kommen, die beim Neugeborenen deshalb katastrophale Auswirkungen haben kann, weil seine Blut-Hirn-Schranke für Bilirubin noch permeabel ist. Die Folge kann eine Bilirubinanreicherung vor allem in bestimmten Kernen des Hirns sein mit schwersten dauerhaften neurologischen Schäden (Kernikterus).

Es sind im Wesentlichen zwei Blutgruppensysteme, die beteiligt sind, und es sind dieselben, die sich durch ihr hohes Gefahrenpotenzial bei der Bluttransfusion auszeichnen: Das AB0-System und das Rhesus-System !

Antikörper im **AB0-System** sind am häufigsten Ursache eines MHN. Allerdings verläuft die Mehrzahl der Fälle von MHN durch AB0-Antikörper verhältnismäßig mild. Dies hat mehrere Ursachen. Beim Neugeborenen und erst recht in utero sind die Antigene des AB0-Systems noch schwach ausgeprägt. Weiter werden AB0-Merkmale nicht nur auf den Erythrozyten, sondern auch auf anderen Körperzellen des Kindes exprimiert, sodass letztere viele AB0-Antikörper absorbieren. Schließlich gehört die Mehrzahl der AB0-Antikörper der Mutter der Immunglobulinklasse IgM an und ist nicht plazentagängig. Bei Müttern mit der Blutgruppe A oder B finden sich nur sehr geringe IgG-Anteile der Anti-B- bzw. Anti-A-Antikörper. Lediglich Mütter der Blutgruppe 0 bilden nicht selten relativ viele AB0-Antikörper der Klasse IgG. So ist die klassische Konstellation für einen MHN im AB0-System: Mutter 0 – Kind A. Da die Antikörper im AB0-System präformiert sind, kann bereits das erste Kind einer Mutter der Blutgruppe 0 betroffen sein.

Antikörper der Spezifität **Anti-D** sind heute die nächsthäufige Ursache eines MHN. Allerdings bergen sie, wenn sie vorhanden sind, für das Kind grundsätzlich eine weit größere Gefahr, sofern dieses Rhesus-positiv ist. Denn Rhesus-Antikörper sind immer IgG-Antikörper und damit plazentagängig, die korrespondierenden Rhesus-Antigene werden sehr früh in der Ontogenese exprimiert. Die Folge ist eine unter Umständen schwerste Schädigung des Kindes schon im Mutterleib. Von einem MHN infolge einer Rhesus-Inkompatibilität ist in der Regel die erste Schwangerschaft einer Rhesus-negativen Mutter nicht betroffen. Erst wenn während der Geburt nennenswerte Mengen kindlicher Erythrozyten in die mütterliche Zirkulation gelangen, ist der Auslöser für die Immunisierung gesetzt. Die nachfolgenden Schwangerschaften sind dann durch das bereits vorhandene Anti-D gefährdet. Hier kann es bereits durch die ganz wenigen schon lange vor der Geburt in den mütterlichen Kreislauf gelangenden kindlichen Erythrozyten zur massiven Antikörper-Boosterung mit sehr hohen resultierenden Anti-D-Titern kommen.

Neben dem Anti-D finden sich gelegentlich auch andere irreguläre Alloantikörper als Ursache eines MHN. Der Rhesus-Antikörper Anti-c verursacht gelegentlich ebenso schwere MHN-Verläufe wie Anti-D, dagegen verläuft der MHN durch Anti-C oder Anti-E meist milder. Ein MHN durch Anti-e ist eine Rarität. Auch das Anti-Kell wird gelegentlich als Ursache eines MHN gefunden, wobei hier eine Besonderheit auftritt. Während nämlich die Hämolyse und auch die Hyperbilirubinämie oft nicht sehr ausgeprägt sind, kommt es durch diesen mütterlichen Antikörper zu einer Suppression der kindlichen Erythropoese, die zur Anämie beiträgt.

Diese Ausführungen machen verständlich, warum die Hämotherapie-Richtlinien festlegen: „Mädchen sowie Frauen im gebärfähigen Alter sollten keine Erythrozytenkonzentrate erhalten, die zu einer Immunisierung gegen Antigene des Rh-Systems oder den Kell-Faktor führen können."

23.4 Allgemeiner Ablauf einer Transfusion

23.4.1 Aufklärungspflicht des Arztes und Einverständniserklärung des Patienten

Die Aufklärung vor der Anwendung von Blutprodukten richtet sich nach den allgemeinen arztrechtlichen Grundsätzen.

- Vor der Übertragung von Blut und Blutprodukten (auch Plasmafraktionen) muss frühzeitig, z.B. bei der Indikationsstellung zur Blutgruppenbestimmung oder zur Operation, eine Selbstbestimmungsaufklärung des Patienten durchgeführt werden, die hauptsächlich aus einer Risikoaufklärung besteht.
- Der Inhalt dieser Aufklärung ist vom gesprächführenden Arzt mit Datum und Unterschrift des Patienten in geeigneter Weise in der Krankenakte zu dokumentieren.
- Der Aufklärung folgt die Einverständniserklärung des Patienten nach, die ebenfalls schriftlich zu dokumentieren ist.
- Bei planbaren Operationen mit einer Transfusionswahrscheinlichkeit von mindestens 10% muss zusätzlich über die Möglichkeit der präoperativen Eigenblutspende als Behandlungsalternative aufgeklärt werden, sofern der Patient spendefähig ist (➤ Kap. 23.9.1). Der Patient muss nicht nur über die Vor- und Nachteile der Eigenbluttransfusion in der konkreten Situation, sondern auch darüber aufgeklärt werden, dass gegebenenfalls trotz Eigenblutbereitstellung eine Fremdbluttransfusion erforderlich sein kann.

23.4.2 Blutprobenentnahme, Identitätssicherung

Verwechslungen kommen häufiger vor als Fehlbestimmungen! (Ht-Rl).

Verwechslungen müssen deshalb durch folgende Maßnahmen ausgeschlossen werden (Ht-Rl):

- Jedes Probengefäß ist vor Entnahme eindeutig zu kennzeichnen (Name, Vorname, Geburtsdatum bzw. auch in kodierter Form).

- Der Untersuchungsauftrag muss vollständig einschließlich Entnahmedatum ausgefüllt und von der abnehmenden Person unterschrieben sein.
- Der Einsender muss auf dem Untersuchungsantrag eindeutig ausgewiesen sein.
- Der anfordernde Arzt ist für die Identität der Blutprobe verantwortlich.
- Mehr als die Hälfte aller Fehler, die zu AB0-inkompatiblen Fehltransfusionen führen, treten bei der Einleitung der Transfusion erythrozytenhaltiger Konserven auf. Deshalb ist die Durchführung des Bedside-Tests, mit dem AB0-inkompatible Fehltransfusionen vermieden werden können, zwingend erforderlich (➤ Kap. 23.4.5)!

Zum Ablauf der Blutprobenentnahme gelten die Grundregeln:

- Bekleben, Vergleichen der Röhrchen, Befragen des Patienten und Entnehmen der Probe!
- Keine Blutentnahme in ein unbeschriftetes Behältnis!
- Wenn der Patient im Notfall nicht namentlich identifiziert werden kann, müssen die Personalien durch andere Angaben ersetzt werden, die eine eindeutige Identifikation erlauben, so z.B. (Verdachts-)Diagnose, Geschlecht, Datum, Uhrzeit. („Polytrauma, weiblich, 25.10.2003; 18.21 Uhr").

Für das Labor gilt die Grundregel:

- Erwecken die Kennzeichnung des Probengefäßes oder der Inhalt der Begleitpapiere Zweifel, ist dies zu überprüfen und das Ergebnis zu protokollieren. Verbleiben Zweifel, ist eine neue Blutprobe anzufordern.

Vorbefunde, Notfallausweise:

- Nur im Katastrophenfall darf eine Blutgruppenbestimmung aus einem Notfallausweis (oder einem sonstigen vom Patienten mitgebrachten Dokument) ohne weitere Bestätigungstests übernommen werden, d.h. weder bei Notfällen noch bei Routineanforderungen.
- Trotzdem sollte der Patient immer nach diesem Ausweis befragt werden, da möglicherweise weitere wichtige Informationen dort eingetragen sind (z.B. Angabe über das Vorliegen von irregulären Antikörpern, die bei jeder Transfusion berücksichtigt werden müssen, auch wenn diese Antikörper zwischenzeitlich nicht mehr nachweisbar sind. Bei Nichtbeachtung ggf. Gefahr einer verzögerten hämolytischen Transfusionsreaktion durch Antikörper-Boosterung).

23.4.3 Welche Laboruntersuchungen bereiten eine Bluttransfusion vor?

Folgende transfusionsvorbereitenden Untersuchungsverfahren sind im immunhämatologischen Labor durchzuführen:

- Blutgruppenbestimmung. Sie muss jeder Transfusion von Blutkomponenten vorausgegangen sein.
- Antikörpersuchtest. Er gehört zu jeder Blutgruppenbestimmung. Er wird anlässlich jeder serologischen Verträglichkeitsprobe wiederholt, sofern der letzte Antikörpersuchtest länger als drei Tage zurückliegt (Ausnahmen: siehe „serologische Verträglichkeitsprobe").
- Antikörperdifferenzierung, falls der Antikörpersuchtest positiv ausfiel. Diese Differenzierung dient der Klärung der Spezifität transfusionsrelevanter Antikörper vor der Transfusion erythrozytenhaltiger Blutkomponenten.
- Serologische Verträglichkeitsprobe (Kreuzprobe). Sie dient der Erkennung von Unverträglichkeiten zwischen Konservenerythrozyten und Empfängerserum bzw. -plasma vor der Transfusion erythrozytenhaltiger Blutkomponenten.

Die Festlegung des Untersuchungsgangs, die Durchführung der blutgruppenserologischen Untersuchungen sowie die Auswertung der Untersuchungsergebnisse fallen in den Verantwortungsbereich des zuständigen laborleitenden Arztes, der eine spezielle Qualifikation besitzen muss (Ht-Rl).

23.4.4 Konservenanforderung

- „Die Anforderung von Blutkomponenten und Plasmaderivaten erfolgt für jeden Empfänger schriftlich unter Angabe der Diagnose, von Transfusionen, Schwangerschaften, Medikamenten, welche die Verträglichkeitsprobe beeinträchtigen, der blutgruppenserologischen Untersuchungsergebnisse, der zeitlichen Dringlichkeit sowie des vorgesehenen Transfusionstermins durch den anfordernden Arzt" (Ht-Rl).

- Weiterhin müssen Lieferadresse (Station/OP) und -zeitpunkt (Datum/Uhrzeit) angegeben sein.
- „Stehen Eigenblutpräparate bereit, muss durch organisatorische Maßnahmen gewährleistet sein, dass diese zuerst transfundiert werden“ (Ht-Rl).
- Die Anforderungsscheine für Blutprodukte müssen vollständig ausgefüllt und vom Arzt unterschrieben sein (Rezept für verschreibungspflichtige Arzneimittel!). **Cave:** Ohne Anforderungsschein mit Arztunterschrift darf keine Ausgabe von Blutprodukten erfolgen!
- Für die Blutprobenentnahme und Identitätssicherung (Kontrolle der Personenangaben) trägt auch hier der zuständige Arzt die Verantwortung, auch wenn im Einzelfall eine andere Person entnimmt.
- Bei der Konservenanforderung muss, falls bekannt, die Blutgruppe angegeben werden.
- Die Blutprobe für die Kreuzprobe sollte, wenn möglich, von einem anderen Entnahmevorgang stammen als die für die Blutgruppenbestimmung, um durch den Vergleich der jeweils daraus bestimmten AB0-Merkmale eine vorherige oder aktuelle Patienten- oder Probenverwechslung aufdecken zu können. Im Notfall darf gleichzeitig eine Probenentnahme für die Blutgruppenbestimmung und Kreuzprobe erfolgen. **Cave:** Blutproben für die Kreuzprobe dürfen nicht auf Vorrat abgenommen oder auf der Station gelagert werden.

Weitere Hinweise:

- Blutproben für Kreuzproben müssen frühzeitig ins Labor geschickt werden (nach Möglichkeit am Vortag), damit die Blutkonservenausgabe und geplante Transfusionen möglichst vormittags oder zumindest in der regulären Dienstzeit unter optimaler Überwachung für den Patienten erfolgen können.
- Außerhalb der Regelarbeitszeit, am Wochenende und an Feiertagen sollten nur dringende Notfall-Kreuzproben eingesandt werden!
- Notfälle sind auf dem Anforderungsschein entsprechend zu kennzeichnen (z.B. durch Ankreuzen des dafür vorgesehenen Feldes).
- Werden gekreuzte und im Blutdepot bereitstehende Blutkonserven nicht mehr benötigt, müssen diese unverzüglich abbestellt oder bereits gelieferte Blutkonserven in das Blutdepot zurückgesandt werden, damit sie für andere Patienten verfügbar sind. Vom verantwortlichen Stationsarzt ist sicherzustellen, dass täglich überprüft wird, ob Konserven abbestellt werden können.
- Es ist abzuraten, Blutkonserven auf Stationen (ausgenommen sind speziell eingerichtete OPs und Intensivstationen) zu lagern.
- Blutkonserven dürfen von Normalstationen aus dem Blutdepot nur dann abgerufen werden, wenn die Transfusion sicher durchgeführt wird.
- Unter ungeeigneten Bedingungen gelagerte Blutkonserven können vom Blutdepot nur noch zur Entsorgung zurückgenommen werden.

23.4.5 Empfängerkontrolle

Identitätssicherung und vorbereitende Kontrollen (am Krankenbett)

Vor Beginn der Transfusion hat der transfundierende Arzt am Patienten persönlich zu überprüfen, ob das Präparat für den betreffenden Empfänger bestimmt ist, die Blutgruppe des Präparats (Präparateetikett) dem Blutgruppenbefund des Empfängers entspricht bzw. mit diesem kompatibel ist und die Präparatenummer mit den Angaben im Begleitschein übereinstimmt (Ht-Rl).

Zusätzlich müssen das Verfallsdatum, die Unversehrtheit des Blutbehältnisses und die Gültigkeit der Kreuzprobe überprüft werden.

Bedside-Test (AB0-Identitätstest am Krankenbett)

Der AB0-Identitätstest am Krankenbett vor der Transfusion erythrozytenhaltiger Blutkomponenten ist zwingend erforderlich (auch im Notfall!) und darf nie im Stationszimmer durchgeführt werden, sondern nur „bettseitig“.

Der Bedside-Test dient v.a. als letzter Test zur Vermeidung einer AB0-inkompatiblen Erythrozytentransfusion (z.B. infolge von Verwechslungen), die mit einer hohen Mortalität behaftet ist. Dies gilt für Erythrozytenkonzentrate, Eigenblut-Erythrozytenkonzentrate (hier unbedingt auch die Konserve testen!), Knochenmarkblut (hier unbedingt auch die Konserve testen!), Granulozytenkonzentrate und

Vollblutkonserven (eigentlich obsolet, u.U. als Eigenblutkonserve noch anzutreffen).

Aus Sicherheitsgründen sollte grundsätzlich vor **jeder** Gabe von Blutkomponenten, also auch von Plasma und Thrombozytenkonzentraten, der AB0-Identitätstest durchgeführt werden, da durch minor-inkompatibles Plasma in ausreichender Menge schwere inverse hämolytische Transfusionsreaktionen ausgelöst werden können.

Der AB0-Identitätstest ist bei jeder Transfusionsserie erneut durchzuführen, ebenso erneut, wenn während einer Transfusionsserie durch Dienst- oder Schichtwechsel ein neuer transfundierender Arzt die Verantwortung übernimmt. Mit dem Begriff Transfusionsserie ist diejenige Gruppe von Blutkomponenten gemeint, die in einem Arbeitsgang ans Patientenbett verbracht wird. Werden später in einem neuen Arbeitsgang weitere Blutkomponenten ans Patientenbett verbracht, stellen diese eine neue Transfusionsserie dar, für die ein neuer AB0-Identitätstest erforderlich ist.

Die AB0-Blutgruppe ist unabdingbar vom Arzt persönlich oder unter seiner „direkten Aufsicht" mit einer Blutprobe vom Patienten zu bestimmen. Die zusätzliche Untersuchung auch des Konservenbluts, am besten direkt aus dem angeschlossenen Schlauchsystem, ist fakultativ möglich, bei Eigenblut allerdings obligat erforderlich. Das Ergebnis ist schriftlich in der Krankenakte zu dokumentieren.

In der Regel sind die Blutgruppenbefunde beider Proben identisch. In Ausnahmefällen werden AB0-nicht-identische, aber major-kompatible Erythrozyten ausgegeben (z.B. 0-Erythrozyten auf A-, B- oder AB-Empfänger), wobei dann die Reaktionen des Patientenblutes und des Konservenblutes im Bedside-Test unterschiedlich ausfallen (➤ Kap. 23.8.1).

Das Ergebnis des Bedside-Testes muss dokumentiert werden.

Erythrozytenhaltige Präparate und Plasmen müssen, Thrombozytenpräparate sollen AB0-kompatibel transfundiert werden (➤ Tab. 23-6, ➤ Tab. 23-7).

Das Unterlassen des Bedside-Tests ist ebenso wie dessen Fehlinterpretation ein ärztlicher Kunstfehler! Regelmäßig wird sogar von einer „besonders groben Fahrlässigkeit" auszugehen sein, für deren Folgen der Arzt persönlich und allein haftet und vom Arbeitgeber in Regress genommen werden kann (so das Bundesarbeitsgericht, Urteil vom 25.9.1997, Az: 8 AZR 288/96)!

Der AB0-Identitätstest ist in jedem Fall mit dem Blut des Empfängers, im Falle von autologen erythrozytenhaltigen Präparaten („Eigenblut") auch mit dem des autologen Blutprodukts vorzunehmen.

23.4.6 Einleitung der Bluttransfusion

Die Übertragung aller Blutprodukte muss unter Beachtung von akut auftretenden Nebenwirkungen durch den transfundierenden Arzt eingeleitet werden.

Empfohlen wird nach kurzem Durchmischen der Konserve eine zügige Transfusion von ca. 10 ml des Erythrozytenkonzentrats und anschließend während des Einstellens der notwendigen Transfusionsgeschwindigkeit eine ca. 5- bis 10-minütige genaue Beobachtung des Patienten. Danach muss eine geeignete weitere Überwachung gewährleistet sein. Der zuständige Arzt muss unverzüglich erreichbar sein.

Die Verträglichkeit der Transfusion ist zu dokumentieren.

Auch nach Abschluss der Transfusion ist auf Nebenreaktionen zu achten, über deren mögliche Symptome der Patient informiert sein sollte. Dies gilt insbesondere für ambulante Transfusionen, nach denen der Patient zumindest eine Stunde nach Transfusion unter Beobachtung bleiben sollte.

Das Blutbehältnis („Blutbeutel") mit anhängendem Transfusionssystem muss nach Beendigung der Transfusion steril abgeklemmt und für 24 Stunden bei 2–6 °C aufbewahrt werden.

23.4.7 Dokumentation

Alle angewendeten Blutkomponenten und Plasmaderivate, auch Humanalbumin, müssen – auch bei Abbruch der Transfusion – unter Angabe ihrer Bezeichnung mit der Konserven- oder Chargennummer in der Krankenakte (patientenbezogene Dokumentation) verzeichnet werden.

Unabhängig von einer Dokumentation im Blutdepot haftet der transfundierende Arzt für die patienten- und chargenbezogene Dokumentation transfundierter Blutprodukte.

Zur Dokumentation gehört bei Blutkomponenten das Abheften der Seite 1 des ausgefüllten und vom transfundierenden Arzt unterschriebenen Blutkonservenbegleitpapiers. Der Durchschlag des ausgefüllten Blutkonservenbegleitpapiers muss in die Blutbank zurückgeschickt werden.

Die Dokumentation muss entsprechend § 14 TFG auch die Wirkungen der applizierten Blutprodukte umfassen! Dies bedingt zwangsläufig, dass auch die Indikationsstellung nachvollziehbar dokumentiert sein muss.

In Krankenhäusern, in denen viele Blutprodukte angewendet werden, kommt es auch häufig vor, dass der Patient bei Dienstwechsel oder Zuständigkeitswechsel (z.B. Chirurg/Anästhesist; OP/Aufwachraum/Station) von verschiedenen Ärzten betreut wird. Für die vollständige Dokumentation nach § 14 TFG trägt immer der anwendende Arzt die Verantwortung.

Ausnahmen:

- Die Dokumentation der dort durchgeführten immunhämatologischen Untersuchungen erfolgt im Blutdepot.
- Die Dokumentation der pharmazeutischen Unternehmer der ausgelieferten Blutprodukte erfolgt ebenfalls im Blutdepot, sofern dies so geregelt ist.

Wenn Blutprodukte patientenbezogen im Blutdepot angefordert werden, besorgt dieses die Dokumentation so, dass vom Präparat zum Patienten zurückverfolgt werden kann. Sofern Blutprodukte als Stationsbedarf oder aus anderer Quelle bezogen oder auf Station an andere Empfänger umgewidmet werden, trägt aber wieder der anwendende Arzt die Verantwortung, dass jederzeit auch von der Charge bzw. vom Präparat zum Empfänger zurückverfolgt werden kann.

Zu den Folgen von Dokumentationsfehlern/-lücken in der Patientenakte: Fehlt in einer Akte die Chargennummer eines Blutprodukts, das ein Kläger als Ursache einer Infektion geltend macht, gilt der *Anscheinsbeweis*, dass es infektiös gewesen sei. Wenn der pharmazeutische Unternehmer nicht ermittelt werden kann, haftet das Krankenhaus für die Infektionsfolgen („*Dokumentationspflicht und sekundäre Darlegungslast des Verwenders von Blutprodukten*“; so der Bundesgerichtshof, Urteil vom 14.6.2005, Az: VI ZR 179/04)!

23.5 Notfalltransfusion

- „In Notfällen kann von den Richtlinien abgewichen werden, soweit dies in der gegebenen Situation zur Abwendung von Lebensgefahr oder eines ernsten Schadens für den Empfänger notwendig ist. In diesen Fällen ist besonders auf die Gefahr von Verwechslungen und Fehlbestimmungen zu achten. Notfälle und die Abweichung von den Richtlinien sind schriftlich zu dokumentieren.“ (Ht-Rl).
- „Die AB0-Blutgruppen- und Rh-Bestimmung sowie die serologische Verträglichkeitsprobe müssen auch dann vollständig durchgeführt werden, wenn die Transfusion aus vitaler Indikation bereits vorher erfolgen muss. Schnelltests zur Verträglichkeitsuntersuchung können für Notfälle herangezogen werden; das Ergebnis muss grundsätzlich durch das Regelverfahren bestätigt werden.“ (Ht-Rl).
- „Transfusionen aus vitaler Indikation ohne regelhaft abgeschlossene Voruntersuchung sind durch den transfundierenden Arzt als solche zu dokumentieren. Das Transfusionsrisiko ist erhöht. Die Risikoabwägung trifft der transfundierende Arzt. Das Ergebnis der serologischen Verträglichkeitsprobe (Kreuzprobe) und des Antikörpersuchtests ist dem transfundierenden Arzt unverzüglich mitzuteilen.“ (Ht-Rl).
- „Eine Notfalltransfusion setzt eine vitale Gefährdung des Patienten voraus, die eine sofortige Transfusion ohne die sonst notwendigen Voruntersuchungen bedingt. Das erhöhte Transfusionsrisiko ist zu beachten.“ (Ht-Rl).
- „Auch im Notfall ist der AB0-Identitätstest durchzuführen.“ (Ht-Rl).
- „Bei Massivtransfusionen und bei Neugeborenen sollten Blutkomponenten warm (maximal + 42 °C) transfundiert werden.“ (Ht-Rl).
- „Solange das Ergebnis der AB0-Blutgruppenbestimmung des Empfängers nicht vorliegt, sind zur Erstversorgung Erythrozytenkonzentrate der

Blutgruppe 0, möglichst Rh-negativ (D negativ), zu verwenden." (Ht-Rl).

Anmerkungen:

Organisatorische Schwierigkeiten oder Versäumnisse allein rechtfertigen keine Notfallanforderung. So ist z.B. die Anforderung von Konserven für eine geplante Operation, bei der der Patient erst unmittelbar vorher ins Krankenhaus kommt, kein Notfall.

Notfalltransfusionen sind auf vitale Indikationen zu beschränken.

Die Blutanforderung muss vom zuständigen behandelnden Arzt schriftlich mit Angabe der Verdachtsdiagnose als „Notfall" deklariert werden.

In extremen Notsituationen ist eine telefonische Vorabbestellung möglich.

Praxisrelevante Aspekte der Notfalltransfusion:

Die Blutgruppenbestimmung mit geeignetem Untersuchungsmaterial ist unverzüglich zu veranlassen (auch bei vorhandenem Notfallausweis, dessen Eintragungen mitzuteilen sind). Die Blutentnahmen für immunhämatologische Untersuchungen sind möglichst vor der Gabe von Infusionen oder über einen zweiten Zugang vorzunehmen, da sonst die Laboruntersuchungen im Blutdepot verfälscht und verzögert werden können. Gerinnungsstörungen sowie eine Therapie mit Antikoagulanzien oder kolloidalen Plasmaersatzlösungen sind mitzuteilen.

Auf die Identitätssicherung (Blutprobe ↔ Patient) muss gerade im Notfall besonders geachtet werden. Von eingespielten organisatorischen Abläufen ist nicht abzuweichen! Im vitalen Notfall ist die Transfusion schon vor Abschluss der immunhämatologischen Untersuchungen erlaubt. Der transfundierende Arzt muss die Risiken der vitalen Bedrohung des Patienten einerseits und der Transfusion ohne entsprechende Voruntersuchungen andererseits abwägen und verantworten. Der AB0-Identitätstest mit einer Blutprobe des Patienten muss gerade auch im Notfall immer durchgeführt und dokumentiert werden.

Bis das Ergebnis der Blutgruppenbestimmung vorliegt, dürfen nur Erythrozytenkonzentrate der Blutgruppe 0, die möglichst Rhesus-negativ sein sollen – aber nicht müssen! –, transfundiert werden. Danach ist AB0- und rhesusblutgruppengleich oder major-kompatibel weiter zu transfundieren, auch wenn das Ergebnis der Kreuzprobe noch nicht vorliegt.

Für die vollständige Durchführung der notwendigen immunhämatologischen Untersuchungen (Blutgruppenbestimmung, Antikörpersuche, Kreuzprobe) benötigt das Labor je nach Arbeitsbelastung mindestens 30–45 Minuten. Wenn diese Untersuchungen aus vitaler Indikation nicht abgewartet werden können, benötigt das Labor die entsprechenden Informationen! Es ist in diesem Fall nicht richtig, Notfall anzukreuzen und gleichzeitig gekreuzte Konserven zu bestellen. Das Blutdepot darf Erythrozytenkonzentrate nur ungekreuzt ausgeben, wenn dies explizit angefordert wird!

Folgende Alternativen bestehen:

- Anforderung ungekreuzter Erythrozytenkonzentrate: Dies bedeutet, dass die Blutgruppenbestimmung durchgeführt wird und erst dann blutgruppengleiche oder major-kompatible Konserven ausgegeben werden. Zeitaufwand ca. 15 Minuten.
- Anforderung von Erythrozytenkonzentraten der Blutgruppe 0 Rh neg. zur sofortigen Ausgabe: Dies bedeutet, dass Konserven vor Blutgruppenbestimmung und Kreuzprobe sofort ausgegeben werden. Zeitaufwand maximal 5 Minuten.
  Wurden Erythrozytenkonzentrate ungekreuzt ausgegeben, hat dies automatisch zur Folge, dass Blutgruppenbestimmung, Kreuzprobe und Antikörpersuche im Blutdepot unverzüglich und mit höchster Priorität nachgeholt werden!

Hinweis: Jede als Notfall deklarierte Anforderung, die ihren Ursprung nicht in einer klinischen Notsituation, sondern in Organisationsfehlern hat, behindert die Versorgung der wirklich gefährdeten Patienten massiv! Der Verbrauch der sog. Universalkonserven (Erythrozytenkonzentrat 0 Rh neg. und AB-Plasma) ist auch im Notfall auf das absolute Minimum zu begrenzen, da immer wieder Versorgungsengpässe auftreten!

Bei Massivtransfusionen, d.h. per definitionem der Gabe von mehr als zehn Konserven innerhalb von 24 Stunden, besteht die Gefahr der Unterkühlung des Patienten. Bei vorhersehbaren Massivtransfusionen im Rahmen von Operationen sind spezielle Blutwärmer einzusetzen, falls Blutkomponenten erwärmt werden sollen. Die Gefahr einer Hypokalzämie besteht heute bei der alleinigen Transfusion von Erythrozytenkonzentraten in additiver Lösung nicht mehr. Eine Kalziumgabe ist nur bei der mehrfachen Gabe von gefrorenem Frischplasma notwendig. Bei mehr als drei Plasmakonserven à 300 ml in 30 Minuten könnten zum Beispiel 10 ml 10%iges Kalziumglukonat pro 1000 ml Plasma langsam intravenös in einer Trägerlösung über einen separaten Zugang verabreicht werden. **Aber:** Niemals kalziumhaltige Lösungen und Blutbestandteilkonserven über einen gemeinsamen Zugang applizieren! Kalzium hebt die antikoagulatorische Wirkung der Zusätze von Blutkonserven sofort auf! Bis zur Gabe von sechs bis acht Erythrozytenkonserven ist in der Regel keine zusätzliche Therapie mit Frischplasma erforderlich (Ausnahme sind komplexe Gerinnungsstörungen wie z.B. bei vorbestehender Lebererkrankung mit verminderter Syntheseleistung von Gerinnungsfaktoren).

23.6 Transfusionsreaktionen

Die überwiegende Zahl von schweren akuten Transfusionszwischenfällen ist auf Verwechslungen der Konserven und/oder der zu transfundierenden Patienten zurückzuführen. Diese Fehlermöglichkeiten müssen durch Sorgfalt bei Probenentnahme, Labortestung und Transfusion minimiert werden.

Bei Unverträglichkeitserscheinungen muss die Transfusion sofort unterbrochen werden! Der Zugang ist zu belassen, bei klinischer Notwendigkeit ist eine symptomatische Therapie einzuleiten!

23.6.1 Symptome

Einzeln oder kombiniert können auftreten: Kreuz- und Lendenschmerzen, Engegefühl mit Atemnot, Unruhe, Hitzeempfindung, Frösteln, Blässe, Urtikaria, Kaltschweißigkeit, Übelkeit.

Entsprechend finden sich als objektivierbare Befunde: Temperaturanstieg, Schüttelfrost, urtikarielle Exantheme, Bronchospasmus, Schocksymptome.

Besonders bei hämolytischen Reaktionen kann es zur Ausbildung eines Schocks, einer disseminierten intravasalen Gerinnungsstörung oder eines Nierenversagens kommen.

Cave: Vor allem während einer Narkose können allgemeine Symptome fehlen. Eine perioperative Blutungsneigung kann das wegweisende Symptom einer hämolytischen Transfusionsreaktion sein.

23.6.2 Diagnostik

„Jede unerwünschte Transfusionsreaktion bedarf der Klärung. Der Hersteller ist frühzeitig einzubeziehen. Vorrangig ist der Nachweis bzw. Ausschluss einer intravasalen Hämolyse." (Ht-Rl).

Besonders bei Verdacht auf eine hämolytische Transfusionsreaktion muss unverzüglich der diensthabende Mitarbeiter (Arzt bzw. MTA) der Blutbank benachrichtigt werden.

Nach dem Transfusionsgesetz müssen alle Nebenwirkungen erfasst und berichtet werden. Unterrichtungspflichten ➤ Kapitel 23.7!

Bei unerwünschten Nebenwirkungen sind grundsätzlich und umgehend an das zuständige Labor einzusenden:

- Blutprobe, nach Transfusion entnommen (10 ml Nativ- und 3,5 ml EDTA-Blut),
- Blutkonservenrest mit anhängendem Transfusionssystem,
- Durchschlag des ausgefüllten Blutkonservenbegleitscheins,
- der ausgefüllte Vordruck zur Meldung einer Transfusionsreaktion (Download-Möglichkeit: http://www.transfusionsmedizin.klinikum.uni-erlangen.de/e1799/e1852/e240/inhalt241/Protokoll_TraZwi.pdf).

Bei nicht abgeklärten Transfusionsreaktionen darf nur im vitalen Notfall weiter transfundiert werden, wenn die AB0-Blutgruppen des Patienten und der weiteren Konserven durch den Bedside-Test nochmals kontrolliert wurden.

23.6.3 Therapie

Die Maßnahmen bei der akuten Therapie schwererer Zwischenfälle richten sich nach dem üblichen Stufenplan bei der Schockbehandlung. Zusätzlich sind evtl. eine forcierte Diuresebehandlung und die intravenöse Gabe von Kortikosteroiden (z.B. 1 g Methylprednisolon) zu empfehlen.

Zur prophylaktischen Behandlung von wiederholten leichten Nebenreaktionen wie Urtikaria oder leichten Schüttelfrösten eignet sich die kombinierte Gabe von H_2-Blockern (z.B. Cimetidin) und Antihistaminika (z.B. Dimetinden).

23.7 Unterrichtungspflichten

23.7.1 Allgemeine Unterrichtungspflichten

Die allgemeinen Unterrichtungspflichten sind in § 16 TFG sehr genau gesetzlich geregelt:

„(1) Treten im Zusammenhang mit der Anwendung von Blutprodukten und gentechnisch hergestellten Plasmaproteinen zur Behandlung von Hämostasestörungen unerwünschte Ereignisse auf, hat die behandelnde ärztliche Person unverzüglich die notwendigen Maßnahmen zu ergreifen. Sie unterrichtet die transfusionsbeauftragte und die transfusionsverantwortliche Person oder die sonst nach dem Qualitätssicherungssystem der Einrichtung der Krankenversorgung zu unterrichtenden Personen.

(2) Im Falle des Verdachts der unerwünschten Reaktion eines Blutprodukts ist unverzüglich der pharmazeutische Unternehmer und im Falle des Verdachts einer schwerwiegenden unerwünschten Reaktion eines Blutprodukts und eines Plasmaproteinpräparates im Sinne von Absatz 1 zusätzlich die zuständige Bundesoberbehörde zu unterrichten. Die Unterrichtung muss alle notwendigen Angaben wie Bezeichnung des Produktes, Name oder Firma des pharmazeutischen Unternehmers und die Chargenbezeichnung enthalten. Von der Person, bei der der Verdacht auf die Nebenwirkungen aufgetreten ist, sind das Geburtsdatum und das Geschlecht anzugeben.

(3) Die berufsrechtlichen Mitteilungspflichten bleiben unberührt."

Anmerkungen: Ein unerwünschtes Ereignis nach § 16 TFG Abs. 1 ist z.B. die Verwechselung von Blutkonserven. Hier besteht keine Berichtspflicht nach außen, sondern nur eine hausinterne Meldepflicht, die hausinterne Qualitätsmanagementmaßnahmen auslösen muss.

Eine unerwünschte Reaktion ist schwer, wenn sie tödlich oder lebensbedrohend ist, zu Arbeitsunfähigkeit oder einer Behinderung führt oder eine stationäre Behandlung oder eine Verlängerung einer stationären Behandlung erforderlich macht.

Der Arzt, der eine Reaktion erkennt bzw. vermutet, muss die nach § 16 TFG erforderlichen Unterrichtungen vornehmen. In erster Linie hat er für die Klärung und die erforderliche Diagnostik – und natürlich auch die angemessene Therapie – zu sorgen. Einrichtungsintern können Regelungen zu Unterrichtungspflichten getroffen werden, die den Transfusionsbeauftragten und den Transfusionsverantwortlichen stärker einbinden.

Das Blutdepot sollte in den Fällen, in denen ihr eine Nebenwirkung eines Blutprodukts bekannt wird, alle weiteren Unterrichtungspflichten übernehmen und den/die pharmazeutischen Unternehmer des/r infrage kommenden Präparate/s sowie die Behörden informieren. Des Weiteren erstellt das Blutdepot einen Bericht über das Ergebnis durchgeführter Diagnostik.

Unterbleibt die Meldung einer Nebenwirkung eines Blutprodukts an das Blutdepot, hat der zuständige Arzt die Unterrichtungen nach § 16 TFG vollständig selbst vorzunehmen.

23.7.2 Transfusionsbedingte Infektionsübertragung, Rückverfolgung

Das Rückverfolgungsverfahren dient dem Ziel, Infektionsübertragungen durch noch nicht angewendete Blutprodukte zu verhindern und eventuell stattgefundene Infektionen durch Blutprodukte aufzuklären.

Das Verfahren der Rückverfolgung ist in den §§ 19 und 20 TFG geregelt.

Entscheidender Passus der Regelung ist das Rückverfolgungsverfahren ausgehend vom Spender in § 19 Abs. 1 TFG (Look-back) und das Rückverfolgungsverfahren ausgehend vom Empfänger eines Blutprodukts in § 19 Abs. 2 und 3 TFG (Trace-back). Die wichtigsten Sätze der Absätze 1 und 2 des § 19 TFG lauten:

„(1) (…) Sind Blutprodukte, bei denen der begründete Verdacht besteht, dass sie Infektionserreger übertragen, angewendet worden, so sind die Einrichtungen der Krankenversorgung verpflichtet, die behandelten Personen unverzüglich zu unterrichten und ihnen eine Testung zu empfehlen. Vor der Testung ist die schriftliche Einwilligung der behandelten Person einzuholen. Die behandelte Person ist eingehend zu beraten.

(2) Wird in einer Einrichtung der Krankenversorgung bei einer zu behandelnden oder behandelten Person festgestellt oder besteht der begründete Verdacht, dass sie durch ein Blutprodukt gemäß Absatz 1 Satz 1 infiziert worden ist, muss die Einrichtung der Krankenversorgung der Ursache der Infektion unverzüglich nachgehen. Sie hat das für die Infektion oder den Verdacht in Betracht kommende Blutprodukt zu ermitteln und die Unterrichtungen entsprechend § 16 Abs. 2 vorzunehmen. (…)"

In der Praxis bedeutet dies Folgendes:

- Bei Verdacht auf eine transfusionsbedingte Infektionsübertragung, der vom Empfänger ausgeht (wie z.B. bei einer Postransfusionshepatitis, einer transfusionsassoziierten HIV-Infektion oder einer anderen Erkrankung, bei der eine Infektionsübertragung durch ein Blutprodukt vermutet wird), muss das Blutdepot unverzüglich verständigt werden.
- Bei einem vom Spender ausgehenden Rückverfolgungsverfahren wird das Krankenhaus bzw. die Abteilung, ausgehend vom pharmazeutischen Unternehmer, über das Blutdepot, die Apotheke oder direkt – je nach Bezugsweg der verdächtigen Blutprodukte – informiert.
- In jedem Fall einer Rückverfolgung i.S. des § 19 TFG müssen die klärenden Schritte unverzüglich erfolgen.
- Eine transfusionsassoziierte Infektionsübertragung oder der Verdacht darauf ist immer als schwere Nebenwirkung anzusehen mit allen Konsequenzen für die Unterrichtungspflicht der Behörden.
- Einzelheiten zu Rückverfolgungsverfahren, Diagnostik, Interpretation und Fristen regelt der Arbeitskreis Blut (AK-Blut) beim Robert-Koch-Institut (RKI) in Voten. Die diesbezügliche Gesetzesermächtigung findet sich in § 24 TFG. Aktuell gilt das Votum 34 des AK-Blut.

23.8 Besonderheiten bei einzelnen Blutpräparaten

23.8.1 Erythrozytenkonzentrate (EK)

Erythrozytenkonzentrate besitzen ein Volumen von 200–350 ml, einen Hämatokrit von 50–70% sowie ein Gesamt-Hb > 40 g.

Sie dürfen nicht in einem normalen Haushaltskühlschrank gelagert werden. Die Aufbewahrung ist nur in einem erschütterungsfreien, temperaturüberwachten und alarmgebenden Blutkonservenkühlschrank bei 2–6 °C zulässig.

Bei Konservenmangel muss vom Blutdepot auf die nicht-AB0-identische **major-kompatible** Transfusion ausgewichen werden (➤ Tab. 23-6).

Definition der Major-Kompatibilität: AB0-Blutgruppe der Konserve ist kompatibel (verträglich) mit den Isoagglutininen des Patienten!

Transfusionsindikationen

Es existieren keine allgemein gültigen kritischen Grenzwerte für Hämoglobin oder Hämatokrit.

Die Transfusionsindikation muss stets neben den Laborwerten auch Dauer, Schwere und Ursache der Anämie sowie Vorgeschichte, Alter und klinischen Zustand des Patienten berücksichtigen.

Akuter Blutverlust

Erste Priorität hat die Aufrechterhaltung des Sollblutvolumens. Dabei lässt sich in der Regel ein akuter Blutverlust von 30% des Blutvolumens durch alleinige Volumengabe voll kompensieren.

Auch bei größeren Blutverlusten (Hämatokrit < 30%) muss eine restriktive Indikationsstellung für

Tab. 23-6 Kompatibilitäten bei der Transfusion von Erythrozytenkonzentraten (EK).

Blutgruppe des Patienten	Major-kompatible EK
A	A und 0
B	B und 0
AB	AB, A, B und 0
0	Nur 0

die Transfusion von Erythrozytenkonzentraten erfolgen:

- Ein isovolämischer Abfall des Hämatokrits bis 20% (Hämoglobinwert 6,0–7,0 g/dL) wird von Patienten mit normaler Herz-Kreislauf-Funktion im Allgemeinen ohne Zeichen einer hypoxischen Schädigung des Herzens oder anderer Organe (Gehirn, Niere, Leber) toleriert.
- Dagegen muss bei Patienten mit bekannten Organschäden, insbesondere des Herzens (z.B. Myokardinfarkt, instabile Angina pectoris), die Indikation zur Erythrozytentransfusion bei diesen Hämatokritwerten aufgrund einer individuellen Risikoabschätzung gestellt werden.

Als kritischer Grenzwert der absoluten Indikation zur Substitutionstherapie mit Erythrozytenkonzentraten gilt, insbesondere bei älteren Patienten, ein Abfall des Hämatokrits auf 15% (Hämoglobinwert 4,5–5,0 g/dL).

Chronische Anämien

Patienten sind meist ausreichend an den lang dauernden Hämoglobinmangel adaptiert. Gegebenenfalls ist eine kausale Therapie, z.B. bei erythrozytären Bildungsstörungen durch Eisen-, Vitamin-B_{12}-, Folsäure- oder Erythropoietinmangel, vorzunehmen. Entscheidend für die Indikationsstellung zur Transfusion von Erythrozytenkonzentraten ist immer die Beurteilung des klinischen Gesamtbildes und nicht allein der Laborergebnisse (Hb, Hk, Erythrozytenzahl).

Bei Patienten mit chronischen Anämien ohne Herz-Kreislauf-Probleme ist auch bei niedrigen Hämoglobinwerten bis zu 7,0–8,0 g/dL eine Transfusion nur dann indiziert, wenn auf die Anämie zurückzuführende Symptome bestehen und ein rascher weiterer Hämoglobinabfall zu erwarten ist.

Transfusionsergebnis

Die Gabe eines Erythrozytenkonzentrats führt bei einem normalgewichtigen Erwachsenen ohne gesteigerten Erythrozytenumsatz zu einem Anstieg des Hämoglobinwerts um ca. 1,0–1,5 g/dL bzw. des Hämatokrits um ca. 3–4%.

Die mittlere Überlebenszeit transfundierter, kompatibler Erythrozyten beträgt ca. 60 Tage.

23.8.2 Gefrorenes Frischplasma (GFP)

Gefrorenes Frischplasma (GFP) wird oft auch als FFP abgekürzt (FFP steht für Fresh Frozen Plasma). Vor der Ausgabe von GFP ist keine Kreuzprobe erforderlich. Es muss jedoch AB0-identisch oder AB0-verträglich (minor-kompatibel) transfundiert werden. Dies ist bei den in ➤ Tab. 23-7 genannten Konstellationen gegeben.

Der Rhesus-Faktor bleibt bei Plasmatransfusionen unberücksichtigt; eine Immunisierung ist in seltenen Fällen jedoch möglich.

Definitionsgemäß ist in 1 ml Frischplasma je 1 E aller Gerinnungsfaktoren und Inhibitoren enthalten, deren Aktivität bei konstanter Lagerungstemperatur (von mindestens –30 °C) für mindestens ein Jahr erhalten bleibt.

Um diese Faktoren um einen Prozentpunkt anzuheben, müssen dem Patienten ca. 1 E/kg KG, entsprechend 1 ml/kg KG verabreicht werden. Beispiel: 70 kg KG, Faktor-Anhebung von 10% auf 40% = 2100 ml Plasma!

GFP ist nach Überprüfung der Indikationsstellung bei maximal 42 °C in geeigneten Plasmaauftaugeräten aufzutauen und dabei gelegentlich zu schwenken. Insbesondere Präparate ohne zweite Umhüllung dürfen keinesfalls im Wasserbad, sondern nur in geeigneten Plasmaauftaugeräten aufgetaut werden. Die Präparate müssen zumindest Raumtemperatur erreichen, damit die Gerinnungsfaktoren in Lösung gehen (ansonsten Kryopräzipitat- und Schlierenbildung möglich). Die Beutel sind gewissenhaft auf Folienrisse zu prüfen. Aufgetaute Frischplasmen sind möglichst unverzüglich zu transfundieren! Gefroren angeforderte und dann nicht benötigte Plasmakon-

Tab. 23-7 Kompatibilitäten bei der Transfusion von gefrorenem Frischplasma (GFP).

Blutgruppe des Patienten	Kompatible Plasmen
A	A und AB
B	B und AB
AB	Nur AB
0	A, B, AB und 0

serven sind ohne Unterbrechung der Kühlkette unverzüglich an das Blutdepot zurückzusenden. Ausgegebene angetaute Plasmakonserven müssen bei Nichtverwendung verworfen werden (Dokumentation und Rückmeldung an das Blutdepot!).

Die Vorschriften zur chargenbezogenen Dokumentation sind zu beachten. Bei Weitergabe von GFP an einen anderen als dem ursprünglich vorgesehenen Patienten muss eine Rückverfolgung weiter möglich sein.

Transfusionsindikationen

Die Gabe von GFP wird allgemein immer kritischer betrachtet, da ein eindeutiger Nutzen bisher nicht nachgewiesen werden konnte!

Zu den Einsatzmöglichkeiten zählen

- Notfalltherapie bei klinisch manifester Blutungsneigung (z.B. Blutungen bei invasiven Maßnahmen),
- akute Blutungen aufgrund komplexer Störungen des Hämostasesystems (z.B. schwerer Leberparenchymschaden mit Synthesestörung bei Lebertransplantation),
- Verbrauchskoagulopathie (DIC) in Ergänzung zur Antithrombingabe,
- Verlust- und/oder Verdünnungskoagulopathie bei Polytrauma mit exzessivem Blutverlust,
- Massivtransfusionen (> 10 Erythrozytenkonzentrate innerhalb von 24 Stunden).

Die GFP-Gabe ist nicht indiziert als „Ersatz“ von Gerinnungsfaktoren bei erniedrigten Gerinnungsparametern ohne klinisch manifeste Blutungsneigung oder akute Blutungen, als Volumenersatztherapie, als Albuminersatz zur Erhöhung des kolloidosmotischen Drucks, für die parenterale Ernährung oder als Substitution von Immunglobulinen!

23.8.3 Thrombozytenpräparate

Thrombozytenkonzentrate dürfen nie im Kühlschrank gelagert werden. Sofern die Transfusion nicht unverzüglich möglich ist, muss die Konserve bei Raumtemperatur belassen werden. Eine längere Lagerung ist nur im Blutdepot auf kontinuierlich rotierenden Konservenschaukeln möglich.

Die major- wie auch minor-inkompatible Transfusion stellt in der Regel keine akute Gefahr für den Patienten dar. Eine Beeinträchtigung des Thrombozytenanstiegs und der Thrombozytenüberlebenszeit ist bei der major-inkompatiblen Gabe möglich.

„Die Wirkung von passiv übertragenen Alloantikörpern im Plasma ist in Einzelfällen (z.B. bei Kindern) zu bedenken. Bei Kindern mit einem Körpergewicht unter 25 kg sollte eine Transfusion von Plasma(minor)-inkompatiblen Thrombozyten (z.B. 0 auf A) vermieden werden.“ (Ht-Rl).

Sollte auf Transfusion von Thrombozytenkonzentraten kein oder ein nur ungenügender Thrombozytenanstieg erfolgen, ist für die weitere Diagnostik und Therapie Rücksprache mit dem diensthabenden Blutbankarzt zu nehmen.

Bei Transfusion von Thrombozytenkonzentraten von Rhesus-positiven Spendern auf Rhesus-negative Empfänger ist eine Rhesus-Immunisierung durch kleinste Beimengungen von Erythrozyten möglich.

Bei der Bestellung von Thrombozytenpräparaten ist der durchschnittliche Thrombozytengehalt zu berücksichtigen. Ein Human-Thrombozytapheresekonzentrat enthält meist im Mittel 3×10^{11} Thrombozyten, was dem Thrombozytengehalt von 1,5 L Blut eines Spenders mit 200 000 Thrombozyten/µL Blut entspricht! Es ist deshalb nur in Ausnahmefällen sinnvoll, mit einer Bestellung mehr als ein Thrombozytapheresekonzentrat für einen Patienten anzufordern.

Bei Thrombozytopenien durch verkürzte Thrombozytenüberlebenszeit ist die Transfusion nur in Ausnahmefällen sinnvoll, z.B. bei vital bedrohlichen Blutungen oder **unmittelbar** präoperativ.

Fünf Thrombozytenkonzentrate aus Vollblutspenden entsprechen etwa einem Thrombozytapheresekonzentrat hinsichtlich Volumen und Thrombozytengehalt!

Transfusionsindikationen

Indikationen zur Transfusion von Thrombozytenkonzentraten sind

- Thrombozytopenie bei Patienten mit einer primären oder sekundären Knochenmarkinsuffizienz (häufigste Indikation),

- Thrombozytopenien als Folge starken Blutverlustes und/oder nach einer Massivtransfusion (Menge > 1,5faches Blutvolumen),
- jede schwerwiegende Blutung (persistierende Blutverluste mit notwendiger Erythrozytensubstitution, Einblutungen in innere Organe, intrakranielle, intraartikuläre, intramuskuläre und retinale Blutungen) bei einer Thrombozytenzahl unter 50 Gpt/L.

Die prophylaktische Gabe von Thrombozytenkonzentraten bei thrombozytopenischen Patienten ohne akute Blutung muss differenziert betrachtet werden:

- Hämostaseologisch stabile Patienten ohne zusätzliche Risikofaktoren: Prophylaktische Thrombozytengabe erst bei Thrombozytenwerten unterhalb von 10 Gpt/L.
- Chirurgische Eingriffe mit großen Wundflächen und/oder hoher Blutungsgefahr, Lumbal- oder Epiduralpunktion, Organbiopsie oder vor einer Blutstammzellspende: Thrombozytenzahl sollte > 50 Gpt/L liegen.
- Neurochirurgische Operationen, Eingriffe am Auge oder nach Massivtransfusionen: Thrombozytenzahlen > 80 gpt/L erforderlich.

Bei angeborenen oder erworbenen Thrombozytopathien kann die Transfusionsindikation nicht aufgrund der Thrombozytenzahl abgeleitet werden.

Transfusionsergebnis

Eine therapeutische Einheit (ca. 300×10^9 Thrombozyten), d.h. fünf Thrombozytenkonzentrate aus Vollblutspenden bzw. ein Thrombozytapheresekonzentrat führen beim Erwachsenen zu einem Thrombozytenanstieg um ca. 30 Gpt/L.

23.8.4 Andere Plasmaprodukte, Faktorenkonzentrate

Bei der Indikationsstellung für andere Plasmaprodukte und Faktorenkonzentrate sind die Hämotherapie-Richtlinien sowie die „Leitlinien zur Therapie mit Blutkomponenten und Plasmaderivaten" der Bundesärztekammer zu beachten.

Auch bei Gerinnungsfaktorenkonzentraten muss die chargenbezogene Empfängerdokumentation gewährleistet sein. Selbstverständlich ist auch dabei die klinische Verwendung im Krankenblatt des Patienten zu dokumentieren. Es muss nicht nur eine Rückverfolgung vom Empfänger zur Charge eines Präparats möglich sein, sondern es muss auch gewährleistet sein, dass umgekehrt alle Empfänger einer Charge unverzüglich ermittelt werden können.

23.9 Eigenblutspende und Eigenbluttransfusion

23.9.1 Allgemeine Voraussetzungen, Indikationen

Rechtzeitig vor planbaren Eingriffen ist vom behandelnden Arzt zu prüfen, ob bei einem regelhaften Operationsverlauf eine Transfusion ernsthaft in Betracht kommt (Transfusionswahrscheinlichkeit von mindestens 10%). Die zu behandelnde Person ist dann über die Möglichkeit der Anwendung von Eigenblut aufzuklären (Ht-Rl).

Die Transfusionswahrscheinlichkeit und der Regelbedarf sind dabei auf der Grundlage krankenhauseigener Bedarfslisten zu ermitteln.

Die Bereitstellung von Eigenblut und/oder Eigenblutprodukten ist unter Berücksichtigung des so bezifferten Transfusionsbedarfs, des zur Verfügung stehenden Spendezeitraums und der vorgesehenen Verfahren für den einzelnen Patienten zu planen. Für die Möglichkeit, dass der tatsächliche Blutbedarf den Regelbedarf überschreitet und nicht mit Eigenblut gedeckt werden kann, muss die Versorgung mit homologen Blutprodukten sichergestellt sein (Ht-Rl).

Eigenblutspenden und Eigenbluttransfusionen sind Bestandteil einer medizinischen Behandlung und bedürfen der ärztlichen Indikation. Die Indikation ist möglichst frühzeitig unter Berücksichtigung des voraussichtlichen Bedarfs an Blut und der möglichen Lagerungszeit vom behandelnden Arzt zu stellen. Bei geplanten Eingriffen ist der Patient von dem behandelnden Arzt frühzeitig auf die Möglichkeit der Eigenblutspende hinzuweisen. Dieser Hinweis ist zu dokumentieren. Zu berücksichtigen ist die Laufzeit der hergestellten Eigenblut-Erythrozytenkonzentrate. Beträgt diese z.B. 49 Tage, so sollte die Voruntersuchung sieben Wochen vor geplanter Operation stattfinden, sodass sechs Wochen vor geplanter Operation mit den Eigenblutentnahmen begonnen werden kann.

Der Verzicht auf eine Eigenblutspende sollte durch Unterschrift des Patienten dokumentiert werden. Die rechtzeitige Planung fremdblutsparender Methoden umfasst die Kombination verschiedener Techniken, z.B. der präoperativen Eigenblutspende zur Gewinnung von Erythrozytenkonzentraten und gefrorenen Frischplasmen, der präoperativen Hämodilution, der maschinellen Autotransfusion von Erythrozyten während der Operation unter Einsatz von Zellsavern und/oder die postoperative Sammlung von Drainageblut.

Die präoperative Eigenblutentnahme setzt Spendetauglichkeit voraus. Im infektiologischen Screening auffällige Patienten werden nicht oder nur unter besonderen Kautelen zur Eigenblutspende zugelassen. Bereits gespendete, infektiologisch auffällige Eigenblutkonserven können aus rechtlichen Gründen in der Regel nicht zur Transfusion freigegeben werden. Über dieses Verfahren wird der Patient in geeigneter Weise informiert. Nicht benötigte Eigenblutkonserven dürfen unter anderem aus Gründen der Sicherheit keinesfalls zur Übertragung auf andere Patienten (homologe Transfusion) verwendet werden.

Präoperative normovolämische Hämodilution

Zur präoperativen normovolämischen Hämodilution seien folgende Texte aus den LtBkPd zitiert:

„Im Rahmen der Risiko-Nutzen-Abwägung ist zu beachten, dass der maximale Einspareffekt (nur erreichbar bei präoperativen hochnormalen Hb-Werten) bei höchstens 1–1,5 homologen Erythrozytenkonzentraten liegt.

Die akute normovolämische Hämodilution (ANH) bietet die Vorteile der einfachen Logistik und Organisation. Der Patient ist über die Möglichkeit und Risiken der Hämodilution aufzuklären; Kontraindikationen ➤ Kap. 23.9.2.

Der Konservenbeutel ist mit den Patientendaten (Name, Vorname, Geburtsdatum) sowie Entnahmedatum und -zeit zu versehen. Das gewonnene Vollblut ist nicht lagerungsfähig und innerhalb von sechs Stunden nach Beginn der Entnahme zu transfundieren. Auf einen AB0-Identitätstest kann verzichtet werden, wenn die Präparate unmittelbar am Patienten verbleiben. Zwischen Entnahme und Rückgabe darf kein personeller Wechsel stattfinden. Die Verantwortung für die ordnungsgemäße Herstellung trägt der entnehmende Arzt. Die Dokumentation der Anwendung folgt § 14 (2) TFG (Patientendaten, Konservennummer, Bezeichnung des Präparats, Menge, Datum und Uhrzeit der Anwendung, unerwünschte Wirkungen).“

Maschinelle Autotransfusion (MAT)

Zur maschinellen Autotransfusion seien folgende Texte aus den LtBkPd zitiert:

„Der Patient ist über die Möglichkeit und Risiken der MAT aufzuklären. Die MAT ist vor allem bei Operationen indiziert, bei denen ein großer Blutverlust erwartet wird (z.B. orthopädische oder gefäßchirurgische Eingriffe) bzw. akut eintritt (Notfalloperationen).

Das aus dem Wundgebiet austretende Blut wird maschinell aufgearbeitet und als gewaschene Erythrozytensuspension retransfundiert. Die MAT darf nicht angewendet werden, wenn der dringende Verdacht einer bakteriellen Kontamination des abgesaugten Wundblutes besteht (z.B. Magen-Darm-Chirurgie), da durch den Waschvorgang und die Filtration bei der Aufarbeitung des Blutes die Bakterien nicht eliminiert werden.

Wird das gewonnene EK nicht sofort retransfundiert, ist der Beutel mit den Patientendaten (Name, Vorname, Geburtsdatum) sowie Abnahmedatum und -zeit zu beschriften. Es muss innerhalb von sechs Stunden nach der Entnahme transfundiert werden. Bei Tumorpatienten wird für die Verwendung von Wundblut zur Retransfusion (MAT) eine Bestrahlung mit 50 Gy empfohlen.“

23.9.2 Kontraindikationen

Als absolute Kontraindikationen für eine Eigenblutspende gelten allgemein, wobei in jedem Fall zusätzlich eine individuelle Risikoabwägung zu treffen ist:

- Bestimmte erythrozytäre Defekte (erhöhte Hämolyserate bei der Lagerung): Membrandefekte, Enzymopathien, Hämoglobinopathien,
- Anämie,
- akuter fieberhafter Infekt, akute infektiöse Magen-Darm-Erkrankung, fokale Infektionen, innerhalb von vier Wochen vor Eigenblutspenden,
- dekompensierte Herzinsuffizienz,
- Herzinfarkt in den letzten drei Monaten,
- KHK mit
  - instabiler Angina pectoris,
  - Hauptstammstenose > 70%,
  - ergometrischer Belastbarkeit < 50 W,
  - linksventrikulärer Ejektionsfraktion < 40%,
- Aortenstenose klinisch wirksam oder mit einem Druckgradient > 70 mmHg,
- therapierefraktäre arterielle Hypertonie,
- respiratorische Globalinsuffizienz,
- Synkopen unklarer Genese, bekannte Karotisstenose,
- HIV-, HCV- oder HBV-Infektion mit HBsAG-Nachweis.

Der Hämoglobinwert sollte vor der Eigenblutentnahme > 11,5 ± 0,5 g/dL, der Leukozytenwert < 10,0 Gpt/L betragen.

23.10 Qualitätssicherungssystem

23.10.1 Gesetzliche Bestimmungen (§ 15 TFG)

„Einrichtungen der Krankenversorgung, die Blutprodukte anwenden, haben ein System der Qualitätssicherung für die Anwendung von Blutprodukten nach dem Stand der medizinischen Wissenschaft und Technik einzurichten. Sie haben eine approbierte ärztliche Person zu bestellen, die für die transfusionsmedizinischen Aufgaben verantwortlich und mit den erforderlichen Kompetenzen ausgestattet ist (transfusionsverantwortliche Person). Sie haben zusätzlich für jede Behandlungseinheit, in der Blutprodukte angewendet werden, eine approbierte ärztliche Person zu bestellen, die in der Krankenversorgung tätig ist und über transfusionsmedizinische Grundkenntnisse und Erfahrungen verfügt (transfusionsbeauftragte Person). Hat die Einrichtung der Krankenversorgung eine Spendeeinrichtung oder ein Institut für Transfusionsmedizin oder handelt es sich um eine Einrichtung der Krankenversorgung mit Akutversorgung, so ist zusätzlich eine Kommission für transfusionsmedizinische Angelegenheiten (Transfusionskommission) zu bestellen.

Im Rahmen des Qualitätssicherungssystems sind die Qualifikation und die Aufgaben der Personen, die im engen Zusammenhang mit der Anwendung von Blutprodukten tätig sind, festzulegen. Zusätzlich sind die Grundsätze für die patientenbezogene Qualitätssicherung der Anwendung von Blutprodukten, insbesondere der Dokumentation, einschließlich der Dokumentation der Indikation zur Anwendung von Blutprodukten und Plasmaproteinen im Sinne von § 14 Abs. 1, und des fachübergreifenden Informationsaustausches, die Überwachung der Anwendung, die anwendungsbezogenen Wirkungen und Nebenwirkungen und zusätzlich erforderliche therapeutische Maßnahmen festzulegen."

23.10.2 Umsetzung

Eine transfusionsmedizinische Dienstanweisung ist ein Kerndokument im transfusionsmedizinischen Qualitätssicherungssystem jedes Krankenhauses (Download-Möglichkeit http://www.transfusionsmedizin.uk-erlangen.de). Es umfasst und erfüllt insbesondere

- die schriftliche Dienstanweisung zur Anwendung von Blutkomponenten und Plasmaderivaten entsprechend siehe Kapitel 4.3 der Hämotherapie-Richtlinien,
- die schriftliche Regelung der Organisation der präoperativen Entnahme von Eigenblut oder Eigenblutbestandteilen entsprechend siehe Kapitel 2.7.1 der Hämotherapie-Richtlinien,
- die schriftliche Regelung des Umgangs mit Transfusionsreaktionen einschließlich der Meldepflichten und -verfahren.

Die Überwachung der Einführung und Durchführung des Qualitätssicherungssystems obliegt ausweislich der Begründung des Gesetzgebers zum TFG der Ärzteschaft. Diese hat dazu in den Hämotherapie-Richtlinien die Position des Qualitätsbeauftragten für die Hämotherapie geschaffen. Dessen Aufgaben haben seit der Gesamtnovelle 2005 der Hämotherapie-Richtlinien erhebliches zusätzliches Gewicht erhalten, weil der Qualitätsbeauftragte seither einmal jährlich umfassende und inhaltlich im Detail festgelegte Berichte über die Ergebnisse seiner Überprüfungen sowohl an den Einrichtungsträger als auch an die zuständige Landesärztekammer zu senden hat.

Weitere interessante Informationen und wertvolle Links zu sämtlichen Aspekten des Themas Transfusion finden sich unter:

- www.pei.de,
- www.transfusion.uk-erlangen.de,
- www.transfusionspraxis.de.

LITERATUR

Alter HJ, Stramer SL, Dodd RY. Emerging infectious diseases that threaten the blood supply. Semin Hematol 2007;44:32–41.

Deutsch E, Bender A, Eckstein R, Zimmermann R. Transfusionsrecht. Ein Handbuch für Ärzte, Apotheker und Juristen, 2. Auflage. Wissenschaftliche Verlagsgesellschaft, Stuttgart 2007.

Eckstein R. Immunhämatologie und Transfusionsmedizin, 5. Auflage. Elsevier GmbH, Urban & Fischer, München, Jena 2005.

Müller-Eckhardt C, Kiefel V (Hrsg.). Transfusionsmedizin. Grundlagen – Therapie – Methodik, 3. Auflage. Springer, Berlin, Heidelberg, New York 2003.

Offergeld R, Faensen D, Ritter S, Hamouda O. Human immunodeficiency virus, hepatitis C and hepatitis B infections among blood donors in Germany 2000–2002: risk of virus tranmission and the impact of nucleic acid amplification testing. Euro Surveill 2005;10(2):8–11.

Simon TL, Dzik WH, Snyder EL, Stowell CP, Strauss RG (eds.). Rossi's principles of transfusion medicine, 3rd edition. Lippincott Williams & Wilkins, Philadelphia 2002.

Zimmermann R, Bender A, Eckstein R. Die Gesamtnovelle 2005 der Hämotherapie-Richtlinien; Teil 1: Bedeutung, Änderungen für Einrichtungsträger, Bestellung verantwortlicher Ärzte. Bayerisches Ärzteblatt 2006;3:129–33.

Zimmermann R, Bender A, Eckstein R. Die Gesamtnovelle 2005 der Hämotherapie-Richtlinien; Teil 2: Aufgaben des transfundierenden Arztes, blutgruppenserologische Diagnostik. Bayerisches Ärzteblatt 2006,4:198–200.

Laborparameter

KAPITEL

24 Labormessgrößen

A

ACE

➤ Kap. 24, „Angiotensin Converting Enzyme".

Acetaminophen

➤ Kap. 24, „Analgetika" – „Isopropanol und Aceton".

Aceton

➤ Kap. 24, „Alkohole" – „Paracetamol".

Acetylcholinrezeptor-Autoantikörper

➤ Kap. 24, „Antikörper bei myasthenen Syndromen", ➤ Kap. 18.10.1, ➤ Kap. 18.10.10.

Acetylsalicylsäure

➤ „Analgetika" – „Acetylsalicylsäure, Salizylate".

ACTH

➤ Kap. 24, „Corticotropin".

ACTH-Kurztest (€€)

Martin Bidlingmaier

Synonyme: Corticotropin-Stimulation, ACTH-Stimulation, Synacten®-Test.

Bei diesem Test macht man sich die physiologische Rolle von Corticotropin (ACTH) als Stimulator der Steroidbiosynthese in der Nebennierenrinde zunutze. Bei verschiedenen Störungen des Hypophysen-Nebennieren-Regelkreises ist diese Reaktion in jeweils charakteristischer Weise verändert.

Indikation

- Ausschluss/Nachweis und Differenzierung einer Nebennierenrindeninsuffizienz,
- Verdacht auf heterozygotes bzw. nicht-klassisches adrenogenitales Syndrom (AGS).

Präanalytik

Testdurchführung: Nach einer basalen Blutentnahme morgens zwischen 8:00 und 10:00 Uhr zur Bestimmung von Kortisol und Corticotropin (ACTH) bzw. bei Verdacht auf AGS Kortisol und 17α-Hydroxyprogesteron erfolgt die Injektion von 250 µg ACTH 1-24 (1 Ampulle Synacthen®). Nach 60 Minuten erneute Blutentnahme zur Bestimmung von Kortisol bzw. 17α-Hydroxyprogesteron. (Natürlich macht die erneute Bestimmung von ACTH nach Synacthen® keinen Sinn!)

Zu Material, Stabilität und Versand ➤ Kap. 24, „Corticotropin (ACTH)", ➤ Kap. 24, „Kortisol".

Einflussgrößen

Die Blutentnahmen sollten in Ruhe erfolgen (Stresshormone!). Bei Frauen sollte der Test in der Follikelphase des Zyklus durchgeführt werden. Die AGS-Diagnostik ist unter Einnahme von Kontrazeptiva, insbesondere von Cyproteron-haltigen Präparaten (Diane®), nicht sinnvoll!

Analytik

➢ Kap. 24, „Corticotropin (ACTH)“, ➢ Kap. 24, „Kortisol“.

Qualitätskriterien: ➢ Kap. 24, „Corticotropin (ACTH)“, ➢ Kap. 24, „Kortisol“.

Referenzbereiche

Ein Anstieg von Kortisol auf 550 nmol/L (> 200 µg/L) schließt eine Nebennierenrindeninsuffizienz aus.

Beurteilung

Bei der Überprüfung der Nebennierenrindenfunktion besteht ein diagnostischer Graubereich bei Anstiegen des Kortisols auf Werte zwischen 414–552 nmol/L (150–200 µg/L). Hierbei kann eine partielle Nebennierenrindeninsuffizienz vorliegen. Weitere diagnostische Tests (z.B. Insulin-Hypoglykämie-Test) sollten durchgeführt werden.

Ein Anstieg des 17α-Hydroxyprogesteron-Wertes um mehr als 7,5 pmol/L (2,5 µg/L) macht einen 21-Hydroxylase-Defekt wahrscheinlich.

Bei der Diagnostik des adrenogenitalen Syndroms ist ein Steroidprofil im 24-Stunden-Sammelurin zur weiteren Abklärung sinnvoll. Zudem sollte der zugrunde liegende genetische Defekt molekularbiologisch weiter abgeklärt werden. Beide Verfahren sind jedoch aufwändig und kostenintensiv und daher als Screening-Test nicht geeignet.

ACTH-Stimulation

➢ Kap. 24, „ACTH-Kurztest“.

Adenosylcobalamin

➢ Kap. 24, „Vitamin B_{12}“.

Adrenalin

➢ Kap. 24, „Katecholamine und Metaboliten“.

Adrenocorticotropes Hormon

➢ Kap. 24, „Corticotropin“.

AFP

➢ Kap. 24, „α-Fetoprotein“.

AIHA

➢ Kap. 24, „Antikörper bei autoimmunhämolytischen Anämien“.

Aktivierte partielle Thromboplastinzeit (aPTT) (€)

Georg Mößmer, Michael Spannagl

Synonym: Partielle Thromboplastinzeit (PTT).

Die partielle Thromboplastinzeit (PTT, engl. partial thromboplastin time) ist der klassische und wichtigste Gruppentest zur Überprüfung des intrinsischen (endogenen) Aktivierungswegs des plasmatischen, fibrinbildenden Gerinnungssystems: Erfasst werden die Faktoren II, V, VIII, IX, X, XI, XII und Fibrinogen sowie Präkallikrein und hochmolekulares Kininogen (HMWK). Nicht erfasst werden die Faktoren VII und XIII.

Der Test wird heutzutage fast ausschließlich in der Variante als aktivierte partielle Thromboplastinzeit (engl. activated partial thromboplastin time, aPTT) durchgeführt. Jedoch wird im klinischen Sprachgebrauch der Begriff „PTT“ oft vereinfachend auch für die aPTT verwendet.

Indikationen

- Suchtest zur Überprüfung des intrinsischen Aktivierungswegs der plasmatischen Gerinnung (Faktoren VIII, IX, XI, XII, Präkallikrein, HMWK), insbesondere zur Erfassung einer klinisch relevanten Aktivitätsverminderung eines Faktors (Faktor VIII: Hämophilie A; Faktor IX: Hämophilie B; Faktor XI; z.B. präoperativ),
- Abklärung einer klinisch/anamnestisch manifesten Blutungsneigung,

- Abklärung einer klinisch/anamnestisch manifesten Thromboseneigung,
- Therapieüberwachung bei Antikoagulation mit sofort wirksamen parenteralen Antikoagulanzien (unfraktioniertes Heparin, Hirudin),
- Suchtest zur Erfassung von Lupus-Antikoagulanzien.

Manche Spezialtests zur Thrombophilieabklärung sind nicht aussagefähig bei verlängerter aPTT.

Präanalytik

Als **Untersuchungsmaterial** wird Zitratblut (1:10) verwendet. Details zur Zitratkonzentration und Probennahme Abschnitt ➤ Kap. 24, „Hämostaseologische Laboratoriumsmethoden – Allgemeines".

Stabilität: Die Probe ist bei Raumtemperatur vier Stunden bis einen Tag in Abhängigkeit vom Reagenz stabil. Nach Zentrifugation über 10–15 Minuten bei 1500–2500 *g* kann Plasma bei Raumtemperatur die gleiche Zeit über dem Blutkuchen stehend aufbewahrt werden. Dekantierte Plasmaproben (z.B. für klinische Studien) sind eingefroren über einen Monat stabil.

Einflussgrößen

- Aktivität der Faktoren II, V, X, VIII, IX, XI, XII sowie Präkallikrein und HMWK,
- Inhibitoren gegen einen oder mehrere der genannten Faktoren,
- Fibrinogenkonzentration (wesentlicher Einfluss nur bei starker Erniedrigung oder Erhöhung),
- unfraktioniertes Heparin (UFH) bei therapeutischer Plasmakonzentration (UFH in Prophylaxedosierung sowie niedermolekulare Heparine haben nur einen geringen Einfluss),
- Hirudin in therapeutischer Plasmakonzentration,
- Vitamin-K-Antagonisten,
- Lupus-Antikoagulanzien,
- unspezifische Inhibitoren,
- Akute-Phase-Reaktion (→ Faktor VIII erhöht),
- Schwangerschaft (→ insbesondere Faktor VIII erhöht),
- Fibrin(ogen)spaltprodukte (nur bei massiver Erhöhung, z.B. bei disseminierter intravasaler Gerinnung [DIC] oder Fibrinolysetherapie),
- physischer oder psychischer Stress (z.B. vor/bei der Blutentnahme) → Freisetzung von Von-Willebrand-Faktor (vWF) aus dem Gefäßendothel (vWF ist auch Transport- und Stabilisationsprotein für Faktor VIII).

Analytik

Die aPTT ist ein zweistufiger Test. Im ersten Schritt wird nach Zugabe von Aktivatorreagenz, das als aktive Bestandteile einen Kontaktaktivator (eine negativ geladene Substanz, z.B. Kaolin oder Ellagsäure) und Phospholipide (= „partielles Thromboplastin") enthält, während einer Vorinkubationsphase (typischerweise drei bis fünf Minuten) die Kontaktaktivierung (Faktor XII, Präkallikrein, HMWK) und die weitere intrinsische Aktivierung (Faktoren XI und IX) ausgelöst. Im zweiten Schritt werden durch Zugabe von Kalziumchloridlösung die kalziumabhängigen weiteren Reaktionsstufen der Fibrinbildung gestartet (Aktivierung der Faktoren X und II, Rückkopplungsaktivierung der Faktoren V und VIII durch Thrombin). Gemessen wird die Zeit von der Kalziumchloridzugabe bis zur Fibrinpolymerisation. Das Gerinnsel kann mechanisch oder optisch detektiert werden. Der Messbereich beträgt üblicherweise 20–180 Sekunden.

Störgrößen:

- Heparin (v.a. unfraktioniertes Heparin) oder Hirudin als Kontamination (z.B. bei Blutentnahme aus Venenkatheter),
- Polyglobulie (Hämatokrit > 0,6 L/L [60%]),
- unsachgemäße Blutentnahme (Stauung länger als eine Minute; technisch schwierige/missglückte Punktion → Freisetzung von Von-Willebrand-Faktor (vWF) aus dem Gefäßendothel (vWF ist auch Transport- und Stabilisationsprotein für Faktor VIII); Unter-/Überfüllung des Probengefäßes → Zitratüberschuss/-mangel; unvollständige oder verspätete Vermischung mit der Zitratlösung → „anaktivierte" Probe),
- unsachgemäße(r) Transport/Lagerung (Freisetzung von Aktivierungs- und Zerfallsprodukten von Thrombozyten: Plättchenfaktor 4, Phospholipide); PF 4 ist ein Heparinantagonist, Phospholipide können Lupus-Antikoagulanzien „maskieren"),
- Medikamente (Interferenz mit Oberflächenaktivatoren),
- Hämolyse,

- Lipämie (bei optischer Gerinnseldetektion),
- massive Hyperbilirubinämie (bei optischer Gerinnseldetektion).

Die aPTT ist eine der präanalytisch störanfälligsten Gerinnungsuntersuchungen!

Qualitätskriterien: Die Richtlinien der Bundesärztekammer verpflichten zur Durchführung einer internen Qualitätskontrolle in jeder Serie (mehrmals täglich) sowie zur Teilnahme an der externen Qualitätskontrolle (Ringversuche) in jedem Quartal.

Dabei gelten folgende Kriterien:

- Maximal zulässige Abweichung des Einzelwerts: 10,5%.
- Maximal zulässige Abweichung beim Ringversuch: 18%

Referenzbereiche

Erwachsene	25–38 Sekunden (abhängig vom verwendeten Reagenz)
Neugeborene	Bis 80 Sekunden; Erwachsenenwerte werden nach zwei bis neun Monaten erreicht.

Beurteilung

Die aPTT erfasst in erster Linie die Aktivität der Kontaktfaktoren Präkallikrein und hochmolekulares Kininogen (HMWK) und der Vorphasenfaktoren VIII, IX, XI und XII. Auf die Aktivität der Faktoren II, V und X reagiert die aPTT weniger empfindlich. Sie erfasst auch kaum moderate Störungen der Fibrinpolymerisation (Dysfibrinogenämie; Fibrin[ogen]spaltprodukte, außer bei massiver Erhöhung). Zwischen verschiedenen Reagenzien bestehen zum Teil erhebliche Unterschiede hinsichtlich der Empfindlichkeit für Faktorenmängel, Heparin und besonders für Lupus-Antikoagulanzien. Die im Routinelabor eingesetzten Reagenzien stellen meist einen Kompromiss dieser drei Empfindlichkeitsziele dar. Ein isolierter Mangel eines Faktors führt oft erst bei einer Aktivität unter 30–40% zu einer verlängerten aPTT. Bei einer aPTT im oberen Bereich des Referenzintervalls ist daher ein moderater, jedoch klinisch unter Umständen bedeutsamer Faktorenmangel nicht sicher auszuschließen. Bei entsprechendem Verdacht ist eine Bestimmung der Einzelfaktoren indiziert. Beim Von-Willebrand-Syndrom ist eine aPTT-Verlängerung nur bei den Typen bzw. Schweregraden zu erwarten, die mit einer Verminderung des Faktors VIII einhergehen.

Besonders zu beachten ist, dass die aPTT den Faktor XIII **nicht** erfasst (Faktor XIII katalysiert u.a. die kovalente Quervernetzung von Fibrin und beeinflusst damit die Endfestigkeit des Fibringerinnsels, jedoch nicht die Bildungsgeschwindigkeit des initialen Fibrinpolymers).

Zur Therapiesteuerung von unfraktioniertem Heparin ist die aPTT gut geeignet, zur Therapiesteuerung von Hirudin nur bedingt (unempfindlich im hohen Konzentrationsbereich).

Für die Überwachung einer Antikoagulation mit Vitamin-K-Antagonisten wird nicht nur aus historischen Gründen die Thromboplastinzeit verwendet, heutzutage angegeben als INR-Wert (die PTT bzw. aPTT wurde erst später entwickelt). Auch aus analytischer und präanalytischer Sicht ist die aPTT wegen der Vielzahl der Einfluss- und Störfaktoren für diesen Zweck **nicht** geeignet, obwohl auch in der aPTT, wie in der Thromboplastinzeit, drei der vier Vitamin-K-abhängig synthetisierten prokoagulatorischen Faktoren erfasst werden (Thromboplastinzeit: II, VII, X; aPTT: II, IX, X).

Eine **verlängerte** aPTT kann durch sehr viele Ursachen mit unterschiedlicher klinischer Bedeutung verursacht sein:

- mit erhöhter **Blutungsneigung:** Mangel der Faktoren VIII, IX, XI; Inhibitoren gegen diese Faktoren; Antikoagulationstherapie mit Heparin oder Hirudin,
- mit erhöhter **Thromboseneigung:** Lupus-Antikoagulanzien,
- **ohne gesicherte klinische Bedeutung:** Mangel von Faktor XII, Präkallikrein, HMWK; unspezifische Inhibitoren (in diesen Fällen besteht jedenfalls **kein** erhöhtes Blutungsrisiko),
- bei Mangel der Faktoren II, V, X (auch der Quick-Wert erniedrigt).

Prinzipiell ist die vollständige Klärung einer verlängerten aPTT zu empfehlen, z.B. um zukünftige Verzögerungen bei operativen Eingriffen zu vermeiden.

Unter **Heparintherapie** liegt der therapeutische Bereich für unfraktioniertes Heparin (UFH) bei ca. 60–100 Sekunden, der für Hirudin bei ca. 60–80 Sekunden.

Cave: Die aPTT ist im Bereich hoher/erhöhter Plasmakonzentrationen von **Hirudin** wegen mangelnder Sensitivität problematisch. Eine Akkumulation oder Überdosierung wird – anders als bei UFH – nicht adäquat angezeigt!

Eine **verkürzte** aPTT kann auf erhöhte Plasmaspiegel von Gerinnungsfaktoren (insbesondere Faktor VIII) und somit auf ein erhöhtes Thromboserisiko hinweisen. Oft ist eine Akute-Phase-Reaktion die Ursache für eine kurze aPTT (Faktor VIII ist ein Akute-Phase-Protein). Werte unter 20 Sekunden sind jedoch praktisch immer präanalytische Artefakte (meist sucht – und findet – das Labor in diesem Fall ein kleines Gerinnsel in der Probe und teilt nicht den Wert, sondern das präanalytische Problem mit).

Besonders zu beachten ist, dass mehrere Einflüsse sich in ihrem Effekt auf die aPTT gegenseitig neutralisieren oder potenzieren können (z.B. erhöhte Heparinempfindlichkeit bei Faktorenmangel; „Maskierung" von Heparin oder Lupus-Antikoagulanzien durch Aktivierungs- und Zerfallsprodukte von Thrombozyten).

Aktiviertes-Protein-C-Sensitivitätstest (€€€)

Georg Mößmer, Michael Spannagl

Synonyme: APC-Sensitivitätstest, APC-Ratio, APC-Resistenztest, Sensitivität gegenüber aktiviertem Protein C (➤ Kap. 24, „Faktor-V-Leiden-Mutation").

Der APC-Sensitivitätstest, dessen Ergebnis meist als APC-Ratio angegeben wird, dient zur Erkennung einer Resistenz gegen aktiviertes Protein C (APC-Resistenz). Verschiedene Varianten sind verfügbar; am meisten verbreitet ist der Test auf der Basis der aktivierten partiellen Thromboplastinzeit (aPTT). Aktiviertes Protein C (APC) inaktiviert proteolytisch die Faktoren Va und VIIIa und drosselt damit die Thrombinbildung. Zugabe von exogenem APC zu Normalplasma führt daher zu einer deutlichen Verlängerung der aPTT im Vergleich zur aPTT ohne APC-Zugabe. Als APC-Resistenz wird eine abgeschwächte Verlängerung der aPTT nach APC-Zugabe bezeichnet. APC-Resistenz ist der häufigste derzeit bekannte angeborene Risikofaktor für venöse Thrombosen. Der in fast allen Fällen zugrunde liegende Gendefekt ist die Faktor-V-Leiden-Mutation (Adenin statt Guanin an Nukleotidposition 1691 des Faktor-V-Gens, Glutamin anstatt Arginin an Aminosäureposition 506 im Faktor-V-Molekül). Bei Vorliegen der Faktor-V-Leiden-Mutation wird Faktor Va durch APC nur stark verlangsamt inaktiviert, was eine vermehrte Thrombinbildung und klinisch eine Thromboseneigung zur Folge hat.

Indikationen

- Abklärung einer klinisch/anamnestisch manifesten Thromboseneigung, insbesondere bei venösen Thromboembolien,
- Verdacht auf erhöhtes Thromboserisiko bei asymptomatischen Personen, z.B. bei auffälliger Familienanamnese.

Präanalytik

Als **Untersuchungsmaterial** wird Zitratblut verwendet.

Stabilität: Im Zitratvollblut und -plasma bei Raumtemperatur vier Stunden stabil. Im tiefgefrorenen Plasma bei −20 °C einen Monat, bei −70 °C mindestens sechs Monate stabil.

Analytik

Das zu untersuchende Plasma wird zunächst mit Faktor-V-Mangelplasma gemischt (meist 1 Volumenteil Patientenplasma + 4 Volumenteile Mangelplasma; manche Laboratorien erhöhen zur Sicherheit die Gesamtverdünnung noch durch eine Vorverdünnung des Patientenplasmas mit Pufferlösung). Dies dient dazu, erstens die Inaktivierung des patienteneigenen Faktors Va zum limitierenden Einfluss im Test zu machen und zweitens potenzielle Störfaktoren wie Faktorenmangel (angeboren, Hepatopathie, Therapie mit Vitamin-K-Antagonisten), Heparin und Lupus-Antikoagulanzien auszuschalten. In der gemischten Probe wird anschließend die aPTT einmal ohne und einmal mit Zugabe von APC gemessen. Aus den beiden Gerinnungszeiten wird ein Quotient (mit/ohne APC) berechnet, die so genannte APC-Ratio. Nur in seltenen Fällen mit sehr starken, nicht vollständig kompensierbaren Störfaktoren (z.B. Hirudin), die jedoch leicht an der aPTT ohne APC-Zugabe zu erkennen sind, ist der Test nicht aussagefähig.

Störgrößen:

- Hohe Heparinkonzentration als Kontamination und Hirudin erzeugen falsch hohe APC-Ratio (Maskierung einer APC-Resistenz).
- Stark wirksame Lupus-Antikoagulanzien können falsch hohe APC-Ratio erzeugen und damit eine APC-Resistenz maskieren.

Qualitätskriterien: Gesetzliche Vorgaben (Richtlinien der Bundesärztekammer) bestehen derzeit keine. Als (analytisch und forensisch) sinnvolle Maßnahmen zur Qualitätssicherung werden jedoch die Durchführung einer internen Qualitätskontrolle (Präzision und Richtigkeit) sowie die regelmäßige Teilnahme an externen Ringversuchen empfohlen.

Dabei werden analog folgende Kriterien angewendet:

- Maximal zulässige Abweichung des Einzelwerts: 10,5%.
- Maximal zulässige Abweichung beim Ringversuch: 18%.

Referenzbereiche

Die APC-Sensitivität (-Resistenz) wird als Quotient (APC-Ratio) ohne Einheitsangabe angegeben. Reagenzabhängig wird ca. 2,3–4,0 als normal angegeben.

Beurteilung

Die modifizierte APC-Ratio mit Verdünnung in Faktor-V-Mangelplasma (und ggf. zusätzlich in Pufferlösung) ist sehr robust gegen potenzielle Störfaktoren und erlaubt einen sicheren Nachweis bzw. Ausschluss einer Faktor-V-bedingten APC-Resistenz und damit der Faktor-V-Leiden-Mutation auch bei verminderter oder erhöhter Gerinnbarkeit des Plasmas. In den seltenen Fällen mit sehr starken Störfaktoren, die nicht vollständig auszuschalten sind, kann die Störung immerhin sicher erkannt und der Test als nicht aussagefähig bewertet werden.

Das Ergebnis wird folgendermaßen beurteilt:

- **APC-Ratio im Referenzbereich:** Faktor-V-bedingte APC-Resistenz und Faktor-V-Leiden-Mutation sicher auszuschließen.
- **APC-Ratio moderat erniedrigt** (ca. 1,6–2,0; reagenzabhängig): APC-Resistenz; nahezu sicher Träger(in) der Faktor-V-Leiden-Mutation in heterozygotem Zustand; kein Verdacht auf Homozygotie; molekulargenetische Bestätigung empfehlenswert. Es besteht ein erhöhtes Risiko für venöse Thrombosen.
- **APC-Ratio stark erniedrigt** (z.B. unter 1,6; reagenzabhängig): ausgeprägte APC-Resistenz; nahezu sicher Träger(in) der Faktor-V-Leiden-Mutation mit Verdacht auf Homozygotie; Genotypisierung dringend zu empfehlen. Es besteht ein stark erhöhtes Risiko für venöse Thrombosen.

Alaninaminotransferase (ALT) (€)

Axel Gressner

Synonym: Glutamat-Pyruvat-Transaminase (GPT).

Aktivitätsanstiege der ALT im Serum sind ein typisches Kennzeichen der Leberzellnekrose, da die spezifische Enzymaktivität in diesem Organ (Hepatozyten) relativ am höchsten ist. Die Aktivitätsbestimmung dieses zu 85% im Zytoplasma und nur zu 15% in Mitochondrien lokalisierten Enzyms wird deshalb ausschließlich zur Diagnostik von Lebererkrankungen, speziell der Leberzellnekrose, durchgeführt. Nicht-Lebererkrankungen als Ursache von ALT-Anstiegen im Serum sind von untergeordneter Bedeutung.

Indikationen

Ausschluss, Diagnostik und Verlaufskontrolle von Leberzellnekrosen im Rahmen akuter und chronischer Lebererkrankungen.

Präanalytik

Als **Untersuchungsmaterial** kann Serum oder Plasma eingesetzt werden.

Stabilität: Transport und Lagerung von Blut bei Raumtemperatur ist über 4 Tage möglich, führt danach zu einem Aktivitätsverlust von ca. 40% pro Woche. Im Serum bei Raumtemperatur und bei 4–8 °C 7 Tage, eingefroren 2 Monate stabil.

Einflussgrößen

Zahlreiche Medikamente können transiente ALT-Erhöhungen erzeugen (z.T. über ihre Hepatotoxizität). Starke Muskelarbeit untrainierter Personen führt zu nur mäßigen ALT-Anstiegen. Gravidität beeinflusst die ALT-Aktivität nicht.

Analytik

Die Aktivitätsbestimmung erfolgt im zusammengesetzten optischen Test bei 37 °C nach der von der IFCC vorgegebenen Standardisierung mit Zugabe des Koenzyms Pyridoxalphosphat. Die intraserielle Unpräzision hat einen VK von 1,8%, die von Tag zu Tag einen VK von 3,2%.

Qualitätskriterien: Die interne und externe Kontrolle erfolgt nach den Richtlinien der Bundesärztekammer (BÄK):
- Maximal zulässige Abweichung des Einzelwerts: 11,5%.
- Maximal zulässige Abweichung beim Ringversuch: 21%.

Ringversuche sind alle drei Monate zu bestehen.

Störgrößen: Starke Lipämie kann die photometrische Messung stören. Hämolyse führt zu mäßigen Aktivitätserhöhungen.

Referenzbereiche

37 °C IFCC mit Pyridoxalphosphat:

Männer	10–50 U/L
Frauen	10–35 U/L

Kinder erreichen ab dem 14. Lebensjahr Erwachsenenwerte.

Beurteilung

ALT-Aktivitätserhöhungen im Serum sind ein weitgehend spezifischer Befund für Leberzellschädigungen mit Membranpermeabilitätserhöhungen (Nekrosen). Das Enzym wird ausschließlich für die Diagnostik von Leberparenchymerkrankungen eingesetzt und weist gegenüber der Aspartataminotransferase (AST) eine entscheidend höhere Organspezifität auf. Der früher in der Differenzialdiagnostik akuter und chronischer Lebererkrankungen verwendete De-Ritis-Quotient AST/ALT hat weitgehend an Bedeutung verloren.

Stark erhöhte Aktivitäten treten auf bei der akut nekrotisierenden Hepatitis und bei toxischen Leberschädigungen, mäßige Erhöhungen bei Leberzirrhose, chronisch-aktiver Hepatitis, Stauungsleber (z.B. bei Rechtsherzinsuffizienz) und Lebertumoren. Iatrogen kann es bei hoch dosierter Salizylat- und Heparintherapie zu ALT-Anstiegen kommen.

Alanin-Glyoxylat-Aminotransferase (AGTX)

➤ Kap. 24, „Molekulargenetische Diagnostik" – „AGTX bei primärer Hyperoxalurie (OMIM-Nummer: 259900)".

Albumin im Blut (€)

Jürgen Nolte

Albumin ist ein gut wasserlöslicher, in der Leber synthetisierter Eiweißkörper (Molekulargewicht ca. 66 kD) mit einem starken Anteil an schwefelhaltigen Aminosäuren, macht 52–62% der Plasmaproteine aus und ist, da es gut Ionen bindet, Hauptträger des kolloidosmotischen Drucks im Gefäßsystem und wichtigstes Bindungs- und Transportprotein für wasserunlösliche, körpereigene Stoffe (z.B. freie Fettsäuren, Bilirubin) und Fremdstoffe, Kationen, Vitamine, Metaboliten, Medikamente, toxische Stoffe etc. Albumin kommt außerdem physiologisch in Körperflüssigkeiten (Liquor, Lymphe, ➤ Kap. 8, ➤ Kap. 15) und als Laktalbumin in der Muttermilch sowie pathologisch in Ödemen und Trans-/Exsudaten vor. Die Proteinbindung von Wirkstoffen, z.B. von Arzneistoffen, ist eine Funktion der Eiweißkonzentration. Bei einer Hypoalbuminämie muss mit einer Änderung des freien Wirkstoffanteils gerechnet werden. Einige Arzneimittel binden selektiv nur an Bindungsstellen des Albumins (z.B. Dicumarole, Benzodiazepine).

Indikationen

- Akute und chronische Lebererkrankungen,
- Abklärung von Ödemen,
- enteraler und renaler Eiweißverlust,
- Eiweißmangelernährung.

A

Präanalytik

Als **Untersuchungsmaterial** dient 1 mL Serum oder Heparinplasma.

Für andere Materialien ➤ Kap. 24, „Albumin im Urin", ➤ Kap. 24, „Liquor-Plasma-Albuminquotient und Liquorgesamtprotein als Maß für die Blut-Liquor-Schrankenfunktion".

Einflussgrößen

Albumin steigt nach längerem venösem Stau bei der Blutabnahme an, es ist im Liegen niedriger als im Stehen (Patient 15 Minuten vor Entnahme liegen oder sitzen lassen). Plasma- und Serumkonzentrationen sind gleich.

Analytik

Immunnephelometrie, Immunturbidimetrie, Bromkresolgrün- oder Bromkresolpurpurmethode. Alle Methoden sollten mit dem Standard CRM 470 kalibriert sein.

Qualitätskriterien: Nach den Richtlinien der BÄK bestehen folgende Kriterien

	Serum/Plasma	**Urin**	**Liquor**
Maximal zulässige Abweichung des Einzelwerts	12,5%	15%	13,5%
Maximal zulässige Abweichung beim Ringversuch	20%	26%	23%

Referenzbereiche

Albumin im Plasma/Serum:	
Erwachsene	35–51 g/L (3,5–5,1 g/dL)
Neugeborene	28–44 g/L (2,8–4,4 g/dL)
Kinder ab dem 1. Lebensjahr	37–52 g/L (3,7–5,2 g/dL)

Beurteilung

Eine **Hyperalbuminämie** wird bei Hypothyreose beobachtet.

Hypoalbuminämien kommen vor z.B.

- bei akuten, vor allem aber bei chronischen Lebererkrankungen (Leberzirrhose), die mit einer Verminderung der Syntheseleistung einhergehen. Nach Ausschluss konsumierender Erkrankungen gilt die Albumin-Plasmakonzentration als ein Parameter für die Syntheseleistung der Leber. Bei einer Verminderung der Konzentration auf < 2,5 g/dL besteht die Gefahr der Bildung von Aszites,
- bei Eiweißmangelernährung,
- bei akuten Entzündungen, Akute-Phase-Reaktion,
- bei Verteilungsstörungen bei Sepsis, schwerer akuter Pankreatitis,
- bei Eiweißverlust in Ödeme, Aszites,
- bei externem Verlust bei z.B. nephrotischem Syndrom, exsudativer Enteropathie, Verbrennungen,
- in der Schwangerschaft,
- hereditär bedingt.

Albumin im Liquor

➤ Kap. 24, „Liquor-Plasma-Albuminquotient und Liquorgesamtprotein als Maß für die Blut-Liquor-Schrankenfunktion".

Albumin im Urin (€)

Walter G. Guder, Wolf H. Boesken

Albumin mit einem Molekulargewicht von 67 kD stellt das Leitprotein bei der Differenzierung einer Proteinurie dar. Als negativ geladenes Protein wird es nur in geringen Mengen glomerulär filtriert und zu über 95% im proximalen Tubulus rückresorbiert.

Indikationen

Albumin findet sich im Urin bei Störungen der glomerulären Permeabilität und der tubulären Resorption, aber auch im gesunden Urin. Es ist daher schon in geringen Konzentrationen (sog. Mikroalbuminurie) ein Frühsymptom aller Nephropathien, besonders der diabetischen Nephropathie. Daher empfiehlt die Internationale und Deutsche Diabetes-Gesellschaft die Messung von Albumin im Urin bei jedem Typ-1-Diabetiker ab dem fünften Jahr nach Erkrankung. Gleiches gilt mittlerweile für Typ-2-

Diabetiker. Nachdem die (Mikro-)Albuminurie darüber hinaus als Indikator einer allgemeinen Gefäßschädigung erkannt wurde, wird auch bei Hypertonikern und Patienten mit anderen kardialen Risiken eine Überwachung der Albuminurie empfohlen. Wegen der biologischen Streuung der Albuminausscheidung soll die Bestimmung in drei voneinander unabhängigen Urinproben durchgeführt werden.

Präanalytik

Als **Untersuchungsmaterial** wird Spontanurin am Vormittag als ausreichend für eine erste Untersuchung angesehen, wenn auf eine Bezugsgröße für die Konzentration des Urins bezogen wird (z.B. Kreatinin oder Leitfähigkeit). Für quantitative Messungen wird auch wegen der Einflussgrößen und Tagesschwankungen ein Sammelurin über definierte Zeiten empfohlen.

Stabilität: Bei Raumtemperatur ist Albumin im Urin über sieben Tage, bei 4–8 °C über einen Monat stabil.

Einflussgrößen

Neben der glomerulären Filtration und der tubulären Rückresorption von Proteinen wird die Albuminausscheidung auch durch starke körperliche Belastung (bekannt als Marschproteinurie) bzw. durch einen Blutdruckanstieg mit entsprechender Hyperfiltration beeinflusst. Auch eine postrenale Blutbeimengung kann Ursache einer Albuminerhöhung im Urin sein. Bei einer Kreatininkonzentration über 3 g/L kann der Teststreifen durch die hohe Konzentration des Urins positiv ausfallen.

Analytik

Die Bestimmung von Albumin kann mit Teststreifen immunreflektometrisch (Roche-Diagnostik) oder mit der Methode der pH-Verschiebung eines Indikators (Siemens-Diagnostik) erfolgen. Dabei ist bei der zweiten Methode ein Bezug auf das gleichzeitig gemessene Kreatinin möglich. Die Quantifizierung erfolgt mit Hilfe der Nephelometrie, Turbidimetrie, radialen Immundiffusion (RID) oder des Enzymimmunoassays (EIA). Die gleichzeitige Messung von Kreatinin im Urin erlaubt den Bezug Albumin/Kreatinin.

Qualitätskriterien: ➤ Kap. 24, „Albumin im Blut".

Störgrößen: Der Teststreifen mit der Methode der pH-Verschiebung zeigt falsch hohe Werte bei blutigem Urin und Beimengung von Peptiden (z.B. bei parenteraler Ernährung). Die immunchemischen Methoden sind nicht durch andere Proteine und Störfaktoren verändert.

Referenzbereiche und Definition pathologischer Albuminausscheidung im Urin

Erwachsene	Spontanurin in mg/g Kreatinin (mg/L)	24-h-Sammelurin in mg/24 Stunden
Referenzbereiche	< 20	< 30
Mikroalbuminurie	30–299 (20–200)	20–299
Manifeste Proteinurie	≥ 300 (≥ 200	≥ 300

Beurteilung

Erhöhungen von 20–200 mg/L werden als „Mikroalbuminurie" definiert. Dieser unglückliche Ausdruck, der eine geringe Erhöhung des Albumins beschreibt, entstand aus der Erfahrung, dass teststreifennegative Albuminurien bereits ein Risiko darstellen. Albuminurien können entweder renal (glomerulär, tubulo-interstitiell) oder postrenal verursacht werden. Auch eine postrenale Blutbeimengung kann Ursache der Erhöhung von Albumin im Urin sein. Eine unauffällige Konzentration schließt eine Nierenparenchymerkrankung mit sehr großer Wahrscheinlichkeit aus. Die Differenzierung einer nachgewiesenen Albuminurie erfolgt durch Messung von Proteinmustern mit der SDS-Elektrophorese oder durch die quantitative Bestimmung tubulärer oder postrenaler Marker im Urin (➤ Kap. 24, „Proteinuriedifferenzierung", ➤ Abb. 8-1, ➤ Abb. 8-2, ➤ Abb. 8-3, ➤ Abb. 8-4).

LITERATUR

Dikow R, Ritz E. Frühwarnsystem für den nierenkranken Diabetiker. Dtsch Ärztebl 2003;100:A1100.

Hasslacher C, Wolf G, Kempe P, Ritz E. Diabetische Nephropathie. Praxisleitfaden der Deutschen Diabetesgesellschaft. Diabetol 2008;3 Suppl 2:S143–6.

Albuminquotient Liquor/Plasma

➢ Kap. 24, „Liquor-Plasma-Albuminquotient“, ➢ Kap. 24, „Liquor-Gesamtprotein als Maß für die Blut-Liquor-Schrankenfunktion“.

Aldolase B (ALDOB)

➢ Kap. 24, „Molekulargenetische Diagnostik“ – „Aldolase B (ALDOB) bei hereditärer Fruktoseintoleranz (OMIM-Nummer: +229600)“.

Aldosteron

➢ Kap. 24, „Renin-Angiotensin-Aldosteron-System“.

Alkalische Phosphatase (AP) (€), Alkalische Phosphatase – Isoenzyme (€€)

Axel Gressner

➢ Kap. 24, „Marker der Knochenformation“ – „Alkalische Phosphatase (AP)“.

Das weit verbreitete, die hydrolytische Spaltung von Phosphatestern katalysierende Enzym kommt außer in Hepatozyten und Gallengangsepithel auch in Knochen (Osteoblasten), Dünndarm, Nieren (proximaler Tubulus), Leukozyten, Plazenta, Prostata und vielen weiteren Organen und Zellen vor. Neben den so genannten gewebeunspezifischen alkalischen Phosphatasen in Niere, Leber, Knochen und anderen Organen kommen weitere Isoenzyme in der Plazenta, im Intestinum und in Keimzellen vor. Die Differenzierung der Isoenzyme, insbesondere von Leber, Knochen und gegebenenfalls Intestinum, ist bei klinisch nicht eindeutigen Zuständen der Hyperphosphatasämie wichtig, um Hinweise zur Lokalisation des Ursprungsorgans zu erhalten. Das renale Isoenzym ist physiologischerweise im Blut nicht nachweisbar.

Zur Gesamtaktivität tragen im normalen Plasma/Serum überwiegend das Leber- und Knochenisoenzym in Abhängigkeit von der Osteoblastenaktivität (und damit vom Entwicklungsalter) bei.

Indikationen

- Diagnose und Verlaufskontrolle hepatobiliärer Erkrankungen, insbesondere solcher mit cholestatischer Komponente,
- Diagnose von Knochenerkrankungen, insbesondere solcher mit erhöhter osteoblastischer und chondroblastischer Aktivität (z.B. Vitamin-D-Mangelerkrankung, Knochenmetastasen).

Präanalytik

Als **Untersuchungsmaterial** dient überwiegend Serum, jedoch wird auch Heparinplasma empfohlen. Antikoagulanzien wie EDTA, Zitrat und Oxalat führen zu Aktivitätserniedrigungen.

Stabilität: Die Aktivität ist 4 Tage im Vollblut stabil, im Plasma/Serum 7 Tage bei 4–8 °C und für ca. 2 Monate bei –20 °C.

Einflussgrößen

Knochenwachstum (Osteoblastenaktivität) und somit das Alter bestimmen entscheidend die AP-Aktivität im Serum, sodass in der Adoleszenzphase zwischen 16 und 22 Jahren wegen erheblicher individueller Schwankungen eine Angabe des Referenzbereichs nicht möglich ist. Postprandial kann es durch Freisetzung intestinaler AP zu leicht erhöhten Aktivitäten kommen.

Analytik

Unter den zahlreichen, sich hauptsächlich in der Auswahl der als Substrat verwendeten organischen Monophosphatester, aktivierenden Pufferlösungen und aktivierenden divalenten Kationen unterscheidenden Modifikationen wird überwiegend die kontinuierliche (kinetische) kolorimetrische Methode mit 4-Nitrophenylphosphat als Substrat eingesetzt. Sie entspricht der IFCC-Standardmethode von 1983. AP katalysiert bei pH 9,8 in Anwesenheit von aktivierendem Mg^{2+} und Zn^{2+} die Hydrolyse des farblosen 4-Nitrophenylphosphats zu Phosphat und 4-Nitrophenol, dessen Konzentration bei 405 nm kontinuierlich kolorimetrisch gemessen wird.

Zur Identifizierung der Isoenzyme eignen sich differenzielle Hitzeinaktivierung, Einsatz spezifischer Inhibitoren, Präzipitation mit Lektinen, Immunoinhibition oder aufwändige elektrophoretische Verfahren und isoelektrische Fokussierung.

Qualitätskriterien: Die interne und externe Kontrolle erfolgt nach den Richtlinien der Bundesärztekammer (RiliBÄk).

- Maximal zulässige Abweichung des Einzelwerts: 13%.
- Ringversuche alle 3 Monate mit einer maximal zulässigen Abweichung von 21% vom Sollwert.

Störgrößen: Plasmen mit komplexierenden Antikoagulanzien (Zitrat, Oxalat, EDTA) führen zu falsch niedrigen Aktivitäten und sind deshalb als Untersuchungsmaterial ungeeignet. Nur starke Hämolyse und Lipämie führen zu Interferenzen mit der Bestimmungsmethode.

Referenzbereiche

Heparinplasma/Serum, 37 °C:		
Männer		40–130 U/L
Frauen		35–104 U/L
Kinder	1 Tag	< 250 UL/
	2–5 Tage	< 231 U/L
	6 Tage bis 6 Monate	< 449 U/L
	7–12 Monate	< 462 U/L
	1–3 Jahre	< 281 U/L
	4–6 Jahre	< 269 U/L
	7–12 Jahre	< 300 U/L
Jugendliche	Jungen, 13–17 Jahre	< 390 U/L
	Mädchen, 13–17 Jahre	< 187 U/L

Beurteilung

Hepatobiliäre Erkrankungen und osteoblastische Knochenerkrankungen gehen mit Erhöhungen der AP-Aktivität einher, eine Differenzierung ist möglich

- durch Bestimmung der Leber- und Knochenisoenzyme,
- durch Zusatzbestimmung weiterer so genannter Cholestase anzeigender Enzymaktivitäten wie Leucin-Arylamidase (LAP) und γ-Glutamyltranspeptidase (γ-GT), deren Serumaktivitäten vom Knochenstoffwechsel unbeeinflusst bleiben.

Besonders ausgeprägte Aktivitätsanstiege findet man bei allen Formen der Cholestase, z.B. bei intrahepatischer Abflussbehinderung und extrahepatischem Verschluss wie bei einem Pankreaskopfkarzinom, bei Cholelitiasis. Hinzu kommt eine Vielzahl von Medikamenten, die mit und ohne Lebererkrankung zu Aktivitätsanstiegen der AP führen. Die AP kann im Blut auch als Makroenzym in Form eines Komplexes mit IgG auftreten, was in etwa 3‰ der Fälle vorkommt. Ein Krankheitswert der Makro-AP besteht nicht, jedoch können mäßig erhöhte Aktivitäten des Enzyms zu unnötigen diagnostischen Aktivitäten führen. Ein Nachweis ist mit Elektrophorese, Chromatographie oder Ultrazentrifugation möglich.

Ursachen einer **Hyperphosphatasämie** sind:

- Lebererkrankungen:
  - extrahepatische Cholestase,
  - hepatozelluläre Schädigungen,
  - Cholangitis, Cholangiolitis,
  - Lebertumoren,
- Osteopathien mit erhöhter Osteoblastenaktivität:
  - ossäre Stoffwechselstörungen,
  - Hyperparathyreoidismus,
  - Osteomalazie (nicht bei Osteoporose),
  - Ostitis deformans Paget,
- ossäre Schädigungen:
  - Metastasen,
  - osteogenes Sarkom,
  - Myelom,
  - Frakturheilungen,
- Nierenerkrankungen: nephrogene Rachitis,
- Rachitis,
- Fanconi-Syndrom,
- Medikamente, z.B. Chlorpromazin,
- Gravidität (letztes Trimenon).

Hypophosphatasämien sind selten, können jedoch einen Anstieg unter entsprechenden klinischen Bedingungen kaschieren:

- Hereditäre, infantile AP-Defizienz,
- Hypothyreoidismus,
- Kretinismus,
- Achondroplasie,
- schwere Anämie,
- Zinkmangel.

Alkalische Phosphatase, knochenspezifische

➤ Kap. 24, „Marker der Knochenformation“ – „Knochenspezifische alkalische Phosphatase (bone-specific alkaline phophatase, BAP“.

Alkohole

Fritz Degel, Hans Jürgen Heppner, Gerhard Weidemann

Ethanol (€€)

Synonyme: Äthanol, Ethylalkohol, Äthylalkohol, umgangssprachlich: Weingeist, Spiritus, Alkohol

Ethanol ist eine farblose, flüchtige (Siedepunkt 78,3 °C), brennbare, leicht entzündliche Flüssigkeit. Handelsübliches reines Ethanol ist 96%ig, absolutes Ethanol ist wasserfrei. Steuerfreier Brennspiritus für Haushalt und Industrie ist Ethanol, das durch Zusatz giftiger und übel riechender Stoffe für den menschlichen Genuss unbrauchbar gemacht (vergällt) wurde.

Indikationen

- Verdacht auf eine Ethanolvergiftung,
- bei allgemeinem Vergiftungsverdacht: zum Ausschluss oder zur Bestätigung einer Ethanolbeteiligung (Mischintoxikation),
- rauschähnliche Zustände, Somnolenz, Sopor,
- unklare metabolische Azidose,
- zur Überwachung der Ethanoltherapie bei Behandlung einer Methanol- oder Ethylenglykolvergiftung.

Präanalytik

Untersuchungsmaterial: Bei der Blutentnahme ist darauf zu achten, dass zur Hautdesinfektion nur *alkoholfreie* Lösungen verwendet werden, z.B. 10%ige wässrige Lösung von Povidon-Jod, 3%ige wässrige Wasserstoffperoxidlösung.

Für die Ethanolbestimmung sollte Blut in einem separaten Probenröhrchen ohne oder mit Antikoagulanszusatz: (Heparinat, EDTA oder Natriumfluorid/Kaliumoxalat) unter Verwendung eines „geschlossenen Abnahmesystems“ entnommen werden. Verluste durch Verdampfen von Ethanol werden vermieden, indem die Probenröhrchen randvoll gefüllt und bis zur Bestimmung sorgfältig verschlossen gehalten werden. Die Röhrchen müssen eindeutig identifiziert sein. Sie sollen bei 2–8 °C (nicht gefroren!) versandt und aufbewahrt werden.

Die Ethanolbestimmung im Speichel und im Urin spielt für die Akutdiagnostik keine Rolle.

Stabilität: In vorschriftsmäßig gewonnenen und gelagerten Proben sind auch nach mehreren Wochen keine klinisch-toxikologisch relevanten Veränderungen der Ethanolkonzentration durch (z.B. bakterielle) Neubildung oder Abbau zu erwarten.

Einflussgrößen

Die Ausprägung der klinischen Symptome wird von zahlreichen physischen und psychischen Faktoren beeinflusst, z.B. Alter, Geschlecht, Konstitution, Ermüdung, Trinkverlauf, Gewöhnungseffekten und genetisch bedingten Polymorphismen der an der Metabolisierung des Ethanols beteiligten Enzyme.

Analytik

- Zur Feststellung der Atemalkoholkonzentration (AAK) stehen Vortest- und beweiskräftige[1] Messgeräte zur Verfügung.
- Quantitative Ethanolbestimmung:
  - Enzymatische Bestimmung mittels Alkoholdehydrogenase („ADH-Methode“) im Serum/Plasma.
    Die geringe Kreuzreaktivität der ADH mit Propanol, Butanol und Isopropanol ist für die klinisch-toxikologische Ethanolbestimmung unerheblich.
  - Gaschromatographische Bestimmung (HS-GC) in Vollblut, Serum/Plasma, Urin, Asservaten. Dieses Verfahren ist auch für die Begleitstoffanalyse anderer flüchtiger Substanzen wie Aceton, Ether, Chloroform, Isopropanol und Methanol geeignet.

Hinweis: Für forensische Zwecke sind besondere Anforderungen an die Durchführung der Blutalkoholbe-

[1] Zur amtlichen Überwachung des Straßenverkehrs zugelassen und vor Gericht anerkannt

stimmung zu beachten (Lundt 1977, Deutsche Gesellschaft für Rechtsmedizin, Deutsche Gesellschaft für Verkehrsmedizin und Deutsche Gesellschaft für Toxikologische und Forensische Chemie 1997).

Für die Angabe der Ergebnisse der Ethanolbestimmung im Blut („Blutalkoholkonzentration", BAK) ist die Einheit Promille (‰) allgemein üblich und amtlich zulässig: 1‰ Blutalkohol = 1 g Ethanol/kg (Voll-)Blut.

Umrechnungen:

- Ethanolkonzentration im **Serum/Plasma** von **g/L in g/kg Serum/Plasma**:
  Konzentration in g/L Serum/Plasma ÷ spezifisches Gewicht (Serum)* = Konzentration in g/kg Serum/Plasma;
  * 1,03 (nach Grüner), 1,026 (Ringversuchsanleitung der DGKL).
- Ethanolkonzentration im **Serum/Plasma** von **g/kg in g/kg Vollblut** (‰):
  Konzentration in g/kg Serum/Plasma ÷ 1,2 = Konzentration in g/kg Vollblut (‰).
- Ethanolkonzentration im **Serum/Plasma** von **g/L in g/kg Vollblut** (‰):
  Konzentration in g/L Serum/Plasma ÷ 1,236 = Konzentration in g/kg Vollblut (‰).

Zur Abschätzung der Blutalkoholkonzentration aus der Serum-Osmolalität ist folgende Faustregel gebräuchlich: Pro 1 g Ethanol/L Serum nimmt die Osmolalität um ca. 22 mosmol/kg zu, wenn die osmotisch wirksamen physiologischen Substanzen wie Natrium, Glukose und Harnstoff im Serum/Plasma in normaler Konzentration vorliegen und andere osmotisch wirksame Substanzen wie Methanol, 2-Propanol, Ethylenglykol, Aceton ausgeschlossen werden können.

Orientierend kann die zu erwartende Blutalkoholkonzentration (BAK) aus anamnestischen Angaben (unter Annahme der vollständigen Resorption und ohne Berücksichtigung des Abbaus) nach der Widmark-Formel ermittelt werden:

$c = A \div (p \times r)$

c = Blutalkoholkonzentration in ‰, A = resorbierte Ethanolmenge = aufgenommene Menge abzüglich des Resorptionsdefizits (10–30%) [in g], p = Körpergewicht [in kg], r = Verteilungsfaktor

Der Verteilungsfaktor hängt hauptsächlich von der Konstitution ab. Für eine „männliche Person mit normaler Konstitution" wird üblicherweise der Faktor r = 0,7 verwendet.

Qualitätskriterien: Nach der Richtlinie der BÄK (1.4.2008) müssen für die quantitative Ethanolbestimmung im Serum/Plasma die folgenden Vorgaben eingehalten werden (im gerichtsmedizinischen Bereich gelten die strengeren Kriterien für *Vollblut*):

- Zulässige relative Abweichung des Einzelwerts 15% (0,2–0,6 g/L) bzw. 9% (≥ 0,6–5 g/L).
- Zulässige relative Abweichung beim Ringversuch: 21% (0,2–0,6 g/L) bzw. 12% (≥ 0,6–5 g/L).

Beurteilung

Als potenziell letale Ethanoldosis können beim Erwachsenen 5–8 g/kg Körpergewicht angenommen werden.

Nach Literaturangaben ist bei Erwachsenen mit Ethanolkonzentrationen im Blut ab 1,0‰ mit toxischen Wirkungen, bei Konzentrationen ab 3,0‰ mit komatös-letalen Zuständen zu rechnen. Fallberichten zufolge können nach Gewöhnung durch chronischen Abusus auch mehr als 6‰ im Blut überlebt werden.

Kinder reagieren wesentlich empfindlicher als Erwachsene bereits auf kleinste Alkoholmengen. Die toxische Dosis ist bei Kindern deutlich niedriger (1 g/kg KG).

Die Ethanolwirkung korreliert nicht immer mit der Höhe des Promillewerts. Der fehlende Foetor alcoholicus schließt eine Alkoholintoxikation nicht aus!

Pro Stunde wird im Organismus eine Ethanolmenge abgebaut, die einer Blutalkoholkonzentration von mindestens 0,1 bis maximal 0,2‰ entspricht.

Die „physiologische Ethanolkonzentration" im Blut (sog. endogener Blutalkohol) beträgt nach Literaturangaben weniger als 0,015 g/L Serum (= 0,012 ‰ im Vollblut). Durch Inhalation können Ethanolkonzentrationen von maximal 0,24 g/L Serum (= 0,2 ‰ im Vollblut) erreicht werden.

Es ist kein Medikament bekannt (abgesehen von alkoholhaltigen Pharmakazubereitungen), das nach therapeutischen Dosen Ethanol im Organismus erzeugt, vortäuscht, maskiert oder die Verfahren zur Alkoholbestimmung beeinträchtigt.

Beispiele für die rechtliche Bewertung von Blut- und Atemalkoholkonzentrationen ➤ Tab. 24-1.

A

Tab. 24-1 Relevante Blut- und Atemalkoholgrenzen für Personen, die im Straßenverkehr ein Kraftfahrzeug führen,[1] und für Fahrradfahrer.

Blutalkoholkonzentration (BAK) (‰)	Atemalkoholkonzentration[2] (AAK) (mg/L)	Rechtliche Bewertung
≥ 0,5	≥ 0,25	Ordnungswidrigkeit (§ 24a StVG)
≥ 0,3	0,15–0,54	Relative Fahruntüchtigkeit (§§ 315c, 316 StGB)
≥ 0,4		Keine Weiterfahrt, Fahrerlaubnis wird einbehalten
0,5–0,8		Bußgeld, 1–2 Monate Fahrverbot
≥ 0,8		Bußgeld, 3 Monate Fahrverbot
≥ 1,1[3]		Absolute Fahruntüchtigkeit, medizinisch-psychologisches Gutachten für Wiedererlangung der Fahrerlaubnis ist fällig im Wiederholungsfall
≥ 1,6		Medizinisch-psychologisches Gutachten ist fällig für Wiedererlangung der Fahrerlaubnis, absolute Fahruntüchtigkeit von Fahrradfahrern
≥ 2,0		Verminderte Schuldfähigkeit liegt nahe (§ 21 StGB)
≥ 2,5		Verminderte Schuldfähigkeit ist regelmäßig anzunehmen
≥ 3,0		Schuldunfähigkeit kommt in der Regel in Betracht (§ 20 StGB)

[1] Nach § 24c StVG gilt für Fahranfänger und Kraftfahrzeugführer vor Vollendung des 21. Lebensjahres absolutes Alkoholverbot.
[2] Die AAK ist Tatbestandsmerkmal.
[3] Gefährdungsgrenzwert 1 ‰ + Sicherheitszuschlag von 0,1 ‰

Methanol (€€€)

Synonyme: Methylalkohol, Holzgeist.

Methanol ist eine farblose, giftige, leicht entzündliche Flüssigkeit und in Geruch und Geschmack von Ethanol kaum zu unterscheiden. Methanoldampf ist schwerer als Luft.

Indikationen

- Verdacht auf eine Methanolintoxikation,
- zur Differenzialdiagnose bei unklarer metabolischer Azidose.

Präanalytik

Die Blutentnahme sollte wie für die Ethanolbestimmung (➤ Kap. 24, „Alkohole“ – „Ethanol, Präanalytik“) beschrieben, erfolgen.

Analytik

- Für die orientierende Prüfung der Ausatemluft und asservierter Getränke auf Methanol hat sich die chromometrische Gasanalyse bewährt (z.B. Einsatz eines Alkohol- und Formaldehydprüfröhrchens in Serie).
- Quantitative Methanolbestimmung:
  - gaschromatographische Bestimmung (HS-GC) in Serum/Plasma, Urin, Mageninhalt,
  - enzymatische Bestimmung mittels Alkoholdehydrogenase und Formaldehyddehydrogenase im Serum/Plasma.

Die quantitative Ameisensäurebestimmung (enzymatisch oder mit der Ionenchromatographie) im Serum/Plasma und Urin spielt für die klinisch-toxikologische Akutdiagnostik nur eine untergeordnete Rolle.

Beurteilung

Nach Literaturangaben sind tödlich verlaufende Vergiftungen bei Erwachsenen in der Regel nach oraler Aufnahme von 100–200 mL Methanol zu erwarten. Aber auch deutlich geringere Mengen Methanol werden als potenziell fatale Dosis angesehen. Permanente Erblindung wurde bereits nach einmaliger oraler Aufnahme von 10 mL Methanol beobachtet.

Toxische Wirkungen sind bei einer Methanolkonzentration im Serum/Plasma ab 200 mg/L, mittelschwere Vergiftungen bei 200–500 mg/L und schwere Intoxikationen bei über 500 mg/L zu erwarten. Methanolkonzentrationen im Serum/Plasma > 900 mg/L gelten als fatal.

Kinder reagieren bereits auf kleinste Methanolmengen wesentlich empfindlicher als Erwachsene. Die toxische Dosis ist bei Kindern deutlich niedriger.

Nach Literaturangaben soll die Formiatkonzentration besser mit dem klinischen Bild („okulare Toxizität") der Methanolvergiftung korrelieren als die Methanolkonzentration im Serum/Plasma. Formiat erreicht seine Maximalkonzentration im Serum/Plasma und Urin erst nach zwei bis drei Tagen.

Als endogene Methanolkonzentrationen im Blut werden bis zu 1,5 mg/L, als endogene Formiatkonzentrationen im Urin 12–17 mg/L genannt.

Isopropanol und Aceton (€€€)

Synonyme: 2-Propanol, Isopropylalkohol.

Isopropanol ist eine farblose Flüssigkeit mit einem stechenden, alkoholischen Geruch und einem äußerst bitteren Geschmack.

Aceton ist eine wasserklare, brennbare, leichtflüchtige, mit Wasser mischbare Flüssigkeit, die angenehm aromatisch, obstartig riecht (Gefahr des Missbrauchs als Schnüffelstoff).

Indikationen

Verdacht auf eine Isopropanol-/Aceton- bzw. eine Lösungsmittelintoxikation.

Präanalytik

Die Blutentnahme für die Isopropanol-/Acetonbestimmung sollte wie für die Ethanolbestimmung (➤ Kap. 24, „Alkohole" – „Ethanol, Präanalytik") beschrieben erfolgen.

Analytik

Die quantitative Bestimmung von Isopropanol im Serum sowie von Aceton im Urin und Serum erfolgt gaschromatographisch (HS-GC). Für den orientierenden Nachweis von Aceton im Urin sind die Teststreifen für den Urinstatus geeignet. In Asservaten, die reines Aceton enthalten, ist dieses mit dem Teststreifen erst nach wässriger Verdünnung nachweisbar.

Beurteilung

Isopropanol: Nach oraler Aufnahme von 35–70 mL einer 70%igen Isopropanollösung ist bei Erwachsenen mit toxischen Wirkungen zu rechnen. Die Aufnahme von 100 mL Isopropanol kann tödlich sein.

Bei einer Raumluftkonzentration ab 440 ppm Isopropanol tritt eine Reizung der Konjunktiven und des Nasen-Rachen-Raums auf.

Ab Isopropanolkonzentrationen im Serum von etwa 1,0 g/L beim Kind und ca. 1,5–2,5 g/L beim Erwachsenen ist eine schwere Intoxikation wahrscheinlich.

Endogen gebildetes Isopropanol wird im Blut von insulinabhängigen, acetonämischen Diabetikern in Konzentrationen bis zu 0,3 g/L gefunden. Blut gesunder Erwachsener enthält < 0,005 g/L Isopropanol.

Im Serum erreicht die Acetonkonzentration etwa vier Stunden nach der Isopropanolingestion das Maximum. Im Urin ist Aceton etwa drei Stunden nach der Aufnahme nachweisbar. Bei negativem Nachweis nach dieser Zeit kann eine relevante klinisch-toxikologische Isopropanolvergiftung ausgeschlossen werden.

Aceton: Die Toxizität von Aceton ist relativ gering. Erwachsene zeigten nach täglicher Aufnahme von 15–20 g keine Vergiftungssymptome.

Die endogene Konzentration von Aceton im Blut (1–6 mg/L) ist bei Mangel an verwertbaren Kohlenhydraten (Hunger, Diabetes mellitus) erhöht. Nach oraler Acetonaufnahme gelten Konzentrationen von > 50 mg/L als toxikologisch relevant. Konzentrationen von 200–300 mg/L werden als potenziell toxisch eingestuft. Über eine letale Konzentration von 550 mg/L wurde berichtet. Andererseits wurden nach Isopropanolaufnahme auch eine Acetonkonzentration im Blut von über 2000 mg/L überlebt.

LITERATUR

Deutsche Gesellschaft für Rechtsmedizin, Deutsche Gesellschaft für Verkehrsmedizin und Gesellschaft für Toxikologische und Forensische Chemie. Richtlinien für die Blutalkoholbestimmung für forensische Zwecke. Empfehlungen zur Anpassung der Richtlinien des Bundesgesundheitsamts von 1966 an Gesetze, Verordnungen und Rechtssprechung. Toxichem u Krimtech 1997; 64 (3):103-106. www.grfch.org.

Allergenspezifisches IgE

➤ Kap. 24, „Immunglobulin E (IgE)“.

Alpha-Fetoprotein

➤ Kap. 24, „α-Fetoprotein“.

α-Amanitin (Knollenblätterpilzgift) (€€€)

Gerhard Weidemann, Fritz Degel, Hans Jürgen Heppner

Amanitine sind die lebertoxischen Substanzen des Grünen Knollenblätterpilzes (Amanita phalloides).

Kurzbeschreibung des Pilzes: Halbkugeliger 5–15 cm breiter, grünlicher, grauoliver oder gelbgrüner Hut mit glattem, einwärts gerolltem Rand. Die Lamellen stehen dicht gedrängt. Sie sind ungleich lang, weiß oder schwach grünlich. Der 6–15 cm hohe, schlanke Stiel ist zylindrisch, nach oben verjüngt genattert, seidig schimmernd, am Grunde knollig verdickt. Scheide weit, Manschette hängend. Der Geruch wird als kartoffelähnlich beschrieben. Die Geschmacksprobe trägt zur Identifizierung des Giftpilzes nichts bei und sollte wegen des Risikos einer Intoxikation unterlassen werden. Die Grünen Knollenblätterpilze findet man von Juli bis Oktober in Laub- (bevorzugt unter Eichen) und Laubmischwäldern, selten im Nadelwald.

Indikationen

Verdacht auf eine Knollenblätterpilzvergiftung.

Hinweis: Bei dringendem Verdacht auf eine bestehende Knollenblätterpilzvergiftung ist die Silibinintherapie einzuleiten, auch wenn das Ergebnis der Amanitinbestimmung noch nicht vorliegt.

Präanalytik

Untersuchungsmaterial: Die Amanitinkonzentration im Blut ist mindestens um den Faktor 10 geringer als im Urin. Das Untersuchungsgut der Wahl ist deshalb Urin (ohne Zusatz von Konservierungsmitteln). Am besten geeignet ist eine Urinprobe, die sechs bis 15 Stunden nach dem Pilzverzehr gewonnen wurde. Der Urin muss kühl gelagert und transportiert werden.

Die quantitative Bestimmung im Serum/Plasma ist nur in den ersten sechs Stunden nach dem Pilzverzehr sinnvoll, da die Amanitinkonzentration danach sehr bald unter die Nachweisgrenze des Assays sinkt.

Stabilität: Bei 2–8 °C sind die Proben bis zu einer Woche, bei –20 °C bis zu zwei Monaten stabil.

Analytik

- Kompetitiver Enzymimmunoassay. Der Test erfasst α-Amanitin.
- Flüssigkeitschromatographie (LC-MS). Mit diesem Verfahren können auch weitere Amanitine in Urin, Blut und Pilzextrakten bestimmt werden (α-, β-, γ-Amanitin).

Die Giftinformationszentralen teilen die Adressen der Laboratorien mit, die diese Untersuchungen durchführen.

Vom Knollenblätterpilztest mit frischen Pilzresten, dem sog. Zeitungspapiertest nach Wieland, ist dringend abzuraten. Für den Nachweis ist nur ligninhaltiges[2] Papier geeignet. Außerdem ist der Test unspezifisch.

Beurteilung

Die sog. funktionelle Sensitivität des Bestimmungsverfahrens liegt bei 1,5 ng/mL. Urinproben mit hoher Osmolalität/relativer Dichte können jedoch durch Matrix-Interferenzen diesen Wert gelegentlich überschreiten. Im Bereich zwischen 1,5 und 5 ng/mL kann daher eine Amanitinintoxikation nicht sicher ausgeschlossen werden. Konzentrationen > 5 ng/mL Urin sind als deutlicher Hinweis auf eine Amanitinvergiftung zu werten.

Ein negativer Nachweis im Urin schließt eine Intoxikation nicht sicher aus. Im Urin ist Amanitin je nach aufgenommener Menge meist erst nach sechs bis 15 Stunden nachweisbar, es kann jedoch bis zu fünf Tage im Urin ausgeschieden werden.

2 Lignin ist eine Gerüstsubstanz im Holz. Ligninreste im Papier verursachen dessen rasche Vergilbung.

Amfetamine

➤ Kap. 24, „Drogensuchanalyse („Drogenscreening")".

Amikacin

➤ Kap. 24, „Aminoglykosidantibiotika".

Aminoglykosidantibiotika (€€)

Werner Steimer

Die Aminoglykosidantibiotika Amikacin, Gentamicin, Netilmicin und Tobramycin werden zur Behandlung schwerer Infektionen mit sensiblen Erregern eingesetzt.

Behandlungsindikationen:

- Gramnegative Infektionen mit sensiblen Erregern, z.B.
  - Pseudomonaden,
  - Klebsillen,
  - E. coli,
  - Proteus,
  - Serratia marcescens,
  - Enterobacter,
  - Haemophilus influenzae,
- in Kombination mit Penicillin synergistisch gegen
  - Enterokokken,
  - Staphylococcus aureus,
  - Listeria monocytogenes,
- in Kombination mit semisynthetischen Penicillinen synergistisch gegen
  - Pseudomonas,
  - Proteus,
  - Providencia etc.,
- in Kombination mit β-Lactam-Antibiotika bei Sepsis und anderen lebensbedrohlichen Infektionen (Synergismus) wie
  - Verbrennungen (hohe Dosen),
  - Pneumonie,
  - Harnwegsinfektionen,
  - Becken-, Peritoneal-, Skelett- und Weichteilinfektionen,
  - intrathekal bei Meningitis.

Dosierung: Erhaltungsdosis (nur für nierengesunde Erwachsene):

Amikacin	10–15 mg/kg/d
Gentamicin	3–6 mg/kg/d
Netilmicin	4–6 (7,5) mg/kg/d (bei lebensbedrohlichen Situationen)
Tobramycin	3–6 mg/kg/d

Nebenwirkungen:

- **Ototoxizität** (irreversibel):
  Schädigung des 8. Hirnnervs mit Zerstörung kochleärer und vestibulärer Haarzellen durch Anreicherung von Aminoglykosiden in der Perilymphe:
  - 0,5–3% klinisch manifeste Toxizität (bis zu 25% bei älteren Patienten),
  - bilateral,
  - permanent,
  - höhere Frequenzen betroffen,
  - aber auch Konversationsfähigkeit,
  - Schwindel, Ataxie, Nystagmus, Tinnitus (vestibuläre Ausfälle teilkompensierbar).
  - Risikofaktoren: Alter, Niereninsuffizienz, anhaltend erhöhte Talspiegel, erhöhte Spitzenspiegel, Gesamttagesdosis, kumulative Gesamtdosis, andere ototoxische Medikamente, frühere Aminoglykosidtherapie, Dialyse, Behandlungsdauer über zehn Tage.
- **Nephrotoxizität** (reversibel nach Absetzen):
  Amikacin, Gentamicin und Tobramycin zeigen eine etwas ausgeprägtere Toxizität als Netilmicin:
  - Die Nephrotoxizität ist oft schwierig von krankheitsbedingten Nierenfunktionseinschränkungen zu unterscheiden (Sepsis, Schock, Hypotension).
  - Beginn typisch fünf Tage nach Therapiebeginn.
  - Kreatinin und Harnstoff erhöht.
  - Eventuell Glukosurie, Proteinurie und Elektrolytstörungen.
  - Risikofaktoren: Alter, Niereninsuffizienz, anhaltend erhöhte Talspiegel, erhöhte Spitzenspiegel, Gesamttagesdosis, kumulative Gesamtdosis, andere nephrotoxische Medikamente (z.B. Amphotericin B, Kalziumantagonisten, Cephalosporine, Cisplatin, Ciclosporin, Tacrolimus, nichtsteroidale Antiphlogistika, Kontrastmittel, Vancomycin), frühere Aminoglykosidtherapie, Hypovolämie, Behandlungsdauer einer Sepsis.

- **Neuromuskuläre Blockade:**
Inhibition der präsynaptischen Acetylcholinfreisetzung mit Gefahr der Atemlähmung.
Risikofaktoren: Aminoglykosidüberdosierung und schwerkranke Patienten mit gleichzeitiger und schneller Gabe von neuromuskulär blockierenden Substanzen (Succinylcholin, Decamethonium), Hypokalzämie, neuromuskuläre Erkrankungen (Myasthenie, Botulismus etc.).
- **Andere Nebenwirkungen:**
  - allergische Reaktionen,
  - Teratogenität.

Kontraindikationen: Überempfindlichkeit gegenüber Aminoglykosiden. Nach einer unmittelbar vorausgegangenen Behandlung mit einem anderen Aminoglykosid, Myasthenia gravis, Morbus Parkinson, andere neuromuskuläre Syndrome, ältere Patienten, Vorschädigung des Vestibular- oder Kochleaorgans

Pharmakokinetik:

- **Absorption:** Aminoglykoside werden bei oraler Gabe nicht absorbiert (< 1%). Intramuskuläre Gaben führen bei schwerkranken Patienten zum Beispiel aufgrund veränderter regionaler Durchblutung, Bettlägerigkeit, Übergewicht, Blutdruck und Herzinsuffizienz häufig zu stark variabler Resorption, sodass die Gabe heute meist in Form von Kurzinfusionen über 30 Minuten erfolgt.
- **Verteilung:** Nach der Verteilung in den peripheren Geweben finden sich ausreichende Konzentrationen von Aminoglykosiden in Galle, Weichteilgewebe, Peritoneum, Pleura, Perikard und Synovia. In Bronchialsekreten finden sich hingegen häufig niedrigere Konzentrationen (etwa 40%), was bei der Behandlung von Pneumonien höhere Dosierungen und Serumspiegel erfordert. Aminoglykoside zeigen eine sehr niedrige Proteinbindung (0–10%).
Die **scheinbaren Verteilungsvolumina** variieren sowohl intra- als auch interindividuell stark. Dies hat unter Umständen einen erheblichen Einfluss auf die erforderliche Dosis und die Halbwertszeit:
  - Erwachsene:
dehydriert: 0,05–0,15 L/kg,
normal: 0,15–0,25 L/kg,
hyperhydriert 0,25–0,70 L/kg (z.B. bei Herzinsuffizienz, Peritonitis oder Niereninsuffizienz),
  - Kinder: 0,07–0,70 L/kg,
  - Neugeborene: 0,20–0,70 L/kg.
- **Elimination:** Aminoglykoside werden zu 95% unverändert renal durch glomeruläre Filtration ausgeschieden, es sind keine Metaboliten bekannt.
Folgende Halbwertszeiten sind zu erwarten:
  - Normale Nierenfunktion: 0,5–15 Stunden (Kreatinin < 1,5 mg/dL),
  - Neugeborene: 2–9 Stunden,
  - Kinder + Erwachsene (< 30 Jahre): 0,5–3 Stunden,
  - Erwachsene (> 30 Jahre): 1,5–15 Stunden,
  - eingeschränkte Nierenfunktion: 0,7–70 Stunden.

Indikationen

Aufgrund ihrer geringen therapeutischen Breite und ihres Einsatzes bei lebensbedrohlichen Infektionen ist die Konzentrationsbestimmung von Aminoglykosiden zur optimalen Dosisfindung regelmäßig indiziert. Dies erfolgt zur Vermeidung toxischer Nebenwirkungen, aber auch zur Überprüfung der Effektivität der Therapie. In seltenen Fällen kann auch die Bestimmung aus anderen Körperflüssigkeiten, wie z.B. Liquor cerebrospinalis, Drainageflüssigkeiten oder Spülflüssigkeiten aus mit Antibiotika versehenen Wundeinlagen, sinnvoll sein.

Präanalytik

Untersuchungsmaterial: Serum, Heparin- und EDTA-Plasma können ohne Änderung des Ergebnisses verwendet werden.

Zu den **Stabilitäten**, soweit dokumentiert, ➤ Tab. 24-2.

Die Probenentnahme sollte nicht aus dem Infusionssystem erfolgen, auch nicht nach Spülung, da die Infusionslösungen im Regelfall um mehrere Zehnerpotenzen höher konzentriert sind als die im Serum messbaren Konzentrationen.

Bei konventioneller Dosierung wird folgendes Vorgehen empfohlen:

- Kreatininbestimmung vor Therapiebeginn und anschließend in ein- bis dreitägigem Abstand, gegebenenfalls Bestimmung der Kreatinin-Clearance.

Tab. 24-2 Untersuchungsmaterialien zur Messung und Stabilität von Antibiotika (Probenmaterial: Serum/EDTA-, Heparinplasma)

Antibiotikum	Stabilität im			
	Blut	Plasma, Serum		
	Raumtemperatur	20–25 °C	4–8 °C	–20 °C
Amikacin		2 Std		
Gentamicin	4 Std	4 Std	4 Wo	4 Wo
Tobramycin		2 Std	3 Tage	1 Mon

Mon = Monat(e) Std. = Stunde(n), Wo = Woche(n)

- Konzentrationsbestimmungen sollten nach Erreichen des Steady State, d.h. nach drei bis fünf Dosen, erfolgen.
- Die Bestimmung sollte als Talspiegel (Frage: Kumulation und Toxizität?) vor Applikation der nächsten Dosis und als Peak-Spiegel (Frage: wirksamer Spiegel und Toxizität?) 30 Minuten nach intravenöser Infusion über 30 Minuten erfolgen. Bei der heute nicht mehr gebräuchlichen intramuskulären Injektion sollte die Blutabnahme für den Peak-Spiegel 60 Minuten nach Applikation erfolgen.
- Die Talspiegelbestimmungen sollten je nach klinischem Zustand des Patienten in Intervallen von mindestens drei bis vier Tagen wiederholt werden.
- Eine häufigere Überprüfung ist möglicherweise in folgenden Situationen notwendig:
  - Dosisänderung,
  - Auftreten von Nebenwirkungen, z.B. eine Verschlechterung der renalen Funktion,
  - Veränderung der pathophysiologischen Situation mit Einfluss auf die Pharmakokinetik der Aminoglykoside,
  - gleichzeitige Applikation von Medikamenten mit möglicher Verstärkung der Aminoglykosidtoxizität.
- An Tag 3 der Therapie sollte eine mikroskopische Untersuchung des Urinsediments auf Zylinder und Zellen erfolgen, um eine Toxizität im proximalen Tubulus möglichst frühzeitig zu erfassen. Diese Untersuchung sollte regelmäßig wiederholt werden.

Bei der Einmaldosierung der gesamten Tagesdosis gibt es derzeit noch keine einheitlichen Empfehlungen hinsichtlich des therapeutischen Drug Monitorings.

Folgendes Vorgehen wurde vorläufig empfohlen:

- Kreatininbestimmung als Basiswert vor Therapiebeginn und anschließend in ein- bis dreitägigem Abstand, gegebenenfalls Bestimmung der Kreatinin-Clearance.
- Die Blutabnahmen für Serumspiegelbestimmungen sollten zwölf Stunden nach Applikation der Tagesdosis erfolgen. Diese Bestimmungen sollten in Abständen von drei bis sieben Tagen wiederholt und können für pharmakokinetische Berechnungen verwendet oder mit Hilfe von Nomogrammen interpretiert werden.
- Talspiegel (Minimumkonzentrationen) 24 Stunden nach der letzten Applikation dienen der Abschätzung einer möglichen Kumulation und Toxizität, insbesondere bei Patienten mit Niereninsuffizienz. Nach 24 Stunden sollten keine messbaren Konzentrationen mehr vorliegen (< 0,5 mg/L). Ist dies nicht der Fall, sollte eine Verlängerung des Dosierungsintervalls in Betracht gezogen werden.

Einige Autoren vertraten in letzter Zeit die Meinung, dass bei einmal täglicher Dosierung bei unkomplizierten Verläufen und normaler Nierenfunktion ein therapeutisches Drug-Monitoring nicht notwendig sei. Zum jetzigen Zeitpunkt ist diese Aussage nicht ausreichend durch die Datenlage gedeckt, ein Verzicht auf das Monitoring von Aminglykosidkonzentrationen ist deshalb möglicherweise gefährlich für die betroffenen Patienten.

Einflussfaktoren

- Nierenfunktion (Kreatinin + Kreatinin-Clearance),
- Aszites (erhöhtes Verteilungsvolumen),

- Dialyse (Clearance nach sechs Stunden Dialyse 40–60%),
- Fieber (erhöhte Clearance),
- Mukoviszidose (erhöhte glomeruläre Filtration und erhöhtes Verteilungsvolumen),
- Hydratationszustand (Hämatokrit),
- Geschlecht (erhöhte Clearance bei Frauen).

Analytik

Die Messung erfolgt mit Immunoassays unter Verwendung nicht-radioaktiver Methoden oder mittels HPLC.

Qualitätskriterien: Die interne und externe Qualitätssicherung erfolgt für Vancomycin nach den Richtlinien der Bundesärztekammer (RiLiBÄK). Für Plasma, Serum und Vollblut sollten bei Konzentrationen von 15–100 mg/L maximal folgende Abweichungen zulässig sein (bei Konzentrationen von 4–15 mg/L Wert in Klammern); bei den anderen Antibiotika werden ähnliche Kriterien angewendet:

- Maximal zulässige Abweichung des Einzelwerts: 13% (15,5%).
- Maximal zulässige Abweichung beim Ringversuch: 21%.

Eine erfolgreiche Teilnahme am Ringversuch ist in jedem Quartal erforderlich bzw. empfohlen.

Störfaktoren: Hohe Konzentrationen von β-Lactam-Antibiotika können in vivo und in vitro in Abhängigkeit von Konzentration, Zeit, pH und Temperatur zur Inaktivierung von Aminoglykosiden durch Komplexbildung führen (Carbenicillin, Piperacillin und andere). In diesen Fällen ist entweder eine unverzügliche Analytik oder das Einfrieren der Serumprobe innerhalb von höchstens zwei Stunden erforderlich!

Therapeutische Bereiche

Bereich (mg/L)	Amikacin	Gentamicin	Netilmicin	Tobramycin
Talspiegel	< 1–4	< 1	< 3	< 1
(schwere Infektion)	(4–8)	(< 2)	(< 3)	(< 2)
Peak-Spiegel	25–35	5–8	5–12	5–8
(schwere Infektion)	(25–35)	(8–12)	(5–12)	(8–12)

Beurteilung

Toxisch wirken Gentamicin ab > 12 mg/L und Tobramycin ab > 12–15 mg/L.

Die angegebenen therapeutischen Bereiche und Dosen gelten nur für die konventionelle Dosierung bei zwei- bis viermaliger Gabe pro Tag (meist dreimal täglich). Die minimalen Serumkonzentrationen (Talspiegel) dienen im Wesentlichen der Beurteilung einer möglichen Akkumulation und des daraus resultierenden Toxizitätsrisikos. Die maximalen Konzentrationen (Peak-Spiegel) erlauben die Beurteilung der Therapieeffizienz, da bei bekanntem Erreger entweder empirische Erfahrungen hinsichtlich der notwendigen Konzentrationen vorliegen oder im Idealfall der Erreger isoliert und die minimale Hemmkonzentration für diesen Stamm ermittelt werden konnte.

Ein optimal angepasstes individuelles Dosierungsschema muss einerseits ausreichend hohe Peak-Spiegel bei andererseits nicht die Grenzen überschreitenden Talspiegeln sicherstellen. Dies kann nicht nur durch Variation der Dosis, sondern auch durch Veränderung des Dosierungsintervalls erfolgen. Insbesondere bei eingeschränkter renaler Funktion sind entsprechende Anpassungen erforderlich. Der Einsatz pharmakokinetischer Methoden ist in diesem Zusammenhang sehr empfehlenswert.

Bei gramnegativer Sepsis werden wegen der hohen Letalität Spiegel am oberen Ende des therapeutischen Bereichs angestrebt.

Konzentrationen oberhalb der für schwere Infektionen angegebenen Bereiche müssen als toxisch bewertet werden. Wegen eines erhöhten Toxizitätsrisikos dürfen keine Dauerinfusionen und i.v. Bolus-Injektionen appliziert werden.

LITERATUR

Barza M, Ioannidis JP, Cappelleri JC, Lau J. Single or multiple daily doses of aminoglycosides: a meta-analysis. BMJ 1996; 312:338–45.

Begg EJ, Barclay ML, Kirkpatrick CM. The therapeutic monitoring of antimicrobial agents. Br J Clin Pharmacol 2001; 52 Suppl 1: 35S–43S.

Bottger HC, Oellerich M, Sybrecht GW. Use of aminoglycosides in critically ill patients: individualization of dosage using Bayesian statistics and pharmacokinetic principles. Ther Drug Monit 1988: 10: 280–6.

Kim MJ, Bertino JS Jr, Erb TA, Jenkins PL, Nafziger AN. Application of Bayes theorem to aminoglycoside-associated nephrotoxicity: comparison of extended-interval dosing,

individualized pharmacokinetic monitoring, and multiple-daily dosing. J Clin Pharmacol. 2004;44:696-707. Erratum in: J Clin Pharmacol. 2004;44:1072-4.
Prins JM, Speelman P. Once-daily aminoglycosides: practical guidelines. Neth J Med 1998; 52: 1–9.
Sawchuk RJ, Zaske DE, Cipolle RJ, Wargin WA, Strate RG. Kinetic model for gentamicin dosing with the use of individual patient parameters. Clin Pharmacol Ther 1977; 21: 362–9.

δ-Aminolävulinsäure

➤ Kap. 24, „Toxische Metalle, Metallverbindungen und Eisen".

Aminoterminales Prokollagen Typ I, Propeptid

➤ Kap. 24, „Marker der Knochenformation" – „Prokollagen Typ I N-terminales Propeptid (PINP)".

Aminoterminalverknüpftes Kollagen Typ I, Telopeptid

➤ Kap. 24, „Marker der Knochenresorption" – „Carboxy- bzw. aminoterminalverknüpftes Kollagen-Typ-I-Telopeptid (CTX, NTX, ICTP)".

Amiodaron (€€)

Werner Steimer

Amiodaron ist ein Klasse-III-Antiarrhythmikum (Blockierung der Kaliumkanäle), zeigt aber auch Klasse-I- (Blockierung von Natriumkanälen), Klasse-II- (β-Blocker) und Klasse-IV-Aktivität (Kalziumantagonismus). Amiodaron ähnelt strukturell dem Schilddrüsenhormon und zeigt eine außergewöhnliche Pharmakokinetik mit extrem langer Halbwertszeit. Klasse-I-Antiarrhythmika werden weltweit immer seltener eingesetzt, während Amiodaron mittlerweile in vielen Ländern trotz seiner erheblichen Toxizität das meistgenutzte Antiarrhythmikum darstellt.

Indikationen zur Therapie mit Amiodaron:

- Wegen seiner erheblichen Toxizität sollte Amiodaron nur bei sonst therapierefraktären bedrohlichen ventrikulären Arrhythmien, unter strenger Abwägung von Nutzen und Risiken erfolgen.
- Behandlungsbedürftige tachykarde supraventrikuläre Herzrhythmusstörungen, die auf die Behandlung mit anderen Antiarrhythmika nicht ansprechen oder bei denen andere Antiarrhythmika nicht angezeigt sind, z.B.
  - AV-junktionale Tachykardien,
  - supraventrikuläre Tachykardien bei WPW-Syndrom,
  - paroxysmales Vorhofflimmern.
- Bei Kammerflimmern soll die intravenöse Gabe von Amiodaron die Überlebensrate bei anschließender stationärer Aufnahme signifikant verbessern.

Dosierung: Die üblichen Dosierungen variieren in einem weiten Bereich, jedoch werden meist Ladungsdosen zwischen 600 und 1200 mg/Tag für einen Zeitraum von acht bis zehn Tagen verabreicht. Anschließend wird auf eine Erhaltungsdosis von 200 mg/Tag (bis 600 mg/Tag) reduziert.

Die orale Dosierung erfolgt üblicherweise ein- bis zweimal täglich, wobei die gastrointestinale Verträglichkeit manchmal zu zweizeitiger Gabe zwingt, obwohl dies aus pharmakokinetischer Sicht aufgrund der langen Halbwertszeit von Amiodaron nicht notwendig wäre.

Die Injektionslösung darf nur zur Therapieeinleitung über einen zentralen Zugang eingesetzt werden, wenn eine schnelle Aufsättigung erwünscht ist. Dennoch entfaltet sich die Klasse-III-Wirkung von Amiodaron nicht vor Ablauf mindestens einiger Stunden bis Tage.

Nebenwirkungen: Zwischen 34 und 93% der Patienten berichten über Nebenwirkungen, wobei etwa bei einem Drittel der Patienten die Therapie abgebrochen werden muss. Das Auftreten von Nebenwirkungen korreliert sowohl mit der verabreichten kumulativen Gesamtdosis als auch mit der Therapiedauer. Über 80% der Patienten berichten über Nebenwirkungen nach über 2-jähriger Therapiedauer.

Bereits kurzfristig nach Therapiebeginn ist mit folgenden unerwünschten Wirkungen zu rechnen:

- Magen-Darm-Trakt: Übelkeit, Erbrechen, Obstipation,
- ZNS: Kopfschmerzen, Schlaflosigkeit, Gedächtnisstörungen, Halluzinationen, Ataxie,

- Herz: Bradykardie, proarrhythmische Wirkung,
- bei i.v. Gabe: Hypotension, Schweißausbrüche, Flush, in Einzelfällen anaphylaktoide Reaktionen bis zum Schock.

Die gravierendsten Nebenwirkungen bei der Langzeittherapie sind:

- Lungentoxizität (3–17%): Fibrosen, Alveolitis, Pleuritis, Bronchiolitis obliterans, atypische Pneumonien. Nicht-produktiver Husten und Atemnot sind häufig erste Anzeichen für die meist, aber nicht immer reversiblen Lungenveränderungen.
- Korneaeinlagerungen.
- Photosensibilisierung und Hyperpigmentierung.
- Die Umwandlung von Thyroxin (T_4) in Triiodthyronin (T_3) wird gehemmt. Dies kann zu erhöhten T_4-Werten sowie zu verminderten T_3-Werten bei klinisch unauffälligen Patienten führen. Sowohl klinisch manifeste Hyper- als auch Hypothyreosen wurden beschrieben (2–10%).
- Isolierte Erhöhung von Leberenzymen (4–25%), Hepatitis, cholestatischer Ikterus.
- Magen-Darm-Trakt: Übelkeit, Obstipation, Gewichtsänderung.
- Muskelschwäche, periphere Neuropathie.
- Thrombozytopenie.
- Epididymitis.

Aufgrund der geschilderten, teils schwerwiegenden Nebenwirkungen sollten vor und nach Beginn der Therapie mit Amiodaron folgende Untersuchungen regelmäßig durchgeführt werden:

- Überprüfung der pulmonalen Funktion und Röntgen-Thorax,
- Schilddrüsenfunktion,
- Leberenzyme,
- EKG,
- Augenuntersuchung,
- kleines Blutbild,
- klinische Evaluation.

Kontraindikationen:

- Überempfindlichkeit gegen Amiodaron,
- Sinusbradykardie,
- alle Formen einer Leitungsverzögerung (ohne Herzschrittmacher),
- QT-Verlängerung,
- Hypokaliämie,
- Schilddrüsenautonomie und Hyperthyreose (Jodgehalt),
- gleichzeitige Behandlung mit MAO-Hemmern,
- gleichzeitige Behandlung mit Arzneimitteln, die „Torsades de pointes“ auslösen,
- zusätzlich für die Injektionslösung:
  - Kreislaufkollaps,
  - Hypotonie,
  - schwere pulmonale Insuffizienz,
  - Kardiomyopathie,
  - Herzinsuffizienz.

Pharmakokinetik:

- **Absorption:** Die orale Bioverfügbarkeit von Amiodaron liegt bei 35–50%. Die Zeit bis zur maximalen Serumkonzentration beträgt etwa vier bis sechs Stunden.
- **Verteilung:** Das scheinbare Verteilungsvolumen beträt etwa 60 L/kg. Die lipophile Substanz liegt in vielen peripheren Geweben in wesentlich höherer Konzentration vor als im Blut, wo die Proteinbindung bei etwa 95% liegt. Die Aufsättigung im Myokard ist entscheidend für die therapeutische Wirksamkeit von Amiodaron.
- **Elimination:** Amiodaron wird im Wesentlichen hepatisch zum aktiven Metaboliten N-Desethylamiodaron verstoffwechselt. Hauptausscheidungswege sind Leber und Galle. Etwa 10% werden renal ausgeschieden. Die Halbwertszeit liegt bei etwa 20–100 Tagen! Bei Kindern ist die Halbwertszeit etwas kürzer, es liegen allerdings nur wenige Daten vor.

Wechselwirkungen: Eine Vielzahl wichtiger Arzneimittelwechselwirkungen wurde für Amiodaron berichtet (➤ Tab. 24-3). Die gleichzeitige Therapie von Amiodaron mit Substraten des Zytochrom P450 3A4 kann zu signifikant erhöhten Serumspiegeln dieser Arzneimittel führen (z.B. muskuläre Toxizität von Simvastatin oder anderen Statinen).

Indikationen

Viele Nebenwirkungen von Amiodaron sind dosisabhängig, dennoch ist die regelmäßige Bestimmung von Amiodaronkonzentrationen außer zur Kontrolle der Therapie-Compliance nur von begrenztem Wert.

Präanalytik

Der Blutentnahmezeitpunkt ist relativ unkritisch. Dennoch sollten aus Vergleichbarkeitsgründen Mi-

Tab. 24-3 Wechselwirkungen mit Amiodaron.

Medikament	Konsequenz bei gleichzeitiger Therapie mit Amiodaron	Empfehlung
Antiarrhythmika: Disopyramid, Flecainid, Mexiletin, Propafenon, Chinidin	Erhöhte Konzentrationen dieser Antiarrhythmika durch verminderte hepatische Ausscheidung	EKG, Dosisreduktion um 30–50%, Messung der Serumkonzentration der Antiarrhythmika
Ciclosporin, Tacrolimus	Um bis zu 50% verringerte Ausscheidung	Messung der Blutkonzentration und entsprechende Dosisanpassung
Kalziumantagonisten vom Verapamil- und Diltiazem-Typ	Exzessive Bradykardie, höhergradige atrioventrikuläre Überleitungsstörungen, lebensbedrohlich niedriges Herzauswurfvolumen	Gleichzeitige Therapie vermeiden, Monitoring der kardialen Funktion
Fentanyl	Ausgeprägte Bradykardie, Sinusarrest, Hypotension	Monitoring der hämodynamischen Funktion
Phenytoin, Phenobarbital	Erhöhung der Serumkonzentration	Monitoring der Konzentration und Dosisanpassung
Ritonavir	Erhöhte Amiodaronkonzentrationen	Gleichzeitige Therapie ist kontraindiziert
Theophyllin	Mit Verzögerung erhöhte Theophyllinkonzentrationen	Monitoring der Konzentration und Dosisanpassung
Warfarin	Hemmung des Abbaus von Warfarin, erhöhtes Blutungsrisiko	Dosisreduktion von Warfarin um 25–50%, genaue Anpassung der Dosis nach INR
β-Blocker	Hemmung des hepatischen Metabolismus	Monitoring der kardialen Funktion
Colestyramin, Colestipol	Erniedrigte Amiodaronspiegel	Monitoring der klinischen Response und der Serumkonzentration von Amiodaron, evtl. Dosisanpassung
Cimetidin	Erhöhte Amiodaronspiegel, Gefahr der Toxizität	Monitoring der Serumkonzentration von Amiodaron und Dosisanpassung
Digoxin	Erhöhte Digoxinspiegel, Gefahr einer Digitalistoxizität	Monitoring der Serumkonzentration von Digoxin und möglicher klinischer Zeichen einer Digitalisvergiftung
Lidocain	Erhöhte Lidocainkonzentration, **cave**: auch bei lokaler Anwendung!	Monitoring der kardialen Funktion
Methotrexat	Möglicherweise erhöhte Toxizität	Monitoring der Serumkonzentration von Methotrexat
Rifampicin, Rifabutin	Erniedrigte Amiodaronspiegel	Monitoring der klinischen Response und der Serumkonzentration von Amiodaron, evtl. Dosisanpassung

nimumspiegel vor Einnahme der nächsten Dosis abgenommen werden.

Untersuchungsmaterial: Amiodaron wird in Serum, Heparin- oder EDTA-Plasma gemessen. Die Verwendung von Geltrennern ist nur bei ausgewiesener Zulassung möglich, da eine Absorption an Trenngel beschrieben wurde.

Stabilität: Amiodaron ist im Vollblut nur Stunden stabil. Im abgetrennten Plasma/Serum ist es bei Raumtemperatur einen Tag und eingefroren eine Woche stabil.

Wegen der Lichtempfindlichkeit von Amiodaron und N-Desethylamiodaron sollten Blutproben zur Bestimmung der beiden Komponenten möglichst lichtgeschützt transportiert werden.

Analytik

Amiodaron wird heute fast ausschließlich mit HPLC gemessen.

Qualitätskriterien: Die interne und externe Qualitätssicherung erfolgt in Anpassung an die Richtlinien der Bundesärztekammer (RiLiBÄK).

Für Amiodaron im Plasma/Serum gilt:

- Maximal zulässige Abweichung des Einzelwerts: 11,5%.
- Maximal zulässige Abweichung beim Ringversuch: 21%.

Eine erfolgreiche Ringversuchsteilnahme ist in jedem Quartal empfohlen.

Therapeutische Bereiche

Es gibt Hinweise, dass eine Minimalkonzentration von 0,5 mg/L für eine erfolgreiche Therapie erforderlich ist. Allerdings gibt es keine überzeugenden Daten, die eine Korrelation zwischen Serumkonzentration und antiarrhythmischer Wirkung belegen könnten.

Als therapeutischer Bereich werden meist 0,5–2,5 mg/L angegeben, einige Autoren empfehlen aus Vorsichtsgründen auch 0,7–2,0 mg/L. Der ebenfalls wirksame Metabolit N-Desethylamiodaron tritt in vergleichbaren Konzentrationen im Serum auf und sollte bei Konzentrationsbestimmungen mit erfasst und berichtet werden. Er sollte im gleichen Konzentrationsbereich liegen wie die Muttersubstanz (0,5–2,5 mg/L).

Beurteilung

Schwere Nebenwirkungen treten bei Konzentrationen über 2,5 mg/L gehäuft auf, dennoch korrelieren die kumulative Gesamtdosis und die gesamte Therapiedauer besser als die Serumkonzentrationen mit dem Auftreten von Nebenwirkungen.

LITERATUR

Campbell TJ, Williams KM. Therapeutic drug monitoring: antiarrhythmic drugs. Br J Clin Pharmacol 2001;52 Suppl 1:21S–34S.

Doggrell SA. Amiodarone – waxed and waned and waxed again. Expert Opin Pharmacother 2001;2:1877–90.

McKee RR. Amiodarone – an „old" drug with new recommendations. Curr Opin Pediatr 2003;15:193–9.

Zimetbaum P. Amiodarone for atrial fibrillation. N Engl J Med. 2007;356:935-41.

Amitriptylin

➤ Kap. 24, „Trizyklische Antidepressiva", ➤ Kap. 24, „Trizyklische Antidepressiva im Rahmen von Vergiftungen".

Ammonium (€)

Axel Gressner

Ammonium (Summe aus freiem Ammoniak [NH_3] und Ammonium [NH_4^+]) entsteht als Endprodukt des bakteriellen Proteinkatabolismus im Darm und durch Hydrolyse von Glutamin in den Nieren. Es wird im Harnstoffzyklus der Leber definitiv eliminiert und ist daher eine Kenngröße der hepatischen Biotransformationsleistung und der hepatogenen Enzephalopathie (Coma hepaticum), an der NH_3 kausal beteiligt ist.

Indikationen

- Diagnose und Verlaufskontrolle der schweren Leberzellinsuffizienz, der hepatogenen Enzephalopathie und des Coma hepaticum,
- Diagnose und Therapiekontrolle der genetischen Hyperammoniämiesyndrome (kongenitale Enzymdefekte des Harnstoffzyklus).

Präanalytik

Das **Untersuchungsmaterial** ist EDTA-Plasma, nicht Serum, da im letztgenannten Material höhere Konzentrationen auftreten. Es ist auf frische Plasmagewinnung (maximal 30 Minuten nach Probennahme) und einen mit Eis gekühlten Probentransport zu achten, da Plasma-γ-GT und erythrozytäre Desaminasen zur Desaminierung von labilen Amiden (z.B. Glutamin, Asparagin) und Nukleotiden führen. Zur Stabilisierung wurde ein Inhibitorgemisch aus Serin (5 mmol/L) und Borat (2 mmol/L) empfohlen. Mittlere bis stärkere Hämolyse führt aus diesem Grund zu falsch hohen Konzentrationen.

Stabilität: Aufbewahrung der Probe bei Raumtemperatur erzeugt innerhalb weniger Stunden eine Verdopplung bis Verdreifachung der ursprünglichen Ammoniakkonzentration.

Einflussgrößen

Starke Muskelarbeit (durch Wirkung freigesetzter Adenosindesaminasen), längere Venenstauung vor der Probennahme und Hämolyse führen zu höheren Werten.

Gerinnung, zu späte Plasmagewinnung (maximal nach 30 Minuten), zu lange Probenverwahrzeit (maximal 2 Sunden bei 4 °C), erhöhte γ-GT und starke Hämolyse führen zu falsch hohen Werten.

Analytik

Die Bestimmung erfolgt heute ausschließlich im einfachen optischen Test mit Glutamatdehydrogenase (GLDH)

Die Abnahme des NADPH, gemessen an der Absorptionsabnahme bei 334, 340 oder 366 nm, ist der NH_4^+-Konzentration im Ansatz direkt proportional. Die Bestimmung kann als Endpunktmethode oder kinetisch erfolgen, da unter optimalen Testbedingungen die Reaktionsgeschwindigkeit ausschließlich von der NH_4^+-Konzentration bestimmt wird. Eine vorherige Enteiweißung des Untersuchungsmaterials (Plasma) ist nicht nötig.

Qualitätskriterien: Die interne Kontrolle erfolgt mit einem stabilen Ammoniumsalz als Probe. Die Unpräzision beträgt ca. 3–5%, Ringversuche werden derzeit nicht angeboten.

Referenzbereiche

Männer		16–60 µmol/L
Frauen		11–51 µmol/L
Neugeborene	1. Tag	< 144 µmol/L
	5.–6. Tag	< 134 µmol/L
Kinder		< 48 µmol/L

Beurteilung

Bei physiologischem pH des Blutes (pH 7,4) befindet sich Ammonium (98%) im Gleichgewicht mit freiem NH_3 (2%), das aufgrund guter Löslichkeit in Wasser und Lipiden durch die Blut-Hirn-Schranke diffundieren und neurotoxische Wirkungen hervorrufen kann. Da die Leber das definitive Entgiftungsorgan von NH_3 und NH_4^+ im Harnstoffzyklus (Krebs-Henseleit-Zyklus) ist, dessen Kapazität unter physiologischen Bedingungen nur zu ca. 25% ausgeschöpft ist (hohe Reservekapazität), treten Hyperammoniämien erst bei ausgeprägter Leberzellinsuffizienz auf.

Die wichtigsten pathobiochemischen Mechanismen sind

- verminderte Harnstoffproduktion als Folge einer ausgeprägten metabolischen Insuffizienz der Hepatozyten bzw. Reduktion des funktionellen Leberparenchyms bei schweren akuten und chronisch progredienten Lebererkrankungen,
- Minderdurchblutung der Leber durch Ausbildung porto-systemischer Umgehungskreisläufe, z.B. bei portaler Hypertension,
- ausgeprägte proteinkatabole Zustände mit vermehrter Produktion von Ammonium bei gleichzeitiger Reduktion der Skelettmuskulatur, die an der transitorischen Ammoniumelimination durch Bildung von Glutamin aus Glutamat und NH_4^+ beteiligt ist. Eine Hyperammoniämie, die isoliert auf eine gesteigerte Ammoniumproduktion zurückzuführen wäre, ist aufgrund der enormen Reservekapazität des Harnstoffzyklus *in praxi* nicht gegeben. Aufgrund der Neurotoxizität von NH_3 ist dieser Metabolit nicht nur kausal an der Pathogenese des Coma hepaticum bzw. der hepatogenen Enzephalopathie beteiligt, sondern stellt auch eine gute Kenngröße dieser klinischen Komplikation schwerer akuter und chronischer Lebererkrankungen dar. Der arterielle Ammoniumspiegel ist aussagekräftiger als der venöse, da er mit der neuropsychiatrischen Funktionsstörung besser korreliert.

Bei einer Hyperammoniämie muss man **differenzialdiagnostisch** an folgende Erkrankungen denken:

- Lebererkrankungen:
  - Leberzirrhose (Leberausfallskoma),
  - alkoholtoxische Fettleber, Alkoholdelir,
  - portokavale Shuntbildung,
- Reye-Syndrom (akute Enzephalopathie mit fettiger Infiltration der Viszera im Kindesalter),
- transiente neonatale Hyperammoniämie (besonders bei Frühgeborenen),
- Schock,
- Cor pulmonale,
- Ammoniakintoxikation,
- kongenitale Enzymdefekte des Harnstoffzyklus (➤ Tab. 24-4),
- kongenitale Aminoazidopathien:

Tab. 24-4 Genetische Harnstoffzyklusenzymdefekte mit Hyperammoniämie.

Typ	Enzymdefekt	Erbgang	Metaboliterhöhungen
Hyperammoniämie I	Carbamylphosphatsynthetase (CPS 1) (mitochondrial)	Autosomal-rezessiv	**Serum:** Glutamat, Glutamin, Alanin
Hyperammoniämie II	Ornithincarbamyltransferase (OCT) (mitochondrial)	X-chromosomal-rezessiv	**Serum:** Glutamat, Glutamin, Alanin **Urin:** Orotat
Citrullinämie	Argininosuccinatsynthetase (zytosolisch)	Autosomal-rezessiv	**Serum:** Citrullin **Urin:** Citrullin (Orotat)
Argininosuccinaturie	Argininosuccinatlyase (zytosolisch)	Autosomal-rezessiv	**Serum:** Argininosuccinat, (Citrullin) **Urin:** Argininosuccinat (Citrullin)
Argininämie	Arginase (zytosolisch)	Autosomal-rezessiv	**Serum:** Arginin **Urin:** Arginin (Lysin), Cystein

  - Ornithinämie (Ornithin und Homocitrullin erhöht),
  - periodische Hyperlysinämie (Lysin und Arginin erhöht),
- kongenitale organische Azidämien:
  - Propionatämie (Propionat und Glycin erhöht),
  - Methylmalonatämie (Methylmalonat und Glycin erhöht),
  - Isovaleriatämie (Isovaleriat und Laktat erhöht),
  - Glutaratämie (Glutarat, Butyrat und Laktat erhöht).

Hereditäre Harnstoffzyklusenzymdefekte manifestieren sich klinisch bereits im Säuglingsalter und zeichnen sich durch Hyperammoniämie in Verbindung mit spezifischen Metaboliterhöhungen im Serum und Urin aus (➤ Tab. 24-4).

Amphiphysin-Autoantikörper

➤ Kap. 18.10.10.

Amylase

➤ Kap. 24, „Pankreasenzyme“.

β-Amyloid

➤ Kap. 24, „Destruktions- und Demenzmarker in Liquor und Blut“.

ANA

➤ Kap. 24, „Antinukleäre Antikörper (ANA) und deren Spezifitäten“.

Analgetika

Fritz Degel, Gerhard Weidemann, Hans Jürgen Heppner

Paracetamol (€€)

Synonym international: Acetaminophen.

Paracetamol (p-Acetyl-aminophenol) ist ein Abbauprodukt des Phenacetins. Im Vergleich zu seiner Muttersubstanz hat Paracetamol bei empfohlener Dosierung deutlich weniger unerwünschte Nebenwirkungen.

Indikationen

Wegen der zunehmenden Häufigkeit der Paracetamolvergiftung (auch als Mischintoxikation), ihrer in der Latenzphase unspezifischen Symptomatik und der günstigen Prognose bei frühzeitiger Antidotgabe sollte eine Paracetamolbestimmung zur Basisuntersuchung in der klinisch-toxikologischen Diagnostik gehören.

Präanalytik

Untersuchungsmaterial: Für die quantitative Bestimmung sind Serum, Heparinat- oder EDTA-Plasma geeignet. Mit immunchemischen Tests kann Paracetamol auch im Urin und in Magenspülflüssigkeit/Mageninhaltsproben nachgewiesen werden.

Stabilität: Bei Raumtemperatur aufbewahrte und transportierte Proben sollten innerhalb von acht Stunden nach der Probenentnahme untersucht werden. Bei 2–8 °C können die Proben bis zu 48 Stunden, bei –20 °C mehrere Monate gelagert werden.

Analytik

Quantitative Paracetamolbestimmung im Serum/Plasma: Immunchemische Methoden, Gaschromatographie (GC, GC-MS), Hochleistungsflüssigchromatographie (HPLC-DAD).

Beurteilung

Therapeutische Dosierung:		
Neugeborene	5–10 mg/kg	4- bis 6-mal täglich, max. 15 mg/kg als Einzeldosis
Kinder	10–15 mg/kg	4- bis 6-mal täglich, Tagesmaximaldosis 65–90 mg/kg
Erwachsene	0,5–1,0 g	4- bis 6-mal täglich, Tagesmaximaldosis 4 g

Resorption: Paracetamol wird rasch und vollständig aus dem Gastrointestinaltrakt resorbiert.

Serum-/Plasmakonzentrationen:

Therapeutischer Bereich	5–(10–)25 mg/L
Toxischer Bereich	100–150 mg/L
Komatös/letal	200–300 mg/L

Eliminationshalbwertszeit: zwei bis vier Stunden, bei vorbestehendem Leberschaden bis zu zwölf Stunden.

Zur Beurteilung des Vergiftungsverlaufs und zur Einschätzung der Prognose ist das Nomogramm nach Rumack (➤ Abb. 24-1) gebräuchlich.

Acetylsalicylsäure (ASS), Salicylate (€€)

Indikationen

Hinweis auf relevante Intoxikation mit Acetylsalicylsäure bzw. mit Salicylaten und zur Differenzialdiagnose in der Abklärung unklarer metabolischer Azidosen.

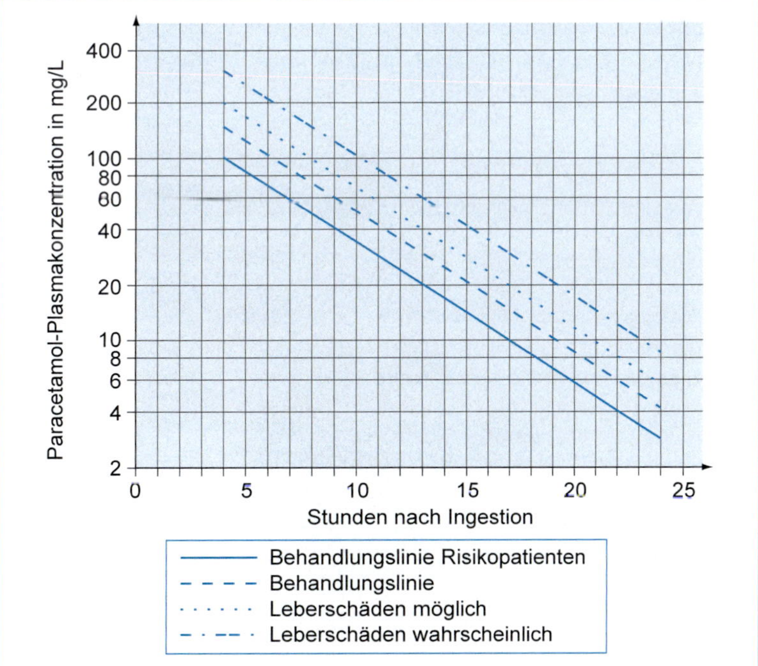

Abb. 24-1 Nomogramm zur Beurteilung der Paracetamolkonzentration.

Präanalytik

Für die Analytik ist Serum oder Heparinat-/EDTA-Plasma erforderlich. Die Untersuchung von Urin oder Magenspülflüssigkeit/Mageninhaltsproben ist prinzipiell möglich, aber selten notwendig. Salicylate sind in Serum-/Plasmaproben bei Raumtemperatur mindestens eine Woche, bei 2–8 °C zwei Wochen und bei –20 °C sechs Monate stabil.

Analytik

- Quantitative Salicylatbestimmung im Serum/Plasma:
  - Enzymatische Bestimmung mittels Salicylat-Hydroxylase,
  - immunchemische Methoden,
  - Gaschromatographie (GC, GC-MS), Hochleistungsflüssigchromatographie (HPLC-DAD),
  - spektrophotometrisch (Trinder-Reaktion).
- Qualitativer Salicylatnachweis im Urin mit der Trinder-Reaktion.

Zur Erkennung von Salicylatvergiftungen kann auch der Nachweis im Urin mit der Methode nach Trinder im Tüpfeltest oder mit dem Phenistix-Streifen verwendet werden. Die Trinder-Reaktion ist allerdings nicht spezifisch. So werden u.a. auch Phenothiazine und Imipramin, einschließlich deren Metaboliten, mit erfasst. Bei positivem Reaktionsausfall muss deshalb eine spezifische quantitative Bestimmung mit einem chromatographischen Verfahren im Serum/Plasma folgen.

Beurteilung

Acetylsalicylsäure wirkt ab 75–100 mg/kg Körpergewicht toxisch. Bei einer eingenommenen Dosis von mehr als 400–500 mg/kg Körpergewicht ist mit einem potenziell letalen Verlauf zu rechnen.

Wirkung bestimmter Salicylatkonzentrationen im Plasma/Serum bei Erwachsenen:

Therapeutische Wirkung	20–250 mg/L
Toxische Wirkung	> 300 mg/L[1]
Komatös-letal	≥ 400 mg/L

[1] Bei Kindern ist der toxische Bereich niedriger anzusetzen.

Die Eliminationshalbwertszeit der Salicylsäure beträgt bei therapeutischen Konzentrationen 2,5 Stunden, bei toxischen Konzentrationen 15–30 Stunden.

Da die Cyclooxygenase-Wirkung länger anhält (bis zur Neusynthese des Enzyms), können die Vergiftungssymptome noch fortbestehen, auch wenn die Salicylatkonzentration im Plasma/Serum bereits in bzw. unter den therapeutischen Bereich abgefallen ist.

Opiate/Opioide (€€–€€€)

Zu dieser Wirkstoffgruppe gehören sowohl die klassischen Opiate wie Morphin, Opium, Codein, Heroin als auch die Opioide Buprenorphin, Fentanyl, Methadon, Propoxyphen, Tilidin, Tramadol und andere in der Schmerztherapie gebräuchliche Narkoanalgetika.

Indikationen

- Verdacht auf akute Vergiftung (Überdosis),
- „Drogenscreening“,
- Verlaufskontrolle in der Entzugstherapie.

Präanalytik

Zum Nachweis (Screening) wird Urin, zur Quantifizierung (Verlaufskontrolle) Serum/Plasma eingesetzt. Bei Raumtemperatur aufbewahrte und transportierte Proben sollten innerhalb von acht Stunden nach der Probenentnahme untersucht werden. Bei 2–8 °C können die Proben bis zu 48 Stunden, bei –20 °C mehrere Monate gelagert werden. UV-Lichteinfall kann die Stabilität von Metaboliten vermindern.

Analytik

- Qualitative immunchemische Gruppentests im Urin:
  - für den Nachweis der klassischen Opiate Morphin, Codein, Dihydrocodein, Diacetylmorphin (Heroin) und dessen Erstmetaboliten 6-Monoacetylmorphin,
  - für den Nachweis der Opioide Methadon, Oxycodon und Buprenorphin.
- Quantitative Verfahren im Serum/Plasma, Urin:
  - Gaschromatographie (GC, GC-MS), Hochleistungsflüssigchromatographie (HPLC), HPLC-

DAD für die Bestimmung von Opiaten und Opioiden,
- spezifische immunchemische Verfahren auf Basis der ELISA-Technik für die Bestimmung von Buprenorphin und Fentanyl im Serum/Plasma.

Beurteilung

Zur Beurteilung der Resultate mit immunchemischen Tests: ➤ Kap. 24, „Drogensuchanalyse („Drogenscreening")".

Die quantitative Bestimmung von Einzelsubstanzen erfolgt mittels chromatographischer Verfahren.

Therapeutische und toxische Konzentrationen im Serum ➤ Tab. 24-5.

LITERATUR

Schulz M, Schmoldt A. Therapeutic and toxic blood concentrations of more than 800 drugs and other xenobiotics. Pharmazie 2003;28:447–74.

ANCA

➤ Kap. 24, „Antineutrophile zytoplasmatische Antikörper".

Aneurin

➤ Kap. 24, „Vitamin B_1".

Angiotensin

➤ Kap. 24, „Renin-Angiotensin-Aldosteron-System".

Angiotensin Converting Enzyme (€€)

Walter G. Guder

Synonyme: Angiotensin-Konversions-Enzym, ACE, Peptidyldipeptidhydrolase, Kininase II.

Die Peptidase ACE wurde als Enzym, das Angiotensin I in Angiotensin II umwandelt, entdeckt und inzwischen als vielseitige Peptidase mit einem Molekulargewicht > 100 kD charakterisiert. Da es Bradykinin abbaut, erhielt es auch den Namen Kininase II. Es handelt sich um eine Metalloproteinase mit Zink im katalytischen Zentrum. Als Bestandteil des Renin-Angiotensin-Aldosteron-Systems und des Kallikrein-Kinin-Systems ist es doppelt an der Blutdruckregulation beteiligt. Dies wird durch therapeutische Anwendung spezifischer Marker (ACE-Hemmer) genutzt. In der Niere ist es am „tubuloglomerulären Feedback" und an der tubulären Regulation des Natriumhaushalts beteiligt. Daher ist die Wirkung der Therapie zur Hemmung von ACE nicht nur auf Hypertoniker beschränkt; es wird den ACE-Hemmern (z.B. bei diabetischer Nephropathie) auch eine vom Blutdruck unabhängige nephroprotektive Rolle zugesprochen. Das Enzym kommt in Gefäßwänden, tubulärer Bürstensaummembran und vielen Organen vor. Das diagnostisch bedeutende Enzym im Plasma stammt meist aus den Endothelien der Lunge. Seine mögliche diagnostische Bedeutung wurde erkannt, als sein Anstieg im

Tab. 24-5 Pharmakologische Daten von Opiaten und Opioiden (nach Schulz und Schmoldt 2003).

Wirkstoff	Bereich höchster therapeutischer Wirksamkeit (µg/L)	Toxische Symptome beobachtet ab (µg/L)	Komatös/ letal ab (µg/L)
Codein	30–250	500–1000	1800
Dihydrocodein	30–250	500–1000	2000
Morphin	10–100	100	100–400
Methadon	(50–)100–500 (–750)	200	400
Buprenorphin	0,5–5 (–10)	200	1100 (4000)
Fentanyl	1–2 (3–300[1])	–	–
Propoxyphen	50–300 (–500)	1000	1000–2000
Tilidin	50–120	–	1700
Tramadol	100–1000	1000	200 (1300, 3830)

[1] Bei mechanischer Beatmung werden deutlich höhere Konzentrationen toleriert.

Serum bei chronisch-entzündlichen Lungenerkrankungen beobachtet wurde. Demgegenüber spielt die Messung im Urin, wo das tubuläre Enzym ausgeschieden wird, bisher keine diagnostische Rolle.

Indikationen

- Erkennung, Differenzierung und Verlaufskontrolle granulomatöser Lungenerkrankungen (Sarkoidose, Morbus Boeck).
- Zum Nachweis der Neurosarkoidose werden die Aktivitäten von Liquor- und Serumproben verglichen.

Präanalytik

Untersuchungsmaterial: Serum und Heparinplasma sind für die Bestimmung geeignet. Bei der Bestimmung im Liquor dient Lumballiquor als Probe.

Die **Stabilität** im Serum und/oder Liquor beträgt bei Raumtemperatur einen Tag, bei Kühlschranktemperatur eine Woche und eingefroren mindestens ein Jahr.

Einflussgrößen

Alkoholeinnahme hat eine steigernde Wirkung auf die ACE-Aktivität, die offenbar durch Induktion bedingt ist (parallel zum Anstieg der γ-GT). Bei Jugendlichen wurden bei Mädchen niedrigere Aktivitäten als bei Jungen gefunden. Hunger, Schwangerschaft und Rauchen gehen mit einer Verminderung der Serumaktivität von ACE einher. Ebenso wirken Prednison und andere therapeutisch gegebene Glukokortikoide sowie ACE-Hemmer senkend auf die gemessene Aktivität. Die Senkung durch ACE-Hemmer auf ca. 10% tritt innerhalb von vier Stunden auf und währt je nach angewendetem ACE-Hemmer einen bis vier Tage nach der letzten Dosis.

Analytik

Die photometrische Bestimmung erfolgt mit einem synthetischen Substrat (z.B. Furoacryloyl-Phenylalanyl-Glycylglycin, das durch ACE gespalten wird mit Freisetzung des farbgebenden Furylacryloyl-Phenylalanins.

Qualitätskriterien: Derzeit keine obligate Kontrolle der Analytik durch die Richtlinien der BÄK, daher dienen Erfahrungswerte entsprechend denen anderer Enzyme:

- Maximal zulässige Abweichung des Einzelwerts: 13%.
- Maximal zulässige Abweichung beim Ringversuch: 21%.

Störgrößen: ACE-Inhibitoren in der Probe hemmen auch das Enzym in vitro. EDTA als Antikoagulans hemmt durch Bindung des katalytisch wirksamen Zinks. Methodenabhängig wurden Erhöhungen nach Wiederauftauen von Proben gefunden.

Referenzbereiche

Plasma/ Serum	Erwachsene	8–52 U/L
Liquor	Nachweisgrenze	< 0,5 U/L
	bei Bezug auf Q_{alb} = Albumin Liquor/Albumin Serum	$< 0{,}5 + 0{,}06 \times Q_{alb}$

Beurteilung

Eine **Erhöhung** von ACE auf das 2- bis 3-Fache tritt bei der Mehrzahl der Fälle von Lungensarkoidose auf, wird jedoch auch bei folgenden Erkrankungen beobachtet: HIV-Infektion (im Mittel ca. Verdopplung), Histoplasmose, Hyperthyreose, Diabetes mellitus, Niereninsuffizienz, rheumatoide Arthritis, Lupus erythematodes, während kein Anstieg oder sogar **verminderte Aktivitäten** bei anderen Lungenerkrankungen wie Tuberkulose, Bronchialkarzinom, chronisch-lymphatischer Leukämie und Psittakose, aber auch bei Hypothyreose und Sepsis beobachtet wurden.

Der Nachweis im Liquor wurde außer bei der Neurosarkoidose ohne diagnostische Relevanz auch bei bakterieller Meningitis und ZNS-Karzinommetastasen beobachtet. Morbus Alzheimer und andere Demenzformen bewirken keine Veränderung im Liquor.

Anionenlücke

➤ Kap. 24, „Säure-Basen-Status und Blutgase“.

Ankyrin

➤ Kap. 24, „Erythrozytäre Membranproteine“.

ANP

➤ Kap. 24, „Natriuretische Peptide".

Antibiogramm (€€)

Thomas Nichterlein

Das Antibiogramm erlaubt eine Abschätzung der wahrscheinlichen therapeutischen Wirksamkeit von Antibiotika durch den In-vitro-Nachweis, dass therapeutisch erreichbare Konzentrationen das Keimwachstum hemmen (Breakpoint-Methode), oder durch Bestimmung derjenigen Antibiotikakonzentrationen, die das Keimwachstum hemmen (minimale Hemmkonzentration [MHK]).

Indikationen

Verdacht auf bakterielle Infektionen mit Kultivierung wahrscheinlich relevanter Erreger, falls die Antibiotikaempfindlichkeit der Erreger bzw. die Wirksamkeit der kalkulierten Antibiotikatherapie nicht sicher vorhersagbar ist.

Die Erstellung eines Antibiogramms ist daher sinnvoll

- bei allen Isolaten aus sterilen Regionen (Liquor, Pleurapunktat, Aszites, Blut),
- bei allen Isolaten aus Wunden,
- beim Versagen der kalkulierten Antibiotikatherapie,
- zusätzlich bei allen opportunistischen Krankheitserregern im Krankenhaus (Resistenzstatistik),
- bei Isolaten aus Körperregionen, die auch Normalflora enthalten können (Sputum, Stuhl), wenn der isolierte Keim wahrscheinlich der Infektionserreger ist. Dies ist bei obligat pathogenen Keimen wie Shigella dysenteriae aus Stuhl oder Mycobacterium tuberculosis aus Sputum immer der Fall. Bei Isolation opportunistischer Krankheitserreger aus Sputum sollte die Qualität des Materials (Leukozyten) berücksichtigt werden.

Präanalytik

Die Erstellung von Antibiogrammen erfolgt im Labor von den bei der Kultur gewachsenen Keimen. Die Präanalytik beschränkt sich daher auf die Einsendung adäquaten Materials für die bakteriologische Diagnostik (➤ Tab. 24-12).

Analytik

Prinzip der Methode: Verschiedene Antibiotikakonzentrationen wirken unter Standardbedingungen (z.B. Zeit, Temperatur, pH, Kulturmedium) auf eine bestimmte Zahl von Bakterien ein. Antibiogramme werden meist manuell auf festen Nährböden mit dem Agardiffusionstest (Plättchentest oder E-Test) bzw. automatisch oder halbautomatisch in flüssigem Kulturmedium mittels modifizierter Reihenverdünnungstests erstellt. Mit dem E-Test und den Reihenverdünnungstests, nicht aber mit dem Agardiffusionstest kann auch die MHK bestimmt werden.

Qualitätskriterien: Die Testmethodik ist genau definiert und muss strikt eingehalten werden. Kontrollstämme sind täglich mitzuführen. Auch dann sind Fehlbestimmungen, z.B. durch Schwankungen der Qualität der Kulturmedien, nicht vollständig auszuschließen. Wenn das Testergebnis vor Mitteilung an den Einsender in Abhängigkeit von der Keimspezies oder der Lokalisation der Infektion kommentiert und verändert werden soll (manuell oder mit einem sog. Expert-System), ist eine exakte Bestimmung der Spezies unabdingbar.

Nach den Richtlinien der Bundesärztekammer zur Qualitätssicherung in der Mikrobiologie ist die Funktionsfähigkeit des Analysensystems zur Identifizierung und Sensibilitätsprüfung von Keimen in jeder Serie durch interne Kontrollen zu belegen. Darüber hinaus ist die Teilnahme an Ringversuchen zum Nachweis von Krankheitserregern zweimal jährlich vorgeschrieben. Dabei werden jeweils fünf Proben zur Bestimmung von Genus und Spezies der Keime und zur Empfindlichkeitsprüfung gegenüber Antibiotika versandt. Der Ringversuch gilt als bestanden, wenn 70% der maximalen Punktzahl bei der Erkennung und 85% der maximalen Punktzahl bei der Empfindlichkeitsprüfung erreicht werden.

Beurteilung

Die Beurteilung des Verhaltens von Erregern gegenüber Antibiotika (resistent, intermediär, empfindlich) erfolgt entsprechend nationalen oder internationalen Standards (bei uns hauptsächlich CLSI/NC-

CLS M02-A9, M07-A7, M100-S17 oder DIN-Normen), deren Ergebnisse im Detail voneinander abweichen können. Die Zuordnung zu den Kategorien „resistent“, „intermediär“ und „sensibel“ geschieht durch Vergleich von gemessenen Hemmkonzentrationen mit Antibiotikakonzentrationen, die bei Standarddosierung und üblicher Applikationsart erreicht werden (sensibel) bzw. bei maximaler parenteraler Dosis des Antibiotikums im Serum erreichbar sind (intermediär, resistent). Falls das Antibiotikum am Ort der Wirkung konzentriert wird (z.B. Azithromycin im Gewebe, Ampicillin im Urin) oder am Ort der Wirkung geringere Konzentrationen aufweist als im Serum (z.B. Cefazolin im Liquor), stimmen klinische Wirksamkeit und Laborergebnis nicht überein. Bei Kenntnis der Pharmakokinetik kann dann eine Abschätzung der wahrscheinlichen Wirksamkeit außerhalb des Serums mit Hilfe der MHK versucht werden. Falls MHK-Werte bestimmt werden, ist es daher sinnvoll, sowohl die MHK als auch die Interpretation der wahrscheinlichen Wirksamkeit im Serum (resistent, intermediär, empfindlich) anzugeben.

Außer von den erreichbaren Serumspiegeln hängt die Beurteilung der Testergebnisse von der Speziesbestimmung des untersuchten Keims ab. Entsprechend der isolierten Spezies können nachträgliche Plausibilitätskontrollen mit sog. Expertsystemen und Korrekturen der Testergebnisse erfolgen. Zum Beispiel wird unabhängig vom aktuellen Testergebnis bei Staphylococcus aureus Cefazolinresistenz angegeben, wenn Oxacillinresistenz nachgewiesen wurde.

Testergebnisse für sog. Leitsubstanzen können annähernd auch auf andere Substanzen übertragen werden. Daher muss für viele praktische Belange nicht jede therapeutisch eingesetzte Substanz untersucht werden.

Verwendete Standards des National Clinical and Laboratory Standards Institute (CLSI) und des Deutschen Instituts für Normung (DIN) zur Prüfung der Empfindlichkeit von Krankheitserregern gegen Chemotherapeutika:

http://www.clsi.org
http://www2.din.de

Anticardiolipinantikörper

➢ Kap. 24, „Phospholipidantikörper“.

Anti-Centromer-Antikörper (ACA)

➢ Kap. 24, „Antinukleäre Antikörper (ANA) und deren Spezifitäten“.

Antidepressiva, trizyklische

➢ Kap. 24, „Trizyklische Antidepressiva“

Antidepressiva, trizyklische, im Rahmen von Vergiftungen

➢ Kap. 24, „Trizyklische Antidepressiva im Rahmen von Vergiftungen“.

Antidiuretisches Hormon

➢ Kap. 24, „Vasopressin“.

Antiendomysium-Antikörper

➢ Kap. 24, „Sprue, einheimische, Antikörperbestimmung“.

Antiepileptika

➢ Kap. 24, „Antikonvulsiva“.

Anti-Faktor-IIa-Aktivität

➢ Kap. 24, „Ecarin clotting time“.

Anti-Faktor-Xa-Aktivität (€€)

Georg Mößmer, Michael Spannagl

Niedermolekulare Heparine und synthetisches Heparin (Pentasaccharid) sowie Heparinoide (z.B. Danaparoid, Orgaran®) und auch in absehbarer Zeit verfügbare oral applizierbare direkte Anti-Xa-Wirkstoffe haben eine überwiegend oder ausschließlich den Faktor Xa hemmende Wirkung. Diese Substanzen beeinflussen die aPTT auch in therapeutischer Dosierung nur sehr wenig. Falls eine Therapieüberwachung indiziert ist, müssen daher spezielle Untersuchungsverfahren verwendet werden.

Indikationen

- Überwachung einer Therapie mit niedermolekularem Heparin,
- Überwachung einer Therapie mit synthetischem Heparin (Pentasaccharid),
- Überwachung einer Therapie mit Heparinoiden (z.B. Danaparoid, Orgaran®),
- Überwachung einer Therapie mit direkten Faktor-Xa-Inhibitoren.

Präanalytik

Als **Untersuchungsmaterial** wird Zitratblut verwendet.

Stabilität: Im Vollblut maximal vier Stunden, im tiefgefrorenen, weitgehend thrombozytenfreien Plasma mehrere Monate.

Durch Zerstörung bzw. Zerfall von Thrombozyten bei der Blutentnahme und/oder während Transport und Lagerung kann Plättchenfaktor 4 (PF 4) freigesetzt werden, der Heparin binden und die Heparinwirkung „maskieren" kann, wodurch die Anti-Faktor-Xa-Aktivität falsch niedrig gemessen werden kann. Auch in ordnungsgemäß präpariertem thrombozytenarmem Plasma, das üblicherweise für Gerinnungstests verwendet wird, sind noch Rest-Thrombozyten enthalten, die beim Einfrieren und Auftauen zerstört werden. Zur Bestimmung der Anti-Faktor-Xa-Aktivität muss das Plasma daher vor dem Einfrieren unbedingt ein zweites Mal zentrifugiert und der Überstand vorsichtig abpipettiert werden, um möglichst viele Thrombozyten zu entfernen. Alternativ kann das Plasma auch durch Mikrofiltration (z.B. mit Porengröße 0,2 µm) nahezu thrombozytenfrei gemacht werden.

Einflussgrößen

- Koagulometrische Tests (z.B. Heptest®, PiCT®): Faktorenmangel, z.B. Hepatopathie, Vitamin-K-Mangel, Antikoagulation mit Vitamin-K-Antagonisten (→ Tests nicht aussagefähig).
- Tests mit chromogenem Substrat für Faktor Xa: keine.

Analytik

Zur Verfügung stehen koagulometrische Tests (z.B. Heptest®, PiCT®), bei denen Gerinnungszeiten gemessen werden, sowie Methoden mit einem chromogenen Substrat für Faktor Xa, bei denen die Restaktivität von im Überschuss vorgelegtem Faktor Xa photometrisch gemessen wird.

- Koagulometrische Tests:
  - Heptest®: Zugabe von Faktor Xa, Messung der Gerinnungszeit.
  - PiCT®: Zugabe eines Faktor-X-aktivierenden Schlangengifts, Messung der Gerinnungszeit.
- Tests mit chromogenem Substrat für Faktor Xa:
  - Inkubation des verdünnten Plasmas mit Faktor Xa (im Überschuss),
  - Messung der Faktor-Xa-Restaktivität mittels eines chromogenen Substrats für Faktor Xa (Farbentwicklung pro Zeiteinheit),
  - Ableitung der Anti-Faktor-Xa-Aktivität des Plasmas aus dem Rohwert (Extinktionskinetik) über eine Kalibrationskurve.
  - Für verschiedene Substanzklassen (z.B. niedermolekulare Heparine, Pentasaccharid, Heparinoid) müssen jeweils spezifische Kalibrationskurven erstellt werden.
  - Bei Substanzen, die als Kofaktoren des Antithrombins wirken (Heparine, Pentasaccharid, Heparinoide), hängt die gemessene Anti-Faktor-Xa-Aktivität auch von der Antithrombinaktivität des Plasmas ab (niedrigere Werte bei Antithrombinmangel).
  - Manche Testkits enthalten zusätzlich Antithrombin. Sie messen daher das gesamte Anti-Faktor-Xa-„Potenzial" der Plasmaprobe, unabhängig von der realen Antithrombinaktivität im Plasma.

Qualitätskriterien: Gesetzliche Vorgaben (Richtlinien der Bundesärztekammer) bestehen derzeit keine. Als sinnvolle (analytisch und forensisch) Maßnahmen zur Qualitätssicherung werden jedoch die Durchführung einer internen Qualitätskontrolle (Präzision und Richtigkeit) sowie die regelmäßige Teilnahme an externen Ringversuchen empfohlen.

Störgrößen:
- Plättchenfaktor 4 (bei Heparinen) (→ Werte erniedrigt),
- Koagulometrische Tests (z.B. Heptest®, PiCT®):
  - unfraktioniertes Heparin (z.B. als Kontamination bei Entnahme aus Infusionskatheter),
  - Hirudin (→ Tests nicht aussagefähig),
  - andere Antikoagulanzien mit Anti-IIa-Wirkung (→ Tests nicht aussagefähig),
- Tests mit chromogenem Substrat für Faktor Xa: keine.

Referenzbereiche

Die therapeutischen Zielbereiche sind stark abhängig vom Testprinzip (Gerinnungszeit oder Anti-Faktor-Xa-Einheiten pro mL), von der Substanz sowie von der Indikation zur Therapie.

Beurteilung

- Abhängig von der klinischen Fragestellung bzw. vom therapeutischen Zielbereich.
- Unerwartet niedrige Werte bei Substanzen mit antithrombinvermittelter Wirkung (Heparine, Pentasaccharid, Heparinoide) sollten Anlass geben, die Antithrombinaktivität im Plasma zu bestimmen (bei Antithrombinmangel niedrigere Anti-Faktor-Xa-Aktivität trotz „normaler" Plasmakonzentration der Substanz).

Antigewebstransglutaminase-Antikörper

➢ Kap. 24, „Sprue, einheimische, Antikörperbestimmung".

Antigliadin-Antikörper

➢ Kap. 24, „Sprue, einheimische, Antikörperbestimmung".

Anti-HAV

➢ Kap. 24, „Hepatitis-A-Diagnostik".

Anti-HBc

➢ Kap. 24, „Hepatitis-B-Diagnostik".

Anti-HBs

➢ Kap. 24, „Hepatitis-B-Diagnostik".

Antihistaminika

Fritz Degel, Gerhard Weidemann, Hans Jürgen Heppner

Anthistaminika der ersten Generation haben eine stark sedierende Wirkung. Als rezeptfrei erhältliches Schlafmittel wird Diphenhydramin relativ häufig in suizidaler Absicht verwendet.

Diphenhydramin (€€)

Diphenhydramin ist eine farblose, kristalline Substanz, die in Wasser leicht löslich ist, sehr bitter schmeckt und ein pelziges Gefühl auf der Schleimhaut verursacht.

Indikationen

Verdacht auf eine Diphenhydraminvergiftung bei
- Müdigkeit und Desorientierung,
- Tachykardie, Mydriasis, erhöhter Körpertemperatur,
- Zeichen eines zentralen anticholinergen Syndroms,
- extrapyramidalen Symptomen.

Präanalytik

Untersuchungsmaterial: Qualitativ kann Diphenhydramin im Urin sowie in Magenspülflüssigkeit, Mageninhaltsproben und Asservaten nachgewiesen werden. Im Urin kann man Diphenhydramin bis zu vier Tage nach der Einnahme finden. Für die quantitative Bestimmung sind Serum, Heparinat- oder EDTA-Plasma geeignet.

Stabilität: Bei 2–8 °C können die Proben bis zu einer Woche, bei –20 °C mehrere Monate gelagert werden.

Analytik

Der Nachweis und die Bestimmung erfolgen chromatographisch (GC, GC-MS, DC, HPLC, HPLC-DAD).

Beurteilung

Ab Einnahme von ca. 1 g sind schwere Vergiftungssymptome zu erwarten.

Diphenhydramin-Konzentration im Serum:

Toxischer Bereich	ab 1–2 mg/L
Komatös/letal	ab 5 mg/L

Antikonvulsiva (€€)

Werner Steimer

Dargestellt werden hier Carbamazepin, Valproinsäure, Phenytoin, Phenobarbital, Primidon, Ethosuximid, Lamotrigin, Oxcarbazepin.

Allgemeines

Epilepsien gehören zu den häufigsten Erkrankungen des zentralen Nervensystems.

Es handelt sich um ätiologisch und klinisch heterogene zerebrale Funktionsstörungen mit paroxysmalen Störungen von Sensorium, Motorik, subjektivem Befinden und objektivem Verhalten, die durch eine plötzliche abnorme Aktivitätssteigerung des ZNS entstehen. Insgesamt 5% aller Menschen erleiden in ihrem Leben mindestens einen epileptischen Anfall.

Ziele der Therapie sind:

- Verhinderung weiterer Anfälle:
  - Stoppen der Weiterentwicklung einer chronischen Epilepsie,
  - Abklingen der Aktivität der Epilepsie,
  - Behandlung psychischer und sozialer Probleme,
- Verhinderung von Verletzungen,
- Wiederherstellung der vollen Arbeitsfähigkeit.

Die Pharmakotherapie spielt hierbei eine zentrale Rolle, wobei die Effektivität der Therapie nur durch die Reduzierung der Häufigkeit oder das Sistieren von Anfällen überprüft werden kann, ein zeitraubender Prozess bei seltenen und unregelmäßig auftretenden Anfällen.

Indikationen zur Bestimmung von Arzneimittelkonzentrationen

- Als Basiswert nach Erreichen des Steady State oder nach Dosisänderung (mindestens vier bis fünf Halbwertszeiten abwarten),
- keine Anfallsfreiheit trotz Behandlung mit üblicher Dosis:
  - optimale Anpassung der Dosierung bei individuell unterschiedlicher Pharmakokinetik,
  - Erhöhung der Compliance,
  - Vermeidung von Mehrfachtherapie durch Ausdosierung des ersten Medikaments,
  - Ursachensuche bei Anfallsrezidiv oder Status epilepticus,
  - Ausschluss anderer pharmakokinetischer Ursachen einer Pharmakoresistenz,
- Verdacht auf Intoxikation, insbesondere bei unklaren neurologischen und psychiatrischen Symptomen:
  - Abklärung unklarer Beschwerden,
  - Ausgangswerte zur langsamen Reduktion der Dosis,
  - Entscheidung, welches Medikament einer Kombination für die Intoxikation verantwortlich ist,
- vermutete veränderte Pharmakokinetik:
  - Neugeborene, Kinder, Jugendliche, Ältere,
  - zusätzliche Erkrankungen: Leber-, Nierenerkrankungen, Hyperthyreose,
  - Schwangerschaft,
  - Kombinationstherapie mit vermuteten Interaktionen.

Präanalytik

Die **Blutabnahme** für alle Antiepileptika erfolgt in der Regel als **Talspiegel** unmittelbar vor Einnahme der nächsten Dosis. Bei den Substanzen mit sehr langen Halbwertszeiten ist der Zeitpunkt der Blutabnahme weniger kritisch, da die Schwankungen der Spiegel während des Dosierungsintervalls dann geringer ausfallen. Dennoch sollte zur Vermeidung von Fehlern ein möglichst einheitliches und zweifelsfrei optimales Vorgehen, also die Probenentnahme unmittelbar vor der nächsten Dosis (innerhalb von 30 Minuten), bevorzugt werden.

Untersuchungsmaterial: Die Untersuchung ist in Serum, Heparin- und EDTA-Plasma möglich. Eventuelle Einschränkungen werden bei den einzelnen Medikamenten aufgeführt.

Analytik

Siehe einzelne Medikamente.

Beurteilung

Die wichtigsten therapeutischen Bereiche, übliche Dosierungen und Dosierungsintervalle sowie die Eliminationshalbwertszeiten finden sich unter dem jeweiligen Medikament.

Die Korrelation zwischen Serumkonzentration und therapeutischem Effekt ist für viele Medikamente hinreichend gesichert, sodass therapeutisches Drug Monitoring grundsätzlich hilfreich sein kann, um die gewünschte Konzentration möglichst rasch zu erreichen.

Ein weiteres durch therapeutisches Drug Monitoring beherrschbares Problem ist die häufige mangelnde Compliance der Patienten, da dies zu Schwierigkeiten bei der Unterscheidung zwischen Medikamententoxizität und unzureichender Therapie führen kann. Bis zu 60% Non-Compliance wurde bei Phenytointherapie berichtet.

Die angegebenen therapeutischen Bereiche gelten nur als Richtlinie. Als gesichert kann gelten, dass mit ansteigender Plasmakonzentration die Anfälle seltener werden oder sogar sistieren und dass im therapeutischen Bereich die Nebenwirkungen üblicherweise ein akzeptables Maß nicht überschreiten.

Nicht ausgegangen werden kann davon, dass die Plasmakonzentration, mit der ein Patient anfallsfrei wird,

- im Laufe der Erkrankung konstant bleibt,
- für alle Patienten gleich ist,
- gleich für alle Arten von Anfällen des Patienten ist,
- unabhängig von der Begleitmedikation ist.

Die Informationen für die neueren antiepileptischen Medikamente (z.B. Lamotrigin, Oxcarbazepin, Topiramat) erlauben im Moment noch keine abschließende Bewertung hinsichtlich der Notwendigkeit regelmäßiger Konzentrationsbestimmungen.

Carbamazepin und Valproinsäure wurden vor kurzem bei der Therapie manischer Depressionen neben Lithium erfolgreich eingesetzt. Therapeutische Bereiche für diese Indikation wurden bisher nicht publiziert. Meist werden die für die antiepileptische Wirkung validierten Bereiche zur Orientierung verwendet.

Carbamazepin (€€)

Die regelmäßige Kontrolle der Plasmakonzentration zur Steuerung und optimalen Dosisfindung der Therapie mit Carbamazepin wird allgemein empfohlen.

Behandlungsindikationen:

- Fokal eingeleitete generalisierte tonisch-klonische Anfälle (Grand-Mal),
- einfache und komplexe fokale Anfälle,
- nicht klassifizierbare Anfälle,
- Trigeminusneuralgie und bipolare Erkrankungen (manische Depression).

Dosierung: Die durchschnittliche Erhaltungsdosis beträgt für Erwachsene 5–25 mg/kg/Tag. Üblicherweise wird Carbamazepin in zwei bis vier Einzeldosen pro Tag verabreicht.

Nebenwirkungen: ➤ Tab. 24-6.

Pharmakokinetik:

- **Absorption:** Da Carbamazepin schlecht wasserlöslich ist, sind keine Präparationen zur intravenösen Applikation erhältlich. Bei oraler Gabe werden zwischen 80 und 90% resorbiert. Peak-Spiegel werden anfangs nach sechs Stunden (2–24 Stunden), im Steady State nach drei Stunden (eine bis fünf Stunden) erreicht.
- **Verteilung:** Das scheinbare Verteilungsvolumen von Carbamazepin beträgt etwa 0,8–1,9 L/kg, die Proteinbindung liegt bei etwa 70–80%.
- **Elimination:** Nur ca. 2–3% werden unverändert renal eliminiert, 97% werden hepatisch metabolisiert. Hauptmetabolit mit möglicherweise antiepileptischer Wirkung ist das Carbamazepin-10,11-Epoxid. Die Bestimmung dieses Metaboliten scheint routinemäßig allerdings nicht erforderlich zu sein.
  Die Halbwertszeit von Carbamazepin sinkt bei Dauertherapie infolge Enzyminduktion. Bei Einzeldosen liegt sie bei 36 Stunden gegenüber 10–20 Stunden bei Dauertherapie. Bei Monotherapie

Tab. 24-6 Nebenwirkungen (NW) von Carbamazepin.

Nebenwirkungen (NW)	Häufigkeit	Bemerkungen
Schwindel, Ataxie, Nystagmus, Sehstörungen, kognitive Leistungsstörungen, Koordinationsstörungen, Müdigkeit, Übelkeit	35–50%	Häufiger nach Therapiebeginn und bei älteren Patienten, Müdigkeit vorwiegend bei Mehrfachtherapie, NW häufig ½ bis 1½ Stunden nach Einnahme, bei Dosisreduktion reversibel
Hyponatriämie, Hypoosmolarität	12%	Selten symptomatisch, gelegentlich Kontrolle der Natriumkonzentration
Osteomalazie	Selten	Selten symptomatisch, bei Patienten unter hoch dosierter Langzeittherapie Kontrolle von alkalischer Phosphatase und Kalzium
Hypothyreose	Selten	Biochemisch nachweisbar, aber selten symptomatisch
Kardiale Erregungsleitungsstörungen	Selten	Überprüfung der kardialen Funktion bei älteren Patienten vor Therapiebeginn
Exantheme	2%	Meist milde Formen
Leukopenie	2–10%	In 2% persistierend
Aplastische Anämie	Selten	Kleines Blutbild vor Therapiebeginn
Hepatitis	Selten	
Nephrotoxizität	Selten	Milde Formen, nur vorübergehend

sind höhere Halbwertszeiten zu erwarten (11–13 Stunden) als bei Mehrfachtherapie mit mehreren antiepileptischen Substanzen (sechs bis zehn Stunden).

Kinder und Schwangere zeigen kürzere Halbwertszeiten (bis zu 4fach bzw. 2fach erhöhte Clearance). Bei Lebererkrankungen ist die Clearance vermindert.

Wechselwirkungen: Carbamazepin führt zu Enzyminduktion und kann dadurch die Serumkonzentrationen einer Vielzahl von Arzneimittel senken. Andererseits führen eine Vielzahl von Substanzen ihrerseits zu Veränderung der Carbamazepin-Plasmaspiegel:

- Der **Plasmaspiegel von Carbamazepin** kann **gesenkt** werden durch Phenobarbital, Phenytoin, Primidon, Clonazepam, Valproinsäure, Rifampicin, Theophyllin, Cisplatin, Doxorubicin.
- Der **Plasmaspiegel von Carbamazepin** kann **erhöht** werden durch Kalziumantagonisten, Erythromycin, Troleandomycin, Josamycin, Clarithromycin, Isoniazid, Itraconazol, Ketoconazol, Fluconazol, Acetazolamid, Dextropropoxyphen/Propoxyphen, Viloxazin, Danazol, Nicotinamid, Nefazodon, Terfenadin, Loratadin, Cimetidin und Desipramin.
- **Carbamazepin senkt** die Plasmaspiegel von Clobazam, Clonazepam, Ethosuximid, Felbamat, Primidon, Lamotrigin, Tiagabin, Topiramat, Valproinsäure, Alprazolam, Kortikosteroiden, Ciclosporin, Digoxin, Tetrazykline, Haloperidol, Imipramin, Amitriptylin, Nortriptylin, Clomipramin, Clozapin, Methadon, Theophyllin, Phenprocoumon und hormonalen Kontrazeptiva. Bei Phenytoin auch Erhöhungen möglich!

Die Konzentration des pharmakologisch wirksamen Metaboliten Carbamazepin-10,11-Epoxid kann durch Valproinsäure, Primidon und Felbamat erhöht werden. Felbamat senkt gleichzeitig die Carbamazepinkonzentration.

Indikationen

➤ Kap. 24, „Antikonvulsiva" – „Allgemeines".

Präanalytik

Untersuchungsmaterial: ➤ Kap. 24, „Antikonvulsiva" – „Allgemeines".

Die **Stabilität** beträgt im Blut bei Raumtemperatur zwei Tage, im Serum, EDTA- und Heparinplasma bei 20–25 °C fünf Tage, bei 4–8 °C sieben Tage und bei –20 °C einen Monat.

Einflussgrößen

Bei Urämie und Lebererkrankungen kommt es zu einer Erhöhung des nicht proteingebundenen Anteils von Carbamazepin.

A

Analytik

Die Messung erfolgt mit Immunoassays unter Verwendung nicht-radioaktiver Methoden oder mittels HPLC.

Qualitätskriterien: Die interne und externe Qualitätssicherung erfolgt nach den Richtlinien der Bundesärztekammer (RiLiBÄK).

Für Plasma, Serum und Vollblut gelten im Bereich 2–20 mg/L folgende Richtwerte:

- Maximal zulässige Abweichung des Einzelwerts: 12%.
- Maximal zulässige Abweichung vom Sollwert beim Ringversuch: 20%.

Eine erfolgreiche Ringversuchsteilnahme ist in jedem Quartal Pflicht.

Störfaktoren: EDTA-Blut ergibt bei einem Verfahren falsch hohe Ergebnisse.

Therapeutische Bereiche

Monotherapie	8–12 mg/L
Mehrfachmedikation	4–12 mg/L

Beurteilung

Toxische Wirkungen werden ab einer Plasmakonzentration von 10 mg/dL (kritisch ab 20 mg/L) beobachtet.

Dabei treten folgende Symptome auf:

- 11–15 mg/L: Schläfrigkeit und Ataxie,
- 15–25 mg/L: Halluzinationen und choreatische Bewegungen,
- > 25 mg/L: Koma und Anfälle. Gegenmaßnahmen: Magenspülung, Aktivkohle, Hämoperfusion (20% in sechs Stunden), antiepileptische Therapie mit Diazepam und Phenytoin.

Valproinsäure (€€)

Bei Valproinsäure wird die routinemäßige Bestimmung zur Dosisoptimierung kontrovers diskutiert, da beschrieben wurde, dass keine Korrelation zur Therapiewirkung besteht. Die Bestimmung zur Überprüfung der Compliance ist unstrittig.

Behandlungsindikationen:

- Primär generalisierte Anfälle bei idiopathischen generalisierten Epilepsien,
- fokal eingeleitete generalisierte tonisch-klonische Anfälle,
- nicht klassifizierbare Anfälle,
- bei bipolaren Erkrankungen (manische Depression) und Dyskinesien (Chorea Huntington).

Dosierung: Die durchschnittliche Erhaltungsdosis liegt für Erwachsene bei 20 mg/kg/Tag, für Jugendliche bei 25 mg/kg/Tag und für Kinder bei 30 mg/kg/Tag. Üblicherweise wird Valproinsäure auf eine bis vier Teildosen am Tag verteilt.

Nebenwirkungen:

- Gastrointestinale Nebenwirkungen:
  - Gewichtszunahme (8–18%, bis zu 44% bei Kindern),
  - Pankreatitis (selten), evtl. Amylaseerhöhung, einzelne lebensbedrohliche Fälle,
  - Anorexie (5%),
  - Übelkeit und Erbrechen (2–3%, deutlich weniger bei Dragees),
- dermatologische Nebenwirkungen:
  - vorübergehender Haarausfall (2–12%),
  - selten Hautausschlag,
- Hepatotoxizität (selten, 1:26 000), bei Kindern mit schweren Epilepsien häufiger,
- Ammoniakerhöhung (50%), meist asymptomatisch,
- neurologische Nebenwirkungen:
  - dosisabhängiger Tremor (0,5–12%),
  - Verhaltensauffälligkeiten (2,4% bei Kindern, 0,9% bei Erwachsenen),
  - Schläfrigkeit (0,2–1,4% bei Monotherapie, 5–14% bei Mehrfachtherapie),
  - Parästhesien (1%),
  - Stupor, Koma (selten),
- hämatologische Nebenwirkungen:
  - dosisabhängige, reversible Thrombozytopenie (6–40%, bei Kindern häufiger),
  - Neutropenie (selten),
  - Knochenmarksuppression (selten),
  - reversible Fibrinogenerhöhung (selten).

Bei Intoxikation ist mit Bewusstseinstrübung bis zum Koma zu rechnen. Einzelne Todesfälle sind bekannt.

Pharmakokinetik:

- **Absorption:** Bei oraler Gabe wird Valproinsäure praktisch zu 100% resorbiert. Peak-Spiegel werden je nach Galenik nach einer bis vier Stunden erreicht.
- **Verteilung:** Das Verteilungsvolumen beträgt 0,1–0,5 L/kg, die Proteinbindung 90–95%. Letz-

tere sinkt bei höheren Konzentrationen auch bereits im therapeutischen Bereich. Im Liquor erreicht Valproinsäure Konzentrationen von etwa 6–16% der Serumkonzentration.

- **Elimination:** Weniger als 5% werden unverändert renal eliminiert, 95% werden hepatisch metabolisiert. Die Clearance steigt bei geringerer Proteinbindung und ist bei Mehrfachtherapie und bei Kindern erhöht. Eine Vielzahl von Metaboliten wurde identifiziert, teilweise auch mit antiepileptischer Aktivität, aber ohne Durchdringung der Blut-Hirn-Schranke. Bis zu 40% der applizierten Stoffmenge können renal in glukuronidierter Form ausgeschieden werden. Die Halbwertszeit ist sehr variabel: sechs bis 17 Stunden bei Erwachsenen, fünf bis 15 Stunden bei Kindern und 15–60 Stunden bei Säuglingen unter zwei Monaten.

Wechselwirkungen:

- Der **Plasmaspiegel von Valproinsäure** kann **gesenkt** werden durch Phenobarbital, Primidon, Phenytoin, Carbamazepin, Mefloquin, Panipenem, Meropenem, Fluoxetin.
- Der **Plasmaspiegel von Valproinsäure** kann **erhöht** werden durch Felbamat, Cimetidin, Erythromycin, Fluoxetin.
- **Valproinsäure erhöht** den Plasmaspiegel von Phenobarbital, Lamotrigin, Felbamat, Zidovudin, freiem, nicht proteingebundenem und damit wirksamem Phenytoin.

Indikationen

➤ Kap. 24, „Antikonvulsiva“ – „Allgemeines“.

Präanalytik

Untersuchungsmaterial: ➤ Kap. 24, „Antikonvulsiva“ – „Allgemeines“.

Stabilität: Valproinsäure ist im Blut bei Raumtemperatur zwei Tage stabil, in Serum, EDTA- und Heparinplasma bei 20–25 °C zwei Tage, bei 4–8 °C sieben Tage und bei –20 °C drei Monate.

Einflussgrößen

Lebererkrankungen vermindern die Proteinbindung, erhöhen das Verteilungsvolumen und verlängern die Halbwertszeit. Arzneimittel mit hoher Plasmaeiweißbindung, z.B. Acetylsalicylsäure, verdrängen die Valproinsäure aus ihrer Proteinbindung und erhöhen auf diese Weise die Konzentration freier wirksamer Valproinsäure im Serum. Auch bei Nierenerkrankungen erhöht sich die Konzentration der freien Valproinsäure.

Mehrfachtherapie in Kombination mit anderen Arzneimitteln, z.B. mit Primidon, Phenytoin, Phenobarbital und Carbamazepin, führt durch Enzyminduktion zu einer Verkürzung der Halbwertszeit auf vier bis neun Stunden.

Analytik

Die Messung erfolgt mit Immunoassays unter Verwendung nicht-radioaktiver Methoden oder mittels HPLC.

Qualitätskriterien: Die interne und externe Qualitätssicherung erfolgt nach den Richtlinien der Bundesärztekammer (RiLiBÄK).

Für Plasma, Serum und Vollblut gelten im Bereich 20–150 mg/L folgende Vorgaben:

- Maximal zulässige Abweichung des Einzelwerts: 11,5%.
- Maximal zulässige Abweichung beim Ringversuch: 20%.

Eine erfolgreiche Ringversuchsteilnahme ist in jedem Quartal Pflicht.

Therapeutischer Bereich

50–100 mg/L.

Beurteilung

Toxisch (kritisch) wirkt Valproinsäure ab 150–200 mg/L (> 720 mg/L).

Phenytoin (€€)

Die Therapie mit Phenytoin sollte unbedingt in regelmäßigen Abständen unter Kontrolle der Phenytoin-Plasmakonzentration überwacht werden.

Behandlungsindikationen:

- Fokal eingeleitete generalisierte tonisch-klonische Anfälle,

A

- nicht als fokal oder generalisiert klassifizierbare tonisch-klonische Anfälle,
- Prophylaxe von Krampfanfällen, z.B. bei neurochirurgischen Eingriffen,
- neurogene Schmerzzustände vom Typ des Tic douloureux und andere neurogene Schmerzzustände.

Dosierung: Die durchschnittliche Erhaltungsdosis beträgt bei Erwachsenen 3–6 mg/kg/Tag. Sie wird bei Erwachsenen auf ein bis zwei Teildosen verteilt (je nach Galenik). Bei Kindern wird die Dosis je nach Galenik auf zwei bis drei Teildosen pro Tag verteilt.

Nebenwirkungen:

- **Dosisabhängige Nebenwirkungen:**
  - Verhaltensänderungen, Schwindel, Kopfschmerzen, Nystagmus, Doppelt- und Verschwommensehen, Ataxie (> 30 mg/L), Müdigkeit, Koma (> 40 mg/L): bei 15–38%. Häufiger bei Therapiebeginn, Nystagmus erstes Zeichen, dann Ataxie und höhere Funktionen, gelegentlich auch bereits im therapeutischen Bereich.
  - Hirsutismus (5–10%): meist milde Form.
  - Gingivahyperplasie (30–50%).
  - Osteomalazie (selten): gewöhnlich keine Symptome, aber alkalische Phosphatase und Kalzium prüfen!
  - Hypothyreose (selten): gewöhnlich keine Symptome.
  - Immunologische Veränderungen (20–60%): IgA-Erniedrigung, gelegentlich auch IgG- und IgM-Erniedrigung.
  - Periphere Neuropathie (selten): meist subklinisch, Reflexzeiten erhöht.
  - Herzrhythmusstörungen bis zum Kammerflimmern (selten).
  - Enzephalopathie: Bei Langzeittherapie mit anderen Antiepileptika, insbesondere Valproinsäure, v.a. bei erhöhtem freiem Phenytoin.
- **Allergische Reaktionen:**
  - Hautausschlag (1–10%): häufig bei Therapiebeginn, kann zum Absetzen der Therapie zwingen.
  - Exfoliative Dermatitis, Steven-Johnson-Syndrom, Pseudolymphom (selten).
- **Andere Nebenwirkungen:**
  - Leukopenie, Thrombozytopenie, Anämie (selten).
  - Hepatitis (selten).
  - Teratogenität (selten).

Bei Intoxikation kommt es zu Anfällen mit Bewusstseinstrübung bis zum Koma. Es existiert keine spezifische Detoxifikation, sodass nur eine symptomatische intensive internistische Therapie durchgeführt werden kann.

Pharmakokinetik:

- **Absorption:** Bei oraler Gabe werden 85–95% der applizierten Substanzmenge resorbiert, intravenöse Gaben sollten nicht schneller als 50 mg/min erfolgen. Peak-Spiegel werden bei Retard-Präparaten nach vier bis sieben Stunden erreicht (evtl. zweiter Peak nach acht bis 15 Stunden).
- **Verteilung:** Das Verteilungsvolumen beträgt 0,6–0,8 L/kg, die Proteinbindung erfolgt hauptsächlich an Albumin und liegt bei durchschnittlich 90% (69–95%).
- **Elimination:** Weniger als 5% werden unverändert renal eliminiert, 95% werden hepatisch hauptsächlich durch Hydroxylierung und Glukuronidierung metabolisiert. Es sind keine aktiven Metaboliten bekannt.

  Phenytoin wird über ein bereits im therapeutischen Bereich sättigbares Enzymsystem abgebaut. Dies hat zur Folge, dass bereits **kleine Dosiserhöhungen** zu einem **überproportionalen Konzentrationsanstieg** führen. Die maximale Eliminierungsrate beträgt 7 mg/kg/Tag (1,4–14 mg/kg/Tag). Die Angabe einer Halbwertszeit (sieben bis 42 Stunden) ist nicht sinnvoll, da diese sich konzentrationsabhängig ändert.

  Dialyse hat keinen Einfluss auf die Clearance.

Wechselwirkungen: Eine Vielzahl von Medikamenten beeinflusst die Phenytoin-Serumkonzentration entweder durch Wechselwirkung mit der Absorption oder durch Enzyminhibition aber auch durch Enzyminduktion.

- Der **Plasmaspiegel von Phenytoin** kann **gesenkt** werden durch Antazida, Antibiotika (Ciprofloxacin), Antiepileptika (Vigabatrin, Primidon), Reserpin, Sucralfat, Diazoxid, Theophyllin, chronischen Alkoholabusus.
- Der **Plasmaspiegel von Phenytoin** kann **erhöht** werden durch Alkohol, orale Antikoagulanzien (z.B. Dicumarol), Benzodiazepine (Trazodon), Anästhetika (Halothan), Antiepileptika (Sultiam, Ethosuximid, Mesuximid, Felbamat), nichtsteroidale Antirheumatika (Salizylate, Azapropazon, Phenylbutazon), Antibiotika (Chloramphenicol,

Erythromycin, Isoniazid, Sulfonamide), Antimykotika (Amphotericin B, Fluconazol, Ketoconazol, Miconazol, Itraconazol), Kalziumkanalhemmer (Amiodaron, Diltiazem, Nifedipin), Östrogene, Disulfiram, Methylphenidat, Omeprazol, Ticlopidin, Viloxazin, Cimetidin, Ranitidin, Cycloserin, PAS, trizyklische Antidepressiva, Fluoxetin, Tolbutamid.

- Der **Plasmaspiegel von Phenytoin** kann **erhöht oder gesenkt** werden durch Antiepileptika (z.B. Carbamazepin, Natrium-Valproinsäure, Phenobarbital), Chlordiazepoxid, Diazepam.
- **Phenytoin verändert** die Plasmaspiegel bzw. die Wirkung von Clozapin, Kortikosteroiden, oralen Antikoagulanzien (Dicumarol), Doxycyclin, Praziquantel, Rifampicin, Tetrazyklinen, Itraconazol, Antiepileptika (Lamotrigin, Carbamazepin, Valproat, Felbamat), oralen Kontrazeptiva (die empfängnisverhütende Wirkung kann unsicher werden), Östrogenen, Alcuronium, Pancuronium, Vecuronium, Ciclosporin, Diazoxid, Furosemid, Paroxetin, Theophyllin, Digitoxin, Nicardipin, Nimodipin, Verapamil, trizyklischen Antidepressiva, Methadon, Chlorpropamid, Glyburid, Tolbutamid, Vitamin D.
- Salizylate und Valproinsäure können je nach Dosis bzw. Konzentration **Phenytoin aus der Proteinbindung verdrängen**, sodass die Konzentration des nicht eiweißgebundenen Anteils ansteigt, ohne dass die Gesamtkonzentration verändert wird. Dies erhöht insbesondere das Risiko einer Hirnschädigung.
- Bei antikoagulierten Patienten empfiehlt sich eine regelmäßige Kontrolle der plasmatischen Gerinnung (Quick-Wert/INR). Die Toxizität von Methotrexat kann verstärkt werden.

Indikationen

➤ Kap. 24, „Antikonvulsiva“ – „Allgemeines“.

Präanalytik

Untersuchungsmaterial: ➤ Kap. 24, „Antikonvulsiva“ – „Allgemeines“.

Die **Stabilität** beträgt im Blut bei Raumtemperatur zwei Tage, im Serum, EDTA- und Heparinplasma bei 20–25 °C zwei Tage, bei 4–8 °C einen Monat und bei –20 °C sechs Monate.

Einflussgrößen

Nieren- und Lebererkrankungen vermindern die Proteinbindung, erhöhen die Clearance und führen zu niedrigeren Gesamtkonzentrationen. Trotzdem sollte in diesen Fällen keine Dosisänderung erfolgen, da das wirksame freie Phenytoin unverändert bleibt (außer bei schwerem Leberversagen). In einigen Labors ist die Bestimmung des freien, nicht proteingebundenen Phenytoins möglich (Ultrafiltration). Frühgeborene (erhöhte Halbwertszeit wegen unreifer Enzymausstattung), Säuglinge (erniedrigte Proteinbindung) und Kleinkinder (erniedrigte Halbwertszeit) zeigen eine stark differente Pharmakokinetik.

Analytik

Die Messung erfolgt durch Immunoassays unter Verwendung nicht-radioaktiver Methoden oder mittels HPLC.

Qualitätskriterien: Die interne und externe Qualitätssicherung erfolgt nach den Richtlinien der Bundesärztekammer (RiLiBÄK).

Für Plasma, Serum und Vollblut gelten für den Bereich 3–35 mg/L folgende Vorgaben:

- Maximal zulässige Abweichung des Einzelwerts: 11%.
- Maximal zulässige Abweichung beim Ringversuch: 20%.

Eine erfolgreiche Ringversuchsteilnahme ist in jedem Quartal Pflicht.

Therapeutische Bereiche

Erwachsene	10–20 mg/L
Früh-/Neugeborene	6–14 mg/L
Freies Phenytoin (nicht proteingebunden)	1–2 mg/L

Beurteilung

Toxische Wirkungen (kritisch bzw. letal) werden ab einer Plasmakonzentration von 20–25 mg/L (> 50 mg/L) beobachtet.

A

Primidon und Phenobarbital (€€)

Phenobarbital kann selbst als Antiepileptikum eingesetzt werden, ist aber auch der für die antikonvulsive Wirkung entscheidende aktive Metabolit des Primidons, sodass bei Primidontherapie die Bestimmung beider Substanzen empfohlen wird.

Behandlungsindikationen:

- **Primidon:**
  - Mittel zweiter Wahl bei myoklonischen Anfällen des Jugendalters (Impulsiv-Petit-mal),
  - Ausweichmedikament für fokal eingeleitete generalisierte tonisch-klonische Anfälle.
- **Phenobarbital:**
  - Mittel zweiter Wahl für eine Vielzahl von Anfallstypen (nur wenige kontrollierte Studien),
  - Fieber- und Neugeborenenkrämpfe,
  - außerdem z.B. bei Paracetamol-Überdosierung (Induktion des Abbaus toxischer Metaboliten).

Dosierung:

- **Primidon:**
  - Erwachsene: 15 mg/kg/Tag, verteilt auf zwei bis vier Teildosen,
  - Kinder: 20 mg/kg/Tag, verteilt auf zwei bis vier Teildosen,
- **Phenobarbital:** Erwachsene: 1–4 mg/kg/Tag als eine Dosis vor dem Schlafengehen.

Nebenwirkungen (chronische Therapie): Durch die Gabe von Phenobarbital können psychomotorische Anfälle und Absencen ausgelöst werden.

- **Dosisabhängige Nebenwirkungen:**
  - Müdigkeit, Sedierung, Depression (> 50%): häufiger bei Therapiebeginn, Toleranzentwicklung vorwiegend bei Kindern.
  - Hyperaktivität, Reizbarkeit (40%): häufiger bei Therapiebeginn, Toleranzentwicklung vorwiegend bei Kindern.
  - Hypotension (selten): nur Phenobarbital, langsame i.v. Gabe.
  - Blutungen bei Neugeborenen (selten): Vitamin-K-Prävention.
  - Osteoporose (selten): gewöhnlich keine Symptome.
  - Porphyrie (> 50%): anfallsauslösend bei Patienten mit AIP.
  - Folsäureerniedrigung (27–91%): hauptsächlich bei Polytherapie, Anämie selten.
- **Allergische Reaktionen:** Hautausschlag (1–3%): meist reversibel.
- **Entzugssymptome:** Ängstlichkeit, emotionale Labilität, Schlafstörungen, Tremor, Verwirrtheit, Anfälle (> 50%): bei plötzlichem Absetzen, Tage bis Wochen dauernd, deshalb langsame Dosisreduktion.
- **Weitere Nebenwirkungen:** Hyperglykämie, Störungen des Elektrolythaushalts, Immunsuppression, Erhöhung des Augeninnendrucks, Bindegewebsveränderungen, „Frozen shoulder syndrome", „Shoulder-hand syndrome", Muskelschwund, Stevens-Johnson-Syndrom, Teratogenität.
- **Bei Therapiebeginn mit Primidon:** Ataxie, Nystagmus, Sedierung.

Pharmakokinetik:

Die wichtigsten pharmakokinetischen Kenngrößen von Primidon und Phenobarbital sind in ➤ Tab. 24-7 zusammengefasst.

Wechselwirkungen: Primidon und Phenobarbital können, wie andere Barbiturate, eine vermehrte Bildung von Enzymen bewirken, die den Abbau einiger Medikamente, z.B. orale Antikoagulanzien, Griseofulvin, orale Kontrazeptiva, aber auch Phenytoin und Carbamazepin in der Leber beschleunigen. Außerdem ist bekannt, dass Barbiturate die Methotrexattoxizität verstärken und die Kortikoidwirkung (Glukokortikoide) vermindern.

Bei gleichzeitiger Therapie mit anderen Medikamenten spielen sowohl Enzyminhibition als auch Enzyminduktion häufig eine wichtige Rolle:

- **Verringerung des Plasmaspiegels von Primidon/Phenobarbital** (Enzyminduktion):
  - Primidontherapie: Phenytoin, Carbamazepin. Phenobarbital und Valproinsäure können über einen beschleunigten Abbau von Primidon zu erhöhten Phenobarbitalkonzentrationen führen.
  - Phenobarbitaltherapie: Alkohol.
- **Erhöhung des Plasmaspiegels von Primidon/Phenobarbital** (Enzyminhibition):
  - Primidontherapie: Valproinsäure, INH,
  - Phenobarbitaltherapie: Valproinsäure, Chloramphenicol, Cimetidin und Phenytoin.

Tab. 24-7 Pharmakokinetische Kenngrößen von Primidon und Phenobarbital.

Kenngröße	Primidon	Phenobarbital
Absorption oral	90–100%	90–100%
i.v. Gabe	–	nicht schneller als 50 mg/min
Peak	nach ein bis drei Stunden	nach ein bis drei Stunden
Verteilungsvolumen		
Erwachsene	0,65 L/kg[1] (0,43–1,14)[2]	0,6 L/kg[1]
Kinder		0,9 L/kg[1] (0,7–1,2 L/kg)[2]
Proteinbindung		
Erwachsene und Kinder	< 20%	50–55%
Neugeborene		10–30%
Renale Elimination		
Erwachsene und Kinder	40–65%	20–40%
Neugeborene	60–80%	
Aktive Metaboliten	Phenobarbital: 3–5%, Phenylethylmalonamid (PEMA): 30–45%	Keine bekannt; sonst Parahydroxylierung und Glukuronidierung
Halbwertszeiten		
Erwachsene	8,0 Stunden[1] (3,3–19)[2]	95 Stunden[1] (53–140)[2]
Kinder	8,7 Stunden[1] (4,5–11)[2]	62 Stunden[1] (37–94)[2]
Neugeborene		103 Stunden[1] (43–404)[2]

[1] Median;
[2] Bereich

- **Verringerung des Plasmaspiegels bzw. der Wirkung** folgender Medikamente **durch Primidon/Phenobarbital**:
  - Primidontherapie: Phenytoin, Carbamazepin, Phenobarbital, Valproinsäure, Clonazepam, Diazepam, einige Psychopharmaka, Antikoagulanzien, Digitoxin, Griseofulvin, Doxycyclin, Chloramphenicol, Zytostatika, Steroidhormone, hormonale Kontrazeptiva,
  - Phenobarbitaltherapie: wie Primidon, außerdem Kortikosteroide.
- **Erhöhung des Plasmaspiegels bzw. der Wirkung** folgender Medikamente **durch Primidon/Phenobarbital**:
  - Primidontherapie: zentraldämpfende Wirkung von Psychopharmaka, Schlafmittel und Alkohol,
  - Phenobarbitaltherapie: wie Primidon, außerdem Methotrexattoxizität.

Indikationen

➤ Kap. 24, „Antikonvulsiva" – „Allgemeines".

Präanalytik

Untersuchungsmaterial: ➤ Kap. 24, „Antikonvulsiva" – „Allgemeines".

Die **Stabilität** von Primidon beträgt im Serum, EDTA- und Heparinplasma bei 4–8 °C vier Wochen, bei −20 °C fünf Monate.

Die Stabilität von Phenobarbital beträgt im Blut bei Raumtemperatur zwei Tage, im Serum, EDTA- und Heparinplasma bei 20–25 °C, bei 4–8 °C und bei −20 °C jeweils sechs Monate.

Einflussgrößen

Leberzirrhose verlängert die Halbwertszeit von Phenobarbital, bei Niereninsuffizienz ist eventuell mit einer verringerten Clearance von Primidon zu rechnen. Bei einer Schwangerschaft ist die Clearance von Phenobarbital erhöht, der Einfluss der Schwangerschaft auf die Clearance von Primidon ist uneinheitlich.

Analytik

Die Messung erfolgt mit Immunoassays unter Verwendung nicht-radioaktiver Methoden oder mittels HPLC.

Qualitätskriterien: Die interne und externe Qualitätssicherung erfolgt nach den Richtlinien der Bundesärztekammer (RiLiBÄK).

Für Plasma, Serum und Vollblut gelten für Primidon (analog)/Phenobarbital (Bereich 8–80 mg/L) folgende Vorgaben:

- Maximal zulässige Abweichung des Einzelwerts: 11% für Primidon, 10% für Phenobarbital.

A

- Maximal zulässige Abweichung beim Ringversuch: 24% für Primidon, 20% für Phenobarbital.

Eine erfolgreiche Ringversuchsteilnahme ist für Phenobarbital in jedem Quartal Pflicht.

Therapeutische Bereiche

Primidon (Phenobarbital ist aktiver Metabolit)	5–12 mg/L
Phenobarbital (auch als relevanter Metabolit von Primidon)	15–40 mg/L

Beurteilung

Toxische Wirkungen (kritisch) treten bei Primidon ab Plasmakonzentrationen von 20–50 mg/L (> 65 mg/L) auf, bei Phenobarbital (auch als relevanter Metabolit von Primidon) bei Plasmakonzentrationen von 30–40 mg/L (50–60 mg/L).

Symptome bei Intoxikation sind Somnolenz, Lethargie, Ataxie, Koordinationsstörungen, Koma, eventuell beatmungspflichtige Atemdepression.

Therapie: Intensivbehandlung und Hämodialyse (30% in vier Stunden).

Ethosuximid (€€)

Behandlungsindikationen: Ethosuximid ist ein Mittel zweiter Wahl für Absencen und myklonische Anfälle (Impulsiv-Petit-mal).

Dosierung: Die durchschnittliche Erhaltungsdosis beträgt bei Erwachsenen 15 mg/kg/Tag, bei Kindern 20 mg/kg/Tag. Sie wird auf zwei Teildosen verteilt. Erwachsene erhalten sie eventuell in einer Dosis.

Nebenwirkungen:

- Übelkeit, Erbrechen, Appetitlosigkeit, Singultus, Müdigkeit (häufig): einzeldosisabhängig.
- Kopfschmerzen: reagieren nicht auf Dosissenkung.
- Verhaltensänderungen wie Schlafstörungen, Agitiertheit, Aggressivität, Depression, Gedächtnisstörungen, Euphorie: in kontrollierten Studien nicht bestätigt.
- Psychose (selten) bei Prädisposition.
- Exantheme (selten) verschwinden nach Absetzen.
- Reversibler systemischer Lupus erythematodes (selten).
- Blutbildveränderungen (selten): Blutbildkontrollen nötig.
- Teratogenität.
- Erhöhung der Leberenzyme (selten).
- Außerdem sehr selten: Dyskinesie, Autoimmunthyreoiditis.

Pharmakokinetik:

- **Absorption:** Bei oraler Gabe wird Ethosuximid praktisch zu 100% resorbiert. Peak-Spiegel werden nach zwei bis vier Stunden (Kapseln) bzw. einer bis zwei Stunden erreicht (Sirup).
- **Verteilung:** Das Verteilungsvolumen beträgt 0,6–0,7 L/kg Körpergewicht. Ethosuximid wird nicht an Serumeiweiße gebunden.
- **Elimination:** Ethosuximid wird zu 10–20% unverändert renal eliminiert, 80% werden hepatisch durch Hydroxylierung und Glukuronidierung metabolisiert. Aktive Metaboliten sind nicht bekannt. Die Eliminationshalbwertszeit beträgt bei Erwachsenen 30–60 Stunden, bei Kindern 20–55 Stunden.

Wechselwirkungen: Bei gleichzeitiger Gabe von Valproinsäure und Isoniazid wurde vereinzelt über eine Erhöhung der Steady-State-Konzentration von Ethosuximid berichtet (Kompetition um Leberenzyme). Carbamazepin führt durch Induktion zu einer verkürzten Halbwertszeit von Ethosuximid.

Indikationen

➤ Kap. 24, „Antikonvulsiva" – „Allgemeines".

Präanalytik

Untersuchungsmaterial: ➤ Kap. 24, „Antikonvulsiva" – „Allgemeines".

Stabilität: Ethosuximid ist im Serum, EDTA- und Heparinplasma bei 4–8 °C vier Wochen, bei –20 °C fünf Monate stabil.

Einflussgrößen

Die applizierte Dosis von Ethosuximid korreliert nur schlecht mit den erreichten Serumspiegeln. In der Schwangerschaft ist mit einer erhöhten Clearance, bei Nieren- und Lebererkrankungen möglicherweise mit einer erniedrigten Clearance zu rechnen.

Analytik

Die Messung erfolgt mit Immunoassays unter Verwendung nicht-radioaktiver Methoden oder mittels HPLC.

Qualitätskriterien: Die interne und externe Qualitätssicherung erfolgt in Anpassung an die Richtlinien der Bundesärztekammer (RiLiBÄK).

Für Plasma, Serum gilt:

- Maximal zulässige Abweichung des Einzelwerts: 11%.
- Maximal zulässige Abweichung beim Ringversuch: 24%.

Eine erfolgreiche Ringversuchsteilnahme ist in jedem Quartal empfohlen.

Therapeutische Bereiche

40–100 mg/L.

Beurteilung

Toxische Wirkungen (kritisch) werden ab einer Plasmakonzentration von 150–200 mg/dL (> 250 mg/L) beobachtet.

Bei Intoxikationen > 150 mg/L können durch Dialyse innerhalb von sechs Stunden ca. 50% des Medikamentes eliminiert werden.

Lamotrigin (€€)

Lamotrigin ist als Erstes der neueren, in den letzten Jahren eingeführten Antiepileptika zur Monotherapie epileptischer Anfälle zugelassen worden.

Behandlungsindikationen:

- Epilepsien bei Erwachsenen und Kindern ab 12 Jahren entweder als Monotherapie oder als Zusatzbehandlung bei therapierefraktären Formen,
- Zusatzbehandlung bei therapierefraktären Epilepsien und beim therapierefraktären Lennox-Gastaut-Syndroms bei Kindern zwischen zwei und elf Jahren.

Dosierung: Die Gesamtdosis beträgt 100–200 mg (bis 500 mg) pro Tag in zwei Teildosen. Das Medikament ist bei Erwachsenen langsam einzuschleichen.

Nebenwirkungen: Lamotrigin ist im Allgemeinen gut verträglich. Die am häufigsten auftretenden Nebenwirkungen in den meisten Studien, in denen Lamotrigin zusätzlich zu anderen antiepileptischen Substanzen appliziert wurde, waren Hautausschläge (10%), die in bis zu 2% der Patienten zum Therapieabbruch führten. Das Risiko scheint hierbei besonders mit einer zu schnellen Aufsättigung und der gleichzeitigen Gabe von Valproinsäure korreliert zu sein. Andere relativ häufig auftretende Nebenwirkungen waren Kopfschmerzen, Reizbarkeit, Schlaflosigkeit, Müdigkeit, Schwindel, Doppelt- und Verschwommensehen, Ataxie sowie gastrointestinale Beschwerden mit Übelkeit, Erbrechen und Diarrhö. Blutbildveränderungen sind selten.

Pharmakokinetik:

- **Absorption:** Lamotrigin wird schnell und praktisch zu 100% absorbiert. Die Proteinbindung liegt bei etwa 55%.
- **Verteilung:** Das Verteilungsvolumen für Lamotrigin liegt zwischen 0,9 und 1,3 L/kg.
- **Elimination:** Lamotrigin wird zu über 90% durch UDP-Glucuronyltransferasen hepatisch verstoffwechselt, wobei die meisten Metaboliten renal ausgeschieden werden. Die Eliminationshalbwertszeit ist stark von der Komedikation abhängig und beträgt im Mittel 29 Stunden (14–70 Stunden).

Wechselwirkungen: Eine nennenswerte Beeinflussung des Metabolismus anderer Medikamente durch Lamotrigin ist derzeit nicht bekannt. Umgekehrt beeinflusst eine Reihe von Substanzen durch Enzyminduktion oder -inhibition die Ausscheidungsgeschwindigkeit von Lamotrigin erheblich. So führen Phenytoin, Carbamazepin, Phenobarbital, Rifampicin und Ethinylestradiol/Levonorgestrel-Kombinationen bei unveränderter Standarddosierung zu erniedrigten und insbesondere Valproinsäure zu deutlich erhöhten Blutkonzentrationen von Lamotrigin (Halbwertszeit verdoppelt).

Indikationen

➤ Kap. 24, „Antikonvulsiva" – „Allgemeines".

Präanalytik

Untersuchungsmaterial: ➤ Kap. 24, „Antikonvulsiva" – „Allgemeines".

Stabilität: Lamotrigin ist im Serum, EDTA- und Heparinplasma bei 4–8 °C eine Woche, bei –20 °C vier Wochen stabil.

Analytik

Die Messung erfolgt mit Immunoassays unter Verwendung nicht-radioaktiver Methoden bzw. mittels HPLC.

Therapeutische Bereiche

Für den therapeutischen Bereich von Lamotrigin liegen derzeit noch keine gesicherten Informationen vor. Einige Autoren schlagen einen Bereich von 3–14 mg/L vor.

Beurteilung

Toxische Wirkungen (kritisch bzw. letal) treten ab einer Plasmakonzentration von 15–30 mg/L (> 50 mg/L) auf.

Oxcarbazepin (€€)

Oxcarbazepin, ebenfalls ein neueres Antiepileptikum, ist chemisch mit Carbamazepin verwandt. In vivo wird Oxcarbazepin in den eigentlich antiepileptisch wirksamen Metaboliten 10-OH-Oxcarbazepin umgewandelt, dessen Konzentration deshalb zusammen mit der Muttersubstanz gemessen werden muss.

Behandlungsindikationen: Oxcarbazepin wird bei Erwachsenen und bei Kindern im Alter ab sechs Jahren als Mono- oder Kombinationstherapie bei fokalen Anfällen mit oder ohne sekundär generalisierten tonisch-klonischen Anfällen eingesetzt.

Dosierung: Die durchschnittliche Erhaltungsdosis beträgt bei Erwachsenen 10–40 mg/kg/Tag und bei Kindern 30 mg/kg/Tag, jeweils in zwei Teildosen.

Nebenwirkungen: Oxcarbazepin verursacht sehr häufig zentralnervöse Nebenwirkungen wie Schwindel, Somnolenz und Kopfschmerzen, außerdem Unruhe, Gedächtnisstörungen, Ataxie, Verwirrtheit, depressive Verstimmungen und Tremor, sehr häufig auch Sehstörungen wie Diplopie. Ebenfalls sehr häufig ist mit gastrointestinalen Problemen, z.B. Übelkeit, Erbrechen und Diarrhö oder Verstopfung, sowie mit einer meist asymptomatischen Hyponatriämie zu rechnen. Etwas weniger häufig sind Veränderungen an der Haut (Akne, Exanthem, Alopezie). Gelegentlich werden Blutbildveränderungen und ein Anstieg der Transaminasen sowie der alkalischen Phosphatase beobachtet.

Pharmakokinetik:

- **Absorption:** Oxcarbazepin wird nach oraler Applikation nahezu vollständig resorbiert und vorwiegend in den antiepileptisch wirksamen Metaboliten 10-OH-Oxcarbazepin metabolisiert, der nach etwa viereinhalb Stunden die höchste Konzentration erreicht. Im Plasma finden sich nur ca. 2% der applizierten Dosis als Oxcarbazepin, 70% liegen als 10-OH-Oxcarbazepin vor, der Rest in Form sekundärer Metaboliten.
- **Verteilung:** Das scheinbare Verteilungsvolumen von 10-OH-Oxcarbazepin beträgt ca. 0,8 L/kg, die Proteinbindung etwa 40%.
- **Elimination:** Oxcarbazepin wird zu über 95% in Form von Metaboliten renal eliminiert, 80% entweder als Glukuronide des aktiven Metaboliten (49%) oder direkt als 10-OH-Oxcarbazepin. Die Halbwertszeit von Oxcarbazepin beträgt 1,3–2,3 Stunden, die von 10-OH-Oxcarbazepin im Mittel 9,3 Stunden.

Wechselwirkungen: Oxcarbazepin und 10-OH-Oxcarbazepin hemmen das Leberenzym Cytochrom P450 2C19, das am Metabolismus einer Reihe anderer Medikamente beteiligt ist, deren Stoffwechsel deshalb bei gleichzeitiger Medikation möglicherweise kompetitiv beeinträchtigt werden kann (z.B. Phenobarbital, Phenytoin, Imipramin, Amitriptylin etc.). Bei Phenytoin resultiert eine Konzentrationszunahme von bis zu 40%.

Außerdem induzieren Oxcarbazepin und 10-OH-Oxcarbazepin die Cytochrome CYP3A4 und CYP3A5, die am Metabolismus jedes zweiten therapeutisch eingesetzten Medikaments zumindest teilweise beteiligt sind. Bei Kalziumantagonisten vom 1,4-Dihydropyridin-Typ, oralen Kontrazeptiva und Antiepileptika (z.B. Carbamazepin) führt dies zu einem niedrigeren Plasmaspiegel. Während die Plasmaspiegel von Carbamazepin um bis zu 22% sinken können, steigt die Konzentration des möglicherweise aktiven Carbamazepinmetaboliten Carbamazepinepoxid um bis zu 30% an.

Umgekehrt führt die gleichzeitige Therapie mit anderen Antiepileptika zur Abnahme der Konzentration von 10-OH-Oxcarbazepin:

- bei Carbamazepin um bis zu 40%,
- bei Phenytoin um bis zu 31%,
- bei Phenobarbital um bis zu 35%,
- bei Valproinsäure um bis zu 18%.

Indikationen

➢ Kap. 24, „Antikonvulsiva" – „Allgemeines".

Präanalytik

Untersuchungsmaterial: ➢ Kap. 24, „Antikonvulsiva" – „Allgemeines".

Stabilität: Oxcarbazepin ist im Blut bei Raumtemperatur zwei Tage, im Serum, EDTA- und Heparinplasma bei 20–25 °C fünf Tage, bei 4–8 °C sieben Tage und bei –20 °C einen Monat stabil.

Analytik

Die Messung erfolgt mit Immunoassays unter Verwendung nicht-radioaktiver Methoden bzw. mittels HPLC.

Therapeutische Bereiche

Für den therapeutischen Bereich von Oxcarbazepin bzw. 10-OH-Oxcarbazepin liegen derzeit noch keine gesicherten Informationen vor.

Einzelne Autoren empfehlen folgende Bereiche:

- Oxcarbazepin: < 3 mg/L,
- 10-OH-Oxcarbazepin: 5–30 (40) mg/L.

Beurteilung

Über den Bereich, in dem toxische Wirkungen auftreten, gibt es noch keine gesicherten Informationen.

LITERATUR

Alfaro CL, Lam YW, Simpson J, Ereshefsky L. CYP2D6 inhibition by fluoxetine, paroxetine, sertraline, and venlafaxine in a crossover study: intraindividual variability and plasma concentration correlations. J Clin Pharmacol 2000;40:58–66.

Bazil CW, Pedley TA. Clinical pharmacology of antiepileptic drugs. Clin Neuropharmacol 2003;26:38–52.

Eadie MJ. Therapeutic drug monitoring – antiepileptic drugs. Br J Clin Pharmacol 2001; 52 Suppl 1: 11S–20S.

Greenwood RS. Adverse effects of antiepileptic drugs. Epilepsia 2000; 41 Suppl 2:S42–52.

Janicak PG. The relevance of clinical pharmacokinetics and therapeutic drug monitoring: anticonvulsant mood stabilizers and antipsychotics. J Clin Psychiatry 1993; 54 Suppl:35–41; discussion 55–6.

Johannessen SI, Tomson T. Pharmacokinetic variability of newer antiepileptic drugs: when is monitoring needed? Clin Pharmacokinet. 2006;45:1061-75

Mitchell PB. Therapeutic drug monitoring of psychotropic medications. Br J Clin Pharmacol 2001; 52 Suppl 1: 45S–54S.

Morris RG, Black AB, Harris AL, Batty AB, Sallustio BC. Lamotrigine and therapeutic drug monitoring: retrospective survey following the introduction of a routine service. Br J Clin Pharmacol 1998; 46: 547–51.

Antikörper bei autoimmunhämolytischen Anämien

Mariam Klouche

Inhalte: Autoimmunhämolytische Anämie/Antikörper (AIHA) vom Kältetyp und vom Wärmetyp, bithermische Kältehämolysine bei paroxysmaler Kältehämoglobinurie Donath-Landsteiner, medikamenteninduzierte Autoantikörper (AIHAm).

Autoimmunhämolytische Anämien (AIHA) werden durch Autoantikörper gegen Bestandteile der Erythrozytenmembran verursacht, die teilweise eine Pseudospezifität gegen Rhesusantigene aufweisen, aber nicht im eigentlichen Sinne gegen erythrozytäre Blutgruppenantigene gerichtet sind. Die Klassifikation erfolgt uneinheitlich nach den physikochemischen Eigenschaften der Autoantikörper (AIHA vom Wärmetyp, AIHA von Kältetyp), nach dem Trigger (medikamenteninduzierte AIHA) oder nach dem Erstbeschreiber (paroxysmale Kältehämoglobinurie Donath-Landsteiner). Differenzialdiagnostisch müssen sie von den erworbenen und hereditären hämolytischen Anämien abgegrenzt werden (➢ Tab. 24-8).

Das zentrale Untersuchungsverfahren zur Identifikation von autoimmunhämolytischen Anämien ist der direkte Antiglobulintest (Coombstest, DCT), der sowohl die auto- als auch die alloimmunhämolytischen Anämien (positiver DCT) von den anderen Formen hämolytischer Anämien (negativer DCT) diskriminiert. Als weitere wichtige Analytik ist eine gleichzeitige Hämoglobinurie zu untersuchen, die

A

Tab. 24-8 Differenzialdiagnose hämolytischer Anämien.

Erworbene hämolytische Anämien	
Immunhämolyse	AIHA vom Wärmetyp AIHA vom Kältetyp Bithermische Donath-Landsteiner-AIHA Medikamenteninduzierte AIHA Alloimmunhämolyse (z.B. hämolytische Transfusionsreaktion) Morbus haemolyticus neonatorum
Mechanische Hämolyse	Mikroangiopathische hämolytische Anämien (MHA) • Hämolytisch-urämisches Syndrom (HUS) • Thrombotisch-thrombozytopenische Purpura (TTP) • Medikamenteninduzierte MHA • Tumorassoziierte MHA • Künstliche Herzklappen, Gefäßprothesen
Infektiöse Hämolyse	Parasitenbefall von Erythrozyten • Plasmodium spp. • Babesia spp. Bakterielle Infektionen: *Bartonella* spp.
Toxische Hämolyse	Schlangengifte Clostridientoxine Schwermetallvergiftungen, Morbus Wilson
Lipidstoffwechselstörungen	Hepathopathien, bei chronischem Alkoholabusus (Zieve-Syndrom)
Hereditäre hämolytische Anämien	
Erythrozytäre Enzymdefekte	Glukose-6-phosphat-Dehydrogenasemangel Pyruvatkinasemangel
Erythrozytäre Membranproteindefekte	Hereditäre Sphärozytose Hereditäre Stomatozytose Hereditäre Elliptozytose
Hämoglobinopathien	Instabile Hämoglobine Sichelzellanämie (HbS)
Störungen der Hämoglobinsynthese	Thalassämie-Syndrome
Stammzelldefekte	Paroxysmale nächtliche Hämoglobinurie (PNH)

sowohl zur Beurteilung des Schweregrads der Hämolyse als auch als Hinweis auf die selteneren Formen der bithermischen Donath-Landsteiner-AIHA sowie auf die Stammzellerkrankung paroxysmale nächtliche Hämoglobinurie (PNH) geeignet ist (➤ Tab. 24-9).

Wärmeautoantikörper (€–€€)

Synonyme: Autoimmunhämolytische Antikörper (AIHA) vom Wärmetyp.

Autoimmunhämolytische Anämien (AIHA) vom Wärmetyp stellen die häufigste Gruppe der Autoimmunhämolysen (70–80%) dar und werden meist durch Autoantikörper der Klasse IgG, seltener durch IgA (20%) oder IgM (10%) ausgelöst. Das Temperaturoptimum dieser Antikörper liegt bei 37 °C. Die Autoantikörper weisen relativ häufig eine Pseudorhesusspezifität (meist Auto-anti-e, -c, -E), in 30–50% mit zusätzlicher Komplementbeladung der Erythrozyten, auf. Die AIHA vom Wärmetyp tritt etwa gleich häufig als idiopathische Form und als sekundäre Form in Assoziation mit chronischen B-Zell-proliferativen Erkrankungen, Infektionen, Autoimmunerkrankungen und Immundefekten auf.

Indikationen

- Differenzialdiagnose hämolytischer Anämien,
- Ausschluss hämolytischer Transfusionsreaktionen,
- Verdacht auf autoimmunhämolytische Anämie bei prädisponierten Grunderkrankungen (z.B. Lymphome, chronische lymphatische Leukämie, Plasmozytom, Infektionen [EBV, CMV, HIV, Bakterien] Autoimmunerkrankungen, Vaskulitiden, Immundefekte [Wiskott-Aldrich-Syndrom, CVID])

Präanalytik

Als **Untersuchungsmaterialien** sind Serum zur Identifizierung freier Autoantikörper und mit EDTA antikoaguliertes Vollblut für die Identifizierung erythrozytär gebundener Autoantikörper erforderlich.

Die **Stabilität** freier Autoantikörper im Serum unterscheidet sich nicht von normalen Antikörpern. Bei −20 °C eingefroren sind Autoantikörper über Jahre stabil, bei 4 °C sind Autoantikörper der Klassen IgG, IgA und IgM mindestens vier Monate stabil. Die Stabilität von an Erythrozyten gebundenen Au-

Tab. 24-9 Diagnostische Strategie und Differenzialdiagnose von hämolytischen Anämien.

Direkter Coombs-Test negativ		Direkter Coombs-Test positiv	
Urinteststreifen: Hb-negativ	Urinteststreifen: Hb-positiv	Urinteststreifen: Hb-negativ	Urinteststreifen: Hb-positiv
Erythrozytenmorphologie im Ausstrich: Fragmentozyten: • TTP, HUS, DIC • Mechanische, toxische, thermische Hämolyse Sphärozyten/Akanthozyten: • Hypersplenismus • Hepathopathien • Abetalipoproteinämie • Weitere Analytik: Hereditäre Sphärozytose etc. Sichelzellen/Targetzellen: • Hb-Analyse von Hämoglobinopathien: z.B. Sichelzellanämie, Thalassämien Keine spezifischen Veränderungen: • Weiterführende Analytik Erythrozytenenzyme: Glukose-6-Phosphat-Dehydrogenasemangel Parasiten: • z.B. Plasmodien	Akute hämolytische Anämie: i.d.R. sofort therapiebedürftig	*Spezifität, Titer, Verträglichkeitsprobe:* AIHA vom Wärmetyp AIHA vom Kältetyp Medikamenteninduzierte AIHA Alloimmunhämolytische Anämie: hämolytische Transfusionsreaktion	Akute auto- oder alloimmunhämolytische Anämie • Risiko der raschen Progredienz • Unmittelbare Therapie
	Durchflusszytometrie, PNH-Diagnostik: Fehlende GPI-Proteine auf den klonalen Zellen: Paroxysmale nächtliche Hämoglobinurie		Paroxysmale Kältehämoglobinurie Donath-Landsteiner (bithermische AIHA)

toantikörpern wird vor allem durch die Erythrozyten bestimmt und hängt unter anderem auch von der Anwesenheit von Komplement sowie den Komplement-aktivierenden Eigenschaften der jeweiligen Autoantikörper ab. Daher sollten erythrozytär gebundene Autoantikörper rasch untersucht werden, in der Regel innerhalb von 48 Stunden.

Einflussgrößen

Geschlecht: Meist Frauen > 40 Jahre.

Analytik

Analysemethoden:

- **Screening-Test: Direkter Antiglobulintest (direkter Coombs-Test):** Der Nachweis erythrozytengebundener Autoantikörper erfolgt über den direkten Antiglobulintest (direkter Coombs-Test) aus EDTA-Vollblut. Nach dreimaligem Waschen der Patientenerythrozyten in physiologischer Kochsalzlösung werden die Erythrozyten mit polyspezifischen Anti-Humanglobulin-Antiserum (AHG) bei 37 °C für 30 Minuten inkubiert. Bei In-vivo-Beladung der Erythrozyten mit Autoantikörpern kommt es zu einer Agglutination (positive Reaktion). Der Test kann im flüssigen Milieu stattfinden, eine höhere Sensitivität wird durch die Durchführung im Gelmilieu erreicht.
- **Monospezifischer direkter Coombs-Test:** Zur Klassifikation der erythrozytären Autoantikörper und zur Abschätzung des Verlaufs der AIHA wird der monospezifische direkte Coombs-Test (anti-IgG, -IgA, -IgM, -C3, C3d) eingesetzt, mit dem die Klasse des erythrozytengebundenen Autoantikörpers bestimmt und eine zusätzliche Komplementbeladung identifiziert werden kann. Typischerweise finden sich zu Beginn einer AIHA vom Wärmetyp nur Antikörper auf den Erythrozyten, während im weiteren Verlauf der Hämolyse gleichzeitig Antikörper und Komplementfaktor C3 gefunden werden. Nach abgelaufener AIHA, aber auch nach erfolgreicher Therapie, ist häufig eine isolierte Beladung mit C3d auf den Erythrozyten als Hinweis auf die abgelaufene Immunhämolyse zu finden. Am häufigsten sind AIHA vom Wärmetyp durch IgG-, seltener durch IgA-Autoantikörper verursacht.
- **Antikörperelution:** Zur Differenzierung der Spezifität des erythrozytengebundenen Autoantikör-

pers ist eine Absprengung mittels Chloroform oder mittels einer definierten Säureelution erforderlich. Die Erythrozyten des EDTA-Vollbluts werden dreimal in physiologischer Kochsalzlösung gewaschen und anschließend eluiert. Die Spezifität des Autoantikörpers im Eluat wird anschließend in einem klassischen Antikörperdifferenzierungstest im indirekten Antiglobulintest mit mindestens acht, besser elf Testzellen untersucht.

- **Indirekter Antiglobulintest (indirekter Coombs-Test, ICT):** Mit dem ICT erfolgen ein Nachweis und die Spezifitätsbestimmung von freien Autoantikörpern und freien Alloantikörpern. Die Untersuchung einer AIHA vom Wärmetyp muss immer auch die Untersuchung des Serums auf freie Autoantikörper, ggf. mit Angabe des Titers, sowie gleichzeitig den Ausschluss zusätzlicher Alloantikörper beinhalten. Die Identifikation und Spezifitätsbestimmung freier Auto- und Alloantikörper erfolgt im indirekten Antiglobulintest (indirekter Coombs-Test) mit mindestens acht, besser elf Testzellen und der Eigenkontrolle aus Patientenerythrozyten. Der Ausschluss zusätzlicher Alloantikörper ist für die Auswahl kompatibler Blutprodukte von wesentlicher Bedeutung.

Störfaktoren: Die Beladung von Erythrozyten mit Autoantikörpern kann zu durchgehend positiven Verträglichkeitsproben (Kreuzprobe) führen, sodass diese nicht auswertbar sind. Darüber hinaus ist bei starker Beladung mit Autoantikörpern die Bestimmung der Erythozytenantigene erschwert und teilweise auch nach Elution der Autoantikörper nicht möglich.

Referenzbereiche

Direkter Antiglobulintest, direkter Coombs-Test (DCT)	Negativ
Indirekter Antiglobulintest, indirekter Coombs-Test (ICT)	Negativ

Beurteilung

Meist sind bei der AIHA durch Wärmeautoantikörper IgG und Komplement, in 20–30% nur IgG auf den Erythrozyten nachweisbar. Ein positiver direkter Antiglobulintest ist ab einer erythrozytären Beladung mit 200–500 Autoantikörpern positiv, eine Hämolyse kann jedoch bereits bei geringerer Beladung induziert werden. Häufig finden sich Sphärozyten im Ausstrich. Bei 6–10% der Patienten liegt gleichzeitig eine Thrombozytopenie (Evans-Syndrom) vor.

Im Folgenden werden einige typische Befundkonstellationen mit der jeweiligen Interpretationshilfe dargestellt:

- **Positiver DCT (IgG); Eluat (Autoantikörper ohne erkennbare Spezifität):** AIHA vom Wärmetyp.
- **Positiver DCT (IgG); Eluat (Auto-Anti-e oder Auto-Anti-E):** AIHA vom Wärmetyp.
- **Positiver DCT (IgG, C3); Eluat (Auto-Anti-e), ICT (Auto-Anti-e, Titer 1: 1024):** AIHA vom Wärmetyp mit hochtitrigen freien Autoantikörpern, Hinweis auf bereits länger verlaufende Autoimmunhämolyse durch zusätzliche Komplementbeladung. Möglicherweise Verbrauch der Erythrozyten durch die Hämolyse, daher zunehmend freie, nicht an Erythrozyten gebundene Autoantikörper.
- **Positiver DCT (IgG); Eluat (Auto-Anti-e), ICT (Auto-Anti-e, zusätzliche Reaktivität in e-negativen Testerythrozyten):** AIHA vom Wärmetyp mit freien Autoantikörpern. Hinweis auf zusätzliche Alloantikörper im indirekten Coombs-Test. Dieser Befund bedarf der umgehenden weiteren Abklärung, z.B. durch Untersuchung des Patientenserums mit einem erweiterten Testzellpanel zur Identifizierung der Spezifität des Alloantikörpers, die zur Auswahl kompatibler Blutprodukte unerlässlich ist. Insbesondere auch aufgrund der durch die vorliegenden Autoantikörper nicht sicher interpretierbaren serologischen Verträglichkeitsprobe müssen die Alloantikörper vor einer geplanten Transfusion bei dieser Befundkonstellation identifiziert werden.
- **Positiver DCT (nur C3d); Eluat (negativ), ICT (negativ):** Hinweis auf vor kurzem abgelaufene AIHA vom Wärmetyp.

Kälteautoantikörper (€–€€)

Synonym: Autoimmunhämolytische Anämie/Antikörper (AIHA) vom Kältetyp.

Autoimmunhämolytische Anämien (AIHA) vom Kältetyp umfassen etwa 20–25% aller Immunhämolysen und werden in der häufigeren akuten passageren Form meist durch polyklonale Autoantikörper, in der chronischen Form (15–20%) meist durch Autoantikörper der Klasse IgM ausgelöst. Typischerweise sind die Autoantikörper gegen das Blutgruppenantigen I (50–80%) oder i (30–50%) gerichtet. Das Temperaturoptimum der Kälteautoantikörper liegt bei 0–4 °C, klinische Relevanz haben sie daher nur bei Vorliegen einer erweiterten Wärmeamplitude sowie bei Patienten mit Unterkühlungstraumen oder iatrogener Temperaturabsenkung z.B. bei Operationen an der Herz-Lungen-Maschine. Die AIHA vom Kältetyp tritt meist idiopathisch auf, als sekundäre Form ist sie mit Infektionen insbesondere durch Mykoplasmen oder Herpesviren assoziiert.

Indikationen

- Differenzialdiagnose hämolytischer Anämien,
- Ausschluss hämolytischer Transfusionsreaktionen,
- Verdacht auf AIHA vom Kältetyp bei vorausgegangenen Infektionen mit Mykoplasmen oder Herpesviren.

Präanalytik

Als **Untersuchungsmaterialien** sind Serum zur Identifizierung freier Autoantikörper und mit EDTA antikoaguliertes Vollblut für die Identifizierung erythrozytär gebundener Autoantikörper erforderlich. Transport und Abnahme sollten bei 37 °C erfolgen, um eine In-vitro-Anlagerung von Kälteautoantikörpern ohne klinische Relevanz zu vermeiden.

Kälteautoantikörper persistieren in niedrigen Titern häufig lebenslang. Zur Stabilität von (Auto-) Antikörpern ➤ Kap. 24 Antikörper bei autoimmunhämolytischen Anämien" – „Wärmeautoantikörper, Präanalytik".

Analytik

Analysemethoden:

- **Screening-Test: Direkter Antiglobulintest (direkter Coombs-Test):** Der Nachweis erythrozytengebundener Autoantikörper erfolgt über den polyspezifischen direkten Antiglobulintest (direkter Coombs-Test) aus EDTA-Vollblut. Nach dreimaligem Waschen der Patientenerythrozyten in warmer (37 °C) physiologischer Kochsalzlösung werden die Erythrozyten mit polyspezifischem Anti-Humanglobulin-Antiserum (AHG) bei 37 °C inkubiert. Bei In-vivo-Beladung der Erythrozyten mit Autoantikörpern kommt es zur Agglutination (positive Reaktion). Der Test kann im flüssigen Milieu stattfinden, eine höhere Sensitivität wird durch die Durchführung im Gelmilieu erreicht.
- **Monospezifischer direkter Coombs-Test:** Mit Hilfe des monospezifischen direkten Antiglobulintests (anti-IgG, -IgA, -IgM, -C3, -C3d) kann die Klasse des an Erythrozyten gebundenen Autoantikörpers bestimmt und eine zusätzliche Komplementbeladung identifiziert werden. Typischerweise finden sich bei der AIHA vom Kältetyp fast nur Komplementfaktoren (C3d >> C3) und nur selten IgM-Autoantikörper auf den Erythrozyten.
- **Antikörperelution:** Zur Differenzierung der Spezifität des Autoantikörpers ist eine Absprengung mittels Chloroform oder mittels einer definierten Säureelution erforderlich (➤ Kap. 24 „Antikörper bei autoimmunhämolytischen Anämien" – „Wärmeautoantikörper").
- **Indirekter Antiglobulintest (indirekter Coombs-Test, ICT):** Die Untersuchung einer AIHA vom Kältetyp muss immer auch die Spezifität und den Titer der freien Autoantikörper im Serum zur Abschätzung der klinischen Relevanz umfassen. Zusätzliche Alloantikörper müssen ausgeschlossen werden. Die Identifikation und Spezifitätsbestimmung freier Auto- und Alloantikörper erfolgt im indirekten Antiglobulintest mit mindestens acht, besser elf Testzellen und der Eigenkontrolle aus Patientenerythrozyten bei 4 °C, ggf. bei Raumtemperatur und bei 37 °C. Der Ausschluss zusätzlicher Alloantikörper ist für die Auswahl kompatibler Blutprodukte von wesentlicher Bedeutung.

Störgrößen: Bei Abnahme und Transport unter Raumtemperaturbedingungen kann der Kälteautoantikörper in vitro an Erythrozyten binden und somit ein falsch niedriger oder negativer Autoantikörpertiter im ICT bestimmt werden. Kälteautoantikörper können bei hohen Titern die Verträglichkeitsprobe (Serumgegenprobe) stören. Hier kann das Abseren in Kälte helfen, da die Kälteautoantikörper auf diese Weise teilweise absorbiert werden. Eine extreme Beschleunigung der BSG kann bei Raumtemperatur auftreten. In automatisierten Zellanalysatoren kann durch Autoagglutination das MCV falsch hoch bestimmt werden.

Referenzbereiche

Direkter Antiglobulintest, direkter Coombs-Test (DCT)	Negativ
Indirekter Antiglobulintest, indirekter Coombs-Test (ICT)	Bis zu 1:32

Niedrigtitrige Kälteagglutinine (< 1:16) sind bei den meisten gesunden Personen nachweisbar.

Beurteilung

Im Folgenden werden einige typische Befundkonstellationen mit der jeweiligen Interpretationshilfe dargestellt.

- **Positiver DCT (C3d+++, IgM+); Eluat (Autoantikörper ohne erkennbare Spezifität):** Verdacht auf AIHA vom Kältetyp. Hier sollte der Kälteautoantikörpertiter im Serum bestimmt werden, um die klinische Relevanz zu ermitteln.
- **Positiver DCT (IgM+); ICT (Auto-Anti-I oder Auto-Anti-HI), Titer 4 °C (1:1024), Titer 37 °C (1:8):** Nachweis eines Kälteautoantikörpers der Spezifität Anti-I oder Anti-HI ohne klinische Relevanz, da der Titer bei 37 °C < 1:16 ist.
- **Positiver DCT (C3d++, IgM+); ICT (Auto-Anti-I), Titer 4 °C (1:1024), Titer 37 °C (1:128):** AIHA vom Kältetyp mit hochtitrigen freien Autoantikörpern. Nachweis eines Kälteautoantikörpers der Spezifität Anti-I mit klinischer Relevanz aufgrund der erweiterten Wärmeamplitude und des hohen Titers.
- **Positiver DCT (C3d++, IgM+); ICT (Auto-Anti-I, zusätzliche Reaktivität bei den Testerythrozyten), Titer 4 °C (1:2048), Titer 37 °C (1:128):** AIHA vom Kältetyp mit freien Autoantikörpern. Hinweis auf zusätzliche Alloantikörper im indirekten Coombs-Test. Dieser Befund bedarf der umgehenden weiteren Abklärung, z.B. durch Untersuchung des Patientenserums mit einem erweiterten Testzellpanel zur Identifizierung der Spezifität des Alloantikörpers, die zur Auswahl kompatibler Blutprodukte unerlässlich ist. Insbesondere auch aufgrund der durch die vorliegenden Autoantikörper nicht sicher interpretierbaren serologischen Verträglichkeitsprobe müssen die Alloantikörper vor einer geplanten Transfusion bei dieser Befundkonstellation identifiziert werden.

Medikamenteninduzierte autoimmunhämolytische Antikörper (€–€€)

Synonym: AIHAm.

Die durch Medikamente induzierte Autoimmunhämolyse umfasst eine heterogene Gruppe, deren Häufigkeit aufgrund der serologisch nur schwer diagnostizierbaren Formen in der Literatur sehr unterschiedlich bewertet und häufig unterschätzt wird. Die Charakteristika ähneln der AIHA vom Wärmetyp. Gegenwärtig sind mehr als 70 unterschiedliche Substanzen beschrieben, die eine medikamenteninduzierte Autoimmunhämolyse oder einen positiven Coombs-Test auslösen können.

Medikamente können vier unterschiedliche Typen von erythrozytären Autoantikörpern induzieren:

- **Typ 1:** Beim häufigsten **Immunkomplexmechanismus** werden immunogene Komplexe zwischen Medikamenten und Plasmaproteinen gebildet, die sich an Erythrozyten anlagern.
- **Typ 2:** Beim **Haptenmechanismus** kommt es zu einer kovalenten Bindung von Medikamenten auf der Erythrozytenoberfläche unter Ausbildung von Neoantigenen.
- **Typ 3:** Beim **Autoimmuntyp** induzieren bestimmte Medikamente direkt gegen erythrozytäre Antigene gerichtete Autoantikörper.
- **Typ 4:** Eine Modifikation der Erythrozytenoberfläche durch Medikamente erlaubt eine **unspezifische Bindung von Proteinen** und Immunglobulinen.

Während die Typen 1 bis 3 mit z.T. schweren Hämolysen assoziiert sind, ist die schwache induzierte Bindung des Typs 4 i.d.R. nicht mit klinisch relevanten Immunhämolysen verbunden.

Indikationen

- Differenzialdiagnose hämolytischer Anämien,
- Verdacht auf autoimmunhämolytische Anämie bei vorausgegangener Therapie mit Risikomedikamenten (Antibiotika, Sedativa, Antihypertensiva u.a.),
- positiver direkter Coombs-Test mit C3/C3d.

Präanalytik

Als **Untersuchungsmaterialien** sind Serum zur Identifizierung freier Autoantikörper und mit EDTA antikoaguliertes Vollblut für die Identifizierung erythrozytär gebundener Autoantikörper erforderlich. Transport und Abnahme sollten bei 37 °C erfolgen, um eine In-vitro-Anlagerung von Kälteautoantikörpern ohne klinische Relevanz zu vermeiden.

Die **Stabilität** von medikamenteninduzierten Autoantikörpern unterscheidet sich nicht von normalen Antikörpern, ➤ Kap. 24 „Antikörper bei autoimmunhämolytischen Anämien" – „Wärmeautoantikörper, Präanalytik".

Analytik

Analysemethoden:

- **Screening-Test: Direkter Antiglobulintest (direkter Coombs-Test, DCT):** Der Nachweis erythrozytengebundener Autoantikörper erfolgt über den polyspezifischen direkten Antiglobulintest (direkter Coombs-Test) aus EDTA-Vollblut (➤ Kap. 24 „Antikörper bei autoimmunhämolytischen Anämien" – „Kälteautoantikörper").
- **Monospezifischer direkter Coombs-Test:** Mit Hilfe des monospezifischen direkten Antiglobulintests (anti-IgG, -IgA, -IgM, -C3, -C3d) in An- und Abwesenheit des Medikaments und/oder seiner Metaboliten kann die Klasse des erythrozytengebundenen Autoantikörpers bestimmt und eine zusätzliche Komplementbeladung identifiziert (Agglutination oder Hämolyse) werden. Bei AIHAm des Immunkomplextyps ist der direkte Antiglobulintest meist nur mit Komplementfaktoren positiv. Selten werden IgM-, noch seltener IgG-Autoantikörper in Anwesenheit des Medikaments/der Metaboliten identifiziert. Beim Haptentyp finden sich meist IgG- und seltener IgM-Autoantikörper. Beim Autoimmuntyp finden sich IgG-Autoantikörper, die oftmals eine (Pseudo-) Rhesusspezifität aufweisen, deren Reaktionsstärke von der Dosis des Medikaments abhängt.
- **Indirekter Antiglobulintest (indirekter Coombs-Test, ICT) nach Elution:** Zur Differenzierung der Spezifität des Autoantikörpers sind ggf. eine Absprengung mittels Chloroform oder einer definierten Säureelution und anschließende Identifizierung im Antikörperdifferenzierungstest im indirekten Antiglobulintest erforderlich. Die Differenzierung muss mit medikamentenbeladenen Erythrozyten durchgeführt werden, mit normalen Testerythrozyten fällt der Test negativ aus.

Störgrößen: Die Beladung von Erythrozyten mit Autoantikörpern kann zu durchgehend positiven Verträglichkeitsproben (Kreuzprobe) führen, sodass diese nicht auswertbar sind.

Referenzbereiche

Direkter Antiglobulintest, direkter Coombs-Test (DCT)	Negativ
Indirekter Antiglobulintest, indirekter Coombs-Test (ICT)	Negativ

Die Untersuchungen müssen jeweils in Anwesenheit des Medikaments/der Metaboliten durchgeführt werden.

Beurteilung

Die serologische Abklärung einer medikamenteninduzierten AIHA ist schwierig und hängt von einer sorgfältigen Anamnese und der Eingrenzung infrage kommender Medikamente sowie der Verfügbarkeit der Substanzen und Metaboliten für die individualisierten serologischen Untersuchungen ab. Der positive Antiglobulintest (direkter Coombs-Test) eignet sich nur eingeschränkt zur Verlaufsbeurteilung, da er noch Monate, beim Autoimmuntyp vereinzelt auch noch Jahre nach Absetzen des Medikaments positiv ausfallen kann. Nur etwa 25–30% der Patienten mit AIHAm vom Autoimmuntyp entwickeln einen positiven direkten Antiglobulintest, ein negativer Ausfall ist daher kein Ausschlusskriterium.

Paroxysmale Kältehämoglobinurie Donath-Landsteiner (€–€€)

Synonyme: Bithermische Kältehämolysine, Donath-Landsteiner-Autoantikörper, DL-Antikörper, DL-Hämolysetest.

Die paroxysmale Kältehämoglobinurie Donath-Landsteiner ist die seltenste Form der autoimmunhämolytischen Anämien, die durch bithermische polyklonale IgG-Autoantikörper, meist der Spezifität Anti-P, ausgelöst wird. Die bithermischen Autoantikörper binden in kühleren Zonen der Extremitäten an Erythrozyten und lösen bei Rezirkulation in Bereiche der Körperkerntemperatur über Komplementaktivierung eine teils massive Hämolyse aus, die auch mit einer Hämoglobinurie (Namensgebung!) einhergeht. Die paroxysmale Kältehämoglobinurie betrifft Kleinkinder und Erwachsene und tritt meist post- oder parainfektiös im Zusammenhang mit viralen (Masern-, Mumps-, Herpes-, Influenzaviren) oder bakteriellen (Syphilis) Infektionen auf. Während die paroxysmale Kältehämoglobinurie i.d.R. passager und selbstlimitierend verläuft, wurden bei ausgeprägter Hämolyse selten auch letale Verläufe beobachtet.

Indikationen

- Differenzialdiagnose Hämoglobinurie,
- Differenzialdiagnose hämolytischer Anämien,
- akute schwere Hämolysen, Ausschluss hämolytischer Transfusionsreaktionen,
- Verdacht auf autoimmunhämolytische Anämie bei vorausgegangenen Infektionen,
- positiver direkter Coombs-Test mit C3/C3d.

Präanalytik

Als **Untersuchungsmaterialien** sind Serum zur Identifizierung freier Autoantikörper und mit EDTA antikoaguliertes Vollblut für die Identifizierung erythrozytär gebundener Autoantikörper erforderlich. Transport und Abnahme sollten bei 37 °C erfolgen, um eine In-vitro-Anlagerung von Kälteautoantikörpern ohne klinische Relevanz zu vermeiden.

Die **Stabilität** von Donath-Landsteiner-Autoantikörpern unterscheidet sich nicht von normalen Antikörpern, ➤ Kap. 24 „Antikörper bei autoimmunhämolytischen Anämien" – „Wärmeautoantikörper, Präanalytik".

Analytik

Analysemethoden:

- **Screening-Test: Direkter Antiglobulintest (direkter Coombs-Test, DCT):** Der Nachweis erythrozytengebundener Autoantikörper erfolgt über den polyspezifischen direkten Antiglobulintest aus EDTA-Vollblut (➤ Kap. 24 „Antikörper bei autoimmunhämolytischen Anämien" – „Kälteautoantikörper").
- **Monospezifischer direkter Coombs-Test:** Mit Hilfe des monospezifischen direkten Antiglobulintests (anti-IgG, -IgA, -IgM, -C3, -C3d) kann die Klasse des erythrozytengebundenen DL-Autoantikörpers bestimmt und eine zusätzliche Komplementbeladung identifiziert werden.
- **Indirekter Antiglobulintest (indirekter Coombs-Test, ICT) nach Elution:** Zur Differenzierung der Spezifität des Autoantikörpers sind ggf. eine Absprengung mittels Chloroform oder mittels einer definierten Säureelution und die anschließende Identifizierung im Antikörperdifferenzierungstest im indirekten Antiglobulintest erforderlich.
- **DL-Hämolysetest:** Nachweis der Hämolyse von Testerythrozyten (**cave:** Isoagglutinine! Blutgruppengleich) nach Zugabe von Patientenplasma bei 0 °C und anschließender Inkubation bei 37 °C.

Störgrößen: Bei Abnahme und Transport unter Raumtemperaturbedingungen können DL-Autoantikörper bereits in vitro an Erythrozyten binden und somit ein falsch niedriger oder negativer Autoantikörpertiter im ICT bestimmt werden.

Referenzbereiche

Direkter Antiglobulintest, direkter Coombs-Test (DCT)	Negativ
Indirekter Antiglobulintest, indirekter Coombs-Test (ICT)	Bis zu 1:16

Beurteilung

Im Folgenden werden einige typische Befundkonstellationen mit der jeweiligen Interpretationshilfe dargestellt.

- **Positiver DCT (C3d+++):**
  - DL-Autoantikörper,
  - AIHA vom Kältetyp (i.d.R. Nachweis von schwacher Immunglobulinbeladung),
- **positiver DCT (C3d+++, IgG+); ICT (Auto-Anti-P) und DL-Test positiv:** DL-Autoantikörper.

Typische Befundkonstellationen für die Differenzialdiagnose der AIHA mit den gegenwärtig bekannten wichtigsten Pathomechanismen ➤ Tab. 24-10.

Tab. 24-10 Charakteristische und diskriminierende Laborbefunde bei autoimmunhämolytischen Anämien.

	AIHA			
	Wärmetyp	Kältetyp	DL-Typ	Medikamenteninduziert
Typischer Pathomechanismus	AAK binden bei 37 °C	AAK binden bei 4–22 °C (< 37 °C)	AAK binden bei 4 °C (<< 35 °C), aktivieren Komplement, lysieren bei 37 °C	Immunkomplex-, Hapten-, Autoantikörper-, unspezifischer Typ
Häufigkeit	70–80%	20–25%	1–5%	12–18%
Typisches Ergebnis des direkten Antiglobulintests	IgG und C3d, selten nur C3d	Meist nur C3d	C3d (C3)	Häufig nur C3d oder Komplement mit IgG, IgM, je nach Typ
Klasse der eluierten Autoantikörper	IgG > IgA >> IgM	IgM (IgG)	Meist negativ (IgG)	IgG, IgM je nach Typ
Spezifität der erythrozytären Autoantikörper	Anti-e, Anit-c, Anti-E, Anti-D, Anti-C	Anti-I, Anti-HI, Anti-i	Anti-P, selten Anti-i, Anti-I	Keine, selten Pseudo-Rhesus
Autoantikörper-Titer	Meist >> 1:32	Akut < 1:1000, chronisch > 1:1000	> 1:16	–

AAK = Autoantikörper

Antikörper bei einheimischer Sprue

➤ Kap. 24, „Sprue, einheimische, Antikörperbestimmung".

Antikörper bei myasthenen Syndromen (€€€)

Manfred Wick, Hayrettin Tumani

Unter myasthenen Syndromen im engeren Sinne versteht man eine pathologische Schwäche oder Ermüdbarkeit der Skelettmuskulatur, die auf einer Störung der neuromuskulären Erregungsübertragung, in der Regel autoantikörperbedingt, beruht. Bezüglich toxischer Blockaden der neuromuskulären Erregungsübertragung ➤ Kap. 16.2.

Acetylcholinrezeptor-Antikörper (AChR-Ak) (€€)

Häufigster Autoantikörper gegen den postsynaptischen Acetylcholinrezeptor. Er blockiert unmittelbar die Wirkung des Acetylcholins und vermittelt somit die meisten Myasthenia-gravis-Erkrankungen.

Indikation

- Diagnose und Verlaufsbeurteilung der Myasthenia gravis,
- Thymom.

Präanalytik

Untersuchungsmaterial: 1 mL Serum.

Stabilität: Bei 4 °C mindestens eine Woche stabil. Ungekühlter Postversand möglich.

Analytik

Radiorezeptorassay mit J^{125}-Bungarotoxin-markierten Acetylcholinrezeptorpräparationen aus Humanmuskel oder Myosarkomzellen (in house) nach Lindstroem; jetzt sind auch mindestens zwei kommerzielle Methoden, die nach dem gleichem Prinzip arbeiten, verfügbar.

Referenzbereiche

Methodenabhängig: < 0,25 bis < 0,4 nmol/L Bungarotoxinbindung.

A

Beurteilung

Nahezu 100% Spezifität für Myasthenie; Sensitivität ca. 90% für generalisierte Myasthenia gravis, ca. 70% für okuläre Myasthenia gravis (Sensitivität methodenabhängig).

Intraindividuell besteht eine gute Korrelation zwischen Titerhöhe und klinischem Verlauf.

Bei Inhouse-Methoden ist die Standardisierung zwischen unterschiedlichen Rezeptorpräparationen schwierig; für die Verlaufsbeurteilung ist ggf. eine Reanalyse von Vorproben erforderlich. Kommerzielle Methoden erweisen sich als chargenstabiler.

Titinantikörper

Antikörper gegen ein 30-kD-Fragment des großen Filamentproteins Titin in der quergestreiften Muskulatur, einem der Hauptantigene der Skelettmuskelantikörper; gehäuft bei Thymomen nachweisbar.

Indikation

Paraneoplastische (Thymom-assoziierte) Myasthenie.

Präanalytik

Untersuchungsmaterial: 0,5 mL Serum.

Stabilität: Bei 4 °C mindestens eine Woche stabil. Ungekühlter Postversand möglich.

Analytik

ELISA mit Einpunktkalibration; Werte werden als Ratio OD Probe/OD Kalibrator angegeben.

Referenzbereich

Normal	< 0,9
Grenzwertig	0,9–1,8

Beurteilung

Klinisch optimierte Cut-off-Werte müssen noch definiert werden. Insbesondere bei Patienten < 60 Jahren besteht eine gehäufte Assoziation mit Thymomen. In diesen Fällen besteht neben der Myasthenie ggf. auch eine Myositis.

Antikörper gegen muskelspezifische Tyrosinkinase (MuSk-Ak)

Antikörper gegen ein Coenzym des Acetylcholinrezeptors.

Indikation

- Sog. seronegative Myasthenia gravis (SNMG),
- Abklärung myasthener Syndrome insbesondere bei Fehlen von AChR- oder VGCC-Anitkörpern.

Präanalytik

Untersuchungsmaterial: 1 mL Serum.

Stabilität: Bei 4 °C mindestens eine Woche stabil. Ungekühlter Postversand ist möglich.

Analytik

Radiorezeptor-Assay mit J^{125}-markiertem Rezeptor.

Referenzbereich

< 0,05 nmol/L.

Beurteilung

Sehr hohe Spezifität für die bisher „seronegative“ Myasthenia gravis (SNMG). Jedoch werden nur ca. 40–50% der SNMG-Fälle erfasst. Gleichzeitiges Vorliegen von AChR-Ak oder eines Thymoms sehr unwahrscheinlich.

Kalziumkanalantikörper (VGCC-Ak)

Synonym: Voltage gated calcium channel antibodies (VGCC).

Autoantikörper gegen den P/Q-Subtyp der spannungsabhängigen, präsynaptischen Kalziumkanäle, blockieren dort die Acetylcholinfreisetzung und sind pathognomonisch für das Lambert-Eaton-Syndrom.

Indikation

- Lambert-Eaton-Syndrom (LEMS),
- kleinzelliges Bronchialkarzinom mit neuromuskulärer Symptomatk.

Präanalytik

Untersuchungsmaterial: 1 mL Serum.

Stabilität: Bei 4 °C mindestens eine Woche stabil. Ungekühlter Postversand möglich.

Analytik

Radiorezeptorassay mit J^{125}-Conotoxin-markierten Kalziumkanalpräparationen.

Referenzbereich

Normal	< 20 pmol/L Conotoxinbindung
Grenzwertig	20–40 pmol/L Conotoxinbindung

Beurteilung

Spezifität nahezu 100%; Sensitivität > 80%.

Grenzwertige Befunde u.a. bei anderen Autoimmun- oder paraneoplastischen Erkrankungen, kleinzelligem Bronchialkarzinom ohne neurologische Symptomatik oder bei ALS.

Antikörper gegen extrahierbare nukleäre Antigene (ENA-Antikörper) (€€)

Karsten Conrad

Autoantikörper (AAK) gegen „**e**xtrahierbare **n**ukleäre" **A**ntigene (ENA) sind gegen Ribonukleoproteine und Non-Histonproteine, aber auch zytoplasmatische Proteine gerichtet, die sich mit neutralen Pufferlösungen aus Gewebeextrakten eluieren lassen. Die klassischen ENA-Antikörper sind Sm-, U1-RNP-, Ro/SS-A- und La/SS-B-AAK. Mit der Entdeckung immer weiterer präzipitierender AAG-AAK-Systeme wurde der ENA-Antikörper-Begriff auf alle AAK erweitert, die sich mittels Ouchterlony-Technik unter Einsatz löslicher Thymus-, Milz- oder Tumorzellextrakte nachweisen lassen (PCNA-, Scl-70-, Ku-, Mi-2-, Jo-1-, PM-1- bzw. PM/Scl-AAK). Die ENA-Antikörper umfassen also die Mehrzahl der antinukleären Antikörper (➤ Kap. 24, „Antinukleäre Antikörper (ANA) und ihre Spezifitäten"), aber auch antizytoplasmatische Antikörper (➤ Kap. 24, „Jo-1-Antikörper").

Indikationen

- Screening bei Verdacht auf Kollagenose (➤ Kap. 18.3, ➤ Kap. 18.4, ➤ Kap. 18.5, ➤ Kap. 18.6, ➤ Kap. 18.7),
- Differenzierung von antinukleären Antikörpern,
- Kontrolle der Spezifität von kollagenoserelevanten AAK.

Präanalytik

Untersuchungsmaterial: Serum.

Stabilität: ➤ Kap. 24, „Antinukleäre Antikörper (ANA) und deren Spezifitäten".

Analytik

Die klassische Methode der ENA-Antikörper-Analytik ist die doppelte radiale Immundiffusion (Ouchterlony-Technik). Eine Erhöhung der Sensitivität kann mit dem Einsatz der Überwanderungselektrophorese erreicht werden. Als ENA-Antikörper sollten hier nur die in diesen Testen präzipitierenden AAK verstanden werden.

Beurteilung/Wertigkeit

ENA-Antikörper sind hochspezifische Marker für Kollagenosen. Obwohl für die Mehrzahl der ENA-Antikörper-Spezifitäten spezifische und hochsensitive Methoden zur Verfügung stehen (➤ Kap. 24, „Antinukleäre Antikörper (ANA) und deren Spezifitäten", ➤ Kap. 24, „Jo-1-Antikörper"), kommt der ENA-Antikörper-Analytik mit den Präzipitationsassays aufgrund der höheren diagnostischen Spezifität für die entsprechende Erkrankung (z.B. Sm-AAK für den SLE) nach wie vor eine Bedeutung in der Routinediagnostik zu, v.a. als Bestätigungstest bei kontroversen Befunden.

A

Antikörper gegen Schilddrüsenperoxidase (€€€)

Martin Bidlingmaier

Synonyme: Thyreoid-Peroxidase-Antikörper, TPO-Antikörper.

Die Schilddrüsenperoxidase ist ein membrangebundenes, in die Schilddrüsenhormonsynthese involviertes Enzym. Im Rahmen eines Autoimmungeschehens können Antikörper gegen die TPO gebildet werden (TPO-Antikörper). Die frühere Bezeichnung „mikrosomale Antikörper" war bedingt durch die Verwendung von gereinigten Schilddrüsenmikrosomen als Antigen in den älteren Nachweisverfahren.

Indikationen

- Screening-Untersuchung bei familiären und polyglandulären Autoimmunerkrankungen,
- weitere Abklärung der unklaren Hypo- oder Hyperthyreose.

Präanalytik

Untersuchungsmaterial: Die Bestimmung erfolgt aus Serum oder Heparinplasma.

Stabilität: TPO-Antikörper sind im Plasma/Serum über zwei Tage bei 2–8 °C stabil.

Einflussgrößen

Schilddrüsenantikörper finden sich auch bei einer Vielzahl schilddrüsengesunder Personen, ohne dass eine Erkrankung vorliegt. Es ist nicht bekannt, ob die Ursache genetischer oder erworbener Natur ist.

Analytik

Die Bestimmung erfolgt in kompetitiven oder immunometrischen Assays. Die Vergleichbarkeit der verschiedenen Messmethoden ist schlecht, die Werte sind insbesondere abhängig von der verwendeten Referenzpräparation. Häufiger wird auf den International Standard 66/387 des Medical Research Council (MRC) für Schilddrüsenmikrosomen Bezug genommen.

Störungen ergeben sich primär durch Interferenz bzw. Kreuzreaktion anderer in der Probe vorhandener Antikörper.

Qualitätskriterien: Keine Vorgaben nach RiLiBÄK, ein quantitativer Test sollte jedoch mindestens folgende Bedingungen erfüllen:

- Maximal zulässige Abweichung des Einzelwerts: 20%.
- Maximal zulässige Abweichung beim Ringversuch: 40%.

Referenzbereiche

Die Referenzbereiche sind stark methodenabhängig (Tozolli et al. 2002). Es existiert ein großer Graubereich, Schilddrüsenantikörper finden sich auch bei einer Vielzahl schilddrüsengesunder Personen. Die Ergebnisse der meisten kommerziell verfügbaren Assays werden in Internationalen Einheiten (IE oder IU), bezogen auf den Standard des National Council for Biological Standards and Control in London (MRC 66/387), angegeben. Allerdings wurde diese Standardpräparation vor über 30 Jahren aus einem Pool von Seren von Patienten mit Autoimmunthyreoiditis hergestellt und wird in näherer Zukunft vermutlich ersetzt werden. Die Prävalenz von Schilddrüsenantikörpern steigt mit dem Alter an, neuere Autoren empfehlen unterschiedliche Referenzbereiche für unter 50-Jährige (< 34 kIE/L) sowie über 50-Jährige (< 100 kIE/L).

Beurteilung

Ein positiver Antikörpernachweis für sich ist noch nicht als pathologisch zu werten! Bei der diagnostischen Abklärung von Schilddrüsenfunktionsstörungen kommen leicht erhöhte TPO-Antikörper bei Strumen und funktionellen Autonomien vor. Deutlich erhöhte Werte finden sich beim Morbus Basedow sowie am häufigsten bei der Hashimoto-Thyreoiditis und beim Myxödem.

LITERATUR

Tozzoli R, Bizzaro N, Tonutti E, Pradella M, Manoni F, Vilalta D, et al. Italian Society of Laboratory Medicine (SIMeL) Study Group on the Laboratory Diagnosis of Autoimmune Diseases. Immunoassay of anti-thyroid autoantibodies: high analytical variability in second generation methods. Clin Chem Lab Med. 2002;40:568–73.

Antikörper gegen zyklische citrullinierte Peptide (CCP-Antikörper) (€€€)

Karsten Conrad

CCP-Antikörper sind Autoantikörper (AAK) gegen **z**yklische **c**itrullinierte **P**eptide. Zu der Gruppe der AAK gegen citrullinierte Proteine gehören auch die seit langem bekannten „antiperinukleären Faktoren" (APF), „Anti-Keratin-" (AKA), Anti-Filaggrin- (AFA) sowie Anti-Sa-Antikörper.

Indikationen

- Screening bei Verdacht auf rheumatoide Arthritis (➤ Kap. 18.2),
- Differenzialdiagnostik beginnende rheumatoide Arthritis (RA)/Kollagenose,
- Differenzialdiagnostik beginnende Alters-RA/Polymyalgia rheumatica,
- Prognostik der Erosivität bei RA und Arthritis psoriatica.

Präanalytik

Als **Untersuchungsmaterial** sollte Serum verwendet werden.

Stabilität: CCP-Antikörper sind im Serum bei Raumtemperatur mindestens einen Tag, bei 2–8 °C mehrere Tage und eingefroren über Monate/Jahre stabil. Wiederholtes Einfrieren und Auftauen des Untersuchungsmaterials sollte jedoch vermieden werden.

Analytik

Für die routinemäßige Bestimmung von CCP-Antikörpern stehen ELISAs zur Verfügung. Alternativ können auch die indirekte Immunfluoreszenz (IIF) an Rattenösophagus-Kryostatschnitten zum Nachweis von AKA sowie ELISAs zum Nachweis von AAK gegen citrulliniertes Filaggrin oder mutiertes citrulliniertes Vimentin eingesetzt werden.

Qualitätskriterien: Bei allen Testungen sollten positive und negative Kontrollseren eingesetzt werden.

Referenzbereiche

Referenzbereiche sind abhängig vom eingesetzten Assay und vom Hersteller vorgegeben. Eine Überprüfung durch laborinterne Evaluierung ist zu empfehlen.

Beurteilung/Wertigkeit

CCP-Antikörper sind hochspezifische Marker der rheumatoiden Arthritis (diagnostische Spezifität 96 bis > 99%). Sie sind auch bei RF-negativer RA sowie bei RA-Frühformen nachweisbar. Die Bestimmung der CCP-AAK ist eine kosteneffiziente Methode zur Frühdiagnostik der RA und damit hilfreich bezüglich der Indikation einer frühzeitigen adäquaten Therapie (www.gfid-ev.de/projekte.htm). Ein negativer Befund schließt bei einer diagnostischen Sensitivität von 68–85% eine rheumatoide Arthritis jedoch nicht aus (➤ Abb. 18.2). CCP-AAK sollen eine prognostische Bedeutung für das Auftreten einer erosierenden Form der RA haben.

Antikörperindex im Liquor

➤ Kap. 24, „Liquor-Antikörperindex (AI)".

Antimitochondriale Antikörper (AMA)

➤ Kap. 9.2.2 , ➤ Kap. 18.10.8.

Antineutrophile zytoplasmatische Antikörper (ANCA) (€€€)

Karsten Conrad

Antineutrophile zytoplasmatische Antikörper (ANCA) sind eine heterogene Gruppe von Autoantikörpern (AAK), die gegen Zellbestandteile (Granula, Zytosol) neutrophiler Granulozyten und Monozyten gerichtet sind. Sie können in der indirekten Immunfluoreszenz (IIF) an humanen ethanolfixierten Neutrophilen eine granuläre zytoplasmatische (**cANCA**), eine perinukleäre zytoplasmatische (**pANCA**) oder

A

eine atypische zytoplasmatische (**atypische ANCA, xANCA**) Färbung verursachen.

Indikationen

- Screening bei Verdacht auf ANCA-assoziierte Vaskulitis (Wegener-Granulomatose, mikroskopische Polyangiitis; ➤ Kap. 18.9),
- Differenzialdiagnostik von Glomerulonephritiden,
- Differenzialdiagnostik bei akutem Nierenversagen, bei Lungenblutungen und beim pulmorenalen Syndrom (➤ Kap. 7, ➤ Kap. 8),
- Therapie-Monitoring bei Wegener-Granulomatose (PR3-ANCA),
- Verdacht auf arzneimittelinduzierte Vaskulitis (Hydralazin, Propylthiouracil),
- Screening bei Verdacht auf chronisch-entzündliche Darmerkrankung (v.a. Colitis ulcerosa) oder primär sklerosierende Cholangitis (➤ Kap 9, ➤ Kap. 10).

Bei jedem auch noch so geringen Verdacht auf eine renale Vaskulitis sollte auf pANCA/MPO-ANCA getestet werden, um rechtzeitig eine effektive Therapie einleiten zu können! Ohne adäquate Therapie ist die Entwicklung einer terminalen Niereninsuffizienz oft unvermeidlich.

Präanalytik

Als **Untersuchungsmaterial** sollte Serum verwendet werden.

Stabilität: ANCA sind im Serum bei Raumtemperatur mindestens einen Tag, bei 2–8 °C mehrere Tage und eingefroren über Monate/Jahre stabil. Wiederholtes Einfrieren und Auftauen des Untersuchungsmaterials sollte jedoch vermieden werden.

Einflussgrößen

cANCA/PR3-ANCA können vereinzelt auch bei Infektionskrankheiten wie invasiver Amöbiasis und subakuter bakterieller Endokarditis nachweisbar sein. Erhöhte Nachweisfrequenzen von pANCA/MPO-ANCA wurden unter bestimmten Medikationen (v.a. Hydralazin und Propylthiouracil, aber auch Penicillamin, Methimazol, Allopurinol, Sulfasalazin) oder nach intensiver Quarzstaubexposition beschrieben.

Analytik

ANCA sollten parallel mittels indirekter Immunfluoreszenz (IIF) an humanen ethanolfixierten neutrophilen Granulozyten (Differenzierung cANCA/pANCA) sowie mittels Enzymimmunoassay mit **Pro**teinase **3** (PR3 = Hauptspezifität der cANCA) und/oder **M**yelo**p**er**o**xidase (MPO = Hauptspezifität der pANCA) bestimmt werden. Zur Differenzierung der pANCA von ANA und atypischen ANCA sollte parallel auch auf formaldehydfixierten Neutrophilen und HEp-2-Zellen getestet werden.

Qualitätskriterien: Bei allen Testungen sollten positive und negative Kontrollseren eingesetzt werden. Eine Teilnahme an nationalen Ringversuchen (z.B. INSTAND) sollte zweimal im Jahr erfolgen, eine Teilnahme an internationalen Ringversuchen ist zusätzlich anzustreben.

Störgrößen: Kontaminiertes Laktoferrin in der MPO-Präparation, DNA-Bindung an MPO sowie kreuzreaktive Epitope zwischen MPO und Thyreoperoxidase (TPO) können falsch positive MPO-AAK-Befunde (bei Vorhandensein von Laktoferrin-, dsDNA- oder TPO-Antikörpern) verursachen.

Referenzbereiche

IIF: laborintern verschieden. Empfehlung:

Schwach positiv	1:10–1:20
Positiv	1:40–1:160
Stark positiv	> 1:160

Enzymimmunoassay: Referenzbereiche sind abhängig von eingesetztem Assay.

Beurteilung

- **ANCA negativ**: Aktive ANCA-assoziierte systemische Vaskulitiden können relativ sicher ausgeschlossen werden. Jedoch kann kein Ausschluss von inaktiven Phasen oder mono-/oligosymptomatischen Varianten erfolgen!
- **ANCA positiv:**
  - *cANCA/PR3-ANCA* sind diagnostische Marker der Wegener-Granulomatose. Die Nachweisfrequenz ist abhängig von Stadium und Aktivität. Der AAK-Titer korreliert mit der Aktivität

der Erkrankung. In Einzelfällen können bei atypischen oder pANCA-Mustern, aber auch bei in der IIF ANCA-negativen Befunden PR3-AAK nachweisbar sein.
- *pANCA/MPO-ANCA* sind diagnostische Marker der mikroskopischen Polyangiitis sowie der immunhistologisch negativen fokal nekrotisierenden Glomerulonephritis. MPO-ANCA sind auch bei Patienten mit Goodpasture-Syndrom zu finden. Die Titer der MPO-AAK sind häufig assoziiert mit der Erkrankungsaktivität der ANCA-assoziierten Vaskulitiden.
- *Atypische oder xANCA (PR3- und MPO-AAK negativ)* sind diagnostische Marker chronisch-entzündlicher Darmerkrankungen (v.a. der Colitis ulcerosa) sowie der primär sklerosierenden Cholangitis (➤ Kap. 9.2.3, ➤ Kap. 10.2.2).

Antinukleäre Antikörper (ANA) und deren Spezifitäten (€€€)

Karsten Conrad

Definition, Synonyma, Spezifitäten: Antinukleäre Antikörper (**ANA**; ältere Bezeichnung: antinukleäre Faktoren, ANF) sind Autoantikörper (AAK), die in der indirekten Immunfluoreszenz (IIF) an Gewebeschnitten und/oder Zellmonolayern (HEp-2-Zellen) eine Färbung der Zellkerne verursachen. Im erweiterten Sinne können unter dem Begriff ANA alle AAK gegen im Zellkern lokalisierte Antigene unabhängig vom IIF-Befund verstanden werden.

ANA ist also eine Sammelbezeichnung für eine Vielzahl von AAK-Spezifitäten gegen unterschiedliche Bestandteile des Zellkerns wie

- Chromatin- oder chromatinassoziierte Proteine: Doppelstrang-DNA (dsDNA), Einzelstrang-DNA (ssDNA), Nukleosom, Histone,
- zentromerenassoziierte Proteine (CENP-A, -B, -C),
- nukleoläre RNA und nukleoläre Proteine (Fibrillarin, PM/Scl, Th/To),
- nukleoplasmatische oder kernmatrixassoziierte Proteine: Proteine von U-snRNP- (Sm- und U1-RNP-Antigen) oder Y-snRNP-Partikeln (Ro/SS-A- und La/SS-B-Antigen), Proteine der „PML-Bodies" (Sp100),
- Kernmembran-Antigene: Lamine, Lamin-B-Rezeptor, gp210.

Indikationen

- Screening bei Verdacht auf eine chronisch-entzündliche rheumatische Erkrankung (➤ Kap. 18),
- Differenzialdiagnostik einlaufender Kollagenosen (➤ Kap. 18.3, ➤ Kap. 18.4, ➤ Kap. 18.5, ➤ Kap. 18.6, ➤ Kap. 18.7),
- Screening bei Verdacht auf arzneimittelinduzierten Lupus erythematodes (➤ Kap. 18.3),
- Differenzialdiagnostik/Prognostik der juvenilen idiopathischen Arthritis,
- Screening bei Verdacht auf autoimmune Lebererkrankung (➤ Kap. 9),
- dsDNA-AAK: Verlaufsbeobachtung bei bekanntem SLE (Aktivität der Erkrankung, Nephritis, Therapie-Monitoring),
- gegebenenfalls Screening bei erhöhtem Risiko der Entwicklung einer autoimmunen Systemerkrankung (Verwandte ersten Grades von Erkrankten, stark quarzstaubexponierte Personen; Personen mit Raynaud-Symptomatik).

Präanalytik

Als **Untersuchungsmaterial** sollte Serum verwendet werden. Alternativ können auch andere Körperflüssigkeiten (Liquor, Synovialflüssigkeit) eingesetzt werden.

Stabilität: ANA sind im Serum bei Raumtemperatur mindestens einen Tag, bei 2–8 °C mehrere Tage und eingefroren über Monate/Jahre stabil. Wiederholtes Einfrieren und Auftauen des Untersuchungsmaterials sollte jedoch vermieden werden.

Einflussgrößen

Erhöhte Nachweisfrequenzen von mittels indirekter Immunfluoreszenz (IIF) bestimmten ANA sind bei Infekten, Tumoren, Alkoholabusus und im Alter (v.a. bei Frauen) zu finden. Dies trifft nicht (z.B. Sm-, Scl-70-AAK) oder nur eingeschränkt (z.B. Ro/SS-A-AAK) auf die kollagenosenassoziierten ANA-Spezifitäten zu. Bestimmte Medikamente (z.B. D-Penicillamin) können zur Induktion von ANA führen. Es besteht eine starke Assoziation vieler ANA-Spezifitäten mit HLA-Haplotypen.

Analytik

ANA sollten mittels IIF an Tumorzellmonolayern (in der Regel HEp-2-Zellen) mit vielen Mitosephasen pro Gesichtsfeld bestimmt werden. Gewebeschnitte oder Lebertupfpräparate sollten nicht mehr eingesetzt werden. Alternativ werden auch Enzymimmunoassays mit Zellkernpräparationen oder Antigengemischen verwendet, was jedoch zu falsch negativen Befunden führen und daher zum Screening auf ANA nicht empfohlen werden kann.

Zur Bestimmung der **ANA-Spezifitäten** (in der Regel vom IgG-Isotyp) können verschiedene Untersuchungsmethoden eingesetzt werden:

- Doppelte radiale Immundiffusion (Ouchterlony-Technik) oder Überwanderungselektrophorese (➤ Kap. 24 „Antikörper gegen extrahierbare nukleäre Antigene [ENA-Antikörper]“),
- Westernblot (u.a. Sm-, U1-RNP-, Ro/SS-A-, La/SS-B-, RPP-, Scl-70-, Histon-, CENP-AAK),
- CLIFT: Crithidia-luciliae-Immunfluoreszenztest (dsDNA-AAK),
- Farr-Assay: ein spezieller Radioimmunoassay (dsDNA-AAK); die dsDNA-AAK-Tests sollten gegen den WHO-Standard WO-80 kalibriert sein,
- Enzymimmunoassays (u.a. dsDNA-, Sm-, U1-RNP-, Ro/SS-A-, La/SS-B-, ribosomale P-Protein-, Scl-70-, Histon-, Nukleosom-, CENP-B-, PM/Scl100-, Sp100-AAK),
- Dot- bzw. LINE-Assays (u.a. dsDNA-, Sm-, U1-RNP-, Ro/SS-A-, La/SS-B-, Scl-70-, Histon-, Mi-2-, CENP-B-, PM/Scl100-, Sp100-AAK),
- Immunpräzipitation (v.a. Spezifitäten antinukleärer Antikörper),
- Laserbead-Arrays (z.B. Luminex).

Alle diese Methoden haben ihre Vor- und Nachteile, die an dieser Stelle nicht erörtert werden sollen. Eine optimale Analytik (hohe diagnostische Sensitivität und Spezifität für die entsprechende Erkrankung) kann nur durch Kombination verschiedener Assays erreicht werden.

Empfehlungen zur ANA-Stufendiagnostik: Bestens bewährt hat sich die Kombination aus ANA-Screening mittels IIF plus Enzymimmuno- oder LINE-Assay zur Bestimmung der ANA-Spezifität. Mit dieser Kombination kann die „diagnostische Sicherheit“ der Befunde beträchtlich erhöht werden. So sind z.B. Sm-Reaktivitäten im Enzymimmunoassay bei ANA-Negativität (korrekter IIF-Test vorausgesetzt) als falsch positiv zu werten.

Qualitätskriterien wie bei klinisch-chemischen Parametern sind aufgrund der Besonderheiten der AAG-AAK-Reaktionen (u.a. Heterogenität der AAK, Kreuzreaktivitäten) auf die AAK-Analytik schwer übertragbar. Da methodisch kein „Goldstandard“ existiert, ist in Zweifelsfällen immer eine Alternativmethode einzusetzen oder ein Referenzlabor zu konsultieren. Wichtigstes Qualitätskriterium ist daher die klinische Relevanz der ermittelten Befunde. Eine gute Kooperation Assayproduzent – Labor – Kliniker ist hierfür unabdingbare Voraussetzung. Bei allen Testungen sollten interne und externe (falls vorhanden) Kontrollseren mitgeführt werden. Eine Teilnahme an nationalen Ringversuchen (z.B. INSTAND) sollte zweimal im Jahr erfolgen, eine Teilnahme an internationalen Ringversuchen ist anzustreben.

Störgrößen sind abhängig von der zu bestimmenden AAK-Spezifität und der eingesetzten Nachweismethode. Natürliche und kreuzreagierende mikrobielle Antikörper können bei hochsensitiven Methoden (Enzymimmunoassays) grenzwertige, aber auch falsch positive Reaktivitäten hervorrufen. Ikterische, lipämische und hämolytische Seren können die Reaktivität beeinflussen. Leider ist die Datenlage auch hier sehr dürftig.

DsDNA-AAK können sich dem Nachweis durch Bindung in zirkulierenden Immunkomplexen entziehen. Der Farr-Assay kann falsch positive Ergebnisse durch die Bindung von Serumproteinen wie C1q, Fibronektin und Faktor B sowie durch den Nachweis von ssDNA-Antikörpern infolge radiolysebedingter Strangbrüche der dsDNA erbringen.

Referenzbereiche

Bezüglich Referenzintervallen sind keine allgemeingültigen Angaben möglich, da diese abhängig von der eingesetzten Nachweismethode sind. Auch können laborinterne Unterschiede bei gleichen Testverfahren auftreten. Die Referenzintervalle sollten laborintern mittels Vergleich ausreichend großer Erkrankungs- und Kontrollgruppen ermittelt werden.

Empfehlung für ANA-Screening mittels IIF an HEp-2-Zellen:

Schwach positiv	1:80–1:160
Positiv	1:320–1:640
Stark positiv	> 1:640

Beurteilung

ANA-Screening mittels IIF an HEp-2-Zellen: SLE- oder MCTD-Erkrankungen können bei negativen Befunden relativ sicher ausgeschlossen werden. Weitere Untersuchungen (dsDNA-AAK und andere ANA-Spezifitäten) sind bei dieser Konstellation nur bei starkem klinischen Verdacht auf SLE erforderlich. Nicht ausgeschlossen werden können rheumatoide Arthritis, systemische Sklerose, Sjögren-Syndrom, Poly-/Dermatomyositis. Nachfolgende Untersuchungen sind je nach klinischer Symptomatik erforderlich. Bei niedrigtitrigen ANA-Befunden (1:80–1:160) sind Kollagenosen möglich, die Wahrscheinlichkeit ist jedoch geringer als bei mittel- oder hochtitrigen ANA! Mittel- bis hochtitrige ANA (≥ 1:320) sind ein wichtiger Hinweis auf das Vorliegen einer Kollagenose. Aufgrund der geringen diagnostischen Spezifität der ANA sowie der Notwendigkeit einer frühzeitigen Kollagenosedifferenzierung ist die Bestimmung der ANA-Spezifitäten in Abhängigkeit von klinischer Symptomatik und IFF-Muster anzuschließen.

ACA (Anti-Zentromer-Antikörper) sind als einzige ANA-Spezifität bereits mittels IIF aufgrund der spezifischen Zentromerenfärbung eindeutig diagnostizierbar. ACA sind gegen zentromerenassoziierte Proteine (sog. CENP) gerichtet. Das häufigste Zielantigen (in nahezu 95%) ist das CENP-B-Protein. So können auch Enzymimmunoassays unter Verwendung des rekombinanten CENP-B-Proteins zur ACA-Bestimmung eingesetzt werden. Bei qualitätsgerechtem ANA-/ACA-Screening ist der Einsatz eines CENP-B-AAK-Assays jedoch nur notwendig, wenn der IIF-Befund (niedrigtitrig, zu wenig auswertbare Mitosezellen, Überlagerung der Zentromerenfärbung durch andere AAK) nicht eindeutig als ACA-negativ zu bewerten ist. ACA gelten als diagnostische Marker der systemischen Sklerose, v.a. der limitierten Formen (z.B. CREST-Syndrom). Die Frequenz von interstitieller Lungenfibrose und Nierenbeteiligung ist bei ACA-positiven Sklerodermiepatienten sehr gering. Organmanifestationen wie die pulmonale Hypertonie und gastrointestinale Komplikationen sind möglich, treten meist jedoch relativ spät im Erkrankungsprozess auf. Das Auftreten von ACA bei Risikopersonen (Quarzstaubexponierte, PBC-Patienten, Verwandte ersten Grades von Sklerodermiepatienten) oder Patienten mit Raynaud-Symptomatik ist ein wichtiger Hinweis auf die mögliche Entwicklung einer systemischen Sklerose. ACA können Jahre vor Auftreten spezifischer Sklerodermiesymptome nachweisbar sein. Die Induktion von ACA durch D-Penicillamin ist beschrieben worden.

Antinukleoläre Autoantikörper sind ebenfalls mittels IIF beim ANA-Screening identifizierbar. Hochtitrig sind sie relativ spezifisch für die systemische Sklerose. Im Speziallabor können verschiedene diagnostisch relevante AAK-Spezifitäten differenziert werden (Fibrillarin-, PM/Scl-, RNA-Polymerase-, Th/To-AAK).

Doppelstrang-DNA-AAK (dsDNA-AAK) sind diagnostische Marker des SLE (ACR-Kriterium! ➤ Kap. 18.3). Ein negativer Befund schließt einen SLE jedoch nicht aus. DsDNA-AAK werden im Routinelabor mittels Crithidia-luciliae-Immunfluoreszenztest (CLIFT), Farr-Assay sowie verschiedener Enzymimmunoassays bestimmt. Diese Methoden unterscheiden sich hinsichtlich diagnostischer Sensitivität und diagnostischer Spezifität, aber auch Praktikabilität zum Teil erheblich, wobei keine der genannten Methoden als „absoluter Goldstandard" anzusehen ist. Die höchste Sensitivität für den SLE – jedoch bei geringerer Spezifität im Vergleich zum CLIFT und Farr-Assay – wird mittels Enzymimmunoassays erreicht.

Einzelstrang-DNA-AAK (ssDNA-AAK) sind häufig (und dann zumeist zusammen mit dsDNA-AAK) beim SLE zu finden. Sie sind aber auch beim arzneimittelinduzierten Lupus erythematodes, bei anderen Autoimmunopathien, bei Infektionserkrankungen und bei Malignomen nachweisbar. Sie korrelieren ebenso wie die dsDNA-AAK mit der Krankheitsaktivität des SLE.

Histon-AAK werden mittels Enzymimmunoassay, Western Blot oder LINE-Assay bestimmt. Sie sind bei einer Vielzahl von Erkrankungen vorzugsweise des rheumatischen Formenkreises nachweisbar. Hochtitrige Histon-AAK sind jedoch fast ausschließlich beim SLE (meist in Kombination mit dsDNA-AAK) und dem arzneimittelinduzierten Lupus (AIL) zu finden. Sie dienen insbesondere der

Differenzialdiagnostik zwischen SLE und AIL: Hochtitrige Histon-AAK bei Abwesenheit SLE-typischer AAK sind charakteristisch für einen AIL.

Ku-AAK sind gegen DNA-bindende Non-Histon-Proteine (p70/p80 Heterodimer) und die katalytische Untereinheit (p350) der DNA-abhängigen Proteinkinase (DNA-PK) gerichtet. Im IIF-Screening sieht man ein dichtes feingranuläres ANA-Muster mit teilweiser Fluoreszenz der Nukleoli und häufig auch der Chromosomen. Ouchterlony-Test, Western Blot und LINE-Assay stehen für die Routinediagnostik zur Verfügung, erfassen jedoch nicht alle und meist nur hochtitrige Ku-AAK. Der Immunpräzipitationsassay (= „Goldstandard" des Ku-AAK-Nachweises) ist derzeit nur in wenigen Forschungs- oder Referenzlaboratorien verfügbar. Ku-AAK sind beim Polymyositis/Sklerodermie-Overlap-Syndrom, beim SLE, beim primären Sjögren-Syndrom und bei primärer pulmonärer Hypertonie nachweisbar. Ku-AAK-positive Patienten haben in jeweils ca. 40% eine Myositis, Symptome einer Sklerodermie oder eines SLE, häufig vaskulitische Manifestationen und entwickeln oft eine pulmonale Hypertonie im Rahmen eines Overlap-Syndroms.

Mi-2-AAK sind gegen nukleäre Helicasen gerichtet. Sie zeigen in der IIF eine feingranuläre nukleäre Fluoreszenz mit z.T. ausgesparten Nukleoli. In der Routinediagnostik ergibt die Kombination der IIF an HEp-2-Zellen mit dem Ouchterlony-Assay (immunologisch mit einem Mi-2-AAK-Referenzserum identische Präzipitationslinie) einen sicheren Nachweis von Mi-2-AAK. Bei Vorliegen des typischen Immunfluoreszenzmusters, aber negativem Ouchterlony-Test können (v.a. bei entsprechender klinischer Symptomatik) niedrigtitrige Mi-2-AAK nicht ausgeschlossen werden. Seit 2002 stehen LINE-Assays zum spezifischen Nachweis von Mi-2-AAK zur Verfügung. Mi-2-AAK sind diagnostische Marker der Dermatomyositis. Ein negativer Mi-2-AAK-Befund schließt eine Dermatomyositis jedoch nicht aus! Mi-2-AAK sind frühzeitig in der Erkrankungsentwicklung nachweisbar. Im Vergleich zu den Jo-1-positiven Myositispatienten haben Mi-2-AAK-positive Patienten einen relativ milden Verlauf, nur selten Synovitiden, Lungenmanifestationen oder Raynaud-Symptomatik und sprechen gut auf Glukokortikosteroide an. Es besteht jedoch eine erhöhte Assoziation mit Malignomen (z.B. Mamma-, Kolonkarzinome).

Nukleosom-AAK (synonym Chromatinantikörper) gelten als diagnostische Marker für den SLE und können auch bei dsDNA-AAK-negativen SLE-Patienten nachweisbar sein. Die Ergebnisse (und damit auch die klinische Relevanz vor allem bezüglich diagnostischer Spezifität) können je nach Art der Nukleosomenpräparate, die in bisher verfügbaren Enzymimmunoassays eingesetzt werden, differieren. Nukleosom-AAK sind häufig noch vor den dsDNA-AAK nachweisbar und können so ein wertvoller frühdiagnostischer Hinweis auf einen beginnenden SLE sein.

PCNA-AAK binden an das „**p**roliferating **c**ell **n**uclear **a**ntigen" (PCNA), ein Helferprotein der DNA-Polymerase δ. Die IIF an HEp-2-Zellen zeigt eine charakteristische pleomorphe nukleäre Fluoreszenz entsprechend der zellzyklusabhängigen Expression des PCNA. Spezifische, hochsensitive Methoden für die Routinediagnostik stehen derzeit nicht zur Verfügung. PCNA-AAK gelten als hochspezifisch für den SLE, sind jedoch nur sehr selten zu finden. Das Vorkommen von PCNA-AAK bei SLE-Patienten ist assoziiert mit Nieren- und ZNS-Manifestationen sowie Thrombozytopenie.

Ro/SS-A- und La/SS-B-AAK sind gegen Proteine (Ro52, Ro60, La) der sowohl zytoplasmatisch als auch nukleär lokalisierten kleinen hY-RNP-Komplexe (**h**umane **z**ytoplasmatische **R**ibo**n**ukleo**p**roteinkomplexe) gerichtet. So können auch feingranuläre zytoplasmatische Färbemuster beim ANA-Screening auf Ro/SS-A-AAK hinweisen. In der Routinediagnostik werden Ouchterlony-Technik (➤ Kap. 24, „Antikörper gegen extrahierbare nukleäre Antigene [ENA-Antikörper]"), Enzymimmunoassay, Western Blot und LINE-Assay eingesetzt. La/SS-B-AAK sind seltener als Ro/SS-A-AAK, kommen aber meist mit diesen vergesellschaftet vor. Beide AAK werden vorwiegend bei Kollagenosen und rheumatoider Arthritis gefunden: Sie sind Bestandteil der Klassifikationskriterien des Sjögren-Syndroms (➤ Kap. 18.5). Ro/SS-A-AAK sind häufig bei Patienten mit SLE nachweisbar, entweder in Kombination mit SLE-typischen AAK oder als alleinige AAK. Weiterhin sind Ro/SS-A-AAK (in geringerer Frequenz auch La/SS-B-AAK) diagnostische Marker des subakuten kutanen Lupus erythematodes sowie der neonatalen Lupussyndrome (➤ Kap. 18.3).

Scl-70-AAK sind gegen die nukleoplasmatisch und nukleolär lokalisierte DNA-Topoisomerase I gerichtet. In der Routinediagnostik werden Ouchterlony-Technik (➤ Kap. 24, „Antikörper gegen extrahierbare nukleäre Antigene [ENA-Antikörper]"), Enzymimmunoassay, Western Blot und LINE-Assay eingesetzt. Scl-70-AAK gelten als spezifische Marker der systemischen Sklerose, v.a. der diffusen Formen mit ungünstigerer Prognose im Vergleich zu ACA-positiven Patienten. Es besteht eine Assoziation mit diffusem Hautbefall, dem Auftreten von internen Manifestationen (Lunge, Herz, Niere) sowie der Entwicklung von Karzinomen. Das Auftreten von Scl-70-AAK bei Risikopersonen oder Patienten mit Raynaud-Symptomatik ist ein wichtiger Hinweis auf die mögliche Entwicklung einer systemischen Sklerodermie. Scl-70-AAK können Jahre vor Auftreten spezifischer Sklerodermiesymptome nachweisbar sein.

Sm-AAK zeigen in der IIF eine typische granuläre Fluoreszenz. Sie sind gegen Core-Proteine so genannter kleiner nukleärer Ribonukleoproteinkomplexe (snRNP) gerichtet. In der Routinediagnostik werden Ouchterlony-Technik, Enzymimmunoassay, Western Blot und LINE-Assay eingesetzt. Die Kombination von typischem Immunfluoreszenzmuster mit positivem Ouchterlony-Test ergibt eine sehr spezifische Diagnose. Durch Einsatz eines Enzymimmunoassays kann die diagnostische Sensitivität für den systemischen Lupus erythematodes (SLE) gesteigert werden. Es sollte jedoch beachtet werden, dass unter Umständen niedrigtitrige Sm-Antikörper-Reaktivitäten ohne diagnostische Relevanz auftreten können. Sm-AAK sind diagnostische Marker des SLE (ACR-Kriterium! ➤ Kap. 18.3), sind jedoch in der kaukasoiden Bevölkerung nur selten nachweisbar (< 15%). Die Sensitivität für SLE-Patienten asiatischen oder schwarzafrikanischen Ursprungs ist bedeutend höher (30 bis über 40%). Ein eindeutig positiver Sm-AAK-Befund weist immer auf einen SLE hin, auch wenn weniger als vier der ACR-Kriterien erfüllt sind („oligosymptomatischer SLE"). Sm-AAK sind mit schweren Organmanifestationen (ZNS, Niere), vaskulitischen Haut- und Schleimhautmanifestationen (diskoide Läsionen, orale Ulzera) und dsDNA-AAK assoziiert.

U1-RNP-AAK sind beim ANA-Screening mittels IIF nicht von den Sm-AAK zu unterscheiden. Sie sind gegen U1-snRNP-spezifische Proteine (daher der Name) gerichtet. Die Methodik ihres Nachweises ist analog jener der Sm-AAK. U1-RNP-AAK sind Diagnosekriterium der Mixed connective tissue disease (MCTD; ➤ Kap. 18.7). Fehlende U1-RNP-AAK schließen eine MCTD aus. Niedrigtitrige Befunde im Enzymimmunoassay bei Abwesenheit des typischen Immunfluoreszenzmusters und negativem Ouchterlony-Test sollten nicht als MCTD-Kriterium gewertet werden. U1-RNP-AAK sind auch bei SLE-Patienten (hier in Kombination mit den SLE-typischen AAK) sowie als alleinige AAK bei Patienten mit systemischer Sklerose zu finden. Bei letzteren Patienten besteht eine Assoziation mit Lungenfibrose und Gelenkbeteiligung.

Antinukleoläre Antikörper

➤ Kap. 24, „Antinukleäre Antikörper (ANA) und deren Spezifitäten".

Anti-TG-Antikörper

➤ Kap. 24, „Antithyreoglobulin-Antikörper".

Antithrombin (€€)

Georg Mößmer, Michael Spannagl

Synonym (frühere Bezeichung): Antithrombin III, AT III.

Antithrombin ist der wichtigste Inhibitor des fibrinbildenden plasmatischen Gerinnungssystems. Antithrombin hemmt verschiedene Serinproteasen der Gerinnungskaskade, insbesondere Thrombin und Faktor Xa. Die gerinnungshemmende Wirkung von Heparinen erfordert Antithrombin (Heparin verstärkt die Antithrombinaktivität).

Indikationen

- Abklärung einer klinisch/anamnestisch manifesten Thromboseneigung, insbesondere bei venösen Thromboembolien bzw. Verdacht auf erhöhtes Thromboserisiko bei asymptomatischen Personen, z.B. bei auffälliger Familienanamnese,

- Nichtansprechen einer Heparintherapie,
- Diagnose und Verlaufskontrolle einer disseminierten intravasalen Gerinnungsaktivierung (DIC),
- Überwachung einer Substitutionstherapie mit Antithrombinkonzentrat.

Präanalytik

Als **Probenmaterial** wird Zitratblut verwendet.

Stabilität: Bei Raumtemperatur sind für den Funktionstest Zitratblut acht Stunden und Zitratplasma zwei Tage stabil. Die Stabilität im Kühlschrank beträgt zwei Wochen. Eingefroren wurden einen Monat keine Veränderungen festgestellt.

Einflussgrößen

Heparintherapie führt zum Abfall, Therapie mit Vitamin-K-Antagonisten zum Anstieg von Antithrombin.

Analytik

Aktivitätsbestimmung indirekt über die Hemmung von Thrombin oder Faktor Xa unter Verwendung eines chromogenen Substrats (synthetisches Oligopeptid, das das physiologische Substrat von Thrombin bzw. Faktor Xa simuliert und einen durch die Protease abspaltbaren Farbstoff trägt). Das zu untersuchende Plasma wird mit einem Überschuss an Heparin und Thrombin (oder Faktor Xa) inkubiert. Ein Teil des Thrombins (bzw. Faktors Xa) wird von dem Antithrombin im Plasma gehemmt. Nach Zugabe eines chromogenen Substrats für Thrombin (bzw. Faktor Xa) wird photometrisch die Restaktivität von Thrombin (bzw. Faktor Xa) gemessen, aus der anhand einer Kalibrationskurve (Verdünnungsreihe eines Normalplasma-Pools) die Antithrombinaktivität abgeleitet wird. Der Messbereich sollte mindestens von 10–150% betragen.

Qualitätskriterien: Gesetzliche Vorgaben (Richtlinien der Bundesärztekammer) bestehen derzeit keine. Zur Qualitätssicherung werden jedoch die Durchführung einer internen Qualitätskontrolle (Präzision und Richtigkeit) in jeder Serie sowie die regelmäßige Teilnahme an externen Ringversuchen empfohlen.

Dabei haben sich folgende Kriterien bewährt:

- Maximal zulässige Abweichung des Einzelwerts: 8% (16% bei Aktivität < 50%).
- Maximal zulässige Abweichung beim Ringversuch: 18% (36% bei Aktivität < 50%).

Störgrößen:

- Hirudin führt zu falsch hoher Antithrombinaktivität (nur bei Verwendung von Thrombin im Test, nicht bei Verwendung von Faktor Xa).
- Neuere für die Antikoagulationstherapie eingesetzte Thrombin- oder Faktor-Xa-Inhibitoren führen zu falsch hoher Antithrombinaktivität, wenn im Test die Zielprotease des Medikaments verwendet wird.

Referenzbereiche

Erwachsene	75–125% des Normalen (0,75–1,25 IU/mL)
Neugeborene	40–80% des Normalen (0,4–0,8 IU/mL)

Beurteilung

Antithrombin wird in der Leber synthetisiert (nicht Vitamin-K-abhängig). Die Zirkulationshalbwertszeit beträgt 40–135 Stunden.

- **Angeborene isolierte Verminderung der Antithrombinaktivität**: Verminderte Antithrombinsynthese oder Synthese eines dysfunktionellen Antithrombinmoleküls stellen ein stark erhöhtes Risiko für venöse Thrombosen dar (Antithrombinmangel ist der stärkste derzeit bekannte Risikofaktor).
- Eine **erworbene isolierte Antithrombinverminderung** wird verursacht durch einen erhöhten Verlust bei nephrotischem Syndrom und stellt ein erhöhtes Risiko für venöse Thrombosen dar.
- **Erworbene kombinierte Antithrombinverminderung:**
  - durch verminderte Synthese bei Lebererkrankungen mit erniedrigter Proteinsyntheseleistung,
  - durch erhöhten Verbrauch bei disseminierter intravasaler Gerinnungsaktivierung (DIC). Da meist auch prokoagulatorische Faktoren vermindert sind, besteht kein erhöhtes Thromboserisiko.

- **Erworbene Antithrombinerhöhung** (selten) bei
  - Therapie mit Vitamin-K-Antagonisten,
  - Cholestase,
  - Niereninsuffizienz.

Antithyreoglobulin-Antikörper (€€€)

Martin Bidlingmaier

Synonym: Anti-TG-Antikörper.

Antikörper gegen das Thyreoglobulin (TG) finden sich bei Autoimmunerkrankungen der Schilddrüse, sind jedoch insgesamt deutlich seltener als solche gegen TPO. Antithyreoglobulin-Antikörper sollten daher nur bei fehlendem Nachweis von TPO-Antikörpern trotz klinischen Verdachts auf eine Autoimmunthyreoiditis bestimmt werden.

➤ Kap. 14, „Antikörper gegen Schilddrüsenperoxidase (TPO)".

Indikationen

- V.a. Autoimmunthyreoiditis bei fehlenden Antikörpern gegen TPO,
- Abklärung einer gestörten Wiederfindung von Thyreoglobulin bei der Thyreoglobulinmessung als Tumormarker im Rahmen der Nachsorge bei Patienten mit Schilddrüsenkarzinom.

Präanalytik

Untersuchungsmaterial: Die Bestimmung erfolgt aus Serum oder Plasma.

Stabilität: Antikörper sind normalerweise sehr stabil. Plasma oder Serum kann im Kühlschrank bei 2–8 °C zwei Tage ohne Verlust aufbewahrt werden.

Analytik

Immunoassays unter Verwendung von unterschiedlichen TG-Präparationen. Die unterschiedlichen Assays sind schlecht standardisiert und kaum vergleichbar, derzeit fehlt eine gut definierte internationale Referenzpräparation. Die existierende „1st International Reference Preparation" (NIBSC Code: 65/093) ist ein 1970 hergestellter Serum-Pool von Patienten mit anti-TG-positiven Autoimmunerkrankungen der Schilddrüse. Einige der häufiger verwendeten Immunoassays sind gegen diese Präparation kalibriert, die Ergebnisse werden in Einheiten (International Units = IU) angegeben.

Qualitätskriterien: Es bestehen keine Vorgaben nach RiLiBÄK.

Als quantitativer Test werden jedoch mindestens folgende Kriterien empfohlen:

- Maximal zulässige Abweichung des Einzelwerts: 20%.
- Maximal zulässige Abweichung beim Ringversuch: 40%.

Referenzbereiche

Die Normalbereiche sind stark methodenabhängig. Für einige häufig verwendete kommerzielle Tests werden Werte < 60 kIU/L (Brahms) bzw. < 115 kIU/L (Roche) angegeben.

Beurteilung

Zur Prävalenz erhöhter Antikörperkonzentrationen gegen TG finden sich bei verschiedenen Autoren unterschiedliche Angaben. Insbesondere scheinen ethnischer Hintergrund, Jodversorgung sowie Alter der untersuchten Population eine Rolle zu spielen. So finden sich in einem unselektierten europäischen Kollektiv bei ca. 14% der Personen erhöhte Antikörper gegen TG (Pedersen et al. 2003). In einer großen amerikanischen Studie fanden sich bei 10,4% der untersuchten Personen erhöhte Antikörperkonzentrationen gegen TG (Hollowel et al. 2002). Bei Autoimmunthyreoiditis treten sie häufiger (50–90%) auf als beim primären Myxödem (< 30%) und beim Morbus Basedow (< 30–70%) (Up to Date 2004).

LITERATUR

Hollowell JG, Staehling NW, Flanders WD, Hannon WH, Gunter EW, Spencer CA et al. Serum TSH, T(4), and thyroid antibodies in the United States population (1988 to 1994): National Health and Nutrition Examination Survey (NHANES III) J Clin Endocrinol Metab 2002;87:489–99.

Pedersen IB, Knudsen N, Jorgensen T, Perrild H, Ovesen L, Laurberg P. Thyroid peroxidase and thyroglobulin autoantibodies in a large survey of populations with mild and moderate iodine deficiency. Clin Endocrinol (Oxf) 2003;58:36–42.

Up toDate® Endocrinology 2004 (www.uptodate.com).

A

α_1-Antitrypsinmangel

➤ Kap. 24, „Molekulargenetische Diagnostik" – „α_1-Antitrypsin (OMIM-Nummer: 107400)".

APC-Ratio

➤ Kap. 24, „Aktiviertes-Protein-C-Sensitivitätstest".

APC-Resistenz-Test

➤ Kap. 24, „Aktiviertes-Protein-C-Sensitivitätstest".

APC-Sensivitätstest

➤ Kap. 24, „Aktiviertes-Protein-C-Sensitivitätstest".

Apolipoprotein-B-Mutanten

➤ Kap. 24, „Molekulargenetische Diagnostik" – „Apolipoprotein-B-Mutanten (R3500Q, R3531C; OMIM-Nummer: 144010)".

Apolipoprotein-E-Polymorphismus

➤ Kap. 24, „Molekulargenetische Diagnostik" – „Apolipoprotein-E-Polymorphismus (Apo E2, Apo E3, Apo E4; OMIM-Nummer: 107741)".

Apolipoproteine (€–€€)

Claus Luley

Zu Präanalytik und Einflussgrößen ➤ Kap. 24, „Lipoproteine, allgemein". ➤ Kap. 24, „Molekulargenetische Diagnostik" – „Apolipoprotein-B-Mutanten (R3500Q, R3531C; OMIM-Nummer: 144010)" ➤ Kap. 24, „Molekulargenetische Diagnostik" – „Apolipoprotein-E-Polymorphismus (Apo E2, Apo E3, Apo E4; OMIM-Nummer: 107741)".

Inhalt: Apolipoprotein AI (Apo AI), Apolipoprotein B (Apo B), Apolipoprotein CII (Apo CII), Apolipoprotein E (Apo E).

Indikationen

- Wissenschaftliche Fragestellungen,
- Abklärung seltener Fettstoffwechselstörungen.

In der Schweiz und anderen europäischen Ländern wird die Messung von Apo AI und Apo B als Basisuntersuchung statt der in Deutschland üblichen Messungen von HDL- und LDL-Cholesterin empfohlen.

Präanalytik

Untersuchungsmaterial: Es können Serum, Heparin- oder EDTA-Plasma eingesetzt werden.

Stabilität: Die Haltbarkeit im Vollblut beträgt bei 8 °C drei Tage. Die Haltbarkeit im Plasma/Serum beträgt bei Raumtemperatur einen Tag, bei 4–8 °C acht Tage und im tiefgefrorenen Zustand drei Monate.

Einflussgrößen

Der Verzehr einer fettreichen Mahlzeit führt zu keinen statistisch signifikanten Veränderungen der Blutwerte. Dieser zunächst erstaunlich erscheinende Umstand beruht für Apo B darauf, dass der postprandiale Anstieg von Apo B 48 im Vergleich zum weit überwiegenden Apo B 100 der LDL nur sehr gering ist. Bei den Apolipoproteinen E und C3 liegt zwar ein ausgeprägter Austausch dieser Apolipoproteine zwischen HDL und VLDL vor, der aber nicht als Nettoveränderung der Serumwerte erkennbar ist. Auch Apo AI verändert sich postprandial nicht.

Die Körperlage oder längere Blutstauung beeinflusst alle Lipoproteine, und damit auch die Apolipoproteine, mit einem Anstieg von 5–10% beim Übergang vom Liegen zum Stehen.

Analytik

Zum Einsatz kommen immunologische Verfahren, von denen sich vor allem die Turbidimetrie und Nephelometrie gut automatisieren lassen. Nur für Apo AI und Apo B sind zertifizierte Referenzmaterialien erhältlich, sodass der Vergleich von Werten zwischen verschiedenen Laboratorien möglich wird.

Ein grundsätzliches Problem bei der Bestimmung von Apolipoproteinen mit immunologischen Methoden liegt darin, dass unterschiedliche Anteile der amphiphilen Apolipoproteine durch Interaktion mit den Lipidanteilen ihrer Lipoproteine dem Zugriff der verwandten Antikörper entzogen werden. Auch die Verwendung von Detergenzien kann dieses Problem nicht völlig lösen.

Bei den klinisch bedeutsamen Hypolipoproteinämien sind die Konzentrationen einiger Apolipoproteine so niedrig, dass sie von den zur Verfügung stehenden Methoden nur mit unbefriedigender Sensitivität erfasst werden.

Qualitätskriterien: Vorgaben durch RiLiBÄK existieren nicht. Die Variationskoeffizienten immunturbidimetrischer Verfahren sind sehr gut mit < 3%.

Referenzbereiche

Apolipoprotein AI[1]	
• Frauen	1,05–2,05 g/L
• Männer	1,05–1,75 g/L
Apolipoprotein B[1]	
• Frauen	0,55–1,30 g/L
• Männer	0,60–1,40 g/L
Apolipoprotein CII	30–80 mg/L
Apolipoprotein E	30–50 mg/L

[1] Bezug auf IFCC-Referenzpräparationen

Beurteilung

Für den medizinischen Alltag hat die Bestimmung der Apolipoproteine AI und B keine Bedeutung. In mehreren großen Studien konnte für Apo AI und Apo B kein Nachweis einer überlegenen Prognose im Vergleich mit HDL- bzw. LDL-Cholesterin erbracht werden. Auch die Bedeutung einer „Hyper-Apobeta-Lipoproteinämie" (erhöhtes Apo B bei normalem LDL-Cholesterin) bleibt umstritten. Apo AI und Apo B korrelieren mit HDL- bzw. LDL-Cholesterin hoch, aber nicht vollständig. Womöglich ist die Cholesterinbeladung der durch diese Apolipoproteine charakterisierten Lipoproteine klinisch bedeutsamer als ihr Proteinanteil.

Das völlige Fehlen von Apo CII kann eine von mehreren Ursachen des seltenen familiären Chylomikronämiesyndroms sein. Aussagekräftiger als die Blutkonzentration des Apo CII ist dann aber die isoelektrische Fokussierung zur Fahndung nach Strukturvarianten.

aPTT

➤ Kap. 24, „Aktivierte partielle Thromboplastinzeit".

Arginin-Vasopressin

➤ Kap. 24, „Vasopressin".

Arsen

➤ Kap. 24, „Toxische Metalle, Metallverbindungen und Eisen" – „Arsen".

L-Ascorbinsäure

➤ Kap. 24, „Vitamin C".

Aspartataminotransferase (AST)

➤ Kap. 24, „Alaninaminotransferase (ALT)". AST ist diagnostisch nicht mehr aktuell.

Aszitesdiagnostik (€–€€)

Frank Lammert

Aszites bezeichnet die Ansammlung von Flüssigkeit in der freien Bauchhöhle, die primär nicht durch Blutung, Perforation oder Abszess bedingt ist. Aszites ist die häufigste Komplikation einer Leberzirrhose. Weiterhin bedeutsam sind der Aszites bei malignen Tumoren und der infektiöse Aszites. Bei der Aszitesentstehung bei Leberzirrhose sind mehrere Mechanismen beteiligt: portale Hypertension, eine Vasodilatation der Splanchnikusgefäße, Hypalbuminämie und eine systemische Störung der Wasser- und Natriumregulation. Mehr als 50% der Patienten mit kompensierter Zirrhose entwickeln innerhalb von zehn Jahren einen Aszites; umgekehrt ist die Leberzirrhose die häufigste Aszitesursache (75%).

Indikationen

Da bei 10–20% der Patienten mit zirrhotischem Aszites eine Aszitesinfektion vorliegt, sollte prinzipiell bei jedem Patienten mit Aszites eine diagnostische Aszitespunktion erfolgen. Eine diagnostische Aszitespunktion ist zudem bei Verdacht auf therapierefraktären Aszites, Infektzeichen (z.B. Fieber, Leukozytose), abdominellen Schmerzen, hepatischer Enzephalopathie, gastrointestinaler Blutung und Nierenfunktionsverschlechterung indiziert.

Der makroskopische Aspekt der Aszitesflüssigkeit ermöglicht nur eine unsichere Zuordnung. Laborparameter erleichtern die Differenzialdiagnose zwischen benignem und malignem sowie sterilem und infiziertem Aszites.

Präanalytik

Untersuchungsmaterial: Für die laborchemische Diagnostik sind mindestens ein EDTA- und ein Serumröhrchen mit Blut sowie ein Paar der gleichen Röhrchen mit Aszitesflüssigkeit zur Bestimmung von Zellzahl und Differenzierung, Gesamteiweiß und Albumin erforderlich. Ggf. sind weitere Proben für mikrobiologische, zytologische und bei Verdacht auf Tuberkulose (spezielle Kultur, PCR) notwendig.

Die Punktion muss unter streng aseptischen Kautelen erfolgen.

Analytik

Als Basisuntersuchung wird die Bestimmung der Zellzahl und Differenzierung sowie der Gehalt von Gesamteiweiß und Albumin durchgeführt. Als Schnelltest zum Ausschluss einer spontanen bakteriellen Peritonitis kann ein Urin-Teststreifen nützlich sein. Weitere Analysen umfassen die Bestimmung von Cholesterin, LDH, Fibronectin, CEA (maligner Aszites?), Amylase (Serum-Aszites-Gradient > 1 bei Pankreatitis) und Triglyzeriden (> 110 mg/dL = 1,3 mmol/L bei chylösem Aszites), zytologische Untersuchungen (maligner Aszites?, Entzündungszeichen?) und Kulturen (Aerobier, Anaerobier, Pilze).

Beurteilung

Klassifikation:

- Transsudat: Zellarm und serös, spezifisches Gewicht < 1,015 g/L, Proteingehalt < 25 g/L, Aszites bei Leberzirrhose oder Hypoproteinämie.
- Exsudat: Zellreich und trüb, hämorrhagisch oder chylös, spezifisches Gewicht > 1,018 g/L, Proteingehalt > 30 g/L, maligner, entzündlicher oder pankreatogener Aszites.

Differenzialdiagnosen ➤ Tab. 24-11.

Beurteilung

Das Aszitespunktats wird nach Schölmerich (1991) wie folgt beurteilt:

Messgröße	**Zu erwartendes Ergebnis**	
	Bei portalem Aszites	**Bei infiziertem (i) oder malignem (m) Aszites**
Protein	< 25 g/L	> 25 g/L
Serum/Aszites-Albumingradient	> 11 g/L	< 11 g/L
Leukozyten	< 0,5 Gpt/L	> 0,5 Gpt/L
Neutrophile Granulozyten	< 0,25 Gpt/L	> 0,25 Gpt/L (i)
Glukose Plasma/Aszites		> 1 (i) < 1 (m)
pH	> 7,45	< 7,35 (i)
LDH	< 200 U/L	> 200 U/L (m)
Fibronectin	< 100 mg/L	> 100 mg/L (m)
Cholesterin	< 1,2 mmol/L (< 45 mg/dL)	>1,2 mmol/L (> 45 mg/dL)
CEA	< 2,5 µg/L	> 2,5 µg/L (m)

Tab. 24-11 Differenzialdiagnose Aszites.

Ätiologie	Relative Häufigkeit in % aller Fälle	Albumindifferenz Serum–Aszites in g/L	Aszitesflüssigkeit	Asziteszytologie
Portaler Aszites	81	≥ 11	Serös, selten chylös	Keine Erythrozyten, Leukozyten < 0,5 Gpt/L, wenige Mesothelien
Kardiogener Aszites	3	≥ 11	Serös	10% mit Erythrozyten, wenige Mesothelien
Aszites bei Hypoproteinämie	< 3	≥ 11	Serös	Keine Erythrozyten, wenige Mesothelien
Pankreatogener Aszites	1	< 11	Trüb, hämorrhagisch, chylös oder serös	Wechselnd, evtl. Erythrozyten > 10 Gpt/L
Entzündlicher Aszites	< 3	< 11	Trüb, eitrig, chylös oder serös	Keine Erythrozyten, Leukozyten > 0,5 Gpt/L
Tuberkulöser Aszites	2	< 11	Trüb oder hämorrhagisch	10% mit Erythrozyten, Leukozyten > 0,5 Gpt/L, Lymphozyten > Granulozyten
Maligner Aszites	10	< 11	Trüb, hämorrhagisch, chylös oder serös	20% mit Erythrozyten, 50% mit Leukozyten > 1 Gpt/L

LITERATUR

Castellote J, Lopez C, Gornals J, Tremosa G, Farina ER, Baliellas C et al. Rapid diagnosis of spontaneous bacterial peritonitis by use of reagent strips. Hepatology 2003;37:893–6.

Moore KP, Aithal GP. Guidelines on the management of ascites in cirrhosis. Gut 2006;55 (Suppl. 6):vi1-vi12.

Runyon BA, Montano AA, Akriviadis EA, Antillon MR, Irving MA, McHutchinson JG. The serum-ascites albumin gradient is superior to the exsudate-transudate concept in the differential diagnosis of ascites. Ann Intern Med 1992;117:215–20.

Schölmerich J. Aszites. Pathophysiologie – Diagnostik – Therapie. Springer, Berlin, Heidelberg 1991.

AT III

➤ Kap. 24, „Antithrombin“.

Atriales natriuretisches Peptid

➤ Kap. 24, „Natriuretische Peptide“.

Autoantikörper gegen exokrines Pankreas (PAK)

➤ Kap. 18.10.3.

Autoantikörper gegen onkoneurale Antigene

➤ Kap. 18.10.10.

Autoimmunhämolytische Antikörper, medikamenteninduzierte

➤ Kap. 24, „Antikörper bei autoimmunhämolytischen Anämien“.

Axerophthol

➤ Kap. 24, „Vitamin A“.

B

B-Zellen

➤ Kap. 24, „Immunphänotypisierung von Lymphozyten“.

B

Bakterielle Kultur, Bakteriennachweis

➤ Kap. 24, „Blutkultur“.

Band 3

➤ Kap. 24, „Erythrozytäre Membranproteine“.

BAP

➤ Kap. 24, „Marker der Knochenformation“ – „Knochenspezifische alkalische Phosphatase (bone-specific alkaline phosphatase, BAP)“.

BGP

➤ Kap. 24, „Marker der Knochenformation“ – „Osteocalcin (OC, bone GLA protein, BGP)“.

Barbiturate

➤ Kap. 24, „Drogensuchanalyse („Drogenscreening“)“, ➤ Kap. 24, „Antikonvulsiva“.

Basophile Granulozyten

➤ Kap. 24, „Differenzialblutbild, mechanisierte Differenzierung von Leukozyten“.

Batroxobinzeit (€) und andere Tests mit thrombinähnlichen fibrinbildenden Enzymen

Georg Mößmer, Michael Spannagl

Synonym: Reptilasezeit.

Tests mit thrombinähnlichen fibrinbildenden Enzymen dienen in Ergänzung zur Thrombinzeit der Überprüfung der Fibrinpolymerisation. Je nach Test enthält das Reagenz als aktiven Bestandteil eine Protease aus Schlangengift, z.B. Batroxobin (Reptilase) aus dem Gift von Bothrops atrox, oder die aus Staphylokokken gewonnene Staphylokoagulase. Gemeinsam ist allen diesen Enzymen, dass sie Fibrinogen spalten, jedoch von Thrombininhibitoren nicht gehemmt werden (und daher auch nicht von Heparin). Von den einzelnen Faktoren der plasmatischen, fibrinbildenden Gerinnungskaskade wird nur Fibrinogen erfasst, alle anderen Faktoren jedoch nicht, auch nicht der (fibrinstabilisierende) Faktor XIII. Fibrinogen hat jedoch nur bei starker Erniedrigung oder Erhöhung einen Einfluss. Die Tests reagieren vor allem auf dysfunktionelle Fibrinogenvarianten (Dysfibrinogen) und direkte Hemmstoffe der Fibrinpolymerisation, z.B. Fibrin(ogen)spaltprodukte. Soweit im Folgenden Zahlenwerte angegeben sind, beziehen sich diese auf den am weitesten verbreiteten Test, die **Batroxobinzeit.** Alle anderen Angaben gelten auch für andere Tests mit thrombinähnlichen fibrinbildenden Enzymen.

Indikationen

- Suchtest zur Erfassung von Störungen der Fibrinpolymerisation,
- Unterscheidung zwischen Thrombinhemmung und Fibrinpolymerisationsstörung bei verlängerter Thrombinzeit,
- Abklärung einer klinisch/anamnestisch manifesten Blutungsneigung (zur Erfassung eines Dysfibrinogens, wenn die Thrombinzeit verlängert ist),
- Abklärung einer klinisch/anamnestisch manifesten Thromboseneigung (zur Erfassung eines Dysfibrinogens, wenn die Thrombinzeit verlängert ist),
- Überwachung einer Fibrinolysetherapie (Erfassung des Gesamteffekts von Fibrinogenerniedrigung und Fibrin[ogen]spaltprodukten).

Präanalytik

Als **Untersuchungsmaterial** wird Zitratblut verwendet.

Stabilität: Die Batroxobinzeit ist im Plasma bei Raumtemperatur und im Kühlschrank über vier Stunden stabil, eingefrorenes Plasma kann einen Monat aufbewahrt werden.

Einflussgrößen

- Fibrinogenkonzentration (nur bei starker Erniedrigung oder Erhöhung),

- dysfunktionelle Fibrinogenvarianten (Dysfibrinogen),
- Fibrin(ogen)spaltprodukte,
- manche monoklonalen Immunglobuline (Paraproteine),
- Heparin, Hirudin und andere therapeutisch verwendete Thrombininhibitoren haben keinen Einfluss.

Analytik

Batroxobinzeit:

Das Reagenz enthält als aktiven Bestandteil eine Protease aus Schlangengift, z.B. Batroxobin (Reptilase) aus dem Gift von Bothrops atrox. Dabei wird Fibrinogen gespalten, jedoch von Thrombininhibitoren nicht gehemmt (und daher auch nicht von Heparin). Nach Zugabe von Batroxobin-Reagenz (zwei Volumenteile) zum Plasma (ein Volumenteil) wird die Messung der Zeit von der Reagenzzugabe bis zur Fibrinpolymerisation in Sekunden erfasst. Der Messbereich sollte ca. 10–180 Sekunden betragen. Das Gerinnsel kann mechanisch oder optisch detektiert werden; das Messprinzip hat einen stärkeren Einfluss auf das Ergebnis als bei anderen Gerinnungstests.

Qualitätskriterien: Gesetzliche Vorgaben (Richtlinien der Bundesärztekammer) bestehen derzeit keine. Als sinnvolle (analytisch und forensisch) Maßnahmen zur Qualitätssicherung werden jedoch die Durchführung einer internen Qualitätskontrolle (Ermittlung der relativen Abweichung des Einzelwerts vom methodenabhängigen Sollwert) nach ähnlichen Kriterien wie bei der aPTT sowie die regelmäßige Teilnahme an externen Ringversuchen empfohlen.

Störgrößen: Starke Abhängigkeit von der verwendeten Messtechnik (Geräte mit mechanischer Gerinnseldetektion messen in manchen Proben längere Zeiten als Geräte mit optischer Gerinnseldetektion).

Referenzbereiche

Batroxobinzeit:

Erwachsene	16–20 Sekunden
Neugeborene	Bis 24 Sekunden; Erwachsenenwerte werden schon nach einigen Tagen erreicht.

Beurteilung

Batroxobinzeit (gilt analog auch für andere Tests mit thrombinähnlichen fibrinbildenden Enzymen):

- **Normale Batroxobinzeit bei verlängerter Thrombinzeit:** Thrombinhemmung.
  Mögliche Ursachen:
  - Heparin,
  - Hirudin,
  - andere therapeutisch verwendete Thrombininhibitoren,
  - inhibierender Autoantikörper gegen Thrombin.
- **Verlängerte Batroxobinzeit bei normaler/verlängerter Thrombinzeit:** Fibrinpolymerisationsstörung.
  Mögliche Ursachen:
  - hohe Konzentrationen von Fibrin(ogen)spaltprodukten, z.B. bei einer ausgeprägteren Hyperfibrinolyse oder bei einer Fibrinolysetherapie,
  - angeborene oder erworbene Dysfibrinogenämie,
  - unspezifische Fibrinpolymerisationsstörung, z.B. durch Paraproteine bei monoklonaler Gammopathie,
  - wenn auch die Thrombinzeit verlängert ist: evtl. zusätzliche Thrombinhemmung, z.B. bei Heparingabe nach Fibrinolysetherapie.

Besonders zu beachten ist, dass die Batroxobinzeit und andere Tests mit fibrinbildenden Enzymen den Faktor XIII *nicht* erfassen (Faktor XIII katalysiert u.a. die kovalente Quervernetzung von Fibrin und beeinflusst damit die Endfestigkeit des Fibringerinnsels, jedoch nicht die Bildungsgeschwindigkeit des initialen Fibrinpolymers).

Bei stark verlängerter Batroxobinzeit sind in der gleichen Probe gemessene pathologische Werte im Quick-Test und/oder in der aPTT mit Vorsicht zu interpretieren; viele Schlussfolgerungen aus den Gruppentests (z.B. ein Verdacht auf Faktorenmangel oder Lupus-Antikoagulanzien) setzen voraus, dass die Fibrinpolymerisation weitgehend normal abläuft!

Becherzellantikörper (BAK)

➤ Kap. 18.10.3.

Bence-Jones-Proteine

➢ Kap. 24, „Immunglobuline, freie Leichtketten“.

Benzodiazepine

➢ Kap. 24, „Drogensuchanalyse („Drogenscreening“)“.

Bilirubin, gesamt und direkt (€)

Axel Gressner

Bilirubin ist ein rot-orange gefärbtes, lineares, apolares, besonders lipophiles, in wässrigem Milieu nahezu unlösliches Tetrapyrrol, das zu 80% aus dem Abbau der Hämkomponente des Hämoglobins degradierter Erythrozyten stammt. Seine tägliche Produktionsrate liegt beim Menschen zwischen 250 und 400 mg, etwa 20% stammen aus dem Katabolismus Häm enthaltender Enzyme wie Cytochromen, Katalase, Peroxidase und Myoglobin. Die Leber spielt als Ort der Biotransformation des wasserunlöslichen Bilirubins in die wasserlöslichen Bilirubinglukuronide mit anschließender Exkretion in die Galle in der definitiven Entgiftung und Exkretion dieses Metaboliten die entscheidende Rolle. Störungen des Bilirubinstoffwechsels auf der prähepatischen (Exzessproduktion), hepatischen (gestörte Glukuronidierung, verminderte biliäre Exkretion) und posthepatischen (Verschluss abführender Gallenwege) Ebene sind Ursachen der Bilirubinretention (Hyperbilirubinämie), die klinisch als Ikterus bei einer Erhöhung auf über 34 µmol/L (2 mg/dL) erkennbar ist. Aus dem Anteil des direkt reagierenden Bilirubins (glukuronidierte Form) zum Gesamtbilirubin lässt sich die Störungsebene und damit eine Differenzialdiagnostik des Ikterus durchführen.

Indikationen

Objektivierung, Verlaufskontrolle und Differenzialdiagnose des prähepatischen, hepatischen und posthepatischen Ikterus.

Präanalytik

Als **Untersuchungsmaterial** kommen Serum und Plasma in Frage.

Stabilität: Die Proben sind im Dunkeln aufzubewahren, da unter Lichtexposition (Sonnenexposition) eine rasche Zerstörung von ca. 50% pro Stunde eintritt durch Zerfall des Tetrapyrrols in Dipyrrole. Serum/Plasma ist ein bis zwei Tage bei Zimmertemperatur, sieben Tage bei 3–8 °C und tiefgefroren jeweils unter Lichtabschluss aufbewahrt für sechs Monate stabil.

Einflussgrößen

Geringe Erhöhungen des Serumbilirubins treten nach starker körperlicher Belastung und bei lang andauernden Hungerzuständen auf.

Zahlreiche Medikamente erhöhen die Bilirubinkonzentration, z.B. Allopurinol, anabole Steroide, Azathioprin, Codein, Diuretika, Phenothiazine, Nikotinsäure u.a.

Analytik

Gesamtbilirubin wird kolorimetrisch mit der Diazo-Reaktion durch Zugabe diazotierter Sulfanilsäure bestimmt. Eine direkte Reaktion läuft innerhalb von 30 Sekunden ab und erfasst nur das wasserlösliche, konjugierte Bilirubin; eine indirekte Reaktion erfolgt erst nach Zugabe eines sog. Akzelerators (z.B. Koffein-Natriumbenzoat), der das nicht glukuronidierte, proteingebundene Bilirubin erfasst. Die Diazotierungsreaktion wird durch Zugabe von Ascorbinsäure gestoppt, mit einer stark alkalischen Tartratlösung wird ein blaues Azobilirubinpigment erzeugt, das bei 600 nm photometrisch gemessen wird. Indirekt reagierendes Bilirubin (an Albumin gebunden) ergibt sich rechnerisch aus der Differenz von Gesamtbilirubin (nach Zugabe eines Akzelerators) und direkt reagierendem Bilirubin (Fraktion ohne Akzelerator). Die Nachweisgrenze liegt bei etwa 1,7 µmol/L (0,1 mg/dL) Gesamtbilirubin. Bei Neugeborenen wird meist eine spektrophotometrische Methode angewandt, die im kapillären Vollblut misst.

Qualitätskriterien: Die interne und externe Kontrolle erfolgt nach den Richtlinien der Bundesärztekammer (RiLiBäk).

Die Kriterien sind:

Bilirubin gesamt	**1,7–34 µmol/L (0,1–2 mg/dL)**	**34–513 µmol/L (2–30 mg/dL)**
Maximal zulässige Abweichung des Einzelwerts	22%	13%
Maximal zulässige Abweichung beim Ringversuch	22%	22%

Eine Teilnahme an Ringversuchen mit Vergleich zum Sollwert ist in jedem Quartal zu erfüllen.

Störgrößen: Lichtexposition führt zur Zerstörung des Bilirubins. Hämoglobin (Hämolysen) und starke Lipämien führen zu falsch niedrigen, Indikan und Indoxylderivat (urämische Proben) und einige Medikamente (z.B. Tetrazykline, Chloramphenicol) zu falsch hohen Werten.

Referenzbereiche

Erwachsene	
• Gesamtbilirubin	≤ 17,0 µmol/L (≤ 1,0 mg/dL)
• Unkonjugierte Fraktion	≤ 13,7 µmol/L (≤ 0,8 mg/dL)
• Konjugierte Fraktion	≤ 3,4 µmol/L (≤ 0,2 mg/dL)
Neugeborene	
• Gesamtbilirubin	≤ 222,0 µmol/L (≤ 13,0 mg/dL)

Beurteilung

Prähepatische Hyperbilirubinämien (z.B. durch Exzessproduktion bei akuten und chronischen Hämolysen) sind gekennzeichnet durch einen Anteil des konjugierten Serumbilirubins am Gesamtbilirubin von < 20%, wohingegen ein Anteil von > 50% für eine hepatische oder posthepatische Ursache des Ikterus spricht. Davon ausgenommen sind die hepatischen Ursachen, die auf genetische oder erworbene Störungen der Glukuronidierung des Bilirubins durch die mikrosomale UDP-Glucuronyltransferase oder auf hepatozelluläre Störungen der Bilirubinaufnahme zurückzuführen sind.

Vorwiegend konjugiertes (direktes) Bilirubin findet man **erhöht** bei folgenden Erkrankungen:

- Einschränkung der biliären Exkretion:
  - Dubin-Johnson-Syndrom,
  - Rotor-Syndrom,
  - rekurrierender Schwangerschaftsikterus,
  - rekurrierende familiäre Cholestase,
  - postoperative Cholestase (polyätiologisch),
  - Leberzellschäden (Hepatitis, Leberverfettung, Zirrhose u.a.),
  - Medikamente (Kontrazeptiva, Methyltestosteron u.a.),
- Obstruktion extrahepatischer Gallenwege:
  - Konkremente,
  - Tumoren,
  - Strikturen,
  - konnatale Gallengangsatresie.

Vorwiegend unkonjugiertes (indirektes) Bilirubins ist **erhöht** bei folgenden Erkrankungen:

- Gesteigerter Bilirubinproduktion:
  - hämolytische Anämie,
  - Shunt-Hyperbilirubinämie bei ineffektiver Erythropoese (z.B. perniziöse Anämie, Thalassämie),
  - Abbau extravasaler Blutmassen (hämorrhagischer Ikterus),
- Einschränkung der hepatobiliären Bilirubinaufnahme:
  - Gilbert-Syndrom,
  - Meulengracht-Syndrom (Icterus juvenilis intermittens),
- Einschränkung der Bilirubinkonjugation:
  - Gilbert-Syndrom,
  - Crigler-Najjar-Syndrom:
    Typ I: vollständiges Fehlen der Glucuronyltransferase,
    Typ II: partieller Mangel der Glucuronyltransferase,
  - Icterus neonatorum (mit Hyperhämolyse),
  - Brustmilchikterus,
  - Lucey-Driscoll-Syndrom,
  - Medikamente (Chloramphenicol, Vitamin K, Novobiocin),
  - Leberzellschäden verschiedener Ursachen.

Die differenzialdiagnostische Bewertung der fraktionierten Bilirubinbestimmung sollte im Zusammenhang mit der Bestimmung der Bilirubin- und Urobilinogenausscheidung im Urin erfolgen, da beim prähepatischen im Gegensatz zum posthepatischen Ikterus die Bilirubinurie fehlt, jedoch eine verstärkte Urobilinogenurie nachweisbar ist. Beim hepatischen Ikterus kann je nach Lokalisation der hepatozellulären Störungsebene eine Bilirubinurie (nach Glukuronidierung) vorhanden sein oder fehlen (Glukuronidierungsdefekt). Die Hämolyse als wichtigste Ursache des prähepatischen Ikterus kann durch klinisch-chemische Zusatzuntersuchungen (z.B. Haptoglobin, freies Hämoglobin im Plasma und gegebenenfalls Hämoglobinnachweis im Urin) verifiziert werden.

Delta-Bilirubin ist eine Fraktion des glukuronidierten (konjugierten) und damit „direkt" reagierenden Bilirubins, die kovalent an Albumin gebunden ist und deshalb eine deutlich verlängerte Eliminationskinetik, nämlich die des Albumins, aufweist. Diese Fraktion bildet sich bei länger bestehender konjugierter Hyperbilirubinämie, z.B. bei posthepatischem Ikterus (Cholestase), und kann anteilmäßig variieren von 8–90% des Gesamtbilirubins. Aufgrund der deutlich verlängerten Halbwertszeit des direkt reagierenden Bilirubins und des Gesamtbilirubins tritt die im gesunden Serum nicht nachweisbare Fraktion besonders in der Rekonvaleszenzphase der Cholestase auf. Es handelt sich um einen nur selten eingesetzten Surrogatmarker lang dauernder Cholestasen.

Biotin (€€)

Jürgen D. Kruse-Jarres

Synonym: Vitamin H.

Biotin ist ein Coenzym verschiedener Enzyme (Carboxylasen, Transcarboxylasen) im Kohlenhydrat-, Fett- und Aminosäurestoffwechsel. Es ist weit verbreitet, jedoch nur in sehr geringen Konzentrationen. Hauptquellen sind Leber, Nieren, Milch, Eier, Kartoffeln und Nüsse.

Indikationen

Fehlernährung (rohe Eier enthalten den Biotinantagonisten Avidin), Antibiotika- und Antiepileptikatherapie, Störungen der Darmflora, chronische Darmentzündungen, künstliche Ernährung.

Präanalytik

Als **Untersuchungsmaterial** wird Heparinblut empfohlen. Proben werden als Vollblutproben am besten tiefgefroren (Trockeneis) zum Untersuchungslabor geschickt und nach Totalhämolyse und Extraktion analysiert. Wegen der höheren Konzentrationen und damit leichteren Analytik wurde auch Urin als Untersuchungsmaterial empfohlen.

Stabilität: Biotin ist empfindlich gegenüber UV-Licht. Die Verluste durch Erhitzen sind im Gegensatz zu den meisten Vitaminen gering. Über Stabilitäten liegen keine klaren Daten und damit Empfehlungen vor.

Analytik

Radioisotopenverdünnungsmethode, Hochdruckflüssigkeitschromatographie (HPLC). Die Analysenergebnisse können von Labor zu Labor erheblich schwanken, da fast jedes Labor eine andere Probenvorbereitungs- und Analysenmethode verwendet. Deshalb sind die Ergebnisse oft nicht unmittelbar vergleichbar.

Referenzbereiche

Serum/Plasma	0,8–3,3 nmol/L (20–80 ng/dL)
Vollblut	3,4–11 nmol/L (82–270 ng/dL)
Urin	98–331 nmol/24 h (24–81 µg/24 h)

Beurteilung

Toxische Wirkungen durch Überdosierung sind nicht bekannt. Bestimmte Hauterkrankungen im Säuglingsalter können durch Biotininjektionen günstig beeinflusst werden. Rohes Eiklar (Avidin) bindet Biotin und kann auf diese Weise einen Mangel hervorrufen.

Bithermische Kältehämolysine

➤ Kap. 24, „Antikörper bei autoimmunhämolytischen Anämien".

BKS

➤ Kap. 24, „Blutsenkungsgeschwindigkeit (BSG)".

Blausäure

➤ Kap. 24, „Giftige Gase" – „Blausäure (Cyanwasserstoff) und Zyanide".

Blei

➢ Kap. 24, „Toxische Metalle, Metallverbindungen und Eisen“ – „Blei“.

Blutbild (€)

Gregor Rothe

Inhalt: Erythrozyten, Hämatokrit, Hämoglobin, Leukozyten, Retikulozyten, Thrombozyten.

Hämoglobin (Hb) (€)

Die Hämoglobinkonzentration des Blutes stellt das biochemische Korrelat zur Sauerstofftransportkapazität des Blutes dar. Gemeinsam mit dem Hämatokriten als dem für die Mikroviskosität des Blutes entscheidenden Parameter ist die Hämoglobinkonzentration ein Maß für die Sauerstoffversorgung peripherer Gewebe.

Diagnostisch wird über eine erniedrigte Hämoglobinkonzentration definitionsgemäß eine Anämie identifiziert. Die Hämoglobinkonzentration stellt darüber hinaus einen wichtigen Parameter für die Verlaufsbeurteilung von Anämien und insbesondere für die Beurteilung von Blutverlusten und die Steuerung der therapeutischen Substitution mit Erythrozytenkonzentraten dar.

Neben den rheologisch bedeutsameren Messgrößen Hämatokrit und Erythroztenzahl stellt die Hämoglobinkonzentration einen Verlaufsparameter in der Beurteilung der Polyglobulie dar.

Indikationen

- Basisdiagnostik zur Beurteilung der Sauerstoffversorgung,
- Diagnostik und Verlaufsbeurteilung von Anämien,
- Beurteilung von Blutverlusten,
- Therapieüberwachung bei der Substitution mit Erythrozytenkonzentraten,
- Verlaufsbeurteilung der Polyglobulie oder Polycythaemia vera,
- Abschätzung von Störungen der Hydratation.

Präanalytik

Als **Untersuchungsmaterial** dient EDTA-Vollblut (0,5–1 mL) oder Kapillarblut (20–50 µL).

Stabilität: Das Material ist für die Bestimmung des Hämoglobins vier Tage bei Raumtemperatur stabil.

Einflussgrößen

Veränderungen des Wasserhaushalts führen zu gleichgerichteten Veränderungen von Hämoglobin, Hämatokrit im Blut und Eiweißkonzentration im Plasma/Serum.

Analytik

Unter Einfluss von Kaliumferricyanid wird aus Hämoglobin Hämoglobincyanid gebildet, das photometrisch bei 540 nm gemessen wird. Alternative Methoden erlauben eine zyanidfreie photometrische Bestimmung des Hämoglobins.

Qualitätskriterien: Die interne und externe Kontrolle erfolgt nach den Richtlinien der Bundesärztekammer (RiLiBÄK).

Für den Messbereich von 1,2–12,4 mmol/L (2–20 g/dL) gilt:

- Maximal zulässige Abweichung des Einzelwerts: 4%.
- Maximal zulässige Abweichung beim Ringversuch: 6%.

Eine Ringversuchsteilnahme mit Vergleich zum Referenzmethodenwert ist in Deutschland in jedem Quartal Pflicht. Referenzmethode ist dabei die Hämoglobinzyanidmethode.

Störfaktoren: Eine Hyperlipoproteinämie, ausgeprägte Leukozytose oder Thrombozytose können in Abhängigkeit von der jeweiligen Methode zu falsch hohen Werten führen.

Die fehlerhafte Gewinnung von Kapillarblut mit Beimengung von Gewebsflüssigkeit kann zu falsch niedrigen Werten führen.

Referenzbereiche

Männer	8,4–10,9 mmol/L (13,5–17,5 g/dL)
Frauen	7,4–9,9 mmol/L (12,0–16,0 g/dL
Neugeborene	9,4–14.7 mmol/L (15,2–23,6 g/dL
Kinder, 1,5–3 Jahre	6,7–7,9 mmol/L (10,8–12,8 g/dL)
Kinder, 10 Jahre	6,7–9,7 mmol/L (10,8–15,6 g/dL)

Beurteilung

Erniedrigungen der Hb-Konzentration: Eine Erniedrigung des Hämoglobinwerts stellt die Diagnose einer Anämie. Entscheidend für das weitere Vorgehen ist eine Klassifizierung der Anämie nach

- quantitativen Störungen der Erythropoese bzw. der Erythrozytenlebensdauer (Anämie mit erhöhten oder nicht adäquat erhöhten Retikulozytenkonzentrationen bzw. Anämien mit/ohne intra- oder extravaskuläre Hämolyse),
- qualitativen Störungen der Erythropoese (mikrozytäre, normozytäre und makrozytäre Formen).

Hb-Konzentration im Normalbereich: Eine normale Hämoglobinkonzentration schließt einen akuten Blutverlust nicht aus. Die Beurteilung der Anämie kann erst nach Ausgleich der Hypovolämie erfolgen.

Erhöhungen der Hb-Konzentration: Entscheidend für die Diagnosefindung ist eine Beurteilung vor dem Hintergrund des Wasserhaushalts sowie einer möglichen adäquat reaktiv gesteigerten Erythropoese.

- Störungen des Elektrolyt- und Wasserhaushalts (Exsikkose, Polyurie),
- reaktive Steigerungen der Erythropoese (Höhenaufenthalt, chronisch-respiratorische Erkrankungen, Doping),
- autonome Steigerung der Erythropoese (Polycythaemia vera).

Erythrozyten und berechnete Größen (Hämatokrit, MCV, MCH, MCHC, RDW) (€)

Synomyme: Rote Blutkörperchen, RBC, Erythrozytenzahl.

Die durchflusszytometrische Zählung von Erythrozyten geht einher mit der Bestimmung von erythrozytären Form-, Färbe- oder Verteilungsparametern und des rechnerisch ermittelten Hämatokriten als dem zellulären Volumenanteil des Blutes. Die Bestimmung der erythrozytären Form-, Färbe- und Verteilungsparameter erlaubt eine differenzialdiagnostische Einordnung von Anämien. Die Erythrozytenkonzentration und der Hämatokrit erlauben darüber hinaus die Diagnose der Polyglobulie und sind für die Beurteilung der Hydratation und der rheologischen Eigenschaften des Blutes wichtige Messgrößen.

- **Hämatokrit:** Prozentualer Anteil der roten Zellmasse am Volumen des Blutes.
- **MCV:** Mittleres Volumen der Erythrozyten.
- **MCH:** Mittlerer Hämoglobingehalt der Erythrozyten.
- **MCHC:** Mittlere intrazelluläre Hämoglobinkonzentration der Erythrozyten.
- **RDW:** Streubreite der Volumenverteilungskurve und Maß der Anisozytose der Erythrozyten.

Indikationen

- Differenzialdiagnostik von Anämien,
- Diagnostik der Polyglobulie oder Polycythaemia vera,
- Abschätzung von Störungen der Hydratation.

Präanalytik

Als **Untersuchungsmaterial** dient EDTA-Vollblut (0,5–1 mL) oder Kapillarblut (20–50 µL).

Stabilität: Das Material ist für die Bestimmung der Erythrozytenzahl bei Raumtemperatur vier Tage stabil. Die Untersuchung erythrozytärer Form-, Färbe- oder Verteilungsparameter kann bei Raumtemperatur schon nach sieben Stunden beeinträchtigt sein.

Einflussgrößen

Veränderungen des Wasserhaushalts führen zu gleichgerichteten Veränderungen von Hämatokrit, Hämoglobin und Eiweißkonzentration im Plasma/Serum.

Analytik

In der durchflusszytometrischen Analyse werden die Erythrozyten beim Durchtritt durch eine Kapillare anhand der Veränderung der elektrischen Leitfähigkeit oder über Lichtstreuung gezählt und vermessen. Hierbei werden das Zellvolumen für jede einzelne Zelle gemessen und MCV und RDW rechnerisch ermittelt. Der Hämatokrit wird durch Multiplikation des MCV mit der Zellkonzentration ermittelt. Ebenso werden MCH und MCHC rechnerisch aus Hämoglobin- und Erythrozytenkonzentration bzw. dem Hämatokriten berechnet.

In einigen Geräten wird über eine Messung der Lichtstreuung an gerundeten Erythrozyten unmittelbar der intrazelluläre Hämoglobingehalt der Einzelzelle gemessen. Dies erlaubt die Berechnung des prozentualen Anteils hypochromer Zellen. Eine Messung des Hämatokriten kann alternativ über die Bestimmung der roten Blutzellsäule nach Zentrifugation von Blut in Kapillaren oder über die Messung der Leitfähigkeit des Vollbluts erfolgen.

Ergänzend zur durchflusszytometrischen Analytik von Erythrozyten wird in Abhängigkeit der erstmaligen Verletzung von Referenzbereichen oder des Auftretens von analytischen Warnhinweisen wie den Hinweisen auf fragmentierte, dimorphe oder lysereresistente Erythrozyten eine mikroskopische Differenzierung des Blutes durchgeführt. Von der International Consensus Group for Hematology Review wurde hierfür ein Regelwerk erarbeitet (Barnes et al. 2005).

Qualitätskriterien: Die interne und externe Kontrolle der Messung der Erythrozytenkonzentration erfolgt nach den Richtlinien der Bundesärztekammer (RiLiBÄK):

- Für Erythrozyten gelten im Bereich von 1,5–7,0 Tpt/L folgende Kriterien:
  - Maximal zulässige Abweichung des Einzelwerts: 4%.
  - Maximal zulässige Abweichung beim Ringversuch: 8%.
- Für den Hämatokriten gelten im Bereich von 0,1–0,6 L/L folgende Kriterien:
  - Maximal zulässige Abweichung des Einzelwerts: 5%.
  - Maximal zulässige Abweichung beim Ringversuch: 9%.

Eine Ringversuchsteilnahme mit Vergleich zum Referenzmethodenwert ist in Deutschland für die Messung der Erythrozytenkonzentration und des Hämatokriten in jedem Quartal Pflicht.

Störgrößen: Kälteagglutinine können zu einer falsch niedrigen Bestimmung der Erythrozytenkonzentration und falsch hohen Werten für den MCH führen. Eine ausgeprägte Leukozytose oder Thrombozytose kann in Abhängigkeit von der Methode zu falsch hohen Werten der Erythrozytenkonzentration führen. Über eine Störung der Hämoglobinmessung können sie, ebenso wie eine Hyperlipoproteinämie, zu falsch hohen Werten für MCH und MCHC führen. Die fehlerhafte Gewinnung von Kapillarblut mit Beimengung von Gewebsflüssigkeit kann zu falsch niedrigen Werten für die Erythrozytenkonzentration und den Hämatokriten führen.

Referenzbereiche

	Erythrozyten in Tpt/L[1]	**Hämatokrit in L/L (%)**	**MCV in fL**[2]	**MCHC in mmol/L (g/dL)**	**MCH in fmol/Zelle (pg/Zelle)**
Männer	4,5–5,9	0,4–0,52 (40–52)	80–96	20–22 (33–36)	1,7–2,0 (28–33)
Frauen	4,1–5,1	0,35–0,47 (35–47)	80–96	20–22 (33–36)	1,7–2,0 (28–33)
Neugeborene	4,3–6,3	0,44–0,73 (44–72)	98–122	19–22 (31–36)	2,0–2,5 (33–41)
Kinder, 8 Monate bis 3 Jahre	3,6–5,2	0,35–0,43 (35–43)	74–106	16–21 (36–34)	1,4–1,9 (23–31)
Kinder, 10 Jahre	3,8–5,8	0,33–0,45 (33–45)	69–93	20–22 (33–36)	1,4–2,0 (23–33)

[1] $Tpt/L = 10^{12}/L = 10^6/\mu L$
[2] $fL = \mu m^3$

Beurteilung

Erythrozytenkonzentration:

- Eine **Erniedrigung der Erythrozytenkonzentration** stützt die Diagnose einer Anämie (➤ Kap. 24,

„Blutbild" – „Hämoglobin"). Entscheidend für das weitere Vorgehen ist eine Klassifizierung der Anämie nach
- quantitativen Störungen der Erythropoese bzw. der Erythrozytenlebensdauer (Anämie mit erhöhten oder nicht adäquat erhöhten Retikulozytenkonzentrationen bzw. Anämien mit/ohne intra- oder extravaskuläre Hämolyse),
- qualitativen Störungen der Erythropoese (mikrozytäre, normozytäre und makrozytäre Formen).

- Eine **normale Erythrozytenkonzentration** schließt einen akuten Blutverlust nicht aus. Eine Beurteilung der Anämie kann erst nach Ausgleich der Hypovolämie erfolgen.
- Eine **erhöhte Erythrozytenkonzentration** muss vor dem Hintergrund des Wasserhaushalts sowie einer möglichen adäquat reaktiv gesteigerten Erythropoese beurteilt werden:
  - Störungen des Elektrolyt- und Wasserhaushalts (Exsikkose, Polyurie),
  - reaktive Steigerungen der Erythropoese (Höhenaufenthalt, chronisch-respiratorische Erkrankungen, Doping),
  - autonome Steigerung der Erythropoese (Polycythaemia vera).

Hämatokrit: Veränderungen des Hämatokriten verlaufen parallel zu Veränderungen der Erythrozytenkonzentration. Neben Veränderungen durch Anämie oder Polyglobulie ist der Einfluss des Elektrolyt- und Wasserhaushalts mit gleichgerichteten Veränderungen der Serumeiweißkonzentration zu berücksichtigen.

MCV: Der MCV erlaubt eine ätiologische Einteilung von Anämien.
- **Verringerte Werte (Mikrozytose)** sind insbesondere bei Eisenmangelanämie, Thalassämie, Anämie chronischer Erkrankungen und Eisenverwertungsstörungen zu finden.
- **Erhöhte Werte (Makrozytose)** finden sich beim Vitamin-B_{12}- oder Folsäuremangel, bei klonalen Störungen der Hämatopoese wie myelodysplastischen Syndromen oder aplastischer Anämie und bei Lebererkrankungen. Ausgeprägte Retikulozytosen wie bei hämolytischen Anämien führen zu einem erhöhten MCV.

MCH und MCHC: Aufgrund häufig nur geringer Veränderungen des MCHC verläuft der MCH meist parallel zum MCV. Mikrozytäre Anämien sind dementsprechend meist hypochrom, d.h. mit einem niedrigen MCH assoziiert. Makrozytäre Anämien sind häufig hyperchrom, d.h. mit einem hohen MCH assoziiert.
- Eine **niedrige MCHC** findet sich bei fortgeschrittener Eisenmangelanämie, bei Kupfer- oder Vitamin-B_6-Mangel.
- Eine **erhöhte MCHC** findet sich bei hereditärer Sphärozytose.

RDW: Die RDW als Maß der Anisozytose der Erythrozyten ist v.a. bei hämolytischen Anämien, Eisenmangelanämie, Vitamin-B_{12}- oder Folsäuremangel und bei der Osteomyelofibrose erhöht.

LITERATUR

Barnes PW, McFadden SL, Machin SJ, Simson E. International consensus group for hematology. The international consensus group for hematology review: suggested criteria for action following automated CBC and WBC differential analysis. Lab Hematol. 2005;11:83–90.

Retikulozyten (€)

Retikulozyten sind kernlose Vorstufen der Erythrozyten, in denen sich Reste von Mitochondrien und RNA unter Vitalfärbung als „Substantia reticulogranulofilamentosa" präzipitieren lassen. In einer 4- bis 4,5-tägigen Reifung zum Erythrozyten sind Retikulozyten nach Austritt aus dem Knochenmark für etwa 24 Stunden im peripheren Blut nachweisbar. Die traditionell prozentual auf die Erythrozyten bezogene Messung von Retikulozyten im peripheren Blut ermöglicht die Beurteilung der proliferativen Aktivität der Erythropoese. Der retikulozytäre Reifungsindex erlaubt die Erkennung einer linksverschobenen Retikulozytenreifung als Ausdruck einer Stresserythropoese. Die Analyse von Retikulozyten hinsichtlich des Hämoglobingehalts ermöglicht eine qualitative Beurteilung der Erythropoese.

Indikationen

- Differenzialdiagnostik von hyperregeneratorischen und hypoproliferativen Anämien,
- Therapieüberwachung bei Substitutionsbehandlung einer Eisenmangelanämie oder Erythropoietintherapie der renalen Anämie,

- Überwachung der Knochenmarksfunktion nach Chemotherapie,
- Verlaufsbeurteilung der Erythropoese unter Substitution von Erythrozytenkonzentraten.

Präanalytik

Als **Untersuchungsmaterial** dient EDTA-Vollblut (0,5–1 mL).

Stabilität: Die Retikulozytenzahl nimmt mit der Zeit ab. Das Material ist für die Bestimmung der Retikulozytenzahl bei Raumtemperatur 24 Stunden im Rahmen der Messgenauigkeit stabil. Die Untersuchung zellulärer Form-, Färbe- oder Verteilungsparameter kann schon nach sieben Stunden bei Raumtemperatur beeinträchtigt sein.

Einflussgrößen

Bei Anämien kommt es zu einem relativ frühen Übertritt von Retikulozyten aus dem Knochenmark in das Blutkompartiment. Hierdurch kommt es unabhängig von einer Steigerung der Erythropoese zu Erhöhungen der absoluten und noch ausgeprägter der prozentualen Konzentration von Retikulozyten.

Analytik

Die klassische mikroskopische Quantifizierung von Retikulozyten nach Vitalfärbung des Blutes mit Brillant-Kresylblau oder Neu-Methylenblau erlaubt aufgrund geringer statistischer und analytischer Präzision lediglich die Detektion eines gesteigerten Retikulozytenanteils.

Durchflusszytometrische Methoden erlauben nach Färbung mit einem fluoreszenten RNA-Farbstoff oder Präzipitation der Organellen analog zur mikroskopischen Methode die statistisch präzise, aber unzureichend standardisierte Messung von hohen oder niedrigen Retikulozytenkonzentrationen. In Hämatologieanalysatoren integrierte Methoden weisen eine zuverlässigere Identifikation von Erythrozyten und damit geringere Störungen auf. Mit einigen Geräten ist darüber hinaus die Ermittlung eines Reifungsindex oder des Anteils unreifer Retikulozyten als arbiträres Maß für eine Linksverschiebung der Retikulozytenreifung oder die Ermittlung des Hämoglobingehalts zur qualitativen Beurteilung der Erythropoese möglich.

Qualitätskriterien: Für die Retikulozytenmessung sind methodenspezifische Kontrollmaterialien verfügbar. Es werden regelmäßig Ringversuche mit verfahrensabhängigen Sollwerten angeboten.

Störfaktoren:

- Eine Lymphozytose wie bei chronisch-lymphatischer Leukämie oder eine Vermehrung großer Thrombozyten wie bei idiopathischer thrombozytopenischer Purpura oder Myelofibrose stören die durchflusszytometrische Messung in offenen Messsystemen.
- Howell-Jolly-Körperchen, Malaria-Parasiten und Erythroblasten können methodenabhängig zu falsch hohen Ergebnissen führen.

Referenzbereiche

	Pro 1000 Erythrozyten	Absolut Gpt/L (× 10^9/L)
Erwachsene	5–25 × 10^{-3} (0,5–2,5%)	30–100
Neugeborene	20–70 × 10^{-3} (3–7%)	65–230
Kinder > 4 Monate	2–28 × 10^{-3} (0,2–2,8%)	

Aufgrund einer fehlenden methodenübergreifenden Standardisierung sind die Referenzbereiche des die Untersuchung durchführenden Labors maßgeblich.

Beurteilung

Erhöhte Retikulozytenanteile finden sich bei hyperregeneratorischen Anämien, z.B. bei einer Blutungsanämie oder hämolytischen Anämien. Darüber hinaus kommt es unter Substitution von Mangelanämien oder einer Erythropoietintherapie der renalen Anämie zu einer Zunahme von Retikulozyten. Ein Anstieg der Retikulozytenkonzentration ist ein früher Indikator der Erholung des Knochenmarks nach Hochdosischemotherapie.

Erniedrigte Retikulozytenanteile finden sich bei der renalen Anämie oder Anämie chronischer Erkrankungen, bei toxischen Anämien, myelodysplastischen Syndromen oder aplastischer Anämie sowie bei Eisenmangelanämie, Vitamin-B_{12}- oder Folsäuremangel.

Retikulozytärer Reifungsindex oder Anteil unreifer Retikulozyten: Ein Anstieg des Anteils unreifer Retikulozyten stellt einen potenziell früheren Indikator für eine Steigerung der Erythropoese als der Anstieg der Retikulozytenzahl dar. Für einen diagnostischen Einsatz fehlt bisher eine ausreichende Standardisierung.

Retikulozytärer Hämoglobingehalt: Der mit einigen Hämatologieanalysatoren messbare Hämoglobingehalt der Retikulozyten stellt den unter Therapie kinetisch frühesten Parameter für eine Beurteilung der Eisenverwertung durch das Knochenmark dar. Ein Wert < 28 pg zeigt einen Eisenmangel oder eine Eisenverwertungsstörung an.

Leukozyten

➤ Kap. 24, „Differenzialblutbild, mechanisierte Differenzierung von Leukozyten".

Thrombozyten (€)

Moderne Hämatologieanalysatoren erlauben unabhängig vom Konzentrationsbereich eine in ihrer Präzision und Richtigkeit der Zählkammer überlegene Zählung von Thrombozyten. Gleichzeitig werden mit dem **MPV** (mittleres Plättchenvolumen) und der **PDW** (Anisozytose der Plättchengröße) Formparameter der Zellgröße bestimmt, die zur Erkennung von Thrombozytenaktivierung, aber auch zur Einordnung von hereditären Formen der Thrombozytopenie beitragen.

Indikationen

- Differenzialdiagnostik hämorrhagischer Diathesen,
- prothrombotische Erkrankungen,
- Sepsis, systemische Entzündungsreaktionen und Verbrauchskoagulopathie,
- Überwachung einer Heparintherapie,
- Überwachung der Knochenmarksfunktion nach Chemotherapie oder unter Therapie mit potenziell knochenmarkschädigenden Arzneimitteln.

Präanalytik

Als **Untersuchungsmaterial** dient EDTA-Vollblut (0,5–1 mL) oder Kapillarblut (20–50 µL). Zitrat-antikoaguliertes Blut kann unter Beachtung des Verdünnungsfaktors verwendet werden.

Stabilität: Das Material ist für die Bestimmung der Thrombozytenzahl bei Raumtemperatur vier Tage stabil. Die Untersuchung der thrombozytären Größe oder von Dichte- oder Verteilungsparametern kann bei Raumtemperatur schon nach sieben Stunden beeinträchtigt sein.

Einflussgrößen

Körperliche Anstrengung führt zu Erhöhungen der Thrombozytenzahl.

Analytik

In der durchflusszytometrischen Analyse werden die Thrombozyten beim Durchtritt durch eine Kapillare anhand der Veränderung der elektrischen Leitfähigkeit oder über Lichtstreuung gezählt und vermessen. Hierbei werden das Zellvolumen für jede einzelne Zelle gemessen und MPV und PDW rechnerisch ermittelt.

Im Bereich niedriger Thrombozytenkonzentrationen, die das Entscheidungskriterium für eine Substitution von Thrombozyten darstellen können, steigt der relative Fehler der Bestimmung. So wird eine Probe mit 20 Gpt/L mit modernen Geräten im Bereich von 14,7–21,7 × 10^9/L bestimmt (Sandhaus et al., 2002). Die Zählkammerzählung von Thrombozyten ist jedoch bei diesen Zellkonzentrationen mit größeren Fehlern behaftet und daher obsolet.

Die mikroskopische Analyse von Thrombozyten im Rahmen des Differenzialblutbilds erlaubt eine Überprüfung von Veränderungen der Größe von Thrombozyten und die Analyse von begleitenden Strukturveränderungen an Erythrozyten oder Leukozyten, die für genetische Formen der Thrombozytopenie charakteristisch sein können.

Qualitätskriterien: Die interne und externe Kontrolle erfolgt nach den Richtlinien der Bundesärztekammer (RiLiBÄK):

	Messbereich (Gpt/L[1])		
	> 300–700	150–300	40–150
Maximal zulässige Abweichung des Einzelwerts	7,5%	8,5%	13,5%
Maximal zulässige Abweichung beim Ringversuch	13%	15%	18,0%

[1] 1 Gpt/L = 1 × 10^9/L = 1000/µL

Eine Ringversuchsteilnahme mit Vergleich zum verfahrensabhängigen Sollwert ist in Deutschland in jedem Quartal Pflicht.

Störfaktoren: EDTA als Antikoagulans, aber auch andere Antikoagulanzien, induzieren in Abhängigkeit von der Zeit nach Blutabnahme und einer Erniedrigung der Temperatur in etwa 0,1% der Proben in vitro eine antikörpervermittelte Aggregatbildung, die zu einer falsch niedrigen Bestimmung der Thrombozytenkonzentration führt. Der Fehler kann über einen Blutausstrich identifiziert werden. Eine Bestimmung aus einer frisch gewonnenen Zitratprobe erlaubt in den meisten Fällen eine richtige Bestimmung der Zellkonzentration.

Referenzbereiche

Kinder	1–5 Jahre	229–553 Gpt/L
	6–10 Jahre	181–521 Gpt/L
Jugendliche	11–15 Jahre	154–442 Gpt/L
	15–20 Jahre	154–392 Gpt/L
Erwachsene	Männer, 21–60 Jahre	140–400 Gpt/L
	Frauen, 21–60 Jahre	170–400 Gpt/L
	> 60 Jahre	140–400 Gpt/L

1 Gpt/L = 1 × 10^9/L = 1000/µL.

Beurteilung

Eine **Thrombozytopenie** (< 100 Gpt/L) tritt im Rahmen von kongenitalen familiären Thrombozytopenien, bei chronisch-immunzytopenischer Purpura und bei der heparininduzierten Thrombozytopenie auf. Daneben kommt es bei verdrängenden Prozessen des Knochenmarks, entzündlichen oder infektiösen Prozessen, als Folge toxischer Schädigung sowie durch Verbrauch nach Blutungen zur Thrombozytopenie.

Eine **Thrombozytose** (> 1000 Gpt/L) kann Ausdruck einer myeloproliferativen Erkrankung einschließlich der essenziellen Thrombozythämie, häufig mit erhöhtem MPV, sein. Sie kann aber auch reaktiv nach akuten Blutverlusten, bei Erholung nach einer Thrombozytopenie, während akuter oder chronischer entzündlicher oder infektiöser Prozesse, bei Eisenmangel, hämolytischer Anämie, im Zustand nach Splenektomie sowie nach Chemotherapie oder unter Therapie mit Wachstumsfaktoren auftreten.

LITERATUR

Sandhaus LM, Osei ES, Agrawal NN, Dillman CA, Meyerson HJ. Platelet counting by the coulter LH 750, sysmex XE 2100, and advia 120: a comparative analysis using the RBC/platelet ratio reference method Am J Clin Pathol 2002;118:235–41.

Blutgase

➤ Kap. 24, „Säure-Basen-Status und Blutgase“.

Blutgruppenantikörper

➤ Kap. 24, „Blutgruppenbestimmung, Blutgruppenantikörper und Kreuzprobe“.

Blutgruppenbestimmung, Blutgruppenantikörper und Kreuzprobe (€€–€€€)

Robert Zimmermann, Ulrich v. Hintzenstern

Ohne Kenntnis der Blutgruppensysteme im Allgemeinen und ohne Informationen über Blutgruppenmerkmale und zu berücksichtigende Blutgruppenantikörper im Einzelfall ist keine gefahrlose Bluttransfusion möglich. Von herausragender Bedeutung ist das AB0-System, weil in diesem Blutgruppensystem immer mit Antikörpern zu rechnen ist, den regelhaft blutgruppenkonträr vorkommenden Isoagglutininen. In allen anderen Blutgruppensystemen kommen zwar auch Antikörper vor, aber nicht regelhaft, sondern nur ausnahmsweise. Immunisierungen in diesen anderen Blutgruppensystemen haben praktisch immer vorangegangene Bluttransfusionen oder Schwangerschaften zum Hintergrund. Die versehentliche Nichtberücksichtigung des AB0-Systems, z.B. durch eine Konservenverwechslung, kann zu schweren, ja tödlichen intravasalen Hämolysen führen. Die klinische Bedeutung irregulärer Alloantikörper liegt darin, dass auch sie hämolytische Transfusionsreaktionen hervorrufen können, des Weiteren, dass bei einer Immunisierung von Mädchen und Frauen im gebärfähigen Alter bei nachfolgenden Schwangerschaften das Kind durch plazentagängige Antikörper gefährdet wird, wenn seine Erythrozyten korrespondierende, vom Kindsvater ererbte Blutgruppenmerkmale tragen.

Neben dem AB0-System werden zwei weitere Blutgruppensysteme regelmäßig bei Patienten und Spendern berücksichtigt, das Rhesus-System und das Kell-System. Bei Spendern muss die Untersuchung in jedem Fall alle häufigen Merkmale dieser Blutgruppensysteme umfassen und auch schwache Varianten erkennen, während der Untersuchungsumfang bei Patienten je nach Alter und Geschlecht auch eingeschränkt erfolgen kann. Die Festlegung des Untersuchungsgangs im einzelnen immunhämatologischen Labor fällt in den Verantwortungsbereich des Arztes, der das Labor leitet.

Durchführung und Bewertung immunhämatologischer Untersuchungen erfordern genaue Kenntnisse von Präanalytik und Analytik, insbesondere Kenntnisse der Reaktionsweisen verschiedener Klassen von Blutgruppenantikörpern. An die Qualitätssicherung im immunhämatologischen Labor sind besonders hohe Anforderungen gestellt. Diese betreffen sowohl die verwendeten Methoden und Reagenzien als auch die Qualifikation des verantwortlichen Personals. Zusätzlich ist zu berücksichtigen, dass die Hämotherapie zu den am stärksten rechtlich reglementierten Bereichen der Medizin gehört. Die wichtigsten Regelwerke sind hierbei das Transfusionsgesetz und die sog. Hämotherapie-Richtlinien der Bundesärztekammer und des Paul-Ehrlich-Instituts. Von dieser Reglementierung ist auch das immunhämatologische Labor betroffen.

Grundlagen der Blutgruppenserologie im immunhämatologischen Labor

Antikörper sind hochspezifische Immunglobuline, die mit einzelnen antigenen Determinanten (= Epitopen) von Antigenen reagieren können. Dabei ist es in der Blutgruppenserologie sinnvoll, zwischen zwei Phasen zu unterscheiden: Der Phase der prinzipiell zunächst unsichtbaren Antikörperbindung und der nachfolgenden Phase des Sichtbarwerdens der Reaktion durch Agglutinatbildung.

Erythrozyten weisen eine negative Ladung auf, die um die einzelne Zelle eine doppelschichtige Ionenwolke entstehen lässt. Da die Außenladung, das Zeta-Potenzial, bei allen Erythrozyten gleich gepolt ist, stoßen sie sich gegenseitig ab und halten sich auf Mindestabstand. Um ihn zu überbrücken, müssen Antikörper eine bestimmte Größe aufweisen. Blutgruppenantikörper gehören meist der Immunglobulinklasse IgM oder IgG an, nur sehr selten findet sich IgA, letzteres am ehesten bei Autoantikörpern. IgM-Moleküle sind groß und weisen zehn Antigenbindungsstellen auf. IgG-Moleküle sind im Vergleich viel kleiner und weisen nur zwei Antigenbindungsstellen auf.

IgM-Antikörper können im Milieu physiologischer Kochsalzlösung Erythrozyten agglutinieren, weil ihr Durchmesser größer ist als der Mindestabstand, den Erythrozyten in diesem Milieu aufgrund des Zeta-Potenzials voneinander halten. Antikörper mit diesem Reaktionsmuster wurden vor Klärung der molekularen Hintergründe auch als komplette Antikörper bezeichnet, weil sie ohne weiteres Zutun zur Agglutinatbildung führen. IgG-Antikörper vollführen zwar auch schon im Kochsalzmilieu den Schritt der Antikörperbindung; es kommt aber in diesem Milieu nicht zur Agglutinatbildung, weil der Mindestabstand der Erythrozyten größer ist als die Distanz der beiden Antigenbindungsstellen der IgG-Antikörper. Antikörper mit diesem Verhalten, deren Anbindung nur durch ergänzende Methoden (Aufschwemmung in Supplement, indirekter Antiglobulintest) sichtbar gemacht werden kann, werden als inkomplette Antikörper bezeichnet.

Blutgruppenantikörper lassen sich weiter dadurch charakterisieren, ob und wieweit sie Komplement aktivieren. Insbesondere viele IgM-Antikörper vermögen die Komplementkaskade bis zur Endstufe C9 zu aktivieren. Mehrere Moleküle C9 polymerisieren dann zum sog. membrane attack complex, der ein ca. 100 Å großes Loch in der Membran hervorruft. In der Folge kann es bei Bindung zahlreicher komplementaktivierender IgM-Antikörper zur intravasalen Hämolyse der Erythrozyten kommen. Die meisten IgG-Antikörper aktivieren demgegenüber Komplement nicht oder nur teilweise. Solcherart immunglobulinbeladene Erythrozyten werden extravasal in Leber, Milz und Knochenmark abgebaut.

Auch anhand der Temperaturabhängigkeit der In-vitro-Reaktionen lassen sich Blutgruppenantikörper einteilen: Antikörper, deren Reaktionsoptimum bei 4 °C liegt, werden als Kälteantikörper, solche, deren Reaktionsoptimum bei 37 °C liegt, als Wärmeantikörper bezeichnet. Zunächst bezeichnet dies jeweils das Reaktionsmuster der Antikörper in vitro. Allerdings sind viele Kälteantikörper auch in vivo bei Körpertemperatur nicht oder kaum wirksam (klassische und eminent wichtige Ausnahme: die Isoagglutinine im AB0-System). Allerdings können Kälteantikörper bei Abkühlung des Blutes in kälteexponierten Gefäßgebieten doch schwere Hämolysen verursachen. Dies kennt man von der Kälteagglutininkrankheit mit hochtitrigen Kälteautoantikörpern.

Natürliche Antikörper kommen ohne vorhergehende Immunisierung durch Transfusion oder Schwangerschaft vor. Sie gehören meist der Immunglobulinklasse IgM an und reagieren als Kälteantikörper. Als Immunantikörper werden dagegen solche Antikörper bezeichnet, die nur nach Transfusion oder Schwangerschaft beobachtet werden. Schließlich existiert noch die Unterscheidung zwischen regulären Antikörpern, die grundsätzlich vorhanden sind, wenn einer Person das korrespondierende Antigen fehlt, und irregulären Antikörpern, die nur ausnahmsweise, keineswegs aber bei jeder antigennegativen Person auftreten. Die häufigsten und wichtigsten regulären Antikörper sind die Isoagglutinine im ABO-System.

Indikationen

- Geplante Transfusionen,
- Operationsvorbereitung mit der Möglichkeit transfusionsrelevanter Blutungen, mindestens jede Operationsvorbereitung bei einer Transfusionswahrscheinlichkeit von mehr als 10%,
- sofort nach Feststellung einer Schwangerschaft,
- Blutspende und Erstellung eines Blutgruppenausweises.

Präanalytik

Untersuchungsmaterial: Nativblut oder EDTA-Blut zur Blutgruppenbestimmung und Antikörperdiagnostik. Maschinelle Verfahren benötigen in der Regel nur EDTA-Blut, da auch für die serologische Diagnostik das Untersuchungsmaterial Serum durch EDTA-Plasma ersetzt werden kann. Der direkte Coombstest wird mit gewaschenen Erythrozyten aus EDTA-Blut durchgeführt.

Für die Abklärung von Transfusionszwischenfällen: EDTA-Blut (3,5 mL), Nativ-Blut (10 mL), das Behältnis mit dem Restblut der Konserve, das ausgefüllte Blutkonservenbegleitpapier (Durchschlag) sowie den ausgefüllten Berichtsbogen „Transfusionszwischenfall".

Für Neugeborene und Kleinkinder: geringere Abnahmevolumina nach Vereinbarung.

Was je nach Verfahren genau benötigt wird, ist mit dem zuständigen Labor abzustimmen.

Identitätssicherung: Bei allen Teilschritten ist darauf zu achten, dass die Identität der Patienten gesichert wird und Verwechslungen unbedingt vermieden werden. Aus vielen Untersuchungen ist klar, dass Verwechslungen bei einem der vielen hintereinander gereihten Schritte (Probenentnahme, blutgruppenserologische Untersuchungen, Befundeingabe, Konservenzuordnung, Kreuzprobe, Konservenausgabe, Transfusionsvorbereitung, Transfusionseinleitung) insgesamt viel häufiger sind als echte Fehlbestimmungen. Hier ist eine klassische Organisationsaufgabe für den Transfusionsverantwortlichen und die Transfusionsbeauftragten im klinischen Bereich sowie speziell im Labor für den verantwortlichen Laborleiter gegeben.

- Für die Blutprobenentnahme und für die dabei essenzielle Identitätssicherung trägt immer der anfordernde Arzt die Verantwortung, auch wenn im Einzelfall eine andere Person die Blutprobe entnimmt und das Begleitpapier unterschreibt.
- Abgesehen von begründeten Ausnahmefällen sind folgende patientenbezogenen Angaben zu verwenden: Name, Vorname, Geburtsdatum, Einsender.

Zwingend sind auch die Angaben zur Dringlichkeit der Untersuchung sowie zur Diagnose und zur transfusionsmedizinischen Anamnese (z.B. Blutgruppen- und Antikörperbefunde aus dem Notfallausweis, Vortransfusionen, Rhesusprophylaxe, bei Neugeborenen die serologischen Befunde aus dem Mutterpass), das Datum der Blutprobenentnahme und Angaben über die Medikation, z.B. Infusion von Plasmaexpandern (Dextrane) und über andere mit der Blutgruppenbestimmung und der serologischen Verträglichkeitsprobe möglicherweise interagierende Medikamente.

Analytik

Blutgruppenbestimmung:

Die Blutgruppenbestimmung im AB0-System erfolgt im Plattentest, seltener im Röhrchen, bei großen Serien auch auf Mikrotiterplatten. Dabei werden monoklonale Seren eingesetzt. Gleiches gilt für die Bestimmung der Rhesusmerkmale und des Merkmals Kell. Stehen keine monoklonalen Seren zur Verfügung oder sollen schwache Merkmale, z.B. bestimmte schwach reagierende oder variante Rhesus-D-Moleküle, nachgewiesen werden, kommen auch polyklonale Humanseren zum Einsatz. Diese sind im Supplementtest mit nachfolgendem indirektem Coombstest zu untersuchen. Da Seren zur Blutgruppenbestimmung also unterschiedliche Reaktionsbedingungen benötigen, müssen für jedes einzelne Serum die Vorgaben der Hersteller zur Technik genauestens beachtet werden.

Blutgruppenmerkmalsbestimmungen können natürlich auch im Kartentest vorgenommen werden, wobei auch hier auf die Reaktionsbedingungen der Seren zu achten ist, sodass sowohl Kartentests im Kochsalzmilieu als auch auf Liss-/Coombskarte zur Anwendung kommen, je nachdem, ob mit kompletten oder inkompletten Seren untersucht wird.

Antikörpersuche und -differenzierung sowie Kreuzprobe:

Zur Identifizierung irregulärer Antikörper wird der **Antikörpersuchtest** eingesetzt. Er ist zwingender Bestandteil jeder Blutgruppenbestimmung. Er muss weiter auch dann aktuell durchgeführt werden, wenn schon eine gültige Blutgruppenbestimmung vorliegt, aber aktuell ein Eingriff oder eine diagnostische Prozedur ansteht, bei dem bzw. der die Möglichkeit eines transfusionsbedürftigen Blutverlustes besteht. Was aktuell heißt, ist in den Hämotherapie-Richtlinien eindeutig festgelegt.

Zusätzlich muss in Deutschland grundsätzlich vor jeder Transfusion von Erythrozytenpräparaten die **serologische Verträglichkeitsprobe (Kreuzprobe)** durchgeführt werden. Sie dient der Erkennung blutgruppenserologischer Unverträglichkeiten zwischen Konservenerythrozyten und Empfängerserum im sog. Majortest. Der indirekte Coombstest (indirekter Antiglobintest, IAT) ist Bestandteil der serologischen Verträglichkeitsprobe.

Durch die serologische Verträglichkeitsprobe sollen auch Verwechslungen und Fehlbestimmungen aufgedeckt werden. Aus jeder neu abgenommenen Patientenblutprobe ist eine Kontrolle der AB0-Blutgruppenmerkmale dieser Probe im Sinne einer serologischen Identitätskontrolle durchzuführen.

Konservenblut zur Kreuzprobe wird am besten aus einem mit dem Blutbeutel verbundenen Schlauchsegment entnommen. Die früher angetroffenen Pilotröhrchen, die am Blutbeutel stecken, sind obsolet, da sie ein überflüssiges Verwechslungsrisiko bedeuten. Die Entnahme einer Blutprobe unter Eröffnung des Blutbeutels ist auf gar keinen Fall zulässig, weil dabei eine Infektion des Präparats droht.

Ergeben sich im Antikörpersuchtest und/oder in der Kreuzprobe Reaktionen, spricht dies für das Vorliegen irregulärer Antikörper. Dann ergibt sich zwingend die Indikation zur **Antikörperdifferenzierung**, die selbstverständlich auch den indirekten Coombstest als Methode beinhalten muss.

Der Antikörpersuchtest und die Kreuzprobe haben ab Entnahmezeitpunkt nur für drei Tage (Tag der Blutentnahme plus drei Tage) Gültigkeit, da nach Transfusionen und Schwangerschaften innerhalb der letzten drei Monate (auch bei einer fraglichen Transfusions- und Schwangerschaftsanamnese) auch kurzfristig eine Antikörperbildung durch Boosterung durch weitere Transfusionen bzw. sogar nach der Gabe von Frischplasma oder von Thrombozytenkonzentraten möglich ist. Dies gilt auch für vorher bereits verträglich befundete Erythrozytenkonzentrate. Die Gesamtnovelle 2005 der Ht-Rl hat hiervon Ausnahmen bei sicher negativer Transfusions- und Schwangerschaftsanamnese zugelassen. Von dieser Möglichkeit sollte aber nur äußerst zurückhaltend Gebrauch gemacht werden. Die Verantwortung trägt immer der transfundierende Arzt.

Direkter Coombstest:

Der direkte Coombstest dient dem Nachweis von bereits in vivo eingetretener Immunglobulinbeladung zirkulierender Erythrozyten. Untersuchungsmaterial sind hierbei die Erythrozyten einer Blutprobe, die zunächst zur Entfernung freier Antikörper in umgebendem Plasma gewaschen werden. Anschließend werden die Zellen direkt mit Antihumanglobulin (Coombsserum) versetzt. Kommt es zur Agglutinatbildung, weist dies die In-vivo-Sensibilisierung der Erythrozyten nach.

Der direkte Coombstest (= **d**irekter **A**ntiglobulin**t**est, DAT) ist das klassische immunhämatologische Testverfahren bei drei Fragestellungen:

- Der DAT wird bei hämolytischen Transfusionsreaktionen positiv.
- Der DAT dient dem Nachweis der Beladung kindlicher Erythrozyten mit mütterlichen Antikörpern beim Morbus haemolyticus neonatorum.
- Der DAT wird ebenfalls positiv, wenn Autoantikörper an den Erythrozyten haften.

Qualitätskriterien:

Die Hämotherapie-Richtlinien (➤ Kap. 23.1.1) und die Richtlinien der Bundesärztekammer zur Qualitätssicherung in der Immunhämatologie vom 1.2.1992 sind zu beachten.

Testseren sind heute oft monoklonale IgM-Seren. Diese Seren zeigen kräftige In-vitro-Reaktionen und eignen sich für den Agglutinationstest im Kochsalzmilieu. Monoklonale Seren haben sich vor allem bei der Bestimmung der Blutgruppenantigene durchgesetzt, die häufig bestimmt werden: AB0-Merkmale, Rhesus-Antigene und Kell. Daneben finden sich auch Seren humanen Ursprungs, insbesondere zur Bestimmung seltener untersuchter Blutgruppenmerkmale. Diese humanen Seren enthalten in der Regel inkomplette Antikörper und müssen im indirekten Coombstest eingesetzt werden.

Jede Blutgruppenmerkmalsbestimmung muss mit zwei verschiedenen Seren vorgenommen werden. Lediglich im AB0-Blutgruppensystem wird anstelle der Doppelbestimmung eine Einfachuntersuchung der Antigene vorgenommen, die aber durch die obligatorische Serumgegenprobe ergänzt werden muss. Ist letztere nicht möglich, muss auch im AB0-System eine Doppelbestimmung der Antigene mit zwei verschiedenen Seren erfolgen. Wenn monoklonale Seren eingesetzt werden, muss darauf geachtet werden, dass es sich um Seren von unterschiedlichen Zellklonen handelt.

Testerythrozyten werden im immunhämatologischen Labor vor allem zur Serumgegenprobe im AB0-System und zur Antikörpersuche und -differenzierung eingesetzt.

Die Testzellen sollen folgende Antigene aufweisen: C, C^w, c, D, E, e, K, k, Fy (a), Fy (b), Jk(a), Jk (b), S, s, M, N, P (1), Le (a), Le (b). Darüber hinaus wird empfohlen, dass folgende Antigene in hoher Antigendichte (homozygote Erbanlage für das Allel) auf den Testzellen vorhanden sind: D, c, Fy (a), Fy (b), Jk (a), Jk (b), S, s.

Neben den Testzellen muss immer auch ein **Eigenansatz** mitgeführt werden. Darunter versteht man die Inkubation des Probandenserums mit Erythrozyten des Probanden. Dies dient vor allem dazu, Autoantikörper nicht zu übersehen. Ein positiver Eigenansatz muss durch den spezifischeren direkten Coombstest (DAT) verifiziert werden.

Störgrößen:

- Fehler bei der Identitätssicherung.
- Ungeeignete Lagerung von Testzellen und Seren.
- Nichtbeachtung der Herstellerhinweise.
- Verkennung einer Hämolyse im Testansatz als negative Reaktion.
- Vorliegen von Autoantikörpern: Bei Trägern von Autoantikörpern ist der Nachweis bzw. der Ausschluss gleichzeitig vorliegender transfusionsrelevanter Alloantikörper gelegentlich extrem schwierig, manchmal unmöglich.
- Vorliegen von Kälteagglutininen: Insbesondere hochempfindliche Testverfahren wie der Gelkartentest und der Enzymtest sind empfindlich auf Störeinflüsse durch Kälteagglutinine.
- Vorliegen von HLA-Antikörpern: Insbesondere hochempfindliche Testverfahren wie der Gelkartentest und der Festphasentest sind empfindlich auf Störeinflüsse durch HLA-Antikörper.
- Mischfeldagglutinationen bei vortransfundierten Patienten mit autologen und allogenen Erythrozyten in der Zirkulation.
- Anwendung von Humanseren im indirekten Coombstest bei Vorliegen von Autoantikörpern.

Referenzbereiche

Keine. Dem transfundierenden Arzt steht keine Möglichkeit zur Plausibilitätskontrolle zur Verfügung, weshalb für die Richtigkeit der Befunde des immunhämatologischen Labors besonders hohe Anforderungen gelten. Einzige Ausnahme ist die Kontrolle der AB0-Blutgruppe im Bedside-Test.

Angaben zur Häufigkeit verschiedener Blutgruppenmerkmale und Antikörper ➤ Kap. 23.2. Aus der Kenntnis dieser Häufigkeiten ergibt sich trotzdem kein Hinweis auf die Plausibilität der Ergebnisse im Einzelfall.

Weiteres zu Untersuchungstechniken in der Blutgruppenserologie

Der **Agglutinationstest** ist das einfachste immunhämatologische Testverfahren. Dazu werden ein bis drei Tropfen eines Serums mit einem Tropfen einer Erythrozytensuspension (3–5% Zellen in NaCl-Lösung) gemischt. In diesem Test können komplette Antikörper Erythrozyten agglutinieren, wenn diese das korrespondierende Merkmal tragen. Der Agglutinationstest kann auf Objektträgern, auf Plattenfeldern, im Röhrchen, in Mikrotiterplatten und auf Testkarten mit semisoliden Medien angesetzt werden. Im Röhrchentest werden die Reaktionen durch kurzes Anschleudern verstärkt und beim anschließenden Aufschütteln besser erkennbar.

Beim **Supplementtest** wird dem Reaktionsansatz des in Kochsalzmilieu angesetzten Agglutinationstests ein Supplement (= Ergänzungslösung) zugesetzt, um das elektrische Membranpotenzial der Erythrozyten zu vermindern und eine größere Annäherung zu ermöglichen. Als Supplement eignen sich einerseits Lösungen mit niedriger Ionenstärke, andererseits 20–30%ige Rinderalbuminlösungen. Die Wirkungsweise beider Supplemente ist unterschiedlich. Lösungen niedriger Ionenstärke führen vor allem zu einer drastischen Beschleunigung der Antikörperbindung, ohne dass diese deswegen besser sichtbar wird. Rinderalbuminlösungen beschleunigen die Antikörperbindung kaum, verbessern aber die Agglutinatbildung. Bei der Antikörpersuche und der Kreuzprobe wird der Supplementtest bei 37 °C angesetzt, d.h., das Gemisch von Serum, Erythrozytensuspension und Supplement wird für mindestens zehn Minuten bei 37 °C inkubiert. Im Röhrchentest werden die Reaktionen durch erneutes kurzes Anschleudern verstärkt und können dann beim anschließenden Aufschütteln erkannt werden.

Indirekter Coombstest: Bei allen inkompletten Antikörpern, die auch nach Supplementzugabe und Inkubation bei 37 °C nicht zur Agglutinatbildung führen, kann die Antikörperbindung erst durch einen weiteren immunhämatologischen Standardtest sichtbar gemacht werden, den indirekten Coombstest. Dazu verwendet man Coombsserum, ein in der Regel vom Kaninchen gewonnenes Serum mit Antikörpern des Tieres gegen menschliches Immunglobulin und Komplement. Das meist gebrauchte sog. polyklonale Coombsserum enthält ein Antikörpergemisch gegen humanes IgG und gegen humanes Komplement. Daneben existieren für besondere Fragestellungen auch monospezifische Coombsseren mit Anti-IgG, Anti-IgA, Anti-IgM, Anti-C3c oder mit Anti-C3d.

Im indirekten Coombstest (= indirekter Antiglobulintest, IAT) in Röhrchentechnik wird der vorher zum zweiten Mal abgelesene Ansatz, bestehend aus Erythrozytensuspension, Serum und Supplement vor dem eigentlichen Test „gewaschen". Dazu wird der Überstand nach Zentrifugation dekantiert, die Erythrozyten werden in gepufferter Waschlösung resuspendiert, erneut abzentrifugiert und so weiter. Insgesamt wird dreimal gewaschen, um in Lösung befindliche Immunglobuline möglichst vollständig aus dem Ansatz zu entfernen. Schließlich verbleiben abzentrifugierte Erythrozyten. Diesen wird dann das Coombsserum zugesetzt. Sind die Erythrozyten antikörperbeladen, kann es jetzt durch das Anti-Human-IgG zur Brückenbildung zwischen den Erythrozyten und damit zur Agglutinatbildung kommen. Ergänzend muss bei negativem Ergebnis noch durch abschließende Zugabe von antikörperbeladenen Testzellen die Qualität des Coombsserums gesichert werden, denn diese zuletzt zugegebenen Testzellen müssen agglutiniert werden (sog. Coombskontrolle).

Die beschriebene Abfolge von Agglutinationstest, Supplementtest und indirektem Coombstest wird bei Durchführung in Röhrchentechnik auch als klassischer **Dreistufentest** der Immunhämatologie bezeichnet. Er wird jedoch inzwischen in vielen immunhämatologischen Labors durch technisch einfacher handhabbare Tests ersetzt. Im immunhämatologischen Speziallabor muss die/der MTLA allerdings die Röhrchentechnik beherrschen.

Kartentests nutzen Kunststoffkarten mit sechs Mikrotitersäulen. In diesen Säulen befindet sich Gel, andere Mikropartikel oder Dichtegradientenflüssigkeit. Entscheidend ist, dass das in die Säulen eingefüllte Material Poren aufweist, die so klein sind, dass sie nur von Einzelerythrozyten passiert werden können, während Agglutinate die Säule nicht oder unvollständig passieren. Analog zum Dreistufentest existieren mit NaCl-Lösung versetzte Befüllungen sowie mit Lösungen niedriger Ionenstärke und Coombsserum versetzte Befüllungen (NaCl-Karten und Liss-/Coombs-Karten). In den NaCl-Karten wird der Agglutinationstest im Kochsalzmilieu durchgeführt. In den Liss-/Coombskarten werden dagegen der Supplementtest und der Coombstest in einer Karte vorgenommen. Nach Inkubation des über die Säule pipettierten Ansatzes mit Serum und Erythrozytensuspension werden die Säulen zentrifugiert. Nicht antikörperbeladene Erythrozyten passieren dabei die Befüllung und finden sich als Sediment am Boden der Mikrotitersäule. Agglutinate bleiben in der Befüllung stecken. Mit IgG-Antikörpern beladene Erythrozyten werden in der Liss-Coombskarte von in die Befüllung eingearbeiteten Coombsantikörpern agglutiniert und bleiben dann als Agglutinate in der Befüllung stecken, während sie die nicht mit Coombsantikörpern versetzten NaCl-Karten passieren.

Die Vorteile dieser Testverfahren bestehen in hoher Zuverlässigkeit, gegenüber dem Röhrchentest geringeren Fehlermöglichkeiten, wiederholter Ablesbarkeit des Ergebnisses und in verbesserter Sensitivität. Das Waschen im Ansatz auf der Liss-/Coombskarte kann entfallen, da nicht erythrozytär gebundene Antikörper nicht in die Säulenbefüllung, die die Coombsantikörper enthält, eindringen. Mit den Kartentests werden mehr irreguläre Antikörper gefunden. Der Preis dafür ist eine gesteigerte Rate positiver Befunde durch sehr niedrigtitrige Autoantikörper, durch unspezifische IgG-Nachweise im Eigenansatz sowie durch Kälteautoantikörper.

Enzymtest: Die Vorbehandlung von Erythrozyten mit Enzymen vor deren Einsatz in blutgruppenserologischen Untersuchungen führt zu wichtigen Modifikationen. Zahlreiche Antigene werden durch Enzyme so modifiziert, dass sie verstärkt reagieren. Dies ist insbesondere für Merkmale in den Rhesus-, Kell- und Kidd-Blutgruppensystemen der Fall. Andere Antigene werden durch Enzyme zerstört, vor allem die Duffy-Antigene und die Merkmale des MNSs-Systems. Nützlich ist dies zum Nachweis von niedrigtitrigen Antikörpern sowie in der Untersuchung von Seren, die mehrere irreguläre Antikörper enthalten.

Molekularbiologische Blutgruppenmerkmalsbestimmungen sind derzeit noch wenigen Speziallabors vorbehalten und nur bei ausgewählten Fragestellungen indiziert.

LITERATUR

Bundesätztekammer. Richtlinien der Bundesärztekammer zur Qualitätssicherung in der Immunhämatologie. D Ärzteblatt 1992;89:Sonderdruck [Internet-Tipp: http://www.bundesaerztekammer.de/downloads/Immunhaemapdf.pdf]

Eckstein R. Immunhämatologie und Transfusionsmedizin, 5. Auflage. Gustav Fischer Taschenbücher. Elsevier Urban & Fischer, München, Jena 2005.

Müller-Eckhardt C, Kiefel V (Hrsg.) Transfusionsmedizin. Grundlagen – Therapie – Methodik, 3. Auflage. Springer, Berlin, Heidelberg, New York 2003.

Paul-Ehrlich-Institut. Bekanntmachung der Richtlinien zur Gewinnung von Blut und Blutbestandteilen und zur Anwendung von Blutprodukten (Hämotherapie) gemäß §§ 12 und 18 des Transfusionsgesetzes (TFG) (Novelle 2005); BAnz 57, Nr. 209a vom 05.11.2005 [Anmerkung: Aktualisierungen und Ergänzungen beachten!]

Blutkörperchen, rote

➤ Kap. 24, „Blutbild“ – „Erythrozyten und berechnete Größen (Hämatokrit, MCV, MCH, MCHC, RDW)“.

Blutkörperchensenkungsgeschwindigkeit (BKS)

➤ Kap. 24, „Blutsenkungsgeschwindigkeit (BSG)“.

Blutkultur (€€) bei Verdacht auf bakterielle Infektionen

Marianne Kretschmar, Thomas Nichterlein

Eine Blutkultur ist ein bestimmtes Volumen Blut, das unter aseptischen Bedingungen mit Hilfe einer einzigen Venenpunktion in entsprechende Kulturmedien zur Anzüchtung von Bakterien und Pilzen verimpft wird. Für die meisten Anwendungen ist die Verwendung aerober Kulturmedien ausreichend. Die zusätzliche Beimpfung einer anaeroben Blutkulturflasche mit der gleichen Blutprobe ist dann nötig, wenn mit obligat anaeroben Mikroorganismen (z.B. Bacteroides spec. bei enterogener Sepsis) zu rechnen ist. Drei Blutkulturen (zu verschiedenen Zeitpunkten abgenommen) sind optimal zur Diagnostik einer Bakteriämie und erleichtern die Einschätzung, ob eine Kontamination vorliegt.

Indikationen

- Fieber unklarer Genese,
- Verdacht auf Endokarditis,
- Verdacht auf bestimmte zyklische Infektionskrankheiten durch anzüchtbare Bakterien (z.B. Typhus),
- Organinfektionen mit systemischer Ausbreitung (z.B. Meningitis, Lobärpneumonie, Pyelonephritis, akute Osteomyelitis, eitrige Arthritis, Phlegmone),
- Risikopatienten mit Fieber (Immunsupprimierte, Alte, Patienten mit chronischen Darminfektionen, z.B. Morbus Crohn, Tumorpatienten).

Präanalytik

Entnahme, Transport und Lagerung mikrobiologischer Untersuchungsmaterialien ➤ Tab. 24-12.

Blutentnahme:

- *Zeitpunkt:* Bei ausgeprägten Fieberzacken Blutabnahme zu Beginn des Fieberanstiegs, möglichst vor Beginn der Antibiotikatherapie oder nach antibiotikafreiem Intervall von mehr als 24 Stunden, notfalls auch vor Applikation der nächsten Antibiotikadosis.
- *Durchführung:*
  - Flaschen vorbereiten und beschriften. Barcodes nicht überkleben. Beimpfung bei 37 °C oder Umgebungstemperatur. Durchstichkappen mit alkoholischem Desinfektionsmittel desinfizieren, dieses vollständig verdunsten lassen.
  - Einweghandschuhe anziehen.
  - Haut an der Einstichstelle zweimal desinfizieren (steriler Tupfer, 60 Sekunden oder bis zum Trocknen des Alkohols), Punktion mit Spritze oder Überleitungssystem durchführen.
  - Blut aus Vene oder aus frisch gelegtem Gefäßkatheter entnehmen.
  - Bei Erwachsenen 10 mL Blut in die Flasche mittels Spritze mit neuer Kanüle übertragen oder – vorzugsweise – durch spezielle Überleitungssysteme einlaufen lassen, die u.a. von den Herstellern automatischer Systeme ergänzend zu den Blutkulturflaschen angeboten werden. Das Verhältnis von Blut zu Kulturmedium soll 1:10 bis 1:5 betragen.

Transport und Versand: Blutkultur sofort ins Labor bringen, notfalls bei Umgebungstemperatur oder 37 °C (systemabhängig) maximal 24 Stunden zwischenlagern, bei Transport außer Haus Thermobehälter mit 37 °C verwenden. Beim Versand sind die gesetzlichen Regelungen über den Postversand von medizinischem Untersuchungsgut zu beachten, für die der Absender die Verantwortung trägt. Er hat auch zu entscheiden, ob es sich bei der Probe um Material ohne, mit geringem oder gegebenem Infektionsrisiko handelt.

Analytik

Bakterien aus dem Blut wachsen in flüssigen Kulturmedien, die auch das Wachstum anspruchsvoller Keime ermöglichen. Dabei produzieren sie CO_2, das in den gebräuchlichen automatischen Systemen nachgewiesen wird. Mit aeroben Kulturmedien können die meisten relevanten anzüchtbaren Erreger detektiert werden. Wie schnell die Blutkultur positiv wird, hängt von Art und Anzahl der vorhandenen Erreger und vom verwendeten Nachweissystem ab (einige Stunden bis Wochen). Bei positiver Blutkultur werden Genus und Spezies der wachsenden Keime bestimmt und ein Antibiogramm erstellt (➤ Kap. 24, „Antibiogramm"). Die Auswahl des Blutkultursystems richtet sich nach den gesuchten Keimen, dem Probenaufkommen und den technischen und finanziellen Möglichkeiten des Labors. In der Regel werden automatische Systeme mit aeroben Flaschen und kontinuierlichem Nachweis des Keimwachstums verwendet. Verbreitet sind das BACTEC-System (Becton Dickinson) und das BacT/Alert-System (BioMerieux), die für Routineanwendungen vergleichbare Resultate liefern. Ein vergleichbares

Tab. 24-12 Entnahme, Transport und Lagerung mikrobiologischer Untersuchungsmaterialien

Material	Entnahme	Transport und Lagerung	Kommentar
Urin	Falls möglich, Mittelstrahlurin verwenden. Bei Kathetern Entnahme durch Punktion nach Desinfektion aus dem proximalen Abschnitt des Katheters. Eintauchmedien: Urinprobe in sterilem Gefäß auffangen, eintauchen, in Transportcontainer einbringen.	Nativurin: Probenverarbeitung innerhalb von 2 Stunden für verlässliche Quantifizierung notwendig. Urin gekühlt (4 °C) für maximal 24 Stunden lagern. Eintauchmedien maximal 24 Stunden bei 37 °C vorbebrüten, dann maximale Transportdauer 48 Stunden bei Zimmertemperatur.	Suprapubische Punktion in Zweifelsfällen. Untersuchung auf Mykobakterien erfordert mindestens 20 mL, besser 100 mL. Urin niemals aus dem Auffangbeutel entnehmen. Zum Nachweis von antibakteriellen Substanzen („Hemmstoffnachweis") Nativurin notwendig.
Wundmaterial	Aus der Tiefe der Wunde oder vom Wundrand nach Reinigung.	Keine Lagerung von Nativmaterial. Bei Probenversand Transportmedium verwenden.	Wenn möglich Gewebeproben in Kochsalzlösung einsenden, besonders bei Verdacht auf Tetanus oder Gasbrand.
Punktate	Hautdesinfektion wie für Blutkultur. Punktion und Aspiration zur Materialgewinnung vor chirurgischer Eröffnung durchführen.	Keine Lagerung von Nativmaterial. Bei Lagerung < 6 Stunden Transportmedium verwenden. Bei Lagerung > 8 Stunden zusätzlich zum Transportmedium Blutkulturflasche beimpfen.	Anaerobiertransportmedium verwenden.
Trachealsekret, BAL, geschützte Bürste	Steriles Gefäß für BAL und Trachealsekret, sterile Kochsalzlösung für Bürste.	Probenverarbeitung innerhalb von 2 Stunden für verlässliche Quantifizierung notwendig. Weniger kritische Proben ansonsten kühlen (4 °C) und innerhalb von 24 Stunden verarbeiten.	Für Anaerobieranzucht immer Transportmedium verwenden.
Blutkultur	Hautdesinfektion mit sterilem Tupfer, 60 Sekunden Einwirkzeit, zweimalige Desinfektion.	Schnellstmögliche Inkubation bei 37 °C. Lagerung bei Raumtemperatur oder bei 37 °C, je nach System.	Nicht mehr als drei Entnahmen in 24 Stunden, Entnahme immer vor der nächsten Antibiotikagabe.
Katheterspitzen	Gründliche Hautdesinfektion vor Katheterentfernung. Katheterspitze ca. 2–3 cm mit steriler Schere abschneiden, in steriles Röhrchen geben.	Keine Lagerung von Katheterspitzen für Quantifizierung. Nur im Notfall Lagerung bei Zimmertemperatur, nicht länger als 12 Stunden.	Kein Transportmedium oder Nährmedium verwenden, da dann die Keimzahl nicht bestimmt werden kann. Immer Blutkultur von anderer Körperstelle parallel untersuchen.
Serum, Blut	Für Antikörpernachweise keine besonderen Anforderungen, für PCR und Antigennachweise spezielle Hinweise strikt einhalten.		
Liquor	Hautdesinfektion, erste 2–5 Tropfen Liquor verwerfen (besonders bei Ventrikeldrainagen u.Ä.). Liquor für Bakterienanzüchtung in Transportmedium. Steriles Röhrchen für Antigennachweise und Mikroskopie. Bei Transport über 2 Stunden zusätzlich aerobe Blutkulturflasche mit Liquor beimpfen.	Transportmedien bei Raumtemperatur lagern, innerhalb 24 Stunden verarbeiten. Nativliquor innerhalb von 2 Stunden verarbeiten.	Immer gleichzeitig Blutkultur entnehmen. Ohne Transportmedien hohe Rate von falsch negativen Befunden, da die Bakterien absterben. Bei Beimpfung von Blutkulturflaschen müssen diese oft so schnell wie möglich mit Wuchsstoffen supplementiert werden, damit anspruchsvolle Bakterien wachsen können.

B

Tab. 24-12 Entnahme, Transport und Lagerung mikrobiologischer Untersuchungsmaterialien (Forts.)

Material	Entnahme	Transport und Lagerung	Kommentar
Stuhl	Stuhl in steriles Transportgefäß	Sofortige Untersuchung des Stuhls bei Untersuchung auf vegetative Amöbenformen. Ansonsten bei Lagerung > 2 Stunden kühlen, bei Transport > 24 Stunden Transportmedium verwenden.	

Nützliche Internetadressen zu Transportmedien:
http://www99.mh-hannover.de/institute/mikrobiologie/einsende/einsende.html
http://www.imm-km.unibe.ch/Material/c_dl_1trans.htm
http://www.uni-regensburg.de/Fakultaeten/Medizin/MMH/Diagnostik/Untersuchungsmaterial.htm

manuelles System ist das Signal-System (Oxoid). Für spezielle Indikationen verwendet man anaerobe Medien, biphasische Medien oder Pilzmedien, längere Bebrütungszeiten oder das Lysis-Zentrifugations-System (Isolator, Oxoid), das sich auch zur Quantifizierung eignet. Nicht anzüchtbar sind einige Bakterien und Pilze sowie alle Viren und Parasiten. Essenziell ist die Beimpfung mit einem ausreichenden Volumen an Blut, da die Ausbeute volumenabhängig ist, weil die meisten Bakteriämien bei Erwachsenen Keimzahlen von weniger als einem bis höchstens zehn Bakterien/mL aufweisen.

Qualitätskriterien: Nach den Richtlinien der Bundesärztekammer zur Qualitätssicherung in der Mikrobiologie ist die Funktionsfähigkeit des Analysensystems zur Identifizierung und Sensibilitätsprüfung von Keimen in jeder Serie durch interne Kontrollen zu belegen. Darüber hinaus ist die Teilnahme an Ringversuchen zum Nachweis von Krankheitserregern zweimal jährlich vorgeschrieben. Dabei werden jeweils fünf Proben zur Bestimmung von Genus und Spezies der Keime und zur Empfindlichkeitsprüfung gegenüber Antibiotika versandt. Der Ringversuch gilt als bestanden, wenn 70% der maximalen Punktzahl bei der Erkennung und 85% der maximalen Punktzahl bei der Empfindlichkeitsprüfung erreicht werden.

Störfaktoren: Kontamination, vermeidbar durch Einhalten der folgenden Regeln: Blut aus Vene oder aus frisch gelegtem Gefäßkatheter entnehmen. Entnahme aus liegendem Katheter nur bei speziellen Fragestellungen durchführen.

Beurteilung

Jeder Keimnachweis mittels Blutkultur kann pathologische Bedeutung haben. Neben obligat pathogenen Krankheitserregern (z.B. Meningokokken, Pneumokokken, Salmonella Typhi) werden gelegentlich Keime nachgewiesen, die auch zur Normalflora der Haut gehören können (koagulasenegative Staphylokokken, Korynebakterien, Bacillus spec., Acinetobacter spec.), aber nicht notwendigerweise Kontaminanten sein müssen, da diese Keime bei Intensivpatienten, Immunsupprimierten und besonders bei Fremdkörperinfektionen pathogenetische Bedeutung haben können. Man geht davon aus, dass Erreger, die in mehreren Blutkulturen isoliert wurden, eher eine ätiologische Bedeutung haben als nur einmal isolierte Keime.

Negativer Keimnachweis bei klinischen und laborchemischen Zeichen einer Sepsis oder Endokarditis kann verursacht sein durch

- Antibiotikagabe,
- nicht anzüchtbare Bakterien (Chlamydia spec., Coxiella burnetii) oder anspruchsvolle bzw. langsam wachsende Keime (z.B. Bruzellen, Keime der HACEK-Gruppe),
- Keime, die auf Spezialnährböden angezüchtet werden müssen (z.B. Mycobacterium tuberculosis, atypische Mykobakterien).

Blutsenkungsgeschwindigkeit (BSG) (€)

Walter G. Guder

Synonyme: Blutsenkung, Blutkörperchensenkungsgeschwindigkeit (BKS).

Aus der Beobachtung, dass die Senkung der Blutkörperchen im antikoagulierten Blut sich bei verschiedenen Krankheiten beschleunigte, schuf Westergren die noch heute geltende Standardmethode BSG.

Diese Geschwindigkeit über die Zeit wird von verschiedenen Faktoren beeinflusst: Proteinzusammensetzung des Plasmas, Ladung und Dicke der Erythrozyten, Plasmaviskosität, Temperatur und Dichteunterschiede zwischen Plasma und Blutzellen. Von den Plasmaproteinen wirken Fibrinogen, α_2-Makroglobulin, Haptoglobin und Immunglobuline G und A steigernd auf die Erythrozytenaggregation und damit auf die Senkungsgeschwindigkeit. Mehrere der steigernden Proteine gehören zu den Akute-Phase-Proteinen.

Die komplexe Interaktion von Plasmabestandteilen mit der Oberfläche der Erythrozyten führt zur Bildung von Zellaggregaten und machte die BSG zu einer der ersten Suchtests nach entzündlichen und malignen Prozessen im Körper.

Indikationen

Der Schwerpunkt der Indikation dieser unspezifischen Methode liegt bei seiner Ausschlussfunktion. Daher hat sich die BSG seit ihrer Einführung als Screening-Verfahren zum Ausschluss von entzündlichen und malignen Erkrankungen bewährt, wenn sie auch zunehmend von spezifischeren Verfahren ersetzt oder ergänzt wird. So hat die Quantifizierung von C-reaktivem Protein (CRP) die Rolle des Entzündungsmarkers übernommen.

Es bleiben aber die Indikationen:

- Ausschluss chronischer immunologischer Erkrankungen (z.B. monoklonale Gammopathie, Immundefizienzsyndrome),
- Ausschluss maligner Erkrankungen mit systemischer (metastasierender) Reaktion.
- bei einigen Kollagenosen auch bei normalem CRP, da eine hohe BSG typisch ist.

Präanalytik

Untersuchungsmaterial: Zur Messung der BSG werden beim nüchternen Patienten 1,6 mL venöses Blut 4 + 1 mit 3,8%igem Natriumzitrat gemischt. Für Neugeborene und Kinder ist es möglich, die BSG kapillär mit 0,2 mL Gesamtvolumen abzunehmen.

Stabilität: Diese durch internationale Normen standardisierte Probe ist für zwei Stunden bei Raumtemperatur stabil, danach tritt eine Verlangsamung der BSG ein. Bei Vermehrung des relativen Zitratanteils steigt, bei Verminderung sinkt die BSG.

Einflussgrößen

Menstrueller Zyklus und Schwangerschaft: Die BSG steigt in der prämenstruellen Phase an und sinkt während der Menstruation ab. Ab der vierten Schwangerschaftswoche steigt sie kontinuierlich an und erreicht ein Maximum vom Doppelten der oberen Normalgrenze in der Zeit um die Geburt. Innerhalb von sechs bis acht Wochen nach der Geburt kehrt sie in den Normalbereich zurück.

Zirkadiane Einflüsse: Die BSG ist nachmittags etwas höher als vormittags.

Nahrungseinflüsse: Bei fettreicher Mahlzeit wird die BSG durch Chylomikronen gesteigert.

Analytik

Die BSG wird nach Mischen der Probe und Aufziehen des Zitratblutes in ein Senkungsröhrchen nach Westergren gemessen, indem man bei Raumtemperatur (20–25 °C) nach einer und zwei Stunden die Höhe der Plasmaschicht über den Blutzellen abliest. Die Angabe erfolgt in Millimeter pro Stunde.

Neuerdings werden mechanisierte Versionen für verschiedene Blutentnahmesysteme angeboten. Dabei wird eine kontinuierliche Messung der Senkung der Zellen benutzt, um den Ein- und Zwei-Stunden-Wert nach 10–20 Minuten vorauszusagen.

Qualitätskriterien: Nicht definiert.

Störgrößen:

- Bei Absinken der Temperatur während der Messung unter 18 °C wird die BSG gesenkt, ein Anstieg der Temperatur auf 27 °C verdoppelt sie. Die Beobachtung, dass nach heißen Bädern über drei Tage die BSG erhöht ist, wird als „physiologische Akute-Phase-Reaktion“ gedeutet.
- Orale Kontrazeptiva steigern über eine Steigerung des Fibrinogens die BSG.
- Dextran als Plasmaexpander steigert durch seine Bindung an Erythrozyten die BSG stark. Erst elf bis 15 Tage nach Beendigung der Infusion von Dextran kehrt sie zu Normalwerten zurück. Alle

die Entzündungsreaktionen steigernden und antientzündlichen Therapien wirken sich auf die BSG über ihren Effekt auf die Proteinzusammensetzung aus.

Referenzbereiche

Ein-Stunden-Wert

Männer	
• **≤ 50 Jahre**	≤ 15 mm/h
• **> 50 Jahre**	≤ 20 mm/h
Frauen	
• **≤ 50 Jahre**	≤ 25 mm/h
• **> 50 Jahre**	≤ 30 mm/h
Kinder	
• **0–1 Monat**	Niedrigere Werte
• **1–12 Monate**	Leicht erhöhte Werte
• **> 1 Jahr**	Wie Erwachsene

Beurteilung

Eine **verminderte BSG** bzw. verminderte Reaktion der BSG auf entsprechende Stimuli findet sich bei Polyglobulie, atypischer Erythrozytenform (z.B. Sichelzellanämie) und Immunschwäche ohne Akutphase.

Eine **gesteigerte BSG** wird als unspezifisches Zeichen einer entzündlichen oder sonst die Proteinzusammensetzung des Blutes verändernden Erkrankung gesehen.

Der Ein-Stunden-Wert wird interpretiert als

- leichte Senkungsbeschleunigung: bis 30 mm/h;
- deutliche Senkungsbeschleunigung: bis 50 mm/h;
- starke Senkungsbeschleunigung: bis 90 mm/h;
- stärkste Senkungsbeschleunigung (Sturzsenkung): ab 90 mm/h.

Eine gesteigerte BSG kann so erstes Symptom einer entzündlichen, aber auch malignen Erkrankung sein. Auch wenn die Sturzsenkung als Leitsymptom einer ausgeprägten monoklonalen Gammopathie gedeutet wird, kann eine normale BSG bei Bence-Jones-Myelom auftreten. In jedem Fall ist die Klärung der Ursache einer BSG-Erhöhung nur durch weitere Untersuchungen möglich.

BNP

➤ Kap. 24, „Natriuretische Peptide“.

Bone-specific alkaline phosphatase

➤ Kap. 24, „Marker der Knochenformation“ – „Knochenspezifische alkalische Phosphatase (bone-specific alkaline phosphatase, BAP)“.

Boyden-Kammer-Assay

➤ Kap. 24, „Granulozyten- und Makrophagenfunktionstests“.

Bronchoalveoläre Lavage (BAL) (€€)

Heinz Fiedler

Die fiberoptische BAL-Diagnostik ist eine sichere Methode für den Patienten. Relative Kontraindikationen sind Asthma bronchiale, p_aCO_2 ↑, p_aO_2 ↓, Herzrhythmusstörungen, frischer Herzinfarkt und Blutungsneigung.

Die BAL hat weitgehend die Untersuchung des Sputums abgelöst.

Indikationen

- Beurteilung der entzündlichen Aktivität bei Erkrankungen des Lungengerüsts (interstitielle Lungenerkrankungen),
- Diagnostik von infektiösen Lungenerkrankungen wie Anaerobierinfektion, Pneumocystis jiroveci oder Aktinomykose,
- schwerer und atypischer Verlauf einer Pneumonie (Aspirationspneumonie, Legionellosis),
- exogene allergische Alveolitis, bronchopulmonale Aspergillose,
- Pneumokoniosen wie Asbestose,Silikose oder Berylliose (Berufskrankheiten!),
- Verdacht auf Bronchialkarzinom.

Präanalytik

Die Lavageflüssigkeit wird in Kunststoffgefäßen aufgefangen und gekühlt, um ein Anhaften der Alveolarmakrophagen zu vermeiden. Sie muss sofort ins Labor gebracht werden! Nach Rückgewinnung von 50 mL Lavageflüssigkeit kann Material für eine Bürstenzytologie gewonnen werden.

Die Differenzialzytologie bedarf der sofortigen Zytozentrifugenpräparation, die luftgetrockneten Präparate können verschickt werden. Die Aufarbeitung der BAL erfordert eine laborinterne Standardisierung und die Ermittlung eigener Referenzbereiche.

Analytik

Die Differenzialzytologie benutzt nach May-Grünwald gefärbte Zytozentrifugenpräparate. Die Lymphozytensubpopulationen werden anhand der Durchflusszytometrie ermittelt.

Die Bestimmung löslicher Messgrößen bietet zwar keine Probleme, kann aber nur selten (differenzial-) diagnostische Hinweise liefern (keine Referenzbereiche, keine Standardisierung).

Der direkte Erregernachweis sollte möglichst quantitativ geführt werden (besondere Bedeutung für die Pneumocystis-jiroveci-Infektion bei HIV-Patienten).

Referenzbereiche

Makrophagen	80–99% der Leukozyten
Lymphozyten	2–15% der Leukozyten
Neutrophile	< 5% der Leukozyten
Eosinophile/Mastzellen/ Plasmazellen	je < 1% der Leukozyten
T-Lymphozyten	56–96% der Lymphozyten
T-Helferzellen	22–57% der Lymphozyten
T-Suppressorzellen	12–39% der Lymphozyten
Natürliche Killerzellen	3–28% der Lymphozyten
CD4/CD8	0,7–3,5

Zigarettenrauchen erhöht die Gesamtzahl der Zellen (Makrophagen mit Inklusionen, Neutrophile und Eosinophile).

Beurteilung

Die Differenzialzytologie ermöglicht die Differenzierung von:

- Alveolitisformen (eosinophil, neutrophil, lymphozytär),
- exogen-allergische Alveolitis (CD4/CD8 < 1,3)
- Sarkoidose (Lymphozytose 30–60%, CD4/CD8 > 3,5),
- Morbus Wegener (Neutrophilenalveolitis),
- Lungenhämosiderose (Goodpasture; Eisenbeladung),
- alveoläre Proteinose: PAS-positive azelluläre Korpuskel und phospholipidhaltige Surfactant-Proteine (A, B, C, D), die sich durch einen gestörten Metabolismus in den Alveolen anreichern und (zumindest bei Erwachsenen) durch therapeutische Lavage entfernt werden können.

Weitere pathognomonische Befunde sind bei alveolärer Proteinose (Vermehrung der Surfactant-Proteine; therapeutische Lavage!), Histiozytose X (Langerhans-Zell-Granulomatose) und Berylliose möglich. Die Zahl der Asbestnadeln in der BAL korreliert mit der Belastung des Lungenparenchyms durch die Asbestose. Tumor-, Lymphom- und Leukämiezellen weisen auf Alveolarzellkarzinom, Lymphangiosis carcinomatosa bzw. Leukämie hin.

LITERATUR

Griese M, Tredano M, Nicolai T, Bahuau M. Molekulare Grundlagen und Klinik der pulmonalen Alveolarproteinosen. Dtsch Ärztebl 2002;99:A1013–23.

BSG

➤ Kap. 24, „Blutsenkungsgeschwindigkeit (BSG)“.

Buprenorphin

➤ Kap. 24, „Analgetika“.

C

CA 125

➤ Kap. 24, „Cancer Antigen 125 (CA 125)“.

CA 15-3

➤ Kap. 24, „Cancer Antigen 15-3 (CA 15-3)“.

CA 19-9

➢ Kap. 24, „Carbohydrate Antigen 19-9 (CA 19-9)“.

CA 72-4

➢ Kap. 24, „Cancer Antigen 72-4 (CA 72-4)“.

Cadmium

➢ Kap. 24, „Toxische Metalle, Metallverbindungen und Eisen“ – „Cadmium“.

Ca-Kanal-Antikörper

➢ Kap. 24, „Antikörper bei myasthenen Syndromen“.

Calcidiol

➢ Kap. 24, „Vitamin D“.

Calcitonin, inklusive Pentagastrintest und Kalziuminjektionstest (€€€)

Martin Bidlingmaier, Heinrich Schmidt-Gayk

Calcitonin wird von den parafollikulär gelegenen C-Zellen der Schilddrüse sezerniert. Durch intravenöse Kalziuminjektion oder durch Pentagastrininjektion ist die Freisetzung auch beim Gesunden stimulierbar. Die physiologische Funktion ist nicht vollständig verstanden, ein klinisches Korrelat eines Calcitoninmangelzustands ist unbekannt. Calcitonin hemmt am Knochen die Osteoklastenaktivität, sodass es auch für die Behandlung der Osteoporose Anwendung findet. Ferner wirkt Calcitonin an der Niere. Calcitonin ist jedoch der wichtigste Tumormarker in der Diagnostik und Verlaufskontrolle des medullären Schilddrüsenkarzinoms (C-Zell-Karzinom).

Indikationen

Basalwerte oder Pentagastrintest:

- Postoperativer Verlauf eines histologisch gesicherten C-Zell-Karzinoms (zusammen mit CEA),
- Abklärung szintigraphisch kalter Knoten der Schilddrüse,
- Familien-Screening von Patienten mit C-Zell-Karzinom in Verbindung mit Pentagastrintest (etwa ein Viertel der Fälle wird autosomal-dominant vererbt),
- postoperative Lokalisationsdiagnostik bei C-Zell-Karzinom in Verbindung mit selektivem Venenkatheter,
- unklare Durchfälle,
- Verdacht auf und Verlaufskontrolle bei medullärem Schilddrüsenkarzinom,
- Screening-Untersuchung bei V.a. multiple endokrine Neoplasie (MEN 2),
- Verdacht auf ektope Produktion von Calcitonin (z.B. kleinzelliges Bronchialkarzinom).

Umstritten ist derzeit noch, ob bei allen Patienten mit sonographisch echoarmen Knoten der Schilddrüse eine Calcitoninbestimmung als Screening-Untersuchung durchgeführt werden sollte.

Präanalytik

Untersuchungsmaterial: Die Bestimmung erfolgt aus EDTA-Plasma wegen der besseren Stabilität.

- **Pentagastrintest:** Verweilkanüle legen, nach Abnahme eines Basalwerts im Hämatologieröhrchen (EDTA) 0,5 µg Pentagastrin pro kg KG als Bolus i.v. geben und nach zwei und fünf Minuten wieder je ein EDTA-Röhrchen Blut abnehmen.
- **Kalziuminjektionstest:** Abnahme einer Probe vor und 15 Minuten nach Kalziuminjektion (10 mL Calcium Sandoz 10% in zwei Minuten i.v.).

Stabilität: Calcitonin ist sehr empfindlich, da auch mit Stabilisator (z.B. Aprotinin 400 KIU/mL) nur eine bis vier Stunden im Vollblut haltbar. Pro Tag werden in vitro 10% abgebaut. Die Proben sollten sofort nach Abnahme (spätestens nach vier Stunden) zentrifugiert und das Plasma eingefroren werden. Auch im Kühlschrank ist Plasmacalcitonin nur 24 Stunden, bei –20 °C jedoch ein Jahr stabil. Längere Transportwege in ungekühltem Zustand sollten vermieden werden, da die Ergebnisse nicht interpretierbar sind.

Einflussgrößen

Akute Kalziumbelastung, Protonenpumpenblocker (z.B. Omeprazol) sowie orale Kontrazeptiva können erhöhte Calcitoninwerte hervorrufen. Die Einnahme kalziumhaltiger Tabletten sollte vor der Durchführung des Tests unterbleiben. Ebenso können bei Niereninsuffizienz erhöhte Werte gemessen werden.

Analytik

Es sollten ausschließlich hochsensitive (< 1,2 pmol/L oder < 4 ng/L), hochspezifische immunometrische Assays verwendet werden. Nach wie vor bestehen große Unterschiede in den ermittelten Calcitoninwerten zwischen verschiedenen Messmethoden. Auch mit den modernsten Nachweistechniken (immunoradiometrische [IRMA] oder immunoluminometrische [ILMA] Two-site Sandwich-Assays, also zwei verschiedene Antikörper im Überschuss gegen unterschiedliche Epitope des Antigens) kann die untere Grenze bei Normalpersonen nicht erfasst werden (Nachweisgrenze derzeit ca. 1 pmol/L). Die Diskrepanzen sind zudem im unteren, mittleren und hohen Konzentrationsbereich nicht identisch. Daher sind „Cut-off"-Werte für diagnostische Entscheidungen in jedem Fall methodenspezifisch festzulegen. Zudem muss insbesondere in der postoperativen Nachsorge von Patienten mit calcitoninproduzierenden Tumoren eine gleichbleibende, einheitliche Messmethode gefordert werden.

Qualitätskriterien: Keine Vorgaben nach RiLiBÄK. Als quantitativer Test sollte er jedoch mindestens folgende Bedingungen erfüllen. Dabei sind die Verfügbarkeit von Kontrollmaterialien und methodenabhängige Sollwerte Voraussetzungen:

- Maximal zulässige Abweichung des Einzelwerts bei Konzentrationen > 5 pmol/L: 20%.
- Maximal zulässige Abweichung beim Ringversuch bei Konzentrationen > 5 pmol/L: 40%.

Störgrößen: Es können Störungen durch HAMA (humane Anti-Maus-Antikörper) auftreten, die durch Messung der HAMA im Serum erkannt werden können.

Referenzbereiche

Calcitonin: Mit den derzeit verfügbaren Methoden lässt sich eine Untergrenze des Referenzbereichs bei Normalpersonen nicht feststellen, die Konzentrationen sind methodenabhängig sehr niedrig.

Männer	< 3 pmol/L (< 10 ng/L)
Frauen	< 2 pmol/L (< 7 ng/L)

Pentagastrintest: Gesunde zeigen Anstiege bis 20 pmol/L (immunoradiometrischer Two-site Sandwich-Assay).

Kalziuminjektionstest: Wir beobachteten bei Gesunden nach 15 Minuten Calcitoninspiegel bis 20 pmol/L.

Beurteilung

Bei modernen Messverfahren sollten **basale Calcitoninkonzentrationen** über 10 ng/L in jedem Fall Anlass für weiterführende Untersuchungen sein. Als Testverfahren kommt eine Stimulation durch Pentagastrin infrage. Ein Anstieg von Calcitonin auf über 100 ng/L ist hochgradig suspekt. Im Rahmen des Familien-Screenings sind bei entsprechendem Verdacht die molekularbiologischen Verfahren anzuwenden.

Pentagastrintest: Patienten mit C-Zell-Karzinom zeigen deutlich stärkere Calcitoninanstiege als Normalpersonen.

Kalziuminjektionstest: Wir beobachteten bei Patienten mit C-Zell-Karzinom 15 Minuten nach Kalziuminjektion Calcitoninkonzentrationen über 20 pmol/L.

Calcitriol

➤ Kap. 24, „Vitamin D".

cANCA

➤ Kap. 24, „Antineutrophile zytoplasmatische Antikörper (ANCA)".

Cancer Antigen 15-3 (CA 15-3) (€€€)

Petra Stieber

Bei CA 15-3 handelt es sich um ein hybridomdefiniertes hochmolekulares Kohlenhydratantigen der Milchfettkügelchen-Muzin-Familie. CA 15-3 ist nicht – wie vielfach behauptet – brustspezifisch, aber es stellt seit 20 Jahren den Prototyp unter den Tumormarkern erster Wahl beim Mammakarzinom dar. Später folgten weitere Tests wie MCA, CA 549, TAG-12, CA M26, CA M29, CA 27-29, die ebenfalls gleiche oder ähnliche Epitope des MUC-1-Antigens entdecken und eine dem CA-15-3-Test vergleichbare Bedeutung besitzen. Demnach ist die vielfach durchgeführte kombinierte Bestimmung mehrerer dieser „Muzin-Tumormarker“ sinnlos, da sie ähnliche Strukturen messen und keine zusätzliche Information gewonnen werden kann. Ebenso muss im Verlauf der Erkrankung stets der gleiche Muzintest (darüber hinaus vom gleichen Hersteller und unter Anwendung des gleichen Testsystems) verwendet werden; nur so kann eine Vergleichbarkeit der Testergebnisse gewährleistet sein.

Indikationen

- Präoperativ bzw. prätherapeutisch bei der Erstdiagnose von Mammakarzinomen (zusammen mit CEA),
- Therapieeffizienzkontrolle und Verlaufsbeobachtung des Mammakarzinoms (immer in Kombination mit CEA).

Die Hauptindikation zur CA-15-3-Bestimmung ist die Verlaufs- und Therapieeffizienzkontrolle des Mammakarzinoms. Bei anderen Tumorerkrankungen findet man stark erhöhte Werte nur in fortgeschrittenen Stadien. Diesbezüglich seien besonders erwähnt: Ovarial-, Zervix- und Endometriumkarzinome.

Präanalytik

Als **Untersuchungsmaterial** dienen Serum, Plasma, Pleuraexsudat und Aszites.

Stabilität: Bei Raumtemperatur und 4–8 °C ist CA 15-3 sowohl im Vollblut als auch im Plasma/Serum sieben Tage stabil.

Einflussgrößen

Die biologische Halbwertszeit beträgt fünf bis sieben Tage. Die CA-15-3-Konzentration im Blut zeigt keine wesentliche Veränderung durch eine Einschränkung der Nieren- oder Leberfunktion.

Im Zustand nach Mammakarzinom während einer Schwangerschaft und während der Stillzeit ist die Bestimmung von CA 15-3 nicht indiziert, da mit einem Anstieg der CA-15-3-Freisetzung aufgrund der Veränderungen der Brustdrüse zu rechnen ist.

Analytik

Die Bestimmung erfolgt immunologisch mit luminometrischer (LIA), fluorimetrischer (FPIA), photometrischer (EMIT, ELISA) oder radiometrischer Messung (RIA, IRMA).

Qualitätskriterien: Da derzeit keine Vorgaben nach den Richtlinien der Bundesärztekammer vorliegen, kommen folgende Erfahrungskriterien zur Anwendung:

- Maximal zulässige Abweichung des Einzelwerts: 16%.
- Maximal zulässige Abweichung beim Ringversuch: 40%.

Da keine Referenzmethode vorliegt, werden methodenabhängige Sollwerte zur Messung der Richtigkeit angewendet.

Referenzbereiche

CA 15-3 ist geschlechts- oder altersunabhängig.

Die obere Referenzbereichsgrenze (zumeist 95%- oder 97,5%-Perzentile) ist testabhängig und liegt zwischen 25 und 30 kU/L. Der Median liegt zwischen 10 und 15 kU/L.

Bei Schwangeren findet man im dritten Trimenon mäßige CA-15-3-Erhöhungen bis ca. 50 kU/L.

Beurteilung

Spezifität: CA 15-3 zeigt eine verhältnismäßig hohe Spezifität gegenüber benignen Mamma- und gastrointestinalen Erkrankungen. Nur in sehr seltenen Fällen zeigt sich eine gesteigerte CA-15-3-Freisetzung bei Patienten mit Leberzirrhose oder auch stark ausgeprägten gynäkologischen Erkrankungen wie Uterus myomatosus, Ovarialzysten oder Endometriosen.

Bei Konzentrationen > 150 kU/L besteht eine hohe Tumorspezifität von > 99%.

Sensitivität: Je nach Tumorstadium liegen die CA-15-3-Konzentrationen zum Zeitpunkt der Primärdiagnose des **Mammakarzinoms** in 90–50% (T1–T4) der Fälle innerhalb des sog. Referenzbereichs. Dies bedeutet nicht, dass keine Freisetzung von CA 15-3 durch den Tumor erfolgt. Bezogen auf die individuellen Basiswerte der Patientinnen, wie sie nach abgeschlossener Erstbehandlung im nicht metastasierten Stadium wieder erreicht werden, findet häufig eine tumorbedingte gesteigerte Freisetzung statt. Somit kommt der Tumormarkerbestimmung etwa vier Wochen nach abgeschlossener Erstbehandlung und unabhängig vom präoperativen Ausgangswert eine große Relevanz für die Beurteilung der sich anschließenden Nachsorge zu.

CA 15-3 wird neben dem Mammakarzinom von vielen weiteren Karzinomen, insbesondere von Adenokarzinomen, freigesetzt. So wird es häufiger und stärker im Rahmen von Ovarialkarzinomen freigesetzt als bei Mammakarzinomen, ist aber beim **Ovarialkarzinom** immer noch CA 125 bezüglich der Sensitivität unterlegen. Auch primäre **Bronchialkarzinome** jeglicher Histologie und **hepatozelluläre Karzinome** können CA 15-3 freisetzen.

Bei sehr hohen Konzentrationen (> 5000 kU/L) liegt allerdings mit sehr großer Wahrscheinlichkeit ein primäres Mammakarzinom vor.

Kolorektale Karzinome hingegen führen auch im fortgeschrittenen Stadium zu keiner gesteigerten Freisetzung von CA 15-3.

LITERATUR

Duffy MJ. CA 15-3 and related mucins as circulating markers in breast cancer. Ann Clin Biochem 1999;36:579–86.

Hayes DF, Sekine H, Ohno T, Abe M, Keefe K, Kufe DW. Use of a murine monoclonal antibody for detection of circulating plasma DF3 antigen levels in breast cancer patients. J Clin Invest 1985;75:1671–8.

Price MR, Rye PD, Petrakou E, Murray A, Brady K, Imai S et al. Summary report on the ISOBM TD-4 workshop: Analysis of 56 monoclonal antibodies against the MUC1 mucin. J Tumor Biol 1998;19, Suppl 1: 1–20.

Cancer Antigen 72-4 (CA 72-4) (€€€)

Petra Stieber

Synonym: Carbohydrate Antigen 72-4.

Der CA-72-4-Test erkennt das im Serum zirkulierende 400 kD schwere muzinähnliche tumorassoziierte Glykoprotein TAG 72 mit Hilfe zweier monoklonaler Antikörper: dem wandständigen cc 49, der gegen hochgereinigtes TAG 72 gerichtet ist, und dem 125-J-markierten Antikörper 723, der gegen eine Fraktion metastatischer Brustkarzinomzellen erzeugt wurde (Colcher et al. 1981).

Immunhistologisch wurde das TAG 72 auf Adenokarzinomen verschiedener Organe gefunden, z.B. beim Kolonkarzinom, beim nicht-kleinzelligen Lungen- und beim Magenkarzinom; auch wurde es in verschiedenen fetalen Geweben nachgewiesen, jedoch kaum in normalen Geweben Erwachsener. Daher wird TAG 72 als ein onkofetales Antigen und eine Art Pan-Tumormarker gesehen.

Indikationen

- Präoperativ bzw. prätherapeutisch bei der Erstdiagnose von
  - Magenkarzinomen (zusammen mit CEA und CA 19-9),
  - muzinösen Ovarialkarzinomen bzw. Ovarialkarzinomen noch unklarer Histologie (zusammen mit CA 125);
- Therapiekontrolle und Verlaufsbeobachtung aller oben erwähnten Karzinome.

CA 72-4 sollte wegen der möglichen physiologischen starken Schwankungsbreite keinesfalls für Screening-Zwecke verwendet werden und auch in der differenzialdiagnostischen Unterstützung erst bei Werten > 50 kU/L als Indikator für weitere Schritte dienen (➤ Kap. 24, „Cancer Antigen 72-4 (CA 72-4)" – „Referenzbereiche").

Präanalytik

Als **Untersuchungsmaterial** dienen Serum, Plasma, Liquor, Pleuraexsudat oder Aszites.

Stabilität: Bei Raumtemperatur ist CA 72-4 im Vollblut drei Tage, im Plasma/Serum sieben Tage stabil. Plasma/Serum kann bei 4–8 °C 30 Tage, eingefroren drei Monate ohne Verlust des Markers aufbewahrt werden.

Einflussgrößen

Die biologische Halbwertszeit von CA 72-4 beträgt drei bis vier Tage.

➤ Kap. 20.

Analytik

Die Bestimmung erfolgt immunologisch mit luminometrischer (LIA), fluorimetrischer (FPIA), photometrischer (EMIT, ELISA) oder radiometrischer Messung (RIA, IRMA).

Qualitätskriterien: Da derzeit keine Vorgaben nach den Richtlinien der Bundesärztekammer vorliegen, kommen analog folgende Erfahrungskriterien zur Anwendung:

- Maximal zulässige Abweichung des Einzelwerts: 14%.
- Maximal zulässige Abweichung beim Ringversuch: 34%.

Da keine Referenzmethode vorliegt, werden methodenabhängige Sollwerte zur Messung der Richtigkeit angewendet. Ringversuche werden zweimal jährlich angeboten.

Referenzbereiche

Die Referenzbereichsgrenze von CA 72-4 liegt testabhängig meist zwischen 2,5 und 4 kU/L. CA 72-4 ist nicht altersabhängig.

Bei CA 72-4 ist besonders zu berücksichtigen, dass eine sehr stark ausgeprägte interindividuelle Streubreite gekoppelt mit einer starken intraindividuellen physiologischen Schwankungsbreite bei gesunden Kontrollpersonen und Patienten bekannt ist. Hierbei können bei etwa 14–16% der Normalpersonen die CA-72-4-Konzentrationen ohne jegliches Krankheitskorrelat zwischen 5 und 50 kU/L schwanken. Das bedeutet, dass nur sehr hohe CA-72-4-Konzentrationen (> 50 kU/L) bei einer differenzialdiagnostischen Abklärung zu weiteren invasiven Schritten führen dürfen. Bei Tumorpatienten mit stark schwankenden CA-72-4-Konzentrationen während der Verlaufsbeobachtung und Therapiekontrolle, zu denen es kein klinisches Korrelat gibt, sollte CA 72-4 nicht weiter eingesetzt werden.

Während der Schwangerschaft sind vereinzelt leicht erhöhte CA-72-4-Konzentrationen beschrieben, die gelegentlich über 10 kU/L liegen können.

Auch für CA 72-4 besteht eine ausgeprägte Abhängigkeit der Wertlagen vom verwendeten Test (vom Testhersteller muss nach der Kontrollgruppe und der Perzentile gefragt werden, anhand deren der Referenzbereich definiert wurde; zudem sollte eine Häufigkeitsverteilung dieser Ergebnisse zur Verfügung stehen).

Verlaufsuntersuchung ➤ Kap. 20.

Beurteilung

Spezifität: Erhöhte CA-72-4-Werte findet man sehr selten bei benignen oder entzündlichen Prozessen, d.h. CA 72-4 zeichnet sich im Vergleich zu anderen tumorassoziierten Antigenen durch eine relativ hohe Tumorspezifität aus. Benigne gastrointestinale Erkrankungen, wie Pankreatitiden, Hepatitiden, Leberzirrhosen, oder benigne gynäkologische Erkrankungen, wie Ovarialzysten und Endometriosen, zeigen in 10–15% der Fälle CA-72-4-Konzentrationen zwischen 3 und 20 kU/L (je nach Test), nur ganz vereinzelt sind stärkere CA-72-4-Freisetzungen bei Nicht-Tumorerkrankungen zu beobachten.

Sensitivität:

- Besonders hohe Plasma-/Serumkonzentrationen findet man bei Patienten mit **Magenkarzinom**. Bezogen auf benigne gastrointestinale Erkrankungen liegt zum Zeitpunkt der Primärdiagnose die Gesamtsensitivität bei einer Spezifität von 95% für CA 72-4 bei 48%, für CEA bei 43% und für CA 19-9 bei 41%. Bei Fernmetastasierung weisen die Patienten deutlich höhere Sensitivitätswerte auf, und zwar für CA 72-4 69%, für CEA 54% und für CA 19-9 48%. Bei einer Kombination von zwei Markern erhöht sich die Gesamtsensitivität bei gleich bleibender Spezifität auf 68% (CEA und CA 72-4) bzw. 64% (CEA und CA 19-9, CA 72-4 und CA 19-9), bei Berücksichtigung aller drei Marker auf 74%. Unter Berücksichtigung von Spezifität und Sensitivität ist die Kombination von CEA und CA 72-4 empfehlenswert, die größte Effizienz haben aber alle drei Parameter in Kombination (CA 72-4, CEA, CA 19-9).

Für CA 72-4 besteht eine deutliche Abhängigkeit vom Tumorstadium, die Sensitivität reicht von 10% im Stadium I bis 80% im Stadium IV.

- Besondere Bedeutung kommt dem CA 72-4 auch beim **Ovarialkarzinom** zu (➤ Kap. 20.2.6). Ungeachtet der Histologie und mit deutlicher Stadienabhängigkeit wird CA 72-4 von Ovarialkarzinomen in hoher Konzentration freigesetzt, in der Literatur wird über Sensitivitäten zwischen 45 und 80% berichtet. Dennoch ist CA 72-4 insgesamt gesehen beim Ovarialkarzinom dem CA 125 unterlegen. Bezieht man sich allerdings auf die wesentlich selteneren muzinösen Ovarialkarzinome, ist die Sensitivität von CA 72-4 wesentlich höher als die von CA 125. Daher wird von einigen Autoren zum Zeitpunkt der Differenzial- oder Primärdiagnostik die kombinierte Bestimmung von CA 125 und CA 72-4 befürwortet.
- In Abhängigkeit vom Tumorstadium wird CA 72-4 teilweise in hoher Konzentration auch bei kolorektalen, Bronchial-, Pankreas- und Mammakarzinomen freigesetzt.

LITERATUR

Colcher D, Horan Hand P, Nuti M, Schlom J. A spectrum of monoclonal antibodies reactive with human mammary tumor cells. Proc Natl Acad Sci 1981;78:3199–208.

Hasholzner U, Baumgartner L, Stieber P, Meier W, Hofmann K, Fateh-Moghadam A. Significance of the tumour markers CA 125 II, CA 72-4, CASA and CYFRA 21-1 in ovarian carcinoma. Anticancer Res 1994;14:2743–6.

Hasholzner U, Baumgartner L, Stieber P, Meier W, Reiter W, Pahl H, Fateh-Moghadam A. Clinical significance of the tumour markers CA 125 II and CA 72-4 in ovarian carcinoma. Int J Cancer 1996;69:329–34.

Reiter W, Stieber P, Reuter C, Nagel D, Cramer C, Fateh-Moghadam A. Sensitivity and prognostic significance of CA 72-4-, CEA- and CA 19-9-serum levels in untreated patients with gastric cancer. Tumordiag Ther 1995;16:98–101.

Schmitt UM, Stieber P, Pahl H, Reinmiedl J, Fathe-Moghadam A. Stabilität tumorassoziierter Antigene in Vollblut und Serum. J Lab Med 2000;24:475.

Schutter EM, Sohn C, Kristen P, Mobus V, Crombach G, Kaufmann M et al. Estimation of probability of malignancy using a logistic model combining physical examination, ultrasound, serum CA 125, and serum CA 72-4 in postmenopausal women with a pelvic mass: an international multicenter study. Gynecol Oncol 1998;69:56–63.

Stieber P, Reiter W, Denecke H, Fateh-Moghadam A. CA 72-4: Ein sinnvoller Tumormarker beim Magenkarzinom. Lab Med 1993;17:441–4.

Cancer Antigen 125 (CA 125) (€€€)

Petra Stieber

CA 125 ist nach CA 15-3 der zweite hybridomdefinierte Tumormarker; er besitzt ein Molekulargewicht von 200 kD. Es handelt sich um ein Differenzierungsantigen, das im Fetalgewebe von Zölomepithelderivaten vorkommt, ferner in serösen Ovarialkarzinomzelllinien und Gewebeschnitten von serösen Adenokarzinomen, nicht aber in muzinösen Ovarialkarzinomen. Über den monoklonalen Antikörper OC 125, der gegen ein seröses Zystadenokarzinom gerichtet war, wurde 1981 von Bast et al. erstmals berichtet. CA 125 wird als physiologischer Bestandteil des Oberflächenepithels des weiblichen Genitaltrakts angesehen.

Die wesentliche Bedeutung von CA 125 liegt in seinem Beitrag zur Diagnostik, Differenzialdiagnostik, Therapieeffizienzkontrolle und Nachsorge des Ovarialkarzinoms.

Indikationen

- Präoperativ bzw. prätherapeutisch bei Erstdiagnose von Ovarialkarzinomen (bei noch unbekannter Histologie zusammen mit CA 72-4),
- differenzialdiagnostische Unterstützung von unklaren Raumforderungen des Unterbauchs,
- Therapiekontrolle von Ovarialkarzinomen.

Präanalytik

Als **Untersuchungsmaterial** dienen Serum, Plasma, Pleuraexsudat, Aszites.

Stabilität: Bei Raumtemperatur ist CA 125 sowohl im Vollblut als auch im Plasma/Serum drei Tage, bei 4–8 °C im Plasma/Serum fünf Tage, eingefroren drei Monate stabil.

Einflussgrößen

Die biologische Halbwertszeit beträgt vier bis sechs Tage. CA 125 kann – unabhängig vom Geschlecht – im Rahmen von Körperergüssen (Aszites, Pleura- oder Perikarderguss) jeglicher Genese im Blut in stark erhöhter Konzentration bis ca. 5000 kU/L auftreten.

Besonders zu berücksichtigen ist auch die Zyklusabhängigkeit der CA-125-Freisetzung; insbesondere bei polyzystischen Ovarien kann es durch Freisetzung der Zystenflüssigkeit zu deutlich erhöhten CA-125-Konzentrationen von 200–300 kU/L kommen.

Im ersten Trimenon einer Schwangerschaft ist mit erhöhten CA-125-Werten bis 300 kU/L zu rechnen.

Analytik

Die Bestimmung erfolgt immunologisch mit luminometrischer (LIA), fluorimetrischer (FPIA), photometrischer (EMIT, ELISA) oder radiometrischer Messung (RIA, IRMA).

Qualitätskriterien: Da derzeit keine Vorgaben nach den Richtlinien der Bundesärztekammer vorliegen, kommen folgende Erfahrungskriterien analog zur Anwendung:

- Maximal zulässige Abweichung des Einzelwerts: 14%.
- Maximal zulässige Abweichung beim Ringversuch: 30%.

Da keine Referenzmethode vorliegt, werden methodenabhängige Sollwerte zur Messung der Richtigkeit angewendet.

Referenzbereiche

Frauen haben geringgradig höhere individuelle CA-125-Basiswerte als Männer, mit zunehmendem Lebensalter nimmt unabhängig vom Geschlecht die physiologische CA-125-Konzentration leicht ab. CA 125 ist unabhängig von den Rauchgewohnheiten.

Der Median liegt für CA 125 zumeist zwischen 12 und 15 kU/L, in Abhängigkeit vom verwendeten Test. Die obere Referenzbereichsgrenze von CA 125 wird bei gesunden Kontrollpersonen entsprechend dem Erstbeschreiber häufig bei 35 kU/L angesetzt, was zumeist der 90%- oder 95%-Perzentile entspricht. Ähnlich wie bei CA 19-9 ist die Streubreite der individuellen Basiswerte groß, in bis zu 5% der Fälle kann der Basiswert gesunder Kontrollpersonen bis 100 kU/L betragen.

Beurteilung

Spezifität: CA 125 wird bei den verschiedensten benignen Erkrankungen in erhöhter Konzentration gefunden, dies gilt insbesondere für gynäkologische Erkrankungen (Endometriose, Uterus myomatosus, Ovarialzysten, Adnexitiden) und Prozesse des Gastrointestinaltrakts (Cholelithiasis, Cholezystitis, Pankreatitis, chronische Lebererkrankungen). In 5–10% der Fälle liegen die CA-125-Werte zwischen 100 und 500 kU/L, in 1–3% sogar bei bis zu mehreren tausend kU/L.

Sensitivität: CA 125 zeichnet sich durch eine außergewöhnlich hohe Empfindlichkeit für seröse Ovarialkarzinome aus. Bereits im Stadium FIGO I beträgt die Sensitivität unter der Voraussetzung einer 95%igen Spezifität für benigne gynäkologische Erkrankungen 50–60% und reicht im Stadium IV an 90% heran. Bei den seltenen muzinösen Ovarialkarzinomen kann ebenfalls CA 125 freigesetzt werden, allerdings zumeist in wesentlich geringerem Ausmaß als CA 72-4.

Darüber hinaus wird CA 125 in teilweise erheblichem Umfang bei gastrointestinalen Tumoren, Bronchial- und Mammakarzinomen freigesetzt. Die ganz hohen Konzentrationen von > 10 000 kU/L sprechen allerdings mit sehr hoher Wahrscheinlichkeit für ein primäres Ovarialkarzinom.

LITERATUR

Bast RC, Feeney M, Lazarus H, Nadler LM. Reactivity of a monoclonal antibody with human ovarian carcinoma. J Clin Invest 1981;68:1331–7.
Davis HM, Zurawski VR, Bast RC, Klug TL. Characterization of the CA 125 antigen associated with human epithelial ovarian carcinomas. Cancer Res 1986;46:6143–8.

Cannabinoide

➤ Kap. 24, „Drogensuchanalyse („Drogenscreening")".

Carbamazepin

➤ Kap. 24, „Antikonvulsiva" – „Carbamazepin".

Carbohydrate Antigen 19-9 (CA 19-9) (€€€)

Petra Stieber

Synonyme: Cancer Antigen 19-9, GICA, gastrointestinal cancer antigen.

CA 19-9 wurde im Jahr 1979 von Koprowski et al. über einen monoklonalen Antikörper (116NS-19-9), der gegen eine menschliche kolorektale Karzinomzelllinie gerichtet war, entdeckt.

Chemisch entspricht CA 19-9 einem Monosialogangliosid (Glykolipid), und zwar dem Sialylderivat der Lacto-N-Fucopentaose II, einem Hapten der menschlichen Lewis-a-Blutgruppendeterminante. Patienten, die die sehr seltene Blutgruppenkonstellation Lewis-a-negativ/b-negativ (3–7% der Bevölkerung) haben, können CA 19-9 nicht exprimieren. Diese Kenntnis ist bei der Interpretation der Befunde zu berücksichtigen.

Primär wurde CA 19-9 überwiegend in Kolon-, Magen- und Pankreaskarzinomgeweben nachgewiesen (80–90%), selten auch in Leber-, Gallenblasen-, Bronchial-, Mamma- und Ovarialkarzinomen. CA 19-9 kommt auch im fetalen Epithel von Magen, Darm und Pankreas vor, es ist Bestandteil vieler Schleimhautzellen und wird in sehr geringer Konzentration auch im Pankreas-, Leber- und Lungengewebe des Erwachsenen gefunden. Das im Blut zirkulierende Korrelat ist ein hochmolekulares Muzin mit einem Molekulargewicht um 1000 kD. Als normaler Bestandteil der Blutgruppensubstanz Lewis a sind extrem hohe zirkulierende CA-19-9-Konzentrationen in Sekreten wie Milch, Speichel, Seminalflüssigkeit, Magensaft, Fruchtwasser, Urin, Ovarialzystenflüssigkeit physiologisch (Konzentrationen bis zu 100 000 kU/L).

Indikationen

- Präoperativ bzw. prätherapeutisch bei der Erstdiagnose von
  - Pankreaskarzinomen,
  - Karzinomen der Gallenwege,
  - Magenkarzinomen (zusammen mit CEA und CA 72-4),
- differenzialdiagnostische Unterstützung bei
  - unklaren Raumforderungen des Pankreas,
  - unklaren Leberrundherden (zusammen mit AFP und CEA),
- Therapiekontrolle aller oben erwähnten Karzinome, insbesondere des Pankreaskarzinoms, unter Radiochemotherapie sowie ggf. von CEA-stummen kolorektalen Karzinomen.

Präanalytik

Als **Untersuchungsmaterial** dienen Serum, Plasma, Pleuraexsudat, Aszites.

Stabilität: Bei Raumtemperatur und bei 4 °C zeigt CA 19-9 sowohl im Vollblut als auch im Plasma/Serum eine Stabilität über sieben Tage. Ca 19-9 ist im Plasma/Serum bei Kühlschranktemperatur über 30 Tage, eingefroren bei –20 °C über drei Monate stabil.

Einflussgrößen

Personen mit der Blutgruppenkonstellation Lewis-a/b-negativ können weder physiologischerweise noch tumorbedingt CA 19-9 freisetzen.

Während der Schwangerschaft sind leicht erhöhte CA-19-9-Spiegel beschrieben, hierbei können die Werte gelegentlich bis über 200 kU/L reichen.

Die biologische Halbwertszeit im Blut beträgt zwischen zwei und vier Tage. CA 19-9 wird biliär ausgeschieden. Eine Cholestase auch geringeren Ausmaßes (γ-GT, Lipoprotein X erhöht) kann zum Teil deutlich erhöhte CA-19-9-Konzentrationen hervorrufen.

Analytik

Die Bestimmung erfolgt immunologisch mit luminometrischer (LIA), fluorimetrischer (FPIA), photometrischer (EMIT, ELISA) oder radiometrischer Messung (RIA, IRMA).

Qualitätskriterien: Nach den Richtlinien der Bundesärztekammer kommen folgende Kriterien zur Anwendung:

- Maximal zulässige Abweichung des Einzelwerts: 14%.
- Maximal zulässige Abweichung beim Ringversuch: 27%.

Da keine Referenzmethode vorliegt, werden methodenabhängige Sollwerte zur Messung der Richtigkeit angewendet.

Referenzbereiche

CA 19-9 ist nicht altersabhängig, Frauen haben geringgradig höhere individuelle Basiswerte als Männer. Darüber hinaus gehört CA 19-9 zu den Antigenen, die nicht nur eine starke interindividuelle Streubreite, sondern auch eine starke intraindividuelle physiologische Schwankungsbreite zeigen.

Für CA 19-9 besteht eine besonders stark ausgeprägte Abhängigkeit der Wertlagen vom verwendeten Test. Dennoch wird von den meisten Testherstellern die obere Referenzbereichsgrenze mit 37 kU/L angegeben. (Es ist nach der Kontrollgruppe und der Perzentile zu fragen, anhand deren der Referenzbereich definiert wurde; zudem sollte eine Häufigkeitsverteilung dieser Ergebnisse zur Verfügung stehen.)

Die CA-19-9-Werte gesunder Kontrollpersonen sind nicht normalverteilt. Somit ist zu berücksichtigen, dass einerseits der Median gesunder Kontrollpersonen (und damit die individuellen Basiswerte der Patienten) zumeist wesentlich niedriger als die sog. Referenzbereichsgrenze liegt (z.B. 3 kU/L, je nach Test). Andererseits zeichnet sich gerade CA 19-9 durch eine bei höheren Wertlagen flach auslaufende Häufigkeitsverteilung aus, d.h., dass es durchaus gesunde Personen mit CA-19-9-Basiswerten um 100 kU/L gibt.

Beurteilung

Spezifität: Unter anderem aufgrund der biliären Elimination findet man erhöhte CA-19-9-Werte bei einer Reihe benigner beziehungsweise entzündlicher Erkrankungen des Gastrointestinaltrakts einschließlich der Leber (Werte bis 500 kU/L, meist jedoch um 100 U/mL) sowie bei Mukoviszidose. Bei fehlenden bzw. gleichbleibenden Entzündungs- oder Cholestasezeichen und kontinuierlich ansteigenden CA-19-9-Konzentrationen ist jedoch der dringende Verdacht auf eine maligne Erkrankung des Pankreas gegeben.

Für die häufig schwierige Differenzialdiagnose unklarer anhaltender Oberbauchbeschwerden kann bei gleichzeitig vorhandener cholestatischer Komponente der weitere Markerverlauf, parallel zu Cholestaseparametern, hilfreich sein. Es konnte gezeigt werden, dass bei Patienten mit Pankreas- oder Gallenwegskarzinomen nach Beseitigung der biliären Abflussstörung die CA-19-9-Werte nur leicht abfielen, aber nicht bis in den Referenzbereich. Jedoch sanken bei Patienten ohne Karzinom die Werte unter den Cut-off ab.

Sensitivität:

- Mit einer Sensitivität von 80–90% stellt CA 19-9 den Marker erster Wahl beim **Pankreaskarzinom** dar, wobei Tumoren des Pankreaskopfs zu einer stärkeren CA-19-9-Freisetzung führen. Es besteht keine Korrelation der Markerkonzentration zur Tumorgröße, d.h., dass anders als bei den meisten anderen soliden Tumorerkrankungen CA 19-9 auch in den Frühstadien des Pankreaskarzinoms bei ca. 80% der Patienten tumorbedingt freigesetzt wird und die Werte auch hier schon in 30% der Fälle > 500 kU/L liegen. Patienten mit sehr hohen Werten (> 10 000 kU/L) haben fast immer Fernmetastasen. Die Früherkennung eines Pankreaskarzinoms ist allerdings anhand einer punktuellen Bestimmung von CA 19-9 aufgrund der fehlenden Tumor- und Organspezifität nicht möglich. Untersuchungen zum CA-19-9-Verlauf mit dem Ziel der frühen Entdeckung eines nicht metastasierten Pankreaskarzinoms gibt es bislang nicht.
- Beim **Gallenwegskarzinom** (keine AFP-Freisetzung im Gegensatz zum hepatozellulären Karzinom) besitzt CA 19-9 eine Sensitivität zwischen 50 und 75%. Da hier jedoch die Diskriminanz zwischen tumorbedingter und nicht-tumorbedingter Gallenwegsobstruktion besonders schwierig ist, sollten generell höhere Grenzwerte herangezogen werden (> 200 kU/L). Besonders hilfreich ist die kombinierte Bestimmung mit CEA. Dadurch wird ein positiver prädiktiver Wert von 86% erreicht.
- Beim **Magenkarzinom** hat CA 19-9 seit der Einführung von CA 72-4 trotz einer stadienabhängigen Empfindlichkeit von 20–50% an diagnostischer Bedeutung verloren. Bei dieser Diagnose ist die gleichzeitige Bestimmung von CA 72-4 und CEA aufgrund des überlegenen Spezifitäts-Sensitivitäts-Profils empfehlenswert. In der prognostischen Aussagekraft ist jedoch CA 19-9 in der multivariaten Analyse CEA und CA 72-4 bei weitem überlegen. So erwies sich CA 19-9 neben der Invasionstiefe und dem Tumorstadium zum Zeitpunkt der Primärdiagnose als unabhängiger prognostischer Faktor für das Überleben bei Magenkarzinom. Patienten mit einer CA-19-9-Konzent-

ration > 60 kU/L zeigen eine deutlich schlechtere 2-Jahres-Überlebensrate als diejenigen mit CA-19-9-Werten < 60 kU/L.

- Üblicherweise ist beim **kolorektalen Karzinom** die alleinige CEA-Bestimmung ausreichend; nur bei den seltenen CEA-negativen Fällen von Kolonkarzinomen kann die Bestimmung des CA 19-9 hilfreich sein. Unabhängig vom diagnostischen Stellenwert beim kolorektalen Karzinom kommt jedoch dem präoperativen CA-19-9-Wert (> 60 kU/L) zusammen mit CEA (> 5 µg/L) eine unabhängige prognostische Aussagekraft für das rezidivfreie Intervall sowie für das Überleben zu.
- Beim **Bronchialkarzinom** kann es ungeachtet des histologischen Subtyps zu einer ausgeprägten CA-19-9-Freisetzung kommen.
- Das Gleiche gilt für das **Ovarialkarzinom**, hier besonders für das muzinöse Ovarialkarzinom.
- Auch bei primären **Mammakarzinomen** kann in eher seltenen Fällen CA 19-9 freigesetzt werden, allerdings extrem selten in Konzentrationen > 500 kU/L.

Insgesamt gesehen kann CA 19-9 sowohl bei benignen wie auch bei malignen Grunderkrankungen in sehr hohen Konzentrationen bis ca. 30 000 kU/L im Blut vorkommen. Innerhalb der soliden Tumorerkrankungen kann CA 19-9 von den meisten Karzinomen in hoher Konzentration freigesetzt werden, mit Abstand am häufigsten und ausgeprägtesten jedoch beim Pankreaskarzinom.

LITERATUR

Duffy MJ. CA19-9 as a marker for gastrointestinal cancers: a review. Ann Clin Biochem 1998;35:364–70.

Klapdor R, Greten H. The tumor-associated antigen CA 19-9 in the differential diagnosis and course control of malignancies of the pancreas and the gastrointestinal tract. Dtsch Med Wochenschr 1984;109(50):1935–9.

Koprowski H, Steplewski Z, Mitchell K, Herlyn M, Fuhrer P. Colorectal carcinoma antigens detected by hybridoma antibodies. Somatic Cell Genetics 1979;5:957–72.

Magnani JL, Nilsson B, Brockhaus M, Zopf D, Steplewski Z, Koprowski H et al. A monoclonal antibody-defined antigen associated with gastrointestinal cancer in a ganglioside-containing sialylated lacto-N-fucopentaose II. J Biol Chem 1982;257:14365–9.

Magnani JL, Steplewski Z, Koprowski H, Ginsburg V. Identification of the gastrointestinal and pancreatic cancer-associated antigen detected by monoclonal antibody 19–9 in the sera of patients as a mucin. Cancer Res 1983;43:5489–92.

Patel AH, Harnois DM, Klee GG, LaRusso NF, Gores GJ. The utility of CA 19-9 in the diagnoses of cholangiocarcinoma in patients without primary sclerosing cholangitis. Am J Gastroenterol 2000;95:204–7.

Ramage KJ, Donaghy A, Farrant JM, Irons R, Williams R. Serum tumor markers for the diagnosis of cholangiocarcinoma in primary sclerosing cholangitis. Gastroenterol 1995;108:865–9.

Reiter W, Stieber P, Reuter C, Nagel D, Cramer C, Pahl H, Fateh-Moghadam A. Preoperative serum levels of CEA and CA 19-9 and their prognostic significance in colorectal carcinoma. Anticancer Res 1997;17:2935–8.

Reiter W, Stieber P, Krämling HJ, Nagel D, Cramer C, Reuter C et al. Prognostische Faktoren bei Patienten mit Magenkarzinom – eine univariate und multivariate statistische Analyse klinischer und klinisch-chemischer Daten. J Lab Med 1996;20:470–4.

Steinberg W: The clinical utility of the CA 19-9 tumorassociated antigen. Am J Gastroenterol 1990;85:350–5.

Carbohydrate Antigen 72-4

➢ Kap. 24, „Cancer Antigen 72-4 (CA 72-4)“.

Carboxyterminales Prokollagen Typ I, Propeptid

➢ Kap. 24, „Marker der Knochenformation“ – „Prokollagen Typ I N-terminales Propeptid (PINP)“.

Carboxyterminalverknüpftes Kollagen Typ I, Telopeptid

➢ Kap. 24, „Marker der Knochenresorption“ – „Carboxy- bzw. aminoterminalverknüpftes Kollagen-Typ-I-Telopeptid (CTX, NTX, ICTP)“.

Carcinoembryonales Antigen (CEA) (€€)

Petra Stieber

CEA wurde bereits 1965 von Gold und Freedman erstbeschrieben, nachdem sie ein Antigen entdeckt hatten, das im fetalen Darm sowie in Adenokarzinomen des Kolons nachweisbar war, jedoch nicht im Darm gesunder Erwachsener. Da dieses Protein nur in embryonalem und Karzinomgewebe gefunden wurde, gaben ihm die Erstbeschreiber den Namen: carcinoembryonales Antigen oder CEA. Nachfolgende Arbeiten zeigten, dass CEA oder zumindest CEA-ähnliche Moleküle auch in einigen gesunden Geweben vorhanden sind, obwohl die Konzentration in Karzinomen ca. 60fach höher ist als in nicht-malignen Geweben. In einer der ersten Arbeiten zum Nachweis von CEA im Serum zeigten Thomson et al. (1969), dass bei 35 von 36 Patienten mit kolorektalem Karzinom CEA vermehrt freigesetzt wurde, jedoch nicht bei Gesunden, Schwangeren, Patienten mit nicht-gastrointestinalen Karzinomen und verschiedenen benignen gastrointestinalen Erkrankungen. Obwohl sich später diese ersten Ergebnisse nicht bestätigten, führten sie doch zu einer weltweiten Verbreitung und Anwendung von CEA beim kolorektalen Karzinom, an der sich auch 40 Jahre nach seiner Entdeckung nichts geändert hat.

Nach Isolierung aus Lebermetastasen stellt sich CEA als ein Glykoprotein mit einem Molekulargewicht von 180 kD bei einem Kohlenhydratanteil von 50–70% und einer Sedimentationskonstanten von 7–8 S dar.

Das Gen, das für CEA kodiert, gehört zur Immunglobulin-Supergenfamilie, die auf dem Chromosom 19q liegt und 29 Gene umfasst, wovon mindestens 17 transkriptionell aktiv sind. Zwei Varianten der Immunglobulindomänen wurden gefunden: eine N-terminale Domäne aus 108 Aminosäuren entsprechend der immunglobulinvariablen Domäne (IgV-like) und 6 weitere Domänen, die der immunglobulinkonstanten Domäne entsprechen (IgC2-like). CEA ist über eine Glykosylphosphatidylinositol-Bindung an die Zellmembran gebunden und wird vermutlich über Phospholipase C oder Phospholipase D in seine lösliche Form freigesetzt.

Aufgrund der strukturellen Homologie mit weiteren Mitgliedern der CEA-Familie wie BGP (biliäres Glykoprotein), NCA 1 (non cross reacting antigen 1) und NCA 2 können CEA-Antikörper kreuzreagieren. Es ist beschrieben, dass Makrophagen und Granulozyten zwar kreuzreagierende Antigene enthalten, nicht aber CEA. So konnten CEA-spezifische Antikörper definiert werden. Zudem ist bekannt, dass CEA homophile (CEA bindet CEA) sowie heterophile Bindungen (CEA bindet an nicht-CEA) über verschiedene Bindungsdomänen eingehen kann. Strukturelle Ähnlichkeiten von CEA mit ICAM-1 und ICAM-2 legten die Vermutung nahe, dass es sich bei CEA ebenfalls um ein Adhäsionsmolekül handelt. Dem widerspricht aber die apikale Lokalisation von CEA im Kolon und in weiteren Epithelien. Letztlich ist bis heute die Funktion von CEA ungewiss.

Indikationen

- Präoperativ bzw. prätherapeutisch bei der Erstdiagnose von
  - kolorektalen Karzinomen,
  - Mammakarzinomen (zusammen mit CA 15-3 oder einem anderen Muzin),
  - Bronchialkarzinomen ungeachtet des histologischen Subtyps (zusammen mit CYFRA 21-1, NSE und ProGRP),
  - Magenkarzinomen (zusammen mit CA 19-9 und CA 72-4),
  - Cervix-uteri-Karzinomen (zusammen mit SCC),
  - Tumoren des HNO-Trakts (zusammen mit SCC und CYFRA 21-1),
  - C-Zell-Karzinomen der Schilddrüse (zusammen mit Calcitonin),
- zur differenzialdiagnostischen Unterstützung bei
  - unklaren Leberrundherden (zusammen mit AFP),
  - unklaren Lungenrundherden (zusammen mit CYFRA 21-1, NSE und ProGRP),
- bei familiärer Prädisposition bezüglich des C-Zell-Karzinoms der Schilddrüse (zusammen mit Calcitonin),
- Verlaufsbeobachtung aller oben erwähnten Karzinome.

Präanalytik

Als **Untersuchungsmaterial** dienen Serum, Plasma, Pleuraexsudat, Aszites und Liquor.

Stabilität: CEA ist bei Raumtemperatur und 4–8 °C im Vollblut und im Plasma/Serum sieben Tage, bei –20 °C sechs Monate stabil.

Einflussgrößen

Die biologische Halbwertszeit in vivo beträgt zwei bis acht Tage. Rauchen verdoppelt die Konzentrationen im Plasma/Serum.

Analytik

Die Bestimmung erfolgt immunologisch mit luminometrischer (LIA), fluorimetrischer (FPIA), photometrischer (EMIT, ELISA) oder radiometrischer Messung (RIA, IRMA).

Qualitätskriterien: Nach den Richtlinien der Bundesärztekammer kommen folgende Kriterien im Bereich von 1–200 µg/L zur Anwendung:

- Maximal zulässige Abweichung des Einzelwerts: 14%.
- Maximal zulässige Abweichung beim Ringversuch: 24%.

Da keine Referenzmethode vorliegt, werden methodenabhängige Sollwerte zur Messung der Richtigkeit angewendet.

Referenzbereiche

CEA ist weder geschlechts- noch altersabhängig.

Die obere Referenzbereichsgrenze (zumeist 95%- oder 97,5%-Perzentile) ist stark testabhängig und liegt bei Nichtrauchern häufig zwischen 2,5 und 5 µg/L.

Jeder Testhersteller muss die Kontrollgruppe angeben, anhand deren der Referenzbereich definiert wurde. Zudem sollte eine Häufigkeitsverteilung dieser Ergebnisse zur Verfügung stehen.

Die CEA-Werte gesunder Kontrollpersonen sind nicht normalverteilt. Somit ist zu berücksichtigen, dass der Median gesunder Kontrollpersonen (und damit die individuellen Basiswerte der Patienten) zumeist wesentlich niedriger als die sog. Referenzbereichsgrenze liegt (z.B. 1 µg/L, je nach Test).

Verlaufsuntersuchung: ➤ Kap. 20.1.1.

Beurteilung

Das Unterschreiten des Referenzbereichs ist nicht mit Tumorfreiheit gleichzusetzen, das Überschreiten nur bei sehr hoher Freisetzung ein Hinweis auf ein Karzinom.

Spezifität: CEA wird durch Rauchgewohnheiten und in geringem Ausmaß auch durch Alkoholkonsum beeinflusst. Die obere Referenzbereichsgrenze bei gesunden Rauchern liegt testabhängig zwischen 7 und 10 µg/L.

Leichte bis mäßige CEA-Erhöhungen finden sich aber auch bei 20–50% der benignen Erkrankungen, insbesondere von Darm, Pankreas, Leber und Lunge, z.B. bei Leberzirrhose, chronischer Hepatitis, Pankreatitis, Colitis ulcerosa, Morbus Crohn, Pneumonie, Bronchitis, Tuberkulose, Emphysem, Mukoviszidose sowie bei Autoimmunerkrankungen. Bei diesen Erkrankungen liegen die CEA-Werte jedoch eher im niedrig-pathologischen Bereich und nur selten über 10 µg/L (testabhängig, Informationen vom Testhersteller erfragen). Zudem findet man bei Verlaufsbestimmungen nur intermittierend oder konstant im niedrig-pathologischen Bereich erhöhte Werte (erhöhte individuelle Basiswerte), die sich teilweise nach Besserung des klinischen Bildes normalisieren. Dagegen steigen die CEA-Werte bei unbehandelten Tumorerkrankungen kontinuierlich und anfangs exponentiell an.

Sensitivität: Die Hauptindikation für die CEA-Bestimmung liegt in der Therapieüberwachung und Verlaufsbeobachtung der oben erwähnten soliden Tumorerkrankungen.

Die diagnostische Empfindlichkeit von CEA hängt vom Ausbreitungsgrad eines Tumors ab. Generell kann eine CEA-Freisetzung im Rahmen jeder soliden Tumorerkrankung und nicht nur im Rahmen von Adenokarzinomen erfolgen. So muss mittlerweile auch richtiggestellt werden, dass sehr hohe CEA-Konzentrationen mit Werten > 1000 µg/L nicht nur bei kolorektalen und Schilddrüsenkarzinomen, sondern insbesondere auch bei Bronchial-, metastasierten Mamma- und Magenkarzinomen vorkommen.

LITERATUR

Ballesta AM, Molina R, Filella X, Jo J, Gimenez N. Carcinoembryonic antigen in staging and follow-up of patients with solid tumors. Tumour Biol. 1995;16:32–41.

Boucher D, Cournoyer D, Stanners CP, Fuks A. Studies on the control of gene expression of the carcinoembryonic antigen family in human tissue. Cancer Res 1989;49:847–52.

Duffy MJ. CEA as a marker for colorectal cancer: is it clinically useful. Clin Chem 2001;47:624–30.

Gold P, Freedman SO. Demonstration of tumor-specific antigens in human colonic carcinomata by immunological tolerance and absorption techniques. J Exp Med 1965;121:439–62.

Gold P, Freedman SO. Specific carcinoembryonic antigens of the human digestive system. J Exp Med 1965;122:467–81.

C

Hammarström S. The carcinoembryonic antigen (CEA) family: structure, suggested functions and expression in normal and malignant tissue. Semin Cancer Biol 1999;9:67–81.
Nap M, Hammarström ML, Bormer O. Specificity and affinity of monoclonal antibodies against carcinoembryonic antigen. Cancer Res 1992;52:2329–39.
Stieber P, Heinemann V. Sinnvoler Einsatz von Tumormarkern. J Lab Med 2008;32:339–60.
Thomas P, Toth CA, Saini KS, Jessup JM, Steele G. The structure, metabolism and function of the carcinoembryonic antigen gene family. Biochim Biophys Acta 1990;1032:177–89.
Thompson JA, Grunert F, Zimmermann W. Carcinoembryonic antigen gene family: molecular biology and clinical perspectives. J Clin Lab Anal 1991;5: 44–66.
Thomson DMP, Krupey J, Freedman SO, Gold P. The radioimmunoassay of circulating carcinoembryonic antigen of the human digestive system. Proc Natl Acad Sci U S A 1969;64:161–67.

Carcinoembryonales Antigen (CEA) im Liquor

➤ Kap. 24, „Liquor: Carcinoembryonales Antigen".

Carcinoma Antigen 15-3

➤ Kap. 24, „Cancer Antigen 15-3".

Cardiolipinantikörper

➤ Kap. 24, „Phospholipidantikörper".

Catecholamine

➤ Kap. 24, „Katecholamine und Metaboliten".

^{13}C-Atemtests

➤ Kap. 24, „Pankreasfunktionstests".

CCP-Antikörper

➤ Kap. 24, „Antikörper gegen zyklische citrullinierte Peptide".

CD3+-, CD4+-, CD8+-Zellen

➤ Kap. 24, „Immunphänotypisierung von Lymphozyten".

CD16-Antigen, CD246-Antigen, CD66b-Antigen

➤ Kap. 24, „Paroxysmale nächtliche Hämoglobinurie – Diagnostik".

CD61-Antigen (= Glykoprotein IIIa, = Integrin β3)

➤ Kap. 24, „Molekulargenetische Diagnostik" – „Glykoprotein IIIa (Integrin β3 [ITGB3], CD61) bei Koronarthrombose- und Herzinfarktrisiko (OMIM-Nummer: 173470)".

CEA

➤ Kap. 24, „Carcinoembryonales Antigen (CEA)".

CEA im Liquor

➤ Kap. 24, „Liquor: Carcinoembryonales Antigen".

Chemotaxis-Assay

➤ Kap. 24, „Granulozyten- und Makrophagenfunktionstests".

Chlorid (€)

Jürgen Nolte

Als Natriumchlorid ist Chlorid (95–105 mmol/L) wesentlich beteiligt am extrazellulären Flüssigkeitsvolumen. Auf Chlorid (freie Chloridionen) entfallen 70% der extrazellulären Anionen, auf Chlorid und Bikarbonat zusammen 85%. Den Anionenrest bestehend aus Sulfat, Phosphat, organischen Anionen, Proteinate bezeichnet man als Anionenlücke. Sie wird berechnet aus der Gleichung Anionenlücke = Natrium – (Chlorid + Bikarbonat), der Normalbereich liegt bei 12 ± 4 mmol/L. Konzentrationsänderungen von Natrium und Chlorid gehen meistens parallel. Chlorid wird zusammen mit Natrium unter der Steuerung von Aldosteron aus dem Tubuluslumen rückresorbiert. Chlorid ist ein essenzieller, lebensnotwendiger Bestandteil des Säure-Basen-Haushalts, es ist wichtig für Osmoregulation, Mineralstoffwechsel und Magensäureproduktion. Der Plasmaspiegel kann nur im Normalbereich gehalten werden, wenn Chlorid von außen zugeführt wird.

Indikationen

Die Bestimmung des Chlorids ist nicht indiziert bei Erstuntersuchungen und im Rahmen routinemäßiger Elektrolytbestimmungen.

Demgegenüber dient die **Chloridbestimmung im Blut** bei folgenden Symptomen und Befunden der Abklärung:

- Magensaftverluste durch Erbrechen, Diarrhö, Magensaftsonden, angeborene Chloriddiarrhö,
- Behandlung mit Diuretika (vor allem Furosemid, Etacrynsäure),
- Bartter-Syndrom (metabolische Alkalose, Hyperaldosteronismus, erhöhte Reninspiegel, Hypokaliämie), Hyperaldosteronismus, Cushing-Syndrom, ACTH-produzierende Tumoren,
- Azidose bei Niereninsuffizienz, renale tubuläre Azidosen,
- vermehrte Alkalizufuhr (z.B. Milch),
- Ateminsuffizienz mit chronischer Hyperkapnie,
- bei metabolischer Azidose zur Berechnung der Anionenlücke zur Differenzierung von hyperchlorämischer, normochlorämischer und hypochlorämischer Azidose.

Die Chloridbestimmung im Schweiß kann zur Erkennung der Mukoviszidose dienen.

Indikationen zur Chloridbestimmung im Urin und im Liquor sind weitgehend verlassen.

Präanalytik

Untersuchungsmaterial: Chlorid kann aus Serum- und Heparinplasma bestimmt werden. EDTA- und Zitratblut sind nicht geeignet. Heparinisierte Vollblutproben sind für die Bestimmung von Chlorid mit direkter ionensensitiver Elektrode (ISE) geeignet.

Stabilität: In beiden Probenarten ist die Chloridkonzentration bei Raumtemperatur im Vollblut 24 Stunden und im Plasma/Serum sieben Tage stabil. Gekühlt kann Plasma/Serum sieben Tage, eingefroren über Jahre ohne Veränderung der Konzentration aufbewahrt werden.

Einflussgrößen

Chlorid ist beim Gesunden auch durch hohe Kochsalzzufuhr kaum steigerbar, da es gemeinsam mit Natrium über die Niere ausgeschieden wird. Lediglich bei Störungen der renalen Ausscheidung (durch gleichzeitiges Dursten) kann Kochsalzzufuhr zur Erhöhung von Chlorid führen. Schwangerschaftserbrechen sowie andere chronische Verluste von Magensaft (Absaugen) führen zur Verminderung der Chloridkonzentration im Plasma.

Analytik

Die Coulometrie und die Verwendung ionensensitiver Chloridelektroden mit indirekter und direkter Anwendung haben sich wegen ihrer hohen Präzision und relativen Spezifität durchgesetzt, während ältere chemische Verfahren wie die Messung mit Merkurimetrie kaum noch angewendet werden.

Qualitätskriterien: Obligate Kontrolle der Analytik in jeder Serie nach den Richtlinien der BÄK:

- Maximal zulässige Abweichung des Einzelwerts: 4,5%.
- Maximal zulässige Abweichung beim Ringversuch: 8%.

Referenzbereiche

Plasma/Serum	97–108 mmol/L
Schweiß	0–35 mmol/L

Beurteilung

Ursachen für **verminderte Chloridspiegel:**

- Intestinale Chloridverluste durch Erbrechen, Diarrhö, Magensaftsonden, angeborene Chloriddiarrhö: hypochlorämische Alkalose,
- Behandlung mit Diuretika (vor allem Furosemid, Etacrynsäure): hypochlorämische Alkalose,

- Bartter-Syndrom (metabolische Alkalose, Hyperaldosteronismus, erhöhte Reninspiegel, Hypokaliämie),
- Hyperaldosteronismus, Cushing-Syndrom, ACTH-produzierende Tumoren,
- vermehrte Alkalizufuhr (z.B. Milch): hypochlorämische Alkalose,
- Ateminsuffizienz mit chronischer Hyperkapnie.

Ursachen für **erhöhte Chloridspiegel:**

- Renale tubuläre Azidosen durch interstitielle Nephritiden,
- Fanconi Syndrom,
- progressive Niereninsuffizienz und diabetische Glomerulosklerose.

Die **metabolische Azidose** wird nach ihrer Ätiologie in drei Formen eingeteilt:

Additionsazidose durch endogene Säurebildung: Ketoazidose durch Coma diabeticum, Hungerazidose, chronischen Alkoholismus, Laktatazidose (Schock, Hypoxie, Biguanidtherapie), Säurezufuhr durch Intoxikationen (Salizylate, Methylalkohol). Sie geht mit einer verminderten Chloridkonzentration einher.

Retentionsazidose durch reduzierte renale Säureausscheidung bei Niereninsuffizienz. Distale tubuläre Azidosen zeigen meist eine normale Chloridkonzentration im Blut.

Substraktionsazidose durch z.B. diarrhöbedingten enteralen Bikarbonatverlust, renalen Bikarbonatverlust bei proximaler tubulärer Azidose, Therapie mit Karboanhydrasehemmern (Diamox). Hyperchlorämische Azidose.

Nach der Berechnung der Anionenlücke kann die metabolische Azidose folgendermaßen eingeteilt werden:

- Hyperchlorämische Azidose mit normaler Anionenlücke, z.B. bei Substraktionsazidosen,
- normochlorämische Azidose mit vermehrter Anionenlücke, z.B. bei Additions- und Retentionsazidosen (➤ Tab. 7-12, ➤ Tab. 7-14).

Bei Mukoviszidose wird eine vermehrte Konzentration von **Chlorid im Schweiß** über 60 mmol/L gefunden.

Cholecalciferol

➤ Kap. 24, „Vitamin D".

Cholesterin, Gesamt- (€)

Claus Luley

Zu Präanalytik und Einflussgrößen ➤ Kap. 24, „Lipoproteine, allgemein".

Indikationen

Einzige Indikation zur Bestimmung des Gesamtcholesterins ist die Suche nach Hypercholesterinämien. Dieses „Screening" kann mittels nasschemischer Laboranalytik erfolgen oder aber in der Apotheke bzw. bei Gesundheitsaktionen mit trockenchemischen Methoden.

Die Diagnose einer Hypercholesterinämie oder die Beurteilung therapeutischer Maßnahmen kann nicht auf der Basis des Gesamtcholesterins erfolgen, sondern nur mit Hilfe des LDL-Cholesterins. Falls dieses mit Hilfe der Friedewald-Formel errechnet wird, wird allerdings das Gesamtcholesterin benötigt und in der Regel auch dem Anforderer mitgeteilt.

Präanalytik

Als **Untersuchungsmaterial** können Serum, Heparin- oder EDTA-Plasma verwendet werden, wobei die Serumwerte ca. 3% höher ausfallen.

Stabilität:

- Vollblut sollte nach zwei Tagen zentrifugiert werden.
- Serum oder Plasma ist bei Raumtemperatur und bei 4 °C bis sieben Tage (danach sind Anstiege möglich) und bei −20 °C bis drei Monate stabil.

Einflussgrößen

Nahrungsaufnahme beeinflusst das Gesamtcholesterin nicht, ganz im Gegensatz zu den Triglyzeriden. Aus diesem Grund kann ein Screening auch beim nicht-nüchternen Patienten erfolgen.

Die Körperlage oder längere Blutstauung beeinflusst alle Lipoproteine und damit auch das Gesamtcholesterin mit einem Anstieg von 5–10% beim Übergang von der liegenden in die stehende oder sitzende Position.

Analytik

Wegen ihrer Praktikabilität ist die enzymatische Cholesterinbestimmung weltweit verbreitet. Sie stimmt mit der definitiven Methode, der Isotopendilution, zufriedenstellend überein. Es werden sowohl das freie als auch das veresterte Cholesterin erfasst. Die hierzu im Reaktionsgemisch eingesetzte Cholesterinesterase hydrolysiert als relativ unspezifisches Enzym auch die Triglyzeride, weswegen auch lipämische Proben problemlos gemessen werden können. Das gesamte freie Cholesterin wird durch eine Cholesterinoxidase zu Cholestenon umgesetzt unter Freisetzung von H_2O_2. Unter den diversen Indikatorreaktionen wird die PAP-Methode häufig eingesetzt mit Peroxidase, Aminophenazon und Phenol (PAP).

Qualitätskriterien: Die Richtlinien der Bundesärztekammer (RiLiBÄK) gelten für Gesamtcholesterin im Bereich von 1,3–9,1 mmol/L (50–350 mg/dL):

- Maximal zulässige Abweichung des Einzelwerts: 7%.
- Maximal zulässige Abweichung vom Referenzmethodenwert beim Ringversuch: 13%.

Störgrößen: Als Störfaktoren führen freies Hämoglobin (> 100 mg/dL) zu erhöhten und Bilirubin (> 4 mg/dL) zu erniedrigten Messwerten. Pflanzliche Sterole werden ebenfalls erfasst. Die sehr seltene Phytosterolämie kann daher als moderate „Hypercholesterinämie" fehlinterpretiert werden.

Messwerte mittels trockenchemischer Teststreifen unterscheiden sich von den nasschemisch ermittelten Werten durch geringe systematische Abweichungen und eine schlechtere Präzision, sind aber für Screening-Zwecke akzeptabel (Bachorik et al. 1989).

Referenzbereiche

Risikofreier Wert (Frauen und Männer)	< 5,2 mmol/L (< 200 mg/dL)

Beurteilung

Erhöhte Konzentrationen des Gesamtcholesterins beruhen auf der Erhöhung des Cholesterinanteils eines oder mehrerer der cholesterinhaltigen Lipoproteine: Chylomikronen, VLDL, LDL, HDL und Lp(a). Eine Erhöhung des summarischen Gesamtcholesterins erlaubt daher **keinen** Rückschluss auf eine bestimmte zugrunde liegende Stoffwechselerkrankung. Ein erhöhtes Gesamtcholesterin kann z.B. auch durch eine isolierte Erhöhung des günstigen HDL-Cholesterins bedingt sein. Ein Gesamtcholesterin über 5,3 mmol/L erfordert daher immer die nachfolgende Messung aller cholesterinhaltigen Lipoproteine. Vom Lipidstatus kann das Lp(a) ausgenommen werden, wenn es für den Patienten bereits bekannt ist, da seine individuelle Konzentration genetisch determiniert ist und sich praktisch nie ändert.

Da die triglyzeridreichen Lipoproteine (Chylomikronen, VLDL) außer Triglyzeriden auch Cholesterin enthalten, sind ausgeprägte Hypertriglyzeridämien zwangsläufig mit einer Erhöhung des Gesamtcholesterins verbunden. Nach therapeutischer Senkung der Triglyzeride sinkt somit auch das Gesamtcholesterin. Gleichzeitige cholesterinsenkende Maßnahmen sind in diesem Fall überflüssig, da sie das bei Hypertriglyzeridämien häufig ohnehin niedrige LDL-Cholesterin senken, nicht aber den Cholesterinanteil der triglyzeridreichen Lipoproteine.

Erniedrigte Konzentrationen des Gesamtcholesterins haben per se keinen Krankheitswert, werden aber gehäuft bei schweren konsumierenden Erkrankungen beobachtet. Sehr selten ist die Abetalipoproteinämie, bei der sowohl Cholesterin als auch Triglyzeride niedrig sind (ca. 0,3 mmol/L).

LITERATUR

Bachorik PS, Bradford RH, Cole T, Frantz I, Gotto AM Jr, Roberts K, Warnick GR, Williams OD. Accuracy and precision of analyses for total cholesterol as measured with the Reflotron cholesterol method. Clin Chem 1989;35: 1734–9.

Cholesterin, HDL- (€)

Claus Luley

Zu Präanalytik und Einflussgrößen ➤ Kap. 24, „Lipoproteine, allgemein".

Indikationen

- Beurteilung des Atheroskleroserisikos,
- Erstellung eines Lipidstatus.

Präanalytik

Geeignete **Untersuchungsmaterialien** sind Serum, Heparin- oder EDTA-Plasma, wobei Serumwerte um 3% höher ausfallen. Aufgrund von In-vitro-Austauschprozessen zwischen den Lipoproteinen muss die Abtrennung des Plasmas/Serums innerhalb von 24 Stunden erfolgen.

Stabilität: Nach Präzipitation sind folgende Lagerungen möglich: Bei Raumtemperatur bis zwei Tage (danach Anstieg), bei 4 °C bis sieben Tage und bei –20 °C bis drei Monate.

Einflussgrößen

Nach einer fettreichen Mahlzeit sinkt das HDL-Cholesterin um bis zu 10%. Deswegen und weil das HDL-Cholesterin meist Teil eines Lipidstatus ist, sollte es nach zwölfstündiger Nahrungskarenz bestimmt werden.

Die Körperlage oder längere Blutstauung beeinflusst alle Lipoproteine, und damit auch das HDL-Cholesterin, mit einem Anstieg von 5–10% bei sitzender gegenüberliegender Position.

Analytik

In vielen Laboratorien wird gegenwärtig die HDL-Messung nach Präzipitation von VLDL und LDL durch homogene Verfahren ersetzt, die besser automatisierbar sind.

Bei der herkömmlichen HDL-Bestimmung müssen VLDL und LDL durch ein abgestimmtes Gemisch von Polyanionen und zweiwertigen Kationen präzipitiert werden, wonach das Cholesterin der im Überstand verbleibenden HDL mit dem oben beschriebenen enzymatischen Verfahren bestimmt wird.

Ein in Europa weit verbreitetes Präzipitationsgemisch enthält Phosphorwolframsäure und $MgCl_2$. Die erhaltenen Messwerte korrelieren gut mit der präparativen Ultrazentrifugation. Ab Triglyzeridwerten von > 6 mmol/L ist die Präzipitation unvollständig, da das Präzipitat nicht ausreichend pelletiert werden kann.

Bei den homogenen Verfahren werden die Cholesterinanteile in VLDL und LDL durch α-Cyclodextrin oder durch ein Polyanion-Polymer-Gemisch derart „maskiert", dass sie dem enzymatischen Nachweis entzogen werden. Das Cholesterin in den nicht-maskierten HDL wird dann mit dem oben beschriebenen enzymatischen Cholesterinnachweis bestimmt. Die Übereinstimmung mit den mittels Ultrazentrifugation ermittelten Werten ist gut bis zu Konzentrationen der Triglyzeride ≤ 6 mmol/L und/oder LDL ≤ 13 mmol/L.

Qualitätskriterien: Die RiLiBÄK machen für das HDL-Cholesterin keine Vorgaben. Das US-amerikanische „National Cholesterol Education Program" (NCEP), an das sich die europäischen Fachgesellschaften eng anlehnen, erlaubt in Analogie folgende Abweichungen:

Maximal zulässige Abweichung des Einzelwerts: 10%.

Referenzbereiche

Frauen	> 1,2 mmol/L (> 45 mg/dL)
Männer	> 0,9 mmol/L (> 35 mg/dL)

Nach NCEP-ATP III (Grundy et al. 2002) bestehen keine Unterschiede zwischen Frauen und Männern (> 1,05 mmol/L [> 40 mg/dL]).

Beurteilung

Zahlreiche Studien belegen übereinstimmend, dass ein **erhöhtes HDL-Cholesterin** invers, eng und unabhängig von anderen Risikofaktoren mit einem erniedrigten Atheroskleroserisiko assoziiert ist und eine hohe prädiktive Wertigkeit besitzt. Höhere Konzentrationen des HDL-Cholesterins werden bei Frauen, Ausdauersportlern, nach regelmäßigem Alkoholgenuss oder Gabe von Östrogen bzw. Antikonzeptiva gefunden.

Erniedrigte HDL-Konzentrationen werden häufig bei Hypertriglyzeridämien unterschiedlicher Genese beobachtet (Ausnahme: regelmäßiger Alkoholgenuss). Ein niedriges bis sehr niedriges HDL-Cholesterin kennzeichnet verschiedene seltene familiäre Erkrankungen: Tangier-Krankheit, familiären Lecithin-Cholesterin-Acyltransferase(LCAT)-Mangel, partiellen LCAT-Mangel (Fischaugen-Krankheit) und andere, die meist auf Synthesestörungen von Apoliproteinen beruhen.

LITERATUR
Grundy S et al. Third report of the National Cholesterol Education Program (NCEP) Expert Panel on Detection, Evaluation, and Treatment of High Blood Cholesterol in Adults. (Adult Treatment Panel III) Final Report. Circulation 2002;106:3143.

Cholesterin, LDL- (€)

Claus Luley

Zu Präanalytik und Einflussgrößen ➤ Kap. 24, „Lipoproteine, allgemein".

Indikationen

- Beurteilung des Atheroskleroserisikos,
- Erstellung eines Lipidstatus.

Präanalytik

Geeignete **Untersuchungsmaterialien** sind Serum oder EDTA-Plasma, wobei die Serumwerte um 3% höher ausfallen. Wird das LDL-Cholesterin nach Friedewald aus Triglyzeriden, Gesamt- und HDL-Cholesterin berechnet, gelten deren Vorgaben. Dies gilt auch für die Lagerungsbedingungen.

Einflussgrößen

Nach einer fettreichen Mahlzeit verändert sich das mittels Ultrazentrifugation isolierte LDL-Cholesterin nicht. Falls es aber mittels Friedewald-Formel ermittelt wird (wobei HDL-Cholesterin und Triglyzeride berücksichtigt werden), muss vor der Blutentnahme eine zwölfstündige Nahrungskarenz eingehalten werden.

Die homogenen Testverfahren werden von Triglyzeriden bis 104 mmol/L (ca. 4000 mg/dL) nicht beeinträchtigt, sodass eine isolierte LDL-Messung aus postprandial gewonnenem Blut möglich ist.

Körperlage oder längere Blutstauung beeinflusst alle Lipoproteine, und damit auch das LDL-Cholesterin, mit einem Anstieg von 5–10%.

Analytik

Referenzverfahren für die Messung von LDL und HDL ist die präparative Ultrazentrifugation mit der sequenziellen Isolierung aller Dichteklassen. Für Routineuntersuchungen ist die Ultrazentrifugation wegen ihres hohen apparativen und vor allem zeitlichen Aufwands allerdings nicht geeignet.

Für wissenschaftliche epidemiologische Fragestellungen wird die LRC-Technik („Lipid Research Clinics") eingesetzt, bei der nur die VLDL in einem Ultrazentrifugationsschritt abgetrennt werden mit anschließender Präzipitation von LDL durch ein Gemisch aus Polyanionen und zweiwertigen Kationen. Diese Kombination ist, im Gegensatz zu den Alternativverfahren, unbeeinträchtigt vom störenden Einfluss der sehr variablen VLDL oder gar von der Anwesenheit von Chylomikronen.

Aus Kostengründen ist die Berechnung des LDL-Cholesterins nach der Friedewald-Formel verbreitet:

LDL-Cholesterin = Gesamtcholesterin − HDL-Cholesterin – VLDL-Cholesterin.

Während Gesamt- und HDL-Cholesterin gemessen werden können, wird das VLDL-Cholesterin anhand der Triglyzeride abgeschätzt:

Triglyzeride/5 (für mg/dL) resp. Triglyzeride/2,2 (mmol/L)

Dieses Verfahren ist jedoch in seiner Anwendung begrenzt:

- Chylomikronen führen zu falsch niedrigen LDL-Werten.
- Diese Abschätzung ist nur bei Triglyzeridwerten < 10,4 mmol/L (< 400 mg/dL) erlaubt.
- Bei der familiären Dysbetalipoproteinämie (Typ III nach Frederickson, Häufigkeit 1:10 000), die durch hohe Cholesterinkonzentrationen in IDL charakterisiert ist, werden falsch hohe LDL-Werte errechnet.

Unter Berücksichtigung dieser Einschränkungen erlauben die erhaltenen LDL-Werte eine akzeptable medizinische Beurteilung.

Andere Verfahren zur direkten LDL-Präzipitation mit polyzyklischen Polyanionen, hochmolekularem Dextransulfat, Polyvinylsulfat oder Heparin bei pH 5,12 haben sich wegen verschiedener Schwächen nicht durchsetzen können.

Von Interesse, auch wegen ihrer Automatisierbarkeit, sind homogene Tests (3. Generation), bei denen die Solubilisierung von Chylomikronen, VLDL und HDL mittels verschiedener Reagenzien, z.B. mit Polysacchariden, blockiert wird, sodass nur das Cholesterin der LDL enzymatisch nachgewiesen wird. Unpräzision und Unrichtigkeit dieser homogenen Verfahren genügen den Anforderungen der NCEP-Richtlinien. Der Einfluss pathologisch veränderter LDL, z.B. bei Leberkrankungen oder Diabetes mellitus, bleibt zu evaluieren.

Qualitätskriterien: Die RiLiBÄK machen für das LDL-Cholesterin keine Vorgaben. Das US-amerikanische „National Cholesterol Education Program" (NCEP), an das sich die europäischen Fachgesellschaften eng anlehnen, verlangt in Analogie folgende Werte:

- Maximal zulässige Abweichung des Einzelwerts: 6%.
- Maximal zulässige Abweichung beim Ringversuch: 13%.

Referenzbereiche

Sowohl das NCEP als auch die „European Atherosclerosis Society" (EAS) empfehlen verschiedene Referenzgrenzen bzw. Zielwerte für Patienten mit unterschiedlichem Atheroskleroserisiko. Die jüngsten Empfehlungen stammen aus dem „Adult Treatment Panel" (ATP III) des NCEP (Grundy et al. 2002):

< 2 Risikofaktoren	< 4,2 mmol/L (< 160 mg/dL)
≥ 2 Risikofaktoren	< 3,4 mmol/L (< 130 mg/dL)
Bestehende KHK bzw. bestehender Diabetes mellitus	< 1,8 mmol/L (< 70 mg/dL)

Beurteilung

Erhöhte Konzentrationen von LDL-Cholesterin sind eng mit einem erhöhten Atheroskleroserisiko assoziiert. Für Patienten in der sekundären Prävention (Vorliegen klinischer Atherosklerosemanifestationen) müssen Zielwerte < 2,6 mmol/L (< 100 mg/dL) angestrebt werden. In der primären Prävention sind die Konsequenzen abhängig vom individuellen Spektrum der Risikofaktoren. Es herrscht Übereinstimmung, dass erhöhte LDL-Werte immer dann zu behandeln sind, wenn das Risiko, innerhalb der nächsten zehn Jahre einen Herzinfarkt zu erleiden, größer als 10% ist. Hilfreich ist die individuelle Risikoberechnung im Internet unter www.chd-taskforce.de.

Erniedrigte LDL-Werte haben keinen Krankheitswert. Frühere Beobachtungen bezüglich einer höheren Inzidenz einiger Malignome nach Cholesterinsenkung haben sich nicht bestätigt. Senkungen des LDL bis auf 1,3 mmol/L (50 mg/dL) werden als unbedenklich eingestuft. Sehr niedrige oder nicht nachweisbare LDL-Werte werden bei der sehr seltenen Abetalipoproteinämie gefunden.

LITERATUR

Grundy S et al. Third report of the National Cholesterol Education Program (NCEP) Expert Panel on Detection, Evaluation, and Treatment of High Blood Cholesterol in Adults (Adult Treatment Panel III) final report. Circulation 2002;106:3143.

Cholinesterase (CHE) (€)

Axel Gressner

Synonym: Pseudocholinesterase (PCHE).

Die Pseudocholinesterase ist ein Sekretionsenzym der Leber, das von Hepatozyten sezerniert und mit einer Halbwertszeit von etwa zehn Tagen aus der Zirkulation eliminiert wird. Funktionell handelt es sich um eine Gruppe von 29 varianten Enzymen mit breiter Substratspezifität, die sich deutlich von der hochspezifischen Acetylcholinesterase an den Synapsen unterscheidet. PCHE weist kein organspezifisches Vorkommen auf, da auch Pankreas, Herz, Gehirn und andere Organe höhere Aktivitäten enthalten. Die im Serum gemessene Aktivität ist jedoch ausschließlich hepatogenen Ursprungs.

Indikationen

- Erfassung der metabolischen Leistungsfähigkeit (Synthesekapazität der Leber; „Syntheseparameter"),
- Verdacht auf Intoxikation mit Insektiziden vom Typ organischer Phosphorsäuren wie Parathion, Sarin und Tetraethylpyrophosphat,
- Diagnose atypischer PCHE-Varianten mit verminderter enzymatischer Aktivität unterschiedlichen Ausmaßes und Bestimmung der Dibucain- und/oder Fluoridzahl.

Präanalytik

Als **Untersuchungsmaterial** dient Serum oder Heparinplasma. Natriumfluorid hemmt die PCHE.

Stabilität: Die Aktivität im Blut und Serum/Plasma ist bei Raum- und Kühlschranktemperatur eine

Woche stabil sowie bis zu einem Jahr bei −20 °C. Wiederholtes Einfrieren und Auftauen ist zu vermeiden.

Einflussgrößen

Starke Adipositas und unkomplizierte Fettleber führen zu erhöhten Aktivitäten, die sich bei der starken interindividuellen Schwankungsbreite (➤ Kap. 24, „Cholinesterase (CHE)“ – „Referenzbereiche“) klinisch jedoch nur insignifikant auswirken. Schwangerschaft und orale Kontrazeptiva führen zu leicht erniedrigten Aktivitäten.

Analytik

Die Aktivitätsbestimmung erfolgt zweistufig durch Hydrolyse synthetischer Thiocholinester (Acetylthiocholin, Butyrylthiocholin, Proprionylthiocholin) zu Thiocholin (und Acetat, Butyrat, Proprionat) mit nachfolgender zweiter Reaktion, bei der das gebildete Thiocholin mit einem chromogenen Disulfidreagenz (DTNB) in der Ellman-Reaktion zum gelb gefärbten TNB umgesetzt wird, dessen Konzentrationszunahme kinetisch bei 405 nm gemessen wird.

Qualitätskontrolle: Die interne und externe Kontrolle erfolgt analog zu den Richtlinien der Bundesärztekammer (RiLiBÄK).

- Maximal zulässige Abweichung des Einzelwerts: 11%.
- Maximal zulässige Abweichung beim Ringversuch: 18%.

Ringversuche werden alle drei Monate angeboten.

Störgrößen: Borat, Zitrat als Antikoagulans, Detergenzien, Fluorid, Schwermetalle sowie tertiäre und quarternäre Amine führen zur Hemmung. Hämolyse führt nur bei Verwendung von Acetylthiocholin als Substrat zu erhöhten PCHE-Aktivitäten (durch Freisetzung der spezifischen Acetylcholinesterase aus Erythrozyten).

Referenzbereiche

Mit Butyrylthiocholin als Substrat, 37 °C.

Kinder und Männer	5320–12 920 U/L
Frauen	4260–11 250 U/L
Neugeborene und Kleinkinder (< 6 Monate)	Niedrigere Aktivitäten

Während der Schwangerschaft und bei Anwendung oraler Kontrazeptiva ist die Serumaktivität leicht erniedrigt (3650–9120 U/L).

Beurteilung

Von klinischer Relevanz sind Aktivitätsabnahmen der PCHE im Serum, die auf schwere akute und chronische Lebererkrankungen, auf schwere Malnutrition und diverse entzündliche Erkrankungen zurückgeführt werden können.

Eine **Hypocholinesterasämie** kommt bei folgenden Erkrankungen vor:

- Hepatopathien:
  - chronische Hepatitis,
  - Leberzirrhose,
  - Lebermalignome,
  - Stauungsleber,
  - Leberabszess,
- Dystrophie/Malnutrition:
  - Kwashiorkor,
  - Malabsorption.
- Cholinesteraseinhibitoren (Physostigmin, Neostigmin, Cyclophosphamid, organische Phosphorsäureester; differenzialdiagnostisch bei hochgradigen Verminderungen der PCHE zu berücksichtigen),
- atypische Cholinesterasen (niedrige Dibucainnummer [< 70], Patienten sind klinisch unauffällig),
- Gravidität (2. Trimenon bis sechs Wochen post partum),
- verschiedene Zustände:
  - Dermatomyositis, Polymyositis,
  - Hypothyreose,
  - Myokardinfarkt,
  - schwere Anämien,
  - Malignome,
  - chronische Infekte, Entzündungen (z.B. Darm),
  - Septikämie, Urämie,
  - Tetanus,
  - Verbrennungen,
  - diabetische Azidose,
  - post operationem,
  - Antikonzeptiva.

Zur **Hypercholinesterasämie** kommt es durch folgende Erkrankungen:

- Proteinverlustsyndrom:
  - nephrotisches Syndrom,
  - exsudative Enteropathie,
- unkomplizierte Fettleber,
- (Frühform der alkoholischen Leberschädigung, Alkoholismus),
- funktionelle Hyperbilirubinämie,
- Hypertriglyzeridämie,
- Adipositas,
- Diabetes mellitus.

Choriongonadotropin, humanes

➢ Kap. 24, „Humanes Choriongonadotropin (hCG)".

Chrom (€€)

Jürgen D. Kruse-Jarres

Chrom (Cr) hat eine Wirkung auf die Insulinaktivierung und scheint so in die Glukoseregulation einzugreifen. Dieses Phänomen verlieh ihm den Namen Glukosetoleranzfaktor (GTF). Es handelt sich um 3-wertiges Chrom, das integraler Bestandteil des GTF ist. Wegen dieser Beteiligung an der Aktivierung der Insulinwirkung scheint Chrom ein essenzielles Spurenelement zu sein, auch wenn die ursächlichen Zusammenhänge hierfür noch immer nicht ganz aufgeklärt sind.

Indikationen

Die Bestimmung von Chrom ist bei Verdacht auf einen Mangel im Zusammenhang mit einer gestörten Kohlenhydrattoleranz indiziert. Vor allem bei schlechter Einstellbarkeit eines insulinpflichtigen Diabetes mellitus muss an einen Chrommangel gedacht werden. Eine ausreichende Aufnahme von Chrom mit der Nahrung ist bei mitteleuropäischer Mischkost gewährleistet, jedoch nach Meinung einiger Autoren in vielen Industrienationen dennoch suboptimal. Ein Chrommangel infolge einer Mangelernährung kann zu einem vorübergehenden, jedoch nach Supplementation reversiblen Anstieg von Glukose, Triglyzeriden und Cholesterin im Blut führen.

Präanalytik

Die Präanalytik mit Probennahme, Transport, Lagerung und Probenvorbereitung unterliegt vor allem bei der Analysenvorbereitung den Gefahren der Kontamination. Es gilt im Hinblick auf die hohen Allgegenwärtigkeitskonzentrationen für Chrom besonders. Während der präanalytischen Phase sind alle Vorkehrungen zur Vermeidung von Kontaminationen zu treffen. Probenbestecke, Versandgefäße und Laborutensilien müssen in Leerversuchen auf das zu untersuchende Element hin überprüft werden. Bei der Blutentnahme sind Spezialröhrchen mit definiert niedrigem Gehalt an Spurenelementen zu benützen. Zur Vermeidung von Umweltkontaminationen sind die Röhrchen unmittelbar nach Aufnahme des Untersuchungsmaterials mit inertem und nicht kontaminiertem Material (keine Gummistopfen!) zu verschließen.

Analytik

Zur Bestimmung des Chroms eignet sich in der Routine eines Spurenelementlabors ausschließlich die Atomabsorptionsspektralphotometrie (AAS) mit Graphitrohr. Die noch überlegenere Analytik mit Hilfe der Neutronenaktivierungsanalyse (NAA) bleibt nur wenigen Speziallabors vorbehalten.

Referenzbereiche

Serum/Plasma	< 9,616 nmol/L (< 500 ng/L)
Vollblut	< 13,46 nmol/L (< 700 ng/L)
Urin	< 5–20 nmol/L (< 260–1040 ng/L)

Beurteilung

80% des aufgenommenen Chroms werden über die Nieren mit dem Urin ausgeschieden. Der Rest wird via Galle über den Stuhl sowie per Schweiß über die Haut ausgeschieden, sodass die Chromausscheidung, insbesondere nach einer Insulinstimulation, über den Urin keine zuverlässige Bilanzaussage ergibt.

Chromogranin A (CgA)

➢ Kap. 24, „Gastrointestinale Peptide".

Chymotrypsin im Stuhl

➤ Kap. 24, „Pankreasfunktionstests".

Chymotrypsin-C-(CTRC-)Mutationen

➤ Kap. 24, „Molekulargenetische Diagnostik" – „Chymotrypsin-C-(CTRC-)Mutation bei familiärer Pankreatitis (OMIM-Nummer: *601405)".

Ciclosporin A (€€)

Werner Steimer

Die Entdeckung der immunsuppressiven Eigenschaften von Ciclosporin A (CsA, CyA) markierten zu Beginn der 80er Jahre den Beginn einer neuen Epoche in der Transplantationsmedizin. Vor Einführung von Ciclosporin konnten mit Aussicht auf Erfolg im Wesentlichen nur Nierentransplantationen durchgeführt werden, wobei aber infektiöse Komplikationen und Nebenwirkungen der steroidbasierten Immunsuppression eine hohe Morbidität bedingten. Die 1-Jahres-Transplantatüberlebensrate betrug zu dieser Zeit etwa 50%. Nach Einführung von Ciclosporin liegt die 1-Jahres-Transplantatüberlebensrate heute bei etwa 90%. Die in den heute üblichen Kombinationstherapien eingesetzten niedrigeren Steroiddosen führten auch zu einer niedrigeren Infektionsrate. Ciclosporin-basierte immunsuppressive Behandlungsschemata erlauben heute auch die Transplantation anderer Organe, bei denen vor Ciclosporin hohe Abstoßungsraten und nur schlechte Überlebenschancen für das transplantierte Organ und den Patienten bestanden.

CsA ist ein zyklisches Polypeptid aus elf Aminosäuren und wurde aus Pilzen der Gattung Tolypocladium inflatum gams isoliert. Es hemmt die T-Zell-vermittelte Immunantwort und inhibiert die Synthese von Interleukin-2 und Interferon-γ. Intrazellulär bindet CsA an zytoplasmatische Proteine, die sog. Cyclophilline, und kann nur in dieser Verbindung seine Wirkung ausüben.

Bereits zu Beginn der 80er Jahre wurde sehr schnell klar, dass regelmäßige Konzentrationsmessungen von Ciclosporin zur optimalen Therapiesteuerung notwendig sind, da die Pharmakokinetik der Substanz interindividuell große Unterschiede aufwies, zu niedrige Spiegel mit einem deutlich erhöhten Risiko für den Verlust des Transplantats durch Abstoßungsreaktionen verknüpft waren und die Substanz erhebliche konzentrationsabhängige Nebenwirkungen aufwies (lebensbedrohliche Infektionen, Nephro- und Neurotoxizität). Ciclosporin wurde zum Prototyp einer Reihe neuer Immunsuppressiva, für die heute therapeutisches Drug Monitoring fester Bestandteil der Therapiesteuerung ist. An vielen Kliniken, die transplantierte Patienten versorgen, ist die Bestimmung von Immunsuppressivaspiegeln heute die zahlenmäßig wichtigste Aufgabe im Rahmen des therapeutischen Drug Monitorings.

Das extrem schlecht wasserlösliche CsA wurde ursprünglich in Form einer Alkohol-Öl-Lösung (Sandimmun®) verabreicht, was eine extrem variable Resorption und Bioverfügbarkeit nach sich zog. Dieses Präparat wurde in den letzten Jahren weitgehend durch eine neue Mikroemulsion mit wesentlich gleichförmigerer Resorption und höherer Bioverfügbarkeit (Sandimmun® Optoral) ersetzt. Dies hatte unter anderem die Folge, dass neben dem traditionellen Monitoring von Talspiegeln neuerdings alternative Techniken zur Abschätzung der Gesamtdosisexposition diskutiert werden (C_2-Monitoring, s.u.). Mittlerweile erreichen auch die ersten Generika den Markt. Trotz 20 Jahren intensiver Forschung ist die optimale Strategie des Monitorings von CsA nach wie vor Gegenstand intensiver wissenschaftlicher Diskussion.

Behandlungsindikationen:

- Prophylaxe der Transplantatabstoßung bei Nieren-, Leber-, Herz-, Lungen-, Pankreas-, Haut- und Dünndarmtransplantation,
- Behandlung der Transplantatabstoßung bei bisher anders therapierten Transplantatempfängern,
- Prophylaxe der Transplantatabstoßung bei Knochenmarktransplantation und Behandlung der graft versus host disease (GvHD),
- schwere endogene nicht-infektiöse Uveitis,
- schwerste therapieresistente Formen der Psoriasis (nicht bei Kindern),
- nephrotisches Syndrom infolge glomerulärer Erkrankungen, wenn Glukokortikoide oder Alkylanzien nicht eingesetzt werden können,
- schwere aktive rheumatoide Arthritis bei Resistenz auf die konventionelle Therapie (nicht bei Kindern),
- schwere therapieresistente atopische Dermatitis (nicht bei Kindern).

Dosierung: Ciclosporin wird meist zweimal täglich oral dosiert. Zur raschen Aufsättigung oder bei Patienten, bei denen die orale Therapie nicht möglich ist, oder wenn eine verminderte Absorption vermutet wird (Lebertransplantation, Knochenmarkstransplantation, Lungentransplantation bei Mukoviszidose), steht auch eine i.v. Präparation zur Verfügung (Dosis ca. ein Drittel der oralen Dosierung). Empfohlen werden je nach Therapieschema initiale Tagesdosen von 7–14 mg/kg KG. Die Therapie beginnt je nach Therapieschema entweder bereits zwölf Stunden vor der Transplantation oder z.B. nach Stabilisierung der Transplantatfunktion. Die weitere Dosierung orientiert sich dann an den gemessenen Konzentrationen, wobei die Erhaltungsdosis meist bei 2–6 mg/kg KG liegt.

Nebenwirkungen: Die meisten Nebenwirkungen der Therapie mit Ciclosporin sind dosis- bzw. konzentrationsabhängig. Aufgrund der üblicherweise höheren Dosierungen sind Transplantatempfänger häufiger und intensiver betroffen als andere Patienten. Die Überwachung der Therapie mit CsA sollte nur durch erfahrene Ärzte erfolgen.

- Nieren:
  - Nephrotoxizität/Niereninsuffizienz: dosisabhängig, reversibel, häufig initial,
  - bei Langzeittherapie Nierenschädigung mit Strukturveränderung (z.B. interstitielle Fibrose),
- Herz-Kreislauf-System:
  - arterielle Hypertonie (häufig),
  - koronare Herzerkrankung (selten),
- Nervensystem und Wahrnehmung:
  - Tremor, Müdigkeit, Kopfschmerzen, Parästhesien (häufig),
  - Krämpfe (gelegentlich),
  - motorische Polyneuropathie, Enzephalopathie (selten),
  - Papillenödem und benigne intrakranielle Hypertension (Einzelfälle),
- Leber und Gastrointestinaltrakt:
  - Gingivahyperplasie, gastrointestinale Beschwerden (häufig),
  - Magenulkus (gelegentlich),
  - Pankreatitis (selten),
  - Kolitis (Einzelfälle),
- Stoffwechsel:
  - Hyperlipidämie (häufig),
  - Gewichtszunahme, metabolisches Syndrom, Hyperkaliämie, Hypomagnesiämie (gelegentlich),
- Haut:
  - Hypertrichosis (häufig),
  - Akne, Hautausschläge (gelegentlich),
  - Hautrötung, Juckreiz (selten),
- Muskulatur: Muskelkrämpfe, Schmerzen, Myopathie (selten),
- Blut:
  - Anämie (gelegentlich),
  - Leukopenie (selten),
  - hämolytisch-urämisches Syndrom (Einzelfälle),
- Immunsystem:
  - erhöhtes Risiko für lymphoproliferative Erkrankungen und maligne Tumoren (besonders Haut),
  - erhöhtes Risiko für infektiöse Erkrankungen, oft durch opportunistische Erreger; letale Verläufe wurden beschrieben,
- Sonstiges:
  - Ödeme, Dysmenorrhö, Amenorrhö (gelegentlich),
  - Hyperthermie, Gynäkomastie, Hitzewallungen (selten).

Kontraindikationen:

- Überempfindlichkeit gegen CsA,
- Vorsicht bei Hyperurikämie,
- bei anderen Indikationen als Transplantation:
  - Nierenfunktionsstörungen,
  - nicht eingestellte Hypertonie,
  - nicht kontrollierte Infektionen,
  - maligne Tumoren,
- speziell bei Psoriasis-Therapie:
  - schwere Lebererkrankungen,
  - Hyperurikämie,
  - Hyperkaliämie,
  - arzneimittelbedingte Psoriasis,
  - gleichzeitige Anwendung mit PUVA (auch kritisch nach langer PUVA-Therapie wegen Hautkrebsrisiko), Phototherapie, Retinoiden und anderen Immunsuppressiva,
  - weniger als vier Wochen nach Etretinat-Therapie,
  - Alter < 18 Jahre, Alkoholiker, vorhergehende Methotrexat-Therapie, erythrodermische oder pustulöse Psoriasis,
- speziell bei nephrotischem Syndrom:
  - Kreatinin > 2,2 mg/dL (Erwachsene); Kreatinin > 1,5 mg/dL (Kinder),
  - nicht eingestellte Hypertonie,

- speziell bei atopischer Dermatitis:
  - Möglichkeit einer konventionellen Therapie mit topischen Kortikosteroiden,
  - gleichzeitige Anwendung mit PUVA (auch kritisch nach langer PUVA-Therapie wegen Hautkrebsrisiko), Phototherapie,
  - akute virale Infektionen.

Pharmakokinetik:

- **Absorption:** Nach oraler Einnahme von Ciclosporin erfolgt die Resorption hauptsächlich im Dünndarm unter Vermittlung von Gallensäuren. Die Bioverfügbarkeit der ursprünglich erhältlichen Lösung/Kapseln (Sandimmun®) war inter-, aber auch intraindividuell stark variabel (3–69%, Mittel 34%) und in erheblichem Umfang abhängig von gleichzeitiger Nahrungsaufnahme und biologischem Tagesrhythmus. Die Bioverfügbarkeit der mittlerweile seit einigen Jahren erhältlichen Mikroemulsion (Sandimmun® Optoral) liegt dagegen im Mittel bei 49–63%. Die wesentlich gleichförmigere und reproduzierbare Pharmakokinetik dieser Galenik führt zu einer deutlich besseren Korrelation zwischen den gemessenen Talspiegeln und der Gesamtdosisexposition (AUC). Maximale Blutspiegel werden unter Sandimmun® Optoral nach etwa 1,2 Stunden erreicht, nach Sandimmun® wesentlich später (nach etwa drei Stunden). Ein First-Pass-Metabolismus spielt insbesondere in Leber und Darm eine wichtige Rolle.
- **Verteilung:** Ciclosporin reichert sich bei einem scheinbaren Verteilungsvolumen von 3–5 L/kg KG (Mittel 3,5 L/kg KG) in anderen Geweben wesentlich stärker an als im Blut, wo etwa zwei Drittel der Substanz intrazellulär in Erythrozyten und Leukozyten vorliegen, der Rest im Plasma, dort etwa zu 90% an Proteine, überwiegend Lipoproteine, gebunden.
- **Elimination:** Ciclosporin wird extensiv metabolisiert, hauptsächlich hydroxyliert und demethyliert. Mehr als 30 Metaboliten wurden beschrieben, wobei einige, vor allem die nur an einer Seitenkette modifizierten primären Metaboliten, in wesentlich höherer Konzentration als die Muttersubstanz vorkommen können (AM1 z.B. bis zu 4fach höher). Für einige Metaboliten wurde eine begrenzte immunsuppressive Wirksamkeit von ca. 10% der Muttersubstanz berichtet (AM1, AM9), dennoch betonen alle bisher publizierten Leitlinien, dass die Bestimmung von CsA mit möglichst spezifischen Methoden erfolgen sollte. Die Metabolisierung von Ciclosporin erfolgt über das Cytochrom-P450-System, hauptsächlich in der Leber. Wichtigstes Enzym ist das CYP3A4, das für den Stoffwechsel vieler Medikamente und deshalb für viele beobachtete Wechselwirkungen verantwortlich ist. Die Ausscheidung von Ciclosporin erfolgt zu über 99% in Form von Metaboliten vorwiegend über die Galle (> 90%), nur etwa 6% werden renal eliminiert. Die Elimination von Ciclosporin erfolgt biphasisch mit einer terminalen Halbwertszeit von sechs (gesunde Probanden) bis 20 Stunden (schwere Leberinsuffizienz). Die Ciclosporin-Clearance bei Kindern ist etwa zweimal so hoch wie bei Erwachsenen.

Wechselwirkungen: Für Ciclosporin sind eine Vielzahl pharmakodynamischer und pharmakokinetischer Wechselwirkungen bekannt. Insbesondere Medikamente, die eine kompetitive Hemmung oder eine Induktion am Cytochrom-P450-System, speziell am CYP3A4, hervorrufen können, sind potenzielle Kandidaten für solche Wechselwirkungen (➤ Tab. 24-13). Bei Kombinationstherapie mit anderen Immunsuppressiva ist zu beachten, dass eine zu starke Immunsuppression ein erhöhtes Risiko für oft schwer beherrschbare Infekte und langfristig auch maligne Lymphome nach sich zieht.

Indikationen

Die folgenden Empfehlungen beziehen sich im Wesentlichen auf transplantierte Patienten. Die Häufigkeit von CsA-Blutspiegelmessungen orientiert sich an folgenden Punkten:

- Klinischer Zustand des Patienten,
- zeitlicher Abstand zur Transplantation,
- Komedikation/Therapieschema,
- transplantiertes Organ.

In den meisten Transplantationszentren existieren Empfehlungen zur Durchführung der CsA-Therapie und des Monitorings der Blutspiegel. Meist wird ein Vorgehen ähnlich dem hier dargestellten empfohlen:

- Unmittelbar nach der Transplantation: tägliches Monitoring bis zum Erreichen des Steady State. In dieser Phase ist mit einer ausgeprägten Variabilität der Pharmakokinetik, einer instabilen Funktion des Transplantats und einem erhöhten Infektrisiko zu rechnen.

Tab. 24-13 Bekannte Wechselwirkungen von Ciclosporin A.

Medikament/Therapie	Konsequenz bei gleichzeitiger Therapie mit CsA	Empfehlung
Kortikosteroide (Methylprednisolon, Prednison, Prednisolon)	Krampfanfälle (bes. bei hohen Dosen)	
Andere nephrotoxische Substanzen (z.B. Aminoglykoside, Vancomycin, Amphotericin B, Ciprofloxacin, Trimethoprim/Sulfoxazol, Melphalan, nichtsteroidale Antiphlogistika, z.B. Naproxen, Sulindac)	Erhöhte Nephrotoxizität	Überwachung der Nierenfunktion, bei Funktionseinbuße Dosisverminderung oder Absetzen der Komedikation
Diclofenac	Erhöhte Bioverfügbarkeit von Diclofenac, reversible Niereninsuffizienz	Überwachung der Nierenfunktion, ggf. Absetzen der Komedikation
Fibrate	Erhebliche, aber reversible Niereninsuffizienz	Überwachung der Nierenfunktion, ggf. Absetzen der Komedikation
Orlistat	Verminderte Fettresorption und Bioverfügbarkeit von CsA	Ggf. Absetzen der Komedikation
Nifedipin	Gingivahyperplasie	Nicht bei Patienten mit Gingivahyperplasie unter CsA in der Anamnese
Antimykotika (Ketoconazol, Fluconazol, Itraconazol), Makrolid-Antibiotika (Erythromycin, Clarithromycin, Josamycin etc.), Doxycyclin, orale Kontrazeptiva, Methylprednisolon (hohe Dosen), Metoclopramid, Danazol, Allopurinol, Amiodaron, Cholsäurederivate, Proteaseinhibitoren (z.B. Saquinavir), Kalziumantagonisten (z.B. Diltiazem, Verapamil, Mibefradil), Grapefruitsaft	Erhöhung der CsA-Konzentration	Blutspiegelüberwachung, Dosisanpassung von CsA, ggf. Absetzen der Komedikation, kein Grapefruitsaft im Zusammenhang mit der Einnahme von CsA
Barbiturate, Carbamazepin, Phenytoin, Metamizol, Rifampicin, Nafcillin, Octreotid, Probucol, Ticlopidin, Troglitazol, Sulfadimidin (nur i.v.), Trimethoprim, Johanniskraut-Präparate	Senkung der CsA-Konzentration	Blutspiegelüberwachung, Dosisanpassung von CsA, ggf. Absetzen der Komedikation
Digoxin, Colchicin, Prednisolon, HMG-CoA-Reduktasehemmer (z.B. Lovastatin)	CsA steigert die Plasmakonzentration dieser Substanzen, Myopathien bis Rhabdomyolyse bei Anwendung mit Statinen	Blutspiegelüberwachung von Digoxin, sorgfältige Nutzen-Risiko-Abwägung bei Kombinationstherapie mit Statinen, engmaschige Überwachung durch CK-Bestimmung, ggf. frühzeitiges Absetzen der Statintherapie
Kaliumhaltige Arzneimittel, ACE-Hemmer, Angiotensin-II-Rezeptor-Antagonisten, kaliumsparende Diuretika, kaliumreiche Ernährung		In Kombination mit CsA möglichst vermeiden
Impfungen	Beeinträchtigte Wirkung	Keine Lebendimpfstoffe
Nach konventioneller Psoriasis-Therapie	Erhöhtes Hautkrebsrisiko	

- In den ersten drei bis sechs Monaten: zwei- bis dreimal pro Woche mit abnehmender Frequenz bis zur Stabilisierung des Patienten.
- Nach sechs Monaten: alle zwei bis drei Monate.
- In folgenden Situationen sollten häufigere Kontrollen durchgeführt werden:
  - neue Nebendiagnosen,
  - Funktionsminderung des Transplantats,
  - neue Komedikation,
  - akute Infektionen, die eine Dosisreduzierung erzwingen,
  - Gewichtsänderung,

- Abstoßung (bei der Therapie akuter Abstoßungsreaktionen, z.B. mit OKT3 und ATG, kommt es häufig zu einer Senkung und Wiederaufnahme der Therapie mit CsA),
- fragliche Compliance.

Mit zunehmendem Abstand zur Transplantation sinkt das Risiko akuter Abstoßungsreaktionen. Die applizierten Dosen werden deshalb meist langsam gesenkt.

Neben den CsA-Blutspiegelkontrollen sollten auch folgende Befunde erhoben werden:

- Kreatinin,
- Glukose,
- Leberenzyme (bei entsprechender Klinik).

Präanalytik

Untersuchungsmaterial: Im Gegensatz zu allen anderen Medikamenten wird für die Messung der meisten Immunsuppressivakonzentrationen, also auch für CsA, EDTA-Vollblut empfohlen. Dies hat im Wesentlichen praktische Gründe und beruht auf der starken Abhängigkeit der intra-/extrazellulären CsA-Verteilung von Temperatur, Hämatokrit und Lipoproteinkonzentration. Nach Lyse der Erythrozyten spielt dies keine Rolle mehr. Da etwa 70–80% des Ciclosporins intrazellulär liegen, sind auf diese Weise darüber hinaus höhere, analytisch leichter nachweisbare Konzentrationen zu messen.

Stabilität: Ciclosporin ist im Vollblut 13–21 Tage, im eingefrorenen Hämolysat drei Monate stabil.

Einflussgrößen

Leberfunktionsstörungen verlängern die Halbwertszeit von Ciclosporin, insbesondere bei Cholestase kommt es häufig zur Akkumulation von CsA-Metaboliten.

Diarrhö und chronisch-entzündliche Darmerkrankungen führen zu einer Verringerung der oralen Aufnahme von Ciclosporin.

Blutabnahmen über venöse Zugänge, die zur Applikation von CsA verwendet werden, sind strikt zu vermeiden, da über das bei allen intravenös verabreichten Medikamenten bestehende generelle Kontaminationsrisiko hinaus eine reversible Bindung an die zur Infusion benutzten Schlauchsysteme bei CsA beschrieben wurde.

Analytik

Die Messung erfolgt meist mit Immunoassays unter Verwendung nicht-radioaktiver Methoden oder mittels HPLC bzw. HPLC-MS/MS. Die verschiedenen Immunoassays unterscheiden sich erheblich hinsichtlich ihrer Kreuzreaktivität mit CsA-Metaboliten und können individuell stark unterschiedliche Ergebnisse produzieren (s.u.). Das Verfahren mit der höchsten Spezifität ist die HPLC-MS/MS.

Therapeutische Bereiche

Die Ermittlung therapeutischer Bereiche ist schwierig, da das Ausmaß der erzielten Immunsuppression derzeit einer direkten Messung nicht zugänglich ist. Die meisten Transplantationszentren entwickelten eigene therapeutische Bereiche für die von ihnen verwendeten Therapieschemata auf der Basis eigener Erfahrungen oder in Zusammenarbeit mit anderen Zentren. In der publizierten Literatur gehen die Meinungen hierzu weit auseinander. Die angegebenen therapeutischen Bereiche können deshalb nur eine grobe Richtlinie darstellen und sollten nicht als einziges Kriterium für die immunsuppressive Dosierung dienen. Bei Lungentransplantation und Herz-Lungen-Transplantation werden häufig etwas höhere Konzentrationen angestrebt, bei Kombinationstherapien mit drei oder vier immunsuppressiven Medikamenten häufig auch niedrigere Konzentrationen. Welchen Einfluss die Kombination von Ciclosporin mit neueren Immunsuppressiva, wie z.B. Mycophenolat, Mofetil und Sirolimus (Rapamycin), auf die optimalen Zielkonzentrationen hat, ist derzeit noch ungeklärt; vermutlich wird es auch mit diesen Präparaten möglich sein, niedrigere CsA-Konzentrationen anzustreben. Die Kombinationen mit anderen Calcineurininhibitoren, wie z.B. Tacrolimus, sollte wegen ihrer synergistischen Toxizität vermieden werden.

Entscheidend sind in jedem Fall die lokal vor Ort geltenden Therapierichtlinien.

Die angestrebten Zielkonzentrationen hängen von folgenden Faktoren ab:

- Transplantiertes Organ,
- immunsuppressivem Therapieschema (Monotherapie, Tripletherapie etc.),
- zeitlicher Abstand zur Transplantation,
- Organfunktion,

- Komorbidität,
- klinisches Protokoll,
- Alter des Patienten,
- HLA-Match,
- Analysenmethode (Spezifität).

Beim Einsatz spezifischer Assay-Methoden werden folgende Bereiche empfohlen (Talspiegel, Tripletherapie):

	Induktionstherapie < 3 Mon.	Erhaltungstherapie
Nierentransplantation	150–225 µg/L	100–150 µg/L
Lebertransplantation	225–300 µg/L	100–150 µg/L
Herztransplantation	250–350 µg/L	125–175 µg/L

Bei Abnahme zwei Stunden nach Applikation (C_2-Monitoring) werden folgende Zielkonzentrationen empfohlen (nach Levy et al. 2001):

	Zeitraum nach Transplantation	Zielkonzentration: $C_2 \pm 20\%$
Lebertransplantation	0–6 Monate	1000 µg/L
	6–12 Monate	800 µg/L
	> 12 Monate	600 µg/L
Nierentransplantation	0–1 Monate	1700 µg/L
	2 Monate	1500 µg/L
	3–4 Monate	1200 µg/L
	5–6 Monate	1000 µg/L
	> 7 Monate	800 µg/L

Bei der Behandlung mit CsA aufgrund anderer Indikationen werden folgende therapeutische Bereiche angegeben:

Schwere endogene Uveitis	100–150 µg/L
Nephrotisches Syndrom	60–160 µg/L

Beurteilung

Standardmäßig erfolgt die Bestimmung von CsA-Konzentrationen nach wie vor, wie bei den meisten anderen Medikamenten, als Talspiegel unmittelbar vor Einnahme der nächsten Dosis. Für dieses Vorgehen liegen mit Abstand die meisten Erfahrungen und weitgehend definierte therapeutische Bereiche vor. In letzter Zeit, insbesondere nach Einführung von Sandimmun® Optoral mit seiner besser reproduzierbaren Absorptionskinetik, wird zunehmend über eine Alternative, das C_2-Monitoring, d.h. die Blutabnahme genau zwei Stunden nach Einnahme, diskutiert. Es wurde gezeigt, dass C_2-Spiegel besser mit der „Area under the time curve", insbesondere im möglicherweise für die immunsuppressive Wirkung entscheidenden Zeitraum von null bis vier Stunden nach Einnahme (AUC_{0-4}), korrelieren als die Talspiegel. Diese verbesserte Korrelation zur Gesamtdosisexposition führte auch zu einer verbesserten Korrelation zu klinischen Ereignissen.

Die Hauptprobleme dieser derzeit nicht generell eingeführten Strategie sind:

- Da die Blutabnahme zwei Stunden nach Applikation erfolgt, ein Zeitraum mit sich rasch ändernden Konzentrationen, ist die exakte Einhaltung des Abnahmezeitpunktes (maximal ± 10 Minuten) erforderlich, um valide Ergebnisse zu erhalten. Dies stellt in vielen Transplantationszentren und insbesondere auch Ambulanzen ein erhebliches organisatorisches Problem dar. Die Nichteinhaltung dieser zeitlichen Vorgabe kann wegen der sich rasch ändernden Konzentration in diesem Zeitfenster Anlass zu erheblichen Fehlinterpretationen sein.
- Derzeit gibt es noch keine validierten therapeutischen Bereiche für dieses Vorgehen.
- Die meisten Immunoassays zur Bestimmung von CsA sind derzeit nicht für das C_2-Monitoring ausgelegt, d.h., die zu erwartenden Konzentrationen liegen außerhalb des Linearitätsbereichs der Assays. Dies erfordert eine Verdünnung des Probenmaterials (Vollblut), wofür kaum validierte Prozeduren vorliegen. Dies stellt eine erhebliche Fehlerquelle dar.

Möglicherweise werden beide Strategien in Zukunft nebeneinander Verwendung finden: C_2-Monitoring in Situationen mit erhöhter pharmakokinetischer Variabilität (z.B. unmittelbar nach der Transplantation) und in klinisch kritischen Situationen, das Talspiegel-Monitoring als Basisdiagnostik bei stabilen Patienten. Eine abschließende Beurteilung ist derzeit noch nicht möglich.

Ein Problem bei der Interpretation der in Immunoassays erzielten Werte stellt die Wahl der Analysenmethode dar. Ciclosporin wird extensiv metabolisiert (s.o.) und insbesondere die an nur einer Seitenkette modifizierten primären Metaboliten werden von fast allen Immunoassays in unterschiedlichem Ausmaß mit erfasst. Dies betrifft nicht nur die in der Anfangszeit eingesetzten Assays mit polyklonalen Antikörpern, die ein Summensignal aus Muttersubstanz und Metaboliten liefern, sondern auch die neuen monoklonalen, als spezifisch vermarkteten Assays. Da diese Metaboliten teilweise in erheblich höheren Konzentrationen vorliegen als CsA selbst, kann dies Anlass zu klinisch relevanten falsch hohen Messwerten sein. Häufig berichtet wurde über solche Abweichungen insbesondere bei leber- und herztransplantierten Patienten, jedoch finden sich Patienten mit vermutlich genetisch bedingten hohen Metabolitkonzentrationen in allen Patientenpopulationen in signifikantem Ausmaß. Im Vergleich zur spezifischen Messung mittels Hochdruckflüssigkeitschromatographie (HPLC oder auch HPLC-MS/MS) wurde für bestimmte Immunoassays im Mittel eine Abweichung von bis zu +57% berichtet, bei Einzelpatientenmessung von +20% bis +174%. Dosisreduzierung als Folge solcher falsch positiver Resultate führt zu einer nicht ausreichenden Immunsuppression mit dem Risiko des Transplantatverlusts. Es sollten deshalb, wie von vielen veröffentlichten Leitlinien empfohlen, möglichst spezifische Methoden zur Messung von Ciclosporin eingesetzt werden. Innerhalb der verfügbaren monoklonalen Immunoassays gibt es hierbei erhebliche Unterschiede. EMIT®, ACMIA® (DadeBehring), CEDIA® (Microgenics) und $_{m}$I125-RIA (IncStar) zeichnen sich durch relativ hohe Spezifität aus, während die Stärken der monoklonalen FPIAs, TDx® und AxSym® (Abbott) in ihrer analytischen Präzision und Stabilität im täglichen Gebrauch liegen. Unbedingt erforderlich ist auf jeden Fall die Angabe der verwendeten Methode auf dem Untersuchungsbefund.

HPLC oder HPLC-MS/MS erlauben zwar die hochspezifische Messung von CsA, werden aber aufgrund des apparativen und personellen Aufwands derzeit nur von wenigen, meist universitären Laboratorien angeboten.

An einzelnen Zentren wird zusätzlich zur spezifischen Bestimmung von CsA nach wie vor die Messung von CsA zusammen mit den wichtigsten Metaboliten mittels polyklonaler Immunoassays durchgeführt. Dies basiert auf wiederholten Berichten in der Literatur, die hohe Metabolitspiegel bei gleichzeitig normalen CsA-Spiegeln mit CsA-Toxizität in Verbindung brachten. In der Mehrzahl der klinischen Situationen reicht die Bestimmung von CsA mit einer möglichst spezifischen Methode vermutlich aus.

Talspiegel über 400 µg/L (spezifische Assay-Methodik) sind mit einem erhöhten Toxizitätsrisiko verbunden.

LITERATUR

Armstrong V. Principles and Practice of Monitoring Immunosuppressive Drugs. J Lab Med 2002;26:27–36.

Johnston A, Holt DW. Immunosuppressant drugs – the role of therapeutic drug monitoring. Br J Clin Pharmacol 2001;52 Suppl 1:61S–73S.

Kelly P, Kahan BD. Review: Metabolism of immunosuppressant drugs. Curr Drug Metab 2002;3:275–87.

Levy GA. C2 monitoring strategy for optimising cyclosporin immunosuppression from the neoral formulation. BioDrugs 2001;15:279–90.

Levy G, Burra P, Cavallari A, Duvoux C, Lake J, Mayer AD et al. Improved clinical outcomes for liver transplant recipients using cyclosporine monitoring based on 2-hr post-dose levels (C2). Transplantation 2002;73:953–9.

Mignat C. Clinically significant drug interactions with new immunosuppressive agents. Drug Saf 1997;16:267–78.

Morris RG, Ilett KF, Tett SE, Ray JE, Fullinfaw RO, Cooke R et al. Cyclosporin monitoring in Australasia: 2002 update of consensus guidelines. Ther Drug Monit 2002;24:677–88.

Oellerich M, Armstrong VW, Kahan B, Shaw L, Holt DW, Yatscoff R et al. Lake Louise Consensus Conference on cyclosporin monitoring in organ transplantation: report of the consensus panel. Ther Drug Monit 1995;17:642–54.

Oellerich M, Armstrong VW, Schutz E, Shaw LM. Therapeutic drug monitoring of cyclosporin and tacrolimus. Update on Lake Louise Consensus Conference on cyclosporin and tacrolimus. Clin Biochem 1998;31:309–16.

Oellerich M, Armstrong VW. Two-hour cyclosporine concentration determination: an appropriate tool to monitor neoral therapy? Ther Drug Monit 2002;24:40–6.

Steimer W. Performance and specificity of monoclonal immunoassays for cyclosporine monitoring: how specific is specific? Clinical Chemistry 1999;45:371–81.

Wong SH. Therapeutic drug monitoring for immunosuppressants. Clin Chim Acta 2001;313:241–53.

Clonidintest

➤ Kap. 24, „Katecholamine und Metaboliten".

Clotting activity

➤ Kap. 24, „Gerinnungsfaktor VIII".

Clozapin (€€)

Werner Steimer

Behandlungsindikationen: Clozapin ist ein sog. atypisches Neuroleptikum und wird zur Behandlung therapieresistenter Schizophrenien und bei Patienten, die auf die Therapie mit anderen Antipsychotika mit schweren, nicht beherrschbaren neurologischen Nebenwirkungen reagieren, eingesetzt. Therapieresistenz in diesem Zusammenhang bedeutet das Ausbleiben einer ausreichenden klinischen Besserung trotz angemessener und ausreichend lange applizierter Dosen mindestens zweier verschiedener Antipsychotika einschließlich eines atypischen Neuroleptikums. Außerdem kann Clozapin auch bei Psychosen im Verlauf eines Morbus Parkinson nach Versagen der Standardtherapie eingesetzt werden.

Voraussetzungen für die Behandlung sind Leukozytenzahlen von mindestens 3,5 G/L und eine Neutrophilenzahl von mindestens 2,0 G/L.

Dosierung: Clozapin wird in der Regel einschleichend therapiert (von 12,5 mg/Tag bis 300 mg/Tag in der dritten Woche; Maximaldosis nach weiterer langsamer Steigerung: 900 mg/Tag), da eine schnelle Aufsättigung häufig schlecht toleriert wird.

Nebenwirkungen: Die gravierendste und meist gefürchtete Nebenwirkung einer Clozapintherapie ist die Agranulozytose. Deshalb sind in den ersten 18 Wochen der Therapie wöchentliche Blutbildkontrollen erforderlich, danach alle vier Wochen bis vier Wochen nach Beendigung der Therapie.

Folgende Nebenwirkungen sind bekannt:

- Blutbildendes und lymphatisches System:
  - Leukopenie, Neutropenie (ca. 3%),
  - Agranulozytose (ca. 0.7%): bisher kein Hinweis auf einen Zusammenhang zwischen Agranulozytose und Serumkonzentration,
  - Thrombozytopenie (< 1: 10 000),
- ZNS:
  - Sedierung, Schwindel (≥ 10%),
  - Verschwommensehen, Kopfschmerzen, Tremor, Rigor, Akathisie, extrapyramidale Symptome, Krampfanfälle (1–10%): Serumkonzentrationen > 1000 µg/L erhöhen signifikant das Risiko für Konfusion, Delirium und generalisierte Krampfanfälle,
  - Konfusion, Delir, Unruhe, Agitation (1:1000 bis 1:10 000),
  - Spätdyskinesien (< 1:10 000),
- Stoffwechsel:
  - Gewichtszunahme (1–10%),
  - verminderte Glukosetoleranz und Diabetes mellitus (1:1000 bis 1:10 000): sehr selten bis zum diabetischen Koma,
- Herz-Kreislauf-System
  - Tachykardie (≥ 10%),
  - EKG-Veränderungen, Hypertonie, orthostatische Hypotonie, Synkopen (1–10%),
  - Arrhythmie, Myokarditis, Perikarditis, Thromboembolie (1:1000 bis 1:10 000),
  - Kardiomyopathie, Herzstillstand (< 1:10 000); das Myokarditis- und Kardiomyopathierisiko ist insbesondere in den ersten zwei Monaten der Behandlung erhöht, einzelne Todesfälle wurden beobachtet,
- Gastrointestinaltrakt:
  - Verstopfung, übermäßiger Speichelfluss (≥ 10%),
  - Nausea, Erbrechen, trockener Mund, erhöhte Leberenzyme (1–10%),
  - Hepatitis, Ikterus, Pankreatitis, Dysphagie (1:1000 bis 1: 10 000),
  - sehr selten auch Darmverschluss und Lebernekrose,
- Urogenitaltrakt:
  - Harninkontinenz, Harnverhalten (1–10%),
  - sehr selten interstitielle Nephritis, Priapismus,
- allgemein:
  - Müdigkeit, Fieber, Störung der Temperaturregulation (1–10%),
  - malignes neuroleptisches Syndrom (**cave:** gleichzeitige Gabe von Lithium) (0,1–1%),
  - Aspiration aufgenommener Nahrung (1:1000 bis 1:10 000),
  - sehr selten unerklärlicher plötzlicher Tod.
- Weitere sehr seltene Nebenwirkungen (< 1:10 000) sind Atemdepression, Atemstillstand, Vergrößerung der Ohrspeicheldrüse und Hautreaktionen.
- Erhöhte Kreatinkinasewerte wurden ebenfalls beobachtet (1:1000 bis 1:10 000).

Kontraindikationen: Die Kontraindikationen für eine Therapie mit Clozapin ergeben sich weitgehend aus den beschriebenen Nebenwirkungen:

- Überempfindlichkeit,
- regelmäßige Blutbildkontrollen sind nicht möglich,
- toxische oder allergische Granulozytopenie/Agranulozytose in der Anamnese,

- vorhergehende clozapininduzierte Agranulozytose,
- Knochenmarksschädigung,
- schlecht kontrollierte Epilepsie,
- alkoholische oder andere vergiftungsbedingte Psychosen, Arzneimittelintoxikationen und Bewusstseinstrübungen, Kreislaufkollaps und/oder ZNS-Depression jeglicher Genese,
- schwere Erkrankungen von Niere oder Herz (z.B. Myokarditis),
- aktive Lebererkrankungen mit Übelkeit, Appetitlosigkeit oder Ikterus,
- fortschreitende Lebererkrankungen, Leberversagen,
- paralytischer Ileus,
- gleichzeitige Gabe von anderen Arzneimitteln mit Agranulozytoserisiko,
- gleichzeitige Therapie mit anderen Depot-Neuroleptika.

Pharmakokinetik:

- **Absorption:** Clozapin wird bei oraler Gabe zu 90–95% resorbiert. Die Bioverfügbarkeit beträgt ca. 50–60%. Dies ist auf einen mäßig stark ausgeprägten First-Pass-Effekt zurückzuführen.
- **Verteilung:** Die Maximalkonzentration von Clozapin wird ca. 2,1 Stunden nach Applikation erreicht. Das Verteilungsvolumen beträgt 1,6 L/kg, die Proteinbindung ca. 95%.
- **Elimination:** Die Elimination von Clozapin ist biphasisch mit einer terminalen Eliminationshalbwertszeit von zwölf Stunden (Bereich: sechs bis 26 Stunden). Clozapin wird nahezu vollständig metabolisiert. Der Hauptmetabolit Norclozapin ist pharmakologisch aktiv, die zusätzliche Messung zur Muttersubstanz verbessert jedoch die Korrelation zur klinischen Response nicht. Clozapin-Metaboliten werden zu ca. 50% über die Niere und zu ca. 30% über den Stuhl ausgeschieden.

Wechselwirkungen: Wegen der Erhöhung des Risikos oder des Schweregrads einer potenziellen Knochenmarksuppression darf Clozapin nicht gleichzeitig mit folgenden Medikamenten angewendet werden:

- Carbamazepin,
- Chloramphenicol,
- Sulfonamide (z.B. Co-trimoxazol),
- Pyrazolonen,
- Analgetika (z.B. Phenylbutazon),
- Penicillamin,
- zytotoxische Stoffen und lang wirkende Depotinjektionen von Neuroleptika.

Bei gleichzeitiger Therapie mit Benzodiazepinen besteht ein erhöhtes Risiko für Herz- und/oder Atemstillstand. Clozapin verstärkt die Wirkung von anderen ZNS-wirksamen Substanzen (Alkohol, MAO-Hemmer, Narkosemittel etc.), von Antihypertonika und von anticholinerg wirksamen Präparaten. Clozapin kann durch Verdrängung den freien, nicht gebundenen, wirksamen Anteil anderer stark proteingebundener Substanzen erhöhen (z.B. Digoxin). Die gleichzeitige Gabe von Lithium erhöht das Risiko eines malignen neuroleptischen Syndroms, bei Kombination mit Valproinsäure wurde über Delirien berichtet.

Da Clozapin über das Cytochrom-P450-System abgebaut wird, und hier insbesondere über das CYP1A2, sind Wechselwirkungen mit allen Substraten, Inhibitoren und Induktoren dieser Enzyme möglich. Insbesondere CYP1A2-Inhibitoren wie Coffein und die selektiven Serotonin-Wiederaufnahmehemmer Fluvoxamin und Paroxetin können zu erhöhten Clozapinkonzentrationen führen. Für Omeprazol wurde eine Senkung der Clozapinspiegel berichtet. Auch mit einigen CYP3A4-Inhibitoren wurde über Wechselwirkungen berichtet. Phenytoin führt zu niedrigeren Clozapinserumspiegeln.

Indikationen

Für Clozapin liegen ausreichend Belege vor, um ein therapeutisches Drug Monitoring zu rechtfertigen.

Präanalytik

Untersuchungsmaterial: Serum. Die Blutabnahme erfolgt als Talspiegel, zwölf Stunden nach der abendlichen Dosis.

Stabilität: Serum ist bei 2–8 °C eine Woche stabil.

Einflussgrößen

Bei Beendigung oder Reduktion des Zigarettenkonsums (z.B. bei stationärer Aufnahme) ist mit erhöhten Clozapinkonzentrationen zu rechnen, da Rauchen zu einer Induktion des CYP1A2 führt.

Analytik

Die Messung erfolgt mittels HPLC oder HPLC-MS/MS.

Therapeutische Bereiche

Eine Reihe unabhängiger Studien konnten zeigen, dass die Wahrscheinlichkeit für ein erfolgreiches Ansprechen auf die Therapie bei Konzentrationen über 350–420 µg/L etwa dreimal höher ist als bei niedrigeren Spiegeln.

Beurteilung

Aus Sicherheitsgründen sollten Konzentrationen über 750 µg/L vermieden werden, da eine Korrelation hoher Spiegel mit Nebenwirkungen im zentralen Nervensystem besteht. Konzentrationen über 1000 µg/L erhöhen signifikant das Risiko für Konfusion, Delirium und generalisierte Krampfanfälle. Keine Korrelation besteht zum Auftreten einer Agranulozytose.

Eine nicht unerhebliche Anzahl an Patienten, etwa 20% aller Patienten mit niedrigen Spiegeln, respondiert bereits bei Konzentrationen zwischen 200 und 300 µg/L. Aufgrund der teilweise schweren, konzentrationsabhängigen Nebenwirkungen wurde deshalb vorgeschlagen, nur bei solchen Patienten Konzentrationen über 350 µg/L anzustreben, die während der langsamen Aufsättigung bei niedrigeren Konzentrationen nicht suffizient auf die Therapie reagieren. Bei Patienten unter höheren Dosierungen kann eine langsame Senkung der Dosierung unter klinischer Beobachtung die niedrigste mögliche Konzentration mit ausreichendem Therapieeffekt erreichen.

LITERATUR

Advocat CD, Bertman LJ, Comaty JE, Jr. Clinical outcome to clozapine treatment in chronic psychiatric inpatients. Prog Neuropsychopharmacol Biol Psychiatry 1999;23: 1–14.

Amin JA, Rostami-Hodjegan A, Lennard M, Spencer E, Flanagan R. Therapeutic Monitoring of Clozapine. Zs 2001.

Cooper TB. Clozapine plasma level monitoring: current status. Psychiatr Q 1996;67:297–311.

Olesen OV. Therapeutic drug monitoring of clozapine treatment. Therapeutic threshold value for serum clozapine concentrations. Clin Pharmacokinet 1998;34:497–502.

Spina E, Avenoso A. Facciola G, Scordo MG, Ancione M, Madia AG et al. Relationship between plasma concentrations of clozapine and norclozapine and therapeutic response in patients with schizophrenia resistance to conventional neuroleptica. Psychopharmacology (Berl) 2000;148:83–9.

Cobalamin

➤ Kap. 24, „Vitamin B_{12}“.

Cocain

➤ Kap. 24, „Drogensuchanalyse („Drogenscreening“)“.

Codein

➤ Kap. 24, „Drogensuchanalyse („Drogenscreening“)“.

Coffein (€€)

Werner Steimer

Indikationen: Coffein, ein Methylxanthin, ist aufgrund seiner geringeren Toxizität und längeren Halbwertszeit im Vergleich zu Theophyllin das Mittel der Wahl zur Behandlung der postnatalen Apnoe, d.h. eines Atemstillstands von mehr als 20 Sekunden, bei unreifen Neugeborenen. Die Therapie erfolgt üblicherweise über einen Zeitraum von 20–30 Tagen bei Neugeborenen mit Apnoe vor der 32. Schwangerschaftswoche.

Dosierung: Die Erhaltungsdosis von Coffein liegt bei etwa 2,5–5 mg/kg KG und Tag. Die Tagesdosis, die zum Erreichen einer Zielkonzentration von 12 mg/L erforderlich ist, hängt vom Gewicht und postnatalen Alter des Neugeborenen ab. Sie kann zwischen 2,7 mg Coffeincitrat (0,6 kg Körpergewicht und eine Woche alt) und 13,7 mg (2,0 kg Körpergewicht und zehn Wochen alt) variieren. Aufgrund der langen Halbwertszeit kann Coffein einmal täglich oral oder als i.v. Kurzinfusion appliziert werden. Aus diesem Grund ist es bei Coffein auch nicht praktikabel, den „steady state“ abzuwarten.

Nebenwirkungen: Folgende Symptome zeigen eine Coffeintoxizität an:
- Tachykardie,
- gastrointestinale Unverträglichkeit,
- Zittern.

Pharmakokinetik:

- **Absorption:** Bei oraler Applikation als Sirup wird Coffein praktisch vollständig resorbiert.
- **Verteilung:** Das Verteilungsvolumen von Coffein beträgt etwa 0,6–0,7 L/kg, die Proteinbindung liegt bei 29–43%.
- **Elimination:** Coffein wird in den ersten Lebenswochen hauptsächlich renal eliminiert. Die Halbwertszeit beträgt in dieser Lebensphase etwa 41–230 Stunden, bei gesunden Erwachsenen sind es hingegen nur zwei bis fünf Stunden. Beim Erwachsenen wird Coffein primär in der Leber metabolisiert, wobei als wichtigste Abbauprodukte Paraxanthin, Theobromin und Theophyllin entstehen. Beim Erwachsenen erscheinen nur ca. 1–4% der aufgenommenen Substanzmenge unverändert im Urin.

Wechselwirkungen: Medikamenteninteraktionen unklarer Pathogenese sind beschrieben für Ciprofloxacin, Norfloxacin, Fluconazol und andere Substanzen. Gyrasehemmer verzögern die Elimination von Coffein. Da Coffein über das Enzym Cytochrom P450 1A2 abgebaut wird, sind prinzipiell Interaktionen mit allen Inhibitoren und Induktoren dieses Enzyms möglich.

Indikationen

Die Effektivität der Therapie, definiert als Abnahme der Häufigkeit apnoischer Episoden um mehr als 50%, wird im Wesentlichen klinisch beurteilt. Aufgrund der großen interindividuellen Unterschiede in der Pharmakokinetik ist die Notwendigkeit regelmäßiger Konzentrationsbestimmungen von Coffein weitgehend unstrittig.

Insbesondere in folgenden Situationen sollte eine Überprüfung der Serumkonzentration erfolgen:

- Fehlendes klinisches Ansprechen, trotz hoher Dosen von Coffein,
- Anzeichen der Toxizität (s.o.),
- eine Stunde nach Verabreichung einer i.v. Ladungsdosis.

Präanalytik

Untersuchungsmaterial: Serum. Obwohl wegen der langen Halbwertszeit die Blutabnahme während des gesamten Dosisintervalls erfolgen kann, ist aus systematischen Gründen die Abnahme eines Minimumspiegels vor der nächsten Erhaltungsdosis zu bevorzugen. Die Bestimmung erfolgt in der Regel aus Serum, es wurden aber wiederholt Methoden zur Bestimmung von Coffein aus Speichel beschrieben, um Blutabnahmen bei den Frühgeborenen zu vermeiden.

Stabilität: Lagerung und Transport bei 2–8 °C.

Einflussgrößen

Bei Erwachsenen mit Leberzirrhose steigt die Halbwertszeit auf fünf bis 50 Stunden an. Coffein wurde deshalb als Testsubstanz in der Leberfunktionsdiagnostik eingesetzt.

Analytik

Die Messung erfolgt mit Immunoassays unter Verwendung nicht-radioaktiver Methoden oder mittels HPLC.

Therapeutische Bereiche

Für Coffein wurden eine Reihe verschiedener therapeutischer Bereiche von 12–25 mg/L bis 23–44 mg/L berichtet. Wenn die Abnahme der Anzahl apnoischer Episoden als Kriterium verwendet wurde, ergab sich ein therapeutischer Bereich von 26–40 mg/L.

Beurteilung

In einer Studie wurde über keine Toxizität bei Konzentrationen unter 80 mg/L berichtet, wohingegen in einer anderen Arbeit eine lebensbedrohliche Toxizität bei 346 mg/L beschrieben wurde.

Ergebnisse unterhalb der Nachweisgrenze sind als potenziell lebensbedrohlich für das Neugeborene zu betrachten und sollten unverzüglich an den behandelnden Arzt weitergeleitet werden. Bei unerwartet hohen Konzentrationen sind auch Irrtümer bei der Herstellung in Betracht zu ziehen, da Coffeinlösungen in der Regel individuell hergestellt werden.

Auch unter der Therapie mit Theophyllin entstehen beim Neugeborenen pharmakologisch wirksame Mengen an Coffein.

LITERATUR

Falcao AC, Fernandez de Gatta MM, Delgado Iribarnegaray MF, Santos Buelga D, Garcia MJ, Dominguez-Gil A, et al. Population pharmacokinetics of caffeine in premature neonates. Eur J Clin Pharmacol 1997;52:211–7.

C

CO-Hämoglobin

➢ Kap. 24, „Giftige Gase" – „Kohlenmonoxid (CO) und CO-Hämoglobin".

Coombs-Test

➢ Kap. 24, „Blutgruppenbestimmung, Blutgruppenantikörper und Kreuzprobe", ➢ Kap. 24, „Antikörper bei immunhämolytischen Anämien".

C

Corticotropin (€€€)

Martin Bidlingmaier

Synonyme: Adrenocorticotropes Hormon, ACTH.

Das adrenocorticotrope Hormon ist ein im Hypophysenvorderlappen unter Einfluss des hypothalamischen Corticotropin-Releasing-Hormons (CRH) gebildetes Peptidhormon (39 Aminosäuren). ACTH ist der Hauptregulator der adrenalen Kortisolsekretion, eine Bestimmung ist in der Regel nur gemeinsam mit einer Kortisolbestimmung sinnvoll. Eine ektope, paraneoplastische ACTH-Sekretion wird insbesondere beim kleinzelligen Bronchialkarzinom, aber auch bei Pankreas-, Ovarial-, Prostata- und anderen Karzinomen beobachtet.

Indikationen

- Differenzialdiagnose des Hyperkortisolismus,
- Differenzialdiagnose des Hypokortisolismus,
- Diagnostik der Hypophyseninsuffizienz,
- Verdacht auf ektope ACTH-Sekretion (kleinzelliges Bronchialkarzinom).

Präanalytik

Untersuchungsmaterial: Die Bestimmung wird aus EDTA- oder Heparinplasma empfohlen. ACTH wird von Glasoberflächen adsorbiert, daher sollten Plastikgefäße verwendet werden. Zur Stabilitätssteigerung wurde zusätzlich Aprotinin (400–2000 KIU/mL) mit Mercaptoethanol (2 µL/mL) empfohlen.

Stabilität: Die Proben sollten unmittelbar nach Abnahme zentrifugiert werden, der Überstand bis zur Analyse am besten bei –20 bis –80 °C gefroren aufbewahrt werden, da das Peptid im Plasma bei Raumtemperatur nur eine Stunde, im Kühlschrank drei Stunden, eingefroren aber sechs Monate stabil ist. Ist die sofortige Zentrifugation organisatorisch nicht zu gewährleisten, empfiehlt sich die Abnahme auf Eis (Probentransport in Eiswasser).

Einflussgrößen

ACTH unterliegt einer ausgeprägten zirkadianen Rhythmik, die Werte liegen (wie bei den vom ACTH regulierten Steroidhormonen der Nebennierenrinde) morgens höher als abends. Da ACTH zudem ein klassisches Stresshormon ist, sollte die Abnahme in Ruhe erfolgen. Dies ist insbesondere bei Funktionstests (z.B. CRH-Test) von Bedeutung, da falsch hohe Ausgangswerte die Beurteilung des testinduzierten Anstiegs erschweren. Die ACTH-Sekretion wird wegen der negativen Rückkopplung (Hemmung der hypothalamischen CRH-Sekretion) durch exogene Kortikoidmedikation supprimiert.

Analytik

Die Bestimmung von ACTH im Plasma erfolgt mit Immunoassays, wobei heutzutage nicht-radioaktive immunometrische Verfahren überwiegen. Nachdem hierbei zwei unterschiedliche Epitope, häufig das amino- und das carboxyterminale Ende des Peptids, von zwei unterschiedlichen Antikörpern erkannt werden, erfassen solche Methoden nur die intakten ACTH-Moleküle.

Qualitätskriterien: Keine Vorgaben nach RiLiBÄK; für die interne Qualitätssicherung sollten analog eine maximal zulässige Abweichung des Einzelwertes von 20% erreicht werden, die auf Sollwerte der gleichen Methode bezogen sind. Ringversuche werden mehrmals jährlich angeboten.

Störgrößen: Die bei den älteren Radioimmunoassays beobachtete Interferenz von Vorstufen (Proopiomelanocortin, POMC) sowie von Fragmenten ist bei den neueren Verfahren selten. Diese höhere Spezifität muss jedoch bei der Diagnostik einer ektopen ACTH-Sekretion berücksichtigt werden, da die Sekretion von ACTH-Fragmenten bei Tumoren häufig ist und die immunometrischen Verfahren hier normale ACTH-Werte zeigen können.

Referenzbereiche

Mit den meisten Messmethoden liegen die ACTH-Werte bei Gesunden vormittags bei 2–15 pmol/L (10–60 ng/L). Abends werden Werte < 7 pmol/L (< 30 ng/L) gefunden.

Beurteilung

Massiv erhöhte ACTH-Werte finden sich insbesondere bei primärer Nebennierenrindeninsuffizienz (Morbus Addison). Corticotropin-sezernierende Hypophysentumoren (zentraler Morbus Cushing) sowie ektop ACTH-produzierende Tumoren zeigen meist zwar erhöhte, aber weniger extreme Konzentrationen. Werte unter 5 ng/L weisen auf eine Hypophyseninsuffizienz mit Zerstörung der ACTH-produzierenden Zellen (z.B. durch andere Hypophysentumoren) hin. Beim adrenalen Cushing-Syndrom kommt es zu einer Suppression der hypophysären ACTH-Sekretion durch negative Rückkopplung.

Corticotropinstimulation

➢ Kap. 24, „ACTH-Kurztest".

Cortisol

➢ Kap. 24, „Kortisol und freies Kortisol".

C-Peptid

➢ Kap. 24, „Insulinpeptide".

C1q-Autoantikörper

➢ Kap. 18.9.

C-reaktives Protein (€€)

Marianne Kretschmar, Thomas Nichterlein

Synonym: CRP.

CRP ist ein Akute-Phase-Protein, das an der Elimination toter Zellen beteiligt ist und an körperfremde Strukturen wie Bakterien, Pilze oder Parasiten bindet. Aufgrund seiner hohen Spezifität und Sensitivität für akute Entzündungen ist es ein nützlicher Marker für deren Diagnostik und Verlaufskontrolle. Procalcitonin kann ergänzend oder bei erhöhtem CRP zur Einschätzung der Ätiologie und des Schweregrads der Entzündung untersucht werden. Die Bestimmung von IL-6 und IL-8 sowie des Lipopolysaccharidbindenden Proteins (LBP) kann ergänzend zur Diagnostik von SIRS und Sepsis eingesetzt werden. Bei Verdacht auf Virusinfektionen ist die Bestimmung von Neopterin sinnvoll.

Indikationen

- Diagnostik und Verlaufskontrolle akuter Entzündungen,
- Erfassung infektiöser Komplikationen nach Operationen,
- Kontrolle infektionsgefährdeter Patienten,
- orientierende Unterscheidung bakterieller und viraler Infektionen,
- Therapiekontrolle bei antibiotischen und antiinflammatorischen Maßnahmen,
- orientierende Unterscheidung von Morbus Crohn und Colitis ulcerosa,
- Abschätzung des kardiovaskulären Risikos.

Präanalytik

Untersuchungsmaterial: Die Untersuchung kann aus Serum, Heparin- oder EDTA-Plasma durchgeführt werden.

Stabilität: CRP ist im Vollblut und Serum/Plasma bei Raumtemperatur elf Tage, im Serum/Plasma bei 4 °C zwei Monate, eingefroren drei Jahre stabil.

Analytik

Immunnephelometrie, Immunturbidimetrie, kalibriert mit dem CRP-Standard CRM 470. Die Nachweisgrenze liegt innerhalb des Normalbereichs.

Qualitätskriterien: Hochsensitive CRP-Tests zur Messung des kardiovaskulären Risikos sollten eine Nachweisgrenze < 0,5 mg/L aufweisen.

Die analytischen Qualitätskriterien nach den Richtlinien der Bundesärztekammer sind für den Messbereich 1–120 mg/L folgende:

- Maximal zulässige Abweichung des Einzelwerts: 13,5%.
- Maximal zulässige Abweichung beim Ringversuch: 20%.

Störfaktoren: Erhöhte Werte wurden in Abhängigkeit von der Methode bei hoher Konzentration an Rheumafaktoren und bei Lipämie gemessen.

Referenzbereiche

Erwachsene	< 50 Jahre	< 5 mg/L
	50–64 Jahre	< 8 mg/L
	≥ 65 Jahre	< 6,8 mg/L
Geringes Myokardinfarktrisiko bei Gesunden		< 0,6 mg/L
Erhöhtes Myokardinfarktrisiko bei Gesunden		> 4 mg/L

Beurteilung

- **Erhöhte Werte bei Infektionskrankheiten:** Eine Unterscheidung zwischen bakteriellen und viralen Infektionen ist nicht sicher möglich. Bakterielle Infektionen gehen allerdings mit einem deutlich höheren Anstieg des CRP einher als virale. Werte > 10 mg/L können daher als Hinweis auf eine bakterielle Infektion und als Indikation für eine weiterführende Diagnostik (z.B. Blutkulturen) gewertet werden. Bei CRP > 100 mg/L liegt fast immer eine bakterielle Infektion mit Indikation zur Blutkulturdiagnostik vor, falls nicht Tumoren oder sehr aktive immunologische Erkrankungen das Ergebnis erklären. Bei bakterieller Meningitis sind ebenfalls häufig Werte > 100 mg/L zu finden.
- **Erhöhte Werte bei postoperativer Infektionen/Gewebsnekrosen:** Nach Operationen liegt das CRP üblicherweise bei 50–150 mg/L. Ein Anstieg darüber hinaus oder ein ausbleibender Abfall am dritten bis vierten postoperativen Tag ist ein Indikator für Komplikationen.
- **Erhöhte Werte bei rheumatischen Erkrankungen:** Häufig besteht eine Korrelation zwischen Aktivität der Erkrankung und CRP-Konzentration. Ein CRP-Anstieg ist sensitiver als BSG und Leukozytenzahl. Werte bis 50 mg/L sprechen für leichte, Werte um oder über 100 mg/L für schwere Entzündungen.
- **Falsch negative Resultate:** Normale Werte sind bei lokalisierten Entzündungen, chronischen Entzündungen und Virusinfektionen, ein verringerter Anstieg bei Immunsuppression möglich.

Creatinin

➤ Kap. 24, „Kreatinin“.

Creatinkinase

➤ Kap. 24, „Kreatinkinase“.

Crosslinks des Kollagens Typ I (N-terminale)

➤ Kap. 24, „Marker der Knochenresorption“ – „N-terminale Crosslinks des Kollagen Typ I (NTX)“.

CTX

➤ Kap. 24, „Marker der Knochenresorption“ – „C-terminale Crosslinks (β-Cross-Laps™) (CTX)“.

Cumarinderivate (€€)

Fritz Degel, Gerhard Weidemann, Hans Jürgen Heppner

Die Cumarinderivate Phenprocoumon (z.B. Marcumar®), Warfarin (z.B. Coumadin®) und Acenocumarol (vorzugsweise in den USA zur Thromboembolieprophylaxe verwendet) leiten sich vom 4-Hydroxycumarin ab. Die Cumarinpräparate werden oral verabreicht.

Indikationen

Der Nachweis und die quantitative Bestimmung erfolgen zur Bestätigung bzw. zum Ausschluss einer Überdosierung von Cumarinpräparaten, z. B. bei Organblutungen.

Präanalytik

Untersuchungsgut: Serum/Plasma, (Urin). Es gibt keine besonderen Entnahme-, Lagerungs- und Transportbedingungen.

Analytik

Methode der Wahl für die Bestimmung der Cumarinderivate ist die Hochleistungsflüssigkeitschromatographie (HPLC).

Beurteilung

Die tägliche Erhaltungsdosis für die Thromboemboliephrophylaxe beträgt 1,5–3 mg Phenprocoumon oder 5–10 mg Warfarin.

Therapeutische und toxisch-letale Konzentrationen für Phenprocoumon und Warfarin im Serum/Plasma:

- **Phenprocoumon**:
  - Therapeutische Wirkung: 1–2 mg/L,
  - toxische Wirkung: 5 mg/L,
  - letale Wirkung: 100 mg/L,
- **Warfarin:**
  - Therapeutische Wirkung: 1–7 mg/L,
  - toxische Wirkung: 10 mg/L,
  - letale Wirkung: 100 mg/L.

Die Eliminationshalbwertszeit beträgt für Phenprocoumon 130–160 Stunden, für Warfarin ca. 50 Stunden.

Cyanide

➤ Kap. 24, „Giftige Gase" – „Blausäure (Cyanwasserstoff) und Zyanide".

Cyanocobalamin

➤ Kap. 24, „Vitamin B_{12}".

CYFRA 21-1 (€€€)

Petra Stieber

Synonym: Cytokeratin-19-Fragmente.

Cytokeratin 19 ist das kleinste der 20 durch monoklonale Antikörper unterscheidbaren Typen der Cytokeratin-Familie. Als Cytokeratine bezeichnet man Stützproteine, die zusammen mit Aktinfilamenten und Mikrotubuli das Zytoskelett der Zelle bilden und charakteristisch für epitheliale Zellen sind. Cytokeratin 19 gehört der Gruppe der sauren Typ-I-Keratine (Cytokeratine 9 bis 20) an, die mit basischen Typ-II-Keratinen (Cytokeratine 1 bis 8) Dimere bilden.

Im Gegensatz zu den Cytokeratinen selbst sind die Fragmente der Cytokeratine serumlöslich und können dort durch die monoklonalen Antikörper BM 21-1 und KS 19-1 spezifisch nachgewiesen werden.

Obwohl auch Cytokeratin 19 weder ein organnoch ein tumorspezifisches Protein darstellt, zeichnet es sich im Vergleich zu vielen anderen Cytokeratinen durch ein restriktiveres Verteilungsmuster aus. Sein Vorkommen wurde besonders häufig im Lungengewebe und hier speziell bei malignen Lungentumoren beschrieben. In diesem Sinne ist auch die Relevanz von CYFRA 21-1 in seinem hohen Stellenwert als sog. Panmarker beim Bronchialkarzinom zu sehen. So reichen, bevorzugt bei nicht-kleinzelligen Bronchialkarzinomen, die Einsatzgebiete von CYFRA 21-1 von der Differenzialdiagnose über die Prognose bis hin zur Therapieeffizienzkontrolle und Verlaufsbeobachtung in der Nachsorge des Bronchialkarzinoms.

Indikationen

- Präoperativ bzw. prätherapeutisch bei der Erstdiagnose von
  - Bronchialkarzinomen ungeachtet des histologischen Subtyps (zusammen mit CEA, NSE und ProGRP),
  - Tumoren des HNO-Trakts (zusammen mit SCC und CEA),
- zur differenzialdiagnostischen Unterstützung bei unklaren Lungenrundherden (zusammen mit CEA, NSE und ProGRP),
- Therapieeffizienzkontrolle und Nachsorge von
  - (nicht-kleinzelligen) Bronchialkarzinomen,
  - evtl. von Plattenepithelkarzinomen des HNO-Trakts,
  - evtl. von Harnblasenkarzinomen.

Präanalytik

Als **Untersuchungsmaterial** dienen Serum, Plasma, Pleuraexsudat und Urin.

Stabilität: Bei Raumtemperatur ist CYFRA 21-1 sowohl im Vollblut als auch im Plasma/Serum sieben Tage, bei Kühlschranktemperatur (4–8 °C) im Plasma/Serum einen Monat, eingefroren bei –20 °C sechs Monate stabil.

Einflussgrößen

Die biologische Halbwertszeit im Blut beträgt zwei bis fünf Stunden.

Die Ausscheidung der Cytokeratinfragmente erfolgt vorwiegend renal. Einschränkungen der Nierenfunktion verzögern die Elimination der Cytokeratine und können (ohne definierte Korrelation zu Kreatinin) zu deutlich erhöhten Konzentrationen im Serum führen. Cholestatische Prozesse sind ohne Einfluss auf den Cytokeratinmetabolismus.

Eine Kontamination der Probe mit Speichel sollte vermieden werden, da dadurch deutlich erhöhte Werte gemessen werden.

Hinsichtlich iatrogener Einflüsse ist die Möglichkeit erhöhter CYFRA-21-1-Werte direkt nach Intubation sowie bei längerfristiger Überdruckbeatmung zu erwähnen. Außerdem kann jedes massive Trauma von cytokeratinreichem Gewebe, z.B. bei Quetschungen der Lunge oder nach Operationen, transient zu CYFRA-21-1-Erhöhungen führen.

Es besteht keine Abhängigkeit der CYFRA-21-1-Konzentration von Geschlecht, Alter, Rauchgewohnheiten und Schwangerschaft.

Analytik

Die Bestimmung erfolgt immunologisch mit luminometrischer (LIA), fluorimetrischer (FPIA), photometrischer (EMIT, ELISA) oder radiometrischer Messung (RIA, IRMA).

Qualitätskriterien: Da derzeit keine Vorgaben nach den Richtlinien der Bundesärztekammer vorliegen, kommen analog folgende Erfahrungskriterien zur Anwendung:

- Maximal zulässige Abweichung des Einzelwerts: 16%.
- Maximal zulässige Abweichung beim Ringversuch: 40%.

Da keine Referenzmethode vorliegt, werden methodenabhängige Sollwerte zur Messung der Richtigkeit angewendet.

Referenzbereiche

Plasma/Serum: Median 0,7 µg/L; 95%-Perzentile 1,3 µg/L (methodenabhängig).

Bewertung

Spezifität: Gesunde Personen weisen in 95% der Fälle CYFRA-21-1-Konzentrationen unter 3 µg/L auf.

Da Cytokeratin 19 ubiquitär im menschlichen Körper vorkommt, muss auch bei verschiedenen benignen Erkrankungen mit erhöhten CYFRA-21-1-Werten gerechnet werden. Nach bisherigen Erkenntnissen ist allerdings ein CYFRA-21-1-Wert > 10 µg/L nur in äußerst seltenen Fällen noch mit einer benignen Grunderkrankung vereinbar.

Mehrere Studien haben belegt, dass Patienten mit benignen Lungenerkrankungen, z.B. COPD, Pneumonie, Sarkoidose, Tuberkulose, chronischer Bronchitis, Asthma bronchiale, Emphysem, sowie mit benignen Lungentumoren als differenzialdiagnostisch relevantes Kollektiv für den Einsatz von CYFRA 21-1 beim Bronchialkarzinom nur in geringem Maß infrage kommen. 95% dieser Patienten zeigen CYFRA-21-1-Konzentrationen < 3,3 µg/L.

Ebenso führen benigne gynäkologische, urologische und gastrointestinale Erkrankungen zu allenfalls geringen CYFRA-21-1-Erhöhungen. Hingegen können Patienten mit Niereninsuffizienz unabhängig vom Kreatininwert CYFRA-21-1-Werte bis 10 µg/L aufweisen. Ohne wesentlichen Einfluss auf den Cytokeratinmetabolismus sind hingegen benigne Erkrankungen mit cholestatischer Komponente.

Sensitivität: Die wesentliche klinische Bedeutung der CYFRA-21-1-Bestimmung liegt in der Differenzialdiagnose von unklaren Lungenrundherden sowie in der Entdeckung, dem Therapie-Monitoring und der frühzeitigen Rezidiverkennung des Bronchialkarzinoms, insbesondere des nicht-kleinzelligen Bronchialkarzinoms. Unabhängig von der Aufschlüsselung nach dem histologischen Typ wird von einer diagnostischen Sensitivität des CYFRA 21-1 für das Bronchialkarzinom von 46–61% berichtet, bei einer 95%igen Spezifität gegenüber benignen Lungenerkrankungen, wobei eine sehr gute Korrelation zur Tumorinfiltrationstiefe (T1: 15%, T2: 49%, T3: 68%, T4: 55%) bzw. zum Tumorstadium (I: 29%, II: 56%, III: 63%, IV: 63%) besteht.

Daneben ist CYFRA 21-1 in allen Stadien ein multivariat unabhängiger prognostischer Parameter beim nicht-kleinzelligen Bronchialkarzinom.

Da Cytokeratin 19 keine Organspezifität aufweist, ist prinzipiell bei allen soliden Tumorerkrankungen mit positiven Testergebnissen zu rechnen. Sehr hohe Wertlagen wurden insbesondere beim Bronchialkarzinom, aber auch beim Ovarial- und kolorektalen Karzinom beobachtet; Werte über 50 µg/L kommen auch beim Mamma-, Magen-, Leber-, Pankreas- und Blasenkarzinom vor.

LITERATUR

Ebert W, Dienemann H, Fateh-Moghadam A, Scheulen M, Konietzko N, Schleich T et al. Cytokeratin 19 fragment CYFRA 21-1 compared with carcinoembryonic antigen, squamous cell carcinoma antigen and neuron-specific enolase in lung cancer. Results of an international multicentre study. Eur J Clin Chem Clin Biochem 1994,32: 189–99.

Gruber C, Hatz R, Reinmiedl J, Nagel D, Stieber P. CEA, CYFRA 21-1, NSE and ProGRP in the diagnosis of lung cancer: a multivariate approach. J Lab Med 2008;32:361–71.

Nisman B, Lafair J, Heching N, Lyass O, Baras M, Peretz T et al. Evaluation of tissue polypeptide specific antigen, CYFRA 21-1 and carcinoembryonic antigen, in nonsmall cell lung carcinoma. Does the combined use of cytokeratin markers give any additional information? Cancer 1998;82:1850–9.

Paone G, De Angelis G, Munno R, Pallotta G, Bigioni D, Saltini C et al. Discriminant analysis on small cell lung cancer and non-small cell lung cancer by means of NSE and CYFRA 21-1. Eur Respir J 1995;8:1136–40.

Stieber P, Zimmermann A, Reinmiedl J, Müller C, Hoffmann H, Dienemann H. CYFRA 21-1 in the early diagnosis of recurrent disease in non small cell lung carcinomas (NSCLC). Anticancer Res 1999;19:2665–8.

Stieber P, Hasholzner U, Bodenmüller H, Nagel D, Sunder-Plassmann L, Dienemann H et al. CYFRA 21-1 – A new marker in lung cancer. Cancer 1993;72S:707–13.

Wieskopf B, Demangeat C, Purohit A, Stenger R, Gries P, Kreisman H et al. CYFRA 21-1 as a biologic marker of non-small cell lung cancer. Chest 1995;108(1):163–9.

Cystatin C (€€)

Walter G. Guder

Cystatin C ist ein kleinmolekularer Proteinaseinhibitor, der in konstanter Menge im Blut vorkommt. Dieser Hemmer von Cysteinproteinasen wird in allen Zellen exprimiert und in den Extrazellulärraum sezerniert. Die Konzentration von Cystatin C im Blut wird hauptsächlich durch die GFR bestimmt, da es aufgrund seines niedrigen Molekulargewichts (13,4 kD) glomerulär frei filtriert wird.

Indikationen

Im Blut entspricht die Indikation der des Kreatinins. Die Bestimmung im Urin ist nicht etabliert, da Cystatin C zum größten Teil tubulär resorbiert und dabei abgebaut wird.

Cystatin C wird als „idealer“ Marker der glomerulären Clearance gesehen, da er gegenüber Kreatinin folgende Vorteile bietet:

- Nahezu keine Alters- und Geschlechtsabhängigkeit,
- keine Abhängigkeit von der Muskelmasse und anderen extrarenalen Faktoren,
- Plasmaanstiege aufgrund der geringen interindividuellen Streuung bereits im sog. kreatininblinden Bereich,
- durch die weitgehende Unabhängigkeit der Plasmakonzentration von extrarenalen Faktoren Abschätzung der Clearance direkt aus dem Plasma-Cystatin möglich.

Diese medizinischen Gründe sprechen für die Verwendung von Cystatin C, da sich so eine höhere diagnostische Sensitivität und Spezifität bezüglich der Erkennung der glomerulären Funktion ohne Durchführung aufwändiger und den Patienten belastender Methoden erzielen lässt.

Präanalytik

Untersuchungsmaterial: Serum oder (Heparin-) Plasma.

Stabilität: Im Plasma/Serum bei Raumtemperatur über zwei Tage, bei 4–8 °C über eine Woche, eingefroren über drei Monate stabil.

C

Einflussgrößen

Mit Ausnahme einer GFR-Verminderung wurden bisher nur wenige pathophysiologische Zustände beschrieben, die einen Einfluss auf die Cystatin-C-Konzentration haben. So sind nach hochdosierter Glukokortikoidgabe erhöhte Cystatin-C-Konzentrationen beobachtet worden.

Analytik

Cystatin C wird immunchemisch durch particle-enhanced turbidimetric immunoassay (PETIA) oder particle-enhanced nephelometric immunoassay (PENIA) bestimmt.

Qualitätskriterien: Die Erfahrungswerte für die Unpräzision liegen unter 3% Variationskoeffizient. Sollwerte für eine Richtigkeitskontrolle werden angeboten. Wegen der nicht erfolgten Standardisierung bestehen noch Unterschiede zwischen verschiedenen Methoden. Diese werden nach Einführung eines einheitlichen Referenzstandards 2009 wegfallen (Blirup-Jensen 2008).

Referenzbereiche

	Methode	Referenzbereich
Kinder ab 1. Jahr und Erwachsene		
≤ 50 Jahre	PETIA	0,55–1,15 mg/L
	PENIA	0,5–0,96 mg/L
Erwachsene		
> 50 Jahre	PETIA	0,63–1,44 mg/L
	PENIA	0,7–1,2 mg/L

Beurteilung

➤ Abb. 24-3 (➤ Kap. 24, „Glomeruläre Clearance") stellt die Beziehung von Plasma-Cystatin-C zur glomerulären Clearance dar. Die Korrelation ist besser als die zwischen Kreatinin und glomerulärer Clearance. Insbesondere weisen Cystatin-C-Anstiege bereits ab einer Senkung der Clearance auf 60–70 mL/min eine Erhöhung auf. Jede Erhöhung von Cystatin C im Blut darf als Zeichen einer verminderten Clearance gesehen werden. Andere Ursachen wie gesteigerte Cystatin-C-Bildung bei Tumoren oder unter Glukokortikoidbehandlung sind selten.

Ermittlung der glomerulären Clearance:

In folgender Weise kann die Clearance bei Erwachsenen aus dem Plasma-/Serum-Cystatin C abgeleitet werden:

- Methode PETIA: Clearance (mL/min) = 84,7/Cystatin $C^{1,68}$ (mg/L).
- Methode PENIA: Clearance (mL/min) = 74,8/Cystatin $C^{1,333}$ (mg/L).

Bei Kindern unter 14 Jahre sollte das Ergebnis mit 1,384 multipliziert werden.

Dabei ist die lineare Beziehung zwischen der reziproken Cystatinkonzentration und der Clearance weder vom Alter (ab dem ersten Jahr) noch von der Muskelmasse oder anderen extrarenalen Faktoren abhängig.

LITERATUR

Blirup-Jensen S, Grubb A, Lindström V, Schmidt C, Althaus H. Standardisation of cystatin C. Development of a primary and secondary reference preparation. Scand J Clin Lab Invest 2008;68, Suppl 241:67–70.

Grubb A, Nyman U, Björk J, Lindström V, Rippe B, Sterner G et al. Simple cystatin C based prediction equations for glomerular filtration rate compared with the modification of diet in renal disease prediction equation for adults and the Schwartz and the Counahan-Barratt prediction equations for children. Clin Chem 2005;51:1420–31.

Cystische-Fibrose-Transmembran-Leitfähigkeits-(Conductance-) Regulator-Mutation (CFTR, Mukoviszidose)

➤ Kap. 24, „Molekulargenetische Diagnostik" – „Cystic Fibrosis Transmembrane Conductance Regulator (CFTR) bei zystischer Fibrose (OMIM-Nummer: 602421)".

Cytochrom-p450-(CYP-)Genfamilie

➤ Kap. 24, „Molekulargenetische Diagnostik" – „Cytochrom-p-450-(CYP-)Varianten CYP2D6 (OMIM-Nummer: +124030), CYP2C9 (OMIM-Nummer: +601130), CYP2C19 (OMIM-Nummer: +124020)".

Cytokeratin-19-Fragmente

➤ Kap. 24, „CYFRA 21-1".

D

D-Dimer(e) (€€)

Georg Mößmer, Michael Spannagl

Synonyme: Fibrinspaltprodukte, Fibrindegradationsprodukte.

Bei der plasminvermittelten Fibrinolyse von quervernetztem Fibrin entstehen Fibrinspaltprodukte unterschiedlicher Größe, deren kleinstes das sog. D-Dimer ist. Alle diese Spaltprodukte enthalten die Quervernetzungsregion, die durch die Wirkung von Faktor XIIIa entsteht und zwei benachbarte Fibrinmonomere kovalent miteinander verknüpft. Mit einem Antikörper, der spezifisch diese Quervernetzungsdomäne erkennt, kann die Konzentration von quervernetzten Spaltprodukten im Plasma bestimmt werden. Für die Messgröße hat sich im klinischen Sprachgebrauch die vereinfachende Bezeichnung „D-Dimer" bzw. „D-Dimere" durchgesetzt.

Indikationen

- Ausschluss einer tiefen Venenthrombose,
- Ausschluss einer Lungenembolie,
- Diagnose und Verlaufskontrolle einer intravasalen Gerinnungsaktivierung (DIC),
- Überwachungsuntersuchung in der Intensivmedizin zur Früherkennung von Komplikationen, die mit einer (subklinischen) erhöhten intravasalen Fibrinbildung einhergehen (sog. „Fibrin-Monitoring"),
- vor dem geplanten Absetzen bzw. nach dem Absetzen einer oralen Antikoagulationstherapie zur Beurteilung des Thromboserisikos und zur Indikationsstellung für eine längere Antikoagulation (noch nicht allgemein üblich; derzeit Gegenstand klinischer Studien),
- Überwachungsuntersuchung in der Geburtshilfe zur Früherkennung von Schwangerschaftskomplikationen (noch nicht allgemein üblich; derzeit Gegenstand klinischer Studien).

Präanalytik

Als **Untersuchungsmaterial** wird Zitratplasma verwendet.

Stabilität: Im Vollblut sind D-Dimere maximal vier Stunden, im Plasma bei Raumtemperatur acht Stunden, im tiefgefrorenen Plasma mehrere (mindestens sechs) Monate stabil.

Einflussgrößen

Während der Schwangerschaft und des Puerperiums sind D-Dimere physiologischerweise erhöht.

Analytik

Verschiedene immunologische Testformate sind verfügbar:

- ELISA, Schnell-ELISA für Einzelbestimmungen,
- latexverstärkte Immunturbidimetrie
- semiquantitative manuell-visuelle Methoden (patientennah einsetzbar).

Verschiedene Hersteller verwenden verschiedene Antikörper, verschiedene Kalibratoren und verschiedene Maßeinheiten. Dies bedingt große Unterschiede in der Wertlage sowie eine schlechte analytische Übereinstimmung.

Qualitätskriterien: Vorgaben nach den Richtlinien der Bundesärztekammer bestehen derzeit keine. Als sinnvolle (analytisch und forensisch) Maßnahmen zur Qualitätssicherung werden jedoch die Durchführung einer internen Qualitätskontrolle (Präzision und Richtigkeit) sowie die regelmäßige Teilnahme an externen Ringversuchen empfohlen. Dabei wird eine maximal zulässige Abweichung vom methodenabhängigen Sollwert von 20% angewendet.

Störgrößen:

- Humane Anti-Maus-Antikörper (HAMA) können je nach Testprinzip zu falsch niedrigen oder falsch hohen D-Dimer-Werten führen.
- Latexverstärkte Immunturbidimetrie: Rheumafaktoren können zu falsch hohen, Lipämie zu falsch niedrigen Werten führen.

Referenzbereiche

Da es bislang keine Standardisierung dieser Messgröße gibt, sind Referenzbereich und Entscheidungsgrenze für die Ausschlussdiagnostik bei Verdacht auf Thromboembolie („cut-off") stark abhängig vom Testverfahren (insbesondere vom verwendeten Antikörper, dem für die Kalibration verwendeten Material und der verwendeten Maßeinheit).

Typische Beispiele:

- < 500 µg/L (Tina-quant® D-Dimer);
- < 190 mg/L (D-Dimer).

Beurteilung

- Wegen fehlender Standardisierung und schlechter Vergleichbarkeit der verschiedenen Testkits muss man sich bei der Beurteilung von D-Dimer-Werten immer in der „Welt" des verwendeten Testkits bewegen (Referenzintervalle, Entscheidungsgrenzen, klinische Studien)!
- Es ist stets zu bedenken, dass D-Dimer bei einer Vielzahl von **Erkrankungen** erhöht sein kann, so bei
  - Entzündungen, Infektionen,
  - Malignomen,
  - Operationen, Traumen,
  - intravasaler Gerinnungsaktivierung (DIC).
- **Ausschlussdiagnostik bei Verdacht auf Thromboembolie (insbesondere tiefe Venenthrombose und Lungenembolie):** Bei starkem klinischem Verdacht auf eine Thromboembolie ist die D-Dimer-Bestimmung nicht hilfreich und eine beweisende bildgebende Diagnostik erforderlich. Bei leichtem klinischem Verdacht wird meist ein normaler D-Dimer-Wert (unter der Entscheidungsgrenze) als zusätzliche Absicherung gefordert, bevor auf eine weiterführende bildgebende Diagnostik und auf eine Therapie verzichtet werden darf:
  - D-Dimere unter der Entscheidungsgrenze: Thromboembolie unwahrscheinlich (je niedriger der D-Dimer-Wert, desto unwahrscheinlicher).
  - D-Dimere über der Entscheidungsgrenze: Thromboembolie nicht auszuschließen (jedoch wenig aussagefähig bei Grunderkrankung mit möglicher „unpezifischer" D-Dimer-Erhöhung).
- **Intravasale Gerinnungsaktivierung (DIC):**
  - Beim Vollbild der DIC, aber auch bei subklinischen Stadien sind erhöhte D-Dimere zu erwarten.
  - Zur Diagnostik und Verlaufskontrolle sind neben den D-Dimeren das klinische Bild und eine Reihe weiterer Gerinnungsuntersuchungen zu beachten (Thrombozytenzahl, Quick-Wert, aPTT, Fibrinogen, Antithrombin).
- **Vor dem geplanten Absetzen bzw. nach dem Absetzen einer oralen Antikoagulationstherapie:**
  - Bei auffällig hohen D-Dimeren (z.B. im Referenzintervall für Gesunde, aber auffällig hoch für einen antikoagulierten Patienten) ist nach neueren Studien das Risiko für ein Thromborezidiv erhöht im Vergleich zu Patienten mit niedrigeren D-Dimeren.
  - Ob Patienten, bei denen unter Antikoagulation bzw. nach Absetzen der Antikoagulation die D-Dimere auffällig hoch sind, von einer Verlängerung der Antikoagulation profitieren, wird derzeit in klinischen Studien untersucht.
- **Schwangerschaft:**
  - Die D-Dimere sind physiologischerweise in der Schwangerschaft erhöht (im Verlauf ansteigend).
  - Bei Schwangerschaftskomplikationen verschiedenster Art (z.B. Präeklampsie, intrauterine Wachstumsretardierung, intrauteriner Fruchttod) wurden auffällig hohe D-Dimer-Werte beobachtet.
  - Die mögliche klinische Relevanz einer D-Dimer-Bestimmung in der Schwangerenvorsorge wird derzeit in klinischen Studien untersucht.

7-Dehydrocholesterinreduktase-Mutanten (DHCR7)

➤ Kap. 24, „Molekulargenetische Diagnostik" – „7-Dehydrocholesterinreduktase-(DHCR7-)Mangel (OMIM-Nummer: +602858)".

Dehydroepisteronsulfat (DHEAS)

➤ Kap. 24, „Testosteron und freies Testosteron".

Designerdrogen

➤ Kap. 24, „Drogensuchanalyse („Drogenscreening")".

Desipramin

➢ Kap. 24, „Trizyklische Antidepressiva“.

Desoxypyridinolin, freies

➢ Kap. 24, „Marker der Knochenresorption“ – „Freies und gesamtes Pyridolin und Desoxypyridolin“.

Desoxypyridinolin, gesamtes

➢ Kap. 24, „Marker der Knochenresorption“ – „Freies und gesamtes Pyridolin und Desoxypyridolin“.

Destruktions- und Demenzmarker in Liquor und Blut (€€–€€€)

Manfred W. Wick, Hayrettin Tumani

Inhalte: Tau-Protein im Liquor, Protein 14-3-3 im Liquor, β-Amyloid 1-42 im Liquor, neuronenspezifische Enolase (NSE), S100-Protein.

Indikationen

- Verlauf und Prognose generalisierter Hirnschäden (z.B. Hypoxie, Schädel-Hirn-Trauma):
  - NSE und S100 im *Serum;*
- Prionenerkrankung (z.B. Creutzfeldt-Jakob-Erkrankung):
  - Screening: NSE und S100 im *Liquor,*
  - spezifischer: Tau-Protein und Protein 14-3-3 im *Liquor;*
- primäre Demenz (z.B. Morbus Alzheimer):
  - Tau-Protein und β-Amyloid 1-42 im *Liquor.*

Präanalytik

Untersuchungsmaterial: Serum und/oder Liquor, je nach Fragestellung (s.o.). Hämolysefreie Abnahme insbesondere für NSE, Aufbewahrung in Polypropylenröhrchen für β-Amyloid erforderlich.

Stabilität etwa eine Woche bei 4–8 °C, bei längerer Lagerung einfrieren (nicht NSE).

Analytik

Quantitative Ligandenassays (meist ELISA, für S100 CLIA oder RIA), Protein 14-3-3 qualitativ mit SDS-Elektrophorese und Immunoblot (nicht kommerziell verfügbar; zu beziehen über die Neurologische Universitätsklinik Göttingen).

Qualitätskriterien: Der Anwender muss nach neuen Richtlinien für seine Methode realistische Fehlergrenzen zur internen Qualitätskontrolle selbst definieren; bei seltener Durchführung unter Umständen nur Prüfung der Einzelabweichung möglich.

Keine allgemein anerkannten Kriterien (mit Ausnahme der NSE meist nur wenige kommerzielle Anbieter).

Referenzbereiche

Parameter	**Liquor**	**Serum**
NSE	< 20 µg/L	< 12,5 µg/L
S100	< 5 µg/L	< 0,15 µg/L
Tau-Protein		
21–50 Jahre	< 300 ng/L	
51–70 Jahre	< 450 ng/L	
> 70 Jahre	< 500 ng/L	
β-Amyloid	< 500 ng/L	
Protein 14-3-3	Nicht nachweisbar	

Beurteilung

Destruktionsparameter im Serum:

Erhöhte Konzentrationen von NSE und S100 im Serum zeigen einen generalisierten organischen Hirnschaden, z.B. bei Hypoxie, nach Reanimation, Vorliegen einer Contusio cerebri bei Schädel-Hirn-Trauma, an. Dies kann eine prognostische oder sogar forensische Bedeutung bekommen. Eine Persistenz von NSE-Konzentrationen > 120 µg/L zeigt eine extrem schlechte Prognose (Hirntod bzw. apallisches Syndrom wahrscheinlich) an. S100 ist dagegen ein etwas sensitiverer Indikator geringer Hirnschäden mit kürzerer Halbwertszeit (zwei bis fünf Stunden) und nicht hämolyseanfällig.

D

Demenzdiagnostik im Liquor

Deutlich erhöhte NSE- und S100-Konzentrationen können im Liquor bei allen akuten Hirnschäden auftreten. Theoretisch kann ein überwiegend neuronaler Schaden (NSE) von einer Schädigung des Gliagewebes (S100) unterschieden werden; in der Praxis zeigen beide Proteine bei kombinierten Schäden meist parallele Veränderungen.

Im Rahmen einer Demenzabklärung weisen deutlich erhöhte Konzentrationen auf eine rapid progressive Demenz wie z.B. eine Creutzfeldt-Jakob-Erkrankung hin; eine höhere Spezifität lässt sich allerdings mit dem Tau-Protein (> 1400 ng/L) oder einem positiven Nachweis von Protein 14-3-3 erzielen. Vor einem Rückschluss auf eine Prionenerkrankung sollten allerdings andere akute ZNS-Prozesse, z.B. Enzephalitis, akuter Hirninfarkt, Hirnblutung ausgeschlossen sein.

Primäre chronisch-progrediente Demenzen wie z.B. Morbus Alzheimer zeigen demgegenüber meist keine Zeichen einer akuten Gewebedestruktion, dagegen typischerweise eine leicht vermehrte Freisetzung des Strukturproteins Tau in den Liquor („cut-off" jedoch altersabhängig, s.o.) sowie einen vermehrten Verbrauch (Verminderung) von β-Amyloid. Eine Unterscheidung verschiedener primärer Demenzen ist damit jedoch nicht möglich. Dagegen ist bei der Multiinfarktdemenz typischerweise lediglich das Tau-Protein erhöht, die übrigen Proteine unauffällig.

Dexamethason-Hemmtest

➤ Kap. 24, „Kortisol".

DHEAS

➤ Kap. 24, „Testosteron und freies Testosteron".

Diabetesformen, seltene, molekularbiologische Diagnostik

➤ Kap. 24, „Molekularbiologische Diagnostik bei seltenen Diabetesformen".

Diagnostik von zellulären Immundefekten (€€–€€€)

Mariam Klouche

Synonyme (Inhalte): T-Zell-, B-Zell-Defekte, variables Immundefektsyndrom (*common variable immunodeficiency;* CVI oder CVID), schwerer kombinierter Immundefekt (SCID), X-chromosomale Agammaglobulinämie (XLA), Hyper-IgM-Syndrom, Defekte des T-Zell-Rezeptors, DiGeorge-Syndrom (DGS), Wiskott-Aldrich-Syndrom (WAS), autoimmunes lymphoproliferatives Syndrom (ALPS), autoimmune Polyendokrinopathie – Candidiasis – ektodermale Dystrophie (APECED), Ataxia telangiectasia (AT), Nijmegen-breakage-Syndrom (NBS), zyklische und schwere kongenitale Neutropenie.

Primäre zelluläre Immundefekte werden nach der WHO-Nomenklatur aufgrund des funktionellen und/oder quantitativen Defekts der betroffenen Immunzellen sowie des klinischen Phänotyps klassifiziert. In den letzten 15 Jahren wurde die molekulare Basis von mehr als 100 primären Immundefekterkrankungen aufgeklärt, von denen viele als Einzelgendefekt vererbt werden. Die gegenwärtig bekannten Mutationen einschließlich der klinischen Symptomatik von mehr als 5300 Patienten können z.B. in der *primary immunodeficiency mutation database* (http://bioinf.uta.fi/base_root/main_page.shtml). eingesehen werden. Langzeitverläufe mit klinischen und labordiagnostischen Daten von Patienten mit seltenen Immundefekten werden in spezifischen Datenbanken dokumentiert, z.B. für schwere Neutropenien (http://www99.mh-hannover.de/kliniken/paed_haemonko/scn/index.htm). Die fehlende Korrelation zwischen Geno- und Phänotyp bei vielen dieser monogenen Erkrankungen weist auf die große Bedeutung regulatorischer und krankheitsmodifizierender Gene hin. Obwohl der klinische Phänotyp der unterschiedlichen Immundefizienzen eine ausgesprochene Variabilität von milden Erkrankungsformen und günstiger Prognose bis hin zu Erkrankungen mit ausgeprägter Morbidität und hoher Mortalität aufweist, sind rezidivierende Infektionen, chronisch-inflammatorische Syndrome und Autoimmunerkrankungen häufige gemeinsame Merkmale.

Eine gute Übersicht über die typischen **Warnzeichen** für die Verdachtsdiagnose eines Immundefekts (Frequenz von Infektionen, Art des Infektionserregers, Impfkomplikationen etc.) geben die Jeffrey-Modell-Centers zusammen mit dem NIH und den CDC, die zwar für Kinder erarbeitet wurden, grundsätzlich aber auch für Erwachsene gelten (http://www.jmfworld.com/).

Die durch das Komitee der *International Union of Immunological Societies (IUIS)* regelmäßig aktualisierte Klassifikation der primären Immundefekte umfasst zurzeit acht Hauptkategorien, von denen die ersten sieben zelluläre Defekte betreffen (Notarangelo et al. 2004):

- Schwere kombinierte Immundefekte von T- und B-Lymphozyten (z.B. SCID, einige CVID, Hyper-IgM-Syndrome),
- vorwiegende Antikörperdefizienzen im Rahmen von B-Zell-Defekten (z.B. Agammaglobulinämie, einige CVID, IgA-Defizienz, IgG-Subklassendefekte),
- Immundefektsyndrome mit nicht-immunologischen Charakteristika (z.B. Wiskott-Aldrich-Syndrom; DNA-Reparaturdefekte, DiGeorge-Syndrom),
- Erkrankungen mit Immundysregulation einschließlich Autoimmunsyndrome und Lymphoproliferation (z.B. XLP, ALPS),
- kongenitale Defekte von Phagozyten (➤ Kap. 24, „Granulozyten- und Makrophagen-Funktionstests")
- Defekte der innaten Immunregulation, v.a. der Signaltransduktion von Monozyten und dendritischen Zellen,
- genetisch determinierte autoinflammatorische Syndrome (z.B. familiäres Mittelmeerfieber),
- Komplementdefizienzen (z.B. C1q, C3, C5 Defizienz).

Ziel der Klassifikation ist die kontinuierliche Integration neuer Erkrankungen und Optimierung der Definition von Immundefekten. Da die Prognose der Immundefekterkrankungen entscheidend von einer frühzeitigen Diagnose und gezielten Therapie bzw. Prophylaxe abhängt, ist eine eindeutige Definition der Immundefekte außerordentlich wichtig für die klinische Praxis. Zur Objektivierung wurde auf der Basis eines der größten Register der Europäischen Fachgesellschaften für Immundefizienzen (ESID) zusammen mit der Pan-Amerikanischen Immundefizienzgruppe (PAGID) ein Konsens auf folgende Kriterien für drei diagnostische Kategorien publiziert (Conley et al., 1999):

- Patienten mit **definitivem Immundefekt**, d.h. mit mehr als 98% Wahrscheinlichkeit der gleichen Diagnose in 20 Jahren:
  - eindeutiger klinischer und labordiagnostischer Phänotyp,
  - Nachweis diagnostischer Mutationen oder der Defizienz von mRNA/Protein bzw. der funktionellen Abnormität,
  - Nachweis einer familiären „privaten" Mutation.
- Patienten mit **wahrscheinlichem Immundefekt,** d.h. mit mehr als 85% Wahrscheinlichkeit der gleichen Diagnose nach 20 Jahren:
  - Erfüllung aller klinischen und labordiagnostischen Kriterien einer bestimmten Erkrankung,
  - keine dokumentierte Abnormalität des verantwortlichen Gens, Proteins oder der funktionellen Defekte.
- Patienten mit **möglichem Immundefekt:** Nachweis nur eines Teils der charakteristischen klinischen oder labordiagnostischen Kriterien.

Aus der globalen Erfassung der Immundefekte lässt sich eine Häufigkeitsverteilung mit etwa 51% prädominanten Antikörperdefizienzen, 22% zellulären und 9% kombinierten Immundefekten, 6% Defekten der Phagozytenfunktion, 2% Defekten der innaten Immunregulation, 1% Komplementdefekten sowie 9% weiteren Defekten ermitteln. Der selektive IgA-Mangel ist mit einer Frequenz von 1:400 bis 1:3000 je nach Population der häufigste Immundefekt. Daneben gehören die variablen Immundefektsyndrome (CVID) mit einer Inzidenz von 1:30 000 bis 1:50 000 zu den häufigsten auch bei Erwachsenen nachgewiesenen Immundefekten. Zwischen dem selektiven IgA Mangel und der CVID besteht ein fließender Übergang, so kann ein initial isolierter IgA-Mangel in ein variablen Immundefekt mit Verminderung mehrerer Immunglobulinklassen übergehen. Aus diesem Grund sollten Patienten mit bekanntem IgA-Mangel und neu auftretenden oder zunehmenden Erkrankungen, die in die diagnostischen Kriterien fallen, gründlich neu untersucht werden.

Die Testauswahl der jeweils geeigneten Verfahren für die Diagnostik von Immundefekterkrankungen orientiert sich an der klinischen Symptomatik, v.a. sollten auch Infektionslokalisation und Art des Infektionserregers berücksichtigt werden.

D

Diagnostik

Stufendiagnostik – Schema bei vorwiegend rezidivierenden bakteriellen (respiratorischen und/oder kutanen) Infektionen

Nach Ausschluss von lokalen Ursachen, Autoimmunerkrankungen, Lymphomen und Leukämien, iatrogener Immunsuppression sowie sekundären Immundefekten hat sich folgendes Stufenschema bewährt:

- **Stufe 1:**
  - (Infektions-)Anamnese, Begleiterkrankungen (Allergien, Autoimmunsyndrome etc.) einschließlich Familienanamnese,
  - Differenzialblutbild,
  - Immunglobuline (IgG, IgA, IgM, IgE) quantitativ,
  - Serumeiweißelektrophorese,
  - Urinstatus (Proteinurie, Eiweißverlustsyndrom),
  - Infektionserregernachweis einschließlich Antibiogramm,
- **Stufe 2:**
  - IgG-Subklassen,
  - sekretorisches IgA,
- **Stufe 3:**
  - Isohämagglutinine,
  - spezifische (Impf-)Antikörper für starke (Tetanus) und schwache (Diphtherie) Proteinimmunogene,
  - Immunantwort auf Pneumokokken-Polysaccharid-Vakzine,
- **Stufe 4:**
  - durchflusszytometrische Typisierung von Lymphozytensubpopulationen und NK-Zellen (➤ Kap. 24, „Immunphänotypisierung von Lymphozyten“),
  - funktionelle zelluläre Untersuchungen (z.B. *In-vitro*-T-Zell-Proliferation, Zytokinproduktion, MLC),
  - bei entsprechender Klinik Phagozytenfunktion (➤ Kap. 24, „Granulozyten- und Makrophagenfunktionstests“).
  - Mutationsdetektion, genetische Familienanalyse.

Stufendiagnostik – Schema bei vorwiegend viralen, opportunistischen und Pilzinfektionen

Nach Ausschluss von lokalen Ursachen, Malignomen, Lymphomen und Leukämien, iatrogener Immunsuppression sowie sekundären Immundefekten, insbesondere von HIV/AIDS, sowie von Autoimmun- und endokrinologischen Erkrankungen, bewährt sich folgendes Stufenschema:

- **Stufe 1:**
  - (Infektions-)Anamnese, Begleiterkrankungen (Lymphome, Autoimmunsyndrome, Hinweise auf chronische Graft-versus-host-Erkrankung bei Säuglingen etc.), Familienanamnese,
  - Differenzialblutbild,
  - Immunglobuline (IgG, IgA, IgM, IgE) quantitativ,
  - Infektionserregernachweis einschließlich Antibiogramm,
- **Stufe 2:** durchflusszytometrische Typisierung von Lymphozytensubpopulationen und NK-Zellen (➤ Kap. 24, „Immunphänotypisierung von Lymphozyten“)
- **Stufe 3:**
  - durchflusszytometrische Untersuchung von antigenspezifischen T-Zellen (z.B. CMV-, EBV-spezifischen T-Lymphozyten),
  - funktionelle zelluläre Untersuchungen (z.B. *In-vitro*-T-Zell-Proliferation, Zytokinproduktion, MLC),
  - ggf. Intrakutantests (Tetanus, Candida etc.),
- **Stufe 4:**
  - Mutationsdetektion, genetische Familienanalyse,
  - durchflusszytometrische Analyse von weiteren Zelloberflächenmolekülen,
  - Zytokinrezeptoranalyse,
  - Enzymaktivitätsbestimmungen (z.B. ADA),
  - Komplementscreening (CH50, AH50, Einzelfaktoren).

Indikationen

- Verdacht auf kongenitalen Immundefekt,
- rezidivierende, schwere oder therapieresistente Infektionen bereits im ersten Lebensjahr, selten auch bei älteren Kindern oder Erwachsenen (v.a. bakterielle, virale oder fungale Infektionen: Sinusitis, Otitis, Pneumonien; Infektionen von Gastrointestinaltrakt und Haut), Infektionen mit opportunistischen Erregern, erhöhte Suszeptibilität für Infektionen mit atypischen Mykobakterien,

- seltene und neu auftretende Infektionserreger, z.B. Chromobacterium, Abiotophia, Burgholderia gladioli (Malech et al., 2007)
- bei Säuglingen: Malabsorption, fehlende Gewichtszunahme, persistierende Diarrhö,
- Autoimmunerkankungen, Lymphknotenhyperplasie, maligne Lymphome, Thymome, erhöhtes Risiko für Malignome,
- assoziierte Syndrome: Polyendokrinopathie, z.B. Hypothyreoidismus, Hypoparathyreoidimus; ektodermale Dystrophien, z.B. Alopecia, Vitiligo; Ataxie, Teleangiektasie, Dysmorphien, Retardierung, Mikrozephalie.

Präanalytik

Als **Untersuchungsmaterial** ist heparin-, zitrat- oder EDTA-antikoaguliertes Vollblut geeignet. Für alle Verfahren zur Lymphozytenfunktionsanalyse sollten nur frische Blutproben (maximal drei Stunden alt) verwendet werden.

Stabilität: Für durchflusszytometrische Analysen können die Proben für sieben Tage stabilisiert werden.

Einflussgrößen

Antibiotika, Kortikoide sowie immunsuppressive Therapie können die Lymphozytenfunktion supprimieren.

Analytik

Die analytischen Verfahren können den entsprechenden Kapiteln entnommen werden.

- Differenzialblutbild,
- Serumeiweißelektrophorese,
- Urinstatus,
- Immunglobuline (IgG, IgA, IgM, IgE) quantitativ, einschließlich spezifischer Antikörper (Tetanus, Diphtherie, Pneumokokken),
- IgG-Subklassen,
- sekretorisches IgA,
- Isohämagglutinine,
- Infektionserregernachweis einschließlich Antibiogramm,
- durchflusszytometrische Typisierung von Lymphozytensubpopulationen und NK-Zellen (➤ Kap. 24, „Immunphänotypisierung von Lymphozyten“),
- durchflusszytometrische Untersuchung von antigenspezifischen T-Zellen (z.B. CMV-, EBV-spezifischen T-Lymphozyten),
- durchflusszytometrische Analyse von weiteren Zelloberflächenmolekülen,
- funktionelle zelluläre Untersuchungen,
- Phagozytenfunktion (➤ Kap. 24, „Granulozyten- und Makrophagenfunktionstests“),
- Zytokinrezeptoranalyse,
- Enzymaktivitätsbestimmungen (z.B. ADA),
- Komplement-Screening (CH50, AH50, Einzelfaktoren),
- Mutationsdetektion, genetische Familienanalyse (Granulozytenelastase-ELA2-Mutationen bei zyklischer Neutropenie),
- Risikoabschätzung für die maligne Transformation (z.B. G-CSF-Rezeptor-Mutationen bei schwerer Neutropenie – MDS-/AML-Entwicklung).

Störfaktoren: Für die molekulare Mutationsdetektion kann je nach Verfahren Heparinplasma stören. Lange Transportzeiten und extreme Temperaturen können funktionelle zelluläre Analysen stören.

Referenzbereiche

Die funktionellen Untersuchungen werden abhängig vom Laborverfahren im Vergleich zu gesunden Kontrollen angegeben. Für die quantitative Bestimmung von Immunglobulinen siehe dort. Isohämagglutinine: nachweisbar (i.d.R. Titer > 1:16).

Beurteilung

Untersuchungen auf zelluläre Immundefekte werden v.a. im Säuglings- und Kindesalter durchgeführt, sind jedoch auch bei Erwachsenen mit entsprechenden Warnzeichen angemessen und von großer Bedeutung. Die funktionellen Untersuchungen sollten aufgrund der hohen Relevanz und der schwierigen Standardisierbarkeit an mindestens zwei unterschiedlichen Proben bestätigt werden. Insbesondere bei erstmaliger Identifikation ausgeprägter quantitativer und/oder funktioneller Defekte einzelner Immunzellen im Erwachsenenalter sollten auch seltene Ursachen, wie z.B. medikamentenassoziierte Neutropenien oder Agranulozytosen ausgeschlossen werden (Andersohn et al., 2007). Typische Befundkonstellationen unter Berücksichtigung der auch für Erwachsene relevanten Erkrankungen ➤ Tab. 24-14.

Tab. 24-14 Typische Befundkonstellationen bei zellulären Immundefektsyndromen.

	SCID	CVID	Hyper-IgM-Syndrom	Wiskott-Aldrich-Syndrom	IgG-Subklassendefizienz
Gen/Protein	z.B. γc/IL-2R-Defizienz	Variabel, z.T. unbekannt	Mehrere Formen, z.B. CD40L (CD154)	WASP	Defekt der Isotyp-Reifung
Chromosomale Lokalisation	Xq12.1-q21.1	Variabel	Xq26.3-q27.1	Xp11.23-p11.22	Unbekannt
T-Zellen	↓↓↓	Normal	Normal	Progressiv ↓	Normal
B-Zellen	Normal/↓↓	Normal/↓	Nur IgM^{+}/IgD^{+}-B-Zellen, sonst ↓↓↓	normal	Normal/unreif
Immunglobuline	↓	IgG ↓, IgA (↓), IgM (↓) meist normal	IgM ↑↑, andere Subklassen ↓↓	IgM ↓, keine Polysaccharid-Antikörper, häufig IgA/IgE ↑	Mindestens eine Subklasse ↓, IgG2, IgG2+, IgG4
Assoziierte Merkmale	NK-Zellen ↓↓	Autoimmunerkrankungen ↑, lymphoretikuläre Malignome			
Erwachsene	Nein	Ja	(Ja) nicht alle Formen	Nein	Nein

LITERATUR

Andersohn F, Konzen C, Garbe E. Systematic review: agranulocytosis induced by nonchemotherapy drugs. Ann Intern Med 2007;146:657-65.

Conley ME, Notarangelo L, Etzioni A, representing PAGID (Pan-American Group for Immunodeficiency) and ESID (European Society for Immunodeficiencies). Diagnostic Criteria for Primary Immunodeficiencies. Clin Immunol 1999;93:190–7.

Malech HL, Hickstein DD. Genetics, biology and clinical management of myeloid cell primary immune deficiencies: chronic granulomatous disease and leukocyte adhesion deficiency. Curr Opin Hematol 2007;14:29-36.

Notarangelo L, Casanova J-L, Fischer A, Puck J, Rosen F, Seger R, Geha R, for the International Union of Immunological Societies Primary Immunodeficiency diseases classification committee. Primary immunodeficiency diseases: An update. Discussions. J Allergy Clin Immunol 2004; 14: 677–87.

Differenzialblutbild (€), mechanisierte Differenzierung von Leukozyten (€)

Gregor Rothe

Inhalt: Leukozyten, stabkernige, segmentkernige, eosinophile, basophile Granulozyten, Monozyten, Lymphozyten, Blasten, Plasmodien in Erythrozyten.

Die durchflusszytometrische Analyse von Leukozyten erlaubt eine präzise Zellzählung und zuverlässige Differenzierung der reifen zellulären Elemente des Vollbluts. Sie stellt die Methode der Wahl für die Untersuchung der Leukozyten mit dem Ziel der Erkennung oder Verlaufsbeobachtung von infektiösen oder inflammatorischen Prozessen sowie zur Überwachung der Knochenmarksfunktion unter potenziell toxischen Therapien dar. Ein Regelwerk, zu dem es Empfehlungen der International Consensus Group for Hematology Review gibt, steuert hierbei den nachgeschalteten Einsatz der mikroskopischen Blutzelldifferenzierung bei Verletzung von Referenzbereichsgrenzen oder Veränderungen wie z.B. einer Linksverschiebung der Granulopoese, dem Auftreten lymphatischer Reizformen oder von Blasten.

Das mikroskopische Differenzialblutbild erlaubt eine weitergehende Differenzierung von Störungen der Reifung des hämatopoetischen Systems. Bei Verdacht auf primäre Erkrankungen des blutbildenden Systems oder des Immunsystems sollte deswegen ergänzend zur quantitativen Beschreibung von Erythrozyten, Thrombozyten und Leukozyten gezielt eine mikroskopische Zelldifferenzierung durchgeführt werden.

Indikationen

- Basisuntersuchung des Blutbilds,
- Abklärung zufällig im Blutbild gefundener Leukozytosen und Leukopenien,
- akute oder chronische entzündliche oder infektiöse Erkrankungen,
- Überwachung der Knochenmarksfunktion nach Chemotherapie, unter Therapie mit potenziell knochenmarkschädigenden Arzneimitteln oder bei metastasierenden Tumoren,
- primäre hämatologische Erkrankungen (Leukämien, myelodysplastische und myeloproliferative Syndrome, lymphoproliferative Erkrankungen, Anämien),
- Immundefekte und Autoimmunerkrankungen.

Präanalytik

Als **Untersuchungsmaterial** dient EDTA-Vollblut (0,5–1 mL).

Stabilität: Das Material ist für die Bestimmung der Leukozytenzahl bei Raumtemperatur sieben Tage stabil. Die Differenzierung von Leukozyten und die Untersuchung des Differenzialblutbildes kann schon nach wenigen Stunden bei Raumtemperatur beeinträchtigt sein. Ein Ausstrich sollte innerhalb von drei Stunden nach Gewinnung des Blutes hergestellt sein.

Im Einzelnen ergeben sich folgende methoden-(instrumenten-)abhängigen Stabilitäten:

- Stabkernige Granulozyten: zwei Stunden bis sieben Tage,
- segmentkernige Granulozyten: zwei bis zwölf Stunden,
- eosinophile Granulozyten: drei bis zwölf Stunden,
- basophile Granulozyten: zwei Stunden bis zwei Tage,
- Monozyten: zwei bis zwölf Stunden,
- Lymphozyten: drei Stunden bis sieben Tage.

Einflussgrößen

Körperliche Anstrengung führt zu einer Erhöhung der Leukozytenzahl.

Analytik

In der durchflusszytometrischen Analyse werden die Leukozyten beim Durchtritt durch eine Kapillare anhand der Veränderung der elektrischen Leitfähigkeit, über Lichtstreuung der intakten Zelle oder des Zellkerns oder nach zytochemischer Färbung gezählt und differenziert. Hierbei wird eine Klassifizierung als neutrophile Granulozyten, eosinophile Granulozyten, basophile Granulozyten, Monozyten und Lymphozyten vorgenommen.

Ergänzend zur durchflusszytometrischen Differenzierung von Leukozyten wird in Abhängigkeit von der erstmaligen Verletzung von Referenzbereichen oder dem Auftreten von analytischen Warnhinweisen wie den Hinweisen auf unreife Granulozyten oder eine Linksverschiebung, auf atypische Lymphozyten, Blasten oder nukleierte erythroide Zellen eine mikroskopische Differenzierung des Blutes durchgeführt. Von der International Consensus Group for Hematology Review wurde hierfür ein Regelwerk erarbeitet.

In der mikroskopischen Beurteilung des Differenzialblutbildes werden nach Färbung eines Blutausstrichs mit Romanowsky-Farbstoffen eine Zählung von 100 Leukozyten und kernhaltigen erythroiden Vorstufen sowie eine qualitative Beurteilung von Erythrozyten, Thrombozyten und Leukozyten vorgenommen.

Qualitätskriterien: Die interne und externe Kontrolle erfolgt für die Zählung der Gesamtleukozyten nach den Richtlinien der Bundesärztekammer (RiLiBÄK).

Für den Messbereich 2–30 Gpt/L gelten:

- Maximal zulässige Abweichung des Einzelwerts: 6,5%.
- Maximal zulässige Abweichung beim Ringversuch: 18%.

Eine Ringversuchsteilnahme mit Vergleich zum verfahrensabhängigen Sollwert ist in Deutschland für die Zählung der Gesamtleukozyten in jedem Quartal Pflicht.

Für das Differenzialblutbild werden regelmäßige Ringversuche angeboten. In diesen wird neben der quantitativen Differenzierung eine Zuordnung des Gesamtbefunds zu definierten Krankheiten angeboten und zertifiziert.

Störgrößen:
- Kryoglobuline können zu falsch hohen Leukozytenzahlen führen. Nach einem analytischen Warnhinweis lässt sich an einer auf 37 °C erwärmten Probe eine korrekte Zählung durchführen.
- Normoblasten werden nicht von allen Analysesystemen zuverlässig erkannt und können zu falsch hohen Leukozytenzahlen führen.
- Aufgrund der hohen Konzentrationsunterschiede zwischen leukämischen und zytopenischen Proben können Probenverschleppungen zu falsch hohen Leukozytenzahlen führen. Leermessungen nach leukämischen Proben lösen das Problem.
- Die zytochemische Erkennung von myeloischen Zellen bei der häufigen Myeloperoxidasedefizienz (1:2000) führt zu einer Fehlklassifizierung als lymphatische Reizformen. Warnhinweise führen in diesen Fällen zu einer mikroskopischen Differenzierung.

	Leukozyten in Gpt/L[1]	Granulozyten in Gpt/L (%[2])				Monozyten in Gpt/L (%)	Lymphozyten in Gpt/L (%)
		stabkernige	segmentkernige	eosinophile	basophile		
Säuglinge	6,5–15	< 0,8 (< 8)	1–6 (17–60)	0,04–0,4 (1–5)	< 0,1 (< 1)	0,04–1 (1–11)	1–7 (25–70)
Kinder	4,5–15	0,1–0,6 (3–6)	1,5–7 (25–60)	0,04–0,4 (1–5)	< 0,1 (< 1)	0,08–1 (2–10)	1–5 (25–50)
Erwachsene	1,6–7,2	0,1–0,5 (3–5)	2–5 (50–70)	0,08–0,4 (2–4)	< 0,1 (< 1)	0,08–1 (2–10)	1–4 (25–40)

[1] Gpt/L: Giga (× 109) Partikel/Liter = Absolutkonzentration,
[2] % = Prozent von 100 gezählten Leukozyten.

Referenzbereiche

Beurteilung

Eine Leukozytose oder Leukopenie entspricht mit Ausnahme von viralen Infekten meist einer Veränderung der Absolutkonzentration neutrophiler Granulozyten und sollte bei erstmaligem Befund oder Veränderungen über eine mechanisierte Differenzierung charakterisiert werden.

Das Differenzialblutbild wird in Anlehnung an die mikroskopische Methode der Differenzierung von 100 Leukozyten meistens prozentual wiedergegeben. Die überwiegend nur einzelne Zellsysteme betreffenden pathologischen Vorgänge werden besser über die Analyse der Absolutkonzentration der einzelnen Zellsysteme erkannt.

Die folgenden quantitativen Veränderungen des Differenzialblutbildes sind in Anlehnung an Empfehlungen des CLSI differenzialdiagnostisch richtungweisend. Mikroskopische Methoden sind aus statistischen Gründen aufgrund der Analyse von 100 Leukozyten nur eingeschränkt zur Analyse der quantitativen Veränderungen geeignet:

Granulozytose und/oder Linksverschiebung (Stabkernige): Ein Anteil von mehr als 9 Gpt/L oder 80% Granulozyten oder mehr als 0,9 Gpt/L oder 6% Stabkernige spricht für eine akute entzündliche Reaktion oder eine bakterielle Infektion. Die Konzentration von neutrophilen Granulozyten („absolute neutrophil count", ANC) ist einer der sensitivsten labordiagnostischen Indikatoren für eine bakterielle Infektion.

Monozytose: Ein Anteil von mehr als 0,8 Gpt/L oder 10% Monozyten ist mit einer chronischen entzündlichen Reaktion assoziiert.

Eosinophilie: Ein Anteil von mehr als 0,5 Gpt/L oder 7% eosinophilen Granulozyten deutet auf eine parasitäre Infektion oder eine allergische Reaktion hin.

Lymphozytose und/oder atypische lymphatische Formen: Ein Anteil von mehr als 3,5 Gpt/L oder 50% Lymphozyten oder von mehr als 0,7 Gpt/L oder 10% atypischen lymphatischen Formen weist auf eine mögliche virale Infektion hin.

Granulozytopenie: Ein Anteil von weniger als 1,5 Gpt/L oder 10% Granulozyten ist mit einer aplastischen Anämie oder dem Zustand nach Chemotherapie assoziiert.

Lymphopenie: Ein Anteil von weniger als 1 Gpt/L oder 7% Lymphozyten kann das Zeichen einer HIV-Infektion sein.

Unreife Zellen einschließlich Blasten: Ein Anteil unreifer Zellen einschließlich Blasten > 0,1 Gpt/L oder > 2% ist ein Hinweis auf eine akute Leukämie.

Normoblasten: Ein Anteil von mehr als 0,02 Gpt/L oder 2% kernhaltigen Zellen der roten Reihe deutet auf eine schwere Anämie hin.

Andere abnorme Zellen: Ein Anteil von mehr als 0,1 Gpt/L oder 2% anderer abnormer Zellen sollte als pathologisch gewertet werden.

Darüber hinaus liefert die bei Verletzung von Referenzbereichsgrenzen oder analytischen Warnhinweisen, wie z.B. einer Linksverschiebung der Granulopoese, lymphatischen Reizformen oder dem Auftreten von Blasten, entsprechend Regelwerken wie denen der International Consensus Group for Hematology Review nachgeschaltete oder bei Verdacht auf primäre Erkrankungen des blutbildenden Systems unmittelbar angeforderte **mikroskopische Untersuchung** eine Reihe von Informationen, die nur mit dieser Methode gewonnen werden können:

Mikroskopisch erfasste pathologische morphologische Merkmale:

- Abnorme erythrozytäre Morphologie: differenzialdiagnostischer Hinweis auf die Pathogenese von Anämien,
- intrazelluläre Plasmodien: Diagnostik der Malariainfektion,
- abnorme thrombozytäre Morphologie (Riesenthrombozyten): Hinweis auf Stressthrombopoese oder genetische Thrombozytopathien,
- Thrombozytenaggregate: Hinweis auf eine EDTA-induzierte Pseudothrombozytopenie,
- Döhle-Körperchen, toxische Granulation oder Vakuolisierung: unspezifische Manifestationen infektionsassoziierter Veränderungen an neutrophilen Granulozyten.

Mikroskopisch erfasste pathologische Vermehrungen abnormer Zelltypen:

- Blasten > 1%: Hinweis auf eine akute Leukämie oder Blastenvermehrung im Rahmen eines myeloproliferativen Syndroms,
- Metamyelozyten > 2% oder Myelozyten oder Promyelozyten > 1%: Hinweis auf eine myeloproliferative Erkrankung oder ein ausgeprägtes akutes inflammatorisches oder infektiöses Geschehen,
- atypische Lymphozyten > 5%: Hinweis auf eine virale Infektion,
- nukleierte rote Zellen > 1%: Hinweis auf eine hämolytische Anämie oder eine Schrankenstörung des Knochenmarks im Rahmen eines neoplastischen Geschehens,
- Plasmazellen > 1%: Hinweis auf eine chronische Infektion oder klonale Gammopathie.

LITERATUR

Clinical and Laboratory Standards Institute. Reference Leukocyte differential count (proportional) and evaluation of instrumental methods; approved standard, CLSI document H20-A Wayne, Pennsylvania 1992.

Barnes PW, McFadden SL, Machin SJ, Simson E, international consensus group for hematology. The international consensus group for hematology review: suggested criteria for action following automated CBC and WBC differential analysis. Lab Hematol 2005;11:83–90.

Differenzierung der Hämaturie

➤ Kap. 24, „Hämaturiedifferenzierung und α_2-Makroglobulin“.

Differenzierung der Leukozyturie

➤ Kap. 24, „Harnstatus“, ➤ Kap. 24, „Harnerregernachweis“.

Differenzierung der Proteinurie

➤ Kap. 24, „Proteinuriedifferenzierung“.

Digitalisglykoside

➤ Kap. 24, „Herzglykoside“.

Digitoxin

➤ Kap. 24, „Herzglykoside“.

Digoxin

➢ Kap. 24, „Herzglykoside“.

1,25-Dihydroxycholecalciferol

➢ Kap. 24, „Vitamin D“.

Diphenhydramin

➢ Kap. 24, „Antihistaminika.

Direkter Coombs-Test

➢ Kap. 24, „Blutgruppenbestimmung, Blutgruppenantikörper und Kreuzprobe“.

DL-Antikörper

➢ Kap. 24, „Antikörper bei autoimmunhämolytischen Anämien“.

DL-Hämolysintest

➢ Kap. 24, „Antikörper bei autoimmunhämolytischen Anämien“.

DNA-Autoantikörper

➢ Kap. 24., „Antinukleäre Antikörper (ANA) und deren Spezifitäten“.

Donath-Landsteiner-Autoantikörper

➢ Kap. 24, „Antikörper bei autoimmunhämolytischen Anämien“.

Dopamin

➢ Kap. 24, „Katecholamine und Metaboliten“.

Doppelstrang-DNA-Autoantikörper

➢ Kap. 24, „Antinukleäre Antikörper und deren Spezifitäten“.

Doxepin

➢ Kap. 24, „Trizyklische Antidepressiva“.

Drogensuchanalyse („Drogenscreening“) (€€)

Fritz Degel, Hans Jürgen Heppner, Gerhard Weidemann

Unter Drogenscreening versteht man den Nachweis von Substanzen, die mit Abusus und Abhängigkeit verbunden sind. Dabei wird in der Regel auf folgende Substanzgruppen bzw. Einzelsubstanzen untersucht:

- Amfetamine (einschließlich „Ecstasy“-Präparate),
- Barbiturate,
- Benzodiazepine,
- Cannabinoide,
- Kokain,
- Lysergsäurediethylamid (LSD),
- Opiate.

Im Rahmen der Substitutionstherapie von Drogenabhängigen wird zusätzlich auf Methadon und – abhängig von der örtlichen Drogenszene – auch auf Buprenorphin untersucht.

Indikationen

- Verdacht auf akute Vergiftung (Überdosis),
- Differenzialdiagnostik unklarer Bewusstseinsstörungen,
- Kontrolle auf Drogenfreiheit aus medizinischen Gründen,
- Verlaufskontrolle in der Entzugstherapie,
- Erkennung des Beigebrauchs in der Entzugstherapie,
- rechtliche Gründe (Bewährungsauflagen, § 24a StVG),

Präanalytik

Untersuchungsmaterial: Für das Drogenscreening wird als bevorzugtes Untersuchungsgut Urin eingesetzt, da die Konzentrationen der Drogen und ihrer Metaboliten in dieser Körperflüssigkeit am höchsten sind. Im Urin können die meisten Substanzen bis zu einigen Tagen nach der Aufnahme nachgewiesen werden. Außerdem lässt sich bei Verdacht auf eine akute Vergiftung die Nachweisempfindlichkeit durch Anreicherungsverfahren erhöhen.

Für Kontrolluntersuchungen sollte die Miktion unter Aufsicht erfolgen und der Zeitpunkt der Probennahme nicht vorher angekündigt werden. Dadurch lassen sich die Möglichkeiten zur Probenmanipulation einschränken. Hinweise für die Erkennung von Manipulationen ➤ Tab. 24-15.

Als Untersuchungsgut für die quantitative Bestimmung des jeweiligen Wirkstoffs wird Serum oder Plasma (alle gängigen Antikoagulanzienzusätze sind geeignet) verwendet.

Analytik

Zum *Nachweis* von Drogen stehen sog. homogene immunchemische Gruppentests zur Verfügung. Auch Verfahren auf Basis der ELISA- oder der RIA-Technik sind gebräuchlich. Zum schnellen Nachweis werden trägergebundene Testsysteme (Streifentests) angeboten. Bei allen Verfahren ist es wichtig, über die Nachweisgrenze, den Cut-off-Wert und die Spezifität der im Test verwendeten Antikörper Bescheid zu wissen. Kreuzreaktivitätstabellen sind Bestandteil der Gebrauchsinformation der Hersteller.

Tab. 24-15 Möglichkeiten zur Erkennung von Manipulationen der Urinprobe im Rahmen der Drogenanalytik.

Manipulation	Veränderung der Urinprobe
Exzessives Trinken, artifizielle Verdünnung	Niedrige Kreatininkonzentration, niedrige Osmolalität
Zusatz von Kochsalz	Erhöhte Osmolalität
Zusatz von Seife	Erhöhter pH-Wert, Schaumbildung
Zusatz von „Urine Luck"	Chromatnachweis positiv
Zusatz von „Klear", „Whizzies"	Nitritnachweis positiv

Beurteilung

Allgemeine Beurteilung:

Die Konzentration der Drogen und Medikamente im Urin ist sowohl von den pharmakokinetischen Eigenschaften der Substanz als auch von Konzentrierungsgrad und pH-Wert des Urins abhängig. Hinzu kommen die unterschiedlich empfindliche Erfassung von Muttersubstanz und Metaboliten durch die Immunoassays sowie bei den Gruppentests eine stark unterschiedliche Erfassbarkeit der Einzelsubstanzen mit dem im Test verwendeten Antikörper.

Die Entscheidungsgrenzen der verwendeten Tests, die *Cut-off-Werte*, sollten so gewählt werden, dass sie eine Drogeneinnahme sicher erkennen lassen. Bisher gibt es in Europa keine verbindliche Festlegung dieser Cut-off-Werte. Die von den meisten Herstellern empfohlenen Grenzwerte orientieren sich derzeit an den Vorschlägen der „Substance Abuse and Mental Health Services Administration" (SAMHSA, USA). Diese Entscheidungsgrenzen sind allerdings auf die Bedürfnisse der in den USA gebräuchlichen Drogentests am Arbeitsplatz und im militärischen Bereich zugeschnitten. Niedrigere Cut-off-Werte können bei kurzer Halbwertszeit und schlechter Erfassbarkeit einzelner Substanzen erforderlich sein, um nicht zu viele falsch negative Ergebnisse zu erzielen. So ist es z.B. im Rahmen der Methadon-Substitutionsbehandlung notwendig, den „Beigebrauch" anderer Drogen sicher zu erkennen. Die relativ hoch angesetzten Grenzwerte der SAMHSA reichen zur Erkennung des Beigebrauchs vieler Präparate des europäischen Pharmamarktes nicht aus (Beispiel: Benzodiazepine). In diesem Falle ist es möglich, die Entscheidungsgrenze nicht an einem willkürlich gewählten Cut-off, sondern an der sog. matrixbereinigten Nachweisgrenze zu orientieren. Diese kann anhand drogenfreier Urinproben bestimmt werden. Da der bewusst höher angesetzte Cut-off der Tatsache Rechnung trägt, dass häufiger Messwerte oberhalb der Nachweisgrenze gefunden werden, die von Substanzen außerhalb der gesuchten Gruppe verursacht werden (Unspezifität des Tests), steigt auch die Zahl falsch positiver Befunde bei niedriger Entscheidungsgrenze an.

Die unterschiedliche *Kreuzreaktivität* der in den immunchemischen Gruppentests verwendeten Antikörper spielt eine wichtige Rolle. So bedeutet ein Cut-off von 300 µg/L für den jeweiligen Gruppentest nicht, dass alle Substanzen innerhalb dieser Gruppe ab einer Konzentration von 300 µg/L nachgewiesen werden. Ein Wirkstoff mit niedrigerer Kreuzreaktivität (z.B. 20%) kann dementsprechend erst ab einer Konzentration von 1500 µg/L ein positiv zu bewertendes Messsignal ergeben. Außerdem ändern sich die Kreuzreaktivitäten einzelner Substanzen in Abhängigkeit von deren Konzentration. Die Angabe einer Konzentration ist bei immunchemischen Gruppentests deshalb grundsätzlich nicht möglich. Der Messwert muss in eine positive/negative Aussage umgewandelt werden. Allenfalls kann bei immunchemischen Tests für Einzelsubstanzen (z.B. Methadon, EDDP, Kokainmetabolit) zur Beantwortung klinischer (nicht rechtlicher) Fragestellungen eine Trendbeurteilung abgegeben werden, z.B. durch den Befundzusatz, dass der aktuelle Messwert im Vergleich zum vorangegangenen angestiegen oder abgefallen ist. In jedem Fall ist der ermittelte Messwert auf eine Bezugsgröße (Kreatinin oder Osmolalität) zu beziehen, die dem Konzentrierungsgrad der Urinprobe Rechnung trägt.

Drogensuchtests schließen die Möglichkeit falsch positiver Befunde durch *gruppenfremde Substanzen* mit ein. Bei positivem Ausfall der immunchemischen Gruppentests ist daher eine Bestätigungsanalyse erforderlich. Diese soll auf einem anderen physikalischen Prinzip beruhen und eine bessere Spezifität und niedrigere Nachweisgrenze aufweisen. Bestätigungsanalysen erfolgen heute meist mit chromatographischen Verfahren (GC, HPLC, GC/MS, HPLC/DAD, LC-MS), gegebenenfalls nach Vorbehandlung der Proben mit Anreicherungsverfahren (Konjugatspaltung, Extraktion). Mit den chromatographischen Verfahren werden auch Drogen und Medikamente gefunden, die von den verfügbaren immunchemischen Tests nicht erfasst werden.

Einzelsubstanz- und substanzgruppenbezogene Beurteilung

- **Amphetamine und Designerdrogen der Amphetamin-Gruppe („Ecstasy"-Derivate):** Hinsichtlich der Spezifität bestehen erhebliche Unterschiede zwischen den Assays. Die immunchemischen Gruppentests erfassen üblicherweise Amfetamin, Methamfetamin und ähnliche Substanzen mit Phenethylamin-Grundgerüst. Dazu gehören auch die als „Designerdrogen" der Amfetamin-Gruppe bezeichneten, in der Szene häufig unter dem Sammelnamen Ecstasy (XTC) gehandelten 3,4-Methylendioxy-Derivate MDMA (3,4-Methylendioxy-N-metamfetamin), MDA (3,4-Methylendioxyamfetamin), MDE (3,4-Methylendioxy-N-ethylamfetamin) und andere. Sie werden jedoch nicht von allen Tests mit ausreichender Empfindlichkeit erkannt. Unterschiedlich gut erfasst werden Butanaminderivate wie BDB und MBDB, ebenso die p-Methoxyamfetamin-Verbindungen PMA und PMMA. Bei den verschiedenen Assays werden teilweise erhebliche unspezifische Kreuzreaktivitäten zu gruppenfremden Substanzen beobachtet, z.B. zu dem Fäulnisprodukt Tyramin oder dem Metaboliten des Süßstoffpräparats Cyclamat (Cyclohexylamin).
- **Barbiturate:** Nachdem Barbiturate in die Betäubungsmittel-Verschreibungsverordnung aufgenommen wurden, hat die in der Vergangenheit sehr umfangreiche Substanzgruppe großenteils ihre Bedeutung verloren. Von den meisten Immunoassays werden Secobarbital sehr gut, Phenobarbital und vor allem Barbital deutlich unempfindlicher erfasst. Nicht – oder nur sehr unempfindlich – werden Hexobarbital, Heptabarbital und Thiopental nachgewiesen. Zurzeit werden in der Praxis nur noch Phenobarbital als Antikonvulsivum, Thiopental und Methohexital zur Erzeugung eines künstlichen Komas bei Schädel-Hirn-Traumata eingesetzt. Für Phenobarbital ist ein spezifischer Immunoassay zur quantitativen Bestimmung der Substanz im Serum/Plasma verfügbar.
- **Benzodiazepine**: Neben einer Reihe gut erfassbarer Substanzen (Diazepam, Nordiazepam, Temazepam) werden andere Vertreter der Substanzklasse (z.B. Camazepam und Clonazepam) nur mit sehr geringer Kreuzreaktivität nachgewiesen. Manche Substanzen werden aufgrund niedriger Dosierung oder wegen erheblicher Konjugatbildung im Urin nur schlecht erfasst (z.B. Flunitrazepam und Bromazepam). Daher empfiehlt sich zur Verbesserung der Nachweisempfindlichkeit

des Benzodiazepintests vor Durchführung des Assays immer eine Glukuronidspaltung (enzymatisch mittels Glucuronidase).

- **Buprenorphin:** Der Test weist Buprenorphin und Buprenorphin-3-β-glucuronid mit relativ hoher Spezifität im Urin nach. Der pharmakologisch wesentlich weniger wirksame Metabolit Norbuprenorphin und dessen Glukuronid werden nicht erfasst.
- **Cannabinoide:** Üblicherweise erfolgt der Nachweis im Urin über den Hauptmetaboliten des Δ-9-Tetrahydrocannabinols, die 11-nor-Δ-9-THC-Carbonsäure. Das Verfahren ist spezifischer als die üblichen Gruppentests, nicht erkennbar sind jedoch beispielsweise Verschiebungen im Verhältnis der Metaboliten, die im zeitlichen Abstand zwischen Konsum und Probennahme auftreten.
- **Kokain:** Immunchemische Verfahren zum Nachweis eines Kokainkonsums basieren meist auf dem vergleichsweise spezifischen Nachweis des Hauptmetaboliten Benzoylecgonin im Urin. Die Stammsubstanzen Kokain und Ecgonin werden testspezifisch mit stark unterschiedlicher Empfindlichkeit nachgewiesen, manche Immunoassays erfassen diese gar nicht. Bei Konsum der freien Base („Crack") wird Kokain jedoch auch im Urin in nicht unerheblicher Menge gefunden.
- **γ-Hydroxybuttersäure (GHB):** Mit dem immunchemischen Drogenscreening wird die γ-Hydroxybuttersäure nicht erfasst! Für den Nachweis und die Bestimmung sind spezielle gaschromatographische Verfahren erforderlich.
- **Lysergsäurediethylamid (LSD):** Die Stammsubstanz LSD kann mit einigen Immunoassays nachgewiesen werden. Die Nachweisbarkeit ist durch die niedrige Dosierung sowie die kurze Halbwertszeit des LSD begrenzt. Die Assays sind mit erheblichen Kreuzreaktivitäten gruppenfremder Substanzen behaftet, z.B. Ambroxol und Phenothiazinen.
- **Methadon:** Die zahlreichen immunchemischen Verfahren erfassen sowohl die L- als auch die D-Form des Methadons, meist aber nicht den Hauptmetaboliten EDDP. Angaben zur Kreuzreaktivität der beiden optischen Isomeren sowie der des Racemats fehlen in der Regel. Gleichzeitiger Gebrauch von Levomethadon und Methadonracemat kommt in der Praxis vor, Immunoassays ermöglichen jedoch keine getrennte Erfassung. Die Bestimmung von Methadon im Urin in Fällen eines sog. Turboentzugs sollte daher mit chromatographischen Verfahren erfolgen, die eine getrennte Bestimmung der L- und D-Formen erlauben.
- **Methadonmetabolit EDDP:** Die Bestimmung des Hauptmetaboliten EDDP gilt als sicherer Nachweis für die Compliance, ein Nachweis von Methadon kann auch durch zugesetzte Stammsubstanz in die Urinprobe erzeugt werden. Die renale Clearance von Methadon wird durch den Urin-pH beeinflusst. Bei einem pH > 7,7 kann diese so stark erniedrigt sein, dass der Nachweis von Methadon trotz ordnungsgemäßer Einnahme negativ ausfällt. Die renale Clearance von EDDP wird hingegen durch den Urin-pH nicht beeinflusst.
- **Opiate/Opioide:** Der immunchemische Gruppentest erfasst nur die klassischen Opiate Morphin, Codein, Dihydrocodein, Hydrocodon, Hydromorphon sowie Diacetylmorphin (Heroin) und dessen Erstmetaboliten 6-Monoacetylmorphin, nicht jedoch die synthetischen Opioide (z.B. Tramadol, Pethidin, Pentazocin, Tilidin). Als Cut-off-Wert werden üblicherweise 300 µg/L, bezogen auf Morphin, verwendet. Da Morphinderivate überwiegend als Glukuronsäureaddukte (z.B. Morphin-3β-D-Glucuronid) ausgeschieden werden und die Kreuzreaktivität der Metaboliten deutlich geringer als die des Morphins ist, sollte vor Einsatz des Assays eine enzymatische Glukuronidspaltung mittels β-Glucuronidase durchgeführt werden, um die Nachweisempfindlichkeit zu steigern. Ein positiver Opiatgruppentest kann durch Heroinabusus, Morphingabe, Codeineinnahme (Hustensaft) sowie auch durch den Verzehr von Mohnkuchen (!) verursacht werden. Beweisend für Heroinabusus ist allein der spezifische chromatographische Nachweis des Erstmetaboliten 6-Monoacetylmorphin mittels GC/MS oder ähnlich differenzierender Bestätigungsverfahren. Der Nachweis von Opioiden gelingt nur mittels chromatographischer Verfahren (HPLC-DAD, GC/MS, LC-MS). Lediglich für Propoxyphen, Oxycodon und Buprenorphin ist jeweils ein spezifischer Immunoassay verfügbar.

Nachweisbarkeit einiger Drogen und Medikamente im Urin mit immunchemischen Gruppentests

Die hier aufgeführten Zeiten sind Erfahrungswerte und können nur als Anhaltspunkte dienen. Genauere Zeitangaben für jede Substanz sind nicht möglich, da ihre Konzentration im Urin von sehr vielen Faktoren abhängt, z.B. Häufigkeit des Konsums, konsumierte Mengen, interindividuell unterschiedliche Metabolisierung, Abhängigkeit der Ausscheidungsrate unter anderem vom Volumen und pH-Wert des Urins, von bestehenden Erkrankungen, Alter, Gewicht, Ernährungsgewohnheiten des Konsumenten.

- **Amphetamine:** Nachweisbar ein bis drei Tage nach Zufuhr. In den ersten 24 Stunden werden im Urin bei neutralem pH-Wert ca. 30%, im stark sauren Urin ca. 70%, bei basischem pH-Wert nur ca. 1% des Amfetamins ausgeschieden.
- **Barbiturate:** Nachweisbar ein bis sieben Tage nach Zufuhr (Secobarbital bis zu einem Tag, Phenobarbital bis zu sieben Tage).
- **Benzodiazepine:** Nachweisbar ein bis vier Tage nach Zufuhr.
- **Benzoylecgonin:** Nachweisbar ein bis vier Tage nach Zufuhr.
- **Cannabis:** Nachweisbar drei bis vier Tage nach Zufuhr, bei starken Cannabisrauchern bis zu zehn Tagen. Etwa vier bis fünf Stunden nach Cannabisgebrauch erstes positives Ergebnis (bei starken Gewohnheitsrauchern evtl. schon früher). Untersuchungen mit extrem starken Marihuanarauchern (drei Jahre lang drei bis vier Joints pro Tag) ergaben, dass mit immunchemischen Gruppentests nach spätestens zwölf bis 14 Tagen kein positives Ergebnis mehr beobachtet werden kann. Nach diesem Zeitraum werden (auch bei einem Flashback) in der Regel keine über dem Cut-off-Wert liegenden Urinkonzentrationen mehr erreicht.
- **Kokain:** Nachweisbar vier bis zwölf Stunden nach Zufuhr.
- **γ-Hydroxybuttersäure (GHB): Nachweisbar im Urin vier bis sechs Stunden nach Zufuhr.**
- **Methaqualon:** Nachweisbar fünf Tage nach Zufuhr.
- **Opiate:** Nachweisbar ein bis vier Tage nach Zufuhr. Die höchste Opiatkonzentration wird bei Heroinsucht nach ca. fünf bis acht Stunden erreicht.
- **Phencyclidin:** Nachweisbar ein bis zwei Tage nach Zufuhr.

γ-Hydroxybuttersäure (€€)

Synonyme: 4-Hydroxybutansäure, GHB, „liquid ecstasy".

Vorläufersubstanzen: γ-Butyrolacton (GBL), 1.4-Butandiol.

γ-Hydroxybuttersäure (GHB) ist eine farblose, kristalline Substanz, die in Wasser leicht löslich, in verdünnter Lösung praktisch geruchs- und geschmacklos ist. Der Schmelzpunkt liegt bei 145–146 °C. GHB wird therapeutisch zur Behandlung der Narkolepsie eingesetzt, früher wurde sie als Schmerz- und Narkosemittel benutzt. Sie wird seit Ende der 1990er Jahre verstärkt als Partydroge („liquid ecstasy"), als „date rape drug" oder als KO-Mittel genutzt. GHB untersteht in Deutschland und in der Schweiz dem Betäubungsmittelgesetz. Die Vorläufersubstanz GBL (nicht BTM-pflichtig!) findet sich als weit verbreitetes Lösemittel in der Industrie und wird auch als Farbentferner, Graffitientferner, Reinigungsmittel und Nagellackentferner („acetonfrei", „glue remover") verwendet. Sie wird über das Internet als „Health Food" (Einschlafhilfe), in Sex-Shops und Fitnesscentern angeboten.

Indikationen

Der Verdacht auf eine GHB-Vergiftung ergibt sich, wenn folgende Symptome bestehen:

- Symptome wie bei einer Ethanolvergiftung, jedoch ohne Fötor und bei nicht erhöhter Blutalkoholkonzentration,
- Euphorie und motorische Unruhe,
- plötzliche, unklare Bewusstlosigkeit,
- Atemdepression (vor allem in Kombination mit Alkohol),
- anterograde Amnesie.

Präanalytik

Untersuchungsmaterial: Qualitativ kann GHB im Urin und in Magenspülflüssigkeit/Mageninhaltsproben sowie Asservaten nachgewiesen werden. Im Urin ist GHB etwa vier bis sechs Stunden nachweis-

D

bar! Für die quantitative Bestimmung sind Serum, Heparinat- oder EDTA-Plasma geeignet.

Stabilität: Bei 2–8 °C können die Proben bis zu einer Woche, bei –20 °C mehrere Monate gelagert werden.

Um gegebenenfalls Untersuchungen auf weitere, flüchtige Inhaltsstoffe in der Probe durchführen zu können, sollte die Blutprobe, wie für die Ethanolbestimmung beschrieben (➤ Kap. 24, „Alkohole" – „Ethanol, Präanalytik"), entnommen, gelagert und versandt werden.

Analytik

Die Substanz wird im üblichen „toxikologischen Screening" nicht erfasst!

Die Bestimmung erfolgt mit einem speziellen gaschromatographischen Verfahren (GC, SPME-GC, GC-MS, HS-GC, HSGC-MS).

Die Bestimmung von GHB erfolgt häufig über das thermisch gebildete GC-Artefakt γ-Butyrolacton (GBL).

Beurteilung

Toxische Dosis: Die Einnahme von etwa 10 mg/kg KG GHB führt bereits zu ersten Vergiftungserscheinungen. Als schwere Vergiftung werden in der Literatur Vergiftungen mit 40–60 mg/kg KG genannt.

GHB wird nach oraler Aufnahme im gesamten Körperwasser verteilt. Der Wirkung setzt nach ungefähr 15 Minuten ein und hält bis zu mehreren Stunden an. Die Eliminationshalbwertszeit beträgt ca. 35 Minuten. GHB wird in der Leber metabolisiert.

Kennzeichnend für die Intoxikation ist das schlagartige Einsetzen der Bewusstlosigkeit und das ebenso schlagartige Erwachen nach dem Abklingen der Vergiftung.

Folgende **Dosis-Wirkungs-Abstufungen** werden genannt (Quelle: Giftinformationszentrum Erfurt, Oktober 2005):

- Einzeldosis als Droge: 0,75–2 g,
- Euphorie: 10–20 mg/kg KG,
- Somnolenz: ab 30 mg/kg KG,
- Narkotisch: ab 50 mg/kg KG,
- Koma: > 60 mg/kg KG.

Cave: Alkohol verstärkt die Wirkung um das Zwei- bis Dreifache!

Toxische GHB-Konzentration im Serum/Plasma (Quelle: Giftinformationszentrum Erfurt, Oktober 2005)**:**

- Physiologisch: bis 0,1 µg/mL,
- Euphorie: ab 25 µg/mL,
- Somnolenz: ab 50 µg/mL,
- Bewusstlosigkeit: > 100 µg/mL,
- Koma: > 200 µg/mL.

dsDNA-Autoantikörper

➤ Kap. 24, „Antinukleäre Antikörper (ANA) und deren Spezifitäten".

D-Tocopherol

➤ Kap. 24, „Vitamin E".

E

Ecarin clotting time (€€)

Georg Mößmer, Michael Spannagl

Synonyme: ECT, Anti-Faktor-IIa-Aktivität.

Die antikoagulatorische Wirkung von Hirudin und anderen direkten Thrombininhibitoren (z.B. Ximelagatran) kann zwar prinzipiell mit der aPTT überwacht werden, jedoch ist die Dosis-Wirkungs-Beziehung nicht linear. Im Bereich hoher Konzentrationen besteht die Gefahr, eine Überdosierung wegen fehlender Empfindlichkeit der aPTT zu übersehen. Die Thrombinzeit ist wegen zu hoher Empfindlichkeit nicht geeignet. Besser, jedoch meist noch nicht routinemäßig verfügbar, sind spezielle Tests: Die Hemmwirkung von Thrombininhibitoren unter Verwendung des Schlangengifts Ecarin, das Prothrombin zu einer gerinnungsaktiven Thrombinvariante aktiviert, kann entweder koagulometrisch gemessen werden (Ecarin clotting time, ECT) oder mit einem chromogenen Thrombinsubstrat, wobei die Restaktivität von im Überschuss vorgelegtem Thrombin photometrisch bestimmt wird.

Indikationen

- Überwachung einer Therapie mit Hirudin,
- Überwachung einer Therapie mit einem anderen direkten Thrombininhibitor.

Präanalytik

Als **Untersuchungsmaterial** wird Zitratblut verwendet.

Stabilität: Im Vollblut maximal vier Stunden, im tiefgefrorenen Plasma mehrere Monate.

Einflussgrößen

- Ecarin clotting time: Prothrombinmangel (z.B. Hepatopathie, Vitamin-K-Mangel, Antikoagulation mit Vitamin-K-Antagonisten): Test nicht aussagefähig.
- Test mit chromogenem Thrombinsubstrat: keine.

Analytik

- Ecarin clotting time:
  - Zugabe von Ecarin, Messung der Gerinnungszeit.
  - Ableitung der Substanzkonzentration (z.B. Hirudin) des Plasmas aus der Gerinnungszeit über eine Kalibrationskurve.
  - Für verschiedene Substanzen müssen jeweils spezifische Kalibrationskurven erstellt werden.
- Test mit chromogenem Thrombinsubstrat:
  - Inkubation des verdünnten Plasmas mit Thrombin.
  - Messung der Thrombinrestaktivität mittels eines chromogenen Thrombinsubstrats (Farbentwicklung pro Zeiteinheit).
  - Ableitung der Substanzkonzentration (z.B. Hirudin) des Plasmas aus dem Rohwert (Extinktionskinetik) über eine Kalibrationskurve.
  - Für verschiedene Substanzen müssen jeweils spezifische Kalibrationskurven erstellt werden.

Qualitätskriterien: Gesetzliche Vorgaben (Richtlinien der Bundesärztekammer) bestehen derzeit keine. Als sinnvolle (analytisch und forensisch) Maßnahmen zur Qualitätssicherung werden jedoch die Durchführung einer internen Qualitätskontrolle (Präzision und Richtigkeit) sowie die regelmäßige Teilnahme an externen Ringversuchen empfohlen.

Referenzbereiche

Die therapeutischen Zielbereiche sind stark abhängig vom Testprinzip (Gerinnungszeit oder chromogener Test), von der Substanz sowie von der Indikation zur Therapie.

Beurteilung

Abhängig von der klinischen Fragestellung bzw. vom therapeutischen Zielbereich.

ECT

➤ Kap. 24, „Ecarin clotting time“.

Einzelstrang-DNA-Autoantikörper

➤ Kap. 24, „Antinukleäre Antikörper (ANA) und deren Spezifitäten“.

Eisen

➤ Kap. 24, „Eisenstoffwechsel“ – „Eisen“, ➤ Kap. 24, „Toxische Metalle, Metallverbindungen und Eisen“ – „Eisen, klinisch toxikologisch“.

Eisenstoffwechsel

Mariam Klouche

Unter diesem Überbegriff werden Eisen, Ferritin, Transferrin, Transferrinsättigung und löslicher Transferrinrezeptor beschrieben.

Die Eisenmangelanämie ist eine der häufigsten Erkrankungen, deren Diagnose bei Vorliegen einer hypochromen mikrozytären Anämie mit dem biochemischen Nachweis einer Eisendepletion über die verminderte Ferritinkonzentration im Serum relativ eindeutig möglich ist. Für die Differenzierung der Anämie bei chronischen Erkrankungen sowie bei gleichzeitig bestehenden Komorbiditäten, z.B. Entzündungen, oder für die Diagnostik eines Eisenmangels bei Kindern sind die klassischen biochemischen Indizes Eisen, Transferrinsättigung und Ferritin oftmals nicht informativ oder ihre Änderung erfolgt nicht schnell genug, um transiente funktionelle Eisenmangelzustände adäquat wiederzugeben (➤ Tab. 24-16).

Die Diagnostik könnte durch den Einsatz des Anteils hypochromer Erythrozyten (> 6%) und der Retikulozyten-Hämoglobinkonzentration (< 28 pg), die eine zeitnahe Identifizierung eines Eisenmangels und ein Therapieansprechen auf Eisensubstitution ermöglichen, verbessert werden. Einschränkend ist anzumerken, dass für diese Parameter noch keine Kontrollen verfügbar sind. Das Verhältnis des löslichen Transferrinrezeptors (sTfR) zum Serumferritin kann zur Abschätzung eines Eisenmangelzustands eingesetzt werden, die fehlende Standardisierung der Verfahren, widersprüchliche Ergebnisse in der Differenzierung zwischen Eisenmangel und Anämien bei chronischen Erkrankungen sowie der geringe oder fehlende prädiktive Wert für die Diagnostik des Eisenmangels bei pädiatrischen Patienten erlauben gegenwärtig keine abschließende Beurteilung der Wertigkeit des Parameters. Hepcidin, ein vor kurzem identifizierter Regulator der Eisenhomöostase, könnte zur Charakterisierung der pathophysiologischen Grundlage der Anämien beitragen, zurzeit stehen jedoch noch keine verlässlichen Verfahren zur Bestimmung im Blut zur Verfügung.

Eisen (€)

Die Bestimmung von Plasma-/Serumeisen dient zusammen mit der Bestimmung des Transferrins zur Berechnung der Transferrinsättigung als Parameter des Eisenstatus. Eine isolierte Bestimmung von Eisen ist ohne diagnostische Relevanz.

Indikationen

- Differenzialdiagnose der Anämien (zusammen mit Transferrin),
- Nachweis einer Eisenüberladung und Eisenintoxikation,
- als Verlaufskontrolle der Therapie kann die Eisenausscheidung im Urin (neben der Ferritinkonzentration im Blut) als Indikator des Speichereisens überwacht werden.

Präanalytik

Als **Untersuchungsmaterial** sind Serum und Heparinatplasma geeignet. EDTA ist als Antikoagulanz aufgrund der Chelatbildung mit Eisen nicht geeignet (**cave:** falsch niedrige Konzentration!).

Stabilität: Eisen ist im Plasma und Serum bei Raumtemperatur eine Woche, bei 4–8 °C drei Wochen stabil.

Urin: Sammelurine (z.B. sechs Stunden Sammelzeit) eignen sich zur Kontrolle der Antidottherapie mit Deferoxamin (Desferal®). Geprüfte Sammelbehälter (eisenfrei) sollten verwendet werden.

Durchführung: Oral einmalig Deferoxamin (Desferal®; Erwachsene 12 g, Kinder 8 g) oder intravenös 15 mg/kg/h über einen Zeitraum von vier bis fünf Stunden, anschließend 5 mg/kg/h, bis maximal 80 mg/kg KG erreicht sind.

Einflussgrößen

Die Eisenkonzentration im Plasma unterliegt einer ausgeprägten diurnalen Variation, bei der die höchs-

Tab. 24-16 Typische Konstellationen labordiagnostischer Parameter des Eisenstoffwechsels in der Differenzialdiagnose von Anämien.

Eisen	Transferrin	Transferrinsättigung	Ferritin	Anämietyp
↓↓	↑	↓	↓↓	Eisenmangelanämie
↓ – (↓↓)	n – ↓	n – ↓	n – ↑	Anämie der chronischen Erkrankungen
↑	n – ↓	↑	↑↑	Eisenverwertungsstörungen, Hämochromatosen
↑	n – ↓↓	↑	↑	Anämie bei chronischer Hämolyse (AIHA, z.T. Hämoglobinopathien)
n	n - (↓)	n - (↑)	n	Hämoglobinopathien (z.B. Minor-Thalassämien)

ten Konzentrationen am frühen Morgen bestimmt werden.

Deshalb sollten die zur Bestimmung des Eisenhaushalts eines Patienten verwendeten Proben jeweils zum gleichen Zeitpunkt entnommen werden. Die ausgeprägte zirkadiane Rhythmik ergibt Abweichungen bis zum Dreifachen zwischen verschiedenen Tageszeiten. Bei Frauen ist darüber hinaus ein Monatsrhythmus beschrieben, der eine isolierte Eisenbestimmung zur Feststellung eines Mangels wertlos macht. Im Rahmen inflammatorischer Erkrankungen werden niedrigere Serumeisenkonzentrationen bestimmt. Hämolyse, die Aufnahme von Fleisch oder oralen Eisensupplementen können falsch normale (hohe) Werte vortäuschen.

Analytik

Eisen wird photometrisch nach Reduktion über die Bildung unterschiedlicher Farbkomplexe oder über Atomabsorption bestimmt. Zur Kalibration steht Standardreferenzmaterial des NIST zur Verfügung. Bei toxikologischen Fragestellungen wird Eisen mittels Atomabsorptionsspektrometrie (Flammen-, Graphitrohr-, ICP-Verfahren) oder Voltammetrie bestimmt.

Qualitätskriterien: Die interne und externe Kontrolle erfolgt analog zu den Richtlinien der Bundesärztekammer (RiLiBÄK):

- Maximal zulässige Abweichung des Einzelwerts: 7,5%.
- Maximal zulässige Abweichung beim Ringversuch: 14%.

Eine Ringversuchsteilnahme mit Vergleich zum Referenzmethodenwert ist in Deutschland in jedem Quartal möglich. Für die Bestimmung im Urin liegen keine eigenen Kriterien vor; die Qualität sollte der im Plasma/Serum entsprechen.

Störgrößen: Die Eisenkonzentration hängt von der Bestimmungsmethode, dem durch Plasmaproteine beeinflussten pH und der Ferritinkonzentration ab. Die photometrische Methode wird durch Hyperlipidämien, Hyperbilirubinämie oder Medikamente, die zur Färbung des Plasmas führen (z.B. bestimmte orale Kontrazeptiva), gestört. Hämolye führt zu falsch hohen Werten.

Referenzbereiche

Material	Altersgruppe	Referenzbereich
Plasma	Erwachsene	7–29 µmol/L (45–160 µg/dL)
	Kinder	4–24 µmol/L (22–135 µg/dL)
	Neugeborene	11–36 µmol/L (63–201 µg/dL)
Urin		< 1,8 µmol/24 h
	Nach Deferoxamin	< 18 µmol/L/6 h
	Bei Eisenüberladung	> 54 µmol/L/6 h

Umrechnungsfaktor: µg/dL × 0,179 = µmol/L.

Beurteilung

Die alleinige Bestimmung von Eisen im Serum ist nicht zur Abschätzung des Eisenstatus geeignet. Plasma-/Serumeisen bildet zusammen mit der Bestimmung des Transferrins über die berechnete Transferrinsättigung einen zentralen Parameter zur Diagnostik von Eisenmangel und Eisenüberladung. Aufgrund der ausgeprägten diurnalen Variation, der hohen physiologischen Variabilität und der ähnlich wie beim Transferrin zahlreichen Einflussfaktoren ist die isolierte einmalige Bestimmung nicht sinnvoll. Das zirkulierende Eisen stellt zudem nur etwa 0,01% des gesamten Eisenpools des Körpers dar und hat einen ausgesprochen hohen Umsatz von 10- bis 20-mal pro Tag.

Ursachen einer **erniedrigten Serum-/Plasmaeisenkonzentration:**

- Eisenmangelanämie,
- Anämie der chronischen Erkrankungen (chronisch-entzündliche Erkrankungen, chronische Infektionen, Tumoren),
- Eisenverteilungsstörungen, Leberparenchymschäden,
- Malabsorption, Malnutrition,
- erhöhter Bedarf: Schwangerschaft und Laktation,
- Urämie.

Ursachen einer **erhöhten Serum-/Plasmaeisenkonzentration:**

- Hämolyse,
- ineffektive Erythropoese,
- hereditäre und iatrogene Eisenüberladung (z.B. Hämochromatose, multiple Transfusionen, Eisenüberdosierung),

- Eisenverwertungsstörungen, Hepatitiden-.Zur Eisenintoxikation ➤ Kap. 24, „Toxische Metalle, Metallverbindungen und Eisen“.

Transferrin und Transferrinsättigung (€€)

Im Plasma ist Transferrin das Transportprotein für Eisen (Fe^{2+}). Neben Eisen werden mit niedriger Affinität andere zweiwertige Ionen (Cu^{2+}, Mn^{2+}, Zn^{2+}, Cr^{2+}) gebunden und transportiert.

Indikationen

Zusammen mit der quantitativen Bestimmung von Plasma-/Serumeisen dient Transferrin zur Berechnung der Transferrinsättigung als Parameter des Eisenstatus. Die Transferrinsättigung ist für die Diagnostik der Eisenmangelanämie und insbesondere als Screening-Test für die Diagnostik der Eisenüberladung, z.B. im Rahmen der hereditären Hämochromatose, geeignet. Der prädiktive Wert ist höher als der des Ferritins. Transferrin ist normalerweise etwa zu einem Drittel mit Eisen gesättigt. Ähnlich wie für Eisen ist eine isolierte Bestimmung von Transferrin ohne diagnostische Relevanz.

- Differenzialdiagnose der Anämien (zusammen mit Eisen),
- Nachweis der Eisenüberladung bei hereditärer Hämochromatose (**cave:** nicht für die Diagnostik der Eisenüberladung durch multiple Bluttransfusionen!).

Präanalytik

Als **Untersuchungsmaterial** sind Serum und Plasma geeignet.

Stabilität: Transferrin ist bei Raumtemperatur im Vollblut elf Tage, im Plasma/Serum vier Monate, gekühlt und eingefroren sechs bis acht Monate haltbar.

Für die berechnete Größe Transferrinsättigung müssen die jeweils geeigneten Untersuchungsmaterialien für die Bestimmung von Eisen und Transferrin, Serum oder Plasma (Heparin-, kein EDTA-Plasma) verwendet werden.

Einflussgrößen

Akut und chronisch inflammatorische Erkrankungen sowie Hypoproteinämie sind mit erniedrigten Transferrinkonzentrationen assoziiert. Erhöhte Transferrinwerte treten im Zusammenhang mit Hepatitiden, Leberparenchymschäden und Einnahme oraler Kontrazeptiva auf. Während der Schwangerschaft und bei Anämien chronischer Erkrankungen ist die Transferrinsättigung trotz adäquater Eisenspeicher erniedrigt. Besonders wichtig ist die Beachtung der diurnalen Variation des Serumeisens, die zu erheblichen Unterschieden der Transferrinsättigung führen kann, sodass Untersuchungen immer zur gleichen Tageszeit durchgeführt werden sollten.

Kinder haben eher höhere Transferrinwerte, während ältere Personen eher niedrigere Transferrinkonzentrationen aufweisen. Während der Schwangerschaft ist die Transferrinsynthese vermehrt.

Analytik

Transferrin wird mittels immunologischer Nachweisverfahren, i.d.R. mit monoklonalen Antikörpern, nephelometrisch oder turbidimetrisch bestimmt. Die Standardisierung erfolgt mit dem internationalen Standard CRM 470.

Zur Berechnung der Transferrinsättigung wird der Quotient aus den bestimmten Basisgrößen Plasma-/Serumeisen und Transferrin multipliziert mit einem nicht einheitlichen Faktor in der Literatur verwendet. Daher sind die mit unterschiedlichen analytischen Verfahren bestimmten Werte nur bedingt vergleichbar und die diagnostische Aussagekraft nur bei Bestimmung unter gleichen Bedingungen gegeben. Die Bestimmung sollte aus zwei unterschiedlichen Proben durchgeführt werden. Grundsätzlich wird die Transferrinsättigung unter Berücksichtigung des Molekulargewichts von Transferrin und der zwei Eisenbindungsstellen pro Molekül wie folgt berechnet:

- Bei Verwendung der SI-Einheiten: Transferrinsättigung (%) = Eisen (µmol/L) × 4/ Transferrin (g/L)
- Bei Verwendung der konventionellen Einheit: Transferrinsättigung (%) = Eisen (µg/dL) × 71/ Transferrin (mg/dL).

Qualitätskriterien: Nach den Richtlinien der Bundesärztekammer (RiLiBÄK) gelten für Transferrin zwischen 0,5 und 6 g/L folgende Kriterien im Vergleich zum methodenabhängigen Sollwert:

- Maximal zulässige Abweichung des Einzelwerts: 9,5%.
- Maximal zulässige Abweichung beim Ringversuch: 15%.

Referenzbereiche

Erwachsene:

Transferrin	16–45 µmol/L (1,3–3,6 g/L, 130–360 mg/dL)
Transferrinsättigung	15–45%

Umrechnungsfaktor: mg/dL × 0,01 = g/L; mg/dL × 0,126 = µmol/L.

Beurteilung

Die Bestimmung von Transferrin bildet zusammen mit der Bestimmung des Serumeisens über die berechnete Transferrinsättigung einen zentralen Parameter zur Diagnostik von Eisenmangel und Eisenüberladung. Aufgrund der Verminderung der Konzentration bei akuten und chronischen Entzündungen wird Transferrin auch als Anti-Akute-Phase-Protein bezeichnet und kann diagnostisch z.B. bei Sepsis wertvolle Hinweise geben.

Erniedrigtes Transferrin kann folgende Ursachen haben:

- Verminderte Synthese: hereditäre Atransferrinämie, Hepatitiden, Leberparenchymschäden, Leberzirrhose, Entzündungen,
- Verlust: exsudative Enteropathien, nephrotisches Syndrom, Verbrennungen,
- Eisenverwertungsstörungen,
- Malnutrition,
- Akute-Phase-Reaktion (Anti-Akute-Phase Protein).

Erhöhtes Transferrin kann folgende Ursachen haben:

- Vermehrte Synthese: orale Kontrazeptiva, Östrogene,
- Schwangerschaft,
- Eisenverwertungsstörungen.

Beurteilung der Transferrinsättigung: Die Bestimmung der Transferrinsättigung ist der zentrale Parameter zur Diagnostik der Eisenüberladung und stellt zusammen mit dem Ferritin einen wichtigen Parameter in der Diagnostik des Eisenmangels dar. Als Screening-Verfahren für die hereditären Hämochromatosen, die zu den häufigsten genetischen Erkrankungen in Europa zählen, sollte eine erhöhte Transferrinsättigung in mindestens zwei unterschiedlichen Blutproben nachgewiesen werden.

Ursachen einer **erniedrigten Transferrinsättigung:**

- Eisenmangelanämie,
- chronischer Eisenverlust (z.B. chronische Blutungsanämien),
- Eisenverteilungsstörungen (z.B. chronische Entzündungen, Infektionen, Tumoren, Leberparenchymschäden, Schwangerschaft),
- Eisenverwertungsstörungen: Transferrinsättigung meist < 25%.

Ursachen einer **erhöhten Transferrinsättigung:**

- Hämolyse und hämolytische Anämien (z.B. medikamenteninduzierte Anämien),
- Eisenverwertungsstörungen mit ineffektiver Erythropoese (z.B. Hämoglobinopathien, Anämien bei Vitamin-B_{12}-/Folsäuremangel, Porphyrien, Bleiintoxikation),
- Verlust von Transferrin (z.B. Hypoproteinämie, nephrotisches Syndrom, Enteropathie),
- verminderte Transferrinsynthese (z.B. Leberparenchymschaden): Transferrinsättigung meist > 45% und < 55%,
- Eisenüberladung (z.B. primäre hereditäre Hämochromatose, sekundäre Eisenüberladung durch multiple Transfusionen): Transferrinsättigung meist bei Frauen > 50%, bei Männern > 60%.

Ferritin (€€)

Ferritin ist ein Eisenspeichermolekül aus 24 Untereinheiten, das bis zu 4500 Eisenatome speichern kann. In der nicht-glykosylierten intrazellulären Form ist Ferritin das wichtigste Eisenspeicherprotein vor allem in Hepatozyten (≈ 70%) und in Zellen des retikuloendothelialen Systems. Sehr wahrscheinlich synthetisieren alle anderen Körperzellen ebenfalls Ferritin, das in der glykosylierten Form ins Plasma sezerniert wird. Die Ferritinkonzentration im Plasma/Serum weist eine hohe Korrelation mit den Eisenspeichern des Körpers auf und stellt daher einen der wichtigsten Parameter in der Beurteilung des Eisenstatus bei gesunden Individuen dar. Aufgrund der Induktion der Ferritinsynthese im Sinne eines Akute-Phase-Proteins bei inflammatorischen und chronischen Erkrankungen ist auch Ferritin allein nicht zur exakten Bestimmung der Eisenspeicher eines Individuums mit entsprechenden komplizierenden Erkrankungen geeignet.

Indikationen

- Differenzialdiagnose der Anämien, insbesondere der Eisenmangelanämie,
- Nachweis und Abschätzung des Ausmaßes der Eisenüberladung bei hereditärer Hämochromatose, Dyserythropoesen, Thalassämien sowie bei chronischem Transfusionsbedarf,
- Therapiekontrolle bei Eisensubstitution, Erythropoietingabe,
- Therapiekontrolle der Eisenmobilisation (meist Deferoxaminbehandlung).

Präanalytik

Als **Untersuchungsmaterial** sind Serum und Heparinplasma geeignet.

Stabilität: Ferritin ist im Plasma/Serum bei Raumtemperatur und bei 4–8 °C sieben Tage, eingefroren ein Jahr stabil.

Einflussgrößen

Bei Hypothyreose und Mangel von Ascorbat ist die Ferritinkonzentration im Plasma/Serum erniedrigt. Während der Schwangerschaft sinkt die Ferritinkonzentration. In hämolytischen Proben können durch Freisetzung von intraerythrozytärem Ferritin falsch hohe Konzentrationen bestimmt werden.

Analytik

Ferritin wird mittels immunologischer Nachweisverfahren, i.d.R. mit monoklonalen Antikörpern in Enzymimmunoassays, bestimmt. Zur Kalibration steht rekombinantes Standardreferenzmaterial des NIBSC zur Verfügung.

Qualitätskriterien: Die interne und externe Kontrolle erfolgt nach den Richtlinien der Bundesärztekammer (RiLiBÄK).

Bei Messwerten von 10–600 µg/L gelten:

- Maximal zulässige Abweichung des Einzelwerts: 13,5%.
- Maximal zulässige Abweichung beim Ringversuch: 25%.

Eine Ringversuchsteilnahme mit Vergleich zum Sollwert ist in Deutschland in jedem Quartal Pflicht.

Störgrößen: Die Kompatibilität der Ergebnisse unterschiedlicher immunologischer Tests ist begrenzt. Bei der Bestimmung mit Immunoassays können sehr hohe Ferritinkonzentrationen aufgrund des Antigenüberschusses zu einem Prozonenphänomen mit falsch negativer oder niedriger Bestimmung der Ferritinkonzentration führen. Deutliche Lipämie sowie die Einnahme hoher Biotindosen können die Bestimmung stören.

Bei entsprechendem klinischem und diagnostischem Verdacht sollte das Serum in verschiedenen Verdünnungsstufen erneut analysiert werden.

Referenzbereiche

Die Referenzbereiche sind alters-, geschlechts-, methodenabhängig und schlecht standardisiert. Abhängig von den verwendeten monoklonalen Antikörpern können die Referenzbereiche stark abweichen.

Frauen	9–140 µg/L
Männer	18–360 µg/L
Kinder	9–200 µg/L
Neugeborene	90–628 µg/L

Beurteilung

Diagnostik des Eisenmangels: Ferritin spiegelt am besten den Eisenstatus wider und erlaubt die Identifizierung eines latenten Eisenmangels bereits vor Auftreten einer mikrozytären Anämie. Aufgrund der großen Molekülgröße spielt der renale oder enterale Verlust keine Rolle (im Gegensatz zum Transferrin). Ferritin fungiert als Akute-Phase-Protein, das durch zahlreiche akute und chronische inflammatorische Reize induziert wird, sodass die Eignung von Ferritin zur Beurteilung des Eisenstatus bei Patienten mit

Anämien bei chronischen Erkrankungen nur eingeschränkt möglich ist. Unter Therapie mit Erythropoietin ist die Plasma-/Serumferritinkonzentration aufgrund der Induktion der eisenregulatorischen Proteine IRP-1 und IRP-2 nur eingeschränkt verwendbar.

Die diagnostische Wertigkeit des immunologisch bestimmbaren **löslichen Transferrin-Rezeptors (sTfR)**, der auf den meisten Zellen, insbesondere auf solchen mit hohen Eisenkonzentrationen, exprimiert wird und kein Akute-Phase-Protein ist, kann gegenwärtig noch nicht abschließend beurteilt werden. Für die gerade bei älteren Patienten wichtige Differenzialdiagnostik der Eisenmangelanämie versus der Anämie bei chronischen Erkrankungen stehen unter anderem Informationen über den Einfluss des Alters auf die sTfR-Spiegel sowie eine Standardisierung des Verfahrens aus, bevor die differenzialdiagnostische Wertigkeit einer kombinierten Bestimmung von Ferritin und sTfR (Ratio) klar beantwortet werden kann.

Zink-Protoporphyrin (ZPP) zeigt einen absoluten und funktionellen Eisenmangel an und weist eine gute inverse Korrelation mit Ferritin auf, sodass die Bestimmung von ZPP auch aufgrund der geringen erforderlichen Probenmenge bei pädiatrischen Patienten einen zusätzlichen Stellenwert aufweist. Als weitere neue Parameter kann der **Anteil hypochromer Erythrozyten oder Retikulozyten** als Indikator eines funktionellen Eisenmangels eingesetzt werden. Hier stehen jedoch noch Studien aus, die einen genauen Grenzwert der zellulären Hämoglobinkonzentration für unterschiedliche Erkrankungen mit ausreichender Sensitivität und Spezifität für den gezielten diagnostischen Einsatz definieren.

Diagnostik der Eisenüberladung: Ferritin eignet sich zwar besser als die Transferrinsättigung zur Beurteilung des Ausmaßes einer Eisenüberladung, die Korrelation zur Eisenüberladung insbesondere bei polytransfundierten Patienten ist jedoch eingeschränkt. Während verminderte Ferritinkonzentrationen zuverlässig einen Eisenmangel anzeigen, kommen erhöhte Konzentrationen nicht nur bei Eisenüberladung, sondern bei zahlreichen Erkrankungen ohne Relation zum Reserveeisen vor (s.u.). Bei Thalassämien, insbesondere der β-Thalassaemia media, kann aufgrund der dyserythropoetischen ineffektiven Erythropoese die Eisenabsorption 5- bis 10-mal erhöht sein. Während bei β-Thalassämie-Patienten Ferritin nur bis zu 56% mit dem quantitativ in der Leber bestimmten Eisen (bioptische Referenzmethode) korrelierte, aber eine Assoziation mit dem kardialen erkrankungsfreien Überleben aufwies, konnte bei Patienten mit Sichelzellanämie keine Korrelation zwischen Plasma-/Serumferritin und der Eisenüberladung nachgewiesen werden. In ähnlicher Weise konnte auch bei Transfusionen von mehr als 100 Einheiten (ca. 200–250 mg Eisen/Einheit) keine Korrelation mit dem Plasmaferritin nachgewiesen werden. Bei geringerem Transfusionsbedarf sind etwa 53% der Variation des Plasma-/Serumferritins mit der transfundierten Menge an Erythrozytenkonzentraten erklärbar.

Therapiekontrolle der Eisensubstitution: Aufgrund der Induktion der Ferritinsynthese unter parenteraler Eisentherapie ist die Bestimmung von Ferritin nicht zur initialen Überwachung der Therapie geeignet. Die begleitende Ferritinbestimmung bei oraler Substitution erlaubt die Abschätzung der Auffüllung der Speichereisenreserve.

Therapiekontrolle der parenteralen Eisenchelatorbehandlung: Trotz der genannten Einschränkungen zur Diagnostik der Eisenüberladung bleibt Ferritin ein sinnvoller, nicht-invasiver Parameter zur Überwachung der Eisenchelationstherapie (z.B. mit Deferoxamin oder Deferipron).

Erniedrigtes Ferritin tritt auf bei:

- Eisenmangel (z.B. Eisenverlust, Eisenresorptionsstörung, unzureichende Eisenaufnahme, erhöhter Eisenbedarf in der Schwangerschaft und während des Wachstums),
- Transferrinmangel: Plasma-/Serumferritin < 10–15 µg/L gilt unabhängig von einer Anämie als beweisend für den Eisenmangel.

Erhöhtes Ferritin tritt auf bei:

- Eisenüberladung (z.B. primäre und sekundäre Hämochromatose, Dyserythropoesen, Thalassämien, multiple Transfusionen),
- Hämolyse und Eisenverwertungsstörung (hämolytische Anämien, ineffektive Erythropoese, Hämoglobinopathien, Porphyrien, Bleiintoxikation),
- Eisenverteilungsstörungen (inflammatorische Erkrankungen, Infektionen, Tumoren, Urämie),
- Akute-Phase-Reaktion,
- Tumorerkrankungen und chronischen Infektionen (Leukämien, hepatozelluläres Karzinom,

Pankreaskarzinom, Bronchialkarzinom, Neuroblastom, AIDS, Tuberkulose, Histoplasmose),
- akuten und chronischen Hepatopathien (nicht-alkoholische Steatohepatitis) und chronischem Nierenversagen mit verminderter Clearance-Funktion,
- ausgedehnten Gewebeschädigungen mit vermehrter Freisetzung sowie bei ausgeprägter Hämolyse: Hier ist das nicht-glykosylierte intrazelluläre Ferritin im Plasma/Serum erhöht.

Eiweiß, gesamt, im Blut (€)

Jürgen Nolte

Synonyme: Gesamteiweiß, Serumprotein(e), Gesamtprotein(e) im Plasma/Serum.

Gesamtprotein bezeichnet die Summe aller Proteine des Serums, also Plasmaproteine ohne Fibrinogen, mit Fibrinogen im Plasma.

Indikationen

- Zur quantitativen Beurteilung der Serumproteinelektrophorese,
- bei erhöhter BSG,
- bei Ödemen und anderen Symptomen für Eiweißmangelzustände,
- maligne Tumoren,
- Blutungen,
- beim prä- und postoperativen Status, oft ersetzt durch Albumin,
- in der Schwangerschaft,
- bei Intensivpatienten, oft ersetzt durch Albumin.

Präanalytik

Als **Untersuchungsmaterial** dient traditionell 1 mL Serum. Plasma ist ebenfalls möglich, aber nicht zur Beurteilung der Elektrophorese geeignet.

Stabilität: Gesamteiweiß ist im Vollblut bei Raumtemperatur einen Tag, im Serum/Plasma sechs Tage, eingefroren ein Jahr stabil.

Einflussgrößen

Die Konzentration von Eiweiß im Plasma ist physiologisch ca. 5–10% höher als im Serum. Dieser Unterschied wird bei Akutphasen größer.

Analytik

Die Biuretmethode ist für den deutschsprachigen Raum die Standardmethode zur Messung von Gesamteiweiß. Bei Urin, Liquor und Punktionsflüssigkeiten werden meist andere kolorimetrische oder turbidimetrische Verfahren angewendet (➤ Kap. 24, „Liquor-Plasma-Albuminquotient und Liquorgesamtprotein als Maß für Blut-Liquor-Schrankenfunktion“, ➤ Kap. 24, „Gesamteiweiß im Urin“).

Qualitätskriterien: Nach den Richtlinien der BÄK gelten für Serum/Plasma im Bereich von 35–110 g/L folgende Kriterien:
- Maximal zulässige Abweichung des Einzelwerts: 6%.
- Maximal zulässige Abweichung beim Ringversuch: 10%.

Referenzbereiche

Erwachsene	64–83 g/L (6,4–8,3 g/dL)
Neugeborene	42–63 g/L (4,2–6,3 g/dL)
Kinder ab dem 1. Lebensjahr	60–80 g/L (6,0–8,0 g/dL)

Im Heparinplasma werden bei Erwachsenen Konzentrationen von 63–87 g/L (6,3–8,7 g/dL) beschrieben.

Beurteilung

Hypoproteinämien sind meist Hypoalbuminämien, beim enteralen Eiweißverlustsyndrom sind alle Proteinfraktionen betroffen.

Hypoproteinämien können folgende Ursachen haben:
- Mangelnde Zufuhr von Nahrungseiweiß bei alimentären Dystrophien (Anorexie), Kwashiorkor, Hunger,
- Malabsorption: Sprue, Zöliakie, Morbus Whipple, Morbus Crohn, Laktasemangel, chronische Darminfektionen, Parasitenbefall,
- exsudative Enteropathie: Lymphstauung, Lymphangiektasie, maligne Lymphome, chronisch-entzündliche Darmerkrankungen (Colitis ulcerosa, Morbus Crohn),

- Eiweißverlust
  - durch Blutungen, Proteinurie durch Glomerulonephritiden, nephrotisches Syndrom, chronische Hämodialyse, Verbrennungen,
  - in Aszites, Pleuraexsudat,
- vermehrter Eiweißverbrauch durch Tumorkachexie, Katabolismus (z.B. Sepsis, postoperativ),
- Hemmung der Proteinsynthese, z.B. bei schweren chronischen Leberparenchymschädigungen, angeborener Afermentie (selten), Antikörpermangelsyndrom.

Hyperproteinämien können verursacht sein durch Dehydratation, Produktion monoklonaler oder polyklonaler Immunglobuline.

Eiweiß im Liquor

➤ Kap. 24, „Liquor-Plasma-Albuminquotient und Liquorgesamtprotein als Maß für die Blut-Liquor-Schrankenfunktion".

Eiweiß im Urin

➤ Kap. 24, „Gesamteiweiß im Urin".

Eiweißelektrophorese

➤ Kap. 24, „Elektrophorese der Serumproteine".

Elastase-1 im Stuhl

➤ Kap. 24, „Pankreasfunktionstests".

Elektrophorese der Serumproteine (€€)

Jürgen Nolte

Synonyme: Eiweißelektrophorese, Proteinelektrophorese im Serum, Serumeiweißelektrophorese.

In der Serumeiweißelektrophorese erfolgt die Trennung der Serumproteine aufgrund ihrer elektrischen Ladung und Größe zur Abklärung einer Dysproteinämie auf Zelluloseazetatfolie in die sechs Fraktionen Transthyrethin (Präalbumin), Albumin, α_1-, α_2-, β- und γ-Globuline, im Agarosegel in acht bis elf Fraktionen und in der Kapillarzonenelektrophorese. Bei der Auftrennung auf Zelluloseazetatfolie ist die Zusammensetzung der Albuminfraktion einheitlich. Die übrigen Fraktionen setzen sich aus jeweils mehreren Proteinen mit ähnlicher Wanderungsgeschwindigkeit im elektrischen Feld zusammen. Bei Dysproteinämien ist die Zusammensetzung der Plasma- und Serumproteine verändert, nicht unbedingt aber die Konzentration der Gesamtproteine.

Die einzelnen Fraktionen setzen sich auf Zelluloseazetat wie folgt zusammen:

- Präalbumin,
- Albumin,
- α_1-Globuline: α_1-Lipoprotein (HDL), α_1-Glykoprotein, α_1-Antitrypsin,
- α_2-Globuline: α_2-Makroglobulin, Haptoglobin, Prä-β-Lipoprotein,
- β-Globulin: Transferrin, β-Lipoprotein, Komplement,
- γ-Globulin: IgA, IgG, IgM.

Indikation

- Erstdiagnose und Verlauf von akuten und chronischen entzündlichen Erkrankungen,
- erhöhte BSG, auffälliges Basislabor,
- Verdacht auf maligne Erkrankungen,
- chronische Leber- und Nierenerkrankungen,
- Eiweißverlustsyndrome,
- Erhöhung/Erniedrigung von Gesamteiweiß,
- monoklonale Gammopathien.

Präanalytik

Untersuchungsmaterial: 1 mL Serum.

Stabilität: Serum sollte innerhalb von vier Stunden abgetrennt werden. Im Serum sind die Fraktionen einen Tag bei Raumtemperatur, drei bis sieben Tage im Kühlschrank und drei Wochen bei –20 °C eingefroren stabil.

Analytik

Trennung der Serumproteine aufgrund ihrer elektrischen Ladung und Größe auf Zelluloseazetatfolie (Routineverfahren), im Agarosegel in acht bis elf Fraktionen und in der Kapillarzonenelektrophorese.

Die Färbung kann mit Amidoschwarz oder Ponceaurot S erfolgen. Die Ergebnisse sind abhängig von der Trenntechnik und Färbung und werden üblicherweise in Relativprozent ausgegeben. Nur gemeinsam mit dem quantitativen Befund des Gesamteiweißes aus der gleichen Probe können Angaben in g/L berechnet werden.

Qualitätskriterien: Analog zu den Richtlinien der BÄK bestehen folgende Kriterien:

	Albumin	γ-Globulin
Maximal zulässige Abweichung des Einzelwerts	11%	14%
Maximal zulässige Abweichung beim Ringversuch	13%	25%

Störgrößen: Bei Verwendung von Plasma oder bei heparinisierten Patienten wird zwischen der β- und γ-Fraktion eine Bande beobachtet, die durch Fibrinogen verursacht ist und als Hypergammaglobulinämie fehlgedeutet werden kann. Diese ist durch Entfibrinisierung des Plasmas vor Durchführung der Elektrophorese zu entfernen.

Referenzbereiche

Konzentration der Serumproteinfraktionen in g/L (Ponceaurot S, Biuretmethode für Gesamteiweiß):

	Neugeborene	Kinder bis 6 Jahre	Erwachsene	
Albumin	32,7–45,3 g/L	33,1–52,2 g/L	35,2–50,4 g/L	55–69 rel%
α_1-Globuline	1,1–2,5 g/L	0,9–2,9 g/L	1,3–3,9 g/L	1,6–5,8 rel%
α_2-Globuline	2,6–5,7 g/L	4,3–9,5 g/L	5,4–9,3 g/L	5,9–11,1 rel%
β-Globuline	2,5–5,6 g/L	3,5–7,6 g/L	5,9–11,4 g/L	8–12 rel%
γ-Globuline	3,9–11,0 g/L	4,5–12,1 g/L	5,8–15,2 g/L	11–20 rel%

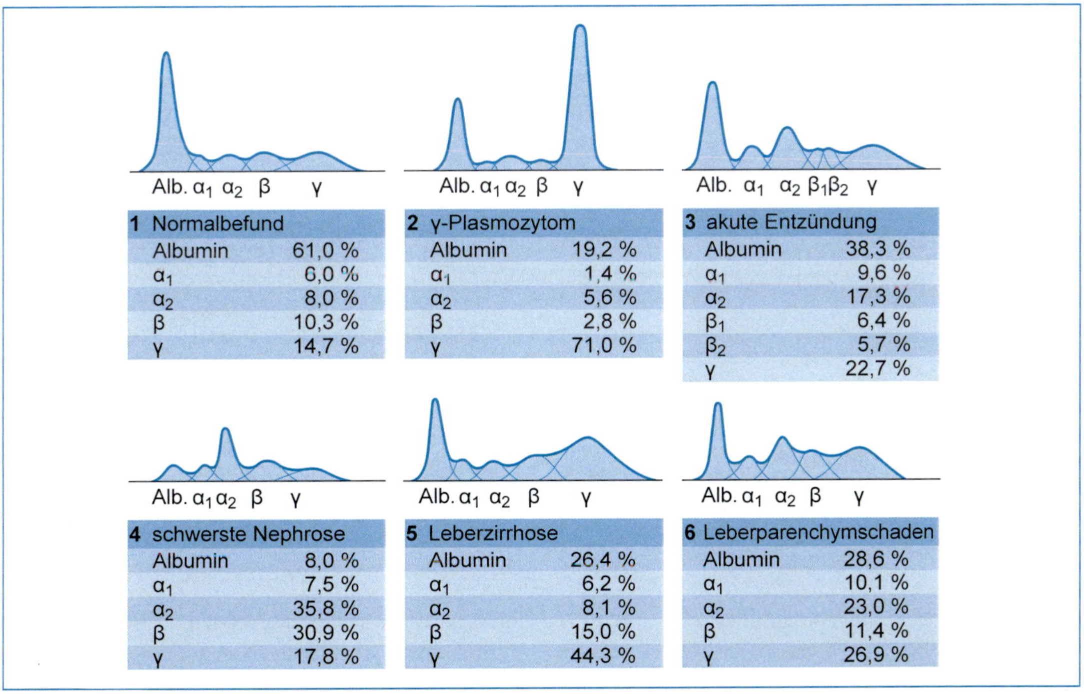

Abb. 24-2 Serumelektrophorese: Normalbefund und Befunde bei ausgewählten Erkrankungen.

Beurteilung

Eine unmittelbare Diagnose ist aus einer Serumproteinelektrophorese nicht ablesbar. Da verschiedene Erkrankungen aber zu quantitativen oder qualitativen Konzentrationsänderungen einzelner oder mehrerer Proteinfraktionen führen, entstehen mehr oder weniger typische Muster von Dysproteinämien. Da heute fast alle Proteinfraktionen einzeln messbar sind, ist der summarische Wert der Serumproteinelektrophorese eingeschränkt. Typische Konstellationen ➤ Abb. 24-2.

α_1- **und** α_2**-Globuline** (Akute-Phase-Proteine) sind bei akuten Entzündungen erhöht, bei akuten entzündlichen und chronischen Lebererkrankungen erniedrigt.

Transthyretin wandert in der Präalbuminfraktion, Transferrin in der **β-Globulin-Fraktion.** Sie reagieren invers zu den Akute-Phase-Proteinen, sind also bei akuten Entzündungen vermindert. In der β-Fraktion wandern die Lipoproteine.

Immunglobuline (➤ Kap. 24, „Immunglobuline A, G, D, M“) wandern in der β- und γ-Globulin-Fraktion.

Gammopathien heißen Vermehrungen der Immunglobuline; bei polyklonalen Gammopathien findet sich eine breitbasige γ-Fraktion, bei monoklonalen ein schmalbasiger M-Gradient, bei oligoklonalen eine uneinheitliche, teilweise mehrgipfelige γ-Fraktion.

M(Myelom)-Gradienten finden sich am häufigsten in der γ- (IgG-Myelom) und β-Fraktion, selten in der α_1- und α_2- bzw. in den Zwischenfraktionen.

ENA-Antikörper

➤ Kap. 24, „Antikörper gegen extrahierbare nukleäre Antigene (ENA-Antikörper)“.

Endogene Kreatinin-Clearance

➤ Kap. 24, „Glomeruläre Clearance“.

Endomysium-Antikörper (EmA) (€€)

Karsten Conrad

➤ Kap. 24, „Sprue, einheimische, Antikörper-Bestimmung“.

Endomysium-Antikörper (EmA) der IgA-Klasse sind Marker für die glutensensitive Enteropathie (Zöliakie). Sie sind gegen die Gewebstransglutaminase (GTG) gerichtet.

Indikationen

- Screening bei klinischem Verdacht auf Zöliakie: auch bei extraintestinaler Symptomatik unklarer Ursache (z.B. uncharakteristische Allgemeinsymptome, Eisen- und Folsäuremangelanämie, Osteoporose, Infertilität, Hepatopathien, Kardiomyopathie, periphere Neuropathien),
- Verdacht auf Dermatitis herpetiformis,
- Monitoring von Zöliakiepatienten,
- Screening von Risikopatienten (Verwandte ersten Grades von Zöliakiepatienten, Patienten mit Down-Syndrom, Diabetes mellitus Typ 1, Autoimmunthyreoiditis, polyglandulärem Syndrom, rheumatoider Arthritis, Sjögren-Syndrom, primärer biliärer Zirrhose sowie IgA-Mangel) zur Diagnose einer stummen Zöliakie,
- Differenzialdiagnostik bei intestinaler Symptomatik (Vermeidung von Fehldiagnosen).

Präanalytik

Als **Untersuchungsmaterial** sollte Serum verwendet werden.

Stabilität: Endomysium-Antikörper sind im Serum bei Raumtemperatur mindestens einen Tag, bei 2–8 °C mehrere Tage und eingefroren über Monate/Jahre stabil. Wiederholtes Einfrieren und Auftauen des Untersuchungsmaterials sollte jedoch vermieden werden.

Analytik

EmA vom IgA-Typ (bei IgA-Mangel: vom IgG-Typ) werden mittels indirekter Immunfluoreszenz (IIF) an Affenösophagus-, Affenintestinum- oder Leberkryostatschnitten bestimmt. Die Bestimmung von GTG-Antikörpern erfolgt mittels ELISA unter Verwendung von humaner Gewebstransglutaminase.

Qualitätskriterien: Bei allen Testungen sollten positive und negative Kontrollseren eingesetzt werden. Eine Teilnahme an nationalen Ringversuchen (z.B. INSTAND) sollte zweimal im Jahr erfolgen, eine Teilnahme an internationalen Ringversuchen ist zusätzlich anzustreben.

Referenzbereiche

Indirekte Immunfluoreszenz (IIF): Laborintern verschieden. Empfehlung für die Beurteilung:

Negativ	< 1:10
Schwach positiv	1:10–1:20
Positiv	1:40–1:160
Stark positiv	> 1:160

Enzymimmunoassay: Referenzbereiche sind abhängig vom eingesetzten Assay.

Beurteilung

- **EmA und GTG-Antikörper negativ:** Eine glutensensitive Enteropathie (Zöliakie) kann relativ sicher ausgeschlossen werden. Ausnahme: IgA-Defizienz. In diesem Falle ist auf EmA/GTG-Autoantikörper der IgG-Klasse zu testen.
- **EmA negativ, GTG-Antikörper im ELISA positiv:** Eine Zöliakie ist möglich. Falsch positive ELISA-Befunde können jedoch nicht ausgeschlossen werden.
- **EmA positiv:** Endomysium-Antikörper (EmA) der IgA-Klasse sind hochspezifisch für die Zöliakie (diagnostische Spezifität nahezu 100%). Das Vorliegen einer glutensensitiven Enteropathie (Zöliakie) ist somit relativ sicher.
- **EmA und GTG-Antikörper positiv:** Bestätigung der Diagnose Zöliakie.

γ-Enolase

➤ Kap. 24, „Neuronenspezifische Enolase".

Enolase, neuronspezifische

➤ Kap. 24, „Neuronenspezifische Enolase".

Enzym- und Transferproteindefekte (€€)

Claus Luley

Zu Präanalytik und Einflussgrößen ➤ Kap. 24, „Lipoproteine, allgemein".

Indikationen

- Lipoproteinlipase (LPL): Abklärung des Verdachts auf familiäres Chylomikronämiesyndrom,
- hepatische Triglyzeridlipase (HTGL): wissenschaftliche Fragestellungen,
- Lezithin-Cholesterin-Acyltransferase (LCAT): wissenschaftliche Fragestellungen,
- Cholesterinester-Transferprotein (CETP): wissenschaftliche Fragestellungen.

Präanalytik

Da LPL und HTGL auf den Endothelien extrahepatischer bzw. hepatischer Blutgefäße haften, ist ihre Aktivität im strömenden Blut sehr niedrig. Sie werden daher erst 15–20 Minuten nach Freisetzung durch eine Bolusgabe von 60–100 U Heparin/kg KG („Heparintest") messbar.

LPL, HTGL und CETP sind instabil, weswegen das Blut sofort gekühlt zentrifugiert und das Plasma eingefroren werden muss. LCAT wird in Serum bestimmt und ist bei 4 °C eine Woche lang stabil.

Analytik

Die Aktivitäten der **Lipasen** werden anhand der Hydrolyse von Triolein gemessen. Es kommen radioaktiv markierte oder fluoreszierende Substrate zum Einsatz. Da der Heparintest stets beide Lipasen (**LPL und HTGL**) freisetzt, muss zur Messung eines Enzyms das jeweils andere inhibiert werden. Zur Inhibition der LPL wird einmolare NaCl-Lösung benutzt, zur Inhibition der HTGL Sodiumdodecylsulfat (SDS) oder ein spezifisches Antiserum. Immunologische Verfahren (ELISA) zur Messung der LPL-Masse sind sinnvoll zum Nachweis eines völligen Fehlens der LPL, liefern aber irreführende Ergebnisse, wenn eine defekte LPL vorliegt.

Die Aktivität der **LCAT** kann mit einer routinegängigen Methode durch Abnahme des freien

Cholesterins während einer mehrstündigen Inkubation gemessen werden.

Die Aktivität des **CETP** kann durch den Transfer von tritiummarkierten Cholesterinestern aus HDL zu triglyzeridreichen VLDL gemessen werden. Ein kommerzielles Verfahren nutzt das „quenching" fluoreszenzmarkierter Lipoproteine, ist aber sehr empfindlich auf die Inkubationsbedingungen.

Qualitätskriterien: Diese Verfahren werden nur in hochspezialisierten Laboratorien durchgeführt. Da kommerzielle Kontrollen fehlen, sind stets Kontrollseren bzw. -plasmen Gesunder mitzuführen.

Referenzbereiche

Allgemeine akzeptierte Referenzbereiche fehlen. Es sind die laborspezifischen Referenzbereiche anzuwenden.

Beurteilung

Für die praktische Medizin ist unter den aufgeführten Enzymen vor allem die **LPL** relevant, da ihre fehlerhafte Funktion oder gar ihr Fehlen zu einem gestörten Abbau triglyzeridreicher Lipoproteine, vor allem der Chylomikronen, führt (familiäres Chylomikronämiesyndrom). LPL-Defekte sind selten (1:1 000 000) und manifestieren sich meist bereits im Kindesalter durch sekundäre Pankreatitiden bei ausgeprägter Hypertriglyzeridämie.

Zu dem gleichen Syndrom kommt es bei dem noch selteneren Fehlen des für die LPL notwendigen Ko-Faktors **Apo CII** oder bei einer funktionell wirksamen Apo-CII-Mutation. Ein funktioneller Nachweis dieser Störung kann durch die Infusion von allogenem Apo CII geführt werden, nach der, da die LPL dieser Patienten nicht beeinträchtigt ist, eine normale Triglyzeridhydrolyse einsetzt.

Eosinophile Granulozyten

➢ Kap. 24, „Differenzialblutbild, mechanisierte Differenzierung von Leukozyten".

Epinephrin

➢ Kap. 24, „Katecholamine und Metaboliten".

EPO

➢ Kap. 24, „Erythropoietin (EPO)".

Ergocalciferol

➢ Kap. 24, „Vitamin D".

Erregernachweis im Blut

➢ Kap. 24, „Blutkultur bei Verdacht auf bakterielle Infektionen".

Erregernachweis im Harn

➢ Kap. 24, „Harnerregernachweis".

Erregernachweis im Liquor

➢ Kap. 24, „Liquor: Erregernachweis".

Erythropoietin (EPO) (€€)

Walter G. Guder

Dieses Glykoprotein wird in speziellen Fibroblasten der Kapillaren des Nierenkortex gebildet, wo seine Synthese und Sekretion durch Sauerstoffrezeptoren vermittelt wird. Es regt die Bildung von Erythrozyten im Knochenmark und in anderen erythropoetischen Geweben an und ist daher die Hauptursache der mit einer Niereninsuffizienz verbundenen renalen Anämie.

Indikationen

Während die Anämie bei Niereninsuffizienz keiner spezifischen Diagnostik bedarf, hat die Bestimmung von EPO durch die Möglichkeit einer Substitutionstherapie mit humanem EPO bei Dialysepatienten auch eine diagnostische Bedeutung bei der Indikation zur EPO-Therapie und deren Verlaufskontrolle gewonnen. In seltenen Fällen kann eine EPO-Bestimmung auch der Aufklärung einer normozytären Anämie dienen. Die Differenzierung von gentechnisch gewonnenem und körpereigenem EPO in der Sportmedizin zum Dopingnachweis sei nur erwähnt.

Präanalytik

Untersuchungsmaterial: Serum oder Heparin-/EDTA-Plasma.

Stabilität: Im Vollblut vier bis elf Stunden, im Plasma/Serum über zwei Wochen bei Raumtemperatur stabil. Der Postversand wird im gefrorenen Zustand empfohlen (fünf Monate stabil).

Einflussgrößen

Entsprechend dem physiologischen Mechanismus der Stimulation steigt Erythropoietin bei Übergängen in größere Höhen über dem Meeresspiegel und allen Ursachen der Hypoxie. Mit einer Halbwertszeit von vier bis elf Tagen sinkt dieser erhöhte Wert nach Aufheben des stimulierenden Zustands erst nach Ablauf dieser Zeit wieder ab.

Analytik

Radioimmunoassay oder ELISA.

Qualitätskriterien: Nicht definiert.

Referenzbereiche

6–25 E/L. Die EPO-Einheit ist bezogen auf einen internationalen Standard 2.IRP B.

Beurteilung

Eine im Vergleich zur erniedrigten Hämoglobinkonzentration zu bewertende EPO-Konzentration unter der Normalbereichsgrenze ist als Hinweis auf eine renale Ursache der Anämie zu deuten und kann eine EPO-Behandlung indizieren. Bei normaler oder erhöhter EPO-Konzentration ist eine andere Ursache der Anämie anzunehmen bzw. eine EPO-Behandlung nicht indiziert.

Erythrozytäre Membranproteine (€€–€€€)

Mariam Klouche

Synonyme: Sphärozytose, erythrozytäre Membranproteine: Spectrin, Ankyrin, Band 3, Protein 4.2; Stomatozytose, Xerozytose, die kongenitalen dyserythropoetischen Anämien CDAII (HEMPAS), die familiäre Pseudohyperkaliämie sowie die südostasiatische dominante Ovalozytose.

Kongenitale Defekte von erythrozytären Membranproteinen stellen eine heterogene Gruppe bezüglich des Vererbungsmodus, der Proteindefekte sowie der klinischen Ausprägung dar, die von symptomfreien Trägern bis zu Patienten mit schwerer Hämolyse, abnormer Morphologie und verkürzter Lebensdauer der Erythrozyten reicht.

Die hereditäre Sphärozytose ist in Europa die häufigste Ursache kongenitaler chronisch hämolytischer Anämien (Inzidenz 1:5000) und wird durch eine heterogene Gruppe von Defizienzen oder Dysfunktionen der erythrozytären Membranproteine Spectrin, Ankyrin, Band 3 sowie Protein 4.2 verursacht. Typischerweise treten sphärische Erythrozyten ohne die typische zentrale Aufhellung der normalen bikonkaven Form auf. Sehr unterschiedliche molekulare Mechanismen können zu gleichen Membranproteindefizienzen führen, die meisten Mutationen entsprechen sporadischen oder „privaten" Ereignissen, die spezifisch für eine Familie sind. Je nach Ausprägung der Hämolyse wird bei milden Formen eine Reduktion des erythrozytären Spektrins auf 80%, bei schweren Formen auf 40–60% beobachtet.

Zahlreiche weitere erythrozytäre Membrandefekte sind wesentlich seltener oder auf bestimmte Populationen begrenzt, z.B. die hereditäre Stomatozytose, Xerozytose, die kongenitalen dyserythropoetischen Anämien CDAII (HEMPAS), die familiäre Pseudohyperkaliämie sowie die südostasiatische dominante Ovalozytose, deren zugrunde liegenden molekularen Defekte in der Human Gene Mutation Database unter *Human Gene Mutation Database* sowie unter http://www.ncbi.nlm.nih.gov/ eingesehen werden können.

Erworbene erythrozytäre Membranschädigungen können z.B. bei ausgeprägter Hypophosphatämie im Rahmen des Alkoholentzugs, bei Diabetes mellitus sowie bei parenteraler Hyperalimentation auftreten. Eine erworbene Stomatozytose mit hämolytischer Anämie kann auch nach Alkoholexzessen auftreten.

Indikationen

- Diagnose kongenitaler hämolytischer Erkrankungen (z.B. Hydrops fetalis),
- Differenzialdiagnose hämolytischer Anämien,
- Differenzialdiagnose Splenomegalie und Ikterus.

Präanalytik

Als **Untersuchungsmaterial** ist mit EDTA oder Heparin antikoaguliertes Vollblut geeignet.

Stabilität: Zur Untersuchung der erythrozytären Membranproteine (z.B. zum Nachweis von band 3 (EPB3) oder Ankyrin-Defekten) sollten die Erythrozyten-Ghosts innerhalb von 48 Stunden präpariert werden. Die isolierten erythrozytären Membranproteine für die Analyse über die SDS-PAGE mit Densitometrie sind eingefroren (mindestens –20 °C) stabil und können noch nach Jahren bestimmt werden. Zellen für die Nukleinsäureanalytik sollten ebenfalls innerhalb von 48 Stunden bearbeitet werden, die extrahierten Nukleinsäuren sind bei –20 °C über Jahre stabil. Ein mehrfaches Auftauen und erneutes Einfrieren ist zu vermeiden. Die durchflusszytometrische Bestimmung der strukturellen Membranproteine kann an stabilisierten Proben bis zu einer Woche durchgeführt werden.

Einflussgrößen

Bei Neugeborenen kann die Erythrozytenmorphologie auch bei Vorliegen einer Sphärozytose uncharakteristisch sein, Screening-Tests wie die osmotische Fragilität (osmotische Resistenz) sind unzuverlässig.

Analytik

Die Diagnose basiert auf einer Kombination der Anamnese einschließlich der Familienanamnese, der typischen Befunde (Splenomegalie und Ikterus) und der Basis- und Bestätigungsanalytik. Primär sind Blutbild, Erythrozytenmorphologie, Retikulozytenzahl und die Kombination aus % hyperdenser Erythrozyten und einem abnorm erhöhten Anisozytosemarker RDW (red cell distribution width) für die Diagnostik richtungweisend. Der beste Indikator für den Schweregrad ist die Bestimmung der % Mikrozyten. Als Screening-Test bei positiver Familienanamnese kann bei asymptomatischen Mitgliedern der osmotische Fragilitätstest oder der saure Glycerol-Lyse-Test durchgeführt werden. Methode der Wahl zur Identifizierung des Membranproteindefekts ist die elektrophoretische Analyse mittels SDS-PAGE. DNA-basierte Methoden können ebenfalls für die bekannten Mutationen eingesetzt werden, als schneller Screening-Test wird die SSP-Analyse der kodierenden Region aller HDS-assoziierten Gene durchgeführt.

Referenzbereiche

Alle Banden der erythrozytären Membranproteine vorhanden.

Beurteilung

Der Nachweis der Defizienz eines erythrozytären Membranproteins mittels SDS-PAGE erlaubt die Identifizierung des Defekts. Der zusätzliche molekulare Nachweis der unterschiedlichen zugrunde liegenden Mutationen beeinflusst die Therapie nicht, ist aber zur Bestätigung des Erbgangs (autosomal-rezessiv) relevant.

Eine abnorme Erythrozytenmorphologie (z.B. Sphärozyten) kann auch im Rahmen anderer Erkrankungen, insbesondere bei autoimmunhämolytischen Anämien sowie bei Verbrennungen oder Gewebeverletzungen infolge mechanischer Schädigung, auftreten (➤ Tab. 24-17). So müssen bei Auftreten eines höheren Anteils von Akanthozyten Erkrankungen der Leber, der Nieren und eine Abetalipoproteinämie ausgeschlossen werden. Die Ausschlussdiagnostik muss immunhämolytische Anämien und den Morbus haemolyticus neonatorum umfassen. Als weitere Differenzialdiagnostik sind erythrozytäre Enzymdefekte und instabile Hämoglobine zu nennen.

Fehlende oder abnorme Banden in der SDS-PAGE:

- Hereditäre Sphärozytose,

Tab. 24-17 Differenzialdiagnose pathologischer Veränderungen der Morphologie und Lagerung von Erythrozyten.

Erythrozytenmorphologie	Charakteristikum	Differenzialdiagnose
Sphärozyten	Kugelform, meist kleiner als normale Erythrozyten	Hereditäre Sphärozytose, Autoimmunhämolyse, instabile Hämoglobine
Stomatozyten	Schlitzförmige zentrale Aufhellung	Hereditäre Stomatozytose, Hepatopathien, Leberzirrhose
Elliptozyten	Ovale Form	Hereditäre Elliptozytose, Thalassämie, Eisenmangelanämie, megaloblastäre Anämie
Schistozyten	Zerrissene bizarre Formen (Dreieck, Halbmond)	Mechanische Hämolyse, HUS, TTP, Urämie
Target-Zellen	Schießscheibenstruktur	Thalassämie, Sichelzellanämie, Eisenmangelanämie, Hämoglobinopathien
Erythrozytenagglutination	Geldrollenbildung, Agglutinate	Kälteagglutininerkrankung, AIHA vom Kältetyp, Paraproteinämie/Gammopathie

- hereditäre Elliptozytose, Stomatozytose CDAII (HEMPAS), Xerozytose, familiäre Pseudohyperkaliämie, südostasiatische dominante Ovalozytose etc.

Fehlender Nachweis von Sphärozyten, normale Retikulozyten:

- Kein Ausschluss eines subklinischen oder Trägerstatus,
- Exazerbationen bei Infektionen, insbesondere infektiöser Mononukleose (EBV), Parvovirus B19 oder Influenza.

Erythrozyten

➢ Kap. 24, „Blutbild" – „Erythrozyten und berechnete Größen (Hämatokrit, MCV, MCH, MCHC, RDW)".

Erythrozyten, Glykosylphosphatidylinositol-defiziente

➢ Kap. 24, „Paroxysmale nächtliche Hämoglobinurie – Diagnostik".

Erythrozytenenzyme (€€)

Mariam Klouche

Synonyme, Inhalte: Glukose-6-phosphat-Dehydrogenase (G6PDH), Pyruvatkinase in Erythrozyten.

Kongenitale Defekte der Erythrozytenenzyme sind die häufigsten angeborenen Stoffwechselstörungen, erworbene Enzymdefizienzen können daneben bei einer Vielzahl hämatologischer Erkrankungen auftreten. Die Defizienz der **Glukose-6-phosphat-Dehydrogenase** (G6PDH) ist die häufigste Enzymopathie mit weltweit über 400 Millionen Betroffenen, die Prävalenz der X-chromosomal-rezessiv vererbten Erkrankung beträgt 5–25% in Afrika und < 0,5% in Europa. Typischerweise treten keine chronisch hämolytischen Anämien auf, sondern durch bestimmte Trigger, z.B. Infektionen, Einnahme von Medikamenten (z.B. Chinin, Primaquin, Sulfonamide, Chloramphenicol, Salizylate), Aufnahme pyrimidinhaltiger Nahrungsmittel, ausgelöste akute hämolytische Krisen, während Patienten mit **Pyruvatkinasemangel** spontane Hämolysen ohne erkennbaren Trigger aufweisen.

Indikationen

- Diagnose kongenitaler hämolytischer Erkrankungen,
- Differenzialdiagnose chronisch hämolytischer Anämien.

Präanalytik

Als **Untersuchungsmaterial** ist mit EDTA oder Heparin antikoaguliertes Vollblut geeignet.

Stabilität: Die Proben sind bei 4 °C drei Tage stabil.

Einflussgrößen

Geschlecht: Männer sind häufiger betroffen als Frauen.

E

Analytik

Die Aktivität der erythrozytären Enzyme wird i.d.R. in automatischen Enzymanalysesystemen nach Hydrolyse der Erythrozyten bei 340 nm nach Zugabe der jeweiligen Substrate bestimmt. Aufgrund der mehr als 300 bekannten allelen Varianten ist der G6PD-Lokus wahrscheinlich das polymorphste Gen, sodass molekulare Nachweise mittels PCR-basierter Verfahren oder Sequenzierung meist auf die Diagnostik des Trägerstatus, die genetische Beratung und epidemiologische Fragestellungen beschränkt sind. Auch für Patienten mit Pyruvatkinasemangel stehen trotz der hohen Frequenz einzelner Mutationen nur wenige Speziallabore mit molekularen Nachweisverfahren zur Verfügung.

Störgrößen: Bei hypochromen Anämien können falsch normale oder hohe Enzymaktivitäten bei der Berechnung pro g Hb bestimmt werden. Ebenfalls falsch normale Enzymaktivitäten können bei Retikulozytosen aufgrund der hohen Enzymaktivität in Retikulozyten sowie beim Zustand nach Transfusion von Erythrozytenkonzentraten bestimmt werden. Nach Transfusionen von Erythrozytenkonzentraten kann die Bestimmung bis zu zwei Monate (durchschnittliche Lebensdauer transfundierter Erythrozyten) gestört sein.

Referenzbereiche

Die Referenzbereiche sind abhängig von der im jeweiligen Labor eingesetzten enzymatischen Bestimmung und werden als µmol/min (U) Substratumsatz pro g Hb sowie pro 10^{11} Erythrozyten im Vergleich zu gesunden Kontrollen angegeben. Bei Neugeborenen sind die Enzymaktivitäten um ca. 50% höher.

Beurteilung

Der Nachweis eines erythrozytären Enzymdefekts beweist das Vorliegen einer hereditären Erythrozytenerkrankung, die je nach dem nachgewiesenen Defekt mit spontanen oder durch bestimmte Faktoren auslösbaren Hämolysen assoziiert ist. Eine dementsprechende Beratung zur Vermeidung der auslösenden Faktoren sowie eine genetische Beratung sind empfehlenswert. Bei Retikulozytose wie auch nach Transfusion gesunder Erythrozyten schließt auch eine Bestimmung normaler Enzymaktivitäten einen zugrunde liegenden erythrozytären Enzymdefekt nicht aus.

Erniedrigte erythrozytäre Enzymaktivitäten treten auf bei hereditären erythrozytären Enzymdefekten mit Hämolysen.

Erhöhte erythrozytäre Enzymaktivitäten treten auf bei Normalbefunden (**cave** Retikulozytose).

Estradiol (€€)

Martin Bidlingmaier

Synonyme: 17-β-Estradiol, E2.

Estradiol ist das natürliche Östrogen der Frau. Es wird nahezu ausschließlich im reifenden Follikel unter FSH-Einfluss gebildet. Daher findet die Estradiolbestimmung primär in der Beurteilung der Follikelfunktion Anwendung.

Indikationen

- Beurteilung der ovariellen Funktion,
- Verlaufskontrolle bei Sterilitätsbehandlung,
- V.a. östrogenproduzierende Tumoren (extrem selten),
- Gynäkomastie beim Mann.

Präanalytik

Untersuchungsmaterial: Die Bestimmung von Estradiol erfolgt aus Serum.

Stabilität: Versand von Vollblut ist ohne Kühlung über 24 Stunden möglich. Im Kühlschrank aufbewahrt ist Serum drei Tage, eingefroren über ein Jahr ohne Veränderung der Ergebnisse verwendbar.

Einflussgrößen

Eine sinnvolle Beurteilung und Plausibilitätskontrolle ist für das Labor nur bei Angabe des Alters sowie des Zyklustages möglich. Die Estradiolwerte der prämenopausalen Frau sind zyklusabhängig. Alle Medikamente, die die Ovarfunktion beeinflussen, wirken sich auch auf die Estradiolspiegel aus. Dies gilt z.B. für Kontrazeptiva, wobei die Richtung der Beeinflussung stark vom jeweiligen Präparat abhängt.

Beim Mann können bei massiver Adipositas sowie bei Leberzirrhose erhöhte Estradiolwerte beobachtet werden.

Analytik

Verwendet werden vor allem kompetitive Immunoassays (z.B. Radioimmunoassays oder Lumineszenzimmunoassays), teilweise mit vorangehender Extraktion. Bei den direkten Verfahren ohne Extraktion muss der Einfluss der Bindung an Proteine, z.B. das sexualhormonbindende Globulin (SHBG), durch geeignete Puffer bzw. Reagenzien minimiert werden. Referenzmethode ist die Gaschromatographie/Massenspektrometrie.

Da in bestimmten klinischen Situationen, insbesondere bei Sterilitätsbehandlung (IVF), mit Extremwerten zu rechnen ist, muss die Methode hinsichtlich des Messbereichs sowie der Linearität eventueller Messungen nach Verdünnung hinreichend evaluiert sein.

Qualitätskriterien: Nach den Richtlinien der Bundesärztekammer (RiLiBÄK) gelten für die Qualitätskontrolle von 17-β-Estradiol im Messbereich von 37–1835 pmol/L (10–500 ng/L) folgende Kriterien, bezogen auf den Referenzmethodenwert:

- Maximal zulässige Abweichung des Einzelwerts: 22%.
- Maximal zulässige Abweichung beim Ringversuch: 35%.

Referenzbereiche

Die Referenzbereiche sind methodenabhängig. Zudem ist eine genauere Beschreibung der Referenzbereiche über den Zyklus hin möglich. Nachfolgend Richtwerte für die Messung mit einem direkten, kompetitiven Immunoassay:

Geschlechtsreife Frauen	**Follikelphase**	50–600 pmol/L (15–160 ng/L)
	Ovulationsphase	315–1830 pmol/L (86–500 ng/L)
	Lutealphase	160–775 pmol/L (44–210 ng/L)
	Postmenopause	20–200 pmol/L (5–55 ng/L)
Männer		30–150 pmol/L (7–43 ng/L)

Beurteilung

Die Beurteilung muss unbedingt zyklusabhängig sowie unter Berücksichtigung der Einflussgrößen erfolgen. Bei Ovarialinsuffizienz finden sich extrem niedrige Werte, subnormale Werte finden sich auch bei anovulatorischen Zyklen sowie bei Corpus-luteum-Insuffizienz. Die Interpretation der Estradiolwerte im Rahmen der Sterilitätsbehandlung (z.B. mit Clomiphen) erlaubt entsprechend spezialisierten Zentren eine Dosisanpassung sowie in Zusammenschau mit dem sonographischen Befund die Ermittlung des optimalen Zeitpunkts für die Ovulationsauslösung.

Ethanol

➤ Kap. 24, „Alkohole“ – „Ethanol“.

Ethosuximid

➤ Kap. 24, „Antikonvulsiva“ – „Ethosuximid“.

Ethylenglykol (€€)

Fritz Degel, Hans Jürgen Heppner, Gerhard Weidemann

Ethylenglykol ist eine süßlich schmeckende Flüssigkeit, die in Wasser leicht, in Ether schwer löslich ist. Schmelzpunkt: –13 °C. Hauptverwendungszweck: Gefrierschutzmittel.

Indikationen

Der Verdacht auf eine Glykolvergiftung ergibt sich, wenn nach Ausschluss einer diabetischen Ketoazidose folgende Symptome bestehen:

- Symptome wie bei einer Ethanolvergiftung, jedoch ohne Fötor und bei nicht erhöhter Blutalkoholkonzentration,
- eine nicht erklärbare metabolische Azidose,
- eine Oxalurie.

Wenn von einer Aufnahme von 0,1–0,2 g Ethylenglykol/kg oder mehr ausgegangen werden kann, ist eine Bestimmung von Ethylenglykol im Blut vor Beginn und während einer Antidottherapie durchzuführen.

Präanalytik

Um gegebenenfalls Untersuchungen auf weitere flüchtige Inhaltsstoffe in der Probe für die Ethylenglykolbestimmung durchführen zu können, sollte die Blutprobe, wie für die Ethanolbestimmung beschrieben (➤ Kap. 24, „Alkohole“ – „Ethanol, Präanalytik“), entnommen, gelagert und versandt werden.

Analytik

Die Bestimmung erfolgt mit einem gaschromatographischen Verfahren (GC, GC-MS, HS-GC) oder mittels Hochleistungsflüssigchromatographie.

Die Metaboliten Glykolsäure, Glyoxylsäure und Oxalsäure werden ionenchromatographisch bestimmt.

Beurteilung

Toxische/letale Dosis: Die Einnahme von etwa 20–50 mL Ethylenglykol führt bereits zu ersten Vergiftungserscheinungen. Als potenziell letal wirkende Dosis werden in der Literatur 1,4–1,6 mL/kg Körpergewicht genannt. Diese Menge entspricht ca. 100 mL für einen Erwachsenen mit ca. 70 kg Körpergewicht. Nach Kasuistiken wurde einerseits die Aufnahme wesentlich höherer Dosen überlebt, andererseits wurde über einen tödlichen Vergiftungsausgang nach Ingestion von nur 30 mL Ethylenglykol berichtet.

Toxische/letale Ethylenglykolkonzentration im Serum/Plasma: Toxische Wirkung ab 0,2–0,5 g/L Serum/Plasma, komatös/letal: ab 2,0 g/L Serum/Plasma.

Die Plasmahalbwertszeit des Ethylenglykols beträgt drei bis fünf Stunden.

Ethylenglykol führt zu einer osmotischen Lücke, die jedoch wegen der hohen Toxizität der Noxe erst bei schweren Vergiftungen ein merkliches Ausmaß annimmt.

Mit zunehmender Metabolisierung des Ethylenglykols nimmt die osmotische Lücke ab und die Anionenlücke zu.

Im Urin bildet Oxalsäure schwerlösliche Kalziumoxalatkristalle. Diese lagern sich in der Niere, aber auch im Herzmuskel ab. Differenzierungshilfe: Bei Ethylenglykolintoxikationen findet man im Urin mikroskopisch bei hohen Urinkalzium- und -oxalatkonzentrationen bevorzugt die Dihydratform („Zeltform“, „Briefumschlagsform“), bei der Oxalurie anderer Ursache vorwiegend die Monohydratform („Sargdeckelform“).

Extrahierbare nukleäre Antigen-Antikörper

➤ Kap. 24, „Antikörper gegen extrahierbare nukleäre Antigene“.

F

Faktor II bis XIII

➤ Kap. 24, „Gerinnungsfaktoren II, V, VII, X“, ➤ Kap. 24, „Gerinnungsfaktoren IX, XI, XII, Präkallikrein, hochmolekulares Kininogen (HMWK) “, ➤ Kap. 24, „Gerinnungsfaktor XIII“.

Faktor-II-Mutation

➤ Kap. 24, „Prothrombin-20210A-Mutation“.

Faktor-V-Leiden-Mutation (€€€)

Georg Mößmer, Michael Spannagl

➤ Kap. 24, „Aktiviertes-Protein-C-Sensitivitätstest“.

Bei der Faktor-V-Leiden-Mutation (entdeckt in Leiden, Niederlande) befindet sich an der Nukleotidposition 1691 im Faktor-V-Gen Adenin statt Guanin und an der Aminosäureposition 506 im Faktor-V-Molekül Guanin statt Arginin. Dies führt zu einer verminderten Sensitivität von Faktor Va gegenüber aktiviertem Protein C (APC-Resistenz).

Die Faktor-V-Leiden-Mutation ist der häufigste derzeit bekannte hereditäre Risikofaktor für venöse Thrombosen. Die Prävalenz in der mitteleuropäischen Bevölkerung beträgt 5–10%.

F

Indikationen

- Abklärung einer klinisch/anamnestisch manifesten Thromboseneigung, insbesondere bei venösen Thromboembolien bzw. Verdacht auf erhöhtes Thromboserisiko bei asymptomatischen Personen, z.B. bei auffälliger Familienanamnese,
- Abklärung einer beim APC-Sensitivitätstest nachgewiesenen APC-Resistenz.

Präanalytik

Als **Untersuchungsmaterial** wird EDTA- oder Zitratblut verwendet.

Stabilität: Im Vollblut mehrere Tage, Temperatur unkritisch (Postversand möglich).

Analytik

Standardverfahren (daneben sind zahlreiche Varianten beschrieben und validiert):

- Extraktion genomischer (leukozytärer) DNA aus dem Vollblut,
- PCR-Amplifikation eines Abschnitts um die Nukleotidposition 1691 im Faktor-V-Gen,
- Genotypisierung des Amplifikats durch z.B. eine der folgenden Methoden:
  - Restriktionsfragmentlängenpolymorphismus,
  - Hybridisierung mit markierten allelspezifischen Nukleotidsonden.

Störgröße: Hohe Heparinkonzentration hemmt die PCR.

Qualitätskriterien: Gesetzliche Vorgaben (Richtlinien der Bundesärztekammer) bestehen derzeit keine. Als sinnvolle (analytisch und forensisch) Maßnahmen zur Qualitätssicherung werden jedoch die Durchführung einer internen Qualitätskontrolle (gleichzeitige Untersuchung von Proben mit bekanntem Genotyp und Leerkontrollen) sowie die regelmäßige Teilnahme an externen Ringversuchen empfohlen.

Referenzbereiche

Normalbefund: Genotyp 1691-GG (keine Faktor-V-Leiden-Mutation).

Beurteilung

- **Genotyp 1691-GG:** Normalbefund,
- **Genotyp 1691-GA:** Faktor-V-Leiden-Mutation in heterozygotem Zustand, bedeutet erhöhtes Risiko für venöse Thrombosen,
- **Genotyp 1691-AA**: Faktor-V-Leiden-Mutation in homozygotem Zustand, bedeutet stark erhöhtes Risiko für venöse Thrombosen.

Faktor VII (Marburg)

➢ Kap. 24, „Molekulargenetische Diagnostik" – „Faktor-VII-Aktivator-(HAB-)Polymorphismus Marburg (OMIM-Nummer: 603924)".

Ferritin

➢ Kap. 24, „Eisenstoffwechsel" – „Ferritin".

Ferritin im Liquor

➢ Kap. 24, „Liquor: Ferritin".

α-Fetoprotein (€€)

Petra Stieber

Synonyme: AFP, Alpha-Fetoprotein.

α-Fetoprotein (AFP) wurde – etwa zeitgleich zu CEA – in den 1960er Jahren als ebenfalls onkofetales Antigen von der Moskauer Proteinforschergruppe um Abelev erstbeschrieben. Es handelt sich um ein Glykoprotein (Molekulargewicht 70 kD), das aus 590 Aminosäuren mit 15 regelmäßig angeordneten Disulfidbrücken besteht und eine Faltstruktur von drei sich wiederholenden Domänen zeigt. Physiologischerweise wird AFP im Dottersack, in der fetalen Leber sowie im fetalen Gastrointestinaltrakt gebildet. Bis heute sind mit Hilfe monoklonaler Antikörper drei bis sieben verschiedene Epitope auf dem AFP-Molekül nachgewiesen worden.

Indikationen

- Verlaufsbeobachtung von Patienten mit chronischen Lebererkrankungen (alle zwei bis drei Monate) zur Früherkennung von hepatozellulären Karzinomen,
- Verlaufsbeobachtung von Patienten mit hohem Risiko für die Entstehung eines Keimzelltumors, z.B. Maldescensus testis, eineiiger Zwilling eines Patienten mit Hodentumor,
- präoperativ bzw. prätherapeutisch bei der Erstdiagnose von
  - hepatozellulären Karzinomen, insbesondere bei Risikopatienten (Leberzirrhose) in mindestens sechsmonatigen Abständen, bei Hochrisikopatienten (z.B. Hepatitis-C-assoziierter Zirrhose) öfter,
  - Keimzelltumoren (Ovar, Hoden, extragonadal), bei Hodentumoren präoperative Bestimmung zusammen mit HCG und LDH als Stagingparameter obligat,
- differenzialdiagnostische Unterstützung bei unklaren Leberrundherden (zusammen mit CEA),
- Therapiekontrolle aller oben erwähnten Karzinome; dies gilt insbesondere und in engem Abstand bei Hodentumoren.

Präanalytik

Als **Untersuchungsmaterial** dienen Serum, Plasma, Aszites, Liquor und Fruchtwasser.

Stabilität: Bei Raumtemperatur und 4–8 °C ist AFP sowohl im Vollblut als auch im Plasma/Serum sieben Tage stabil. Bei eingefrorenem Plasma/Serum wurden über drei Monate keine Veränderungen festgestellt.

Einflussgrößen

Da α-Fetoprotein plazentagängig ist, kann es in Abhängigkeit von der Schwangerschaftswoche im mütterlichen Serum in erhöhter Konzentration nachgewiesen werden (Maximum 32. bis 36. Schwangerschaftswoche). Die biologische Halbwertszeit beträgt zwei bis acht Tage.

Analytik

Die Bestimmung erfolgt immunologisch mit luminometrischer (LIA), fluorimetrischer (FPIA), photometrischer (EMIT, ELISA) oder radiometrischer Messung (RIA, IRMA).

Qualitätskriterien: Nach den Richtlinien der Bundesärztekammer kommen folgende Kriterien im Bereich von 4,2–208 µg/L (5–250 kU/L) zur Anwendung:

- Maximal zulässige Abweichung des Einzelwerts: 17%.
- Maximal zulässige Abweichung beim Ringversuch: 24%.

Dabei werden methodenabhängige Sollwerte zur Messung der Richtigkeit angewendet.

Referenzbereiche

Als onkofetales Antigen ist AFP ab der vierten Schwangerschaftswoche im fetalen Serum nachweisbar, erreicht hier seine höchste Konzentration in der zwölften bis 16. Schwangerschaftswoche und fällt dann bis zur Geburt allmählich ab. Kleinkinder ab dem ersten Lebensjahr weisen dann entsprechend dem Referenzbereich Erwachsener eine AFP-Serumkonzentration unter 15 µg/L (< 10,5 kU/L) auf (testabhängig).

Ab dem ersten Lebensjahr liegt (testabhängig) unabhängig vom Geschlecht der Median gesunder Personen bei 2 µg/L, die 95%-Perzentile bei 5–7 µg/L (3,5–4,9 kU/L).

International wird AFP mit der Einheit IU/mL (kU/L) angegeben. Umrechnung: 1 kU/L = 0,7 × µg/L; 1 µg/L = 1,429 × kU/L.

Da α-Fetoprotein plazentagängig ist, kann es in Abhängigkeit von der Schwangerschaftswoche im mütterlichen Serum in erhöhter Konzentration nachgewiesen werden (Maximum 32. bis 36. Schwangerschaftswoche) und dient als eine wichtige klinisch-chemische Messgröße.

Beurteilung (➤ Tab. 24-18)

Spezifität: Erhöhte AFP-Werte kommen auch bei 10–60% der Patienten mit benignen Lebererkrankungen wie Leberzirrhosen und Hepatitiden vor. Die Werte liegen zumeist im niedrig-pathologischen Bereich (nur bei 1% > 500 µg/L) und sind häufig nur

Tab. 24-18 Prozentuale Verteilung von AFP (Roche, Elecsys®) bei Gesunden (n = 271), benignen (n = 632) und malignen Erkrankungen (n = 963).

Diagnose	AFP (µg/L)			
	≤ 15	> 15, ≤ 100	> 100, ≤ 500	> 500
Gesunde (alle)	100	0	0	0
Männer	100	0	0	0
Frauen	100	0	0	0
Schwangere	86	11	3	0
Benigne Erkrankungen				
Gastrointestinale Erkrankungen	93	4	2	1
Gynäkologische Erkrankungen	100	0	0	0
Urologische Erkrankungen	100	0	0	0
Lungenerkrankungen	100	0	0	0
Maligne Erkrankungen				
Prostatakarzinom	100	0	0	0
Pankreaskarzinom	95	3	0	2
Bronchialkarzinom	95	2	2	1
Kolorektale Karzinome	98	2	0	0
Mammakarzinom	88	4	2	6
Ovarialkarzinom	98	1	1	0
Hepatozelluläres Karzinom	37	17	11	35

intermittierend erhöht. Solche AFP-positiven Patienten zeigen eine höhere Rate von Leberzellkarzinombildung und eine schlechtere Prognose in 5-Jahres-Verläufen.

Bei den akuten Virushepatitiden liegt das Maximum des AFP-Anstiegs häufig 10–15 Tage nach dem Maximalwert der Transaminasen, Normalität wird binnen der folgenden zwei bis drei Monate erreicht. Der AFP-Anstieg ist im Zusammenhang mit der fulminanten Hepatitis Zeichen einer guten Prognose (Regeneration).

Sensitivität:

- **Schwangerschaftsüberwachung:** AFP-Werte, die eindeutig über dem Referenzbereich der entsprechenden Schwangerschaftswoche liegen, kommen unter anderem bei Neuralrohrdefekten vor. Ein deutlich erniedrigter AFP-Wert nach der 10. Schwangerschaftswoche kann als Hinweis auf ein Down-Syndrom gewertet werden. Für die Schwangerschaftsüberwachung kommt auch der AFP-Bestimmung im Fruchtwasser eine besondere Bedeutung zu. Allgemein ist die Wahrscheinlichkeit eines Neuralrohrdefekts bei deutlich erhöhtem AFP im Fruchtwasser (bei einer Einlingsschwangerschaft) relativ groß.
- **Hepatobiliäres Karzinom (HCC):** Bei einem Referenzbereich von 15 µg/L liegt – je nach Tumorgröße – die Sensitivität für das primäre Leberzellkarzinom bei 60–85%, bis zu 10% der Patienten mit ausgedehntem HCC sind AFP-negativ. Cholangiozelluläre Karzinome sind ebenfalls AFP-negativ, setzen aber mit großer Wahrscheinlichkeit CA 19-9 in hohen Konzentrationen frei.
- Erhöhte AFP-Konzentrationen im Plasma/Serum werden auch bei ca. 9% der Patienten mit anderen Malignomen und **Lebermetastasen** gefunden, wie z.B. bei Mamma-, Bronchial- und kolorektalen Karzinomen. Die Werte liegen jedoch selten über 100 µg/L und fast nie über 500 µg/L. Dagegen zeigen diese Patienten zumeist starke CEA-Erhöhungen, sodass durch die Bestimmung von AFP und CEA eine ausgezeichnete Differenzierung der beiden Diagnosegruppen möglich ist.
- Die AFP-Bestimmung eignet sich aufgrund der hohen Sensitivität auch zur Früherkennung eines Leberzellkarzinoms bei Risikogruppen, d.h. bei Patienten mit Leberzirrhose, mit chronischer HBs-positiver Hepatitis oder mit α_1-Antitrypsin-Mangel. Es empfiehlt sich somit, bei diesen Patienten die AFP-Konzentration im Serum vier- bis fünfmal jährlich zu bestimmen. Kontinuierlich ansteigende Aktivitäten von γ-GT, GLDH, alkalischer Phosphatase und ALT sowie eine Zunahme von α-Globulinen in der Serumeiweißelektrophorese

sollten bei Patienten mit Leberzirrhose immer Anlass zur AFP-Bestimmung sein, um die Entwicklung eines primären Leberzellkarzinoms möglichst frühzeitig zu erkennen. Gehen die erwähnten Veränderungen mit erhöhten AFP-Spiegeln > 50 µg/L einher, ist die Annahme eines primären Leberzellkarzinoms wesentlich wahrscheinlicher als ein akuter Schub der Zirrhose mit erheblicher Begleitcholestase. Auch bei AFP < 50 µg/L gilt ein HCC als gesichert, wenn ein Herd vorliegt.

- **Keimzelltumoren:** Neben dem Choriongonadotropin (hCG) stellt das α-Fetoprotein den zweitwichtigsten Marker bei Keimzelltumoren dar. Die Sensitivität von α-Fetoprotein bei nicht-seminomatösen Hodentumoren liegt zwischen 50 und 80%. Reine Seminome, Dysgerminome und differenzierte Teratome sind immer AFP-negativ, reine sog. Dottersacktumoren immer AFP-positiv, während die Bestimmung bei embryonalen Karzinomen und Kombinationstumoren in wechselndem Ausmaß – je nach der Masse endodermaler Strukturen – mehr oder weniger stark positiv oder negativ ausfällt.

F

LITERATUR

Abelev GI, Assecritova IV, Kraevsky NA, Perova SD, Perevodchikova NI. Embryonal serum alpha-globulin in cancer patients: diagnostic value. Int J Cancer 1967;2:551–8.

Hilgard P, Gerken G. Rationelle Diagnostik und Therapie des primären hepatozellulären Karzinoms. Gastronachrichten 2005;43:3–6.

Lamerz R. AFP isoforms and their clinical significance (overview). Anticancer Res 1997;17:2927–30.

Fett im Stuhl (€€)

Guntram Lock

Der Stuhlfettwert ist ein allgemeiner Marker für Malabsorption und Maldigestion. Die tägliche Stuhlfettausscheidung ist beim Gesunden relativ konstant und liegt selbst bei völligem Entzug von Nahrungsfett noch bei ca. 3 g.

Indikationen

Verdacht auf eine der Ursachen einer gesteigerten Fettausscheidung im Stuhl:

- Fortgeschrittene exokrine Pankreasinsuffizienz,
- Verminderung der intraluminalen Gallensäuren (z.B. Gallengangsverschluss, bakterielle Dünndarmfehlbesiedlung, schwerer Leberparenchymschaden, enteraler Gallensäurenverlust),
- deutlich beschleunigte Darmpassage (z.B. Karzinoidsyndrom, akute Diarrhö),
- andere zu einer Malabsorption führende Erkrankungen (z.B. Sprue, schwerer Morbus Crohn, Morbus Whipple, Amyloidose, Sklerodermie).

Präanalytik

Untersuchungsmaterial: Der Stuhl wird in drei 24-Stunden-Portionen über insgesamt 72 Stunden bei einer Mindestfettzufuhrmenge von 80 g/d gesammelt. Eine Pankreasenzymsubstitutionstherapie muss mindestens 72 Stunden vor Beginn der Sammlung beendet werden.

Einflussgrößen

Verfälschend wirken wässrige Stühle oder ein zu niedriger Fettgehalt der Nahrung.

Analytik

Die etablierteste Bestimmungsmethode ist nach wie vor das inzwischen über 50 Jahre alte Verfahren nach van de Kamer. Eine bestimmte Stuhlmenge wird mit KOH verseift. Anschließend werden durch Zugabe von HCl Fettsäuren freigesetzt, die in einer Petroleumbenzinschicht gelöst und mit NaOH titriert werden. Gemessen und errechnet wird die Gesamtmenge an ausgeschiedenem Fett pro Tag.

Als Alternativverfahren ist in den letzten Jahren die Near-infrared-reflectance-Analyse entwickelt worden, bei der über die Reflexion des Lichts an einer Stuhlprobe Aussagen über die Stuhlfettkonzentration getroffen werden können; darüber kann die Stuhlfettausscheidung pro 24 Stunden errechnet werden. Die Near-infrared-reflectance-Analyse weist dabei eine gute Korrelation zum Van-de-Kamer-Verfahren auf.

Störgrößen: Sammelfehler.

Referenzbereiche

Stuhlfettkonzentration	0,32–13,4 g/100 g Feuchtgewicht
Stuhlfettausscheidung	< 7 g/d

Beurteilung

Die Stuhlfettausscheidung pro 24 Stunden ist ein Screening-Test bei Verdacht auf ein Malabsorptions- oder Maldigestionssyndrom.

Bei **bestätigter Steatorrhö** (> 7 g Fett/Tag) muss die weitere Differenzierung über eine entsprechend weiterführende Diagnostik in Richtung beispielsweise einer exokrinen Pankreasinsuffizienz oder einer Sprue verlaufen. Leichtere Steatorrhöen (< 20 g Fett/Tag) können Ausdruck eines Leberparenchymschadens, eines Gallengangsverschlusses oder einer beschleunigten Darmpassage sein; schwere Steatorrhöen können bei schwerer Pankreasinsuffizienz, einer bakteriellen Dünndarmfehlbesiedlung oder einem enteralen Gallensäureverlustsyndrom mit Verminderung des Gallensäurepools auftreten.

Der Test kann von seiner Aussagekraft her zur Bestätigung einer Malabsorption oder Maldigestion sicherlich wertvoll sein; wesentliches Problem ist aber das für alle Beteiligten aufwändige und unangenehme Sammeln des Stuhls mit entsprechend geringer Akzeptanz bei Patienten, Pflege- und Laborpersonal. Als breit angelegter Screening-Test hat das Verfahren aus Sicht des Autors daher keine Berechtigung. Auch in der Diagnostik der Sprue wird die quantitative Stuhlfettbestimmung nach der Etablierung spezifischer Antikörper im Serum in neueren Übersichtsarbeiten als obsolet bezeichnet.

Fibrindegradationsprodukte

➤ Kap. 24, „D-Dimer(e)“.

Fibrinspaltprodukte

➤ Kap. 24, „D-Dimer(e)“.

Fibrinogen (€)

Georg Mößmer, Michael Spannagl

Synonym: Faktor I.

Fibrinogen ist das Substrat, aus dem Fibrin gebildet wird.

Indikationen

- Perioperativer oder traumatologischer Notfall (Schocktherapie → Dilutionskoagulopathie),
- Abklärung einer Blutungsneigung (Hypo- oder Afibrinogenämie?),
- Abklärung einer Thromboseneigung (Hyperfibrinogenämie?),
- Diagnose und Verlaufskontrolle einer intravasalen Gerinnungsaktivierung (DIC),
- Abschätzung des kardiovaskulären Risikos (langfristig erhöhtes Fibrinogen gilt als Risikofaktor für Herzinfarkt und Schlaganfall),
- Überwachung einer Substitutionstherapie mit Gefrierplasma oder Fibrinogenkonzentrat.

Präanalytik

Als **Untersuchungsmaterial** wird Zitratplasma verwendet.

Stabilität: Bei Messung nach Clauss ist Fibrinogen im Vollblut oder Plasma bei Raumtemperatur bis zwei Tage, beim immunologischen Test sieben Tage stabil. Zitratplasma kann einen Monat ohne Verlust bei –20 °C aufbewahrt werden. Im tiefgefrorenen Plasma ist Fibrinogen mehrere Monate haltbar.

Einflussgrößen

- Fibrinogen ist ein Akute-Phase-Protein. Daher kann es bei einer Vielzahl von Erkrankungen zu einer Erhöhung der Fibrinogenkonzentration kommen:
  - Entzündungen, Infektionen,
  - Malignome,
  - Operationen, Traumen.
  - Schwangerschaft und Puerperium,
  - Diabetes mellitus.
- Fibrinolysetherapie (Fibrinogen therapiebedingt erniedrigt).
- Lebensalter (Zunahme).

Analytik

Verschiedene Bestimmungsmethoden sind verfügbar:

- „Gerinnbares" Fibrinogen:
  - Koagulometrische (Gerinnungszeit-)Methode (nach Clauss),
  - turbidimetrische Methode (Endtrübheit des Gerinnsels bei der Thromboplastinzeitbestimmung, sog. abgeleitetes oder „derived" Fibrinogen),
- immunologische Bestimmung (Fibrinogenantigen):
  - Immunnephelometrie,
  - ELISA.

Qualitätskriterien: Derzeit existieren keine Vorgaben nach den Richtlinien der Bundesärztekammer (RiLiBÄK). Als sinnvolle (analytisch und forensisch) Maßnahmen zur Qualitätssicherung werden jedoch die Durchführung einer internen Qualitätskontrolle) sowie die regelmäßige Teilnahme an externen Ringversuchen empfohlen.

Dabei gelten analog:

- Maximal zulässige Abweichung des Einzelwerts: 13%.
- Maximal zulässige Abweichung beim Ringversuch: 25%.

Störgrößen:

- Koagulometrische Methode (nach Clauss):
  - Heparin in sehr hoher Plasmakonzentration (z.B. als Kontamination),
  - Hirudin und andere Thrombininhibitoren,
  - Fibrin(ogen)spaltprodukte in hoher Konzentration (z.B. bei Fibrinolysetherapie),
- turbidimetrische Methode (abgeleitetes Fibrinogen):
  - Hyperbilirubinämie,
  - Lipämie,
  - sehr lange Gerinnungszeit (Endtrübheit wird während der Messdauer nicht erreicht),
- Immunnephelometrie:
  - Rheumafaktoren (können zu falsch hohen Werten führen),
  - Lipämie (kann zu falsch niedrigen Werten führen).

Referenzbereiche

Erwachsene	1,8–3,9 g/L
Neugeborene	1,6–4,0 g/L

Beurteilung

- Erhöhtes Fibrinogen:
  - unspezifisch bei einer Vielzahl von Erkrankungen (Akute-Phase-Protein),
  - kardiovaskulärer Risikofaktor (bei Ausschluss einer Akute-Phase-Reaktion),
- erniedrigtes Fibrinogen:
  - angeborene Afibrinogenämie,
  - angeborene Hypofibrinogenämie bzw. Hypo-/Dysfibrinogenämie,
  - erworbene Hypofibrinogenämie (z.B. akute Blutung mit Dilutionskoagulopathie nach Volumenersatz mit kristalloiden/kolloidalen Lösungen) bzw. Hypo-/Dysfibrinogenämie (z.B. bei Lebererkrankungen mit verminderter Proteinsyntheseleistung),
  - Fibrinolysetherapie,
  - spontane Hyperfibrin(ogen)olyse (z.B. Tumorlyse-Syndrom bei der Therapie hämatologischer Malignome),
  - Verbrauchskoagulopathie.

Fibrinstabilisierender Faktor

➤ Kap. 24, „Gerinnungsfaktor XIII".

Fibrosemarker (€€–€€€)

Axel Gressner

Die Fibrose stellt ein pathophysiologisch besonders wichtiges, in seinen klinischen Konsequenzen außerordentlich bedeutsames, aber nicht alleiniges Kriterium der Leberzirrhose dar. Während eine Zirrhose ohne Fibrose nicht vorkommt, kann eine Fibrose jedoch ohne Zirrhose, besonders im Frühstadium, auftreten. Fibrose ist definiert durch die Exzessdeposition extrazellulärer Matrix (Kollagene, strukturelle Glykoproteine, Proteoglykane, Hyaluronan = Hyaluronsäure), die neben einer drei bis zehnfachen Konzentrationserhöhung auch durch veränderte molekulare Zusammensetzung, Verschiebungen der molekularen Mikroheterogenität und einer histologischen Umverteilung der Matrix gekennzeichnet ist. Sie führt u.a. zur Lumeneinengung der Sinusoide und zum Aufbau einer inkompletten Basalmembran mit Behinderung des bidirektionalen Stoffaustausches (Synthese- und Clearance-Funktionen der Hepatozyten). Die Fibrose ist das Ergebnis einer stimulierenden Neosynthese („Fibrogenese") in perisinusoidalen hepatischen Sternzellen unter dem Einfluss profibrogener Zytokine, z.B. TGF-β und einer Umdifferenzierung von Hepatozyten in mesenchymale Zellen wie Fibroblasten (EMT = epithelial-mesenchymale Transition).

Zuverlässige Messgrößen im Blut, die Aktivität und Ausmaß der Fibrogenese leber- und krankheitsspezifisch wiedergeben und frei von extrahepatischen Einflussgrößen sind, stehen gegenwärtig nicht zur Verfügung. Die eingesetzten Messgrößen rekrutieren sich teilweise aus Metaboliten des extrazellulären Processings (z.B. **N- oder C-terminale Propeptide des Typ-I-, -III- und -IV-Kollagens**) und des Katabolismus extrazellulärer Matrixkomponenten (z.B. Hyaluronan, Laminin, Undulin, Tenaszin), aus biosynthetischen Enzymen der extrazellulären Matrix (z.B. Lysyloxidase, Prolyl- und Lysylhydroxilase) und einigen Enzymen und deren Inhibitoren des Abbaus der extrazellulären Matrix (z.B. **tissue inhibitor of metalloproteinases-1 = TIMP-1 und matrix metalloproteinases = MMP-2**). Ein als „Fibrotest" beschriebener Kombinationsansatz verwendet klinisch-chemische Standardparameter (α_2-Makroglobulin, Haptoglobin, Apolipoprotein A1, Gesamtbilirubin, γ-GT), deren Ergebnisse mit dem histologischen Fibrose-Score nach Metavir gut korrelieren. Inzwischen sind bis zu 20 multiparametrische Tests erarbeitet worden, die das Ausmaß oder die Aktivität der Fibrose bzw. Fibrogenese abzuschätzen gestatten. Als Einzelparameter hat **Hyaluronan im Serum/Plasma** eine begrenzte Bedeutung erlangt.

Indikationen

- Verlaufskontrolle der Leberfibrogenese,
- Abschätzung der fibrogenen Aktivität (der Leber).

Präanalytik

Als **Untersuchungsmaterialien** können Serum und Plasma (sofern keine Interferenz mit immunchemischen Bestimmungen ausgewiesen ist) eingesetzt werden.

Die **Stabilität** im Plasma/Serum ist für die einzelnen Metaboliten unterschiedlich, bei Aufbewahrung über mehr als ein bis zwei Tage wird die Lagerung bei −20 °C zu empfehlen.

Einflussgrößen

Orthostase (z.B. für Hyaluronan), starke körperliche Aktivität, reparative Erkrankungen mit starker Bindegewebssynthese (Verbrennungen, Wundheilungen, extrahepatische chronisch-entzündliche Organerkrankungen mit Fibrosierungsaktivität), ausgeprägte hepatische und renale Eliminationsstörungen sind wesentliche zu falsch positiven Ergebnissen beitragende Einflussgrößen.

Analytik

Die Metaboliten des extrazellulären *Processings* und des Matrixkatabolismus werden überwiegend mit Enzymimmunoassays bestimmt, für Hyaluronan steht ein enzymmarkierter oder radioaktiver Ligandenbindungsassay zur Verfügung. TIMP-1 und MMP-2 werden ebenfalls mit Enzymimmunoassays bestimmt. Die Parameter des „Fibrotests" sind mit gängigen klinisch-chemischen Methoden zu bestimmen. Bei einigen weiteren multiparametrischen Tests sind z.T. spezielle Analytkombinationen enthalten. Die eingesetzten Methoden sind hochspezifisch, präzise (VK < 5%), überwiegend manuell durchzuführen und deshalb zeit- und kostenintensiv (mit Ausnahme des „Fibrotests").

Störgrößen: Selten, methoden- und kenngrößenspezifisch.

Referenzbereiche

Nicht allgemeingültig, methoden-, kenngrößen-, oft alters- und geschlechtsabhängig.

Beurteilung

Gegenwärtig werden die genannten Kenngrößen der Fibrogenese aufgrund mangelnder Leber- und Krankheitsspezifität lediglich als Surrogatmarker der konventionellen Methode zur Diagnostik und Kontrolle des fibrotischen Gewebeumbaus, der Leberbiopsie, eingesetzt. Obwohl dieser „Goldstandard" aufgrund des möglichen *sampling error*, der Invasivität und der subjektiven histologischen Auswertung gravierende Nachteile hat, ist die Biopsie unverändert die zuverlässigste Methode zur Evaluierung des Stadiums der Fibrose und des Aktivitätsgrads der Fibrogenese (Nekroinflammation). Der „Fibrotest" und weitere „panel markers" korrelieren mit dem histologischen Score nach Metavir bzw. der Fibrinogenaktivität bei Patienten mit Hepatitis C und sind daher für die Verlaufsbeurteilung geeignet. Unter den *Einzel*parametern weisen ROC-Kurven dem N-terminalen Propeptid von Prokollagen Typ III sowie dem Hyaluronan eine diagnostische Überlegenheit über die anderen o.g. Parameter zu. Bei der Interpretation der Serumkonzentrationen ist jedoch stets zu berücksichtigen, dass die genannten Metabolite nur sehr kurze Serumhalbwertszeiten (von wenigen Minuten) haben und durch Sinusendothelzellen eliminiert werden. Damit sind auch Clearance-Störungen wichtige Determinanten der Konzentration in der Zirkulation.

Follitropin (€€)

Martin Bidlingmaier

Synonyme: Follikelstimulierendes Hormon, FSH.

Wie das luteinisierende Hormon (LH) gehört auch das follikelstimulierende Hormon (FSH) zusammen mit TSH und hCG zu einer strukturell eng verwandten Gruppe von Glykoproteinhormonen, die eine gemeinsame α-Kette teilen. Die biologische Spezifität wird durch die jeweils unterschiedliche β-Kette determiniert. Aufgrund der ungefähr doppelt so langen Halbwertszeit im Vergleich zu LH sind die pulsatilen Schwankungen der Konzentration beim FSH weniger deutlich.

Indikationen

- Beurteilung von Zyklusstörungen,
- Sterilitätsdiagnostik,
- Diagnostik der Hypophysenfunktion.

Präanalytik

Untersuchungsmaterial: Die Bestimmung kann aus Serum, Heparin- oder EDTA-Plasma erfolgen.

Stabilität: FSH ist ungekühlt sieben Tage im Vollblut und zwei Wochen im Serum/Plasma, bei 4 °C bis zu zwei Wochen und eingefroren über ein Jahr stabil.

Einflussgrößen

Die Sekretion ist wie die von LH deutlich zyklusabhängig. Die Bestimmung von FSH bei Frauen in der Perimenopause bei noch vorhandener Menstruation sollte in den ersten Tagen des Zyklus erfolgen, da FSH-Spiegel hier am leichtesten zu interpretieren sind.

Erniedrigte FSH-Spiegel finden sich unter Behandlung mit oralen Kontrazeptiva sowie bei Gestagen-Depotpräparaten.

Bei Patienten mit Niereninsuffizienz wurden Veränderungen in den Glykosylierungsmustern beobachtet, die wiederum zu veränderter Erkennung des Hormons in manchen Messverfahren führen.

Analytik

Wie beim LH finden auch in der Bestimmung der FSH-Konzentration unterschiedliche kompetitive Immunoassays sowie immunometrische Assays Anwendung. Die Standardisierung der Messmethoden ist nach wie vor uneinheitlich. Es existieren nebeneinander die ältere, extraktiv hergestellte Standardpräparation (NIBSC code 78/549), die neben FSH auch LH enthält, eine neuere, stärker aufgereinigte hypophysäre Präparation (NIBSC code 83/575) sowie seit kurzem eine rekombinant hergestellte Präparation (NIBSC code 92/510). Die Ergebnisse werden in Internationalen Einheiten wiedergegeben, die nach dem 2. Internationalen Standard (NIBSC code 78/549) definiert sind. Aufgrund der interindividuell unterschiedlichen Glykosylierungsmuster, deren unterschiedliche Erkennung durch verschiedene Antikörper, der variablen Kreuzreaktivität mit der freien α-Kette sowie der unterschiedlichen Referenzpräparationen können teilweise Abweichungen in den Messergebnissen unterschiedlicher Labors auftreten. Methodenspezifische Referenzbereiche sind daher immer noch zu empfehlen. Generell finden sich bei Verwendung monoklonaler Antikörper aufgrund der höheren Spezifität niedrigere Werte als bei Assays, die polyklonale Antiseren verwenden.

Qualitätskriterien: Derzeit gibt es keine Vorgaben nach RiLiBÄK. Die empfohlenen Kriterien entsprechen analog denen für TSH:

- Maximal zulässige Abweichung des Einzelwerts: 13,5%.
- Maximal zulässige Abweichung beim Ringversuch: 24%.

Referenzbereiche

Aufgrund der geschilderten analytischen Probleme ist eine methodenunabhängige Angabe nicht sinnvoll, größenordnungsmäßig liegen die Ergebnisse bei einem immunometrischen Verfahren bei Kalibration nach dem 2. Internationalen Standard folgendermaßen:

Knaben, präpubertär	0,19–11,3 IU/L
Mädchen und Frauen, Follikelphase	1,0–10,0 IU/L
Frauen, Ovulationsphase	6,0–17,0 IU/L
Frauen, Lutealphase	1,0–9,0 IU/L
Frauen, postmenopausal	19,0–100,0 IU/L
Männer	1,7–8,6 IU/L

Beurteilung

Analog zu den beim LH aufgeführten Aussagen finden sich erhöhte FSH-Spiegel bei Frauen wie Männern bei allen primären Störungen der Gonadenfunktion und -entwicklung (sog. hypergonadotroper Hypogonadismus), bei Frauen natürlich auch in der Postmenopause. Hingegen deuten niedrige FSH- (und LH-)Werte auf eine hypothalamisch-hypophysäre Genese der Gonadenfunktionsstörung (hypogonadotroper Hypogonadismus).

Folsäure (€€)

Jürgen D. Kruse-Jarres

Folsäure ist wie Cobalamin ein Cofaktor bei der Methioninsynthese und der Synthese von Pyrimidin- und Purinbasen sowie ein wichtiges Coenzym des Nukleinsäure- und Aminosäurestoffwechsels. Es kommt nur in tierischen Lebensmitteln vor (hoher Gehalt in Leber, Milch und Milchprodukten).

Indikationen

Fehlernährung, Schwangerschaft, Stillzeit, Darmerkrankungen, z.B. Darmoperationen, Lebererkrankungen, Hämodialyse, antiepileptische Behandlung, Alkoholismus.

Präanalytik

Als **Untersuchungsmaterial** werden sowohl Serum/ Plasma wie auch Erythrozytenhämolysat empfohlen, da Folsäure in Erythrozyten gespeichert wird. Heparinplasma führt zu gleichen Ergebnissen.

Stabilität: Im Vollblut ist die Plasmafolsäure bis maximal sieben Stunden stabil und führt dann zu Verlusten. Gleichzeitig führt Hämolyse, wie sie durch Abfall der Glukose nach Stunden der Lagerung auftritt, zum Anstieg der Folsäure im Plasma. Ascorbat 2 g/L wurde als Stabilisator empfohlen. Da die Stabilität im Plasma auf 30 Minuten beschränkt ist, wird empfohlen, die Proben tiefgefroren (Trockeneis) zum Untersuchungslabor zu senden. Folsäure ist empfindlich gegenüber UV-Licht, Sauerstoff, Schwermetallen und vor allem gegenüber Hitze. Beim Erhitzen können Verluste bis zu 100% auftreten.

Analytik

Der Radioimmunoassay (RIA) wurde weitgehend durch Hochdruckflüssigkeitschromatographie (HPLC) und Chemolumineszenzassay abgelöst. Wegen der verschiedenen Methoden der Lösung des Analyten von seinen Bindungsstellen können die Analyseergebnisse von Labor zu Labor erheblich schwanken. Deshalb sind die Ergebnisse oft nicht unmittelbar vergleichbar.

Qualitätskriterien: Die Erfahrungswerte für interne und externe Qualitätssicherung sind:

- Maximal zulässige Abweichung des Einzelwerts: 13,5%.
- Maximal zulässige Abweichung beim Ringversuch: 35%.

Ringversuche werden derzeit von zwei Institutionen viermal jährlich angeboten.

Referenzbereiche

Serum/Plasma	9,0–45 nmol/L (0,4–2,0 µg/dL)
Vollblut	> 500 nmol/L (> 22 µg/dL)

Beurteilung

Eine **Verminderung der Folsäure** unter 8 nmol/L wird bei Resorptionsstörungen und vermehrtem Verbrauch (z.B. bei Myelofibrose, hämolytische Anamie) beobachtet. Neuerdings wird ein Folsäuremangel im Alter als Ursache erhöhter Homocysteinkonzentrationen und damit eines erhöhten Arterioskleroserisikos hervorgehoben. Auch mehrere Medikamente wie Aminosalizylate, Antikonvulsiva und Phenacetin können einen Folsäuremangel erzeugen.

Eine **Vermehrung der Folsäure** wurde demgegenüber bei Metformin und Phenformin beobachtet. Folatkonzentrationen sind bei Frauen unter der Einnahme von Kontrazeptiva und während der Schwangerschaft erhöht.

Durch einen Vitamin-B_{12}-Mangel wird eine Erhöhung der Plasmafolsäure verursacht. Im Tierversuch wurden bei Dosen von 25 mg/kg nephrotoxische und neurotoxische Wirkungen beobachtet. Beim Menschen wurden keine toxische Effekte beobachtet.

Fragilität, osmotische

➤ Kap. 24, „Osmotische Resistenz“.

Freie Leichtketten

➤ Kap. 24, „Immunglobuline, freie Leichtketten“.

Freies Kortisol

➤ Kap. 24, „Kortisol und freies Kortisol“.

Freies PSA

➤ Kap. 24, „Prostataspezifisches Antigen (PSA)“.

Freies Testosteron

➤ Kap. 24, „Testosteron und freies Testosteron“.

Freies Trijodthyronin

➤ Kap. 24, „Trijodthyronin (T_3) und freies Trijodthyronin (fT_3)“.

Freies Thyroxin

➤ Kap. 24, „Thyroxin (T_4) und freies Thyroxin (fT_4)“.

Fruktosamin (€)

Erwin Schleicher

Glukose bildet mit freien Aminogruppen (Lysin, N-terminale Aminosäure) von Proteinen ein labiles Addukt (Schiff-Base), das sich nicht-enzymatisch in ein stabiles Ketoamin (Fruktosamin) umlagert (Amadori-Umlagerung; ➤ Abb. 24-5). Durch die stabile Bindung an das Protein (Glykierung) bleibt die ursprünglich freie Glukose bis zum Abbau des Proteins gebunden. Die Glykierung eines Proteins ist, bei konstanten Reaktionsbedingungen, d.h. 37 °C und pH = 7,4, nur von seiner Halbwertszeit und dem Glukosespiegel abhängig. Für die Bestimmung der Glykierung der Serumproteine wird der Begriff Fruktosamin verwendet, da mit dem nicht-enzymatischen Test (s.u.) die Fruktosaminstruktur im Serum erfasst wird.

Da Albumin und γ-Globuline die höchsten Konzentrationen im Serum aufweisen und beide, insbesondere Albumin, relativ schnell glykiert werden,

F

stellt der Fruktosaminwert vor allem die Glykierung von Albumin (ca. 80%) und der γ-Globuline (ca. 10%) dar. Da beide Proteine eine Halbwertszeit von etwa zwei bis drei Wochen haben, ist die Serumproteinglykierung ein integratives Maß für die mittlere Blutglukosekonzentration der letzten zwei bis drei Wochen.

Im Gegensatz zum am N-terminalen Valin glykierten HbA_{1c} sind die Serumproteine, insbesondere Albumin, an Lysinen glykiert.

Indikationen

- Therapiekontrolle bei Diabetes Typ 1 und 2, insbesondere wenn engmaschige (z.B. alle zwei Wochen) Kontrollen indiziert sind,
- Gestationsdiabetes,
- Therapiekontrolle von anämischen Patienten oder Patienten mit Hämoglobinvarianten,
- Kontrolle von fraglichen HbA_{1c}-Werten.

Aufgrund der geringen Sensitivität und Spezifität kann der Fruktosamintest nicht als Suchtest für einen Diabetes mellitus eingesetzt werden.

Präanalytik

Als **Untersuchungsmaterial** dient Serum oder Heparin- bzw. EDTA-Plasma.

Die **Stabilität** im Serum/Plasma beträgt bei Raumtemperatur ca. zwei Tage, bei 4–8 °C zwei Wochen und bei –20 °C sechs Monate.

Lyophilisation der Probe führt zu falsch hohen Werten (Wasserentzug beschleunigt die Adduktbildung und Amadori-Umlagerung; vgl. Hämoglobin A_{1c})!

Einflussgrößen

Dysproteinämien (Paraproteine, starke Vermehrung der Akute-Phasen-Proteine). Da der Fruktosamintest einen Konzentrationswert liefert, wird er von der Konzentration der Serumproteine und deren Zusammensetzung beeinflusst, d.h., sowohl erniedrigte Serumeiweißwerte als auch relative oder absolute Hypoalbuminämien führen zu erniedrigten Fruktosaminwerten.

Analytik

Fruktosamintest (nicht-enzymatisch):

Der Test beruht auf der reduzierenden Eigenschaft von Ketoaminen in leicht alkalischer Lösung (pH ca. 10,5). Als Redoxindikator wird Nitrotetrazoliumblau verwendet, das photometrisch bestimmt wird (kinetischer Test!). Die Ergebnisse werden in 1-Desoxy-1-morpholinodesoxyfruktose(DMF)-Äquivalenten angegeben.

Reduzierende Zucker werden mit dieser Methode nicht erfasst, da sie erst bei pH > 13 reduzierend wirken.

Enzymatischer Test:

Der Test beruht auf der spezifischen oxidativen Umsetzung von Fruktosamin durch Ketoaminoxidase zu Aminosäure und H_2O_2, das kolorimetrisch quantifiziert wird.

Standardisierung wird mit glykiertem Serumalbumin durchgeführt.

Qualitätskriterien: In Analogie zu den Richtlinien der Bundesärztekammer sind die Qualitätskriterien ähnlich denen von HbA_{1c} bei der internen Kontrolle anwendbar. Es liegt keine Referenzmethode vor. Ringversuche werden angeboten.

Störgrößen: Der auf die Reduktionsmethode aufgebaute Fruktosamintest wird durch verschiedene endogene reduzierende Substanzen gestört. Bei dem kommerziell erhältlichen Test wurde die Störung durch Harnsäure und Hyperlipoproteinämien beseitigt. Die enzymatische Methode ist weniger störanfällig.

Referenzbereiche

Fruktosamintest	205–285 µmol/L
Enzymatischer Test	122–236 µmol/L

Beurteilung

Der Wert der glykierten Serumproteine zeigt die Güte der Stoffwechseleinstellung von Diabetikern an. Da verschiedene Studien (UKPDS, DCCT) gezeigt haben, dass eine Reduktion der HbA_{1c}-Werte zum verringerten Auftreten bzw. zu reduzierter Progression diabetischer Spätschäden (Retino- und Nephropathie) führt, sind möglichst den Normalwerten nahe Fruktosaminwerte anzustreben (**cave** Hypoglykämien).

Fruktose (€)

Erwin Schleicher

Fruktose entsteht durch Spaltung von Saccharose an der Darmmukosa. Ein Defekt im Fruktosestoffwechsel kann zu schweren Schäden führen. Bekannte hereditäre Defekte sind der Fruktokinasemangel und der Aldolase-B-Mangel.

Indikationen

Nachweis bzw. Ausschluss eines Defekts im Fruktosestoffwechsel.

Präanalytik

Fruktose ist im enteiweißten Blut stabil.

Einflussgrößen

Nur bei fruktose-(saccharose-)haltiger Nahrung sind die Fruktosespiegel im Blut erhöht.

Urinfruktose kann durch Beimengung von Seminalflüssigkeit erhöht werden.

Analytik

Einzelbestimmungen der Fruktose werden mit einer enzymatischen Methode durchgeführt.

Qualitätskriterien: In Analogie zu den Richtlinien der Bundesärztekammer sind die Qualitätskriterien ähnlich denen für Glukose bei der internen Kontrolle anwendbar. Es liegt keine Referenzmethode vor. Ringversuche werden nur international angeboten.

Störgrößen: Die verwendete enzymatische Methode ist wenig störanfällig.

Referenzbereiche

Serum	0,05–0,3 mmol/L (1–6 mg/dL)
Urin	< 0,3 mmol/d (< 60 mg/d)
Seminalflüssigkeit	> 8,3 mmol/L (> 50 mg/dL)

FSH

➤ Kap. 24, „Follitropin“.

fT_3

➤ Kap. 24, „Trijodthyronin (T_3) und freies Trijodthyronin (fT_3)“.

fT_4

➤ Kap. 24, „Thyroxin (T_4) und freies Thyroxin (fT_4)“.

Funktionslose Immunglobuline

➤ Kap. 24, „Immunglobuline, freie Leichtketten“.

G

GAD-Antikörper

➤ Kap. 24, „Inselzellantikörper, Antikörper gegen Glutamataminodecarboxylase (GAD) und Phosphotyrosinphosphatase (IA-2)“.

Galaktose (€)

Erwin Schleicher

Galaktose entsteht durch Spaltung des Milchzuckers (Laktose) an der Darmmukosa. Liegt ein Defekt im Galaktosestoffwechsel vor, kann dieser zu schweren Schäden und zum Tod führen. Bekannte hereditäre Defekte sind der Galaktokinasemangel und der Galaktose-1-Phosphat-Uridyltransferase-Mangel (1:50 000).

Indikationen

Nachweis bzw. Ausschluss eines Defekts im Galaktosestoffwechsel.

Präanalytik

Untersuchungsmaterial und Stabilität: Galaktose ist nur im enteiweißten Blut stabil. Auch in getrockneten Blutstropfen, wie sie zum Neugeborenen-Screening verwendet werden, ist Galaktose stabil.

Einflussgrößen

Nur bei laktose-(galaktose-)haltiger Nahrung (Milch und Milchprodukte) sind die Galaktosespiegel im Blut erhöht.

Analytik

Einzelbestimmungen der Galaktose werden mit einer enzymatischen Methode durchgeführt.

Beim Neugeborenen-Screening werden die Analysen massenspektrometrisch aus den auf Filterpapier getropften Blutproben durchgeführt. (➤ Kap. 3)

Qualitätskriterien: In Analogie zu den Richtlinien der Bundesärztekammer sind die Qualitätskriterien ähnlich denen für Glukose bei der internen Kontrolle anwendbar. Es liegt keine Referenzmethode vor. Ringversuche werden bisher in Deutschland nicht angeboten..

Störgrößen: Die verwendete enzymatische Methode ist wenig störanfällig.

Referenzbereich

Galaktose (Blut)	< 0,28 mmol/L (< 5 mg/dL)

α-Galaktosidase-(GLA-)Mutanten

➤ Kap. 24, „Molekulargenetische Diagnostik" – „α-Galaktosidase-A-(GLA-)Mangel bei Morbus Fabry (OMIM-Nummer: *300644)".

Gangliosid-Autoantikörper

➤ Kap. 18.10.10.

Gase

➤ Kap. 24, „Giftige Gase", ➤ Kap. 24, „Säure-Basen-Status und Blutgase".

Gastrin inklusive Sekretinstimulation (€€€)

Guntram Lock

Gastrin ist ein zirkulierendes Hormon, das physiologisch durch bestimmte Nahrungskomponenten (vor allem aromatische Aminosäuren) oder durch neurale Stimulation aus den G-Zellen ausgeschüttet wird und die Magensäuresekretion stimuliert. Diese Stimulation erfolgt über den CCKB/Gastrin-Rezeptor auf den enterochromaffinähnlichen Zellen des Magens, es resultiert eine Ausschüttung von präformiertem Histamin aus intrazellulären Granula. Darüber hinaus führt Gastrin zu einer Proliferation von Vorläufern für Parietalzellen, Oberflächenepithelzellen und enterochromaffinähnlichen Zellen. Die sekretorischen und proliferativen Eigenschaften des Gastrins sind direkt verantwortlich für die Säurehypersekretion und die mukosale Hyperplasie der Parietalzellen beim Zollinger-Ellison-Syndrom. Die Freisetzung des Gastrins wird physiologisch durch die Magensäure gehemmt, vermutlich über die Freisetzung von Somatostatin aus antralen D-Zellen. Das beim Zollinger-Ellison-Syndrom biologisch dominante Gastrin besteht aus 17 Aminosäuren (G17), das wesentliche zirkulierende Gastrin sowohl beim Gesunden wie auch beim Gastrinompatienten enthält aber 34 Aminosäuren (G34).

Indikation

Nachweis eines Zollinger-Ellison-Syndroms/Gastrinoms.

Der Gastrinwert sollte somit gemessen werden bei Patienten mit

- ansonsten nicht erklärbarer sekretorischer Diarrhö,
- multiplen Ulzera, rezidivierenden Ulzera,
- Ulzera im distalen Duodenum oder Jejunum,
- einer Familienanamnese mit Endokrinopathien, insbesondere dem MEN-I-Syndrom
- rezidivierenden Ulzera nach Operationen,
- therapieresistenten Ulzera.

Darüber hinaus wird die Messung des Gastrinwerts vor der elektiven Chirurgie peptischer Ulzerationen empfohlen.

Präanalytik

Untersuchungsmaterial: Die Bestimmung der Gastrinkonzentration erfolgt in einer beim nüchternen Patienten entnommenen Blutprobe (Serum, Heparin- oder EDTA-Plasma). Gastrin ist relativ unempfindlich gegen Proteolyse.

Stabilität: Gastrin ist bei Raumtemperatur im Blut zwei Stunden, im Plasma eine Woche haltbar. Eine Aufbewahrung über mehrere Tage sollte wegen sonst eintretendem Aktivitätsverlust trotzdem bei −20 °C erfolgen.

Antazida, H_2-Blocker und Protonenpumpenblocker sollten einige Tage vor der Bestimmung abgesetzt werden.

Bei mäßiger Erhöhung der zirkulierenden Gastrinspiegel kann zur Differenzierung zwischen gastrinproduzierenden Tumoren und einer sonstigen Hypergastrinämie ein Stimulationstest mit Sekretin erfolgen (2 U/kg KG, Injektion über 30 Sekunden). Blutproben zur Gastrinbestimmung werden zu folgenden Zeitpunkten abgenommen: 5 Minuten vor und unmittelbar vor der Sekretininjektion sowie 2, 5, 10, 15, (20, 25) und 30 Minuten nach der Sekretininjektion.

Analytik

Die Bestimmung des Gastrinwerts erfolgt radioimmunologisch.

Qualitätskriterien: Derzeit sind keine Kriterien festgelegt. In der Praxis haben sich die Kriterien für ähnlich aufwändige Messungen, z.B. Aldosteron, bewährt.

- Maximal zulässige Abweichung des Einzelwerts: 16%.
- Maximal zulässige Abweichung beim Ringversuch: 44%.

Referenzbereiche

Gastrin basal	< 45 pmol/L (< 90 ng/L)
Gastrinanstieg nach Stimulation	Um maximal 100% des Ausgangswerts oder auf 95 pmol/L (200 ng/L)

Beurteilung

Nüchterngastrinwerte über 500 pmol/L (> 1000 ng/L) können bei entsprechender Klinik (peptische Ulzera, Diarrhö) als beweisend für ein Zollinger-Ellison-Syndrom angesehen werden.

Patienten mit **Nüchterngastrinwerten von > 750 pmol/L (> 1500 ng/L)** haben mit höherer Wahrscheinlichkeit ein bereits metastasiertes Gastrinom.

Gastrinwerte in gleicher Höhe kommen aufgrund der fehlenden Inhibierung durch die Magensäure auch bei der atrophischen Gastritis vor, hier fehlen aber die peptischen Ulzerationen. So liegen beispielsweise die Gastrinkonzentrationen bei Patienten mit perniziöser Anämie im Schnitt ebenfalls bei ca. 500 pmol/L (1000 ng/L). Die chronische Gastritis bzw. die Achlorhydrie ist zahlenmäßig viel häufiger für einen erhöhten Gastrinspiegel verantwortlich als ein Zollinger-Ellison-Syndrom! Auch bei Patienten mit einem Magenkarzinom kann aufgrund einer fehlenden Magensäuresekretion eine Hypergastrinämie auftreten. Eine Hypo- oder Achlorhydrie kann ggf. über eine Säuresekretionsmessung oder eine Langzeit-pH-Metrie des Magens nachgewiesen werden.

Eine **mäßige Erhöhung der Gastrinwerte** kann bei der Einnahme von Säureinhibitoren (insbesondere Protonenpumpenblockern) auftreten. Auch bei einer Reihe anderer Krankheitsentitäten wie der rheumatoiden Arthritis, Vitiligo, Diabetes mellitus mit und ohne Gastroparese, Phäochromozytom, Niereninsuffizienz und nach massiven Dünndarmresektionen sind Hypergastrinämien beschrieben worden. Bei Patienten mit einem Duodenalulkus treten gelegentlich erhöhte Gastrinwerte auf, möglicherweise als Folge einer antralen G-Zell-Hyperplasie oder -funktion. Hier hilft der **Sekretintest** weiter, der nur beim Gastrinom, nicht aber bei anderen Formen der Hypergastrinämie zu einem deutlichen und lang anhaltenden Gastrinanstieg führt. Dieser Gastrinanstieg beginnt häufig nach zwei Minuten und ist nahezu immer nach zehn Minuten nachweisbar. Falsch-negative Sekretintestergebnisse können bei schlecht differenzierten Gastrinomen auftreten, die kein Gastrin mehr speichern.

Gastrointestinal cancer antigen

➤ Kap. 24, „Carbohydrate Antigen 19-9 (CA 19-9)“.

Gastrointestinale Peptide

Guntram Lock

Vasoaktives intestinales Polypeptid (VIP) (€€€)

Indikationen

Das VIP gehört als Neuropeptid zur Glukagon-Sekretin-Familie und wird bei Verdacht auf ein VIPom, das sog. Verner-Morrison-Syndrom, bestimmt. Es handelt sich um ein sehr seltenes Krankheitsbild, das mit ausgeprägten wässrigen Diarrhöen und schweren Hypokaliämien, häufig auch mit einer Achlor- oder Hypochlorhydrie einhergeht.

Präanalytik

Untersuchungsmaterial: Die Blutentnahme erfolgt morgens beim nüchternen Patienten: 10 mL EDTA-Blut mit 1000 KIE Aprotinin/mL Blut abnehmen. Sofort in Eis kühlen, in der Kühlzentrifuge abzentrifugieren.

Stabilität: Im Plasma bei Raumtemperatur 13 Stunden, bei Kühlschranktemperatur sechs Tage, daher Plasma umgehend einfrieren und in Trockeneis versenden.

Analytik

Radioimmunoassay.

Störgrößen: Somatostatin oder Octreotide; aufgrund der raschen Zerstörung durch Plasmaproteasen müssen strenge Abnahmevorschriften beachtet werden.

Referenzbereich

Normal	< 20 pmol/L (< 65 ng/L)

Beurteilung

Bei Verner-Morrison-Syndrom liegt das basale VIP > 65 ng/L. Es normalisiert sich nach operativer oder erfolgreicher Chemotherapie innerhalb einer Woche und bleibt bei Metastasierung trotz Entfernung des Primärtumors erhöht.

Pankreatisches Polypeptid (PP) (€€€)

Indikationen

Verdacht auf einen endokrinen Tumor im Gastrointestinaltrakt.

Präanalytik

Untersuchungsmaterial: Die Blutentnahme erfolgt morgens beim nüchternen Patienten: 10 ml Blut mit 25 E Heparin/mL Blut abnehmen.

Stabilität: Die Proben müssen sofort in Eis gekühlt, in der Kühlzentrifuge abzentrifugiert, das Plasma umgehend eingefroren und in Trockeneis versandt werden. Wegen eingeschränkter Stabilität sollte die Kühlkette bis zur Messung nicht unterbrochen werden.

Analytik

Radioimmunoassay.

Referenzbereich

Normal	< 630 ng/L

Peptid YY (€€€)

Indikationen

Verdacht auf einen endokrinen Tumor im Gastrointestinaltrakt.

Präanalytik

Untersuchungsmaterial: Die Blutentnahme erfolgt morgens beim nüchternen Patienten: 10 ml Blut mit 25 E Heparin/mL Blut abnehmen.

Stabilität: Die Proben müssen sofort in Eis gekühlt, in der Kühlzentrifuge abzentrifugiert, das Plasma umgehend eingefroren und in Trockeneis versandt werden.Wegen eingeschränkter Stabilität sollte die Kühlkette bis zur Messung nicht unterbrochen werden.

Analytik

Radioimmunoassay.

Referenzbereich

Normal	< 100 pmol/L

Neuropeptid Y (NPY) (€€€)

Indikationen

Verdacht auf Phäochromozytom, Ganglioneurinom oder Neuroblastom.

Präanalytik

Untersuchungsmaterial: Die Blutentnahme erfolgt morgens beim nüchternen Patienten: 10 ml Blut mit 25 E Heparin/mL Blut abnehmen.

Stabilität: Die Proben müssen sofort in Eis gekühlt, in der Kühlzentrifuge abzentrifugiert, das Plasma umgehend eingefroren und in Trockeneis versandt werden.Wegen eingeschränkter Stabilität sollte die Kühlkette bis zur Messung nicht unterbrochen werden.

Analytik

Radioimmunoassay.

Referenzbereich

Normal	< 20–50 pmol/L

Chromogranin A (CgA) (€€€)

Indikationen

Verdacht auf einen neuroendokrinen Tumor, wobei das Peptid besonders interessant ist bei endokrin inaktiven Tumoren, die ihr Leithormon nicht mehr sezernieren.

Präanalytik

Untersuchungsmaterial: 3 mL Serum, möglichst erst nach 30 Minuten Liegen Blut abnehmen.

Stabilität: Bei Raumtemperatur bis 48 Stunden haltbar.

Analytik

Immunoradiometrischer (RIA), immunoluminometrischer Assay (ILMA).

Referenzbereich

Normal	10–53 µg/L

GBM-Autoantikörper (= Autoantikörper gegen glomeruläre Basalmembran)

➢ Kap. 18.10.11.

Gentamicin

➢ Kap. 24, „Aminoglykosidantibiotika".

Gerinnungsfaktoren II, V, VII, X (je €€)

Georg Mößmer, Michael Spannagl

Indikationen

- **Faktoren II, V, VII und X:**
  - Klärung eines erniedrigten Quick-Werts unklarer Genese,

- klinisch/anamnestisch manifeste Blutungsneigung oder bekannter Faktorenmangel in der Familie (in diesen Fällen ist die Bestimmung der Einzelfaktoren auch dann indiziert, wenn der Quick-Wert im niedrigen Bereich [70–85% der Norm] des Referenzintervalls liegt),
- **Faktor V:** Verlaufskontrolle bei akuter Leberinsuffizienz und nach Lebertransplantation (bei chronischer Hepatopathie fällt der Faktor V meist später ab als die Faktoren II, X und insbesondere der Faktor VII) sowie bei Verdacht auf disseminierte intravasale Gerinnungsaktivierung (DIC; wegen seiner Plasminempfindlichkeit und des fehlenden Einflusses durch eine Akute-Phase-Reaktion ist Faktor V für die Frühdiagnose der DIC besonders geeignet),
- **Faktor VII:** bei Therapie mit rekombinantem Faktor VIIa (rFVIIa, Novoseven®; Zielwert: > 1000% der normalen Aktivität).
- In besonders komplizierten Fällen kann die Steuerung einer Antikoagulationstherapie mit Vitamin-K-Antagonisten über den **Faktor II** sinnvoll sein.

Präanalytik

Als **Untersuchungsmaterial** wird Zitratblut verwendet.

Für die einzelnen Gerinnungsfaktoren wurden folgende **Stabilitäten** berichtet:

- **Faktor II (Prothrombin):** Im Vollblut bei Raumtemperatur vier Stunden; im Plasma bei 25 °C sechs Stunden, bei –20 °C einen Monat.
- **Faktor V:** Im Vollblut bei Raumtemperatur vier Stunden; im Plasma bei 25 °C sechs Stunden, bei 4–8 °C zwei Tage, bei –20 °C einen Monat.
- **Faktor VII:** Im Vollblut bei Raumtemperatur vier Stunden; im Plasma bei 25 °C sechs Stunden, bei –20 °C einen Monat, bei 4–8 °C instabil.
- **Faktor X:** Im Vollblut bei Raumtemperatur vier Stunden; im Plasma bei 25 °C sechs Stunden, bei –20 °C einen Monat.

Einflussgrößen

Heparin und Hirudin als Kontamination: wegen der Vorverdünnung des Probenmaterials nur bei hohen Plasmakonzentrationen.

Analytik

Die Aktivitäten der Einzelfaktoren II (in der englischsprachigen Literatur meist als Prothrombin bezeichnet), V, VII und X werden mittels einer Modifikation der Thromboplastinzeit (Quick-Test) gemessen. Dabei wird das zu untersuchende Plasma zunächst mit Puffer und/oder Faktormangelplasma (< 1% Restaktivität des zu untersuchenden Faktors, alle anderen Faktorenaktivitäten normal) verdünnt. In dieser Mischung wird dann die Thromboplastinzeit bestimmt. Aufgrund der Vorverdünnung mit dem Mangelplasma wird die unbekannte Aktivität des zu untersuchenden Faktors (der ausschließlich aus der zu untersuchenden Probe stammt) zum überwiegenden zeitbestimmenden Einfluss. Somit kann anhand einer unter den gleichen Bedingungen erstellten Kalibrationskurve (Verdünnungsreihe eines Normalplasma-Pools) aus der gemessenen Gerinnungszeit auf die Aktivität des Einzelfaktors geschlossen werden. Die Tests für die Einzelfaktoren II, V, VII und X unterscheiden sich prinzipiell nur darin, dass jeweils das spezifische, den zu untersuchenden Faktor nicht enthaltende Mangelplasma verwendet wird und dass für jeden Faktor eine eigene Kalibration erstellt werden muss.

Der Messbereich beträgt je nach Spannweite der Kalibration 1–100% (200%) der normalen Aktivität. Bei Messung von Faktor VII bei Überwachung einer Therapie mit rFVIIa beträgt der Messbereich bis über 1000% der Normalaktivität durch Vorverdünnung des Plasmas.

Qualitätskriterien: Gesetzliche Vorgaben (Richtlinien der Bundesärztekammer) bestehen derzeit keine. Als sinnvolle (analytisch und forensisch) Maßnahmen zur Qualitätssicherung werden jedoch die Durchführung einer internen Qualitätskontrolle nach ähnlichen Kriterien wie bei der aPTT sowie die regelmäßige Teilnahme an externen Ringversuchen empfohlen.

Störgrößen:

- Stark wirksame Lupus-Antikoagulanzien,
- stark wirksamer Inhibitor gegen einen der Faktoren II, V, VII, X: kann auch bei der Messung der anderen Faktoren eine verminderte Aktivität vortäuschen (extrem selten),
- Hämolyse,

G

- Lipämie und Hyperbilirubinämie wegen der Vorverdünnung des Probenmaterials nur bei sehr starker Ausprägung,
- Faktor VII: falsch hohe Werte durch eine Abkühlung der Probe unter 4 °C (Kälteaktivierung).

Referenzbereiche

Erwachsene	70–130% des Normalen (0,7–1,3 IU/mL)
Neugeborene	• Faktoren II, VII, X: 20–65% (0,2–0,65 IU/mL); Erwachsenenwerte werden nach zwei bis zwölf Monaten erreicht • Faktor V: wie bei Erwachsenen

Beurteilung

Die Faktoren II, V, VII und X werden in der Leber synthetisiert; die Synthese der Faktoren II, VII und X erfordert Vitamin K. Die Faktoren II, VII und X werden zusammen mit Faktor IX, dem vierten prokoagulatorischen Vitamin-K-abhängigen Faktor, als Prothrombinkomplex bezeichnet (Faktor IX wird zusammen mit den Faktoren XI und XII besprochen wegen seiner Stellung in der Gerinnungskaskade und wegen des gemeinsamen Messprinzips mittels einer Variante der aPTT). Die Zirkulationshalbwertszeiten der Faktoren sind sehr verschieden (Faktor II: 41–72 Stunden; Faktor V: zwölf bis 15 Stunden; Faktor VII: zwei bis fünf Stunden; Faktor X: 30–60 Stunden).

Kombinierte Verminderung der Faktoren II, V, VII und X:

- Akute oder chronische Lebererkrankungen mit globaler Verminderung der Proteinsyntheseleistung. Dies ist in der Regel auch an anderen Plasmaproteinen erkennbar, z.B. andere prokoagulatorische Faktoren, Antithrombin, Albumin, Pseudocholinesterase, Gesamtprotein.
- Verbrauchskoagulopathie bei disseminierter intravasaler Gerinnungsaktivierung (DIC).

Kombinierte Verminderung der Vitamin-K-abhängig synthetisierten Faktoren II, VII und X (Faktor V normal): Vitamin-K-Mangel (meist erworben, extrem selten angeboren) oder Vitamin-K-Antagonisierung; bei stabil eingestellter Antikoagulation mit einem Vitamin-K-Antagonisten ist der Faktor X meist am stärksten vermindert infolge einer ausgeprägteren Hemmung durch PIVKAs (proteins induced by vitamin K absence).

Isolierte Verminderung oder Erhöhung eines Faktors (restliche Faktoren normal):

- *Faktor II:*
  - Angeborene isolierte Verminderung: verminderte Synthese oder Synthese eines dysfunktionellen Faktor-II-Moleküls (beides extrem selten).
  - Erworbene isolierte Verminderung: in seltenen Fällen bei Lupus-Antikoagulanzien (in diesen Fällen ist mit einer Blutungsneigung zu rechnen).
  - Angeborene Erhöhung: bei Trägern der thrombosefördernden Prothrombinmutation G20210A. Die Bestimmung der Faktor-II-Aktivität ist jedoch zum Nachweis/Ausschluss der Mutation nicht geeignet wegen starker Überlappung der Faktor-II-Aktivitäten von Mutationsträgern mit dem Normalbereich.
- *Faktor V:*
  - Angeborene isolierte Verminderung: homozygoter Faktor-V-Mangel mit Werten < 10% sehr selten; heterozygoter Mangel mit leicht verminderter Aktivität etwas häufiger.
  - Erworbene isolierte Verminderung: Inhibitor gegen Faktor V (sehr selten); Frühphase einer disseminierten intravasalen Gerinnungsaktivierung (Faktor V ist sehr empfindlich gegenüber Plasmin); in einigen Fällen bei Lebererkrankungen auch ohne Verminderung der Faktoren des Prothrombinkomplexes (häufiger ist es umgekehrt).
- *Faktor VII:*
  - Angeborene isolierte Verminderung: verminderte Synthese oder Synthese eines dysfunktionellen Faktor-VII-Moleküls; homozygoter Faktor-VII-Mangel mit Werten < 10% der Norm sehr selten; heterozygoter Mangel mit leicht verminderter Aktivität relativ häufig.
  - Erworbene isolierte Verminderung in der Frühphase einer hepatogenen Koagulopathie (zusammen mit Protein C); Beginn einer Therapie mit Vitamin-K-Antagonisten; Inhibitor gegen Faktor VII (extrem selten).
  - Erhöhte Aktivität: wird als Risikofaktor für arterielle Thrombosen diskutiert.

- *Faktor X:*
  - Angeborene isolierte Verminderung: verminderte Synthese oder Synthese eines dysfunktionellen Faktor-X-Moleküls; homozygoter Faktor-X-Mangel sehr selten; heterozygoter Mangel mit leicht verminderter Aktivität etwas häufiger.
  - Erworbene isolierte Verminderung: gelegentlich bei Amyloidose oder Myelom; Inhibitor gegen Faktor X (extrem selten).

Gerinnungsfaktor VIII (€€)

Georg Mößmer, Michael Spannagl

Synonyme: Faktor VIII:C (clotting activity).

Die Aktivität von Faktor VIII, oft auch als VIII:C oder VIIIC bezeichnet (clotting activity, zur Abgrenzung von der früheren Bezeichnung des von-Willbrand-Faktors als „Faktor-VIII-assoziiertes Antigen"), geht in die Gerinnungskaskade des Intrinsic Systems ein, die mit der aktivierten partiellen Thromboplastinzeit (aPTT) erfasst wird. Der Faktor-VIII-Test ist eine Modifikation der aPTT.

Indikationen

- Klärung einer verlängerten aPTT unklarer Genese. Hierbei ist zusätzlich die Bestimmung der Faktoren IX, XI und XII sowie ein Test auf Lupus-Antikoagulanzien erforderlich.
- Klinisch-anamnestisch manifeste Blutungsneigung oder bekannter Faktor-VIII-Mangel in der Familie (Hämophilie A); in diesen Fällen ist die Faktor-VIII-Bestimmung auch dann indiziert, wenn die aPTT im Referenzintervall liegt.
- Klinisch-anamnestisch manifeste Thromboseneigung bzw. Verdacht auf erhöhtes Thromboserisiko bei asymptomatischen Personen, z.B. bei auffälliger Familienanamnese (eine Faktor-VIII-Aktivität über 150% ist ein Risikofaktor für venöse Thrombosen).
- Überwachung einer Substitutionstherapie mit Faktor-VIII-Konzentrat bei Hämophilie A.

Präanalytik

Als **Untersuchungsmaterial** wird Zitratplasma verwendet.

Stabilität: Die Faktor-VIII-Aktivität ist im Plasma bei Raumtemperatur drei Stunden, eingefroren bei –20 °C zwei Wochen, bei –70 °C mehrere Monate stabil.

Einflussgrößen

- Psychischer bzw. physischer Stress vor/bei der Blutentnahme führt zu erhöhter Aktivität.
- Unsachgemäße Blutentnahme: Stauung länger als eine Minute oder Endothelirritation durch „schwierige" Venenpunktion führt zu erhöhter Aktivität.
- Akute-Phase-Reaktion erhöht die Aktivität.
- Schwangerschaft erhöht die Aktivität.
- Inhibitoren gegen Faktor VIII sind Ursachen für eine erniedrigte Aktivität.
- In vitro kann jede präanalytische Anaktivierung der Blutprobe, z.B. infolge inkompletter oder verzögerter Vermischung mit der Zitratlösung (auch ohne sichtbares Gerinnsel), zu einer falsch niedrigen oder falsch hohen Faktor-VIII-Aktivität führen.

Analytik

Die Aktivität von Faktor VIII wird mittels einer Modifikation der aktivierten partiellen Thromboplastinzeit (aPTT) gemessen. Dabei wird das zu untersuchende Plasma zunächst mit Puffer und/oder Faktor-VIII-Mangelplasma (< 1% Faktor-VIII-Restaktivität, alle anderen Faktorenaktivitäten normal) verdünnt. In dieser Mischung wird dann die aPTT bestimmt. Aufgrund der Vorverdünnung mit dem Mangelplasma wird die unbekannte Aktivität von Faktor VIII (der ausschließlich aus der zu untersuchenden Probe stammt) zum überwiegend zeitbestimmenden Einfluss. Somit kann anhand einer unter den gleichen Bedingungen erstellten Kalibrationskurve (Verdünnungsreihe eines Normalplasma-Pools) aus der gemessenen Zeit von der Zugabe der Kalziumchloridlösung bis zur Fibrinpolymerisation auf die Faktor-VIII-Aktivität geschlossen werden.

Der Messbereich beträgt 1–100% (200%) des Normalen (je nach Spannweite der Kalibration). Zum sicheren Nachweis einer Faktor-VIII-Aktivität unter 1% des Referenzbereichsmittelwerts (schwere Hämophilie A) wird eine Testvariante mit geringerer Vorverdünnung eingesetzt.

Qualitätskriterien: Gesetzliche Vorgaben (Richtlinien der Bundesärztekammer) bestehen derzeit keine. Als sinnvolle (analytisch und forensisch) Maßnahmen zur Qualitätssicherung werden jedoch die Durchführung einer internen Qualitätskontrolle sowie die regelmäßige Teilnahme an externen Ringversuchen empfohlen.

Derzeit werden dabei folgende Grenzbereiche angewendet:
- Maximal zulässige Abweichung des Einzelwerts: 14%.
- Maximal zulässige Abweichung beim Ringversuch: 30%.

Störgrößen:
- Heparin und Hirudin als Kontamination: wegen der Vorverdünnung des Probenmaterials nur bei hohen Plasmakonzentrationen,
- stark wirksame Lupus-Antikoagulanzien,
- Hämolyse,
- Lipämie und Hyperbilirubinämie: wegen der Vorverdünnung des Probenmaterials nur bei sehr starker Ausprägung.

G

Referenzbereiche

Erwachsene	50–150% des Normalen (0,5–1,5 IU/mL)
Neugeborene	40–170% des Normalen (0,4–1,7 IU/mL)

Beurteilung

Faktor VIII wird in der Leber synthetisiert und im Plasma an von-Willebrand-Faktor gebunden transportiert. Die Zirkulationshalbwertszeit von Faktor VIII beträgt acht bis zwölf Stunden. Faktor VIII ist ein Akute-Phase-Protein. Personen mit der Blutgruppe 0 haben im Mittel eine niedrigere Faktor-VIII-Aktivität als Personen mit der Blutgruppe A, B oder AB (molekularer Mechanismus derzeit noch ungeklärt).

Isolierte Faktor-VIII-Verminderung:
- Angeborene isolierte Verminderung:
  - **Hämophilie A** (verminderte Synthese oder Synthese eines dysfunktionellen Faktor-VIII-Moleküls),
  - **von-Willebrand-Syndrom Typ 2N** (spezifischer Defekt der Faktor-VIII-Bindungsstelle des von-Willebrand-Faktors),
- erworbene isolierte Verminderung: Inhibitor gegen Faktor VIII.

Kombinierte Verminderung:
- von-Willebrand-Syndrom (vWS): Folge der verminderten Konzentration des von-Willebrand-Faktors, da von-Willebrand-Faktor auch als Transportprotein für Faktor VIII dient. Beim vWS Typ 2N ist Faktor VIII isoliert vermindert (Bindungsdefekt).
- Angeborener kombinierter Mangel der Faktoren V und VIII (sehr selten).
- Selten im Rahmen einer Verbrauchskoagulopathie bei disseminierter intravasaler Gerinnungsaktivierung (DIC).

Angeborene Faktor-VIII-Erhöhung: Risikofaktor für venöse Thrombosen (molekularer Mechanismus derzeit noch ungeklärt),

Erworbene Faktor-VIII-Erhöhung:
- Psychischer oder physischer Stress vor/bei der Blutentnahme.
- Die Faktor-VIII-Aktivität ist bei sehr vielen Erkrankungen erhöht, oft auf ein Vielfaches des Normalbereichs, da Faktor VIII ein ausgeprägtes Akute-Phase-Protein ist:
  - klassische Akute-Phase-Situationen (postoperativ bzw. posttraumatisch, akute und chronische Entzündungen),
  - Malignome,
  - akute und chronische Lebererkrankungen (oft paradox erscheinend, d.h. trotz verminderter Proteinsynthese mit erniedrigtem Quick-Wert und erniedrigten Aktivitäten anderer Faktoren),
  - Niereninsuffizienz/Urämie,
  - Gefäßerkrankungen (Venenthrombose, Diabetes mellitus, Vaskulitiden),
  - Schwangerschaft (zweite Hälfte).

Ein erworbener Stimulus, der die Faktor-VIII-Aktivität erhöht, kann eine angeborene moderate Faktor-VIII-Erniedrigung (z.B. Subhämophilie A oder von-Willebrand-Syndrom) komplett kompensieren und damit „maskieren", sodass ein Ausschluss nur möglich ist, wenn derartige Stimuli nicht vorliegen. Insbesondere ist eine Akute-Phase-Reaktion auszuschließen, z.B. durch gleichzeitige Bestimmung von CRP, sowie strikt auf die Einhaltung der präanalytischen Erfordernisse zu achten.

Gerinnungsfaktoren IX, XI, XII, Präkallikrein, hochmolekulares Kininogen (HMWK) (je €€–€€€)

Georg Mößmer, Michael Spannagl

Die Aktivitäten der Einzelfaktoren IX, XI, XII, Präkallikrein (PK) und des hochmolekularen Kininogens (HMWK) gehen in die Gerinnungskaskade des Intrinsic Systems ein und werden mit der aktivierten partiellen Thromboplastinzeit (aPTT) erfasst. Diese ist (mit wenigen Ausnahmen) als Zweituntersuchung nach Durchführung der Globaltests zu sehen.

Indikationen

Faktoren IX, XI, XII, PK, HMWK: Klärung einer verlängerten aPTT unklarer Genese (hierbei sind zusätzlich die Bestimmung von Faktor VIII und ein Test auf Lupus-Antikoagulanzien erforderlich). Da ein PK- oder HMWK-Mangel selten ist, nicht zu einer erhöhten Blutungsneigung führt und auch sonst ohne gesicherte klinische Bedeutung ist, werden PK und HMWK bei dieser Fragestellung meist nicht routinemäßig mit bestimmt, sondern nur dann gemessen, wenn bei massiver aPTT-Verlängerung das routinemäßige Untersuchungsprogramm (Faktoren VIII, IX, XI, XII und Lupus-Antikoagulans-Test) keine Erklärung liefert. Ein Faktor-XII-Mangel führt zwar auch nicht zu einer erhöhten Blutungsneigung, sollte aber wegen seiner relativen Häufigkeit und der kontrovers diskutierten Assoziation mit einer Neigung zu venösen Thrombosen diagnostiziert werden. Prinzipiell ist die vollständige Klärung einer verlängerten PTT zu empfehlen, z.B. um zukünftige Verzögerungen bei operativen Eingriffen zu vermeiden.

Faktoren IX und XI: Klinisch/anamnestisch manifeste Blutungsneigung oder bekannter Faktorenmangel in der Familie (Hämophilie B). In diesen Fällen ist die Faktorenbestimmung auch dann indiziert, wenn die aPTT im Referenzintervall liegt.

Faktoren IX, XI, XII: Klinisch-anamnestisch manifeste Thromboseneigung bzw. Verdacht auf erhöhtes Thromboserisiko bei asymptomatischen Personen, z.B. bei auffälliger Familienanamnese (eine erhöhte Aktivität von Faktor IX oder Faktor XI sowie eine erniedrigte Aktivität von Faktor XII werden als Risikofaktoren für Thrombosen diskutiert).

Faktor IX:

- Überwachung einer Substitutionstherapie mit Faktor-IX-Konzentrat bei Hämophilie B,
- auffällige Blutungsprobleme und/oder ungewöhnlich stark verlängerte aPTT unter Antikoagulationstherapie mit Vitamin-K-Antagonisten bei einer INR im therapeutischen Bereich (in sehr seltenen Fällen Mutation im Faktor-IX-Gen mit Verminderung der Vitamin-K-Wirkung bei der Faktor-IX-Synthese, die bei zusätzlichem Vitamin-K-Antagonismus zu einer ungewöhnlich niedrigen Faktor-IX-Aktivität führt).

Präanalytik

Als **Probenmaterial** wird Zitratblut verwendet.

Für die einzelnen Gerinnungsfaktoren wurden folgende **Stabilitäten** berichtet:

- **Faktor IX:** Im Vollblut bei Raumtemperatur vier Stunden; im Plasma bei 25 °C sechs Stunden, bei –20 °C einen Monat.
- **Faktor XI:** Im Vollblut bei Raumtemperatur vier Stunden; im Plasma bei 25 °C sechs Stunden, bei 4–8 °C instabil.
- **Faktor XII**: Im Vollblut bei Raumtemperatur vier Stunden; im Plasma bei 25 °C sechs Stunden, bei 4–8 °C instabil.
- **PK, HMWK:** Keine Angaben.

Analytik

Die Aktivitäten der Einzelfaktoren IX, XI, XII, Präkallikrein (PK) und hochmolekulares Kininogen (HMWK) werden mittels einer Modifikation der aktivierten partiellen Thromboplastinzeit (aPTT) gemessen. Dabei wird das zu untersuchende Plasma zunächst mit Puffer und/oder Faktormangelplasma (< 1% Restaktivität des zu untersuchenden Faktors, alle anderen Faktorenaktivitäten normal) verdünnt. In dieser Mischung wird dann die aPTT bestimmt. Aufgrund der Vorverdünnung mit dem Mangelplasma wird die unbekannte Aktivität des zu untersuchenden Faktors (der ausschließlich aus der zu untersuchenden Probe stammt) zum überwiegenden zeitbestimmenden Einfluss. Somit kann anhand einer unter den gleichen Bedingungen erstellten Kalibrationskurve (Verdünnungsreihe eines Normalplasma-Pools) aus der gemessenen Gerinnungszeit auf die Aktivität des Einzelfaktors geschlossen werden. Die Tests für die Einzelfaktoren IX, XI, XII, PK und HMWK unterscheiden sich prinzipiell nur darin, dass jeweils das spezifische, den zu untersuchenden Faktor nicht enthaltende Mangelplasma verwendet wird und für jeden Faktor eine eigene Kalibration erstellt werden muss.

Der Messbereich beträgt 1–100% (200%) der normalen Aktivität (je nach Spannweite der Kalibration). Bei schwerer Hämophilie B wird als zusätzlicher Messbereich bei Faktor IX 0,25–1% des Normalen eingesetzt.

Qualitätskriterien: Gesetzliche Vorgaben (Richtlinien der Bundesärztekammer) bestehen derzeit keine. Als sinnvolle (analytisch und forensisch) Maßnahmen zur Qualitätssicherung werden jedoch die Durchführung einer internen Qualitätskontrolle nach ähnlichen Kriterien wie bei der aPTT sowie die regelmäßige Teilnahme an externen Ringversuchen empfohlen.

Störgrößen:

- Stark wirksame Lupus-Antikoagulanzien,
- stark wirksamer Inhibitor gegen einen der Faktoren des intrinsischen Systems (VIII, IX, XI, XII, PK, HMWK): kann auch bei der Messung der anderen Faktoren eine verminderte Aktivität vortäuschen (meist Inhibitor gegen Faktor VIII; Inhibitoren gegen andere Faktoren extrem selten),
- Heparin und Hirudin als Kontamination: wegen der Vorverdünnung des Probenmaterials nur bei hohen Plasmakonzentrationen,
- Hämolyse,
- Lipämie und Hyperbilirubinämie: wegen der Vorverdünnung des Probenmaterials nur bei sehr starker Ausprägung.

Referenzbereiche

Erwachsene	Faktor IX	70–120% des Normalen (0,7–1,2 IU/mL)
	Faktor XI	70–120% des Normalen (0,7–1,2 IU/mL)
	Faktor XII	70–150% des Normalen (0,7–1,5 IU/mL)
	PK	50–150% des Normalen (0,5–1,5 IU/mL)
Neugeborene	Faktor IX	20–60% (0,2–0,6 IU/mL); Erwachsenenwerte werden nach ca. sechs Monaten erreicht.
	Faktor XI	40–70% (0,4–0,7 IU/mL); Erwachsenenwerte werden nach ca. sechs Monaten erreicht.
	Faktor XII	25–70% (0,25–0,7 IU/mL); Erwachsenenwerte werden nach ca. 14 Monaten erreicht.

Beurteilung

Die Faktoren IX, XI, XII, Präkallikrein und HMWK werden in der Leber synthetisiert. Die Synthese von Faktor IX erfordert Vitamin K, daher gehört Faktor IX zusammen mit den anderen Vitamin-K-abhängigen Faktoren (II, VII, X) zum sog. Prothrombinkomplex. Die Zirkulationshalbwertszeiten der Faktoren betragen für Faktor IX 18–30 Stunden, für Faktor XI drei bis vier Tage, für Faktor XII 50–70 Stunden.

Kombinierte Verminderung mehrerer Faktoren kann verursacht sein durch

- akute oder chronische Lebererkrankungen mit verminderter Proteinsynthese,
- Verbrauchskoagulopathie bei disseminierter intravasaler Gerinnungsaktivierung (DIC).

Isolierte Verminderung oder Erhöhung eines Faktors:

- *Faktor IX:*
  - Angeborene isolierte Verminderung: Hämophilie B (verminderte Synthese oder Synthese eines dysfunktionellen Faktor-IX-Moleküls).
  - Erworbene isolierte Verminderung: Inhibitor gegen Faktor IX.
  - Erworbene Verminderung in Kombination mit einem erniedrigten Quick-Wert: Vitamin-K-Mangel oder Vitamin-K-Antagonisierung;

Faktor IX fällt meist später ab als die übrigen Vitamin-K-abhängigen Faktoren.
  - Erhöhte Aktivität führt nach neueren Erkenntnissen zu einem erhöhten Thromboserisiko.
- **Faktor XI:**
  - Angeborene isolierte Verminderung: durch verminderte Synthese oder Synthese eines dysfunktionellen Faktor-XI-Moleküls (sehr selten); es besteht keine Korrelation zwischen Faktor-XI-Aktivität und Blutungsneigung.
  - Erworbene isolierte Verminderung: durch Inhibitor gegen Faktor XI (sehr selten).
  - Erhöhte Aktivität führt nach neueren Erkenntnissen zu einem erhöhten Thromboserisiko.
- **Faktor XII:**
  - Angeborene isolierte Verminderung: durch verminderte Synthese oder Synthese eines dysfunktionellen Faktor-XII-Moleküls; Faktor-XII-Mangel, auch kompletter Mangel, führt *nicht* zu einer erhöhten Blutungsneigung, auch nicht bei Operationen. Faktor-XII-Mangel, insbesondere starke Erniedrigung (Homozygotie), wird als Risikofaktor für venöse Thrombosen diskutiert (wegen der Beteiligung von Faktor XII an der Aktivierung der Fibrinolyse).
  - Erworbene isolierte Verminderung: durch Inhibitor gegen Faktor XII.

Gerinnungsfaktor XIII (€€)

Georg Mößmer, Michael Spannagl

Synonym: Fibrinstabilisierender Faktor.

Faktor XIII katalysiert die Quervernetzung der Fibrinmoleküle (die nach der Polymerisation zunächst nur durch schwache Adhäsionskräfte zusammengehalten werden) durch kovalente Peptidbindungen und gewährleistet damit die für eine suffiziente Hämostase erforderliche Endfestigkeit des Fibringerinnsels. Außerdem verhindert Faktor XIII eine vorzeitige Auflösung des Fibringerinnsels durch Einbau von Plasmininhibitor (α_2-Antiplasmin) in das Fibringerüst. Bei Faktor-XIII-Mangel kann die Wundheilung gestört sein.

Faktor XIII beeinflusst nicht die Bildungsgeschwindigkeit des initialen Fibrinpolymers, das den Endpunkt jeder Gerinnungszeitmessung in vitro darstellt. Er wird daher in den Gruppentests (Quick-Test, aPTT, Thrombinzeit) *nicht* erfasst, sodass ein Faktor-XIII-Mangel im routinemäßigen Gerinnungsstatus *nicht* erkennbar ist! Faktor XIII wird in der Leber und den Megakaryozyten synthetisiert und hat eine sehr lange Zirkulationshalbwertszeit (acht bis zehn Tage).

Indikationen

- Abklärung einer klinisch/anamnestisch manifesten Blutungsneigung, insbesondere postoperativ bei anhaltender, rezidivierender Nachblutung und Normalbefunden bei Quick-Wert, aPTT und Thrombozytenzahl. (Ein routinemäßiges präoperatives Screening ist bei sorgfältiger Anamneseerhebung *nicht* sinnvoll, obwohl Faktor XIII durch den Quick-Test und die aPTT nicht erfasst wird; der angeborene Mangel ist sehr selten, der häufigere erworbene Mangel entsteht erst als Folge der Operation.)
- Wundheilungsstörung.
- Überwachung einer Substitutionstherapie mit Faktor-XIII-Konzentrat.

Präanalytik

Als **Untersuchungsmaterial** wird Zitratblut verwendet.

Stabilität: Faktor XIII ist im Plasma bei Raumtemperatur über vier Stunden, eingefroren über einen Monat stabil.

Einflussgrößen

Eine stark erhöhte Thrombozytenzahl, z.B. bei essenzieller Thrombozythämie, führt zur Freisetzung von thrombozytärem Faktor XIII.

Analytik

Aktivierung von Faktor XIII erfolgt durch Zugabe von Thrombin und Kalziumionen zum Plasma. Zugabe eines synthetischen Oligopeptidsubstrats, das von aktiviertem Faktor XIII durch kovalente Bindungen quervernetzt wird, setzt pro geknüpfter Bindung ein Molekül Ammoniak frei. Die photometrisch gemessene Geschwindigkeit der Ammoniakfreisetzung wird als indirektes Maß der Faktor-XIII-Aktivität verwendet. Die Aktivität in Prozent des Normalen wird aus der Extinktionskinetik anhand einer Kalibrationskurve (Verdünnungsreihe eines Normalplasma-Pools) ermittelt. Der Messbereich sollte 1–150% des Normalen betragen.

Qualitätskriterien: Gesetzliche Vorgaben (Richtlinien der Bundesärztekammer) bestehen derzeit keine. Als sinnvolle (analytisch und forensisch) Maßnahmen zur Qualitätssicherung werden jedoch die Durchführung einer internen Qualitätskontrolle nach ähnlichen Kriterien wie bei der aPTT sowie die regelmäßige Teilnahme an externen Ringversuchen empfohlen.

Störgrößen:

- Sehr hohe Ammoniak- bzw. Ammoniumkonzentration (> 0,5 mmol/L) können falsch niedrige Faktor-XIII-Aktivität vortäuschen.
- Sehr niedrige (< 0,8 g/L) oder sehr hohe (> 6,0 g/L) Fibrinogenkonzentration verfälschen das Messergebnis.

Referenzbereiche

Erwachsene	70–140% des Normalen (0,7–1,4 IU/mL)
Neugeborene	Wie Erwachsene

Beurteilung

- Angeborene Verminderung: verminderte Synthese oder Synthese eines dysfunktionellen Faktor-XIII-Moleküls sind sehr selten.
- Erworbene isolierte Verminderung:
  - postoperativ (typische Symptomatik: anhaltende rezidivierende Nachblutungen),
  - entzündliche Darmerkrankungen,
  - Inhibitor gegen Faktor XIII (extrem selten).
- Erworbene kombinierte Verminderung:
  - Sepsis/SIRS,
  - hämatologische Systemerkrankungen,
  - Lebererkrankungen (Faktor XIII bei Proteinsynthesestörungen meist erst spät betroffen).

Gesamteiweiß im Blut, Plasma/Serum

➤ Kap. 24, „Eiweiß, gesamt, im Blut“.

Gesamteiweiß im Liquor

➤ Kap. 24, „Liquor-Plasma-Albuminquotient und Liquorgesamtprotein als Maß für die Blut-Liquor-Schrankenfunktion“.

Gesamteiweiß im Urin (€)

Walter G. Guder, Wolf H. Boesken

Mit der Kochprobe, Sulfosalicylsäureprobe und anderen qualitativen Verfahren wurde die Proteinanalyse im Urin schon im 19. Jahrhundert zum Nachweis eines Leitsymptoms von Nierenerkrankungen herangezogen. Daraus ist mit der Biuretmethode ein quantitatives Verfahren entstanden, das viele Jahrzehnte als Standard der Messung einer Proteinurie galt. Inzwischen wurde die Bestimmung von Gesamteiweiß durch eine Fülle neuer Verfahren mit verschiedener Spezifität gegenüber verschiedenen Proteinen abgelöst. Damit wurde die Vergleichbarkeit zwischen den Ergebnissen verschiedener Laboratorien geringer. Trotz höherer analytischer Sensitivität der neuen Verfahren ist mit Einführung der Albuminbestimmung und anderer Verfahren zur spezifischen Differenzierung einer Proteinurie die Bedeutung der Methode in der Differenzialdiagnose gesunken. Dies wurde durch die Erkenntnis gefördert, dass keine der neuen Methoden tubuläre Proteine ausreichend sensitiv erfasst und die Bence-Jones-Proteinurie bei Anwendung nur dieser Methode nicht erkannt wird. Trotzdem ist die Menge des Gesamteiweiß im Urin (g/24 h oder g/g Urinkreatinin) ein klinisch wichtiger Parameter.

Indikationen

Die Gesamteiweißbestimmung dient als unspezifisches Verfahren zur Abschätzung einer Proteinurie, die mit dem Teststreifen qualitativ nachgewiesen wurde:

- Quantifizierung einer teststreifenpositiven Proteinurie,
- gemeinsam mit Albumin zur Erkennung einer prärenalen Proteinurie,
- Therapieüberwachung bei nephrotischem Syndrom und anderen Proteinurien.

Präanalytik

Untersuchungsmaterial: 24-h-Urin. Bei Bezug auf Kreatinin auch Spontanurin.

Stabilität: Bei Raumtemperatur über 24 Stunden, bei 4–8 °C über eine Woche stabil.

Einflussgrößen

Wie bei der Albuminbestimmung können körperliche Aktivität, aber auch Kontaminationen durch postrenale Ursachen den Proteingehalt im Urin erhöhen.

Analytik

Verfahren:

- **Manuelles Verfahren:** Biuretverfahren nach Fällung mit Perchlorsäure und Messung eines Kupfer-Protein-Komplexes.
- **Automatisierte Verfahren:** Nephelometrie, Turbidimetrie mit Trichloressigsäure oder Benzethoniumchlorid, Photometrie mit Coomassie-Brilliant-Blau G-250 oder Pyrogallolrot als Farbstoffbindungsmethoden.

Qualitätskriterien: Nach den Richtlinien der Bundesärztekammer (RiLiBÄK) gelten im Bereich von 5–10 000 mg/L:

- Maximal zulässige Abweichung des Einzelwerts: 11,5%.
- Maximal zulässige Abweichung beim Ringversuch: 24%.

Störgrößen: In Abhängigkeit von der Methode sind alle Verfahren durch eine Vielzahl von Störfaktoren belastet. So können Detergenzien, Stabilisatoren und Medikamente, aber auch Aminosäuren und andere Peptidbestandteile von Infusionslösungen, die im Urin ausgeschieden werden, zu falsch hohen Werten führen. Hämoglobin wird überschätzt, Mikroproteine und freie Leichtketten (Bence-Jones-Protein) nicht oder nur sehr vermindert erfasst.

Referenzbereiche

Biuretmethode	< 150 mg/24 h	< 100 mg/L
Turbidimetrie, Nephelometrie	< 75 mg/24 h	< 70 mg/g Kreatinin
Pyrogallolrot-Methode	< 180 mg/24 h	< 120 mg/L
Coomassieblau-Methode	< 180 mg/24 h	< 120 mg/L

Beurteilung

Da nicht alle Proteine im Urin durch die verschiedenen Verfahren zu 100% erfasst werden, kann das Ergebnis nur zur groben Abschätzung dienen. Eine Erhöhung des Gesamteiweißes spricht zunächst immer für eine Erhöhung von Albumin. Proteinmengen über 3 g/L werden als nephrotische Proteinurie klassifiziert. Sie sind fast ausschließlich glomerulärer Ursache. Eine Proteinurie sollte bei ihrer ersten Erkennung immer abgeklärt werden. Daneben dient die Gesamteiweißkonzentration als Plausibilitätsuntersuchung für die Summe der Einzelproteine. Weitere Informationen ➤ Kap. 24, „Proteinuriedifferenzierung“.

Gesamtprotein im Blut, Plasma/ Serum

➤ Kap. 24, „Eiweiß, gesamt, im Blut“.

Gewebstransglutaminase-Antikörper

➤ Kap. 24, „Sprue, einheimische, Antikorperbestimmung“.

GHRH-Stimulation

➤ Kap. 24, „Somatotropin, inklusive Stimulations- und Suppressionstests“.

GICA

➤ Kap. 24, „Carbohydrate Antigen 19-9 (CA 19-9)“.

Giftige Gase

Gerhard Weidemann, Fritz Degel, Hans Jürgen Heppner

Kohlenmonoxid (CO) und CO-Hämoglobin (€€)

Kohlenmonoxid ist ein farb-, geschmacks- und geruchloses Gas. Es ist etwas leichter als Luft (relative Dichte, bezogen auf Luft: 0,97) und steigt auf.

Indikationen

Verdacht auf eine akute Kohlenmonoxidintoxikation bei Bränden und Koma oder Tod in typischen Auffindungssituationen (Badezimmer, Küche, Garage, PKW). Infolge der unspezifischen Symptomatik wird eine chronische CO-Vergiftung gelegentlich verkannt und z.B. als Grippe, Gastroenteritis, zerebraler Insult oder Herzinfarkt zunächst fehldiagnostiziert. Bei unklaren Allgemeinsymptomen wie Abgeschlagenheit, Kopfschmerzen, Schwindelerscheinungen, Schlaflosigkeit, motorischer Unruhe sollte deshalb differenzialdiagnostisch auch an eine chronische CO-Intoxikation gedacht werden.

Präanalytik

Da die Halbwertszeit des Kohlenmonoxid-Hämoglobins (CO-Hb) nach Beendigung der Exposition nur zweieinhalb bis drei Stunden beträgt, muss die Blutentnahme für die CO-Hb-Bestimmung so bald wie möglich erfolgen.

Untersuchungsmaterial: CO-Hb wird im EDTA- oder Heparinatvollblut bestimmt. Das Probengefäß soll möglichst wenig Luft über dem Blut enthalten und dicht verschlossen sein. Bis zur Bestimmung soll die Probe, vor stärkerer Lichtexposition geschützt, gekühlt aufbewahrt werden.

Stabilität: Der *Gesamt-CO-Gehalt im Blut* bleibt in dicht verschlossenen Probengefäßen unabhängig von der Aufbewahrungstemperatur über vier Monate stabil. Allerdings nimmt in dieser Zeit die spektrophotometrisch bestimmte *CO-Hb-Konzentration* sehr stark ab.

Zur Verlaufskontrolle der CO-Intoxikation sind in der Regel weitere Blutentnahmen erforderlich.

Einflussgrößen

Bei chronischen Rauchern ist die CO-Hb-Konzentration im Blut erhöht.

Analytik

Für die klinisch-toxikologische CO-Hb-Bestimmung werden spektralphotometrische Verfahren verwendet. In Proben, die nach längerer Lagerung nicht mehr für die spektralphotometrische Bestimmung geeignet sind, sowie zur präzisen Messung sehr geringer CO-Mengen kann der CO-Gehalt der Blutprobe gaschromatographisch oder infrarotspektrometrisch bestimmt werden.

Die Messung des CO-Gehalts der Ausatem- und Raumluft erfolgt mit einem Gasspürgerät.

Hinweis: Ein hoher CO-Hb-Anteil in einer Blutprobe stört die Sauerstoffbestimmung bei der Pulsoxymetrie. Da der CO-Hb-Anteil mit in die HbO_2-Messung eingeht, wird fälschlicherweise eine zu hohe Sauerstoffsättigung angezeigt.

Beurteilung

Die endogene CO-Bildung aus dem Porphyrinabbau führt zu CO-Hb-Konzentrationen von bis zu 1%. Bei Rauchern werden CO-Hb-Konzentrationen von 5–10% gemessen.

Bei sehr hoher CO-Konzentration in der Luft kann es bereits nach wenigen Atemzügen zum Bewusstseinsverlust, zu Krämpfen und zur tödlichen Atemlähmung kommen.

Bei über 700 untersuchten tödlichen CO-Vergiftungen betrug der CO-Hb-Gehalt meist zwischen 60–70%.

Aus der gaschromatographischen Untersuchung der Alveolarluft können Rückschlüsse auf die Ursachen der CO-Vergiftung gezogen werden: so weisen z.B. flüchtige Benzinreste in der Alveolarluft auf eine Vergiftung mit Autoabgasen hin.

Die (meist helleren) Todesflecken nach einer CO-Intoxikation sind kirsch-, johannisbeer- oder eosinfarben.

Da Dichlormethan (Methylenchlorid) hauptsächlich zu CO metabolisiert wird, kann eine erhöhte CO-Hb-Konzentration auch auf eine Exposition gegenüber diesem häufig in Lösungsmitteln (u.a. zum

Abbeizen von Farben) verwendeten chlorierten Kohlenwasserstoff zurückzuführen sein.

Blausäure (Cyanwasserstoff) und Zyanide (€€–€€€)

Blausäure (Cyanwasserstoff) ist eine farblose, bei 26 °C siedende Flüssigkeit. Die Dämpfe der Blausäure sind leichter als Luft. Die Salze der schwachen Blausäure, die Zyanide, reagieren stark alkalisch und sind ätzend. Aus ihnen wird die Blausäure durch die Kohlensäure der Luft ausgetrieben. Künstliches Bittermandelöl (Backaroma) enthält Benzaldehyd und ist blausäurefrei.

Indikationen

Nachweis bzw. Ausschluss einer Zyanidvergiftung und Beurteilung der Schwere der Vergiftung.

Bei Verdacht auf eine akute Blausäurevergiftung sind unverzüglich Therapiemaßnahmen (vor allem Antidotgabe, Azidosekorrektur, O_2-Beatmung) einzuleiten, auch wenn das Ergebnis der Laboruntersuchung noch nicht vorliegt.

Präanalytik

Untersuchungsmaterial: Die Probenröhrchen für das Vollblut (mit Heparinat oder EDTA als Antikoagulans) und die Gefäße für Asservate (Magensaft) müssen dicht verschlossen transportiert werden.

Stabilität: Da sich die Zyanidkonzentration in den Proben unter den verschiedenen Lagerungsbedingungen rasch verändern kann, soll die Untersuchung baldmöglichst durchgeführt werden.

Analytik

Bei der Geruchsprobe ist zu bedenken, dass der typische Bittermandelgeruch interindividuell sehr unterschiedlich wahrgenommen wird.

Gasförmige Blausäure in der Raum- und Ausatemluft kann chromometrisch mit Prüfröhrchen semiquantitativ nachgewiesen werden. Diese und Cyantesmo®-Papier sind auch für den Schnellnachweis von Zyanid in Blutproben und Asservaten (nach Freisetzen des Cyanwasserstoffs durch eine ausreichende Säuremenge) geeignet.

Die quantitative Zyanidbestimmung im Blut erfolgt gaschromatographisch (GC, GC-MS nach Derivatisierung zu Bromcyanid).

Beurteilung

Die letale Dosis nach Einatmen oder oraler Aufnahme liegt für Erwachsene bei ca. 50 mg Blausäure oder 200–300 mg Alkalizyanid.

Die für Erwachsene eventuell tödliche Zyanidmenge ist z.B. in ca. 50 gut zerkauten bitteren Mandeln enthalten. Bei Kindern kann der Verzehr von ca. 10 bitteren Mandeln zum Tod führen.

Endogene Zyanidkonzentrationen im Blut:

Nichtraucher	0,005–0,04 mg/L Vollblut
Raucher	0,004–0,07 mg/L Vollblut

Mit akuten toxischen Wirkungen ist bei Zyanidkonzentrationen im Blut > 0,2 mg/L, mit letalem Ausgang der Intoxikation bei > 5 mg/L zu rechnen.

Der verminderte Sauerstoffverbrauch ist in der Blutgasanalyse am deutlich erhöhten venösen O_2-Gehalt zu erkennen.

Gliadin-Antikörper

➤ Kap. 24, „Sprue, einheimische, Antikörperbestimmung“.

Glomeruläre Clearance (€)

Walter G. Guder, Wolf H. Boesken

Die Messung der glomerulären Filtrationsrate erfolgt durch Messung von Molekülen, die glomerulär frei filtriert werden. Durch Messung der Konzentrationen in Plasma und Sammelurin kann, wenn die Substanz nicht resorbiert oder sezerniert wird, die Clearance nach folgender Formel berechnet werden:

Renale Clearance (mL/min) = (Urinkonzentration des Analyten C_u × Urinvolumen [mL]/(Plasmakonzentration des Analyten C_p × Urinsammelzeit [min]).

Dabei muss die Konzentration in gleichen Einheiten angegeben werden (mg/dL oder µmol/L).

Bei diagnostischen und therapeutischen Maßnahmen ist die Abschätzung der Nierenfunktion häufig von großer Bedeutung. In der Praxis werden aufwändige Verfahren mit exogen zugeführten Substanzen (^{51}Cr-EDTA, ^{99}Tc-DTPA, Inulin, Iohexol) eingesetzt. Wegen der höheren Praktikabilität im Alltag ist die endogene Kreatinin-Clearance, trotz diagnostischer Einschränkungen, das verbreitetste Verfahren. Neuerdings versucht man erfolgreich, ausschließlich aus der Plasma-/Serumkonzentration eines Markers die glomeruläre Clearance abzuschätzen. Dies wurde durch Empfehlung der sog. MDRD-Formel (s.u.) bestätigt. In neueren Empfehlungen wird jedoch verstärkt auf die Schwächen dieser Berechnungen aus Plasmakreatinin allein hingewiesen und Cystatin C als besserer Marker empfohlen. Wir möchten im Folgenden beide Verfahren vorstellen. Zur Beziehung beider Marker zur glomerulären Clearance ➤ Abb. 24-3.

Endogene Kreatinin-Clearance

Die endogene Kreatinin-Clearance ist eine semiquantitative Nierenfunktionsprüfung, die jedoch zur Beurteilung der Nierenleistung oft ausreichend ist.

Durchführung

Es wird empfohlen, einen 24-h-Sammelurin zu gewinnen. Der Patient wird gebeten, am Morgen des Sammeltages die Blase vollständig zu entleeren, den Zeitpunkt zu notieren und von nun an jeden Urin vollständig zu sammeln. Durch ausreichende Trinkmenge ist ein Urinvolumen von mindestens 1 mL/min (d.h. 1500 mL/24 h, vor allem bei kürzeren Sammelperioden wie 2 × 1-h-Clearances mit > 60 mL/Periode) sicherzustellen. Am folgenden Tag wird exakt zum Zeitpunkt des Sammelbeginns die Blase vollständig entleert. Nach Ablesen der Sammelmenge wird eine Probe von 5–10 mL gemeinsam mit einer venösen Blutprobe ins Labor gegeben. Im ambulanten Bereich wird auch eine Sammelzeit von zweimal einer Stunde durchgeführt.

Bei der Beurteilung der Kreatinin-Clearance ist zu beachten, dass die glomeruläre Filtrationsrate und die Nierendurchblutung mit zunehmendem Alter abnehmen. Dementsprechend kann die Kreatinin-Clearance bis auf etwa die Hälfte reduziert sein. Bei älteren Menschen können stark erniedrigte Clearance-Werte ohne signifikanten Anstieg der Konzentration des Serumkreatinins vorkommen, weil die Kreatininproduktion aufgrund des Muskelschwundes mit fortschreitendem Alter abnimmt.

Der sog. kreatininblinde Bereich liegt zwischen ca. 90 mL/min und 40 mL/min (➤ Abb. 24-3).

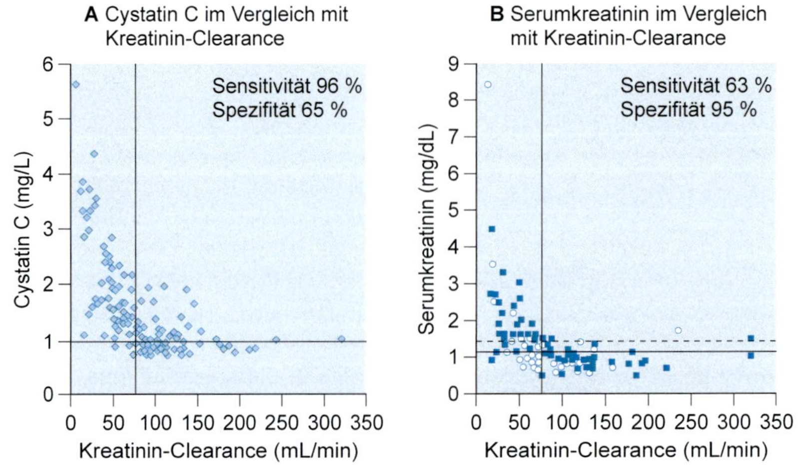

Abb. 24-3 Beziehung zwischen den Konzentrationen von Kreatinin und Cystatin C im Blut und glomerulärer Clearance.

Zwischen Plasmakreatininkonzentration und glomerulärer Clearance gibt es eine nichtlineare Beziehung. In Anbetracht mehrerer extrarenaler Einflüsse auf die Plasmakreatininkonzentration ist dies jedoch bestenfalls als Abschätzung zu werten.

Dazu haben **Cockroft und Gault** folgende Gleichungen vorgeschlagen:

Erwachsene:

- Frauen: Clearance (mL/min) = 0,85 × [(140–Alter) × Körpergewicht (kg)] ÷ [72 × Serumkreatinin (mg/dL)]
- Männer: Clearance (mL/min) = [(140–Alter) × Körpergewicht (kg) ÷ [72 × Serumkreatinin (mg/dL)]

Die folgende Formel wurde in jüngerer Zeit von **Björnson** auf **Erwachsene** angewendet, um eine gegenüber der Cockroft-Gault-Formel bessere Korrelation zur wahren glomerulären Clearance zu erreichen:

Clearance (mL/min) = [27–(0,173 × Alter)] × Gewicht (kg) × 0,07/Kreatinin (mg/dL).

Bei Frauen wird statt 27 die Zahl 25 verwendet.

In neuester Zeit wurden von der Modification of Diet in Renal Disease Study Group (**MDRD**) Formeln veröffentlich, von denen die Version 2005 auch von europäischen Experten empfohlen wird:

Glomeruläre Filtrationsrate = 175 × Kreatinin (mg/dL)$^{-1,154}$ × Alter (Jahre)$^{-0,203}$.

Bei Frauen wird das Ergebnis mit 0,742 multipliziert.

Die MDRD-Formeln mussten in jüngster Zeit modifiziert werden, da sie mit der auch einen Teil Pseudokreatinine erfassenden Jaffé-Methode gewonnen wurden. Dies veränderte den Multiplikator von 186 auf 175. Da die Basis für diese Anwendungen die Messung des „wahren Kreatinins" ist, sollte vor Berechnung die jeweils angewandte Methode bekannt sein.

Für **Kinder** wird die Formel nach **Schwartz** eingesetzt:

- Kinder ab dem ersten bis zum zwölften Lebensjahr und Frauen:
  Clearance (mL/min/1,73 m^2) = 0,55 × Körperlänge (cm) ÷ Serumkreatinin (mg/dL).
- Reife Neugeborene und Säuglinge im ersten Jahr: Clearance (mL/min/1,73 m^2) = 0,45 × Körperlänge (cm) ÷ Serumkreatinin (mg/dL).
- Männer nach der Pubertät:
  Clearance (mL/min/1,73 m^2) = 0,70 × Körperlänge (cm) ÷ Serumkreatinin (mg/dL).

Bei Messung des „wahren Kreatinins" mit einer auf die Referenzmethode bezogenen Kalibration werden die Ergebnisse grob unterschätzt. Die Schwartz-Formel ist daher nicht länger zu empfehlen.

Bei allen Formeln ist der Wert von Kreatinin durch 88,4 zu teilen, wenn er in µmol/L eingegeben wird.

Referenzbereiche

Kinder	3–13 Jahre	120–145 mL/min > 110 mL/min/1,73 m^2 Körperoberfläche
Erwachsene	< 40 Jahre	95–160 mL/min
	40–49 Jahre	> 68 mL/min
	50–59 Jahre	> 58 mL/min
	60–69 Jahre	> 50 mL/min
	≥ 70 Jahre	> 48 mL/min

Berechnung der glomerulären Clearance aus Plasma-/Serum-Cystatin C

Cystatin C wurde als neuer Marker zur Messung der glomerulären Clearance eingeführt (➤ Kap. 24, „Cystatin C"). Nachdem dieser Marker auf klinisch chemischen Analysenautomaten messbar wurde, ist es erstmals möglich, ohne weitere Faktoren wie Geschlecht, Alter, Körpergröße und Diät die glomeruläre Clearance aus einer einzigen Messung im Blut mit bisher nicht bekannter Sicherheit abzuleiten. Mit folgender Formel kann die Clearance bei Kindern ab dem ersten Lebensjahr und Erwachsenen bis ins hohe Alter aus Plasma-/Serum-Cystatin C abgeleitet werden:

Methodenabhängig wurden verschiedene Formeln vorgeschlagen (➤ Kap. 24, „Cystatin C"):

- Methode PETIA:Clearance (mL/min) = 84,7/Cystatin C^{1,68} (mg/L).
- Methode PENIA:Clearance (mL/min) = 74,8/Cystatin C^{1,333} (mg/L).

Bei Kindern unter 14 Jahre Alter sollte das Ergebnis mit 1,384 multipliziert werden.

Eine Standardisierung des Kalibrators, wie es ab 2009 geplant ist, wird diese Unterschiede eliminieren. Dabei ist die lineare Beziehung zwischen der reziproken Cystatinkonzentration und der Clearance weder vom Alter (ab dem ersten Jahr) noch von der

Muskelmasse oder anderen extrarenalen Faktoren abhängig.

Es gelten die o.g. Referenzbereiche.

LITERATUR

Blirup-Jensen S, Grubb A, Lindström V, Schmidt C, Althaus H. Standardisation of cystatin C. Development of a primary and secondary reference preparation. Scand J Clin Lab Invest 2008;68, Suppl 241:67–70.

Coresh J, Auguste P. Reliability of GFR formulas based on serum creatinie, with special reference to the MDRD Study equation. Scand J Clin Lab Invest 2008;68, Suppl. 241:30–8.

DeLange JR. How to establish glomerular filtration rate in children. Scand J Clin Lab Invest 2008;68, Suppl 241:46–51.

Grubb A, Nyman U, Björk J, Lindström V, Rippe B, Sterner G et al. Simple cystatin C based prediction equations for glomerular filtration rate compared with the medification of diet in renal disease prediction equation for adults and the Schwartz and the Counahan-Barratt prediction equations for children.Clin Chem 2005;51:1420–31.

Herget-Rosenthal S, Bökenkamp A, Hofmann W. How to estimate GFR – serum creatinine, serum cystatin C or equations? Clin Biochem 2007;40:153–61.

Levey AS, Coresh J, Greene T, Marsh J, Stevens LA, Kusek JW et al. Expressing the Modification of Diet in Renal Disease Study equation for estimating glomerular filtration rate with standardized serum creatinin values. Clin Chem 2007;53:766–72.

Stevens LA, Coresh J, Green T, Levey AS. Assessing kidney function-measured and estimated glomerular filtration rate. N Engl J Med 2006;354:2473–83.

G

Glukose (€)

Erwin Schleicher

Glukose ist das wichtigste Kohlenhydrat, das von allen Körperzellen rasch zur Energiegewinnung verstoffwechselt werden kann. Eine Regulation des Blutglukosespiegels innerhalb relativ enger Grenzen ist daher für die normale Funktion der verschiedenen Organe, insbesondere des Gehirns, essenziell (Glukosehomöostase).

Indikationen

- Nachweis bzw. Ausschluss eines primären (Typ 1, 2 oder seltene Formen) oder sekundären Diabetes mellitus,
- präoperative Risikoabschätzung,
- Therapiekontrolle bei Diabetes mellitus (einschließlich Patientenselbstkontrolle),
- Nachweis bzw. Ausschluss einer gestörten Glukosetoleranz (oGTT),
- Nachweis eines Gestationsdiabetes,
- Nachweis von Hypoglykämien,
- intensivmedizinische Überwachung der parenteralen Ernährung.

Präanalytik

Für Glukose besteht ein arteriovenöses Konzentrationsgefälle von etwa 0,3–0,6 mmol/L (5–10 mg/dL), das je nach Zustand (Nahrungsaufnahme oder kataboler Zustand, z.B. durch Muskelarbeit, Fieber) auf bis zu 1,6 mmol/L (30 mg/dL) steigen kann, d.h., die Probenabnahmeart geht in die Beurteilung ein (➤ Tab. 24-19).

Weiterhin sind die Blutglukosewerte von der Probenvorbereitung abhängig (s.u.).

Als **Untersuchungsmaterialien** können Vollblut, Serum, Plasma, Urin und andere Körperflüssigkeiten verwendet werden. Die Untersuchung im Hämolysat liefert wegen der Mischung mit intrazellulärer Flüssigkeit etwas niedrigere Werte. Glukose ist im Vollblut und in anderen zellhaltigen Körperflüssigkeiten nur in Anwesenheit von Glykolysehemmern stabil (Metabolisierung zu Laktat bzw. CO_2). Als Zusätze werden Natriumfluorid (6 g/L Blut) und Maleinimid (100 mg/L Blut) empfohlen.

Die **Stabilität** im Plasma/Serum beträgt bei Raumtemperatur ca. zwei Tage, bei 4–8 °C sieben Tage und im gefrorenen Zustand einen Monat. Im Urin ist Glukose bei Raumtemperatur durch den Abbau durch Bakterien und Blutzellen nur wenige Stunden stabil.

Bei Gefriertrocknung (Lyophilisation) von proteinhaltigen Lösungen sinkt die Glukosekonzentration durch Glykierung der Proteine (vgl. Fruktosamin und HbA_{1c}).

Einflussgrößen

Die biologische Halbwertszeit der **Blutglukose** beträgt nur wenige Minuten. Trotz der starken Abhängigkeit der Blutglukosekonzentration von Nahrungsaufnahme und körperlicher Aktivität wird die Blutglukosekonzentration bei Stoffwechselgesunden in-

Tab. 24-19 Beurteilung der Nüchternglukose und des oralen Glukosetoleranztests (oGTT).

	Nüchternglukose[1], in mg/dL (mmol/L)	oGTT, 1-h-Wert, in mg/dL (mmol/L)	oGTT, 2-h-Wert, in mg/dL (mmol/L)
Abnorme Nüchternglukose (impaired fasting glucose, IFG)			
Plasma, venös	100-126 (5,6–7,0)	–	< 140 (< 7,8)
Vollblut kapillär (hämolysiert)	90–110 (5,0–6,1)	–	< 140 (< 7,8)
Gestörte Glukosetoleranz			
Plasma, venös	80–100 (4,4–5,5)		140–200 (7,8–11,1)
Vollblut, kapillär (hämolysiert)	69–115 (3,8–6,4)		140–200 (7,8–11,1)
Diabetes mellitus[2]			
Plasma, venös	≥ 126 (≥ 7,0)	–	≥ 200 (≥ 11,1)
Vollblut, kapillär (hämolysiert)	≥ 110 (≥ 6,1)	–	≥ 200 (≥ 11,1)
Gestationsdiabetes:[3] Ein Gestationsdiabetes liegt vor, wenn für mindestens zwei Werte gilt:			
Vollblut, venös	> 90 (> 5,0)	> 165 (> 9,2)	> 140 (> 7,8)
Plasma, venös	> 95 (> 5,3)	> 180 (> 10,0)	> 155 (> 8,6)
Vollblut, kapillär (hämolysiert)	> 90 (> 5,0)	> 180 (> 10,0)	> 155 (> 8,6)

[1] Nüchtern = mindestens acht Stunden ohne Nahrungsaufnahme.
[2] Sofern keine ausgeprägte Hyperglykämie mit metabolischer Dekompensation vorliegt, ist die Diagnose durch Wiederholung an einem anderen Tag zu bestätigen.
[3] Empfohlen wird ein oraler Glukosetoleranztest mit 75 g Glukose.

nerhalb relativ enger Grenzen (4,4–7,2 mmol/L; 80–130 mg/dL) reguliert. Physiologischerweise können diese Werte in der Nacht bzw. kurz nach Nahrungsaufnahme unter- bzw. überschritten werden.

Insulin senkt, Stresshormone (Kortisol, Adrenalin), Wachstumshormon und Glukagon erhöhen die Blutglukosekonzentration.

Urin: Im Alter und bei Tubulusschäden steigt die Nierenschwelle für Glukose über 10 mmol/L (> 180 mg/dL) an. Während der Schwangerschaft sinkt sie ab.

Analytik

Die Bestimmung der Glukose wird mit enzymatischen Methoden durchgeführt. Bei der am häufigsten verwendeten Methode wird Glukose durch Glukoseoxidase in Glukuronsäure und H_2O_2 umgesetzt. In einer angeschlossenen Indikatorreaktion wird H_2O_2 entweder durch einen Farbstoff nachgewiesen, der im Photometer (Reflektometer) quantifiziert werden kann, oder die frei werdenden Elektronen werden amperometrisch bestimmt (Sensortechnik).

Aufgrund ihrer hohen Spezifität sind die Glukosedehydrogenase-Methode und die Hexokinase-Methode als Referenzmethoden anerkannt. Das jeweils dabei entstandene NADH bzw. NADPH, das photometrisch quantifiziert werden kann, ist der Glukosekonzentration proportional. Der mit diesen Methoden erhaltene Messbereich erstreckt sich vom hypoglykämischen Bereich (< 50 mg/dL) bis über 500 mg/dL.

Blutglukosebestimmung mittels Teststreifen (POCT und Selbstkontrolle): Für die patientennahe Glukosebestimmung (*p*oint *o*f *c*are *t*esting, POCT) werden Teststreifen verwendet. Bei den modernen Teststreifen wird Glukose mittels Sensortechnik bestimmt. Dabei wird sie enzymatisch zu Glukuronsäure oxidiert und die entstehenden Elektronen werden über eine Mediatorreaktion (Redoxmediator ist z.B. Kaliumhexacyanoferrat-III) an die Kathode transportiert und so gemessen. Diese Teststreifenmethoden sind wenig störanfällig, messen sehr schnell, benötigen sehr wenig Material und keinen Dosierungsschritt. Allerdings kann bei Geräteproblemen der Teststreifen nicht wie bei den Farbteststreifen für die reflektrometrische Messung visuell abgelesen (abgeschätzt) werden.

Oraler Glukosetoleranztest (oGTT) nach evidenzbasierten Leitlinien der DGG (Aktualisierung 10/2004):

G

- Durchführung am Morgen (nach zehn- bis 16-stündiger Nahrungskarenz) nach einer mindestens dreitägigen Ernährung mit mehr als 150 g Kohlenhydraten/Tag. Patient in sitzender oder liegender Position. Rauchen vor und während des Tests ist nicht erlaubt.
- Zum Zeitpunkt 0 trinkt der Patient 75 g Glukose (oder äquivalente Menge hydrolysierter Stärke) in 250–300 mL Wasser innerhalb von fünf Minuten. Kinder erhalten 1,75 g/kg KG (bis maximal 75 mg). Blutentnahmen zur Glukosebestimmung zu den Zeitpunkten 0 und 120 Minuten (der 60-Minuten-Wert ist nicht obligatorisch). Sachgerechte Aufbewahrung der Blutproben zur Messung.

Qualitätskriterien: Die interne und externe Qualitätskontrolle erfolgt nach den Richtlinien der Bundesärztekammer (RiLiBÄK).

- Serum/Plasma/Vollblut im Bereich von 2,2–22 mmol/L (40–400 mg/dL):
  - Maximal zulässige Abweichung des Einzelwerts: 11%.
  - Maximal zulässige Abweichung beim Ringversuch: 15%.
- Urin im Bereich 0,6–22 mmol/L (100–4000 mg/L):
  - Maximal zulässige Abweichung des Einzelwerts: 11%.
  - Maximal zulässige Abweichung beim Ringversuch: 22%.

In Deutschland ist die Ringversuchsteilnahme mit Vergleich zum Referenzmethodenwert in jedem Quartal Pflicht. Referenzmethode ist die Hexokinase-Methode oder Isotopenverdünnung/Massenspektrometrie.

Nach den Richtlinien der Bundesärztekammer kann für trägergebundene Systeme in der niedergelassenen Praxis eine vereinfachte Qualitätskontrolle durchgeführt werden, die sich auf die interne Kontrolle beschränkt. In der Klinik müssen für diese Geräte eigene Ringversuche durchgeführt und ihre Erfüllung nachgewiesen werden, wenn sie nicht an die Ringversuche des Zentrallabors durch interne Ringversuche angekoppelt sind.

Die Blutglukosemessgeräte, die von Patienten für die Selbstkontrolle eingesetzt werden, unterliegen derzeit nicht der Qualitätskontrolle nach den Richtlinien der Bundesärztekammer!

Störgrößen: Die für die Blutglukose- bzw. Serum-/Plasmaglukosebestimmungen verwendeten enzymatischen Methoden sind wenig störanfällig. Für die Bestimmung im Urin sind die Störungen durch niedrigen pH (Ketoazidose) oder Ascorbinsäure bei den jetzt verwendeten Teststreifen weitgehend beseitigt.

Referenzbereiche (WHO)

Nüchternglukose (Kapillarblut)	3,8–6,4 mmol/L (69–115 mg/dL)
Nüchternglukose (Serum/Plasma)	4,4–5,5 mmol/L (80–100 mg/dL)

Beurteilung (➤ Tab. 24-19)

LITERATUR

Kerner W, Brückel J. Definition, Klassifikation und Diagnostik des Diabetes Mellitus. DDG Praxis-Leitlinie. Diabetologie 2007;Suppl 2:147–9.

Glukose im Liquor

➤ Kap. 24, „Liquor: Glukose und Laktat“.

Glukose im Urin

➤ Kap. 24, „Glukose“, ➤ Kap. 24, „Harnstatus“.

Glukose-6-Phosphat-Dehydrogenase

➤ Kap. 24, „Erythrozytenenzyme“.

Glutamataminodecarboxylase-Antikörper

➤ Kap. 24, „Inselzellantikörper, Antikörper gegen Glutamataminodecarboxylase (GAD) und Phosphotyrosinphosphatase (IA-2)“.

Glutamatdehydrogenase (GLDH) (€)

Axel Gressner

Das ausschließlich mitochondrial lokalisierte Enzym katalysiert die oxidative Desaminierung von L-Glutamat zu α-Ketoglutarat und kommt in Geweben mit hohem Aminosäurestoffwechsel vor, wo es der vorläufigen NH_3-Elimination dient. Besonders hohe spezifische Aktivitäten finden sich in der Leber, vorwiegend im zentralen Leberazinusbereich (perivenöse Zone 3). Andere Organe wie Niere, Myokard, Gehirn, Pankreas, Intestinum, Erythrozyten und Leukozyten haben eine praktisch zu vernachlässigende GLDH-Aktivität. Aktivitätsbestimmungen im Serum finden daher nur als Messgröße der (tief greifenden) Leberzellnekrose Anwendung.

Indikationen

Diagnose von Leberzellnekrosen im Rahmen akuter und chronischer Lebererkrankungen, insbesondere zur Abschätzung des Schweregrads der Einzelzellschädigung und der Differenzierung periportaler von perivenösen Leberschädigungen.

Präanalytik

Als **Untersuchungsmaterial** dient Serum oder Heparinplasma.

Stabilität: Die Enzymaktivität ist bei Raumtemperatur und 4 °C sieben Tage, bei –20 °C vier Wochen stabil. Erhöhte Pyruvatkonzentrationen führen zu einer Verminderung der Aktivität.

Einflussgrößen

Ethanol, orale Kontrazeptiva, Streptokinase führen zu erhöhten, Thyroxinerhöhungen zu verminderten Aktivitäten.

Analytik

Die Bestimmung erfolgt im einfachen optischen Test mit der Reaktion, die von dem Enzym auch in vivo katalysiert wird.

Die Oxidationsrate des NADH + H^+ wird an der Extinktionsabnahme bei 334, 340 oder 366 nm pro Zeiteinheit gemessen.

Qualitätskriterien: Die interne und externe Kontrolle erfolgte bis 2002 nach den Richtlinien der Bundesärztekammer (RiLiBÄK), ist jedoch in den neuen Richtlinien nicht mehr enthalten. Die Unpräzision von Tag zu Tag sollte maximal 6% betragen. Ringversuche zur externen Kontrolle werden von den Ringversuchsorganisationen angeboten.

Störgrößen: Lipämie, Hämolyse, Chelatbildner, Metallionen.

Referenzbereiche

37 °C.

Männer	< 6,4 U/L
Frauen	< 4,8 U/L

Beurteilung

Die GLDH wird zur Diagnostik der Leberzellnekrose und aufgrund ihrer mitochondrionalen Lokalisation zur Abschätzung des Schweregrads der Einzelzellschädigung (Freisetzung aus den Mitochondrien) eingesetzt. Dazu dient die Ermittlung des Transaminasen-GLDH-Quotienten ALT/GLDH. Ein großer Quotient (relativ geringer GLDH-Anstieg) zeigt eine leichtere, ein kleiner Quotient (relativ starker GLDH-Anstieg) eine tief greifende Zellzerstörung an. Besonders hohe GLDH-Aktivitäten finden sich bei akuter Leberstauung (z.B. bei Rechtsherzinsuffizienz), akuten toxischen Leberschädigungen, nekrotisierender Hepatitis, Verschlussikterus, biliärer Zirrhose und Lebermetastasen. Mäßige Anstiege bei chronisch aktiver Hepatitis, alkoholischer Fettleberhepatitis, schwerer diabetischer Azidose und Leberzirrhose. Isolierte GLDH-Anstiege werden als früher Indikator alkoholischer Leberschädigung gewertet, da diese sich zunächst an den Hepatozyten der perivenösen Zone 3, die über relativ hohe spezifische GLDH-Aktivitäten verfügt, manifestiert. Aufgrund der kürzeren Halbwertszeit (18 Stunden) gegenüber ALT (47 Stunden) nimmt die GLDH nach Beendigung des Schadens rascher ab.

Glutamat-Pyruvat-Transaminase (GPT)

➤ Kap. 24, „Alaninaminotransferase (ALT)".

G

γ-Glutamyltransferase (γ-GT) (€)

Axel Gressner

Das mit höchster spezifischer Aktivität in der Niere vorhandene Enzym, das in Muskeln, Knochen und Erythrozyten jedoch nicht vorhanden ist, kommt in der Leber mit vergleichsweise geringer spezifischer Aktivität vor. Dennoch ist die Serumaktivität der γ-GT im gesunden wie pathologischen Zustand nahezu ausschließlich durch die Leber bestimmt, da trotz hoher γ-GT-Aktivitäten im Nierenparenchym renale Erkrankungen keine Aktivitätserhöhungen im Serum bewirken. Das Enzym ist im Serum in heterogener Form vorhanden, eine Fraktion ist an HDL und LDL gebunden (Halbwertszeit ca. 20 Stunden), eine weitere Fraktion (bis zu 20%) liegt in wasserlöslicher Form vor und hat eine Halbwertszeit von etwa neun Stunden. Der Anstieg beider Fraktionen bei nicht-ikterischen und cholestatischen Lebererkrankungen ist unterschiedlich. Gemeinsam mit der alkalischen Phosphatase, der Leucinarylamidase und der 5-Nukleotidase wird die γ-GT in die Gruppe Cholestase anzeigender Enzyme eingeordnet. Unabhängig davon wird die Enzymaktivität als sensitiver Indikator und Screening-Test für Alkoholismus eingesetzt.

G

Indikationen

- Diagnostik und Verlaufskontrolle hepatobiliärer Erkrankungen,
- Differenzialdiagnostik erhöhter Aktivitäten der alkalischen Phosphatase aus ossärer (skelettaler) oder hepatobiliärer Ursache,
- Identifizierung chronischer Alkoholiker und deren Abstinenzkontrolle.

Präanalytik

Als **Untersuchungsmaterial** dient Serum oder Heparinplasma.

Stabilität: Das Enzym ist bei 4–8 °C und bei Raumtemperatur mindestens sieben Tage, bei −20 °C ein Jahr stabil. Zitrat, EDTA-Fluorid und Oxalat als Antikoagulanzien/Zusätze hemmen die Enzymaktivität.

Einflussgrößen

Einige Medikamente wie Barbiturate und Cephalosporine erhöhen die Aktivität wie auch Östrogene und chronische Ethanolzufuhr (Alkoholiker). Orale Kontrazeptiva und Gravidität tragen ebenfalls zur γ-GT-Erhöhung bei. Verminderungen hingegen kommen bei langzeitiger Einnahme hoher Dosen von Ascorbinsäure und Therapie mit Fibraten vor.

Analytik

Es kommt die IFCC-Standardmethode als kinetischer photometrischer Test zur Anwendung. Von dem Substrat L-γ-Glutamyl-3-carboxy-4-Nitroanilid wird der γ-Glutamylrest auf das Dipeptid Glycylglycin (Akzeptor) unter Bildung von L-γ-Glutamyl-Glycylglycin und 5-Amino-2-nitrobenzoat übertragen, dessen gelbe Farbe bei 410 nm kinetisch gemessen wird. Die Geschwindigkeit der Absorptionszunahme ist der Aktivität der γ-GT proportional.

Qualitätskriterien: Die interne und externe Kontrolle erfolgt nach den Richtlinien der Bundesärztekammer (RiLiBÄK).

Für den Messbereich von 20–300 U/L gelten:

- Maximal zulässige Abweichung des Einzelwerts: 11,5%.
- Maximal zulässige Abweichung beim Ringversuch: 21,0%.

Störgrößen: Geringe Hämolyse stört nicht, da das Enzym in Erythrozyten nicht vorkommt. Höhere Hämoglobinkonzentrationen führen zu Aktivitätsverminderung von etwa 20% bei 5 g/L Hämoglobin. Antikoagulanzien wie Zitrat, Fluorid und Oxalat hemmen in hohen Konzentrationen die Aktivität.

Referenzbereiche

IFCC-Standardmethode, 37 °C.	
Männer	10–71 U/L
Frauen	6–42 U/L
Kinder	
Früh-/Neugeborene, Kleinkinder bis zu 6 Monaten	13–147 U/L, absinkend
6 Monate bis 10 Jahre	5–32 U/L
11–15 Jahre	5–24 U/L

Beurteilung

Aktivitätserhöhungen der γ-GT im Serum sind ein sensitiver Indikator einer hepatobiliären Erkrankung. In 95% dieser Erkrankungen kommt es zu Aktivitätsanstiegen, jedoch besteht keine Spezifität für eine spezifische Lebererkrankung, insbesondere nicht für eine Cholestase. Bei cholestatischen Lebererkrankungen finden sich jedoch besonders hohe Aktivitätsanstiege. Für die Differenzialdiagnostik ist die γ-GT ungeeignet. Enzyminduzierende Medikamente wie Phenobarbital, Phenytoin (Sedativa und Antikonvulsiva) führen zu leichten bis mäßigen γ-GT-Anstiegen, ohne Hinweis auf Leberschädigungen. In ähnlicher Weise finden sich bei über 70% der Alkoholiker ohne klinisch manifeste Lebererkrankungen mäßige, bei Alkoholabstinenz reversible γ-GT-Erhöhungen. Die γ-GT eignet sich somit zur frühzeitigen Erkennung von Alkoholikern (mit und ohne alkoholische Fettleber) wie auch zur Überwachung der Alkoholabstinenz. Vermutete alkoholinduzierte γ-GT-Anstiege sind durch die Bestimmung des kohlenhydratdefizienten Transferrins (carbohydrate-deficient transferrin [CDT]) zu verifizieren.

Für die klinische Praxis bedeutsam ist, dass die γ-GT bei Erhöhungen der alkalischen Phosphatase aus nicht hepatobiliärer Ursache (osteoblastische Knochenerkrankungen) im Normalbereich bleibt und somit eine differenzialdiagnostische Abgrenzung erlaubt.

An folgende Erkrankungen ist bei **normalen und erhöhten Aktivitäten der γ-GT** zu denken:

- Normalaktivitäten (bis 66 U/L):
  - Schwangerschaft,
  - Knochenwachstum,
  - Knochenerkrankungen,
  - Muskelerkrankungen,
  - chronisch-persistierende Hepatitis,
- leicht erhöhte Aktivitäten (< 120 U/L):
  - unkomplizierte Virushepatitis,
  - alkoholische Fettleber,
  - chronischer Alkoholabusus,
  - Leberstauung bei Rechtsherzinsuffizienz (z.B. Cor pulmonale, Myokardinfarkt),
- mäßig erhöhte Aktivität (≤ 300 U/L):
  - chronisch-aktive Hepatitis,
  - alkoholtoxische Hepatitis,
  - alkoholtoxische Leberzirrhose,
  - primär biliäre Zirrhose,
  - primäre und sekundäre Lebertumoren,
  - akute und chronische Pankreatitis,
  - langzeitige Medikation mit Antikonvulsiva und Sedativa (z.B. Phenobarbital, Phenytoin) und anderen Medikamenten (Phenylbutazon, Rifampicin),
- stark erhöhte Aktivitäten (> 300 U/L):
  - Verschlussikterus,
  - cholestatische Verlaufsform der akuten Hepatitis,
  - toxische Leberschäden (z.B. Tetrachlorkohlenstoff).

Glykole

➤ Kap. 24, „Ethylenglykol“.

β_2-Glykoprotein-I-Antikörper

➤ Kap. 24, „Phospholipidantikörper“.

Glykoprotein IIIa (= Integrin β3= CD61)

➤ Kap. 24, „Molekulargenetische Diagnostik“ – „Glykoprotein IIIa (Integrin β3 [ITGB3], CD61) bei Koronarthrombose- und Herzinfarktrisiko (OMIM-Nummer: 173470)“.

Glykosylphosphatidylinositol(GPI)-defiziente Erythrozyten, Granulozyten, Thrombozyten

➤ Kap. 24, „Paroxysmale nächtliche Hämoglobinurie – Diagnostik“.

Granulozyten

➤ Kap. 24, „Differenzialblutbild, mechanisierte Differenzierung von Leukozyten“.

GPI-Anker-Antigen CD55, CD59

➤ Kap. 24, „Paroxysmale nächtliche Hämoglobinurie – Diagnostik“.

Granulozyten- und Makrophagenfunktionstests (€€–€€€)

Mariam Klouche

Synonyme (Inhalte): Chemotaxis-(Boyden-Kammer-)Assay, NADPH-Oxidase, Phagozytosekapazität, Rezeptoren CD18, CD11b, CDw128 (IL-8R).

Störungen der Funktion von Granulozyten und Makrophagen können alle Schritte von der Erkennung, Adhäsion, Migration und spezifischen Chemotaxis bis zur Phagozytose sowie intrazellulären Abtötung betreffen. Neben den angeborenen oder erworbenen absoluten Defizienzen (zyklische Neutropenie, schwere kongenitale Neutropenie), die ebenfalls zu sekundären Funktionsdefekten führen, sind die hereditären funktionellen Phagozytendefekte von den medikamenteninduzierten funktionellen Störungen zu differenzieren. Typischerweise manifestieren sich die hereditären Defekte und Syndrome im Kindesalter, milde Formen können jedoch selten auch mit einer Diagnosestellung bei Erwachsenen einhergehen. Die funktionellen Defekte der Phagozyten gehen mit einer erhöhten Infektanfälligkeit gegenüber Bakterien, insbesondere bekapselten Erregern und Pilzen, einher. Während die Leukozytenadhäsionsdefekte Granulozyten und Makrophagen betreffen, liegt beim Wiskott-Aldrich-Syndrom ein Defekt der Granulozytenphagozytose vor. Die X-chromosomalen und autosomal-rezessiven Formen der chronischen (septischen) Granulomatose betreffen die Produktion von Sauerstoffradikalen für die intrazelluläre Abtötung von Granulozyten. Der mit rezidivierenden Pneumokokkeninfektionen assoziierte IRAK4-Defekt betrifft ausschließlich die Makrophagenaktivierung.

Indikationen

- Verdacht auf kongenitalen Immundefekt,
- rezidivierende, schwere oder therapieresistente Infektionen bei Kindern oder Erwachsenen (insbesondere durch Bakterien: Pneumokokken, Staphylokokken, *H. influenzae,* Pilze oder Mykobakterien),
- Malabsorption, fehlende Gewichtszunahme, persistierende Diarrhö bei Säuglingen,
- multiple Abszesse, rezidivierende Dermatitiden, Autoimmunerkrankungen, schwere Periodontitis bei Kindern und Erwachsenen.

Präanalytik

Als **Untersuchungsmaterial** ist mit Heparin oder Zitrat antikoaguliertes Vollblut geeignet. Für alle Verfahren zur funktionellen Phagozytenprüfung dürfen nur frische Blutproben (maximal drei Stunden alt) verwendet werden.

Stabilität: Für durchflusszytometrische Analysen können die Proben für sieben Tage stabilisiert werden.

Einflussgrößen

Unter Behandlung mit Antibiotika oder Glukokortikoiden wird die funktionelle Kapazität der Granulozyten und Makrophagen supprimiert, insbesondere Untersuchungen der Phagozytose sind nur eingeschränkt interpretierbar. Bei Diabetes mellitus ist die Granulozytenfunktion supprimiert.

Analytik

Sauerstoffradikalbildung und intrazelluläre Abtötung: Als Screening-Verfahren für die Sauerstoffradikalbildung (oxidativer Burst) sind durchflusszytometrische Verfahren zur Bestimmung der NADPH-Oxidase mittels Dihydrorhodamin Standard, die die globale Bestimmung mit dem klassischen NBT-Test abgelöst haben. Ältere Verfahren mit DCF-DA (Dichlorofluoreszein) sollten aufgrund der unspezifischen Oxidation nicht mehr verwendet werden.

Zur Bestimmung der funktionellen Kapazität zur intrazellulären Abtötung stehen nur aufwändige Verfahren in wenigen spezialisierten Laboratorien zur Verfügung, die auf der Inkubation von isolierten Patienten- und Kontrollgranulozyten mit definierten Bakterienstämmen basieren, die nach definierten Zeitpunkten mit und ohne Lyse der Zellen quantitativ ausplattiert wurden und deren Wachstum nach 24 Stunden bestimmt wird.

Phagozytose: Die Phagozytosekapazität kann mit Hilfe von inaktivierten *Candida spp.* in An- und Abwesenheit von Serum zur zusätzlichen Prüfung der Opsonierung untersucht werden. Nach 15 und

30 Minuten Inkubation werden die intrazellulär phagozytierten Candida im Vergleich zwischen Patienten- und Kontrollgranulozyten quantifiziert. Normalerweise ist nach 30 Minuten eine Phagozytose > 75% erreicht.

Chemotaxis und Migration: Die Chemotaxis wird nur in aufwändigen, in wenigen Laboren in standardisierten modifizierten Boyden-Kammer-Assays durchgeführt. Die Verfahren basieren auf Doppelkammerassays, bei denen die gerichtete Migration von Granulozyten oder Makrophagen auf einen chemotaktischen Reiz hin (z.B. FMLP, C5a, Interleukin-8, MCP-1) im Vergleich zu gesunden Kontrollen quantifiziert wird. Defekte der Aktinpolymerisation können über fluoreszente NBD-Phallocidine oder Phalloidin durchflusszytometrisch identifiziert werden.

Leukozytenadhäsionsdefekte: Die häufigeren der seltenen Leukozytenadhäsionsdefekte können mittels durchflusszytometrischer Nachweisverfahren der fehlenden oder verminderten Rezeptoren CD18, CD11b, CDw128 (IL-8R) bestimmt werden. Für den GDP-Fucose-Transporter stehen gegenwärtig keine Antikörper für die Testung im Screening-Verfahren zur Verfügung.

Störfaktoren: Bei Verzögerungen der Transportzeit und extremen Temperaturen kann eine falsch defekte Phagozytenfunktion bestimmt werden. Bei Testverfahren zur Prüfung der Phagozytose und intrazellulären Abtötung, die auf Oxidation oder Reduktion von Substraten beruhen, stören reduzierende und oxidierende Substanzen, z.B. Ascorbinsäure oder H_2O_2.

Referenzbereiche

Die funktionellen Untersuchungen werden abhängig vom Laborverfahren im Vergleich zu gesunden Kontrollen angegeben.

Intrazelluläre Abtötung	80–90%
Spontanphagozytose	60–80%
Opsonierte Phagozytose	80–100%
Bei Rezeptornachweis	Vorhanden

Beurteilung

Untersuchungen auf Defekte der Phagozytenfunktion sind fast ausschließlich im Kindesalter relevant, bei Erwachsenen können nur sehr selten messbare Defekte nachgewiesen werden. Die Untersuchungen sollten aufgrund der hohen Relevanz und schwierigen Standardisierbarkeit der funktionellen Testverfahren an mindestens zwei unterschiedlichen Proben bestätigt werden.

Sauerstoffradikalproduktion reduziert:
- Chronische Granulomatose,
- iatrogen durch Medikamente: Antibiotika, Kortikosteroide.

Chemotaxis/Migration reduziert:
- Leukozytenadhäsionsdefekte,
- iatrogen durch Medikamente: Antibiotika, Kortikosteroide.

H

Hämatokrit

➤ Kap. 24, „Blutbild" – „Erythrozyten und berechnete Größen (Hämokrit, MCV, MCH, MCHC, RDW)".

Hämaturiedifferenzierung und α_2-Makroglobulin (€€)

Walter G. Guder, Wolf H. Boesken

Eine Rötung des Urins oder ein „Blut"-positiver Teststreifen erfordert eine Differenzierung zwischen Blut, Hämoglobin, Myoglobin oder anderen Rotfärbungen des Urins. Hierzu wurden klinische und laboratoriumsdiagnostische Strategien entwickelt, die als Ziel haben, Ursache und ggf. Pathomechanismus des Symptoms nachzuweisen und damit eine gezielte Therapie einzuleiten. Dazu wurde die mikroskopische Differenzierung im Phasenkontrast empfohlen sowie eine Differenzierung durch Messung von α_2-Makroglobulin im Urin. Dieses hochmolekulare Protein mit einem Molekulargewicht von ca. 720 kD wird glomerulär nur in geringsten Mengen filtriert.

Indikationen

Jeder positive Teststreifen mit Nachweis von Erythrozyten, freiem Hämoglobin und/oder Myoglobin sollte differenziert werden. Die Arbeitsgruppe Diagnostische Pfade hat eine Strategie zur Abklärung vorgeschlagen (> Abb. 24-4).

Präanalytik

Untersuchungsmaterial: Spontanurin als Mittelstrahlurin wie bei Albumin im Urin. Bei Makrohämaturie wird die Dreigläserprobe empfohlen, bei der die Portion in erste Probe, Mittelstrahl und letzte Probe unterteilt wird.

Stabilität: Bei Raum- und Kühlschranktemperatur im Urin ist die Probe für die mikroskopische Analyse innerhalb von zwei Stunden zu verarbeiten. Proteine wie α_2-Makroglobulin sind bei Raum- und Kühlschranktemperatur im Urin über sieben Tage stabil, wenn nicht durch starke Infektionen oder stark erhöhte Proteinasen ein rascherer Abbau des Proteins bewirkt wird.

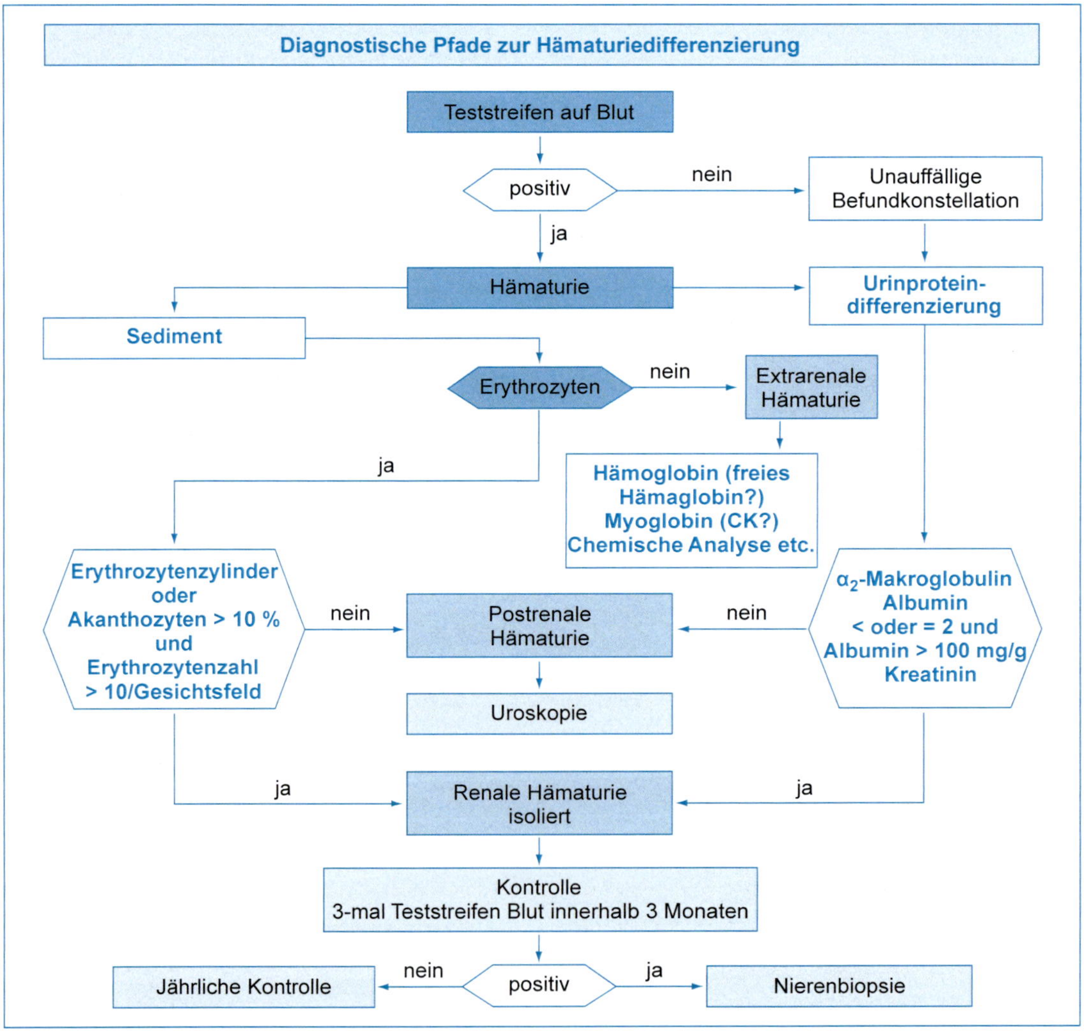

Abb. 24-4 Diagnostische Pfade zur Hämaturiedifferenzierung.

Analytik

➤ Kap. 24, „Harnsediment" (Phasenkontrastmikroskopie), ➤ Kap. 24, „Myoglobin im Urin"; α_2-Makroglobulin durch Nephelometrie oder Turbidimetrie, gemeinsam mit Albumin und IgG.

Beurteilung

Wenn einem positiven Testfeld keine Erythrozyten im Harnsediment entsprechen, muss man zunächst **prärenale Ursachen** ausschließen. Freies Hämoglobin und Myoglobin ergeben nach Zentrifugation des Urins ein gleich positives Signal im Überstand. Die verschiedenen Ursachen sind durch entsprechende spezielle Untersuchungen zu differenzieren (➤ Kap. 24, „Proteinuriedifferenzierung").

Renale Hämaturien sind charakterisiert durch besonders geformte sog. dysmorphe Erythrozyten, die sich im Phasenkontrast mikroskopisch erkennen lassen (➤ Kap. 24, „Harnsediment").

Eine besondere Form, der Akanthozyt, wurde als charakteristische Zellform glomerulärer Hämaturien beschrieben. Darüber hinaus kann eine glomeruläre Proteinurie bei gleichzeitiger Hämaturie auf eine glomeruläre Erkrankung hindeuten.

Postrenale Blutungen zeigen normal geformte Erythrozyten im Phasenkontrastmikroskop. Sie sind von einer postrenalen Proteinurie begleitet, die große, nicht glomerulär filtrierte Plasmaproteine enthält. Ist die Albuminausscheidung größer als 100 mg/L und der Teststreifen für Hämoglobin dreifach positiv, kann die Differenzierung der Hämaturie auf der Basis unterschiedlicher Quotienten von IgG und α_2-Makroglobulin zu Albumin erfolgen. Eine Erhöhung von α_2-Makroglobulin im Urin kann als Ausdruck einer postrenalen Beimengung von Plasmaprotein, z.B. durch Blutung in die ableitenden Harnwege, gedeutet werden. Daher ist es typischerweise mit einer Hämaturie vergesellschaftet. Auch fortgeschrittene glomeruläre Erkrankungen mit unselektiv glomerulärer Proteinurie im nephrotischen Bereich weisen eine Erhöhung dieses Proteins auf. Dabei unterscheiden sich jedoch die Proteinmuster, insbesondere zwischen α_2-Makroglobulin und Albumin deutlich voneinander (➤ Abb. 8-4; ➤ Tab. 24-20).

Mit dieser Strategie können alle Hämaturien mit begleitender Proteinurie aus einer Urinprobe differenziert werden, eine Möglichkeit, die bisher nur mit invasiven und aufwändigen Untersuchungsverfahren möglich war.

Tab. 24-20 Proteinquotienten bei renaler und postrenaler Hämaturie.

Proteinquotienten	Glomeruläre Hämaturie	Tubuläre Hämaturie	Postrenale Hämaturie
IgG/Albumin (g/g)	< 0,2	> 0,2	> 0,2
α_2-Makroglobulin/Albumin	< 0,02	< 0,02	> 0,02

LITERATUR

Cohen RA, Brown RS. Microscopic hematuria. N Engl J Med 2003;348:2330–8.

Kouri T, Fogazzi G, Gant V, Hallander H, Hofmann W, Guder WG. European Urinalysis Guidelines. Scand J Clin Lab Invest 2000;60 Suppl:231.

http://www.dgkl.de/Arbeitsgruppen/Diagnostische Pfade.

Haemoccult®-Test

➤ Kap. 24, „Okkultes Blut im Stuhl".

Hämochromatose-Genmutation (€€€)

Axel Gressner, Klaus Ritter

Die hereditäre Hämochromatose ist eine der häufigsten autosomal-rezessiv vererbten Erkrankungen. Sie ist durch eine pathologische Eisenüberladung aufgrund einer gesteigerten intestinalen (im Duodenum) Resorption von Eisen gekennzeichnet. Die Prävalenz homozygoter Anlageträger in der kaukasischen Population beträgt 1:400 bis 1:200, in Deutschland liegt sie bei 0,25%, die Prävalenz heterozygoter, klinisch meist unauffälliger Träger wird mit 8,5% angegeben. Bedingt durch Schwangerschaften, Menstruation und Stillen sind Frauen deutlich seltener von der Eisenüberladung betroffen als Männer. Bei entsprechendem klinischem Verdacht können eine wiederholt gemessene Transferrinsättigung unter 45% und eine normale Serumferritinkonzentration eine genotypische Folgeuntersuchung ausschließen. Reproduzierbare Erhöhungen der Transferrinsättigung und des Ferritinspiegels sind Indikationen für den Nachweis der HFE-Mutationen C282Y und H63D in Vollblutproben. Die beiden genannten Mutationsnachweise im HFE-Gen, das auf dem kurzen Arm des Chromosoms 6 in unmittelbarer Nachbarschaft zu den Histokompatibilitätsantigenen (HLA) lokalisiert ist, begründet sich durch deren Assoziation mit dem Auftreten der Hämochromatose:

- Die Punktmutation an Position 845 des HFE-Gens resultiert in einem Basenaustausch von Guanin nach Adenin, was einen Aminosäureaustausch von Cystein nach Tyrosin an Position 282 (C282Y) des korrespondierenden Proteins bewirkt.
- Eine Punktmutation an Position 187 des HFE-Gens resultiert in einem Basenaustausch von Cytosin nach Adenin, was einen Aminosäureaustausch von Histidin nach Asparaginsäure an Position 63 (H63D) des korrespondierenden Proteins bewirkt.

Indikationen

- Diagnose der Hämochromatose-(HFE-)Genmutation bei bestehendem klinischem Verdacht und/oder wiederholter Erhöhung der Transferrinsättigung über 45% sowie Erhöhung des Serumferritinspiegels bei Ausschluss anderer Ursachen der Eisenüberladung,
- Diagnose asymptomatischer Merkmalsträger bei entsprechender familiärer Belastung.

H

Präanalytik

Als **Untersuchungsmaterial** dient EDTA-antikoaguliertes Vollblut, das kontaminationsfrei bereitgestellt werden muss. Das abzentrifugierte Zellmaterial ist frisch aufzuarbeiten (DNA-Extraktion), andernfalls bei −20 °C einzufrieren.

Analytik

Nach Extraktion der DNA aus dem abzentrifugierten Zellsediment einer EDTA- oder Zitrat-Blutprobe erfolgt mittels der Polymerasekettenreaktion (PCR) eine Multiplex-Amplifizierung. Der Mutationsnachweis kann mit dem Verfahren des Restriktionsfragmentlängenpolymorphismus (RFLP), mit der reversen Hybridisierung oder *real-time* mit der LightCycler-PCR erfolgen.

Referenzbereiche

Über die Verteilung der Mutationshäufigkeiten in der Gesamtbevölkerung und bei Hämochromatosepatienten gibt die folgende Tabelle Auskunft:

Mutation	Gesamtbevölkerung	Hämochromatosepatienten
C282Y heterozygot	4–9%	1%
H63D heterozygot	17%	Nicht bekannt
C282Y homozygot	0,2%	80–90%
H63D homozygot	3,0%	Nicht bekannt
C282Y heterozygot, H63D heterozygot	2%	4–5%

Beurteilung

Der Nachweis einer HFE-Mutation kann nur im Kontext mit anderen klinisch-chemischen Parametern des Eisenstoffwechsels (Transferrinsättigung, Ferritin), klinisch-chemischen Messgrößen der Leberfunktion und der klinischen Gesamtsituation erfolgen, da aufgrund der variablen Penetranz der C282Y-Mutation und der noch nicht endgültig geklärten funktionellen Rolle der H63D-Mutation unterschiedliche Phänotypen resultieren. Das Vorgehen sollte sich an den AASLD Practice Guidelines for Diagnosis and Management of Hemachromatosis (2001) orientieren. Danach wird empfohlen, C282Y-Homozygote unter 40 Jahren in Abwesenheit signifikanter Lebererkrankungen therapeutisch zu phlebotomieren, ohne Notwendigkeit zur Leberbiopsie. Letztere wird empfohlen bei allen homozygoten Merkmalsträgern mit klinischem Hinweis auf eine Lebererkrankung, Serumferritinerhöhungen über 1000 µg/L und bei Patienten über 40 Jahre mit weiteren Risikofaktoren für Lebererkrankungen (z.B. Virushepatitis, Alkoholbelastung). Die Leberbiopsie sollte auch ins Auge gefasst werden bei komplexen Merkmalsträgern (heterozygote C282Y- und H63D-Träger) mit erhöhter Transferrinsättigung, insbesondere wenn klinische und biochemische Zeichen der Lebererkrankung vorliegen.

LITERATUR

AASLD Practice Guidelines for Diagnosis and Management of Hemachromatosis. Hepatology 2001; 33: 1321–8.

Hämoglobin

➢ Kap. 24, „Blutbild" – „Hämogobin (Hb)".

Hämoglobin A_{1c} (€€)

Erwin Schleicher

Synonym: HbA_{1c}.

Glukose bildet mit freien Aminogruppen (Lysin, N-terminale Aminosäure) von Proteinen ein labiles Addukt (Schiff-Base), das sich nicht-enzymatisch in ein stabiles Ketoamin umlagert (Amadori-Umlagerung; ➢ Abb. 24-5).

Durch die stabile Bindung an das Hämoglobin (Glykierung) bleibt die als Ketoamin gebundene Glukose bis zum Abbau des Erythrozyten erhalten. Die Glykierung eines Proteins ist, bei konstanten physiologischen Reaktionsbedingungen, d.h. 37 °C und pH = 7,4, nur von der Halbwertszeit des Proteins und der Glukosekonzentration abhängig. Da die Erythrozyten eine Überlebensdauer von etwa 120 Tagen (entspricht einer Halbwertszeit von 83 Tagen) haben, ist die Glykierung des Hämoglobins ein integratives Maß für die mittlere Blutglukosekonzentration der letzten sechs bis acht Wochen (Langzeitparameter).

Per Definition ist das HbA_{1c} das am N-Valin der β-Kette glykierte HbA_0.

Das gesamte glykierte Hämoglobin wird als HbA_1 bezeichnet, d.h., das HbA_1 enthält sowohl am N-Valin der β-Kette glykiertes als auch an den Lysinen glykiertes Hämoglobin. Ungefähr 8% der Lysine sind normalerweise glykiert, wobei das Lysin 66 der β-Kette des Hb besonders bevorzugt glykiert wird. Glykierung der chromatographischen HbA_{1c}-Fraktionen ➢ Abb. 24-6.

Indikationen

- Therapiekontrolle bei Diabetes mellitus (die empfohlene Häufigkeit richtet sich nach Diabetestyp bzw. Therapie; wenn nicht spezielle Gründe dagegen sprechen, ist eine erneute HbA_{1c}-Bestimmung erst nach einem Monat oder mehr sinnvoll).
- Motivation des Patienten.

Präanalytik

Als **Untersuchungsmaterial** dient EDTA- oder Heparinvollblut. Auch Vollblut, das auf Filterpapier getropft wurde, kann verwendet werden (Studien, Screening). Da das glykierte Hämoglobin (HbA_{1c}) auf Gesamthämoglobin bezogen wird, sind Abnahmeort u.Ä. ohne Einfluss.

Die **Stabilität** im EDTA-Vollblut beträgt bei Raumtemperatur ca. drei Tage.

Bei Überführung des Hb in CN-Hb-Hämolysat beträgt die Stabilität bei Raumtemperatur etwa drei Tage, bei 4–8 °C sieben Tage und in gefrorenem Zustand sechs Monate.

Lyophilisation von Hämolysat oder Voll- oder EDTA-Blut führt zu falsch hohen Werten (Wasser-

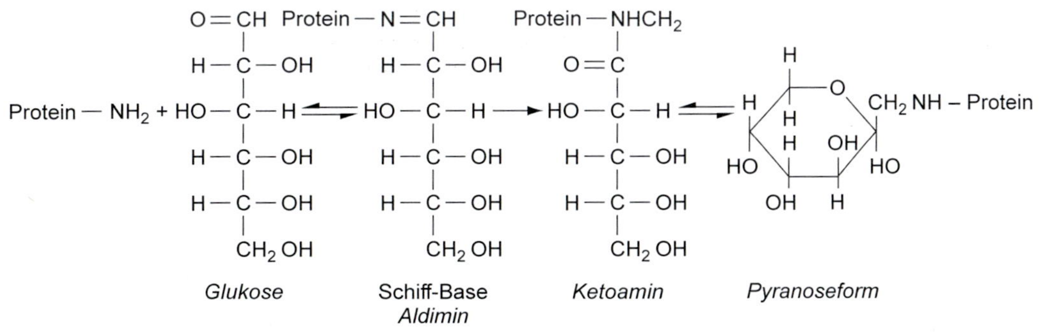

Abb. 24-5 Nicht-enzymatische Glukosylierung (Glykierung) von Proteinen am Beispiel des Hämoglobins. Glukose bildet mit freien Aminogruppen eine Schiff-Base, die nach Amadori-Umlagerung in die Ketoaminform stabil ist. Unter HbA_1 wird das gesamte glykierte Hb (gHb) einschließlich der Lysinglykierung verstanden, während das am N-Terminus der β-Kette glykierte Hb als HbA_{1c} bezeichnet wird.

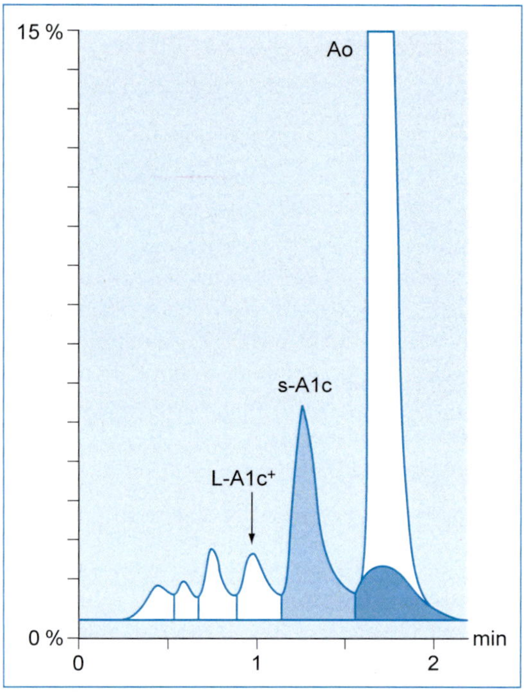

Abb. 24-6 Chromatographische Auftrennung eines Hämolysats und Zuordnung der glykierten Fraktionen.
Bei der Auftrennung eines Hämolysats durch HPLC-Kationenaustauschchromatographie wandern die minoren Hb-Fraktionen schneller. Sie beinhalten HbA_{1a-c} und HbF. Die HbA_{1c}-Fraktion enthält das am N-Terminus der β-Kette glykierte Hb. Das HbA_0 eluiert später und enthält an Lysinen glykiertes Hb. Die farbigen Bereiche enthalten glykiertes Hb. Bei Diabetikern ist das Ausmaß der Glykierung entsprechend der Hyperglykämie höher.

entzug beschleunigt die Adduktbildung und Amadori-Umlagerung)!

Einflussgrößen

Transfusion führt zur Verdünnung des Patientenbluts mit Spenderblut und damit zu Veränderungen des HbA_{1c}.

Reduktion der Erythrozytenüberlebenszeit z.B. durch Hämolyse, pathologisches Hb oder schlechte Stoffwechseleinstellung.

Stark erhöhte oder reduzierte Erythrozytenneubildung z.B. bei Anämien (Retikulozyten bestimmen!) verändert ebenfalls die Glykierung.

Analytik

- **HbA_{1c}**
  - ladungsabhängige Verfahren (Kationenaustauschchromatographie, Elektrophorese). In ➤ Abb. 24-6 ist ein Beispiel einer Kationenaustauschchromatographie eines Hämolysats dargestellt.
  - immunologisch (spezifische Antikörper gegen das glykierte N-Valin der β-Kette).
- **Gesamtes glykiertes Hb:** Affinitätschromatographie an Boronatsäulen.

Seit dem 1.7.2002 ist die Flüssigchromatographie-Massenspektrometrie bzw. die Flüssigchromatographie-Kapillarelektrophorese Referenzmethode. Bei dieser Methode wird das aus gewaschenen Erythrozyten gewonnene Hämolysat mit einer Protease, die nach Glutamat spaltet, verdaut. Da am N-terminalen Ende der β-Kette die sechste Aminosäure ein Glutamat ist, entsteht ein Hexapeptid, das entweder frei oder glykiert ist. Das Verhältnis von glykiertem zu nicht-glykiertem Gesamthexapeptid lässt sich durch die oben genannten Methoden sehr genau bestimmen.

Qualitätskriterien: Die interne und externe Qualitätskontrolle erfolgt nach den Richtlinien der Bundesärztekammer (RiLiBÄK) im Bereich von 30–140 mmol/mol Hämoglobin, bezogen auf den Referenzmethodenwert:

- **HbA_{1c}:**
  - Maximal zulässige Abweichung des Einzelwerts: 10%.
  - Maximal zulässige Abweichung beim Ringversuch: 18%.
- **HbA_1:** Analog gilt für HbA_1 bei Bezug auf den Sollwert:
  - Maximal zulässige Abweichung des Einzelwerts: 10%.
  - Maximal zulässige Abweichung beim Ringversuch: 21%.

Störgrößen: Da der Wert des glykierten Hb immer auf Gesamt-Hb bezogen wird (% Hb), spielen die Hb-Konzentration oder eventuelle Abnahmefehler keine Rolle.

Die verwendeten Methoden beruhen auf unterschiedlichen Prinzipien und unterliegen daher unterschiedlichen Störungen:

- Affinitätschromatographie an Boronatsäulen: keine quantitative Bindung an Matrix.

- Ladungsabhängige Verfahren (Ionenaustauschchromatographie, Elektrophorese): pathologische Hämoglobine, am N-Valin der β-Kette modifiziertes Hb durch z.B. Carbamylierung bei Urämikern, Acetylierung bei Acetylsalicyltherapie erzeugen falsche Werte.
- Immunologische Verfahren (spezifische Antikörper gegen das glykierte N-Valin der β-Kette) sind relativ unempfindlich. Sie können auch bei pathologischen Hämoglobinen eingesetzt werden, wenn die Mutation nicht das N-terminale Hexapeptid der β-Kette betrifft. **Cave:** Bei veränderter Erythrozytenüberlebenszeit ist das Referenzintervall ebenfalls verändert.

Referenzbereiche

Gesamt-HbA_1	4–7	
HbA_{1c}	4–6%	Chromatographische und immunologische Methoden
	2,9–3,9%	Wenn auf Referenzmethode bezogen (in Kraft seit 1.7.2002)

Beurteilung

Der HbA_{1c}-Wert zeigt die Güte der Stoffwechseleinstellung von Diabetikern an. Da verschiedene Studien (UKPDS, DCCT) gezeigt haben, dass eine Reduktion der HbA_{1c}-Werte zu verringertem Auftreten bzw. zu reduzierter Progression diabetischer Spätschäden (Retino-, Neuro- und Nephropathie) führen, sind möglichst den Normalwerten nahe HbA_{1c}-Werte anzustreben (**cave** Hypoglykämien). Kurzzeitige (Stunden) Blutglukoseschwankungen beeinflussen den HbA_{1c}-Wert nicht.

Aufgrund der geringen diagnostischen Sensitivität kann weder HbA_1 noch HbA_{1c} als Suchtest für einen Diabetes mellitus eingesetzt werden.

Hämoglobinvarianten (€€–€€€)

Mariam Klouche

Synonyme: HbA_1, HbA_2, HbF, HbH, Hb Barts, 800 genetische Varianten von Hb.

Hämoglobin ist das wichtigste Transportmolekül für Sauerstoff und ein Heterodimer aus jeweils zwei identischen Proteinketten (Globinanteil) sowie einem Porphyrin. Jede der Proteinketten bindet ein Häm-Molekül, das wiederum vier O_2-Moleküle in gesättigtem Zustand binden und transportieren kann. Altersabhängig werden unterschiedliche Proteinketten synthetisiert. Während in der frühen Fetalzeit ausschließlich HbF, bestehend aus zwei α- und zwei γ-Ketten ($\alpha_2\gamma_2$), gebildet wird, setzt sich das Hämoglobin bei Geburt bereits zu 20–40% aus HbA_1 ($\alpha_2\beta_2$) zusammen. Bei Erwachsenen besteht das Hämoglobin durchschnittlich zu 97,5% aus HbA_1 und zu 2,5% aus HbA_2 ($\alpha_2\delta_2$); nur ein geringer Anteil von bis zu 1% besteht aus HbF. Von den glykierten Subfraktionen wird HbA_{1c} diagnostisch bei der Diabetesüberwachung genutzt (➤ Kap. 24, „Hämoglobin A_{1c}"). Hereditäre Störungen, die zu strukturell abnormen Hämoglobinen (Hämoglobinopathien) oder insuffizienter Synthese von Hämoglobin (Thalassämien) führen, gehören zu den häufigsten genetisch bedingten Erkrankungen. Gegenwärtig sind mehr als 800 genetische Varianten mit weit über 1000 bekannten Mutationen von Hämoglobin bekannt, von denen etwa die Hälfte klinisch inapparent ist (http://globin.cse.psu.edu/globin/hbvar/; http://gala.cse.psu.edu/). Neben den physiologischen Hämoglobinvarianten sind unterschiedliche Mutationen der Globinketten bekannt, die entweder zu pathologischen Hämoglobinen oder zu komplett fehlenden Ketten führen. Diese Hämoglobinopathien sind je nach Ausprägungsgrad und Grad des funktionellen Defekts mit unterschiedlichen Einschränkungen der O_2-Bindungskapazität bis hin zu letalen Syndromen vergesellschaftet. Eine frühe Diagnose ist daher für die Prognose und Therapieentscheidung wesentlich.

Indikationen

- Differenzialdiagnose von Anämien (bei Nordeuropäern erst nach Ausschluss eines Eisenmangels oder einer Anämie bei chronischen Erkrankungen),
- Differenzialdiagnose unklarer chronischer Hämolysen,
- medikamenteninduzierte Anämien,
- Polyglobulie, unklare Gefäßverschlüsse,
- Splenomegalie,
- Hämoglobinurie,
- Screening bei positiver Familienanamnese.

Präanalytik

Als **Untersuchungsmaterial** ist EDTA-Vollblut geeignet. Aufgrund der Instabilität vieler abnormer Hämoglobine sollte das Blut so schnell wie möglich aufgearbeitet werden. Transport und Lagerung sollten gekühlt erfolgen. Für die molekulare Analytik sind Leukozyten aus EDTA-Vollblut, Amnionzellen oder Chorionzotten geeignet.

Stabilität: Die Hämoglobinvarianten sind bei Lagerung bei 4 °C für vier Wochen stabil, sodass Quantifizierungen der Hb-Fraktionen und Hb-Varianten durchgeführt werden können.

Analytik

Bei Verdacht auf das Vorliegen einer Hämoglobinopathie sowie im Rahmen von Familienuntersuchungen kommen unterschiedliche Screening-Verfahren zur Anwendung, die auf der unterschiedlichen elektrophoretischen Mobilität normaler und pathologischer Hämoglobinvarianten oder unterschiedlichen biochemischen Reaktionen basieren. Zur genauen Identifizierung des Defekts sind nur spezielle chromatographische Verfahren (HPLC) sowie die molekulare Typisierung geeignet.

Screening-Verfahren:

- **Hämoglobinelektrophorese** zum Nachweis der charakteristischen Banden in alkalischem und saurem pH oder isoelektrische Fokussierung mit Zelluloseazetat, Agar oder Polyacrylamid. Eine (Semi-)Quantifizierung kann über die densitometrische Auswertung der Banden erfolgen.
- Nachweis instabiler Hämoglobine durch **Präzipitationsreaktionen.** Hier werden typischerweise alkoholische oder temperaturabhängige Fällungsreaktionen eingesetzt. In ähnlicher Weise, aber weniger spezifisch, kann auch orientierend der Nachweis von Heinz-Innenkörpern über die Färbung instabiler und denaturierter Hämoglobine verwendet werden. Aufgrund der Chargenabhängigkeit der Färbung müssen immer positive und negative Kontrollen mitgeführt werden. Das Verfahren ist unspezifisch, da auch andere Nukleinsäuren oder Proteinpräzipitate gefärbt werden.
- Traditionell wurde der sog. **Sichelzelltest** unter Sauerstoffreduktion als Hinweis auf eine Sichelzellanämie eingesetzt. Dieses Verfahren ist jedoch wenig spezifisch, eine scheinbare Sichelung kann auch bei anderen Hämoglobinvarianten als dem reduzierten HbS auftreten. Andererseits kann auch bei Sichelzellanämie der Test negativ ausfallen, sodass die diagnostische Wertigkeit begrenzt ist.

Identifizierung und Charakterisierung aller Hämoglobinvarianten:

- Methode der Wahl zur Identifizierung der Hb-Varianten und zur Quantifizierung ist die **Kationenaustausch-HPLC.**
- Der molekulare Nachweis der Mutation der entsprechenden Hämoglobinvariante wird i.d.R. über **PCR-basierte Techniken,** Hybridisierungsreaktionen sowie über den Southern Blot und Sequenzierungen durchgeführt.
- Die Quantifizierung der über Screening-Verfahren i.d.R. bereits identifizierten Hämoglobinvarianten bzw. des restlichen Anteils des physiologischen Hämoglobins HbA_1 ($\alpha_2\beta_2$) erfolgt über die **DEAE-Zellulosechromatographie.** Für die Quantifizierung von HbF wird die Alkaliresistenz genutzt und nach entsprechender alkalischer Fällung der physiologischen Hämoglobinvarianten das HbF im Überstand bestimmt.
- Der **Kleihauer-HbF-Test** ist eine weitere Methode zur Bestimmung des Anteils von HbF, der hauptsächlich zum Nachweis einer fetomaternalen Transfusion dient und im mütterlichen Blut durchgeführt wird. Grundsätzlich kann damit auch der Anteil des erhöhten substituierenden HbF bei unterschiedlichen Hämoglobinopathien bestimmt werden.

Störfaktoren: Bei Vorliegen bestimmter Hämoglobinvarianten kann die Bestimmung von HbA_{1c} verfälscht werden. HbF migriert und ko-eluiert zusammen mit HbA_{1c} und kann so falsch hohe Konzentrationen vortäuschen.

Nach Transfusionen von Erythrozytenkonzentraten kann die Bestimmung bis zu zwei Monate (durchschnittliche Lebensdauer transfundierter Erythrozyten) gestört sein. Bei Retikulozytose kann die Identifizierung von Hb-H-Einschlüssen erschwert sein.

Referenzbereiche

Erwachsene	**HbA_1**	96–98%
	HbA_2	1–3%
	HbF	0,3–1,0%
Neugeborene	**HbF**	50–85%
	HbA_1	15–50%

Die Verteilung der physiologischen Hämoglobinvarianten von Erwachsenen wird im Verlauf der ersten zwei Lebensjahre erreicht.

Beurteilung

Der Nachweis pathologischer Hämoglobinvarianten über die Kombination aus elektrophoretischen Screening-Verfahren, der quantitativen HPLC-Analytik und ggf. der Identifikation des molekularen Defekts erlaubt die Diagnosestellung der 44 gegenwärtig bekannten Hämoglobinopathien.

Hb-Elektrophorese: Traditionell war die Elektrophorese die Methode der Wahl zur Identifizierung und Quantifizierung von Hb-Varianten. Das Verfahren ist langsam, arbeitsintensiv und weist bezüglich der densitometrischen Quantifizierung niedrig konzentrierter Varianten (HbA_2) und schneller Hb-Varianten (HbH, Hb Barts) eine ungenügende Präzision und Richtigkeit auf.

Kationenaustausch-HPLC: Dieses Verfahren hat sich zur Methode der Wahl zum initialen Screening (einschließlich von Neugeborenen) und zur Quantifizierung von Hb-Varianten entwickelt.

Molekularer Nachweis: Molekulare Methoden zur Identifizierung der Mutationen oder Deletionen sind insbesondere bei komplexen Anomalien und zu niedrigen Mengen einer Hb-Variante für proteinchemische Methoden geeignet. Sie spielen darüber hinaus für die genetische Beratung und epidemiologische Fragestellungen eine Rolle.

Hämostaseologische Laboratoriumsuntersuchungen – Allgemeines

Georg Mößmer, Michael Spannagl

Präanalytik

Die Labordiagnostik des Hämostasesystems gehört aufgrund der biochemischen Labilität (in vitro) vieler Hämostasefunktionen und der hohen Empfindlichkeit der Untersuchungsverfahren gegenüber einer Vielzahl von Einflussgrößen und Störfaktoren zu den präanalytisch schwierig(st)en Gebieten der Labordiagnostik. Daher können in der hämostaseologischen Labordiagnostik valide, medizinisch aussagefähige Befunde nur erhoben werden, wenn besondere, im Vergleich zu anderen Blutuntersuchungen teils sehr spezielle präanalytische Erfordernisse erfüllt werden. Vermeintliche Kleinigkeiten können dazu führen, dass das Probenmaterial ungeeignet ist oder die Befunde nicht oder nur eingeschränkt aussagefähig sind.

Trotz der großen Bedeutung der Präanalytik in der hämostaseologischen Labordiagnostik liegen zu vielen präanalytischen Fragen nur vergleichsweise wenige systematische Untersuchungen vor, die Ergebnisse sind oft nicht auf andere Gegebenheiten übertragbar. Soweit im Folgenden Empfehlungen ausgesprochen werden, beruhen diese nicht auf eigenen systematischen Untersuchungen, sondern auf Angaben in der Literatur und den eigenen Erfahrungen in der täglichen Praxis, spiegeln also unvermeidbar auch unsere persönliche Sicht wider.

Der persönliche/telefonische Kontakt zwischen behandelndem Arzt und Gerinnungslabor ist wichtig!

Präanalytische Aspekte vor/bei der Blutentnahme

Die präanalytische Qualitätssicherung vor und bei der Blutentnahme ist Aufgabe des Arztes, der die hämostaseologische Untersuchung veranlasst. Sie darf nur an geübtes und mit den Erfordernissen vertrautes Hilfspersonal delegiert werden.

Das Wichtigste auf einen Blick:

- Probenmaterial (falls nicht anders angegeben): venöses Zitratblut im Verhältnis 1:10 (1 Teil Natriumzitratlösung + 9 Teile Blut; möglichst handelsübliche Gefäße mit bereits vorgelegter Zitratlösung verwenden),
- Vene möglichst wenig und möglichst kurz stauen (maximal eine Minute),
- korrekte Punktionstechnik beachten,
- Gerinnungsprobe möglichst als zweites Gefäß füllen,
- Probengefäß unbedingt bis zur Markierung füllen,
- Blut und Zitratlösung sofort sorgfältig mischen (Probengefäß fünfmal kippen, nicht schütteln),
- Probe zügig transportieren (Analyse maximal vier Stunden nach Blutentnahme),
- Transport und Lagerung bei Raumtemperatur; nicht kühlen,

- hämolytische, (an)geronnene und nicht korrekt gefüllte Proben sind **nicht** geeignet für hämostaseologische Untersuchungen.

Probenmaterial: Für die meisten In-vitro-Untersuchungen des Hämostasesystems wird als Ausgangsmaterial venöses Zitratblut verwendet, d.h. venöses Blut, das bei der Blutentnahme durch sofortiges Vermischen mit einer Zitratlösung „dekalzifiziert" und somit ungerinnbar gemacht wird. Zitrat bindet Kalziumionen und reduziert dadurch das freie, verfügbare Kalzium im Blutplasma, das für eine Reihe von Reaktionen bei der Aktivierung des Hämostasesystems essenziell ist. Das Mischungsverhältnis beträgt in der Regel 1:10 (s.o.). Die genaue Einhaltung dieses Mischungsverhältnisses ist wichtig (s.u.).

Spezielle Untersuchungen erfordern u.U. ein besonderes, vom Regelfall abweichendes Probenmaterial, z.B. mit abweichender Zusammensetzung der Zitratlösung (z.B. höhere Konzentration, Pufferung) und/oder abweichendem Mischungsverhältnis zwischen Zitratlösung und Blut und/oder stabilisierenden Zusätzen (z.B. Hemmstoffe der Thrombozytenaktivierung oder Proteaseinhibitoren).

Für Untersuchungen des plasmatischen Gerinnungssystems wird in der Regel thrombozytenarmes Zitratplasma verwendet, das durch scharfe Zentrifugation des Zitrat-Vollbluts über zehn bis 15 Minuten bei 15–25 °C gewonnen wird (2500 *g*). Andere Untersuchungsverfahren, wie z.B. Thrombozytenfunktionstests, werden dagegen im Vollblut oder im thrombozytenreichen Plasma durchgeführt, wozu das Zitratblut entweder gar nicht zentrifugiert werden darf oder nur mit wesentlich niedrigerer Zentrifugalbeschleunigung (fünf Minuten bei 150–200 *g*).

Für besondere Anwendungssituationen, die eine dezentrale, patientennahe Messung erfordern, z.B. besonders zeitkritische Bestimmungen (intraoperativ, Herzkatheteruntersuchung o.Ä.) oder die Selbstkontrolle einer oralen Antikoagulationstherapie durch den Patienten, stehen spezielle Untersuchungsverfahren zur Verfügung, bei denen Vollblut verwendet wird, das direkt, ohne Zugabe eines Antikoagulans und ohne Zentrifugation, in das Messsystem eingebracht wird (die portablen Systeme für die Patienten-Selbstkontrolle der INR benötigen z.B. nur einen Tropfen Kapillarblut).

Patientenvorbereitung: Die Blutentnahme muss nicht zwingend in nüchternem Zustand erfolgen, allerdings wird von manchen Autoren empfohlen, fettreiche Mahlzeiten vor der Blutentnahme zu vermeiden. Der Einfluss der Körperlage (sitzend vs. liegend) ist für Zwecke der Routinediagnostik vernachlässigbar. Körperliche Belastung und psychischer Stress kurz vor bzw. bei der Blutentnahme (z.B. Angst und/oder Schreien bei Kleinkindern) können zur Freisetzung von Faktoren aus dem Gefäßendothel führen, wodurch z.B. ein mild ausgeprägtes von-Willebrand-Syndrom maskiert werden kann.

Tageszeit: Die meisten hämostaseologischen Messgrößen zeigen keine klinisch relevante zirkadiane Rhythmik. Einige Spezialuntersuchungen, z.B. Fibrinolyseparameter, erfordern jedoch wegen ausgeprägter zirkadianer Rhythmik eine standardisierte Abnahmezeit.

Punktionstechnik:

- Die Kanüle sollte zur Vermeidung einer mechanischen Hämolyse ein Lumen von 19–21 Gauge (0,7–0,8 mm Durchmesser) haben (bei Säuglingen und Kleinkindern nur 23 Gauge [0,5–0,6 mm Durchmesser]). Butterfly-Kanülen sind grundsätzlich auch geeignet. Jedoch muss eine Unterfüllung des Gerinnungs-Probengefäßes infolge der im Schlauch befindlichen Luft verhindert werden, z.B. indem man zunächst ein für andere Untersuchungen benötigtes Probengefäß befüllt oder den Schlauch zuerst fast voll laufen lässt, bevor man die Verbindung mit dem Probengefäß herstellt.
- Die Blutentnahme sollte aus einer Armvene erfolgen, nur ausnahmsweise aus anderen Venen (z.B. bei Säuglingen).
- Idealerweise sollte das Blut aus einer ungestauten Vene entnommen werden. Ist eine Stauung für eine technisch korrekte Punktion erforderlich, sollte möglichst kurz, höchstens eine Minute, und mit möglichst geringem Druck gestaut werden. Längeres und starkes Stauen kann u.a. zur Freisetzung von Fibrinolysefaktoren und von-Willebrand-Faktor aus dem Gefäßendothel führen. Wenn bei schwierigen Venenverhältnissen die Suche nach einer geeigneten Punktionsstelle eine längere Stauung erforderte, sollte die Stauung zunächst für ein bis zwei Minuten gelöst werden (Zeit für Hautdesinfektion und Vorbereitung des Punktionsbesteckes) und erst dann nach erneuter kurzer Stauung punktiert werden.

- Eine technisch einwandfreie Venenpunktion mit möglichst geringer Gewebetraumatisierung, sicher intravenöser Lage der Kanüle sowie möglichst geringer Bewegung der liegenden Kanüle ist für aussagefähige Gerinnungsuntersuchungen essenziell. Bei technisch „missglückten" Punktionen sollte ein zweiter Versuch möglichst am anderen Arm erfolgen, notfalls auch distal von der ersten Punktionsstelle.
- Nach der Punktion sollte die Stauung sofort gelöst oder gelockert werden; jedoch muss ein kontinuierlicher Blutfluss gewährleistet sein. Eine längere Stauung ist günstiger als ein schlechter Blutfluss mit langwieriger Befüllung oder forciertes Ansaugen.
- Aus einem liegenden venösen Zugang sollte nur ausnahmsweise, wenn eine Venenpunktion nicht möglich ist, Blut für hämostaseologische Untersuchungen entnommen werden. Dabei ist einer Verdünnung und Kontamination durch Infusionslösungen vorzubeugen, indem man ein ausreichendes Blutvolumen abzieht und verwirft (Faustregel: 5–10 mL bzw. mindestens dreifaches Kathetervolumen). Insbesondere eine Kontamination der Blutprobe mit Heparin gehört im Krankenhausbereich zu den alltäglichen präanalytischen Problemen. Ursachen sind mit Heparin beschichtete oder gepflegte Katheter und vor allem eine intravenöse Heparintherapie über den zur Blutentnahme benutzten Katheter. Eine Heparinkontamination lässt sich auch durch „Spülen" des Katheters mit heparinfreien Infusionslösungen und/oder Verwerfen eines größeren, ausreichend erscheinenden Blutvolumens (z.B. 20 mL) nicht immer verhindern. Deshalb ist insbesondere für das Monitoring einer Heparintherapie eine Blutabnahme aus dem Katheter zu vermeiden. Gleiches gilt selbstverständlich auch für andere intravenös verabreichte und direkt wirkende Antikoagulanzien wie z.B. Hirudin.
- Bei Entnahmesystemen mit manueller Aspiration muss auf schonendes Ansaugen des Blutes geachtet werden, bei Vakuumsystemen ist der Saugdruck vorgegeben.

Reihenfolge der Probengefäße:

- Bei Entnahme mehrerer Blutproben für verschiedene Laboruntersuchungen sollte das Probengefäß für hämostaseologische Untersuchungen als zweites Gefäß gefüllt werden, da einerseits die ersten Milliliter mit Spuren von Gewebsthromboplastin verunreinigt sein können, andererseits später abgenommene Proben tendenziell stärker durch beginnende Kontaktaktivierungsvorgänge in der Kanüle und durch die Auswirkungen der längeren Stauung beeinträchtigt wären. Jeder dieser Störfaktoren kann zu verkürzten Gerinnungszeiten in vitro führen.
- Für den Fall, dass nur eine Zitratblutprobe entnommen werden soll, z.B. zur Bestimmung der INR bei Patienten unter oraler Antikoagulation, können zur Sicherheit die ersten 2–3 mL Blut verworfen werden. Bei technisch nicht ganz geglückter Venenpunktion mit der Möglichkeit einer relevanten Freisetzung von Gewebethromboplastin ist dies zu empfehlen, bei problemloser Punktion jedoch unnötig.

Vermischen des Blutes mit dem Antikoagulans: Sofort nach dem Abnehmen des Probengefäßes von der Punktionskanüle muss für eine gründliche Durchmischung von Blut und Zitratlösung gesorgt werden. Hierzu wird das Probengefäß fünfmal hin- und hergekippt (nicht geschüttelt!). Schaumbildung ist unbedingt zu vermeiden. Wenn nicht sofort, sondern erst später oder gar nicht gemischt wird, kommt es zur Gerinnungsaktivierung bis hin zum sichtbaren Gerinnsel in der Blutprobe, womit die Blutprobe unbrauchbar für hämostaseologische Untersuchungen wird.

Material des Probengefäßes: Das Probengefäß muss inerte Innenwände aufweisen, um eine Kontaktaktivierung des Blutes zu verhindern. Geeignete Röhrchen aus Glas mit silikonbeschichteter Innenwand oder Kunststoff, die die Zitratlösung als Antikoagulans bereits enthalten, werden von allen Herstellern gängiger Blutentnahmesysteme angeboten.

Hämostaseologisches Probenmaterial darf keinesfalls mit Glas ohne Silikonbeschichtung in Berührung kommen. Sind nach der Blutentnahme vor Ort weitere Arbeitsschritte, z.B. zur Versandvorbereitung, erforderlich, müssen hierfür wie im Labor Einmalartikel aus Kunststoff verwendet werden (Pipetten, Pipettenspitzen, Sekundärgefäße).

Konzentration und Form der Zitratlösung: In derzeit kommerziell verfügbaren Blutentnahmesystemen beträgt die Konzentration der vorgelegten Natriumzitratlösung entweder etwa 0,11 mol/L bzw.

3,2% (Gewicht/Volumen) (Sarstedt 0,106, BD 0,109 und 0,105 mmol/L) oder etwa 0,13 mol/L bzw. 3,8% (BD 0,129 mmol/L), wobei nur das „Niedrigzitrat" von allen Herstellern angeboten wird. Aus historischen Gründen werden nach wie vor verschiedene Zitratkonzentrationen verwendet, obwohl seit vielen Jahren Empfehlungen für 0,11 mol/L als Standardkonzentration von internationalen Fachgesellschaften, in nationalen Normen und seit 1999 auch von der Weltgesundheitsorganisation (WHO) vorliegen.

Die Problematik betrifft vor allem die mit unverdünntem Plasma durchgeführten Tests mit kalziumabhängigem Reaktionsablauf (Quick-Test bzw. INR und aktivierte partielle Thromboplastinzeit, aPTT). Unterschiede in der Zitratkonzentration bei der Blutentnahme führen nach Rekalzifizierung in vitro zu unterschiedlicher Verfügbarkeit von Kalzium für die Gerinnungsreaktionen. Bei Proben mit normalen Gerinnungseigenschaften ist dieser Einfluss vernachlässigbar; jedoch sind bei erniedrigtem Gerinnungspotenzial klinisch relevante Einflüsse, insbesondere bei der Bestimmung der INR, vielfach belegt. Man sollte sich daher in dem gesamten zur Erstellung und Bewertung eines Laborbefunds erforderlichen System innerhalb der gleichen „Zitrat-Welt" bewegen (Reagenzkalibration des Herstellers, laborinterne Kalibrations- und Kontrollplasmen, Normalbereiche und therapeutische Zielbereiche, Blutentnahme beim eigenen Patienten). Wird jedoch beispielsweise eine mit Niedrigzitratlösung entnommene Blutprobe eines oral antikoagulierten Patienten zur Bestimmung der INR mit einem Reagenziensystem untersucht, das für Hochzitratproben kalibriert wurde, liegt ein vermeidbarer systematischer Fehler vor, der im Einzelfall zu einer falschen Dosierungsentscheidung führen kann. Zwar liegen Verantwortung und Informationspflicht für derartige präanalytische Details in erster Linie auf Seiten des Labors, dennoch sollte der behandelnde und Laboruntersuchungen veranlassende Arzt diesen Aspekt zumindest vor Beginn einer Zusammenarbeit mit einem Labor klären. Zusätzlich wurde eine Pufferung auf pH 5,5–5,6 empfohlen. Industriell vorgefertigte Probengefäße sind mit ungepufferter (pH 8) oder gepufferter (pH 5–6) Zitratlösung lieferbar, allerdings nicht bei allen Systemen in beiden Varianten. Vakuumgefäße bestehen entweder aus innen silikonisiertem Glas (BD; Glas hält das Vakuum länger konstant als Kunststoff) oder Kunststoff (Terumo, Greiner, BD) und enthalten wegen der im alkalischen Milieu instabilen Silikonbeschichtung die leicht saure gepufferte Zitratlösung. Durch die Pufferung sollen auch labile Gerinnungsfaktoren wie Faktor V und Faktor VIII stabilisiert werden; jedoch ist ein eindeutiger gerinnungsphysiologischer Vorteil der Pufferung nicht gesichert.

Volumenverhältnis Blut/Zitrat, Überzitrierung bzw. Unterzitrierung des Plasmas: Probengefäße für Zitratblut müssen im Unterschied zu Serum-Probengefäßen stets vollständig gefüllt werden. Die Gefäße sind hierfür meist mit einer Markierung versehen.

Die Nichteinhaltung des korrekten Mischungsverhältnisses und somit ein für aussagefähige Untersuchungen ungeeignetes Probenmaterial gehört zu den häufigsten präanalytischen Problemen im Laboralltag, obwohl heutzutage weitgehend industriell vorgefertigte Blutentnahmesysteme verwendet werden, bei denen die für das Füllvolumen des Probengefäßes erforderliche Menge an Zitratlösung bereits im Probengefäß enthalten ist, womit eine Fehldosierung der Zitratlösung ausgeschlossen werden soll.

Eine Überfüllung des Probengefäßes ist mit geschlossenen Blutentnahmesystemen kaum möglich, dagegen ist die Unterfüllung des Probengefäßes ein häufiger vorkommendes Problem.

Bei Unterfüllung kommt es zu einem Zitratüberschuss im Plasma und infolgedessen bei Testverfahren, die mit unverdünntem Plasma durchgeführt werden und kalziumabhängige Reaktionsschritte umfassen, zu verlängerten Gerinnungszeiten.

Viele Autoren halten Zitratblutproben mit einer Unterfüllung von mehr als 10% für ungeeignet, da ab dieser Fehlmischung die Messunterschiede beginnen klinisch relevant zu werden.

Auch bei korrekter Füllung des Probengefäßes kann es zur Überzitrierung des Plasmas kommen, wenn der Hämatokrit deutlich erhöht ist. Auch in diesem Fall wird das im Probengefäß vorgelegte Zitratvolumen mit einem zu geringen Plasmavolumen gemischt. Bei sehr hohem Hämatokrit können bei eigentlich normalem Gerinnungspotenzial die Gerinnungszeiten im Quick-Test und der aPTT stark verlängert und damit grob falsch sein. In diesem Fall muss daher entweder das Zitratvolumen verringert oder das Blutvolumen erhöht werden. In der Literatur finden sich diverse Formeln für eine hämatokritspezifische individuelle Korrektur, mit deren Hilfe

H

exakt berechnet werden kann, mit welchem Zitrat- bzw. Blutvolumen eine der Standardabnahme bei einem Hämatokrit von 0,4–0,55 L/L entsprechende Zitratkonzentration im Plasma erzielt werden kann. Bei Abweichung des Hämatokrit > 0,55 L/L (bzw. > 55%) oder < 0,3 L/L (bzw. < 30%) ist die benötigte Menge

Zitrat (Vol) = (1 – Hämatokrit) × Blut (Vol)/9 × 0,55.

Von vielen Autoren wird eine Anpassung der Volumina erst bei einem Hämatokrit von mehr als 0,6 L/L (bzw. 60%) für notwendig erachtet (jedoch nicht bei Neugeborenen). Da die praktische Durchführung der Dosierung jedoch bei den heute verwendeten geschlossenen Systemen kaum durchführbar ist, wurde nach einfacheren Regeln gesucht:

Als praktikablere Alternative zu einer exakten Berechnung wird empfohlen, bei einem Hämatokrit > 0,6 L/L (bzw. > 60%) die Blutentnahme mit halbiertem Zitratvolumen vorzunehmen, d.h. mit einem Mischungsverhältnis von 1:20 bzw. 1 + 19. Wenn das Labor entsprechend präparierte und gekennzeichnete Probengefäße zur Verfügung stellt und für zukünftige Abnahmen jeweils ein Probenpaar vorschlägt, d.h. ein 1:10-Gefäß und ein 1:20-Gefäß, kann auch bei sinkendem oder schwankendem Hämatokrit immer eine geeignete Zitratprobe untersucht werden.

Zum umgekehrten Fall, nämlich der Frage, ob bei sehr niedrigem Hämatokrit (z.B. < 0,3 L/L bzw. < 30%) die Zitratmenge erhöht werden sollte, finden sich in der Literatur unterschiedliche Angaben. Manche Autoren empfehlen die bereits genannte individuelle hämatokritgerechte Anpassung, andere schlagen eine Verdoppelung des Zitratvolumens vor, d.h. ein Mischungsverhältnis von 1:5 bzw. 1 + 4. Die wenigen publizierten systematischen Untersuchungen zu dieser Frage fanden allerdings auch bei standardmäßiger Blutentnahme (1:10 bzw. 1 + 9) meist keine Hinweise auf eine wegen Unterzitrierung unzureichende Gerinnungshemmung bei der Blutentnahme und auch keine klinisch relevante Beeinflussung der Gerinnungszeiten (z.B. der aPTT) durch den relativen Kalziumüberschuss nach Rekalzifizierung in vitro. Eine Erhöhung der Zitratmenge wird daher von diesen Autoren nicht für erforderlich gehalten.

Präanalytische Aspekte zwischen Blutentnahme und Eintreffen im Labor

Auch die präanalytische Qualitätssicherung nach der Blutentnahme bis zum Eintreffen der Blutprobe im Labor ist Aufgabe des Arztes, der die hämostaseologische Untersuchung veranlasst. Hierzu gehören die Lagerung der Blutprobe vor Ort und der Transport zum Labor.

Probentransport: Wegen der Labilität vieler Gerinnungsfaktoren und der Störanfälligkeit von Gerinnungsuntersuchungen durch Zellzerfallsprodukte müssen Blutproben für hämostaseologische Untersuchungen möglichst rasch in das Labor gebracht werden.

- Viele Gerinnungslabors, so auch wir, geben für Zitratvollblut eine maximale Zeitspanne von vier Stunden zwischen Blutentnahme und Analyse vor.
- Für bestimmte Untersuchungen, bei denen Zersetzungsprodukte von Thrombozyten invalide Befunde verursachen können, wie z.B. die Bestimmung der aPTT oder der Anti-Faktor-Xa-Aktivität zur Überwachung einer Heparintherapie oder auch den Nachweis von Lupus-Antikoagulanzien (s.u.), sollte Zitratvollblut nicht länger als zwei Stunden aufbewahrt oder transportiert werden. Es wird empfohlen, bei voraussehbar längeren Aufbewahrungs- und Transportzeiten das Blut innerhalb von maximal zwei Stunden nach der Entnahme zu zentrifugieren und ein Aliquot des Plasmas in ein separates Kunststoffröhrchen zu pipettieren. Wenn eine Zeitspanne von vier Stunden zwischen Blutentnahme und Analyse nicht überschritten wird, kann das Plasma ohne Einfrieren bei Raumtemperatur aufbewahrt und transportiert werden.
- Für länger dauernde Transporte von Probenmaterial, z.B. einen Postversand, kommen weder Zitratvollblut noch ungefrorenes Zitratplasma infrage. Plasma kann in tiefgefrorenem Zustand versandt werden. Jedoch muss ein Auftauen der Probe bis zum Eintreffen im Labor sicher verhindert werden, wobei auch Unwägbarkeiten der Transportzeit zu bedenken sind. Der hierfür vor Ort notwendige logistische Aufwand ist allerdings erheblich:
  - Zentrifugation des Zitratvollbluts.

- Behutsames Abpipettieren des Plasmas in ein tieftemperaturbeständiges, dicht schließendes Kunststoffröhrchen unter strikter Vermeidung einer Aspiration von Zellen aus dem Sediment.
- Für bestimmte Untersuchungen, z.B. Lupus-Antikoagulanzien-Nachweis, ist eine zweite Zentrifugation oder Mikrofiltration des Plasmas (s.u.) notwendig.
- Transportbehälter mit ausreichender Isolation und Kühlkapazität.

Bei voraussehbarer Transportzeit von wenigen Stunden (z.B. Fahrdienst des Labors) kann Plasma vor Ort tiefgefroren und dann in einem auf −20 °C vorgekühlten isolierten Spezialbehälter transportiert werden. Bei längeren oder nicht voraussehbaren Transportzeiten (z.B. Postversand) ist ein dickwandiger, dicht schließender Styroporbehälter mit ausreichender Trockeneisfüllung und Kennzeichnung als Tiefkühlgut die Methode der Wahl.

Ein einmal tiefgefrorenes Plasma darf nur einmal, unmittelbar vor der Analyse, aufgetaut werden (z.B. ist eine Tiefkühl-Zwischenlagerung vor Ort mit anschließendem „normalem" Transport in aufgetautem Zustand nicht zulässig).

Bei selten oder erstmals benutzten Transportwegen sollte gegebenenfalls die direkte Anlieferung bzw. umgehende Weiterleitung an das zuständige Labor durch vorherige Rücksprache, eindeutige Adressierung und entsprechende Zustellungsanweisungen gesichert werden (**cave** „Irrläufer" in Institutionen mit mehreren Laboratorien oder zentralen Poststellen!).

Aufbewahrungstemperatur:

- Zitratvollblut und ungefrorenes Zitratplasma sollten bis zur Analyse bei Raumtemperatur (15–25 °C) aufbewahrt werden.
- Wegen der Gefahr einer sog. Kälteaktivierung ist eine Kühlung von Vollblut oder Plasma nicht sinnvoll. Für Untersuchungen, die nicht täglich durchgeführt werden, werden entsprechende Aliquots des Plasmas baldmöglichst nach der Zentrifugation in Sekundärgefäßen aus tieftemperaturbeständigem Kunststoff eingefroren. Beim Abpipettieren ist eine Aspiration von Zellen aus dem Sediment strikt zu vermeiden, bei besonders störanfälligen Tests sind eine scharfe Zentrifugation des Plasmas und vorsichtiges erneutes Abpipettieren ratsam.
- Manche Funktionen sind nur bei Temperaturen weit unter −20 °C stabil, so z.B. die Protein-S-Aktivität. Empfohlen wird hier eine Temperatur von −70 °C oder tiefer, wie auch für alle Proben, die länger als zwei Wochen gelagert werden sollen.
- Einmal aufgetaute Plasmaproben sollen nicht erneut eingefroren werden, zumindest nicht für weitere hämostaseologische Untersuchungen.

Präanalytische Aspekte nach dem Eintreffen im Labor

Diese Arbeitsschritte sind nur in Ausnahmefällen patientennah auszuführen, z.B. bei fehlender zeitgerechter Transportmöglichkeit. In der Regel liegt die Verantwortung für diese Aspekte der Qualitätssicherung beim Labor.

Zentrifugation: Zur Gewinnung von thrombozytenarmem Zitratplasma wird das Zitratvollblut bei mindestens 2500 *g* für zehn bis 15 Minuten zentrifugiert, wobei ein Ausschwingrotor verwendet und in der Zentrifuge eine Temperatur von 15–25 °C konstant gehalten werden muss.

Bei vollautomatisierten Analysegeräten wird meist das Blutentnahmegefäß (Primärgefäß) nach der Zentrifugation direkt in das Gerät gestellt. Das Plasma muss nicht in ein Sekundärgefäß abpipettiert werden.

Definition und Erkennung von ungeeignetem Probenmaterial: Hämolytische Proben oder (an)geronnene Proben (auch mit kleinsten Gerinnseln) sind für hämostaseologische Untersuchungen ungeeignet. Nur bei gesicherter intravasaler Hämolyse sollten, mangels Alternative, hämolytische Proben analysiert werden; die Ergebnisse müssen dann sehr kritisch bewertet werden. Proben mit massiver Hyperbilirubinämie oder massiver Lipämie bereiten auf den heute weit verbreiteten optisch messenden Analysegeräten oft Probleme. Für diese Fälle sollte neben dem optischen immer auch ein mechanisches Messverfahren im Labor zur Verfügung stehen. Blutproben, die ohne Antikoagulans oder mit EDTA oder Heparin als Antikoagulans entnommen wurden, sind für hämostaseologische Untersuchungen nur im Falle immunchemischer Verfahren und photometrischer Einzelproteinanalyse (z.B. Antithrombin) brauchbar.

Besondere präanalytische Erfordernisse

Bei manchen Untersuchungen sind besondere präanalytische Erfordernisse einzuhalten (z.B. Tests zum Nachweis von Lupus-Antikoagulanzien, Thrombozytenfunktionstests, Fibrinolyseparameter). Näheres siehe bei den einzelnen Untersuchungen.

LITERATUR

Deutsches Institut für Normung (DIN). Hämostaseologie Normen. DIN-Taschenbuch. Beuth-Verlag, Berlin, 2. Aufl. 2002.

Guder WG, da Fonseca-Wollheim F, Heil W, Schmitt Y, Töpfer G, Wisser H et al. Die Qualität diagnostischer Proben. Empfehlungen der Arbeitsgruppe Präanalytik der Deutschen Gesellschaft für Klinische Chemie und Laboratoriumsmedizin, 6. Auflage. BD Heidelberg 2009. Auch unter www.diagnosticsample.com

Mössmer G. Präanalytik von hämostaseologischen Laboruntersuchungen. Der Bay Int 2004;24:124–32.

Witt I, Beeser H, Müller Berghaus G. Minimalanforderungen zur Gewinnung von Citratplasma für hämostaseologische Untersuchungen. Lab Med 1995;19:143–5.

Haptoglobin (€€)

Mariam Klouche

Haptoglobin (Hp) ist ein Plasmaprotein mit hämoglobinbindender Fähigkeit und der sensitivste Marker intravasaler Hämolysen, der nach Lyse von nur 25 mL Blut für zwei bis drei Tage absinkt. Haptoglobin bindet nach intravasaler Freisetzung spezifisch freies zirkulierendes Hämoglobin unter Bildung eines löslichen Haptoglobin-Hämoglobin-Komplexes. Dieser ist glomerulär nicht filtrierbar und wird mit einer Halbwertszeit von ca. 20 Minuten hepatisch sowie über den CD163-Scavenger-Rezeptor auf Monozyten/Makrophagen eliminiert, sodass einerseits ein Eisenverlust durch Induktion der zytosolischen Ferritinsynthese, andererseits ein glomerulärer Nierenschaden durch freies Hämoglobin vermieden werden. Aufgrund der langen Halbwertszeit des freien Haptoglobins von etwa drei bis vier Tagen können Veränderungen infolge Hämolyse über die Haptoglobinverminderung rasch erfasst werden. Daher weisen bei normaler Leberfunktion erniedrigte bis fehlende Haptoglobinkonzentrationen auf eine intravasale Hämolyse hin.

Haptoglobin wird als α_2-Sialoglykoprotein aus jeweils zwei verschiedenen leichten und schweren Ketten in der Leber synthetisiert. Die gegenwärtig bekannten Polymorphismen der leichten Ketten führen zu drei Phänotypen mit unterschiedlichen Frequenzen in der europäischen Bevölkerung, Hp1-1 (15%), Hp2-1 (50%) und Hp2-2 (35%), sowie dem Phänotyp Hp0, der mit Hypo- oder Ahaptoglobinämie assoziiert ist. Die Haptoglobinvarianten unterscheiden sich erheblich in ihren physikochemischen Eigenschaften wie z.B. dem Grad der Polymerisierung, der bei Hp2-2 am größten ist, der physiologischen Konzentration sowie den funktionellen Eigenschaften, z.B. der potenteren Bindung von Hp2-2-Hämoglobin-Komplexen an CD163.

Haptoglobin ist auch ein Akute-Phase-Protein, ein Inhibitor der Prostaglandinsynthese und Angiogenese und kann bei entzündlichen Reaktionen rasch ansteigen, sodass bei entsprechenden klinischen Konstellationen besser zusätzlich Hämopexin, dessen Funktion die Bindung freien Häms ohne störende Akute-Phase-Eigenschaft ist, eingesetzt werden kann.

Indikationen

- Diagnose hämolytischer Erkrankungen,
- Verlaufskontrolle von Hämolysen.

Präanalytik

Als **Untersuchungsmaterial** ist Serum und Heparinplasma geeignet.

Stabilität: Haptoglobin ist bei Raumtemperatur im Blut acht Tage, im Plasma/Serum bei Raumtemperatur drei Monate, bei 4–8 °C acht Monate stabil.

Einflussgrößen

Die Haptoglobinkonzentration ist altersabhängig und variiert mit dem jeweiligen Phänotyp. Frauen haben höhere Werte als Männer. Als Akute-Phase-Protein sind akut und chronisch inflammatorische Erkrankungen, Infektionen, maligne Tumoren, Gewebeverletzungen und Hepatopathien mit erhöhten Haptoglobinkonzentrationen assoziiert. Androgene erhöhen die Haptoglobinkonzentration. Lebererkrankungen und die Einnahme oraler Kontrazeptiva sind mit einer verminderten Haptoglobinkonzentration assoziiert.

Analytik

Haptoglobin wird quantitativ mittels immunologischer Nachweisverfahren, i.d.R. nephelometrisch oder turbidimetrisch bestimmt. Zur Phänotypisierung werden elektrophoretische Verfahren, z.B. Polyacrylamidgelelektrophorese oder isoelektrische Fokussierung, eingesetzt. Ein Standardreferenzmaterial (CRM 470) steht zur Verfügung.

Referenzbereich

Mit CRM 470 kalibriert:

Erwachsene	0,3–2,00 g/L (30–200 mg/dL)

Beurteilung

Haptoglobin ist der sensitivste Parameter intravasaler Hämolysen. Bei extravasalen Hämolysen findet sich eine Haptoglobinverminderung i.d.R. nur im Rahmen akuter hämolytischer Krisen. Die wichtigste Einschränkung der prädiktiven Wertigkeit von Haptoglobin besteht in gleichzeitig bestehenden Akute-Phase-Reaktionen. Bei gleichzeitig bestehenden inflammatorischen Erkrankungen ist Haptoglobin nicht sicher zur Diagnostik von Hämolysen geeignet, da aufgrund seiner Eigenschaft als Akute-Phase-Protein sowohl normale als auch erhöhte Konzentrationen trotz Vorliegens einer Hämolyse auftreten können. Hier kann Hämopexin eingesetzt werden, das allerdings weniger sensitiv bzgl. der Diagnose der Hämolyse, aber zur Beurteilung des Ausmaßes der Hämolyse wiederum besser geeignet ist. Ab einer Freisetzung von 15 g Hämoglobin ist die Bindungskapazität des Haptoglobins erschöpft, sodass hier Hämopexin anspricht. Der Nachweis freien Hämoglobins bestätigt die Diagnose der Hämolyse bei erniedrigtem Haptoglobin und Hämopexin. Bei chronischer hämolytischer Anämie kann der Nachweis von Hämosiderin im Urin zur Diagnostik beitragen.

Erniedrigtes Haptoglobin kann folgende Ursachen haben:

- Intravasale Hämolysen (Hp < 0,2 g/L):
  - erworbene hämolytische Anämien (z.B. Autoimmunhämolysen, medikamenteninduzierte Hämolysen, perniziöse Anämie),
  - kongenitale hämolytische Anämien (z.B. kongenitale Sphärozytose),
  - toxisch bedingte Hämolysen (z.B. Urämie, Schlangengift),
  - infektiöse Hämolysen (z.B. Malaria),
  - mechanische Hämolysen (Verbrennungen, künstliche Herzklappen).
- Synthesestörungen:
  - Leberinsuffizienz,
  - kongenitale Ahaptoglobinämie.

Erhöhtes Haptoglobin kann folgende Ursachen haben:

- Akute-Phase-Reaktion (z.B. Infektionen, chronische Entzündungen, Tumoren, Gewebenekrosen),
- nephrotisches Syndrom,
- Cholestase,
- Eisenmangelanämie,
- Amyloidose, Plasmozytom,
- Androgensupplementierung.

Harnerregernachweis (€€)

Marianne Kretschmar, Thomas Nichterlein,
Walter G. Guder

Eine Symptomatik und ein positiver Leukozyten- und/oder Nitritnachweis im Urin führen meist zur Frage einer Infektion der ableitenden Harnwege.

Die differenzialdiagnostische Abklärung umfasst neben der Prüfung von Proteinurie, Hämaturie und Nitriturie im Wesentlichen **mikrobiologische Untersuchungen.** Zunächst kann durch das **Harnsediment** eine massive Keimbesiedlung erkannt werden und die Anwesenheit von phagozytierenden Granulozyten als Ausdruck einer bakteriellen Infektion die Verdachtsdiagnose bestätigen.

Daher ist zur Identifizierung des Erregers und zur Anfertigung eines Antibiogramms eine bakteriologische Abklärung aus einer steril entnommenen Harnprobe Voraussetzung für eine kausale Therapie.

Indikationen

- Verdacht auf Harnwegsinfektionen durch klinische Symptomatik und/oder Befund im Urinstatus (Leukozyturie, Bakteriurie, Nitritnachweis im Teststreifen),

- unklares Fieber bei Blasenverweilkatheter (zusätzlich Blutkultur),
- auch ohne Symptome bei immunkompromittierten Patienten (Chemo- oder Kortikoidtherapie, Transplantation, u.a), bei Diabetes mellitus u.a.

Präanalytik

Untersuchungsmaterial: Mittelstrahlurin. Gewinnung durch den Patienten selbst nach gründlicher Information (Kontaminationsgefahr!):
- Möglichst Morgenurin verwenden. Die letzte Miktion sollte mindestens drei Stunden zurückliegen.
- Urinbecher (steril) vor Entnahme beschriften.
- Urin innerhalb von zwei Stunden ins Laboratorium bringen oder gekühlt (4–8 °C) maximal 24 Stunden lagern/transportieren. Ansonsten sind besser Eintauchkulturen zu verwenden. Diese eignen sich aber nicht zum Hemmstoffnachweis.
- Grundsätzlich Probenentnahme vor Antibiotikatherapie!
- **Beim Mann** (➤ Abb. 1-7):
  - Hände mit Seife waschen. Mit Einmalhandtuch trocknen.
  - Vorhaut ganz zurückziehen.
  - Eichel mit in Seifenlösung getauchtem sterilem Tupfer reinigen.
  - Mit zweitem Tupfer und Seifenlösung nachreinigen.
  - Neuen Tupfer in lauwarmes Wasser tauchen, Seifenreste von Eichel damit abwaschen.
  - Harnröhrenmündung mit neuem Tupfer trocknen.
  - Wasser lassen. Wenn etwa 50 mL abgelaufen sind, Urin auffangen, ohne vorher den Harnstrahl zu unterbrechen.
  - Röhrchenrand darf weder mit Hand, Kleidung, Haaren noch anderen Keimträgern in Berührung kommen. Niemals Desinfektionsmittel verwenden.
- **Bei der Frau:**
  - Hände mit Seife waschen. Mit Einmalhandtuch trocknen.
  - Labien spreizen und geöffnet halten, bis Uringewinnung beendet ist. Sterilen Tupfer in lauwarmes Wasser tauchen, Vulva von vorn nach hinten reinigen.
  - Mit zweiten Tupfer nachreinigen.
  - Orificium urethrae mit neuem Tupfer trocknen, Tupfer ggf. in Introitus einlegen.
  - Etwa 50 mL Harn ablaufen lassen. Ohne den Harnstrahl zu unterbrechen, Urin auffangen.
  - Keine Verunreinigung des Becherrands! Keine Desinfektionsmittel.

Analytik

Die Bestimmung der Keimzahl erfolgt mit geeigneten Nährbodenträgern.
Untersuchungsverfahren:
- Quantitative Kultur von Nativurin oder auf Eintauchnährböden,
- Hemmstofftest (nur von Nativurin möglich),
- Empfindlichkeitsprüfung bei signifikanter Bakteriurie.

Beurteilung

Keimzahlen ab 100 000 (10^5)/mL im frisch gelassenen Mittelstrahlurin gelten als signifikante Bakteriurie. Der Vergleich des Ergebnisses des Nitrittests mit der Keimzahlbestimmung gibt unter Umständen schon wichtige Hinweise auf die Art des Erregers: E. coli, Proteus, Pseudomonas aeruginosa und Klebsiellen bilden Nitrit, während Enterokokken, Candida und Staphylococcus aureus Nitrat nicht zu Nitrit reduzieren können.

Die Beurteilung der Kulturergebnisse berücksichtigt die Anzahl der vorkommenden Bakterienspezies, deren Keimzahl und ihr pathogenes Potenzial. Keimzahlen über 100 000 Keimen/mL bei Reinkulturen einer pathogenen Spezies machen einen Harnwegsinfekt wahrscheinlich.

Ansonsten ist differenziert zu interpretieren:
- Reinkulturen (eine pathogene Spezies):
  - Liegt die Keimzahl unter 1000/mL, ist bei negativem Hemmstofftest davon auszugehen, dass keine Harnwegsinfektion vorliegt.
  - Bei Keimzahlen zwischen 1000 und 10 000/mL ist eine Harnwegsinfektion bei Erwachsenen kaum anzunehmen, im Einzelfall aber nicht auszuschließen.

- Mischkulturen (zwei bis drei Spezies, davon mindestens eine pathogen):
  - Wenn eine pathogene Spezies in Keimzahlen von über 100 000/mL auftritt, ist ein Harnwegsinfektion nicht auszuschließen.
  - Allerdings steigt die Wahrscheinlichkeit einer Kontamination, wenn Keimzahlen zweier oder mehrerer Spezies von über 100 000/mL vorliegen.
- Negative Resultate bei klinischem Harnwegsinfekt können hervorgerufen sein durch
  - Antibiotikagabe (Hemmstofftest positiv),
  - nicht anzüchtbare Keime (Chlamydien),
  - Keime, die auf Spezialnährböden angezüchtet werden müssen (z.B. Mycobacterium tuberculosis).

Harnproteine

➤ Kap. 24, „Proteinuriedifferenzierung“.

Harnsäure (€)

Walter G. Guder, Jürgen Nolte

Die Harnsäure stellt beim Menschen das Endprodukt des Purinstoffwechsels dar, während sie bei anderen Lebewesen mit Hilfe der Urikase zu Allantoin abgebaut werden kann.

Wegen ihrer geringen Löslichkeit stellt die Harnsäurekonzentration im Plasma und in den extravasalen Körperflüssigkeiten einen physiologisch kausalen Marker dar, dessen Höhe Ursache der Gicht ist. Ursache für die Erhöhung im Blut kann sowohl eine vermehrte Bildung wie auch eine verminderte renale Ausscheidung der Harnsäure sein.

Der Harnsäuregehalt des Körpers beträgt etwa 5,1–9,5 mmol (0,8–1,6 g) bei erwachsenen Männern und 3,3–4,2 mmol (0,55–0,7 g) bei Frauen. Der Harnsäurepool wird gespeist aus endogener Harnsäurebildung (3–6,5 mmol/d [0,5–11,0 g/d]) und exogener Purinzufuhr. Die Harnsäureelimination erfolgt zu zwei Drittel über die Nieren, zu einem Drittel über den Darm. Bei Gichtkranken steigt der Harnsäuregehalt des Körpers auf bis zu 30 g an. Ab einer Konzentration über 420 µmol/L (7 mg/dL) ist das im Plasma enthaltene Natriumurat nicht mehr bei 37 °C löslich. Diese Löslichkeitsgrenze kann mit steigendem Alter sinken. Es kommt zur Ablagerung von Uraten in den Gelenken (Gichttophi) und im Bindegewebe (z.B. im Ohrknorpel).

Bei Kompensation der gesteigerten Harnsäurebildung durch vermehrte renale Ausscheidung kann es zur Uratsteinbildung kommen. Durch eine Ablagerung von Uratkristallen in Tubuli, Sammelrohren und im Interstitium kommt es bei etwa 50% der chronisch Gichtkranken zu einer Pyelonephritis oder interstitiellen Nephritis, bei 10–20% der Patienten zu einer Nephrolithiasis.

Klinische Symptomatik:

Die Gicht kommt gehäuft mit Gefäßrisikofaktoren wie Adipositas, Diabetes mellitus Typ 2, Hyperlipoproteinämie und Hypertonie vor. Bei 20% der Männer ist mit einer Hyperurikämie zu rechnen, bei Frauen finden sich erhöhte Harnsäurekonzentration oft erst nach der Menopause.

Im ersten Stadium der Gicht besteht eine symptomatische Hyperurikämie (nur etwa die Hälfte der von ihr betroffenen Patienten erkrankt an Gicht).

Beim akuten Gichtanfall tritt eine schmerzhafte Monarthritis des Großzehengrundgelenks (Podagra), des Daumengrundgelenks (Chiragra) oder des Knie- und Sprunggelenks auf. Bei länger bestehender oder Altersgicht können auch polyarthritischer Befall, Fieber und Laborentzündungszeichen vorkommen. Das Verhältnis von Männer:Frauen ist 7:1.

Bei chronischer Gicht entstehen Gichttophi an Weichteilen und Gelenken. Urat-Nephrolithiasis (Uratsteine sind Röntgen-negativ), interstitielle Nephritis und Uratverstopfungsniere mit dem Risiko des akuten Nierenversagens treten auf.

Indikationen

- Feststellung bzw. Ausschluss eines Gichtrisikos,
- bei Vorliegen einer klinischen Symptomatik Ausschluss oder Beweis einer Gicht,
- Überwachung der Behandlung der Gicht,
- im Urin im Rahmen der Harnsteinmetaphylaxe.
- Bei Untersuchung eines Kniegelenkergusses als Harnsäurekristall.

Präanalytik

Als **Untersuchungsmaterial** kann Serum und Heparinplasma verwendet werden. Harnsäure ist im Vollblut bis zu sieben Tagen stabil, steigt jedoch bei länger dauernder Lagerung bei Raumtemperatur durch Abbau von Nukleotiden in Blutzellen an.

Die **Stabilität** im Plasma/Serum beträgt bei Raumtemperatur drei Tage, bei Kühlschranktemperatur sieben Tage und im gefrorenen Zustand sechs Monate. Im Urin ist Harnsäure bei pH > 8 vier Tage bei Raumtemperatur stabil. Bei saurem Urin und eingefroren fällt Harnsäure kristallin aus.

Einflussgrößen

Purinreiche Kost, z.B. Leber, Niere, Hülsenfrüchte, sowie Alkohol führen zu einer Erhöhung der Harnsäurekonzentration und sollten drei Tage vor der Blutabnahme vermieden werden. Körperliche Aktivität steigert mit dem Muskel- und Energieumsatz auch die Harnsäurebildung und -konzentration.

Analytik

Die Bestimmung der Harnsäure sollte mit der enzymatischen Methode durchgeführt werden, bei der durch Urikase Harnsäure in Allantoin, CO_2 und H_2O_2 umgesetzt wird, das mit Katalase und einer angeschlossenen Indikatorreaktion nachgewiesen wird.

Qualitätskriterien: Die interne und externe Kontrolle erfolgt nach den Richtlinien der Bundesärztekammer (RiLiBÄK).

Für den Messbereich im Blut, Plasma, Serum von 119–773 µmol/L (2–13 mg/dL) oder im Urin von 30–1784 µmol/L (5–300 mg/L) gelten die folgenden Kriterien:

- Maximal zulässige Abweichung des Einzelwerts: 7% (Urin 13,5%).
- Maximal zulässige Abweichung beim Ringversuch: 13% (Urin 23%).

Eine Ringversuchsteilnahme mit Vergleich zum Referenzmethodenwert ist in Deutschland in jedem Quartal Pflicht. Referenzmethode ist dabei eine HPLC mit Isotopenverdünnung oder Gaschromatographie-Massenspektrometrie.

Störgrößen: Die bei der chemischen Methode häufigen Störungen durch Medikamente sind weitgehend durch Umstellung auf die enzymatische Methode entfallen.

Referenzbereiche

Kinder	< 362 µmol/L (< 6,1 mg/dL)
Männer, Frauen nach der Menopause	80–420 µmol/L (3–7 mg/dL)
Frauen bis zur Menopause	140–340 µmol/L (2,5–5,7 mg/dL)
Ausscheidung im Urin	1,2–6,0 mmol/24 h (0,2–1,0 g/24 h)

Beurteilung

Primäre Hyperurikämie (Harnsäure im Blut > 380 µmol/L [> 6,4 mg/dL]) und **Gicht** beruhen auf einer genetisch bedingten Störung des Purinstoffwechsels. Bei einer Harnsäurekonzentration von mehr als 420 µmol/L (> 7 mg/dL) kommt es zur Ausfällung von Natriummonouratkristallen in Gelenken, der Niere und anderen Organen.

Es gibt zwei Ursachen der Hyperurikämie: Verminderte Ausscheidung und Überproduktion.

- Eine verminderte Ausscheidung der Harnsäure (99% der Erkrankungen) wird durch eine Störung der renalen tubulären Harnsäuresekretion verursacht. Die Ausscheidungsstörung kann lange Zeit kompensiert, asymptomatisch verlaufen. Die Gicht als typische Wohlstandserkrankung kann durch ein Überangebot an purinreicher Ernährung, durch Übergewicht und durch Alkoholzufuhr ausgelöst und gefördert werden.
- Überproduktion von Harnsäure durch einen Mangel der Hypoxanthin-Guanin-Phosphoribosyltransferase (HG-PRT):
  - Beim Lesch-Nyhan-Syndrom der Kinder (< 1% der Erkrankungen) ist die Aktivität der HG-PRT durch einen rezessiv X-chromosomal bedingten Defekt stark vermindert.
  - Beim Kelley-Seegmiller-Syndrom ist die Aktivität der HG-PRT weniger stark vermindert.

Eine sekundäre Hyperurikämie ist bedingt durch folgende Mechanismen:

- Vermehrte Harnsäuresynthese:
  - Tumorerkrankungen wie Leukämien,
  - Strahlentherapie,
  - Pneumonie, Eklampsie und andere Erkrankungen mit gesteigertem Zellabbau (perniziöse Anämie, Polyzythämie.
  - vermehrte Harnsäurebildung durch parenterale Zuckeraustauschstoffe (Fruktose, Sorbit),

- Zufuhr purinreicher Nahrung, z.B. nukleinsäurereiches Fleisch (Leber, Herz, Niere), aber auch Spinat, Spargel und Hülsenfrüchte,
- erhöhter Umsatz von ATP durch Umsatz von Ethanol in der Leber,
- Glukose-6-Phosphatasemangel, Fruktose-1-phosphat-Aldolasemangel.

• Verminderte Harnsäureausscheidung:
  - Niereninsuffizienz,
  - gesteigerte Laktatbildung durch Anoxie, Alkohol mit Hemmung der Harnsäureausscheidung durch Laktat,
  - diabetische, fastenbedingte Ketoazidose,
  - Hyperparathyreoidismus,
  - Hypothyreose,
  - Bartter-Syndrom, Down-Syndrom,
  - Diabetes insipidus,
  - Sarkoidose,
  - Medikamente wie Salicylate (> 2 g/d), Diuretika, Levodopa, Ethambutol, Pyrazinamid, Nikotinsäure und Ciclosporin,
  - Intoxikation durch Blei, Beryllium, Kohlenmonoxyd (CO).

Jede **erhöhte Harnsäurekonzentration** spricht für eine primäre oder sekundäre Hyperurikämie, den Leitbefund der primären und sekundären Gicht. Bei Ausschluss von Einfluss- und Störgrößen ist der Voraussagewert für das Auftreten einer Arthritis urica ab 420 µmol/L (7 mg/dL) 0,17 (17%), ab einer Konzentration von 535 µmol/L (9 mg/dL) 0,9 (90%). Im akuten Anfall kann eine Hyperurikämie fehlen.

Durch Steigerung des Abbaus kernhaltiger Zellen, Steigerung des ATP-Umsatzes oder Hemmung der Ausscheidung können Metaboliten und Medikamente zu einer Erhöhung der Harnsäurekonzentration beitragen (Acetazolamid, Amilorid, Ethanol, Ciclosporin, Laktat, Prednison, Propranolol).

Wird im Rahmen einer Basisuntersuchung eine Harnsäurekonzentration > 420 µmol/L (> 7,0 mg/dL) gefunden oder liegen klinische Symptome einer Gicht vor, werden je nach Symptomatik folgende zusätzlichen Untersuchungen empfohlen: Kleines Blutbild (Leukozytose während eines Gichtanfalls), CRP (↑ als Ausdruck der Entzündungsreaktion), Kreatinin oder Cystatin C, Harnteststreifen auf pH, Protein, Leukozyten und Blut zum Ausschluss/Nachweis einer Nierenschädigung.

Bei Abklärung von **Kniegelenksergüssen** bei degenerativen und entzündlichen Erkrankungen ist der Nachweis von Harnsäurekristallen (Mononatriumurat) im Kniegelenkpunktat (Synovialflüssigkeit) beweisend für Gicht als Ursache.

Bei Verdacht auf **Lesch-Nyhan-Syndrom** wurde ein Harnsäure-Kreatinin-Quotient (g/g) im Urin als Ausschlusskriterium vorgeschlagen. Ein gesundes, purinarm ernährtes Kind hat einen Quotienten von 0,21–0,51, während bei Kindern mit teilweisem Defekt solche von 0,62–2,0 und bei Patienten mit kompletten Defekten von 1,98–5,35 gefunden wurden.

Überwachung der Therapie:

Durch Antiurika (z.B. Allopurinol) wird durch die Hemmung der Xanthinoxidase direkt in die Bildung der Harnsäure eingegriffen. Entsprechend kann der Therapieerfolg durch die Messung der Harnsäurekonzentration überwacht werden. Dies sollte zu Beginn der Therapie in zweiwöchigem Abstand, nach Normalisierung der Harnsäurekonzentration im Abstand von sechs Monaten erfolgen.

Therapeutisch sollten Harnsäurekonzentrationen unterhalb 340 µmol/L (< 6 mg/dL) angestrebt werden. Die Überwachung beinhaltet eine jährliche Kontrolle der Nierenfunktion.

Eine **verminderte Konzentration** kann neben seltenen endogenen Ursachen (Xanthinurie, idiopathisch vermehrte renale Ausscheidung) bedingt sein durch

- Überdosierung von Allopurinol,
- Gabe von urikosurisch und anabol wirkenden Medikamenten (Coumarin, Östrogene, Phenylbutazon und Expektoranzien).

Eine Urinausscheidung von > 6 mmol/24 h (> 1000 mg/24 h) spricht für eine erhöhte Harnsäurebildung als Ursache der Hyperurikämie. Sie ist bei einem Urin-pH < 6 Ursache der Harnsteinbildung mit Harnsäure als Steinbildner. Als Grenzwert für den Beginn einer therapeutischen Maßnahme gegen Harnsteinbildung wird eine Ausscheidung von 4 mmol/24 h (672 mg/24 h) angegeben. Eine verminderte Ausscheidung von Harnsäure bei Hyperurikämie spricht für eine renale Ausscheidungsstörung als Ursache der Hyperurikämie. Dies kann durch genetische Störungen des tubulären Harnsäuretransports, aber auch durch chronische Nierenerkrankungen, Azidose durch Laktat und Ketonkörper sowie durch Bleivergiftung oder medikamentös bedingt sein.

LITERATUR
Hesse A, Jahnen A, Klocke K, Nolde A, Scharrel O. Nachsorge bei Harnsteinpatienten. Ein Leitfaden für die ärztliche Praxis. Jena: Gustav Fischer Verlag 1994.
Scherbaum WA. Gicht und Hyperurikämien. In: Wolff HP, Weihrauch TR (Hrsg.). Internistische Therapie, 17. Aufl. Elsevier, Urban & Fischer, München. 2008, pp. 980–987.
Schröder H-E. Hyperurikämie und Gicht. Basiswissen Labordiagnostik Roche Diagnostics 2003.
Zöllner N (Hrsg.). Hyperurikämie, Gicht und andere Störungen des Purinhaushalts. Springer, Berlin, Heidelberg, New York 1990.

Harnsediment (€)

Walter G. Guder

Traditionell gehört das mikroskopische Harnsediment zum sog. Harnstatus. Die mikroskopische Untersuchung des Urins stellt eine der ältesten medizinisch-diagnostischen Untersuchungen dar. Sie wurde in den letzten Jahren durch die Empfehlungen zur Untersuchung auf dysmorphe Erythrozyten noch einmal in ihrer Bedeutung verstärkt.

Nach den Europäischen Leitlinien für die Urinanalytik (Kouri et al. 2000) sollten bei der Harnsedimentuntersuchung immer folgende Bestandteile erkannt werden:

Basal:

- Erythrozyten,
- Granulozyten,
- Epithelzellen, differenziert nach Plattenepithelien und anderen,
- Zylinder, differenziert nach hyalinen und nicht-hyalinen Zylindern,
- Bakterien, Hefen, Trichomonaden,
- Spermien, Artefakte (Haare, Textilfasern, Glassplitter und Stärkekörner),
- Fettkristalle und -tropfen,
- Zystin-, Phosphat-, Oxalat- und Uratkristalle.

Die **gehobenere Stufe der Differenzierung** beinhaltet darüber hinaus noch die Erkennung und Differenzierung folgender Strukturen:

- dysmorphe Erythrozyten,
- Lymphozyten und Makrophagen,
- Tubulusepithelzellen und Übergangsepithelzellen (oberflächlich und tief), atypische Zellen,
- Zylinder in Erythrozyten-, Leukozyten-, granulierte, Fett- und Wachszylinder sowie Bilirubin-, Hämoglobin-, Myoglobin- und bakterienhaltige Zylinder,
- Bakterien nach Gramfärbung,
- weitere Erreger je nach örtlicher Bedeutung (z.B. Schistosoma haematobium).

Indikationen

Das Harnsediment ist immer indiziert, wenn eine der folgenden Fragestellungen oder Screening-Befunde vorliegen

- Verdacht auf Nierenerkrankung oder urologische Erkrankung der ableitenden Harnwege,
- Abklärung eines positiven Teststreifenfeldes für Blut, Leukozyten, Nitrit oder Protein,
- Verdacht auf Zystinurie, insbesondere bei Harnsteinbildung (Zystinkristalle),
- Ausschluss pathogener Kristallbildungen und Infektionen im Rahmen der Harnsteinmetaphylaxe.

Präanalytik

Untersuchungsmaterial: Die optimale Probe zur Analyse des Harns im Rahmen eines Screenings ist der sog. **erste Morgenurin.** Dieser ist der erste Urin nach nächtlicher Bettruhe. Er sollte nach acht Stunden Ruhe bzw. Einnahme von Getränken und Speisen und mindestens vier Stunden nach der letzten Blasenentleerung gewonnen werden, da nur dies durch eine ausreichend lange Durstphase und Verweilen in der Blase die gewünschte höhere Konzentration der gemessenen Bestandteile gewährleistet.

Danach erfolgt die Zentrifugation über fünf Minuten bei 400 *g*. Der überstehende Urin wird dekantiert, sodass die Sedimentbestandteile mindestens zehnfach angereichert werden. Bei apparativer Sedimentanalyse wird der Urin unzentrifugiert analysiert und erst für die eventuelle mikroskopische Nachuntersuchung zentrifugiert.

Wird eine Färbung vorgenommen, erfolgt diese nach der Zentrifugation mit Alzianblau nach Sternheimer oder mit Gentianaviolett-Safranin-O (Sternheimer-Malbin).

Urin für die Herstellung eines Harnsediments sollte nach spätestens zwei Stunden zentrifugiert sein. Nach der Zentrifugation kann die Untersuchung im Sediment innerhalb von 24 Stunden durchgeführt werden, wenn folgende Stabilitätsdaten bei Raumtemperatur beachtet werden:

- **Erythrozyten und Akanthozyten (dysmorphe Formen):** ein Tag bei genügender Harnkonzentration (> 300 mosmol/kg),
- **Leukozyten:** ein Tag (weniger bei alkalischem pH, z.B. bei infizierten Urinen),
- **Bakterien:** Anstieg nach ein bis zwei Stunden,
- **Epithelzellen:** drei Stunden,
- **Zylinder:** zwei Stunden.

Stabilität: Durch Zusatz von Borsäure bei der Uringewinnung werden Erythrozyten und Bakterien über 24 Stunden konstant gehalten.

Einflussgrößen

Durch die große biologische Streuung der Zusammensetzung des Urins ist die Vermeidung störender Bestandteile von besonderer Bedeutung für eine sinnvolle Interpretation. Kontaminierende Bestandteile wie Zellen und Schleim aus dem äußeren Genitale, Fasern aus der Wäsche, Blutbeimengungen aus der Vagina und andere sind nur durch Aufklärung des Patienten zur Gewinnung des Mittelstrahlurins möglich. So sind Reinigung des äußeren Genitales mit Wasser, Vermeidung von Pudern, Salben und Desinfektionsmitteln einige Voraussetzungen.

Darüber hinaus sind die Trinkmenge für die Konzentration sowie den Urin verfärbende Medikamente und Nahrungsmittel von Bedeutung.

Analytik

Bei mikroskopischer Untersuchung werden mehrere Gesichtsfelder bei 10- und 40facher Vergrößerung betrachtet und die Ergebnisse in halbquantitativer Form wiedergegeben. Phasenkontrasteinrichtung ist zu empfehlen, für die Differenzierung von Erythrozyten essenziell.

Durchflussphotometrische (z.B. UF 50 oder UF 100, Fa. Sysmex) oder Digitalkamera-Sedimentanalyzer (iQ 200, Fa. IL [Instrumentation Laboratory]) erlauben die Quantifizierung der morphologischen Bestandteile aus nicht zentrifugiertem Urin.

Qualitätskriterien: Für die qualitative Beurteilung ist in den Europäischen Leitlinien eine maximal zulässige falsch negative Rate von 5–20% empfohlen (Kouri et al. 2000):

Dies kann durch nationale und internationale Ringversuche abgesichert werden, die mit flüssigen Proben, Photos oder Videobildern durchgeführt werden.

Referenzbereiche

Als obere Referenzbereiche wurden bei unzentrifugiertem Mittelstrahlurin folgende Grenzen ermittelt:

Sedimentbestandteil	**Bedingung**	**Obergrenzen**
Erythrozyten × 10^6/L (pro Gesichtsfeld[1])	Knaben, 0–14 Jahre Mädchen, 0–14 Jahre Erwachsene	5 (≤ 1) 50 (≤ 10) 8 (≤ 2)
Leukozyten (Granulozyten) × 10^6/L (pro Gesichtsfeld[1])	Kinder, 2–16 Jahre Erwachsene	4 (≤ 2) 8 (≤ 4)
Plattenepithelien pro Gesichtsfeld[1]		5–15 (kontaminiert) < 5
Hyaline Zylinder pro Gesichtsfeld[1]	In Ruhe Nach körperliche Tätigkeit	Gelegentlich < 1
Alle anderen Epithelien und Zylinder		Nicht vorhanden

[1] bei 400facher Vergrößerung

Beurteilung

Über die Beurteilung des Harnsediments sind eigene umfangreiche Werke erschienen (Fogazzi et al. 1999, Atlas auf CD-Rom 2003). Dabei sind alle Zylinder mit Einschlüssen und Nierenepithelien Hinweise auf schwerere tubuläre Nierenschäden. Ein Erythrozytenzylinder beweist die renale (glomeruläre) Ursache einer Hämaturie. Zystinkristalle sind beweisend für eine Zystinurie, während alle anderen Kristalle keine diagnostische Bedeutung haben, da sie stark pH- und nahrungsabhängig auftreten. Darüber hinaus werden in der Hand des erfahrenen Betrachters Dysmorphien vom Typ des Akanthozyten ab 10% als Hinweis auf eine renale Ursache der Hämaturie gesehen, wenn die Zahl der Erythrozyten erhöht ist.

LITERATUR

Kouri T, Fogazzi G, Gant V, Hallander H, Hofmann W, Guder WG. European Urinalysis Guidelines. Scand J Clin Lab Invest 2000;60; Suppl 231.

Fogazzi GB, Ponticelli C, Ritz E. The Urinary Sediment, An Integrated View. 2nd ed. Oxford University Press 1999.

Atlas des Harnsediments CD-ROM Chronolab, Zug, Schweiz 2003.

Harnstatus (visuelle Betrachtung und Teststreifen und ggf. Harnsediment) (€)

Walter G. Guder

Synonyme: Urinstatus, Urin-Screening, Urinanalysis (englisch), Urinanalyse.

Der moderne Urinstatus besteht neben der Messung der Harnmenge und der Untersuchung von Trübung und Farbe aus chemischen Untersuchungen in Form von Teststreifen und einer Untersuchung der morphologischen Bestandteile des Harns. Da moderne Teststreifen viele frühere Bestandteile des Harnsediments mit erfassen (z.B. Leukozyten, Erythrozyten, Nitrit für Bakteriurie), wurde empfohlen, das Harnsediment nur noch bei positiven Teststreifenfeldern durchzuführen (Teststreifensieb). Aus diesem Grund wird das Harnsediment extra abgehandelt (➤ Kap. 24, „Harnsediment“).

Indikationen

Traditionell gehört ein sog. Urinstatus zur Basisuntersuchung jedes Patienten, d.h.

- bei jeder internistischen, urologischen und pädiatrischen ärztlichen Untersuchung,
- vor jeder Narkose.
- im Rahmen der Schwangerenüberwachung.

Insbesondere ist er indiziert, wenn eine Untersuchung auf Erkrankungen der Nieren und ableitenden Harnwege durchgeführt wird.

Präanalytik

Die optimale Probe zur Analyse des Harns im Rahmen eines Screenings ist der sog. **erste Morgenurin.** Dieser ist der erste Urin nach nächtlicher Bettruhe. Er sollte nach acht Stunden Ruhe bzw. Einnahme von Getränken und Speisen und mindestens vier Stunden nach der letzten Blasenentleerung gewonnen werden, da nur dies durch eine ausreichend lange Durstphase und Verweilen in der Blase die gewünschte höhere Konzentration der gemessenen Bestandteile gewährleistet. Das ist insbesondere für Harnbestandteile von Bedeutung, die bei steigender Harnkonzentration (z.B. Protein/Albumin) oder im Rahmen einer Infektion in der Blase ansteigen (Nitrit, Leukozytenesterase, Bakterien).

Durch Einbindung eines Testfelds für Kreatinin und/oder spezifisches Gewicht (Kationenkonzentration) oder Messung der Leitfähigkeit kann der Konzentrationseffekt kompensiert werden, sodass auch ein Spontanurin während des Vormittags (sog. **zweiter Morgenurin**) geeignet ist.

In jedem Fall sollte ein **Mittelstrahlurin** nach Reinigung des äußeren Genitales gewonnen werden, um eine Kontamination der Harnprobe durch Zellen, Bakterien und Eiweiß zu vermeiden.

Ist ein Spontanurin nicht zu gewinnen, kann auch **Katheterurin** oder **Blasenpunktionsurin** für die Untersuchung des Harnstatus verwendet werden.

Zeitpunkt und Art der Uringewinnung sind festzuhalten.

Uringefäße und Transport: Für die Gewinnung des Spontanurins wird heute ein Einmalbecher bevorzugt, der nach Mischen ein Überführen von 3–10 mL in ein verschlossenes Urinröhrchen ohne Verunreinigung ermöglicht. Beide Gefäße sollten frei von Kontaminationen und im Fall einer geplanten mikrobiologischen Untersuchung steril sein. Die zu untersuchenden Stoffe sollten weder durch Bindung an die Gefäßwand (z.B. Albumin an Polystyrol oder Glas) noch durch störende Bestandteile das Ergebnis der Untersuchung verändern.

Die so gewonnene Urinprobe wird unverzüglich bei Raumtemperatur an die untersuchende Stelle transportiert. Bei Teststreifen- und Sedimentuntersuchungen wird eine Stunde empfohlen. Nach dieser Zeit steigen Leukozytenesterase, Bakterien und pH an, während Erythrozyten und Epithelzellen in Abhängigkeit von der Osmolalität und dem pH-Wert als Bestandteile des Sediments abnehmen.

Probenvorbereitung: Während die visuelle Beurteilung des Urins ohne Vorbereitung möglich ist, sollte vor der Teststreifenuntersuchung der Urin gemischt und für die mikroskopische Untersuchung zentrifugiert werden.

Die Teststreifenuntersuchung wird im gemischten nicht-zentrifugierten Harn durchgeführt. Bei apparativer Sedimentanalyse wird der Urin unzentrifugiert analysiert und erst für die eventuelle mikroskopische Nachuntersuchung zentrifugiert.

Wird eine Färbung vorgenommen, erfolgt diese nach Zentrifugation mit Alzianblau nach Sternheimer oder mit Gentianaviolett-Safranin-O (Sternheimer-Malbin).

Analytik

Der Harnstatus beinhaltet die visuelle Beurteilung des Urins, die Untersuchung mit Teststreifen und ggf. die Untersuchung des Harnsediments:

Die wichtigsten Nachweismethoden auf Teststreifen sind in ➤ Tab. 24-21 zusammengefasst. Bezüglich der Methoden werden zunehmend Ablesegeräte verwendet, die teilweise sogar eine quantitative Ablesung der Teststreifen ermöglichen. Dabei messen einige Geräte aus dem Urin die Leitfähigkeit als Maß für die Dichte des Urins mit. Bezüglich der neueren Entwicklungen sei auf ➤ Kap. 8 verwiesen. Auch die Methodik des Harnsediments, die traditionell auf der mikroskopischen Analyse des ungefärbten oder gefärbten Sediments nach Zentrifugation beruht, kann neuerdings durch zwei verschiedene mechanisierte Verfahren durchgeführt werden, die eine quantitative Analyse im unverdünnten Urin erlauben. Durchflusszytometrie (UF 50 oder UF 100, Fa. Sysmex) und Digitalphotographie im Durchfluss (iQ 200, Fa. IL [Instrumentation Laboratory]) erlauben eine vollmechanisierte Erfassung der partikulären Bestandteile des Harns.

Beurteilung

Visuelle Beurteilung des Urins: Eine beim Stehenlassen und Abkühlen auftretende leichte Trübung kann durch Proteine, Kristalle und Medikamente bedingt sein. Von größerer diagnostischer Bedeutung ist eine Trübung des Harns beim Entleeren. Dies kann durch Eiter (Pyurie), Fetttröpfchen (Lipidurie), z.B. durch Lymphe bei einem Shunt (Chylurie), häufiger durch Kalziumphosphate im alkalischen (Phosphaturie) oder Natriumurate im sauren Urin (Uraturie) bedingt sein.

Oft ist die Verfärbung des Urins das Symptom, das den Patienten zum Besuch der Praxis bewegt. Mögliche Ursachen (Auswahl) für Urinverfärbungen ➤ Tab. 24-22.

Tab. 24-21 Die Teststreifenfelder für die Urinuntersuchung mit Messprinzipien, Messbereichen und Referenzintervallen.

Teststreifenfeld	Messprinzip	Nachweisgrenze/Messbereich	Normale Befunde
Protein	Indikatorfehler	ca. 300 mg/L Albumin	Negativ
Albumin	Indikatorfehler, immunreaktiv	ca. 20–80 mg/L Albumin	Negativ (< 20 mg/L)
Blut, Hämoglobin, Myoglobin	Pseudoperoxidaseaktivität	ca. 1,5–6 mg Hb/L	Negativ (< 8 × 10^6/L)
Leukozyten	Indoxylesteraseaktivität	ca. 5–10 × 10^6 Granulozyten/L	Negativ (< 5–8 × 10^6/L)
Glukose	Glukoseoxidasemethode	ca. 1000 mg/L (5,2 mmol/L)	Negativ (< 2 mmol/L)
Nitrit	Griess-Probe	0,6–1 mg/L Nitrit	Negativ
pH	Farbindikatoren	pH 5–9	pH 5–7,5
Konzentration, „spezifisches Gewicht"	Polyelektrolytnachweis von Kationen	Entspricht 1000–1030	1010–1042 (entspricht 250–1400 mosmol/L)
Kreatinin	Chemisch	0,88–26,5 mmol/L (0,1–3 g/L)	4,5–13 mmol/L (0,5–1,5 g/L)
Teststreifen für spezielle Indikationen			
Urobilinogen/ Bilirubin	Azoreaktion mit Diazoniumsalz (Ehrlich)	2 mg/L bzw. 4–8 mg/L	Negativ
Ketonkörper (Acetazetat, Azeton)	Nitroprussidreaktion (Legal)	0,5–1,0 mmol/L (50–100 mg/L)	Negativ

Tab. 24-22 Urinfarben: Ursachen und Interpretation.

Aussehen	Ursachen	Symptom bei
Blass, wässrig	Verdünnter Urin	Polyurie, Diabetes insipidus, Diabetes mellitus, Hyposthenurie
Bernsteingelb	Gallenfarbstoffe, Nahrungsfarbstoffe (z.B. Flavine)	Normaler Urin, Vitamin B, Einnahme von Medikamenten
Gelb-orange	Gallenfarbstoffe, Nahrungsfarbstoffe (z.B. Rhabarber, Folia Sennae)	Konzentrierter Urin, Cholestase
Bräunlich – („Bier"-)braun	Biliverdin, Bilirubin	Hepatischer Ikterus
Rötlich – rötlich braun	Hämoglobin und Derivate Myoglobin, Porphyrine, Medikamente (z.B. L-Dopa, Metronidazol, Chinin, Phenacetin)	Hämaturie, Hämoglobinurie Rhabdomyolyse, Therapeutika
Gelbgrün, Blaugrün	Gallenfarbstoffe im alkalischen Urin, Indikane, Polycyanin, Chlorophyll	Cholestase, Farbstoffe, Pseudomonasinfektion, Mundspülmittel
Dunkelbraun – schwarz, evtl. beim Stehen dunkelnd	Methämoglobin, Homogentisinsäure, Melanin, Porphyrine, Serotonin, Medikamente	Hämolyse, Alkaptonurie, Melanom „Melanose", Chlorpromazin, Methyldopa
Weiß, milchig-trüb oder wolkig	Eiter, Schleim, Lipide, Chylus, Paraffin, Bakterien, Kontrastmittel	Infektion der ableitenden Harnwege, Chylusfistel, Vaginalcreme
Trübblau	Indikan, Medikamente	Systemische Infektion (Typhus, Sepsis)

Teststreifen: Zu den wichtigsten Nachweismethoden auf Teststreifen ➤ Tab. 24-21.

Protein: Die Methode ist relativ spezifisch für Albumin. Leichtketten von Immunglobulinen (Bence-Jones-Protein), sog. Mikroproteine (tubuläre Marker) und Tamm-Horsfall-Protein sowie Globuline aus der Niere werden nahezu nicht erfasst.

Die Indikatorfehlermethode reagiert sensibler bei alkalischem pH. Dieser entsteht z.B. durch längeres Stehen des Urins, wenn bakteriell Harnstoff zu Ammoniak abgebaut wird. Falsch positive Signale können auch durch quarternäre Ammoniumbasen, Chlorhexidin und das Blutersatzmittel Polyvinylpyrolidon hervorgerufen werden. Auch blutiger Urin kann zu positiven Ergebnissen führen.

Albumin: Der immunologische Test auf Albumin weist eine hohe Spezifität für Albumin auf. Demgegenüber ist der Teststreifen, der als „Protein-Low" (für Eiweißkonzentrationen unter 300 mg/L oder Albumin ab 150 mg/L) mit der Indikatormethode arbeitet, ähnlich anfällig gegenüber Störungen wie der Teststreifen auf Gesamteiweiß.

Bei positivem Teststreifen auf Protein oder Albumin sollten eine Quantifizierung und Differenzierung vorgenommen werden (➤ Kap. 8, ➤ Kap. 24, „Proteinuriedifferenzierung").

Blut: Die hohe Empfindlichkeit und Spezifität der Peroxidasereaktion erfasst Hämoglobin und Myoglobin in Konzentrationen weit unterhalb der mit dem Auge sichtbaren Hämaturie (Mikrohämaturie). Nach Umwandlung des Hämoglobins in Methämoglobin erfolgt keine Reaktion mehr. Dies limitiert die Empfindlichkeit auf zwei bis vier Stunden, wobei kürzere Zeiten bei infizierten Urinen zu erwarten sind.

Eine falsch negative Reaktion ist durch hohe Ascorbinsäurekonzentrationen (oraler Vitamin-C-Stoß mehrere Stunden vor der Uringewinnung!) sowie durch Formaldehyd und Nitrit durch Desinfektionsmittel und nitritbildende Bakterien zu erwarten. Andererseits können bakterielle Oxidasen den Test falsch positiv reagieren lassen.

Leukozyten: Der Teststreifen misst die lösliche Esterase im Urin, die von Granulozyten freigesetzt wird. Daher ist eine gewisse Inkubationszeit der Granulozyten im Urin Voraussetzung. Dies hat den Vorteil, dass frische kontaminierende Leukozyten aus dem äußeren Genitale bei rascher Messung noch negativ reagieren. Andererseits werden die Tests bei längerer Lagerung des Urins bei Raumtemperatur öfter oder stärker positiv, da die Granulozyten weiter Esterase an den Urin abgeben.

Vitamin C und eine Glukosekonzentration über 20 g/L sowie Cephalosporine, Gentamycin und Nitrofurantoin wirken hemmend auf den Test. Stabilisatoren (Azid) und Detergenzien (Formaldehyd) können falsch positive Wirkungen haben.

Bakterien: Der Nitrittest weist Nitrit im Urin nach, das von potenziell pathogenen Keimen (z.B. von E. coli und anderen gramnegativen Bakterien) aus vorhandenem Nitrat erzeugt wird. Dazu ist eine längere Inkubation (z.B. in der Blase) notwendig. Daher sagt nur ein positives Ergebnis etwas über eine infektiöse Ursache aus. Negative Ergebnisse sind bei hoher Diurese und gramnegativen Infektionserregern zu erwarten.

Durch längeres Wachstum auch kontaminierender Bakterien in vitro kann der Test zu klinisch falsch positiven Ergebnissen Anlass sein. Daher wird eine Untersuchung innerhalb der ersten Stunde nach Gewinnung empfohlen. Gemeinsam mit einem positiven Test auf Leukozyten wird die diagnostische Sensitivität der Aussage bezüglich einer Infektion erhöht.

Glukose: Die Messung der Uringlukose weist auf eine Glukosurie über 1 g/L hin. Diese kann durch Überschreitung der Nierenschwelle, z.B. beim Diabetes mellitus, oder durch verminderte Resorption von Glukose bedingt sein (renale Glukosurie).

Ein falsch negatives Ergebnis ist durch hohe Konzentration von Ascorbinsäure oder durch bakterielle Glykolyse möglich, während oxidierende Detergenzien einen falsch positiven Test erzeugen können. Der Test erfasst nicht Galaktose, Fruktose oder andere Hexosen, die in der Pädiatrie von Bedeutung sein können.

Wegen der Überwachung der Blutglukose während der Behandlung des Diabetes mellitus hat die Bestimmung der Harnglukose keine Bedeutung mehr in der Überwachung von Diabetikern, kann jedoch beim Screening erstes auffallendes Symptom eines unentdeckten Diabetes mellitus sein.

pH: Der normale Urin-pH liegt bei üblicher Mischernährung unter pH 6. Vegetabile Diät führt zu pH-Werten über 7. Wegen der großen Variabilität und Instabilität während des Transports und der Lagerung ist die Messung des pH-Werts im Harnstatus von begrenzter Bedeutung. Sie ist jedoch wichtig bei der Therapieüberwachung z.B. von Steinträgern und anderen Indikationen. Die Bestimmung des pH-Werts dient auch der besseren Interpretation des Ergebnisses des Proteintestfelds. Bei der Messung von Albumin statt des Testfelds Protein entfällt diese Funktion.

Spezifisches Gewicht: Da verdünnte Urine oft Ursache für negative Ergebnisse eines Testfelds sein können, wurde versucht, ein Testfeld für die Dichte des Urins einzuführen. Dies wurde durch eine Messung der Kationen mit einer Art Indikator oder durch chemische Messung des Kreatinins versucht. Allerdings besteht zwischen Ionenkonzentration und spezifischem Gewicht und/oder Osmolalität, die als Goldstandard der Harnkonzentration gesehen wird, nur beim Normalen eine Korrelation. Alle Veränderungen durch Krankheiten, Infusionslösungen und sonstige Einflüsse machen das Testfeld unbrauchbar für die Überwachung von Kranken.

Ein erster Morgenurin sollte ein spezifisches Gewicht über 1,020 aufweisen. Bei einem Ergebnis unter 1,010 ist von verdünntem Harn auszugehen.

Kreatinin: Die Bestimmung des Kreatinins im Harn wird als Bezugsgröße für eine Quantifizierung der gemessenen Harnbestandteile empfohlen. Mit Hilfe eines Teststreifens, der diese Bestimmung ermöglicht, ist eine quantitative Abschätzung aller Testfelder möglich. Dies reduziert die enorme biologische Streuung der Messergebnisse und vermeidet Fehlinterpretationen durch zu verdünnten oder zu konzentrierten Urin.

Eine Einschränkung für die Anwendung besteht bei Neugeborenen und Kindern in den ersten Lebenswochen. Auch ältere Patienten, besonders wenn sie durch längere Ruhe einen Abbau ihrer Muskulatur aufweisen, scheiden weniger Kreatinin aus.

Harnsteinanalyse (€€)

Walter G. Guder

Indikationen

Jeder spontan oder operativ gewonnene Nierenstein sollte analysiert werden, um Natur und Ursache der Steinbildung aufzuklären und damit eine spezifische Prophylaxe der weiteren Steinbildung zu ermöglichen. Bei Entfernung eines Steins durch Stoßwellenlithotripsie ist das Sediment des Effluats zur Steinanalyse geeignet.

H

Analytik

Die Analytik erfolgt heute durch Röntgendiffraktion oder Infrarotspektroskopie, während die früher übliche chemische Analyse wegen der höheren Fehleranfälligkeit an Bedeutung verloren hat.

Qualitätskriterien: Die Qualitätskontrolle der Harnsteinanalyse erfolgt durch Ringversuche. Bei der qualitativen Bewertung ist es wichtiger, auch Nebenbestandteile richtig zu erkennen. Dabei haben in bundesweiten Ringversuchen 80% der Anwender der Infrarotspektroskopie, aber nur 60% der Anwender chemischer Methoden die Zusammensetzung des Steins in Übereinstimmung mit den Ergebnissen des Referenzlabors richtig erkannt.

Störgrößen: Auch biologisch im Körper nicht vorkommende Materialien werden bisweilen als Blasenstein gefunden. In diesem Fall muss zwischen artifizieller Einführung durch die Harnröhre und Vortäuschung im Sinne eines Münchhausen-Syndroms unterschieden werden.

Beurteilung

Das Ergebnis der Steinanalyse ist Voraussetzung für die Behandlungsprogramme der Steinmetaphylaxe. Harnsäure- und Ca-Oxalatsteine entstehen in saurem, Phosphat- und Ammoniumuratsteine im alkalischen Harnmilieu.

LITERATUR

Hesse A, Tiselius HG, Jahnen A. Urinary stones. Diagnosis, Treatment, and Prevention of Recurrence. 2nd revised and enlarged edition, Basel Karger, 2002.

Harnsteinmetaphylaxeprogramm (€€)

Walter G. Guder

Inhalte: Oxalat, Zitrat und Zystin im Urin.

Zum Untersuchungsprogramm bei Steinträgern gehören neben den steinbildenden Faktoren Phosphat, Harnsäure und Oxalat sowie die steinverhindernden Faktoren Magnesium und Zitrat.

Indikationen

Bei Steinträgern sollte mindestens einmal jährlich eine Untersuchung auf für die Steinbildung relevante Faktoren durchgeführt werden. Hierzu gehören folgende Untersuchungen im Blut und Urin:

- **Plasma/Serum:** Harnsäure, Kreatinin,
- **Urin:** pH, Teststreifen und ggf. Sediment im Spontanurin; Magnesium, Phosphat, Harnsäure, Zitrat, Oxalat, Kalzium und Zystin quantitativ im 24-h-Sammelurin.

Präanalytik

Untersuchungsmaterial: Für Oxalat, Zitrat und Zystin 24-h-Sammelurin, gesammelt auf Thymol (1 Vol.-% einer Lösung von 5 mL/L). Nach Durchmischen Portion von ca. 50 mL abfüllen und mit HCl auf pH < 2 ansäuern (im Labor, aber nicht für die Harnsäurebestimmung).

Stabilität: Oxalat und Zitrat ohne Stabilisator weniger als eine Stunde, mit Ansäuerung und Kühlung durch Einfrieren vier Wochen stabil. Beim Wiederauflösen gekühlter und eingefrorener Proben muss mit einer Kristallisation von Kalziumoxalat gerechnet werden. Die Wiederauflösung gelingt durch pH 7 bei Raumtemperatur. Zystin ist im angesäuerten Urin bei Raumtemperatur sieben Tage, im Kühlschrank drei Monate und eingefroren über ein Jahr stabil.

Einflussgrößen

- **Oxalat** im Urin wird neben krankheitsbedingten Ursachen durch Nahrung und Pankreasunterfunktion gesteigert. Demgegenüber führen bakterielle Infektionen der ableitenden Harnwege, aber auch erhöhte Ausscheidung von Vitamin C zur Verminderung durch Abbau von Oxalat. Ascorbinsäure ist andererseits eine Vorstufe der Oxalatbildung im bakteriell kontaminierten Harn.
- **Zitrat** gelangt durch glomeruläre Filtration, jedoch überwiegend durch distal-tubuläre Sekretion in den Urin. Die Ausscheidung ist abhängig von der Protonenresorption und damit vom Urin-pH.

Analytik

- **Oxalat** wird enzymatisch photometrisch mit Oxalatdecarboxylase quantifiziert. In Speziallabors wird die Ionenchromatographie bevorzugt. Die Gaschromatographie ist wegen ihres höheren Aufwands und ihrer Anfälligkeit bei der Probenvorbereitung nicht mehr verbreitet.
- **Zitrat** wird mit Zitratdehydrogenase enzymatisch gemessen.
- **Zystin und Zystein** werden meist mit hochdruckflüssigkeitschromatographischen Methoden quantifiziert, bei der gleichzeitig andere Aminosäuren gemessen werden und so eine Differenzierung der Zystinurie möglich ist.

Qualitätskriterien:

- **Oxalat:** Intern 15%, extern maximal 45% Messabweichung vom Sollwert werden auf der Basis von Ringversuchen als realistische Kriterien gesehen, ohne dass eine offizielle Empfehlung vorliegt.
- **Zitrat:** Eine maximal zulässige Messabweichung von 10% bei interner und 30% bei Ringversuchen ist der derzeitige Standard. Ebenso wird Zystin beurteilt, für das eine externe Kontrolle der quantitativen Bestimmung noch nicht angeboten wird.

Störgrößen: Harnbestandteile können die enzymatische Methode für Oxalat mit Oxalatoxidase hemmen, weniger die Oxalatdecarboxylase.

Referenzbereiche

Oxalat	Bis 0,5 mmol/24 h
Zitrat	Bis 2–4 mmol/24 h
Zystin	Bis 80 mg/24 h

Beurteilung

Eine erhöhte Ausscheidung von Oxalat birgt bei gleichzeitig neutralem oder leicht saurem Urin das Risiko der Kalziumoxalatsteinbildung. Bei hereditärer Oxalurie werden Konzentrationen über dem Doppelten der oberen Normalbereichsgrenze gefunden.

Eine Verminderung von Zitrat unter 2 mmol/24 h steigert, eine Erhöhung über 4 mmol/L senkt das Risiko der Ca-Oxalatsteinbildung.

LITERATUR

Hesse A, Jahnen A, Nolde A, Klocke K, Scharrel O. Nachsorge bei Harnsteinpatienten. Ein Leitfaden für die ärztliche Praxis. Fischer, Jena, Stuttgart 1994.

Hesse A, Tiselius HG, Jahnen A. Urinary stones. Diagnosis, Treatment, and Prevention of Recurrence. 2nd revised and enlarged edition, Basel Karger, 2002.

Harnstoff (€)

Walter G. Guder

Harnstoff, das quantitativ wichtigste Abbauprodukt des Eiweißstoffwechsels, wird in der Leber gebildet, glomerulär filtriert und zum großen Teil in den Tubuli rückresorbiert. Im Gegensatz zu Kreatinin ist die Ausscheidung von der Wasserdiurese abhängig.

Indikationen

Die Indikation entspricht der für Kreatinin. Darüber hinaus wird die Messung der Harnstoffausscheidung im Urin als Maß für die Stickstoffbilanzierung in der Intensivmedizin genutzt.

Präanalytik

Untersuchungsmaterial: Serum oder Heparinplasma sind in gleicher Weise geeignet.

Stabilität: Harnstoff ist im Vollblut bei Raumtemperatur über 24 Stunden, im Plasma/Serum bei Raumtemperatur und 4–8 °C über eine Woche stabil. Bei Einfrieren des Serums/Plasmas wurde über ein Jahr keine Änderung der Harnstoffkonzentration festgestellt.

Einflussgrößen

Harnstoff ist im Gegensatz zu Kreatinin von der Wasserausscheidung abhängig, steigt also bei zu geringer Flüssigkeitszufuhr auch bei normaler Nierenfunktion an. Er steigt bei erhöhter Eiweißzufuhr zur Leber (enteral oder durch katabolen Stoffwechsel) an und sinkt bei gestörter Leberfunktion ab.

Analytik

Harnstoff wird durch vollenzymatische Bestimmung mit Urease und Glutamatdehydrogenase als NH_4^+ gemessen.

Qualitätskriterien: Nach den Richtlinien der BÄK sind für den Messbereich im Plasma/Serum/Blut von 2,5–33 mmol/L (15–200 mg/dL), im Urin von 1,7–333 mmol/L (0,1–20 g/L) folgende Kriterien zu erfüllen:

- Maximal zulässige Abweichung des Einzelwerts: In Vollblut/Serum/Plasma 10,5%, im Urin 13,5%.
- Maximal zulässige Abweichung beim Ringversuch: In Vollblut/Serum/Plasma 20%, im Urin 21%.

Störgrößen: Die am häufigsten verwendete enzymatische Methode wird gestört, wenn freies Ammoniak durch Leerwertbildung nicht abgezogen wird. Dies ist jedoch nur bei stark erhöhtem Ammoniak klinisch relevant.

Referenzbereiche

Plasma/Serum	≤ 65 Jahre	3–8,3 mmol/L (20–50 mg/dL)
	> 65 Jahre	< 12 mmol/L (< 72 mg/dL)
Urin		< 580 mmol/24 h (< 35 g/24 h)

Beurteilung

Die Harnstoffkonzentration im Blut ist nicht nur von der Nierenfunktion, sondern auch von extrarenalen Faktoren abhängig. Eiweißreiche Kost, verstärkter Eiweißabbau (z.B. bei Fieber), mangelnde Flüssigkeitszufuhr, Exsikkose und Oligurie sowie eine Kortikoidtherapie können zum Anstieg der Harnstoffkonzentration führen. Eiweißarme Ernährung oder vermehrte Flüssigkeitsausscheidung im Urin dagegen lassen die Harnstoffwerte sinken. Auch bei Azidose und fortgeschrittener Lebererkrankung ist die Harnstoffsynthese vermindert. Auffallend niedrige Harnstoffkonzentrationen im Blut können daher die Folge einer schweren Leberschädigung sein.

Die Harnstoffkonzentration ist für die Abschätzung der Filtrationsleistung der Niere nicht geeignet, da neben der glomerulären Filtration auch die Wasserausscheidung die Harnstoffausscheidung steuert. Eine isoliert erhöhte Harnstoffausscheidung ohne Kreatininanstieg ist daher häufig bei erniedrigter Flüssigkeitszufuhr zu beobachten.

Vergleich Harnstoff – Kreatinin: Da die Kreatinin- und Harnstoffkonzentrationen im Blut nicht in jedem Fall mit der Schwere einer Nierenfunktionsstörung bzw. Niereninsuffizienz parallel gehen, ist es üblich, beide Analyten zu bestimmen. Besonders wichtig ist die Bestimmung von Kreatinin bei der Überwachung von Niereninsuffizienten, die mit eiweißarmer Diät behandelt werden. Bei diesen Patienten können die Harnstoffwerte bis in den Referenzbereich sinken, während die noch erhöhte Kreatininkonzentration weiterhin den Grad der Niereninsuffizienz angibt.

Während eine isolierte Erhöhung des Harnstoffs meist extrarenale Ursachen hat, ist der Anstieg des Kreatinins ein spezifischer Hinweis auf eine Störung der Nierenfunktion. Erst bei einer Erhöhung des Kreatinins auf über 250 µmol/L (> 2,8 mg/dL) kann eine Erhöhung des Harnstoffs mit 90%iger Wahrscheinlichkeit als Hinweis auf eine Einschränkung der Nierenfunktion gedeutet werden. Andererseits ist eine Erhöhung des Harnstoffs über 30 mmol/L (> 180 mg/dL) äußerst selten durch extrarenale Ursachen bedingt.

HbA_{1c}

➤ Kap. 24, „Hämoglobin A_{1c}".

HBDH

➤ Kap. 24, „Laktatdehydrogenase (LDH)".

HBsAG

➤ Kap. 24, „Hepatitis-B-Diagnostik".

hCG

➤ Kap. 24, „Humanes Choriongonadotropin (hCG)".

HDL-Cholesterin

➤ Kap. 24, „Cholesterin, HDL-“.

Heparine und ihre Antikörper

➤ Kap. 24, „Anti-Faktor-Xa-Aktivität“.

Hepatitis-A-Diagnostik (€€–€€€)

Klaus Ritter

Das **Hepatitis-A-Virus (HAV)** ist ein hüllenloses RNA-Virus von außerordentlicher Immunogenität. Da bereits zu Beginn der Erkrankung Antikörper gegen die viralen Kapsidproteine in hohen Konzentrationen vorhanden sind, ist die HAV-Infektion einfach und zuverlässig zu diagnostizieren.

Anti-HAV (€€)

Indikationen

- **Anti-HAV (IgG, IgG/IgM) (€€):**
  - Nachweis/Ausschluss einer akuten oder früher durchgemachten HAV-Infektion. Bei positivem Ergebnis und bestehendem Verdacht einer akuten Hepatitis A schließt sich die Bestimmung von Anti-HAV-IgM an (s.u.).
  - Nachweis von Immunität nach Hepatitis-A-Impfung.
- **Anti-HAV-IgM (€€):** Nachweis/Ausschluss einer akuten oder kurze Zeit (nicht länger als sechs Monate) zurückliegenden HAV-Infektion.

Präanalytik

Untersuchungsmaterial: Die Untersuchungen können im Serum und (Heparin-, EDTA-, Zitrat-) Plasma durchgeführt werden.

Stabilität: Die Seren/Plasmen sind bei Raumtemperatur fünf Tage stabil, können bis zu vier Wochen bei 2–8 °C gelagert und über Jahre bei –20 °C archiviert werden. Wiederholtes Auftauen und Einfrieren kann zum Abfall der Antikörperwerte führen.

Einflussgrößen

Positive Anti-HAV-Werte können durch mögliche passive Immunisierung nach Gabe von Blut oder Blutprodukten und die Übertragung maternaler Antikörper entstehen.

Analytik

Die Bestimmung von Anti-HAV (IgG, IgG/IgM) wird im kompetitiven Enzymimmunoassay, die Bestimmung von Anti-HAV-IgM im µ-capture-Enzymimmuntest durchgeführt.

Wegen seiner Aufwändigkeit wird der Anti-HAV-IgM-Test auch bei Verdacht einer akuten Infektion erst nach Vorliegen eines positiven Anti-HAV-IgG/-IgM (Suchtest) durchgeführt.

Anti-HAV kann qualitativ oder quantitativ bestimmt werden. Die Quantifizierung der Anti-HAV-Konzentration erfolgt über eine Standardkurve, kalibriert am Standard der WHO in Internationalen Einheiten (IU/L). Die Nachweisgrenze liegt bei 10–20 IU/L.

Qualitätskriterien: Für die interne und externe Kontrolle stehen Proben aus zurückliegenden nationalen und internationalen Ringversuchen zur Verfügung. Die nationalen Ringversuche in der Virologie werden im Auftrag der Bundesärztekammer und in Kooperation mit den medizinischen Fachgesellschaften DVV, GfV und DGHM durchgeführt. Jährlich werden zwei Ringversuche angeboten.

Störgrößen: Proben von heparinisierten Patienten können durch das Vorhandensein von Fibrin zu unzuverlässigen Ergebnisse führen.

Referenzbereich

Normalpersonen weisen ein Ergebnis unter der Nachweisgrenze auf.

Beurteilung

Anti-HAV-IgM ist der zuverlässigste Marker einer akuten Hepatitis A. Der kombinierte Nachweis von Anti-HAV-IgG/-IgM zeigt sicher eine akute oder frühere HAV-Infektion sowie Immunität nach Wildvirusinfektion oder aktiver Impfung an. Sowohl nach einer früheren Infektion als auch nach der

Grundimmunisierung liegen die Anti-HAV-Konzentrationen durchschnittlich bei 5000 IU/L. Immunität besteht ab einer Anti-HAV-Konzentration von 10 IU/L. Nach passiver Immunisierung werden Konzentrationen bis 200 IU/L erreicht, der Abfall passiv zugeführter Antikörper erfolgt entsprechend der Halbwertszeit von IgG (20 Tage).

Bei angeborenen oder erworbenen B-Zell-Defekten sowie unter immunsuppressiver Therapie können die testrelevanten Immunglobuline reduziert sein oder fehlen.

Hepatitis-B-Diagnostik (€€–€€€)

Klaus Ritter

Inhalte: HBSAg, Anti-HBc, Anti-HBs.

Das **Hepatitis-B-Virus (HBV)** besteht aus Kern und Hülle, es misst 42 nm im Durchmesser. Als Genom besitzt es eine teilweise doppelsträngige DNA. Die Diagnostik der Hepatitis B stützt sich auf den Nachweis des viralen Hüllproteins HBsAg, des Nichtstrukturproteins HBeAg sowie auf den Nachweis von Antikörpern gegen das HBsAg (Anti-HBs), das HBeAg (Anti-HBe) und das Kernprotein HBcAg (Anti-HBc). Für die Einschätzung von Infektiosität und Infektionsrisiken sowie als Parameter der Therapiekontrolle ist der quantitative Nachweis von HBV-DNA unerlässlich.

HBsAg (Hepatitis B surface Antigen) (€€)

Das virale Hüllprotein HBsAg ist der wichtigste Parameter zum Nachweis einer HBV-Infektion. Das Protein wird in der Leber im Überschuss gebildet und bereits einige Wochen vor Beginn der Erkrankung ins Blut sezerniert. Die Konzentration dieses sphärische oder tubuläre Strukturen bildenden Antigens im Serum ist 100 000fach höher als die der 42 nm großen kompletten Virionen.

Das HBsAg enthält immundominante Determinanten. Gegen die Determinante a sind die schützenden Antikörper gerichtet. Andere Determinanten wie d oder y kommen zusätzlich vor, sie dienen als Marker für epidemiologische Untersuchungen (Subtypisierung).

Indikationen

- Diagnose der akuten oder chronischen HBV-Infektion,
- Überwachung der Rekonvaleszenz nach akuter HBV-Infektion,
- Ausschluss einer aktiven HBV-Infektion bei Blutspendern,
- Mutterschaftsvorsorge,
- Kontrolle bei antiviraler Therapie.

Präanalytik

Untersuchungsmaterial: Die Bestimmung kann im Serum, aber auch im Heparin- oder EDTA-Plasma durchgeführt werden.

Stabilität: HBsAg ist sehr stabil; die Seren können bis zu 14 Tage bei 2–8 °C gelagert und über Jahre bei –20 °C archiviert werden. Wiederholtes Auftauen und Einfrieren kann zur Einbuße der Antigenität führen.

Einflussgrößen

In der akuten Phase einer Superinfektion mit dem Hepatitis-D-Virus wird die Produktion von HBV-Virionen und HBsAg supprimiert.

Durch Punktmutation in der a-Determinante kann eine Escape-Mutante entstehen, die von den monoklonalen Antikörpern des Testsystems nicht oder nur eingeschränkt erkannt wird. Escape-Mutanten sind in Deutschland selten.

Analytik

Die Bestimmung erfolgt mittels Enzymimmunoassay im Sandwichverfahren qualitativ oder quantitativ unter Einsatz monoklonaler Anti-HBs-Antikörper.

Für die Quantifizierung stellt das PEI-IVD, Langen, Referenzseren zur Verfügung. Die Nachweisgrenze liegt bei < 0,05 IU/mL (< 0,1 ng/mL).

Qualitätskriterien: Für die interne und externe Kontrolle stehen Proben aus zurückliegenden nationalen und internationalen Ringversuchen zur Verfügung. Die nationalen Ringversuche in der Virologie werden im Auftrag der Bundesärztekammer und in Kooperation mit den medizinischen Fachgesellschaften DVV, GfV und DGHM durchgeführt. Jährlich werden zwei Ringversuche angeboten.

Störgrößen: Proben von heparinisierten Patienten können durch das Vorhandensein von Fibrin (Nachgerinnung) im ELISA zu falschen Ergebnissen führen.

Der Anteil falsch positiver Befunde liegt unter 1%. Die Spezifität niedrig positiver und grenzwertiger Befunde wird durch Neutralisation mit Anti-HBs überprüft.

Referenzbereiche

Der Nachweis im Serum gelingt ab 0,1 IU/mL (0,2 ng/mL).

Die höchste Konzentration liegt bei Erkrankungsbeginn vor; HBsAg im Serum wird mit einer Halbwertszeit von etwa neun Tagen eliminiert.

Beurteilung

HBsAg kann bereits wenige Tage nach parenteraler Übertragung und Wochen vor Erkrankungsbeginn im Blut nachweisbar sein. In etwa 5% akuter Hepatitis-B-Erkrankungen gelingt der Nachweis von HBsAg nicht. In diesen Fällen kann die Infektion nur mit Hilfe anderer Messgrößen, z.B. des Anti-HBc-IgM oder der HBV-DNA, diagnostiziert werden.

HBsAg im Serum ist der beste prognostische Marker der akuten HBV-Infektion. Bei einer ausheilenden Infektion hat die HBsAg-Konzentration bereits bei Ausbruch der Erkrankung ihr Maximum erreicht und fällt innerhalb von vier Wochen auf die Hälfte ab. Sinkt die HBsAg-Konzentration im Serum nicht ab, muss von der Entwicklung einer chronischen Infektion ausgegangen werden. In diesem Fall sind weiterführende Untersuchungen wie der Nachweis von HBeAg, Anti-HBe und die quantitative Bestimmung der HBV-DNA notwendig.

Anti-HBc (Antikörper gegen Hepatitis-B-Virus-Core-Antigen) (€€, €€€)

Der gegen das HBV-Core-Antigen (HBc) gerichtete Antikörper ist bei immunkompetenten Personen bereits in der Inkubationszeit einer Hepatitis-B-Virus-Infektion nachweisbar und persistiert über Jahrzehnte.

Indikationen

- **Anti-HBc (€€):**
  - Nachweis/Ausschluss einer akuten oder zurückliegenden HBV-Infektion,
  - nur in Verbindung mit Anti-HBc-IgM (s.u.) und HBsAg (siehe dort) Unterscheidung zwischen akuter und chronischer HBV-Infektion möglich,
  - Aussage zur Immunität nach HBV-Infektion (in Verbindung mit Anti-HBs);
- **Anti-HBc-IgM (€€€):**
  - Nachweis/Ausschluss einer akuten oder kurze Zeit (nicht länger als sechs Monate) zurückliegenden HBV-Infektion,
  - Verlaufskontrolle der chronischen Infektion.

Präanalytik

Untersuchungsmaterial: Anti-HBc kann im Serum oder (Heparin- und EDTA-) Plasma gemessen werden.

Stabilität: Die Antikörper sind bei Raumtemperatur sieben Tage stabil. Die Seren können bis zu vier Wochen bei 2–8 °C gelagert und über Jahre bei −20 °C archiviert werden. Wiederholtes Auftauen und Einfrieren kann zum Abfall der Antikörperwerte führen.

Einflussgrößen

Positive Anti-HBc-Werte können durch eine mögliche passive Immunisierung nach Gabe von Blut oder Blutprodukten und die Übertragung maternaler Antikörper entstehen.

Analytik

Die Anti-HBc-Bestimmung wird im Enzymimmunoassay als „capture"-Test oder Inhibitionstest durchgeführt. Die Testsysteme erfassen entweder Anti-HBc-Gesamtantikörper oder sind immunglobulinklassenspezifisch.

Die Bestimmung von Anti-HBc-IgM erfolgt mittels µ-capture-Enzymimmuntest.

Eine quantitative Bestimmung kann sowohl für Anti-HBc als auch für Anti-HBc-IgM durch Titration erfolgen.

Qualitätskriterien: Für die interne und externe Kontrolle stehen Proben aus zurückliegenden nationalen und internationalen Ringversuchen zur Verfügung. Die nationalen Ringversuche in der Virologie werden im Auftrag der Bundesärztekammer und in Kooperation mit den medizinischen Fachgesellschaften DVV, GfV und DGHM durchgeführt. Jährlich werden zwei Ringversuche angeboten.

Störgrößen: Proben von heparinisierten Patienten können durch das Vorhandensein von Fibrin zu unzuverlässigen Ergebnissen führen.

Referenzbereiche

Nicht nachweisbar.

Beurteilung

- **Akute HBV-Infektion:**
  - Anti-HBc-Titer 1:500 bis 1:5000,
  - Anti-HBc-IgM Titer > 1:10 000,
- **chronische HBV-Infektion:**
  - Anti-HBc Titer 1:5000 bis 1:500 000,
  - Anti-HBc-IgM-Titer 1:100 bis 1:1000.

Zur Abgrenzung einer akuten von einer chronischen HBV-Infektion muss der Nachweis von Anti-HBc/Anti-HBc IgM immer in Verbindung mit den anamnestischen Daten sowie anderen serologischen Markern der HBV-Infektion betrachtet werden.

Grenzwertig positive Testergebnisse können, verursacht durch kreuzreagierende Antikörper der Immunglobulinklasse M, unspezifisch sein; sie müssen daher bei fehlendem Nachweis anderer Marker einer HBV-Infektion durch Hemmtests überprüft werden.

Anti-HBc ist der wichtigste Marker einer akuten oder früheren Infektion, Anti-HBc-IgM der einer akuten Infektion. Anti-HBc kann der einzige serologische Marker einer HBV-Infektion sein. Mit den derzeit verfügbaren Verfahren zum Nachweis von Anti-HBc können sehr wahrscheinlich nicht alle potenziell HBV infizierten Personen identifiziert werden. Anti-HBc-negative, HBsAg-positive Befunde sind nicht selten bei immunsupprimierten oder intrauterin/perinatal infizierten Personen zu finden.

Die Persistenz von Anti-HBc-IgM ist ein Zeichen des Übergangs einer akuten in eine chronische Infektion; sie wird in Verbindung mit ausbleibender Serokonversion von HBsAg/Anti-HBs und HBeAg/Anti-HBe beobachtet.

Anti-HBs (Anti-HBs-Ag-Antikörper) (€€)

Der gegen das Hepatitis-B-Oberflächenantigen (HBsAg) gerichtete Antikörper schützt vor einer HBV-Infektion. Nach einer Schutzimpfung ist er allein, nach einer früheren Infektion zusammen mit dem Anti-HBc der Parameter der Immunität.

Im Verlauf einer akuten, abklingenden HBV-Infektion signalisiert das Auftreten von Anti-HBs die Eliminierung des Virus. Diese Serokonversion findet etwa vier bis sechs Monate nach Beginn der Erkrankung statt.

Indikationen

- Überwachung der Rekonvaleszenz nach akuter HBV-Infektion,
- Prüfung der Immunantwort nach Hepatitis-B-Schutzimpfung,
- Nachweis einer HBV-Exposition bei asymptomatischen Patienten in Verbindung mit Anti-HBc.

Präanalytik

Untersuchungsmaterial: Anti-HBs kann im Serum und Heparin-, EDTA- und Zitratplasma gemessen werden.

Stabilität: Die Antikörper sind sehr stabil; die Seren/Plasmen können bis zu sieben Tage bei Raumtemperatur, vier Wochen bei 2–8 °C gelagert und über Jahre bei –20 °C archiviert werden. Wiederholtes Auftauen und Einfrieren kann zum Abfall der Antikörperwerte führen.

Einflussgrößen

Positive Anti-HBs-Werte treten nach passiver Immunisierung, nach Gabe von Blut oder Blutprodukten von Anti-HBs-Trägern und durch Übertragung maternaler Antikörper bei Neugeborenen auf. Bei angeborenen oder erworbenen B-Zell-Defekten sowie unter immunsuppressiver Therapie kann die Produktion von Anti-HBs reduziert sein oder fehlen.

Analytik

Die Anti-HBs-Bestimmung erfolgt mittels Enzymimmunoassay im Sandwichverfahren unter Verwendung von rekombinantem Antigen. Anti-HBs kann qualitativ oder quantitativ bestimmt werden. Die Quantifizierung der Anti-HBs-Konzentration erfolgt über eine Standardkurve. Die Kalibrierung erfolgt am Standard des Paul-Ehrlich-Instituts (PEI) und der WHO. Die Angabe erfolgt in Internationalen Einheiten pro Liter (IU/L). Die Nachweisgrenze liegt bei 5 IU/L.

Qualitätskriterien: Für die interne und externe Kontrolle stehen Proben aus zurückliegenden nationalen und internationalen Ringversuchen zur Verfügung. Die nationalen Ringversuche in der Virologie werden im Auftrag der Bundesärztekammer und in Kooperation mit den medizinischen Fachgesellschaften DVV, GfV und DGHM durchgeführt. Jährlich werden zwei Ringversuche angeboten.

Störgrößen: Proben von heparinisierten Patienten können durch Nachgerinnung und das dadurch bedingte Vorhandensein von Fibrin zu falschen Ergebnissen führen.

Referenzbereich

Nicht nachweisbar.

Beurteilung

Der qualitative Nachweis von Anti-HBs ist zur Überwachung der Rekonvaleszenz nach einer akuten HBV-Infektion sehr gut geeignet. Das Erscheinen von Anti-HBs im Serum nach einer akuten Hepatitis B und ein Abfallen von HBsAg (siehe dort) sind prognostisch günstig und signalisieren das Abklingen der Erkrankung. Im Gegensatz zur jahrzehntelangen Persistenz des Anti-HBc (siehe dort) kann der Anti-HBs-Wert über Jahre unter die Nachweisgrenze abfallen.

Der quantitative Nachweis von Anti-HBs dient der Erfolgskontrolle der HBV-Schutzimpfung. Nach HBV-Schutzimpfung kann bei Anti-HBs-Werten > 10 IU/L von einer Immunität ausgegangen werden. Nach erfolgreicher Grundimmunisierung werden im Mittel Anti-HBs-Werte von > 1000 IU/L erreicht. Bereits bei > 100 IU/L kann von einem langjährigen Schutz ausgegangen werden.

Beruflich oder aufgrund ihrer Lebensumstände besonders stark HBV-exponierten Personen werden Kontrollen empfohlen.

Hepatitis-C-Diagnostik (€€)

Klaus Ritter

Das **Hepatitis-C-Virus (HCV)** wurde 1989 mit Hilfe molekularbiologischer Methoden identifiziert. Es ist ein Einzelstrang-RNA-Virus mit Hülle, das aufgrund seiner Genomorganisation den Flaviviren zugeordnet wurde. Erst im Jahr 2005 gelang es, das HCV in Zellkulturen anzuzüchten und als partikuläre Einheit darzustellen. Infolge einer ausgeprägten Nukleotidvariation ist das Genom sehr heterogen und hat zur Entstehung von wenigstens sechs Genotypen und einer Vielzahl von Subtypen geführt. Die für die Diagnostik nutzbare Antikörperantwort richtet sich vermutlich gegen strukturelle und nichtstrukturelle Proteine des Virus.

Anti-HCV

Der Anti-HCV-Test ist ein Suchtest, dessen Aussagekraft durch die Untersuchung auf die HCV-RNA ergänzt werden muss.

Indikationen

- Verdacht einer akuten, chronischen oder abgelaufenen HCV-Infektion,
- Ausschluss einer HCV-Infektion bei Blutspendern.

Präanalytik

Untersuchungsmaterial: Anti-HCV-Antikörper können im Serum und (Heparin-, EDTA- und Zitrat-) Plasma gemessen werden.

Stabilität: Sie sind im Serum/Plasma bei Raumtemperatur sieben Tage stabil. Seren/Plasmen können bis zu vier Wochen bei 2–8 °C gelagert sowie über Jahre bei –20 °C archiviert werden. Wiederholtes Auftauen und Einfrieren kann zum Abfall der Antikörperwerte führen.

H

Einflussgrößen

Positive Anti-HCV-Werte sind durch Übertragung maternaler Antikörper möglich.

Analytik

Die Anti-HCV-Bestimmung wird im indirekten Enzymimmunoassay unter Verwendung gentechnisch hergestellter viraler Antigene aus Struktur- und Nichtstrukturbereichen des Virus durchgeführt.

Qualitätskriterien: Für die interne und externe Kontrolle stehen Proben aus zurückliegenden nationalen und internationalen Ringversuchen zur Verfügung. Die nationalen Ringversuche in der Virologie werden im Auftrag der Bundesärztekammer und in Kooperation mit den medizinischen Fachgesellschaften DVV, GfV und DGHM durchgeführt. Jährlich werden zwei Ringversuche angeboten.

Störgrößen: Proben von heparinisierten Patienten können durch Nachgerinnung Fibrin bilden und so zu unzuverlässigen Ergebnissen führen. Sowohl erhöhte IgG-Konzentrationen im Serum, z.B. bei Autoimmunerkrankungen oder Paraproteinämien, als auch Hitzeinaktivierung sowie wiederholtes Auftauen und Einfrieren der Probe können zu falsch positiven Testergebnissen führen.

Referenzbereich

Nicht nachweisbar.

Beurteilung

Anti-HCV wird in der Regel zwei bis drei Monate nach der Infektion, kurz nach Auftreten der Hepatitis und nach dem Transaminasenanstieg nachweisbar.

Das Fehlen von Antikörpern schließt weder eine akute noch eine chronische Hepatitis C sicher aus, vor allen nicht bei immunsupprimierten und immundefizienten Personen (Antikörpermangelsyndrom, HIV-Infektion, Dialyse, Transplantation). Verzögertes Auftreten von Anti-HCV nach acht bis zwölf Monaten ist nicht selten, es betrifft häufig perinatal infizierte Neugeborene, bei denen die serologische Diagnostik auch durch maternale Antikörper gestört ist; Klarheit kann in allen diesen Fällen nur der Nachweis von HCV-RNA bringen.

Das Immunblot ist sensitiver als der Enzymimmunsuchtest; ein im Suchtest positives, im Immunblot negatives Ergebnis gilt als unspezifisch. Das durch spezifische Antikörper erzeugte Bandenmuster im Immunblot lässt Rückschlüsse auf den HCV-Infektions- und -Immunstatus zu.

Anti-HCV-Antikörper können nach Ausheilen der Infektion unter die Nachweisgrenze abfallen.

Anti-HCV-IgM ist bei 50–80 % der akuten und chronischen Infektionen nachweisbar und daher nicht zur Diagnose einer akuten Infektion geeignet.

Heroin

➤ Kap. 24, „Drogensuchanalyse („Drogenscreening")".

Herzglykoside (€€)

Werner Steimer

Zu den therapeutisch genutzten Herzglykosiden gehören Digoxin und Digitoxin.

Die Substanzen wirken über eine Hemmung der Na^+-K^+-ATPase, was zu einer Steigerung der intrazellulären Natriumkonzentration und in der Folge auch zu einer Erhöhung der intrazellulären Kalziumkonzentration und einer Verbesserung der elektromechanischen Kopplung führt. Außerdem wird die Leitungsgeschwindigkeit, insbesondere im AV-Knoten, verlangsamt.

Indikationen zur Digitalistherapie:

- Tachyarrhythmie bei Vorhofflattern/-flimmern (negativ chrono- und dromotrope Wirkung),
- Herzinsuffizienz (positiv inotrope Wirkung),
- Vitien: Mitralinsuffizienz (Aorteninsuffizienz).

Kein Nutzen bei Stenosen.

Dosierung:

	Digoxin	Digitoxin
Ladungsdosis	Ca. 5–6 µg/kg/d i.v. über 3 Tage bzw. ca. 7 µg/kg/d oral über 3 Tage	2,1–4,5 µg/kg/d oral, i.v. über 3 Tage
Erhaltungsdosis[1]	125–500 µg/d oral	0,7–1,5 µg/kg/d oral

[1] nur für nierengesunde Erwachsene gültig.

Bei gewünschtem schnellem Wirkungseintritt werden die sog. Ladungsdosen im Regelfall als 2- bis 3-malige Teildosis pro Tag appliziert. Die Erhaltungsdosis kann bei nierengesunden Erwachsenen einmal täglich appliziert werden. Bei Neugeborenen und Säuglingen sollte Digoxin in zwei bis drei Teildosen verabreicht werden. Bei Niereninsuffizienz ist in jedem Fall eine individuelle Anpassung notwendig.

Nebenwirkungen:

- Kardial: VES, Kammertachykardie, Kammerflimmern, AV-Block, AV-Knoten-Rhythmen, Sinusbradykardien oder SA-Block, Vorhofflimmern mit Bradykardie.
- Gastrointestinal (vermehrt zentral bedingt): Anorexie, Nausea, Erbrechen, Diarrhö.
- Neurologisch: Kopfschmerzen, Müdigkeit, Schwächegefühl, Störungen des Farbensehens.

Bei Vergiftungen mit Digoxin stehen als spezifisches Antidot Anti-Digoxin-FAB-Antikörper zur Verfügung. Empfohlen wird der Einsatz bei lebensbedrohlichen Arrhythmien, bei akuter Einnahme von mehr als 10 mg Digoxin (Kinder > 4 mg), Digoxin-Steady-State-Konzentrationen von über 10 µg/L und bei Patienten mit Symptomen einer schweren Glykosidtoxizität bei Kaliumkonzentrationen über 5 mmol/L.

Kontraindikationen:

- Digitalisintoxikation,
- Bradykardie,
- Rhythmusstörungen,
- Kammertachykardie,
- frischer Myokardinfarkt,
- koronare Herzerkrankung ohne Insuffizienz,
- hypertrophe obstruktive Kardiomyopathie,
- chronisch konstriktive Perikarditis,
- vor und nach Kardioversion.

Pharmakokinetik:

- **Absorption:** Digoxin wird zu etwa 70%, Digitoxin zu 90–100% absorbiert. Die Pro-Pharmaka β-Acetyldigoxin und Metildigoxin werden zu 80% respektive mehr als 90% absorbiert und durch Desacetylierung in der Darmmukosa bzw. Demethylierung in der Leber in aktives Digoxin umgewandelt.
- **Verteilung:** Die Konzentration von Digitalisglykosiden ist im Myokard wesentlich höher als im Serum (Digoxin: 25–35:1; Digitoxin: 5–6:1). Nach Applikation müssen mindestens sechs bis acht Stunden abgewartet werden, bis die messbaren Serumkonzentrationen die im Myokard vorliegenden Konzentrationen repräsentieren. Erhebliche interindividuelle Unterschiede der Rezeptorendichte im Myokard können zu einem individuell stark unterschiedlichen Digoxinbedarf führen. Das Verteilungsvolumen beträgt bei Erwachsenen für Digoxin 500–600 L, für Digitoxin 30–60 L. Bei Kindern ist mit variabel höheren Volumina als bei Erwachsenen zu rechnen (in L/kg). Die Proteinbindung von Digoxin liegt bei 20–25%, bei Digitoxin zwischen 90 und 95%.
- **Elimination:** Digitalisglykoside werden zu verschiedenen, signifikant weniger wirksamen Metaboliten verstoffwechselt. Digitoxin wird außerdem zu ca. 7% zu Digoxin metabolisiert. Bei normaler Nierenfunktion wird Digoxin zu 75% renal eliminiert. Digitoxin wird im Wesentlichen hepatisch eliminiert, nur 15% werden renal ausgeschieden. Die Halbwertszeit für Digoxin beträgt bei Erwachsenen 38 Stunden, bei Vorliegen einer Anurie 106 Stunden, bei Frühgeborenen 60 Stunden, bei Neugeborenen 35–45 Stunden, bei Kleinkindern 18–25 Stunden und bei Kindern zwölf bis 24 Stunden. Die Halbwertszeiten von Digitoxin liegen bei 163 Stunden bei Erwachsenen, 192 Stunden bei Vorliegen einer Anurie und 154 Stunden bei Kindern.
  Durch Dialyse lässt sich bei Intoxikationen keine nennenswerte zusätzliche Elimination erreichen.

Interaktionen mit anderen Pharmaka:

- **Verminderung der Resorption:** Colestyramin, Antazida, Kohle, Metoclopramid, Colestipol
- **Verminderung der Digoxin-Clearance:** Chinidin (Konzentrationssteigerung um 50–100%), Kalziumantagonisten, Amiodaron, L-Dopa, Spironolacton, Tetrazyklin durch Reduktion digoxinspaltender bakterieller Intestinalflora (Konzentrationssteigerung um bis zu 30%).
- **Erhöhung der Digitoxin-Clearance:** Erhöhter mikrosomaler hepatischer Metabolismus durch Phenobarbital, Phenylbutazon und Rifampicin.
- **Erhöhtes Risiko von Herzrhythmusstörungen bei:** Therapie mit Sympathomimetika, Kalzium, Schilddrüsenhormonen, Theophyllin, Succinylcholin, Reserpin sowie Medikamenten, die zu Hypokaliämie führen können (Diuretika, Laxanzien, Kortikosteroide); erhöhtes Risiko für Bradykardie und AV-Blockierungen bei gleichzeitiger Therapie mit β-Blockern.

Indikationen

- Bestimmung der optimalen Dosierung, insbesondere bei veränderter Pharmakokinetik wie z.B.:
  - bei Patienten mit verminderter renaler Funktion (nur Digoxin),
  - schwerer dekompensierter Herzinsuffizienz,
  - Schilddrüsenfunktionsstörungen,
- Kontrolle bei gleichzeitiger Medikation mit Medikamenten, die potenziell die Pharmakokinetik verändern (z.B. bei Digoxin: Amiodaron, Chinin, Clarithromycin, Itraconazol, Atropin, Indometacin, Alprazolam, Prazosin),
- Verdacht auf Intoxikation,
- Bestimmung der notwendigen Menge an Fab-Antidot bei Intoxikation,
- ausbleibender Therapieeffekt,
- Überprüfung der Therapie-Compliance (unzuverlässige Einnahme),
- einmalige Kontrolle bei stabilen stationären Patienten (auch präoperativ),
- unbekannte Prämedikation mit Digitalis, z.B. bei bewusstlosen Patienten,
- gegebenenfalls bei Patienten, bei denen ein Digitaliseffekt im EKG nicht erkennbar ist (Herzschrittmacher, Rechtsschenkelblock).

Präanalytik

Untersuchungsmaterial: Die Bestimmung kann in Serum, Heparin- und EDTA-Plasma durchgeführt werden. Die Probenentnahme sollte im Steady-State als Talspiegel unmittelbar vor der nächsten Applikation erfolgen. In jedem Fall sollte mindestens die Verteilungsphase abgewartet werden (sechs bis acht Stunden).

Stabilität: Im Vollblut sind Digoxin und Digitoxin bei Raumtemperatur ein bis zwei Tage stabil. Im Serum/Plasma wurden Stabilitäten über zwei Wochen bei Raumtemperatur, drei Monate im Kühlschrank und sechs Monate eingefroren beschrieben.

Einflussfaktoren

- **Digoxin:** Höheres Lebensalter führt wegen der abnehmenden Clearance genauso wie Nierenerkrankungen zu erhöhten Digoxinkonzentrationen. Bei Hyperthyreose sind häufig niedrigere, bei Hypothyreose höhere Konzentrationen als aufgrund der Dosierung zu erwarten, beobachtet worden. In der Schwangerschaft steigt die Elimination, im Fetalkreislauf finden sich ca. 50% der im mütterlichen Blut nachweisbaren Spiegel.
- **Digitoxin:** Lebererkrankungen haben einen relativ geringen Einfluss, bei Leberinsuffizienz muss allerdings mit erhöhten Spiegeln gerechnet werden. Hypothyreose führt zu erhöhten Serumkonzentrationen.

Analytik

Die Messung erfolgt mit Immunoassays unter Verwendung nicht-radioaktiver Methoden (➤ Kap. 22.4). Referenzmethode ist die Isotopenverdünnung-Massenspektrometrie.

Qualitätskriterien: Die interne und externe Qualitätssicherung erfolgt nach den Richtlinien der Bundesärztekammer (RiLiBÄK). Für Plasma, Serum und Vollblut gelten:

Maximal zulässige Abweichung des Einzelwerts:

- Bei Digoxin 17,5% bei Werten von 0,5–1 µg/L und 14% bei Werten von 1–5 µg/L,
- für Digitoxin 15,5% (Messbereich 5–80 µg/L).

Eine Ringversuchsteilnahme ist in jedem Quartal Pflicht mit einer maximal zulässigen Abweichung von 30% bei Digoxin und Digitoxin vom jeweiligen Referenzmethodenwert.

Störgrößen: Bei Niereninsuffizienz, Leberversagen, im dritten Schwangerschaftstrimester und bei Säuglingen bis zu zehn Tagen muss mit Kreuzreaktionen gerechnet werden, die bei vielen Immunoassays zu erhöhten, bei einzelnen häufig eingesetzten Methoden aber auch zu falsch niedrigen Konzentrationen führen können (DLIS – digoxin-like immunoreactive substance).

Digitoxin zeigt in allen bisherigen Immunoassays eine variable 5- bis 20%ige Kreuzreaktivität im Digoxin-Assay (**cave:** 10fach höhere Dosierung sowie lange Halbwertszeit von Digitoxin). Störungen und Kreuzreaktivitäten können durch differierende Ergebnisse bei Messungen in verschiedenen Verdünnungen erkannt werden.

Spiegel bei Patienten mit Digoxinintoxikation unter Fab-Antikörpertherapie können nur unter genauer Kenntnis der eingesetzten Methodik und des

Verhaltens der Methodik bei Fab-Antidotgabe interpretiert werden. Einige Methoden weisen auch das bereits Fab-gebundene, aber nicht mehr biologisch aktive Digoxin nach. Dies führt nach Mobilisierung von Digoxin aus peripheren Geweben zu exorbitant hohen Messergebnissen. Eine Beurteilung des gebundenen, nicht mehr aktiven und des ungebundenen, aktiven Anteils von Digoxin ist mit diesen Assays nicht möglich. Eine Möglichkeit zur Beurteilung des ungebundenen Digoxinanteils bietet die Bestimmung des freien, nicht proteingebundenen Digoxins nach vorheriger Ultrafiltration. Da Digoxin physiologisch nur zu ca. 20% an Serumeiweiß gebunden ist, repräsentieren diese Spiegel etwa 80% der biologisch aktiven Gesamtkonzentration an Digoxin.

Spironolacton und Canrenon, aber auch andere Substanzen, z.B. bestimmte nicht rezeptpflichtige Zubereitungen aus der chinesischen Medizin (z.B. bestimmte Ginseng-Arten), stören eine Vielzahl von Assays und führen bei manchen Assays zu erhöhten, bei anderen auch zu massiv falsch niedrigen Ergebnissen.

Therapeutische Bereiche

Talspiegel:

Digoxin	1,0–2,6 nmol/L (0,8–2,0 µg/L)
Digitoxin	16,9–32,5 nmol/L (13–25 µg/L)

Beurteilung

Toxisch wirken Digoxin ab 2,5–3 µg/L (> 6,5 nmol/L, > 5 µg/L), Digitoxin ab 30 µg/L (52 nmol/L, 40 µg/L). Die toxische Grenze beginnt also unmittelbar oberhalb des therapeutischen Bereichs und sinkt mit zunehmender Vorschädigung des Herzens. Kalium und Magnesium vermindern die Wirkung von Digoxin und die Empfindlichkeit des Myokards auf Digoxin. Alkalose und Kalzium steigern die Wirkung. Die Gabe von Kalzium unter Digoxintherapie ist deshalb kontraindiziert.

Da die Wirkung von Digitalisglykosiden von einer Vielzahl von Faktoren abhängig ist, sind die oben angegebenen Bereiche nicht als absolute Grenzen zu werten. Die Beurteilung der Digitaliskonzentrationen kann nur unter Würdigung des gesamten klinischen Bildes erfolgen.

LITERATUR

Dasgupta A. Endogenous and exogenous digoxin-like immunoreactive substances: impact on therapeutic drug monitoring of digoxin. Am J Clin Pathol 2002;118:132–40.

Jortani SA, Valdes R, Jr. Digoxin and its related endogenous factors. Crit Rev Clin Lab Sci 1997;34:225–74.

Steimer W, Muller C, Eber B, Emmanuilidis K. Intoxication due to negative canrenone interference in digoxin drug monitoring. Lancet 1999;354:1176–7.

Steimer W, Muller C, Eber B. Digoxin assays: frequent, substantial, and potentially dangerous interference by spironolactone, canrenone, and other steroids. Clin Chem 2002;48:507–16.

hGH, -Stimulationstest, -Suppressionstest mit Arginin

➤ Kap. 24, „Somatotropin (STH) inklusive Stimulations- und Suppressionstests“.

Hirudin-Therapieüberwachung

➤ Kap. 24, „Anti-Faktor-Xa-Aktivität“.

Histonautoantikörper

➤ Kap. 24, „Antinukleäre Antikörper (ANA) und deren Spezifitäten“.

HMWK, hochmolekulares Kininogen

➤ Kap. 24, „Gerinnungsfaktoren IX, XI, XII, Präkallikrein und hochmolekulares Kininogen (HMWK)“.

Homocystein (€€)

Heinz Fiedler

Homocystein (HCys) ist eine sulfhydrylgruppenhaltige Aminosäure, die durch Abspaltung der Methylgruppe von der Aminosäure Methionin gebildet wird und mittels N^5-Methyltetrahydrofolsäure und Vitamin B_{12} wieder remethyliert werden kann. Überschüssiges Homocystein wird mittels der Cystathionin-β-Synthase und Vitamin B_6 (Pyridoxalphosphat) in Cystathionin umgewandelt und schließlich in Cystein und Homoserin gespalten.

Wesentliche **Ursachen für Störungen des Homocysteinstoffwechsels** sind:

- Mangel an einem oder mehreren der drei kooperierenden Vitamine B_{12}, B_6 und Folsäure (Malnutrition, Malabsorption, hohes Lebensalter, Vegetarier, perniziöse Anämie und Medikamente wie Methotrexat, Antiepileptika, Theophyllin),
- genetischer Cystathionin-β-Synthasemangel: kongenitale Homocystinurie (Homocystein > 100 µmol/L) mit frühzeitiger Atherogenese und rezidivierenden, oft letalen Thromboembolien (Neugeborenendiagnostik mit mikrobiologischem Hemmtest oder Tandemmassenspektrometrie),
- Mangel an 5,10-Methylentetrahydrofolatreduktase oder Vorliegen einer thermolabilen Mutation,
- Hypothyreose, Diabetes mellitus,
- Niereninsuffizienz, Hämodialyse (≈ 30 µmol/L Homocystein)
- Rauchen, exzessiver Alkoholgenuss.

Erhöhte Konzentrationen des Gesamthomocysteins und ein verminderter Anteil an reduziertem Homocystein

- führen über das Homocysteinthiolakton (als Marker von oxidativem Stess) zu Homocyteinylation von Lysinresten von Apolipoprotein B, Fibrinogen, Fibronektin, Annexin V und Faktor Va,
- schädigen das Gefäßendothel und regen die Proliferation der glatten Muskelzellen durch reaktive Sauerstoffspezies an,
- oxidieren Stickoxid NO zu Peroxynitrit.
- aktivieren Thrombin und die Thrombozyten und erhöhen das fibrinolytische Potenzial,
- reduzieren die Konzentration von HDL durch Supprimierung der Apo-AI-Expression in der Leber,
- erhöhen die Inzidenz von Schlaganfällen.

Das bei der Oxidation entstandene Homocysteinthiolakton oxidiert LDL unter gleichzeitiger Aggregatbildung, wodurch oxLDL rasch über Scavenger-Rezeptoren von Makrophagen aufgenommen wird.

Die Mehrzahl der Hyperhomocysteinämien wird durch Vitaminsupplementation gebessert: 400–1000 µg/d Folsäure, 1 mg/d Vitamin B_{12} und (bei Homocystein > 24 µmol/L und mangelhafter Besserung) auch 100 mg/d Vitamin B_6. In jüngsten Studien erbrachten allerdings die durch Folsäure und Vitamin B_{12} erniedrigten Homocysteinkonzentrationen keine Reduktion der kardiovaskulären Ereignisse.

Indikationen

- Diagnose einer Homocystinurie,
- Risikoeinschätzung der Atherosklerose (unabhängiger Risikofaktor, besonders für Schlaganfall), allerdings kein Screening der Allgemeinbevölkerung
- Thrombophilie-Screening,
- Vitamin-B_{12}-Mangel bei Malabsorptionssyndromen, Folsäuremangel (wichtig in der frühen Schwangerschaft),
- chronischer Alkoholismus,
- neurodegenerative Erkrankungen und kognitive Störungen (zunächst im Rahmen von Studien),
- Therapiekontrolle unter Vitaminsubstitution.

Präanalytik

Untersuchungsmaterial: Wegen der höheren Stabilität wird EDTA-Blut empfohlen, das sofort oder nach Kühlung spätestens nach einer Stunde abzentrifugiert werden muss.

Stabilität: Das Plasma kann bei Raumtemperatur drei Tage und bei 4–5 °C bis zu vier Wochen aufbewahrt werden, tiefgefroren bleibt Homocystein über vier Jahre stabil.

Hämolyse und späte Abtrennung der Erythrozyten aus gekühltem EDTA-Blut führen zu falsch hohen Werten. Methotrexat, Carbamazepin, Phenytoin und Antikonvulsiva steigern die Konzentration.

Analytik

Nach Reduktion der oxidierten Formen wird das Gesamthomocyst(e)in, ein Gemisch aus proteingebundenem Homocystein, Homocystein, gemischten Disulfiden von Homocystein, Homocysteinthiolakton bzw. Cystein bestimmt durch:

- Hochdruckflüssigkeitschromatographie,
- EIA oder Fluoreszenzpolarisationsimmunoassay.

Die Mutationsanalyse erfasst den Basenaustausch Cytosin → Thymidin an Position 677 des 5,10-Methylentetrahydrofolatreduktase-Gens (Prävalenz der Heterozygotie 5–20%).

➤ Kap. 24, „Molekulargenetische Diagnostik" – „Methylentetrahydrofolatreduktase (MTHFR) bei Hyperhomozysteinämie (OMIM-Nummer: 23650)".

H

Referenzbereiche

Männer	5–15 µmol/L	0,7–2,1 mg/L
Frauen	3–13 µmol/L	0,5–1,8 mg/L
Kinder, 11–15 Jahre	4–10 µmol/L	0,5–1,4 mg/L
Kinder unter 10 Jahren	3–8 µmol/L	0,4–1,1 mg/L

Im Serum liegen die Werte um etwa 1 µmol/L höher. Die intraindividuelle Variabilität liegt bei 7,7%. Es ist eine lineare Zunahme mit dem Lebensalter zu beobachten, die nach dem 65. Lebensjahr schneller verläuft.

Beurteilung

Die Erhöhung des **koronaren Risikos** beginnt bereits bei **Homocysteinkonzentrationen ≥ 10,0 µmol/L**: Eine Steigerung der Homocysteinkonzentration um 5 µmol/L soll das Risiko um etwa 33% erhöhen. Die Homocysteinkonzentration zeigt eine gute Korrelation zur koronaren Herzkrankheit sowie zu zerebrovaskulären und peripheren arteriellen Verschlusskrankheiten. Die Korrelation wird durch Adjustierung von Nierenfunktionsstörungen abgeschwächt.

Rauchen und Hypertonie verstärken synergistisch die atherogene Wirkung erhöhter Homocysteinkonzentrationen. Kombinationen von Hyperhomocysteinämie und Faktor-V-Leiden (APC-Resistenz) erhöhen das relative thrombogene Risiko um den Faktor 3,6. Die Ausgangswerte von Folsäure und besonders von **Vitamin B_{12}** geben oft einen funktionellen **Mangel** nur bedingt wieder, da auch Konzentrationen im üblichen Referenzbereich mit ungenügender Versorgung des Homocysteinstoffwechsels einhergehen können. Hilfestellung kann bei normaler Nierenfunktion die Bestimmung der Methylmalonsäure geben, die sensitiv auf einen Vitamin-B_{12}-Mangel anspricht.

Es gibt Hinweise, dass ein Teil der **Neuralrohrdefekte** (gehäufte Aborte und niedriges Geburtsgewicht?) auf einen Folsäuremangel mit assoziierter Hyperhomocysteinämie zurückzuführen ist.

Methionin-Belastungstest: Basalwert morgens nüchtern. L-Methionin (0,1 g/kg KG) in 200 mL Fruchtsaft trinken lassen. Nach vier Stunden erneute Blutentnahme. Homocysteinerhöhungen über 5 µmol/L sind pathologisch. Der Test bleibt zunächst wissenschaftlichen Fragestellungen vorbehalten, um den Mechanismus der gesteigerten Homocysteinbildung zu klären (Vitaminmangel oder gesteigertes Vorläuferangebot als wesentliche Ursachen).

Homovanillinmandelsäure

➤ Kap. 24, „Katecholamine und Metaboliten".

Humanes Choriongonadotropin (hCG) (€€)

Petra Stieber

Das humane Choriongonadotropin ist ein 38 kD schweres Glykoprotein mit einem Kohlenhydratanteil von 30%. Es besitzt Hormoneigenschaften. hCG besteht aus 237 Aminosäuren und ist aus zwei Untereinheiten zusammengesetzt, der α- und β-Kette, die nicht kovalent miteinander verbunden sind.

Die α-Untereinheit ist ähnlich derjenigen von FSH, TSH und LH, die β-Untereinheit hingegen bestimmt die biologische und immunologische Spezifität. Biologische Wirksamkeit entfaltet allerdings nur das intakte Gesamtmolekül.

Physiologischerweise wird das humane Choriongonadotropin in Synzytiotrophoblasten der Plazenta gebildet. Bei Keimzelltumoren geht seine Bildung von trophoblastären Strukturen oder auch von synzytiotrophoblastären Riesenzellen (den Seminomen) aus.

Für den Einsatz als Tumormarker muss das Testsystem sowohl hCG und hCGβ erfassen, da bestimmte Untergruppen von Hodentumoren, v.a. Seminome, und selten Chorionkarzinome nur die freie β-Kette und kein intaktes hCG sezernieren können.

Die wesentliche Bedeutung der hCG-Bestimmung liegt einerseits im Nachweis und in der Kontrolle einer Schwangerschaft, andererseits in der Überwachung von Keimzelltumoren des Hodens wie auch des Ovars.

Indikationen

- Diagnose, Therapie-Monitoring und Nachsorge bei
  - Keimzelltumoren: Blasenmole und Chorionkarzinom der Frau, Hodentumor des Mannes (präoperative Bestimmung zusammen mit AFP und LDH als Staging-Parameter obligat),
  - extragonadalen Keimzelltumoren,

- Überwachung von Patienten mit erhöhtem Risiko eines Keimzelltumors:
  - Maldescensus testis,
  - gesunder eineiiger Zwilling eines Patienten mit Hodentumor,
  - Patienten in Vollremission nach Therapie eines Hodentumors,
- Frühdiagnose der Schwangerschaft,
- Diagnose des Spontanaborts,
- Diagnose chromosomaler Anomalien (Trisomie 21).

Häufigkeit der hCG-Bestimmung bei Hodentumoren: Aufgrund der ausgeprägten prognostischen Relevanz von hCG und AFP sollten beide Marker (inklusive LDH) präoperativ, dreimal in der ersten Woche nach Orchiektomie, dann wöchentlich unter Chemotherapie und Strahlentherapie bis zur Normalisierung untersucht werden. Später erfolgt die Bestimmung bei jeder Wiedervorstellung in der Tumornachsorge.

Präanalytik

Als **Untersuchungsmaterialien** dienen Serum, Plasma, Körperflüssigkeiten, Urin.

Stabilität: Bei Raumtemperatur ist hCG im Vollblut und Plasma/Serum zwei Tage, im Plasma/Serum bei 4–8 °C bis zu einer Woche stabil. Bei notwendiger längerer Lagerung sollte die Serumprobe tiefgefroren werden (Stabilität bis zu einem Jahr).

Einflussgrößen

Die biologische Halbwertszeit von hCG beträgt ein bis drei Tage. Da die Ausscheidung von hCG überwiegend renal erfolgt, führt eine Beeinträchtigung der Nierenfunktion zu erhöhten hCG-Werten.

Desialinisierte Varianten werden vornehmlich hepatisch über die Bindung an den Asialo-Glykoproteinrezeptor der Leber eliminiert. Veränderungen im Kohlenhydratanteil des hCG beeinflussen den hepatischen Metabolismus und somit die physiologische Halbwertszeit.

Außerdem ist die biologische Wirkung des Hormons vom Glykosylierungsgrad abhängig.

Bei der Bewertung der hCG-Konzentration ist eine potenziell vorliegende Schwangerschaft zu berücksichtigen, die insbesondere im ersten Trimenon mit deutlich erhöhten Werten einhergeht.

Analytik

Es gibt drei verschiedene Testvariationen zur Bestimmung von hCG und/oder seiner β-Untereinheit. Sie erfassen

- das intakte dimere hCG-Molekül, bestehend aus einer α- und β-Untereinheit (hCG),
- nur die freie β-Untereinheit (hCGβ),
- sowohl intaktes hCG als auch die freie β-Untereinheit (hCG + hCGβ).

Die Bestimmung erfolgt immunologisch mit luminometrischer (LIA), fluorimetrischer (FPIA, MEIA), photometrischer (EMIT, ELISA) oder radiometrischer Messung (RIA, IRMA). Für den Schwangerschaftstest im Urin werden Kombinationen von Antikörpern gegen die α- und β-Ketten verwendet, die ab 10–50 IE/L im Urin ein positives Signal auslösen.

Qualitätskriterien: Nach den Richtlinien der Bundesärztekammer kommen folgende Kriterien für die Messbereiche 2–100 IE/L und 100–1500 IE/L zur Anwendung:

- Maximal zulässige Abweichung des Einzelwerts: 17% und 14%.
- Maximal zulässige Abweichung beim Ringversuch: 30%.

Da keine Referenzmethode vorliegt, werden methodenabhängige Sollwerte zum Vergleich angewendet.

Referenzbereiche

Empfohlener Referenzbereich im **Plasma/Serum:**	
Prämenopausal (nicht bei Schwangeren, methodenabhängig)	< 5 IE/L
Postmenopausal (methodenabhängig)	< 10 IE/L

Im **Urin** gilt eine Entscheidungsgrenze von 10 IE/L, die neun Tage nach Implantation des Embryos überschritten wird. Während der Schwangerschaft steigt hCG bis zur zehnten Schwangerschaftswoche auf Werte um 200 kIE/L im Plasma an.

Beurteilung

Spezifität: Benigne Erkrankungen führen in der Regel nicht zu erhöhten hCG-Konzentrationen im

Plasma/Serum. Ausnahme sind Niereninsuffizienzen, bei denen die Elimination von hCG beeinträchtigt ist.

Leicht erhöhte hCG-Konzentrationen finden sich in der **Postmenopause** und bei Vorliegen eines **Hypogonadismus.** Ursächlich ist keine tumorbedingte vermehrte Freisetzung, sondern eine vermehrte hypophysäre hCG- und hCGβ-Sekretion, die parallel zur LH-Sekretion erfolgt, teilweise die Miterfassung der erhöhten LH-α-Kette für diese Anstiege verantwortlich.

Sensitivität: Die hCG-Bestimmung ist nicht als Screening-Methode zur Erstdiagnose maligner Tumoren geeignet, kann jedoch für die Überwachung von Risikogruppen (➤ Kap. 24, „Humanes Choriongonadotropin (hCG)" – „Indikation") eingesetzt werden. Ist eine Schwangerschaft ausgeschlossen, sprechen Konzentrationen über 10 IE/L mit großer Wahrscheinlichkeit für einen malignen Tumor.

Auch **nicht-trophoblastische Tumoren** wie kolorektale, hepatozelluläre, Magen-, Pankreas-, Bronchial-, Ovarial-, Mamma- und Nierenzellkarzinome können hCG und insbesondere die freie β-Kette des hCG sezernieren. Aufgrund der geringeren Freisetzung dient hier das hCG weniger der Unterstützung der Diagnose. Allerdings hat es bei einigen Tumoren insbesondere im fortgeschrittenen Tumorstadium eine unabhängige prognostische Bedeutung.

Für die Diagnostik von **Keimzelltumoren** ist immer die Kombination von hCG und AFP angezeigt. Erhöhte hCG-Konzentrationen finden sich in 100% der Fälle insbesondere beim testikulären oder plazentaren Chorionkarzinom (immer hCG-positiv) und der Blasenmole (jeweils bis zu einigen Millionen IE/L), außerdem beim Seminom (Sensitivität ca. 10%, definitionsgemäß AFP-negativ) und bei nicht-seminomatösen Keimzelltumoren des Hodens (Sensitivität 50–85%) mit Ausnahme des hCG-negativen (und AFP-positiven) Dottersacktumors. Dabei ist zu beachten, dass im Verlauf eine Wandlung des Tumortyps erfolgen kann, wodurch sich auch die Markerkonstellation verändern kann.

Bei Metastasen nicht-seminomatöser Keimzelltumoren finden sich im Vergleich zum Primärtumor seltener Erhöhungen des hCG. Eine Normalisierung der hCG-Konzentration nach Orchiektomie kann in diesen Fällen somit eine Tumorentfernung vortäuschen.

Bei Routineuntersuchungen wegen eines Verdachts auf einen Hodentumor werden neben CT (Abdomen, Becken, Thorax) Plasma-/Serumbestimmungen von AFP (endodermaler Sinustumor), hCG (Synzytiotrophoblastzellen) und LDH-Aktivität empfohlen. Nach einem internationalen Konsensus sind prätherapeutische Spiegel von AFP, hCG und LDH, Ort des Primärtumors und der Nachweis nicht-pulmonaler viszeraler Metastasen unabhängige Faktoren für das Überleben. Die Tumormarker LDH, hCG und AFP ermöglichen die Einteilung in drei Gruppen unterschiedlicher Prognose (➤ Kap. 20.2.12).

LITERATUR

Gerl A, Lamerz R, Clemm C, Mann K, Wilmanns W. Does serum tumor marker half-life complement pretreatment risk stratification in metastatic nonseminomatous germ cell tumors? Clin Cancer Res 1996;2:1565–70.

Stenman UH, Alfthan H, Hotakainen K. Human chorionic gonadotropin in cancer. Clin Biochem 2004;37:549–61.

Hyaluronsäurebindendes Protein 2 (HBAP2)

➤ Kap. 24, „Molekulargenetische Diagnostik" – „Faktor-VII-Aktivator-(HAB)Polymorphismus Marburg (OMIM-Nummer: +603924)".

3-Hydroxybutyrat

➤ Kap. 24, „Ketonkörper, 3-Hydroxybutyrat".

γ-Hydroxybuttersäure (GHB)

➤ Kap. 24, „Drogensuchanalyse („Drogenscreening")".

Hydroxybutyratdehydrogenase

➤ Kap. 24, „Laktatdehydrogenase (LDH)".

25-Hydroxycholecalciferol

➤ Kap. 24, „Vitamin D".

Hydroxycobalamin

➢ Kap. 24, „Vitamin B_{12}“.

17-Hydroxyprogesteron

➢ Kap. 24, „ACTH-Kurztest“.

Hydroxyprolinausscheidung im Harn

➢ Kap. 24, „Marker der Knochenresorption“ – „Hydroxyprolinausscheidung im Harn“.

5-Hydroxy-Indolessigsäure (5-HIES) (€€–€€€)

Guntram Lock

Indikationen

Diagnose und Beurteilung des Therapieverlaufs beim Karzinoidsyndrom.

Präanalytik

Vor dem Sammeln sollten die Patienten darauf hingewiesen werden, dass Walnüsse, Bananen, Ananas und Tomaten gelegentlich zu falsch positiven Testergebnissen führen können und diese Nahrungsmittel während der Sammelperiode vermieden werden sollten.

Gemessen wird im 24-h-Urin unter Vorgabe von 20 ml Eisessig. Das Harnvolumen ist zu messen!

Referenzbereich

Normal	10,4–47,1 µmol (2–9 mg)/24 h

Beurteilung

Eine 5-HIES-Ausscheidung von mehr als 78,5–105,0 µmol/24 h (15–20 mg/24 h) spricht mit hoher Wahrscheinlichkeit für ein Karzinoid. Bei Tumoren mit vermuteter niedrigerer Serotoninausscheidung kann zusätzlich Serotonin im Urin oder in den Thrombozyten bestimmt werden.

I

IA-2

➢ Kap. 24, „Inselzellantikörper, Antikörper gegen Glutamataminodecarboxylase (GAD) und gegen Phosphotyrosinphosphatase (IA-2)“.

ICTP

➢ Kap. 24, „Marker der Knochenresorption“ – „Carboxy- bzw. aminoterminalverknüpftes Kollagen-Typ-I-Telopeptid (CTX, NTX, ICTP)“.

IgA, IgD, IgE, IgG, IgM

➢ Kap. 24, „Immunglobulin E (IgE)“, ➢ Kap. 24, „Immunglobuline A, D, G, M“.

IgG im Urin

➢ Kap. 24, „Proteinuriedifferenzierung“.

Imipramin

➢ Kap. 24, „Trizyklische Antidepressiva“.

Immunglobulin E (IgE) (€€–€€€)

Heinz Fiedler

Gesamt-IgE (€€)

Der 1921 von C. Prausnitz und H. Küstner als Reagin beschriebene Faktor, der die Übertragung einer allergischen Sensibilisierung erlaubte, wurde 1966 von K. Ishizaka und Mitarbeitern als Immunglobulin E erkannt. IgE (190 kD, Halbwertszeit zwei bis drei Tage) setzt sich aus zwei schweren (ε, mit einer zusätzlichen Domäne) und zwei leichten Ketten zusammen und bindet schnell über seinen Fc-Anteil an hochaffine (Fc-RI auf Mastzellen und Basophilen) und/oder niedrigaffine Rezeptoren (Fc-RII, CD23, auf Makrophagen, B-Lymphozyten und Dendritischen Zellen), wodurch die Serumkonzentrationen sehr niedrig sind. Nach einem erneuten Allergenkontakt kommt es durch die Überbrückung der freien Enden von zwei allergenspezifischen IgE-Molekülen zu einer Aktivierung der Rezeptoren und Freisetzung einer Vielzahl von Mediatoren (Histamin, Serotonin, Leukotriene, Prostaglandine und Zytokine).

Indikationen

- Allergische Erkrankungen und atopischer Formenkreis, aber kein allgemeines Screening,
- Differenzialdiagnosen wie atopische Dermatitis/seborrhoische Dermatitis oder Asthma bronchiale/chronische Bronchitis,
- Abklärung eines allergischen Hintergrunds (Urtikaria, Quincke-Ödem, eosinophile Lungeninfiltrationen, Churg-Strauss-Syndrom),
- Verlaufs- und Therapiekontrolle bei Hyposensibilisierung (nur bedingt),
- ungeklärte Eosinophilie (Parasitosen, besonders Helminthosen),
- angeborene oder erworbene Immundefektsyndrome (Hyper-IgE-Syndrom, Wiskott-Aldrich-Syndrom, HIV-Infektion),
- akute Graft-versus-Host-Disease bei Organabstoßung nach Transplantation,
- IgE-Plasmozytom (sehr selten!).

Präanalytik

Untersuchungsmaterial: Nach wie vor wird Serum empfohlen, die Bestimmung ist jedoch auch im Heparinplasma möglich.

Stabilität: Normaler Postversand des Serums ist möglich. Die Stabilität beträgt bei Raumtemperatur sieben Tage, bei –20 °C sechs Monate.

Einflussgrößen

Rauchen erhöht die Konzentration. Es gibt saisonale Erhöhungen, beispielsweise in der Pollenzeit. Die genetische familiäre Disposition (Konkordanz bei monozygoten Zwillingen 82%) und die Assoziation zum HLA-System beeinflussen die Ergebnisse.

Hämolyse beeinträchtigt die Messungen.

Analytik

Immunoassays, wobei die RIAs weitgehend durch ELISAs und nephelometrische Verfahren abgelöst wurden. Für die Bestimmung im Nabelschnurblut wird ein hochsensitiver Test benötigt.

Eine strenge Vergleichbarkeit der Werte wurde bisher nicht erreicht, obwohl ein internationaler Standard (WHO, 2nd IRP 75/202) zur Verfügung steht.

Referenzbereiche

Abhängig von der verwendeten Methode und vom Lebensalter:		
Nabelschnurblut	< 0,9 IE/mL	< 2,1 µg/L (bei 50% der Neugeborenen nicht nachweisbar)
Neugeborene	< 1,5 IE/mL	< 3,6 µg/L
Kinder, 1 Jahr	< 15 IE/mL	< 36 µg/L
Kinder, 2–5 Jahre	< 60 IE/mL	< 144 µg/L
Kinder, 6–9 Jahre	< 90 IE/mL	< 216 µg/L
Kinder, 10–15 Jahre	< 200 IE/mL	< 480 µg/L
Erwachsene	< 100 IE/mL	< 240 µg/L

Beurteilung

Erhöhte Werte werden bei **atopischen Erkrankungen** gefunden, sind jedoch kein Beweis und können saisonal unauffällig werden. Die höchsten Werte (> 10 000IE/mL) werden bei Neurodermitis gefunden. Chronische Allergenexposition korreliert annähernd mit der Konzentration von Gesamt-IgE. Erhöhte IgE-Werte sind Anlass zur Bestimmung von allergenspezifischem IgE. Wenn das Gesamt-IgE normal ist, kommt auch niedrigen, spezifischen IgE-Titern eher eine klinische Relevanz zu als bei extrem erhöhtem Gesamt-IgE. Die Bestimmung des Nabelschnur-IgE zur Abschätzung des Atopierisikos sollte nur bei positiver Familienanamnese vorgenommen werden.

Erhöhte Konzentrationen (> 20 000 IE/mL möglich) bei **angeborenen Immundefekten** müssen durch Bestimmungen von IgG, IgG-Subklassen, IgA (Subklassen), IgM und IgD ergänzt werden. Das Hyper-IgE-Syndrom (Job-Syndrom) weist 100fach und mehr erhöhte IgE-Konzentrationen auf (bei meist vermindertem IgG, IgA und/oder IgM) und wird im frühen Kindesalter durch rezidivierende bakterielle Infektionen der Haut und des Respirationstrakts bzw. bei HIV-Infektionen mit CD4-Mangel auffällig. Das Wiskott-Aldrich-Syndrom zeigt erhöhte Konzentrationen von IgE und IgA, aber reduzierte IgM-Konzentrationen, Thrombozytopenie und Ekzeme bei einem X-chromosomal-rezessiven Erbgang.

Erhöhungen von IgE findet man auch bei der **akuten interstitiellen Nephritis** und bei den sehr seltenen IgE-Plasmozytomen.

Stark erhöhte IgE-Konzentrationen (> 10fache Referenzbereichsobergrenze) bei gleichzeitiger Eosinophilie werden bei **Parasitenbefall** mit Askariden, Echinokokken, Oxyuris, Toxocara canis, Schistosomen, Fasciola hepatis und Trichinen gefunden. Die Effizienz der Behandlung kann durch mehrmalige Bestimmungen von IgE überprüft werden.

Allergenspezifisches Immunglobulin E (€€€)

Basisinformation ➤ Kap. 24, „Immunglobulin E" – „Gesamt-IgE".

Die klinische Relevanz von (pathologischen) Ergebnissen muss durch die sorgfältige Gegenüberstellung mit Anamnese und klinischer Symptomatik erhärtet und möglichst durch Provokationstests bewiesen werden, da IgE nur eine allergische Sensibilisierung beweist.

Die Halbwertszeit von spezifischem IgE im Serum von zwei bis drei Tagen ist wesentlich kürzer als die von zellständigem IgE (Monate bis Jahre), d.h., akute klinische Symptomatik und In-vitro-Diagnostik können differieren.

Indikationen

- Verdacht auf Sensibilisierung. Besonders wichtig bei Undurchführbarkeit von Hauttestungen (Reibe-Prick-, Scratch- oder Intrakutantest), bei notwendiger Fortführung einer antiallergischen Therapie, in der Schwangerschaft und bei Herz-Kreislauf-Erkrankungen sowie nach anaphylaktischem Schock.
- Ermittlung des(r) sensibilisierenden Antigens(e).
- Monitoring bei Hyposensibilisierung (Ausnahmen möglich).

Bei einem Gesamt-IgE unter 50 IE/mL (Erwachsene) bzw. unter 10 IE/mL (Kinder) kann auf die Bestimmung von allergenspezifischem IgE verzichtet werden, weil positive allergenspezifische Ergebnisse sehr unwahrscheinlich sind.

Präanalytik

Im Serum ist die Stabilität ähnlich der von Gesamt-IgE (siehe dort). Die Proben für einen zellulären Allergenstimulationstest (CAST) müssen nach der Blutabnahme innerhalb von drei Stunden ins Labor transportiert und bearbeitet werden.

Analytik

Die Allergene werden an einen Träger gekoppelt und individuell nach Anamnese und Vorbefund zusammengestellt. Häufig benutzt werden der Radio- bzw. Enzym-Allergo-Sorbent-Test (RAST bzw. EAST) oder der entsprechende EIA (CAP-RAST).

Bei Multiallergentests werden Allergenkombinationen an Streifen, Plättchen oder Stifte gebunden. Bei positivem Ergebnis ist eine Bestätigung durch Einsatz von Einzelallergenen notwendig. Die Mischungen umfassen Allergene gegen Pollen (Gräser, Bäume, Kräuter), Tiere (Epithelien, Federn, Kot), Schimmelpilze, Hefen, Milben, Hausstäube, Insekten(gifte), Nahrungsmittel, Arzneimittel und viele weitere. Die Gemische werden nach der individuellen Anamnese ausgewählt, da unter Berücksichtigung von Validität und Ökonomie nur ein gezielter Einsatz infrage kommt.

Ein **zellulärer Allergenstimulationstest** (CAST) verwertet die Freisetzung von Leukotrienen nach Stimulation von Leukozyten (Monozyten, Baso- und Eosinophile). Geeignet ist der Test für Allergien auf Nahrungsmittelzusätze und Medikamente.

Referenzbereiche

Die Einteilung erfolgt meist in fünf RAST-Klassen (0 bis 4), wobei in Klasse 3 und 4 das IgE klinisch relevant erhöht ist. Andere Klassifizierungen basieren auf sieben Stufen (Stufe 0: < 0,35 IE/mL; Stufe 7: > 100 IE/mL). Trotzdem müssen die Befunde mit Vorsicht und unter Einbeziehung von Anamnese, klinischer Symptomatik sowie Haut- und Provokationstests interpretiert werden.

Beurteilung

Die Ergebnisse sind entscheidend von der sorgfältigen Auswahl der Allergene abhängig. Kreuzreaktionen sind häufig, wie bei der Sellerie-Karotte-Beifuß-Kombination. Die Fehlerrate der Tests ist relativ hoch, besonders bei Nahrungsmittelallergenen. Ebenfalls vorhandene allergenspezifische IgG-Antikörper können wegen der vielfach höheren Konzentration zu falsch negativen Befunden führen. Häufig sind Antikörper auch bei gesunden Personen nachweisbar. Schwierig ist die Ermittlung von Nahrungsmittelallergenen mit der spezifischen IgE-Bestimmung, aussagekräftiger ist ein doppelblinder placebokontrollierter Provokationstest.

Immunglobulin G (IgG), allergenspezifisches (€€€)

Heinz Fiedler

➤ Kap. 24, „Immunglobuline A, D, G, M“.

Bei Vorliegen einer allergischen Sofortreaktion (Typ I) kann auf die Bestimmung der allergenspezifischen IgG_2- und/oder IgG_4-Antikörper zugunsten von IgE verzichtet werden (Ausnahmen werden bei Insektengiftallergien, IgG_4, diskutiert). Dagegen aktivieren bei der allergischen Alveolitis oder bronchopulmonalen Aspergillose (Immunreaktion Typ III) die Immunkomplexe aus allergenspezifischem IgG und dem Allergen die Komplementkaskade und führen zu chronischen Entzündungen mit Nekrosen (und nachfolgender Lungenfibrose). Viele der verantwortlichen Allergene sind organische, mykotische oder bakterielle Stäube, die bei Berufserkrankungen eine große Rolle spielen: Farmer-, Vogelhalter-, Käsewäscher-, Isozyanatlunge und andere. In der Bronchiallavage findet man vermehrt CD8- und NK-Lymphozyten, eosinophile Granulozyten und das sezernierte eosinophile kationische Protein (ECP).

Analytik

Zur Anwendung kommen Immunelektrophorese, Doppelimmundiffusion gegen Rohextrakte und passive Hämagglutination. Die zeitaufwändigen Methoden sind auf Speziallabors beschränkt.

Referenzbereiche

Abhängig von Methode und Labor.

Beurteilung

Die diagnostische Sensitivität der präzipitierenden IgG-Antikörper erreicht 80–90% bei der allergischen Alveolitis. Bei Hyposensibilisierungen ist der Anstieg von IgG-Antikörpern mit einem Abfall von IgE verbunden. Der Nachweis des Erfolgs erfordert jedoch eine Allergenexposition.

Obwohl der Nachweis spezifischer IgG-Antikörper die allergische Sensibilisierung belegt, muss die klinische Relevanz sowohl durch die Dynamik der IgG-Antikörper als auch durch Zusatzuntersuchungen, wie inhalative Provokationstests und bronchoalveoläre Lavage, abgesichert werden.

Immunglobulin G im Urin

➤ Kap. 24, „Proteinuriedifferenzierung“.

Immunglobuline A, D, G, M (je €€)

Jürgen Nolte, Walter G. Guder

Synonyme, Inhalte: Immunglobulin G (IgG), Immunglobulin A (IgA), Immunglobulin M (IgM), Immunglobulin D (IgD), IgG-Subklassen.

Die spezifische Immunkompetenz des gesunden Menschen basiert auf einem zellulären, T- (Thymus-) und auf einem humoralen, B-(Bursa-fabricii-) Lymphozyten-abgeleiteten System. T-Lymphozyten besorgen die zelluläre Immunabwehr und stellen die Helferzellen, B-Lymphozyten besorgen die Antikörperproduktion. Immunglobuline (Ig) sind Plasmaproteine (Glykoproteine), die die humorale Immunität, die spezifische körpereigene Abwehr, vermitteln. Sie können Antigene binden; das ist ihre wichtigste Funktion. Immunglobuline werden synthetisiert von Zellen der B-Lymphozyten-Reihe. Alle Immunglobuline, die von einem individuellen B-Zellklon synthetisiert werden, behalten lebenslang die gleiche Antigenspezifität.

Immunglobuline bestehen aus mindestens zwei identischen schweren und leichten Ketten, leichte

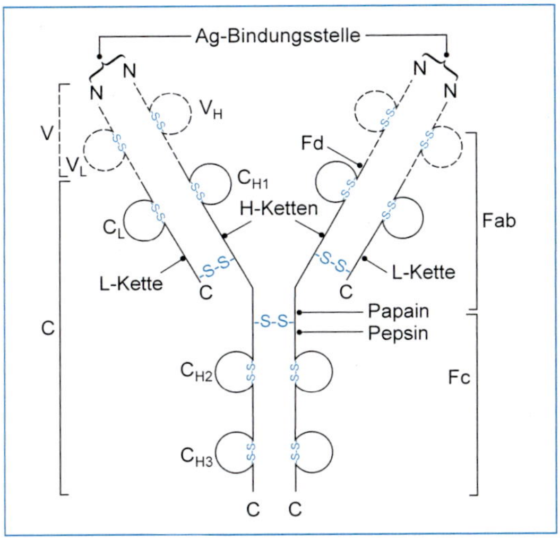

Abb. 24-7 Modell eines Antikörpers

und schwere Ketten sind durch Disulfidbrücken miteinander verbunden (➤ Abb. 24-7).

Die Variabilität der leichten Ketten ist auf zwei begrenzt. Von den schweren Ketten gibt es neun. Die Struktur der Immunglobuline weist einen konstanten Teil (Fc) und zwei variable Regionen F(ab) auf. Das N-terminale Ende der schweren und leichten Kette formiert gemeinsam die einzig schlüssige, hochspezifische Antigenbindungsstelle.

Man vermutet, dass der immunkompetente Mensch über eine Kapazität von ca. 10^{12} Antigenbindungsstellen verfügt, und jede kann eine Antikörpersynthese auslösen.

In der Serumeiweißelektrophorese wandern die Immunglobuline überwiegend mit der γ-, teilweise auch mit der β-Fraktion.

Klassen der Immunglobuline:

- **IgG:** Immunglobuline der Klasse G machen 75% aller Immunglobuline des Plasmas aus. Die durch Helferzellen induzierte Synthese der vier Subklassen hängt von der Art des Antigens ab und dem Ort, wo sein Eintritt erfolgt ist. IgG sind präzipitierende, komplementbindende Antikörper der sekundären Immunantwort. Sie spielen eine entscheidende Rolle bei der Abwehr bakterieller Infektionen. Als einzige Immunglobuline können sie die Plazenta passieren und sind daher für den postnatalen Infektionsschutz von großer Bedeutung. Ein IgG-Subklassenmangel kann bei Kindern zu gehäuften Infekten führen.
- **IgA** machen ca. 15–20% aller Immunglobuline des Plasmas aus. IgA agglutinieren Bakterien und Viren und neutralisieren Toxine. Sekretorische IgA werden auf Schleimhäuten sezerniert und finden sich so in Sekreten wie Speichel, Tränenflüssigkeit, Tracheobronchial-, intestinalen und urogenitalen Sekreten.
- **IgM** machen 10% aller Immunglobuline im Plasma aus. Es sind agglutinierende, komplementbindende und Toxine neutralisierende Antikörper der primären Immunantwort. Blutgruppenantikörper, Kälteagglutinine und Rheumafaktoren gehören zur Klasse der IgM.
- **IgD** machen 1% der Immunglobuline des Plasmas aus. Sie haben ihre Funktion als Antigenrezeptor auf der Oberfläche von B-Lymphozyten, wo sie gemeinsam mit IgM vorkommen.

Indikationen

- Bei klinischer Symptomatik oder atypischer γ-Fraktion in der Elektrophorese zur differenzialdiagnostischen Abklärung von
  - polyklonalen, oligoklonalen oder monoklonalen Gammopathien (Plasmozytom, Morbus Waldenström, M-Gradient),
  - Hypogammaglobulinämien, Antikörpermangelsyndromen,
- zur Charakterisierung des Immunsystems bei
  - chronisch-entzündlichen Erkrankungen,
  - Autoimmunerkrankungen und Immundefizienz (z.B. AIDS),
  - viralen Infekten (Masern, Röteln, EBV),
  - chronischen Infektionen,
  - chronisch-entzündlichen Lebererkrankungen, Leberzirrhose,
  - nephrotischem Syndrom,
- bei Verdacht auf intrauterine Infektion (IgM, IgA im Nabelschnurblut),
- bei Überwachung der immunsuppressiven Therapie.

Präanalytik

Als **Untersuchungsmaterial** ist Serum üblich, für die meisten Reagenzien ist auch Heparinplasma geeignet. Bei Verdacht auf eine intrauterine Infektion wird Nabelschnurblut für einen IgM-Schnelltest verwendet. Sekrete (wie z.B. Speichel, Tränenflüssigkeit, bronchoalveoläre Lavage) sind das Material der Wahl bei Verdacht auf Mangel an sekretorischem IgA.

Stabilität: Immunglobuline sind bei Raumtemperatur im Vollblut über sieben bis elf Tage, im Plasma/Serum siegen Tage (IgD), zwei Monate (IgM), vier Monate (IgG) und acht Monate (IgA) stabil. Eingefroren kann Plasma oder Serum sechs bis acht Monate aufbewahrt werden.

Analytik

IgA, IgG und IgM sowie Gesamt-IgE werden immunturbidimetrisch und immunnephelometrisch quantifiziert unter Verwendung des Standards CRM 470. Für die Subklassendifferenzierung werden ELISA-Technik und Immunlumineszenz angewendet. IgD wird meist nur qualitativ charakterisiert bei der Diagnose einer monoklonalen Gammopathie mit Hilfe der Immunfixationselektrophorese.

Qualitätskriterien: Nach den Richtlinien der BÄK gelten folgende Qualitätsstandards:

Immunglobulinklasse	IgG	IgA	IgM
Gültigkeitsbereich	4–30 g/L	0,5–6 g/L	0,4–5 g/L
Maximale Abweichung des Einzelwerts	10%	12%	13%
Maximale Abweichung beim Ringversuch	18%	20%	26%

Referenzbereiche

Immunglobuline: Alter	IgG (g/L)	IgA (g/L)	IgM (g/L)	IgD (µg/L)
Neugeborene	7–16	0,07–0,94	0,1–0,3	
5–10 Jahre	5–13	0,41–2,97	0,4–2,0	
10–15 Jahre	4–14	0,44–4,00	0,4–2,3	
Erwachsene	7–16	0,7–4,0	0,4–2,3	3–140

Immunglobulin-G-Subklassen: Alter	IgG_1 (g/L)	IgG_2 (g/L)	IgG_3 (g/L)	IgG_4 (g/L)
5 Jahre	5,6–12,7	0,4–4,4	0,3–1,0	0,1–0,8
10 Jahre	4,4–10,8	0,6–4,0	0,3–1,2	0,1–0,9
Erwachsene	4,8–9,5	1,7–6,9	0,3–0,8	0,2–1,1

Beurteilung

Die Diagnose einer polyklonalen oder oligoklonalen Immunglobulinvermehrung erfolgt traditionell durch die Serumeiweißelektrophorese, weiter differenziert durch die quantitative Bestimmung der Immunglobulinklassen und typisiert durch die Immunfixationselektrophorese.

Polyklonale Gammopathien haben ein weites Feld an Ursachen. Es umfasst chronische Lebererkrankungen, Kollagenosen, chronische Infektionen, chronisch-entzündliche Erkrankungen. IgG, IgA und IgM zeigen bei chronischen Lebererkrankungen unterschiedliches Verhalten. Besonders auffallend ist eine starke IgG-Vermehrung bei der Autoimmunhepatitis. Wichtig ist die Immunglobulinbestimmung zur Abklärung einer isolierten polyklonalen Vermehrung einer Immunglobulinklasse, natürlich bei Verdacht auf monoklonale Immunglobulinvermehrung und zur Diagnostik und Differenzialdiagnose eines Antikörpermangels. So ist z.B. die Bestimmung der Immunglobulinklassen bei rezidivierenden Infekten der Atemwege oder im HNO-Bereich zum Ausschluss eines sekretorischen IgA-Mangels sinnvoll. Oligoklonale Immunglobulinerhöhungen kommen vor z.B. bei Antikörperbildung gegen Blutgruppenmerkmale, nach immunsuppressiver Therapie nach Organtransplantation und bei multipler Sklerose. Die Bedeutung der Immunglobuline bei intrathekalen Entzündungsprozessen ist ebenfalls nur bei Ausschluss einer systemischen Veränderung der Immunglobuline möglich (➤ Kap. 24, „Liquor Immunglobuline IgG, IgA, IgM").

Immunglobuline, freie Leichtketten

Mariam Klouche, Walter G. Guder

Synonyme: Funktionslose Immunglobuline, monoklonale Immunglobuline, freie Leichtketten im Serum (FLK), isolierte Schwerketten, Bence-Jones-Proteine.

Klonale Störungen von Immunglobuline synthetisierenden Zellen umfassen als wichtige klinisch und labordiagnostisch zu differenzierende Entitäten die monoklonalen Gammopathien unbekannter Signifikanz (MGUS), die asymptomatischen Myelome und Plasmozytome sowie die Makroglobulinämie Waldenström, die primäre Amyloidose und weitere B-

Zell-proliferative Erkrankungen. Die charakteristische klonale Proliferation der Plasmazellen geht i.d.R. mit der Synthese eines, selten auch mehrerer klonaler, in der Immunabwehr funktionsloser Immunglobuline (Paraproteine) einher. Neben vollständigen Immunglobulinen können auch isolierte freie Leichtketten (FLK; Leichtkettenerkrankung), isolierte schwere Ketten (Schwerkettenerkrankung) sowie Kombinationen auftreten.

Bei monoklonaler Gammopathie tritt häufig ein Mikroprotein im Urin auf, das nach seinem Entdecker Bence-Jones-Protein genannt wurde und aus freien Leichtketten der Immunglobuline besteht. Es ist frei filtrierbar und wird tubulär je nach Ladung und Typ verschieden stark rückresorbiert. Die vermehrte Belastung der renalen Resorptionsfunktion gemeinsam mit tubulotoxischen Effekten führt zur Myelomniere oder Leichtkettennephropathie. Da alle Teststreifen wie auch die meisten Methoden zur Bestimmung von Gesamteiweiß monoklonale Leichtketten nicht erfassen oder grob unterschätzen, ist eine Früherkennung nur mit spezifischeren Methoden möglich.

Neben der eindeutigen Diagnostik der Gammopathien sind insbesondere frühe prognostische Parameter für die Progression einer MGUS zum Plasmozytom wesentlich für die primäre Therapieentscheidung sowie frühe Rezidivmarker für eine intensivierte Therapie, z.B. nach Transplantation, beim Plasmozytom entscheidend. Für die Diagnose eines Plasmozytoms ist lediglich der Nachweis klonaler Paraproteine oder B-Zellen, nicht deren Quantifikation, mit pathologischen freien Leichtketten im Serum ausreichend. Für das therapeutische Monitoring haben sich die freien Leichtketten als wichtiger rasch reagierender negativ prognostischer Marker etabliert, ein normaler Serum-κ/λ-Quotient ist für eine stringente komplette Remission erforderlich. Der Algorithmus und die empfohlenen Parameter für die Diagnose, die Stadieneinteilung entsprechend dem International Staging System (ISS) und für die Beurteilung des Therapieerfolgs entsprechend der 2005 (zitiert in Bradwell 2006) veröffentlichten einheitlichen Kriterien findet sich in dem diagnostischen Schema für Plasmozytome (➤ Abb. 24-8).

Indikationen

- Verdacht auf monoklonale Gammopathie/Plasmozytom, Morbus Waldenström, Leichtketten-(Bence-Jones-)Proteinurie,

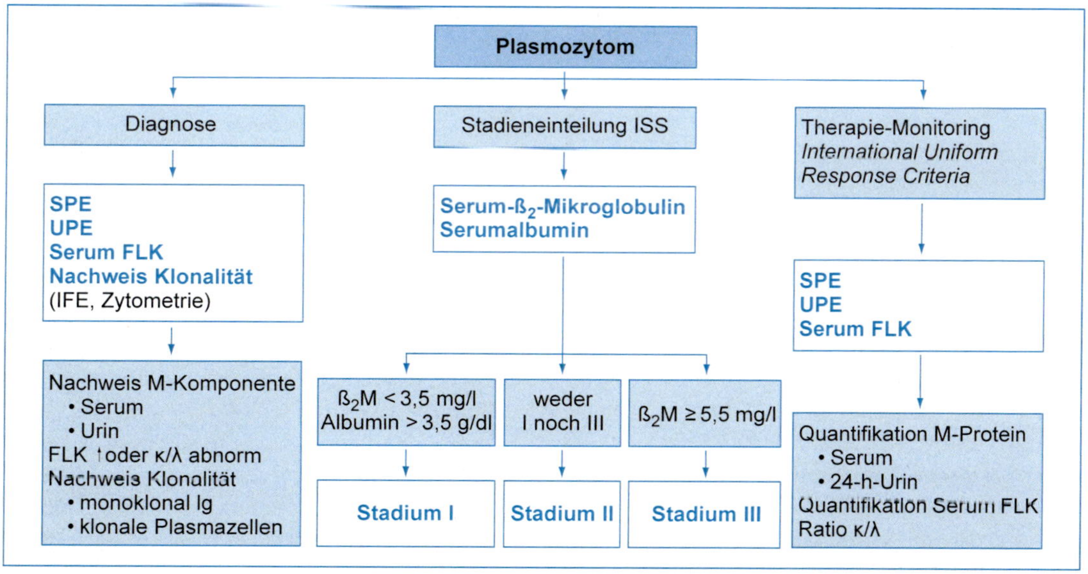

Abb. 24-8 Plasmozytom: Diagnose, Stadieneinteilung, Therapieüberwachung.
FLK: freie Leichtketten, IFE: Immunfixationselektrophorese, Ig: Immunglobulin(e), ISS: International Staging System, β_2M: β_2-Mikroglobulin, SPE: Serumelektrophorese, UPE: Urinelektrophorese.

- Albumin < 30% des Gesamteiweißes im Urin (Verdacht auf monoklonale Gammopathie),
- Differenzialdiagnose bei B-Zell-Neoplasien, chronische Infektionen,
- Differenzialdiagnose bei Osteoporose, typischen Osteolysen,
- Differenzialdiagnose bei Dysproteinämie, insbesondere M-Gradient in der Serumelektrophorese,
- Primäre Amyloidose,
- Kryoglobulinämie,
- Hyperviskositätssyndrom,
- erworbene Gerinnungsfaktordefekte bei Erwachsenen,
- autoimmune Neuropathien, autoimmune Thrombozytopenie.

Präanalytik

Als **Untersuchungsmaterialien** sind Serum, Heparinplasma und Urin (erster Morgenurin oder 24-h-Sammelurin mit Natriumazid) geeignet.

Stabilität: Im Serum sind die Proben bei Raumtemperatur vier Monate, bei 4–8 °C und bei –20 °C acht Monate, im Urin bei Raumtemperatur eine Woche und bei 4–8 °C einen Monat, eingefroren über sechs Monate stabil.

Da freie Leichtketten aufgrund ihres niedrigen Molekulargewichts eine kurze Halbwertszeit im Blut haben und renal ausgeschieden werden, ist die gleichzeitige Suche und Messung im Blut und Urin sinnvoll.

Für die zelluläre Analytik muss das Nativmaterial innerhalb von 24 Stunden untersucht werden. Nach Zusatz von Stabilisierungsmedien ist das Material bis zu sieben Tagen stabil.

Einflussgrößen

Paraproteine mit erhöhter Tendenz zur Autoaggregation (IgM, IgG_3, dimeres IgA) können biklonale Gammopathien vortäuschen oder verdecken. Bei hoher Paraproteinkonzentration kann aufgrund eines Prozonenphänomens eine biklonale Gammopathie vorgetäuscht werden. Bei Anurie ist die Bestimmung von Paraproteinen im Urin nicht sicher.

Analytik

Immunfixationselektrophorese (IFE) in Serum und Urin: Qualitativer Nachweis der monoklonalen Paraproteine mit einer Nachweisempfindlichkeit von ca. 0,2 g/L für vollständige Paraproteine sowie für freie Leichtketten. Mit Hilfe spezifischer Antiseren können die Immunglobulinklassen (IgG, IgA, IgM, IgE, IgD), die Subklassen (IgG_1, IgG_2, IgG_3, IgG_4) sowie der Leichtkettentyp (κ, λ) des Paraproteins identifiziert werden. Die sensitiveren Verfahren der IFE haben die Immunelektrophorese weitgehend ersetzt. Für die Urinuntersuchung steht zusätzlich die SDS-Elektrophorese zur Verfügung. Eine Quantifizierung ist mangels eines einheitlichen Standards nur bedingt durch eine nephelometrische und turbidimetrische (particle enhanced nephelometric assay, PENIA) Messung freier Leichtketten möglich. Hierzu ist die Messung einer Erhöhung freier Leichtketten im Plasma/Serum empfohlen.

Urinteststreifen und Gesamteiweiß: Da alle Teststreifen wie auch die meisten Methoden zur Bestimmung von Gesamteiweiß monoklonale Leichtketten nicht erfassen oder grob unterschätzen, ist eine Früherkennung nur mit spezifischeren Methoden möglich.

Freie Leichtketten im Plasma/Serum: Quantitativer Nachweis von freien Leichtketten mit einer Nachweisempfindlichkeit von 1 mg/L, die etwa um den Faktor 100 über der der IFE liegt. Neben dem quantitativen Nachweis freier Leichtketten wird die Bestimmung des κ/λ-Quotienten empfohlen. Eine Quantifizierung ist mangels eines einheitlichen Standards nur bedingt durch nephelometrische und turbidimetrische (particle enhanced nephelometric assay, PENIA) Messungen freier Leichtketten möglich. Hierzu ist die Messung einer Erhöhung freier Leichtketten im Plasma/Serum empfohlen. Dies ist vor allem in der Therapieverlaufskontrolle sinnvoll.

Zelluläre Analytik/Durchflusszytometrie: Quantitativer Nachweis der klonalen Plasmazellen (κ/λ) über differenzierungsspezifische Marker (CD38+/CD138+). Nachweis der malignen Transformation über das Verhältnis aberranter (CD45-/CD56+) Marker.

Molekulare Analytik: Nachweis patientenspezifischer Translokationen des IgH-Locus über PCR-

Analyse der jeweiligen VDJ-Rekombination sowie Nachweis von Trisomien (Chromosom 13).

Knochenmarkanalytik: Nachweis von Plasmazellnestern und des Anteils maligner Plasmazellen. Nachweis der erhöhten Mikrovaskularisation im Knochenmark als negativ prognostischer Marker bei MGUS.

Immunglobuline: Quantitativer Nachweis der residualen polyklonalen Immunglobulinsynthese (IgG, IgA, IgM) über nephelometrische oder turbidimetrische Verfahren.

Qualitätskriterien: Die interne und externe Kontrolle der quantitativen Immunglobulinbestimmung erfolgt nach den Richtlinien der Bundesärztekammer (RiLiBÄK) (➤ Kap. 24, „Immunglobuline A, D, G, M"). Eine Ringversuchsteilnahme mit Vergleich zum Referenzmethodenwert/Sollwert ist in Deutschland in jedem Quartal Pflicht.

Weitere Qualitätskriterien wurden nicht definiert, da bisher die qualitative Identifizierung und Typisierung bei der Diagnostik wichtiger als die quantitative Messung ist.

Störfaktoren: Bei Entnahme von 24-h-Sammelurin ohne Natriumazid kann bei Bakteriurie die Paraproteinkonzentration vermindert sein.

Referenzbereiche

Immunfixationselektrophorese Serum/Urin: keine klonalen Banden nachweisbar.

Freie Leichtketten im Serum/Plasma und Urin:		
Serum/Plasma	Kappa (κ)	3,6–15,9 mg/L
	Lambda (λ)	8,1–33,0 mg/L
	κ/λ-Quotient	0,36–1,2
Urin	Kappa (κ)	0,36–20,3 mg/L
	Lambda (λ)	0,81–17,3 mg/L
	κ/λ-Quotient	0,46–4

Zelluläre Analytik: Keine klonalen Plasmazellen nachweisbar, physiologische κ/λ-Verteilung, keine Expression aberranter Marker.

Beurteilung

Die kombinierte Labordiagnostik aus humoralen und zellulären Parametern erlaubt eine rasche Diagnostik und Klassifikation der Gammopathien. Standardbasisuntersuchung ist der qualitative Nachweis monoklonaler Paraproteine aus Serum und Urin mittels der IFE (IgG 60%, IgA 20%, IgD 3%, IgE < 0,1%). Eine unauffällige IFE schließt ein Leichtkettenplasmozytom, ein solitäres Plasmozytom oder eine AL-Amyloidose nicht aus. Die zusätzliche Bestimmung der Paraproteinsubklasse bei IgG-Paraproteinen kann Hinweise auf unterschiedliche klinische Risiken (höhere Autoaggregation bei IgG_3) geben. Auch die SDS-Elektrophorese erlaubt dem Erfahrenen, zwischen reaktiven poly- und monoklonalen Leichtketten zu unterscheiden, wenn die Ladung von κ- und λ-Leichtketten verschieden ist. Sie erlaubt ohne Antikörper keine Klassifizierung.

Erste Erfahrungen mit der quantitativen Bestimmung von Leichtketten zeigen, dass bei Verdacht auf monoklonale Gammopathie mit Leichtkettenausscheidung die quantitative Bestimmung im Serum empfindlicher ist als die Urinuntersuchung. Freie Leichtketten im Serum sind im Unterschied zur qualitativen Bestimmung über die IFE unabhängig vom renalen Katabolismus (10–30 g/d) und von der Rückresorptionskapazität. Aufgrund der kurzen Halbwertszeit von zwei bis sechs Stunden im Vergleich zu den Paraproteinen (IgG: 20–25 Tage, IgG_3: acht Tage, IgA: sechs Tage) steht ein sensitiverer Parameter zur früheren Detektion des Therapieansprechens bei Plasmozytomen zur Verfügung. Über die quantitative Bestimmung von freien Leichtketten im Plasma/Serum konnte eine Reklassifizierung eines hohen Anteils sog. nicht-sekretorischer Plasmozytome in Leichtkettenerkrankungen erfolgen. Mittels des sensitiveren Assays wird der bisher in der Literatur mit 5–14% angegebene Anteil freier monoklonaler Leichtkettenplasmozytome, aber auch der ein vollständiges Paraprotein begleitenden monoklonalen Leichtketten wesentlich steigen. Bei monoklonaler Gammopathie sollte der κ/λ-Quotient außerhalb des angegebenen Referenzintervalls liegen.

Die zelluläre Diagnostik erlaubt den gegenwärtig sensitivsten Nachweis (0,01%) klonaler Plasmazellen, die bei jedem Dritten der mit der konventionellen IFE als negativ identifizierten und ebenso bei mit molekularen Methoden als negativ klassifizierten Patienten die Identifikation residualer klonaler Plasmazellen auch nach Transplantation anzeigte. Der Nachweis residualer klonaler Plasmazellen war mit einem signifikant höheren Rezidivrisiko assoziiert. Im Unterschied zu dem molekularen Nachweisverfahren der IgH-VDJ-Rekombinationen, das nur etwa bei 60–80% der Patienten aufgrund geeigneter amplifizierbarer Sequenzen für jeden Patienten außerordentlich aufwändig individuell zu entwickeln ist, kann der durchflusszytometrische Nachweis klonaler Plasmazellen standardisiert bei 98% der Patienten eingesetzt werden. Neben dem Nachweis der malignen Transformation über die Expression aberranter Marker ist bei Kenntnis des initialen Phänotyps nicht nur die Rezidivanalytik, sondern auch die Identifizierung von weiteren prognostisch relevanten Markern begünstigt. Der durchflusszytometrische Nachweis klonaler Plasmazellen ist daher für die Prädiktion früher Rezidive, zur Therapiekontrolle sowie für die Prognose des MGUS und des Plasmozytoms die sensitivste Methode.

Nachweis eines monoklonalen Paraproteins im Serum/Urin:

- Monoklonale Gammopathie, MGUS, asymptomatisches Myelom, solitäres Plasmozytom, bei entsprechender Klinik Plasmozytom,
- Morbus Waldenström (IgM),
- chronisch lymphatische Leukämie, B-Non-Hodgkin-Lymphom,
- chronische Infektionen.

Freie Leichtketten im Serum erhöht, abnormer κ/λ-Quotient:

- Leichtkettenplasmozytom,
- Amyloidose,
- Plasmozytom.

LITERATUR

Bradwell AR. Serum Free Light Chain Analysis, 4th ed. The Binding Site 2006.

Immunglobuline im Liquor

➤ Kap. 24, „Liquor: Immunglobuline IgG, IgA, IgM".

Immunglobuline, monoklonale

➤ Kap. 24, „Immunglobuline, freie Leichtketten".

Immunphänotypisierung von Leukämien und Lymphomen (€€€)

Gregor Rothe

Inhalte: Unreifeassoziierte Antigene CD34, TdT; myeloische Antigene: Myeloperoxidase, CD13, CD14, CD33, CD41, CD61, CD65, CD117, CD235a; B-Zellen: IgM zytoplasmatisch κ, λ, Immunglobuline, CD10, CD19, CD20, CD22, CD23, CD25, CD38, CD79a zytoplasmatisch, CD79b, CD103; Plasmazellen: CD19, CD56, CD38, CD138, zytoplasmatisch κ und λ; T-Zellen: CD1a, CD2, CD3 zytoplasmatisch, CD3, CD4, CD5, CD7, CD8; NK-Zellen: CD56; übergreifend HLA-DR, CD45.

Die durchflusszytometrische Immunphänotypisierung erlaubt eine sichere Linienzuordnung und Beschreibung des Reifungsstadiums hämatopoetischer Zellen unabhängig von ihrem Differenzierungsgrad. Über die Analyse reifungsabhängiger Koexpressionsmuster von Antigenen können klonale Expansionen von Zellen erkannt und für Verlaufsuntersuchungen in ihrem aberranten Antigenmuster beschrieben werden.

Hochauflösende Multiparametertechniken erlauben die Erkennung auch kleiner Subpopulationen maligner Zellen und sind damit in der Differenzialdiagnostik von Zytopenien oder in Verlaufsuntersuchungen auch unabhängig vom morphologischen Nachweis einer Expansion von Blasten oder lymphatischen Zellen diagnostisch informativ.

Bei akuten Leukämien, myelodysplastischen Syndromen, Non-Hodgkin-Lymphomen und klonalen Gammopathien sowie der Mastozytose sind immunologische Charakteristika von Zellen Bestandteil von prognostisch und/oder therapeutisch relevanten Klassifizierungssystemen. Darüber hinaus dient der Nachweis spezifischer Rezeptoren der Auswahl rezeptorgerichteter therapeutisch eingesetzter Antikörper.

Indikationen

- Primärdiagnostik und Verlaufsbeurteilung von akuten Leukämien,
- Diagnostik und Verlaufsbeurteilung von Myelodysplasien mit unklarem zytogenetischem oder morphologischem Phänotyp,

- Diagnostik des Blastenschubs bei myeloproliferativen Erkrankungen,
- Differenzialdiagnostik, Staging und Verlaufsbeurteilung von lymphoproliferativen Erkrankungen,
- Differenzialdiagnostik von Zytopenien,
- Indikationsstellung der Therapie mit rezeptorgerichteten Antikörpern.

Präanalytik

Als **Untersuchungsmaterial** dient mit EDTA antikoaguliertes oder heparinisiertes Vollblut oder Knochenmarksblut (3–5 mL). Eine Untersuchung ist in Abhängigkeit von der Zellzahl auch für andere Körperflüssigkeiten wie Aszites, Pleurapunktat oder Liquor sowie Lymphknoten nach Zellvereinzelung möglich.

Stabilität: Für natives Probenmaterial wird eine Untersuchung innerhalb von 24 Stunden, Lagerung bei Raumtemperatur, empfohlen. Der Zusatz von nicht denaturierenden Stabilisierungsmedien, z.B. auf Basis von Formaldehyddonoren, Polyethylenglykol und EDTA (z.B. Cyto-Chex), ermöglicht eine Lagerung von bis zu sieben Tagen.

Einflussgrößen

Nach Chemotherapie regenerierendes Knochenmark weist veränderte Anteile von Vorläuferzellen und Blasten auf. Das Therapieintervall muss in der Interpretation berücksichtigt werden.

Analytik

Der durchflusszytometrische Test beruht auf der multiparametrischen Immunphänotypisierung des nativen, nicht durch Gradienten separierten, Untersuchungsmaterials. Diese Technik vermeidet selektive Zellverluste und erlaubt eine Beurteilung auch von reiferen myeloischen Zellen. In der Primärdiagnostik werden typischerweise drei Testvarianten eingesetzt. In einem aktuellen europäischen Konsensusvorschlag (Béné et al. 2005) werden die folgenden Antikörper als minimal notwendig angesehen:

- Bei Verdacht auf eine **akute Leukämie,** Veränderungen, die das myeloische System betreffen, oder in unklaren Fällen, z.B. bei Zytopenien, erfolgt eine Typisierung myeloischer und lymphatischer Zellen einschließlich unreifer Zellen
  - *orientierend oder in zellarmen Proben:*
    - intrazellulär: CD3, Myeloperoxidase, CD79a, TdT,
    - oberflächlich: CD7, CD2, CD10, CD19, CD22, Immunglobuline, CD13, CD33, CD34,
    - CD45 für die Auswahl von Subpopulationen („Gating"),
  - *für die Identifikation klinischer Entitäten:* HLA-DR, CD1a, CD4, CD5, CD8, CD3, IgM (zytoplasmatisch), CD14, CD117, CD56, CD65, CD41 oder CD61, ein erythroider Marker wie Glykophorin A (CD235a),
  - darüber hinaus werden 18 weitere Marker als informativ eingestuft und für den Einsatz in Abhängigkeit von der Erfahrung des Labors sowie der detaillierten Fragestellung, wie z.B. für die Beschreibung aberranter Phänotypen für Verlaufsuntersuchungen, empfohlen.
- Bei Verdacht auf ein **Non-Hodgkin-Lymphom** erfolgt eine Typisierung lymphatischer Zellen mit einer differenzierteren Beurteilung der reifen zellulären Elemente:
  - für die Auswahl von Populationen: CD19, CD3, CD56
  - B-orientiert: CD5, CD20, CD23, CD103, CD10, κ, λ, Immunglobuline, CD25, CD79b, CD38
  - T-orientiert: CD2, CD3, CD4, CD5, CD8, CD7.
  - Darüber hinaus werden 15 weitere Marker als informativ eingestuft und für den Einsatz in Abhängigkeit von der Erfahrung des Labors sowie der detaillierten Fragestellung, wie z.B. für die Erkennung prognostischer Phänotypen, empfohlen.
- Bei Verdacht auf eine **klonale Gammopathie** erfolgt eine Typisierung von Plasmazellen mit Analyse der Klonalität und einer Beurteilung der Entdifferenzierung:
  - CD38, CD19, CD138, CD56, CD45, zytoplasmatisch κ und λ.
  - Darüber hinaus wird die zytoplasmatische Analyse schwerer Ketten als informativ eingestuft.

Qualitätskriterien: Die phänotypisch korrekte Erkennung der normalen zellulären Bestandteile stellt eine interne Qualitätskontrolle für jede Untersuchung dar. Der Anteil von Normoblasten und knochenmarkstypischen Vorläuferzellen ist bei Untersuchungen am Knochenmark ein Kriterium für die Repräsentativität des Untersuchungsmaterials.

Für die Leukämie- und Lymphomanalytik werden von deutschen und europäischen Einrichtungen Ringversuche durchgeführt. Die Untersuchung sollte nur in erfahrenen Laboratorien mit regelmäßigen Anforderungen durchgeführt werden.

Störfaktoren:
- Die Therapie mit rezeptorgerichteten Antikörpern, z.B. CD20-gerichtetes Rituximab, kann in Abhängigkeit des verwendeten diagnostischen Antikörpers zur fehlenden Erkennung der Zielstruktur führen.
- Bei klonalen Gammopathien kann ein Exzess von klonalen Leichtketten bei ungenügendem Waschen zu Schwierigkeiten in der richtigen Erkennung der Leichtkettenrestriktion führen.
- Die Erkennung von fragilen Zellpopulationen kann in nativem Material bereits innerhalb von 24 Stunden eingeschränkt sein.

Referenzbereiche

Im Mittelpunkt der Beurteilung stehen die qualitative Beschreibung des antigenen Musters und die numerische Quantifizierung einer als aberrant identifizierten Knochenmarkspopulation. Für die Definition von laborunabhängigen Referenzintervallen sind die Methoden nicht hinreichend standardisiert.

Beurteilung

Leukämie: Im Falle der akuten Leukämie werden immunologisch die folgenden Phänotypen identifiziert:
- Biphänotypische akute Leukämie,
- akute lymphoblatische Leukämie:
  - B-Linie: B-I, B-II, B-III, B-IV,
  - T-Linie: T-I, T-II, T-III, T-IV,
- akute myeloblastische Leukämie:
  - AML-M0,
  - granulozytäre und monozytäre AML,
  - akute promyelozytäre Leukämie (APL),
  - erythroide Leukämie (AML-M6),
  - megakaryozytäre Leukämie (AML-M7),
  - dendritische Vorläuferleukämie,
  - Basophilen- und Mastzellvorläuferleukämie.

Darüber erfolgt eine Differenzialdiagnose zu Lymphomen, nicht-hämatologischen Neoplasien und zu reaktiven Zytopenien.

Non-Hodgin-Lymphome: Im Falle von Non-Hodgkin-Lymphomen werden immunologisch die folgenden Phänotypen identifiziert:
- Chronische lymphatische Leukämie (CLL),
- Prolymphozytenleukämie,
- lymphoplasmozytisches Lymphom/Immunozytom,
- Haarzellleukämie,
- Burkitt-Lymphom,
- follikuläres Lymphom,
- Marginalzonenlymphom
- Mantelzelllymphom,
- proliferative T-Zell-Erkrankungen, Sézary-Syndrom,
- Large-Granular-Lymphocyte(LGL)-Leukämie,
- proliferative NK-Zell-Erkrankungen.

Darüber hinaus ist eine Erkennung von prognostisch relevanten Phänotypen, wie z.B. dem Phänotyp der CD38- und ZAP-70-exprimierenden CLL, möglich.

Klonale Gammopathien: Klonale Plasmazellen, wie sie bei der monoklonalen Gammopathie unklarer Signifikanz (MGUS) oder beim Plasmozytom auftreten, werden über die intrazelluläre Leichtkettenrestriktion identifiziert. Das Maß der Entdifferenzierung (Verlust von CD45 und CD19, Expression von CD56 und verringerte Expression von CD38) sowie das relative Verhältnis von entdifferenzierten und normalen Plasmazellen sind Kriterien für die Unterscheidung von MGUS und Plasmozytom sowie prognostische Kriterien.

Myelodysplastische Syndrome: Myeloblasten, ausdifferenzierende myeloische Zellen und Monozyten werden in ihren quantitativen Anteilen sowie hinsichtlich der Anzahl aberranter Charakteristika wie aberranter Koexpression von Antigenen, veränderter Expressionsdichte oder abnormer Granularität beurteilt. Ein hierauf basierendes Scoring-System (Wells et al., 2003) erlaubt eine von Morphologie und Zytogenetik unabhängige prognostische Einordnung.

LITERATUR

Béné MC et al. Consensual European immunophenotyping panels for leukemia. European Leukemia Net. WorkPackage 10. 2005.

Rothe G, Schmitz G for the Working Group on Flow Cytometry and Image Analysis (members of the editorial committee: Adorf D, Barlage S, Gramatzki M, Hanenberg H, Höffkes HG, Knüchel R, Ludwig WD, Nebe T, Nerl C, Orfao A, Serke S, Sonnen R, Tichelli A, Wörmann B). Consensus protocol for the flow cytometric immunophenotyping of hematopoietic malignancies. Leukemia 1996;10:877–95.

Rawstron AC, Davies FE, DasGupta R, Ashcroft AJ, Patmore R, Drayson MT et al. Flow cytometric disease monitoring in multiple myeloma: the relationship between normal and neoplastic plasma cells predicts outcome after transplantation. Blood 2002;100:3095–100.

San Miguel JF, Almeida J, Mateo G, Blade J, Lopez-Berges C, Caballero D et al. Immunophenotypic evaluation of the plasma cell compartment in multiple myeloma: a tool for comparing the efficacy of different treatment strategies and predicting outcome. Blood 2002;99:1853–6.

Wells DA, Benesch M, Loken MR, Vallejo C, Myerson D, Leisenring WM et al. Myeloid and monocytic dyspoiesis as determined by flow cytometric scoring in myelodysplastic syndrome correlates with the IPSS and with outcome after hematopoietic stem cell transplantation. Blood 2003;102:394–403.

Immunphänotypisierung von Lymphozyten (€€–€€€)

Gregor Rothe

Synonyme, Inhalte: CD4+-T-Zellen (CD3+/CD4+), CD8+-T-Zellen (CD3+/CD8+), Gesamt-T-Zellen (CD3+), B-Zellen (CD19+), natürliche Killer(NK)-Zellen (CD3-/CD16+ und/oder CD56+), nicht-MHC-restringierte zytotoxische T-Zellen (CD3+/CD16+ und/oder CD56+) und aktivierte T-Zellen (CD3+/HLA-DR+).

Die Konzentration von CD4+-T-Helferzellen stellt nach den deutsch-österreichischen Leitlinien im Falle asymptomatischer Patienten mit HIV-Infektion vor der Bestimmung der HIV-RNA-Kopien den entscheidenden Parameter für die Steuerung der antiretroviralen Therapie dar. Die CD4-Zellzahl und die Expressionsdichte des Aktivierungsantigens CD38 auf CD8+-T-Zellen stellen darüber hinaus unabhängige prognostische Verlaufsparameter für die HIV-Infektion dar.

Als „zellulärer Immunstatus" wird die quantitative Bestimmung von Gesamt-T-Zellen (CD3+), CD4-T-Zellen (CD3+/CD4+), CD8-T-Zellen (CD3+/CD8+), B-Zellen (CD19+), NK-Zellen (CD3-/CD16+ und/oder CD56+), nicht-MHC-restringierten zytotoxischen T-Zellen (CD3+/CD16+ und/oder CD56+) und aktivierten T-Zellen (CD3+/HLA-DR+) in der klinischen Praxis für die Verlaufsuntersuchung der HIV-Infektion und die Diagnostik weiterer kongenitaler oder erworbener Immundefekte eingesetzt.

Neben der Abgrenzung von Hyper-IgM-Syndromen und der Agammaglobulinämie wird die Durchflusszytometrie für die Klassifikation des variablen Immundefektsyndroms (CVID), als dem in westlichen Ländern häufigsten klinisch relevanten Immundefekt, eingesetzt. Das Antiköpermangelsyndrom wird hierbei über die Zahlen der naiven (CD19+CD27-IgM+IgD+), der IgM-Gedächtnis-(CD19+CD27+IgM+IgD+) und klassengewechselten Gedächtnis-B-Zellen (CD19+CD27+IgM-IgD–) erfasst. Weiterhin wird der Anteil an transitionalen (CD19+CD21 int CD38++IgM++) B-Zellen, Plasmablasten (CD19 low CD21 low CD38+++IgM-) und einer CD21low-Population (CD19 hi CD21 low CD38 low IgM+) bestimmt. Der Ausschluss seltenerer Immundefekte erfolgt in spezialisierten Einrichtungen.

Die Immunphänotypisierung von Lymphozyten wird zur Steuerung immunsupprimierender Therapien, insbesondere mit monoklonalen Antikörpern, wie sie z.B. bei Transplantationen oder Autoimmunerkrankungen eingesetzt werden, sowie zur Differenzialdiagnostik von Lymphozytosen im Rahmen von Infekten, Neoplasien oder Abstoßungsreaktionen eingesetzt.

Die Bestimmung von CD4+- und CD8+-Lymphozyten ist in der Differenzialdiagnostik von interstitiellen Lungenerkrankungen, insbesondere in der Diagnostik der Sarkoidose, von Bedeutung.

Indikationen

- Verlaufsuntersuchung und Therapiesteuerung der HIV-Infektion,
- Ausschluss und Differenzialdiagnostik von kongenitalen und erworbenen Immundefekten,
- Therapieüberwachung und Monitoring von immunsupprimierten und transplantierten Patienten,
- Differenzialdiagnostik interstitieller Lungenerkrankungen.

Präanalytik

Als **Untersuchungsmaterial** dient EDTA-Vollblut oder heparinisiertes Vollblut (1–2 mL).

Stabilität: Für natives Probenmaterial wird eine Untersuchung innerhalb von 24 Stunden, Lagerung bei Raumtemperatur, empfohlen. Der Zusatz von nicht denaturierenden Stabilisierungsmedien, z.B. auf der Basis von Formaldehyddonoren, Polyethylenglykol und EDTA (z.B. Cyto-Chex), ermöglicht eine Lagerung von bis zu sieben Tagen.

Bronchoalveoläre Lavageflüssigkeit stellt das Untersuchungsmaterial der Wahl zur Abklärung der Ursache interstitieller Lungenerkrankungen dar.

tenzahl als Bezugsgröße („dual platform assay") verwendet wird.

Für die **Quantifizierung der CD38-Expression** auf CD8+-T-Zellen im Rahmen der Verlaufsbeurteilung der HIV-Infektion können Methoden mit einer Kalibrierung über Partikelstandards oder eine zelluläre Bezugsgröße eingesetzt werden.

Referenzbereiche

Blut:

	Gesamt-T-Zellen, absolut in Mpt/L (Rel.%)	CD4+-T-Zellen, absolut in Mpt/L (Rel.%)	CD8+-T-Zellen, absolut in Mpt/L (Rel.%)	CD4+/CD8+-Quotient	B-Zellen, absolut in Mpt/L (Rel.%)	NK-Zellen, absolut in Mpt/L (Rel.%)
Männer	521–1772 (52,2–84,8)	336–1126 (33,1–62,2)	125–780 (10,2–40,8)	0,6–6,0	67–516 (4,4–19,4)	70–523 (5,2–32,9)
Frauen	595–1861 (60,9–82,8)	314–1270 (31,3–63,3)	147–836 (12,1–36,7)	1,0–4,9	107–271 (7,9–19,6)	77–321 (5,3–20,3)

Mpt = Megapartikel/L = 10^6/L.

Einflussgrößen

Körperliche Belastung führt zu Veränderungen der Lymphozytenkonzentration und -zusammensetzung im peripheren Blut.

Analytik

Der durchflusszytometrische Test beruht auf der multiparametrischen Immunphänotypisierung des nativen Untersuchungsmaterials nach Lyse von Erythrozyten.

Die **Quantifizierung von CD4+-Lymphozyten** wird nach Empfehlungen der CDC (Mandy et al. 2003) in einem Drei- oder Vierfarbenansatz unter Verwendung von CD45, CD3, CD4, CD8, CD19 und fakultativ ergänzend CD16 und/oder CD56 mit Absolutzellzählung in der Immunfärbung („single platform assay") durchgeführt. Hierbei werden Partikel dem Blut während der Aufarbeitung als Volumenstandards zugesetzt. In Deutschland wird der Test häufig noch mit einer mit größeren analytischen Fehlern behafteten Technik durchgeführt, bei der in der Immunfärbung lediglich prozentuale Zellanteile bestimmt werden und ein Hämatologienanalysator zur Bestimmung der Leukozyten- oder Lymphozy-

Für die **Analyse der B-Zell-Reifung** im Rahmen der CVID-Diagnostik wurde noch keine abschließende Standardisierung erreicht. Die größten Zahlen liegen derzeit für das eingangs beschriebene Protokoll vor.

Für das **Monitoring transplantierter Patienten** wird eine Bestimmung des „zellulären Immunstatus", d.h. von CD4+-Lymphozyten, CD8+-Lymphozyten, T-, B- und NK-Zellen (s.o.), ergänzt um Aktivierungsantigene (z.B. HLA-DR, CD25, CD38, CD69, CD71, CD134, CD154) und Indikatoren der T-Zell-Reifung (z.B. CD28, CD45RA/R0), oder antiviralen Antwort (z.B. CD57) eingesetzt.

Im Mittelpunkt der Untersuchung der **bronchoalveolären Lavageflüssigkeit** steht die Bestimmung des CD4/CD8-Quotienten im Rahmen einer immunologischen Differenzierung der Lymphozytenpopulation.

Qualitätskriterien: Für die Quantifizierung können die internen Kriterien für Leukozyten angewandt werden. Für den „zellulären Immunstatus" sind Kontrollmaterialien verfügbar. Es werden auf europäischer Ebene Ringversuche mit Referenzmethodenwerten und auf deutscher Ebene Ringversuche mit methodenspezifischen Sollwerten durchgeführt. Die Untersuchung darüber hinausgehender

Diagnostik sollte nur in erfahrenen Laboratorien mit regelmäßigen Anforderungen durchgeführt werden.

Störfaktoren: Therapeutisch eingesetzte Antikörper, z.B. OKT3 in der T-Zell-gerichteten Immunsuppression, können mit diagnostisch eingesetzten Antikörpern interferieren und müssen in der Testauswahl berücksichtigt werden,

Beurteilung

Für die **HIV-Infektion** liegt ein unmittelbarer Zusammenhang zwischen der Absolutzellzahl der CD4+-Lymphozyten und dem Überleben vor. Die deutsch-österreichischen Richtlinien (2002) empfehlen auf der Basis von klinischen Endpunkten unterhalb einer CD4+-Lymphozytenkonzentration von 200/µL und auf der Basis von Surrogatmarkern unterhalb von 350 Zellen/µL unabhängig von der Zahl der HIV-RNA-Kopien die Durchführung einer antiretroviralen Therapie.

Eine ausgeprägte **Reduktion der B-Zell-Konzentration** (< 1%) spricht in Abwesenheit einer B-Zell-wirksamen Immunsuppression oder Chemotherapie für eine Agammaglobulinämie.

Ausgeprägte Veränderungen des **CD4/CD8-Verhältnisses** mit gleichzeitiger Expression von Aktivierungsantigenen (z.B. HLA-DR, CD25, CD38, CD69, CD71, CD134, CD154) sprechen für eine virale Infektion oder Abstoßungsreaktion.

In der Diagnostik von Patienten mit **CVID**, die über eine Reduktion von mindestens zwei der Antikörperklassen IgG, IgM und IgA um mindestens zwei Standardabweichungen unter den altersentsprechenden Mittelwert in einer Ausschlussdiagnostik identifiziert werden, wurde eine Klassifikation der Patienten vorgeschlagen, bei der es sich bei einem Anteil an klassengewechselten Gedächtnis-B-Zellen an den Gesamtlymphozyten unter 0,4% um einen Typ-1-Patienten (ca. 75% der Patienten), bei mehr als 0,4% um einen Typ-2-Patienten (ca. 25% der Patienten) handelt (Wehr et al., 2008).

Bei der Analyse der **bronchoalveolären Lavageflüssigkeit** ist eine Sarkoidose durch eine Alveolitis mit einer T-Helfer-Antwort gekennzeichnet, bei der CD4+-Lymphozyten und aktivierte Makrophagen in der Lunge akkumulieren. Eine erhöhter CD4/CD8-Quotient (> 1,5 bzw. > 3,5 beim Raucher) stützt die Diagnose einer Sarkoidose. Lediglich die Hälfte aller Patienten mit Sarkoidose weist jedoch einen erhöhten CD4/CD8-Quotienten auf, sodass die Sensitivität der Untersuchung gering ist.

Im Rahmen des **Transplantations-Monitorings** korreliert die Absolutkonzentration der T-Zellen des Blutes zur Tiefe der Immunsuppression. Nur im Verlauf zu beurteilen, weisen Anstiege der T-Zell-Konzentration und Veränderungen des CD4- oder CD8-betonten Aktivierungsmusters methodenspezifisch auf eine Aktivierung des Immunsystems im Rahmen einer Abstoßungsreaktion oder Infektion hin.

LITERATUR

Antiretroviral therapy of HIV infection. German-Austrian recommendations (July 2002). Eur J Med Res 2003;8: 257–74.

Bisset LR, Lung TL, Kaelin M, Ludwig E, Dubs RW. Reference values for peripheral blood lymphocyte phenotypes applicable to the healthy adult population in Switzerland. Eur J Haematol 2004;72:203–12.

Lun A, Sack U. Monitoring organtransplantierter Patienten. In: Sack U, Tarnok G, Rothe G (Hrsg.). Zelluläre Diagnostik. Karger-Verlag, Freiburg, 2007, pp 759–84.

Mandy FF, Nicholson JKA, McDougal JS. Guidelines for performing single-platform absolute CD4+ T-cell determinations with CD45 gating for persons infected with human immunodeficiency virus. MMWR 2003;52:1–13.

Sack U, Rothe G, Barlage S, Gruber R, Kabelitz D, Kleine TO et al. Durchflusszytometrie in der Klinischen Diagnostik: Positionspapier der Arbeitsgruppe Durchflusszytometrie und Quantitative Mikroskopie der Deutschen Gesellschaft für Klinische Chemie und Deutschen Gesellschaft für Laboratoriumsmedizin. J Lab Med 2000;24:277–97.

Wehr C, Kivioja T, Schmitt C, Ferry B, Witte T, Eren E et al. The EUROclass trial: defining subgroups in common variable immunodeficiency. Blood 2008;111:77–85.

Immunzytologie im Liquor

➤ Kap. 24, „Liquor: Immunzytologie".

Indirekter Coombs-Test

➤ Kap. 24, „Blutgruppenbestimmung, Blutgruppenantikörper und Kreuzprobe".

Infektionserregernachweis im Urin

➤ Kap. 24, „Harnerregernachweis".

INR

➤ Kap. 24, „Thromboplastinzeit“.

Inselzellantikörper, Antikörper gegen Glutamataminodecarboxylase (GAD) und gegen Phosphotyrosinphosphatase (IA-2) (€€€)

Erwin Schleicher

Der Diabetes mellitus Typ 1 entsteht durch einen Autoimmunprozess, bei dem spezifisch die β-Zellen der Langerhans-Inseln angegriffen und zerstört werden. Während der Autoimmunprozess abläuft, lassen sich im Serum der betroffenen Personen Autoantikörper gegen verschiedene Autoantigene der β-Zelle nachweisen. Nur mit Hilfe dieser Autoantikörper lässt sich die klinisch unauffällige β-Zellzerstörung nachweisen. Von den verschiedenen Autoantigenen erwiesen sich die Autoantikörper gegen Glutamataminodecarboxylase (GAD) und gegen Phosphotyrosinphosphatase IA-2 als die besten prädiktiven und spezifischsten Marker.

Indikationen

- Evaluierung, ob eine β-Zellautoaggression vorliegt,
- Differenzialdiagnose MODY-Diabetes und anderer seltener Diabetesformen,
- Verdacht auf autoimmunen Diabetes mellitus Typ 1 im Erwachsenenalter.

Präanalytik

Als **Untersuchungsmaterial** kann Serum/Plasma verwendet werden.

Die **Stabilität** der Autoantikörper beträgt im Plasma/Serum bei Raumtemperatur mehr als einen Tag, bei 4–8 °C drei Tage und bei -20 °C sechs Monate.

Einflussgrößen

Immunsuppression hemmt die Bildung von Antikörpern.

Analytik

Als Antigen wird rekombinantes oder aus Hirnextrakten gereinigtes GAD bzw. IA-2 verwendet. Die Bestimmung erfolgt meist durch Messung der Autoantikörperbindung an festphasengebundenes GAD bzw. IA-2 mittels ELISA-Technik.

Qualitätskriterien: Zurzeit keine Referenzmethode verfügbar.

Störgrößen: Keine bekannt.

Referenzbereiche

Negativ bzw. unter Nachweisgrenze. Da kein internationales Standardserum zur Verfügung steht, sind die Werte der verschiedenen Tests nicht vergleichbar.

Beurteilung

Autoantikörper gegen GAD treten in 70–80% der Fälle bei frisch manifestierten und zu 80–90% in der klinisch unauffälligen Vorphase der Autoaggression auf. Die Werte für IA-2 liegen etwas niedriger.

Das Auftreten der Antikörper ist relativ spezifisch für den Diabetes mellitus Typ 1. Bislang wurden nur bei dem neurologischen Krankheitsbild „stiff man syndrome“ GAD-Antikörper mit allerdings sehr viel höheren Titern beschrieben.

Insulin-Hypoglykämie-Test

➤ Kap. 24, „Somatotropin (STH), inklusive Stimulations- und Suppressionstests“.

Insulinpeptide (€€)

Erwin Schleicher

Zu den Insulinpeptiden (β-Zellpeptiden) gehören C-Peptid, Insulin, Proinsulin.

Die pankreatischen β-Zellen stellen eine Funktionseinheit dar, die den Glukosesensor, die Produktionsstätte des glukosesenkenden Hormons Insulin und dessen regulierte Sekretion beinhaltet. Das gebildete Proinsulin wird in den Speichergranula durch limitierte Proteolyse in Insulin und C-Peptid (connecting peptid) gespalten. Obwohl nach Stimulation Insulin und C-Peptid äquimolar sezerniert werden, findet man im peripheren Blut ein Verhältnis von ca. 1:6, da Insulin während der Leberpassage aus dem Blut extrahiert wird. Normalerweise wird auch Proinsulin ausgeschüttet, das im Blut unter 5% der Insulinkonzentration vorliegt. Es besitzt weniger als 10% der Insulinwirkung.

Indikationen

- **C-Peptid:**
  - Bestimmung der Restsekretionleistung der β-Zellen,
  - Differenzierung von Hypoglykämien bei Nicht-Diabetikern vor allem bei Insulinomverdacht (endogene inadäquate Produktion und Sekretion von Proinsulin, Insulin und C-Peptid) oder bei Verdacht auf exogene Zufuhr (in homo- oder suizidaler Absicht) von hypoglykämisch wirkenden Substanzen (Insulin, orale Antidiabetika),
  - bei seltenen Diabetesformen;
- **Insulin:** Differenzierung von Hypoglykämien bei Nicht-Diabetikern insbesondere bei Insulinomverdacht (endogene inadäquate Produktion und Sekretion von Proinsulin, Insulin und C-Peptid) oder bei Verdacht auf exogene Zufuhr (in homozidaler oder suizidaler Absicht) von hypoglykämisch wirkenden Substanzen (Insulin, orale Antidiabetika);
- **Proinsulin:** Differenzierung von Hypoglykämien bei Nicht-Diabetikern (inadäquate endogene Produktion und Sekretion von Proinsulin, Insulin und C-Peptid) bei Insulinomen (95% Sensitivität) oder bei Verdacht auf exogene Zufuhr (in homozidaler oder suizidaler Absicht) von hypoglykämisch wirkenden Substanzen (Insulin, orale Antidiabetika).

Präanalytik

Als **Untersuchungsmaterial** dienen Serum, Heparin- bzw. EDTA Plasma (letzteres empfohlen). C-Peptid und insbesondere Insulin und Proinsulin sind in diesem Untersuchungsmaterial nicht stabil und sollten, falls sie nicht rasch analysiert werden, schnell eingefroren werden. Bereits leichte Hämolyse führt zu raschem proteolytischem Abbau von Proinsulin und Insulin.

Die **Stabilität** der β-Zellpeptide in der Probe hängt von der Art der Probe und der Temperatur ab. Daher sollten die β-Zellpeptide in den Serum- bzw. Plasmaproben entweder gleich nach der Abnahme bestimmt oder eingefroren werden.

Stabilität	Vollblut	Serum/Plasma		
Temperatur	Raumtemperatur	−20 °C	Raumtemperatur	4–8 °C
C-Peptid	6 h	2 Mon	5 h	5 d
Insulin	15 min	6 Mon	1 d	6 d
Proinsulin	5 min	6 Mon	7 min	1 h

Einflussgrößen

Starke Abhängigkeit von Art, Menge und Zeitpunkt der aufgenommenen Mahlzeiten und anderen Hormonen.

Die biologische Halbwertszeit von Insulin in der Zirkulation beträgt etwa fünf Minuten, die von C-Peptid ca. 30 Minuten und die von Proinsulin ca. 15 Minuten.

Bei schweren Leber- oder Nierenerkrankungen ist die Halbwertszeit der β-Zellpeptide stark erhöht; in diesen Fällen sind die Werte nicht beurteilbar.

Analytik

Für die drei β-Zellpeptide C-Peptid, Insulin und Proinsulin stehen spezifische Immunoassays zur Verfügung.

Qualitätskriterien: In Analogie zu den Richtlinien der Bundesärztekammer sind die Qualitätskriterien ähnlich denen von HbA_{1c} anwendbar. Es liegt keine Referenzmethode vor. Ringversuche für Insulin werden viermal jährlich angeboten. Dabei wird eine maximal zulässige Abweichung von 20% als Kriterium des Erfüllens verwendet.

Störgrößen: Die Kreuzreaktion der C-Peptid-Antikörper mit Proinsulin spielt in der Praxis keine Rolle.

Referenzbereiche

Insulin (nüchtern)	0,21–1,0 µg/L (6–150 pmol/L; 6–25 mE/L)
C-Peptid (nüchtern)	0,7–2,0 µg/L (0,2–0,6 nmol/L)
Proinsulin (nüchtern)	< 25 ng/L (< 3 pmol/L)

Beurteilung

Die β-Zellpeptide sind nur im Zusammenhang mit den gemessenen Blutglukosekonzentrationen und der Klinik des Patienten beurteilbar. Gegebenenfalls sind Funktions-/Provokationstests (z.B. Hungerversuch) bei der Insulinomdiagnostik durchzuführen.

Intaktes PTH

➤ Kap. 24, „Parathormon (PTH), intaktes".

Integrin β3 (= Glykoprotein IIIa = CD61)

➤ Kap. 24, „Molekulargenetische Diagnostik" – „Glykoprotein IIIa (Integrin β3 [IGB3], CD61) bei Koronarthrombose- und Herzinfarktrisiko (OMIM-Nummer: 173470)".

Internationale Normalisierte Ratio (INR)

➤ Kap. 24, „Thromboplastinzeit".

Intrinsic-Faktor-Autoantikörper

➤ Kap. 18.10.3 (➤ Tab. 18-5).

Isolierte Schwerketten

➤ Kap. 24, „Immunglobuline, freie Leichtketten".

Isopropanol

➤ Kap. 24, „Alkohole" – „Isopropanol und Aceton".

J

Jo-1-Autoantikörper (Jo-1AAK) (€€)

Karsten Conrad

Der Jo-1-AAK ist als häufigster Aminoacyl-tRNA-Synthetase-Autoantikörper gegen die Histidyl-tRNA-Synthetase gerichtet. Es gibt noch weitere Aminoacyl-tRNA-Synthetase-Antikörper mit gleicher diagnostischer Relevanz wie Jo-1-AAK, die jedoch nur sehr selten zu finden und derzeit (noch) nicht routinemäßig bestimmbar sind.

Indikationen

- Screening bei Verdacht auf Anti-Synthetase-Syndrom (➤ Kap. 18.6),
- Differenzialdiagnostik von Myositiden,
- diagnostische Abklärung idiopathischer fibrosierender Alveolitiden,
- Abklärung der Autoantikörperspezifität bei diffuser granulärer zytoplasmatischer Fluoreszenz im ANA-Screening.

Präanalytik

Als **Untersuchungsmaterial** sollte Serum verwendet werden. Wiederholtes Einfrieren und Auftauen des Untersuchungsmaterials sollte vermieden werden.

Stabilität: ➤ Kap. 24, „Antinukleäre Antikörper (ANA) und deren Spezifitäten".

Einflussgrößen

D-Penicillamin kann bei Patienten mit rheumatoider Arthritis eine Jo-1-AAK-positive Polymyositis induzieren (nach Absetzen von D-Penicillamin verschwinden für gewöhnlich Jo-1-Antikörper und Myositis!).

Analytik

Für die routinemäßige Bestimmung von Jo-1-AAK werden Ouchterlony-Technik (➤ Kap. 24, „Antikörper gegen extrahierbare nukleäre Antigene [ENA-Antikörper]"), Enzymimmunoassay, Western Blot (falsch negative Befunde möglich!) und LINE-

Assays eingesetzt. Hinweisend auf das Vorliegen von Jo-1-AAK und anderen Aminoacyl-tRNA-Synthetase-AAK ist ein diffus granuläres zytoplasmatisches Färbemuster in der IIF an HEp-2-Zellen.

Qualitätskriterien: Bei allen Testungen sollten positive und negative Kontrollseren eingesetzt werden.

Referenzbereiche

- Ouchterlony, Western Blot, LINE-Assay: negativ,
- Enzymimmunoassays: Referenzbereiche sind abhängig von eingesetztem Assay und vom Hersteller vorgegeben. Gegebenenfalls Überprüfung durch laborinterne Evaluierung.

Beurteilung/Wertigkeit

Jo-1-AAK sind hochspezifische Marker einer Autoimmunmyositis (v.a. Polymyositis). Ein negativer Befund schließt eine Autoimmunmyositis jedoch nicht aus. Die Mehrzahl der Myositispatienten mit Jo-1-AAK hat Symptome des sog. Anti-Synthetase-Syndroms (➤ Kap. 18.6). Jo-1-AAK-positive Myositispatienten haben häufig einen schweren Verlauf mit interstitieller Lungenbeteiligung, häufige Schübe und eine schlechte Prognose. Die Jo-1-AAK-Titer können mit der Krankheitsaktivität fluktuieren. Der Nachweis von für die Aminoacyl-tRNA-Synthetase-AAK typischen Immunfluoreszenzmustern ist auch ohne positiven Jo-1-AAK-Befund diagnostisch wertvoll bei Verdacht auf Autoimmunmyositis, v.a. bei Patienten mit gleichzeitiger Lungenfibrose.

K

Kalium (€)

Walter G. Guder

Im Gegensatz zu Natrium stellt Kalium das Hauptkation des Intrazellulärraums dar. 90% des Gesamtkörperkaliums wird intrazellulär gefunden. Seine intrazelluläre Konzentration von 100–160 mmol/L kontrastiert mit einer extrazellulären Konzentration von nur 3–4 mmol/L. Dieser Gradient bildet gemeinsam mit dem umgekehrten Konzentrationsverhältnis für Natrium die Basis für nahezu alle Zell- und Organfunktionen. Seine Konzentration wird neben der zellulären Na^+-K^+-ATPase durch Insulin, Katecholamine, Aldosteron (steigern den Eintritt in die Zelle) und die distale Nierenfunktion als Ort der Kaliumsekretion reguliert. Ein Anstieg wie ein Absinken der extrazellulären Kaliumkonzentration führt rasch zu klinischen, besonders kardialen Symptomen.

Kalium wird oral mit der Nahrung aufgenommen (ca. 50–150 mmol/Tag) und zu 90% renal im Urin ausgeschieden.

Die Bestimmung der Kaliumkonzentration stellt daher eine der wichtigsten und häufigsten Bestimmungen im Plasma dar.

Indikationen

Bei allen akuten Erkrankungen ist die Kaliumbestimmung zur Beurteilung des Elektrolytstatus indiziert. Insbesondere muss eine veränderte Kaliumkonzentration als Ursache von Symptomen ausgeschlossen oder nachgewiesen werden, die durch Hypo- oder Hyperkaliämie verursacht sind (➤ Tab. 24-23). Desgleichen ist eine Bestimmung des Kaliums bei allen Formen der Therapieüberwachung durchzuführen, die zu einer Veränderung von Kalium führen können.

Präanalytik

Untersuchungsmaterial: Zwischen Serum und Plasma besteht ein signifikanter Konzentrationsunterschied, der abhängig ist von der Zahl der Thrombozyten (die bei der Gerinnung ihr Kalium abgeben; ➤ Abb. 24-9). Daher wird zur Messung von Kalium im Blut Heparinplasma empfohlen. Arterielle Proben werden im Rahmen der Blutgasanalytik durchgeführt. Bei Vollblutanalyse mit direkter ISE wird elektrolytstabilisiertes Heparin empfohlen, das eine Kaliumkonzentration von 3,5–4,5 mmol/L enthält. Kapilläre Proben sind nur in Notfällen zu verwenden, wenn eine venöse Probe nicht vertretbar ist. Dabei muss darauf geachtet werden, dass die ersten Tropfen nach Punktion verworfen werden, da leicht intrazelluläres Kalium den Wert erhöhen kann.

Tab. 24-23 Symptome und Ursachen der Hypo- und Hyperkaliämie.

Organsystem	Hypokaliämie	Hyperkaliämie
Herz	Arrhythmien (Tachyarrhythmie). Im EKG ST-Senkung, flaches T und TU-Wellen	Bradykardie. Im EKG hohe spitze T-Zacken, QRS-Verbreiterung, Schenkelblock
Neuromuskuläres System	Adynamie und schlaffe Paresen durch Hyperpolarisation. Paroxysmale Lähmung.	Schlaffe Lähmung der Skelettmuskulatur durch Verzögerung der Repolarisierung. Periodische Lähmung.
Gastrointestinum, Nahrungszufuhr	Magenatonie und Darmlähmung durch Hyperpolarisation, Erbrechen. Laxanzienabusus, Diarrhö, Ileus, Gallen- und Pankreasfisteln. Lakritzabusus. Verminderte Zufuhr bei parenteraler Ernährung	Vermehrte orale Kaliumgaben bei Reduktion der Natriumzufuhr. Zu rasche intravenöse Kaliumapplikation.
Niere und ableitende Harnwege	Blasenlähmung durch Hyperpolarisation. Angeborene (Bartter-, Liddle-Syndrom) und erworbene (Diuretika, osmotische Diurese) Steigerung der Kaliumausscheidung.	Akutes und chronisches Nierenversagen. Distal tubuläre Azidose, Amylorid, Triamterengaben.
Säure-Basen-Haushalt	Alkalose	Azidose
Endokrinium	Hyperaldosteronismus. Reninbildende Tumoren. Erhöhte Insulingaben und Insulinom, Phäochromozytom.	Hypoaldosteronismus. Therapie mit Aldosteronantagonisten, β-Blockern und ACE-Hemmern.
Zellumsatz mit Verteilungsstörung intra-/extrazellulär	Extrazelluläre Alkalose. Zellwachstum bei Leukämien. Therapie der megaloblastären Anämie.	Extrazelluläre Azidose. Hämolyse in vivo und in vitro. Rhabdomyolyse. Zytostatikatherapie. Kataboler Stoffwechsel.

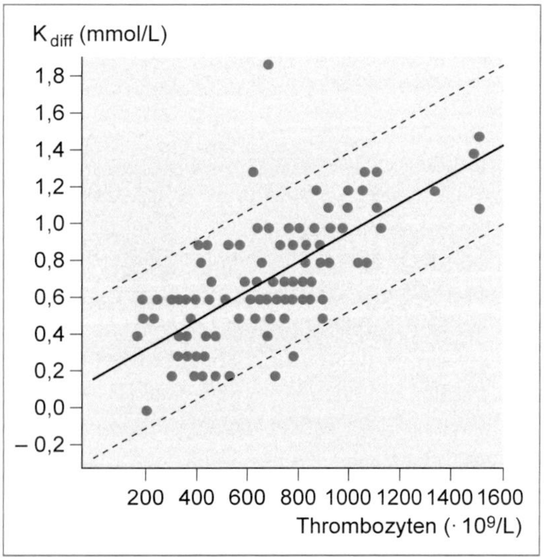

Abb. 24-9 Abhängigkeit der Serum-Plasma-Differenz der Kaliumkonzentration (K_{diff}) von der Zahl der Thrombozyten im Blut.

Bei der Stauung sollte eine Stauzeit von einer Minute nicht überschritten werden, da es später zum Austritt von intrazellulärem Kalium ins Plasma durch Laktatazidose kommen kann. Jede Form der Hämolyse bei der Blutentnahme führt zur Erhöhung des Kaliums, Daher sind Strömungsturbulenzen, wie sie bei Verwendung sog. Butterfly-Nadeln durch Wirbel im Injektionskanal entstehen können, zu vermeiden. Kalium ist wegen des hohen Gradienten zwischen Zellen und Plasma besonders empfindlich gegenüber mechanischen und metabolischen Ursachen der In-vitro-Hämolyse. Abkühlung der Blutprobe und Schütteln führt zur Erhöhung von Kalium. Bei Gegenwart hoher Insulinkonzentrationen in der Probe kann rasch eine Hypokaliämie in vitro entstehen.

Stabilität: Im Vollblut ist die Kaliumkonzentration bei Normalpersonen eine Stunde im danach abzentrifugierten Plasma stabil. Die Stabilität hängt von der Aktivität der Na^+-K^+-ATPase ab, die so lange

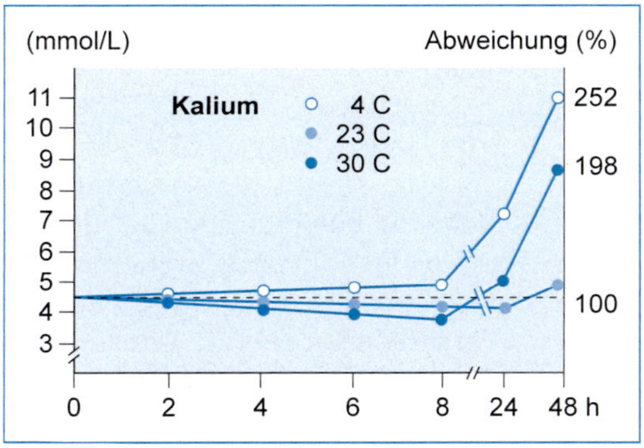

Abb. 24-10 Stabilität von Kalium im Vollblut.

den Gradienten zwischen Blutzellen und Plasma aufrechterhält, wie Glukose in der Probe als Quelle der zellulären ATP-Bildung zur Verfügung steht. Daher ist die Stabilität bei längerem Transport geringer bei Kühlschranktemperatur als bei Raumtemperatur (➤ Abb. 24-10). Nach Zentrifugation ist die Konzentration im Plasma bei Raumtemperatur über sechs Wochen stabil, wenn eine Verdunstung der Probe vermieden wird. Im gefrorenen Zustand können Plasmaproben über ein Jahr aufbewahrt werden.

Bei der Zentrifugation ist zu beachten, dass die Thrombozyten bei Gewinnung von Plasma vollständig abgetrennt werden. Dies ist nach 10–15 Minuten Zentrifugation über 2000 *g* erreicht. Bei Verwendung von Trenngelen ist zu beachten, dass Thrombozyten oft oberhalb des Trenngels akkumulieren und so eine höhere Konzentration im unteren Teil der Probe vorgetäuscht wird, wenn die Thrombozyten beim Messvorgang zerstört werden (Flammenphotometrie und indirekte ISE mit hypotonem Puffer).

Nach der Zentrifugation sollte jede Probe visuell auf Hämolyse und Lipämie inspiziert werden. Jede sichtbare In-vitro-Hämolyse erhöht die Kaliumkonzentration, sodass eine Bestimmung der In-vitro-Konzentration nur möglich ist, wenn die Hämolyse in vivo verursacht ist.

Bei lipämischen Proben ist je nach Konzentration und Art der trübenden Lipide eine Inhomogenität der Probe zu erwarten, wenn die Lipide nach der Zentrifugation flottieren. Auch wenn dies durch Entfernen der Lipide vermieden werden kann, bleibt bei homogener Trübung der Probe ein Messfehler, da ein Teil des Extrazellulärvolumens durch Lipide eingenommen ist und nicht die wasserlöslichen Elektrolyte in gleicher Konzentration enthält. Die Ergebnisse werden entsprechend dem Lipidanteil in % des Plasmavolumens prozentual niedriger ausfallen, wenn nicht mit direkter ISE gemessen wird.

Einflussgrößen

Neben den in ➤ Tab. 24-23 aufgeführten Mechanismen kann die Kaliumkonzentration durch eine Reihe von Einflussgrößen verändert werden. Kalium unterliegt der zirkadianen Rhythmik mit ca. 0,5 mmol/L höheren Konzentrationen am Nachmittag, verglichen mit dem Vormittag. Das Maximum wird zwischen 2 und 4 Uhr nachmittags gefunden, während das Minimum um Mitternacht erreicht wird. Postprandiale Proben können nicht nur durch die Lipämie eine Pseudohypokaliämie verursachen, sondern auch durch hohe Insulinaktivität zu niedrigeren Kaliumkonzentrationen nach kohlenhydratreicher Kost führen. Bei Vorhandensein von höheren Insulinkonzentrationen in der Probe setzt sich diese Verschiebung des Kaliums in den Intrazellulärraum in vitro fort.

Analytik

Die als Referenzmethode fungierende Flammenemissionsspektrometrie ist in der Praxis meist durch Anwendung direkter (unverdünnt im Plasma, Vollblut oder Urin) oder indirekter (nach Verdünnung in Pufferlösung) ionenselektiver Elektroden (ISE) ersetzt worden.

Qualitätskriterien: Interne und externe Qualitätskontrolle nach den Richtlinien der BÄK ist in jeder Serie obligat.

Die folgenden Kriterien gelten für 2–8 mmol/L im Plasma/Serum/Blut und für 2–140 mmol/L im Urin:

- Maximal zulässige Abweichung des Einzelwerts: Im Blut 4,5%, im Urin 8,5%.
- Maximal zulässige Abweichung beim Ringversuch: Im Vollblut und Plasma 8%, im Urin 15%.

Ringversuche sind für jedes Material alle drei Monate durchzuführen.

Störgrößen: Wenige Störungen wurden beschrieben. Die in der Emissionsspektrometrie beschriebenen Interferenzen durch Natrium und Kalzium sind mit ISE weitgehend eliminiert. Bei Verwendung von

K

EDTA als Antikoagulans (daher nicht empfohlen) kann Kalium an EDTA gebunden werden und daher niedrigere Werte erzeugen. Dies wurde in geringerer Form auch für Zitratplasma beschrieben.

Referenzbereiche

Wie oben beschrieben, sind die früher für Serum beschriebenen Normalbereiche durch Kontamination mit thrombozytärem Kalium um 0,1–0,6 mmol/L höher als die In-vivo-Plasmakonzentration. Die folgenden Werte gelten daher für Plasma am Vormittag unter Ausschluss von Lipämie und Hämolyse.

Plasma/ auch Vollblut	**Neugeborene und Kleinkinder**	3,2–5,0 mmol/L
	Erwachsene, 6:00–10:00 Uhr	3,3–4,5 mmol/L
	Erwachsene > 60 Jahre	3,5–4,9 mmol/L
Urin	**Erwachsene**	25–100 mmol/24 h

Beurteilung

Eine **Hypokaliämie** liegt bei korrekter Probengewinnung bei Ergebnissen unter 3,0 mmol/L vor, von einer **Hyperkaliämie** spricht man bei Werten über 5,0 mmol/L. Klinische Symptome wie in ➤ Tab. 24-23 beschrieben treten ab diesen Veränderungen auf. Oberhalb von 6,5 mmol/L und unterhalb von 2 mmol/L wird die Konzentration lebensbedrohend durch Tod im Herzstillstand. Über die Ursachen und differenzialdiagnostischen Aspekte informiert ➤ Tab. 24-23.

Kälteautoantikörper, Kältehämolysine, bithermische

➤ Kap. 24, „Antikörper bei autoimmunhämolytischen Anämien".

Kalzitonin

➤ Kap. 24, „Calcitonin, inklusive Pentagastrintest und Kalziuminjektionstest".

Kalzium (€)

Heinrich Schmidt-Gayk

Kalzium im Plasma/Serum (€)

99% des Kalziums im Körper sind im Skelett deponiert, das restliche 1% befindet sich vorwiegend im Blut oder in extrazellulären Flüssigkeiten. Kalzium im Plasma/Serum kommt in drei verschiedenen Fraktionen vor, in ionisierter (Ca^{2+}), in komplexierter und in eiweißgebundener Form. Die Summe der drei Fraktionen ist das Gesamtserumkalzium (oder Plasmakalzium). Dieses wird bei einem Gesunden sehr konstant gehalten. Etwa 50% des Gesamtkalziums sind beim Gesunden ionisiert, etwa 10% an niedermolekulare Liganden (Bikarbonat, Laktat, Phosphat und Zitrat, diese Fraktion wird auch als komplexiertes Kalzium bezeichnet) und 40–45% an Eiweiß (hauptsächlich an Albumin, weniger an Globuline) gebunden. Ein Teil der Bindung erfolgt an Fetuin-A, ein kalziumphosphatbindendes Eiweiß.

Das gebundene Kalzium steht im Gleichgewicht mit den freien Kalziumionen. Die Kalziumbindung an Proteine ist stark pH-abhängig, steigt der pH-Wert um 0,1 Einheit, sinkt das ionisierte Kalzium um 0,05 mmol/L ab (und umgekehrt). Hyperventilation führt zur Alkalose und damit zu einem Absinken des ionisierten Kalziums und zu einer Tetanie (Krämpfe, besonders um den Mund und an den Händen und Füßen). Für das Auftreten einer Tetanie ist nicht nur ein niedriges ionisiertes Kalzium verantwortlich, sondern z.B. auch die Geschwindigkeit des Absinkens des ionisierten Kalziums im Blut, z.B. nach Entfernung eines Nebenschilddrüsenadenoms.

Die Konzentration an intrazellulärem Kalzium ist wichtig für die Nervenleitung, die Muskelkontraktion und die Sekretion vieler Hormone, z.B. Insulin.

Für Routinezwecke reicht es aus, das Gesamtkalzium zusammen mit der Konzentration des Gesamteiweißes und/oder des Albumins zu bestimmen. Die Eiweiß- oder Albuminbestimmung wird anschließend benötigt, um das korrigierte Plasma-/Serumkalzium zu berechnen oder um zu überschlagen, ob das Gesamtkalzium bei einem normalen Eiweißgehalt ohne Proteinkorrektur verwendet werden kann. Auch die Bestimmung des ionisierten Kalziums ist möglich, z.B. mit ionensensitiven Elektroden. Die Messung muss jedoch, um größere pH-

Verschiebungen auf dem Transport zu vermeiden, in der Nähe des Patienten durchgeführt werden, z.B. auf Intensivpflegestationen.

Indikationen

- Feststellung bzw. Ausschluss einer Hyperkalzämie,
- Feststellung bzw. Ausschluss einer Hypokalzämie.

Hyper- und Hypokalzämie s.a. Parathormon und Vitamin D.

Präanalytik

Die präanalytische Variabilität des Gesamtkalziums im Serum wird hauptsächlich durch die Körperlage und eine längere venöse Stauung bewirkt (➤ Tab. 24-24).

Die Korrektur des Kalziums in der Tabelle wurde nach folgender Formel ausgeführt:

Korrigiertes Kalzium (mg/dL) = gemessenes Kalzium (mg/dL)/(0,6 + Gesamtprotein [g/dL]/19,4).

Angepasst auf das SI-System lautet die Formel:

Korrigiertes Kalzium (mmol/L) = gemessenes Kalzium (mmol/L)/(0,6 + Gesamtprotein [g/L]/194).

Bei einer Gesamteiweißkonzentration von 77,6 g/L, geteilt durch 194, erhält man einen Wert von 0,4, d.h., bei dieser Eiweißkonzentration ist das korrigierte Kalzium gleich dem gemessenen Wert. Wir haben bessere Erfahrungen mit obiger Formel (Bezug auf Gesamtprotein) gemacht als mit dem Bezug auf Albumin.

Bei Dialysepatienten wird die Korrektur des Kalziums meistens auf die Albuminkonzentration durchgeführt:

Korrigiertes Kalzium (mmol/L) = gemessenes Kalzium (mmol/L) – 0,025 × Albumin (g/L) + 1

(Bei einer Albuminkonzentration von 40 g/L ist damit das korrigierte Kalzium gleich dem gemessenen Kalzium).

Zusätzlich zu den Auswirkungen der venösen Stauung sind physiologische Veränderungen der Eiweißkonzentration durch Stehen oder Liegen für die intraindividuellen Serumkalziumstreuungen verantwortlich. Darüber hinaus werden z.T. zu niedrige Normalbereiche bei gesunden Blutspendern publiziert, da bei diesen üblicherweise der Blutbeutel nach der Spende abgeklemmt wird und aus dem noch liegenden Verbindungsschlauch ein Extra-Blutröhrchen für die Bestimmung von „Normalwerten“ oder Referenzbereichen, z.B. des Kalziums im Serum, gesammelt wird. Nach einer Blutspende ist die Gesamteiweißkonzentration im Serum jedoch signifikant niedriger als vor der Spende.

Im Allgemeinen ist die Bestimmung des Gesamtkalziums und des Gesamtproteins ausreichend. Bei Patienten auf Intensivstationen ist die Bestimmung des ionisierten Kalziums oft wichtig, z.B. nach Gabe großer Mengen von Zitrat (multiple Transfusionen, kardiopulmonale Bypass-Operation, Lebertransplantation).

Einflussgrößen

Zirkadiane Rhythmik und saisonale Variation: Gegen Abend findet man ein leichtes Absinken des Gesamtkalziums, des Gesamtkalziums nach Proteinkorrektur und des ionisierten Kalziums. Bei Anwendung der Korrektur auf das Gesamteiweiß fanden wir ein nur minimales Absinken des proteinkorrigierten Kalziums von 9:00 bis 17:00 Uhr, es sank von

Tab. 24-24 Effekt der venösen Stauung auf die Konzentrationen von Kalzium, Protein, Phosphat und Magnesium.

Parameter	Basis	3 Minuten Stauung	p
Gesamtkalzium in mmol/L (mg/dL)	2,41 (9,64)	2,47 (9,87)	< 0,01
Gesamtprotein in g/L	69	73	< 0,001
Korrigiertes Kalzium in mmol/L (mg/dL)	2,528 (10,11)	2,523 (10,09)	n.s.
Phosphat in mmol/L (mg/dL)	1,04 (3,22)	1,03 (3,19)	n.s.
Magnesium in mg/dL	2,09	2,13	n.s.
Ionisiertes Kalzium in mmol/L (mg/dL)	1,155 (4,62)	1,155 (4,62)	n.s.

n.s. nicht signifikant.

2,45 mmol/L auf 2,42 mmol/L. Eine saisonale Variation des Serumkalziums tritt in Deutschland nicht auf.

Hohe Kalziumzufuhr ab 1000 mg Kalzium (z.B. Brausetabletten), in einer Dosis genommen, führt zu leichter Hyperkalzämie und Hyperkalziurie. Starke körperliche Belastung erhöht das ionisierte Kalzium und das Parathormon, vermutlich vermittelt durch Sympathikusaktivität.

Analytik

Für die Bestimmung des Kalziums im Serum und Plasma werden meistens Absorptionsspektrometrie (AS; Photometrie) und Flammenatomemissionsspektrometrie (FAES, Flammenphotometer) eingesetzt, seltener die Atomabsorptionsspektrometrie (AAS). Das ionisierte Kalzium im Heparinblut bzw. -plasma wird mit ionenselektiven Elektroden (ISE) bestimmt.

Qualitätskriterien: Die interne und externe Kontrolle erfolgt nach den Richtlinien der Bundesärztekammer (RiLiBÄK):

	Gesamtkalzium	Ionisiertes Kalzium	
Messbereich (mmol/L)	1–6	0,2–1	1–2,5
Maximal zulässige Abweichung des Einzelwerts	6%	14,5%	7,5%
Maximal zulässige Abweichung beim Ringversuch	10%	18%	15%

Eine Ringversuchsteilnahme mit Vergleich zum Referenzmethodenwert für Gesamtkalzium und zum Sollwert bei ionisiertem Kalzium ist in Deutschland in jedem Quartal Pflicht.

Störgrößen: Es liegen – in der Ursache unbekannte – Störungen bei der Photometrie (AS) vor: Die gemessenen Konzentrationen im Serum oder Heparinplasma von Dialysepatienten weichen bis zu 0,2 mmol/L von den mit der FAES bestimmten Konzentrationen ab. Ferner treten Störungen nach Gadoliniumgabe auf. Gadoliniumchelate werden als Kontrastmittel für die Magnetresonanztomographie verwendet. Diese führen bei einer photometrischen Methode (mit o-Cresolphthalein-complexone) zu (fehlerhaften) Hypokalzämien.

Referenzbereiche

Referenzbereiche Kalzium im Serum (oder Plasma, z.B. Heparinat):

Gesamtkalzium		**in mmol/L (mg/dL)**
• **Erwachsene**		2,2–2,55 (8,8–10,2)
• **Kinder**	< 28 Tage	1,75–2,70 (7,1–10,8)
	1–12 Monate	2,05–2,70 (8,2–10,8)
	1–20 Jahre	2,14–2,70 (8,6–10,6)
Ionisiertes Kalzium		
• **Erwachsene**[1]		1,1–1,29 (4,4–5,17)

[1] Nordin et al. 1989

Die Fraktion des ionisierten Kalziums am Gesamtkalzium beträgt 47–57%. Umrechnung: mmol/L × 4,008 = mg/dL

Beurteilung

Zuerst muss festgestellt werden, ob eine echte Hyperkalzämie (Hypokalzämie) vorliegt oder eine vorgetäuschte Hyperkalzämie (Hypokalzämie) durch erhöhten (erniedrigten) Proteingehalt im Plasma oder Serum. Eine echte Hyperkalzämie liegt vor, wenn nach Proteinkorrektur der Kalziumwert 2,55 mmol/L überschreitet. Heute wird durch Screening häufig eine asymptomatische Hyperkalzämie gefunden (keine klinischen Symptome), die meistens durch einen beginnenden primären Hyperparathyreoidismus bedingt ist, seltener durch ein Malignom. Oberhalb 2,8 mmol/L sind meistens Symptome vorhanden, oberhalb 3,0 mmol/L wird eine Polyurie beobachtet, über 3,5–4,0 mmol/L kommt es zur hyperkalzämischen Krise mit zerebralen Symptomen. Weiteres zur Klinik ➤ Kap. 17.5.1.

Kalzium im Urin (€)

Glomerulär filtriertes Kalzium wird zu 94–96% im proximalen Tubulus reabsorbiert, dieser Vorgang wird durch Natrium gehemmt und durch Parathormon gefördert. Eine Hyperkalziurie kann durch Erhöhung des Plasmakalziums durch entsprechend erhöhte glomeruläre Filtration oder durch verminderte tubuläre Reabsorption von Kalzium entstehen.

Indikationen

- Harnsteine,
- Hypoparathyreoidismus,
- Verdacht auf Vitamin-D-Mangel und -Überdosierung.
- Differenzierung von Hyperkalzämien (pHPT vs. FHH, s.u.)

Präanalytik

Für die Sammlung von Urinproben zur Messung von Kalzium wurden verschiedene Leitlinien erarbeitet. Insgesamt kann man sagen, dass die Proben nicht angesäuert werden sollen, wenn sie bis zur Messung nicht eingefroren werden. In frisch gesammeltem Urin wurde eine mittlere Kalziumkonzentration von 2,39 mmol/L mit und ohne Ansäuerung durch Salzsäure gefunden. Daher kann man die folgende Empfehlung geben:

Wenn gleichzeitig andere Analyten (Natrium, Kalium, Magnesium, Chlorid, Pyridinium-Crosslinks, Glukose, Harnsäure, Harnstoff, Kreatinin, Albumin, Protein oder N-Acetyl-β,D-Glucosaminidase [NAG]) in Urinproben gemessen werden sollen, kann der Urin ohne Additive gesammelt und am Tag der Beendigung der Sammlung gemessen werden. Eine Ansäuerung würde die Konzentration der Harnsäure senken und eine pH-Bestimmung im Sammelurin ausschließen. Wichtig ist jedoch, dass der Urin vor dem Abfüllen der analytischen Probe gründlich gemischt wird, um die Abtrennung kristallisierten Kalziums im Sediment zu vermeiden.

24-h-Sammelurin: Die Kalziumausscheidung im 24-h-Sammelurin ist von intestinaler Kalziumabsorption, der ossären Kalziumresorption und der renalen Kalziumreabsorption abhängig.

2-h-Nüchtern-Urinsammlung: Da in vielen Fällen die renale Kalziumausscheidung stark von der intestinalen Kalziumabsorption abhängt, kann eine 2-h-Nüchtern-Urinsammlung (7:00 bis 9:00 Uhr) etwas besser als die 24-h-Urinsammlung die ossäre Kalziumfreisetzung angeben (zwölf Stunden nach der letzten Mahlzeit, also z.B. morgens um 7:00 Uhr, ist die intestinale Kalziumabsorption abgeschlossen).

Anweisung an den Patienten: Morgens um 7:00 Uhr die Blase leeren, Urin nicht auffangen; 500 ml eines kalziumarmen Wassers trinken (unter 10 mg Kalzium pro Liter, Aqua dest. oder z.B. „Volvic"), nach zwei Stunden Urin auffangen und abgeben zur Untersuchung. Ansäuern ist hier nicht nötig, da dieser Urin relativ verdünnt ist. Transport der Urinprobe bei Raumtemperatur, nicht einfrieren.

Einflussgrößen

Zirkadiane und saisonale Variation der Kalziumausscheidung im Urin: Das Maximum der Kalziumausscheidung im Urin wird gegen Mittag gefunden, in einer anderen Untersuchung von 10:00 bis 18:00 Uhr. Die diurnale Variation der Kalziumausscheidung im Urin bei nüchternen Personen ist der Natriumausscheidung sehr ähnlich.

Für den Nachweis einer Hyperkalziurie kann eine Über-Nacht-Sammlung für Screening-Zwecke vorgenommen werden. Wir fanden keine saisonale Variation der Kalziumausscheidung im Urin bei Patienten mit kalziumhaltigen Nierensteinen. Dagegen fand Robertson eine höhere Kalziumausscheidung in den Sommermonaten im Vergleich zu den Wintermonaten. Möglicherweise sind die Ergebnisse von Robertson auf eine geringere Vitamin-D-Versorgung in den Wintermonaten in Leeds (England) als in Heidelberg zurückzuführen.

Kalzium im Urin ist signifikant abhängig von der Natriumzufuhr und -ausscheidung. Salzbeladungsstudien und Populationsstudien zeigen, dass bei Gesunden pro 100 mmol Natrium (= 6 g NaCl, Kochsalz) etwa 1 mmol Kalzium zusätzlich mehr im Urin ausgeschieden wird. Dieser Mechanismus wird bei Glukokortikoideinnahme oder erhöhter Kortisolproduktion (Cushing-Syndrom) verstärkt. Zusätzlich ist die Kalziumausscheidung im Urin von der Eiweißzufuhr abhängig und korreliert daher mit der Harnstoffausscheidung im Urin. Es besteht eine Beziehung zwischen erhöhtem Proteinverzehr und Hochregulation der Calcitriol(1,25-Dihydroxycholecalciferol)-Synthese.

Analytik

Für die Messung im Urin werden die gleichen Verfahren wie zur Analytik von Kalzium in Plasma oder Serum (FAES, AAS und AS) eingesetzt.

Qualitätskriterien: Die interne und externe Kontrolle erfolgt nach den Richtlinien der Bundesärztekammer (RiLiBÄK).

Dabei gelten die folgenden Kriterien für den Messbereich von 0,5–6 mmol/L:

- Maximal zulässige Abweichung des Einzelwerts: 8,5%.
- Maximal zulässige Abweichung beim Ringversuch: 17%.

Eine Ringversuchsteilnahme mit Vergleich zum methodenabhängigen Sollwert ist in Deutschland in jedem Quartal Pflicht.

Störgrößen: Bei den heute verwendeten Geräten und Methoden nicht mehr relevant.

Referenzbereiche

Kalziumausscheidung im 24-h-Sammelurin:

Männer	3–8 mmol (120–320 mg)
Frauen	2,5–7 mmol (100–280 mg)
Männer/Frauen	2–4 mg/kg Körpergewicht

Beurteilung

Bei folgenden Hyperkalzämien wird, unterstützt durch supprimierte Parathormonspiegel, eine Hyperkalziurie gefunden: Tumoren, M. Boeck (Sarkoidose), Vitamin-D-Überdosierung, überhöhte Kalziumzufuhr.

Bei folgenden Hyperkalzämien wird ein relativ niedriges Kalzium im Urin gefunden: Thiazidmedikation, Morbus Addison (Kortisol- und Mineralokortikoidmangel) und familiäre hypokalziurische Hyperkalzämie (FHH). Thiazidmedikation, Morbus Addison und FHH weisen eine hohe tubuläre Reabsorption von glomerulär filtriertem Kalzium (TRCa) auf (normal beträgt die TRCa 94–96%, bei pHPT oft 95–97%, bei Thiaziden und Morbus Addison etwa 96–98%, bei FHH 98 bis über 99%). Während der pHPT oft Nierensteine bildet, haben Patienten mit FHH fast nie Nierensteine, da bei der FHH die Urinkalziumkonzentration niedrig ist. Für die häufige Differenzialdiagnose pHPT vs. FHH ist es wichtig, bei einer Hyperkalzämie auch die Kalziumausscheidung im 24-h-Sammelurin zu bestimmen. Da Parathormon die tubuläre Reabsorption von Kalzium erhöht, haben Patienten mit primärem Hyperparathyreoidismus (pHPT) bei leicht erhöhtem Kalzium im Plasma/Serum oft eine normale Kalziumausscheidung im Urin.

Kalzium im Urin ist häufig erhöht bei Nephrolithiasis, speziell bei Rezidivsteinbildnern. Die Ursachen sind häufig zu hohe Salz-, Eiweiß- und Purinzufuhr (bei einer erhöhten Harnsäureausscheidung werden Hemmstoffe gegen die Kalziumoxalatpräzipitation wirkungslos). Diese Ernährungsfehler sind durch Messung von Natrium, Harnstoff und Harnsäure im 24-h-Sammelurin zu erkennen.

Zur Überprüfung auf Korrektheit der Sammlung empfiehlt es sich, auch die Ausscheidung von Kreatinin in dieser Probe mit zu bestimmen (normal 15–20 mg/kg KG bei Frauen und 20–27 mg/kg KG bei Männern).

Die Evaluierung von Patienten mit rezidivierender idiopathischer Kalziumnephrolithiasis ergab die folgenden Resultate: Der häufigste Risikofaktor war eine Hyperkalziurie (39%), gefolgt von Hyperoxalurie (32%) und niedrigem Urinvolumen (32%), Hypozitraturie (29%), Hyperurikosurie (23%) und Hypomagnesiurie (19%). Nach Immobilisierung, z.B. nach einer Tetraplegie, stieg die Kalziumausscheidung im 24-h-Sammelurin auf Werte um 600 mg an, verursacht durch exzessive Knochenresorption. Es wird empfohlen, bei kalziumhaltigen Nierensteinen und einer Kalziumausscheidung über 5 mmol/24 h (> 200 mg/24 h) die Kalziumausscheidung abzusenken. Ferner soll bei kalziumhaltigen Nierensteinen die Zufuhr und damit die Ausscheidung von Magnesium und Zitrat (Hemmstoffen der Kristallisation) erhöht und die Ausscheidung von Harnsäure gesenkt werden.

Eine hohe Nahrungskalziumaufnahme, z.B. durch Kalzium im Trinkwasser, vermindert das Risiko für Nierensteine, vermutlich durch eine Hemmung der intestinalen Oxalatabsorption, aber eine pharma-

K

zeutische Kalziumzufuhr in hohen Einmaldosen (1000 mg oder mehr) kann das Risiko einer Nierensteinbildung erhöhen, da danach eine Hyperkalziurie für mehrere Stunden zu beobachten ist. Daher ist zu empfehlen, eine zusätzliche pharmakologische Kalziumzufuhr auf zwei Dosen zu je 500 mg (z.B. eine Dosis morgens, eine abends) oder sogar auf drei Dosen aufzuteilen. Bei gesunden Personen steigt für jede 1000 mg (25 mmol) zusätzlicher oraler Kalziumaufnahme die Kalziumausscheidung im 24-h-Sammelurin um 60 mg (1,5 mmol).

Ein empfindliches Zeichen für einen Mangel an Vitamin D ist eine niedrige Kalziumausscheidung im 24-h-Sammelurin, ein empfindliches Zeichen für eine Überdosierung von Vitamin D ist eine hohe Kalziumausscheidung im 24-h-Sammelurin. Eine niedrige Kalziumausscheidung im Urin wird ferner bei Niereninsuffizienz und bei Zuständen mit Hypokalzämie beobachtet. Ein Sonderfall sind Patienten mit Hypoparathyreoidismus: Bei Therapie mit Kalzium und Vitamin D, D-Metaboliten oder D-Analoga werden diese Patienten oberhalb eines Serumkalziums von 2,20 mmol/L hyperkalziurisch, da bei ihnen Parathormon fehlt und dieses die tubuläre Reabsorption von Kalzium erhöhen würde. Ein Gesunder würde erst bei höheren Serumkalziumwerten, z.B. ab 2,55 mmol/L, hyperkalziurisch werden.

Bei Hypoparathyreoidismus soll also nicht nur das Plasma-/Serumkalzium, sondern auch das Kalzium im 24-h-Sammelurin (mindestens in einem 12-h-Nachturin) in etwa dreimonatigen Abständen geprüft werden. Eine Hyperkalziurie würde die Nieren dieser Patienten auf Dauer schädigen.

LITERATUR

Nordin BEC, Need AG, Hartley TF, Philcox JC, Wilcox M, Thomas DW. Improved method for calculating calcium fractions in plasma: Reference values and effect of menopause. Clin Chem 1989;35:14–7.

Schmidt-Gayk H. Measurement of calcium, phosphate and magnesium. In: Seibel MJ, Robins SP, Bilezikian JP (eds.). Dynamics of Bone and Cartilage Metabolism. Academic Press, San Diego, 2006; 487–505.

Kalziuminjektionstest

➢ Kap. 24, „Calcitonin, inklusive Pentagastrintest und Kalziuminjektionstest".

Kalziumkanalantikörper (VGCC-Ak)

➢ Kap. 24, „Antikörper bei myasthenen Syndromen".

Kardiale Troponine (€€)

Heinz Fiedler

Inhalte: Troponin T (TnT), Troponin I (TnI), Troponin C (TnC).

Der muskelspezifische Troponinkomplex besteht aus den drei Untereinheiten:

- TnT bewirkt die Bindung des Troponinkomplexes an Tropomyosin.
- TnI hemmt die Aktomyosin-ATPase.
- TnC bindet Kalziumionen, wodurch die Konformation von TnT und TnI geändert wird und Myosinbindungsstellen freigegeben werden.

Ein kleiner Teil der Troponine (6–7%, besonders von TnT) liegt in freier Form im Zytosol der Herzmuskelzellen vor und kann schnell mobilisiert werden. Die kardialen (c) Troponine cTnT (37 kD) und cTnI (22 kD) unterscheiden sich in zusätzlichen N-terminalen Aminosäuresequenzen von den Isoformen der Skelettmuskelzelle. Diese herzspezifischen Epitope erlaubten die Herstellung monoklonaler Antikörper der dritten und vierten Generation, die ausschließlich mit kardialen Troponinen reagieren.

Im Gegensatz zu cTnT unterliegt cTnI in vivo und in vitro verschiedenen Veränderungen wie Proteolyse, Komplexbildung mit anderen Troponinen (zu 90% als cTnI-cTnC-Komplex), Phosphorylierung (etwa 50%) sowie Oxidoreduktionen der im cTnI enthaltenen Cysteinmoleküle. Die proteolytische Fragmentierung erfolgt stufenweise und kann nur mit einem Western Blot, nicht mit einem Immunoassay nachgewiesen werden.

Indikationen

- Diagnose und Bestätigung eines akuten Herzinfarkts, einschließlich der perioperativen Infarkte, auch bei Bypass-Operationen und Ballondilatationen,
- Erfolgskontrolle der Thrombolyse und weiterer Reperfusionsmaßnahmen,
- Einschätzung der Infarktgröße,

- Risikostratifizierung der instabilen Angina pectoris und des Non-ST-Streckenhebungsinfarkts, besonders für Entscheidungen zur weiteren Therapie,
- Erfassung von Infarkten bei gleichzeitiger Skelettmuskelschädigung (Operation, Traumen, Herzmassage), Myopathien,
- Erfassung von Myokardnekrosen bei Abwesenheit von Ischämiesymptomen.

Präanalytik

Als **Untersuchungsmaterial** dient Serum oder EDTA-, bei einigen Tests auch Heparinplasma. Patienten- und testabhängig wurden niedrigere oder höhere Konzentrationen in Heparinplasma gefunden.

Stabilität:

- **Troponin T** ist bei Raumtemperatur acht Stunden im Vollblut stabil, der Konzentrationsabfall im Serum bei 20–25 °C liegt innerhalb 24 Stunden unterhalb 5%. Eingefrorene Proben sind drei Monate stabil, sollen aber nur einmal aufgetaut werden.
- **Troponin I** ist im Serum bei 4–8 °C drei Tage stabil, während bei Raumtemperatur ein Abfall der Aktivität um 5–15% pro Stunde beobachtet wird. Proteolytische Fragmentierung führt zu deutlicher Heterogenität. Eingefroren hält sich cTnI über vier Wochen.

Einfluss- und Störgrößen

- Hohe Biotineinnahmen bei hämodialysierten Patienten (Störungen von cTnT),
- heterophile Antikörper (falsch niedrige Werte),
- Gerinnungsstörungen bzw. Antikoagulanzienbehandlung (selten),
- bei Patienten mit terminaler Niereninsuffizienz und/oder Hämodialyse kommt es infolge der Instabilität von cTnI gelegentlich zu falsch negativen Werten,
- die sehr seltenen Autoantikörper gegen cTnI führen zu falsch negativen Werten.

Analytik

Das **kardiale Troponin T** wird mit Hilfe eines Sandwich-Assays mit zwei monoklonalen Antikörpern (Enzymun-, ECLIA-Test) ermittelt.

Beim qualitativen Vollblutschnelltest mit einem goldmarkierten Antikörper sind Rückschlüsse auf die Konzentration möglich: Je schneller sich die positive Bande entwickelt, desto höher ist die cTnT-Konzentration. Beim quantitativen Test wertet ein optisches System die Intensität in einem Messbereich 0,1–2 µg/L aus.

Die cTnT-Tests der 3. Generation haben keine Kreuzreaktivität mit Muskel-TnT (wichtig bei starken Muskelschädigungen wie Rhabdomyolyse und Crush-Syndrom) und reagieren auch nicht mit den fetalen TnT-Isoformen, die bei chronisch Nierenkranken in der Skelettmuskulatur exprimiert werden.

Der hochsensitive Test der vierten Generation (hsTnT) zeigte nach einer reversiblen Ischämie (Stresstest) keine Auslenkung, d.h. nur ein irreversibler Zelluntergang führ zum Ausströmen von cTnT.

Kardiales Troponin I: Zahlreiche Firmen haben ELISAs, voll automatisierte Immunoassays und Point-of-Care-Testsysteme mit unterschiedlichen monoklonalen Antikörpern entwickelt, sodass nur die Verwendung herstellerspezifischer Entscheidungsgrenzen möglich ist. Die Vergleichbarkeit der Resultate verschiedener cTnI-Tests ist unbefriedigend. Die dringend notwendige Standardisierung ist noch nicht gelungen.

Es gibt qualitative Vollblutschnelltests für cTnI, die auch mit Tests für CK-MB-Masse und Myoglobin kombinierbar sind.

Qualitätskriterien: Die interne und externe Kontrolle erfolgt nach den Richtlinien der Bundesärztekammer (RiLiBÄK):

	Troponin I	**Troponin T**	
Messbereich (µg/L)	0,1–35	0,08–1	1–8
Maximal zulässige Abweichung des Einzelwerts	20%	21%	16%
Maximal zulässige Abweichung beim Ringversuch	33%	33%	33%

Referenzbereiche

Die Referenzbereiche sind methoden- und herstellerspezifisch.

Die Impräzision muss nach den Empfehlungen der europäischen und amerikanischen Gesellschaft für Kardiologie an der Entscheidungsgrenze unter 10% liegen. Die obere Referenzbereichsgrenze wurde als 99. Perzentile eines gesunden Kontrollkollektivs definiert (für cTnT 0,01 µg/L).

Der „Normalwert" von cTnT liegt bei 95% der Herzgesunden unterhalb von 0,04 µg/L. Die Nachweisgrenze der Tests fällt oft mit der oberen Referenzbereichsgrenze zusammen. Wegen der schlechten Präzision an der Nachweisgrenze muss die Entscheidungsgrenze höher angesetzt werden.

cTnT-Entscheidungsgrenze	0,03 µg/L (0,01–0,04 µg/L), für POCT 0,1 µg/L
cTnI-Entscheidungsgrenze (herstellerspezifisch)	< 0,06 bis < 0,8 µg/L

Beurteilung

Akuter Myokardinfarkt, ST-Streckenhebungsinfarkt: Die diagnostische Sensitivität für die Erkennung des **akuten Herzinfarkts** ist für cTnI und cTnT ähnlich, für cTnT in den ersten Stunden etwas höher (bei Aufnahme 60% vs. 44%). Der Anstieg von cTnT bzw. cTnI beginnt frühestens drei bis vier Stunden nach dem Eintreten der Schmerzen eines Infarktereignisses und beruht zunächst auf dem Ausstrom des zytoplasmatischen Anteils, besonders von cTnT. Ein zweites negatives Resultat (< 99. Perzentile) nach weiteren sechs bis acht Stunden spricht mit hoher Wahrscheinlichkeit gegen einen Myokardschaden. Oft ist ein zweigipfeliger Verlauf von cTnT mit Maxima zwischen acht bis 24 Stunden und 40–120 Stunden festzustellen. Die diagnostische Sensitivität erreicht zwischen zwölf Stunden und sieben Tagen etwa 100% bei eindeutiger Abgrenzung zu Skelettmuskelschäden.

Troponin I kehrt schneller (nach fünf bis zehn Tagen) in den Referenzbereich zurück, was für die Erkennung von Abstoßungsreaktionen nach Herztransplantationen genutzt werden kann. Andererseits hat cTnT gegenüber cTnI eine höhere Sensitivität bei der Spätdiagnose von Infarkten. **Subakute** und **stumme Infarkte** können noch nach ein bis zwei Wochen diagnostiziert werden. Die Bestimmung der Troponine hat die Messung der Laktatdehydrogenase (α-Hydroxybutyratdehydrogenase) für diese Indikation überflüssig gemacht.

Wenn bei Aufnahme des Patienten ein hoher Troponinwert bestimmt wird, kann mit Markern kürzerer Halbwertszeit, wie CK-MB oder Myoglobin, das Zeitintervall vom Eintritt des Infarkts bis zur Aufnahme eingegrenzt werden.

Bei eindeutigen Infarkten (ST-Hebung im EKG) kann auf die Troponinbestimmung verzichtet werden. Die (tägliche) Bestimmung der CK-MB-Masse ist für die Verlaufskontrolle und Reinfarktdiagnostik ausreichend.

Perioperative Infarkte bei Operationen am Herzen sind bei cTnT-Werten > 1,5 µg/L am ersten postoperativen Tag wahrscheinlich und müssen durch wiederholte Bestimmungen in den nächsten vier bis sechs Tagen bestätigt werden (cTnI ist nach drei Wochen, cTnT erst nach zwei bis drei Monaten wieder im Referenzbereich).

Myokardschäden werden auch bei Patienten mit chronischer Niereninsuffizienz und Hämodialysebehandlung eindeutig und differenzierend angezeigt.

Die **Infarktgröße** kann am dritten bis vierten Tag mit Hilfe der strukturgebundenen Troponine abgeschätzt werden. Die gleichzeitige Bestimmung der natriuretischen Peptide ergänzt die Risikoabschätzung hinsichtlich der Entwicklung einer Herzinsuffizienz bzw. Mortalität.

Der **Reperfusionserfolg** der Thrombolyse oder Stentbehandlung wird durch einen 7fachen Anstieg der Troponine (> 0,2 µg/L/h bei cTnT) in den ersten 90 Minuten nach Beginn der Therapie sicher nachgewiesen.

Instabile Angina pectoris und Nicht-ST-Streckenhebungsinfarkt: Die Patienten können mit signifikanter Wahrscheinlichkeit mit einer Troponinbestimmung zwölf bis 24 Stunden nach der Aufnahme in eine Hoch- und Niedrigrisikogruppe eingeteilt werden. In der Braunwald-Kategorie 3 der instabilen Angina pectoris (wiederholte Angina in Ruhe während der letzten 48 Stunden) hatten etwa 40% der Patienten erhöhte cTnT-Spiegel (0,20–3,64 µg/L), der positive prädiktive Wert eines fatalen Endpunkts betrug 30%. Je höher die Troponinspiegel sind, desto dringlicher ist die Indikation zur Herzkatheteruntersuchung und zur Therapie. Ein unauffälliges EKG ist kein hinreichender Grund, weitere Maßnahmen zu unterlassen.

Durch gleichzeitige Bestimmung des hochsensitiven CRP kann die Risikostratifizierung noch verbessert werden. CRP korreliert dabei mit Interleukin-6 und Serumamyloid A, die aber für eine Stratifizierung in der Praxis bisher nicht infrage kommen.

Besonders wichtig ist die Stratifizierung für die Therapieentscheidungen: Nur cTnT-positive Patienten sprechen erfolgreich auf Behandlungen mit GPI-Ib-/-IIIa-Rezeptor-Antagonisten (CAPTURE-Studie), niedermolekularen Heparinen (FRISC-Studie) oder elektiver Angioplastie an.

Troponinerhöhungen bei nicht-ischämischen Herzerkrankungen: Troponine reflektieren myokardiale Nekrosen, sagen aber nichts über deren Ursachen aus. Deshalb muss bei Fehlen klinischer Ischämiesymptome nach anderen Ursachen gesucht werden: Traumata (Kontusion, Kardioversion, Katheterisierung, Operation), Kardiotoxizität von Therapeutika, Sepsis, Myokarditis, Perikarditis, Lungenembolie und weitere. Patienten mit terminaler Niereninsuffizienz haben erhöhte basale cTnT-Konzentrationen, die mit dem Mortalitätsrisiko assoziiert sind.

LITERATUR

Fahie-Wilson MN, Carmichael DJ, Delaney MP, Stevens PE, Hall EM, Lamb EJ. Cardiac troponin T circulates in the free, intact form in patients with kidney failure. Clin Chem 2006;52:414–20.

Hermsen D, Apple F, Garcia-Beltràn L, Jaffe A, Karon E, Lewandrowski A et al. Results form a multicenter evaluation of the 4th generation elecsys® troponin T assay. Clin Lab 2007;53:1–9.

Kurz K, Giannitsis E, Zehelein J, Katus HA. Highly sensitive cardiac troponin T values remain constant after brief exercise- or pharmacologic-induced reversible myocardial ischemia. Clin Chem 2008;54:1234–8.

Latini R, Masson S, Anand S, Mussov E, Carlson M, Vago T et al. Prognostic value of very low plasma concentrations of troponin T in patients with stable chronic heart failure. Circulation 2007;116:1242–9.

Madsen LH, Christensen G, Lund T, Serebruaney V, Granger CB, Hoen I et al. Time course of degradation of cardiac troponin I in patients with acute ST-elevation myocardial infarction: The ASSENT 2 Troponin Substudy. Circ Res 2006;99:1141–7.

Katecholamine und Metaboliten (€€€)

Walter G. Guder, Martin Bidlingmaier

Synonyme, Inhalte: Adrenalin, Dopamin, Metanephrin, Normetanephrin, Noradrenalin, 3-Methoxy-4-hydroxymandelsäure = Vanillinmandelsäure (VMS), Homovanillinsäure (HVS).

Katecholamine (von griechisch katechchein: aufhalten, zügeln) stellen biogene Amine dar, die als Wirkungsvermittler (Neurotransmitter) des sympathischen Nervensystems und als systemische Hormone des Nebennierenmarks gebildet werden und als Adrenalin, Noradrenalin oder Dopamin an Neurorezeptoren wirken. Noradrenalin wird in den chromaffinen Zellen des sympathischen Nervensystems und Adrenalin zusätzlich in den Zellen des Nebennierenmarks synthetisiert und gespeichert. Sie gelangen durch Exozytose in den synaptischen Spalt (Sympathikussystem) und das Plasma (Nebenniere). Die Stimulation erfolgt durch zentrale nervale Reizung („Stresshormone"). Nach Ausübung ihrer Wirkung wird Adrenalin durch Katecholaminmethyltransferase zu Metanephrin und Noradrenalin zu Normetanephrin demethyliert, die durch Monoaminooxidase (MAO) desaminiert und weiter zu Vanillinmandelsäure abgebaut werden, das als Endprodukt im Urin ausgeschieden wird. Dopa als Vorstufe der Katecholamine wird zu Dopamin umgebaut und kann nach Beendigung seiner Wirkung zu Homovanillinsäure abgebaut werden, die ebenfalls im Urin ausgeschieden wird.

Die Katecholamine wirken blutdrucksteigernd und über ihre metabolischen Wirkungen katabol auf den Stoffwechsel von Muskel und Fettgewebe (Lipolyse und Proteolyse).

Pathobiochemisch ist die Wirkung auf den Blutdruck als Leitsymptom des Phäochromozytoms wichtig (bei ca. 1% der Hochdruckpatienten; Leitsymptom: Erhöhung von Katecholaminen, Metanephrinen und Vanillinmandelsäure) und als Begleitsymptom mancher Formen des Neuroblastoms und Ganglioneuroms (Leitsymptom: Erhöhung von Dopamin und Homovanillinsäure). Von diagnostischer Bedeutung sind die Katecholamine im Plasma außerdem bei der Abklärung von Herzrhythmusstörungen im sog. Kipptischversuch. Durch methodische Weiterentwicklung ist die Bestimmung der Vanillinmandelsäure weitgehend durch die direkte Bestimmung von Adrenalin, Noradrenalin und Dopamin oder Metanephrine/Normetanephrin ersetzt worden.

Indikationen

- Die Bestimmung von Metanephrin und Normetanephrin erfolgt im Plasma und evtl. stabilisier-

K

tem Sammelurin bei Verdacht auf Phäochromozytom bei
  - Hypertonie unklarer Genese mit anfallsartigen Episoden (Hochdruckkrisen),
  - Hochdruck im jungen Alter,
  - Hochdruck mit sich rasch entwickelnden Komplikationen wie Herzinfarkt, Schlaganfall und hypertoner Retinopathie,
  - zufällig festgestellter Vergrößerung der Nebenniere,
  - familiärer Vorgeschichte von Phäochromozytomen oder Paragangliomen, Von-Hippel-Lindau-Syndrom, medullärem Schilddrüsenkarzinom, multipler endokriner Neoplasie Typ 2 und Neurofibromatose Typ von Recklinghausen,
  - Kontrolle nach Operation eines Phäochromozytoms (frühestens nach einer Woche).
- Im Plasma werden Katecholamine gemessen bei
  - Abklärung spontaner, induzierter (nicht mehr empfohlen) oder supprimierter hypertoner Krisen (Clonidin-Test),
  - Abklärung einer Rhythmusstörung im Rahmen des Kipptischversuchs.
- Dopamin und/oder Homovanillinsäure werden im Urin und/oder Plasma bestimmt bei Verdacht auf Neuroblastome oder Ganglioneurome, im letzteren Falle bei Hypertonie als Begleitsymptom gemeinsam mit Metanephrinen.

Präanalytik

Das empfohlene **Untersuchungsmaterial** für die Abklärung des Zustands der Katecholaminsekretion über den Tag war der stabilisierte **24-h-Urin.** Diese Untersuchung wurde weitgehend abgelöst durch die Bestimmung der Metanephrine im Blut und/oder Spontanurin.

Die Bestimmung der Metanephrine und/oder Katecholamine im Plasma erfolgt im **Li-Heparin- oder EDTA-Plasma,** das 15–30 Minuten nach Legen einer Kanüle im Liegen entnommen wird (Basalwert). Bei unklaren Fällen und leicht erhöhten Ergebnissen der Metanephrine oder Noradrenalin im Plasma über 4,4 nmol/L erfolgen im **Clonidin-Suppressionstest** weitere Entnahmen 60, 120 und 240 Minuten nach Einnahme von 0,3 mg Clonidin oral (supprimierte Proben).

Beim **Kipptischversuch** wird nach Abnahme des Basalwerts der Patient im Kipptisch unter Blutdruck- und Herzrhythmuskontrolle bis zu 15 Minuten bewegt und eine oder mehrere Proben nach 10–30 Minuten abgenommen.

Die Bestimmung von Dopamin, Normetanephrin und Homovanillinsäure erfolgt im angesäuerten 24-h-Urin oder im spontanen heparinierten Plasma.

Stabilität: Nach Abnahme der Blutproben sind Katecholamine, Metanephrine und Dopamin bei Raumtemperatur eine Stunde im Blut und einen Tag im Plasma stabil. Eingefroren (–20 °C) halten sie einen Monat, mit Stabilisator Glutathion 1,2 g/L und EDTA sechs Monate. Bei pH < 5 sind Katecholamine und ihre Metaboliten im Urin sieben Tage stabil, eingefroren über ein Jahr.

Einflussgrößen

Durch die außerordentliche Reaktionsfähigkeit des Sympathikussystems wird die Konzentration der Katecholamine im Plasma schon durch Einstich der Nadel in die Vene innerhalb einer Minute um ein Vielfaches erhöht. Dies ist der Grund für die Empfehlung, die Probe erst 30 Minuten nach Einlegen einer Nadel zu entnehmen. Alle Arten von Angst (Stress!) und Unruhe können die Katecholaminkonzentration im Blut steigern.

Darüber hinaus haben körperliche Tätigkeit, Tagesrhythmik mit höheren Ergebnissen am Vormittag und Alkoholzufuhr eine steigernde Wirkung auf die Konzentration von Katecholaminen.

Analytik

Die Analytik der Metanephrine und der Katecholamine erfolgt durch Hochdruckflüssigkeitschromatographie mit elektrochemischer Detektion oder durch immunometrische Verfahren (Metanephrine), die gegen HPLC kalibriert sind.

Qualitätskriterien: In jeder Serie sind Kontrollmaterialien mit den gemessenen Analyten zu quantifizieren. In Anlehnung an die Richtlinien sind die medizinischen Erfordernisse an die Qualität wie folgt empfohlen:

- Maximal zulässige Abweichung des Einzelwerts: Plasma 14%, Urin 20%.
- Maximal zulässige Abweichung beim Ringversuch: Plasma 30%, Urin 43%.

Referenzbereiche

	Konzentration im Plasma in pmol/L	Ausscheidung im Urin in nmol/24 h
Adrenalin	55–1070	22–109
Noradrenalin	460–3080	136–620
Dopamin	200–550	1300–3000
Metanephrin	< 455 (< 0,455 nmol/L)	374–1500
Normetanephrin	< 1089 (<1,1 nmol/L)	572–1927
Homovanillinsäure		10–38 µmol/24 h
Vanillinmandelsäure		8,1–37 µmol/24 h

Beurteilung

Über die Beurteilung der Katecholamine hat in jüngerer Zeit Hubl die wesentlichen Erkenntnisse über die diagnostische Interpretation bei Tumoren zusammengefasst (Hubl 2007). Dabei sind die Fragestellungen für die Festlegung von Entscheidungsgrenzen maßgebend.

Bei der Abklärung eines Hypertonus mit anfallsartigen Krisen (**Verdacht auf Phäochromozytom**) haben Scholz et al. (2007) die Kriterien für die Metanephrine zusammengefasst: Die Diagnose eines Phäochromozytoms ist bestätigt, wenn im Plasma Metanephrin über 1,2 nmol/L und/oder Normetanephrin über 2,2 nmol/L betragen. Bei Befunden im leicht erhöhten Bereich erfolgt die Abklärung durch den Clonidin-Test. Ist dann ein Absinken von Normetanephrin in den Normalbereich oder > 40% zu beobachten, kann ein Phäochromozytom ausgeschlossen werden, während eine fehlende Suppression die Diagnose Phäochromozytom bestätigt. Im positiven Fall wird gleich eine Tumorlokalisationsdiagnostik mit nuklearmedizinischen Methoden empfohlen.

Ist ein Phäochromozytom oder Paragangliom nachgewiesen, ist wegen der operativen Methode und der Abschätzung eines Risikos der Malignität eine präoperative genetische Analyse empfohlen, um die oben als Indikationen aufgeführten genetischen Ursachen einer vermehrten Bildung dieser Tumoren auszuschließen oder zu charakterisieren. Damit wird auch das Risiko einer wiederholten Tumorbildung abschätzbar (Scholz et al., 2007).

Tab. 24-25 Diagnostische Differenzierung zwischen Neuroblastom und Ganglioneurom (nach Hubl 2007).

Analyt	Neuroblastom[1]	Ganglioneurom
Homovanillinsäure im Harn	Erhöht (68–93%)	–
Dopamin im Harn	Erhöht (72–95%)	–
Noradrenalin im Harn	Normal bis erhöht (78–90%)	
Normetanephrin im Harn	Normal bis erhöht (63–95%)	Grenzwertig bis erhöht
Adrenalin/Noradrenalin im Plasma	–	Noradrenalin erhöht, Adrenalin < 20% des Noradrenalins
Metanephrine im Harn	–	Grenzwertig bis erhöht

[1] In Klammern: diagnostische Sensitivität bei > 95% Spezifität.

Beim Kipptischversuch zeigt ein Anstieg der Katecholamine im Plasma mit Rhythmusstörung über das 2- bis 4-Fache eine Rolle der Katecholamine bei der Genese der Rhythmusstörungen an und gibt so eine Indikation zur Anwendung von Katecholaminrezeptorblockern.

Bei der **Diagnostik des Neuroblastoms und Ganglioneuroms** liegen die in ➤ Tab. 24-25 gezeigten Erkenntnisse vor.

LITERATUR

Failor RA, Capell PT. Hyperaldosteronism and pheochromocytoma: new tricks and tests. Prim Care 2003;30:801–20.

Hubl W. Katecholamine. In Gressner A, Arndt T. Lexikon der Klinischen Chemie. Springer, Heidelberg 2006.

Scholz T, Schulz C, Klose S, Lehnert H. Diagnostic management of benign and malignant pheochromocytoma. Exp Clin Endocrinol Diabetes 2007;115:155–9.

Wisser H, Bertsch T. Katecholamine, Katecholaminmetabolite. In Thomas L. Labor und Diagnose. 6. Auflage TH-Books, Frankfurt/ M 2005. pp 1425–40.

Ketonkörper (€), 3-Hydroxybutyrat (€)

Erwin Schleicher

Bei länger andauerndem katabolem Zustand wird in der Leber aus Acetyl-CoA Acetoacetat, das im Gleichgewicht mit 3-Hydroxybutyrat steht, gebildet. Da Acetoacetat spontan zu Aceton decarboxyliert, werden diese beiden Ketogruppen enthaltenden Metaboliten als Ketonkörper bezeichnet. Die Ketonkörper können im Blut und im Urin nachgewiesen werden.

Indikationen

- Differenzialdiagnose metabolischer Azidosen,
- Kontrolle einer verordneten (Null-)Diät,
- Erkennung von Therapiefehlern bei Diabetikern,
- Schwangerschaftserbrechen.

Präanalytik

- **Ketonkörper im Urin:** Als Untersuchungsmaterial kann Spontanurin verwendet werden. Haltbarkeit bei 4 °C 24 Stunden.
- **3-Hydroxybutyrat** ist bei 4–8 °C im Vollblut bis zu vier Stunden und im Serum/Plasma bis zu 48 Stunden stabil.

Einflussgrößen

Anstieg bei Nahrungskarenz.

Analytik

Ketonkörper im Urin (chemisch): Legal-Nitroprussidprobe auf dem Teststreifen.

3-Hydroxybutyrat im Serum/Plasma (enzymatisch) nach Enteiweißung (z.B. mit gleichem Volumen 0,6 mol/L Perchlorsäure): Der Teststreifen kann auch zur semiquantitativen Bestimmung der Ketonkörper im Serum/Plasma verwendet werden.

Qualitätskriterien: Nicht definiert. Keine Referenzmethode verfügbar.

Störgrößen: Legal-Nitroprussidprobe auf dem Teststreifen (chemische Methode): Die verwendeten Methoden sind relativ spezifisch für Ketonkörper; 3-Hydroxybutyrat wird nicht erkannt.

Verschiedene sulfhydrylgruppenhaltige Medikamente, u.a. ACE-Inhibitoren, stören.

Die enzymatische 3-Hydroxybutyrat-Bestimmung ist nicht störanfällig.

Referenzbereiche

Nüchtern:	
3-Hydroxybutyrat im Blut	20–270 µmol/L (0,21–2,81 mg/dL)
Ketonkörper im Urin	Unter Nachweisgrenze
Nachweisgrenzen:	
Acetoacetat: 0,5 mmol/L (50 mg/L);	
Aceton: 9 mmol/L (500 mg/L).	

Beurteilung

Eindeutige Ketonurie weist auf einen katabolen Zustand des Probanden/Patienten hin.

Ursachen: Längeres Fasten, massives Erbrechen, Alkoholintoxikation (Methanol, Ethanol, Isopropanol), dekompensierte Thyreotoxikose.

Zusammen mit einer Glukosurie spricht die Ketonurie für einen dekompensierten Diabetes mellitus.

Kininase II

➤ Kap. 24, „Angiotensin Converting Enzyme".

Kininogen, hochmolekulares

➤ Kap. 24, „Gerinnungsfaktoren IX, XI, XII, Präkallikrein und hochmolekulares Kininogen (HMWK)".

Killer-Zellen

➤ Kap. 24, „Immunphänotypisierung von Lymphozyten".

Knochenformation, Marker

➤ Kap. 24, „Marker der Knochenformation".

Knochenmarkaspiration (€€)

Gregor Rothe

Die morphologische Analyse eines Knochenmarkaspirats erlaubt insbesondere in Kombination mit der histopathologischen Analyse eines Knochenmarkbiopsats die quantitative Abschätzung der Zellularität der Granulo-, Megakaryo- und Erythropoese. Darüber hinaus werden qualitative Störungen der Reifung der Hämatopoese, blastäre Expansionen im Rahmen hämatopoetischer Neoplasien, die Infiltration des Knochenmarks durch Malignome sowie Störungen der Knochenmarkfunktion im Rahmen entzündlicher, infektiöser, autoimmuner oder toxischer Prozesse sowie bei Speichererkrankungen erfasst. Zur weitergehenden Charakterisierung hämatopoetischer Systemerkrankungen sowie zur Ausschlussdiagnostik minimaler Veränderungen werden ergänzend die Immunphänotypisierung sowie die zytogenetische und molekulargenetische Untersuchung von Knochenmarkaspiraten eingesetzt.

Indikationen

- Differenzialdiagnostik unerklärter Mono-, Bi- oder Panzytopenien (Anämie, Leukopenie, Thrombozytopenie),
- Basisdiagnostik bei Verdacht auf akute Leukämien, chronische myeloische Leukämie und myeloproliferative Syndrome sowie myelodysplastische Syndrome,
- Beurteilung der Knochenmarkinfiltration bei Non-Hodgkin-Lymphomen, klonalen Gammopathien, Morbus Hodgkin und metastasierten Karzinomen,
- zur Ausschlussdiagnostik bei unerklärtem Fieber, Hypereosinophiliesyndromen, systemischer Mastozytose, Hepatosplenomegalie und unklaren granulozytären Immundefekten mit systemischer Manifestation,
- Verlaufskontrolle von hämatopoetischen Malignomen unter Therapie.

Präanalytik

Als **Untersuchungsmaterial** dient EDTA-antikoaguliertes Knochenmarkaspirat (0,5–1 mL).

Stabilität: Ausstriche sollten innerhalb von drei Stunden nach Gewinnung des Aspirats hergestellt werden.

Einflussgrößen

Zytoreduktive Therapien oder Therapien mit Wachstumsfaktoren führen zu Veränderungen der Myelopoese.

Analytik

Luftgetrocknete Ausstrichpräparate von über Aspiration gewonnenen Knochenmarkbröckeln werden nach Färbung mit Romanowsky-Farbstoffen mikroskopisch differenziert. Der Nachweis von Markbröckeln mit Fett- und Stromazellen dient der Überprüfung der Repräsentativität des Untersuchungsmaterials und unterstützt die Abschätzung der Zellularität des Knochenmarks. Die Megakaryopoese wird quantitativ abgeschätzt und qualitativ analysiert. Eine Zählung von mindestens 100 Leukozyten und zusätzlich kernhaltigen erythroiden Vorstufen wird zur quantitativen Beurteilung von Granulo- und Erythropoese sowie zur Beurteilung der Verteilung der Reifungsstufen in den verschiedenen Zellreihen einschließlich des Blastenanteils durchgeführt. Daneben werden Gewebsmastzellen beschrieben.

Unreife Zellen oder Blasten werden ggf. unter Zuhilfenahme zytochemischer Färbungen wie der Peroxidase und nicht-spezifischen Esterase in die Linien der Hämatopoese eingeordnet. Die Beurteilung des Speichereisens sowie die Quantifizierung von Ringsideroblasten können nach Berliner-Blau-Färbung erfolgen.

Qualitätskriterien: Für die Knochenmarkzytologie werden regelmäßige Ringversuche angeboten. In diesen wird eine Beurteilung und Diagnosestellung geprüft und zertifiziert.

Störgrößen:

- Die Aspiration eines großen Probenvolumens führt zu zunehmender Kontamination durch peripheres Blut und erschwert die Beurteilung des Knochenmarks.
- Eine Kontamination durch Heparin, z.B. bei gleichzeitiger Gewinnung von Probenmaterial für die Zytogenetik stört die Färbung mit Roma-

nowsky-Farbstoffen und die morphologische Beurteilung.
- Bei primär fibrosierenden Knochenmarkerkrankungen oder nach wiederholten Chemotherapien kommt es häufig zur Punctio sicca.

Referenzbereich

Blasten	0,0–3,0%
Promyelozyten	3,2–12,4%
Myelozyten	3,7–10,0%
Metamyelozyten	2,3–5,9%
Stab- und segmentkernige neutrophile Granulozyten	21,9–45,9%
Eosinophile Granulozyten	0,7–6,3%
Basophile Granulozyten	0,0–0,4%
Monozyten	0,0–2,6%
Makrophagen	0,0–1,3%
Lymphozyten	6,0–20,0%
Plasmazellen	0,0–1,2%
Erythroblasten	13,0–40,1%
Verhältnis Myelopoese/Erythropoese	1,1–5,2

Beurteilung

Die Grundlage der Beurteilung ist die quantitative Beschreibung von Anteilen, Ausreifung und qualitativen Veränderungen in Zellen der Megakaryo-, Erythro- und Granulopoese sowie die Beschreibung des Anteils und abnormer Phänotypen von unreifen, blastären und lymphatischen Zellen einschließlich Plasmazellen.

Ausgehend hiervon können aus der Untersuchung unter Zuhilfenahme von immunologischen, zytogenetischen und molekulargenetischen Befunden in der WHO-Klassifikation die folgenden wichtigsten Diagnosen abgeleitet werden:

- Chronische myeloproliferative Erkrankungen:
  - chronische myeloische Leukämie,
  - chronische eosinophile Leukämie/Hypereosinophiliesyndrom,
  - Polycythaemia vera,
  - chronische idiopathische Myelofibrose,
  - essenzielle Thrombozythämie,
- myelodysplastische/myeloproliferative Syndrome: chronische myelomonozytäre Leukämie,
- myelodysplastische Syndrome (MDS):
  - refraktäre Anämie,
  - refraktäre Anämie mit Ringsideroblasten,
  - refraktäre Zytopenie mit multilineärer Dysplasie,
  - refraktäre Anämie mit Blastenexzess,
  - MDS mit del(5q),
- akute myeloische Leukämien (AML):
  - AML mit rekurrenten zytogenetischen Aberrationen: AML mit t(8;21)(q22;q22), (*AML1/ETO*), AML mit inv(16)(p13q22) oder t(16;16)(p13;q22), (*CBFb/MYH11*), akute Promyelozytenleukämie (AML mit t(15;17)(q22;q12), (*PML/RARa*) und Varianten), AML mit 11q23 (*MLL*) Aberrationen,
  - AML mit multilineärer Dysplasie: nach MDS, ohne MDS,
  - therapieassoziierte AML und MDS: alkylanzienassoziiert, Topoisomerase-II-Inhibitor-assoziiert,
  - Nicht anderweitig klassifizierte AML: minimal differenzierte AML, AML ohne Reifung, AML mit Reifung, akute myelomonozytäre Leukämie, akute monoblastische und monozytische Leukämie, akute erythroide Leukämie, akute megakaryoblastische Leukämie, akute Basophilenleukämie, akute Panmyelose mit Myelofibrose, myeloisches Sarkom,
  - akute Leukämie ohne Linienzuordnung,
- B-Zell-Neoplasien;
  - Vorläufer B-Zell-Neoplasien,
  - reife B-Zell-Neoplasien,
- T-Zell- und NK-Zell-Neoplasien:
  - Vorläufer T-Zell-Neoplasien,
  - reife T-Zell- und NK-Zell-Neoplasien,
- Morbus Hodgkin,
- histiozytäre und dendritische Neoplasien,
- Mastozytosen.

Daneben können über eine Knochenmarkuntersuchung eine Infiltration durch solide Tumoren, spezifische Infektionen sowie reaktive Veränderungen z.B. entzündlicher oder toxischer Genese oder bei Vitamin-B_{12}- oder Folsäuremangel erkannt werden.

Knochenspezifische alkalische Phosphatase

➤ Kap. 24, „Marker der Knochenformation" – „Knochenspezifische alkalische Phosphatase (bone-specific alkaline phosphatase, BAP)".

Knollenblätterpilzgifte

➢ Kap. 24, „α -Amanitin (Knollenblätterpilzgift)“.

Koffein

➢ Kap. 24, „Coffein“.

Kohlenmonoxid (CO)

➢ Kap. 24, „Giftige Gase“ – „Kohlenmonoxid (CO) und CO-Hämoglobin“.

Kollagen Typ I Telopeptid, carboxy und aminoterminalverknüpftes

➢ Kap. 24, „Marker der Knochenresorption“ – „Carboxy- bzw. aminoterminalverknüpftes Kollagen-Typ-I-Telopeptid (CTX, NTX, ICTP)“.

Kollagen Typ I, α_1-Untereinheit-(COL1A1-)Allele

➢ Kap. 24, „Molekulargenetische Diagnostik“ – „Kollagen Typ 1, α_1-Untereinheit (COL1A1) bei Osteoporose (OMIM-Nummer: 120150)“.

Kortisol und freies Kortisol (€€)

Martin Bidlingmaier

Das Steroidhormon Kortisol stellt das wichtigste Stresshormon aus der Nebennierenrinde dar. Es liegt in der Zirkulation zu über 95% in proteingebundener Form vor. Der biologisch aktive Anteil ist jedoch das freie Kortisol. Änderungen in Kapazität und Konzentration der Bindungsproteine beeinflussen das Gesamtkortisol stark, das freie Kortisol jedoch kaum.

Indikationen

- Verdacht auf Hyper- oder Hypokortisolismus zentraler oder adrenaler Genese,
- Verdacht auf ektope ACTH-Sekretion (z.B. beim kleinzelligen Bronchialkarzinom),
- Funktionsmessgröße bei endokrinen Funktionstests (Dexamethason-Hemmtest, ACTH-Stimulation [-Kurztest]) und beim Kortisoltagesprofil (Abnahmen z.B. 8, 12, 16, 20 und 24 Uhr).

Präanalytik

Untersuchungsmaterial: Die Bestimmung von Kortisol erfolgt aus Serum oder (Heparin-, EDTA-)Plasma. Aus Urin- oder Speichelproben kann zudem das freie Kortisol bestimmt werden.

Stabilität: Im Vollblut und Plasma/Serum ist Kortisol bei Raumtemperatur sieben Tage, im gefrorenen Plasma/Serum über Monate stabil.

Einflussgrößen

Die Sekretion von Kortisol unterliegt einer ausgeprägten zirkadianen Rhythmik mit hohen Werten am Morgen und niedrigen Werten am Abend. Zudem kommt es durch physische und psychische Belastung sowie durch Nahrungsaufnahme rasch zu deutlichen Anstiegen der Kortisolwerte. Dies muss bei der Abnahme durch Einhalten einer ausreichenden Ruhephase berücksichtigt werden.

Die Gesamtkortisolkonzentration wird durch verschiedene Pharmaka, die die Menge an kortisolbindenden Proteinen, insbesondere kortisolbindendes Globulin (CBG) oder Transcortin, erhöhen, beeinflusst. So beobachtet man unter oralen Kontrazeptiva regelmäßig erhöhte Gesamtkortisolwerte.

Analytik

In der Praxis haben sich die kompetitiven Immunoassays für die Kortisolbestimmung durchgesetzt. Die meisten der eingesetzten Messverfahren versuchen, durch einen geeigneten Inkubationspuffer die Interferenz der Proteinbindung ohne eigentlichen Extraktionsschritt zu minimieren. Trotzdem liefern die Verfahren je nach Epitopspezifität und Affinität der verwendeten Antikörper teilweise unterschiedliche Ergebnisse. Referenzmethode für die Konzentrationsbestimmung von Steroidhormonen ist die Gaschromatographie/Massenspektrometrie. Bei der Kortisolbestimmung im Urin (freies Kortisol) ist wegen der Vielzahl von Kortisolkonjugaten und -metaboliten eine Extraktion (Dichlormethan, Äthylacetat) nötig. Die Konzentration von Kortisol im Speichel hingegen lässt sich direkt mit kompetitiven Immunoassays bestimmen, vorausgesetzt, sie sind entsprechend sensitiv.

Qualitätskriterien: Nach den Richtlinien der Bundesärztekammer (RiLiBÄK) gelten für die Qualitätskontrolle folgende Kriterien (Bezugsgröße ist der Referenzmethodenwert) für Gesamtkortisol:

- Maximal zulässige Abweichung vom Einzelwert: 18,5% (im Bereich von 55–165 nmol/L [20–60 µg/L]) bzw. 16% (im Bereich von 166–1380 nmol/L [60–500 µg/L]).
- Maximal zulässige Abweichung beim Ringversuch: 30% (im Bereich von 55–1380 nmol/L [20–500 µg/L]).

Störgrößen: Eine starke Kreuzreaktion verwandter Steroide, insbesondere von Prednisolon, findet sich in allen Immunoassays zur Kortisolbestimmung. Dies macht den Einsatz bei Patienten mit vorbestehender Steroidmedikation schwierig bis sinnlos.

Referenzbereiche

Die Kortisolwerte sind von der biologischen Variabilität abhängig. Folgende Werte gelten bei Bestimmungen im Blut mit Immunoassays:

8.00–9.00 Uhr	138–635 nmol/L (50–230 µg/L)
16.00 Uhr	83–441 nmol/L (30–160 µg/L)
20.00 Uhr	70–318 nmol/L (25–125 µg/L)
24.00 Uhr	< 140 nmol/L (< 50 µg/L)

Im Urin werden 55–193 nmol/L (20–70 µg/L) freies Kortisol 100–379 nmol [36–137 µg] pro 24 Stunden) ausgeschieden.

Im Speichel werden vormittags < 19,1 nmol/L, abends < 11,9 nmol/L Kortisol gefunden.

Beurteilung

Bei Berücksichtigung der zirkadianen Rhythmik sowie eventueller Medikamenteneffekte sind erhöhte Kortisolwerte stets Anlass für weiterführende Untersuchungen. Hierzu zählen insbesondere die 24-h-Ausscheidung von Kortisol im Urin oder auch ein Kortisoltagesprofil. Hierbei bietet sich aufgrund der ambulanten Durchführbarkeit die Speichelanalytik an. Je nach diagnostischer Fragestellung kann die zirkadiane Rhythmik auch genutzt werden. So ist z.B. der erhöhte 24-Uhr-Wert sehr sensitiv für die Erkennung eines Hyperkortisolismus (Cushing-Syndrom). Ferner kommen verschiedene endokrinologische Funktionstests in Betracht (Dexamethasonhemmtest [**cave:** Kreuzreaktion?] sowie ACTH-Kurztest [➤ Kap. 24, „ACTH-Kurztest“]).

Kreatinin (€)

Walter G. Guder

Kreatinin entsteht aus Kreatin bzw. Phosphokreatin im Muskel. Muskelkräftige Menschen haben deshalb höhere Kreatininwerte als muskelschwache. Kreatinin wird glomerulär filtriert, in den Tubuli nicht rückresorbiert und in geringem Ausmaß tubulär sezerniert.

Indikationen

Die Kreatininbestimmung erfolgt bei Erwachsenen meist im Rahmen der allgemeinen Untersuchung zur Prüfung der „Nierenfunktion“. Bei kritischer Betrachtung kann sie jedoch nur zum Ausschluss oder zur Erkennung einer Einschränkung der glomerulären Clearance um ca. 50% eingesetzt werden. Gemeinsam mit der Bestimmung im Sammelurin oder mit der MDRD-Formel erlaubt die Kreatininbestimmung eine Berechnung der glomerulären Clearance (➤ Kap. 24, „Glomeruläre Clearance“).

Die Einschränkung der Nierenfunktion ist bei Verordnung von Medikamenten, die überwiegend renal ausgeschieden werden, zu berücksichtigen. Von Bedeutung sind besonders häufig angewendete Medikamente wie Herzglykoside (Digoxin), eine Reihe von Antibiotika, Chemotherapeutika und andere, deren Dosierung entsprechend der verminderten Nierenleistung verringert werden muss. Bei Behandlung mit Digoxinpräparaten im Alter oder bei Niereninsuffizienz empfiehlt sich zur Dosierungsberechnung und Überwachung der Nierenfunktion die Bestimmung von Cystatin C.

Darüber hinaus wird Kreatinin im Urin als Bezugsgröße für andere Messgrößen verwendet, um ein Maß für die Dichte des Urins zu haben.

Präanalytik

Untersuchungsmaterial:

- **Blut:** Plasma und Serum können verwendet werden.
- Bei Messung im **Urin** wird Sammelurin über mindestens sechs Stunden zur Berechnung der Clearance empfohlen. Bei Verwendung als Bezugsgröße ist die Messung im Spontanurin indiziert.

Stabilität: Im Blut bei Raumtemperatur über zwei bis drei Tage, im Plasma/Serum bei Raumtemperatur und bei 4–8 °C über eine Woche. Im Urin ist Kreatinin bei Raumtemperatur zwei Tage, bei 4–8 °C sechs Tage stabil.

Einflussgrößen

Bei Neugeborenen findet sich erst in den ersten Wochen ein langsamer Anstieg der Kreatininkonzentration entsprechend der Zunahme der Muskelmasse. Diese ist auch für die höheren Werte bei Afroamerikanern und die niedrigeren Werte bei Frauen im Vergleich zu gleichaltrigen Männern verantwortlich. Im Alter verringert sich mit abnehmender Muskelmasse die Kreatininproduktion im Körper. Schwere körperliche Anstrengungen können zum Anstieg der Kreatininkonzentration im Blut führen. Der Verzehr von gekochtem, nicht aber gebratenem Fleisch führt zur enteralen Aufnahme von Kreatinin.

Analytik

Kreatinin wird enzymatisch mit Kreatininase oder chemisch mit der Jaffé-Reaktion bestimmt.

Qualitätskriterien: Interne und externe Qualitätskontrollen nach den Richtlinien der BÄK sind in jeder Serie obligat.

Dabei gelten die folgenden Kriterien für Plasma/Serum/Blut im Messbereich von 44–884 µmol/L (0,5–10 mg/dL) und für Urin von 0,1–27 mmol/L (0,01–3 g/L):

- Maximal zulässige Abweichung des Einzelwerts: Im Blut/Serum/Plasma 11,5%, im Urin 12%.
- Maximal zulässige Abweichung beim Ringversuch: Im Blut/Serum/Plasma 20%, im Urin 21%.

Ringversuche sind getrennt für Blut und Urin alle drei Monate durchzuführen.

Störgrößen: Bei der chemischen Reaktion sind viele Störgrößen (z.B. endogene sog. Pseudokreatinine und Medikamente) beschrieben, die methodenabhängig das Ergebnis der Plasmabestimmung erhöhen können. Durch Vergleich mit einer Referenzmethode bei der Qualitätskontrolle (interne Richtigkeitskontrolle und Ringversuche) kann die analytische Spezifität der verwendeten Methode geprüft werden. Bei Überschreitung der Referenzbereiche mit einer gestörten Methode kann durch eine parallele Bestimmung von Cystatin C oder eine Clearance-Untersuchung eine Reduktion der glomerulären Clearance ausgeschlossen oder bestätigt werden.

Referenzbereiche

Plasma/Serum		
Enzymatisch	Frauen	< 80 µmol/L (< 0,9 mg/dL)
	Männer	< 97 µmol/L (< 1,1 mg/dL)
Jaffé, kinetisch	Frauen	< 90 µmol/L (< 1,0 mg/dL)
	Männer	< 106 µmol/L (< 1,2 mg/dL)
Urin		7–20 mmol/24 h (0,8–2,2 g/24 h)

Beurteilung

Es besteht eine exponentielle Beziehung zwischen der Konzentration von Kreatinin im Blut und der glomerulären Clearance (➤ Kap. 24, „Glomeruläre Clearance" [➤ Abb. 24-3]).

Verschiedene Formeln wurden zur Berechnung der glomerulären Filtrationsrate aus der Plasma-/Serumkreatininkonzentration empfohlen (➤ Kap. 24, „Glomeruläre Clearance").

Einen Kreatininanstieg findet man erst bei einer Reduktion der glomerulären Filtrationsrate (GFR) auf unter 50%. Darüber hinaus ist durch die Verbesserung der Analytik der Kreatininbestimmung deutlich geworden, dass bei Normalpersonen die Kreatinin-Clearance durch gleichzeitige Sekretion etwa 20% höher liegt als die wahre glomeruläre Filtrationsrate.

Da die Plasma-/Serumkonzentration von der Muskelmasse abhängig ist, muss die Konstitution des Patienten bei der Bewertung einbezogen werden. Bodybuilder können trotz einer normalen GFR deutlich erhöhte Kreatininkonzentrationen (> 133 µmol/L

[> 1,5 mg/dL]) aufweisen, wohingegen ältere muskelarme Patienten trotz einer noch unauffälligen Konzentration im Blut eine Einschränkung der GFR aufweisen können (➤ Kap. 24, „Glomeruläre Clearance“ [➤ Abb. 24-3]).

Die Ausscheidung an Kreatinin ist in erster Linie abhängig von der Muskelmasse. Urinkreatinin dient als Bezugsgröße für andere Urinmessgrößen (xx/mmol Kreatinin), zur Ermittlung der Kreatinin-Clearance und als Plausibilität zur Überprüfung der Vollständigkeit der Sammlung eines 24-h-Sammelurins.

Kreatinin-Clearance, endogene

➤ Kap. 24, „Glomeruläre Clearance“.

Kreatinkinase (CK) (€)

Heinz Fiedler

Die Kreatinkinase (früher auch Kreatinphosphokinase genannt) ist wichtig für die Energieübertragung von Kreatinphosphat auf ADP in vielen Zellen, besonders in Muskel- und Hirnzellen.

Das Enzym ist ein Dimer, das sich aus zwei Genprodukten CK-M (muscle) und CK-B (brain) zu drei Isoenzymen zusammensetzt: CK-MM, CK-MB und CK-BB. Die im Serum gemessene Gesamtaktivität besteht überwiegend aus CK-MM. Die an der Außenseite der Innenmembran von Mitochondrien gebundene mitochondriale Kreatinkinase, CK-MiMi, tritt nur bei schweren Zellzerstörungen (Tumor, Leberzirrhose) als Oligomer (Makro-CK Typ 2) ins Blut über.

Indikationen

- Verdacht auf Herzmuskelerkrankungen, Bestätigung eines ST-Streckenhebungsinfarkts,
- Indikationsstellung zur und Kontrolle der Lysetherapie nach Herzinfarkt,
- Ausschluss oder Nachweis von Skelettmuskelerkrankungen,
- Neugeborenen-Screening auf Muskeldystrophien (Duchenne, Becker; beweisend ist die Mutationsanalyse des Dystrophingens),
- Prüfung auf Myopathien bei Therapie mit Statinen, Fibraten, β-Blockern und Halothan.

Präanalytik

Untersuchungsmaterial: Bestimmungsmedium ist Serum oder Heparinplasma.

Stabilität: Verschlossene Serumproben können im Dunkeln bei Raumtemperatur zwei Tage, bei 4–8 °C bis zu einer Woche aufbewahrt werden.

Einflussgrößen

CK-Erhöhungen sind beschrieben nach Gabe von Digoxin, Halofenat, Lidocain, Muskelrelaxanzien und Theophyllin sowie nach Intoxikationen mit Ethanol, organischen Lösungsmitteln, Amfetaminen, Heroin und Kohlenmonoxid. Intramuskuläre Injektionen, starke körperliche Anstrengungen, Krämpfe, Hustenanfälle und ähnliche Aktivitäten können zu Erhöhungen der CK-Werte führen. Im Alter steigt, besonders bei Männern, die CK-Aktivität an. Der intraindividuelle Variationskoeffizient (VK_i) wird mit 23% angegeben (Beobachtung über sechs Monate).

Analytik

Bei der kinetischen Bestimmung bei 37 °C nach IFCC wird die Übertragung der Phosphatgruppe des Kreatinphosphats auf Mg-ADP gemessen. Das mit Hexokinase und ATP gebildete Glukose-6-phosphat wird mittels NADP unter Bildung der Messgröße $NADPH_2$ oxidiert. Das zugegebene N-Acetylcystein reaktiviert die CK nach längerer Lagerung. Falsch hohe Werte werden durch Adenylatkinase aus Erythrozyten und Thrombozyten verursacht, die in hämolytischen Seren und bei Leberstauung nach Rechtsherzinsuffizienz stark vermehrt vorhanden ist (gehemmt durch Zugabe von Diadenosinpentaphosphat).

Qualitätskriterien: Nach den Richtlinien der Bundesärztekammer gelten folgende Kriterien für den Messbereich von 50–1000 U/L:

- Maximal zulässige Abweichung des Einzelwerts: 11%.
- Maximal zulässige Abweichung beim Ringversuch: 20%.

K

Referenzbereiche

IFCC-Methode bei 37 °C.

Männer	< 190 U/L (< 3,17 µkat/L)
Frauen	< 170 U/L (< 2,83 µkat/L)
Neugeborene	< 712 U/L (< 11,9 µkat/L)
Säuglinge bis 6 Monate	< 330 U/L (< 5,5 µkat/L)

Beurteilung

Erhöhte Aktivität: Die CK-Aktivität erreicht vier bis fünf Stunden nach **Myokardinfarkteintritt** pathologische und nach etwa 20 Stunden die maximalen Werte (bis 7500 U/L), die Halbwertszeit beträgt 18 Stunden. Aktivitätsbestimmungen im Abstand von zwei bis sechs Stunden erhöhen Sensitivität und Spezifität, wobei die Spezifität besonders durch gleichzeitige Bestimmung von CK-MB-Masse oder -Aktivität gesteigert wird. In den Empfehlungen der internationalen Gesellschaften für Kardiologie ist die Bestimmung der CK (zugunsten der Bestimmung von CK-MB-Masse und der Troponine) nicht mehr enthalten.

Zur Beurteilung der instabilen Angina pectoris ist die CK-Aktivität nicht geeignet. Externe Herzmassage, Kardioversion und Herzchirurgie können zu erhöhten Werten führen.

Chronische **Polymyositis** und **Dermatomyositis** zeigen geringere und gleichbleibende CK-Aktivitäten im Vergleich zu akut verlaufenden Formen (Rhabdomyolyse > 20 000 U/L, **progressive Muskeldystrophien** > 25 000 U/L). Bei **sekundären Myopathien,** wie bei Hypothyreose oder Alkoholintoxikation, ist die CK-Aktivität bis zum 40-Fachen erhöht und kehrt nach Besserung des Grundleidens in den Referenzbereich zurück. Schädigungen des Muskelgewebes durch chronisch angewendete **Pharmaka,** wie Statine, Fibrate, β-Blocker und Halothan, werden ebenfalls durch die CK-Bestimmung erfasst (➤ Kap. 16.2.2, ➤ Tab. 16-4).

Bei **maligner Hyperthermie** (Narkose, Muskelrelaxanzien) ist die CK-Erhöhung beweiskräftig.

Akute **Schädigungen der Skelettmuskulatur** (Sport, intramuskuläre Injektionen, Operationen, Traumata, Myositis) können falsch positive Aktivitätserhöhungen hervorrufen, die bei Verdacht auf einen Herzinfarkt eine Differenzierung mit CK-MB (-Masse) und/oder kardialen Troponinen erfordern.

Persistierende erhöhte CK-Aktivitäten, oft mit einem hohen CK-MB-Anteil (> 25%), sind nach ihrem Typ zu differenzieren:

- Makro-CK Typ 1 (Bindung von CK, meist CK-BB, an Immunglobuline) ist ohne Krankheitswert, die Prävalenz wird bei älteren Patienten auf bis zu 10% geschätzt.
- Makro-CK Typ 2 (Oligomere von CK-MiMi) findet man bei schweren Krankheiten, Tumorleiden und Leberzirrhose.

Kreatinkinase-Isoformen (CK-Isoformen) (€€–€€€)

Heinz Fiedler

CK-Isoformen entstehen im Gewebe und noch stärker im Serum durch die Wirkung der Carboxypeptidase N, die den C-terminalen Lysinrest der M-Untereinheit abspaltet. Beschrieben wurden bisher die Isoformen MM_3, MM_2 und MM_1 sowie MB_2 und MB_1.

Die Isoformen werden in Agarosegel durch Hochvoltelektrophorese aufgetrennt und danach enzymatisch nachgewiesen.

Die Aktivitäten der Gewebe-Isoformen CK-MM_3 und CK-MB_2 zeigen einen sehr frühen Anstieg nach Herzinfarkt (Sensitivität 60–80% nach vier Stunden) und besonders nach erfolgreicher Reperfusion.

Die aufwändige Technik (Bestimmungsdauer 20–30 Minuten) und die Abhängigkeit von der Carboxypeptidaseaktivität haben die praktische Anwendung besonders in der Notfalldiagnostik bisher verhindert.

Kreatinkinase-MB, CK-MB (€€)

Heinz Fiedler

CK-MB ist im Herzmuskel in einem höheren Anteil (≤ 27%) enthalten als im Skelettmuskel (≤ 3%), die Anteile erhöhen sich durch chronischen Stress, KHK und Myopathien. Neben der Aktivitätsmessung wurden auch Bestimmungen der CK-MB-Masse entwickelt. In den **Empfehlungen** der europäischen und amerikanischen Gesellschaften für Kardiologie wird die Bestimmung von **CK-MB-Masse bevorzugt.** Verglichen mit der Aktivität, steigt die Konzentration etwa eine Stunde früher an und bleibt etwa drei Stunden länger erhöht.

K

Indikationen

- Verdacht bzw. Ausschluss eines Herzinfarkts,
- Differenzialdiagnostik zu Skelettmuskelerkrankungen.

Präanalytik

Das bevorzugte **Untersuchungsmaterial** ist Heparinplasma oder Serum

Die **Stabilität** bei Raumtemperatur im Vollblut beträgt sieben Tage, in Serum oder Heparinplasma lichtgeschützt zwei Tage (Abfall um etwa 15% in 24 Stunden) und im Kühlschrank sieben Tage. Bei –20 °C eingefroren wurden für die CK-MB-Aktivität ein Jahr, für die Masse vier Wochen Stabilität berichtet.

Analytik

- Vor der Aktivitätsbestimmung wird mit einem Antikörper die Aktivität von CK-M inhibiert und der erhaltene CK-B-Messwert rechnerisch verdoppelt. Die elektrophoretische Auftrennung der Kreatinkinasen auf Zelluloseacetatfolie oder auf Agarosegel mit anschließender Fluorimetrie des $NADPH_2$ wird nur bei speziellen Fragestellungen verwendet, wie Verdacht auf Makro-CK (➤ Kap. 24, „Kreatinkinase (CK)").
- Die CK-MB-Konzentration wird mit Immunoassays (Doppelantikörpertechnik mit monoklonalen Antikörpern) bestimmt. Die Resultate sind herstellerspezifisch.
- Vollblutschnelltest mit einem Festphasenimmunoassay, der nach 15 Minuten eine CK-MB-Konzentration > 5 µg/L anzeigt.

Referenzbereiche

Aktivität		< 25 U/L (< 0,42 µkat/L), 6–25% der CK-Gesamtaktivität
Konzentration (hersteller-spezifisch)	Männer	< 4,9 µg/L (Roche) bis 8,7 µg/L (Abbott)
	Frauen	< 2,9 µg/L (Roche) bis 5,6 µg/L (Beckman-Coulter)

Beurteilung

Die intraindividuelle Variabilität (VK_i) für die CK-MB-Aktivität beträgt 19,7% und für die CK-MB-Masse 18,4%.

Die CK-MB-Konzentrationen erreichen drei bis vier Stunden nach Infarkteintritt **pathologisch hohe Werte**, im Allgemeinen etwas früher als die CK-MB-Aktivitäten. Die Sensitivität von CK-MB-Masse liegt bei Klinikaufnahme durchschnittlich bei 57% und steigt nach sechs Stunden auf 97%. Zum Beweis eines **akuten Myokardinfarkts** wird das zweimalige Überschreiten der 99. Perzentile des Normalbereichs bzw. das Erreichen der zweifachen Obergrenze des Referenzbereichs in den ersten Stunden gefordert. Gleichbleibend erhöhte Werte sprechen nicht für einen Infarkt!

Bei **Skelettmuskelschäden** liegt der relative Anteil der CK-MB-Aktivität an einer erhöhten Gesamt-CK unterhalb von 6%. Dagegen deuten relative Anteile über 25% auf die Anwesenheit von Makro-CK Typ 1 bzw. CK-BB bei zerebralen Erkrankungen und fortgeschrittenen Tumorleiden (➤ Kap. 24, „Kreatinkinase (CK)").

Die **Differenzialdiagnostik** bei großen oder chronischen Skelettmuskelschäden oder Herzoperation gegenüber dem Myokardinfarkt ist nur durch zusätzliche Bestimmung der kardialen Troponine möglich. Bei Myokarditis und Endokarditis kommen gelegentlich gering erhöhte CK- und CK-MB-Werte vor. Die instabile Angina pectoris hat selten geringfügige Erhöhungen der CK-MB-Masse, teilweise innerhalb des Referenzbereichs, die keine Aussagen zur Prognose ermöglichen. Auch für diese Fragestellungen sind Bestimmungen der Troponine zu empfehlen.

Kreuzprobe

➤ Kap. 24, „Blutgruppenbestimmung, Blutgruppenantikörper und Kreuzprobe".

Ku-Autoantikörper

➤ Kap. 24, „Antinukleäre Antikörper (ANA) und deren Spezifitäten".

Kupfer (€–€€)

Jürgen D. Kruse-Jarres

Kupfer (Cu) ist Cofaktor wichtiger Enzyme wie Katalasen und Oxidasen. Es ist insbesondere von Bedeutung für den zellulären Energiestoffwechsel und die Bildung von Bindegewebe. Auch greift es infolge seiner verschiedenen Oxidationsstufen elektronenübertragend in den Eisenstoffwechsel ein. In den Erythrozyten ist es Bestandteil der antioxidativ wirkenden Superoxiddismutase (SOD). Es ist daher von wichtiger physiologischer Bedeutung für die Bildung und Entwicklung der roten Blutkörperchen (Erythropoese). Die wichtigsten Lieferanten sind Getreide und Fleisch.

95% des Plasmakupfers sind an Coeruloplasmin gebunden, das den gleichen Einflussfaktoren wie das Element selbst unterliegt und als Akute-Phase-Protein bei zahlreichen Erkrankungen ansteigt. Die Aktivität der Superoxiddismutase in den Erythrozyten reflektiert die Kupferzufuhr, es gibt jedoch für diese Messgröße weder ein standardisiertes Testverfahren noch allgemein akzeptierte Referenzwerte.

Indikationen

Ein Kupferdefizit äußert sich eher in einer verminderten Aktivität der SOD, der Glutathionperoxidase sowie der Katalase und ist dadurch mit der Entwicklung eines erhöhten oxidativen Stresses verbunden. Die Kupferkonzentration im Serum ist hingegen wenig aussagekräftig, da sie in weiten Bereichen homöostatisch reguliert wird.

Präanalytik

Untersuchungsmaterial: Für die Bestimmung von Kupfer im Blut wird Serum oder Heparinplasma empfohlen. EDTA- und Zitratplasma liefern wegen der proteinbindenden Eigenschaften dieser Antikoagulanzien falsch niedrige Ergebnisse. Angesäuerter 24-h-Sammelurin wird als Probe empfohlen, wenn eine Kupferspeichererkrankung vermutet wird oder die Therapie einer Kupferausschleusung zu überwachen ist. Dabei ist auf kupferfreie Gefäße zu achten.

Die **Stabilität** im Blut beträgt über sieben Tage, im Plasma oder Urin bei Raum- und Kühlschranktemperatur über zwei Wochen und eingefroren Jahre.

Analytik

Zur Bestimmung im Serum wird ein photometrisches Verfahren mit Bathocuproindisulfonat eingesetzt. Die Bestimmung der Kupferkonzentrationen in Vollblut und anderen Materialien wird jedoch mit elektrothermaler Atomabsorptionsspektroskopie (ET-AAS) unter Einsatz der Untergrundkorrektur nach Zeeman durchgeführt. Die Analytik erfolgt in pyrolytisch beschichteten Graphitrohren mit einer Hohlkathodenlampe als Strahlungsquelle.

Qualitätskriterien: Nach Erfahrungen vorgegebene Werte für interne und externe Qualitätssicherung sind:

- Maximal zulässige Abweichung des Einzelwerts: 8% (Urin 13%).
- Maximal zulässige Abweichung beim Ringversuch: 16% (Urin 26%).

Ringversuche werden derzeit von zwei Institutionen sechsmal jährlich angeboten.

Referenzbereiche

Serum/Plasma	12–20 µmol/L (75–125 mg/dL)
Vollblut	12–14 µmol/L (75–90 mg/dL)
Urin	0,08–0,5 µmol/L (5–30 mg/L)

Beurteilung

Die Diagnose des Kupferstatus ist außerordentlich schwierig. Bei gravierenden Störungen im Kupferstoffwechsel, z.B. bei Morbus Wilson, Menkes-Syndrom (familiäre Hypokuprämie und Kupfermangel bei Neu- und Frühgeborenen) wird standardmäßig Serum und Urin zur Kupferbestimmung empfohlen.

Ein selten auftretender nutritiver Kupfermangel ist von einer eisenrefraktären sideroblastischen mikrozytären Anämie mit Neutropenie begleitet.

Eine Bewertung von erhöhten Kupferkonzentrationen im Serum, z.B. bei Frauen unter Hormoneinnahme, ist derzeit nicht möglich. So werden die hohen Serumwerte etwa konträr als pro- oder auch als antioxidatives Potenzial eingestuft. Bisher unklar ist, warum bei Tumoren, Infekten und Eisenmangelanämie sehr häufig erhöhte Konzentrationen an Kupfer im Serum (Hyperkuprämie) gefunden werden. Erhöhte Kupferspiegel finden sich bei Stress, Schwangerschaft, inflammatorischen Prozessen und

Stoffwechselstörungen. Auch konnte ein Zusammenhang zwischen erhöhten Kupferkonzentrationen im Serum und einer beschleunigten Progression der Arteriosklerose gefunden werden.

L

Lactatdehydrogenase

➢ Kap. 24, „Laktatdehydrogenase“.

Lactoflavin

➢ Kap. 24, „Vitamin B_2“.

Laktase-Gen (LCT)

➢ Kap. 24, „Molekulargenetische Diagnostik“ – „Laktase-Gen (LCT) bei Laktoseintoleranz (OMIM-Nummer: 223100)“.

Laktat (€€)

Erwin Schleicher

Laktat (Milchsäure) kann in allen Geweben als Endprodukt der anaeroben Glykolyse gebildet werden. Daher gehen alle Störungen, die in den Geweben zu einer verminderten Sauerstoffversorgung oder gestörten Sauerstoffverwertung führen, mit erhöhter Laktatbildung und somit mit erhöhten Laktatkonzentrationen einher. Auch eine Hemmung der Laktatverwertung in der Glukoneogenese durch Lebererkrankungen, Medikamente (Biguanide) oder Gifte (Ethanol) führt zur Laktaterhöhung im Blut. Darüber hinaus führt der Konsum größerer Alkoholmengen zu hepatischer Laktatüberproduktion, da ein erhebliches Überangebot an NADH für die oxidative Phosphorylierung in der Atmungskette besteht.

Da das in der Peripherie entstehende Laktat in den Kohlenhydratstoffwechsel der Leber zurückgeführt wird (Cori-Zyklus), können alle Lebererkrankungen zu Laktaterhöhungen führen.

Indikationen

- Beurteilung von Zuständen, die mit schweren Kreislauf- bzw. Durchblutungsproblemen einhergehen (Gefäßverschlüsse, Schock, Sepsis),
- Nachweis einer primären (hereditären) oder sekundären Laktatazidose bei metabolischer Azidose,
- Überwachung der Therapie mit Biguaniden oder Fruktose-/Xylitinfusionen.

Präanalytik

Als **Untersuchungsmaterial** können Serum, Plasma, Vollblut oder andere Körperflüssigkeiten verwendet werden. Die Werte sind venös höher als kapillär oder arteriell.

Laktat ist im Vollblut und anderen zellhaltigen Körperflüssigkeiten nur in Anwesenheit von Glykolysehemmern stabil. Nach Enteiweißung mit z.B. 2fachem Volumenteil 0,6 mol/L Perchlorsäure ist die Probe stabil.

Die **Stabilität** im Plasma/Serum beträgt bei Raumtemperatur etwa einen Tag, bei 4–8 °C sieben Tage und bei –20 °C sechs Monate.

Einflussgrößen

Die biologische Halbwertszeit des Blutlaktats beträgt nur wenige Minuten. Körperliche Anstrengung erhöht Blutlaktat akut.

Analytik

Die Bestimmung des Laktats wird mit enzymatischen Methoden durchgeführt.

Bei der am häufigsten verwendeten Methode wird Laktat durch die Laktatdehydrogenase (LDH) in Anwesenheit von NAD^+ zu Pyruvat und NADH umgesetzt. Um die Reaktion vollständig ablaufen zu lassen, wird das entstehende Pyruvat enzymatisch (ALT) zu Alanin transaminiert. Das entstehende NADH ist der Laktatkonzentration proportional.

Bei der patientennahen Schnelldiagnostik (POCT) wird Laktat meist durch Laktatoxidase in Acetat und H_2O_2 umgesetzt. In einer angeschlossenen Indikatorreaktion werden die Elektronen des H_2O_2 auf einen Farbstoff übertragen (Oxidation), der dadurch sein Absorptionsspektrum ändert, oder die frei werdenden Elektronen werden amperometrisch bestimmt.

Qualitätskriterien: Die interne und externe Qualitätskontrolle im Serum/Plasma/Blut erfolgt nach den Richtlinien der Bundesärztekammer (RiLiBÄK) für den Messbereich 1–10 mmol/L (9–90 mg/dL):
- Maximal zulässige Abweichung des Einzelwerts: 11%.
- Maximal zulässige Abweichung beim Ringversuch: 18%.

In Deutschland ist die Ringversuchsteilnahme mit Vergleich zum Sollwert in jedem Quartal Pflicht.

Störgrößen: Die verwendeten enzymatischen Methoden sind spezifisch für L-Laktat. Störungen sind nicht bekannt.

Referenzbereiche

Venöses Plasma oder nicht-enteiweißtes Vollblut: 0,5–2,2 mmol/L (4,5–20 mg/dL).

Beurteilung

Länger andauernde ausgeprägte Laktaterhöhungen weisen auf (lebens)bedrohliche Zustände des Patienten hin.

Ursachen für Hyperlaktatämien:
- Primäre Defekte, d.h. Enzymdefekte der Atmungskette, der Pyruvatdehydrogenase auch mittelbar, z.B. spezielle Glykogenosen,
- sekundär:
  - Vergiftung der Atmungskette, z.B. CN^-,
  - Kapazität der mitochondrialen Phosphorylierung erschöpft, z.B. durch Erhöhung der Glykolyserate bei starker körperlicher Anstrengung oder durch Ethanol (NADH-Überangebot),
  - verminderte Zufuhr von Sauerstoff (Gewebshypoxie) durch z.B. Kreislaufversagen, Durchblutungsstörungen,
- Hemmung der Glukoneogenese durch Medikamente (Biguanide) oder Gifte (Ethanol),
- Leberfunktionsstörungen (Hepatitis, Leberzirrhose),
- Therapie durch z.B. Fruktose- oder Xylitinfusion.

Laktat im Liquor

➤ Kap. 24, „Liquor: Glukose und Laktat“.

Laktatdehydrogenase (€)

Jürgen Nolte, Petra Stieber, Walter G. Guder

Synonyme: Lactatdehydrogenase, LDH, Hydroxybutyratdehydrogenase (HBDH) = LDH H = LDH A.

Die LDH katalysiert die oxidative Umwandlung von Laktat zu Pyruvat und die Reduktion zu Laktat. Das Enzym enthält zwei genetisch bestimmte Untereinheiten (H [Herztyp] und M [Muskeltyp], die in unterschiedlicher Zusammensetzung fünf Isoenzyme bilden, LDH-1: H4; LDH-2: H3M; LDH-3: H2M2; LDH-4: HM3 und LDH-5: M4. Das Enzym kommt im Zytoplasma aller Zellen vor. Die im Plasma/Serum gemessene Gesamtaktivität setzt sich aus der Aktivität der fünf Isoenzyme zusammen. In den Geweben finden sich die höchsten Aktivitäten in der Skelettmuskulatur (LDH-4, LDH-5), Herzmuskulatur (LDH-1, LDH-2), Leber (LDH-4, LDH-5), Niere (LDH-1, LDH-2), Milz (LDH-3), Lunge (LDH-3) sowie in Erythrozyten (LDH-1, LDH-2) und Thrombozyten (LDH-3). Aus der Verteilung der Isoenzyme lässt sich eine erhöhte Serumaktivität bestimmten Organen orientierend zuordnen. Dabei muss allerdings beachtet werden, dass die Halbwertszeiten der Isoenzymaktivitäten sehr unterschiedlich sind (acht bis zwölf Stunden für LDH-5, drei bis sieben Tage für LDH-1).

Indikationen

Zum Ausschluss und zur Diagnose ist die Bestimmung der LDH-Aktivität indiziert bei
- Herzinfarkt noch nach mehreren Tagen, Myokarditis,
- Lungenembolie/-infarkt,
- akuten erworbenen hämolytischen Anämien,
- malignen Tumoren,
- Skelettmuskelerkrankungen.

Die Bestimmung der Isoenzyme ist selten indiziert, da die Differenzierung durch muskel- (Kreatinkinase), herz- (Troponine, CK-MB) oder leberspezifische Marker (ALT) ersetzt wurde.

Präanalytik

Als **Untersuchungsmaterial** kann Serum oder Plasma dienen. Im Serum ist die LDH proportional zur Thrombozytenzahl höher als im Plasma. Plasma sollte nur hochtourig (15 Minuten > 2000 g) zentrifugiert werden, da Thrombozyten (und Erythrozyten) eine hohe LDH-Aktivität enthalten und so die Ergebnisse künstlich erhöhen können. Das Plasma/Serum muss innerhalb von ein bis zwei Stunden von den Blutzellen getrennt sein. **Stabilität:** Bei Lagerung des Plasmas/Serums bei Raumtemperatur (20 °C) ist LDH bis zu sieben Tage stabil. LDH-4 und LDH-5 sind kältelabil, daher führt Lagerung im Kühlschrank zu geringerer Stabilität. Eingefroren ist LDH sechs Wochen unverändert.

Einflussgrößen

Eine Reihe von Medikamenten verursacht eine Erhöhung der LDH-Aktivität in vivo, z.B. Allopurinol, Amiodaron, Salizylate, Carbamazepin, Cisplatin, Cumarine, Diltiazem, Paracetamol, Phenytoin, Verapamil. Hämolyse erzeugt deutliche Aktivitätserhöhungen.

Analytik

Bei der Bestimmung der Gesamt-LDH wird in der „Vorwärtsreaktion" nach der IFCC-Methode bei 37 °C spektrophotometrisch die Zunahme der Absorption von NADH in der Reaktion L-Laktat + $NAD^+ \leftrightarrow$ Pyruvat + NADH + H^+ gemessen. Die LDH-Isoenzymdifferenzierung erfolgt traditionell elektrophoretisch im Agarosegel oder auf Zelluloseazetatfolie. Die Bestimmung der LDH H erfolgt durch Messung der Hydroxybutyratdehydrogenase (HBDH), bei der 2-Hydroxybutyrat als Substrat verwendet wird, das fast ausschließlich von LDH H umgesetzt wird und damit im Wesentlichen die LDH-1 und LDH-2 erfasst.

Qualitätskriterien: Die interne und externe Kontrolle erfolgt für den Bereich 100–700 U/L nach den Richtlinien der Bundesärztekammer (RiLiBÄK):

- Maximal zulässige Abweichung des Einzelwerts: 9%.
- Maximal zulässige Abweichung beim Ringversuch: 18%.

Referenzmethode ist die IFCC-Methode bei 37 °C, die seit 2004 die bisherigen Methoden bei 25 °C (sog. optimierte Methode nach DGKC) und andere Varianten abgelöst hat.

Störgrößen: Die LDH wird durch Fluorid und Oxalat gehemmt, die Entnahmeröhrchen dürfen diese Substanzen nicht enthalten. Heparin, Zitrat und EDTA stören die IFCC-Messmethode nicht.

Referenzbereiche

LDH-Aktivität (IFCC 37 °C):		
Alter/Geschlecht	**Serum (U/L)**	**Plasma (U/L)**
Neugeborene	< 600	< 540
Kinder	< 300	< 270
Männer	< 240	< 200
Frauen	< 225	< 180

HBDH-Aktivität DGKC-optimiert 37 °C: Erwachsene: < 182 U/L.

Beurteilung

LDH-1 eignet sich wegen der langen Halbwertszeit von zwei bis sieben Tagen zur differenzialdiagnostischen Abklärung bei Verdacht auf einen mehrere Tage zurückliegenden **Herzinfarkt.** LDH-1 ist außerdem bei entzündlichen Herzmuskelerkrankungen erhöht. Deutliche Erhöhungen der LDH-Aktivität finden sich nach einer **Lungenembolie,** wobei eine ausgeprägte akute Rechtsherzbelastung mit akuter Stauungsleber zu beträchtlichen Aktivitätserhöhungen führen kann.

Akute erworbene intravasale **hämolytische Anämien** oder Krisen bei chronischen hämolytischen Anämien gehen parallel zum Erythrozytenabbau mit einer deutlichen Erhöhung der LDH-Aktivität einher. Dabei sind LDH/AST-Quotienten > 5 ein Indiz für eine akute Hämolyse.

Die LDH-Aktivität ist bei der thrombotisch-thrombozytopenischen Purpura stark erhöht, ihr Abfall unter Therapie ist ein gutes prognostisches Indiz.

Erkrankungen der Skelettmuskulatur wie **Muskeldystrophien,** Dermato- oder Polymyositis, Makro- oder Mikrotraumen (Grand-Mal-Anfall, starke körperliche Anstrengungen, Rhabdomyolyse) führen zur Erhöhung der Gesamt-LDH.

Auch wenn die LDH nicht tumorspezifisch ist, sondern nur die Freisetzung aus dem Zytoplasma zerstörter Zellen widerspiegelt, können die LDH-

Werte gut mit der Aktivität einer **Tumorerkrankung** korreliert werden, wobei natürlich andere Ursachen ausgeschlossen werden müssen. Für die Mehrzahl der Tumoren kann ein signifikanter Zusammenhang zwischen der LDH und der Prognose gesichert werden. Dies gilt für kolorektale Karzinome, Lungentumoren, Mammakarzinome und ganz besonders für die hämatologischen Neoplasien. Hohe LDH-Werte weisen auf eine fortgeschrittene und aktive Tumorerkrankung hin. Die LDH geht neben dem Alter, dem Stadium, einem extranodalen Befall und dem Allgemeinzustand als einziger Laborwert in die Bestimmung des Internationalen Prognostischen Index (IPI) ein, der bei hochmalignen NHL eine Zuordnung in Prognosegruppen und eine risikoadaptierte Therapie ermöglicht. Unter einer erfolgreichen Therapie fallen die LDH-Werte im Allgemeinen rasch und sogar in den Normalbereich ab.

Laktosetoleranztest (€€)

Guntram Lock

Die Laktase der Dünndarmschleimhaut führt zu einer Spaltung des Disaccharids Laktose in Galaktose und Glukose.

Als Test der Wahl hat sich mittlerweile der H_2-Laktose-Atemtest durchgesetzt. Dieser beruht darauf, dass der nach Laktosegabe nicht im Dünndarm hydrolysierte Teil der Laktose im Kolon über die bakterielle Flora unter Produktion von H_2 abgebaut wird. Dieses H_2 kann in der Exhalationsluft nachgewiesen werden.

Indikationen

Der Laktosetoleranztest wird bei Verdacht auf primären oder sekundären Laktasemangel oder Laktosemalabsorption anderer Genese durchgeführt. Leitsymptome sind Meteorismus, Durchfall und Flatulenz, wobei der Zusammenhang mit Milchprodukten nicht immer stringent ist.

Auch vor der definitiven Diagnosestellung eines Reizdarmsyndroms wird inzwischen die Durchführung eines Laktosetoleranztests gefordert. Neuerdings ist auch eine Analyse der zugrunde liegenden Mutation möglich. ➤ Kap. 24, „Molekulargenetische Diagnostik – Laktase-Gen (LCT) bei Laktoseintoleranz (OMIM-Nummer: 223100)".

Einflussgrößen

Falsch negative Tests können auch bei sog. Non-H_2-Producern auftreten, die keine H_2-produzierende Flora im Kolon aufweisen. Eine bakterielle Dünndarmfehlbesiedlung dagegen kann zu einem falsch positiven Test (mit Spaltung der Laktose bereits im Dünndarm) führen.

Präanalytik (Durchführung)

Der nüchterne Patient nimmt 50 g Laktose zu sich, die in 400 mL Wasser oder Tee gelöst sind. Mit Hilfe eines entsprechenden Messgeräts wird der H_2-Gehalt in der endexspiratorischen Luft basal sowie nach 30, 60, 90 und 120 Minuten gemessen. Begleitsymptome wie Bauchkrämpfe, Meteorismus oder Durchfall werden protokolliert.

Der Test kann mit der Messung der Blutglukose im Kapillarblut oder Vollblut zu den gleichen Zeitpunkten kombiniert werden.

Wird ein DNA-Test angestrebt, sind 5 mL EDTA-Blut zu asservieren.

Störgrößen: Der H_2-Atemtest kann bei allen Maßnahmen falsch negativ sein, die die bakterielle Flora des Dickdarms beeinträchtigen. Insbesondere wird in der Praxis oft übersehen, dass eine vorangegangene Darmlavage (etwa als Endoskopievorbereitung) oder eine Antibiotikatherapie naturgemäß zu einem falsch negativen Test führen können.

Analytik

Die Messung von H_2 erfolgt mittels Gaschromatographie. Bei molekulardiagnostischer Analyse wird die PCR des Allels 13910 durchgeführt.

Referenzbereiche

H_2-Atemtest	Höchstwerte ≤ 20 ppm (parts per million) über die gesamte Testzeit
Glukoseanstieg	
• im Serum oder Vollblut	> 1,11 mmol/L (20 mg/dL)
• im Kapillarblut	> 1,39 mmol/L (25 mg/dL)
Allel 13910	T/T

Beurteilung

Ein fehlender Blutzuckeranstieg nach Laktosebelastung als alleiniges Kriterium eines Laktasemangels wird heute nicht mehr akzeptiert. In der Regel kommt der H_2-Atemtest zum Einsatz, in Zukunft möglicherweise vermehrt auch der ^{13}C-Test.

Bei Heterozygotie des Laktase-Gens wird die Kombination 13930 C/T gefunden, die asymptomatisch bleibt, bei homozygoter Laktoseintoleranz die Laktase-Genkombination (LPH-Gen) C/C gefunden, die beweisend ist für eine vorhandene Laktoseintoleranz. In Deutschland sind etwa 15–20% der Bevölkerung von einem genetisch bedingten Laktasemangel betroffen.

Lamotrigin

➢ Kap. 24, „Antikonvulsiva" – „Lamotrigin".

L-Ascorbinsäure

➢ Kap. 24, „Vitamin C".

LA/SS-B-Autoantikörper

➢ Kap. 24, „Antinukleäre Antikörper (ANA) und deren Spezifitäten".

LC1-Autoantikörper

➢ Kap. 18.10.8.

LDH und LDH-Isoenzyme

➢ Kap. 24, „Laktatdehydrogenase".

LDL-Cholesterin

➢ Kap. 24, „Cholesterin, LDL-".

Leichtketten, freie

➢ Kap. 24, „Immunglobuline, freie Leichtketten".

Leitfähigkeit des Harns

➢ Kap. 24, „Osmolalität, Leitfähigkeit und spezifisches Gewicht des Harns".

Leukämien, Immunphänotypisierung

➢ Kap. 24, „Immunphänotypisierung von Leukämien und Lymphomen".

Leukozyten

➢ Kap. 24, „Differenzialblutbild, mechanisierte Differenzierung von Leukozyten".

LH

➢ Kap. 24, „Lutropin".

LH-RH-Test

➢ Kap. 24, „Lutropin".

Lipase

➢ Kap. 24, „Pankreasenzyme".

Lipoprotein (a) (Lp[a]) (€€)

Claus Luley

Zu Präanalytik und Einflussgrößen ➢ Kap. 24, „Lipoproteine, allgemein".

Indikation

Beurteilung des Atheroskleroserisikos.

Präanalytik

Untersuchungsmaterial der Wahl ist Serum.

Die **Stabilität** bei Raumtemperatur für Vollblut ist unsicher, sie beträgt bei Kühlschranktemperatur bis 24 Stunden. Serum oder Plasma sind bei Raumtemperatur zwei Tage, bei 4–8 °C zwei Wochen, bei –20 °C drei Monate für ELISA und RIA stabil. Eine Immundiffusion sollte wegen der Neigung von Lp(a) zur Autoaggregation nur aus frischem Serum erfolgen.

Einflussgrößen

Individuelle Konzentrationen sind genetisch determiniert und kaum veränderbar.

Ausnahmen sind:
- Urämie und Hämodialyse,
- Hormonbehandlungen (u.a. bei Bodybuildern),
- Therapie mit Nikotinsäure oder Neomycin.

Analytik

Das Apolipoprotein (a) im Lp(a) kann mit verschiedenen immunologischen Verfahren im Serum gemessen werden. Gut automatisierbar sind die Nephelometrie oder die Turbidimetrie nach Latexverstärkung. Erhöhte Triglyzeride stören die Turbidimetrie je nach Testverfahren mindestens ab 11 mmol/L. Obwohl vom Prinzip her nur der Apolipoproteinanteil gemessen wird, wird als Ergebnis der meisten Verfahren die Masse des gesamten Lp(a)-Partikels angegeben, nicht aber sein Cholesterinanteil.

Qualitätskriterien: Die RiLiBÄK machen für das Lp(a) keine Vorgaben, angestrebt werden sollte eine maximale Abweichung des Einzelwerts von 9%.

Störfaktoren: Die Richtigkeit ist aus mehreren Gründen nicht unproblematisch. Vor allem der Molekulargewichtspolymorphismus des Apo(a) mit seinen unterschiedlichen Repetitionen des Kringle-IV-Motivs kann je nach Testverfahren eine äquimolare Lp(a)-Bestimmung erschweren. Die angegebene Partikelmasse wird daher je nach Apo(a)-Phänotyp über- oder unterschätzt. Hinzu kommt die Möglichkeit der proteolytischen Spaltung des Apo(a) in der Zirkulation zwischen Kringle-IV und Kringle-V, aus der wiederum Fehlbestimmungen resultieren können.

Referenzbereich

Frauen und Männer	< 300 mg/L

Beurteilung

Allen analytischen Vorbehalten zum Trotz werden **erhöhte Lp(a)-Konzentrationen** (> 300 mg/L) als unabhängiger Risikofaktor der Atherosklerose bewertet. Da sich das Lp(a) praktisch nicht verändern lässt, ist seine Erhöhung Anlass, andere beeinflussbare Risikofaktoren verstärkt zu modifizieren.

Erniedrigte Lp(a)-Werte haben keinen Krankheitswert.

Lipoproteine, allgemein

Johannes Aufenanger

Zu Indikation, Referenzbereichen und Beurteilung siehe einzelne Lipoproteine.

Präanalytik

Lipoproteine zeichnen sich durch eine ausgesprochene Labilität insbesondere nach der Probenabnahme aus. Diese führt naturgemäß zu Problemen bei der präanalytischen Probenbehandlung, da eine Denaturierung der Lipoproteine während der präanalytischen Phase zwangsläufig zu verfälschten Ergebnissen bei der quantitativen Lipoproteinanalytik führen muss. Durch die Festlegung der Richtwerte des National Cholesterin Education Program (NCEP 2001), die einen relativ engen diagnostischen Bereich zur Risikoabschätzung und Intervention zugrunde legt, kommt nicht nur der Standardisierung der eigentlichen Analytik, sondern erst recht der Standardisierung der Präanalytik eine große Bedeutung zu.

Eine standardisierte Messung von Lipoproteinen und den entsprechenden Lipiden erfordert bestmögliche Kenntnisse der präanalytischen Quellen von Variabilität, den Einsatz präventiver Verfahren, um diese Variabilitäten zu kontrollieren, und nicht zuletzt das Herausfinden geeigneter Maßnahmen, um direkte proben- und analysebeeinflussende Störgrößen zu minimieren.

Biologische Variabilität: Der intraindividuelle biologische Variationskoeffizient (VK_B), kombiniert mit dem analytischen Variationskoeffizienten (VK_A), bestimmt den totalen intrapersonellen Variationskoeffizienten (VK_T), gemessen in einem analytischen Test.

Die reine biologische Variabilität VK_B macht mindestens 70% der gesamten intrapersonellen Variabilität für Gesamtcholesterin und HDL-Cholesterin aus, bei den Triglyzeriden sogar 90% (➤ Tab. 24-26). Infolge der doch deutlich höheren biologischen Schwankungen ist es nicht sinnvoll, den analytischen Fehler durch wiederholte Messungen ein und derselben Probe zu minimieren, sondern stattdessen die Probe von einem Patienten mehrmals zu analysieren.

Um zu einem möglichst objektiven Wert als Basis für eine diagnostischen Strategie und eventuell therapeutischen Intervention zu kommen, ist eine Standardisierung der Präanalytik unerlässlich. Es sollten möglichst zwei, besser vier Proben im Abstand von einer Woche bis zu einem Monat auf ihre Lipoproteinwerte analysiert werden, wobei der Patient die Lebensgewohnheiten möglichst nicht ändern sollte.

Probennahme: Änderungen der **Körperlage** von der liegenden in die stehende Position führen zu einer rapiden Hämokonzentration. Dagegen führt die Änderung von der stehenden in die liegende Position erst langsam zu einer Hämodilution und erst nach ca. 30 Minuten zu einem Äquilibrium. Die Änderungen betragen ca. 9–10% für Gesamtcholesterin und LDL-Cholesterin sowie 10–12% für Triglyzeride, gemessen bei nüchternen Patienten (➤ Abb. 24-11). Die mittlere Änderung des Plasmavolumens zwischen stehender und liegender Position beträgt ca. 14%.

Venenstauung führt zu einer Erhöhung der Serumlipidkonzentrationen in Abhängigkeit von der

Tab. 24-26 Biologische und analytische Variabilität (monatlich) von Lipiden und Apolipoproteinen unter strengsten präanalytischen Kautelen (aus Marcovina et al. 1994).

Analyt	Mittelwert (mg/dL)	Bereich (mg/dL)	VK_T (%)	VK_A (%)	VK_B (%)	VK_B (%) (Bereich)
Cholesterin	186	134–245	6,7	0,7	6,7	1,7–11,6
Triglyzeride	98	42–334	28,3	1,6	28,2	5,3–74,0
LDL-Chol.	115	76–185	9,3	1,3	9,2	2,0–15,3
HDL-Chol.	51	29–71	7,6	1,3	7,5	2,2–13,7
Apo B	87	57–126	7,7	1,9	7,4	3,0–11,9
Apo A-I	142	96–200	6,6	2,2	6,2	0,0–12,6
Lp(a)		< 15	16,0–27,0	2,7–4,0	15,7–26,7	
Lp(a)		> 15	9,7	3,6	9,0	

$VK_T^2 = VK_B^2 + VK_A^2$
VK_T: totaler intrapersoneller Variationskoeffizient
VK_A: analytischer Variationskoeffizient
VK_B: intraindividueller biologischer Variationskoeffizient

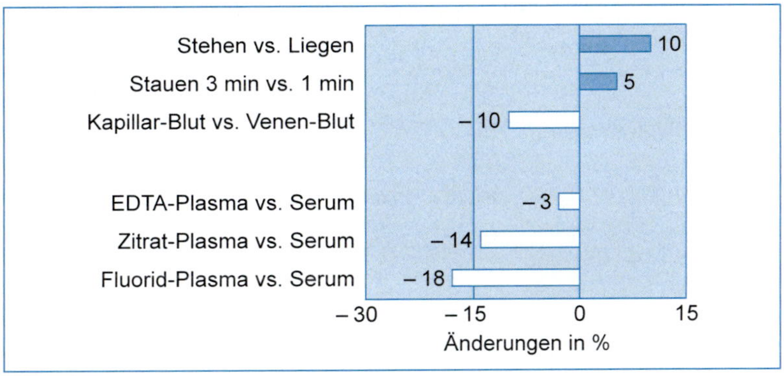

Abb. 24-11 Präanalytische Einflussgrößen auf die Lipidkonzentration.

Stauungszeit. Fünf Minuten nach Stauung können 10–15% höhere Werte gemessen werden. Bereits nach zwei Minuten steigt das Gesamtcholesterin um ca. 5% an (➤ Abb. 24-11). Bei ödematösen Patienten können schon bei einer Minute Stauung die Konzentrationen bis zu 30% gesteigert werden. Stauungen unterhalb einer halben Minute führen dagegen nicht zu einer nennenswerten Beeinflussung der Lipidwerte. Bevorzugt sollte daher bei Lipoproteinmessungen die Blutabnahme mit entspanntem Stauschlauch erfolgen.

Die Konzentration an Gesamtcholesterin im **Kapillarblut** ist um ca. 10% niedriger als die im Serum (➤ Abb. 24-11). Es besteht eine hohe Korrelation zwischen den Konzentrationen von venösen und Kapillarblutproben. Infolge der erleichterten Diffusionsverhältnisse im Kapillarbett kann die Probe leicht durch interstitielle oder auch durch Lymphflüssigkeit verdünnt werden. Von besonderer Bedeutung ist diese Problematik bei kapillärer patientennaher Diagnostik (z.B. Accutrend®-Systeme) und nass-chemischen Methoden in größeren Laboratorien. Daher ist es von besonderer Wichtigkeit zu wissen, von welchem Entnahmeort die gewonnene Probe stammt.

Die Richtwerte zur Beurteilung von Lipid- und Lipoproteinanalysen basieren überwiegend auf Analysen, die im Serum durchgeführt wurden. **Antikoagulanzien** bewirken in unterschiedlichem Maße einen Shift von Wasser aus den Blutzellen in das Plasma und führen damit zur Verdünnung der Plasmakonzentration von Makromolekülen (➤ Abb. 24-11). Grundsätzlich ist es wünschenswert, dass Blutmaterial durch Antikoagulanzien (z.B. EDTA) stabilisiert wird, da Antikoagulanzien die Autooxidation von ungesättigten Fettsäuren und Cholesterin verzögern und dabei helfen, die Lipoproteine weitgehend in ihrer natürlichen Zusammensetzung zu erhalten. Die Bedeutung der Wahl des Antikoagulans ist abhängig vom Analyseverfahren.

Die Lipoproteinelektrophorese mittels Polyanionenfällung und die LDL-Cholesterinbestimmung mittels Dextransulfatpräzipitation werden durch Antikoagulanzien gestört und führen zu unzuverlässigen Ergebnissen, während die quantitative Lipoproteinelektrophorese mittels enzymatischer Anfärbung ungestört bleibt (➤ Tab. 24-27). Zur LDL-Cholesterin- und HDL-Cholesterinbestimmung mittels homogener Assays eignen sich neben Serum auch Lithium- und Natrium-Heparinplasma; EDTA-Plasma führt zu erniedrigten Ergebnissen. Das Gleiche gilt für die Bestimmung von Lipoprotein (a) mit turbidimetrischen bzw. nephelometrischen Testverfahren in Abhängigkeit vom verwendeten Antikörper.

Die Instabilität der Lipoproteine und die Änderungen in ihren Zusammensetzungen sind nicht zuletzt durch Einflussgrößen wie Lagerungstemperatur, bakterielle Kontamination, Oxidation oder Verdunstung bedingt. Enzymatische und lipolytische Aktivitäten und Transfer von Cholesterinestern und Triglyzeriden zwischen den Lipoproteinen beeinflussen ebenso die Zusammensetzung der Lipoproteine nach erfolgter Blutabnahme. Vollblutproben sind zur **Lagerung** nicht geeignet und sollten in jedem Fall als Serum oder Plasma gelagert werden.

Tab. 24-27 Einfluss des Antikoagulans auf die Richtigkeit des Analysenergebnisses.

Verfahren	Analytische Störungen bei Verwendung von folgenden Antikoagulanzien durch		
	EDTA	Li-(NH_4^+-)Heparinat	Serum
Lipoproteinelektrophorese mittels Polyanionenfällung	Kopräzipitation von Fibrinogen LDL nicht auswertbar	Kopräzipitation von Fibrinogen LDL nicht auswertbar	Keine
LDL-Cholesterinbestimmung mittels Dextransulfatpräzipitation	Falsch niedrige LDL-Werte	Unzuverlässige LDL-Werte	Keine
Quantitative Lipoproteinelektrophorese mittels enzymatischer Anfärbung	Keine	Keine	Keine
LDL-Cholesterin- und HDL-Cholesterinbestimmung mittels homogener Assays	3–6% niedrigere LDL- resp. HDL-Werte	Keine	Keine
Lipoprotein (a) mit turbidimetrischen bzw. nephelometrischen Testverfahren	Erniedrigte Ergebnisse	Keine	Keine

Die Lagerungseffekte auf Cholesterin, Triglyzeride und Lipoproteine können verringert werden, wenn die Proben bis zu maximal vier Tagen (nach einigen Autoren auch nur bis zu zwei Tagen) bei 2–4 °C gelagert werden. Bei Tieffrieren ist eine Lagerungstemperatur von –70 °C zu empfehlen. Veränderungen während des Einfrierens werden in der Literatur different diskutiert. In der Regel nimmt die messbare Lipoproteinkonzentration bei –70 °C pro Monat um 1%, bei –20 °C etwas mehr ab. Apolipoproteine zeigen sich dagegen weitgehend stabil gegenüber Lagerungseinflüssen.

Zur elektrophoretischen Bestimmung der Lipoproteine eignet sich die Stabilisierung des Serums mit 60% Saccharose. Lp(a) sollte zur turbidimetrischen Bestimmung möglichst nicht eingefroren werden (Trübung).

Wenn irgend möglich, sollten die Lipoproteine am frisch gewonnenen Material untersucht werden. Grundsätzlich muss erwähnt werden, dass die verschiedenen analytischen Verfahren sehr unterschiedlich von der Lagerungs- und Einfrierdauer beeinflusst sind.

Präanalytik im Labor: Ein oft übersehenes Problem im Hinblick auf eine valide Lipid- und Lipoproteinmessung ist das Aufrahmen von lipid- und besonders triglyzeridreichen Proben bei der Zentrifugation der Probenröhrchen im Labor. Die Chylomikronen und auch VLDL bilden dabei einen Konzentrationsgradienten von oben (sehr triglyzeridreich) nach unten. Das Problem ergibt sich nun bei der Verwendung von Analyseautomaten mit sog. Levelsensoren. Bei diesen taucht die Probennehmernadel nur sehr oberflächlich in die Probe ein. Dies führt dazu, dass die konzentrierte Lipidschicht abpipettiert wird und der Messwert in Abhängigkeit vom Lipidwert falsch hoch ausfällt. Bei sichtbarer Trübung im Plasma/Serum nach der Zentrifugation empfiehlt sich ein Abpipettieren des gesamten Plasmas/Serums und nach gründlicher Durchmischung die Überführung in ein separates Probengefäß.

Einflussgrößen

Wichtige Einflussgrößen auf die Lipoproteinserumkonzentrationen stellen neben der Lebensführung Medikamente sowie Erkrankungen und Umstände dar. Die Kenntnis über deren Interferenz im Lipoproteinstoffwechsel ist von größter Bedeutung für die Therapie der eigentlichen Fettstoffwechselstörung. Grundsätzlich muss vor jeder Bewertung eines Lipidbefundes als Basis für eine therapeutische Intervention zunächst geklärt werden, ob und inwieweit die Fettstoffwechselstörung exogen (Medikamente, ➤ Tab. 13-6) oder durch andere endogene Ereignisse (Erkrankungen) beeinflusst ist (➤ Tab. 13-5).

Die Reaktionen von **Nahrungsaufnahmen** und Änderungen in der Diät auf Serumlipidkonzentrationen sind individuell sehr unterschiedlich. Grundsätzlich sollte beachtet werden, dass Lipid- und Lipoproteinbefunde vom Zeitpunkt der letzten Nahrungsaufnahme vor der Blutentnahme abhängig sind. Wiederholte **Gewichtszu-** und **-abnahmen**, besonders bei übergewichtigen Patienten, sind eine erhebliche Quelle hoher Varianz bezüglich der Konzentration der Lipoproteine und ihrer Zusammensetzung im Serum. Die Einhaltung einer zwölfstündigen Nahrungskarenz vor der Blutentnahme ist zwingend für eine Fettstoffwechselanalytik und nicht nur aus analytischen Gründen unverändert zu empfehlen. Zu beachten ist jedoch, dass abhängig von der Ausgangslage der Triglyzeridkonzentration bei übergewichtigen Patienten selbst nach zwölfstündiger Nahrungskarenz die Ausgangswerte nicht wieder erreicht werden. Hinzu kommt, dass übergewichtige Patienten mit einer Hypertriglyzeridämie sehr massiv mit einem Triglyzeridanstieg auf Nahrungsaufnahme reagieren können (➤ Abb. 13-3).

Regelmäßiger und mäßiger **Alkoholgenuss** führt zum Ansteigen des HDL-Cholesterins und zum Abfall des LDL-Cholesterins. Das Ausmaß ist individuell unterschiedlich. Die Triglyzeride steigen in der Regel im Serum an. Die Alkoholaufnahme beeinflusst mehr die HDL_3-Fraktion als die HDL_2-Fraktion.

Rauchen führt zu einer LDL-Konzentrations- und Triglyzeriderhöhung und vermindert die HDL-Konzentration. Zigarettenrauchen ist invers korreliert mit der HDL_3-Konzentration, nicht aber mit der HDL_2-Konzentration. Rauchen stört den eigentlichen Messprozess nicht, es beeinflusst aber die Blutrheologie infolge des Anstiegs der Blut- bzw. Plasmaviskosität (im Wesentlichen über den Einfluss des Fibrinogens) und durch den Anstieg des Hämatokriten.

Zwei bis drei Stunden vor der Blutentnahme sollten unbedingt **körperliche Anstrengungen** vermieden werden. Nach körperlicher Anstrengung steigt der Plasmacholesterinwert als Folge der Hämokonzentration im Durchschnitt um ca. 6% an.

Die Aussagen über den **Kaffeekonsum** hinsichtlich der Lipoproteinkonzentration werden in der Literatur sehr kontrovers diskutiert. Als Empfehlung kann gelten: Die Patienten sollten zwölf Stunden vor der Blutabnahme Kaffee mit Milch und Zucker meiden, um eine gewisse Standardisierung zu erreichen.

Medikamente können einerseits die Messungen der Lipoproteine und ihrer Bestandteile direkt durch Interferenz mit der Methode beeinflussen, andererseits aber auch den Lipoproteinstoffwechsel verändern. Wichtig sind diese Kenntnisse bei der Behandlung weiterer atherosklerotischer Risikofaktoren, um nicht den einen Risikofaktor auf Kosten anderer Risikofaktoren zu behandeln (Beispiel: Diuretika vom Thiazidtyp und nicht kardioselektive β-Blocker [z.B. Propranolol]).

Heparinisierung: Viele, besonders ältere Krankenhauspatienten werden zur Thromboembolieprophylaxe heparinisiert. Unfraktionierte Heparine führen infolge ihres Displacement-Effekts auf die endothelständige Lipoproteinlipase zu einer drastischen Aktivierung der lipolytischen Aktivität, wodurch die Lipoproteine in ihrer Zusammensetzung so verändert werden, dass eine zuverlässige Messung nicht möglich ist. Infolge der gesteigerten Fettsäurefreisetzung durch die Triglyzeridhydrolyse wird die Nettoladung der Lipoproteine geändert, sodass die elektrophoretische Mobilität gesteigert ist. Bei fraktionierten niedermolekularen Heparinen ist der Effekt weniger deutlich ausgeprägt. Alle Verfahren zur Lipoproteinmessung, die auf der Basis von Oberflächenladungen beruhen, wie z.B. Präzipitationsverfahren, aber auch einige homogene Assays, führen zu mehr oder weniger falschen Ergebnissen. Cholesterin- und Apolipoproteinmessungen zeigen sich nicht beeinflusst, während die Gesamttriglyzeridkonzentration via Glyzerinmessung zu niedrig bestimmt wird.

Akute Erkrankungen, wie z.B. der Myokardinfarkt, stellen eine besondere Problematik in der Bewertung von Fettstoffwechselstörungen dar. Der Myokardinfarkt ist wie andere **Akute-Phase-Erkrankungen** auch mit einem deutlichen Absinken der Lipoproteinwerte in der Regel zwölf bis 24 Stunden nach dem Ereignis assoziiert. Ein später erhobener Lipoprotein- oder Apoproteinbefund ist nicht mehr geeignet, den Myokardinfarkt auf der Basis einer Fettstoffwechselstörung zu begründen. In der Regel verbleiben die erniedrigten Lipoproteinwerte je nach Schwere der Erkrankung für einige Tage bis zu mehreren Wochen auf dem niedrigen Plateau, um danach wieder ihren Ausgangswert zu erreichen.

Bei der Beurteilung kommt erschwerend hinzu, dass Infarktpatienten sehr häufig therapeutisch heparinisiert oder einer Fibrinolysetherapie zugeführt werden, die zu erheblichen lipolytischen Ereignissen im Plasma führt und eine Bewertung der Messergebnisse häufig nicht mehr erlaubt (s.o.). Beim akuten Myokardinfarkt ist es daher besonders wichtig, die Blutentnahme spätestens innerhalb 24 Stunden nach dem Ereignis und vor der Heparinisierung vorzunehmen.

Ähnlich wie beim akuten Myokardinfarkt findet man nach Traumen und chirurgischen Eingriffen, akuten Infektionen und Entzündungen (besonders Sepsis) sowie bei akuten Schüben chronischer Entzündungen einen oft erheblichen, teilweise auch weniger deutlichen Abfall der Lipoproteinwerte. Besonders die HDL-Konzentration kann bis zur Nicht-Messbarkeit reduziert sein. Initial können die Triglyzeride ansteigen (Insulinresistenz). Eine Fettstoffwechseluntersuchung während solcher Krankheitsphasen ist daher nicht sinnvoll, da die Lipoproteinmuster nicht repräsentativ für den langfristig bestehenden Zustand und die langfristig vom Fettstoffwechsel ausgehende Gefäßbelastung sind.

Im Verlauf einer **Gravidität,** besonders im zweiten und dritten Trimenon, kommt es regelmäßig zu einer Erhöhung aller Serumlipidfraktionen. Am Ende der Schwangerschaft sind die Triglyzeride meist über das Zweifache des Normalwerts von Nichtschwangeren erhöht, das Cholesterin erreicht etwa das 1,5-Fache der Werte vor der Schwangerschaft. Der Anstieg von Cholesterin beruht auf einem Anstieg der HDL und LDL. Post partum erfolgt innerhalb weniger Tage ein Abfall der erhöhten Lipidwerte.

Empfehlung zum allgemeinen Procedere

Wie oben gezeigt, gehören Lipide und Lipoproteine zu den Messgrößen im Blut, deren Konzentration je nach Ernährungs- und Stoffwechsellage – auch in Abhängigkeit von diurnalen und jahreszeitlichen Einflüssen – in weiten Grenzen schwanken kann.

Eine Standardisierung der Präanalytik zur Ermittlung der Basiswerte zur Intervention gestaltet sich schwierig. Es sollte versucht werden, den Lipidstatus in Abwesenheit von Erkrankungen, Traumen, Sekundärerkrankungen und Schwangerschaft zu erheben. Wichtig ist jedoch, dass jede den Lipidstoffwechsel verändernde Erkrankung oder jedes Medikament im Befundbericht vermerkt wird.

Sofern diese Bedingungen erfüllt und zuverlässige Analysenmethoden verwendet werden, hat jede Abweichung vom Referenzbereich den Wert eines Krankheitssymptoms, der für das Vorliegen eine Lipoproteinstoffwechselstörung spricht.

LITERATUR

Marcovina SM, Gaur VP, Albers JJ. Biological variability of cholesterol, triglyceride, low- and high-density lipoprotein cholesterol, lipoprotein(a), and apolipoproteins A-I and B. Clin chem 1994;40:574–8.

Lipoproteine, Elektrophorese (€€)

Claus Luley

Zu Präanalytik und Einflussgrößen ➤ Kap. 24, „Lipoproteine, allgemein".

Indikationen

- Beurteilung des Atheroskleroserisikos,
- gegebenenfalls Nachweis von Chylomikronen.

Präanalytik

Untersuchungsmaterial: Da Fibrinogen die Lipoproteinelektrophorese stört, kann nur Serum verwendet werden.

Stabilität: Die bereits nach 30 Minuten bei Zimmertemperatur einsetzende In-vitro-Hydrolyse von Triglyzeriden führt zur Freisetzung von freien Fettsäuren, die die elektrophoretischen Eigenschaften der Lipoproteine beeinträchtigen. Serum muss daher bis maximal 24 Stunden bei 4 °C gelagert werden.

Da die Heparinisierung von Patienten durch Aktivierung der Lipoproteinlipase ebenfalls zur Triglyzeridhydrolyse führt, können deren Seren nicht verwendet werden.

Einflussgrößen

Da in der Lipoproteinelektrophorese Chylomikronen an der Auftragsstelle liegen bleiben, ist dieses Verfahren auch in postprandialen Seren möglich (bis zu Triglyzeridkonzentrationen von 11 mmol/L).

Die Körperlage oder längere Blutstauung beeinflusst alle Lipoproteine, und damit auch die in der Lipoproteinelektrophorese quantifizierten Lipoproteine, mit einem Anstieg von 5–10%.

Analytik

Die nicht-quantitative Lipidelektrophorese, bei der die Lipoproteine mit lipidlöslichen Farbstoffen (z.B. Ölrot O) angefärbt wurden, war die historische Basis der Frederickson-Einteilung. Obwohl die Lipidelektrophorese immer noch vereinzelt durchgeführt wird, sollte das Verfahren verlassen werden, da für die hiermit ermittelten Prozentangaben keine medizinisch fundierten Referenzbereiche existieren.

Quantifizierbar sind gegenwärtig methodische Varianten, bei denen die Lipoproteinbanden mittels Polyanionen ausgefällt und densitometriert werden oder der Cholesterinanteil in den Lipoproteinbanden enzymatisch dargestellt wird. Letzteres Verfahren ist vorzuziehen, da die Berechnung der Lipidanteile nach Lipoproteinpräzipitation Festfaktoren annimmt, die den wahren Cholesteringehalt vor allem bei pathologischen Lipoproteinen unter- oder überschätzen.

Im Vergleich zu den direkten Bestimmungen der Lipoproteine ist die Lipoproteinelektrophorese teuer und aufwändig, bietet allerdings den Vorteil der Unabhängigkeit von der Anwesenheit von Chylomikronen sowie deren Erkennung. Ein früher angeführter Vorteil, die bei der ausgeprägten Dysbetalipoproteinämie vorkommende breite Beta-Bande nachweisen zu können, hat angesichts der spezifischen Bestimmung der ApoE-Geno- oder Phänotyps keine Bedeutung mehr.

Qualitätskriterien: Es können Variationskoeffizienten < 5% erreicht werden.

Referenzbereiche

Cholesterin in α-Lipoprotein (~ HDL)	Frauen	> 1,1 mmol/L (> 45 mg/dL)
	Männer	> 0,9 mmol/L (> 35 mg/dL)
Cholesterin in β-Lipoprotein (~ LDL)		< 4,2 mmol/L
Cholesterin in Prä-β-Lipoprotein (~ VLDL)		0,35 mmol/L

Beurteilung

Für Erhöhungen oder Erniedrigungen des Cholesterins in α- und β-Lipoprotein gelten die für HDL- und LDL-Cholesterin beschriebenen Kriterien (➤ Kap. 24, „Cholesterin, HDL-“ bzw. ➤ Kap. 24, „Cholesterin, LDL-“). Wegen der kleinen Messwerte des Cholesterins im Prä-β-Lipoprotein (und damit der höheren Unpräzision) sollten besser die Serumtriglyzeride bewertet werden.

Lipoproteine, genetische Rezeptorendefekte (€€€)

Claus Luley

Indikationen

Unter den bekannten Lipoproteinrezeptoren hat für die praktische Medizin gegenwärtig nur der Nachweis eines LDL-Rezeptordefekts eine eingeschränkte Bedeutung.

- Abklärung genetischer Ursachen von Hypercholesterinämien,
- wissenschaftliche Fragestellungen.

Präanalytik

Untersuchungsmaterial: Verwendet wird EDTA-Blut zur DNA-Isolierung aus kernhaltigen Zellen (Lympho- und Monozyten).

Analytik

Zunächst müssen die Zellen in cholesterinfreien Lösungen inkubiert werden zur maximalen Expression ihrer LDL-Rezeptoren. Anschließend kann im Flowzytometer der Nachweis von Rezeptordefekten durch Bindung markierter LDL erfolgen. Auch die Verwendung monoklonaler Antikörper ist möglich, allerdings mit dem Nachteil, dass strukturaberrante, dysfunktionelle LDL-Rezeptoren nicht erkannt werden. Noch aufwändiger ist die molekularbiologische Untersuchung des ca. 45 kb großen LDL-Rezeptorgens mit 18 Exonen.

Beurteilung

Die Indikation zu diesen sehr aufwändigen Untersuchungen ist vorsichtig zu stellen. Selbst wenn nur Patienten mit einem LDL-Cholesterin > 95. Perzentile untersucht werden, findet sich ein Defekt des LDL-Rezeptors nur bei einem von 25 Patienten. Selbst im positiven Fall ergeben sich keine therapeutischen Konsequenzen, da die polygene und die heterozygote familiäre Hypercholesterinämie gleichbehandelt werden. Einzige Ausnahme ist die homozygote familiäre Hypercholesterinämie, bei der bei Kindern eine massive Hypercholesterinämie beobachtet wird und die auf Statine kaum oder überhaupt nicht anspricht (Häufigkeit: 1:1 000 000).

Vor der sehr aufwändigen zellulären oder molekularbiologischen Diagnostik eines der ca. 500 bekannten LDL-Rezeptordefekte sollte zunächst die einfachere Suche nach einem defekten Apo B100 versucht werden, da der Lipoproteinphänotyp beider Defekte sehr ähnlich ist. ➤ Kap. 24, „Molekulargenetische Diagnostik, Apolipoprotein-B-Mutanten (R3500Q, R3531C; OMIM-Nummer: 144010)“.

Lipoproteine, Ultrazentrifugation (€€€)

Claus Luley

Zu Präanalytik und Einflussgrößen ➤ Kap. 24, „Lipoproteine, allgemein“.

Indikationen

- Lipoproteindiagnostik bei massiver Chylomikronämie,
- wissenschaftliche Fragestellungen.

Präanalytik

Untersuchungsmaterial: Verwendet wird Serum oder EDTA-Plasma.

Stabilität: Beides kann bei Raumtemperatur 24 Stunden und bei 4 °C sieben Tage gelagert werden.

Einflussgrößen

Körperlage oder längere Blutstauung beeinflusst alle Lipoproteine, und damit auch die in der Ultrazentrifugation quantifizierten Lipoproteine, mit einem Anstieg von 5–10%.

Analytik

Die präparative, sequenzielle Ultrazentrifugation ist der „Goldstandard" der Lipoproteindiagnostik. In aufeinanderfolgenden Zentrifugationsschritten mit ansteigender Dichte (durch Salzzugabe) und unterschiedlicher Zentrifugationsdauer lässt man die einzelnen Lipoproteine flottieren und trennt sie z.B. durch Aspiration von den Unterständen:

- Chylomikronen 30 Minuten nach Unterschichtung von Serum unter physiologische Kochsalzlösung,
- VLDL bei 1,006 g/mL und 24 Stunden,
- LDL bei 1,063 g/mL und 24 Stunden,
- HDL bei 1,21 g/mL und 48 Stunden.

In den so isolierten Lipoproteinen können alle Lipid- und Apolipoproteinkomponenten gemessen werden. Für Routineuntersuchungen ist das Verfahren bei Weitem zu aufwändig.

Eine Vereinfachung stellt die LRC(„lipid research clinics")-Variante dar, die auch vom Center of Disease Control (CDC) empfohlen wird: Mit der Ultrazentrifuge werden im ersten Schritt VLDL und – falls vorhanden – Chylomikronen abgetrennt. Danach werden im Unterstand LDL und HDL durch Präzipitation der LDL mit Polyanionen und zweiwertigen Kationen getrennt. Durch diese Kombination werden Störungen durch hohe Konzentrationen triglyzeridreicher Lipoproteine vermieden.

Qualitätskriterien: In routinierten Laboratorien können Variationskoeffizienten < 5% erreicht werden.

Referenzbereiche

➤ Kap. 24, „Cholesterin, LDL-", ➤ Kap. 24, „Cholesterin, HDL-".

Beurteilung

➤ Kap. 24, „Cholesterin, LDL-", ➤ Kap. 24, „Cholesterin, HDL-".

Liquor-Antikörperindex (AI) (€€–€€€)

Manfred W. Wick, Hayrettin Tumani

➤ Kap. 24, „Liquor: Erregernachweis".

Indikationen

Charakterisierung der Immunantwort (polyspezifisch oder monospezifisch) bei chronisch-entzündlichen ZNS-Erkrankungen; Erregerzuordnung bei bestimmten akuten oder subakuten ZNS-Infektionskrankheiten (z.B. Viren, Borrelien, Lues) ggf. erst ab der zweiten Krankheitswoche, wenn direkte Erregernachweise nicht aussichtsreich sind.

Präanalytik

Liquor-Serum-Paar erforderlich. Stabilität ähnlich wie Immunglobuline. Verfälschung des spezifischen Antikörperquotienten durch artifizielle Blutkontamination wird bei Berechnung des AI durch Bezug auf den jeweiligen Immunglobulinquotienten (s.u.) eliminiert.

Analytik

Quantitative Ligandenassays (z.B. ELISA) mit Mehrpunktkalibration erforderlich, um ausreichende Präzision für die Quotientenbildung zu erzielen. Messung von Liquor und Serum im gleichen Lauf, optimalerweise in unterschiedlichen Verdünnungen, um Werte im mittleren Extinktionsbereich als Berechnungsgrundlage zu erhalten. Semiquantitative Titrationsverfahren ungeeignet. In der Regel erfolgt die Bestimmung des IgG-AI, seltener auch IgM-AI (z.B. bei Neuroborreliose), in Ausnahmefällen auch IgA-AI (z.B. bei VZV)

Qualitätskriterien: Der Index ist nicht kontrollpflichtig nach RiLiBÄK (Stand 2008). ➤ Kap. 24, „Liquor: Immunglobuline IgG, IgA, IgM".

DGLN-Empfehlung: Maximale Abweichung vom Einzel-Antikörperindex: 45%.

Referenzbereich

Erregerunabhängiger Antikörperindex: 0,6–1,4 (➤ Abb. 24-12).

Beurteilung

Die intrathekale Synthese von erregerspezifischen Antikörpern lässt sich durch den Antikörperindex berechnen. Dieser ist definiert durch das Verhältnis des Liquor-Serum-Quotienten für erregerspezifische Antikörper (Q_{Spez}) zu Liquor-Serum-Quotienten für IgG (Q_{IgG}) bzw. IgM (Q_{IgM}). In Fällen einer intrathekalen Synthese für IgG bzw. IgM erfolgt eine Korrektur der Antikörperindexberechnung dahingehend, dass im Nenner der Quotient für IgG bzw. IgM durch Q_{Lim} (= der dem jeweiligen Albuminquotienten auf der Diskriminierungslinie im empirischen Quotientendiagramm entsprechende Grenzimmunglobulinquotient, ab dem rechnerisch die lokale Immunglobulinsynthese beginnt) ersetzt wird. Ein Antikörperindex ≥ 1,5 spricht für eine intrathekale erregerspezifische **Antikörpersynthese.** Damit kann bei einer **monospezifischen Immunantwort** ggf. die erregerbedingte Genese einer Entzündung bestätigt werden. Ein erhöhter Antikörperindex stellt jedoch keinen Beweis für eine frische Infektion dar, da er nach einer durchgemachten Infektion des ZNS (z.B. Neuroborreliose) mehrere Jahre anhalten kann. Nur im Beisein akuter Entzündungsparameter (Pleozytose und erhöhter Albuminquotient) ist ein erhöhter Antikörperindex als Hinweis für eine erregerbedingte ZNS-Entzündung zu werten.

Liegt eine **polyspezifische Immunreaktion** vor, d.h., sind multiple erregerspezifische Antikörperindizes gleichzeitig pathologisch verändert, kann dies als Hinweis auf eine chronisch-entzündliche ZNS-Erkrankung (z.B. multiple Sklerose oder Autoimmunerkrankung des ZNS) gewertet werden.

Liquor: Carcinoembryonales Antigen (CEA) (€€€)

Manfred W. Wick, Hayrettin Tumani

Indikation

- Verdacht auf eine intrathekale Metastase eines CEA synthetisierenden Karzinoms bei unklarem Herdbefund,
- ergänzende Untersuchung zur Zytologie bei V.a. Meningeosis carcinomatosa.

Präanalytik

Untersuchungsmaterial: Liquor-Serum-Paar erforderlich. Aufgrund der sehr niedrigen CEA-Konzentration im Liquor ($^1/_{1000}$ der Blutkonzentration) wird je nach Bestimmungsmethode ggf. ein großes Liquorvolumen benötigt (2–3 mL).

Stabilität: Bei 4 °C mindestens eine Woche stabil.

Analytik

Zunächst erfolgt ein Screening mit der Standardserummethode, um Fälle mit hohen CEA-Konzentrationen zu ermitteln. Im positiven Fall erfolgt eine Liquor-Serum-Quotientenberechnung. Falls CEA im Liquor unter der Nachweisgrenze liegt, sollte eine Nachuntersuchung mit sensitiverer Methode durchgeführt werden:

Enzymimmunoassay mit antikörperbeschichteten Kugeln. Inkubation der Kugel in der rotierenden Liquorprobe (3 mL). Alternativ kann zur Steigerung der Sensitivität kommerzieller ELISAs eine verlängerte Inkubationszeit (über Nacht) mit vergrößerten Probenvolumina durchgeführt werden. Für eine sensitive Detektion einer lokalen CEA-Synthese bei CEA-positivem Tumor sollten zumindest 50–100 ng/L messbar sein. Liquor und Serum müssen in unterschiedlichen Verdünnungen im gleichen Lauf analysiert werden. Diese sensitive Analytik mit in-house modifizierten kommerziellen Methoden ist nur in wenigen Speziallaboratorien verfügbar.

L

Referenzwertebereich

Liquor-Serum-Quotienten von $Q_{CEA} > Q_{Alb}$ sind in jedem Fall als pathologisch zu bezeichnen. Für eine genauere Auswertung kann das IgA-Quotientendiagramm verwertet werden, da CEA einen dem IgA ähnlichen, mittleren Molekülradius hat. Danach sind Q_{CEA}-Werte oberhalb der Diskriminierungslinie als Hinweis für eine intrathekale CEA-Produktion zu bewerten. Liquor-Serum-Quotienten von CEA sind im normalen Liquor bei normalen Serumwerten trotz sensitivster Methoden wegen zu geringer Liquorkonzentration meist nicht bestimmbar.

Beurteilung

Im Fall von Tumormetastasen im ZNS mit CEA-Produktion hängt das Ausmaß der im Liquor nachweisbaren CEA-Konzentrationen sehr stark von der Lage der Metastase bezogen auf den Liquorraum ab (➤ Kap. 15.1.2, ➤ Kap. 15.1.3, ➤ Kap. 15.1.4. ➤ Kap. 15.1.5). Die Tatsache eines normalen Liquor-Serum-Quotienten für CEA kann nicht als Ausschluss für eine Tumormetastase im ZNS bewertet werden. Erhöhte Werte, z.B. $Q_{CEA} > Q_{Alb}$ sind jedoch ein eindeutiger Hinweis auf eine intrathekale Metastase oder eine Meningeosis carcinomatosa. Primäre Hirntumoren produzieren kein CEA.

Liquordiagnostik, allgemein

Manfred W. Wick, Hayrettin Tumani

Im Gegensatz zu anderen, leicht zu gewinnenden Untersuchungsmaterialien stellt eine Liquorpunktion häufig ein singuläres Ereignis dar, aus dem gerade im DRG-Zeitalter schnell möglichst viel diagnostische Information gewonnen werden muss. Daher wird in einem dreiteiligen Stufenprogramm Notfall- (Zell- und Erythrozytenzahl, Gesamteiweiß, Glukose oder Laktat) und Basisdiagnostik (Zytologie, Quotientendiagramme für Albumin und IgG, ggf. auch IgA und IgM sowie oligoklonales IgG, ggf. Erregernachweis) teilweise unabhängig von der Fragestellung durchgeführt.

Lediglich die Spezialanalysen (erregerspezifische Antikörper, PCR, Destruktionsmarker, Tumormarker, Immunzytologie) erfahren eine gezielte Indikationsstellung.

Häufig werden statt Einzelwerten insbesondere für die Protein- und Antikörperdiagnostik Liquor-Serum-Quotienten oder komplexere Befundmuster auf der Basis einer sensitiven, teilweise auch aufwändigen manuellen Analytik beurteilt. Die Analyse erfolgt meist nach den gleichen methodischen Prinzipien wie im Blut bzw. Serum, lediglich häufig in geringeren Verdünnungen oder mit an Liquorkonzentrationen angepassten Methoden. Aus diesen Gründen wird hier teilweise von der üblichen Feingliederung des Buches abgewichen.

Durch die z.T. umfangreiche Profilanalytik unter Verwendung von Serum als Bezugsgröße können daher bei einer einzigen Liquorpunktion erhebliche Laborkosten entstehen, die jedoch aus o.g. Gründen durchaus zu rechtfertigen sind. Bei der Kostenklassifikation wurden Selbstkostenpreise aus der internen Leistungsverrechnung (Sach- und anteilige Personalkosten) zugrunde gelegt. Abrechnungen nach DKG-NT-Vollkosten sowie Privatrechnungen nach GOÄ können daher höher liegen.

Der Liquor ist normalerweise wasserklar, der Liquordruck beträgt 9–11 mmHg (Horizontallage).

Liquor: Erregernachweis (€€–€€€)

Manfred W. Wick, Thomas Nichterlein, Hayrettin Tumani

Inhalt: Mikroskopie und Latexagglutination, Kultur- und Identifikationsverfahren sowie PCR.

Indikationen

- V.a. Infektionskrankheit des ZNS,
- Abklärung mikroskopischer Zufallsbefunde bzw. entzündlicher Pleozytosen.

Präanalytik

Bei Meningoenzephalitiden **Liquorgewinnung** unter sterilen Kautelen, Vermeidung artifizieller mikrobieller Kontamination essenziell, ggf. Rücksprache mit mikrobiologischem Labor bei empfindlichen oder seltenen Erregern (➤ Kap. 19):

➤ Tab. 24-12 (➤ Kap. 24, „Blutkultur bei Verdacht auf bakterielle Infektion").

- Lumbalpunktion möglichst vor Beginn der Antibiotikatherapie. Durch anstehende Lumbalpunktion sollte der Beginn der Antibiotikatherapie aber nicht verzögert werden.
- **Vorgehen bei der Lumbalpunktion** (➤ Kap. 15.1.1**):**
  - Händedesinfektion,
  - Mundschutz,
  - Einstichstelle desinfizieren mit Hautdesinfektionsmittel auf alkoholischer Basis (konzentrisch satt aufgetragen, Einwirkzeit drei Minuten),
  - sterile Handschuhe anlegen,
  - Punktion,
  - erste zwei bis fünf Tropfen Liquor verwerfen (besonders bei Ventrikeldrainagen u.Ä.),
  - 5–10 mL Liquor in zwei bis drei Probenröhrchen aliquotieren, mindestens 1 mL pro Röhrchen (für Tuberkulosediagnostik 10–15 mL) streng aseptisch abtropfen lassen,
  - steril verbinden.
- Sofort ins Labor bringen (Raumtemperatur, lichtgeschützt); falls nicht möglich, Transportmedium (Portagerm) verwenden, bei Transportzeiten von mehr als zwei Stunden zusätzlich Blutkulturflasche beimpfen.

Cave: Bei septischen Herdenzephalitiden sowie Meningitiden als Komplikation einer Sepsis Erregersuche auch in der **Blutkultur** erforderlich, bei Tuberkulose auch Sputum und Magensaft.

Analytik

Bei klinischem Verdacht auf erregerbedingte ZNS-Erkrankungen müssen Anzucht und Resistenzbestimmung der Erreger auf geeigneten Nährböden erfolgen, für die Routinediagnostik mit vertretbarem Zeitraum, Aufwand und vertretbarer Sensitivität praktikabel, jedoch im Wesentlichen nur für bakterielle Eitererreger und Hefepilze (➤ Kap. 19), für Tuberkulose eher zur nachträglichen Bestätigung der Verdachtsdiagnose und Resistenzbestimmung.

Für die erste Notfalltherapie ist man auf direkte mikroskopische Untersuchungsbefunde angewiesen. Hier gelingt ein Erregernachweis nur bei bakteriellen Meningitiden, die durch Eitererreger mit auch extrazellulärer Vermehrung und hoher Keimdichte hervorgerufen werden und nicht antibiotisch vorbehandelt sind, in ca. 70–80%. Eine bessere Differenzierung als in der zytologischen Übersichtsfärbung kann durch die **Gramfärbung** erreicht werden, unter Berücksichtigung von Hinweisen zu Bakterienmorphologie und intra- bzw. extrazellulärer Lage. Ergänzend bzw. alternativ können **Latexagglutinationstests** zum Nachweis von Antigenen wichtiger Eitererreger verwendet werden; dies ist insbesondere bei antibiotischer Vorbehandlung vorteilhaft, wenn Mikroskopie und ggf. auch Kultur keinen Erregernachweis mehr ermöglichen.

ZNS-Infektionen mit Hefepilzen, wie z.B. Kryptokokken, können durch eine direkte mikroskopische Identifikation der Erreger mit Tuschepräparat, diagnostiziert werden.

Bei V.a. tuberkulöse Meningitis eignet sich die **Ziehl-Neelsen-Färbung.** In dieser können allerdings nur in ca. 20% der Fälle sog. säurefeste Stäbchen nachgewiesen werden.

In der virologischen Diagnostik ist die Quantifizierung von Erregern, Virusbestandteilen und Antikörpern möglich. Zum Virusnachweis kommen Elektronen- und Lichtmikroskopie zum Nachweis von Einschlusskörperchen, Virusisolierung und Nachweis viraler Antigene in Zellkultur, Nachweis viraler Antigene im Patientenmaterial und molekularbiologische Methoden (**PCR**) zum Einsatz. Die PCR ist mittlerweile Methode der Wahl für die Frühdiagnostik von Virusinfektionen mit spezifischer Therapie (z.B. Herpes-Gruppe). Zum Nachweis von viralen Antikörpern etwa ab der zweiten Krankheitswoche werden Immunoassays verwendet (➤ Kap. 24, „Liquor-Antikörperindex (AI)").

Der direkte Nachweis von Erregern – bzw. ihren Bestandteilen – durch Mikroskopie, Latexagglutinationstest oder PCR-Analytik kann in der frühdiagnostischen Phase mit Ausnahme der Virusdiagnostik mit einer zu niedrigen Sensitivität verbunden sein. Daher sind für die Therapieentscheidung in der Notfallphase die unspezifischen Akuitätsparameter im Liquor (Gesamtzellzahl und Gesamtprotein) von wesentlicher Bedeutung.

Beurteilung

Physiologischer Liquor ist steril.

Jeder Keimnachweis aus Liquor kann pathologische Bedeutung haben. Neben obligat pathogenen

Krankheitserregern (z.B. Meningokokken, Cryptococcus neoformans) werden gelegentlich Keime nachgewiesen, die auch zur Normalflora der Haut gehören können, aber nicht notwendigerweise Kontaminanten sein müssen (z.B. koagulasenegative Staphylokokken als Ursache einer Shunt-Infektion). In solchen Fällen sollte auf die Möglichkeit einer Kontamination hingewiesen werden.

Ein negativer Keimnachweis bei klinischen und laborchemischen (➤ Kap. 24, „Liquor-Plasma-Albuminquotient und Liquorgesamtprotein als Maß für die Blut-Liquor-Schrankenfunktion", ➤ Kap. 24, „Liquor: Zellzahl") Zeichen einer Meningitis kann verursacht sein durch:

- Antibiotikagabe (Hemmstofftest oft positiv),
- unter Standardbedingungen nicht anzüchtbare (Borrelia burgdorferi, Viren) oder langsam wachsende Keime (z.B. Bruzellen),
- Keime, die auf Spezialnährböden angezüchtet werden müssen (z.B. Mycobacterium tuberculosis).

Liquor: Ferritin (€€)

Manfred W. Wick, Hayrettin Tumani

Indikation

- Ergänzende Methode zum Nachweis bzw. Ausschluss von ZNS-Blutungen, insbesondere älteren oder kleineren Subarachnoidalblutungen,
- Prognose bei Herpes-simplex-Virus-(HSV-)Enzephalitis (hämorrhagisch-nekrotisierende Form).

Präanalytik

Untersuchungsmaterial: 0,5 mL Liquor.

Stabilität: Bei 4 °C mindestens eine Woche stabil. Ungekühlter Postversand möglich.

Analytik

ELISA oder Nephelometrie. Plasma-/Serummethoden sind nach Validierung grundsätzlich anwendbar.

Qualitätskriterien sind auf der Basis der geltenden Kriterien für Plasma/Serum/Vollblut anzuwenden.

Referenzbereich

< 10 µg/L.

Beurteilung

Ferritin wird auch im Normalzustand im ZNS synthetisiert. Über 98% des Liquorferritins stammen aus dem ZNS. Es ist also nicht sinnvoll, Liquor-Serum-Quotienten zu bewerten.

Hohe Spezifität und Sensitivität (ca. 95%) für Subarachnoidalblutungen bei einem Grenzwert von 15 ng/mL. Geringer Anstieg auch bei artifizieller Blutung und akuter Zelldestruktion (bis ca. 15 ng/L). Höhere Werte auch bei Begleitblutungen bei HSV-Enzephalitis und Tumoren, ferner bei bakterieller Meningitis.

Liquor: Gesamtprotein

➤ Kap. 24, „Liquor-Plasma-Albuminquotient und Liquorgesamtprotein als Maß für die Blut-Liquor-Schrankenfunktion".

Liquor: Glukose und Laktat (€–€€)

Manfred W. Wick, Hayrettin Tumani

Indikationen

Essenzieller Bestandteil der Notfall- und Basisdiagnostik zum Nachweis eines anaeroben Glukosestoffwechsels im ZNS.

Präanalytik

Untersuchungsmaterial: Für Glukose Liquor-Serum-Paar; für Laktat nur Liquor, da nicht vom Blutspiegel abhängig.

Stabilität stark vom Gehalt an Zellen, Erythrozyten und Keimen abhängig, bei zellarmem und keimfreiem Liquor auch bei Raumtemperatur über drei Stunden stabil, jedoch diagnostisch weniger relevant.

Für blutige, zellreiche oder keimhaltige Liquores Vorgehen ähnlich wie im Blut bzw. Serum: Liquor muss für die Laktatbestimmung mit entsprechenden

Enzymhemmern versetzt werden, für Glukose ist dies bei Analyse innerhalb von drei bis fünf Stunden entbehrlich.

Analytik

Standardmethoden der klinischen Chemie anwendbar (➤ Kap. 12).

Qualitätskriterien nach den Richtlinien der Bundesärztekammer gelten im Liquor für den Messbereiche Glukose von 1,1–17 mmol/L (20–300 mg/dL) und Laktat von 1,1–11 mmol/L (10–99 mg/dL):

- Maximale Abweichung des Einzelwerts: Glukose 9,5%, Laktat 11,5%.
- Maximale Abweichung beim Ringversuch: Glukose 18%, Laktat 20%.

Referenzbereiche

Liquor-Glukose (lumbal)		50–60% der Glukosekonzentration im Blutplasma
Liquor-Laktat (lumbal)	0–15 Jahre	1,1–2,8 mmol/L (10,0–25,2 mg/dL)
	16–50 Jahre	1,2–2,1, mmol/L (10,8–19,0 mg/dL)
	> 50 Jahre	1,7–2,6 mmol/L (15,3–23,4 mg/dL)

Umrechnung: Glukose: mg/dL = mmol/L × 18, Laktat: mg/dL = mmol/L × 9.

Beurteilung

Bei bakteriellen Infektionen und Meningealblastomatosen fällt der Liquoranteil des Glukosespiegels auf Werte unter 50%. Die Glukoseerniedrigung korreliert zuverlässig mit dem Laktatanstieg im Liquor. Da man beim Laktat keinen Bezug zum Blutspiegel herstellen muss, begnügt man sich in der Liquordiagnostik mit der Bestimmung des Liquorlaktats.

Eine Laktatazidose (> 2,6 mmol/L) des Liquors findet sich bei vielen neurologischen Erkrankungen, z.B. bei zerebralen Massenblutungen, Insulten, malignen Erkrankungen mit großer Neigung zur anaeroben Glykolyse und besonders ausgeprägt bei bakteriellen meningitischen Erkrankungen, die mit einer hohen Zahl an Neutrophilen einhergehen.

Liquor: Immunglobuline IgG, IgA, IgM (je €€)

Manfred W. Wick, Hayrettin Tumani

Indikationen

- Essenzieller Bestandteil des Basisprogramms (IgG),
- Zusatzdiagnostik bei akut entzündlichen ZNS-Erkrankungen (IgA, IgM).

Präanalytik

Untersuchungsmaterial: Liquor-Serum-Paar erforderlich.

Stabilität: Ähnlich wie Albumin bei Raumtemperatur mindestens eine Woche stabil, wiederholtes Einfrieren und Auftauen insbesondere für IgA und IgM problematisch.

Verfälschung durch artifizielle Blutkontamination wirkt sich bei diesen Makromolekülen (insbesondere IgM!) noch stärker aus und kann eine lokale Synthese im Quotientendiagramm vortäuschen.

Analytik

Nephelometrie; für IgA und IgM partikelverstärkt. Liquor-Serum-Paar im gleichen Lauf.

Qualitätskriterien:

- Nach RiLiBÄK gelten für Einzelwerte im Liquor:
  - Maximale Abweichung der Einzelwerte: IgG 12%, IgA 15,5%, IgM 15,5%.
  - Maximale Abweichung beim Ringversuch: IgG 20%, IgA 27%, IgM 33%.
- Empfehlungen der DGLN für Immunglobulin-Quotienten Liquor/Serum:
  - Maximale Unpräzision und Unrichtigkeit: jeweils 10%.
  - Maximale Abweichung der Einzelquotienten: jeweils 30%.

Referenzbereiche

Die Referenzwerte für Immunglobulinquotienten sind schrankenabhängig. Angabe von Referenzwerten für Einzelbestimmungen ist sinnlos!

L

Beurteilung

Die Auswertung erfolgt mit Hilfe der empirisch abgeleiteten Quotientendiagramme, in denen Liquor-Serum-Quotienten für IgG, IgA und IgM jeweils gegen den Albuminquotienten (Parameter für die Blut-Liquor-Schrankenfunktion) aufgetragen werden. Interpretation der Quotientendiagramme ➤ Abb. 24-12.

Nahezu alle entzündlichen Erkrankungen im ZNS mit humoraler Immunreaktion zeigen eine Synthese von **IgG** als Leitbefund. Durch die zusätzliche Untersuchung einer intrathekalen IgA- und/oder IgM-Synthese kann die differenzialdiagnostische Bedeutung der Immunglobulinbestimmung wesentlich gesteigert werden. So geht eine intrathekale Immunglobulinsynthese mit IgA-Prädominanz besonders häufig mit tuberkulöser Meningitis oder Hirnabszess einher.

Eine prädominante **IgM-Synthese** im Beisein einer weniger ausgeprägten IgG- und IgA-Synthese ist dagegen typisch für das Vorliegen einer Neuroborreliose, insbesondere wenn auch noch eine mittelmäßige bis starke Erhöhung des Albuminquotienten (Blut-Liquor-Schrankenfunktionsstörung) vorliegt (➤ Kap. 24, „Liquor-Plasma-Albuminquotient und Liquor-Gesamtprotein als Maß für die Blut-Liquor-Schrankenfunktion").

Tab. 24-28 Differenzierung der humoralen Immunreaktion im ZNS nach Immunglobulinklassen.

Immunglobulinsynthesen im ZNS (humorale Reaktionstypen)	Mögliche Erkrankungen
1-Klassen-Reaktion (IgG)	Multiple Sklerose (MS), HIV-Enzephalitis
1-Klassen-Reaktion (IgA)	Neurotuberkulose
2-Klassen-Reaktion (IgG > IgM)	Multiple Sklerose
2-Klassen-Reaktion (IgG = IgM)	Virusmeningitis im Spätstadium
3-Klassen-Reaktion mit IgG-Dominanz	Neurosyphilis, chronische Neuroborreliose
3-Klassen-Reaktion mit IgM-Dominanz	Akute Neuroborreliose
3-Klassen-Reaktion mit IgA-Dominanz	Adrenoleukodystrophie, Neurotuberkulose

Die Veränderungen der humoralen Immunreaktion in Form der Gesamtimmunglobuline sind selbstverständlich unspezifisch, stellen daher kein direktes Indiz für einen Erreger dar und müssen zusätzlich durch den Nachweis einer **erregerspezifischen Antikörpersynthese** im ZNS ergänzt werden. Da ein direkter Erregernachweis nicht immer gelingt und der Nachweis erregerspezifischer Antikörper sich primär bei Virusinfektionen als nützlich erwiesen hat, kommt der Beurteilung der Immunglobuline in den Quotientendiagrammen eine wichtige Bedeutung zu (➤ Tab. 24-28).

Liquor: Immunzytologie (€€€)

Manfred W. Wick, Hayrettin Tumani

Indikationen

- Charakterisierung atypischer Zellen unklarer Herkunft,
- Nachweis eines geringen Anteils maligner Zellen,
- Unterscheidung niedrigmalignes Lymphom vs. lymphozytäre Entzündung,
- Charakterisierung einer lymphozytären Immunantwort (z.B. aktivierte B-Zellen).

Generell nur auf der Basis eines morphologischen Befunds mit gezielter Fragestellung!

Präanalytik

Untersuchungsmaterial: Liquor, pro Markierung 5000 Zellen absolut.

Stabilität: Bestimmung innerhalb von zwei Stunden nach Punktion erforderlich. Starke Erschütterungen und Temperaturschwankungen sind zu vermeiden.

Artifizielle Kontamination mit Blut, Knorpelgewebe, Knochenmark, Epithelien, Bakterien und Pilzen führt zu entsprechenden Verfälschungen, die die Beurteilung erschweren. Der Effekt einer artifiziellen Blutkontamination lässt sich durch Vergleich mit dem Blutbild zumindest näherungsweise rechnerisch korrigieren (**cave:** echte Blutung, ➤ Kap. 15),

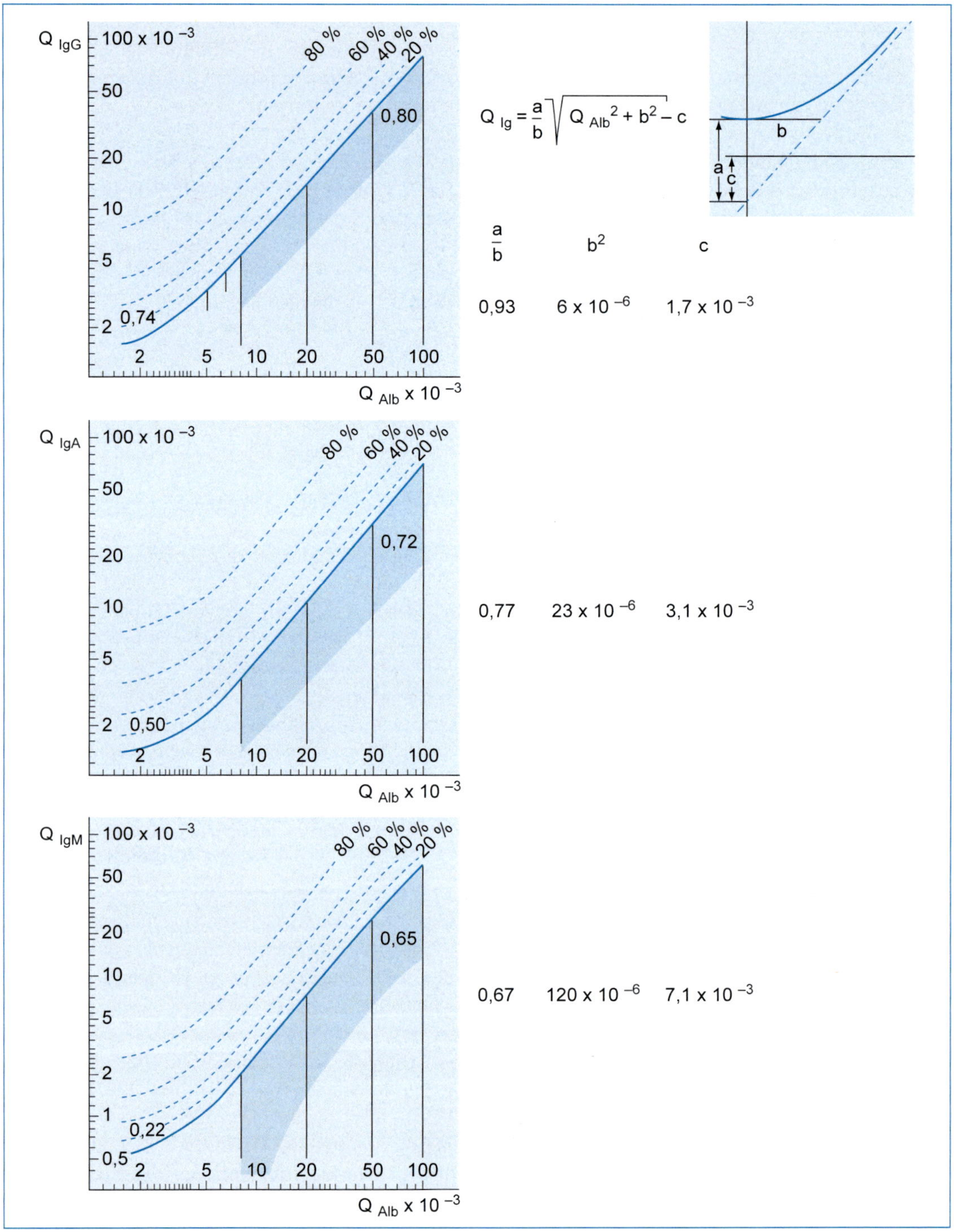

Abb. 24-12 Göttinger Quotientendiagramme IgG, IgA und IgM.

Analytik

- Immunfluoreszenzmikroskopie,
- Immunzytochemie (z.B. APAP),
- ggf. Durchflusszytometrie bei hämatologischen Erkrankungen oder lymphozytärer Entzündung und ausgeprägter Pleozytose.

Anzahl und Auswahl der Antikörper sind stark abhängig von der verfügbaren Zellzahl und der Fragestellung (➤ Kap. 6).

Liquor-Plasma-Albuminquotient (€€€) und Liquorgesamtprotein (€) als Maß für die Blut-Liquor-Schrankenfunktion (€€€)

Manfred W. Wick, Hayrettin Tumani

Indikationen

Die orientierende Beurteilung der Blut-Liquor-Schrankenfunktion ist in der Notfalldiagnostik durch die Bestimmung des Gesamteiweißes im Liquor möglich. Der Liquor-Serum-Albuminquotient dagegen erlaubt eine viel präzisere Aussage, da Albumin im Liquor gut messbar ist und niemals im ZNS produziert wird.

Präanalytik

Untersuchungsmaterial: Für Gesamteiweiß nur Liquor, für Albuminquotient Liquor-Serum-Paar erforderlich.

Stabilität: Bei Raumtemperatur mindestens eine Woche stabil, bei Kühlschranktemperatur mehrere Wochen bis Monate,

Starke Verfälschung durch artifizielle Blutkontamination bzw. Hämolyse; für artifizielle Blutkontamination ist bei Kenntnis der entsprechenden Blut- bzw. Serumbefunde näherungsweise eine rechnerische Korrektur möglich.

Analytik

Nephelometrie; für Gesamteiweiß auch modifizierte Farbstoffbindungsreaktionen (z.B. Biuret, Pyrogallolrot) sowie turbidimetrische Fällungsmethoden.

Qualitätskriterien:

- Nach Richtlinien der Bundesärztekammer für Einzelwerte im Liquor gelten folgende Kriterien:
  - Maximale Abweichung des Einzelwerts: Gesamteiweiß 13,5%, Albumin 13,5%.
  - Maximale Abweichung beim Ringversuch: Gesamteiweiß 23%, Albumin 23%.
- Empfehlung der DGLN für Albuminquotienten Liquor/Serum:
  - Maximale Unpräzision und Unrichtigkeit: jeweils 10%.
  - Maximale Abweichung des Einzelwerts: 30%.

Referenzbereiche

Der Gehalt an Gesamteiweiß und schrankenabhängigen Einzelproteinen nimmt von ventrikulär nach lumbal kontinuierlich zu und ist altersabhängig. Übliche Angaben gelten nur für Lumballiquor. Der Referenzbereich für Gesamtprotein ist außerdem methodenabhängig.

	Neugeborene	**Kinder**	**Erwachsene**
Gesamtprotein (Liquor)	< 1700 mg/L	90–350 mg/L (1–15 Jahre)	150–450 mg/L
Albuminquotient Liquor/Serum	$< 28 \times 10^{-3}$	$< 4 \times 10^{-3}$ (1–14 Jahre)	< 5 bis $< 8 \times 10^{-3}$

Beurteilung

Für die Dysfunktion der Blut-Liquor-Schranke werden nach Felgenhauer prinzipiell zwei unterschiedliche Mechanismen angenommen:

- Gesteigerte Kapillarpermeabilität,
- reduzierter Liquor-Turnover (reduzierter Liquorfluss).

Nach der Diffusions-Liquorfluss-Theorie von Reiber ist die Liquorflussgschwindigkeit der wichtigste Modulator der Proteinkonzentration im Liquor. Nach dieser Theorie wird ein erhöhter Albuminquotient (Schrankendysfunktion) primär als reduzierter Liquorfluss interpretiert, mit dem Schrankendysfunktionen unterschiedlichster Ätiologie hinreichend erklärbar sind.

Eine intakte Blut-Liquor-Schrankenfunktion ist mit einem Liquor-Serum-Albuminquotienten $< 8 \times 10^{-3}$ assoziiert; der Referenzbereich für die intakte Schrankenfunktion ist altersabhängig.

Viele akut entzündliche ZNS-Erkrankungen weisen einen erhöhten Albuminquotienten auf, der sowohl durch gesteigerte Kapillarpermeabilität an der Blut-Liquor-Schranke (eitrige Meningitis) als auch durch eine Liquorzirkulationsstörung (GBS-Polyradikulitis) bedingt sein kann.

Die Schweregrade der Albuminquotienterhöhungen werden wie folgt eingeteilt und mit folgenden Krankheiten assoziiert:

- Albuminquotient bis 20×10^{-3}: Leichte Störung der Schrankenfunktion, assoziiert mit Zoster-Ganglionitis, multipler Sklerose, chronischer HIV-Enzephalitis, blander viraler Meningitis.
- Albuminquotient bis 50×10^{-3}: Mittelgradige Störung der Schrankenfunktion, assoziiert mit viraler Meningitis, opportunistischen Meningoenzephalitiden, Tumorbefall, Blutungen.
- Albuminquotient über 50×10^{-3}: Schwere Störung der Schrankenfunktion, assoziiert mit eitriger Meningitis, tuberkulöser Meningitis, HSV-Enzephalitis, Neuroborreliose, GBS, Subarachnoidalblutung.

Liquor: Proteine

➤ Kap. 24, „Liquor-Plasma-Albuminquotient und Liquorgesamtprotein als Maß für die Blut-Liquor-Schrankenfunktion“.

Liquor: Zellzahl (€)

Manfred W. Wick, Hayrettin Tumani

Indikationen

Essenzieller Bestandteil der Liquor-Notfall- und -Basisdiagnostik.

Präanalytik

- Bestimmung innerhalb von zwei Stunden nach Punktion erforderlich.
- Starke Erschütterungen und Temperaturschwankungen vermeiden.
- Falsch hohe Zellzahl durch artifizielle Blutkontamination.

Analytik

Mikroskopisch in der Fuchs-Rosenthal-Zählkammer, differenzierte Zählung von kernhaltigen Zellen und Erythrozyten z.B. unter Verwendung von Türk-Lösung.

Bei hohen Zellzahlen (> 50 Zellen sowie > 1000 Erythrozyten) ggf. auch elektronische Zählgeräte anwendbar, bei sehr niedrigen Zellzahlen hohe Streuung durch Zufallseffekte.

Qualitätskriterien: Bisher nicht definiert. Bei der Anwendung von Kammerzählung und Zählgeräten werden die für Thrombozyten im Blut für Zellen < 150 Gpt/L angegebenen Kriterien empfohlen. Ein Ringversuch wird mehrmals jährlich von der Referenzinstitution der DGKL angeboten.

Referenzbereich

< 5 Mpt/L (< 5 Zellen/µL), bei Neugeborenen bis zu 32 Mpt/L (32 Zellen/µL).

Beurteilung

Zelldifferenzierung bei erhöhter Zellzahl obligat, da mehrdeutig (außer wenn ausschließlich durch artifizielle Blutkontamination bedingt). Erhöhung der Lymphozyten und/oder Granulozyten ist typisch für eine entzündliche ZNS-Erkrankung. Eine normale Zellzahl schließt einen pathologischen Zellbefund oder entzündlichen Prozess nicht aus, daher bei entsprechendem Verdacht ebenfalls Zytologie nach Voranreicherung und weitere Diagnostik nötig.

Bei artifizieller Blutkontamination muss, je nach individuellem Blutbild, in der Regel mit einer falsch hohen Zellzahl von ca. 1–2 Zellen/1000 Erythrozyten gerechnet werden.

Liquor: Zytologie (€€)

Manfred W. Wick, Hayrettin Tumani

Indikationen

Essenzieller Bestandteil der Liquor-Basisdiagnostik, zumindest bei erhöhter Zellzahl bzw. auch bei normaler Zellzahl zur Suche nach diagnostisch entscheidenden Einzelzellen (z.B. atypische Zellen, Siderophagen). Insgesamt aussagekräftigste Liquoruntersuchung bei den meisten akuten ZNS-Erkrankungen.

Präanalytik

Ähnlich wie bei der Zellzahl im Liquor; artifizielle Kontamination mit Blut, Knorpelgewebe, Knochenmark, Epithelien, Bakterien und Pilzen führt zu entsprechenden Verfälschungen, die die Beurteilung erschweren. Der Effekt einer artifiziellen Blutkontamination lässt sich durch Vergleich mit dem Blutbild zumindest näherungsweise rechnerisch korrigieren (**cave**: echte Blutung, ➤ Kap. 15).

Analytik

Wegen der häufig sehr niedrigen Zellzahl ist bei der Zellpräparation zumindest ein Anreicherungsschritt erforderlich, entweder durch Zytozentrifugation, Sedimentkammer- oder Membranfilterverfahren. Anschließend panoptische Färbung nach Pappenheim, ggf. Spezialfärbungen wie Berliner Blau (Eisennachweis) oder Zytochemie bei AML.

Weitere Spezialfärbungen sind durch die Immunzytologie weitgehend obsolet.

Beurteilung auf der Basis einer 100-Zellen-Differenzierung. Aufgrund der Präparationsmethode und der Fragilität der Liquorzellen muss mit einem höheren Anteil autolytischer Zellen als im Differenzialblutbild gerechnet werden.

Normalbefund

Zellarmes Präparat (abhängig von der Präparationsmethode), enthält mehr Lymphozyten als Monozyten (Verhältnis 2:1), vereinzelt Plexus-/Ependymzellen möglich, bei Neugeborenen auch geringe Blutungszeichen mit Abräumreaktion und verschleppten Granulozyten.

Pathologisch sind ansonsten auch bei normaler Zellzahl Granulozyten und Plasmazellen, sofern nicht aus Blut oder Knochenmark verschleppt, sowie Blasten, atypische Zellen, Erythro- und Siderophagen.

Beurteilung

Bei allen akut entzündlichen Prozessen im ZNS kann mit einer **Pleozytose** im Liquor gerechnet werden (Ausnahmen: Immundefekte und liquorferne Prozesse). Durch die Beurteilung ihrer Art und Intensität können wichtige differenzialdiagnostische Informationen gewonnen werden (➤ Tab. 24-29). Die Aussagekraft der zellulären Reaktion ist abhängig von der Berücksichtigung des Krankheitsstadiums. Bei vielen Infektionen des Gehirns lassen sich drei Phasen (**neutrophile** Reaktion, **lympho-monozytäre** Sekundärreaktion, **humorale** Tertiärphase) voneinander abgrenzen (➤ Abb. 15-7, ➤ Abb. 15-8). Bei einer bakteriellen Meningitis entwickelt sich rasch eine granulozytäre/neutrophile Reaktion von mehr als 1000 Mpt/L, die in der Regel zu einer eitrigtrüben Beschaffenheit des Liquors führt. Zum Teil sind bereits in der Übersichtsfärbung mikroskopisch Bakterien und selten auch Pilze (z.B. Kryptokokken) erkennbar.

Bei Infektionen mit Bakterien, die den Liquorraum nicht mit einbeziehen (Hirnabszess, embolische Herdenzephalitis) und bei bakteriellen Infektionen mit eher subakutem bis chronischem Verlauf oder intrazellulärer Keimvermehrung (Mykobakterien, Spirochäten) ist in der Regel eine vorwiegend lympho-monozytäre oder gemischte Reaktion zu beobachten. Hier ist die Gesamtzellzahl generell deutlich niedriger als bei der bakteriellen Meningitis. Die

Tab. 24-29 Zellen im Differenzialzellbild.

Prozess	Zellen
Akut-entzündliche Phase	Lymphozyten, Monozyten, Granulozyten
Humorale oder chronisch-entzündliche Phase	Aktivierte Lymphozyten, Plasmazellen
Blutungen	Makrophagen, Erythro- und Siderophagen
Tumoren	Tumorzellen (primäre und sekundäre Tumoren)
Spezifische Infektionen	Erregernachweis (Bakterien, Pilze, ...)

lymphozytäre Reaktion ist weiterhin typisch für eine Virusinfektion der Meningen und des Gehirns.

Abgesehen von entzündlichen Pleozytosen liefert die Liquorzytologie zumindest bei der Subarachnoidalblutung und der Meningeosis neoplastica richtungweisende Befunde (➤ Kap. 15).

Lithium (€)

Werner Steimer, Gerhard Weidemann, Fritz Degel, Hans Jürgen Heppner

Lithium (Li) ist ein Alkalimetall, verwandt dem Natrium und dem Kalium, in manchen Eigenschaften aber dem Magnesium ähnlicher als dem Natrium. Lithium und seine Verbindungen verbrennen mit karminroter Flamme.

Behandlungsindikationen:

- Therapie manischer Zustände,
- Prophylaxe manisch-depressiver Erkrankungen und endogener Depressionen,
- Behandlung akuter Depressionen, z.B. bei Non-Response oder Unverträglichkeit von Antidepressiva und bei Verdacht auf Umschlag in eine Manie,
- Bing-Horton-Syndrom (anfallsweiser oder chronischer Cluster-Kopfschmerz).

Dosierung: Die üblicherweise bei Erwachsenen nach Einschleichen der Dosierung eingesetzte Erhaltungsdosis liegt bei 18–36 mmol Lithium/Tag, wobei jedoch individuell nach Plasma-/Serumspiegel und therapeutischem Effekt dosiert wird.

Kontraindikationen:

- Akutes Nierenversagen,
- akuter Herzinfarkt,
- ausgeprägte Hyponatriämie,
- bekannte Überempfindlichkeit.

48 Stunden vor einer Narkose und Operation sollte Lithium, wegen der möglichen Wechselwirkungen mit Muskelrelaxanzien, abgesetzt werden.

Wechselwirkungen:

- Folgende Substanzen führen zu einer Erhöhung der Lithiumkonzentrationen im Serum:
  - Thiazide, kaliumsparende und Schleifendiuretika führen zu einer Verminderung der renalen Lithium-Clearance.
  - Antiepileptika, z.B. Phenytoin, Methyldopa und trizyklische Antidepressiva, erhöhen die Lithiumserumspiegel und die Gefahr einer Neurotoxizität.
  - Metronidazol, nichtsteroidale Antirheumatika (z.B. Indometacin), ACE-Hemmer (z.B. Captopril, Enalapril).
  - Tetrazykline (sowohl Erhöhung als auch Verminderung beschrieben).
- Folgende Substanzen führen zu einer Senkung der Lithiumkonzentrationen im Serum/Plasma:
  - Osmotisch wirkende Diuretika sowie Carboanhydraseinhibitoren einschließlich Acetazolamid führen zu niedrigeren Lithiumkonzentrationen.
  - Harnstoff, Xanthinpräparate (z.B. Theophyllin; Pentoxifyllin, Xanthinolnicotinat) und alkalisierende Substanzen (z.B. $NaHCO_3$) bewirken eine erhöhte Lithiumausscheidung.
  - Tetrazykline (sowohl Erhöhung als auch Erniedrigung beschrieben).
- Pharmakodynamische Wechselwirkungen:
  - Antipsychotika führen, insbesondere bei höheren Dosierungen, zu einem erhöhten Risiko für unerwünschte Arzneimittelwirkungen, in Extremfällen wurde sogar über irreversible Hirnschäden berichtet.
  - Bei MAO-Hemmern, selektiven Serotonin-Wiederaufnahmehemmern und 5-HT-Agonisten wurde über das Auftreten von Bewusstseinsstörungen, Ruhelosigkeit, Muskelzucken, gesteigerte Reflexe, Schweißausbruch, Frösteln und Zittern berichtet (serotonerges Syndrom).
  - Lithium verlängert die Wirkung von Muskelrelaxanzien.
  - Kaliumjodid verstärkt eventuell das Risiko einer Strumaentwicklung bei Lithiumtherapie.
  - Kalziumantagonisten wie Diltiazem und Verapamil erhöhen die Toxizität von Lithium. Es werden deshalb Lithiumkonzentrationen im unteren therapeutischen Bereich empfohlen.

Pharmakokinetik:

Absorption: Lithiumsalze werden rasch und nahezu vollständig resorbiert. Maximalkonzentrationen werden, je nach Galenik, etwa eine bis drei Stunden nach Einnahme erreicht.

Verteilung: Das Verteilungsvolumen beträgt etwa 0,7–1,0 L/kg. Lithium wird nicht an Serumeiweiße gebunden.

L

Elimination: Lithium wird, nach glomerulärer Filtration und tubulärer Reabsorption, zu über 95% unverändert renal ausgeschieden. Die Eliminationshalbwertszeit beträgt bei Erwachsenen 24 Stunden, im höheren Alter 30–36 Stunden und bei Jugendlichen nur etwa 18 Stunden.

Indikationen

Therapeutisches Drug-Monitoring der Lithiumtherapie ist indiziert, da Lithium folgende Charakteristika aufweist:

- Die erzielten Serumkonzentrationen korrelieren nicht ausreichend mit den applizierten Dosen.
- Sowohl therapeutische als auch toxische Wirkungen von Lithium korrelieren mit den Serumkonzentrationen.
- Lithium hat einen engen therapeutischen Bereich.

Nach Therapiebeginn sollten Lithiumkonzentrationen regelmäßig bestimmt werden:

- In den ersten beiden Wochen etwa zweimal pro Woche,
- bis zu sechs Wochen einmal wöchentlich, um die erwünschte Zielkonzentration durch Dosisanpassung zu erreichen,
- bis zu drei Monaten monatlich,
- danach bei stabilen Verläufen etwa alle drei bis sechs Monate.

Zusätzlich zu diesen Routinebestimmungen sollten Untersuchungen in folgenden Situationen erfolgen:

- Nach Beginn einer Therapie mit Diuretika.
- Vor und nach jeder Dosiserhöhung.
- Aus Sicherheitsgründen häufigere Bestimmungen im oberen therapeutischen Bereich.
- Bei Verdacht auf eine akute Vergiftung. Dabei ist die quantitative Bestimmung zur Absicherung der Diagnose unerlässlich. Die Anfangssymptomatik der Lithiumvergiftung ist untypisch. Da Lithium üblicherweise bei der toxikologischen *Suchanalyse* nicht erfasst wird, müssen dem Laboratorium der Verdacht auf eine Lithiumintoxikation oder die Vergiftungssymptome mitgeteilt werden. Zum Nachweis bei Einnahme größerer Mengen kann eine Röntgenaufnahme des Abdomens hilfreich sein, da Lithiumpräparate „röntgendicht" sind (Nachweis von Tablettenresten).
- Abklärung von möglichen **Nebenwirkungen der Lithiumbehandlung:**
  - **ZNS:** Ataxie, Tremor, Muskel- und Gelenkschmerzen, Muskelschwäche, chorioathetotische Bewegungen, extrapyramidalmotorische Symptome, Synkope, Koordinationsstörungen, Kopfschmerzen, Verwirrtheit, Agitiertheit, Dysarthrie, Lethargie, Sedierung, Nystagmus, Schwindel, sexuelle Dysfunktion, Halluzinationen, Krämpfe, Koma,
  - **Niere:** Initial (in der ersten Woche) Natrium- und Kaliumverlust durch die verminderte Natrium- und Kaliumreabsorption, Diabetes insipidus renalis, Polyurie, Polydipsie, Harninkontinenz, morphologische Nierenveränderungen (z.B. interstitielle Fibrosen) nach langjähriger Behandlung,
  - **Endokrinium:** Euthyreote Struma, Hypo- oder selten Hyperthyreose, Hyperglykämie, Hyperparathyreoidismus, Hyperkalzämie,
  - **Herz/Kreislauf:** Bradykardie (selten), Hypotonie, EKG-Veränderungen, Ödeme, Raynaud-Syndrom,
  - **andere:** Nausea, Erbrechen, Anorexie, Durchfall, Gastritis, Mundtrockenheit, Hypersalivation, Gewichtszunahme, Leukozytose, Exantheme, Alopezie.

Wegen der geschilderten Nebenwirkungen sollten bei erhöhten Lithiumspiegeln und/oder dem Auftreten toxischer Nebenwirkungen folgende Untersuchungen durchgeführt werden:

- EKG,
- Überprüfung des Hydratationszustands,
- Elektrolyte,
- Überprüfung der Schilddüsenfunktion,
- Überprüfung der Nierenfunktion.

Präanalytik

Untersuchungsmaterial: Zur quantitativen Bestimmung wird Serum oder *Ammoniumheparinatplasma* benötigt.

Cave: kein Lithiumheparinat als Antikoagulans verwenden! Auch EDTA- und Zitratplasma sind zu vermeiden bei Verwendung der Flammenphotometrie, da verminderte Konzentrationen durch Ausfällung beobachtet wurden.

Stabilität: Lithium ist im Vollblut nur eine Stunde stabil und sinkt durch Aufnahme in die Blutzellen ab. Im abgetrennten Plasma/Serum ist es bei Raumtemperatur einen Tag, im Kühlschrank sieben Tage und eingefroren sechs Monate stabil.

Analytik

- Atomabsorptionsspektrometrie (AAS),
- Flammenemissionsspektrometrie,
- Potentiometrie mit ionensensitiver Elektrode (ISE),
- Spektrophotometrie (Farbstoffbindungsmethode).

Qualitätskriterien: Die interne und externe Qualitätssicherung erfolgt nach den Richtlinien der Bundesärztekammer (RiLiBÄK).

Für Lithium gelten im Blut, Plasma, Serum:

- Zulässige relative Abweichung des Einzelwerts: 6%.
- Zulässige relative Abweichung beim Ringversuch: 12%.

Therapeutische Bereiche

Die angestrebten therapeutischen Konzentrationen liegen zu Therapiebeginn zwischen 0,6 und 1,2 mmol/L. Bei Langzeittherapie werden Konzentrationen zwischen 0,6 und 0,8 mmol/L angestrebt. Lithium wird üblicherweise in zwei Teildosen appliziert, die Blutabnahme erfolgt als Talspiegel unmittelbar vor der nächsten Einnahme.

Beurteilung

Die meisten unerwünschten Arzneimittelwirkungen von Lithium korrelieren mit der Plasma-/Serumkonzentration. Ab Konzentrationen von 1,3–1,5 mmol/L ist verstärkt mit dem Auftreten von Nebenwirkungen wie z.B. einem feinen Tremor der Gliedmaßen, gastrointestinalen Beschwerden, Muskelschwäche und seltener Verwirrtheit, Gedächtnisstörungen und Krampfanfällen zu rechnen.

Ab 2,5 mmol/L muss mit Delirium, Krämpfen, Koma, respiratorischen Komplikationen und Tod gerechnet werden. Lithiumkonzentrationen im Serum/Plasma von 3–4 mmol/L gelten als potenziell letal.

Bei chronischer Langzeittherapie ist die Toxizität von Lithium in der Regel ausgeprägter als bei akuten Überdosierungen.

Bei bestehender Hyponatriämie, z.B. nach Erbrechen, starkem Schwitzen, Diuretikagabe, ist die tubuläre Lithiumrückresorption erhöht, sodass das Intoxikationsrisiko steigt.

LKM1-Autoantikörper

➤ Kap. 9.2.1, ➤ Kap. 18.10.8.

Löslicher Transferrinrezeptor

➤ Kap. 24, „Eisenstoffwechsel“ – „Eisen“.

LSD

➤ Kap. 24, „Drogensuchanalyse („Drogenscreening“)“.

Lundh-Test

➤ Kap. 24, „Pankreasfunktionstests“.

Lupus-Antikoagulanzien (€€)

Georg Mößmer, Michael Spannagl

Als Lupus-Antikoagulanzien werden (Auto-)Antikörper bezeichnet, die in vitro mit phospholipidabhängigen Gerinnungstests interferieren. Der Terminus ist historisch darauf zurückzuführen, dass dieses Phänomen erstmals bei Patienten mit systemischem Lupus erythematodes beobachtet wurde und es in vitro in den üblichen phospholipidabhängigen Gerinnungstests, insbesondere der aPTT, zu einer Verlängerung der Gerinnungszeit („Antikoagulation“) kommt. In vivo wird paradoxerweise eine Neigung zu Thrombosen (venös und arteriell) sowie zu habituellen Aborten beobachtet, nur sehr selten eine vermehrte Blutungsneigung.

Indikationen

- Abklärung einer verlängerten aPTT unklarer Genese,
- Abklärung einer Thromboseneigung,
- Abklärung von habituellen Aborten.

Präanalytik

Als **Probenmaterial** wird Zitratblut verwendet.

Stabilität: Im Vollblut und Plasma maximal vier Stunden, im tiefgefrorenen, weitgehend thrombozytenfreien Plasma sechs Monate.

Cave: Die Gerinnungstests zum Nachweis von Lupus-Antikoagulanzien gehören zu den präanalytisch empfindlichsten Tests in der hämostaseologischen Labordiagnostik!

Durch Zerstörung bzw. Zerfall von Blutzellen, insbesondere Erythrozyten und Thrombozyten, bei der Blutentnahme und/oder während Transport und Lagerung können Membranphospholipide freigesetzt werden, die in vitro Lupus-Antikoagulanzien „maskieren“ können, wodurch die Tests falsch negativ ausfallen können. Auch in ordnungsgemäß präpariertem thrombozytenarmem Plasma, das üblicherweise für Gerinnungstests verwendet wird, sind noch Restthrombozyten enthalten, die beim Einfrieren und Auftauen zerstört werden. Zur Untersuchung hinsichtlich Lupus-Antikoagulanzien muss das Plasma daher vor dem Einfrieren unbedingt ein zweites Mal zentrifugiert und der Überstand vorsichtig abpipettiert werden, um möglichst viele Thrombozyten zu entfernen. Alternativ kann das Plasma durch Mikrofiltration (z.B. mit Porengröße 0,2 µm) nahezu thrombozytenfrei gemacht werden.

Einflussgrößen

- Therapie mit Vitamin-K-Antagonisten oder Vitamin-K-Mangel (→ Tests nicht aussagefähig),
- Faktorenmangel mit erniedrigtem Quick-Wert (z.B. Hepatopathie; → Tests nicht aussagefähig).

Analytik

Derzeit steht kein Gerinnungstest zur Verfügung, der die thrombosefördernde Aktivität von Lupus-Antikoagulanzien in vitro abbildet (z.B. im Sinne von verkürzten Zeiten oder einer Hemmung von antikoagulatorischen Mechanismen wie z.B. dem Protein-C-System). Daher beruht die Labordiagnostik von Lupus-Antikoagulanzien nach wie vor auf dem Nachweis einer Verlängerung von phospholipidabhängigen Gerinnungstests. Gleichzeitig sind bei dieser Fragestellung auch immunologische Tests (im Serum, z.B. mittels ELISA-Technik) zum Nachweis von sog. Antiphospholipidantikörpern indiziert (Antikörper gegen Cardiolipin oder gegen β_2-Glykoprotein I, jeweils als IgG- und als IgM-spezifischer Test).

Als Suchtest zum Nachweis bzw. Ausschluss von Lupus-Antikoagulanzien müssen stets mindestens zwei verschiedene Tests mit stark phosholipidabhängigem Reaktionsablauf eingesetzt werden.

Zur Verfügung stehen:

- aPTT (z.B. spezielle aPTT-Reagenzien mit optimierter Sensitivität für Lupus-Antikoagulanzien),
- dilute Russel's viper venom time (dRVVT; Schlangengift mit Faktor-V- und Faktor-X-aktivierender Wirkung),
- Kaolin clotting time (KCT),
- dilute prothrombin time (dPT; spezielles Thromboplastinreagens, stark verdünnt im Vergleich zum Quick-Test).

Bei positivem Suchtest, d.h. Verlängerung der Gerinnungszeit, muss in Bestätigungstests gezeigt werden, dass die Verlängerung durch eine gegen Phospholipide gerichtete inhibierende Substanz verursacht wird.

Hierzu werden die Suchtests mit abgewandelten Reaktionsbedingungen wiederholt:

- Erhöhte Phospholipidkonzentration im Reagens (→ „Absättigung“ der Lupus-Antikoagulanzien → Normalisierung der Gerinnungszeit),
- Mischung mit einem Normalplasma(-Pool) (→ Lupus-Antikoagulanzien hemmen auch „in das Normalplasma hinein“ → Normalisierung der Gerinnungszeit erst bei hohem Normalplasmaanteil in der Mischung).

Qualitätskriterien: Gesetzliche Vorgaben (Richtlinien der Bundesärztekammer) bestehen derzeit keine. Als sinnvolle (analytisch und forensisch) Maßnahmen zur Qualitätssicherung werden jedoch die Durchführung einer internen Qualitätskontrolle sowie die regelmäßige Teilnahme an externen Ringversuchen empfohlen.

➤ Kap. 24, „Aktivierte partielle Thromboplastinzeit (aPTT)“.

Störgrößen:

- Zellzerfallsprodukte (Membranphospholipide; → Tests falsch negativ),
- Heparin in hoher Plasmakonzentration (> 2 U/mL; → Tests nicht aussagefähig),

- Hirudin (→ Tests nicht aussagefähig),
- andere Antikoagulanzien mit Anti-Xa- oder Anti-IIa-Wirkung (→ Tests nicht aussagefähig).

Referenzbereiche

Stark abhängig vom Testprinzip, vom Hersteller des Testkits und teilweise auch von der einzelnen Reagenzcharge. Oft wird eine Ratio (z.B. Gerinnungszeit im phospholipidarmen Suchtest, geteilt durch Gerinnungszeit im phospholipidreichen Bestätigungstest) oder ein aus den gemessenen Zeiten errechneter Inhibitionsindex angegeben. Manche Laboratorien teilen wegen möglicher Chargenschwankungen keine Zahlenwerte, sondern ein abgestuftes qualitatives Ergebnis mit (z.B. „nicht nachweisbar", „grenzwertig", „schwach positiv", „positiv", „stark positiv").

Beurteilung

- Der Laborbefund bezüglich Lupus-Antikoagulanzien muss stets zusammen mit den Befunden der immunologischen Tests (Anti-Cardiolipin und Anti-β_2-Glykoprotein I; Antikörperklasse IgG oder IgM) und dem klinischen Bild interpretiert werden.
- Ein positiver Befund sollte unbedingt im Verlauf kontrolliert werden, da Lupus-Antikoagulanzien oft passager im Rahmen einer Grunderkrankung auftreten können, z.B. auch bei banalen Infekten, insbesondere bei Kindern. Nur ein persistierender positiver Befund ist klinisch relevant.
- Die klinische Wertigkeit verschiedener Befundkonstellationen (Lupus-Antikoagulanzien-Nachweis mit oder ohne Nachweis von Antiphospholipidantikörpern in immunologischen Tests sowie IgG- vs. IgM-Antikörper) ist derzeit wegen kontroverser Datenlage nicht gut gesichert. Bei Patienten mit Thromboseneigung (Antiphospholipidsyndrom) werden teils nur Lupus-Antikoagulanzien, teils nur immunologisch nachweisbare Antiphospholipidantikörper, teils beides gefunden.
- Generell gelten schwach positive und passagere Befunde sowie reine IgM-Antikörper als klinisch wenig relevant, während persistierende, eindeutig positive Befunde auch ohne immunologischen Nachweis von Antiphospholipidantikörpern für ein erhöhtes Thromboserisiko sprechen.
- Beim habituellen Abort ist eine Assoziation mit Anti-Cardiolipin-Antikörpern gesichert; die Bedeutung von Lupus-Antikoagulanzien ohne Nachweis von Anti-Cardiolipin-Antikörpern wird kontrovers diskutiert.

Lutropin (€€)

Martin Bidlingmaier

Synonyme: Luteinisierendes Hormon, LH.

Das luteinisierende Hormon (LH) gehört zusammen mit TSH, FSH und hCG zu einer strukturell eng verwandten Gruppe von Glykoproteinhormonen. Allen gemeinsam ist eine α-Kette, während die biologische Spezifität durch die jeweils unterschiedliche β-Kette determiniert wird. Die starke Homologie der Hormone einerseits und die variable Glykosylierung andererseits führen zu spezifischen analytischen Problemen.

Indikationen

- Beurteilung von Zyklusstörungen,
- Sterilitätsdiagnostik,
- Diagnostik der Hypophysenfunktion.

Präanalytik

Untersuchungsmaterial: Die Bestimmung kann aus Serum, Heparin- oder EDTA-Plasma erfolgen.

Stabilität: LH ist im Blut und Serum/Plasma ungekühlt sieben Tage, bei 4 °C bis zu fünf Tage, eingefroren bis zu einem Jahr stabil.

Einflussgrößen

Die Sekretion von LH ist pulsatil. Ferner ist sie deutlich zyklusabhängig, was bereits bei der Blutentnahme berücksichtigt werden sollte: Die Basaldiagnostik bei noch vorhandener Menstruation sollte in den ersten Tagen des Zyklus erfolgen, während eine Beurteilung der ovulatorischen Reifung eine bzw. mehrere Blutentnahmen in der Zyklusmitte erfordert. Ca. 30 Stunden nach dem LH-Anstieg erfolgt die Ovulation.

Ovulationshemmer und GnRH-Analoga führen zu erniedrigten LH-Werten.

Analytik

Es kommt ein breites Spektrum von kompetitiven Immunoassays sowie immunometrischen Assays zur Anwendung. Die Standardisierung sollte auf den aktuellen 2nd International Standard (NIBSC code 80/552) Bezug nehmen, der die ältere 1st IRP 68/40 ersetzt. Ergebnisse werden in International Units (IU) angegeben. Aufgrund der interindividuell stark unterschiedlichen Glykosylierungsmuster, deren unterschiedliche Erkennung durch verschiedene Antikörper, der variablen Kreuzreaktivität mit der freien α-Kette sowie der unterschiedlichen Referenzpräparationen können teilweise deutliche Abweichungen in den Messergebnissen unterschiedlicher Labors auftreten. Zwar haben die Standardisierungsbemühungen in den letzten Jahren zu einer besseren Vergleichbarkeit der Ergebnisse verschiedener Methoden geführt, methodenspezifische Referenzbereiche sind aber noch immer zu empfehlen. Sie bewahren jedoch nicht vor Fehlinterpretationen von Extremwerten, die durch Interferenzen oder individuelle, genetisch bedingte Glykosylierungsvarianten hervorgerufen werden können.

Qualitätskriterien: Derzeit liegen keine Angaben nach RiLiBÄK vor; die medizinischen Bedürfnisse haben zu folgenden praktischen Empfehlungen geführt, die analog in Ringversuchen in Deutschland angewandt werden. Bezugsgröße ist ein methodenspezifischer Sollwert:

- Maximal zulässige Abweichung des Einzelwerts: 10%.
- Maximal zulässige Abweichung beim Ringversuch: 20%.

Referenzbereiche

Aufgrund der geschilderten analytischen Probleme ist eine methodenabhängige Angabe von Referenzbereichen zu empfehlen.

Bei Bezug auf den aktuellen internationalen Referenzstandard wurden folgende Angaben gemacht:

Knaben, präpubertär	0,2–0,8 IU/L
Mädchen und Frauen, Follikelphase	0,5–15 IU/L
Frauen, Ovulationsphase	14,0–95,5 IU/L
Frauen, Lutealphase	1,0–11,4 IU/L
Frauen, postmenopausal	8,0–58,5 IU/L
Männer	1,7–8,6 IU/L

Beurteilung

Chronisch erhöhte LH-Werte finden sich bei primärer Ovarialinsuffizienz. Hochnormale oder leicht erhöhte LH-Werte bei normalen FSH-Werten sind beim polyzystischen Ovar (PCO) zu finden.

Sind die LH-(und FSH-)Werte bei Amenorrhö erniedrigt, deutet dies auf eine sekundäre Ovarialinsuffizienz hin. Letztere kann hypophysären oder hypothalamischen Ursprungs sein, jedoch auch durch Mangelernährung, psychische Störungen etc. verursacht sein.

Analog finden sich erhöhte LH-Spiegel beim Mann bei Störung der Testosteronproduktion durch primäre Schädigung des Hodengewebes, während erniedrigte bis nicht nachweisbare LH-Werte auf eine hypothalamisch-hypophysäre Ursache des Hypogonadismus verweisen.

Lymphome, Immunphänotypisierung

➤ Kap. 24, „Immunphänotypisierung von Leukämien und Lymphomen".

Lymphozyten

➤ Kap. 24, „Differenzialblutbild, mechanisierte Differenzierung von Leukozyten".

Lysergsäurediethylamid (LSD)

➤ Kap. 24, „Drogensuchanalyse („Drogenscreening")".

Lysosomale Speicherkrankheiten (€€–€€€)

Claus Luley

Zu Präanalytik und Einflussgrößen ➤ Kap. 24, „Lipoproteine, allgemein".

Indikationen

Indikation ist der Verdacht auf eine lysosomale Speicherkrankheit. Leitsymptome sind je nach Erkrankung vor allem neurologische Ausfälle, Hepatosplenomegalie, Angiokeratome oder Gelenkbeschwerden, die häufig schon bei Kleinkindern belasteter Familien beobachtet werden.

Vor dem biochemischen Nachweis von Enzymdefekten sollten morphologische Untersuchungen von Speicherzellen vorgenommen werden. Charakteristisch sind z.B. „Gaucher-Zellen“ oder „Schaumzellen“ bei Morbus Niemann-Pick.

Präanalytik

Untersuchungsmaterial: Die meisten Enzymdefekte werden in Leukozyten oder Fibroblasten nachgewiesen; einige Enzyme können auch aus Serum bestimmt werden. EDTA-Blut kann nicht benutzt werden, weil EDTA einige Enzyme inhibieren kann.

Zur Anlage einer Fibroblastenkultur ist ein bohnengroßes Hautstück steril zu entnehmen und in sterilem Nährmedium zu versenden.

Die **Probenvorbereitung** ist diffizil und sollte mit dem kooperierenden Speziallabor abgesprochen werden (in Deutschland sind dies z.B. das Biochemische Labor der Kinderklinik der Universität Mainz oder das Institut für Biochemie II der Universität Göttingen). Die Leukozyten müssen aus Heparinblut (5%) gewonnen werden, das mit isotoner 5%iger Dextranlösung stabilisiert wird. Die Leukozyten des Buffy coat müssen mehrfach mit saurer NaCl-Lösung gewaschen werden. Sie werden umgehend eingefroren und auf Trockeneis versandt.

Analytik

Die verschiedenen Methoden zum Nachweis von Enzymdefekten nutzen überwiegend spezifische Substrate und können hier nicht detailliert beschrieben werden. Repräsentativ seien als Substrate das 4-Methyl-Umbelliferyl-β,D-Glukosid zur Messung der β,D-Glukosidase und das ^{14}C-Sphingomyelin zur Aktivitätsbestimmung der Sphingomyelinase genannt.

Beurteilung

Zur Beurteilung der spezifischen Analysenergebnisse sind unbedingt die Fachleute der Speziallaboratorien heranzuziehen.

M

Magnesium (€)

Heinz Fiedler

Magnesium (Mg) ist ein wichtiges intrazelluläres Kation, das mehr als 300 Enzyme aktiviert und an zahlreichen Stoffwechselvorgängen beteiligt ist (Phosphorylierung, Dephosphorylierung, oxidative Phosphorylierung, Na^+-K^+-ATPase, Protein- und Nukleinsäurebiosynthese). Von großer klinischer Bedeutung ist die kalziumantagonistische Wirkung des Magnesiums, es behindert den Eintritt von Kalzium in die glatte Gefäßmuskulatur und die Herzmuskelzelle.

Nur etwa 1% des Körperbestands von 20 g (0,82 mol) befindet sich im Blutplasma. Davon sind 55% in freier Form und 45% an Proteine oder Komplexbildner gebunden. Die Regulation der Magnesiumkonzentration im Plasma erfolgt hauptsächlich über die Niere in der aufsteigenden Henleschen Schleife.

Indikationen

- Kardiale Beschwerden wie Arrhythmie, Kammerflimmern und QT-Verlängerung, T-Abflachung und U-Welle im EKG sowie verstärkte Wirkung der Herzglykoside,
- neuromuskuläre Übererregbarkeit wie Tremor, gesteigerte Reflexe, (kalziumrefraktäre) Tetanie und Wadenkrämpfe,
- Hypokalziämie und Hypokaliämie in möglicher Kombination mit Hyperaldosteronismus, Hyperthyreose, Hyperparathyreoidismus und diabetischer Ketoazidose,
- Kontrolle unter Therapie mit Diuretika und nephrotoxischen Medikamenten sowie bei parenteraler Ernährung, Alkoholentzug, Malabsorption und lang dauernder Magnesiumtherapie.

Eine Ausscheidungsmessung im Urin gibt Auskunft über den aktuellen Speicher von Magnesium und wird auch im Rahmen einer Magnesiumbelastung verwendet.

Freies (ionisiertes) Mg^{2+} wird bei Polytransfusionen und Dysproteinämien bestimmt.

Präanalytik

Untersuchungsmaterial ist Serum oder besser Heparinplasma, da das intrazelluläre Magnesium der Thrombozyten bei Verwendung von Serum mit gemessen wird.

Zentrifugation innerhalb einer Stunde. Die **Stabilität** im Plasma oder Serum bei Raumtemperatur beträgt mindestens sieben Tage, bei –20 °C etwa ein Jahr. Urin sollte sofort nach Sammlung untersucht oder zur Aufbewahrung auf pH < 2 angesäuert werden.

Einflussfaktoren

Geringe Erhöhungen der Magnesiumkonzentration findet man nach längerer Stauung und bei Blutabnahme im Stehen sowie durch Hämolyse, da Erythrozyten eine dreifach höhere Magnesiumkonzentration besitzen. Die intraindividuelle Variabilität liegt bei 4%.

Analytik

Methode der Wahl und Referenzmethode ist die Atomabsorptionsspektralphotometrie, besonders im Urin. Im Routinebetrieb werden häufig Fotometrie (Titangelb oder Xylidylblau als Komplexbildner) und seltener Fluorimetrie oder enzymatische Methoden eingesetzt.

Ionisiertes Mg^{2+} kann mit ionensensitiven Elektroden gemessen werden.

Qualitätskriterien: Für den Messbereich von 0,3–3,5 mmol/L gelten im Plasma, Serum oder Vollblut die folgenden Kriterien, für Urin sind Erfahrungswerte analog eingesetzt:

- Maximal zulässige Abweichung des Einzelwerts: 7,5%, Urin 13%.
- Maximal zulässige Abweichung vom Referenzmethodenwert beim Ringversuch: 15%,Urin 26%.

Für ionisiertes Magnesium sind derzeit keine Kriterien definiert.

Referenzbereiche

Serum/Heparinplasma	
Gesamt-Mg	0,75–1,05 mmol/L (1,8–2,6 mg/dL)
Ionisiertes Mg	0,46–0,60 mmol/L (1,2–1,46 mg/dL)
Sammelurin	2,5–8,5 mmol/d (60–210 mg/24 h)
Spontanurin	1,7–5,7 mmol/L (41–138 mg/L)

Beurteilung

Erniedrigte Magnesiumkonzentrationen im Plasma/Serum sind häufig mit Erniedrigungen von Kalzium (neuromuskuläre Erregbarkeit) und/oder Kalium (kardiale Symptome) sowie mit Hypertonie verbunden.

Die Symptome sind

- **mit Hypokalzämie assoziiert:** Muskelschwäche, Spasmen (Darm, Ösophagus), Wadenkrämpfe,
- **mit Hypokaliämie assoziiert:** EKG-Veränderungen, Rhythmusstörungen, Tachykardien,
- zerebrale Symptome: Apathie oder erhöhte Erregbarkeit, Verwirrtheit, Nystagmus, Vertigo.

Die Ursachen der Hypomagnesiämie sind

- renale Verluste (Magnesiurie > 5,5 mmol/L):
  - Diuretika, nephrotoxische Medikamente (Aminoglykoside, Cisplatin, Ciclosporin), nephrotisches Syndrom,
  - Hyperaldosteronismus, Syndrom der inadäquaten ADH-Sekretion,
  - Hyperkalziurie, primärer Hyperparathyreoidismus, Hyperthyreose,
- gastrointestinale Verluste:
  - Morbus Crohn, Colitis ulcerosa, Laxanzien,
  - Malabsorption,
- verminderte Zufuhr:
  - Malnutrition, Alkoholismus,
  - parenterale Ernährung,
- Magnesium-Shift in den Intrazellularraum,
  - Einlagerung in Knochen (hungry bone) nach Parathyreoidektomie,
  - akute Pankreatitis,
  - Gravidität (Volumendilatation).

Echte **Mangelzustände** sind schwer aus den Konzentrationsbestimmungen im Serum zu ermitteln, denn nur 1% des Magnesiumbestands befindet sich im Plasma. Auch die Magnesiumbestimmung in den Blutzellen hilft nur begrenzt weiter, da die Korrelation zum Magnesiumgehalt in Skelett- und Herzmuskel schlecht ist. Eine renale Magnesiumausscheidung unter 0,5–1,0 mmol/d ist bei normaler Nierenfunktion ein Indikator für einen alimentären Magnesiummangel.

Zur Bestätigung eines Mangels kann eine Magnesiumbelastung (Infusion von 730 mg Magnesiumsulfat über zwölf Stunden) durchgeführt werden. Beträgt die Retention mehr als 55% (365 mg), liegt wahrscheinlich ein Magnesiummangel vor. Kontraindikationen des Tests sind Niereninsuffizienz und Hyperkalzämie. Laxanzien, Diuretika und magnesiumhaltige Präparate müssen 48 Stunden vor dem Test abgesetzt werden.

Hypermagnesiämien findet man bei

- terminaler Niereninsuffizienz,
- Gabe von magnesiumhaltigen Antazida und Klysmen,
- Freisetzung aus dem Intrazellularraum bei Rhabdomyolyse, Zytostatikatherapie, Verbrennungen und Traumata,
- (Prä-)Eklampsie.

Toxische klinische Symptome treten oberhalb 2,5 mmol/L (> 6,1 mg/dL) Magnesium ein: Hyporeflexie, Nausea, Erbrechen, Hypotonie und Hypervolämie. Konzentrationen über 5,0 mmol/L (> 12,2 mg/dL) führen zu Atemdepression und Herzstillstand. Als Therapie kommen intravenöse Kalziuminfusionen und/oder Dialyseverfahren infrage.

Die Magnesiumbestimmung im Urin kann zur Ursachenfindung von **Konzentrationsänderungen im Plasma/Serum** beitragen. Bei rezidivierenden Nierensteinen soll die antilithogene Magnesiumausscheidung über 3 mmol/d (> 70 mg/24 h) liegen (➤ Kap. 24, „Harnsteinmetaphylaxeprogramm“).

α_2-Makroglobulin im Urin

➤ Kap. 24, „Hämaturiedifferenzierung und α_2 -Makroglobulin“.

Makrophagenfunktionstests

➤ Kap. 24, „Granulozyten- und Makrophagenfunktionstests“.

Marker der Knochenformation (€€–€€€)

Heinrich Schmidt-Gayk

Inhalte: Knochenspezifische alkalische Phosphatase, Osteocalcin, PINP und PICP.

Es werden bevorzugt die Osteoblasten-Aktivitätsmarker knochenspezifische alkalische Phosphatase (bone alkaline phosphatase, Bone ALP, BAP, „Ostase“), PINP (Prokollagen Typ I N-terminales Propeptid) und Osteocalcin (OC) gemessen.

Alkalische Phosphatase (AP) (€)

Die Evaluierung des Knochenanbaus ist durch die Messung osteoblastentypischer Sekretionsprodukte im Serum möglich. Die in vielen Geweben exprimierte AP kommt in hoher Konzentration in aktiven Osteoblasten vor und wird bei der osteoblastären Knochenbildung in die Zirkulation abgegeben. Bei Gesunden ist etwa die Hälfte der zirkulierenden AP osteoblastären Ursprungs, während der Rest von der Leber synthetisiert wird. ➤ Kap. 24, „Alkalische Phosphatase (AP), Alkalische Phosphatase – Isoenzyme“.

Knochenspezifische alkalische Phosphatase (bone-specific alkaline phosphatase, BAP) (€€)

Da oft die Hälfte der AP aus Nicht-Skelettquellen stammt, kann die AP (Gesamt-AP, „total AP“, „tAP“) keine hohe Sensitivität und Spezifität für die Knochenformation aufweisen. Um diskrete Veränderungen des Knochenstoffwechsels zu erfassen, z.B. postmenopausal, bei renaler Osteopathie oder nach Glukokortikoidgaben (z.B. nach Transplantation), wird neben der AP die BAP zur Bestimmung empfohlen. In einer Studie stieg die AP nach der Menopause um 24%, die BAP (immunoradiometrischer Assay, IRMA) um 77% ($p < 0{,}001$), als Z-Score ausgedrückt (= Vielfaches der Standardabweichung über dem Mittelwert prämenopausaler Frauen) stieg die tAP um 0,9 und die BAP um 2,2 ($p < 0{,}001$).

Indikationen

- Einmalig bei Frauen mehr als zwei Jahre nach der Menopause,
- Verdacht auf Osteoporose,
- Verdacht auf renale Osteopathie,
- primärer Hyperparathyreoidismus,*
- Mangel an Vitamin D,*
- hypophosphatämische Rachitiden* (X-linked hypophosphatemia [XLH], autosomal-dominante

hypophosphatämische Rachitis [ADHR], vitamin D-dependent rickets [gestörte 1α-Hydroxylase, VDDR], vitamin D-resistent rickets [Rezeptordefekt für Calcitriol, VDRR], Fanconi-Syndrom),
- onkogene Osteomalazie,*
- nach Organtransplantation, speziell Nierentransplantation,*
- Überwachung des Prostatakarzinoms zur Erkennung osteoblastärer Metastasen,
- Verdacht auf Knochenmetastasen bei Malignomen (Bronchus, Mamma),
- Hyperphosphatasie,
- Hypophosphatasie,

(* Erkrankungen mit Hypophosphatämie)

Präanalytik

Untersuchungsmaterial: Die BAP kann aus Serum oder Heparinplasma bestimmt werden. Sie weist praktisch keine Tagesrhythmik auf, Blut kann also jederzeit abgenommen werden.

Die **Stabilität** beträgt im Vollblut vier Tage, im Plasma/Serum sieben Tage bei Raumtemperatur, einen Monat bei 4–8 °C und über ein Jahr bei –20 °C. EDTA-Plasma ist nicht verwendbar, da hierin durch Magnesium- und Kalziumbindung eine vollständige Inaktivierung der BAP eintritt.

Einflussgrößen

Vitamin-D-Zufuhr bei vorliegendem Mangel führt in den ersten Wochen zu weiterer Erhöhung der BAP. AP und BAP zeigen intraindividuell sehr geringe Streuungen von Tag zu Tag (intraindividuelle VKs um 6–8% innerhalb eines Monats). Sie sind im Regelfall so gering, dass an ihren Werten z.B. Probenverwechslungen erkannt werden können.

Bei Langzeituntersuchungen werden oft höhere intraindividuelle Streuungen gefunden, was vermutlich auf den verbreiteten Vitamin-D-Mangel im Winter in Mittel- und Nordeuropa zurückzuführen ist. Dadurch kommt es mit Verzögerung zu Anstiegen bzw. Schwankungen der BAP.

Analytik

Zur Differenzierung der Isoenzyme wurden verschiedene Verfahren entwickelt wie Hitzeinaktivierung, chemische Inhibition, Elektrophorese, Weizenkeim-Lektin(WKL)-Präzipitation und Immunoassays. Die Stärke der Elektrophorese liegt darin, einen Überblick über die verschiedenen Isoenzyme zu erhalten, während WKL-Präzipitation und Immunoassays ihre Stärke in der Quantifizierung des Knochenisoenzyms haben.

Die Bestimmung wird jedoch heute weitgehend mit Immunoassays durchgeführt. Weit verbreitet ist der Test Access® Ostase, dieser wird (auf dem Gerät Access der Firma Beckman Coulter) automatisiert durchgeführt. Dabei werden eine gute Präzision und eine gute Richtigkeit erzielt. Ein Nachteil aller immunologischen Verfahren liegt darin, dass die Tests nicht zu 100% spezifisch für die BAP sind: die verwendeten monoklonalen Antikörper sind nicht vollständig knochenspezifisch (Kreuzreaktion gegen Leber-AP um 10%). Die Immunoassays für die BAP weisen eine gute Brauchbarkeit bei Patienten ohne Lebererkrankung auf.

Qualitätskriterien: Die interne und externe Qualitätskontrolle sollte analog den Richtlinien der Bundesärztekammer (RiLiBÄK) erfolgen, der Parameter sollte daher in keinem Fall schlechter sein als der Immunoassay für ein anderes gängiges Protein (Beispiel α-Fetoprotein, AFP):

Maximal zulässige Abweichung des Einzelwerts: 17%.

Bei Ringversuchen (UK NEQAS for bone metabolism, Dept. Immunology, PO Box 894, Sheffield S57YT, United Kingdom) werden Variationskoeffizienten (VKs) unter 10% für die Ringversuchsteilnehmer erzielt. Dies entspricht einer maximal zulässigen Abweichung von 30% (AFP derzeit 24%).

Durch Substitution von Tumorpatienten mit Vitamin D im Winterhalbjahr zur Vermeidung einer Vitamin-D-Mangelphase (z.B. 700–1000 IE Vitamin D_3 täglich von November bis April) könnte die BAP an Bedeutung für die Erkennung von Knochenmetastasen gewinnen (z.B. beim Prostata- und Mammakarzinom).

Anmerkung: Durch Vermeiden der Vitamin-D-Mangelphase im Winter werden die jahreszeitlichen Schwankungen der Knochenmarker vermieden. Allerdings wird im Winterhalbjahr durch tägliche Gabe von 1000 IE Vitamin D_3 die untere Norm von 25-Hydroxy-Vitamin D von 20 µg/L nicht immer erreicht (➤ Kap. 24, „Vitamin D“).

Referenzbereiche

Für BAP (Access® Ostase):

Werden nur Erwachsene mit ausreichender Versorgung an Vitamin D untersucht (25-Hydroxy-Vitamin D > 25 µg/L), liegt die BAP bei Männern unter 65 Jahren und prämenopausalen Frauen zwischen 6 und 14 µg/L (5. bis 95. Perzentile).

Beurteilung

Nach der Menopause und bei älteren Männern werden oft Werte über 14 µg/L beobachtet (95. Perzentile postmenopausaler Frauen bei 25 µg/L). Diese Werte zeigen vermehrte Reparaturvorgänge der Knochen und häufig auch eine suboptimale Versorgung mit Vitamin D an. Im höheren Alter ist eine suboptimale Versorgung mit Vitamin D in Mitteleuropa die Regel, sodass die BAP z.B. 30 Jahre nach der Menopause oft noch weiter ansteigt. Werte über 14 µg/L sind also abklärungsbedürftig.

Die BAP reagiert im Allgemeinen relativ träge (biologische Halbwertszeit zwischen 9 und 18 Stunden): Bei einem Mangel an Vitamin D beobachtet man nicht sofort einen Anstieg der BAP, sondern oft erst, wenn der Vitamin-D-Mangel mehr als sechs Monate besteht. Wird der Vitamin-D-Mangel beseitigt, steigt die BAP in den ersten Wochen nach Vitamin-D-Gabe oft noch weiter an, um dann im Lauf von sechs bis zwölf Monaten in den Normalbereich zurückzukehren.

Nach Frakturen oder Polytraumen sieht man in den ersten fünf Tagen ein Absinken der BAP im Serum und danach Anstiege, die bei größeren Frakturen nach 100 Tagen noch nicht normalisiert sind und oft erst nach einem Jahr die Ausgangswerte erreichen.

Nach Natriumfluoridgabe zur Behandlung einer Osteoporose sieht man Anstiege der BAP (NaF stimuliert die Osteoblasten). Glukokortikoide führen innerhalb von 24 Stunden zu einem Absinken von PINP und Osteocalcin (etwa um 50% nach 1 g Methylprednisolon i.v.), aber erst nach Wochen zu einem Absinken der BAP. Nach Bisphosphonaten (z.B. Alendronat) wird ein neues, tieferes Plateau nach sechs Monaten erreicht, nach Hormonsubstitution (Östrogen oder Östrogen und Gestagen) wird ein tieferes Plateau nach zwölf Monaten erreicht.

Bewertung von BAP im Vergleich zu anderen Formationsmarkern:

- Die **Vorzüge** der BAP liegen im Vergleich zu Osteocalcin (OC) in der besseren Stabilität, Unabhängigkeit von der Nierenfunktion, besserem Ansprechen bei Morbus Paget und geringer Tagesrhythmik.
- Ein **Nachteil** der BAP liegt in dem im Vergleich zu Osteocalcin geringeren und späteren Absinken im Serum bei Gabe von Glukokortikoiden (Suppression der Osteoblastenaktivität), ferner in der nicht vollständigen Knochenspezifität.

Osteocalcin (OC, bone GLA protein, BGP) (€€€)

Osteocalcin ist ein Vitamin-K-abhängig synthetisiertes Peptid aus 49 Aminosäuren mit einem Molekulargewicht von 5800 D, das überwiegend von aktiven Osteoblasten während der Matrixmineralisierungsphase gebildet und zum größten Teil in die organische Knochenmatrix eingebaut wird. Ein kleiner Anteil gelangt in die Zirkulation und wird dort rasch proteolytisch abgebaut. Osteocalcinfragmente aus der Knochenmatrix gelangen auch bei der Knochenresorption in die Zirkulation, sodass sich die Osteocalcinkonzentration im Serum häufig nicht nur im Sinne einer gesteigerten Knochenbildung, sondern eher im Sinne eines gesteigerten Knochenumbaus interpretieren lässt. Osteocalcin ist weitgehend knochenspezifisch, ein kleiner Anteil liegt auch in Megakaryozyten und Thrombozyten vor. Die Funktion des Osteocalcins als Bestandteil der organischen Knochenmatrix und als Genprodukt in Megakaryozyten und Thrombozyten liegt vermutlich darin, dort Kalzium zu binden.

Indikationen

Die Bestimmung von Osteocalcin kann zur Erkennung der Bremsung der Osteoblastenaktivität nach Glukokortikoidgabe eingesetzt werden, da Osteocalcin unter Glukokortikoiden rasch und stark im Serum oder Plasma absinkt. Ferner kann ein high turnover bei renaler Osteopathie erfasst werden, da Osteocalcin hier den Turnover (Anbau und Abbau, s.u.) relativ gut wiedergibt.

Präanalytik

Untersuchungsmaterial: Osteocalcin kann aus Serum und Plasma ohne Unterschied der Ergebnisse gemessen werden. EDTA-Plasma wurde zur Stabilisierung empfohlen. Einige Nachweise vertragen kein EDTA-Plasma, da EDTA Kalzium bindet und die Struktur von Osteocalcin beeinflusst. Freigesetztes Osteocalcin wird rasch metabolisiert, etwa ein Drittel bleibt als intaktes Molekül erhalten, ein Drittel ist ein großes N-terminales Fragment des Osteocalcins (Aminosäuren 1 bis 43), ein Drittel liegt vor als mittregionale und kleinere Fragmente.

Blutentnahme morgens nüchtern vor 8:30 Uhr, da eine ausgeprägte *Tagesrhythmik* mit hohen Werten nachts und tiefen Werten nachmittags besteht. *Monatsrhythmik:* Bei prämenopausalen Frauen finden sich signifikant höhere Spiegel zur Zeit der Lutealphase. *Saisonale Rhythmik:* Da im Winter bei schlechter Versorgung mit Vitamin D höhere Abbauraten am Knochen beobachtet werden und ein Vitamin-D-Mangel auch die Osteoblasten stimuliert, werden die höchsten Osteocalcinwerte im Februar und die niedrigsten im Juli beobachtet.

Stabilität: Der Nachweis von N-MID-Osteocalcin zeigt für EDTA-Plasma eine relativ gute Stabilität (zwei Tage bei Raumtemperatur, vier Tage bei 4 °C, ein Jahr bei −20 °C), da er intaktes Osteocalcin sowie das stabile N-MID-Fragment erfasst. In Serum ist N-MID-Osteocalcin nicht hinreichend stabil (20–50% Abbau in 48 Stunden). Für den Nachweis von intaktem Osteocalcin sollen die Abtrennung von Serum oder Plasma und das Deponieren der Probe im Gefrierfach innerhalb einer Stunde erfolgt sein. Die Stabilität kann erhöht werden durch Zusatz von 2500 KIU/mL Aprotinin.

Analytik

Qualitätskriterien: Mittlerer intraindividueller VK 13%, Bereich 7–27% (wahrscheinlich durch strenge Beachtung der Präanalytik zu verkleinern).

Störgrößen: Lipämie vermindert die Resultate, da z.T. eine Bindung von Osteocalcin an Lipide erfolgt. Hämolyse ist zu vermeiden, da in hämolytischen Proben bis zu 90% Abbau berichtet wurden.

Referenzbereiche

Für N-MID-Osteocalcin:

Männer > 30 bis 50 Jahre	14–42 μg/L
Männer > 50 bis 70 Jahre	14–46 μg/L
Frauen prämenopausal	11–43 μg/L
Frauen postmenopausal	15–46 μg/L

Referenzintervalle für andere Nachweise abweichend.

Beurteilung

Osteocalcinspiegel sind wie alle Marker des Knochenstoffwechsels bei Kindern höher als bei Erwachsenen. Osteocalcin korreliert bei Kindern mit der Wachstumsgeschwindigkeit, daher gibt es einen Peak während der Pubertät. Während z.B. CrossLaps (CTX) nach der Menopause relativ konstant höher liegt als prämenopausal, zeigt sich für Osteocalcin bei Frauen ein vorübergehender Anstieg in der Zeit nach der Menopause.

Ein Vorteil des Osteocalcins im Vergleich zur BAP liegt in der stärkeren und rascheren Reaktion (Suppression der Osteoblastenaktivität) bei Gabe von Glukokortikoiden, ein Nachteil in der Abhängigkeit von der GFR. Da Osteocalcinfragmente renal ausgeschieden werden, können erhöhte Osteocalcinkonzentrationen auch durch eine eingeschränkte renale Clearance verursacht werden. Außerdem spricht Osteocalcin geringer bei Morbus Paget an und ist nicht vollständig knochenformationsspezifisch.

Prokollagen Typ I N-terminales Propeptid (PINP) (€€€)

Die von den Osteoblasten gebildete Knochenmatrix besteht zu ca. 90% aus Kollagen Typ I, das als Prokollagen mit großen N- und C-terminalen Domänen sezerniert wird. Extrazellulär erfolgt die proteolytische Abspaltung dieser N- und C-terminalen Domänen als Voraussetzung für die korrekte Kollagenfibrillenbildung, sodass die Serumkonzentrationen dieser Propeptide als Parameter der Synthese von Kollagen Typ I dienen können. Das C-terminale Propeptid (Molekulargewicht 100 kD) und das N-terminale Propeptid (Molekulargewicht 35 kD) sind mit immunometrischen Verfahren in Serum und Körperflüssigkeiten gut messbar. Da Kollagen Typ I auch in der Haut gebildet wird, ist die Bestimmung der carboxy- und aminoterminalen Propeptide von Prokollagen Typ I kein exklusiver Marker für die osteoblastäre Knochenbildung und muss zusammen mit dem klinischen Bild, der Knochenhistologie und weiteren Knochenstoffwechselparametern interpretiert werden. Allerdings ist der Knochenumsatz des Kollagen Typ I sehr viel höher als der Umsatz in der Haut (zumindest bei unverletzter, normaler Haut), sodass dadurch eine hohe Knochenspezifität gegeben ist. PINP und PICP werden beide von Leberendothelzellen aus der Zirkulation entfernt, die Halbwertszeit ist kurz. Trotz des Molekulargewichts von 35 kD wird PINP nicht nennenswert glomerulär entfernt, Form und Ladung verhindern eine glomeruläre Elimination. Obwohl Leberendothelzellen beide Propeptide aus der Zirkulation entfernen, ist der Aufnahmemechanismus verschieden, sodass die beiden Propeptide meistens nicht in äquimolarer Konzentration im Serum vorliegen, obwohl sie theoretisch in äquimolarer Form gebildet werden sollten. PINP zeigt eine betontere Antwort auf die Menopause als PICP. Bei aktivem Morbus Paget oder aggressivem Mammakarzinom können bis zu sechsfach höhere molare Überschüsse von PINP im Vergleich zu PICP im Serum gefunden werden. PICP hat bisher keinen Eingang in die klinische Diagnostik gefunden, es soll daher im Folgenden nicht weiter behandelt werden.

Nach Gabe von Glukokortikoiden sinken PINP und Osteocalcin rasch (innerhalb von 24 Stunden) im Serum oder Plasma ab, während die BAP erst nach Monaten absinkt.

Serum-PINP wird bei einer Dialysebehandlung nicht entfernt, die Spiegel korrelieren hochsignifikant ($p < 0{,}001$) mit BAP ($r = 0{,}723$), Osteocalcin ($r = 0{,}739$) und intaktem Parathormon ($r = 0{,}652$; Ergebnisse mit dem ECLIA von Roche Diagnostics, Mannheim). PINP weist bei Dialysepatienten einen höheren Referenzbereich auf als bei Nierengesunden. Bei Dialysepatienten findet PINP einen zunehmenden Einsatz als Knochenformationsmarker, da es rasch (in Tagen) auf Änderungen von z.B. Parathormon reagiert, während die BAP oft erst nach Monaten Änderungen zeigt.

PINP hat sich im Vergleich zur BAP beim Prostatakarzinom als leicht überlegener Marker für die Erfassung osteoblastärer Knochenmetastasen herausgestellt. Man muss jedoch beachten, das ältere Männer im Winter oft auch einen Mangel an Vitamin D aufweisen, der ebenfalls zu erhöhten PINP-Spiegeln führen kann.

Beim Morbus Paget zeigte sich PINP der tAP im Serum etwa gleichwertig (der Korrelationskoeffizient war hoch mit $r = 0{,}80$, $p < 0{,}001$), in frühen Stadien des Morbus Paget zeigte sich PINP leicht überlegen (Bonnin et al. 1998). Osteocalcin dagegen zeigt die Aktivität des Morbus Paget schlecht an.

Indikationen

- Prostatakarzinom (osteoblastäre Knochenmetastasen),
- Dialysepatienten (Erfassen des Knochen-Turnover),
- Glukokortikoidtherapie (Erfassen der Bremsung der Osteoblasten),
- Osteoporosepatienten (Erfassen der Osteoblastenfunktion),
- Morbus Paget (Erfassen des Ausmaßes von Befall und Aktivität).

Präanalytik

Untersuchungsmaterial: Blutentnahme zur Gewinnung von Serum oder (Heparin- oder EDTA-)Plasma morgens nüchtern möglichst vor 8:30 Uhr (spätestens 9:00 Uhr).

Stabilität: 24 Stunden bei Raumtemperatur, 48 Stunden bei 4–8 °C, ein Jahr bei –20 °C.

Einflussgrößen

Keine erkennbare Tagesrhythmik bei Kindern (Wolters et al. 2001), jedoch ungefähr 15% höhere Konzentrationen um 5:00 Uhr (Gipfel) als um 17:00 Uhr (Talspiegel; Ahmad et al. 2003).

Geringfügige Jahresrhythmik: Etwa 10% höhere Konzentrationen im Winter und Frühling (zur Zeit niedriger Vitamin-D-Spiegel) als in Sommer und Herbst (Blumsohn et al. 2003).

Anmerkung: Durch Vermeidung des weitverbreiteten Vitamin-D-Mangels im Winter ließe sich die

Aussagekraft des Markers für andere Erkrankungen erhöhen.

Analytik

Messung mit Elektrochemilumineszenz-Immunoassay (ECLIA), Radioimmunoassays oder ELISA.

Qualitätskriterien: Intraindividuelle VKs liegen um 8–10% für PINP und PICP. Es werden daher Kriterien von anderen Immunoassays verwendet (➤ Kap. 24, „Marker der Knochenformation" – „Knochenspezifische alkalische Phosphatase [bone-specific alkaline phosphatase, BAP])".

Referenzbereiche

PINP (Nierengesunde)[1]	15–59 µg/L
PINP (Dialysepatienten mit normalem Turnover)[2]	50–400 µg/L

[1] Bei postmenopausalen Frauen ohne Hormonsubstitution werden z.T. Serumspiegel über 59 µg/L gefunden. Diese sind jedoch im Sinne vermehrter Reparaturvorgänge bei gesteigertem Knochenabbau zu interpretieren, da bei postmenopausalen Frauen mit Hormonsubstitution die 95. Perzentile wieder bei 59 µg/L liegt.

[2] Diese Patienten hatten ein intaktes PTH im EDTA-Plasma unter dem Dreifachen der oberen Normalbereichsgrenze und keine anderen erhöhten Marker des Knochenstoffwechsels (BAP, TRACP 5b, CTX), sodass ein normaler Turnover anzunehmen ist.

Die Angaben enthalten die 5. bis 95. Perzentilen und gelten für den Test von Roche Diagnostics, Mannheim.

Beurteilung

Die Beurteilung ist ähnlich wie bei der BAP (s.o.), jedoch nicht identisch. PINP reagiert rasch, während die BAP außerordentlich träge reagiert, z.B. auf die Gabe von Glukokortikoiden.

Es ist zum heutigen Zeitpunkt nicht gesichert, ob die BAP für die Routine durch PINP vollständig ersetzt werden kann, da unterschiedliche Osteoblastenfunktionen erfasst werden. Auch sind die Störungen, z.B. durch HAMA, nicht identisch. Ferner gibt es seltene Knochenerkrankungen, z.B. die Hypophosphatasie, für die kaum genügende Fallzahlen bezüglich des Verhaltens von BAP zu PINP untersucht werden können. Auch werden Osteocalcin, BAP und PINP in verschiedenen Reifungsphasen der Osteoblasten gebildet.

LITERATUR

Ahmad AM, Hopkins MT, Fraser WD, Ooi Cg, Durham BH, Vora JP. Parathyroid hormone secretory pattern, circulating activity, and effect on bone turnover in adult growth hormone deficiency. Bone 2003;32:170–9.

Blumsohn A, Naylor KE, Timm W, Eagleton AC, Hannon RA, Eastell R. Absence of marked seasonal change in bone turnover: A longitudinal and multicenter cross-sectional study. J Bone Miner Res 2003;18:1274–81.

Bonnin MR, Moragues C, Nolla JM, Liron FJ, Roig-Escofet D, Navarro MA. Evaluation of circulating type I procollagen propeptides in patients with Paget's disease of bone. Clin Chem Lab Med 1998;36:53–5.

Wolthers OD, Heuck C, Heickendorff L, Diurnal variations in serum and urine markers of type I and type III Collagen turnover in children. Clin Chem 2001;47:1721–2.

Marker der Knochenresorption (€€–€€€)

Heinrich Schmidt-Gayk

Inhalte: Pyridinoline im Urin, N-terminale Crosslinks (NTX), Kollagen Typ I C-terminales Telopeptid (ICTP), C-terminale Crosslinks (CTX), tartratresistente saure Phosphatasen (TRACP).

Hydroxyprolinausscheidung im Harn

Wegen der mangelnden Spezifität für den Knochen und die Knochenresorption ist die Bestimmung von Hydroxyprolin im Urin heute obsolet.

Pyridinoline (Pyridinium-Crosslinks) im Harn

Im Rahmen einer Reifung der Kollagenmatrix werden die Kollagenfasern zunehmend kovalent durch Einfügung von Hydroxypyridiniumderivaten, sog. Crosslinks, verknüpft. Dieser Verknüpfungsprozess ist hinsichtlich der Konzentration der eingebauten Verknüpfungen und des verwendeten Hydroxypyridiniumderivats gewebespezifisch. Das Hydroxypyridiniumderivat Pyridinolin (PYD) kommt vor allem im Kollagengerüst von Knorpel, Knochen, Sehnen und perivaskulär vor, während Desoxypyridinolin (DPD) ausschließlich im Kollagengerüst von Knochen und Dentin eingebaut wird. Im Kollagengerüst der organischen Knochenmatrix liegen PYD und DPD in einem Verhältnis von 4:1 (physiologischer Bereich um 3:1 bis 5:1) vor. Da PYD und DPD nur in bereits gereiften Kollagengerüsten und zudem nicht im Kollagengerüst der Haut vorliegen, kann die Bestimmung der renalen Ausscheidung von PYD und insbesondere von DPD als ein spezifischer Parameter für die quantitative Beurteilung der Knochenresorption dienen.

Freies und gesamtes Pyridinolin und Desoxypyridinolin (€€€)

Da die Osteoklasten aus dem Knochenkollagen in erster Linie quervernetzte Telopeptide und andere Peptide freisetzen, steigt Gesamtpyridinolin (tPYD) und Gesamtdesoxypyridinolin (tDPD) postmenopausal stärker an als freies PYD (fPYD) oder freies DPD (fDPD). Auch unter Hormonsubstitution nach der Menopause sinken Gesamtpyridinolin (tPYD) und Gesamtdesoxypyridinolin (tDPD) stärker ab als freies PYD (fPYD) oder freies DPD (fDPD). Je stärker der Knochenabbau ist, desto geringer ist der prozentuale Anteil von freiem DPD. Zwar korrelieren gesamtes DPD und freies DPD, aber durch den abnehmenden Anteil des freien DPD bei zunehmender Gesamtausscheidung verliert der Nachweis für freies DPD an Bedeutung gegenüber der Gesamtausscheidung. Gleiches gilt für die Messung von gesamtem und freiem PYD. Daher wird die Messung des gesamten PYD (total PYD, tPYD) und von gesamtem DPD (total DPD, tDPD) favorisiert.

Indikationen

- Feststellung eines gesteigerten Knochenabbaus, vor allem bei Tumorpatienten,
- Feststellung eines erhöhten tPYD/tDPD-Quotienten bei gesteigertem Knorpelabbau (Arthritis, Arthrose).

Präanalytik

Untersuchungsmaterial: Der erste Morgenurin zeigt einen größeren Anteil postmenopausaler Frauen als erhöht an im Vergleich zu später (z.B. vormittags) gewonnenen Proben. Andere Untersucher fanden, dass bei Osteoporose besonders nachts vermehrt Knochen abgebaut wird. Offenbar führt die körperliche Aktivität tagsüber zu einer Reduktion des gesteigerten Knochenabbaus. Der erste Morgenurin hat den weiteren Vorteil, dass höhere Peaks in den Chromatogrammen gefunden werden, daher ist die Präzision besser als bei später gewonnenen Proben.

Die **Stabilität** der Pyridinoline ist gut (drei Tage bei Raumtemperatur, eine Woche bei 4 °C, ein Jahr bei –20 °C).

Einflussgrößen

Außer der Tagesrhythmik gibt es, zumindest bei Frauen prämenopausal, auch eine monatliche Rhythmik und – besonders abhängig von der Vitamin-D-Versorgung – eine jahreszeitliche Rhythmik.

Die jahreszeitliche Rhythmik von 25-Hydroxy-Vitamin D (25[OH]D, Calcidiol) mit niedrigen Werten von Januar bis April führt zu einem leichten sekundären Hyperparathyreoidismus zu dieser Zeit und einem Anstieg der Ausscheidung an Gesamtdesoxypyridinolin (DPD).

Eine orale Hormonsubstitution (hormone replacement therapy, HRT) mit Östradiol bei Frauen nach der Menopause führt in der Leber zu stark vermehrter Synthese von sexualhormonbindendem Globulin (SHBG) und zu einem entsprechenden Anstieg von SHBG im Plasma. SHBG bindet Testosteron und Östradiol, dabei ist die Bindung von Testosteron fester als die von Östradiol. Es kommt dadurch zu einem Absinken des freien Testosterons und zu einem leichten, aber statistisch signifikanten Verlust an Muskelmasse, und damit zu niedrigeren Kreatininausscheidungen im Urin. Dadurch fallen die Quotienten von z.B. tDPD/Kreatinin z.T. leicht erhöht aus, ohne dass ein vermehrter Knochenabbau vorliegt. CrossLaps (CTX) im EDTA-Plasma wird nicht auf Kreatinin bezogen und zeigt die Knochenresorption bei Frauen unter HRT vermutlich korrekt an.

In einer Serie an über 600 Frauen unter verschiedenen Formen der HRT fanden wir, dass niedrig dosierte transdermale Pflaster (25 µg Östradiolabgabe pro Tag) in den meisten Fällen zu einem normalen tDPD-Kreatinin-Quotient im ersten Morgenurin führen. Es ist belegt, dass diese Form der HRT nicht zu einem Anstieg von SHBG führt. Daher wird die Muskelmasse nicht abnehmen und die Kreatininausscheidung im Urin ebenfalls nicht. Ein Teil der Frauen behält trotz der transdermalen HRT einen erhöhten Knochenabbau, weil dafür weitere Gründe, meistens ein Vitamin-D-Mangel im Winter mit sekundärem HPT oder ein supprimiertes TSH bei einer milden Hyperthyreose oder ein unbehandelter Laktasemangel, vorliegen.

Es kann weitere Gründe geben, dass tDPD/Kreatinin bei einigen Frauen nach der Menopause erhöht ist: Wenn diese Frauen körperlich weniger aktiv sind als jüngere prämenopausale Frauen, werden Muskelmasse und Urinkreatinin stärker absinken als die Knochenmasse und daher einen erhöhten Quotienten von tDPD/Kreatinin bewirken. Weiter wurde gefunden, dass tDPD/Kreatinin bei Hyperthyreose überproportional erhöht ist. Die Ursache liegt hier z.T. in einer Störung des Muskelstoffwechsels: Bei Hyperthyreose scheiden die Patienten (bei guter Nierenfunktion) wenig Kreatinin im Urin aus.

Zusätzlich wurde in Proben, die bis zur Messung eingefroren worden waren, eine Instabilität von Urinkreatinin gefunden. Ferner wurde berichtet, dass die Urinkonzentrationen von DPD, CTX und NTX hoch miteinander korrelierten. Die Korrelation wurde aber abgeschwächt oder war statistisch nicht mehr signifikant, wenn die Marker auf Kreatinin bezogen wurden.

Die Urinproben dürfen nicht in direktes Sonnenlicht gestellt werden, hierdurch kann ein Abbau erfolgen.

Da Pyridinoline in der Nahrung nicht vorkommen (solange man keine Knochen und Sehnen verzehrt), ist eine Diät nicht erforderlich.

Analytik

Für die Messung der freien Pyridinoline sind bisher vorwiegend ELISA-Methoden im Einsatz. Mit der HPLC-Methode nach Säurehydrolyse des Urins werden die gesamten Pyridinoline erfasst. Zuerst eluiert tPYD, dann tDPD von der Trennsäule.

Qualitätskriterien: ➤ Kap. 24, „Marker der Knochenformation" – „Knochenspezifische alkalische Phosphatase (bone specific alkalinine phosphatase, BAP)". Eigentlich müsste man über etwa eine Woche täglich ein Röhrchen vom ersten Morgenurin auffangen, einen Pool aus diesen Proben herstellen und messen, um Tag-zu-Tag-Schwankungen zu minimieren. Die intraindividuellen VKs liegen nach Literaturangaben um 17% für tPYD und 26% für tDPD. Wir fanden im ersten Morgenurin intraindividuelle VKs von 14–16% für tPYD und 15–19% für tDPD. Die intraindividuellen VKs sind bei Serum-/Plasmamarkern deutlich geringer, wenn die Abnahmezeit (möglichst früh morgens, also vor 8:30 Uhr) und Abnahmebedingung (nüchtern seit zwölf Stunden) standardisiert wird.

Störgrößen: Sulfasalazineinnahme kann zu nicht auswertbaren Peak-Verbreiterungen in der HPLC führen.

Referenzbereiche

Messung im ersten Morgenurin.	
Pyridinolin (tPyd)	160–280 µg/g Kreatinin (42–74 µmol/mol Kreatinin)
Desoxypyridinolin (tDPD)	26–65 µg/g Kreatinin (7,2–18,0 µmol/mol Kreatinin)

Umrechnungsfaktor für tPYD: µg/g Kreatinin × 0,263 = µmol/mol Kreatinin;
Umrechnungsfaktor für tDPD: µg/g Kreatinin × 0,278 = µmol/mol Kreatinin.

Beurteilung

Eine erhöhte Ausscheidung von Desoxypyridinolin beweist einen gesteigerten Knochenabbau, sofern die Ausscheidung von Kreatinin nicht erniedrigt ist (wie bei Hyperthyreose oder oraler Hormonsubstitution mit Östrogenen). Eine verminderte Ausscheidung kann bei Hypoparathyreoidismus und bei einigen Patienten nach Bisphosphonatgabe beobachtet werden. Dabei hat sich gezeigt, dass eine übermäßige Suppression des Knochen-Turnovers bei einer Bisphosphonattherapie keine Vorteile bringt und sich in einzelnen Fällen sogar negativ auf die Knochendichteentwicklung auswirken kann.

M

Bewertung der Urinmarker: Vorteil für die Messung der Pyridinoline (tPYD und tDPD) im Urin: **Mamma-, Bronchialkarzinom.**

Wir haben bei Patienten mit Bronchialkarzinom und radiologisch gesicherten Knochenmetastasen, bei Bronchialkarzinom ohne Knochenmetastasen und bei benignen Lungenerkrankungen ein großes Spektrum von Markern des Knochenstoffwechsels gemessen (erster Morgenurin und Blutentnahme morgens nüchtern vor 8:30 Uhr für die Serum- und EDTA-Plasmagewinnung). Es zeigte sich, dass die Pyridinoline (tPYD und tDPD) am sensitivsten erhöht waren. Allerdings wiesen auch Patienten ohne Knochenmetastasen und Patienten mit benignen Lungenerkrankungen z.T. erhöhte Pyridinoline auf, die Sensitivität ist also hoch, die Spezifität nicht. In dieser Untersuchung wurden die Patienten mit Knochenmetastasen sensitiver von den Pyridinolinen (tPYD und tDPD) als von CrossLaps (CTX) angezeigt. Dies mag daran liegen, dass bei Tumorpatienten die Fragmentierung des Kollagens nicht mehr regelmäßig und durch Kathepsin K erfolgt (wie bei Frauen nach der Menopause), sondern irregulär durch z.B. Matrix-Metalloproteinasen, sodass andere Fragmentierungen entstehen, z.B. ICTP (s.u.). Für die Messung der Pyridinoline nach Säurehydrolyse (tPYD und tDPD) ist es gleichgültig, wie die Kollagenfragmentierung erfolgt.

Bei Patienten mit Bronchialkarzinom oder Mammakarzinom ohne Knochenmetastasen werden häufig erhöhte Werte der Pyridinoline im Urin gefunden, da von den Tumoren Substanzen abgegeben werden, die eine erhöhte Knochenresorption bewirken, wie z.B. PTH-related Protein (PTHrP). Es kann für Tumorpatienten von großer Bedeutung sein, gesteigerten Knochenabbau festzustellen: Bei erhöhtem Knochenabbau sollen sich zirkulierende Tumorzellen eher im Knochen ansiedeln, die Metastasierung wird begünstigt. Durch Bremsung des Knochenabbaus durch Bisphosphonate bei Patientinnen mit Mammakarzinom konnten die Überlebensraten in zwei großen Studien signifikant verbessert werden.

Ein weiterer Vorteil für die Messung der Pyridinoline (tPYD und tDPD) im ersten Morgenurin liegt in der Erfassung des gesteigerten Knochenabbaus nachts. Bei Osteoporose ist besonders der nächtliche Knochenabbau gesteigert. Eine frühe Blutentnahme vor 8:30 Uhr für z.B. CTX ist wichtig, aber wohl nicht immer möglich.

Der Hauptnachteil der Messung der Pyridinoline und aller Urinmarker liegt im Bezugssystem (Kreatinin). Es wird Knochenabbau auf Muskelmasse bezogen. Es wurde beobachtet, dass während oraler Hormonsubstitution (HRT) die Plasma-/Serumkonzentration des SHBG ansteigt; dies ist ein Ergebnis der Estradiolpassage durch die Leber. SHBG bindet Estradiol und Testosteron gleichermaßen, daher nimmt die Konzentration an freiem Testosteron bei Frauen unter oraler HRT ab. Das niedrigere freie Testosteron führt zu einem Rückgang der Muskelmasse. Alle Urinmarker, die auf Kreatinin bezogen werden, weisen eine größere Streuung auf als Serum- oder Plasmamarker, und sie sind in einigen Fällen, z.B. bei Hyperthyreose oder oraler HRT, fehlerhaft. Auch bei der Tag-zu-Tag-Streuung von Proben einer Person fällt der größere intraindividuelle Variationskoeffizient bei allen Urinmarkern im Vergleich zu den Serum- bzw. Plasmamarkern auf.

Carboxy- bzw. aminoterminalverknüpftes Kollagen-Typ-I-Telopeptid (CTX, NTX, ICTP)

Diese Telopeptide werden als N-terminale Crosslinks (NTX), C-terminale Crosslinks (CTX) und Kollagen Typ I C-terminales Telopeptid (ICTP) bezeichnet. Da CTX durch Kathepsin K von Osteoklasten und ICTP durch Matrix-Metalloproteinasen (Osteoklasten, Tumorzellen, andere Zellen) gebildet wird, wird ICTP auch als CTX-MMP bezeichnet. Da diese Telopeptide auch beim Stoffwechsel der Haut freigesetzt werden, ist ihre Bestimmung kein exklusiver Parameter für den Kollagenabbau im Rahmen der Knochenresorption. Insgesamt überwiegt der Knochenanteil bei NTX und CTX deutlich, sodass für diese Parameter eine gute Knochenspezifität gegeben ist.

C-terminale Crosslinks (β-Cross-Laps™) (CTX) (€€€)

CTX kommt in verschiedenen Formen vor: als α-CTX (keine Isomerisierung von Asparaginsäure in dem zu messenden Peptid) und als β-CTX (isomerisierte Asparaginsäure). Routinemäßig wird der Nachweis für β-CTX eingesetzt. Die Isomerisierung ist ein spontaner Vorgang, der langsam posttranslational abläuft. Die β-Form ist deshalb nur in altem Gewebe wie in Knochen vorhanden. Der β-CTX-Nachweis erfasst deshalb nur Kollagenfragmente, die aus reifem Knochenkollagen stammen und nicht aus frisch gebildetem Kollagen, daher ist eine Vermischung mit der Knochenformation ausgeschlossen. Möglicherweise wird in Zukunft auch ein Quotient α-CTX/β-CTX Anwendung finden, da bei Knochenmetastasen die Werte des Quotienten deutlich ansteigen.

Patienten mit Osteoporose und Frauen nach der Menopause bauen nachts mehr Knochen ab als tags, daher kann man mit der Messung von CTX einen gesteigerten Knochenabbau am besten morgens erkennen.

Indikationen

Feststellung eines gesteigerten regulären Knochenabbaus (z.B. Frauen nach der Menopause). Bei Tumorpatienten (Mamma- und Bronchialkarzinom) sind die Pyridinoline (s.o.) vorzuziehen.

Präanalytik

Untersuchungsmaterial: Die Blutentnahme (wegen der Stabilität wird EDTA-Blut empfohlen) muss beim nüchternen Patienten vor 8:30 Uhr durchgeführt werden. Strenge Nüchternheit ist von großer Bedeutung, da nach Nahrungsaufnahme oder oralem Glukosetoleranztest die CTX-Spiegel rasch absinken.

Nach dem Aufstehen bis zur Blutentnahme für die CTX-Bestimmung ist nur das Trinken von Wasser erlaubt.

Bei Dialysepatienten fanden wir eine gute Korrelation zwischen intaktem PTH und CTX (r ~ 0,6). Dabei zeigte sich bei einer Blutentnahme morgens gegen 7:00 Uhr eine bessere Korrelation zu PTH als gegen 13:00 Uhr. Jedoch waren die Mediane der CTX-Spiegel morgens und mittags bei Dialysepatienten nicht signifikant verschieden. Daher scheint bei Dialysepatienten die CTX-Tagesrhythmik abgeschwächt zu sein.

Stabilität: Vollblut in EDTA-Röhrchen ist bei Raumtemperatur acht Stunden stabil. EDTA-Plasma ist bei Raumtemperatur 24 Stunden, bei Kühlschranktemperatur 48 Stunden (sieben Tage bei Cross-Laps!), bei −20 °C einen Monat (drei Monate bei Cross-Laps!), bei −80 °C ein Jahr stabil. CTX ist im EDTA-Plasma besser haltbar (48 Stunden bei Raumtemperatur) als im Serum (acht Stunden bei Raumtemperatur; Lippi et al. 2007).

Kann bei Nicht-Dialysepatienten, z.B. bei Frauen nach der Menopause, eine Blutentnahme nicht bis 8:30 Uhr durchgeführt werden, ist zu empfehlen, ein Röhrchen für die Gewinnung von etwa 10 mL eines ersten Morgenurins für die Messung der Pyridinoline (mit der HPLC-Methode) mitzugeben.

Einflussgrößen

Von großer Bedeutung für den Einsatz der Marker ist die Versorgung mit Vitamin D. Da diese in den Wintermonaten häufig zu gering ist, werden die höchsten Abbauwerte (und Anbauwerte) zwischen Januar und April beobachtet.

Bei postmenopausalen Frauen spielt die Versorgung mit Vitamin D eine besonders große Rolle: Nur Frauen mit Calcidiolspiegeln unter 25 µg/L zeigen sehr hohe Werte des Knochenabbaumarkers. Frauen mit Calcidiolspiegeln über 25 µg/L zeigen normale oder nur gering erhöhte Werte des Abbaumarkers. Bei Frauen unter Hormonsubstitution ist der negative Effekt eines Vitamin-D-Mangels nicht zu erkennen.

Analytik

In letzter Zeit wurden mechanisierte Nachweise für CTX („β-Cross-Laps“, β-CTX) im EDTA-Plasma entwickelt, die gut reproduzierbare Ergebnisse liefern.

Qualitätskriterien: Bei Nüchternblutentnahme morgens wurde ein mittlerer intraindividueller VK von 9,4% gefunden.

Referenzbereiche

EDTA-Plasma, Blutentnahme morgens nüchtern vor 8:30 Uhr.
Männer und Frauen: 0,1–0,6 µg/L.

LITERATUR
Lippi G, Brocco G, Salvagno GL Montagnana M, Guidi GC, Schmidt-Gayk H. Influence of the sample matrix on storage of β-CTX at room temperature for 24 and 48 hours. Clin Lab 2007; 53: 455–9.

N-terminale Crosslinks des Kollagen Typ I (NTX) (€€€)

Der NTX-Nachweis misst quervernetzte N-terminale Fragmente des Kollagens Typ I. Er erkennt aber nicht den „Crosslinker", sondern die damit verbundene Struktur. Urin-NTX scheint die Knochenresorption gut zu reflektieren, da es rasch auf eine Bisphosphonattherapie absinkt. Im Serum allerdings sinkt NTX nach Gabe eines Bisphosphonats etwas geringer ab als CTX. Andererseits wurden bei Knochenmetastasen z.T. höhere NTX- als CTX-Spiegel gefunden. Dies liegt vermutlich daran, dass bei Knochenmetastasen α-CTX stärker freigesetzt wird als β-CTX.

Kollagen Typ I C-terminales Telopeptid (ICTP) (€€€)

ICTP wird aus Kollagen Typ I durch Matrix-Metalloproteinasen (MMP) gebildet. Es handelt sich sozusagen um einen atypischen Kollagenabbau, der bei Knochenmetastasen und rheumatischen Erkrankungen erhöht ist. ICTP kann im Serum gemessen werden. ICTP steigt nach der Menopause kaum an, auch sinkt es nach Gabe von Estradiol bei postmenopausalen Frauen kaum ab. Es ist daher kein Marker der üblichen Knochenresorption, sondern ein Marker für MMP-bedingten Abbau von Kollagen Typ I. ICTP wird zum Monitoring bei Patienten mit Knochenmetastasen und multiplem Myelom eingesetzt.

Saure Phosphatase (SP) im Plasma/ Serum

Im Blut findet man fünf Isoenzyme, die Hauptquellen sind Knochen, Prostata, Thrombozyten, Erythrozyten, Milz. Bezüglich ihrer Hemmbarkeit werden die sauren Phosphatasen auch in tartratsensitive (= tartrathemmbare) und tartratresistente saure Phosphatasen eingeteilt, letztere werde oft als TRACP abgekürzt.

Tartratresistente saure Phosphatasen (TRACP) (€€)

Die aus dem Osteoklasten abgegebene saure Phosphatase ist tartratresistent, ihre Aktivität kann als quantitative Messgröße der Knochenresorption angesehen werden. Der Pathologe setzt die TRACP als zytochemischen Marker ein, um Osteoklasten von anderen Knochenzellen zu unterscheiden.

Die Messung der TRACP im Serum über die gehemmte Aktivität ist jedoch nicht hinreichend knochenspezifisch und -sensitiv, auch in Erythrozyten und Thrombozyten wird TRACP gefunden. In den letzten Jahren wurden Immunoassays für die Quantifizierung des osteoklastären Isoenzyms (= Bande 5b in der Elektrophorese für SP, = TRACP 5b) entwickelt (IDS, Frankfurt/Main).

Indikationen

Bei Dialysepatienten und Patienten mit eingeschränkter Nierenfunktion, wie z.B. Nierentransplantierten, findet ein Immunoassay für die TRACP 5b im Serum als Marker Einblick in die Knochenhistologie: Bei Dialysepatienten fand sich eine extrem hohe Korrelation (r = 0,9) zwischen der TRACP 5b (Immunoassay) und der Osteoklastenzahl und auch zwischen der TRACP 5b und der Osteoklastenfläche/Knochenfläche, aber eine deutlich geringere Korrelation zur Osteoklastenaktivität. Bei Dialysepatienten korreliert PTH deutlich höher zu CTX als zur TRACP 5b. Als Ursache für dieses Verhalten ist anzuführen, dass die TRACP 5b in den Osteoklasten relativ unabhängig von ihrer Aktivität gebildet wird.

Präanalytik

Untersuchungsmaterial: Es ist zu empfehlen, möglichst hämolysefreies Serum, besser Plasma (wegen der geringeren Beimengung von TRACP aus Thrombozyten) zu gewinnen, die Serumproben innerhalb von zwei Stunden nach der Blutentnahme zu zentrifugieren und das überstehende Plasma/Serum bis zur Messung einzufrieren.

Stabilität: Plasma/Serum kann bei –20 °C bis zu zwei Monate gelagert werden. Bei Langzeitaufbewahrung wird eine Lagerung bei –80 °C empfohlen.

Einflussgrößen

Der Patient muss für die Untersuchung nicht nüchtern sein. Die TRACP 5b zeigt wie die knochenspezifische alkalische Phosphatase (BAP) relativ wenig Tagesrhythmik. Die Uhrzeit der Blutentnahme muss nicht geregelt werden.

Analytik

Die neueren Immunoassays messen die TRACP 5b, das Osteoklasten-Isoenzym. Diese ist weitgehend osteoklastenspezifisch, wurde jedoch auch bei Haarzellleukämie vermehrt gefunden.

Ein jetzt routinemäßig eingesetzter Nachweis für die TRACP 5b (IDS, Frankfurt/Main), „Bone TRAP", verwendet einen Immunoassay, bei dem ein festphasengebundener monoklonaler Antikörper die TRACP 5b im Serum bindet. Nach einem Waschschritt wird dann die wandständige Enzymaktivität gemessen. Als Substrat dient para-Nitrophenylphosphat (pNPP). Störfaktoren für dieses Substrat wurden durch den vorherigen Waschschritt entfernt. Mit diesem Nachweis lässt sich eine weitgehend spezifische Messung des Osteoklastenenzyms TRACP 5b durchführen, jedoch ist die Stabilität des Enzyms begrenzt.

Qualitätskriterien: Wie knochenspezifische alkalische Phosphatase (BAP).

Ein intraindividueller VK von 12,7% wurde mitgeteilt.

Referenzbereich

1–5 µg/L.

Beurteilung

Bei Frauen nach der Menopause wurde ein gesteigerter Knochenabbau zuverlässiger durch CrossLaps (s.o.) angezeigt. Bei Tumorpatienten mit Knochenmetastasen war die Sensitivität der Pyridinoline höher. Bei Dialysepatienten und Nierentransplantierten kommt der Vorteil der TRACP 5b, dass sie nicht von der Nierenfunktion beeinflusst wird, zum Tragen (TRACP und BAP werden in der Leber abgebaut). Auch wurde bei Dialysepatienten und Nierentransplantierten eine Bisphosphonattherapie durch TRACP 5b deutlich angezeigt (fallende Werte nach Medikamentengabe).

MCH, MCHC, MCV

➤ Kap. 24, „Blutbild" – „Erythrozyten und berechnete Größen (Hämatokrit, MCV, MCH, MCHC, RDW)".

Medikamenteninduzierte autoimmunhämolytische Antikörper

➤ Kap. 24, „Antikörper bei autoimmunhämolytischen Anämien".

MEGX-Test – Monoethylglycinxylidid-Test – Lidocain-Eliminationstest (€€)

Axel Gressner

Es handelt sich um einen quantitativen Leberfunktionstest, bei dem die hepatische Metabolisierungsrate von exogen appliziertem Lidocain durch die Konzentrationszunahme des Primärmetaboliten Monoethylglycinxylidid (MEGX) im Blut gemessen wird.

Indikationen

- Funktionsbeurteilung chronisch-aktiver Lebererkrankungen unterschiedlicher Ätiologie,
- Funktionsbeurteilung nach Leberteilresektion,
- kurzfristige Prognoseabschätzung (< 1 Jahr) von präfinalen Lebererkrankungen bei Erwachsenen und Kindern,
- Funktionsbeurteilung in der Frühphase nach Lebertransplantation zur Erkennung perioperativer ischämischer Organschäden,
- Funktionsbeurteilung einer potenziellen Spenderleber.

Durchführung

Vor sowie 15 und 30 (gegebenenfalls 60) Minuten nach intravenöser Bolusinjektion einer subtherapeutischen Dosis von 1 mg/kg Körpergewicht Lidocainhydrochlorid (Xylocain in 20 ml physiologischer NaCl-Lösung) innerhalb von zwei bis vier Minuten

M

wird venöses Blut abgenommen. Die Serum- oder Plasmakonzentration von MEGX steigt innerhalb der ersten 15 Minuten schnell an, hat bei 30 Minuten ein Plateau erreicht und bleibt während der folgenden 30 Minuten (Einstundenwert) nahezu konstant. In der Leber erfolgt die oxidative N-Demethylierung zu MEGX, die vorzugsweise durch Cytochrom P450 III A4 katalysiert wird. Da oral appliziertes Lidocain vollständig intestinal resorbiert und zu 70% bei der ersten Leberpassage extrahiert wird, kann auch eine orale Testvariante eingesetzt werden.

Einflussgrößen

Leberdurchblutung, fluktuierende Cytochrom-P450-III-A4-Aktivität, Alter, Nierenfunktion und interferierende Medikamente wie Ciclosporin, Rifampicin, Barbiturate, Propranolol, Cimetidin u.a. können niedrigere Ergebnisse erzeugen.

Präanalytik

Als **Untersuchungsmaterial** kann Serum oder Plasma eingesetzt werden.

Stabilität: Der Analyt ist bei 4 °C mindestens 48 Stunden stabil, bei längerer Probenverwahrung ist das Material bei –20 °C einzufrieren. Antikoagulanzien wie Natriumfluorid, Heparin, Oxalat, EDTA und Zitrat beeinträchtigen die MEGX-Bestimmung nicht.

Analytik

MEGX wird mit dem Fluoreszenzpolarisationsimmunoassay im TDX-System der Firma Abbott Laboratories bestimmt, wobei das einzusetzende Probevolumen 50 µL beträgt. Eine Enteiweißung oder vorherige Extraktion ist nicht notwendig. Die Nachweisgrenze liegt bei 10 µg/L, Kreuzreaktivitäten mit einer Vielzahl von gängigen Medikamenten liegen unter 0,1%. Der Variationskoeffizient beträgt im Mittel 4,8%.

Störgrößen: Nachweisbare MEGX-Konzentrationen im Blut werden bei Patienten unter Lidocaintherapie gefunden und werden mit dem 0-Minutenwert erfasst.

Referenzbereiche

Population	15-Minuten-Wert	30-Minuten-Wert
Männer	42–90 µg/L	58–98 µg/L
Frauen	25–60 µg/L	41–70 µg/L
Leberspender	46–269 µg/L	50–149 µg/L

Die Bereiche sind durch die 16. bis 84. Perzentile für gesunde Personen unterhalb von 45 Jahren definiert.

Beurteilung

Der Verlauf des MEGX-Tests korreliert mit der Verschlechterung der Leberhistologie von der milden über die schwere chronische Hepatitis bis zur Zirrhose. Er ergänzt die Prognoseaussage des Child-Pugh-Scores und gestattet die Beurteilung der funktionellen Kapazität einer Spender- bzw. transplantierten Leber. Nebenreaktionen der Lidocaininjektion wie Schwindel, Parästhesien, Kopfdruck, Herzrhythmusstörungen sind selten.

Membranproteine, erythrozytäre

➤ Kap. 24, „Erythrozytäre Membranproteine".

Metalle, toxische

➤ Kap. 24, „Toxische Metalle, Metallverbindungen und Eisen".

Metanephrine

➤ Kap. 24, „Katecholamine und Metaboliten".

Methadon und Metabolit EDDP

➤ Kap. 24, „Drogensuchanalyse („Drogenscreening")".

Methanol

➤ Kap. 24, „Alkohole" – „Methanol".

Methotrexat (€€)

Werner Steimer

Methotrexat (MTX), ein Inhibitor der Dihydrofolat-Reduktase, wird in hoher Dosierung (HDMTX) zur Chemotherapie maligner Erkrankungen eingesetzt. HDMTX wäre letal, wenn nicht anschließend reduzierte Folate, z.B. Kalziumfolinat, appliziert würden, um die MTX-induzierte metabolische Blockade wieder rückgängig zu machen. Ein pharmakokinetisches Monitoring ist hierbei unverzichtbar bei der Steuerung des Zeitpunkts und der Dosierung des „Kalziumfolinat-Rescue". Dieser Beitrag behandelt ausschließlich das pharmakokinetische Monitoring von MTX im Rahmen der HDMTX-Therapie.

Daneben wird MTX in niedriger Dosierung auch bei Autoimmunerkrankungen und lymphoproliferativen Erkrankungen eingesetzt. Auch hier gibt es in neuester Zeit erste Hinweise auf eine Korrelation zwischen gemessener MTX-Konzentration und Wirksamkeit sowie Nebenwirkungen der Therapie.

Behandlungsindikationen (HDMTX):

- Osteosarkome,
- akute lymphatische Leukämien (ALL), besonders im Kindes-, aber auch im Erwachsenenalter (vor allem B-Zell-ALL und Hochrisikopatienten),
- Prophylaxe und Therapie der Meningeosis leucaemica bei ALL.

Die Therapie erfolgt im Rahmen detaillierter Therapieschemata in Kombination mit anderen Zytostatika.

Dosierung: Die Dosierung von Methotrexat reicht von der niedrig dosierten oralen Therapie mit 20 mg/m^2 bis zur hier geschilderten intravenösen Hochdosistherapie mit Dosen zwischen 1 und 12 g/m^2 mit anschließendem „Kalziumfolinat-Rescue". Die Dosierung richtet sich demnach nach dem jeweiligen speziellen Therapieschema.

Nebenwirkungen: Myelosuppression und Mukositis sind die im Regelfall dosisbegrenzenden toxischen Wirkungen von Methotrexat. Die Schwere der Nebenwirkungen hängt dabei von der Dosis und Konzentration von MTX, aber insbesondere von der Dauer der Überschreitung der zeitabhängigen Schwellenkonzentrationen ab.

Folgende Nebenwirkungen treten im Zusammenhang mit der HDMTX-Therapie auf:

- Myelosuppression mit Thrombo- und Leukopenie etwa vier bis 14 Tage nach Therapiebeginn,
- Mukositis etwa drei bis sieben Tage nach Applikation von MTX,
- Ulzerationen mit Blutung und Perforationsgefahr,
- Nausea, Erbrechen, Diarrhö,
- Nierenfunktionsstörungen,
- Leberfunktionsstörungen mit Anstieg von Leberenzymen,
- Husten, Dyspnoe, interstitielle Pneumonie,
- Exantheme, Pruritus, Photosensibilisierung, Alopezie, Vaskulitiden, herpetiforme Hauteruptionen,
- Leukenzephalopathie (insbesondere bei intrathekaler Anwendung und Schädelbestrahlung),
- Kopfschmerzen, Aphasie, Krampfanfälle, Psychosen,
- Sehstörungen,
- allergische Reaktionen, Fieber, Immunsuppression, Stoffwechselstörungen, Perikardbeteiligung,
- bei ALL Oberbauchschmerz links (Milz).

Zur Vorbeugung nephrotoxischer Wirkungen sollten bei HDMTX-Therapie eine intravenöse Flüssigkeitszufuhr und eine Alkalisierung des Urins stattfinden.

Aufgrund obiger Nebenwirkungen sollten neben der Serumspiegelbestimmung folgende Kontrolluntersuchungen regelmäßig erfolgen:

- Vor der Therapie:
  - Nieren- und Leberfunktion, Blutbild,
  - Vorbereitungen für evtl. notwendige Bluttransfusion,
- während der Therapie:
  - Inspektion der Mundhöhle auf Schleimhautveränderungen,
  - tägliche Leukozyten- und Thrombozytenkontrolle,
  - komplettes Blutbild wöchentlich,
  - Nieren- und Leberfunktion,
  - bei länger dauernder Therapie ggf. Knochenmarksbiopsien.

Kontraindikationen:

- Allergie gegen Methotrexat,

M

- Gravidität, Stillzeit,
- Infektionen,
- Stomatitiden, Ulzera des Magen-Darm-Trakts,
- ausgeprägte Leber- oder Nierenfunktionseinschränkungen,
- Störungen des hämatopoetischen Systems (z.B. vorangegangene Chemotherapie),
- Serumkreatinin > 1,2 mg/dL.

Eine strenge Überwachung ist bei vorangegangener Strahlentherapie, reduziertem Allgemeinzustand sowie jugendlichem oder hohem Alter notwendig.

Pharmakokinetik:

- **Absorption:** Die HDMTX-Therapie wird in Form einer vier- bis sechsstündigen Infusion verabreicht.
- **Verteilung:** Das Verteilungsvolumen liegt bei 0,69 L/kg und entspricht somit in etwa dem Gesamtkörperwasser. Die Plasmaeiweißbindung liegt bei etwa 50%. MTX ist insbesondere bei geringer Dosierung nur schlecht liquorgängig, tritt aber in Pleuraexsudat, Aszites und ähnliche Kompartimente über, was zu einer verzögerten Ausscheidung und einer erhöhten Toxizität führen kann. Solche Flüssigkeitsansammlungen sollten daher vor Therapiebeginn möglichst beseitigt werden.
- **Elimination:** Methotrexat wird zu den weitgehend inaktiven Metaboliten 7-Hydroxymethotrexat $^1/_{200}$ der Aktivität von MTX) und intrazellulär zu Methotrexatpolyglutamaten verstoffwechselt. MTX unterliegt einem ausgeprägten enterohepatischen Kreislauf, sodass trotz hoher Konzentrationen in der Galle nur etwa 10% mit dem Stuhl ausgeschieden werden. 80–90% der verabreichten Dosis werden unverändert renal eliminiert. Dies geschieht biphasisch mit Halbwertszeiten von zwei bis vier und 12–24 Stunden.

Tab. 24-30 Wechselwirkungen von Methotrexat mit anderen Pharmaka.

Medikament	Konsequenz bei gleichzeitiger Therapie mit MTX	Empfehlung
Salizylate, nichtsteroidale Antiphlogistika, para-Aminohippursäure, Probenecid, Penicillin, Sulfonamide und Cefalotin	Verminderte tubuläre Sekretion von MTX	Vermeidung
Potenziell lebertoxische Präparate (z.B. Leflunomid, auch Alkohol)	Verstärkte Lebertoxizität	Vermeidung, engmaschige Kontrolle
Potenziell hämatotoxische Präparate (Zytostatika, Sulfonamide, Chloramphenicol, Phenytoin, Amidopyrinderivate)	Verstärkte Hämatotoxizität, Störung der Hämatopoese	Vermeidung, engmaschige Kontrolle
Co-trimoxazol	Panzytopenien	Vermeidung
Folatmangel	Gesteigerte Toxizität	
Colestyramin	Unterbrechung des enterohepatischen Kreislaufs – verstärkte Ausscheidung von MTX	Serumspiegelkontrolle
Ciclosporin	Verringerte Ausscheidung beider Substanzen	Serumspiegelkontrolle, Dosisanpassung
Procarbazin	Erhöhtes Risiko für Nierenfunktionsstörung	
Mercaptopurin	Erhöhte Bioverfügbarkeit von Mercaptopurin	
Gleichzeitige Therapie mit Cyclophosphamid, 5-Fluorouracil und Thiaziddiuretika	Verstärkte Granulozytopenie durch das Diuretikum	Vermeidung, engmaschige Kontrolle
MTX und Kortikosteroide zur Prophylaxe postherpetischer Neuralgien	Disseminierter Herpes zoster	
Pristinamycin (Makrolidantibiotikum)	MTX-Serumspiegelerhöhung	Serumspiegelkontrolle, Dosisanpassung
Theophyllin	Erhöhte Theophyllinspiegel	Serumspiegelkontrolle
Omeprazol, Pantoprazol (Protonenpumpenhemmer)	Verringerte renale Clearance von MTX bzw. von 7-Hydroxymethotrexat, Myalgie, Schüttelfrost	

Wechselwirkungen: Eine Reihe von Medikamenten kann Methotrexat aus der Plasmaeiweißbindung verdrängen und so trotz **unveränderter Serumgesamtspiegel** zu einer erhöhten Toxizität führen (Salizylate, Amidopyrinderivate, Phenytoin, Barbiturate, Tranquilizer, Tetrazykline, Sulfonamide, Doxorubicin, Probenicid, para-Aminobenzoesäure).

➤ Tab. 24-30 zeigt die bedeutsamsten Wechselwirkungen von Methotrexat mit anderen Pharmaka.

Indikationen

Die Bestimmung von MTX ist unverzichtbarer Bestandteil einer jeden Hochdosis-Methotrexattherapie. Sie dient der Identifizierung von Patienten mit erhöhtem Risiko für toxische Nebenwirkungen von MTX und erlaubt durch den gezielten Einsatz von Kalziumfolinat die maximale Effizienz der Therapie bei gleichzeitiger Begrenzung der Toxizität. MTX sollte nur von in der Tumortherapie versierten Ärzten eingesetzt werden. Eine Reihe verschiedener Therapieschemata und Nomogramme wurden empirisch entwickelt, deren Empfehlungen teilweise differieren und hier nicht im Detail dargestellt werden können.

Einflussgrößen

Nierenerkrankungen, saurer Urin (pH < 6,5), verminderte Urinproduktion, Aszites, Pleuraexsudate und gastrointestinale Obstruktionen führen zu einer Verlängerung der Halbwertszeit von MTX.

Analytik

Die Messung erfolgt mit Immunoassays unter Verwendung nicht-radioaktiver Methoden.

Qualitätskriterien: Die interne und externe Qualitätssicherung erfolgt in Anpassung an die Richtlinien der Bundesärztekammer (RiLiBÄK).

Für Methotrexat im Plasma, Serum gilt:

- Maximal zulässige Abweichung des Einzelwerts: 12%.
- Maximal zulässige Abweichung beim Ringversuch: 24%.

Eine erfolgreiche Ringversuchsteilnahme ist in jedem Quartal zu empfehlen.

Therapeutische Bereiche

Für die HDMTX-Therapie ist kein üblicher therapeutischer Bereich definiert.

Ein hier als Beispiel genanntes häufig eingesetztes Schema empfiehlt, folgende Schwellenwerte nach einer vier- bis sechsstündigen Infusion nicht zu überschreiten:

- < 5 µmol/L 24 Stunden nach Infusionsbeginn,
- < 0,5 µmol/L 48 Stunden nach Infusionsbeginn,
- < 0,05 µmol/L 72 Stunden nach Infusionsbeginn.

Bei verzögerter Elimination sind weitere Blutentnahmen erforderlich, bis die MTX-Konzentration unter 0,05 µmol/L sinkt, da bis zu diesem Zeitpunkt weiterhin Kalziumfolinat appliziert werden muss.

Beurteilung

Die Rescue-Therapie mit Kalziumfolinat orientiert sich an den gemessenen MTX-Serumspiegeln und beginnt spätestens 18–20 Stunden nach Beginn der Methotrexatinfusion. Auch Zeitpunkt und Dosierung der Rescue-Therapie sind Bestandteil der verschiedenen Therapieschemata. Hier ein Beispiel für eine solche Empfehlung:

MTX-Serumspiegel 24–30 Stunden nach Infusionsbeginn:

- **0,01–1,5 µmol/L:** 10–15 mg/m^2 Körperoberfläche Kalziumfolinat alle sechs Stunden über 48 Stunden.
- **1,5–5,0 µmol/L:** 30 mg/m^2 Körperoberfläche Kalziumfolinat alle sechs Stunden, bis der Serumspiegel von MTX unter 0,05 µmol/L sinkt.
- **> 5,0 µmol/L:** 60–100 mg/m^2 Körperoberfläche Kalziumfolinat alle sechs Stunden, bis der Serumspiegel von MTX unter 0,05 µmol/L sinkt.

Bei eingeschränkter Kreatinin-Clearance ist mit einer verzögerten Elimination und möglicherweise schwerer Toxizität zu rechnen. Dosierungsschemata sind daher entsprechend der Kreatinin-Clearance und dem Verlauf des Methotrexatplasmaspiegels zu adaptieren.

LITERATUR

Treon SP, Chabner BA. Concepts in use of high-dose methotrexate therapy. Clin Chem 1996; 42: 1322–9.

M

Methylcobalamin

➤ Kap. 24, „Vitamin B_{12}“.

Methyltetrahydrofolatreduktase (MTHFR)

➤ Kap. 24, „Molekulargenetische Diagnostik, Methylentetrahydrofolatreduktase (MTHFR) bei Hyperhomozysteinämie (OMIM-Nummer: 23650)“.

Mi-2-Autoantikörper

➤ Kap. 24, „Antikörper gegen extrahierbare nukleäre Antigene (ENA-Antikörper)“.

α_1-Mikroglobulin im Urin (€€)

Walter G. Guder

Indikationen

Mit der Bestimmung des kleinmolekularen Proteins (32 kD) α_1-Mikroglobulin als Marker für tubuläre Funktionsstörungen ist es erstmals möglich, tubulointerstitielle Nephropathien im Frühstadium zu erfassen oder mit hoher Sicherheit auszuschließen. Auch akute und chronische Formen der tubulären Insuffizienz (alle Formen des primären und sekundären Fanconi-Syndroms), Schwermetallintoxikationen, nephrotoxische Nebenwirkungen von Therapeutika und Abstoßungsreaktionen nach Nierentransplantation lassen sich mit diesem Test mit bisher nicht bekannter Sicherheit ausschließen. Für den Einsatz dieses diagnostischen Verfahrens spricht auch, dass die herkömmlichen Teststreifen auf Protein tubuläre Proteinurien nicht erfassen können.

Präanalytik

Untersuchungsmaterial: Spontan- oder Sammelurin ➤ Kap. 24, „Albumin im Urin“.

Stabilität: Bei Raumtemperatur über sieben Tage, bei 4–8 °C über einen Monat stabil.

Analytik

Nephelometrie, Turbidimetrie, radiale Immundiffusion (RID), Enzymimmunoassay (EIA), qualitativ auch in der SDS-Elektrophorese erkennbar.

Qualitätskriterien: Die Qualitätskontrolle ist zwar nicht vorgeschrieben, aber in den externen Ringversuchen enthalten. Dabei ist eine maximal zulässige Messabweichung von –100% und +40% bei Konzentrationen unter 6 mg/L und eine Abweichung von 40% bei höheren Konzentrationen zulässig.

Referenzbereich

Bei Kindern ab dem ersten Lebensjahr und Erwachsenen < 14 mg/g Kreatinin.

Beurteilung

Eine Erhöhung von α_1-Mikroglobulin im Urin deutet auf eine Störung der tubulären Proteinresorption hin. Liegt ein isolierter Anstieg ohne Albuminurie vor, lässt dies auf eine rein tubuläre Ursache schließen. In diesem Fall sollte zwischen chronisch tubulo-interstitieller und akut tubulotoxischer Ursache unterschieden werden. Dies ist ab einer Ausscheidung von über 30 mg/g Kreatinin mit Hilfe der Messung eines lysosomalen Enzyms im Urin möglich (➤ Kap. 24, „N-acetyl-β,D-Glucosaminidase (NAG)“). Glomeruläre Erkrankungen zeigen ab einer Albuminurie über 3 g/L oder über 3 g/g Kreatinin immer eine ansteigende Ausscheidung dieses tubulären Markers als Ausdruck einer Überlastung der tubulären Resorptionsfunktion. Bei postrenalen Proteinurien kommt es üblicherweise zu keiner erhöhten Ausscheidung von α_1-Mikroglobulin. Ebenso sind keine prärenalen Ursachen der α_1-Mikroglobulinurie bekannt. ➤ Kap. 24, „Proteinuriedifferenzierung“.

β_2-Mikroglobulin (€€)

Petra Stieber

Das β_2-Mikroglobulin (β_2-MG) ist ein 11,8 kD schweres Protein, das auf der Zellmembran aller kernhaltigen Zellen als Leichtkettenprotein der HLA-Klasse-I-Antigene vorkommt.

Bei allen Erkrankungen mit Aktivierung des Immunsystems wie bakteriellen Entzündungen, Immunkrankheiten und bestimmten viralen Infektionen ist die Expression und Freisetzung von β_2-Mikroglobulin erhöht. Der Hauptsyntheseort des β_2-Mikroglobulins ist dabei das lymphatische System. Außerdem wird eine erhöhte Serumkonzentration von β_2-Mikroglobulin bei malignen Erkrankungen gefunden, die mit einer erhöhten Proliferation lymphozytärer Zellen einhergehen, insbesondere bei multiplem Myelom, Morbus Hodgkin, chronisch-lymphatischer Leukämie und anderen malignen Non-Hodgkin-Lymphomen. Somit eignet sich β_2-Mikroglobulin bei diesen Erkrankungen zur Verlaufs- und Therapiebeurteilung.

Indikationen

- Zur Therapieeffizienzkontrolle und Nachsorge bei
  - multiplem Myelom,
  - Non-Hodgkin-Lymphom,
  - Hodgkin-Lymphom,
- zur Diagnostik und Verlaufsbeurteilung tubulo-interstitieller Nierenschäden.

Präanalytik

Als **Untersuchungsmaterialien** dienen Serum, Plasma, Urin oder andere Körperflüssigkeiten.

Stabilität: Bei Raumtemperatur und 4 °C zeigt β_2-Mikroglobulin im Serum eine gute Stabilität über sieben Tage.

Halbwertszeit: 40 Minuten.

Bei Urinuntersuchungen ist auf eine ausreichende Alkalisierung des Urins zu achten, da β_2-Mikroglobulin bei pH < 6 innerhalb von zwei Stunden denaturiert wird und nicht mehr immunchemisch nachweisbar ist. Deshalb ist ein Tages-Spontanharn dem ersten Morgenurin (gewöhnlich pH < 6) vorzuziehen.

Einflussgrößen

Die Elimination erfolgt vorwiegend über die Niere, wobei das niedermolekulare Protein durch die Glomerula filtriert und fast vollständig durch die Zellen der proximalen Nierentubuli reabsorbiert und katabolisiert wird. Bei einer Einschränkung der Nierenfunktion, insbesondere bei tubulo-interstitiellen Nierenschäden, kommt es zu erhöhten β_2-Mikroglobulinspiegeln im Serum und Urin.

An weiteren klinischen Einflussgrößen sind proliferierende Erkrankungen aller Art, insbesondere virale und bakterielle Infekte sowie Autoimmunerkrankungen, zu berücksichtigen.

Analytik

An Untersuchungsmethoden zur Bestimmung des β_2-Mikroglobulins stehen Radio-, Enzym-, Lumineszenz- sowie nephelometrische Immunoassays zur Verfügung.

Qualitätskriterien: Nicht RiLiBÄK-pflichtig. Es liegt keine Referenzmethode vor.

Referenzbereiche

Serum:	0,8–2,4 mg/L (methodenabhängig, < 60 Jahre)
Urin:	< 0,3 mg/L, < 0,2 mg/g Kreatinin

Beurteilung

Spezifität: Benigne Erkrankungen können mitunter zu deutlichen Erhöhungen der β_2-Mikroglobulinkonzentration im Serum führen, insbesondere virale und bakterielle Entzündungen, Autoimmunerkrankungen und Abstoßungsreaktionen nach Organtransplantation, die mit einer Aktivierung des Immunsystems einhergehen. Außerdem werden bei einer Einschränkung der Nierenfunktion erhöhte β_2-Mikroglobulinwerte im Serum gefunden: Bereits bei einer Reduktion der glomerulären Filtrationsrate unter 80 mL/min/1,73 m² wird der obere Referenzbereich überschritten.

Sensitivität: Die wesentliche klinische Bedeutung der β_2-Mikroglobulinbestimmung liegt in der **Therapieeffizienzkontrolle** und der **Nachsorge bei lymphoiden Neoplasien,** insbesondere bei Non-Hodgkin-Lymphomen, Hodgkin-Lymphomen und beim Plasmozytom. Wenn eine Nierenfunktionseinschränkung ausgeschlossen ist, korreliert die Höhe der β_2-Mikroglobulinfreisetzung ins Serum bei diesen Erkrankungen häufig mit dem klinischen Verlauf und dem Therapieansprechen. Während die Werte bei einer erfolgreichen Behandlung meist absinken, steigen sie bei rezidivierender oder progredienter Erkrankung an.

M

Außerdem kann die Bestimmung des β_2-Mikroglobulins im Urin zur Einschätzung **tubulo-interstitieller Nierenschäden** mit herangezogen werden, die in der Folge eines multiplen Myeloms auftreten und ein Voranschreiten der Erkrankung anzeigen können.

Molekulargenetische Diagnostik

Michael Neumaier, Paul Cullen

Synonyme/Methoden: Gendiagnostik, Polymerasekettenreaktion (PCR), Restriktionsfragmentlängenpolymorphismus (RFLP), Einzelnukleotidpolymorphismen (SNPs), Mutationsanalyse.

Inhalt (Gen-Code): Hyperoxalurie Typ 1 (AGTX), hereditäre Fruktoseintoleranz (ALDOB), α_1-Antitrypsinmangel, Apolipoprotein-B-Mutanten Apo B100 und Apo B48, Apolipoprotein-E-Polymorphismus, Chymotrypsin-C-(CTRC-)Varianten, zystische Fibrose (CFTR, Mukoviszidose), Cytochrom-p450-(CyP-) Polymorphismus, Smith-Lemli-Opitz-Syndrom (7-Dehydrocholesterinreduktase-Mutation), Faktor-II-(Prothrombin-)Mutation, Faktor V Leiden, Faktor V Cambridge, Faktor-VII-Aktivator Marburg, Morbus Fabry (α-Galaktosidase-Mutation), Glykoprotein-IIIa-Mutation (Integrin β3; ITGB3), hereditäre Hämochromatose Typ 1 (HFE), postmenopausale Osteoporose (COL1A1-Ss-Polymorphismus), Laktoseintoleranz (Laktase-Gen [LCT]), Hyperhomocysteinämie durch Methylentetrahydrofolatreduktase-(MTHFR-)Mutation, Plasminogen-Aktivator-Inhibitor-1-(PAI1-)Polymorphismus, kationisches Trypsinogen (PRSS1), pankreatisches sekretorisches Trypsininhibitorgen-(Spink1-)Mutation, Crigler-Najjar-Syndrom I und II, Morbus Gilbert-Meulengracht durch Uridin-5-Diphosphat-Glucuronyltransferase-1A1-Mutationen (UGT1A1).

Allgemeine Aspekte der molekulargenetischen Diagnostik

Die Analyse von Einzelnukleotidpolymorphismen (engl. single nucleotide polymorphisms; SNPs – wird ausgesprochen „snips") gehört heute zum Standard der medizinischen Laboratoriumsdiagnostik. Solche SNPs dienen einerseits als diagnostisches Kriterium (z.B. bei Verdacht auf Thrombophilie oder Hämochromatose), andererseits als Marker für ein genetisch bedingtes Risiko für eine Erkrankung, die sich phänotypisch noch nicht ausgeprägt hat (z.B. Thrombose- oder Hämochromatoserisiko). Häufig sind es die gleichen SNPs, die sowohl für die Diagnostik von Erkrankungen als auch für deren Risiko- oder Prognoseabschätzung untersucht werden. Eine funktionell nicht leicht abgrenzbare Gruppe von SNP-Markern betrifft den Metabolismus von Xenobiotika, also Arzneistoffen und sonstigen, exogen zugeführten Substanzen (z.B. Nahrungs- und Genussmittel). Genetische Varianten der am Stoffwechsel dieser Substanzen beteiligten Enzymsysteme können unter Standarddosierung zu schweren Arzneimittelnebenwirkungen führen (z.B. Leukopenie, Herzrhythmusstörungen) oder Nahrungsmittelunverträglichkeiten hervorrufen (z.B. Laktoseintoleranz, Favismus). Während der medizinische Nutzen einiger weniger Marker anerkannt ist, bleibt die diagnostische und prädiktive Aussagekraft der meisten SNPs umstritten. Selbst die Einführung eines FDA-zertifizierten Testpanels für die häufigsten pharmakogenetisch relevanten SNPs konnte die Skepsis bisher nicht zerstreuen.

Unser Wissen über einzelne wie auch über Kombinationen mehrerer SNP-Marker basiert derzeit fast ausschließlich auf Fall-Kontroll-Studien. Diese Studien litten in der Vergangenheit vornehmlich an zwei erheblichen methodischen Problemen. Erstens hatten die Studien oft zu wenig Teilnehmer. Vielfach ließen sich die – in kleineren Kollektiven erzielten – positiven Ergebnisse in größeren Gruppen nicht bestätigen. Zweitens, und dies ist vielleicht der Hauptgrund, wurde entweder gar kein oder ein nur unzureichendes Matching für konventionelle Risikofaktoren zwischen der Betroffenen- und der Kontrollgruppe vorgenommen. Gleichwohl ist der Nutzen der SNP-Diagnostik in bestimmten Situationen nicht von der Hand zu weisen.

Indikationen

Die folgenden Gründe können daher als allgemeine Regeln gelten, die molekulargenetischen diagnostischen Wege ärztlich indiziert zu sehen:

- Die molekulargenetische Diagnostik hat eine potenziell bessere Aussagekraft als die biochemische Analytik (in Fällen von Heterozygotie für Faktor-V-Leiden).

- Sie ist weniger belastend für den Patienten durch Wegfall einer invasiven Diagnostik (z.B. durch den Nachweis des HFE-C282Y-Polymorphismus bei Hämochromatose erübrigt sich die sonst zur Diagnose notwendige Leberpunktion).
- Derzeit sehr aufwändige Bestimmungen von Medikamentenspiegeln entfallen in mehreren Fällen durch eine prädiktive Genotypisierung (z.B. Bestimmung der Thio-Purin-S-Methyl-Transferase-[TPMT-]*1,+3-Polymorphismen vor Einnahme von 5-Fluorouracil). Wo hingegen spezifisch möglich, sollte in der diagnostischen Situation die Untersuchung des Phänotyps Vorrang haben.
- Der prädiktive Wert der Analytik wird objektiviert.

Kriterien für den Einsatz von SNPs in der medizinischen Diagnostik wurden im deutschsprachigen Raum von der Arbeitsgruppe Chipdiagnostik der Deutschen Vereinten Gesellschaft für Klinische Chemie und Laboratoriumsmedizin erarbeitet (Klein et al. 2006). Diese Empfehlungen berücksichtigen auch die im Gendiagnostikgesetz 2008 festgelegten Limitierungen des Einsatzes dieser Technik.

Die Zahl der bekannten SNPs wächst beständig und beträgt derzeit mehr als 3 Millionen (Stand Oktober 2007). Trotz der Tatsache, dass valide medizinische Informationen nur für etwa 100 SNPs vorliegen und dass noch weniger über die Interaktionen zwischen einzelnen SNPs sowie zwischen SNPs und biochemischen und umweltbedingten Faktoren bekannt ist, werden derzeit von kommerziellen Anbietern hochparallele Untersuchungen von bis zu 60 000 SNPs angeboten. Gleichzeitig wird davon ausgegangen, dass eine Sequenzierung des kompletten Genoms in absehbarer Zeit für etwa 600 € verfügbar sein wird. Zur Bewältigung dieser Flut an Informationen existieren gegenwärtig weder Werkzeuge noch ein überzeugendes Konzept.

Im Folgenden werden die Genpolymorphismen beschrieben, für die eine verlässliche Informationsbasis existiert und die deshalb Eingang in die allgemeine ärztliche Diagnostik gefunden haben. Aufgrund der Geschwindigkeit, mit der sich dieses Feld entwickelt, ist diese Auswahl als vorläufig und notwendigerweise als unvollständig anzusehen.

Die sich ständig erweiternden wissenschaftlichen Erkenntnisse über Gene und deren Assoziation mit Erkrankungen lässt sich im Internet extensiv recherchieren. Hierzu existiert seit Jahren der überaus wertvolle OMIM-Katalog (Online Mendelian Inheritance in Man). Diese Datenbank stellt nicht nur die klassischen monogenen Erkrankungen dar, sondern wertet auch Assoziationen von SNPs mit multifaktoriellen Krankheiten sowie biochemische und klinische Aspekte. Die Nutzung von OMIM ist unbedingt zu empfehlen; zu den im Folgenden dargestellten molekulargenetischen Parametern sind entsprechend auch die OMIM-Codes dargestellt (http://www.ncbi.nlm.nih.gov/sites/entrez?db=OMIM&itool=toolbar).

Präanalytik

Als **Untersuchungsmaterial** dient meist EDTA-Blut, das zur Vermeidung von Kontaminationen mit einem geschlossenen Abnahmesystem gewonnen wird. Beimengung von Heparin als Antikoagulans oder als Kontamination (z.B. aus Kathetern) ist zu vermeiden bzw. dessen effiziente Abreicherung während der DNA-Präparation sicherzustellen, da bereits geringe Mengen (0,05 U/mL) die zur Amplifikation durchgeführte Taq-DNA-Polymerase hemmen.

Stabilität: Die Blutprobe kann bei Raumtemperatur und auf normalem Weg (Post, Boten etc.) zum Labor transportiert werden. Wenn nicht extra vermerkt, beträgt die Stabilität bei Raumtemperatur mindestens eine Woche.

Zur Gewinnung genomischer DNA aus kernhaltigen Zellen werden Extraktionsmethoden angewandt, die der Erhaltung der zu analysierenden DNA oder RNA angemessen sind.

Hinweise zur Methodik

- **Restriktionsanalyse:** Die Analyse von Restriktionsfragmentlängenpolymorphismen (RFLP) kann zur Alleltypisierung verwendet werden, wenn die genetische Variante das Auftreten oder Verschwinden der Schnittstelle eines Restriktionsenzyms bewirkt.
- **Allelspezifische Hybridisierung:** Kurze markierte Oligonukleotidsonden, die spezifisch an das normale oder mutierte Allel binden, werden zur Differenzierung der Allele genutzt.
- **Schmelzkurvenanalyse:** Dies ist eine Variante der allelspezifischen Hybridisierung, die in der

automatisierten Analytik breite Verwendung findet. Zur Mutationsanalyse wurden die PCR-Produkte einer Schmelzkurvenanalyse mittels Hybridisierungssonden unterzogen. Zwei Sonden, ein Fluoreszenzdonor und ein Fluoreszenzakzeptor werden verwendet. Liegt eine Variation bei einer mutationsspezifischen Sonde vor, ist die Schmelztemperatur höher als die des Wildtyps.
Weitere Details sind den folgenden Darstellungen zu entnehmen.

Qualitätsmanagement: Neben den allgemeinen Kriterien der Präanalytik nach den Richtlinien der Bundesärztekammer hat die Arbeitsgruppe der DGKL Leitlinien zur Durchführung der internen Qualitätssicherung als Empfehlung publiziert (Klein et al. 2006). Derzeit werden für die externe Qualitätskontrolle für die folgenden SNPs zweimal jährlich Ringversuche angeboten (Referenzinstitut 2008): Faktor II, Faktor V, Faktor XIII, MTHFR, GPIIbIIIa, Apo E, Apo B100, α_1-Antitrypsin, Cholesterin-Ester-Transferprotein (CEPT), Thiopurin-S-Methyltransferase (TPMT), CYP2D6, UGT1A1, HFE, Lactase-Phlorizin-Hydrolase (LPH), Faktor-VII-activating Protease (FSAP).

Zudem werden alle sechs Monate Ringversuche zur Methodik z.B. der DNA-Sequenzierung inklusive der diagnostischen Interpretation durchgeführt. Für die Teilnahme sowie den Erfolg der richtigen Untersuchungsergebnisse werden parameterbezogene Zertifikate erstellt. Das Untersuchungsspektrum wird entsprechend den Bedürfnissen der Teilnehmerlaboratorien angepasst.

LITERATUR

Klein HG, Funke H, Neumaier M, Langmann T, Knabbe C, Cullen P. Kriterien für den Einsatz von Einzelnukleotid-polymorphismen (SNPs) in der medizinischen Routinediagnostik: Erarbeitung technischer und diagnostischer Standards. Labmed 2006; 3: 142–51.

Referenzinstitut für Bioanalytik der DGKL. Ringversuche 2008.www.dgkl-rfb.de

AGXT bei primärer Hyperoxalurie (OMIM-Nummer: 259900)

Pathobiochemischer Hintergrund

Ein Mangel an Alanin-Glyoxylat-Aminotransferase (kodiert durch AGXT), die peroxisomal in der Leber Glyoxylat in Glycin verwandelt, führt zum Anstieg von Oxalsäure und zur Bildung von Oxalatsteinen in der Niere. Die Oxalaterhöhung kann auch im Serum nachgewiesen werden. Die Hauptmutationen der AGXT interferieren mit der Lokalisationssequenz für Peroxisomen und erzeugen eine mitochondriale Adressierungssequenz. So wird z.B. durch den Defekt G170R das Protein überwiegend in die Mitochondrien fehlgeleitet, wo es keinen Zugang zu seinem Substrat hat. Weitere Mutationen (z.B. P11L) können bei rund 20% der Patienten die Aktivität des Enzyms herabsetzen.

Indikationen

- Hyperoxalurie,
- Nephrolithiasis,
- Nephrokalzinose,
- terminale Niereninsuffizienz im Kindes- und Erwachsenenalter.

Präanalytik

➤ Kap. 24, „Molekulargenetische Diagnostik" – „Allgemeine Aspekte der molekulargenetischen Diagnostik, Präanalytik".

Analytik

PCR-Amplifikation genomischer DNA; Untersuchung auf die AGXT-G170R-Mutation; Mutationssuche durch DNA-Sequenzierung.

Beurteilung

Mehrere Mutationen sind beschrieben. Mit einer Häufigkeit von 30 und 14% wurden die Varianten G630A bzw. G588A gefunden. G170R wird bei 25–40% der Patienten gefunden.

LITERATUR

Pirulli D, Puzzer D, Ferri L, Crovella S, Amoroso A, Ferrettini C et al. Molecular analysis of hyperoxaluria type 1 in Italian patients reveals eight new mutations in the alanine:glyoxylate aminotransferase gene. Hum Genet 1999;104:523–5.

Purdue PE, Allsop J, Isaya G, Rosenberg LE, Danpure CJ. Mistargeting of peroxisomal L-alanine:glyoxylate aminotransferase to mitochondria in primary hyperoxaluria patients depends upon activation of a cryptic mitochondrial targeting sequence by a point mutation. Proc Nat Acad Sci 1991;88:10900–4.

Aldolase B (ALDOB) bei hereditärer Fruktoseintoleranz (OMIM-Nummer: +229600)

Pathobiochemischer Hintergrund

Defekte in der Fructose-1-phosphatase-Aldolase (kodiert durch ALDOB) oder genetische Varianten führen zu einer Akkumulation von Fruktose-1-Biphosphat im Intermediärstoffwechsel und zur Fruktoseintoleranz. Der Metabolit wirkt toxisch auf Leber und Niere und führt später zur zunehmenden Leberinsuffizienz. Die erhöhte Fruktose-1-Biphosphatkonzentration führt zur Hemmung der (Glykolyse und) Glukoneogenese und kann zu hypoglykämischen Schockzuständen führen.

Indikationen

- Magen-Darm-Beschwerden mit Zittern und Schweißausbrüchen nach Aufnahme fruktosehaltiger Lebensmittel,
- unklare Gedeihstörung bei Kleinkindern,
- familiäre Häufung der klinischen Symptomatik.

Präanalytik

➤ Kap. 24, „Molekulargenetische Diagnostik" – „Allgemeine Aspekte der molekulargenetischen Diagnostik, Präanalytik".

Analytik

Molekulargenetische Amplifikation des ALDOB-Locus mit nachfolgender Stufendiagnostik. Untersuchung auf die fünf Hauptmutationen A149P und A174D (zusammen rund 60% der Mutationen) sowie Y203X, L288delC und N334K. Weiterführende Untersuchungen durch komplette DNA-Sequenzierung des ALDOB-Gens.

Beurteilung

Die Prävalenz der Erkrankung liegt in Westeuropa bei rund 1:20 000. Die fünf Hauptmutationen werden in rund 90% der Fälle gefunden. Es besteht ein instinktives Vermeidungsverhalten, weshalb die Fruktoseintoleranz immer wieder erst im Erwachsenenalter entdeckt wird. Humangenetische Beratung ist bei Familienuntersuchungen mit prädiktivem Charakter geboten.

LITERATUR

Costa C, Costa JM, Deleuze IF, Legrand A, Hadchouel M, Baussan C. Simple, rapid nonradioactive method to detect the three most prevalent hereditary fructose intolerance mutations. Clin Chem 1998;44:1041–3.

Cross NC, de Franchis R, Sebastio G, Dazzo C, Tolan DR, Gregori C et al. Molecular analysis of aldolase B genes in hereditary fructose intolerance. Lancet 1990;335:306–9.

Santer R, Rischewski J, von Weihe M, Niederhaus M, Schneppenheim S, Baerlocher K et al. The spectrum of aldolase B (ALDOB) mutations and the prevalence of hereditary fructose intolerance in Central Europe. Hum Mutat 2005;25:594.

α_1-Antitrypsin (OMIM-Nummer: 107400)

Synonyme: Proteinaseinhibitor 1, Serpin A1.

Pathobiochemischer Hintergrund

α_1-Antitrypsin ist der wichtigste Glykoprotein-Proteaseinhibitor. Es ist ein Akute-Phase-Protein, hat die Funktion, Körpergewebe vor den an Entzündungsprozessen beteiligten Enzymen – insbesondere Trypsin und anderen Serinproteasen wie Elastase – zu schützen und so die Entzündungsreaktionen lokal zu begrenzen. Ein angeborener α_1-Antitrypsinmangel führt zu Hepatomegalie, Leberzirrhose oder Lungenemphysem in variabler Ausprägung und wird autosomal-rezessiv vererbt. Der Mechanismus der Erkrankung in der Lunge besteht in der Proteolyse des Gewebes während einer Entzündung insbesondere durch Neutrophilenelastase. In der Leber kommt es zu einer Akkumulation des krankhaften Antitrypsins. α_1-Antitrysin wird durch das polymorphe Proteaseinhibitorgen (> 75 genetische Varianten) kodiert, das in drei Alleltypen vorkommt: Normal (M), Defizienz (Z, S) und Null. Die Erkrankung tritt vor allem bei Kaukasiern auf, ihre Häufigkeit in Europa und Nordamerika ist mit der zystischen Fibrose vergleichbar. Bezüglich der Prävalenz existiert in Europa ein erhebliches Gefälle vom Nordwesten (höchste Prävalenz) bis zum Südosten (niedrigste Prävalenz).

Indikation

Verdacht auf α_1-Antitrypsinmangel z.B. bei Patienten mit erniedrigten Blutplasmaspiegeln von α_1-Antitrypsin oder mit einer positiven Familienanamnese, bei Neugeborenen und Kindern mit chronischer Hepatitis unklarer Genese und zur Abklärung von Lungenemphysem oder Leberzirrhose.

Insgesamt wird die Indikation zur Untersuchung auf α_1-Antitrypsinmangel zu selten gestellt (s.u. Beurteilung).

Präanalytik

➢ Kap. 24, „Molekulargenetische Diagnostik" – „Allgemeine Aspekte der molekulargenetischen Diagnostik, Präanalytik".

Analytik

Standardmethoden zur DNA-Gewinnung. PCR-Amplifikation von zwei Abschnitten des PI-Gens. Der Nachweis der PI-Z und -S-Varianten erfolgt durch Restriktionsanalyse bzw. direkte Sequenzierung der Amplifikationsprodukte.

Beurteilung

Das PI*Z-Allel (E342K) ist das häufigste krankhafte Allel und kommt in Deutschland mit einer Frequenz von 1–5% vor. Homozygote ZZ-Anlageträger (Prävalenz 1:2 000 bis 1:7 000) zeigen einen schweren Phänotyp mit deutlich erhöhtem Risiko für eine chronisch-obstruktive Lungenerkrankung. Bei den meisten Patienten liegt außerdem eine chronisch-aktive Hepatitis vor. Im späteren Lebensalter entwickeln bis zu 40% der Betroffenen eine Leberzirrhose und etwa 15% ein hepatozelluläres Karzinom.

Im Schnitt versterben die meisten Patienten um das 50. Lebensjahr an den Folgen eines Lungenemphysems. Todesursache ist die respiratorische Insuffizienz.

Heterozygote MZ-Anlageträger weisen eine verminderte α_1-Antitrypsinkonzentration im Serum auf, das Risiko für eine chronisch-obstruktive Lungenerkrankung (COPD) ist erhöht.

Die Häufigkeit des PI*S-Allels (E264V) liegt in Europa bei 2–4%, mit der höchsten Frequenz auf der iberischen Halbinsel. Heterozygote-SZ-Anlageträger haben ein erhöhtes COPD-Risiko, das zwischen dem der MZ- und der ZZ-Anlageträger liegt. Homozygote Träger des S-Allels haben jedoch vermutlich kein erhöhtes Erkrankungsrisiko. Zigarettenrauch gilt als Hauptrisikofaktor für die COPD bei Trägern eines PI-Risikoallels.

Null-Allele sind sehr selten.

Obwohl diagnostische Tests und eine Substitutionstherapie für einen α_1-Antitrypsinmangel seit etwa 15 Jahren verfügbar sind, wird die Erkrankung zu selten erkannt. Bezüglich der Prävalenz besteht deshalb eine erhebliche Dunkelziffer. Bei Menschen mit einem schweren α_1-Antitrypsinmangel liegen oft viele Jahre zwischen dem Auftreten der Symptome und der ersten Diagnose.

Apolipoprotein-B-Mutanten (R3500Q, R3531C; OMIM-Nummer: 144010)

Pathobiochemischer Hintergrund

Apolipoprotein B (Apo B) existiert in zwei Isoformen, Apo B48 und Apo B100.

Apo B48 wird ausschließlich im Dünndarm als Teil der Chylomikronen synthetisiert. Apo B100 dagegen wird in der Leber gebildet und befindet sich in Lipoproteinen sehr niedriger Dichte (very low density Lipoprotein, [VLDL]), in Lipoproteinen mittlerer Dichte (intermediate density Lipoprotein [IDL]) sowie als einziges Apolipoprotein in Lipoproteinen niedriger Dichte (low density Lipoprotein [LDL]).

Beide Isoformen werden vom gleichen RNA-Transkript kodiert. Im Fall des Apo B48 jedoch entsteht ein Stop-Kodon (UAA) an Position 2153 durch Editierung der mRNA, sodass ein Transkript gebildet wird, das nur 48% der Größe des kompletten Apo B100 hat. Durch Bindung des Apo B100 an den LDL-Rezeptor – vornehmlich in der Leber – werden LDL-Partikel aus dem Blutkreislauf entfernt. Zwei relativ häufige Defekte im Apo B100 (R3500Q; R3531C) stören diese Bindung und erhöhen somit den LDL-Cholesterinspiegel, was wiederum zur Erhöhung des Arteriosklerose- und Herzinfarktrisikos führt. Der R3500Q-Phänotyp ist ausgeprägter als der R3531C Phänotyp. Somit gibt es zwei Formen der familiären Hypercholesterinämie; eine, die durch ein defektes Apo B verursacht wird (auch familiäres defektes Apo B genannt), und eine, die durch Mutationen im LDL-Rezeptor verursacht wird (familiäre Hypercholesterinämie im engeren Sinne). Andere Mutationen im Apo B100, die zur seltenen Störung der Hypo- oder Abetalipoproteinämie führen, die mit sehr niedrigen LDL-Konzentrationen und möglicherweise mit einer Verlängerung der Lebenserwartung einhergehen, werden hier nicht weiter besprochen. Familiär defektes Apolipoprotein B wird autosomal kodominant vererbt.

Indikation

Aufklärung der familiären Hypercholesterinämie, die durch hohe LDL-Cholesterinwerte (typischerweise über 150 mg/dL) sowie durch gehäuftes familiäres Auftreten von Myokardinfarkten in jungen Jahren gekennzeichnet ist.

Präanalytik

➤ Kap. 24, „Molekulargenetische Diagnostik" – „Allgemeine Aspekte der molekulargenetischen Diagnostik, Präanalytik".

Analytik

Standardmethoden zur DNA-Gewinnung. PCR-Amplifikation genomischer DNA. Nachweis der entsprechenden Mutationen in der Regel mittels Hybridisierung allelspezifischer Oligonukleotide. R3500Q wird durch eine G-zu-A-Transition des Nukleotids10708 des Apo-B-Gens verursacht, R3531C durch eine C-zu-T-Transition des Nukleotids 10800.

Beurteilung

In der kaukasischen Bevölkerung ist etwa eine Person von 500 heterozygot und etwa eine Person von einer Million homozygot für familiär defektes Apo B. Die Defekte R3500Q und R3531C gehen mit einer Herabsetzung der Bindung des Apo B an den LDL-Rezeptor um mehr als 90% bzw. um ca. 70% einher. Verglichen mit der klassischen, durch einen defekten LDL-Rezeptor verursachten familiären Hypercholesterinämie fällt die Erhöhung des LDL-Cholesterins weniger stark aus. Das Myokardinfarktrisiko ist dennoch deutlich erhöht, da die defekten LDL-Partikel als besonders atherogen gelten. Sowohl in Bezug auf den LDL-Cholesterinspiegel als auch auf das Myokardinfarktrisiko ist der R3500Q-Phänotyp ausgeprägter als der R3531C-Phänotyp.

Apolipoprotein-E-Polymorphismus (Apo E2, Apo E3, Apo E4; OMIM-Nummer: 107741)

Pathobiochemischer Hintergrund

Beim Apolipoprotein E (Apo E) handelt es sich um ein Strukturprotein verschiedener Lipoproteine (Chylomikronen, LDL, VLDL, IDL und HDL), die für den Transport des Cholesterins und der Triglyzeride im Blut verantwortlich sind. Apo E fungiert dabei als Ligand für Rezeptoren, die für die Aufnahme der Lipoproteine in die Leber und andere Organe sorgen. Das Apo-E-Gen existiert in drei häufiger vorkommenden Formen, Apo E2, Apo E3 und Apo E4, die für die Isoformen des Proteins, Apo E2, Apo E3 und Apo E4, kodieren. Diese Isoformen unterscheiden sich an zwei Positionen (Position 112 und 158) in ihrer Aminosäuresequenz. An den Stellen 112/158 enthalten E2, E3 und E4 die Aminosäuren Cystein/Cystein, Cystein/Arginin bzw. Arginin/Arginin. Ca. 95% der Bevölkerung tragen wenigstens ein Apo-E3-, 27% ein Apo-E4- und 16% ein Apo-E2-Allel.

Indikation

Aufklärung einer (plötzlich auftretenden) Hyperlipidämie mit Erhöhung des Cholesterins und starker Erhöhung der Triglyzeride (z.B. über 500 mg/dL).

Präanalytik

➤ Kap. 24, „Molekulargenetische Diagnostik" – „Allgemeine Aspekte der molekulargenetischen Diagnostik, Präanalytik".

Analytik

Standardmethoden zur DNA-Gewinnung. PCR-Amplifikation genomischer DNA. Nachweis der entsprechenden Mutationen in der Regel mittels Hybridisierung allelspezifischer Oligonukleotide. Die Ermittlung des Apo-E-Phänotyps mittels isoelektrischer Fokussierung gilt wegen seiner Fehlerträchtigkeit als obsolet und wird hier nicht weiter besprochen.

Beurteilung

Das Apo-E4-Allel führt zu erhöhten Cholesterinkonzentrationen im Blut und erhöht das Risiko für einen Myokardinfarkt und in der homozygoten Form auch das Risiko für Morbus Alzheimer. Da jedoch der prädiktive Wert einer Apo-E4-Homozygotie selbst in Familien mit gehäuftem Auftreten der Alzheimer-Erkrankung nur ca. 50% beträgt, ist die Bestimmung des Apo-E-Polymorphismus zur Abklärung oder gar zur Vorhersage dieser Erkrankung nicht geeignet. Das seltenere Apo-E2-Allel geht in der Regel mit niedrigem Cholesterinspiegel einher und wirkt protektiv gegen Arteriosklerose. Eine Homozygotie für das Apo-E2-Allel, die bei ca. 1% der deutschen Bevölkerung vorkommt, kann jedoch in Zusammenhang mit anderen metabolischen Störungen wie Diabetes mellitus, Übergewicht oder Hypothyreose zu einer ausgeprägten Typ-III-Hyperlipidämie nach Fredrickson (Erhöhung von Chylomikronen und VLDL-Remnants) führen, die mit sehr hohen Triglyzeridwerten und einer Pankreatitis einhergehen kann. VLDL-Remnants zählen zu den atherogensten Lipidpartikeln überhaupt, sodass eine unbehandelte Typ-III-Hyperlipidämie mit einem sehr hohen Risiko für eine Arteriosklerose (arterielle Verschlusskrankheit, KHK, Schlaganfall) einhergeht.

Chymotrypsin-C-(CTRC-)Mutation bei familiärer Pankreatitis (OMIM-Nummer: *601405)

Pathobiochemischer Hintergrund

Bei chronisch rezidivierender Pankreatitis ist differenzialdiagnostisch neben klassischen toxischen sowie autoimmunologischen Ursachen auch eine molekulargenetische Ätiologie möglich. Chymotrypsin C (kodiert durch CTRC) baut aktives Trypsin ab. Mutationen in CTRC reduzieren die Proteinfunktion und erhöhen über eine gesteigerte Proteaseaktivität das Risiko einer chronischen Pankreatitis.

Indikationen

- Chronische Pankreatitis vor dem 30. Lebensjahr,
- familiär auftretende Pankreatitiden,
- unklare abdominale Beschwerden im Kindes- und Jugendalter mit Erhöhung der Lipase und der pankreasspezifischen Amylase im Serum.

Präanalytik

➤ Kap. 24, „Molekulargenetische Diagnostik“ – „Allgemeine Aspekte der molekulargenetischen Diagnostik, Präanalytik“.

Analytik

Molekulargenetische Amplifikation des CTRC-Locus. Untersuchung auf die Hauptmutationen mittels Oligohybridisierung. Eventuell nachfolgende Bestimmung des Genotyps durch DNA-Sequenzierung.

Beurteilung

Zwei Defekte wurden in einer größeren Studie beschrieben, R254W sowie eine 24 bp lange In-Frame-Deletion K247_R254del. Heterozygote Träger haben ein rund fünffach erhöhtes Risiko, eine Pankreatitis zu entwickeln. Es besteht eine ausgeprägte Abhängigkeit der Prävalenz vom ethnischen Hintergrund. Bei bis zu ca. 80% der Patienten mit hereditärer Pankreatitis wird im Sinne einer autosomal-dominanten Erkrankung Heterozygotie für R122H beobachtet. Andere Genvarianten werden mit milderen Verlaufsformen in Verbindung gebracht. Die weiterführende molekulare Diagnostik sollte auch die Gene SPINK1, CFTR und CTRC einbeziehen.

LITERATUR

Rosendahl J, Witt H, Szmola R, Bhatia E, Ozsvri B, Landt O et al. Chymotrypsin C (CTRC) variants that diminish activity or secretion are associated with chronic pancreatitis. Nat Genet 2008;40:78–82.

Cystic Fibrosis Transmembrane Conductance Regulator (CFTR) bei zystischer Fibrose (OMIM-Nummer: 602421)

Pathobiochemischer Hintergrund

Zystische Fibrose (CF, Mukoviszidose) ist mit einer Prävalenz von ca. 1:2500 und einer Heterozygotenfrequenz von ca. 1:25 die häufigste autosomal-rezessiv vererbte Erkrankung in der kaukasischen Bevölkerung und wird durch Mutationen im CFTR-Gen verursacht. Diese Mutationen führen zu Funktionsstörungen eines Chloridkanals in der apikalen Membran von Drüsenepithelzellen und dadurch zur Änderung des Salzgehalts des Schweißes und anderer Körpersekrete. Hierdurch kommt es zur Bildung des charakteristischen, zähflüssigen Schleims. Die Erkrankung betrifft vor allem das Bronchialsystem und ist mit häufigen schwerwiegenden Infektionen (sehr häufig mit sekundärer Kolonisierung durch Pseudomonas aeruginosa) assoziiert. Auch der Magen-Darm-Trakt kann durch Sekretionsstörungen der Bauchspeicheldrüse betroffen sein. Bei etwa 85% der Patienten tritt eine Pankreasinsuffizienz auf. Auch eine Fehlbildung der Vasa efferentia mit Unfruchtbarkeit des Mannes kommt häufig vor. Die durchschnittliche Lebenserwartung Betroffener liegt bei etwa 20–30 Jahren. In den letzten Jahren ist zunehmend erkannt worden, dass sich einige Mutationen im CFTR-Gen bei Männern hauptsächlich auf die Vasa efferentia mit geringer Beteiligung anderer Organe auswirken. Hier imponiert die Erkrankung durch eine primäre Unfruchtbarkeit und wird erst im Erwachsenenalter diagnostiziert (sog. Form frust der Erkrankung). Die meisten CFTR-Mutationen führen zu einer falschen Faltung des CFTR-Proteins, wodurch der intrazelluläre Chloridtransport gestört ist. Dies wiederum hat einen beschleunigten Abbau des mutanten Proteins zur Folge.

Indikation

Abklärung bei Vorliegen einer positiven Familienanamnese für zystische Fibrose oder bei klinischem Verdacht auf die Erkrankung (pathologischer Schweißtest während des Neugeborenen-Screenings, Pankreasinsuffizienz und chronisch-rezidivierender Pneumonie oder Bronchitis, männliche Infertilität unklarer Genese).

Präanalytik

➤ Kap. 24, „Molekulargenetische Diagnostik" – „Allgemeine Aspekte der molekulargenetischen Diagnostik, Präanalytik".

Analytik

Standardmethoden zur Gewinnung genomischer DNA. PCR-Amplifikation genomischer DNA.
Die Mutationssuche erfolgt in drei Stufen.

- **Stufe I:** Nach Extraktion von genomischer DNA aus EDTA-Blut wird mittels PCR ein Abschnitt des CFTR-Gens amplifiziert. Der Nachweis der CFTR-F508del-Mutation erfolgt durch Restriktionsanalyse.
- **Stufe II:** Der Nachweis der weiteren 34 häufigsten CFTR-Mutationen erfolgt nach Amplifikation der entsprechenden Genabschnitte durch Hybridisierung mit fluoreszenzmarkierten spezifischen Oligonukleotidsonden.
- **Stufe III:** Die Mutationssuche erfolgt nach Amplifikation aller 24 kodierenden Exons sowie der angrenzenden Exon-Intron-Übergangsstellen durch direkte DNA-Sequenzanalyse.

Beurteilung

Bei ca. 75% aller Mutationen bei zystischer Fibrose in Deutschland handelt es sich um eine Deletion von drei Basenpaaren im Exon 10, die zur Deletion eines Phenylalanins an Position 508 des CFTR-Proteins führt. Bei etwa 20% der weiteren Mutationen handelt es sich um eine Gruppe von 34 relativ häufigen Veränderungen. Die restlichen 5% der Defekte im CFTR werden durch mehr als 500 Mutationen verstreut durch das ganze Gen verursacht. Bei vielen Mutationen ist eine Genotyp-Phänotyp-Korrelation möglich. Die häufige F508-Deletion gilt als schwere Mutation. Eine humanmedizinische Betreuung ist bei dieser Erkrankung besonders wichtig.

M

Cytochrom-p-450-(CYP-)Varianten CYP2D6 (OMIM-Nummer: +124030), CYP2C9 (OMIM-Nummer: +601130), CYP2C19 (OMIM-Nummer: +124020)

Pathobiochemischer Hintergrund

Cytochrom p450 (CYP) umfasst eine Gen-Superfamilie (36 Genfamilien sowie Unterfamilien) von Stoffwechselenzymen, die für die Metabolisierung von Xenobiotika sowie endogener Substrate verantwortlich sind. Als Monooxygenasen erhöhen sie die Wasserlöslichkeit lipophiler Substanzen durch Einführung einer Hydroxylgruppe. Die CYP-Familie II besteht aus fünf Unterfamilien (A bis E). CYP2D6 ist an der Metabolisierung von rund 25% aller Arzneistoffe beteiligt. Zusammen mit CYP2C9 und CYP2C19 werden rund 40% aller Medikamente und rund 70% der am häufigsten verschriebenen Arzneimittel metabolisiert. CYP-Defekte führen zum Poor-metabolizer-(PM-)Status. Genduplikationen, wie sie in CYP2D6 gefunden werden, bewirken einen Ultra-rapid-metabolizer-(UM-)Status. Die normale CYP-Enzymfunktion wird als extensive metabolizer (EM) bezeichnet.

CYP2D6-Substrate sind z.B. β-Blocker, Antidepressiva und Antiepileptika, Dextrometorphan, Codein, Chlorpropamid, Tamoxifen. CYP2D6 ist wesentlich für die Giftung von N-desmethyl-Tamoxifen in Endoxifen verantwortlich. Es sind bisher die Allele 2D6*1 bis 2D6*67 sowie einige Untergruppen beschrieben. 35 Allele gehen mit erniedrigter bzw. fehlender Enzymaktivität einher (http://www.cypalleles.ki.se/cyp2d6.htm).

CYP2C9-Substrate sind z.B. Phenytoin, NSAR wie z.B. Ibuprofen und Mefenaminsäure, Tolbutamid und Warfarin. Für CYP2C9 sind die Allele 2C9*1 bis 2C9*30 (http://www.cypalleles.ki.se/cyp2c9.htm) beschrieben. Sieben bzw. 18 CYP2C9-Allele werden in vivo oder in vitro als aktivitätsvermindert oder ohne Enzymaktivität angegeben.

CYP2C19-Substrate sind Protonenpumpeninhibitoren, Psychopharmaka und das Malariamittel Proguanil. CYP2C19 wirkt in einigen Fällen (z.B. bei Antidepressiva) als Ersatzenzym für CYP2D6. Bisher sind die Allele CYP2C19* bis CYP2C19*21 (mit Untergruppen 27 Allele) beschrieben (http://www.cypalleles.ki.se/cyp2c19.htm). Die Prävalenz eines PM-Status liegt bei rund 3%. Es existiert eine Promotorvariante (CYP2C19*17), die über eine Erhöhung der Transkriptionsrate einen UM-Status zur Folge hat und für Therapieresistenz gegenüber CYP2C19-metabolisierten Medikamenten verantwortlich gemacht wird. Diese wurde in einer Studie mit einer Prävalenz von 4% (Chinesen) bis 18% (Schweden sowie Äthiopier) beschrieben. Für CYP2C19 sind bisher neun PM-Allele bekannt.

Indikationen

- V.a. Medikamentenunverträglichkeit bzw. Therapieresistenz,
- Abklärung der Therapieeffektivität vor Tamoxifengabe.

Vor der Anforderung sollten anhand der bestehenden oder geplanten Medikation Art und Umfang der pharmakogenetischen Diagnostik zwischen Labor und Klinik abgestimmt werden.

Präanalytik

➤ Kap. 24, „Molekulargenetische Diagnostik“ – „Allgemeine Aspekte der molekulargenetischen Diagnostik, Präanalytik“.

Analytik

Multiplex-PCR zur Amplifikation der CYP-Loci mit anschließender spezifischer Oligonukleotidhybridisierung oder DNA-Sequenzierung. Für CYP2D6 und CYP2C19 steht ein kommerzieller DNA-Chip zur Verfügung.

Beurteilung

PM- und UM-Status besitzen erhebliche individuelle Gefährdungspotenziale für Patienten und verursachen auch enorme Kosten im Gesundheitswesen.

Ein PM-Status für CYP2D6 führt zur Medikamentenunverträglichkeit oder zum Therapieversagen im Fall der 2D6-abhängigen Prodrug-Aktivierung von Tamoxifen. Entsprechend profitieren Brustkrebspatientinnen mit einem PM-Status nicht von einer Tamoxifentherapie. Bei einer PM-Prävalenz von rund 7% in unserer Bevölkerung ist jährlich eine große Zahl von Patientinnen betroffen. In der westeuropäischen Bevölkerung lassen sich die meisten PM den CYP2D6-Allelen *3, *4, *5 und *6 zuordnen. Umgekehrt kann das Vorliegen eines UM-Status ein Therapieversagen unter den Bedingungen einer Normaldosierung bewirken. Die erhöhte CYP2D6-Aktivität der Allele *1XN und *2XN mit einem resultierenden UM-Status kommt durch Genamplifikation zustande.

Die CYP2C9 Allele *3,*5, *8,*11A,*13 sind in vivo mit erniedrigter Aktivität beschrieben. PM haben bei warfarinbedingter Antikoagulation ein rund zweifach erhöhtes Blutungsrisiko. Das *6-Allel besitzt keine Aktivität. Ein UM-Status ist für CYP2C9 nicht beschrieben.

In der kaukasischen Bevölkerung fallen 90% CYP2C19 poor metabolizer unter die Allele 2, 3 und 4, in der orientalischen Bevölkerung 99%. 70% der PM sind alleine homozygot für das CYP2C19*2A-Allel.

Die Beurteilung der häufig komplexen Befunde sollte unbedingt in Zusammenarbeit von Klinik und fachlich ausgewiesenem Labor erfolgen.

LITERATUR

Aithal GP, Day CP, Kesteven PJ, Daly AK. Association of polymorphisms in the cytochrome P450 CYP2C9 with warfarin dose requirement and risk of bleeding complications. Lancet 1999;353:717–9.

Chialda L. Prospective use of CYP pharmacogenetics and medication analysis to facilitate improved therapy – a pilot study. Person Med 2008;5:1–9.

de Morais SM, Wilkinson GR, Blaisdell J, Nakamura K, Meyer UA, Goldstein JA. The major genetic defect responsible for the polymorphism of S mephenytoin metabolism in humans. J Biol Chem 1994;269:15419–22.

Kaneko A, Kaneko O, Taleo G, Björkman A, Kobayakawa T. High frequencies of CYP2C19 mutations and poor metabolism of proguanil in Vanuatu. Lancet 1997;349:921–2.

Sachse C, Brockmöller J, Bauer S, Roots I. Cytochrome P450 2D6 variants in a Caucasian population: Frequencies and phenotypic consequences. Am J Hum Genet 1997;60:284–95.

Sanderson S, Emery J, Higgins J. CYP2C9 gene variants, drug dose, and bleeding risk in warfarin-treated patients: a HuGEnet systematic review and meta-analysis. Genet Med 2005;7:97–104.

7-Dehydrocholesterinreduktase-(DHCR7-)Mangel (OMIM-Nummer: +602858)

Pathobiochemischer Hintergrund

Die 7-Dehydrocholesterolreduktase ist das Enzym für den letzten Schritt der Cholesterinbiosynthese. Proteindefekte begünstigen Fehlentwicklungen und mentale Retardation (Smith-Lemli-Opitz-Syndrom, SLO). Es sind mehr als 35 verschiedene Mutationen beschrieben, die mit milden bis schweren Phänotypen assoziiert sind. Die Trägerfrequenz für die Hauptmutationen wird in Europa mit 1:30 bis 1:100 angegeben.

Indikationen

Unklare Entwicklungsverzögerung bei Säuglingen mit Hypotonie, Gedeihstörungen und unterentwickelten grobmotorischen Fähigkeiten.

Präanalytik

➤ Kap. 24, „Molekulargenetische Diagnostik“ – „Allgemeine Aspekte der molekulargenetischen Diagnostik, Präanalytik“.

Analytik

Molekulargenetische Amplifikation des DHCR7-Locus. Untersuchung auf die drei Hauptmutationen W151X, V326L und IVS8-1G-C. Eventuell weiterführende Untersuchungen durch komplette DNA-Sequenzierung des DHCR7-Gens.

Beurteilung

Die Mutationen W151X; V326L; IVS8-1G-C sind bei über 60% der Patienten nachzuweisen. Die klinische Präsentation variiert in weiten Bereichen; die biochemische Diagnostik durch Bestimmung von Serumcholesterin und 7-Dehydrocholesterin unterstützt die molekulare Diagnose. Ein mütterlicher Apo-E2-Genotyp ist mit schwereren Verläufen assoziiert. Apo E2 gilt als ein Modifier-Gen.

LITERATUR

Witsch-Baumgartner M, Ciara E, Löffler J, Menzel HJ, Seedorf U, Burn J et al. Frequency gradients of DHCR7 mutations in patients with Smith-Lemli-Opitz syndrome in Europe: evidence for different origins of common mutations. Europ J Hum Genet 2001;9:45–50.

Witsch-Baumgartner M, Gruber M, Kraft HG, Rossi M, Clayton P, Giros M, Haas D et al. Maternal apo E genotype is a modifier of the Smith-Lemli-Opitz syndrome. J Med Genet 2004;41:577–84.

Yu H, Lee MH, Elias ER, Irons M, Salen G et al. Spectrum of Delta(7)-dehydrocholesterol reductase mutations in patients with the Smith-Lemli-Opitz (RSH) syndrome. Hum Mol Genet 2000;9:1385–91.

M

Faktor-II-(Prothrombin-)Mutation bei unklarer Thrombose (OMIM-Nummer: 176930)

Pathobiochemischer Hintergrund

Prothrombin (Faktor II) ist die Vorstufe von Thrombin, das Fibrinogen zu Fibrin umsetzt. An Nukleotidposition 20210 der 3'-nichttranslatierten Region des Prothrombingens wurde ein G → A-Austausch identifiziert (FII-G20210A). Dieser Polymorphismus, der in heterozygoter Form bei ca. 2% der europäischen Bevölkerung vorkommt, führt über einen bisher nicht geklärten Mechanismus zu einer erhöhten Prothrombinplasmakonzentration. Diese Zunahme der Prothrombinkonzentration erhöht das Thromboserisiko. Im Gegensatz zu Faktor V Leiden ist jedoch die Prothrombinmutation G20210A sowohl mit arteriellen als auch mit venösen Thrombosen assoziiert.

Indikation, Analytik, Beurteilung

➤ Kap. 24, „Prothrombin-20210A-Mutation".

Faktor-V-(FV-)Mutationen bei APC-Resistenz (OMIM-Nummer: 227400)

Pathobiochemischer Hintergrund

Faktor V Leiden (FV-R506Q): ➤ Kap. 24, „Faktor-V-Leiden-Mutation".

Eine weitaus seltenere Punktmutation an Position 1091 des Faktor-V-Gens (G1091C) führt zu einem Austausch eines Arginins durch Threonin an Position 306 des Faktor-V-Proteins, der ebenfalls mit einer Resistenz gegen APC einhergeht. Diese R306T-Variante wird ebenfalls nach der Stadt ihrer Entdeckung Faktor V Cambridge genannt.

Präanalytik, Analytik, Beurteilung:

➤ Kap. 24, „Faktor-V-Leiden-Mutation".

Beurteilung

Etwa 0,5% der deutschen Bevölkerung sind heterozygot für die Faktor-V-Cambridge-Mutation. Homozygote sind äußerst selten. Soweit bekannt, ist das Thromboserisiko für hetero- und homozygote Träger der Faktor-V-Cambridge-Mutation etwa gleich hoch wie bei Trägern von Faktor V Leiden.

Faktor-VII-Aktivator-(HAB-) Polymorphismus Marburg (OMIM-Nummer: +603924)

Synonym: Hyaluronsäurebindendes Protein 2 (HBAP2); Factor VII-Activating Protease (FSAP).

Pathobiochemischer Hintergrund

Das Genprodukt von HBAP2 bindet Hyaluronsäure. Es spaltet proteolytisch Fibrinogen, aktiviert Faktor VII sowie den Urinplasminogenaktivator (UPA). Tierexperimentell reduziert die Variante Marburg I (G534E) nach Gefäßverletzungen die Neointimabildung durch glatte Muskelzellen unzureichend. Dies gilt als Erklärung für das stark erhöhte kardiovaskuläre Stenoserisiko bei FSAP-(Marburg-I-)Trägern. Der Polymorphismus wird auch bei idiopathischen venösen Thrombosen mit einer odds ratio von rund 6 erhöht gefunden.

Indikationen

- Karotisstenose,
- unklare venöse Thromboembolie,
- Ausschluss der Polymorphismen Faktor V (Leiden) und Faktor II (Prothrombin).

Präanalytik

➤ Kap. 24, „Molekulargenetische Diagnostik" – „Allgemeine Aspekte der molekulargenetischen Diagnostik, Präanalytik".

Analytik

Molekulargenetische Amplifikation des HPAP2-Locus mit nachfolgender Bestimmung der G534E-Mutation durch Sondenhybridisierung.

Beurteilung

FSAP (Marburg) trägt zusammen mit anderen Risikofaktoren wie Zigarettenrauchen, erhöhtem Lipoprotein (a), Faktor V (Leiden), erniedrigtem Antithrombin III, erhöhtem Fibrinogen und Diabetes mellitus zur verstärkten Atherosklerose bei. FSAP (Marburg) ist ein signifikanter und unabhängiger Risikofaktor für die Entstehung und Progression einer Karotisstenose.

LITERATUR

Hoppe B, Tolou F, Radtke H, Kiesewetter H, Dörner T, Salama A. Marburg I polymorphism of factor VII-activating Protease is associated with idiopathic venous thromboembolism. Blood 2005;105:1549–51.

Roemisch J, Feussner A, Nerlich C, Stoehr HA, Weimer T. The frequent Marburg I polymorphism impairs the pro-urokinase activating potency of the factor VII activating Protease (FSAP). Blood Coagul Fibrinolysis 2002;13: 433–41.

Sedding D, Daniel JM, Muhl L, Hersemeyer K, Brusch H, Kemkes-Matthes B et al. The G534E polymorphism of the gene encoding the factor VII-activating protease is associated with cardiovascular risk due to increased neointima formation. J Exp Med 2006;203:2801–7.

α-Galaktosidase-A-(GLA-)Mangel bei Morbus Fabry (OMIM-Nummer: *300644)

Pathobiochemischer Hintergrund

Defekte der α-Galaktosidase A (kodiert durch das X-chromosomale Gen GLA) führen zur lysosomalen Speicherkrankheit Morbus Fabry, die ursprünglich als klassische und seltene monogene Erkrankung beschrieben ist. In den letzten Jahren wird zunehmend über larvierte Formen und isoliertere Organmanifestationen z.B. in Zusammenhang mit hypertropher Kardiomyopathie (3–4%) sowie mit kryptogenem Schlaganfall (5%) berichtet. Der late onset Morbus Fabry ist nach einer größeren Screening-Untersuchung mit über 37 000 Neugeborenen elfmal häufiger als die klassische Form. Interessanterweise sind trotz des Erbgangs auch Frauen betroffen. Es sind über 400 mutante α-Galaktosidase-A-Proteine beschrieben, von denen viele zwar in ihrer Enzymaktivität nicht kritisch beeinträchtigt sind, aber durch die falsche Proteinfaltung ins Proteasom entsorgt werden und so zu einer insuffizienten Gesamtaktivität führen. Neben der therapeutischen Substitution mit rekombinantem Enzym führt auch der Einsatz von Proteasominhibitoren experimentell zu einer Reduktion der Retrolokalisation und des Abbaus der Moleküle und erhöht so die Bioverfügbarkeiten der mutanten α-Galaktosidase-A-Formen.

Indikationen

- V.a. hereditäre Speicherkrankheit,
- Differenzialdiagnose des Schlaganfalls unklarer Genese (cryptogenic stroke) bei jungen Patienten (< 55 Jahre) ohne Hinweis auf vaskuläre Genese, insbesondere bei gleichzeitig bestehender Proteinurie (43% bei Männern; 71% bei Frauen),
- unklare kardiale Symptomatik.

Präanalytik

➤ Kap. 24, „Molekulargenetische Diagnostik" – „Allgemeine Aspekte der molekulargenetischen Diagnostik, Präanalytik".

Analytik

PCR-Amplifikation genomischer DNA; Mutationssuche durch DNA-Sequenzierung.

Beurteilung

Die überwiegende Zahl von Mutationen ist familienspezifisch. Die Lage der Mutation kann mit verschiedenen Manifestationstypen assoziiert sein. Da therapeutische Optionen bestehen, sind prädiktive Familienuntersuchungen mit entsprechender humangenetischer Beratung notwendig.

LITERATUR

Eng CM, Germain DP, Banikazemi M, Warnock DG, Wanner C, Hopkins RJ et al. Fabry disease: guidelines for the evaluation and management of multi-organ system involvement. Genet Med 2006;8:539–48.

Nance CS, Klein CJ, Banikazemi M, Dikman SH, Phelps RG, McArthur JC et al. Later-onset Fabry disease: an adult variant presenting with the cramp-fasciculation syndrome. Arch Neurol 2006;63:453–57.

Rolfs A, Böttcher T, Zschiesche M, Morris P, Winchester B, Bauer P et al. Prevalence of Fabry disease in patients with cryptogenic stroke: a prospective study. Lancet 2005;366:1794–6.
Shu L, Murphy HS, Cooling L, Shayman JA. An in vitro model of Fabry disease. J Am Soc Nephrol 2005;16:2636–45.
Spada M, Pagliardini S, Yasuda M, Tukel T, Thiagarajan G, Sakuraba H et al. High incidence of later-onset Fabry disease revealed by newborn screening. Am J Hum Genet 2006;79:31–40.
Wang RY, Lelis A, Mirocha J, Wilcox WR. Heterozygous Fabry women are not just carriers, but have a significant burden of disease and impaired quality of life. Genet Med 2007;9:34–45.

Glykoprotein IIIa (Integrin β3 [ITGB3], CD61) bei Koronarthrombose- und Herzinfarktrisiko (OMIM-Nummer: 173470)

Pathobiochemischer Hintergrund

Das Integrin-β3-(ITGB3-)Gen kodiert das Glykoprotein IIIa, das wiederum die β-Untereinheit des Thrombozytenmembrankomplexes GP IIb/IIIa (CD61) ist. GP IIb/IIIa fungiert als Rezeptor für Fibrinogen. Bei der Thrombozytenaktivierung kommt es zu einer Konformationsänderung des GP-IIb/IIIa-Komplexes, die die Bindung des Fibrinogens ermöglicht. Eine Nukleotidtransition im ITGB3-Gen an Position 196 (196T>C) führt zum Austausch eines Prolins für Leucin an Position 33 des Proteins (L33P) und somit zu einer Veränderung von dessen Sekundärstruktur. Diese Veränderung beeinflusst die Fibrinbindung, die Thrombozytenvernetzung und die Thrombusbildung. Die Prolin enthaltende Variante wird als Pl(A2), der Leucin enthaltende Wildtyp als Pl(A1) bezeichnet. Etwa 98% der deutschen Bevölkerung trägt mindestens ein Pl(A1)-Allel, während die Trägerfrequenz für das Pl(A2)-Allel ca. 30% beträgt.

Indikation

Abschätzung des Myokardinfarkt- und Koronarthromboserisikos (von untergeordneter Bedeutung, nur in Zusammenhang mit der Erfassung konventioneller Risikofaktoren).

Präanalytik

➤ Kap. 24, „Molekulargenetische Diagnostik" – „Allgemeine Aspekte der molekulargenetischen Diagnostik, Präanalytik".

Analytik

Standardmethoden zur Gewinnung genomischer DNA. PCR-Amplifikation genomischer DNA. Der Nachweis der Polymorphismen erfolgt durch Sondenhybridisierung.

Beurteilung

In verschiedenen Studien wurde das Vorhandensein des Pl(A2)-Allels mit einem erhöhten Risiko für eine Koronarthrombose und eine Stent-Okklusion assoziiert. Diese Assoziationen sind jedoch derzeit nicht von einer solchen Aussagekraft, um therapeutische Entscheidungen zu beeinflussen, wie z.B. die Gabe von Thrombozytenaggregationshemmern. Auch zur Bestimmung des Koronarthromboserisikos trägt dieser Polymorphismus derzeit nur unwesentlich bei. In einer Studie wurde eine Interaktion zwischen dem GP-IIIa-Pl(A2)-Allel und dem selteneren 4G-Allel im Gen für Plasminogen-Aktivator-Inhibitor 1 (PAI 1) gezeigt. Verglichen mit Wildtyp-Homozygoten hatten Patienten mit einer kombinierten Heterozygotie für das GP-IIIa-Pl(A2)- und das PAI-1-4G-Allel ein relatives Risiko für einen Herzinfarkt von 4,5. Bei Männern mit dieser kombinierten Heterozygotie betrug das relative Risiko für Herzinfarkt sogar 6,1.

LITERATUR

Pastinen T, Perola M, Niini P, Terwilliger J, Salomaa V, Vartiainen E et al. Array-based multiplex analysis of candidate genes reveals two independent and additive genetic risk factors for myocardial infarction in the Finnish population. Hum Molec Genet 1998; 7: 1453–62.

Hämochromatose-Gen (HFE) mit Varianten (H63D, S65C, C282Y; OMIM-Nummer: 235200)

Pathobiochemischer Hintergrund

Mit einer Inzidenz von ca. 1:400 ist die hereditäre Hämochromatose in Deutschland eine der häufigsten genetisch bedingten Stoffwechselerkrankungen. Die Erkrankung wird autosomal rezessiv vererbt und durch Mutationen im HFE-Gen verursacht. Die genetische Hämochromatose ist kein einheitliches Krankheitsbild. Vielmehr lassen sich heute vier Hämochromatosetypen unterscheiden, denen Mutationen des HFE- (Typ 1), des Hämojuvelin- (Typ 2), des Transferrinrezeptor-2- (Typ 3) bzw. des Ferroportin-1-Gens (Typ 4) mit unterschiedlicher Epidemiologie und klinischer Präsentation zugrunde liegen. Unbehandelt führt die Hämochromatose zu Leberzirrhose und Lebertumoren, Diabetes mellitus bzw. zu Störungen der Herzfunktion und geht mit einer bräunlichen Pigmentierung der Haut einher („Bronzediabetes"). Meist wird eine Hämochromatose erst im Erwachsenenalter diagnostiziert. Rechtzeitig erkannt ist die Erkrankung jedoch durch Aderlass und Eisenresorptionshemmstoffe gut behandelbar.

Indikation

Differenzialdiagnose eines biochemischen Überschusses an Eisen (Ferritin > 300 mg/dL, Transferrinsättigung > 45%). In solchen Fällen kann entweder eine Eisenverteilungsstörung oder eine primäre oder sekundäre Eisenüberladung vorliegen. Gründe für eine Eisenverteilungsstörung sind ein Leberparenchymschaden (z.B. Leberzirrhose bei chronischer Virushepatitis oder alkoholtoxischer Leberschädigung), eine Infektion, eine Tumorerkrankung oder eine Entzündung. Eine Eisenüberladung, die meistens mit einer Transferrinsättigung ≥ 55% einhergeht, kann entweder sekundär durch wiederholte Bluttransfusionen oder durch chronische Anämie mit ineffektiver Erythropoese oder Hämolyse verursacht werden, oder sie kann primär aufgrund einer hereditären Hämochromatose auftreten.

Präanalytik

➤ Kap. 24, „Molekulargenetische Diagnostik" – „Allgemeine Aspekte der molekulargenetischen Diagnostik, Präanalytik".

Analytik

Standardmethoden zur Gewinnung genomischer DNA. PCR-Amplifikation genomischer DNA. Nachweis der entsprechenden Mutationen mittels Hybridisierung allelspezifischer Sonden (Exonuclease-Assay). In sehr seltenen Fällen ist bei negativem Ergebnis der Screening-Untersuchung eine Suche nach anderen Mutationen im HFE-Gen indiziert.

Beurteilung

In 80% der Fälle der hereditären Hämochromatose wird an Position 282 des HFE-Gens Cystein durch Tyrosin ausgetauscht (C282Y). Dieser Polymorphismus weist in der deutschen Bevölkerung eine Allelfrequenz von ca. 10% auf und ist mit einer zwei bis vierfach erhöhten Eisenresorption im Dünndarm assoziiert. Hämochromatosepatienten, die heterozygot für den C282Y-Polymorphismus sind, weisen in der Regel eine kombinierte Heterozygotie mit weiteren Varianten im HFE-Gen auf. Hierbei handelt es sich um den Austausch eines Histidins durch Aspartat an Position 63 (H63D) oder seltener um den Austausch eines Serins durch Cystein an Position 65 (S65C). Kombinierte Heterozygotie ist in der Regel mit einer milden Form der Hämochromatose assoziiert. Individuen mit H63D oder S65C in homozygoter oder kombiniert heterozygoter Form zeigen oft leicht erhöhte Serumferritinkonzentrationen, haben aber nur ein geringfügig erhöhtes Risiko, an Hämochromatose zu erkranken. In seltenen Fällen kann die hereditäre durch andere seltene homozygote oder gemischt heterozygote Mutationen im HFE-Gen bzw. die anderen o.g. Gene verursacht werden.

Kollagen Typ 1, α_1-Untereinheit (COL1A1) bei Osteoporose (OMIM-Nummer: 120150)

Pathobiochemischer Hintergrund

Die Osteoporose ist eine der häufigsten Erkrankungen älterer Menschen. Man geht davon aus, dass etwa eine von sechs Frauen und etwa einer von zwölf Männern nach dem 50. Lebensjahr einen Oberschenkelhalsbruch wegen Osteoporose erleiden werden. Mit der Alterung unserer Bevölkerung wird die Häufigkeit der Osteoporose in den kommenden Jahren stark zunehmen. Familien- und Zwillingsstudien haben gezeigt, dass die individuelle Knochendichte

M

bis zu 80% genetisch determiniert ist. Somit hat die Osteoporose eine wesentlich größere genetische Komponente als andere Volkskrankheiten wie die Koronarsklerose oder der Diabetes mellitus Typ 2. Der genetische Hintergrund der Osteoporose ist derzeit nur zum Teil verstanden. Neben dem häufigen Polymorphismus im Laktase-Gen, der zur Laktoseintoleranz führt, existieren insbesondere für einen häufigen Polymorphismus im ersten Intron des Gens für die α_1-Untereinheit des Typ-1-Kollagens gesicherte Erkenntnisse. Typ-1-Kollagen ist der Hauptbestandteil der Knochen. Dieser Polymorphismus mit der Bezeichnung Ss scheint einen Einfluss auf die Knochendichte auszuüben, wobei jedes s-Allel die Knochendichte um ca. 3% reduziert. Die Häufigkeit des s-Allels in der deutschen Bevölkerung beträgt ca. 20%. bei Trägern dieses Allels ist das relative Risiko für Knochenbrüche um den Faktor 2 bis 3 erhöht.

Indikation

- Ergänzung zur Knochendichtemessung bei Patienten mit beginnender Osteoporose,
- Abschätzung des Osteoporoserisikos als Teil einer umfassenden Risikoermittlung bei Patienten mit positiver Familienanamnese.

Präanalytik

➤ Kap. 24, „Molekulargenetische Diagnostik" – „Allgemeine Aspekte der molekulargenetischen Diagnostik, Präanalytik".

Analytik

Standardmethoden zur Gewinnung genomischer DNA. PCR-Amplifikation des relevanten Abschnitts des COL1A1-Gens. Der Nachweis der Polymorphismen erfolgt durch Sondenhybridisierung.

Beurteilung

Heterozygotie für das COL1A1-s-Allel (ca. 30% der Bevölkerung) ist mit einer Reduzierung der Knochendichte um ca. 3%, Homozygotie (ca. 3% der Bevölkerung) mit einer Reduzierung um ca. 6% assoziiert. Somit ist der altersbedingte Knochenabbau bei COL1A1-Homozygoten um mehr als das Dreifache erhöht. Das Risiko für Wirbelkörperfrakturen ist bei Frauen mit dem sS-Genotyp um etwa das 1,5-Fache, bei Frauen mit dem ss-Genotyp um etwa das Dreifache erhöht. Man geht davon aus, dass etwa 10% aller Frakturen in der europäischen Bevölkerung auf diesen Polymorphismus zurückzuführen sind. Neben seiner Assoziation mit dem Osteoporoserisiko hat der Polymorphismus im COL1A1-Gen möglicherweise therapeutische Konsequenzen. So scheint eine Bisphosphonattherapie (z.B. Etidronsäure) nur bei Patienten mit dem SS-Genotyp wirksam zu sein.

Laktase-Gen (LCT) bei Laktoseintoleranz (OMIM-Nummer: 223100)

Pathobiochemischer Hintergrund

Die Milchzuckerunverträglichkeit (Laktoseintoleranz) ist für den größten Teil der Weltbevölkerung nach dem Säuglingsalter normal. Daher können die meisten Erwachsenen weltweit Milch und Milchprodukte nicht vertragen. Da die β-Galaktosidase im Dünndarmepithel zur Spaltung des Milchzuckers zu Glukose und Galaktose weitestgehend fehlt, gelangt das Disaccharid Laktose unverdaut in den Dickdarm. Hier kommt es durch Osmose sowie durch Fermentation der Laktose durch die Darmflora zu Oberbauchbeschwerden mit Blähungen, charakteristisch riechender Flatulenz, Bauchdrücken, Übelkeit und Durchfall. Die Beschwerden nehmen proportional zur konsumierten Laktosemenge zu. Bei 85% aller Menschen nordeuropäischen Ursprungs führt jedoch ein häufiger Polymorphismus in der regulatorischen Region des Laktase-Gens dazu, dass die Expression des Laktase-Gens und somit die Laktaseaktivität im Darm bis ins Erwachsenenalter konstant bleibt. Hierbei handelt es sich um den Austausch eines Thymidins durch ein Cytidin an Position −13910. Somit können die meisten erwachsenen Europäer Milch und Milchprodukte gut vertragen. Die Laktasepersistenz bei Nordeuropäern ist wahrscheinlich eine Adaptation auf die Entwicklung einer milchzentrierten Landwirtschaft bei dieser ethnischen Gruppe vor ca. 12 000 Jahren.

Indikation

- Verdacht auf Laktoseintoleranz,
- Abschätzung des Osteoporoserisikos als Teil einer umfassenden Risikoermittlung.

Präanalytik

➤ Kap. 24, „Molekulargenetische Diagnostik" – „Allgemeine Aspekte der molekulargenetische Diagnostk, Präanalytik".

Analytik

Standardmethoden zur Gewinnung genomischer DNA. PCR-Amplifikation der regulatorischen Sequenz des Laktase-Gens (LCT). Der Nachweis der Polymorphismen erfolgt durch Sondenhybridisierung.

Beurteilung

Patienten, die homozygot für den C-Genotyp (LCT −13910 CC, ca. 15% der deutschen Bevölkerung) sind, weisen eine Laktoseintoleranz auf. Heterozygote für das C-Allel (ca. 45% der Bevölkerung) zeigen jedoch keine Laktoseintoleranz. Die meisten Menschen aus Afrika, Asien und Südamerika sind CC-homozygot und somit laktoseintolerant. Frauen mit Laktoseintoleranz haben wegen der geringeren Kalziumaufnahme ein höheres Risiko für die Entwicklung einer Osteoporose. Bei Frauen mit einer Laktoseintoleranz kann das Osteoporoserisiko durch Gabe von Kalzium und Vitamin D gesenkt werden. Wichtig ist auch, an eine sekundäre Laktoseintoleranz zu denken, insbesondere bei entzündlichen Darmerkrankungen, hier vorwiegend an Morbus Crohn. Die Untersuchung des LCT-Polymorphismus ist inzwischen Methode der Wahl zur Diagnose einer Laktoseintoleranz.

Methylentetrahydrofolatreduktase (MTHFR) bei Hyperhomozysteinämie (OMIM-Nummer: 23650)

Pathobiochemischer Hintergrund

Das Enzym Methylentetrahydrofolatreduktase (MTHFR) spielt eine wichtige Rolle bei der Herstellung freier Methylgruppen im Körper. An diesem Vorgang sind die Vitamine B_6 (Thiamin), B_{12} (Cobalamin) und Folsäure beteiligt. Ein wichtiges intermediäres Stoffwechselprodukt dieses Kreislaufs ist die Aminosäure Homozystein. Erhöhte Homozysteinspiegel im Blut sind mit einem erhöhten Risiko für Arteriosklerose assoziiert.

Einige seltene Mutationen im MTHFR-Gen führen zu einem fast vollständigen Funktionsverlust des MTHFR-Proteins und zum schweren klinischen Bild der autosomal-rezessiven Homozyst(e)inurie, die mit schweren neurologischen Defiziten einhergeht. Diese seltenen Mutationen sind nicht Gegenstand des vorliegenden Kapitels. Viel häufiger ist eine milde Form der MTHFR-Defizienz, die durch Auftreten einer thermolabilen Variante des Enzyms mit einer etwa 50% reduzierten Aktivität hervorgerufen wird. Molekulargenetisch kann meist ein Polymorphismus in Nukleotidposition 677 (C677T, Exon 5) oder 1298 (A1298C, Exon 8) nachgewiesen werden, wodurch die Aminosäure Alanin in Position 222 durch Valin (C677T) bzw. Glutamat in Position 429 durch Alanin (E429A) ersetzt wird. Die Homozysteinkonzentration wird durch jedes E429A-Allel um durchschnittlich 3%, durch jedes 677T-Allel um 6% erhöht. Im Gegensatz zur klassischen Form ist die thermolabile Variante nicht mit neurologischen Symptomen assoziiert.

Indikation

Differenzialdiagnose einer Hyperhomozysteinämie.

Präanalytik

➤ Kap. 24, „Molekulargenetische Diagnostik" – „Allgemeine Aspekte der molekulargenetischen Diagnostik, Präanalytik".

Analytik

Standardmethoden zur Gewinnung genomischer DNA. PCR-Amplifikation genomischer DNA. Der Nachweis der Polymorphismen erfolgt durch Sondenhybridisierung.

M

Beurteilung

Obwohl eine Hyperhomozysteinämie nachweislich mit einer Erhöhung des Arterioskleroserisikos einhergeht, hat die Senkung des Homozysteinspiegels mittels Gabe von Thiamin und Folsäure in mehreren Studien keinen Einfluss auf das Koronarthromboserisiko gezeigt. Somit ist zumindest unklar, ob der Zusammenhang zwischen dem Bluthomozysteinspiegel und dem Arterioskleroserisiko kausaler Natur ist. Vor diesem Hintergrund erscheint die Bestimmung der häufigen Polymorphismen im MTHFR-Gen derzeit nicht indiziert, zumal ein sicherer Zusammenhang zwischen diesen Polymorphismen und der Arteriosklerose bisher nicht zweifelsfrei gezeigt werden konnte.

Plasminogen-Aktivator-Inhibitor-1-(PAI-1-)4G/5G-Polymorphismus (OMIM-Nummer: 173360)

Pathobiochemischer Hintergrund

Plasminogen-Aktivator-Inhibitor 1 ist ein prothrombotisch wirkender Serinproteaseinhibitor (Serpin), der durch Inhibition von Gewebsplasminogenaktivator die Aktivierung von Plasminogen zu Plasmin verhindert. Dadurch wird der durch Plasmin vermittelte Abbau von Fibrin verhindert. Ca. 40% der Bevölkerung tragen vier Guanosine, die restlichen 60% fünf Guanosine an Position –675 im Promoter des Gens (4G/5G-Polymorphismus). Der PAI-1-Spiegel ist bei Trägern des 4G-Allels erhöht. Homozygote Trägerschaft des 4G-Allels ist mit einer ca. 1,6fachen Erhöhung des Risikos für einen Myokardinfarkt assoziiert.

Indikation

Evtl. als Zusatzfaktor bei der Ermittlung des Risikos für koronare Herzkrankheit bzw. zur Abklärung des Risikos für arterielle und venöse Thrombosen.

Präanalytik

➤ Kap. 24, „Molekulargenetische Diagnostik" – „Allgemeine Aspekte der molekulargenetischen Diagnostik, Präanalytik".

Analytik

Standardmethoden zur DNA-Gewinnung. PCR-Amplifikation genomischer DNA. Nachweis der entsprechenden Mutationen mittels Hybridisierung allelspezifischer Sonden oder Restriktionsanalyse.

Beurteilung

Homozygote Trägerschaft des 4G-Allels ist mit einer ca. 1,6fachen Erhöhung des Risikos für einen Myokardinfarkt sowie mit einem erhöhten Risiko für arterielle und venöse Thrombosen assoziiert. In beiden Fällen sollte nur in Zusammenhang mit anderen konventionellen Risikofaktoren untersucht werden.

Kationisches Trypsinogen (PRSS1) bei rezidivierender Pankreatitis (OMIM-Nummer: 167800)

Pathobiochemischer Hintergrund

Bei chronisch rezidivierender Pankreatitis ist differenzialdiagnostisch neben klassischen toxischen sowie autoimmunologischen Ursachen auch eine molekulargenetische Ätiologie möglich. Pathogenetisch liegt eine erhöhte Aktivität von Pankreasproteasen (kationisches Trypsinogen, kodiert durch das PRSS1-Gen) bzw. eine Verminderung von Proteaseinhibitoren wie Serinproteaseinhibitor Kazal-Typ 1 oder Chymotrypsin C (kodiert durch SPINK1 bzw. CTRC) zugrunde. Auch Defekte im CFTR-Gen (siehe dort) tragen durch Erhöhung der Sekretviskosität des Pankreassafts zu einer chronischen Pankreatitis bei. Bei PRSS1 führt die Mutation R122H zum Verlust einer trypsinsensitiven Spaltungsstelle und einer verringerten Inaktivierung von Trypsin mit der Folge der chronischen Entzündung und Autodigestion. Neben weiteren Mutationen ist die Variante N21I bei milderen Verlaufsformen beschrieben (siehe auch OMIM-Nummer Eintrag „+276000").

Indikationen

- Chronische Pankreatitis vor dem 30. Lebensjahr,
- familiär auftretende Pankreatitiden,

- unklare abdominale Beschwerden im Kindes- und Jugendalter mit Erhöhung der Lipase und pankreasspezifischen Amylase im Serum.

Präanalytik

➤ Kap. 24, „Molekulargenetische Diagnostik" – „Allgemeine Aspekte der molekulargenetischen Diagnostik, Präanalytik".

Analytik

Molekulargenetische Amplifikation des PRSS1-Lokus mit nachfolgender Bestimmung des Genotyps durch RFLP (die R122H-Mutation erzeugt eine AflIII-Schnittstelle); evtl. DNA-Sequenzierung des PRSS1-Gens.

Beurteilung

In bis zu rund 80% der Patienten mit hereditärer Pankreatitis wird im Sinne einer autosomal-dominanten Erkrankung Heterozygotie für R122H beobachtet. Andere Genvarianten werden mit milderen Verlaufsformen in Verbindung gebracht. Weiterführende molekulare Diagnostik sollte auch die Gene SPINK1, CFTR und CTRC einbeziehen.

LITERATUR

Tzetis M, Kaliakatsos M, Fotoulaki M, Papatheodorou A, Doudounakis S, Tsezou A et al. Contribution of the CFTR gene, the pancreatic secretory trypsin inhibitor gene (SPINK1) and the cationic trypsinogen gene (PRSS1) to the etiology of recurrent pancreatitis. Clin Genet 2007;71:451–7.

Whitcomb DC, Gorry MC, Preston RA, Furey W, Sossenheimer MJ, Ulrich CD et al. Hereditary pancreatitis is caused by a mutation in the cationic trypsinogen gene. Nature Genet 1996;14:141–5.

Sekretorischer pankreatischer Trypsininhibitor vom Kazal-Typ (SPINK1) bei Pankreatitis mit Diabetes mellitus (OMIM-Nummer: *167790)

Pathobiochemischer Hintergrund

Defekte im pankreatischen sekretorischen Trypsininhibitor vom Kazal-Typ 1 (kodiert durch SPINK1) führen zur reduzierten Inaktivierung von Trypsin mit der Folge chronisch rezidivierender Pankreatitiden.

Indikationen

Chronische Pankreatitis mit familiärem Hintergrund besonders bei negativer Mutationssuche in PRSS1.

Präanalytik

➤ Kap. 24, „Molekulargenetische Diagnostik" – „Allgemeine Aspekte der molekulargenetischen Diagnostik, Präanalytik".

Analytik

Molekulargenetische Amplifikation des SPINK1-Locus mit nachfolgender Stufendiagnostik. Untersuchung auf die fünf Hauptmutationen A149P, A174D, Y203X, L288delC und N334K. Weiterführende Untersuchungen durch komplette DNA-Sequenzierung des ALDOB-Gens.

Beurteilung

23% der Patienten haben SPINK1-Mutationen; eine häufige Mutation ist die N34S, andere Defekte wurden beschrieben. Die N34S-Variante findet sich auch stark gehäuft beim sekundären Diabetes mellitus infolge einer chronischen Pankreatitis, wo sie möglicherweise eine diabetische Prädisposition anzeigt. Neben SPINK1 können auch andere Proteaseinhibitoren des Pankreas betroffen sein (➤ Kap. 24, „Molekulargenetische Diagnostik" – „Chymotrypsin-C-[CTRC-]Mutation bei familiärer Pankreatitis [OMIM-Nummer: *601405]").

LITERATUR

Hassan Z, Mohan V, Ali L, Allotey R, Barakat K, Faruque MO et al. SPINK1 is a susceptibility gene for fibrocalculous pancreatic diabetes in subjects from the Indian subcontinent. Am J Hum Genet 2002;71:964–8.

Witt H, Luck W, Hennies HC, Classen M, Kage A, Lass U et al. Mutations in the gene encoding the serine protease inhibitor, Kazal type 1 are associated with chronic pancreatitis. Nature Genet 2000;25:213–6.

M

Uridin-5'-Diphosphat-(UDP-) Glukuronyltransferase-1A1-(UGT1A1-) Mutationen bei Morbus Gilbert-Meulengracht und/oder Crigler-Najjar-Syndrom (OMIM-Nummern: 143500 und 218800)

Pathobiochemischer Hintergrund

Glukuronidierung durch Glukuronyltransferasen ist ein wesentlicher Stoffwechselweg, der durch Konjugation viele lipophile Xenobiotika und Endobiotika (z.B. Bilirubin) wasserlöslich und damit eliminierbar macht. Das Enzym UGT1A1 konjugiert insbesondere Bilirubin. Genetische Polymorphismen führen zu einer Reduktion der Enzymaktivität auf 20–30% und sind verantwortlich für den autosomal-rezessiven Morbus Meulengracht (Gilbert's disease). Missense- oder Nonsense-Mutationen im UGT1A1-Strukturgen gehen mit dem Crigler-Najjar-Syndrom, einer schweren Bilirubinstoffwechselstörung, einher. UGT1A1 glukuronidiert SN38, die aktive Form von Irinotecan zu SN38G. UGT1A1-Defekte führen zu Irinotecantoxizität.

Indikationen

- Hyperbilirubinämie unklarer Genese, besonders bei Auftreten im Kindes- und Jugendalter,
- Abklärung einer möglichen Irinotecanunverträglichkeit

Präanalytik

➤ Kap. 24, „Molekulargenetische Diagnostik" – „Allgemeine Aspekte der molekulargenetischen Diagnostik, Präanalytik".

Analytik

PCR-Amplifikation genomischer DNA mit nachfolgender Sequenzierung zur Untersuchung des TA-Dinukleotid-Repeats im UGT1A1-Genpromotor. Nachweis des T-3263G-SNP durch allelspezifische PCR bzw. Oligonukleotidhybridisierung; evtl. DNA-Sequenzierung von UGT1A1 zur Mutationssuche.

Beurteilung

Die numerische Verlängerung des normalen $A(TA)_6TAA$-Sequenzmotivs im Genpromotor in $A(TA)_7TAA$, selten $A(TA)_8TAA$, ist als Polymorphismus (sog. UGT1A1*28-Allel) mit bis zu 40% Prävalenz in der Bevölkerung beschrieben. Mit diesem Polymorphismus ist eine weitere Promotorvariante T-3263G assoziiert, die isoliert die Enzymaktivität auf rund 60% senkt. Die Inzidenz einer Hyperbilirubinämie bei neugeborenen Trägern der TA-Promotorvariante ist erhöht, wenn gleichzeitig ein Glukose-6-phosphat-Dehydrogenasemangel vorliegt.

Der Morbus Meulengracht bedarf keiner medizinischen Intervention.

Homozygot auftretende Missense-Mutationen mit resultierenden Aminosäureaustauschen oder zum Translationsstopp der UGT1A1-Proteinsynthese führende Nonsense-Mutationen sind charakteristisch für das Crigler-Najjar-Syndrom, dessen Typ I einen kompletten Verlust der UGT1A1-Aktivität aufweist, während beim milderen Typ II Residualaktivitäten nachweisbar sind. Compound heterozygote Träger können einen Promotorpolymorphismus und eine Strukturgenmutation auf dem anderen Allel tragen und so klinisch einem Crigler-Najjar-Syndrom Typ II entsprechen. Promotormutationen, die zusammen mit einer Strukturgenmutation vorkommen und auf dem zweiten Allel eine schwere Mutation aufweisen, entsprechen klinisch einem Crigler-Najjar-Syndrom Typ I.

UGT1A1*28 sowie die bei Asiaten gefundenen Allele *6 (P229Q) und *27 (G71R) sind mit Toxizität von Irinotecan assoziiert.

LITERATUR

Borlak J, Thum T, Landt O, Erb K, Hermann R. et al. Molecular diagnosis of a familial nonhemolytic hyperbilirubinemia (Gilbert's syndrome) in healthy subjects. Hepatology 2000;32:792–5.

Bosma PJ, Chowdhury JR, Bakker C, Gantla S, de Boer A, Oostra BA et al. The genetic basis of the reduced expression of bilirubin UDP-glucuronosyltransferase 1 in Gilbert's syndrome. New Eng J Med 1995;333:1171–5.

Innocenti F, Undevia SD, Iyer L, Chen PX, Das S, Kocherginsky M et al. Genetic variants in the UDP-glucuronosyltransferase 1A1 gene predict the risk of severe neutropenia of irinotecan. J Clin Oncol 2004;22:1382–8.

Kaplan M, Renbaum P, Levy-Lahad E, Hammerman C, Lahad A, Beutler E. Gilbert syndrome and glucose-6-phos-

phate dehydrogenase deficiency: a dose-dependent genetic interaction crucial to neonatal hyperbilirubinemia. Proc Nat Acad Sci 1997;94:12128–32.
Sugatani J, Yamakawa K, Yoshinari K, Machida T, Takagi H, Mori M et al. Identification of a defect in the UGT1A1 gene promoter and its association with hyperbilirubinemia. Biochem Biophys Res Commun 2002;292:492–7.
van der Veere CN, Sinaasappel M, McDonagh AF, Rosenthal P, Labrune P, Odie Èvre et al. Current therapy for Crigler-Najjar syndrome type 1: report of a world registry. Hepatol 1996;24:311–5.

Molekularbiologische Diagnostik bei seltenen Diabetesformen (MODY 1 bis 6) (€€€)

Erwin Schleicher

Man nimmt an, dass etwa 2% aller Diabetiker mit einer seltenen Diabetesform einen genetischer Defekt haben.

Beim **M**aturity **O**nset **D**iabetes of the **Y**oung **(MODY)** konnte die Assoziation von sechs verschiedenen Genen mit dem Auftreten der verschiedenen MODY-Typen gezeigt werden:

- **MODY 1:** Mutation im Transkriptionsfaktor HNF 4α (Chromosom 20),
- **MODY 2:** Mutation im Glukokinase-Gen (Chromosom 7),
- **MODY 3:** Mutation im Transkriptionsfaktor HNF 1α (Chromosom 12),
- **MODY 4:** Mutation im Transkriptionsfaktor IPF-1/PDX-1 (Chromosom 13q),
- **MODY 5:** Mutation im Transkriptionsfaktor HNF 3β (Chromosom 16),
- **MODY 6:** Mutation im Transkriptionsfaktor NEUROD1/β2.

Bei **mitochondrialen** Diabetesformen liegen verschiedene Mutationen des mitochondrialen Genoms vor, die mit anderen klinischen Symptomen assoziiert sind. Da die Mitochondrien fast ausschließlich von der Mutter vererbt werden, liegt ein maternaler Erbgang vor.

Indikationen

Differenzialdiagnose des MODY-Diabetes und anderer seltener Diabetesformen.

Präanalytik

Als **Untersuchungsmaterial** wird EDTA-Blut verwendet.

Die **Stabilität** der Probe beträgt bei Raumtemperatur mehr als einen Tag, bei 4–8 °C drei Tage und bei –20 °C sechs Monate.

Analytik

Aus den kernhaltigen Blutzellen wird DNA gewonnen.

- **MODY-Diabetes:** Nach Amplifikation der verschiedenen Genbereiche mittels PCR werden alle Exons des jeweiligen Gens sequenziert, da insbesondere bei den am häufigsten verkommenden MODY-Diabetestypen 2 und 3 mehr als 100 verschiedene Mutationen beschrieben wurden, die über die gesamte kodierende Sequenz verteilt sind.
- **Mitochondrialer Diabetes:** Schwerpunkt ist die Suche nach Mutation der Position 3243 der tRNA für Leucin im mitochondrialen Genom.

Qualitätskriterien: Zurzeit keine Referenzmethode verfügbar.

Störgrößen: Keine bekannt.

Referenzintervalle

Wildtyp.

Beurteilung

In 70–80% der Fälle, bei denen die Kriterien für das Vorliegen eines MODY-Diabetes sprechen, werden Mutationen in den jeweiligen „MODY-Genen" gefunden.

Monoklonale Immunglobuline, funktionslose

➢ Kap. 24, „Immunglobuline, freie Leichtketten".

Monozyten

➢ Kap. 24, „Differenzialblutbild, mechanisierte Differenzierung von Leukozyten".

Morphin und Derivate

➢ Kap. 24, „Drogensuchanalyse („Drogenscreening")".

MPO

➢ Kap. 24, „Immunphänotypisierung von Leukämien und Lymphomen".

MRZ-Reaktion

➢ Kap. 24, „Liquor-Antikörperindex".

MTX

➢ Kap. 24, „Methotrexat".

Mukoviszidose-Gen

➢ Kap. 24, „Molekulargenetische Diagnostik" – „Cystic Fibrosis Transmembrane Conductance Regulator (CFTR) bei zystischer Fibrose (OMIM-Nummer: 602421)".

MuSK-Antikörper

➢ Kap. 24, „Antikörper bei myasthenen Syndromen", ➢ Kap. 18.10.10.

Mutanten des Apolipoproteins B

➢ Kap. 24, „Molekulargenetische Diagnostik", ➢ Kap. 24, „Apolipoproteine".

Myeloische Antigene

➢ Kap. 24, „Immunphänotypisierung von Leukämien und Lymphomen".

Myeloperoxidase

➢ Kap. 24, „Immunphänotypisierung von Leukämien und Lymphomen".

Myoglobin (€€)

Heinz Fiedler

Myoglobin ist ein kleinmolekulares Hämoprotein (Molekulargewicht 17,513 kD) der quergestreiften und Herzmuskulatur und wird bei Muskelschädigungen rasch freigesetzt, glomerulär filtriert und im proximalen Tubulus reabsorbiert. Infolge der kurzen biologischen Halbwertszeit von zehn bis 20 Minuten werden auch kurzzeitige Veränderungen mit geringer Verzögerung angezeigt.

Eine massive Erhöhung des Myoglobins im Plasma nach Schädigung der Skelettmuskulatur führt zu prärenaler Myoglobinurie und birgt die Gefahr der Myoglobinniere infolge Speicherung des reabsorbierten Myoglobins.

Indikationen

- Frühdiagnose bzw. Ausschluss eines Herzinfarkts und Reinfarkts,
- Erfolgskontrolle einer Lysetherapie,
- Prognosemarker bei Lungenembolie, kombiniert mit Troponin
- Verlaufskontrolle von Skelettmuskelerkrankungen wie Rhabdomyolyse und maligner Hyperthermie,
- Beurteilung von Leistungs- und Trainingszustand in der Sportmedizin,
- Verdacht auf prärenale Proteinurie (Bestimmung im Urin und Serum für die Myoglobin-Clearance).

Präanalytik

Untersuchungsmaterial: Serum, Plasma, Urin.

Stabilität: Myoglobin ist im Blut maximal eine Stunde, in Serum und Plasma bei Raumtemperatur bis zu zwei Tagen stabil. Urin muss sofort der Messung zugeführt oder zur Lagerung alkalisiert werden (pH > 8,5).

Einflussgrößen

Starke Hämolyse und Lipämie können die Turbidimetrie, weniger die Nephelometrie stören. Falsch hohe Werte (im Sinn der Infarktdiagnostik) können durch vorherige intramuskuläre Injektionen, körperliche Aktivität und Muskelschädigung (Herzmassage!) sowie durch Medikamente (Statine, Fibrate, Muskelrelaxanzien, Appetitzügler) und toxische Stoffe (Kohlenmonoxid, Alkohol, Insekten- und Schlangengifte) hervorgerufen werden.

Analytik

Die **quantitativen** Bestimmungen erfolgen mit (latexverstärkter) Turbidimetrie, Nephelometrie oder Sandwich-Immunoassays. Die Unpräzision liegt unter 5%, die Entscheidungsgrenzen sind methodenabhängig. Die intraindividuelle Variabilität liegt bei 14%.

Qualitative Entscheidungen zum Vorliegen eines Herzinfarkts (Cut-off > 100 µg/L) sind mit einem Vollblutschnelltest möglich, der mit dem Nachweis von CK-MB kombiniert sein kann. Zum Nachweis mit dem Urinteststreifen für Blut ➤ Kap. 8.4.

Referenzbereiche

Serum	Männer	< 70 µg/L	< 4,1 nmol/L
	Frauen	< 60 µg/L	< 3,5 nmol/L
Urin		< 7 µg/L	< 0,4 nmol/L

Beurteilung

Die **Myoglobinerhöhung** tritt bereits zwei bis vier Stunden nach einem **Infarktereignis** ein und hat in dieser Zeit die höchste Sensitivität (57% bis drei Stunden nach dem Schmerzereignis, 84% nach sechs Stunden) im Vergleich zur CK-MB-Konzentration und besonders auch zur CK-(MB-)Aktivität. Die diagnostische Spezifität liegt bei Patienten mit Herzinfarktverdacht zwischen 87 und 92%, sie wird allerdings eingeschränkt durch Skelettmuskelveränderungen und akute Niereninsuffizienz. Bei chronischer Niereninsuffizienz mit erhöhter Nierenschwelle ist bereits basal eine höhere Serumkonzentration vorhanden. Etwa zehn Stunden nach dem Infarkt kann die Serumkonzentration bis auf 3000 µg/L ansteigen.

Eine ausbleibende Myoglobinerhöhung bis etwa acht Stunden nach dem Schmerzereignis schließt mit großer Sicherheit einen Herzinfarkt aus. Bei verspätet eingelieferten Patienten (acht bis zehn Stunden) sollte die Myoglobinbestimmung durch die Troponinbestimmung ersetzt werden. In den Leitlinien wird auf die Myoglobinbestimmung verzichtet!

Reinfarkte werden infolge der kurzen Halbwertszeit des Myoglobins auch in den ersten zwei bis zehn Tagen nach dem Erstinfarkt gut angezeigt.

Infolge der geringen Herzspezifität des Myoglobins müssen Myoglobinerhöhungen durch EKG, CK(-MB) und (besser) durch die kardialen Troponine bestätigt werden.

Eine erfolgreiche **Reperfusion** wird durch einen raschen und steilen Anstieg (> 4fach in 90 Minuten oder > 150 µg/L/h) nach Beginn der Thrombolysetherapie sowie durch einen nachfolgenden steilen Abfall der Konzentration angezeigt. Durch den schnellen Nachweis können bei Erfolglosigkeit der Lyse weitere klinische Maßnahmen, wie Angioplastie oder Bypass-Operation, ins Auge gefasst werden. Kurzfristige Änderungen im Reperfusionsgeschehen, wie vorübergehende Reokklusionen, werden vom Myoglobin gut registriert.

Skelettmuskelschäden führen zu wesentlich höheren Serummyoglobinkonzentrationen und können für Myoglobinurie und Myoglobinspeicherung in der Niere verantwortlich sein:

- Crush-Syndrom, Erfrierungen, Verbrennungen, Muskeldystrophien, Myositis und Dermatomyositis, Tetanus, Schlangen- und Insektengifte und Kohlenmonoxid,
- Bei Rhabdomyolyse und Polytrauma kann die Konzentration im Serum bis auf 40 mg/L und im Urin auf 500 mg/L steigen. Mittels der Myoglobin-Clearance kann das Risiko eines Nierenversagens abgeschätzt werden.
- muskuläre Überanstrengung, besonders bei untrainierten Personen (Verwendung der Myoglobinbestimmung in der Sportmedizin).

N

N-acetyl-β,D-Glucosaminidase (NAG) im Urin (€)

Walter G. Guder

Von der Fülle untersuchter Enzyme im Urin hat sich international ein lysosomales Enzym wegen seiner Stabilität im Urin und der guten Messbarkeit in Analysenautomaten als Marker tubulärer Nierenschäden etabliert. Es stammt aus den Lysosomen proximaler Tubuli und wird im Rahmen der Proteinresorption gemeinsam mit unverdaubaren Resten ins Tubuluslumen sezerniert. Bei immunologischer (z.B. Abstoßungskrise) oder tubulotoxischer Schädigung der Niere tritt es gemeinsam mit anderen Bestandteilen des Tubulus (Bürstensaumenzyme, Strukturproteine und zytosolische Bestandteile) in den Urin über. Das Enzym aus dem Blut kann wegen seines hohen Molekulargewichts nur bei grober Schädigung der glomerulären Filtration in den Harn übertreten.

Indikationen

Abklärung der Ursache einer durch Erhöhung von α_1-Mikroglobulin festgestellten tubulären Proteinurie.

Präanalytik

Untersuchungsmaterial: Spontanurin mit Festlegung des Zeitpunkts zur gemeinsamen Messung von Proteinen und NAG.

Stabilität: Bei Raumtemperatur im Urin über einen Tag, im Kühlschrank (4–8 °C) sieben Tage, eingefroren einen Monat stabil.

Analytik

Verschiedene Substrate werden für die Messung der Enzymaktivität angeboten und haben die früher verwendete Methode mit dem p-Nitrophenyl-Derivat weitgehend abgelöst, da so das Produkt der Reaktion ohne Änderung des pH-Werts messbar ist und ein mechanisiertes Verfahren ermöglicht. Aufgrund der verschiedenen Verfahren sind die Normalbereiche methodenabhängig.

Qualitätskriterien: Zurzeit nicht definiert.

Referenzbereich

Bei Erwachsenen wurden bis 4 U/L bei Normalpersonen gefunden.

Beurteilung

Eine Erhöhung der Ausscheidung der N-acetyl-β,D-Glucosaminidase spricht für eine proximal tubuläre Ursache. Anstiege bis zum 100fachen der normalen Werte werden bei akut toxischen Wirkungen am Tubulus beschrieben. Bei gleichzeitiger Erhöhung von α_1-Mikroglobulin über 30 U/g Kreatinin spricht eine Erhöhung für einen tubulotoxischen Schaden. Dies ist typisch bei Anwendung potenziell tubulotoxischer Medikamente und tritt schon im Stadium der teststreifennegativen Proteinurie auf. Isolierte Erhöhungen über das Dreifache des oberen Normalwerts wurden bei Hypertonikern und Diabetikern, sogar im Stadium der gestörten Glukosetoleranz, beobachtet. Dies wird als Ausdruck der Hyperfiltration mit entsprechender Steigerung der Proteinresorption und anschließender gesteigerter Ausscheidung der lysosomalen Enzyme gedeutet.

Aus diesem Grund ist eine Anwendung der Messung zum generellen Screening wenig sinnvoll.

Natrium (€)

Walter G. Guder

Als Hauptbestandteil der extrazellulären Osmolalität liegt Natrium (Na) in Form von Chlorid, Bikarbonat, Phosphat und anderen Salzen im Blut vor. Konzentration und Verteilung in den Körperflüssigkeiten und Zellen werden durch die Na^+-K^+-ATPase der Zellmembran aufrechterhalten, die im Austausch gegen Kalium die Grundlage für elektrophysiologische Prozesse und Transporte darstellen. Neben der enteralen Resorption aus der Nahrung und der hormonellen Regulation durch Adiuretin, Aldosteron und andere Hormone stellt die Niere das Hauptorgan zur Aufrechterhaltung der normalen Konzentration im Plasma dar.

Indikationen

Blut: Ausschluss und Nachweis von Hypo- und Hypernatriämie bei gastrointestinalen (z.B. Erbrechen, Durchfälle, Ileus), endokrinen (z.B. ADH-Mangel und vermehrte ADH-Produktion im Rahmen von Tumoren) und renalen Erkrankungen (z.B. beginnende und fortgeschrittene Niereninsuffizienz, entzündliche Nierenerkrankungen), bei Hypothyreose, Glukokortikoid- und Mineralokortikoidmangel (Morbus Addison), Aldosteronüberschuss, Diabetes mellitus und im Rahmen der Therapieüberwachung von natriuretischen (z.B. Furosemid) und natriumretinierenden (z.B. Lithium) Medikamenten und Infusionstherapien.

Urin: Die Natriumbestimmung wird meist im Rahmen einer Bilanzierung bei parenteraler Ernährung durchgeführt. Begrenzt zur Abschätzung der Osmolalität auch im Spontanurin möglich.

Präanalytik

Untersuchungsmaterialien:

- **Blut:** Serum, Heparinplasma oder (heparinisiertes) Vollblut können gleichermaßen verwendet werden. Neben venösem Blut wird arterielles Blut im Zusammenhang mit der Blutgasanalyse verwendet. Bei Heparinisierung ist natriumstabilisiertes Heparin anzuwenden, um Kontamination oder Verdünnung durch flüssiges Heparin zu vermeiden. Kapilläres Blut ist weniger geeignet, da leicht intrazelluläres Wasser die Ergebnisse vermindern kann.
- **Urin:** Unabhängig von der Fragestellung wird Sammelurin empfohlen, da nur so eine Bilanzierung möglich ist. Spontanurin zur Abschätzung der Konzentrationsfähigkeit, wenn die Bestimmung der Osmolalität nicht verfügbar ist.

Die **Stabilität** im Blut beträgt bei Raumtemperatur vier Tage, bevor ein Austausch mit dem Intrazellulärraum und damit eine Verminderung der Konzentration im Plasma stattfindet. Wegen der meist gleichzeitigen Bestimmung von Kalium wird jedoch eine Zentrifugation innerhalb einer Stunde empfohlen. Im Plasma oder Serum bei Raum- und Kühlschranktemperatur zwei Wochen und eingefroren nahezu unbegrenzt haltbar.

Nach der Zentrifugation ist auf Trübungen durch Hypertriglyzeridämie zu achten, da Triglyzeride inhomogen in der Plasmaprobe verteilt sind und so niedrigere Natriumkonzentrationen im oberen Teil des Plasmas/Serums vortäuschen können, wenn mit Flammenphotometrie oder indirekter ionenselektiver Elektrode gemessen wird. Die Probe ist daher in Abhängigkeit von der Methode zu behandeln.

Einflussgrößen

Wegen der strikten Regulation sind Nahrungsaufnahme, Flüssigkeitsaufnahme, körperliche Tätigkeit und Körperlage bei der Blutgewinnung ohne signifikanten Einfluss auf die Natriumkonzentration im Plasma.

Alkohol und andere Stimulatoren der Wasserdiurese und starke Einnahme von Lakritze steigern Natrium im Plasma, während natriuretisch wirkende Medikamente (Furosemid, Etacrynsäure, Aldosteronantagonisten, Spironolacton) die Konzentration im Blut senken. Als Nebenwirkung können mehrere Medikamente und Drogen Natrium vermindern (Morphin, Indometacin, Haloperidol, Carbamazepin, trizyklische Antidepressiva, Clofibrat, Vincristin, Cyclophosphamid) oder erhöhen (Amilorid, anabole Steroide, Cannabis, Lithium, Phenylbutazon).

Analytik

Flammenphotometrie (derzeit Referenzmethode), Messung mit ionenselektiven Elektroden (ISE), die entweder direkt im Vollblut (direkte ISE) oder indirekt nach Verdünnung der Plasmaprobe mit neutralem Puffer (indirekte ISE) Natrium quantifizieren.

Qualitätskriterien: Obligate Kontrolle der Analytik nach den Richtlinien der BÄK:

- Maximal zulässige Abweichung des Einzelwerts: 3% (Urin 6,5%).
- Maximal zulässige Abweichung beim Ringversuch: 5% (Urin 12%).

Teilnahme an Ringversuchen alle drei Monate ist vorgeschrieben.

Störgrößen: Bei enteraler oder parenteraler Aufnahme größerer Mengen Lipide wird durch Chylomikronen und/oder Fettpartikel ein natriumarmer Raum im Plasma geschaffen, der zu falsch niedrigen Messungen der Konzentration führen kann, wenn die Natriummenge auf das gesamte Volumen der Probe bezogen wird. Dies gilt nicht bei Messung mit direkter ionenselektiver Elektrode.

Referenzbereiche

Plasma/ Serum	**Neugeborene bis ein Jahr**	131–144 mmol/L
	Erwachsene	132–146 mmol/L
Urin	**Erwachsene**	40–300 mmol/24 h

Beurteilung

Von **Hyponatriämie** spricht man ab einer Natriumkonzentration unter 130 mmol/L. Klinische Symptome treten ab einem Natriumwert unter 125 mmol/L in Abhängigkeit von der Geschwindigkeit der Entwicklung der Hypotonie auf.

Hypernatriämie ist jede Erhöhung der Natriumkonzentration über 150 mmol/L. Die damit verbundene Hyperosmolalität führt zu Durstsymptomen.

Mögliche Ursachen für Veränderungen der Natriumkonzentration im Blut sind bei den Indikationen aufgeführt.

Natriuretische Peptide

Heinz Fiedler

Inhalte: Atriales natriuretisches Peptid (atrial natriuretic peptide, ANP), brain natriuretic peptide BNP, N-terminales pro BNP-Fragment (NT-proBNP).

Das Herz als endokrine Drüse synthetisiert und sezerniert (neben Adrenomedullin und Zytokinen) zwei Peptide, die bei Volumenüberlastung und erhöhtem myokardialem Druck bzw. Dehnungsstress verstärkt ins Blut abgegeben werden:

- Das atriale natriuretische Peptid (ANP) wird vorwiegend im rechten Vorhof gebildet und gespeichert.
- Das brain natriuretic peptide (BNP, zunächst im Gehirn entdeckt) wird bevorzugt in den Ventrikeln unter dem Einfluss mechanischer Stimuli (Dehnung) verstärkt synthetisiert, aber kaum gespeichert.

Um die unzutreffende Festlegung auf Organe des Körpers zu vermeiden, spricht man heute auch vom A-Typ bzw. B-Typ der natriuretischen Peptide. Der C-Typ ist vorwiegend in Endothelzellen, Niere und Hypophyse enthalten. Eine verkürzte Variante des A-Typs (Urodilatin) wird in der Niere gebildet und in den Urin ausgeschieden.

Biosynthese und Struktur von ANP und BNP haben große Ähnlichkeit (➤ Abb. 7-2): Die zunächst gebildeten Prohormone (126 bzw. 108 Aminosäuren) werden in das aktive C-terminale ANP (28 Aminosäuren) bzw. BNP (32 Aminosäuren) und in N-terminale Fragmente NT-proANP (98 Aminosäuren) bzw. NT-proBNP (76 Aminosäuren) gespalten und jeweils äquimolar sezerniert. Die biologisch aktiven ANP und BNP werden durch Bindung an ihre weit verbreiteten Rezeptoren oder infolge der Spaltung durch die Atriopeptidase rasch aus dem Kreislauf entfernt (Halbwertszeit: ANP neun Minuten, BNP 20 Minuten). Nach Bildung des Hormon-Rezeptor-Komplexes wird die biologische Wirkung durch zyklisches GMP ausgelöst.

Wegen der längeren Halbwertszeit der N-terminalen Fragmente (NT-proANP 60 Minuten, NT-proBNP 60–120 Minuten) ist deren Plasmakonzentration wesentlich höher als die der eigentlichen Hormone. Da die N-terminalen Fragmente außerdem bei Raumtemperatur in EDTA-Plasma wesentlich stabiler als die natriuretischen Peptide und so zum Postversand geeignet sind, werden sie oft in der Labordiagnostik bevorzugt. Andererseits wurde eine ausgeprägte Größenheterogenität der N-terminalen Fragmente festgestellt, wodurch Antikörper gegen unterschiedliche Epitope stark abweichende Resultate liefern können (ungelöste Probleme der Standardisierung und Methodenvergleichbarkeit!)

Insgesamt haben ANP und NT-proANP eine geringere diagnostische Zuverlässigkeit als BNP und NT-proBNP. Außerdem gibt es für BNP und NT-proBNP gut evaluierte und automatisierte Tests, sodass sich (zumindest in Europa) BNP und NT-proBNP durchgesetzt haben.

Natriuretisches Peptid, B-Typ (BNP, NTproBNP) (€€)

BNP wird vorwiegend aus den Ventrikeln freigesetzt, bei Herzinsuffizienz steigt allerdings auch im Vorhofmyokard die Synthese stark an. Die Konzentrationen von BNP können dann im Vorhof und im Plasma größer sein als die von ANP.

BNP und NT-proBNP sind sensitive Indikatoren einer Ventrikelüberlastung, eines erhöhten enddiastolischen linksventrikulären Drucks und einer reduzierten Ejektionsfraktion.

Indikationen

- Ausschluss, Diagnostik und Klassifikation der Herzinsuffizienz,
- Erkennung linksventrikulärer systolischer und diastolischer Dysfunktionen,
- Verlaufskontrolle und Prognose der Herzinsuffizienz und deren Risiko nach einem Herzinfarkt und instabiler Angina pectoris,
- linksventrikuläre Hypertrophie, hypertrophe obstruktive Kardiomyopathie,
- dilatative Kardiomyopathie,
- Optimierung der Therapie der Herzinsuffizienz,
- Differenzialdiagnose von Notfallpatienten mit akuter Dyspnoe.

Präanalytik

Untersuchungsmaterial: Für BNP wird EDTA-Plasma empfohlen, für NT-proBNP kann mit gleichen Ergebnissen Serum, Heparin- oder EDTA-Plasma eingesetzt werden.

NT-proBNP ist weniger empfindlich gegenüber Tagesschwankungen als BNP (Anstieg am Vormittag und frühen Abend) und unabhängig von der Körperposition und körperlichen Aktivität des Patienten.

Durch Zusatz von Aprotinin kann die **Stabilität** von BNP in EDTA-Blut auf drei Tage ausgedehnt werden. In EDTA-Vollblut und -Plasma ist die Stabilität von NT-proBNP bei Raumtemperatur mindestens über drei Tage, bei 4–8 °C über fünf Tage, eingefroren über ein Jahr gegeben.

Einflussgrößen

Renale und hepatische (besonders Zirrhose mit Aszites) Erkrankungen, entzündliche Herzerkrankungen, Lungenembolie, pulmonaler Hochdruck sowie primärer Hyperaldosteronismus und Schilddrüsenerkrankungen schränken die Verwendung bei Verdacht auf Herzinsuffizienz ein. Schleifendiuretika und ACE-Hemmer reduzieren die Konzentrationen. Die intraindividuelle Variabilität von stabilen Herzinsuffizienzpatienten beträgt 40% für BNP und 35% für NT-proBNP, wodurch die Interpretation bei Verlaufs- und Therapiekontrollen erschwert wird.

Analytik

Verschiedene Immunoassays (RIA, IRMA, EIA, ECLIA), meist ohne vorherige Extraktion (VK_a < 6%). Bisher gibt es keine Standardisierung!

Für die Notaufnahme und den niedergelassenen Internisten wurden Point-of-Care-Testing-(POCT-) Methoden für BNP und NT-proBNP entwickelt (Ergebnis in 15 Minuten, doppelter Preis, VK_a 9–15%).

Referenzbereiche

Die Referenzbereiche sind **herstellerspezifisch**.

BNP		1,5–9,0 pmol/L (5,3–31,5 ng/L)
NT-proBNP		
• Männer	< 50 Jahre	< 10,4 pmol/L (< 89 ng/L)
	> 50 Jahre	< 27,0 pmol/L (< 230 ng/L)
• Frauen	< 50 Jahre	< 16,2 pmol/L (< 137,5 ng/L)
	> 50 Jahre	< 41,6 pmol/L (< 352 ng/L)

Umrechnungsfaktoren:
BNP: ng/L × 0,286 = pmol/L;
NT-proBNP: ng/L × 0,118 = pmol/L.

Im Alter steigt die BNP-Konzentration leicht an. Bei Neugeborenen sind die ANP-Konzentrationen zwei- bis dreifach und die BNP-Konzentrationen 20- bis 30fach höher als bei Erwachsenen, erst nach drei Monaten ist der Abfall auf deren Konzentrationen erreicht. Erhöhte Werte werden auch in der Gravidität und Postpartalperiode gefunden.

Beurteilung

Die BNP- und NT-proBNP-Konzentrationen sind straff miteinander und mit der linksventrikulären Ejektionsfraktion sowie schwächer mit den NYHA-Klassen korreliert (➤ Abb. 7-1).

Beide Parameter sind für folgende Situationen offenbar besser geeignet als ANP,

- eine systolische linksventrikuläre Dysfunktion (LVEF < 45%) und eine erhöhte Ventrikelmasse (> 120 g/m^2 Körperfläche) sowie einen erhöhten enddiastolischen Druck (auch bei Hypertoniepatienten) zu erkennen (Sensitivität 85%, Spezifität 82%),
- bei Notfallpatienten mit akuter Dyspnoe eine Herzinsuffizienz zu diagnostizieren (Sensitivität 98%, Spezifität 96%), dabei liegt die Entscheidungsgrenze für BNP > 100 ng/L, mit Sicherheit bei BNP > 400 ng/L,
- die Prognose von Patienten mit minimaler oder fortgeschrittener Herzinsuffizienz abzuschätzen und Entscheidungen für kostenintensive Therapien, wie implantierbare Defibrillatoren, zu treffen,
- die Therapie mit β-Blockern, ACE-Hemmern und/oder Diuretika durch Dosisanpassung zu optimieren (die Mortalität und Wiederaufnahmerate ins Krankenhaus wurde dadurch halbiert),
- die Prognose von Patienten mit akutem koronarem Syndrom (ohne Infarkt-EKG) bei Krankenhausaufnahme unabhängig von Troponin und EKG zu ermitteln,
- am zweiten bis vierten Tag nach einem akuten Herzinfarkt die 2-Jahres-Überlebensrate vorauszusagen und die Hochrisikopatienten für die Entwicklung einer Herzinsuffizienz zu ermitteln,
- das kardiale Risiko vor nichtkardialen Operationen zu erkennen.

NT-proBNP ist ein Risikomarker für die totale und kardiovaskuläre Mortalität bei Typ-2-Diabetikern unabhängig von konventionellen Risikofaktoren und der Nierenfunktion.

Der niedergelassene Arzt kann BNP und besonders auch NT-proBNP zur Erkennung und besonders zum Ausschluss der Herzinsuffizienz bei Hochrisikopatienten verwenden und danach die Entscheidung über weitere Untersuchungen in Spezialabteilungen treffen. Bildgebende Verfahren können durch die Bestimmung der natriuretischen Peptide nicht ersetzt, aber hocheffektiv und ökonomisch indiziert werden. Die natriuretischen Peptide gehören in die erste Stufe eines Diagnoseschemas für die Herzinsuffizienz und reduzieren die Kosten pro erkanntem Fall um ca. 25%.

LITERATUR

ACC/AHA 2005 Guideline Update for the diagnosis and management of chronic heart failure in the adult – Summary Article. Circulation 2005;112:1825–52.

Ala-Kopsala M, Magga J, Peuhkurinen K,Leipälä J, Ruskoako H, Leppäluoto J, Vuolteenaho O. Molecular heterogeneity has a major impact on the measurement of circulating N-terminal fragments of A- and B-type natriuretic peptides. Clin Chem 2004;50:1576–88.

Apple FS, Panteghini M, Ravkilde J, Mair J, Wu AHB, Tate J et al. Quality specifications for B-type natriuretic peptide assays. Clin Chem 2005;51:486–93.

Gegenhuber A, Mueller T, Dieplinger B, Poelz W, Pacher R, Haltmayer M. B-type natriuretic peptide and amino terminal pro BNP predict one-year mortality in short of breath patients independently of the baseline diagnosis of acute destabilized heart failure. Clin Chim Acta 2006;370:174–9.

Nebennierenrindenantikörper

➤ Kap. 18.10.2.

Netilmicin

➤ Kap. 24, „Aminoglykosidantibiotika“.

Neuronenspezifische Enolase (€€€)

Petra Stieber

Synonyme: γ-Enolase, NSE.

➤ Kap. 24, „Destruktions- und Demenzmarker in Liquor und Blut“.

Die Enolase stellt ein Enzym der Glykolyse dar und besteht als Dimer aus zwei von drei möglichen Untereinheiten α, β, γ (jeweils mit einem Molekulargewicht von 39 kD) mit unterschiedlichen biochemischen, immunologischen und organbezogenen Eigenschaften.

Somit gibt es fünf Kombinationsmöglichkeiten (αα, ββ, γγ, αβ, αγ), die von folgenden Strukturen gebildet werden:

- die γ-Untereinheit von Neuronen des Gehirns und des peripheren Nervengewebes und neuroendokrinen Zellen, besonders den sog. APUD-Zellen, die neuroektodermalen Ursprungs sind und überall im neuroendokrinen Gewebe vorkommen, z.B. in Darm, Lunge, Schilddrüse, Pankreas und Hypophyse, aber auch in Thrombozyten,

- die αα-Untereinheit als nicht-neuronale Enolase in Gliazellen und vielen weiteren Zellen ubiquitär im Körper,
- die ββ-Untereinheit als Enolase der Muskelzellen (quergestreifte Muskulatur) und die αβ-Untereinheit in der Herzmuskulatur.

Da die neuronenspezifische Enolase nur begrenzt spezifisch in Neuronen und Geweben neuroektodermalen Ursprungs vorkommt, wäre es unverfänglicher, sie als γ-Enolase zu bezeichnen.

Aufgrund des komplexen pathophysiologischen Hintergrunds hängt für die Wertlage und auch die klinische Aussagekraft der NSE im Serum viel von Selektion, Spezifität und Affinität der gewählten mono- und polyklonalen Antikörper der jeweiligen Testsysteme ab.

Die NSE ist ein langjährig etablierter Parameter zur Therapie- und Verlaufskontrolle neuroendokriner Tumoren sowie zur differenzialdiagnostischen Unterstützung bei Tumoren unklarer Histologie oder Patienten mit unklaren Lungenrundherden.

Durch die seit einigen Jahren mögliche Kombination mit ProGRP wird die differenzialdiagnostische Aussagekraft für neuroendokrin aktive Tumoren noch gesteigert. ➤ Kap. 24, „Pro Gastrin Releasing Peptide“.

Indikationen

- Präoperativ bzw. prätherapeutisch bei der Erstdiagnose von
  - Bronchialkarzinomen ungeachtet des histologischen Subtyps (zusammen mit CEA, CYFRA 21-1 und ProGRP),
  - Neuroblastomen und Wilms-Tumoren,
  - medullären Schilddrüsenkarzinomen,
  - anderen neuroendokrin aktiven Tumoren,
- zur differenzialdiagnostischen Unterstützung bei unklaren Lungenrundherden (zusammen mit CEA, CYFRA 21-1 und ProGRP),
- zur Therapieeffizienzkontrolle und Nachsorge von
  - (kleinzelligen) Bronchialkarzinomen,
  - Neuroblastomen und Wilms-Tumoren,
  - anderen neuroendokrin aktiven Tumoren.

Präanalytik

Bei der NSE ist die Beachtung einer sauberen Präanalytik besonders wichtig.

Als **Untersuchungsmaterial** dienen Heparin- oder EDTA-Plasma, Liquor, Aszites und Pleuraflüssigkeit. Serum ergibt durch thrombozytäre Kontamination erhöhte Ergebnisse.

Abzentrifugation der Probe binnen einer Stunde nach Blutentnahme, auch eine leichte Hämolyse bei der Blutentnahme ist zu vermeiden.

Stabilität: NSE im Plasma/Serum ist bei Raumtemperatur zwei Tage, bei –4 °C für drei bis vier Tage stabil. Bei längerer Aufbewahrungszeit bis zur Bestimmung sollte die Probe bei mindestens –20 °C aufbewahrt werden, um drei Monate stabil zu sein.

Einflussgrößen

Die biologische Halbwertszeit beträgt etwa einen Tag.

Da die neuronenspezifische Enolase auch in Erythrozyten, Plasmazellen und Thrombozyten vorkommt, führen Hämolyse durch Freisetzung aus den Blutzellen und auch zu spätes Abzentrifugieren des Blutes durch passive Diffusion aus den Blutzellen zu einem deutlichen NSE-Anstieg.

Analytik

Die Bestimmung erfolgt immunologisch mit luminometrischer (LIA), fluorimetrischer (FPIA) oder radiometrischer Messung (RIA, IRMA).

Qualitätskriterien: Da derzeit keine Vorgaben nach den Richtlinien der Bundesärztekammer vorliegen, kommen folgende Erfahrungskriterien zur Anwendung:

- Maximal zulässige Abweichung des Einzelwerts: 18%.
- Maximal zulässige Abweichung beim Ringversuch: 45%.

Da keine Referenzmethode vorliegt, werden methodenabhängige Sollwerte zur Messung der Richtigkeit angewendet. Ringversuche werden viermal jährlich angeboten.

Referenzbereiche

Die Referenzbereichsobergrenze liegt stark methodenabhängig zwischen 12 und 20 µg/L. Es besteht keine Abhängigkeit von Geschlecht, Alter und Rauchgewohnheiten.

N

Bewertung

Spezifität: NSE ist weder tumor- noch organspezifisch. Somit können auch verschiedenste nicht-tumorbedingte Grunderkrankungen zu einer gesteigerten NSE-Freisetzung führen. Hier sind insbesondere gutartige Lungenerkrankungen, gastrointestinale Erkrankungen und eine starke Einschränkung der Nierenfunktion (Urämie) sowie Autoimmunerkrankungen im aktiven Schub zu nennen. Aber auch zerebrale Erkrankungen müssen aufgrund des pathophysiologischen Hintergrunds der NSE berücksichtigt werden: Insbesondere neurodestruktive Prozesse mit gestörter Blut-Liquor-Schrankenfunktion wie Traumata, entzündliche Hirnerkrankungen, zerebrale Ischämien, Blutungen sind differenzialdiagnostisch relevant.

Als Neurodestruktionsmarker kann die NSE bei den genannten zerebralen Erkrankungen die Schwere des Krankheitsgeschehens anzeigen. Dabei ist eine Kombination mit der Bestimmung des S100-Proteins sinnvoll.

Bei Schwangeren ist bei signifikant gesteigerter NSE-Konzentration an das Vorliegen eines fetalen Neuralrohrdefekts zu denken.

Sensitivität:

- Stark erhöhte NSE-Werte findet man in erster Linie bei Tumoren neuroektodermalen und neuroendokrinen Ursprungs.
- Bei Kindern finden sich erhöhte NSE-Werte vor allem beim Neuroblastom (Sensitivität 85%) oder beim Wilms-Tumor (Sensitivität 30%), wobei für beide Tumorentitäten eine starke Stadienabhängigkeit und eine prognostische Aussagekraft bezüglich des Ausmaßes der NSE-Freisetzung besteht. Ca. 50% der Neuroblastome führen noch zu einer NSE-Freisetzung > 100 µg/L.
- Beim Erwachsenen ist eine NSE-Freisetzung in hohen Wertlagen (> 100 µg/L) vornehmlich beim kleinzelligen Bronchialkarzinom sowie bei neuroendokrinen Tumoren anderer Lokalisation zu beobachten. Für das **kleinzellige Bronchialkarzinom** besteht eine deutliche Abhängigkeit vom Tumorstadium, bei „limited disease" besteht eine Sensitivität von 35%, bei „extended disease" von bis zu 70%.
- Aber auch **Magenkarzinome, hepatozelluläre Karzinome, kolorektale Karzinome und Prostatakarzinome** können vereinzelt je nach ihrem histologischen Subtyp (Karzinoide, partielle neuroendokrine Differenzierung) mit einer starken NSE-Freisetzung einhergehen, das Gleiche gilt für **Seminome und Lymphome.**
- Bei den **APUDomen** ist die NSE lediglich bei 34% der Patienten erhöht, obwohl diese Karzinome immunhistochemisch NSE-positiv sind. Offensichtlich fehlt häufig die Fähigkeit, NSE in die Zirkulation abzugeben.
- Die NSE ist ein langjährig etablierter Parameter zur **Therapiekontrolle und Nachsorge des kleinzelligen Bronchialkarzinoms.** Unter systemischer Therapie zeigt die NSE nach einem kurzfristigen, teilweise stark ausgeprägten Anstieg zu Therapiebeginn aufgrund der Tumorlyse einen raschen Abfall in den unteren Referenzbereich bei Therapie-Respondern, hingegen nur leicht abfallende oder konstant erhöhte Werte bei Therapieversagern.

  Auch in der Nachsorgesituation ist die NSE mit einer hohen Sensitivität von > 90% und einem ähnlich hohen positiv prädiktiven Wert ein wertvoller Parameter zur frühzeitigen Entdeckung einer Rezidivierung.

LITERATUR

Akoun G, Scarna H, Milleron B, Benichou M, Herman D. Serum neuron-specific enolase. A marker for disease extent and response to therapy for small cell lung cancer. Chest 1985;87:39–43.

Carney DN, Marangos PJ, Ihde DC, Bunn PA Jr, Cohen MH, Minna JD et al. Serum neuron-specific enolase: a marker for disease extent and response to therapy of small-cell lung cancer. Lancet. 1982;1:583–5.

Ebert W, Dienemann H, Fateh-Moghadam A, Scheulen M, Konietzko N, Schleich T et al. Cytokeratin 19 fragment CYFRA 21-1 compared with carcinoembryonic antigen, squamous cell carcinoma antigen and neuron specific enolase in lung cancer. Results of an international multicentre study. Eur J Clin Chem Clin Biochem 1994;32:189–99.

Gerbitz KD, Summer J, Schumacher I, Arnold H, Kraft A, Mross K. Enolase isoenzymes as tumour markers. J Clin Chem Clin Biochem 1986;24:1009–16.

Neuropeptid Y (NPY)

➢ Kap. 24, „Gastrointestinale Peptide".

Niacin (€€)

Jürgen Kruse-Jarres

Synonyme: früher Vitamin B_5.

Niacin ist der Oberbegriff von Nicotinsäure, Nicotinamid, NAD und NADP. Es kommt in pflanzlichen und tierischen Lebensmitteln, hauptsächlich in Innereien, Fleisch und Getreide, vor.

Indikationen

Mangel an Tryptophan in der Nahrung (fleischarme Ernährung), Reduktionsdiät, Vegetarismus, parenterale Ernährung, chronischer Alkoholismus, Magen-Darm-Erkrankungen.

Präanalytik

Untersuchungsmaterial: Vollblut. Proben werden am besten tiefgefroren (Trockeneis) zum Untersuchungslabor geschickt.

Stabilität: Niacin ist ein sehr stabiles Vitamin, das auch unter Erhitzung kaum Verluste zeigt.

Analytik

Farbreaktionen mit anschließender photometrischer Detektion, Radioimmunoassay (RIA), Hochdruckflüssigkeitschromatographie (HPLC), Chemolumineszenzassay u.a. Die Analysenergebnisse können von Labor zu Labor erheblich schwanken, da fast jedes Labor eine andere Probenvorbereitungs- und Analysenmethode verwendet. Deshalb sind die Ergebnisse oft nicht unmittelbar vergleichbar.

Referenzbereich

Vollblut	80–800 nmol/L (1–10 µg/dL)

Umrechnungsfaktor: nmol × 0,0125 = µg/dL; µg/dL × 80 = nmol/L.

Beurteilung

Hohe Dosen an Niacin wirken gefäßerweiternd (Hitzewallungen, Hautjucken) und blutdrucksenkend. Sie können zudem zu Leberschäden und zu einem Harnsäureanstieg führen. Nicotinsäure senkt den Lipidspiegel (Gesamtcholesterin, LDL- und HDL-Cholesterin). Die Ausscheidung erfolgt als Methylnicotinamid („Methylräuber").

Ein Mangel geht sehr häufig mit einem Alkoholabusus einher. Einige Medikamente können einen bestehenden Niacinmangel noch verstärken (Beispiel: Isoniacid = INH).

Noradrenalin

➢ Kap. 24, „Katecholamine und Metaboliten".

Normetanephrin

➢ Kap. 24, „Katecholamine und Metaboliten".

Nortriptylin

➢ Kap. 24, „Trizyklische Antidepressiva".

NSE

➢ Kap. 24, „Neuronenspezifische Enolase".

Nukleosomen-Autoantikörper

➢ Kap. 24, „Antinukleäre Antikörper (ANA) und deren Spezifitäten".

NTX

➢ Kap. 24, „Marker der Knochenresorption" – „Carboxy- bzw. aminoterminalverknüpftes Kollagen-Typ-I-Telopeptid (CTX, NTX, ICTP)".

O

OC

➢ Kap. 24, „Marker der Knochenformation“ – „Osteocalcin (OC, bone GLA protein, BGP)“.

Okkultes Blut im Stuhl (€)

Guntram Lock

Die Testung auf okkultes Blut im Stuhl (fäkaler okkulter Bluttest, FOBT) hat trotz der deutlichen Aufwertung der Koloskopie als Screening-Maßnahme nach wie vor ihren Platz als Vorsorgeuntersuchung für kolorektale Polypen und Karzinome. Die Suche nach okkultem Blut im Stuhl beruht auf der Annahme, dass kolorektale Karzinome (und große Polypen) häufiger bluten als normale Darmmukosa und dadurch bereits in einem asymptomatischen und noch gut zu therapierenden Stadium erkannt werden können. Wiederholte Testungen führen zu einem zuverlässigeren Ergebnis, da viele Karzinome nur intermittierend bluten.

Die gesetzlichen Vorsorgeuntersuchungen umfassten bis September 2002 einen jährlichen FOBT, beginnend mit 45 Jahren. Seit Oktober 2002 wird ein jährlicher FOBT zwischen 50 und 54 Jahren empfohlen; ab dem 56. Lebensjahr (bei entsprechenden Risikokonstellationen auch deutlich früher!) wird von den Kassen eine Vorsorgekoloskopie finanziert, die bei unauffälligem Befund nach zehn Jahren wiederholt werden sollte. Alternativ kann statt der Koloskopie ab dem 56. Lebensjahr weiterhin ein FOBT durchgeführt werden, gesetzlich allerdings nur noch in zweijährigen Abständen; die Leitlinien der Deutschen Gesellschaft für Verdauungs- und Stoffwechselerkrankungen empfehlen nach wie vor ein jährliches Screening.

Indikationen

Asymptomatische Patienten, bei denen eine Screening-Untersuchung auf eine okkulte gastrointestinale Blutung (in der Regel ein kolorektales Karzinom) durchgeführt werden soll.

Einflussgrößen

Falsch positive Tests können durch den Verzehr von rohem Fleisch hervorgerufen werden, ebenso wohl durch Meerrettich, Broccoli, Blumenkohl, Radieschen, Bananen, Kirschen, Eisen und Jod. Auf eine entsprechende Diät ist bei den auf der Pseudoperoxidaseaktivität beruhenden Tests also zu achten.

Falsch negative Ergebnisse können z.B. durch die Einnahme von Vitamin C verursacht werden.

Analytik

Die am häufigsten zum Einsatz kommenden Testverfahren verwenden mit Guajakharz imprägniertes Filterpapier (z.B. Haemoccult®). Durch die Pseudoperoxidaseaktivität des im Stuhl enthaltenen Hämoglobins wird nach Zugabe von Wasserstoffperoxid das Guajakharz blau gefärbt.

Gefordert wird die Untersuchung von drei aufeinander folgenden Stühlen, wobei pro Stuhl zwei Proben gewonnen und mit einem kleinen Spatel auf die Testfelder aufgetragen werden. Der Test gilt als positiv, wenn ein oder mehr Felder nach Hinzugabe von Wasserstoffperoxid eine Blaufärbung aufweisen.

Durch eine Rehydrierung (d.h. Gabe von einem Tropfen Wasser auf jedes Feld vor der Entwicklung) konnte in einer großen Studie eine deutliche Steigerung der Sensitivität allerdings auf Kosten einer reduzierten Spezifität erreicht werden.

Beurteilung

Entscheidend für die korrekte Interpretation und Anwendung der Haemoccult®-Tests ist zunächst das Verständnis dafür, dass zum einen ein negativer Test ein Karzinom keinesfalls ausschließt, zum anderen ein positiver Test keinesfalls „wegkontrolliert“ werden darf. Der positive prädiktive Wert eines positiven Haemoccult®-Tests für ein kolorektales Karzinom lag in großen Studien zwischen 2 und 18%; die Wahrscheinlichkeit, dass ein Patient trotz positiven Haemoccult®-Tests kein kolorektales Karzinom hat, ist also viel größer als die Wahrscheinlichkeit für das Vorliegen eines solchen Tumors. Dennoch muss ein positiver Haemoccult®-Test zwangsläufig zu einer weiteren Diagnostik führen. In der Regel wird zunächst eine Koloskopie durchgeführt, die bei negativem Befund um eine Gastroskopie und gegebenenfalls auch um eine Dünndarmuntersuchung ergänzt werden sollte.

Alternativ sind in letzter Zeit auch immunologische Tests wie der Hemeselect®-Test entwickelt und auf den Markt gebracht worden; diese Tests weisen eine höhere Sensitivität bei entsprechend geringerer Spezifität auf und führen damit zu einer höheren Koloskopierate. Die Bedeutung des Nachweises von M2PK (dimere Pyruvatkinase) im Stuhl wird zurzeit in Studien untersucht; wesentliches Problem scheint die niedrige Spezifität zu sein.

Weitere Neuerungen umfassen den Nachweis von molekularen Screening-Verfahren (z.B. BAT 26 bei HNPCC-Patienten, APC, p53, ki-ras-Mutationen). Diese Verfahren befinden sich aber noch in der Entwicklung und können bislang auch nicht die Koloskopie als etabliertes Screening-Verfahren ersetzen.

Es lässt sich festhalten, dass der FOBT eine durch große Studien belegte Methode zur Früherkennung kolorektaler Karzinome ist und zu einer entsprechenden Mortalitätssenkung führen kann. Als Goldstandard gilt aber weiterhin das endoskopische Screening-Verfahren, das die höchste Sensitivität besitzt und gleichzeitig durch eine konsequente Polypektomie hochwahrscheinlich zu einer Senkung der Karzinominzidenz führen wird, auch wenn entsprechende Daten aus randomisierten Studien noch nicht vorliegen.

Oligoklonale IgG-Banden (OKB) (€€)

Manfred W. Wick

Indikationen

- Ergänzender Bestandteil des Grundprogramms zur sensitiveren Detektion einer lokalen IgG-Synthese insbesondere bei grenzwertigen und normalen Befunden im IgG-Quotientendiagramm,
- Bestätigung einer quantitativ ermittelten lokalen IgG-Synthese zum Ausschluss grober zufälliger Fehler (z.B. präanalytische Beeinflussung durch Plasmapherese oder hoch dosierte Immunglobulintherapie, Probenverwechslungen, grobe Messfehler).

Präanalytik

Untersuchungsmaterial: Liquor-Serum-Paar.

Stabilität wie Immunglobuline, Sensitivitätsverlust bei ausgeprägter artifizieller Blutkontamination durch Zunahme des polyklonalen Hintergrunds bzw. ggf. (bei unspezifischen Proteinfärbungen) durch Überlagerung mit freiem Hämoglobin.

Analytik

Laut internationalem Konsens garantiert nur die Verwendung von isoelektrischer Fokussierung als Trennmethode (bei anschließender Immundetektion vorzugsweise in Agarose) eine ausreichende Sensitivität. Eine konventionelle Elektrophorese ist in der Regel nicht geeignet.

Zur Detektion der aufgetrennten Banden sind unterschiedliche Proteinfärbungen (Comassie-Blau nach Vorkonzentrieren, Silberfärbung) sowie zur spezifischen IgG-Detektion Immunfixation oder Immunoblot in Gebrauch. Dies bedingt eine sehr unterschiedliche absolute Sensitivität in Bezug auf die einzusetzende IgG-Menge und damit den Probenbedarf. Die relative Sensitivität (Anteil des nachweisbaren oligoklonalen IgG am Gesamt-IgG) ändert sich dabei nur unwesentlich. Paralleluntersuchung von Liquor und Serum mit näherungsweise gleichen IgG-Mengen im gleichen Gel sind erforderlich.

Referenzbereiche

Bei Patienten ohne Entzündungsreaktion sowohl im Liquor wie auch im Serum negativ.

Beurteilung

OKB treten unspezifisch bei subakut- und chronisch-entzündlichen Erkrankungen des ZNS auf. Dieser Parameter ist zum Nachweis einer intrathekalen IgG-Produktion empfindlicher als die quantitativen Quotientendiagramme. Während mit dieser Methode in 98% aller Fälle von multipler Sklerose eine Entzündung des ZNS nachweisbar ist, gelingt dieses mit den Quotientendiagrammen in nur 70% (➤ Abb. 24-13). Ein OKB-Muster liegt dann vor, wenn mindestens zwei oder mehr liquorspezifische Banden zur Dar-

O

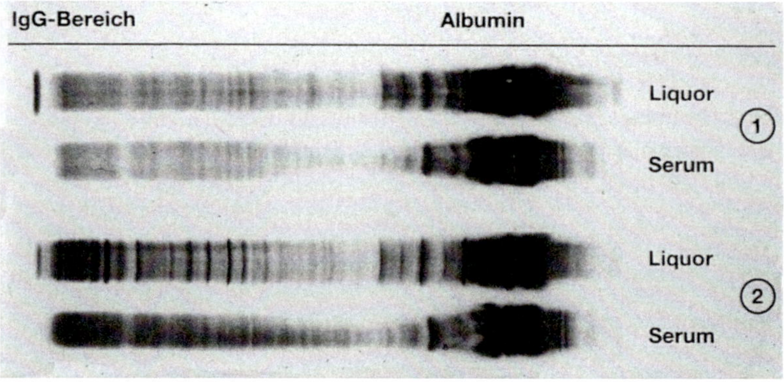

Abb. 24-13 Oligoklonale IgG-Banden in der isoelektrischen Fokussierung.
1 = Normalbefund,
2 = oligoklonale Banden nur im Liquor, z.B. bei multipler Sklerose oder Z.n. ZNS-Infektion.

stellung kommen. Bei unspezifischer Proteinfärbung werden mindestens vier Banden gefordert.

Es sind fünf verschiedene Befundmuster möglich, die in ➢ Abb. 24-14 schematisch dargestellt sind.

Opiate

➢ Kap. 24, „Analgetika" – „Opiate/Opioide".

Oraler Glukosetoleranztest

➢ Kap. 24, „Glukose".

Osmolalität, Leitfähigkeit, spezifisches Gewicht des Harns (€)

Walter G. Guder

Die Erfassung der renalen Konzentrierungsfähigkeit stellt eine Basisuntersuchung dar. Üblicherweise wird hierzu die Bestimmung der Harnosmolalität empfohlen. Daneben werden aber auch das spezifische Gewicht und die Dichte bestimmt, um die renale Konzentrierungsfähigkeit abzuschätzen.

Die Osmolalität, als Verfahren zur Erfassung der osmotisch aktiven Teilchen, wird in Osmol/kg H_2O (Teilchen pro Masseneinheit Wasser) angegeben. Davon muss man die Osmolarität unterscheiden, die in Osmol/L (Teilchen pro Lösungsmittelvolumen) angegeben wird. Harnstoff, Ammoniak und monovalente Ionen sind für die Höhe der Osmolalität verantwortlich.

Präanalytik

Untersuchungsmaterial: Spontanurin.

Stabilität: Bei Raumtemperatur drei Stunden in Abhängigkeit vom pH-Wert und bakteriellen Bewuchs, bei 4–8 °C sieben Tage stabil.

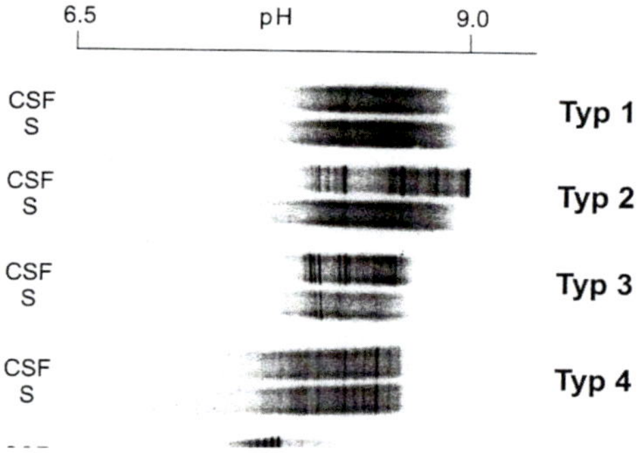

Abb. 24-14 Mögliche Befundmuster bei den oligoklonalen Banden (S = Serum, CSF = Liquor, OKB = oligoklonale Banden).
Muster (Typ) 1: Normalbefund.
Muster (Typ) 2: OKB isoliert im Liquor, nicht im Serum (Hinweis auf eine chronische Entzündung im ZNS).
Muster (Typ) 3: OKB im Liquor und zusätzlich identische Banden im Liquor und im Serum (wie 2, zusätzlich Hinweis auf bestehende oder abgelaufene Entzündung in der systemischen Zirkulation).
Muster (Typ) 4: Identische OKB im Liquor und im Serum (Hinweis auf bestehende oder abgelaufene Entzündung in der systemischen Zirkulation ohne Beteiligung des ZNS).
Muster (Typ) 5: Monoklonale Gammopathie, **nicht** entzündlich (hier nicht dargestellt).

Einflussgrößen

Neben der Trinkmenge wirken gesteigerte Wasserverluste durch Schwitzen, Durchfall steigernd, Alkohol und Glukosurie senkend.

Analytik

Die Messung der **Osmolalität** erfolgt nach dem Prinzip der Gefrierpunktserniedrigung. Es wird eine Urinprobe rasch auf etwa –6 °C abgekühlt. Durch Freisetzung von Wärme kommt es zu einem Wärmeanstieg, der mit einem Thermistor erfasst als Maß für die Gefrierpunktserniedrigung verwendet werden kann.

Leitfähigkeit: Elektrische Leitfähigkeitsmessung kontinuierlich (Urimeter, Fa. Fresenius) oder in der Einzelprobe (z.B. Aution Max, Fa. Menarini; UF-100, Fa. Sysmex) wird zunehmend als Maß für die Harnkonzentration herangezogen. Diese in Mikrosiemens (µS) gemessene Größe, mit dem spezifischen Gewicht korreliert, wird fälschlicherweise als spezifisches Gewicht ausgegeben. Im Krankheitsfall ergeben sich jedoch aufgrund des anderen Messprinzips häufig abweichende Ergebnisse, da Infusionslösungen, organische Urinbestandteile und Ionen in verschiedener Weise Leitfähigkeit, Osmolalität und spezifisches Gewicht beeinflussen.

Spezifisches Gewicht: Das klassische Verfahren der Aräometrie (Urinometer), das über die Eintauchtiefe eine Aussage über die Dichte der Lösung erlaubt, definierte klassischerweise die Konzentrierungsfähigkeit des Urins. Das spezifische Gewicht wird in kg/L angegeben und erfasst neben Ionen auch Glukose, Phosphat und Karbonat.

Teststreifen: Durch Freisetzung von Protonen (H^+) aus einem Polyelektrolyten durch Na^+ und K^+ im Urin wird die Farbe des pH-Indikators auf dem Teststreifen verändert. Je höher die Salzkonzentration, umso mehr Protonen werden freigesetzt. Dieses Verfahren kann nur als grobe Orientierung dienen.

Qualitätskriterien: In der Praxis hat sich bei der internen Kontrolle eine maximal zulässige Abweichung des Einzelwerts vom Sollwert von 5%, im Ringversuch von 12% als Kriterium bewährt.

Störgrößen: Stabilisatoren und andere Zusätze steigern die Osmolalität.

Referenzbereiche

Patientengruppe	Spezifisches Gewicht	Osmolalität (mOsm/kg H_2O)
Neugeborene	1,001–1,010	40–250
Säuglinge	1,001–1,018	50–600
Kinder	1,01–1,025	250–800
Erwachsene	Sammelurin: 1,020–1,035 Spontanurin: 1,002–1,040 Durstversuch: > 1,030	Sammelurin: 500–1200 Spontanurin: 300–1400 Durstversuch: > 1000

Beurteilung

Maximale Diurese kann zu einer Harnosmolalität unter 50 mOsm/kg H_2O führen. Der konzentrierte Morgenurin nach einer Wasserrestriktion über Nacht sollte bei Normalpersonen zu einer Osmolalität von mindestens 700 mOsm/kg H_2O führen. Bei chronischem Nierenversagen bleibt der Urin mit einem Wert von 300–350 mOsm/kg H_2O isoton.

Bei einem Durstversuch über mindestens zwölf Stunden sollte eine Dichte von 1,03 erreicht werden. Dies entspricht einer Osmolalität von 1000 mOsm/kg H_2O. Bleibt der Harn dabei unter 300 mOsmol/kg H_2O, spricht man von **Hypostenurie,** ändert er sich nicht trotz wechselnder Wasserzufuhr, von **Isosthenurie.** Bei Unterschreitung der Osmolalität im Durstversuch unter 300 mOsmol/kg H_2O liegt ein Verdacht auf renalen oder hypophysären Diabetes insipidus vor.

LITERATUR

Hofmann W, Miller B, Guder WG. Spezifisches Gewicht, Leitfähigkeit, Dichte und Osmolalität im Harn. Vergleich bei Normalpersonen, stationären Patienten und Intensivpatienten. J Lab Med 1996;20:697–703.

Osmotische Resistenz (€€)

Mariam Klouche

Synonym: Osmotische Fragilität.

Die Prüfung der osmotischen Resistenz ist ein klassischer Screening-Test als Hinweis auf erythrozytäre Membrandefekte. Zusätzlich werden in Spezialaboratorien der saure Glyceroltest, der hypertone Kryohämolysetest sowie die Eosin-3-Maleimid-Bindung als Screening-Verfahren eingesetzt. Der Test ist aufgrund der geringen Spezifität und der fehlenden Standardisierbarkeit von eingeschränkter Wertigkeit.

Indikationen

- Kongenitale erythrozytäre Membrandefekte,
- Qualitätskontrolle von Erythrozytenpräparaten.

Präanalytik

Als **Untersuchungsmaterial** ist mit Heparin oder EDTA (ggf. auch Zitrat) antikoaguliertes Vollblut geeignet.

Die Durchführung der osmotischen Resistenzprüfung ist auch bei frischen Proben insensitiv. Zur **Stabilität** des Probenmaterials ➤ Kap. 24, „Erythrozytäre Membranproteine", ➤ Kap. 24, „Antikörper bei autoimmunhämolytischen Anämien", ➤ Kap. 24, „Hämoglobinvarianten".

Einflussgrößen

Ikterus und Eisenmangel können eine falsch normale osmotische Resistenz trotz Vorliegens eines Membrandefekts verursachen.

Analytik

Zum Nachweis der osmotischen Resistenz wird das heparinisierte Vollblut bzw. das mit Zitrat antikoagulierte Erythrozytenkonzentrat mit einer Verdünnungsreihe von physiologischer NaCl-Lösung über 24 Stunden bei Raumtemperatur und 37 °C erschütterungsfrei inkubiert und die photometrisch bei 540 nm bestimmten % Hämolyse gegen die NaCl-Konzentration aufgetragen.

Referenzbereiche

Keine Hämolyse	NaCl > 0,5%
Vollständige Hämolyse	NaCl < 0,3%

Beurteilung

In den Leitlinien der AWMF für die hereditäre Sphärozytose wird die erhöhte osmotische Fragilität der Erythrozyten als obligatorischer Befund angegeben. Nach der aktuellen Literatur wird die osmotische Resistenz aufgrund der fehlenden Standardisierung, der gleichsinnigen Veränderung bei zahlreichen weiteren Erkrankungen und der fehlenden pathologischen Veränderung bei einem hohen Anteil der Patienten mit Sphärozytose nicht für die Diagnostik der Sphärozytose, sondern nur für das Screening von Familienmitgliedern empfohlen. Eine normale osmotische Resistenz schließt eine hereditäre Sphärozytose nicht aus, da bis zu 20% der nachgewiesenen Fälle einen unauffälligen Test aufweisen. Bei Retikulozytose, Autoimmunhämolysen sowie anderen Hämolysen und Dehydratation der Zellen wurde eine verminderte osmotische Resistenz und erhöhte Spontanfragilität bestimmt.

Ursachen einer **reduzierten osmotischen Resistenz** können sein

- hereditäre Sphärozytose,
- weitere erythrozytäre Membranproteindefekte (z.B. hereditäre Elliptozytose),
- autoimmunhämolytische Anämie (AIHA),
- Qualitätsminderung der Erythrozytenkonzentrate.

Die **osmotische Resistenz** kann **erhöht** sein als/durch

- typischer Nebenbefund bei Thalassämie,
- hypochrome Erythrozyten.

Osteocalcin

➤ Kap. 24, „Marker der Knochenformation" – „Osteocalcin (OC, bone GLA protein, BGP)".

Östrogene

➤ Kap. 24, „Estradiol".

Oxalat im Urin

➤ Kap. 24, „Harnsteinmetaphylaxeprogramm".

Oxcarbazepin

➤ Kap. 24, „Antikonvulsiva" – „Oxcarbazepin".

P

pANCA

➢ Kap. 24, „Antineutrophile zytoplasmatische Antikörper (ANCA)".

Pankreasenzyme (€)

Guntram Lock

Inhalte: Amylase inklusive p-Amylase, Lipase.

Amylase und/oder Lipase sind die Routinelaborparameter zur Diagnostik von Pankreaserkrankungen, insbesondere der akuten Pankreatitis, allerdings mit Einschränkungen hinsichtlich der Aussagekraft (➢ Kap. 10.3.1).

Die α-**Amylasen** katalysieren den hydrolytischen Abbau von polymeren Kohlenhydraten durch Spaltung von 1,4-α-glukosidischen Bindungen. Man unterscheidet zwei Typen von α-Amylasen, den Pankreas-p-Amylase- und den Speicheldrüsen-S-Amylase-Typ.

Die Amylase wurde früher häufiger im Urin bestimmt, dieser Test hat inzwischen aber an Bedeutung verloren.

Lipasen sind Glykoproteine, die die Spaltung von Triglyzeriden zu Diglyzeriden mit nachfolgender Bildung von Monoglyzeriden und Fettsäuren katalysieren. Die Lipase ist im Urin nur bei ausgeprägter Proteinurie nachweisbar.

Indikationen

Beide Enzyme sind indiziert als Erstuntersuchung zum Ausschluss oder Nachweis einer akuten oder chronischen Pankreatitis. Dies ist bei jeder Form des Oberbauchschmerzes sinnvoll, auch zur Risikoabschätzung vor Operationen im Abdominalbereich.

Seit es einen routinefähigen Test für Pankreasamylase (p Amylase) gibt, entfällt die Indikation für die Lipase und die Gesamtamylase. Die Gesamtamylase ist dann nur noch im Vergleich mit p-Amylase als Hinweis auf eine Speicheldrüsenerkrankung indiziert. Da diese Erkrankungen aber ohne Labordiagnostik an den Symptomen erkennbar sind, entfällt auch diese Indikation.

Eine Indikation zur Bestimmung der Amylase im Urin ist nur noch gegeben, wenn die Ursache einer erhöhten Amylase im Blut zu klären ist, da die Makroamylase nicht renal ausgeschieden wird.

Präanalytik

Untersuchungsmaterial: Beide Enzyme werden im Serum oder Plasma (Heparin-) bestimmt.

Stabilität: Amylase und Lipase sind bei Raumtemperatur im Vollblut vier Tage, im Serum/Plasma sieben Tage stabil. Bei 2–8 °C beträgt die Stabilität für Amylase einen Monat, für Lipase drei Wochen.

Analytik

Die **Amylase** wird mit einem enzymatischen Farbtest bestimmt. Dabei werden definierte Oligosaccharide unter katalytischer Einwirkung von α-Amylasen gespalten. Als Substrat der IFCC-Methode dient p-Nitrophenyl-α,D-Maltoheptaosid. Die gebildeten Fragmente G_2PNP, G_3PNP und G_4PNP werden durch α-Glukosidase vollständig zu p-Nitrophenol und Glukose hydrolysiert. Die Farbintensität des gebildeten p-Nitrophenols, direkt proportional der α-Amylaseaktivität, wird photometrisch gemessen.

Bei der **Lipase**bestimmung wird das Farbsubstrat 1,2-Dilauryl-rac-glycero-3-glutarsäure-(6-methylresorufin-)ester unter katalytischer Einwirkung von Lipase gespalten. Ein dabei entstehendes instabiles Zwischenprodukt zerfällt spontan unter anderem in den Farbstoff Methylresorufin. Die Farbintensität des gebildeten roten Farbstoffs, der direkt proportional der Lipaseaktivität ist, wird photometrisch gemessen. Andere Bestimmungsverfahren sind die Autotitration mit Olivenöl, der turbidimetrische Test und die Multilayer-Filmtechnik mit 1-Oleoyl-2,3-diacetylglyzerin.

Qualitätskriterien: Die Qualitätskriterien stellen Erfahrungswerte der Ringversuchsinstitutionen dar, für Lipase liegen Kriterien vor:

- Maximal zulässige Abweichung des Einzelwerts: Amylase und p-Amylase: jeweils 10%, Lipase: 12%.
- Maximal zulässige Abweichung beim Ringversuch: Amylase und p-Amylase; jeweils 21%, Lipase 25%.

P

Störgrößen: Physostigmin und Chinin hemmen die Lipaseaktivität. In einigen Fällen von Hyperlipoproteinämien lässt sich die Lipaseaktivität nicht bestimmen.

Referenzbereiche

Bei 37 °C:		
Amylase (IFCC-Methode)		
• **Serum/Plasma**		28–110 U/L
• **Spontanurin**	EPS-Methode mit G7-Substrat und Antikörpern	< 1000 U/L
p-Amylase		
• **Serum/Plasma**		< 53 U/L
• **Spontanurin**		< 800 U/L
Lipase (Serum/Plasma)		13–60 U/L

Beurteilung

Die Ursachen erhöhter Amylase- und Lipasewerte sind in ➤ Tab. 24-31 aufgeführt.

Die diagnostische Sensitivität der Enzyme zum Ausschluss und Nachweis einer akuten oder chronischen Pankreatitis beträgt 75–80% für Amylase, 81–87% für p-Amylase oder Lipase, die diagnostische Spezifität 92–93% für Amylase, p-Amylase oder Lipase. Damit ist der prädiktive Wert einer Erhöhung des Enzyms 29% für Amylase, 32% für p-Amylase und 31% für Lipase. Der negative prädiktive Wert beträgt demgegenüber für jedes der Enzyme über 99%.

Der Nachweis der Pankreasenzyme in anderen Flüssigkeiten (Pleuraerguss, Aszites, Drainageflüssigkeit) kann als Ausdruck einer pankreatischen Beteiligung an der Erkrankung diagnostisch wertvoll sein.

Pankreasfunktionstests (€€–€€€)

Guntram Lock

Inhalte: Sekretin-Cholecystokinin-Test, Lundh-Test, Chymotrypsin im Stuhl, Elastase 1 im Stuhl, Pankreolauryltest, ^{13}C-Atemtest.

Sekretin-Cholecystokinin- (bzw. Ceruletid-)Test (€€€)

Die exokrine Pankreasfunktion wird über die direkte Bestimmung von Enzym-, Bikarbonat- und Flüssigkeitsproduktion nach Stimulation des Pankreas gemessen. Sekretin stimuliert dabei die Volumen- und Bikarbonat-, Ceruletid oder Cholecystokinin die Enzymsekretion.

Tab. 24-31 Ursachen erhöhter Werte von Amylase, Speichelamylase (S-Amylase), p-Amylase und Lipase.

Erkrankungen		**Erhöhte Enzyme**
Pankreaserkrankungen	• Akute Pankreatitis, Pankreaskarzinom	• p-Amylase, Lipase
Andere schwere intraabdominelle Erkrankungen	• Akute Cholezystitis, Gallengangobstruktion, Perforation von Ösophagus, Magen, Dünndarm, Kolon, intestinale Obstruktion, akute Appendizitis, rupturierte Extrauteringravidität, akute Salpingitis	• p-Amylase, Lipase
Speicheldrüsenerkrankungen	• Mumps, alkoholtoxische Effekte, Skorpionstich	• S-Amylase
Tumoren durch Expression des Amylase-Gens (Speichel- oder sog. Tumoramylase)	• Ovarzysten, papilläres Zystadenom des Ovars, Bronchialkarzinom, Prostatakarzinom	• S-Amylase
Sonstiges	• Niereninsuffizienz, häufig bei Patienten mit Kreatinin < 3 mg/dL, immer bei dialysepflichtigen Patienten	• p-Amylase, S-Amylase, Lipase
	• Makroamylasämie	• p-Amylase
	• Makrolipasämie	• Lipase
	• Morphine (Sphincter-Oddi-Spasmus)	• p-Amylase, Lipase
	• Anorexia nervosa	• p-Amylase, Lipase
	• Intrakranielle Blutung	• S-Amylase
	• Diabetische Ketoazidose	• S-Amylase, p-Amylase, Lipase
	• HIV-Infektion	• p-Amylase, Lipase

Indikationen

Quantifizierung der exokrinen Pankreasfunktion bei der Diagnostik der chronischen Pankreatitis.

Präanalytik

Nach zwölfstündiger Nahrungskarenz erfolgt die Platzierung einer kombinierten Magen- und Duodenalsonde in der Regel unter röntgenologischer Kontrolle. Über das gastrale Lumen wird der Magensaft abgesaugt, über das duodenale Lumen der Duodenalsaft (und damit das Pankreassekret) aspiriert.

Nach einer Leersekretionsperiode von 15 Minuten erfolgt bei der zweizeitigen Stimulation zunächst die intravenöse Gabe von Sekretin (1 Klinische Einheit [KE]/kg KG), 30 Minuten später dann die von Cholecystokinin-Pankreozymin (CCK-PZ; 1–2 ng/kg KG). Der Duodenalsaft wird über je zweimal 15 Minuten nach jeder Hormonapplikation gesammelt (Eiskühlung).

Alternativ kann auch eine Stimulation mit Sekretin i.v. in der ersten Stunde (1 KE/kg KG) und kontinuierlicher Sekretin-Ceruletid-Infusion (1 KE bzw. 75 ng/kg KG/h) in der zweiten Stunde erfolgen.

Analytik

Es werden Sekretvolumina, Bikarbonatkonzentration und Enzymaktivitäten (Amylase, Trypsin, Lipase) bestimmt.

Störgrößen: Zu den Störfaktoren zählen Fehler beim Sammeln des Sekrets, ein unvollständiges Absaugen des Magensafts (dadurch Neutralisation von Bikarbonat), Fehler bei der Kühlkette und falsch hohe Amylasewerte durch die Beimengung von Speichelamylase.

Referenzbereiche

30 Minuten nach Sekretin	**Volumen**	> 67 mL/30 min
	Bikarbonat-konzentration	> 70 mmol/L
	Bikarbonat-sekretion	> 6,5 mmol (abs.)/30 min
30 Minuten nach CCK-PZ	**Amylase**	> 12 000 U/30 min
	Lipase	> 65 000 U/30 min
	Trypsin	> 30 U/30 min

Beurteilung

Eine leichte exokrine Pankreasinsuffizienz zeigt sich zunächst in einer Einschränkung der Enzymproduktion, eine mittelgradige Insuffizienz in einer Einschränkung der Enzym- und Bikarbonatsekretion. Die Verringerung des Sekretvolumens spricht ebenso wie eine Erhöhung der Stuhlfettausscheidung für eine schwere exokrine Insuffizienz.

Der Sekretin-Pankreozymin-Test wird in der Literatur zwar als „Goldstandard“ der exokrinen Pankreasfunktionstests bezeichnet, er wird dennoch nur in den wenigsten Krankenhäusern vorgehalten und kommt in der Regel nur in auf das Pankreas spezialisierten Abteilungen und bei wissenschaftlichen Fragestellungen zum Einsatz. Der Test ist für Patienten, Kliniker und Laborpersonal sehr aufwändig, teuer, darüber hinaus nicht allgemeingültig standardisiert (sodass jedem Labor die Ermittlung eigener Normalwerte empfohlen wird!). Außerdem ist er wie alle Pankreasfunktionstests in seiner Aussagekraft insbesondere bei den leichten Funktionseinschränkungen des Pankreas begrenzt.

Lundh-Test (€€€)

Das Prinzip ist ähnlich dem Sekretin-Pankreozymin-Test, es erfolgt aber eine endogene Stimulation über eine definierte Mahlzeit. Der Test ist etwas einfacher, aber ungenauer als der Sekretin-Pankreozymin-Test und erscheint im klinischen Alltag verzichtbar.

Chymotrypsin im Stuhl (€€)

Chymotrypsin ist Bestandteil des Pankreassekrets und relativ resistent gegen den Abbau während der Darmpassage. Obwohl die im Stuhl nachweisbare Chymotrypsinaktivität insgesamt nur ca. 5‰ der vom Pankreas sezernierten Enzymmenge ausmacht, kann die Chymotrypsinkonzentration indirekt eine annähernde Abschätzung der Sekretionskapazität des Pankreas ermöglichen.

Indikationen

Diagnostik der exokrinen Pankreasinsuffizienz.

Präanalytik

Die Bestimmung von Chymotrypsin erfolgt an zwei willkürlich entnommenen Stuhlproben. Die Restaktivität des Enzyms ist im Stuhl relativ stabil, sodass ein Postversand der Proben möglich ist.

Pankreasenzyme müssen mindestens drei Tage vor Abgabe der Stuhlprobe abgesetzt werden.

Analytik

Sie erfolgt anhand der titrimetrischen Methode (Substrat: N-Acetyl-Tyrosin-Äthylester) oder photometrischer Verfahren.

Störgrößen: Exogene Zufuhr von Pankreasenzympräparaten.

P

Referenzbereiche

Normal	> 6 U/g Stuhl

Beurteilung

Exokrine Pankresinsuffizienz: < 3 U/g Stuhl.

Die Sensitivität des Chymotrypsins für eine fortgeschrittene exokrine Insuffizienz wird mit ca. 85% angegeben; leichte und mittelgradige Formen der Pankreasinsuffizienz werden nur unzuverlässig erkannt. Zudem wird der Test durch exogene Zufuhr von Pankreasenzympräparaten beeinflusst. Der Test wird seit Etablierung der Elastase als indirektem Funktionstest in vielen Labors nicht mehr durchgeführt.

Elastase 1 im Stuhl (€€)

Die Pankreaselastase 1 wird im Pankreassekret parallel zu anderen Verdauungsenzymen sezerniert, die Menge an sezernierter Elastase korreliert zu der Sekretionsmenge der anderen Pankreasenzyme. Wie Chymotrypsin wird die Elastase während der Darmpassage nicht gespalten, die fäkale Konzentration der Elastase ist fünf- bis sechsfach höher als die duodenale Konzentration.

Indikationen

Diagnostik der exokrinen Pankreasinsuffizienz.

Präanalytik

Untersuchungsmaterial: Es ist eine Stuhlprobe (ca. 1 mL) erforderlich. Eine Pankreasenzymsubstitution muss nicht abgesetzt werden!

Stabilität bei 20 °C ca. drei Tage.

Einflussgrößen

Wässriger Stuhl kann zu falsch niedrigen Werten führen.

Analytik

Enzymimmunoassay mit zwei monoklonalen Antikörpern, die gegen humane Pankreaselastase 1 gerichtet sind.

Referenzbereich

Normal	175–2500 µg Elastase 1/g Stuhl

Beurteilung

Die publizierten Daten für die Sensitivität und Spezifität der Elastase 1 im Stuhl liegen bei über 90%, bei der Subgruppe der Patienten mit milder Pankreasinsuffizienz immer noch bei über 60%. Die Vorteile gegenüber dem Chymotrypsin sind vor allem bei Patienten mit mittelschwerer und – mit Einschränkung – auch bei milderer exokriner Insuffizienz zu sehen, zudem bei der nicht mehr erforderlichen Unterbrechung einer möglicherweise bereits eingeleiteten Pankreasenzymsubstitutionstherapie.

Der Test hat sich in den 90er Jahren des vergangenen Jahrhunderts als einfacher indirekter Pankreasfunktionstest durchgesetzt und in vielen Labors die Chymotrypsinbestimmung verdrängt.

Pankreolauryltest (€€)

Der Test basiert auf einer hydrolytischen Spaltung der zusammen mit einem pankreasstimulierenden definierten Frühstück oral zugeführten synthetischen Testsubstanz (Fluoresceindilaurinsäureester) durch die Arylesterasen des Pankreassekrets. Das freigesetzte Fluorescein wird prompt resorbiert und renal eliminiert. Die im Urin oder Serum gemessene Menge bzw. Konzentration des Fluoresceins korreliert mit der exokrinen Pankreasfunktion.

Indikationen

Diagnostik der exokrinen Pankreasinsuffizienz.

Präanalytik

Der nüchterne Patient nimmt um 6:00 Uhr 0,5 L Tee zu sich, um 7:00 Uhr 20 g Butter und die zwei blauen Testkapseln (0,5 mmol Fluoresceindilaureat; unzerkaut), zusätzlich eine Tasse Tee. Anschließend wird von 7:00 bis 17:00 Uhr Urin gesammelt. Um 10:00 Uhr erhält der Patient 1 L Tee (innerhalb von zwei Stunden zu trinken), danach erfolgt eine normale Nahrungsaufnahme.

Nach mindestens einem Tag Pause wird der Test mit der Kontrollsubstanz (0,5 mmol Fluorescein-Na; rote Kapseln) mit ansonsten identischem Ablauf wiederholt.

Einflussgrößen

- Resorptionsstörungen (Morbus Crohn, Zöliakie, partielle oder totale Gastrektomie, Vagotomie),
- Niereninsuffizienz,
- mangelhafte Hydrolyse von Fluoresceindilaureat (biliäre Erkrankungen, Cholezystektomie, Leberzirrhose, Zollinger-Ellison-Syndrom).

Analytik

Im 10-h-Sammelurin wird nach Zentrifugation der Anteil an Fluorescein photometrisch bestimmt. Nach Berechnung der Farbstoffkonzentration am Test- (T) und Kontrolltag (K) wird der T/K-Quotient errechnet:

Quotient = T × 100/K

Störgrößen:

- Medikamente (Sulfasalazinpräparate, Vitamin B_2),
- Sammelfehler,
- Weiterführung einer Pankreasenzymtherapie.

Referenzbereiche

Normal T/K-Quotient > 30

Bei in der Grauzone zwischen 20 und 30 liegenden Werten wird eine Wiederholung des Tests gefordert, der als pathologisch gewertet wird, wenn der Quotient erneut < 30 liegt.

Beurteilung

Exokrine Pankreasinsuffizienz: T/K-Quotient < 20.

Ein normaler Test kann eine mittelgradige oder schwere Pankreasinsuffizienz mit hinreichender Sicherheit ausschließen. Wie bei den anderen indirekten Pankreasfunktionstests bestehen Schwächen bei der Detektion leichter Formen der Pankreasinsuffizienz.

Um Fehler bei der Patienten-Compliance zu vermeiden und den Test zu verkürzen, wurden Serumtests entwickelt, bei denen das Fluorescein über insgesamt vier bis sechs Stunden im Serum bestimmt wird. In Modifikationen dieses Tests werden zusätzlich Sekretin und Metoclopramid appliziert. Die Aussagekraft von Urin- und Serumtest scheinen ähnlich zu sein.

^{13}C-Atemtests (€€€)

In den letzten Jahren sind mit der Verbreitung der Diagnostik mit stabilen Isotopen verschiedene ^{13}C-basierte Atemtests auch für die Pankreasfunktion entwickelt worden. Dazu zählen der ^{13}C-Cholesteryloctanoat-Test und der ^{13}C-gemischte Triglyzeridtest. Prinzip ist jeweils der Nachweis von durch pankreatische Enzymreaktionen abgespaltenem ^{13}C-markiertem CO_2 in der Ausatemluft.

Diese Tests sind bislang nicht allgemein verfügbar und durch den Preis der Substrate noch recht teuer.

Pankreatisches Polypeptid (PP)

➤ Kap. 24, „Gastrointestinale Peptide“.

P

Pankreolauryltest

➤ Kap. 24, „Pankreasfunktionstests“.

Pantothensäure (€€)

Jürgen D. Kruse-Jarres

Synonyme: Antidermitisfaktor, historisch Vitamin B_3.

Pantothensäure besteht aus Pantoinsäure, β-Alanin und Cysteamin. Sie bildet mit ADP das Coenzym A. Sie ist in fast allen Lebensmitteln enthalten, wobei insbesondere in Innereien, Leber, Heringen und Getreide relativ hohe Gehalte gefunden werden.

Indikationen

Nur in Kombination mit anderen Vitamin-B-Mangelzuständen (z.B. chronischer Alkoholismus, Mangelernährung, Darmerkrankungen).

Präanalytik

Als **Untersuchungsmaterial** wurde EDTA-Blut empfohlen.

Stabilität: Proben können bei Raumtemperatur versandt werden, da Pantothensäure ein relativ stabiles Vitamin ist.

Analytik

Radioimmunoassay (RIA), Hochdruckflüssigkeitschromatographie (HPLC), Chemolumineszenzassay u.a. Zur Bestimmung der gesamten Pantothensäure muss die an Coenzym A gebundene Pantothensäure durch enzymatische Hydrolyse freigesetzt werden. Die Analysenergebnisse können von Labor zu Labor erheblich schwanken, da fast jedes Labor eine andere Probenvorbereitungs- und Analysenmethode verwendet. Deshalb sind die Ergebnisse oft nicht unmittelbar vergleichbar.

Referenzbereiche

Freie Pantothensäure im Vollblut	0,9–9,0 µmol/L (20–200 µg/dL)

Beurteilung

Toxische Nebenwirkungen wurden auch bei hohen Dosierungen nicht beobachtet. Bei Haut- und Schleimhauterkrankungen wirkt Pantothensäure (in Form von Panthenol = Bepanthen) günstig.

Paracetamol

➤ Kap. 24, „Analgetika“ – „Paracetamol“.

Paraneoplastische antineuronale Antikörper (€€–€€€)

Manfred Wick, Hayrettin Tumani

Inhalt: Anti-Hu, -Ri, -Yo, -Tr, -Ma1/Ma2, -CV2 bzw. -CRMP 5, -Amphiphysin, ANNA-3.

➤ Kap. 24, „Antikörper bei myasthenen Syndromen“, ➤ Kap. 24, „Inselzellantikörper, Antikörper gegen Glutamataminodecarboxylase (GAD) und gegen Phosphotyrosinphosphatase (IA-2)“.

Indikation

- Paraneoplastische Enzephalomyelitis,
- sensomotorische Neuropathie,
- Kleinhirndegeneration,
- Opsoklonus/Myoklonus,
- limbische Enzephalitis,
- Hirnstammenzephalitis.

Die Zuordnung zwischen Antikörpern und klinischem Syndrom ist inzwischen sehr viel weniger eindeutig, bei den genannten Syndromen können mit unterschiedlicher Häufigkeit mindestens vier verschiedene Antikörper auftreten.

Myasthene und Stiff-person-(SPS-)Syndrome sind (mit Ausnahme des selteneren LEMS, der thymomassoziierten Myasthenia gravis und dem amphiphysinpositiven SPS) überwiegend nicht paraneoplastisch.

➤ Tab. 24-32 zeigt verschiedene Syndrome mit den dabei auftretenden Antikörpern.

Tab. 24-32 Antikörper gegen onkoneuronale Antigene.

Syndrom	Antikörper gegen onkoneuronale Antigene
Lambert-Eaton Syndrom	VGCC (spannungsabhängige Kalziumkanäle)
Subakute zerebelläre Degeneration	Yo (PCA-1), PCA-Tr, Ma-2, mGluR1α, Ri, CV2, Amphiphysin
Opsoklonus/Myoklonus	Ri (ANNA-2), Hu(ANNA-1), Yo, Ma2
Limbische Enzephalitis	Hu (ANNA-1), Ma2,CV2, Amphiphysin, Ri
Hirnstammenzephalitis	Hu (ANNA-1), Ma-2, Ri (ANNA-2)
Stiff-person-Syndrom	GAD, Amphiphysin, (Gephyrin)
Polyneuropathie	Hu (ANNA-1), Amphiphysin, CV2, Ma-2
Kalziumassoziierte Retinopathie	Recoverin (CAR)

Präanalytik

Untersuchungsmaterial: 1 mL Serum, bei ZNS-Symptomatik möglichst auch 3 mL Liquor.

Stabilität: Normaler Postversand ohne Kühlung möglich.

Analytik

- **Immunhistochemie oder IFT**: Nachweis der Bindung von IgG-Autoantikörpern im Serum oder Liquor an Gefrierschnitten von Primaten- (evtl. auch Nager-)Kleinhirnen oder -Hirnstämmen über FITC- oder peroxidasemarkiertes Anti-IgG. **Cave:** Überlagerung durch ANA oder andere Autoantikörper; Paralleluntersuchung von nichtneuronalem Kontrollgewebe wie z.B. Hep-2-Zelle, Leber, Darm etc. empfehlenswert.
  - Anti-Hu/Ri: Anfärbung der Zellkerne mit Aussparung der Nukleoli, auch zytoplasmatische Fluoreszenz.
  - Anti-Yo: Granuläre Anfärbung des Zytoplasmas von Purkinje-Zellen.
  - Anti-Ma2: Punktierte nukleoläre Fluoreszenz z.B. im Hirnstamm.
  - Anti-CV2: Fluoreszenz der Oligodendroglia.
- **Western Blot:** Isolierung von Purkinje-Zellen aus menschlichem Kleinhirn über Dichtegradientenzentrifugation. Auftrennung der Purkinje-Zellproteine in der SDS-Elektrophorese und Transfer auf Nitrozellulosemembran; inzwischen häufiger auch rekombinante Antigene. Nachweis von IgG-Autoantikörpern im Serum oder Liquor über ihre Bindung an Antigene mit z.B. 35–40 kD (Anti-Hu), 34–38 kD, 62–64 kD (Anti-Yo), 55 und 80 kD (Anti-Ri), 66 kD (Anti-CV2). Inzwischen auch kommerzielle Immunoblots mit z.T. zusätzlichen Spezifitäten (Anti-Amphiphysin, -Hu, -Ri, -Yo; z.T. Anti-Ma2, -CV2; z.T. noch unzureichend evaluiert: Spezifität?).

Referenzbereiche

- **Immunhistochemie und IFT:** Keine Bindung an Zellkerne von Neuronen oder Zytoplasma von Purkinje-Zellen. Titer methodenabhängig (Serumimmunhistochemie: < 1:400, IFT < 1:60; im Nativliquor: nicht nachweisbar).
- Im **Western Blot** erfolgt keine Reaktion mit den oben genannten Proteinantigenen.

Anmerkungen

Cave: Bei Überlagerung durch andere Autoantikörper wie ANA, AMA etc. können im IFT bzw. in der Immunhistochemie falsch positive Ergebnisse vorkommen. Auch in diesem Fall ist der Immunoblot erforderlich.

Paraneoplastische Antikörper stellen eine Kreuzreaktion der gegen den systemischen Tumor (Hu: meist kleinzelliges Bronchialkarzinom; Yo: überwiegend gynäkologische Tumoren; Ri: Mammakarzinom, kleinzelliges Bronchialkarzinom, Ma2: meist Hodentumoren) gerichteten Antikörper mit neuronalen Antigenen dar. Die Existenz eines Tumors wird in über der Hälfte der Fälle erst nach dem Auftreten der neurologischen Symptomatik festgestellt. Häufig liegt eine lymphozytäre Reaktion im Liquor und eine lokale IgG-Synthese mit Produktion der antineuronalen Antikörper vor.

Beurteilung

Zurzeit ist die Nomenklatur der antineuronalen Antikörper nicht einheitlich. Bei der histochemisch orientierten Klassifikation werden die Bezeichnungen **anti**n**euronale** **n**ukleäre **A**ntikörper (ANNA) Typ 1 für Anti-Hu und ANNA Typ 2 für Anti-Ri sowie Anti-Purkinje-Zellantikörper (APCA-1) für Anti-Yo benutzt. Positive Befunde in der Immunhistochemie sollten grundsätzlich über den Western Blot abgesichert werden, da die histologischen Reaktionsmuster nicht immer eindeutig sind und vor allem bei Kollagenosen mit ubiquitären Antikörpern Interpretationsprobleme auftreten können. Mittels Immunoblot eindeutig bestätigte Subtypen weisen jedoch die höchste diagnostische Spezifität für ein paraneoplastisches Syndrom auf (➤ Tab. 24-32, ➤ Tab. 15-8). Wenn Banden mit anderen Molekulargewichten angefärbt sind, können bei positiver Immunhistochemie bisher nicht näher klassifizierte Varianten vorliegen.

Paraproteine

➤ Kap. 24, „Immunglobuline, freie Leichtketten".

Parasiten

➤ Kap. 10.2.3 (Gastrointestinale Parasitosen) wegen Lamblien, Kryosporidien, Amöben, Hakenwürmern, Spulwürmern, Zwergfadenwurm, Bandwürmern, Madenwürmern, Schistosomen und Leberegel.

Parathormon (PTH), intaktes (€€€)

Heinrich Schmidt-Gayk

Synonym: Parathyrin.

Aus den Nebenschilddrüsen wird das 84 Aminosäuren lange Peptid PTH in Abhängigkeit von ionisiertem Kalzium, der Konzentration an 1,25-Dihydroxy-Vitamin D (Calcitriol), der Magnesium- und der Phosphatkonzentration ins Plasma abgegeben. Ein ionisiertes Kalzium unter 1,2 mmol/L stimuliert die Parathormonsekretion. Bei Calcitriolmangel wird relativ zum Plasma-/Serumkalzium mehr PTH sezerniert. Eine leichte Hypomagnesiämie stimuliert – wie die Hypokalzämie – die PTH-Sekretion, bei starker Hypomagnesiämie reduziert sich die PTH-Sekretion. Phosphat stimuliert die PTH-Sekretion, zum einen über eine Absenkung des ionisierten Kalziums, zum anderen auch durch direkten Effekt auf die Nebenschilddrüsen. Die hohe Phosphatkonzentration bei Urämie, z.B. bei Dialysepatienten, stimuliert direkt die PTH-Sekretion. Lithiumtherapie verändert den „set-point", d.h. die Kalziumkonzentration, bei der die halbmaximale PTH-Sekretion erfolgt, sodass höhere Kalzium- und Parathormonspiegel bei Lithiumtherapie im Vergleich zu Gesunden beobachtet werden.

Indikationen

- Differenzierung von Hyper- und Hypokalzämie,
- Niereninsuffizienz, Nephrolithiasis, Nephrokalzinose,
- radiologischer Verdacht auf Hyperparathyreoidismus,
- Malabsorptionssyndrom,
- Adenomlokalisation bei primärem Hyperparathyreoidismus (pHPT),
- intraoperative Verlaufskontrolle.

Für die Operation eines Patienten mit pHPT sollten drei erhöhte Kalziumwerte und zwei erhöhte Werte des intakten PTH vorliegen, um eine Operationsindikation abzusichern.

Präanalytik

Die Freisetzung des intakten PTH erfolgt nicht ganz gleichmäßig, es gibt eine geringe Pulsatilität bei Gesunden bis zu 5 ng/L (0,5 pmol/L). Es besteht eine leichte Tagesrhythmik mit etwa 10 ng/L höheren Spiegeln gegen Abend (Mittelwert morgens um 25 und nachmittags um 35 ng/L).

Bei Patienten mit schwerem pHPT fanden wir eine ausgeprägtere Pulsatilität. Daher ist mit einer einzelnen Blutentnahme die Diagnose eines pHPT nicht immer zu sichern.

Als **Untersuchungsmaterial** für die PTH-Bestimmung wird EDTA-Plasma, morgens nüchtern, empfohlen. Bei Dialysepatienten ist prädialytisch Blut abzunehmen.

Stabilität: EDTA-Vollblut zeigt keinen Abbau von intaktem PTH bei Raumtemperatur über 24 Stunden, während bei Vollblut in Heparinröhrchen und bei Vollblut in Serumröhrchen nach wenigen Stunden eine Abnahme zu beobachten ist.

Im EDTA-Plasma bei Raumtemperatur ist PTH über 24 Stunden stabil. Bei längerfristiger Aufbewahrung wird empfohlen, EDTA-Plasma am Tag der Blutentnahme einzufrieren, dann ist eine Stabilität über vier Monate nachgewiesen. Bei Raumtemperatur werden in EDTA-Plasma etwa 2% intaktes PTH innerhalb von 24 Stunden abgebaut. Im Serum ist PTH weniger stabil, hier werden nach eigenen Erfahrungen bei Raumtemperatur im Mittel 20%, bei einigen Patienten jedoch bis zu 50% innerhalb von 24 Stunden abgebaut. Eine Serumprobe ist für die Immunoassays verwendbar, muss aber innerhalb von zwei Stunden nach der Blutentnahme tiefgefroren werden. Serum soll nicht bei 4 °C gelagert werden, da auch bei 4 °C keine hohe Stabilität gegeben ist.

Einflussgrößen

Kalziumarme und phosphatreiche Kost stimuliert die PTH-Produktion. Der PTH-Spiegel bei Gesunden hängt zusätzlich von der Vitamin-D-Versorgung ab. Bei Calcidiolspiegeln [25(OH)D] unter 25 µg/L werden höhere PTH-Konzentrationen gefunden, es tritt also in unseren Breiten bei vielen Personen im Winter ein leichter (physiologischer?) HPT auf (➤ Kap. 24, „Vitamin D"). Bei starker körperlicher Belastung werden Anstiege des Kalzium- und des PTH-Spiegels beobachtet, vermutlich durch Sympathikusaktivität.

Analytik

Die Messung wird mit immunologischen Nachweisen (Immunoassays, vorwiegend immunoluminometrische Assays, „ILMA", oder immunoradiometrische Assays, „IRMA") für das intakte PTH vorgenommen. Ein Antikörper ist dabei gegen die aminoterminale Region gerichtet, ein zweiter Antikörper gegen die carboxyterminale Region.

In den letzten Jahren kam eine Diskussion auf, ob es bei Dialysepatienten ein sehr großes Fragment gibt (evtl. von Aminosäure 7–84), das in den bisherigen Nachweisen für intaktes PTH mit erfasst wird, da die Antikörper bisher nicht gegen die letzten Aminosäuren im PTH-Molekül gerichtet waren, sondern z.B. im Bereich 10–20 („N-regional") und im Bereich 50–60 („C-regional") banden. Diese Nachweise wurden auch als Nachweise für „true intact PTH" bezeichnet oder als Nachweise für CAP (cyclase-activating PTH), da echtes intaktes PTH die Adenylatcyclase z.B. in den Nieren aktiviert und für diese Aktivierung die ersten Aminosäuren des intakten PTH erforderlich sind.

CAP-Nachweise (oder auch immunometrische Nachweise der zweiten Generation genannt) korrelieren nicht besser als die bisherigen Intakt-PTH-Nachweise mit den Markern des Knochenstoffwechsels bei Dialysepatienten.

Störgrößen: Nur unvollständig (z.B. halb) gefüllte EDTA-Röhrchen, da eine überhöhte EDTA-Konzentration den Nachweis z.T. stört. Einige Nachweise vertragen kein EDTA und dürfen nur in Serum durchgeführt werden (evtl. Stabilitätsproblem, s.o.). In seltenen Fällen können heterophile Antikörper (sog. HAMA, Human-anti-Maus-Antikörper) immunometrische Nachweise stören (= zu falsch hohen Ergebnissen führen).

Referenzbereiche

Der Referenzbereich bei Personen mit normaler Nierenfunktion und normaler Vitamin-D-Versorgung liegt morgens, nüchtern bei 11–43 ng/L (1,2–4,5 pmol/L). Der Referenzbereich gilt für Gesunde mit normaler Versorgung mit Vitamin D (25-Hydroxy-Vitamin D > 20 µg/L, > 50 nmol/L).

Umrechnungsfaktor: ng/L × 0,106 = pmol/L.

Beurteilung

Etwa 95% der Patienten mit primärem Hyperparathyreoidismus (pHPT) zeigen eine erhöhte Konzentration von intaktem PTH, bei einem Teil der Patienten liegen die Spiegel im oberen Referenzbereich. Im Falle einer Hyperkalzämie beim Nebenschilddrüsengesunden sind die Konzentrationen von intaktem PTH unter die untere Normalgrenze supprimiert. Bei Patienten mit Tumorhyperkalzämie ist PTH praktisch immer supprimiert.

In extrem seltenen Fällen können jedoch Tumoren auch intaktes PTH bilden (wir sahen ein Karzinoid mit Metastasen und Tumorhyperkalzämie und extrem hohen Spiegeln an intaktem PTH und anderen PTH-Fragmenten).

Nach Entfernung eines Nebenschilddrüsenadenoms fallen die Konzentrationen an intaktem PTH rasch ab, die Halbwertszeit beträgt etwa drei Minuten. Durch eine Blutentnahme vor Anschlingen einer vergrößerten Nebenschilddrüse und weitere Blutentnahmen fünf und zehn Minuten nach Entfernung z.B. eines Adenoms kann intraoperativ geprüft werden, ob auf eine weitere Suche nach vergrößerten Nebenschilddrüsen verzichtet werden kann oder ob die Suche fortgesetzt werden muss. Die Analysezeiten liegen bei 15–20 Minuten, die Zentrifugation benötigt etwa fünf Minuten, sodass bei günstigem Transportweg etwa nach einer halben Stunde der Operateur über das Ergebnis informiert werden kann.

Calcidiolspiegel unter 25 µg/L sind als unzureichende Vitamin-D-Versorgung zu werten. Möglicherweise ist die wiederholte Stimulation der Nebenschilddrüsen in jedem Winter bei manchen Personen mit ein Grund für die Entstehung einer Adenombildung. Patienten nach Operation eines primären HPT sollten einmal pro Jahr (am besten in der UV-Licht-armen Zeit zwischen Januar und April) nachuntersucht werden, ob sich ein Rezidiv oder ein Vitamin-D-Mangel zeigt.

Parathyrin

➢ Kap. 24, „Parathormon (PTH), intaktes".

Parietalzellantikörper (PCA)

➢ Kap. 18.10.3.

Paroxysmale Kältehämoglobinurie Donath-Landsteiner – Diagnostik

➢ Kap. 24, „Antikörper bei autoimmunhämolytischen Anämien".

Paroxysmale nächtliche Hämoglobinurie (PNH) – Diagnostik (€€)

Gregor Rothe

Synonyme bzw. Inhalte: Glykosylphosphatidylinositol-(GPI-)defiziente Erythrozyten, Granulozyten und Thrombozyten, GPI-Anker-Antigene CD55 und CD59; CD16-, CD66b- oder CD24-Antigene.

Die paroxysmale nächtliche Hämoglobinurie (PNH) wird durch eine Mutation im *pig-a*-Gen auf der Ebene einer multipotenten hämatopoetischen Stammzelle verursacht. Folge der Mutation ist eine Verminderung der Expressionsdichte oder ein Fehlen von Glykosylphosphatidylinositol-(GPI-)geankerten Antigenen auf einem Teil der Leukozyten, Erythrozyten und Thrombozyten (PNH-Klon) mit der Folge von **Knochenmarkversagen,** häufig in der Form von Trizytopenien, chronischer **hämolytischer Anämie** mit akuten Episoden und **thrombotischen Störungen** häufig ungewöhnlicher Lokalisation.

Indikationen

- Differenzialdiagnostik von Coombs-negativen Anämien mit intravaskulärer Hämolyse,
- Hämolyse mit Panzytopenie,
- Differenzialdiagnose der aplastischen Anämie,
- rezidivierende Thromboembolien und unklare abdominelle Schmerzzustände,
- Verlaufskontrolle der PNH.

Präanalytik

Als **Untersuchungsmaterial** dient EDTA-Vollblut oder heparinisiertes Vollblut (1–2 mL).

Stabilität: Für natives Probenmaterial wird eine Untersuchung innerhalb von 24 Stunden Lagerung bei Raumtemperatur empfohlen. Der Zusatz von Stabilisierungsmedien ermöglicht eine Lagerung für bis zu sieben Tage.

Einflussgrößen

Nach schweren hämolytischen Krisen kann der PNH-Klon in der Erythrozytenfraktion unter der Nachweisgrenze sein.

Analytik

Der durchflusszytometrische Test beruht auf der Untersuchung der Expressionsdichte von mindestens zwei GPI-verankerten Antigenen je untersuchten Zelltyps, typischerweise Erythrozyten und neutrophile Granulozyten, aber auch Monozyten, Lymphozyten und Thrombozyten können untersucht werden.

Bei Erythrozyten werden in der Regel die auf allen hämatopoetischen Zellen exprimierten komplementregulatorischen Proteine CD55 und CD59 in ihrer Expression untersucht. Bei neutrophilen Granulozyten können alternativ mit gleichem Ergebnis auch CD16, CD66b oder CD24 untersucht werden, auch wenn CD59 das bevorzugt berichtete Antigen darstellt. Ein nicht GPI-verankertes Antigen wird zur sicheren Identifikation der neutrophilen Granulozyten in Kombination eingesetzt.

Als Testergebnis wird für jeden untersuchten Zelltypus der relative Anteil von Zellen mit normaler Expression von GPI-Ankern (Typ I), partieller Expression (Typ II) und fehlender Expression (Typ III) angegeben. Verminderung nur eines der untersuchten GPI-Antigene weist auf einen der seltenen isolierten genetischen Defekte der Proteine, die Erkennung polymorpher Strukturen durch einen ungeeigneten Antikörper wie im Falle einiger CD16-Klone oder eine veränderte Expression im Zusammenhang mit Unreife oder Dysplasie hin.

Die verkürzte Lebensdauer der GPI-defizienten Erythrozyten führt häufig zu einem relativ kleinen Anteil des PNH-Klons an den Erythrozyten im Vergleich zu einer größeren defizienten Granulozytenfraktion. Eine Gegenfärbung mit einem RNA-Farbstoff erlaubt den Nachweis von GPI-Ankerproteinen auf Retikulozyten und damit eine von der verkürzten Lebensdauer der Zellen unabhängige Detektion.

Qualitätskriterien: Für die PNH-Analytik sind derzeit weder Kontrollmaterialien verfügbar noch werden Ringversuche durchgeführt. Die Untersuchung sollte nur in erfahrenen Laboratorien mit regelmäßigen Anforderungen durchgeführt werden.

Störfaktoren: Bluttransfusionen verringern die relative Größe der GPI-defizienten Erythrozytenfraktion.

Referenzbereiche

Unauffällige Expressionsdichten der untersuchten GPI-Antigene auf Erythrozyten und neutrophilen Granulozyten, unabhängig von Geschlecht und Alter.

Beurteilung

Der durchflusszytometrische Nachweis einer partiellen oder totalen Defizienz von zwei verschiedenen GPI-Anker-Antigenen auf einem Zelltyp wie Erythrozyten oder neutrophilen Granulozyten sichert die Diagnose eines PNH-Klons. Klinisch können zwei Verlaufsformen assoziiert sein:

- Eine episodisch manifeste **hämolytische PNH** mit Hämoglobinurie. Venöse Thrombosen treten in dieser Gruppe in bis zu 50% auf und stellen in einem Drittel die Todesursache dar.
- Eine **hypoplastische PNH,** in der Klone GPI-defizienter Zellen ohne Manifestation von Hämolyse mit anderen Symptomen wie aplastischer Anämie, Leukopenie oder Thrombozytopenie assoziiert sind. Bis zu 10% dieser Patienten sterben unter dem Bild einer aplastischen Anämie.

LITERATUR

Grunewald M. Paroxysmale nächtliche Hämaturie. In Sack U, Tarnok A, Rothe G (Hrsg.): Zelluläre Diagnostik. Karger-Verlag, Basel 2007 pp. 887–901.

Partielle Thromboplastinzeit

➤ Kap. 24, „Aktivierte partielle Thromboplastinzeit".

PCNA-Autoantikörper

➤ Kap. 24, „Antinukleäre Antikörper (ANA) und deren Spezifitäten".

PCT

➤ Kap. 24, „Procalcitonin".

Pentagastrintest

➢ Kap. 24, „Calcitonin, inklusive Pentagastrintest und Kalziuminjektionstest".

Peptide, natriuretische und ihre Vorstufen

➢ Kap. 24, „Natriuretische Peptide".

Peptid YY (PYY)

➢ Kap. 24, „Gastrointestinale Peptide".

Peptidyldipeptidhydrolase

➢ Kap. 24, „Angiotensin Converting Enzyme".

Phagozytosekapazität

➢ Kap. 24, „Granulozyten- und Makrophagenfunktionstests".

Phenobarbital

➢ Kap. 24, „Antikonvulsiva" – „Primidon und Phenobarbital".

Phenprocoumon

➢ Kap. 24, „Cumarinderivate".

Phenytoin

➢ Kap. 24, „Antikonvulsiva" – „Phenytoin".

Phosphat (€)

Heinrich Schmidt-Gayk

Synonyme: Phosphor, anorganisches Phosphat, P.

Phosphor liegt im Blut hauptsächlich als anorganisches und organisches Phosphat vor, letzteres nahezu vollständig in Erythrozyten. Bestimmt wird anorganisches Phosphat, das Ergebnis wird aber oft als Phosphor in mmol/L mitgeteilt (anorganisches Phosphat 1 mmol/L = anorganischer Phosphor 1 mmol/L = anorganischer Phosphor 3,1 mg/dL). In der Klinik wird meistens nur von Phosphor gesprochen, wenn anorganisches Phosphat im Plasma/Serum oder Urin gemeint ist.

Bei Gesunden liegt die Gesamtphosphorkonzentration im Plasma bei 3,9 mmol/L, davon sind nur 0,8–1,4 mmol/L anorganisches Phosphat, der Rest sind Phospholipide und andere organische Verbindungen. Etwa 10% des anorganischen Phosphats im Plasma sind nicht filtrierbar oder proteingebunden, 6% sind komplexiert mit Kalzium oder Magnesium, 84% sind frei und liegen als HPO_4^{2-}- und $H_2PO_4^{-}$-Ionen vor, deren relativer Anteil hängt vom pH-Wert ab.

Indikationen

- Abklärung von Hyperphosphatämien (Niereninsuffizienz, Hypoparathyreoidismus),
- Abklärung von Hypophosphatämien (Rachitis, Osteomalazie, Phosphatmangelerkrankungen).

Präanalytik

Als **Untersuchungsmaterial** kann Serum oder Heparinplasma verwendet werden. Wegen Phosphatbeimengungen aus den Thrombozyten wird Heparinplasma empfohlen. Zitrat, Oxalat und EDTA dürfen nicht als Antikoagulanzien eingesetzt werden, da sie bei der Phosphatbestimmung (Bildung eines Phosphomolybdatkomplexes) stören. Die Konzentration von Phosphat im Serum ist 0,06–0,10 mmol/L höher als im Plasma, da intrazelluläres Phosphat aus den Thrombozyten und Erythrozyten während der Gerinnung freigesetzt wird. Dieser Effekt wird bei Patienten mit Thrombozytose deutlicher.

Durch die Wahl von Plasma wird auch die rasche Zunahme des Phosphats aus freigesetztem organischem Phosphat während der Lagerung des Blutes reduziert. Bei Lagerung von Vollblut unter Raumtemperatur steigen die Phosphatspiegel im Serum ab der ersten Stunde, im Plasma sechs Stunden nach der Blutentnahme signifikant an (Freisetzung aus Erythrozyten, Thrombozyten und durch Phosphatasen aus organischen Molekülen). Daher müssen die Proben innerhalb von einer bis sechs Stunden nach der Blutentnahme zentrifugiert und Serum oder Plasma abgetrennt werden (abgießen oder z.B. sog. Trenngel-Röhrchen verwenden, bei denen sich durch die Zentrifugation ein Trenngel zwischen Blutkuchen und Überstand legt).

Hämolyse ist zu vermeiden, da Phosphat aus labilen Esterverbindungen freigesetzt wird, die in Erythrozyten enthalten sind.

Stabilität: Plasma oder Serum kann bei Raumtemperatur über drei Tage, bei 4–8 °C sieben Tage aufbewahrt werden. Im gefrorenen Zustand ist Phosphat mehrere Monate bis ein Jahr stabil.

Zur Messung von Phosphat im Urin wird 24-h-Sammelurin ohne Konservierungsstoff verwendet.

Einflussgrößen

Zirkadiane Rhythmik: Ein mittlerer Spiegel um 1,0 mmol/L wird bei gesunden Freiwilligen morgens (7:00 bis 10:00 Uhr) gefunden, ein Anstieg auf 1,2 mmol/L zwischen 15:00 und 17:00 Uhr, auf 1,3 mmol/L gegen Mitternacht. Die Tagesrhythmik ist bei nüchternen Patienten abgeschwächt.

Eine ähnliche zirkadiane Rhythmik wie bei Gesunden mit höheren Spiegeln abends und nachts wird auch bei Patienten an der Hämodialyse beobachtet, nur bei insgesamt höheren Spiegeln.

Es kommt zu einem Absinken von Phosphat nach Nahrungsaufnahme, vermutlich durch Insulinfreisetzung. Hyperglykämie und Hyperinsulinämie, wie sie beim oralen Glukosetoleranztest (oGTT) beobachtet werden, führen zu einer Hypophosphatämie durch Aufnahme von Phosphat aus der extrazellulären Flüssigkeit in die Zellen. Phosphatreiche Nahrung führt zu einem Anstieg im Serum und Plasma (etwa zwei Drittel des Nahrungsphosphats wird im Darm absorbiert).

Wegen dieser Effekte und der ausgeprägten Tagesrhythmik empfiehlt es sich, die Blutproben für die Phosphatbestimmung morgens beim nüchternen Patienten zwischen 7:00 und 9:00 Uhr zu entnehmen. Bei Dialysepatienten ist dies aus logistischen Gründen (Patiententransport zur Mittags- oder Abendschicht) jedoch oft nicht möglich. Bei Dialysepatienten sollen die Blutproben für die Phosphatbestimmung prädialytisch nach dem langen Intervall (bei Dialysen montags, mittwochs, freitags z.B. montags vor der nächsten Dialyse) gewonnen werden.

Analytik

In der am häufigsten verwendeten Methode reagiert Phosphat mit Ammoniummolybdat, durch Reduktion entsteht Molybdänblau, das photometrisch durch Absorption bei 600–700 nm gemessen werden kann. Auch eine enzymatische Methode wurde beschrieben.

Qualitätskriterien: Die interne und externe Kontrolle erfolgt nach den Richtlinien der Bundesärztekammer (RiLiBÄK). Für die Messbereiche 0,3–3,2 mmol/L (1–10 mg/dL) im Plasma und 1–29 mmol/L (30–900 mg/dl) im Uringelten:

- Maximal zulässige Abweichung des Einzelwerts: 9%, Urin: 11,5%.
- Maximal zulässige Abweichung beim Ringversuch: 16%, Urin: 20%.

Eine Ringversuchsteilnahme mit Vergleich zum Referenzmethodenwert ist in Deutschland in jedem Quartal Pflicht.

Störgrößen: Trübung durch hohe Protein- oder Paraproteinkonzentrationen kann bei der Ammoniummolybdänmethode stören („Pseudohyperphosphatämie“ bei Paraproteinen). Durch Zusatz von Detergenzien konnte dieser Effekt ausgeschaltet werden. Hohes Hämoglobin und Bilirubin können stören. Zitrat, Mannit und Phenothiazine bilden Komplexe mit Phosphomolybdat und führen zu falsch niedrigen Werten.

Referenzbereiche

Die Referenzbereiche für Plasma- und Serumphosphat morgens bei nüchternen Personen sind stark abhängig vom Alter.

P

Plasma:		
Alter/Geschlecht	**Phosphat im Plasma in mmol/L (mg/dL)**	**Bemerkungen**
Kinder		
Bis 6. Lebensmonat	1,6–2,5 (5,0–7,8)	Danach fallen die Werte signifikant ab
4–8 Jahre	1,2–1,8 (3,7–5,6)	Keine Geschlechtsunterschiede, während der Pubertät Abfall auf Werte von jungen Erwachsenen
10–12 Jahre	1,1–1,7 (3,5–5,3)	
Erwachsene		
Männer	0,8–1,45 (2,5–4,5)	Bis zum Alter von 40–50 Jahren leichter Abfall, bei Frauen nach der Menopause leichter Anstieg
Frauen	0,9–1,4 (2,8–4,3)	
Urin		
Erwachsene	13–42 mmol/24 h (Clearence 5,4–16,2 mL/min).	

Beurteilung

Die Serum- und Plasmaphosphatkonzentrationen sind wesentlich von der renalen Phosphatschwelle (Phosphatreabsorption) abhängig. Das tubuläre Maximum der Phosphatreabsorption, bezogen auf die glomeruläre Filtrationsrate (TmP/GFR), ist die beste Methode, die renal-tubuläre Reabsorption von Phosphat zu beschreiben (Nomogramm, siehe Walton RJ, Lancet 1975; 2: 309–10). TmP/GFR zeigt eine ähnliche Tagesrhythmik wie die Serumphosphatspiegel: Die Werte liegen morgens bei ca. 0,85 mmol/L, abends bei ca. 1,0 mmol/L und im Schlaf um 3:00 Uhr bei ca. 1,2 mmol/L.

Liegt das Nomogramm nicht vor, kann man sich mit der TRP% behelfen (tubuläre Reabsorption von Phosphat in Prozent des filtrierten Phosphats), Normalwert ca. 80–84%.

Berechnung der TRP%:

- Kreatinin-Clearance (mL/min) × Plasma-/Serumphosphat (mmol/L) = filtriertes Phosphat pro Minute;
- 24-h-Sammelurin-Phosphat ÷ 1440 = ausgeschiedenes Phosphat pro Minute;
- filtriertes – ausgeschiedenes Phosphat = tubulär reabsorbiertes Phosphat;
- tubulär reabsorbiertes Phosphat in Prozent des filtrierten Phosphats ausrechnen.

Erhöhtes Parathormon, Volumenexpansion (z.B. durch erhöhte NaCl-Zufuhr) oder ein anderer phosphaturischer Faktor (z.B. FGF-23 bei onkogener Osteomalazie) senkt die tubuläre Phosphatreabsorption und damit die Serum- und Plasmaphosphatwerte.

Eine **Hypophosphatämie** kann vielfältige **Symptome** verursachen, da Phosphat an vielen Funktionen beteiligt ist:

- Muskelschwäche (Myopathie, Herzinsuffizienz, Ateminsuffizienz),
- ZNS-Symptome (Apathie, Delirium, Koma, Krämpfe, motorische und sensorische Neuropathie),
- hämatologische Symptome (Hämolyse, Thrombozytopenie),
- Insulinresistenz.

Die **Ursachen einer Hypophosphatämie** sind ebenfalls vielfältig:

- Verminderte Zufuhr (Alkoholismus, Anorexie, parenterale Ernährung),
- verminderte intestinale Absorption (aluminiumhaltige Phosphatbinder oder Antazida, Vitamin-D-Mangel, Malabsorption),
- vermehrter intestinaler Verlust (Erbrechen, Diarrhö),
- vermehrter renaler Verlust (Hyperparathyreoidismus, Vitamin-D-Mangel, renale Phosphatverluste bei Fanconi-Syndrom, XLH [X-linked hypophosphatemia], ADHR [autosomal-dominante hypophosphatämische Rachitis], onkogene Osteomalazie).

Eine Hyperphosphatämie führt zur Senkung des ionisierten Kalziums und zu einer Hypokalzämie, extraossären Verkalkungen und bei Patienten mit Niereninsuffizienz zur Stimulation der Nebenschilddrüsen. Meistens liegt einer Hyperphosphatämie eine Störung der Nierenfunktion zugrunde, selten ein Hypoparathyreoidismus. Bei Dialysepatienten führen Plasma-/Serumphosphatwerte > 1,8 mmol/L zu Gefäßverkalkungen und vorzeitigem Tod an kardiovaskulären Komplikationen.

Phosphat steigt bei Frauen nach der Menopause zuweilen an. Dieser Anstieg mag auf eine gesteigerte Knochenresorption bei Frauen nach der Menopause zurückgeführt werden. Falls die Konzentrationen bei beiden Geschlechtern im höheren Alter abfallen, ist hierfür oft ein Mangel an Vitamin D verantwortlich.

Phosphat im Urin: Bei gesunden Personen ist die intestinale Absorption von Phosphat linear von der Nahrungsphosphataufnahme abhängig. Etwa zwei Drittel (50–75%) des Nahrungsphosphats werden absorbiert und im Urin ausgeschieden (von den etwa 45 mmol Phosphatzufuhr/24 h in der Nahrung werden etwa 30 mmol/24 h ausgeschieden). Der größte Teil des Phosphats wird durch Diffusion absorbiert, nur ein kleiner Prozentsatz wird vermittelt durch Vitamin-D-Metaboliten absorbiert, hauptsächlich durch Calcitriol. Daher ist Phosphat im Urin ein wertvoller Indikator der Ernährung (Fleisch, Milchprodukte). Man findet bei Überernährung bzw. Übergewichtigen häufig mehr als die normale Ausscheidung von 13–42 mmol/24 h. Es gibt eine zirkadiane Rhythmik für die Phosphatausscheidung mit höheren Spiegeln nachmittags und im Schlaf (ca. 6 mmol/4 h) als morgens (ca. 4 mmol/4 h). Eine andere Untersuchung an nicht fastenden Gesunden ergab die höchste Phosphatausscheidung zwischen 16:00 Uhr und Mitternacht. Bei fastenden Personen verschwindet die zirkadiane Rhythmik der Phosphatausscheidung im Urin. Spontanurinproben zur Messung von Phosphat und Kalzium, bezogen auf Urinkreatinin, waren zur Diagnose einer Rachitis bei Kleinkindern nicht hilfreich. Hierzu sind 24-h-Sammlungen erforderlich. Da sich Vitamin D stärker auf die intestinale Kalziumabsorption auswirkt als auf die von Phosphat, ist die Hypokalziurie ein sicheres Zeichen und die Hypophosphaturie ein unsicheres Zeichen bei Rachitis beim Kind oder Mangel an Vitamin D beim Erwachsenen.

Phospholipidantikörper (€€€)

Karsten Conrad

Inhalte: Phospholipid(auto)antikörper, Cardiolipinantikörper, β_2-GPT-Antikörper.

➤ Kap. 24, „Lupus-Antikoagulanzien“.

Phospholipidantikörper sind gegen neutrale oder negativ geladene Phospholipide gerichtet (Cardiolipin, Phosphatidylserin, Phosphatidylethanolamin, Phosphatidylinositol, Phosphatidsäure, Phosphatidylcholin). Im weitesten Sinne werden auch Autoantikörper (AAK) gegen phospholipidassoziierte Proteine (β_2-Glykoprotein I, Prothrombin, Annexin V) zu den Phospholipid-AAK gerechnet. Die klinisch bedeutsamsten sind das Lupus-Antikoagulans, die Cardiolipin- und β_2-Glykoprotein-I-Antikörper (β_2-GPI-Antikörper).

Indikationen

- Screening bei Verdacht auf Antiphospholipidsyndrom (APS; ➤ Kap. 18.8),
- Risikoeinschätzung bezüglich Thrombophilie und Abortneigung bei Kollagenosen,
- Screening bei Verdacht auf SLE (neues ACR-Kriterium!) bzw. lupusähnliche Erkrankung,
- Abklärung von rezidivierenden Thrombozytopenien unklarer Genese,
- Abklärung einer verlängerten aktivierten partiellen Thromboplastinzeit.

Präanalytik

Als **Untersuchungsmaterial** werden Zitratplasma (für die Bestimmung des Lupus-Antikoagulans) sowie Serum (für die Bestimmung aller anderen Phospholipid-AAK) eingesetzt.

Stabilität: Lupus-Antikoagulans ist im Plasma bei Raumtemperatur vier Stunden, eingefroren sechs Monate stabil. Wiederholtes Einfrieren und Auftauen des Untersuchungsmaterials sollte vermieden werden. Durch Erhitzen des Serums (z.B. Dekomplementierung bei 56 °C) können falsch positive Phospholipid-AAK-Befunde resultieren.

Einflussgrößen

Erhöhte Nachweisfrequenzen sind nahezu bei allen Autoimmunerkrankungen, bei Infekten und bei Tumoren zu finden.

Analytik

Für die Routinediagnostik stehen Enzymimmunoassays mit gereinigten Phospholipiden in Anwesenheit von β_2-Glykoprotein I (β_2-GPI) bzw. Kininogen oder Prothrombin zur Verfügung. Für den Nachweis des Lupus-Antikoagulans (LA) werden Gerinnungstests eingesetzt (➤ Kap. 24, „Lupus-Antikoagulanzien"). Der Nachweis von diagnostisch relevanten Phospholipid-AAK erfordert die Anwesenheit von Kofaktoren. Die größte Bedeutung bei der immunologischen Bestimmung von Phospholipid-AAK kommt dem Kofaktor β_2-GPI zu, wenngleich auch Kininogen als phospholipidbindendes Protein beschrieben wurde. Der dominierende Kofaktor bei der Bestimmung des LA ist das Prothrombin. Weitere Kofaktoren können Protein C, Protein S und Annexin V sein.

Für die Routinediagnostik von Cardiolipin-AAK stehen verschiedene Enzymimmunoassays zur Verfügung. Zwischen diesen Assays bestehen jedoch teilweise beträchtliche Differenzen bezüglich Nachweisfrequenzen und Spezifität für das APS. Für die APS-Diagnostik ist gefordert, dass der Nachweis dieser AAK bei mindestens zwei Untersuchungen im Abstand von zwölf Wochen positiv ist.

Qualitätskriterien: Bei allen Testungen sollten positive und negative Kontrollseren eingesetzt werden.

Störgrößen: Ikterische, lipämische und hämolytische Seren können die Reaktivität beeinflussen (falsch positive Befunde).

Referenzbereiche

Referenzbereiche sind abhängig von eingesetztem Assay und vom Hersteller vorgegeben. Gegebenenfalls Überprüfung durch laborinterne Evaluierung.

Beurteilung/Wertigkeit

Phospholipidantikörper sind diagnostische Marker des APS. Diagnostische Relevanz kommt vor allem den Cardiolipin-AAK und dem Lupus-Antikoagulans (➤ Kap. 5) zu. Aber auch Phosphatidylserin-, Phosphatidylethanolamin- und Phosphatidylinositol-AAK können klinisch wertvoll sein, v.a. wenn vorgenannte Antikörper nicht nachweisbar sind. Alle anderen Phospholipid-AAK kommen fast ausschließlich assoziiert mit Cardiolipin-AAK vor und sind nicht mit bestimmten Subsets des APS assoziiert. Patienten mit multiplen Phospholipid-AAK besitzen ein deutlich höheres Risiko für ein APS als Patienten, bei denen nur Cardiolipin-AAK nachweisbar sind.

Cardiolipinantikörper (IgG und IgM) gelten als Klassifikationskriterium des APS. Bei typischer Symptomatik sind bei den meisten APS-Patienten diese AAK zu finden. Cardiolipin-AAK der Immunglobulinklassen IgG, IgM und IgA können nachweisbar sein, wobei die IgG- und nach neuesten Studien die IgA-Antikörper die größte Prävalenz und klinische Bedeutung besitzen. Da Cardiolipin-AAK in unterschiedlichen Frequenzen bei vielen (v.a. autoimmunen) Erkrankungen ohne Symptome eines APS auftreten, ist die Diagnose APS nur im Kontext mit der entsprechenden Symptomatik zu stellen (➤ Kap. 18.8 – „Klinische Symptomatik und Klassifikationskriterien"). Allerdings sollten insbesondere Patienten mit Autoimmunerkrankungen (v.a. Patienten mit SLE) und persistierenden Cardiolipin-AAK regelmäßig auf die Entwicklung von APS-Symptomen untersucht werden.

β_2-GPI-Antikörper sind ebenfalls diagnostische Marker des APS. Den β_2-GPI-Antikörpern wird eine höhere Spezifität, aber geringere Sensitivität für das APS als den Cardiolipin-AAK zugeschrieben. β_2-GPI-Antikörper können beim APS auch isoliert bei negativem Cardiolipin-AAK-Befund auftreten (➤ Abb. 18-5).

Phyllochinon

➤ Kap. 24, „Vitamin K".

PICP

➤ Kap. 24, „Marker der Knochenformation" – „Prokollagen Typ I N-terminales Propeptid (PINP)".

PINP

➤ Kap. 24, „Marker der Knochenformation" – „Prokollagen Typ I N-terminales Propeptid (PINP)".

Plasminogen-Aktivator-Inhibitor-1-(PAI-1-)Polymorphismus

➤ Kap. 24, „Molekulargenetische Diagnostik". „Plasminogen-Aktivator-Inhibitor-1-(PAI-1-)4G/5G-Polymorphismus (OMIM-Nummer: 173360)".

Plasmozytomdiagnostik

➤ Kap. 24, „Immunglobuline, freie Leichtketten".

PNH-Diagnostik

➤ Kap. 24, „Paroxysmale nächtliche Hämoglobinurie – Diagnostik".

Porphyrine, ihre Vorläufer und Derivate (€€–€€€)

Walter G. Guder, Frank Lammert

Inhalte, Synonyme: δ-Aminolävulinsäure (ALS), Dicarboxyporphyrin, Heptacarboxyporphyrin, Hexacarboxyporphyrin, Koproporphyrin, Pentacarboxyporphyrin, Porphobilinogen (PBG), Porphyrine gesamt, Protoporphyrin, Tricarboxyporphyrin, Uroporphyrin,

Porphyrine entstehen als Zwischenprodukte bei der Biosynthese von Hämoglobin, sie bestehen aus vier Pyrrolringen, die durch Methylengruppen miteinander verbunden sind. Ihr Vorläufer ist die δ-Aminolävulinsäure. Durch Dehydrierung entsteht Porphobilinogen, durch Desaminierung über mehrere Zwischenstufen Protoporphyrin, das zu Porphyrin oxidiert wird. Die Metaboliten wurden nach ihrer Struktur (Di- bis Hexacarboxy-) oder ihrem Ausscheidungs- oder Entdeckungsmedium (Kopro- oder Uro-) benannt. Je nach Art und Lokalisation des Enzymdefekts kommt es zu verschiedenen akuten und chronischen Formen der Porphyrie (➤ Abb. 9-3, ➤ Tab. 24-33).

Indikationen

Neben der **Klassifikation** in hepatische und erythropoetische Formen ist zunächst der Ausschluss oder die Differenzierung von akuten und chronischen Formen der Porphyrie von Bedeutung. Hierzu stellt die Bestimmung von **Porphobilinogen im Spontanurin** während oder nach einem der folgenden Symptome die erste Untersuchung dar, um eine akute Porphyrie auszuschließen oder den Verdacht zu bestätigen.

- Die akuten Porphyrien manifestieren sich in erster Linie als neuroviszerale Krise mit akuten anfallsartigen Bauchschmerzen (90%), v.a. verbunden mit Erbrechen und Obstipation. Weitere klinische Symptome sind Schmerzen in den Extremitäten (50–70%), Paresen (42–68%), Verhaltensauffälligkeiten (40–58%), Krampfanfälle (10–20%), Tachykardie (28–85%), Hypertonie (36–55%), Hyponatriämie und Hirnödem.
- Die nicht-akuten Porphyrien führen zu einer gesteigerten Photosensitivität und zu Hautverletzungen (Empfindlichkeit gegen Sonne mit Blasen, brennenden Erythemen, Erosionen und Ulzerationen).
- Die Porphyria rariegata und die hereditäre Koproporphyrie können sich sowohl mit neurologischen als auch mit kutanen Symptomen präsentieren und werden daher auch als neurokutane Porphyrien bezeichnet.
- Oft werden die für Porphyrien typischen Symptome nach Einnahme von Medikamenten beobachtet, die eine Porphyrie auslösen können.

Präanalytik

Untersuchungsmaterialien und Stabilität:

- Porphobilinogen im **Urin** wird im Spontanurin nachgewiesen, der wenige Stunden nach Auftreten der Beschwerden gewonnen wird und lichtge-

Tab. 24-33 Porphyrien und ihre diagnostisch wichtigen Analyten.

Name	Typ	Enzymdefekt	Chromosom/ Gencode	Vererbungs-modus	Laboratoriums-befunde
Akute intermittierende Porphyrie	Akut, hepatisch, nicht kutan	Porphobilinogen-desaminase	11q23/ HMBS	Autosomal-dominant	Urin: ALS, PBG und Uroporphyrin ↑↑
Hereditäre Koproporphyrie	Akut, hepatisch, neurokutan	Koproporphyrino-genoxidase	3q12/ CPO	Autosomal-dominant	Urin: ALS, PBG und Koproporphyrin ↑, Stuhl: Koproporphyrin ↑
Porphyria variegata	Akut, hepatisch, neurokutan	Protoporphyrino-genoxidase	1q22-q23/ PPOX	Autosomal-dominant	Urin: ALS, PBG und Koproporphyrin ↑, Stuhl: Protoporphyrin ↑, Plasmafluoreszenzspektrum: 626 nm ↑
Doss-Porphyrie	Akut hepatisch, nicht kutan	ALS-Dehydratase	9p34/ ALAD	Autosomal-rezessiv	Urin: ALS ↑↑ und Koproporphyrin ↑, Porphobilinogen normal, Zink-Protoporphyrin in Erythrozyten ↑
Porphyria cutanea tarda	Chronisch, hepatisch, kutan	Uroporphyrinde-carboxylase	1p34/ UROD	Autosomal-dominant	Urin: Uro- und Heptacarboxyporphyrin ↑, Stuhl: Koproporphyrin ↑
Hepatoerythropoetische Protoporphyrie	Chronisch, hepatoerythropoetisch, kutan	Uroporphyrino-gendecarboxylase	1p34/ UROD	Autosomal-rezessiv	Zink- Protoporphyrin in Erythrozyten ↑
Erythropoetische Protoporphyrie	Chronisch, erythrohepathisch, kutan	Ferrochelatase	18q21/ FECH	Autosomal-dominant	Protoporphyrin in Erythrozyten ↑, Plasmafluoreszenzspektrum: 634 nm ↑, Urin: Koproporphyrin ↑ bei Leberversagen, Stuhl: Protoporpyhrin ↑
Kongenitale erythropoetische Porphyrie (Morbus Günther)	Chronisch erythropoetisch kutan	Uroporphinogen-III-Cosynthase	10q25-q26/ UROS	Autosomal-rezessiv	Uroporphyrin in Erythrozyten ↑, Urin: Uroporphyrin ↑, Stuhl: Koproporphyrin > Uroporphyrin ↑
Zum Vergleich: Bleivergiftung	Akut und chronisch	ALS-Dehydratase		Erworben	Urin: ALS und Koproporphyrin ↑↑, Porphobilinogen n – (↑)

ALS = δ-Aminolävulinsäure, PBG = Porphobilinogen

schützt bei pH 6–7 über vier Tage bei Raumtemperatur stabil ist. Zur Stabilisierung kann 0,3% $NaHCO_3$ zugesetzt werden, um den stabilen pH 6–7 zu erreichen. Eingefroren hält die Stabilität über mindestens einen Monat. Dies gilt für die meisten Porphyrinformen im Urin.

- Für eine adäquate Porphyrinanalyse im **Stuhl** genügen 5–10 g Stuhl, die über 36 Stunden Raumtemperatur verwendet werden können. Bei –20 °C sind die Proben über viele Monate stabil.
- **Plasma oder Erythrozytenproben** zur Porphyriediagnostik sollten aus 5 mL EDTA-Blut gewonnen werden. Das Plasma sollte innerhalb von

24 Stunden abgetrennt werden. Die zelluläre Probe kann auch zur Analyse der entsprechenden Enzyme oder zur molekularbiologischen Genanalyse verwendet werden.

Analytik

Porphobilinogen: Als Schnelltest im Spontanurin wird immer noch der Test nach Ehrlich nach Entfernung von Urobilinogen mit einer kleinen Chromatographiesäule verwendet. Entsprechende Schnelltests sind verfügbar. Diese Verfahren werden auch zur Quantifizierung verwendet. Sie haben trotz des Nachteils der geringen Spezifität den Vorteil der raschen Durchführbarkeit. Demgegenüber ist eine Fluoreszenz nachweisende Methode bestenfalls als Ausschlussverfahren sinnvoll, da sie durch Fremdsubstanzen falsch positiv sein kann.

Porphyrine: Positive Ergebnisse von Porphobilinogen bedürfen der Bestätigung durch HPLC-Verfahren, die eine Quantifizierung der einzelnen Formen und damit eine Typisierung der Porphyrie erlauben (➤ Tab. 24-33). Zur Sicherung der Diagnose werden zuweilen noch die Enzyme in Blutzellen bestimmt, die für den jeweiligen Defekt verantwortlich sind. Die Analyse der genetischen Mutation, die zur Sicherung der genetischen Ursache beiträgt, hat sich noch nicht allgemein durchgesetzt.

δ-Aminolävulinsäure: In einigen Fällen (➤ Tab. 24-33) ist auch die quantitative Bestimmung von δ-Aminolävulinsäure notwendig, insbesondere bei Verdacht auf Bleivergiftung als Ursache ihrer verminderten Umsetzung. Diese wird ebenfalls mit Hochdruckflüssigkeitschromatographie durchgeführt.

Referenzbereiche

Bei Erwachsenen gelten bei chromatographischer Untersuchung folgende Referenzbereiche:

	Urin	Stuhl (nmol/g Trockengewicht)	Erythrozyten (nmol/L Hämolysat	Plasma (nmol/L)
Porphobilinogen	0,5–7,5 µmol/24 h (< 10 µmol/L)			
Gesamtporphyrine	< 120 nmol/ 24 h			
Uroporphyrin	4–29 nmol/24 h	1–4		0–1
Koproporphyrin	21–119 nmol/24 h	3–24	5–30	0–3
3- bis 7-Carboxyporphyrine	0–15 nmol/24 h	3–18		
Protoporphyrin		21–151	500–1800 (freies)	2–15

Beurteilung

Bei akuter Porphyrie findet man eine Porphobilinogenkonzentration im Urin bei mindestens dem Zehnfachen der oberen Normalbereichsgrenze. Dabei kann der Urin nach längerem Stehen eine bräunliche Farbe annehmen. Die Nachweisgrenze der Schnelltests liegt bei etwa 50 µmol/L. Während bei einer akuten Attacke die hohe Ausscheidung nach Abklingen der Symptome aufhört, hält sie bei akuter intermittierender Porphyrie über mehrere Wochen an. ➤ Tab. 24-33 zeigt die jeweiligen Erhöhungen, die für die Erkrankungen typisch sind. Eine Erhöhung über das Zehnfache in der Bestätigungsanalyse ist beweisend für das Vorliegen einer Porphyrie. Ansonsten kann erst die quantitative Differenzierung im dafür eingerichteten und erfahrenen Speziallabor die differenzierte Diagnostik interpretieren helfen. Auch die Bestätigungsdiagnostik durch Enzymmessung oder molekulargenetische Analyse ist gemeinsam mit dem erfahrenen Speziallabor zu entscheiden.

LITERATUR

European Porphyria Initiative: www.porpyria-europe.com.
Arndt T. Porphobilinogen und Porphyrine. In Gressner AM, Arndt T (Hrsg.). Lexikon der medizinischen Laboratoriumsdiagnostik. Springer, Heidelberg 2007, pp 1050–4.
Thomas L. Porphyrie. In: Thomas L. Labor und Diagnose 6. Auflage. TH-Books Frankfurt a.M. 2005, pp. 646-59.

Präkallikrein

➤ Kap. 24, „Gerinnungsfaktoren IX, XI, XII, Präkallikrein und hochmolekulares Kininogen (HMWK)“.

Primidon

➤ Kap. 24, „Antikonvulsiva“ – „Primidon und Phenobarbital“.

proBNP

➤ Kap. 24, „Natriuretische Peptide“.

P

Procalcitonin (€€)

Marianne Kretschmar, Thomas Nichterlein

Procalcitonin (PCT) ist ein Propeptid von Calcitonin, das normalerweise in der Schilddrüse gebildet und dort weiterverarbeitet wird, sodass im Blut sehr niedrige Konzentrationen auftreten. Bei schweren systemischen Infektionen wird PCT wahrscheinlich außerhalb der Schilddrüse gebildet und beeinflusst den Calcitoninspiegel nicht. Die Blutkonzentrationen von PCT sind bei systemischen Entzündungsreaktionen, z.B. bei Pankreatitis, Verbrennungen und Polytraumen, besonders aber schweren systemischen Infektionen durch Bakterien, erhöht. Bei viralen Infektionen treten allenfalls moderat erhöhte Werte auf. Wahrscheinlich ist PCT für die Diagnostik systemischer bakterieller Infektionen und zur Unterscheidung bakterieller von viralen Meningitiden empfindlicher und spezifischer als CRP. Erhöhte Werte von PCT treten früher auf als erhöhte CRP-Werte, die Normalisierung erfolgt rascher als beim CRP.

Indikationen

PCT eignet sich zur Unterscheidung schwerer systemischer bakterieller Infektionen (Meningitis, Sepsis) von lokalisierten bakteriellen und viralen Infektionen bzw. von Entzündungen nicht-infektiöser Genese. PCT kann zur Frühdiagnose und Einschätzung der Schwere bakterieller Infektionen und im Rahmen des therapeutischen Monitorings bei Sepsis und anderen schweren Infektionen verwendet werden. Es ermöglicht prognostische Aussagen, z.B. eine bessere Vorhersage eines letalen Ausgangs der Sepsis, als CRP oder IL-6. PCT ist ein geeigneter Parameter zur Kontrolle des Erfolgs therapeutischer Maßnahmen einschließlich der Antibiotikatherapie. Die Bestimmung von PCT wurde zur Indikationsstellung der Antibiotikatherapie von tiefen Atemwegsinfektionen und damit zur Vermeidung sinnloser Antibiosen erfolgreich verwendet.

Präanalytik

Untersuchungsmaterial: Heparin- und EDTA-Plasma oder Serum.

Stabilität im Plasma/Serum bei Raumtemperatur vier Stunden, bei Kühlschranktemperatur vier Tage.

Analytik

PCT kann mit einem manuellen immunoluminometrischen Assay (Nachweisgrenze 0,3 µg/L, turnaround-time 90 Minuten) und neuerdings auch mit einem automatischen homogenen Sandwichimmunoassay (Nachweisgrenze 0,04 µg/L, turnaround-time 20 Minuten) bestimmt werden.

Mögliche **Störfaktoren** sind Hämoglobin, Triglyzeride und Bilirubin bzw. unbekannte Faktoren bei ikterischen Patienten.

Referenzbereich

< 0,5 µg/L.

Beurteilung

- **Sehr hohe Werte (meist > 2 µg/L):** Schwere (systemische) bakterielle Infektionen wie Sepsis, septischer Schock, Peritonitis, Pneumonie, septisches ARDS, Meningitis, Pyelonephritis.
- **Erhöhte Werte (meist > 0,5 µg/L):** Lokalisierte bakterielle Infektionen, kardiogener Schock, Trauma, schwere Operationen, Malaria.

Tägliche Verlaufskontrollen mit Beurteilung der Konzentrationsverläufe sind besser als Einzelwerte. Konzentrationsanstiege treten z.B. bei Infektion der Pankreasnekrose bei Pankreatitis auf, ein Konzentrationsabfall ist bei erfolgreicher Antibiotikatherapie schwerer bakterieller Infektionen zu verzeichnen. Normalisierung der Werte ist nicht gleichzusetzen mit einer Eradikation der Krankheitserreger. Niedrige Werte bei lokalisierten Infektionen schließen eine Progredienz zur systemischen Infektion nicht aus.

Pro Gastrin Releasing Peptide (€€€)

Petra Stieber

Beim Pro Gastrin Releasing Peptide (ProGRP) handelt es sich um eine stabilere biologische Vorstufe des GRP (Gastrin Releasing Peptide; (Yamaguchi et al. 1983), eines Korrelats der Säugetiere zum Bombesin der Amphibien.

GRP wurde als ein Peptid mit 27 Aminosäuren aus dem Gastrointestinaltrakt des Schweins gewonnen (Aoyagi et al. 1995). Die cDNA dieses Peptids wurde anhand eines menschlichen Karzinoidtumors der Lunge kloniert. Die physiologischen Funktionen von GRP sind die Stimulierung der Gastrinfreisetzung in den menschlichen Gastrointestinaltrakt sowie eine Vasodilatation im Respirationstrakt.

Die Expression und Freisetzung von GRP beim kleinzelligen Bronchialkarzinom wurde von vielen Untersuchern beschrieben und führte letztendlich zum Einsatz von GRP bei der immunhistochemischen Klassifizierung von Lungentumoren. Allerdings stellte sich die Extraktion von GRP als sehr kompliziert und arbeitsintensiv heraus und schien für eine Routineapplikation im Blut zu schwierig zu sein. Aufgrund der sehr kurzen Halbwertszeit von GRP von zwei Minuten wurde ProGRP als stabilere Vorstufe von GRP als Test entwickelt. ProGRP kann ohne Probleme im Plasma/Serum nachgewiesen werden.

Indikationen

- Verdacht auf Bronchialkarzinom bzw. Differenzialdiagnose unklarer Lungenrundherde,
- Verdacht auf tumorbedingte Polyneuropathie,
- Therapieeffizienzkontrolle und Nachsorge kleinzelliger Bronchialkarzinome sowie weiterer kleinzelliger neuroendokriner Karzinome (z.B. Prostata, Ösophagus),
- Therapieeffizienzkontrolle und Nachsorge des medullären Schilddrüsenkarzinoms.

Präanalytik

Als **Untersuchungsmaterial** dienen Serum oder Pleuraflüssigkeit.

Stabilität: Bei Raumtemperatur und 4–8 °C ist ProGRP sowohl im Vollblut als auch im Serum sieben Tage stabil.

Einflussgrößen

Die ProGRP-Konzentration wird durch eine eingeschränkte Nierenfunktion deutlich angehoben. Dieser Aspekt muss insbesondere dann berücksichtigt werden, wenn ProGRP als differenzialdiagnostische Entscheidungshilfe eingesetzt wird.

Analytik

Die Bestimmung erfolgt immunologisch mit luminometrischer (LIA), fluorimetrischer (FPIA), photometrischer (EMIT, ELISA) oder radiometrischer Messung (RIA, IRMA).

Qualitätskriterien: Da derzeit keine Vorgaben nach den Richtlinien der Bundesärztekammer vorliegen, werden folgende Erfahrungskriterien vorgeschlagen:

- Maximal zulässige Abweichung des Einzelwerts: 22%.
- Maximal zulässige Abweichung beim Ringversuch: 40%.

Da keine Referenzmethode vorliegt, werden methodenabhängige Sollwerte zur Messung der Richtigkeit angewendet. Externe Qualitätssicherung wird derzeit nur international angeboten.

Referenzbereiche

Die ProGRP-Konzentration bei gesunden Kontrollpersonen liegt zwischen 2 und 75 μg/L (Median 10 μg/L, 95%-Perzentile 22 μg/L).

Beurteilung (➤ Tab. 24-34)

ProGRP wird in sehr geringen Proteinmengen nachgewiesen. Daher ist die Gefahr groß, dass die intraindividuelle Schwankungsbreite der ProGRP-Freisetzung in Wertlagen < 20 μg/L ggf. überinterpretiert wird. Daher sollten Anstiege von ProGRP in

Tab. 24-34 Prozentuale Verteilung von ProGRP (ALSI®) bei Gesunden (n = 70), bei benignen (n = 514) und malignen Erkrankungen (n = 1114).

Diagnose	ProGRP (µg/L)				
	≤ 30	> 30, ≤ 100	> 100, ≤ 250	> 250, ≤ 500	> 500
Gesunde (alle)	99	1	0	0	0
Männer	100	0	0	0	0
Frauen	97	3	0	0	0
Benigne Erkrankungen					
Gastrointestinale Erkrankungen	85	14	1	0	0
Mammaerkrankungen	84	16	0	0	0
Gynäkologische Erkrankungen	89	11	0	0	0
Urologische Erkrankungen	38	45	16	1	0
Lungenerkrankungen	80	20	0	0	0
Autoimmunerkrankungen	80	20	0	0	0
Maligne Erkrankungen					
Prostatakarzinom	55	45	0	0	0
Pankreaskarzinom	96	4	0	0	0
Magenkarzinom	85	15	0	0	0
Hepatozelluläres Karzinom	86	14	0	0	0
Kolorektale Karzinome	78	20	2	0	0
Ovarialkarzinom	90	8	2	0	0
Mammakarzinom	88	12	0	0	0
Harnblasenkarzinom	56	44	0	0	0
Nierenkarzinom	69	31	0	0	0
Schilddrüsenkarzinom	67	8	4	0	21
Bronchialkarzinome	67	20	3	2	8
• NSCLC	78	20	1	1	1
• SCLC	29	12	15	7	37

Wertlagen unterhalb des Medians bzw. der 95%-Perzentile gesunder Kontrollpersonen nicht überbewertet werden.

Spezifität: Bei **benignen Erkrankungen** liegen die Mediane zwischen 10 und 70 µg/L, die höchsten Werte bis 350 µg/L können bei eingeschränkter Nierenfunktion beobachtet werden.

Insgesamt gesehen zeichnet sich ProGRP durch eine im Vergleich zu anderen onkologischen Biomarkern relativ hohe Tumorspezifität aus.

Insgesamt gesehen erreicht ProGRP – unter der Voraussetzung einer intakten Nierenfunktion – bei ca. 200 µg/L eine 100%ige Tumorspezifität.

Aufgrund seines Freisetzungsmusters stellt ProGRP einen Marker dar, der durchaus für Screening-Zwecke bei Hochrisikopatienten wie Rauchern geeignet sein könnte. Setzt man allerdings ProGRP für diese Screening-Applikation ein, dürfte man sich nicht am Grenzwert gegenüber gesunden Kontrollpersonen orientieren, sondern man müsste mindestens einen Grenzwert von 200 µg/L wählen, um falsch positive Testergebnisse zu vermeiden.

Sensitivität: Je nach Ausdehnung der Tumorerkrankung setzen 47–86% der **kleinzelligen Bronchialkarzinome** ProGRP frei. Hierbei zeigt die Freisetzung keine Korrelation zum Tumorstadium, ProGRP wird bereits im Stadium „limited disease" mit ähnlich hoher Empfindlichkeit wie beim fortgeschrittenen Stadium freigesetzt.

P

Aus den meisten Publikationen geht hervor, dass ProGRP der neuronenspezifischen Enolase (NSE) überlegen ist. Aufgrund des unterschiedlichen pathophysiologischen Hintergrunds haben ProGRP und NSE aber eine klare additive Empfindlichkeit und ergänzen sich in der Diagnostik des kleinzelligen Bronchialkarzinoms.

Beim **nicht-kleinzelligen Bronchialkarzinom (NSCLC)** liegen Median und 95%-Perzentile von ProGRP ähnlich wie bei den benignen Lungenerkrankungen, wodurch die nicht deutlich ausgeprägte und seltene Freisetzung bei den nicht-kleinzelligen Bronchialkarzinomen bestätigt wird. Dennoch kann es beim NSCLC vereinzelt zu hohen ProGRP-Konzentrationen bis > 10 000 µg/L kommen. In diesen Fällen muss berücksichtigt werden, dass die meisten Bronchialkarzinome gemischtzellige Karzinome sind und dass die diagnostische Sicherheit der Histologie von der Gewebeprobe sowie auch von Anzahl und Lokalisation der untersuchten Gewebeschnitte abhängt. Eine starke ProGRP-Freisetzung weist zumindest auf eine teilweise kleinzellige Komponente des Tumors und damit auf andere, bessere therapeutische Optionen hin. Daher sollte in diesen Fällen eine erneute, intensivere histologische Aufarbeitung der Gewebeprobe durchgeführt werden.

Die ProGRP-Mediane aller anderen untersuchten Karzinome sind denjenigen gesunder Kontrollpersonen vergleichbar, die höchsten gemessenen Konzentrationen (bis 240 µg/L) liegen nur geringfügig höher als bei den Kontrollkollektiven mit benignen Erkrankungen.

Es gibt zwei Ausnahmen, die bei einer vermehrten ProGRP-Freisetzung differenzialdiagnostisch zu berücksichtigen sind:

In einzelnen Fällen kann es im Rahmen von **medullären Schilddrüsenkarzinomen** zu einer starken ProGRP-Freisetzung kommen, wobei diese Freisetzung parallel zu der bekannten CEA- oder Calcitoninfreisetzung erfolgt.

Darüber hinaus können auch weitere kleinzellige neuroendokrine Primärtumoren wie z.B. **Prostatakarzinome** oder auch **Ösophaguskarzinome** zu einer Freisetzung von ProGRP führen. Erste Untersuchungen haben gezeigt, dass die ProGRP-Konzentration mit zunehmender Metastasierungsneigung und Androgenunabhängigkeit von Prostatakarzinomen zunehmen kann. Darüber hinaus erwiesen sich erhöhte ProGRP-Werte beim metastasierten Prostatakarzinom als unabhängige Prädiktoren für ein verkürztes Ansprechen der hormonellen Therapie.

LITERATUR

Aoyagi K, Miyake Y, Urakami K, Kashiwakuma T, Hasegawa A, Kodama T et al. Enzyme immunoassay of immunoreactive progastrin-releasing peptide (31–98) as tumor marker for small-cell lung carcinoma: development and evaluation. Clin Chem 1995; 41: 537–43.

Gruber C, Hatz R, Reinmiedl J, Nagel D, Stieber P. CEA, Cyfra 21-1, NSE and ProGRP in the diagnosis of lung cancer: a multivariate approach. J Lab Med 2008;32:361-71.

Miyake Y, Kodama T, Yamaguchi K. Pro-gastrin-releasing peptide(31–98) is a specific tumor marker in patients with small cell lung carcinoma. Cancer Res 1994;54: 2136–40.

Stieber P, Dienemann H, Schalhorn A, Schmitt UM, Reinmiedl J, Hasholzner U et al. Pro-Gastrin-Releasing Peptide (ProGRP) – a new marker in small cell lung carcinomas. J Lab Med 1997; 21: 336–44.

Yamaguchi K, Abe K, Kamoya T, Adachi I, Taguchi S, Otsubo K et al. Production and molecular size heterogeneity of immunoreactive gastrin-releasing peptide in fetal and adult lungs and primary lung tumors. Cancer Res 1983; 43: 3932–9.

Yamaguchi K, Stieber P. Diagnosis of small cell lung cancer by Pro Gastrin Releasing Peptide (ProGRP). J Lab Med 2003; 27: 26–30.

ProGRP

➤ Kap. 24, „Pro Gastrin Releasing Peptide“.

Proinsulin

➤ Kap. 24, „Insulinpeptide“.

Prokollagen Typ I Propeptid, carboxy- und aminoterminales

➤ Kap. 24, „Marker der Knochenformation“ – „Prokollagen Typ I N-terminales Propeptid (PINP)“.

P

Prostataspezifisches Antigen (€€)

Petra Stieber, Walter G. Guder

Synonyme, Inhalte: PSA, freies PSA (fPSA), komplexiertes PSA (kPSA), Gesamt-PSA.

Beim prostataspezifischen Antigen (PSA) handelt es sich um ein physiologisches Ausscheidungsprodukt der Prostata. Es ist ein 34 kD schweres Glykoprotein mit 240 Aminosäurenresten mit Serinproteaseaktivität. Den menschlichen glandulären Kallikreinen verwandt, weist es eine starke Homologie mit dem τ-NGF und dem epidermal growth factor binding protein auf. Das PSA-kodierende Gen KLK3 liegt auf dem Chromosom 19q13. Als Serinprotease ist es verantwortlich für die Verflüssigung der Samenflüssigkeit. Während das PSA in der Seminalflüssigkeit als Monomer vorkommt, bildet es im Plasma stabile Komplexe mit α_1-Antichymotrypsin (ACT) und α_2-Makroglobulin. Dieser Komplex stellt nur einen kleinen Prozentsatz des Gesamt-Serum-PSA dar und führt zum vollständigen Verlust der Epitope. Der PSA-ACT-Komplex (ca. 80–90 kD) stellt hingegen mit ca. 70–90% den überwiegenden Anteil des zirkulierenden PSA dar und geht nur mit einem partiellen Verlust der Epitope einher. Der Rest (10–30%) liegt als freies PSA im Serum vor. Das freie PSA ist eine Subfraktion des 34 kD schweren PSA-Glykoproteins, das vornehmlich von der Prostata sezerniert wird und in ungebundener Form im Blut vorliegt. Der Anteil des freien bzw. komplexierten PSA ist von differenzialdiagnostischer Bedeutung, da beim Prostatakarzinom häufig ein niedrigerer Prozentsatz des freien und sukzessive ein höherer des komplexierten PSA gefunden wird.

Indikationen

PSA dient der Früherkennung, Therapiekontrolle und Nachsorge des Prostatakarzinoms. Nach den Leitlinien der Deutschen Gesellschaft für Urologie ist die Untersuchung indiziert

- bei jedem Mann im Alter von 50–70 Jahren auf Wunsch nach Aufklärung jährlich, aber bisher von den Krankenkassen nicht als Vorsorgeuntersuchung anerkannt,
- bei Männern mit Miktionsbeschwerden nach Ausschluss eines Harnwegsinfekts,
- nach operativer Entfernung eines Prostatakarzinoms im Rahmen der Rezidivprophylaxe.

Freies PSA ist immer indiziert ab einem Gesamt-PSA-Wert von 3–4 µg/L. Bei Gesamt-PSA-Werten > 10 µg/L ist es ohne weitere diagnostische Relevanz.

Präanalytik

Untersuchungsmaterial: Heparinplasma oder Serum. Die meisten freien PSA-Assays sind für die Anwendung im Serum, einige auch für das Plasma ausgetestet. Darüber hinaus kann PSA auch in anderen Körperflüssigkeiten bestimmt werden.

Die Stabilität von Gesamt-PSA im Vollblut beträgt vier bis sieben Tage, während das freie PSA methodenabhängig zwei Stunden bis sieben Tage stabil bleibt. Im Plasma/Serum ist fPSA sechs Stunden bei Raumtemperatur und einen Tag bei Kühlschranktemperatur haltbar, während Gesamt-PSA sieben bzw. 30 Tage unverändert bleibt. Eingefrorenes Plasma kann für beide Tests einen Monat aufbewahrt werden.

Einflussgrößen

PSA wird auch durch mechanische und andere benigne Prozesse ins Plasma übertragen. So kann Radfahren, aber auch eine rektale Untersuchung mit Prostatapalpation PSA erhöhen. Dies sollte bei der Wahl des Zeitpunkts der Probengewinnung beachtet werden.

Analytik

Unter Verwendung monoklonaler Antikörper werden Enzymimmunoassay (EIA, ELISA), Radioimmunoassay (RIA), immunradiometrischer Assay (IRMA) sowie insbesondere lumineszenzimmunometrische Verfahren angeboten. Die meisten Testverfahren erfassen freies und komplexiertes PSA, aber nicht alle im äquimolaren Verhältnis. Dies trägt zu bereichsabhängigen PSA-Wertdifferenzen zwischen verschiedenen Assays bei. Ein in jüngerer Zeit verfügbarer Streifentest zur Messung in einem Tropfen Kapillarblut ist derzeit wegen der Unpräzision noch nicht den qualitätsgesicherten quantitativen

Bestimmungen im Plasma/Serum äquivalent. Daher wird die breite Anwendung noch nicht empfohlen.

Qualitätskriterien: Nach den Richtlinien der Bundesärztekammer gelten folgende Kriterien für den Messbereich von 0,2–50 µg/L:

- Maximal zulässige Abweichung des Einzelwerts: 15,5%.
- Maximal zulässige Abweichung beim Ringversuch: 25%.

Referenzbereiche

Bei erwachsenen Männern < 4 µg/L mit einem Trend zu etwas höheren Werten ab dem 55. Lebensjahr und einem Verhältnis freies zu Gesamt-PSA um 0,15 (15%). Es wurde ein Graubereich bis 10 µg/L empfohlen, bei dem bei Gesunden das freie PSA über weitere diagnostische Maßnahmen entscheidet. Davon unabhängig müssen methodenabhängige Entscheidungsgrenzen beachtet werden.

Beurteilung

PSA ist eines der wenigen tumorassoziierten Antigene, das eine relative Organspezifität für die Prostata aufweist. Eine Tumorspezifität wird hingegen erst in hohen Wertlagen (> 50 µg/L) erreicht. In geringeren Konzentrationen wird es auch bei der benignen Prostatahyperplasie, bei entzündlichen Erkrankungen von Prostata oder ableitenden Harnwegen sowie nach Prostatamassage oder -biopsie freigesetzt. Auch bei Frauen mit Mammakarzinom wurden vereinzelt erhöhte PSA-Konzentrationen gefunden. Als potenzielle Einflussgrößen sind Radfahren oder entsprechende Betätigung im Fitnessstudio, eine digital-rektale oder endoskopische Untersuchung sowie transurethrale Eingriffe vor der Blutabnahme und Irritationen der Blase, z.B. durch Blasenkatheter, zu werten.

Die gängige Praxis der Verwendung eines fixen Grenzwerts von 4 µg/L ist vor dem Hintergrund einer deutlichen Methodenabhängigkeit der Assays, der Altersabhängigkeit der PSA-Werte und der starken Überlappung der PSA-Werte von Personen mit Prostatakarzinomen und jenen mit differenzialdiagnostisch relevanten Erkrankungen über den ganzen Bereich bis 10 µg/L schwer nachvollziehbar. So weisen etwa 50% der Personen mit benigner Prostatahyperplasie PSA-Werte > 4 µg/L auf. Hingegen befinden sich 20% der Personen mit Prostatakarzinom im Wertebereich < 4 µg/L, weshalb die Berücksichtigung der PSA-Kinetik und des PSA-Quotienten nicht nur für den kritischen Bereich von 4–10 µg/L, sondern auch für den Bereich < 4 µg/L sehr bedeutsam ist.

Bei PSA-Werten oberhalb des altersentsprechenden Medians prostatagesunder Personen ist das Hinzuziehen der Ratio aus freiem und Gesamt-PSA (Q fPSA/tPSA) empfehlenswert. Anhand dieses Quotienten kann bei Personen mit erhöhtem PSA-Wert eine differenzialdiagnostische Zuordnung zwischen benigner Prostatahyperplasie (Quotient meist > 0,15 [> 15%]) und Prostatakarzinom (Quotient meist < 0,15 [< 15%]) besser gewährleistet werden. Allerdings ist zu berücksichtigen, dass die Kombination eines erhöhten PSA-Werts und eines niedrigen Quotienten auch bei einer Prostatitis bzw. entzündlichen Erkrankungen der ableitenden Harnwege auftreten kann und ausgeschlossen werden sollte.

Bei PSA-Werten unterhalb des altersentsprechenden Medians prostatagesunder Personen ist die Kontrolle des Befunds im Abstand von etwa einem Jahr indiziert. Ein jährlicher Anstieg > 0,8 µg/L (PSA-Velocity) wäre unabhängig von der Wertlage bei nochmaliger Bestätigung und bei Ausschluss der bekannten Einflussgrößen ein Hinweis für die Entwicklung eines Prostatakarzinoms, da hier in 62% ein Prostatakarzinom trotz normaler Gesamt-PSA-Werte gefunden wurde. Eine korrekte Ermittlung sollte durch insgesamt drei Messungen während einer Zwei-Jahres-Periode untermauert sein.

Wie das Gesamt-PSA weist das freie PSA eine relative Organspezifität für die Prostata auf. Generell wird das freie PSA schneller als das komplexierte PSA metabolisiert und ist im Serum weniger stabil. Auch kann es durch iatrogene Einflüsse (z. B. Prostatamassage, -biopsie, operative Eingriffe etc.) vermehrt freigesetzt werden. Allerdings konnte eine mögliche diagnostische Überlegenheit von komplexiertem ACT-PSA bisher noch nicht belegt werden.

Ein niedriger Anteil des freien zum Gesamt-PSA findet sich insbesondere beim Prostatakarzinom und bei entzündlichen Erkrankungen der Prostata oder der ableitenden Harnwege. Sofern letztere ausgeschlossen werden können, kann von einer relativen Tumorspezifität bei einem PSA-Quotienten

< 10% ausgegangen werden. Benigne Prostatahyperplasien gehen meist mit höheren PSA-Quotienten (> 25%) einher.

In der Screening-Situation ist die Bestimmung des PSA-Quotienten somit insbesondere bei Vorliegen eines Gesamt-PSA oberhalb des altersentsprechenden Medians prostatagesunder Personen (also auch im Bereich < 4 µg/L) empfehlenswert und differenzialdiagnostisch richtungweisend.

LITERATUR

Deutsche Gesellschaft für Urologie. Leitlinie PSA-Bestimmung in der Prostatakarzinomdiagnostik. DGU 2004.
Diamandis E, Fritsche HA, Lilja H, Chan DW, Schwartz MK. Tumor markers. Physiology, pathobiology, technology, and clinical applications. 1st edition, AACC press, Washington, DC, USA, 2002.
Semjonow A, Lamerz R. PSA. In: Thomas L. Labor und Diagnose, 6. Auflage. TH-Books, Frankfurt/Main, 2005, 1342–51.
Stieber P, Heinemann V. Sinnvoller Einsatz von Tumormarkern. J Lab Med 2008; 32:339–60.

Protein 14-3-3

➤ Kap. 24, „Destruktions- und Demenzmarker in Liquor und Blut“.

Protein 4.2

➤ Kap. 24, „Erythrozytäre Membranproteine“.

Protein C (€€€)

Georg Mößmer, Michael Spannagl

Protein C (entdeckt als Fraktion „C“ in einem Chromatogramm) ist das Proenzym von aktiviertem Protein C (APC), das Faktor Va und Faktor VIIIa proteolytisch inaktiviert und damit die Thrombinbildung herabsetzt. Die Synthese von Protein C erfordert Vitamin K. In vivo wird Protein C an der Endotheloberfläche durch an Thrombomodulin gebundenes Thrombin aktiviert. In vitro wird dazu eine Protein-C-akivierende Protease aus Schlangengift (Protac) verwendet.

Indikationen

- Abklärung einer klinisch/anamnestisch manifesten Thromboseneigung, insbesondere bei venösen Thromboembolien bzw. Verdacht auf erhöhtes Thromboserisiko bei asymptomatischen Personen, z.B. bei auffälliger Familienanamnese,
- Überwachung einer Substitutionstherapie mit Protein-C-Konzentrat.

Präanalytik

Als **Untersuchungsmaterial** wird Zitratblut verwendet.

Stabilität: Protein C ist bei Raumtemperatur im Zitratblut einen Tag, im Plasma sieben Tage stabil. Eingefroren kann es drei Monate ohne Verlust aufbewahrt werden.

Einflussgrößen

Therapie mit Vitamin-K-Antagonisten oder Vitamin-K-Mangel führen zur Verminderung.

Analytik

Koagulometrische Aktivitätsbestimmung: Modifikation der aPTT. Das zu untersuchende Plasma wird mit Protein-C-Mangelplasma gemischt. Mit einem aus Schlangengift gewonnenen Protein-C-Aktivator wird Protein C aktiviert; anschließend wird eine aPTT-Bestimmung durchgeführt. Das aktivierte Protein C inaktiviert einen Teil der bei der Gerinnungsaktivierung entstehenden Faktoren Va und VIIIa, wodurch die Zeit bis zur Fibrinbildung verlängert wird. Aus dem Ausmaß der Verlängerung wird anhand einer Kalibrationskurve (Verdünnungsreihe eines Normalplasma-Pools) die Protein-C-Aktivität abgeleitet.

Vorteil: Physiologisches Substrat (Faktoren Va und VIIIa, die in vitro entstehen).

Nachteil: Sehr störanfällig (hohe Faktor-VIII-Aktivität, z.B. bei Akute-Phase-Reaktion; Lupus-Antikoagulanzien; APC-Resistenz).

Aktivitätsbestimmung mit chromogenem Substrat: Das Protein C in dem zu untersuchenden Plasma wird mit einem aus Schlangengift gewonnenen Protein-C-Aktivator aktiviert. Anschließend wird ein chromogenes Substrat für aktiviertes Protein C (APC) zugegeben (synthetisches Oligopeptid, das die physiologischen Substrate von APC simuliert und einen durch APC abspaltbaren Farbstoff trägt). Aus der photometrisch gemessenen Geschwindigkeit der Farbstofffreisetzung wird anhand einer Kalibrationskurve (Verdünnungsreihe eines Normalplasma-Pools) die Protein-C-Aktivität abgeleitet.

Vorteil: Keine Störung durch Heparin, Hirudin, hohe Faktor-VIII-Aktivität, Lupus-Antikoagulanzien und APC-Resistenz.

Nachteil: Unphysiologisches Substrat; seltene Ursachen einer verminderten Protein-C-Aktivität werden nicht erfasst (wenn funktionelle Molekülabschnitte außerhalb des aktiven Zentrums von einer Mutation mit Dysfunktion oder von einem inhibierenden Autoantikörper betroffen sind).

Qualitätskriterien: Gesetzliche Vorgaben (Richtlinien der Bundesärztekammer) bestehen derzeit keine. Es werden jedoch die Durchführung einer internen Qualitätskontrolle (Präzision und Richtigkeit) sowie die regelmäßige Teilnahme an externen Ringversuchen empfohlen.
Dabei werden folgende Kriterien angewendet:
- Maximal zulässige Abweichung des Einzelwerts: 14%.
- Maximal zulässige Abweichung beim Ringversuch: 30%.

Störgrößen: Bei koagulometrischer Bestimmung der Protein-C-Aktivität sind folgende Störgrößen möglich:
- Heparin in hoher Plasmakonzentration (> 3 IU/mL) und Hirudin erzeugen eine falsch hohe Protein-C-Aktivität.
- Hohe Faktor-VIII-Aktivität erzeugt eine falsch niedrige Protein-C-Aktivität.
- Lupus-Antikoagulanzien können eine meist falsch hohe Protein-C-Aktivität vortäuschen.
- APC-Resistenz täuscht eine falsch niedrige Protein-C-Aktivität vor.

Referenzbereiche

Erwachsene	70–140% des Normalen (0,7–1,4 kIE/L)
Neugeborene	17–53% des Normalen (0,17–0,53 kIE/L)

Beurteilung

Protein C wird in der Leber Vitamin-K-abhängig synthetisiert. Die Zirkulationshalbwertszeit beträgt etwa zehn Stunden.

Ursachen einer Verminderung:
- **Angeborene isolierte Verminderung der Protein-C-Aktivität:** Verminderte Protein-C-Synthese oder Synthese eines dysfunktionellen Protein-C-Moleküls mit stark erhöhtem Risiko für venöse Thrombosen.
- **Erworbene kombinierte Protein-C-Verminderung:**
  - Verminderte Synthese bei Lebererkrankungen mit erniedrigter Proteinsyntheseleistung.
  - Verminderte Synthese bei Therapie mit Vitamin-K-Antagonisten oder Vitamin-K-Mangel. Ein kongenitaler Protein-C-Mangel kann nur vor Beginn oder nach Beendigung einer Therapie mit Vitamin-K-Antagonisten sicher diagnostiziert oder ausgeschlossen werden!
  - Erhöhter Verbrauch durch disseminierte intravasale Gerinnungsaktivierung (DIC), Sepsis.

Protein S (€€€)

Georg Mößmer, Michael Spannagl

Protein S (entdeckt in Seattle) ist ein Kofaktor von aktiviertem Protein C (APC), das Faktor Va und Faktor VIIIa proteolytisch inaktiviert und damit die Thrombinbildung herabsetzt. Die Synthese von Protein S erfordert Vitamin K. Protein S ist im Plasma teilweise an C4b-bindendes Protein gebunden und in diesem Komplex inaktiv. Nur freies Protein S hat APC-Kofaktoraktivität. Die Protein-S-Aktivität ist in vitro sehr labil; die Aktivitätsbestimmung ist sehr störanfällig. Laboranalytisch wird daher neben der Protein-S-Aktivität oft zusätzlich oder alternativ die Mengenkonzentration des freien Protein S mittels immunologischer Methoden (freies Protein-S-Antigen) bestimmt.

Indikationen

- Abklärung einer klinisch/anamnestisch manifesten Thromboseneigung, insbesondere bei venösen Thromboembolien,

- Verdacht auf erhöhtes Thromboserisiko bei asymptomatischen Personen, z.B. bei auffälliger Familienanamnese.

Präanalytik

Als **Probenmaterial** wird Zitratblut verwendet. Nach der Zentrifugation sollte das zellfreie Plasma rasch vom Sediment abgetrennt werden.

Stabilität:

- Protein-S-Aktivität: Im Zitratvollblut oder -plasma bei Raumtemperatur maximal vier Stunden stabil. In gefrorenem Plasma ist die Aktivität bei –20 °C nicht ausreichend stabil, Lagerung bei –70 °C ist vorzuziehen.
- Protein-S-Antigen ist wesentlich stabiler als die Aktivität; bei –20 °C wurde nach einem Monat keine Änderung beobachtet.

Einflussgrößen

Zur Verminderung führen

- Therapie mit Vitamin-K-Antagonisten oder Vitamin-K-Mangel,
- Akute-Phase-Reaktionen,
- hormonelle Einflüsse (Schwangerschaft, Ovulationshemmer).

Analytik

Koagulometrische Aktivitätsbestimmung: Modifikation der aPTT (daneben sind auch andere Prinzipien verfügbar). Das zu untersuchende Plasma wird mit Protein-S-Mangelplasma gemischt. Mit einem aus Schlangengift gewonnenen Protein-C-Aktivator wird das in der Mischung enthaltende Protein C aktiviert; anschließend wird eine aPTT-Bestimmung durchgeführt; das aktivierte Protein C inaktiviert einen Teil der bei der Gerinnungsaktivierung entstehenden Faktoren Va und VIIIa, wodurch die Zeit bis zur Fibrinbildung verlängert wird. Die APC-Kofaktoraktivität des (freien) Proteins S in dem zu untersuchenden Plasma ist der limitierende Faktor; aus dem Ausmaß der Gerinnungszeitverlängerung wird anhand einer Kalibrationskurve (Verdünnungsreihe eines Normalplasma-Pools) die Protein-S-Aktivität abgeleitet.

Vorteil: Funktioneller Test; erfasst auch dysfunktionelle Protein-S-Moleküle (bei denen der immunologische Test normal ausfällt),

Nachteil: Sehr störanfällig (hohe Faktor-VIII-Aktivität, z.B. bei Akute-Phase-Reaktion; Lupus-Antikoagulanzien; APC-Resistenz); Aktivität präanalytisch empfindlich.

Freies Protein-S-Antigen (immunologische Bestimmung der Mengenkonzentration):

- ELISA, LIA,
- latexpartikelverstärkte Immunturbidimetrie: Latexpartikel, die mit einem spezifischen Antikörper gegen freies Protein S beschichtet sind, werden von dem freien Protein S des zu untersuchenden Plasmas agglutiniert; die Agglutination wird photometrisch quantifiziert.

Vorteil: Präanalytisch wesentlich stabiler als die Protein-S-Aktivität und unbeeinflusst von Störfaktoren der Aktivitätsbestimmung.

Nachteil: Kein Funktionstest; seltene Ursachen einer verminderten Protein-S-Aktivität werden nicht erfasst (dysfunktionelles Protein-S-Molekül oder inhibierender Autoantikörper).

Qualitätskriterien: Gesetzliche Vorgaben (Richtlinien der Bundesärztekammer) bestehen derzeit keine. Als sinnvolle (analytisch und forensisch) Maßnahmen zur Qualitätssicherung werden jedoch die Durchführung einer internen Qualitätskontrolle (Präzision und Richtigkeit) sowie die regelmäßige Teilnahme an externen Ringversuchen empfohlen.

Dabei kommen derzeit folgende Erfahrungsgrenzen zur Anwendung:

- Maximal zulässige Abweichung des Einzelwerts: 14%.
- Maximal zulässige Abweichung beim Ringversuch: 30%.

Störgrößen:

- Heparin in hoher Plasmakonzentration (> 2 IU/mL) und Hirudin erzeugen eine falsch hohe Protein-S-Aktivität.
- Hohe Faktor-VIII-Aktivität (wenn Protein S über eine modifizierte aPTT bestimmt wird) bewirkt eine falsch niedrige Protein-S-Aktivität.
- Lupus-Antikoagulanzien bewirken meist eine falsch hohe Protein-S-Aktivität.
- APC-Resistenz erzeugt eine falsch niedrige Protein-S-Aktivität.

Referenzbereiche

Erwachsene	65–140% des Normalen (0,65–1,4 kIE/mL))
Frauen unter Ovulationshemmern	Niedrigere Werte (reagenzabhängig) > 0,5 (> 50%)
Neugeborene	12–60% des Normalen (0,12–0,60 IU/mL)

Beurteilung

- **Angeborene isolierte Verminderung der Protein-S-Aktivität** durch verminderte Protein-S-Synthese oder Synthese eines dysfunktionellen Protein-S-Moleküls mit erhöhtem Risiko für venöse Thrombosen.
- **Erworbene isolierte Protein-S-Verminderung** tritt auf
  - bei Schwangerschaft, Einnahme von Ovulationshemmern,
  - durch Inhibitor gegen Protein S (selten) → erhöhtes Risiko für venöse Thrombosen.
- **Erworbene kombinierte Protein-S-Verminderung:**
  - Verminderte Synthese bei Lebererkrankungen mit erniedrigter Proteinsyntheseleistung,
  - Verminderte Synthese bei Therapie mit Vitamin-K-Antagonisten oder Vitamin-K-Mangel. Ein kongenitaler Protein-S-Mangel kann nur vor Beginn oder nach Beendigung einer Therapie mit Vitamin-K-Antagonisten sicher diagnostiziert oder ausgeschlossen werden!
  - Erhöhter Verbrauch bei disseminierter intravasaler Gerinnungsaktivierung (DIC), Sepsis.

Protein S100

➤ Kap. 24, „S100-Protein“.

Protein S100 im Liquor

➤ Kap. 24, „Destruktions- und Demenzmarker in Liquor und Blut“.

Proteine im Liquor

➤ Kap. 24, „Liquor-Plasma-Albuminquotient und Liquor-Gesamtprotein als Maß für die Blut-Liquor-Schranke“.

Proteine im Urin

➤ Kap. 24, „Proteinuriedifferenzierung“, ➤ Kap. 24, „Hämaturiedifferenzierung und α_2-Makroglobulin“, ➤ Kap. 24, „Gesamteiweiß im Urin“.

Proteinelektrophorese

➤ Kap. 24, „Elektrophorese der Serumproteine“.

Proteinuriedifferenzierung (€€–€€€)

Walter G. Guder, Wolf H. Boesken

Immer wenn eine Proteinurie mit Teststreifen oder mit einer Albumin-, α_1-Mikroglobulin- oder Gesamteiweißbestimmung festgestellt wurde, sollte eine Differenzierung vorgenommen werden. Eine zusammenfassende Strategie der Urinuntersuchung ist in ➤ Abb. 8-1 dargestellt. Das Ziel ist es, zu unterscheiden zwischen prärenalen, renalen glomerulären und tubulo-interstitiellen Ursachen sowie postrenalen Proteinurien.

Bei der **prärenalen Proteinurie** gelangen vermehrt systemisch produzierte, kleinmolekulare Proteine in den Primärharn, überschreiten die tubuläre Reabsorptionskapazität und werden im Endharn ausgeschieden („Überlaufproteinurie“). Beispiele sind freie Leichtketten bei Myelom, Myoglobin bei Rhabdomyolyse und Hämoglobin bei Hämolyse.

Renale Proteinurien kommen als glomeruläre, gemischt glomerulär-tubuläre und tubuläre Formen vor. Die **glomerulären Proteinurien** werden in selektive Formen mit Störung des „Anionenfilters“ und unselektive Formen mit struktureller Schädigung des „Molekularsiebs“ unterteilt. Bei ersterer werden vermehrt mittelgroße Proteine (41–100 kD) ausgeschieden, bei letzterer auch großmolekulare Proteine (41–400 kD). Die Mikroalbuminurie als quantitativ diskrete glomeruläre Proteinurie (> 20 mg/L) besitzt Relevanz in der Früherkennung

Tab. 24-35 Klassifikation der Proteinurien.

Typ	Bezeichnung der Proteinurie	Molekulargewicht (kD)	Markerproteine im Urin	Klinische Beispiele
I	Unselektiv glomerulär	41–350	IgG	Chronisch proliferative Glomerulonephritis (GN)
II	Mittlere Selektivität, glomerulär	41–160		
III	Selektiv glomerulär	41–130	Albumin, Transferrin	Minimal-Change-GN, frühe Formen von fokal segmentierender glomerulärer Sklerose (FSGS) und perimembranöser GN
IV	Tubulär	11–70	α_1-Mikroglobulin, β_2-Mikroglobulin, Retinol-bindendes Protein (RBP)	Interstitielle Nephritis, akutes Nierenversagen, Transplantatabstoßung
V	Mischproteinurie	11–350		
Va	Überwiegend glomerulär			Fortgeschrittene GN, nephrotisches Syndrom jeglicher Pathogenese mit z.B. sekundärer tubulo-interstitieller Schädigung
Vb	Überwiegend tubulär			Primär chronisch-interstitielle Erkrankung mit sekundärer Hochdruckschädigung
VI	Glomerulär plus partiell tubulo-interstitiell, mikromolekular	23–40 + Typ I		IgA-Nephritis, hypertensive Nephrosklerose, diabetische Nephropathie
VII	Postrenal	> 350	α_2-Makroglobulin	Harnsteinerkrankungen, Tumoren und Entzündungen der ableitenden Harnwege

der diabetischen und hypertensiven Nephropathie. Tubulo-interstitielle Nierenerkrankungen führen zu einem Verlust der Reabsorptionsfähigkeit des proximalen Tubulus für physiologischerweise ins Ultrafiltrat gelangende kleinmolekulare Plasmaproteine (**tubuläre Proteinurie**; 10–70 kD). **Gemischte Proteinurien** entstehen durch kombinierte Schädigung von Glomerula und Tubuli.

Wird das Eiweiß erst nach Tubuluspassage dem Harn beigemengt, z.B. durch Blutungen oder entzündliche Exsudationen, spricht man von **postrenalen Proteinurien.** Es finden sich Proteine aller Größenkategorien, wobei ein hoher Anteil sehr großer Proteine (Molekulargewicht > 400 kD), die auch eine schwer geschädigte glomeruläre Basalmembran nicht passieren können, pathognomonisch ist.

Immunglobulin G (IgG) mit einem Molekulargewicht von ca. 150 kD wird in geringen Mengen glomerulär filtriert und proximal tubulär zu nahezu 99% rückresorbiert. Die Messung im Harn wurde zur Erfassung der Selektivität der glomerulären Basalmembran empfohlen.

Indikationen

Bei positivem Ergebnis der Eiweiß-, Albumin- und/oder α_1-Mikroglobulinbestimmung liegt eine Proteinurie vor, d.h. eine erhöhte Ausscheidung von Plasmaeiweißen im Urin. Dieser Befund kann durch SDS-Polyacrylamid-Elektrophorese oder quantitative Bestimmung der in ➤ Tab. 24-35 zusammengefassten Proteine differenziert werden. IgG ist indiziert zur Differenzierung von selektiver und unselektiver glomerulärer Proteinurie.

Präanalytik

Als **Untersuchungsmaterial** kann sowohl Spontanurin wie auch Sammelurin dienen.

Stabilität: Bei Differenzierung über Proteinanalyse einschließlich SDS-Elektrophorese sind die Urinproteine bei Raumtemperatur über 24 Stunden, bei 4 °C über eine Woche stabil.

Analytik

➤ Kap. 24, „Gesamteiweiß im Urin", ➤ Kap. 24, „Albumin im Urin", ➤ Kap. 24, „α_1-Mikroglobulin im Urin".

IgG und α_2-Makroglobulin (Hämaturiedifferenzierung) werden wie diese nephelometrisch oder turbidimetrisch bestimmt. Die Untersuchungen können aus spontanem Morgenurin durchgeführt werden, wenn Schwankungen der Harnkonzentration durch Bezug des Ergebnisses auf Urinkreatinin ausgeglichen werden.

Qualitätskriterien: Nach den Richtlinien der BÄK liegen lediglich für Albumin und Gesamteiweiß eigene Kriterien vor (siehe dort). Für IgG wird eine maximal zulässige Abweichung im Ringversuch von 30% zugelassen, wenn der Urin IgG > 30 mg/L enthält, bei niedrigeren Konzentrationen wird eine Abweichung von 9 mg/L akzeptiert.

Referenzbereiche

➤ Kap. 24, „Gesamteiweiß im Urin", ➤ Kap. 24, „Albumin im Urin", ➤ Kap. 24, „α_1-Mikroglobulin im Urin", ➤ Kap. 24, „Hämaturiedifferenzierung und α_2-Makroglobulin".

IgG: < 10 mg/g Kreatinin.

Beurteilung

Ein Verdacht auf eine **prärenale Proteinurie** liegt vor, wenn bei einer Eiweißausscheidung von über 300 mg/L das Albumin weniger als 30% des Gesamteiweißes ausmacht. Diese „Proteinlücke" kann durch Bence-Jones-Proteinurie, Myoglobinurie oder Hämoglobinurie bedingt sein, die durch spezifische immunologische Verfahren bestätigt werden müssen (➤ Kap. 24, „Immunglobuline, freie Leichtketten"). Da sowohl die Myoglobinurie als auch die Hämoglobinurie durch ein positives Blutteststreifenfeld angezeigt werden, das auch nach Zentrifugation des Harns bleibt, ist bereits auf der Ebene des Screenings eine Verdachtsdiagnose möglich. Darüber hinaus besteht bei Myoglobinurie im Blut eine Erhöhung der Muskelenzyme (z.B. Kreatinkinaseaktivität im Blut), bei prärenaler Hämoglobinurie eine Hämolyse mit Anstieg des freien Hämoglobins im Plasma und Absinken von Haptoglobin bei erhöhter LDH-Aktivität > 300 U/L im Blut.

Eine **glomeruläre Proteinurie** ist durch eine erhöhte Albuminausscheidung charakterisiert. Albumin stellt bei dieser Form der Proteinurie typischerweise 70–90% des Gesamteiweißes im Harn, während α_1-Mikroglobulin meist noch normal ist. Erst bei einem über 100fachen Anstieg der Albuminurie liegt bei primären Glomerulopathien immer auch eine Erhöhung des tubulären Markers vor als Ausdruck der Überlastung der rückresorbierenden Tubuli. Eine erhöhte Ausscheidung von IgG findet man als Hinweis auf eine strukturelle Veränderung der glomerulären Basalmembran (nicht-selektive glomeruläre Proteinurie). Dabei liegt der Quotient IgG/Albumin unter 0,03 (mg/mg). Eine Erhöhung von IgG im Urin kann nur in Zusammenschau mit Albumin und dem tubulären Marker α_1-Mikroglobulin interpretiert werden. Eine Erhöhung von IgG erfolgt parallel zu Albumin mit einem IgG/Albumin-Quotienten (mg/mg) < 0,03. Erst ein Anstieg des Quotienten über 0,1 spricht für eine unselektive Proteinurie. Diese muss abgegrenzt werden von extrarenalen IgG-Erhöhungen im Urin, die durch einen plasmaähnlichen Quotienten > 0,2 charakterisiert sind (➤ Abb. 8-4).

Tubuläre Proteinurie: Die Erkennung der tubulären Komponente einer Proteinurie erfolgt mit dem Leitprotein α_1-Mikroglobulin. Jede Erhöhung dieses Proteins im Urin weist auf eine Funktionseinschränkung der tubulären Proteinresorption hin. Diese ist je nach Ausmaß der Albuminurie als primäre tubulo-interstitielle Proteinurie oder als sekundäre tubulo-interstitielle Beteiligung bei einer glomerulären Proteinurie zu bewerten. Wie ➤ Abb. 8-2 zeigt, liegt bei primären interstitiellen Nephropathien (z.B. durch Analgetikaabusus) die Albuminurie selten über 1 g/g Kreatinin, jedoch die α_1-Mikroglobulinurie meist deutlich über dem Normalbereich. Eine Erhöhung der Ausscheidung von α_1-Mikroglobulin über 100 mg/g Kreatinin bei einer Albuminurie unter 1 g/g Kreatinin ist für eine tubulo-interstitielle Nephropathie nahezu beweisend. Diese muss unterschieden werden von akut tubulotoxischen Schäden, wie sie z.B. im Rahmen von Nebenwirkungen tubulotoxischer Medikamente auftreten. Dies kann durch Messung des Tubulusenzyms **N-Acetyl-β,D-Glucosaminidase** aus dem proxima-

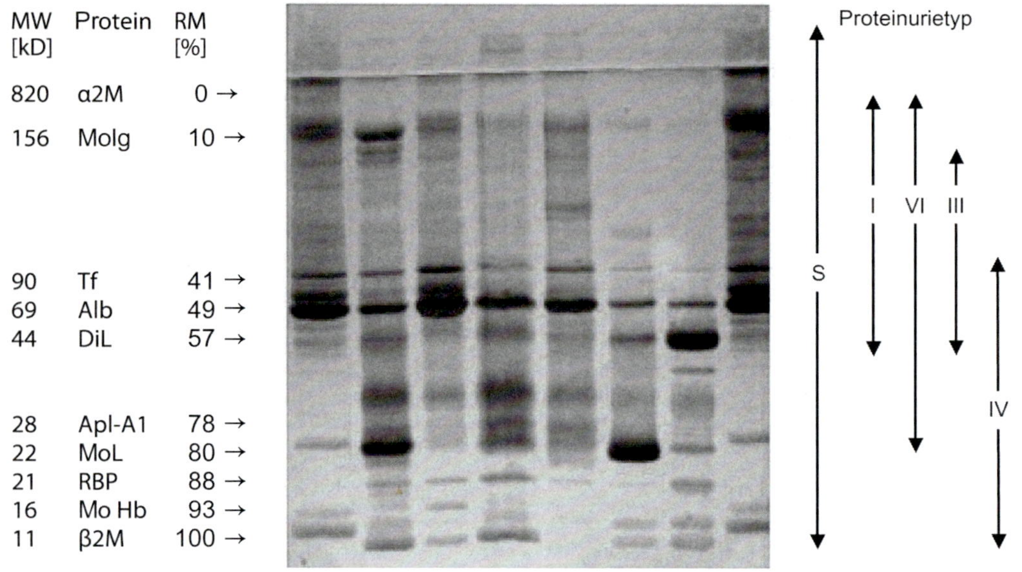

Abb. 24-15 SDS-Urinproteinelektrophorese:
α2M = α_2-Makroglobulin, MoIg = monomeres Immunglobulin, Tf = Transferrin, Alb = Albumin, DiL = dimere Leichtketten, Apl-A1 = Apolipoprotein A1, MoL = monomere Leichtketten, RBP = Retinol-bindendes Protein, Mo Hb = monomeres Hämoglobin, β2M = β_2-Mikroglobulin, MW = Molekulargewicht, RM = relative Mobilität, S = Serumproteine, I, VI, III, IV = Typen der Proteinurie (➤ Tab. 24-35).

len Tubulus geschehen (➤ Kap. 24, „N-Acetyl-β,D-Glucosaminidase [NAG] im Urin"), deren Aktivität im Urin in akut tubulotoxischen Situationen deutlich erhöht ist, während die Enzymaktivität bei chronisch-interstitiellen Nephropathien oder Narbenstadien früherer toxischer Nierenschäden normal bleibt. Daneben führt eine tubuläre Proteinurie auch zum Anstieg von IgG im Urin.

Die **postrenale Proteinurie** ist fast immer mit einer gleichzeitigen Hämaturie vergesellschaftet. Ab einer Albuminausscheidung von > 100 mg/L, also noch im „mikroalbuminurischen Bereich", kann mit der Messung von α_2-Makroglobulin im Urin zwischen postrenal und renal bedingten Proteinurien unterschieden werden (➤ Kap. 24, „Hämaturiedifferenzierung und α_2-Makroglobulin im Urin"). Eine erhöhte Ausscheidung von IgG findet man bei Entzündungen im Bereich der ableitenden Harnwege (Pyelonephritis, Zystitis) oder im Rahmen einer postrenalen Hämaturie. Sonst wird die Differenzierung der Erythrozyten im Phasenkontrastmikroskop empfohlen (➤ Kap. 24, „Harnsediment").

Schließlich treten gelegentlich passager oder persistierend Proteinurien auf, z.B. bei physischem und psychischem Stress, Hyperthermie und anatomischen Besonderheiten des Nierenlagers (Lendenlordose). Sie sind als selektive glomeruläre Proteinurien charakterisiert, besitzen bezüglich der Nierenfunktion eine günstige Prognose.

➤ Abb. 24-15 gibt eine Übersicht über die Möglichkeiten der Differenzierung mit Hilfe der SDS-Gradientengel-Elektrophorese.

LITERATUR

Becker A, Boesken WH. Differential diagnosis of renal diseases by urinary protein electrophoresis (SDS-PAGE). J Lab Med 2005; 29: 317–24.

Guder WG, Hofmann W. Clinical role of urinary low molecular weight proteins: Their diagnostic and prognostic implications. Scand J Clin Lab Invest 2008; 68, Suppl 241:95–8.

Haas L, Boesken WH. Aktuelle Proteinuriediagnostik. Nephrol News 2002;3:11–5.

Ivandic M, Hofmann W, Guder WG. Development and evaluation of a urine protein expert system. Clin Chem 1986; 42: 1214–22.

Prothrombin-20210A-Mutation (€€€)

Georg Mößmer, Michael Spannagl

Die Prothrombin-20210A-Mutation ist der zweithäufigste derzeit bekannte hereditäre Risikofaktor für venöse Thrombosen. Die Prävalenz in der mitteleuropäischen Bevölkerung beträgt 2–3%. Anders als bei der Faktor-V-Leiden-Mutation handelt es sich nicht um eine Strukturvariante des Prothrombinmoleküls, sondern um eine Mutation im regulatorischen Bereich des Prothrombingens (3'-UTR), die in vielen, aber nicht allen Fällen zu einer erhöhten Prothrombin-(Faktor-II-)Aktivität im Plasma führt. Da derzeit nur wenige Daten zur klinischen Bedeutung des biochemischen Phänotyps (Prothrombinaktivität) vorliegen, dagegen viele Studien zur Bedeutung des Genotyps, wird derzeit meist nur die Genotypisierung durchgeführt und auf eine Messung der Faktor-II-Aktivität verzichtet.

Indikationen

Abklärung einer klinisch/anamnestisch manifesten Thromboseneigung, insbesondere bei venösen Thromboembolien bzw. Verdacht auf erhöhtes Thromboserisiko bei asymptomatischen Personen, z.B. bei auffälliger Familienanamnese.

Präanalytik

Als **Untersuchungsmaterial** wird EDTA- oder Zitratblut verwendet.

Stabilität: Im Vollblut mehrere Tage stabil, Temperatur unkritisch (Postversand möglich).

Analytik

Standardverfahren (daneben sind zahlreiche Varianten beschrieben und validiert):

- Extraktion genomischer (leukozytärer) DNA aus dem Vollblut,
- PCR-Amplifikation eines Abschnitts um die Nukleotidposition 20210 im Prothrombin-(Faktor-II-)Gen,
- Genotypisierung des Amplifikats durch z.B. eine der folgenden Methoden:
  - Restriktionsfragmentlängenpolymorphismus (RFLP),
  - Hybridisierung mit markierten allelspezifischen Nukleotidsonden.

Qualitätskriterien: Gesetzliche Vorgaben (Richtlinien der Bundesärztekammer) bestehen derzeit keine. Als sinnvolle (analytisch und forensisch) Maßnahmen zur Qualitätssicherung werden jedoch die Durchführung einer internen Qualitätskontrolle (gleichzeitige Untersuchung von Proben mit bekanntem Genotyp und Leerkontrollen) sowie die regelmäßige Teilnahme an externen Ringversuchen empfohlen.

Störgröße: Hohe Heparinkonzentration hemmt die PCR.

Referenzbereich

Normalbefund: Genotyp 20210-GG (keine Prothrombin-20210A-Mutation).

Beurteilung

- **Genotyp 20210-GG:** Normalbefund.
- **Genotyp 20210-GA:** Prothrombin-20210A-Mutation in heterozygotem Zustand. Es besteht ein erhöhtes Risiko für venöse Thrombosen.
- **Genotyp 20210-AA:** Prothrombin-20210A-Mutation in homozygotem Zustand (sehr selten) mit stark erhöhtem Risiko für venöse Thrombosen.

Prothrombinzeit

➤ Kap. 24, „Thromboplastinzeit“.

PRSS1-Gen

➤ Kap. 24, „Molekulargenetische Diagnostik“ – „Kationisches Trypsinogen (PRSS1) bei rezidivierender Pankreatitis (OMIM-Nummer: 167800)“.

PSA

➤ Kap. 24, „Prostataspezifisches Antigen“.

P

Pseudocholinesterase

➢ Kap. 24, „Cholinesterase“.

PTH

➢ Kap. 24, „Parathormon (PTH), intaktes“.

PTT

➢ Kap. 24, „Aktivierte partielle Thromboplastinzeit“.

Pyridinolin(e), freies, gesamtes

➢ Kap. 24, „Marker der Knochenresorption“ – „Freies und gesamtes Pyridinolin und Desoxypyridinolin“.

Pyridoxal, Pyridoxin

➢ Kap. 24, „Vitamin B_6“.

Pyruvatkinase in Erythrozyten

➢ Kap. 24, „Erythrozytenenzyme“.

Q

Quecksilber

➢ Kap. 24, „Toxische Metalle, Metallverbindungen und Eisen“ – „Quecksilber“.

Quick-Wert

➢ Kap. 24, „Thromboplastinzeit“.

R

RBC, RDW

➢ Kap. 24, „Blutbild“ – „Erythrozyten und berechnete Größen (Hämatokrit, MCV, MCH, MCHC, RDW)“.

Renin-Angiotensin-Aldosteron-System (€€–€€€)

Walter G. Guder, Martin Bidlingmaier

Inhalte: Aldosteron, Renin, Renin-Aldosteron-Orthostase-Test.

Unabhängig von der intrarenalen Rolle des Renin-Angiotensin-Systems in der Autoregulation der Nierendurchblutung und dem tubulo-glomerulären Feedback spielt das Renin-Aldosteron-System eine wichtige Rolle bei der systemischen Regulation des Blutdrucks. Neben seiner lokalen Wirkung kann durch Renin freigesetztes Angiotensin II die Aldosteronsynthese und Freisetzung in der Nebenniere stimulieren und dabei neben der renalen Wirkung des Aldosterons Ursache einer systemischen Blutdruckerhöhung und eines Hyperaldosteronismus sein.

Indikationen

Zum Ausschluss einer renalen Ursache einer arteriellen Hypertonie kann das Renin-Angiotensin-System am besten durch einen systemischen Funktionstest, gemeinsam mit Aldosteron, geprüft werden.

Dieser ist immer dann indiziert, wenn durch Bluthochdruck oder andere Symptome die Rolle dieses Systems für die Wahl der Therapie geprüft werden muss:

- Verdacht auf primären Hyperaldosteronismus (Conn-Syndrom),
- Differenzierung von primärem und sekundärem Hyperaldosteronismus bei Bluthochdruck,
- Lokalisationsdiagnostik mit seitengetrennter Bestimmung von Aldosteron nach Katheterisierung bei primärem Hyperaldosteronismus.

Präanalytik

Untersuchungmaterial: EDTA-Blut, da Renin wie Aldosteron im Serum und Heparinplasma eine verkürzte Halbwertszeit in vitro haben.

Probennahme beim Renin-Aldosteron-Orthostase-Test:

- Erste Blutentnahme basal nach sechs Stunden Bettruhe im Liegen morgens zwischen 7:00 und 9:00 Uhr. Bei ambulanten Patienten sollte die Liegezeit mindestens ein bis zwei Stunden betragen.
- Zweite Blutentnahme nach zweistündiger Orthostase durch Stehen, Gehen oder Sitzen.
- Für die Bestimmung von Renin und Aldosteron jeweils zwei Röhrchen EDTA-Blut à 3 mL abnehmen.
- Für die Bestimmung von Aldosteron im Urin wird empfohlen, ein Aliquot des gut durchmischten 24-h-Urins einzusenden, der gekühlt ohne Stabilisator gewonnen wurde.

Stabilität: Bei Raumtemperatur in EDTA-Vollblut einen Tag für Aldosteron, zwei Stunden für Reninaktivität, im EDTA-Plasma vier Stunden. Proben sind innerhalb einer Stunde zu zentrifugieren und Plasmaproben einzufrieren, wenn nicht innerhalb von vier Stunden die Messung erfolgt.

Einflussgrößen

Sowohl Renin wie auch Aldosteron unterliegen in vivo einer Fülle von Einflüssen, die eine strikte Einhaltung der Abnahmebedingungen für die Beurteilung der Ergebnisse voraussetzen. So stimuliert körperliche Aktivität Renin etwa dreifach, ja schon aufrechte Körperhaltung verdoppelt die Reninaktivität gegenüberliegender Körperlage. In der Folge steigt auch Aldosteron an. Ein höherer Natriumgehalt der Nahrung senkt die Reninaktivität und steigert Aldosteron, Natriumrestriktion steigert Renin und senkt Aldosteron. Demgegenüber werden durch akute Alkoholeinnahme wie bei chronischem Alkoholismus Renin und Aldosteron gesteigert. Auch ein geringer Tagesrhythmus der Reninaktivität mit einer Spitze am späten Abend (ca. 133% des Mittelwerts über den Tag) und einem niedrigsten Punkt am frühen Morgen ist teilweise von den Effekten körperlicher Aktivität und Nahrungsaufnahme verursacht. Auch in der Schwangerschaft und mit dem Alter steigt Renin und sinkt Aldosteron. Viele Medikamente führen zur Steigerung (Kalziumantagonisten, Hydralazin, Diazoxid, Spironolacton, Diuretika, Laxanzien, Lithium hoch dosiert, Gentamicin, Ovulationshemmer, Captopril) oder Erniedrigung der Konzentration von Renin und Aldosteron (ACE-Hemmer, β-Blocker, α-Methyldopa, Clonidin, Lakritze, Herzglykoside, Antirheumatika, Antiphlogistika, Glukokortikoide, Captopril).

Renin-Aldosteron-Orthostase-Test

Messgröße		1. Wert (Ruhe)	2. Wert (nach körperlicher Belastung)
Reninaktivität (Blut)		1–2,8 µg/L × h	1,5–5,6 µg/L × h
Reninkonzentration	liegend	2,9–28 ng/L	Steigerung um 50–200%
	aufrecht	4,1–45 ng/L	Steigerung um 50–200%
Aldosteron (Blut) liegend		70–420 pmol/L (25–150 ng/L)	120–840 pmol/L (43–303 ng/L)
Aldosteron-Renin-Quotient (methodenabhängig)		Bis 30–70 (ng/L/ng/L)	
Aldosteron (24-h-Urin) stark abhängig vom Salzgehalt der Nahrung		5,4–27,2 nmol/24 h (1,94–9,8 µg/24 h)	

Analytik

- **Aldosteron:** Radioimmunologisch und/oder lumineszenzimmunologisch. Als Referenzmethode dient die Massenspektrometrie nach Gaschromatographie.
- **Renin:** Messung der sog. aktiven Reninkonzentration mit immunometrischen Verfahren. Diese Methode ist einfacher und stabiler als die photo-

metrische Messung der Aktivität mit chromogenem Substrat bei 37 °C.

Qualitätskriterien:

- **Aldosteron:** Bei interner und externer Qualitätskontrolle wurden in Analogie zu den RiLiBÄK folgende Kriterien empfohlen:
  - Maximal zulässige Abweichung des Einzelwerts: 21%.
  - Maximal zulässige Abweichung beim Ringversuch: 44%.
- Für **Renin** sind derzeit keine Qualitätskriterien festgelegt. Die Erfahrung ergibt eine zulässige Unpräzision von ca. 20%.

Störgrößen: Die wesentlichen Ursachen verschiedener analytischer Ergebnisse waren früher durch Kreuzreaktion der Antikörper mit anderen Steroidderivaten bedingt. Dies ist durch Vergleich mit der Referenzmethode prüfbar.

Referenzbereiche

Beurteilung

Die Aussage eines einzelnen Messwerts von Aldosteron im Plasma oder Urin ist gering. Nur ein Aldosteron-Renin-Quotient > 400 pmol/L/(µg/L × h) (> 70 [ng/L/ng/L]) weist auf ein aldosteronproduzierendes Adenom hin. Beim Funktionstest zeigt ein sekundärer Hyperaldosteronismus einen normalen Anstieg von Renin und Aldosteron bei Orthostase, während beim primären Hyperaldosteronismus bei erhöhtem Ausgangswert ein Anstieg fehlt.

LITERATUR

Diederich S, Bidlingmaier M, Quinckler M, Reincke M. Diagnosis of primary hyperaldosteronism. Med Klin 2007; 102: 16–21.

Reptilasezeit

➤ Kap. 24, „Batroxobinzeit und andere Tests mit thrombinähnlichen fibrinbildenden Enzymen“.

Resistenz, osmotische

➤ Kap. 24, „Osmotische Resistenz“.

Retikulozyten

➤ Kap. 24, „Blutbild“ – „Retikulozyten“.

Retinol

➤ Kap. 24, „Vitamin A“.

Rezeptor CD11b, CD18, CDw128

➤ Kap. 24, „Granulozyten- und Makrophagenfunktionstests“.

Rhesus-Faktoren

➤ Kap. 24, „Blutgruppenbestimmung, Blutgruppenantikörper und Kreuzprobe“.

Rheumafaktoren (€–€€)

Karsten Conrad

Rheumafaktoren (RF) sind Autoantikörper, die gegen die Fc-Region von alteriertem Immunglobulin der IgG-Klasse gerichtet sind. Sie wurden erstmals durch Waaler und Rose (1940 und 1949) beschrieben und besitzen seitdem ihren festen Stellenwert in der Diagnostik der rheumatoiden Arthritis (RA). RF können allen Immunglobulinklassen (IgM, IgG, IgA, IgD, IgE) angehören.

Indikationen

- Screening bei Verdacht auf rheumatoide Arthritis (➤ Kap. 18.2),
- Screening bei Verdacht auf Kryoglobulinämie Typ II.

Präanalytik

Als **Untersuchungsmaterial** sollte Serum verwendet werden. Plasma ist nur begrenzt verwendbar, da methodenabhängig gestört durch Fibrinogen und/oder Antikoagulans.

Stabilität: RF sind im Serum bei Raumtemperatur mindestens einen Tag, bei 2–8 °C mehrere Tage und eingefroren über Monate/Jahre stabil. Wiederholtes Einfrieren und Auftauen des Untersuchungsmaterials sollte vermieden werden.

Einflussgrößen

Erhöhte Nachweisfrequenzen sind nahezu bei allen Autoimmunerkrankungen und bei Infekten zu finden.

Analytik

Während RF in der Vergangenheit fast ausschließlich mittels Agglutinationstechniken (Waaler-Rose-Test, Latexagglutination) nachgewiesen wurden, werden derzeit meist quantitative Methoden wie Enzymimmunoassays, Turbidimetrie und Nephelometrie zum Nachweis und zur Quantifizierung von RF eingesetzt. Der Enzymimmunoassay ermöglicht als einziges Testverfahren eine getrennte Bestimmung der RF-Isotypen IgM, IgG und IgA. Agglutinationstests und Nephelometrie weisen aufgrund der höheren Avidität vorzugsweise IgM-Rheumafaktoren nach. Nephelometrie und Turbidimetrie gestatten aufgrund der zugrunde liegenden Präzipitationsreaktion eine quantitative Bestimmung von RF.

Qualitätskriterien: Bei allen Testungen sollten positive und negative Kontrollseren eingesetzt werden.

Störgrößen: Ikterische, lipämische und hämolytische Seren können die Reaktivität beeinflussen (falsch positive Befunde). Falsch positive Ergebnisse sind durch zirkulierende Immunkomplexe möglich. Die Bestimmung von IgG-RF wird nicht selten durch IgM RF gestört.

Referenzbereiche

Referenzbereiche sind abhängig vom eingesetzten Assay und vom Hersteller vorgegeben. Gegebenenfalls Überprüfung durch laborinterne Evaluierung.

Beurteilung/Wertigkeit

RF sind, obwohl nicht spezifisch für die RA, eines der ACR-Kriterien für die Diagnostik einer RA (➤ Kap. 18.2). Sie können auch bei anderen Autoimmunerkrankungen, bei chronisch-entzündlichen Erkrankungen sowie bei Gesunden vorkommen. Somit ist ein positiver RF-Befund nicht beweisend für eine RA und umgekehrt schließt ein negativer RF-Befund eine RA nicht aus! Als relativ RA-spezifisch gilt, wenn IgM-, IgG- und IgA-RF gleichzeitig nachweisbar sind. Auch das gleichzeitige Vorkommen von RF und RA33-AAK ist hochspezifisch für die RA.

Riboflavin

➤ Kap. 24, „Vitamin B_2 “.

Ro/SS-A-Autoantikörper

➤ Kap. 24, „Antinukleäre Antikörper (ANA) und deren Spezifitäten“.

Rote Blutkörperchen

➤ Kap. 24, „Blutbild“ – „Erythrozyten und berechnete Größen (Hämatokrit, MCV, MCH, MCHC, RDW)“.

S

S100-Protein (€€€)

Petra Stieber

Synonym: Protein S100.

S100 ist ein 21 kD schweres, thermolabiles, saures Protein mit der biochemischen Eigenschaft, selbst bei 100%iger Sättigung mit Ammoniumsulfat bei neutralem pH-Wert in Lösung zu bleiben. Es gehört einer multigenen Familie kalziumbindender Proteine an und besteht als Dimer aus zwei isomeren Untereinheiten (α, 10,4 kD und β, 10,5 kD). Es kann in den Isoformen S100B (ββ), S100A (αβ) und S100A1 (αα) auftreten.

S100B ist in hohen Konzentrationen in astroglialen Zellen des ZNS lokalisiert; in geringerem Ausmaß wird es von Schwann-Zellen des PNS, Chondrozyten, Adipozyten und Langerhans-Zellen produziert. S100A wird insbesondere von malignen Melanomzellen exprimiert, wobei der Gehalt von S100B mit der Invasionstiefe und Tumordicke korreliert. Daneben ist S100A ebenfalls im ZNS vorhanden, trägt zum Gesamtanteil jedoch nur 5% bei. S100A1 ist in Keratinozyten, Melanozyten, glatter Muskulatur, Kardiomyozyten und in der Niere zu finden.

Bisher sind insgesamt 21 Isoformen der S100-Familie bekannt. Sie sind in ihrer Funktion als intrazelluläre Kalziumrezeptormoleküle an der Regulation von zellulären Differenzierungs- und Proliferationsvorgängen beteiligt und spielen u.a. in der Tumorsuppression eine wichtige Rolle.

Beim malignen Melanom ist S100 für die immunhistochemische Diagnostik bereits seit geraumer Zeit etabliert und wird im Serum zur Differenzialdiagnose fortgeschrittener maligner Melanome eingesetzt. Darüber hinaus stellt S100 einen unabhängigen prognostischen Parameter beim malignen Melanom dar und wird als ergänzender klinischer Marker für die Progression der metastasierten Erkrankung sowie für das Monitoring der Patienten während einer systemischen Therapie empfohlen.

Außerdem ist S100 als Serum- und Liquorparameter bei neurodestruktiven und neurodegenerativen Erkrankungen wertvoll, etwa bei Patienten nach Schädel-Hirn-Trauma, zerebralen Ischämien oder Infektionen, hypoxischen Hirnschäden nach Herzstillstand sowie nach kardialen chirurgischen Interventionen mit kardiopulmonalem Bypass.

S

Indikationen

- Zur differenzialdiagnostischen Unterstützung bei CUP (cancer of unknown primary),
- beim malignen Melanom
  - zur Abschätzung der Prognose,
  - zur Therapieeffizienzkontrolle und Nachsorge
  - neurologische Indikationen (➤ Kap. 24, „Destruktions- und Demenzmarker in Liquor und Blut“).

Präanalytik

Als **Untersuchungsmaterial** dient Serum oder Liquor.

Stabilität: Bei Raumtemperatur und 4 °C ist S100 im Serum sieben Tage stabil.

Halbwertszeit: Zwei bis fünf Stunden.

Einflussgrößen

Die meisten S100-Methoden sind für die Anwendung im Serum ausgetestet. Aufgrund der kalziumbindenden Eigenschaft können bei Messung von S100 im EDTA-, Zitrat- und Heparinplasma falsch positive oder negative Werte gemessen werden.

An klinischen Einflussgrößen sind insbesondere bakterielle Infekte zu berücksichtigen, die S100-Werte von bis zu 2,0 µg/L verursachen können. Beeinträchtigungen der Leber- und/oder Nierenfunktion können zu leichten S100-Erhöhungen führen.

Analytik

Derzeit verwendete Untersuchungsmethoden für S100 umfassen den Enzymimmunoassay (EIA), den Radioimmunoassay (RIA), den immunradiometrischen Assay (IRMA), den Lumineszenzimmunoassay (LIA) und den Elektrochemilumineszenzimmunoassay (ECLIA).

Die meisten der kommerziell erhältlichen S100-Assays verwenden gegen die β-Untereinheit des S100 gerichtete mono- oder polyklonale Antikörper und detektieren somit die Isoformen S100A und S100B. Darüber hinaus existieren Assays, die eine detailliertere Differenzierung der S100-Subtypen erlauben.

Tab. 24-36 Verteilung von S100-Protein.

Diagnose	S100 (µg/L)			
	N	Median	95%-Perzentile	Konfidenzintervall
Gesunde (alle)	59	0,041	0,096	0,001–0,144
Benigne Erkrankungen				
Pulmonale Erkrankungen	50	0,05	0.147	0,016–0,186
Gastrointestinale Erkrankungen	50	0,051	0,161	0,015–0,223
Gynäkologische Erkrankungen	50	0,057	0,100	0,028–0,105
Erkrankungen der Brust	50	0,037	0,072	0,010–0,084
Urologische Erkrankungen	52	0,036	0,088	0,001–0,115
Benigne Prostatahyperplasie	29	0,045	0,102	0,011–0,110
Autoimmunerkrankungen	20	0,030	0,272	0,001–0,388
Infekte	30	0,052	1,069	0,018–1,960
Maligne Erkrankungen				
Bronchialkarzinom	472	0,020	0,062	0,001–0,301
Kolorektale Karzinome	682	0,022	0,064	0,001–0,534
Magenkarzinome	30	0,035	0,350	0,001–0,373
Leberzellkarzinom	30	0,059	0,320	0,022–0,462
Ovarialkarzinom	50	0,042	0,091	0,006–0,106
Zervix-Uterus-Karzinome	27	0,032	0,187	0,002–0,236
Mammakarzinom	50	0,049	0,163	0,003–0,193
Prostatakarzinom	29	0,044	0,184	0,013–0,256

Qualitätskriterien: Nicht RiLiBÄK-pflichtig. Es liegt keine Referenzmethode vor.

Referenzbereiche

Die Werte im Serum liegen bei 95% der gesunden Kontrollpersonen unter 0,1 µg/L (testabhängig).

Beurteilung (➤ Tab. 24-36)

Spezifität: Gesunde Personen weisen in 95% der Fälle S100-Konzentrationen < 0,1 µg/L im Serum auf. Der Median liegt bei 0,04 µg/L. Es sind keine geschlechts- oder altersspezifischen Unterschiede bekannt.

Benigne Erkrankungen führen meist zu allenfalls geringen Erhöhungen der S100-Konzentration im Serum. Die Werte bei benignen Prozessen der Lunge, des Gastrointestinal- und Urogenitaltrakts, der gynäkologischen Organe sowie bei autoimmunen Erkrankungen liegen im Median ähnlich wie bei gesunden Personen und erreichen in Ausnahmefällen maximal 0,5 µg/L. Differenzialdiagnostische Schwierigkeiten können allerdings infektiöse Erkrankungen bereiten, die in Einzelfällen Erhöhungen der S100-Konzentration bis 2,0 µg/L verursachen können. Gering erhöhte S100-Werte wurden darüber hinaus vereinzelt bei Leberzirrhose und Niereninsuffizienz beobachtet. Daneben werden hohe S100-Konzentrationen auch bei akuten vaskulären Schädigungen nach Herzinfarkt oder zerebralen Ischämien gemessen.

Sensitivität: Die wesentliche klinische Bedeutung der S100-Bestimmung liegt in der Differenzialdiagnose, der Prognoseabschätzung, dem Therapie-Monitoring und der frühzeitigen Rezidiverkennung des **malignen Melanoms.** Stadienabhängig kommt es dabei zu einer z.T. erheblichen Freisetzung von S100 ins Serum: Während in den Stadien I und II der Median dem gesunder Personen entspricht und nur etwa 1–10% der Patienten erhöhte Werte aufweisen, steigt der Prozentsatz im Stadium III auf 4–20% und im Stadium IV bei Vorliegen von Fernmetastasen auf 30–90% an. In den Stadien III und IV wurden ein

Median von 6,25 µg/L und Maximalwerte von über 90 µg/L beschrieben.

Hingegen sind **maligne Erkrankungen anderen Ursprungs** mit keiner nennenswert gesteigerten S100-Freisetzung verbunden: Der Median von S100 bei Patienten mit Mamma-, Ovarial-, Magen-, Leber-, Pankreas-, Blasen- und Prostatakarzinom ist vergleichbar mit gesunden Kontrollpersonen, beim Lungen-, kolorektalen und Zervixkarzinom sogar niedriger (➤ Tab. 24-36).

Eine prognostische Relevanz wurde für S100 beim **malignen Melanom** in mehreren, z.T. multivariaten Studien für verschiedene Tumorstadien sowohl hinsichtlich des progressionsfreien Intervalls wie auch hinsichtlich des Gesamtüberlebens berichtet.

Außerdem ist die serielle Bestimmung von S100 bei Verlaufsuntersuchungen zur Erkennung einer progredienten Erkrankung, insbesondere im Stadium III, sinnvoll. Ansteigende S100-Werte korrelieren mit dem Auftreten von Fernmetastasen und gehen diesem mit einer „lead time" von fünf bis 23 Wochen voraus.

Bei Patienten im Stadium IV werden S100-Anstiege bei unzureichendem Ansprechen einer systemischen Therapie beobachtet. Eine erfolgreiche Therapie führte hingegen zu einem signifikanten Rückgang der S100-Werte in den Bereich gesunder Personen.

LITERATUR

Brochez L, Naeyaert JM. Serological markers for melanoma. Br J Dermatol 2000; 143: 256–68.

Buer J, Probst M, Franzke A, Duesning S, Haindl J, Volkenandt M et al. Elevated serum levels of S100 and survival in metastatic malignant melanoma. Br J Cancer 1997; 75: 1373–6.

Deichmann M, Benner A, Bock M, Jackel A, Uhl K, Waldmann V et al. S100-Beta, melanoma-inhibiting activity, and lactate dehydrogenase discriminate progressive from nonprogressive American Joint Committee on Cancer stage IV melanoma. J Clin Oncol 1999; 17: 1891–6.

Hamberg AP, Korse CM, Bonfrer JM, de Gast GC. Serum S100B is suitable for prediction and monitoring of response to chemoimmunotherapy in metastatic malignant melanoma. Melanoma Res 2003; 13: 45–9.

Hauschild A, Engel G, Brenner W, Glaser R, Monig H, Henze E et al. Predictive value of serum S100B for monitoring patients with metastatic melanoma during chemotherapy and/or immunotherapy. Br J Dermatol 1999; 140: 1065–71.

Hauschild A, Michaelsen J, Brenner W, Rudolph P, Glaser R, Henze E et al. Prognostic significance of serum S100B detection compared with routine blood parameters in advanced metastatic melanoma patients. Melanoma Res 1999; 9: 155–61.

Jäckel A, Deichmann M, Waldmann V, Bock M, Näher H. S-100β-Protein im Serum als Tumormarker beim malignen Melanom. Hautarzt 1999; 50: 250–6.

Jury CS, McAllister EJ, MacKie RM. Rising levels of serum S100 protein precede other evidence of disease progression in patients with malignant melanoma. Br J Dermatol 2000; 143: 269–74.

Martenson ED, Hansson LO, Nilsson B, von Schoultz E, Mansson Brahme E, Ringborg U et al. Serum S-100b protein as a prognostic marker in malignant cutaneous melanoma. J Clin Oncol 2001; 19: 824–31.

Molina R, Navarro J, Filella X, Castel T, Ballista AM. S-100 protein serum levels in patients with benign and malignant diseases: false-positive results related to liver and renal function. Tumour Biol 2002; 23: 39–44.

Rothermundt M, Peters M, Prehn JH, Arolt V. S100B in brain damage and neurodegeneration. Microsc Res Tech 2003; 60: 614–32.

Wiesmann M, Missler U, Gottmann D, Gehring S. Plasma S-100b protein concentration in healthy adults is age- and sex-independent. Clin Chem 1998; 44: 1056–8.

Salicylate

➤ Kap. 24, „Analgetika" – „Acetylsalicylsäure, Salizylate".

Saure Phosphatase

➤ Kap. 24, „Marker der Knochenresorption" – „Saure Phosphatase (SP) im Plasma/Serum".

Säure-Basen-Status und Blutgase (€€)

Heinz Fiedler

Inhalte: pH, pCO_2, pO_2, sO_2 bzw. fO_2Hb, Basenabweichung (base excess), Standardbikarbonat, Anionenlücke, Sauerstoffkonzentration, arteriovenöse Sauerstoffdifferenz.

Die Wechselwirkungen der Enzyme mit ihren Substraten bzw. der Hormone (Mediatoren) mit ihren Rezeptoren werden von Änderungen der H^+-Ionenkonzentration und damit von Ladungsänderungen der reagierenden Moleküle bestimmt. Zur Aufrechterhaltung der Homöostase müssen die H^+-Ionenkonzentrationen im Extra- und Intrazellulärraum in engen Grenzen, wenn auch auf unterschiedlichem Niveau, durch Puffersysteme konstant gehalten werden:

- Kohlendioxid-Bikarbonat-System (ein offenes System, das vorwiegend über die Lungenatmung, aber auch über die Niere reguliert wird),
- Dihydrogenphosphat/Hydrogenphosphat (in Plasma und besonders im Urin),
- Ammonium/Ammoniak (Leber, Niere),
- Hämoglobin (Erythrozyten) und andere Proteine (Plasma).

Bei der Beurteilung des Säure-Basen-Haushalts muss man sich in der Praxis auf den Intravasalraum beschränken. Die Abweichungen des Säure-Basen-Haushalts werden auf den normalen pH-Wert (7,40) des Blutes bezogen. Dabei ist zu beachten, dass zwischen pH-Wert (z.B. 7,40) und H^+-Ionenkonzentration (40 nmol/L) eine (negative) logarithmische Beziehung besteht. Die mit dem Leben noch zu vereinbarenden extremen Abweichungen liegen zwischen 160 nmol/L (pH 6,80) und 20 nmol/L (pH 7,7), d.h., der Mensch kann kurzfristig eine achtfache Änderung der H^+-Ionenkonzentration im Blut ertragen. Die tolerierten Schwankungen einiger Messgrößen des Blutes sind dagegen geringer als die der H^+-Ionenkonzentration (Osmolalität, Natrium, p_aO_2, p_aCO_2, Bikarbonat)!

Indikationen

- Ventilationsstörungen, obstruktiv bzw. restriktiv,
- Fibrosierung der Lunge, Sarkoidose, chronische Bronchitis,
- Lungenembolie, Lungenödem, Schocklungensyndrom,
- Kreislaufinsuffizienz, Hypovolämie, kardiogener Schock, Rechts-links-Shunts, Herzklappenfehler,
- Niereninsuffizienz, Hämodialyse, tubuläre Nierenerkrankungen,
- dekompensierter Diabetes mellitus, ketoazidotisches Koma,
- Sepsis, Multiorganversagen, acute respiratory distress syndrome (ARDS),
- Intoxikationen: Methanol, Ethanol, Salizylate, Kohlenmonoxid,
- gastrointestinale Erkrankungen: Erbrechen, Diarrhö, Fisteln, Drainagen,
- veränderte Elektrolytkonzentrationen (K^+, Na^+, Cl^-) und Anionenlücke,
- Monitoring von Infusionsbehandlungen, künstlicher Beatmung, Operationen und Narkosen, Hämodialyse und Geburtsvorgang,
- Kontrolle von Entwöhnungsverfahren bei Beendigung einer respiratorischen Therapie.

Präanalytik

- **Arterielles Blut** wird aus der A. brachialis, A. radialis oder A. femoralis mit speziellen gasdichten und heparinisierten (12–30 IU/mL) Spritzen entnommen, die bei verzögerter Bearbeitung in Eiswasser gelegt werden. Bei Schock oder Kreislaufinsuffizienz ist die arterielle Punktion die einzige relevante Methode.
- Für **arterialisiertes Kapillarblut** muss die Entnahmeregion (Ohrläppchen, Finger, Ferse) hyperämisiert werden. Nach Entfernung des ersten Tropfens wird die heparinisierte Kapillare vollständig mit Blut gefüllt, ein Drahtstift zum Durchmischen eingeführt und mit Kappen verschlossen. Der Stift wird mit einem Magneten fünfmal auf und ab bewegt. Bei verzögerter Bestimmung wird die Kapillare waagerecht zwischen Kühlelemente gelegt. Wenn das Messgerät bettseitig steht, wird die unverschlossene Kapillare sofort eingeführt.
- **Gemischtvenöses Blut** aus der Pulmonalarterie oder **zentralvenöses Blut** aus einem Katheter in der oberen oder unteren Hohlvene zur Messung von p_vO_2 und s_vO_2 dient zur Abschätzung des O_2-Verbrauchs (Gewebeoxygenierung; arteriovenöse Sauerstoffdifferenz).
- **Venöses Serum** dient der Bestimmung von Elektrolyten, Anionenlücke, Laktat und 3-Hydroxybutyrat.

Wichtig sind die anaerobe Abnahme und die Vermeidung des Gasaustauschs. Die Proben müssen möglichst **sofort** bearbeitet werden, da die Blutkörperchen einerseits Sauerstoff verbrauchen und andererseits Kohlendioxid sowie Pyruvat/Laktat ausscheiden (pO_2 ↓, pCO_2 ↑, pH ↓, BE ↓). Proben in gekühlten Plastikspritzen verlieren mehr Gase als bei Raumtemperatur gelagerte Proben. Die Lagerung sollte 30 Minuten nicht überschreiten. Glas- und Plastikspritzen werden vor der Analyse zehnmal geschwenkt und dann waagerecht auf einem Rollermischer für zehn Sekunden bewegt.

Proben mit Mikrogerinnseln sind unbedingt zu verwerfen (Verstopfungsgefahr, falsche Ergebnisse)!

Analytik

Die modernen Messgeräte sind voll mechanisiert. Die abgeleiteten Parameter werden mit Algorithmen berechnet, die sich von der normalen (!) Physiologie herleiten. Abweichungen vom Normalzustand des Patienten (Körpertemperatur, Hämoglobinkonzentration bzw. -varianten, z.B. HbF) können in das Programm eingegeben werden. Messgeräte mit erweitertem Programm analysieren mit ionensensitiven Elektroden die Elektrolyte und messen auch direkt Hämoglobin und Glukose.

Messgrößen:

- **pH:** Messung mit einer Glaselektrodenkette. Die Eichung erfolgt bei 37 °C mit Standardpufferlösungen des National Bureau of Standards.
- **pCO_2:** Glaselektrode in Bikarbonatlösung und mit gasdurchlässiger Teflonmembran. Die aufwändige Äquilibriermethode nach Astrup mit zwei Gasgemischen wurde verlassen.
- **pO_2:** Amperometrische Messung mit Platinelektrode.
- **sO_2 bzw. fO_2Hb:** Das Oxymeter misst Extinktionen der hämolysierten Blutprobe bei fünf oder sechs Wellenlängen. Kohlenmonoxid- und Methämoglobin werden getrennt erfasst. Für das Monitoring werden transkutane Pulsoxymeter verwendet, die einer sorgfältigen Handhabung und ständiger Kontrolle bedürfen. Die Berechnung der Sauerstoffsättigung aus pO_2 und pH, wobei Verschiebungen der Sauerstoffdissoziationskurve unberücksichtigt bleiben, ist abzulehnen.
  Im klinischen Sprachgebrauch wird fälschlicherweise die Fraktion des Oxyhämoglobins vom Gesamt-Hb auch als Sauerstoffsättigung bezeichnet. Die korrekte Bezeichnung ist Oxyhämoglobinfraktion fO_2Hb (fractional oxyhemoglobin), die normalerweise um 1–2% niedriger ist als die aus der Sauerstoffbindungskurve berechnete sO_2. Unter pathologischen Bedingungen (erhöhtes COHb oder MetHb) unterscheiden sich beide Größen gravierend (bei starken Rauchern bis zu 10%).

Abgeleitete Kenngrößen:

- **Basenabweichung** (BA, Basenüberschuss, base excess, BE): Menge (mmol) an Säure oder Base, die pro Liter Extrazellularflüssigkeit zur Erreichung der Standardbedingungen notwendig ist:
  - pH 7,40,
  - pCO_2 40 mmHg (5,32 kPa),
  - 37 °C,
  - Sauerstoffvollsättigung.

Die Basenabweichung ist unabhängig von respiratorischen Größen und von der Hb-Konzentration. Sie erlaubt die Schätzung des Volumens der Infusionslösung, die zur Kompensation infundiert werden kann.

- **Standardbikarbonat:** Normierung des aktuellen Bikarbonats auf pCO_2 40 mmHg (5,32 kPa), 37 °C und Sauerstoffvollsättigung.
- **Anionenlücke** (Plasma):
  Konzentration (c, mmol/L) = c Na^+ – c Cl^- – c HCO_3^- (normal: 7–16 mmol/L).
- **Sauerstoffkonzentration** (c O_2, Sauerstoffgehalt, Sauerstoffkapazität) ist die Summe aus Hb-gebundenem und physikalisch gelöstem Sauerstoff:
  c O_2 (mL/L) = Hb (g/L) × 1,39 × sO_2 + 0,031 × pO_2 (mmHg)
  c O_2 (mmol/L) = Hb (mmol/L) × sO_2 + 0,01 × pO_2 (kPa).
- **Arteriovenöse Sauerstoffdifferenz** ($avDO_2$): Differenz zwischen der Sauerstoffkonzentration des arteriellen und gemischtvenösen Blutes. Erhöhte Werte (> 50 mL/L) weisen bei normaler Hämoglobinkonzentration auf eine erhöhte Abschöpfung von Sauerstoff infolge eines reduzierten Herzzeitvolumens hin. Das Produkt aus Herzzeitvolumen und $avDO_2$ wird als Sauerstoffaufnahme bezeichnet.

Qualitätskriterien: Nach den Richtlinien der BÄK gelten folgende Kriterien:

- Maximal zulässige Abweichung des Einzelwerts:
  - pH (Bereich 6,75–7,8): 0,4%,
  - pO_2: 5,5% (für Werte > 125–350 mmHg) bzw. 7% (für Werte von 80–125 mmHg) sowie 11% bei niedrigeren Werten,
  - pCO_2: 6,5% bei Werten von 15–110 mmHg.
- Maximal zulässige Abweichung beim Ringversuch (jeweils vom Sollwert):
  - pH: 0,8%,
  - pO_2,18% bei 40–125 mmHg und 12% bei Werten von 125–350 mmHg,

- pCO_2: 12%.

Als intraindividuelle Variabilität (VK_i) von pCO_2 und pH-Wert werden 4,8% bzw. 3,5% angegeben. Diese Größenordnung stimmt auch mit der statistisch gesicherten Unterscheidungsmöglichkeit (kritische Differenz) einer erneuten Messung zum Vorwert überein.

Referenzbereiche

	Arterielles Blut	Gemischtvenöses Blut
pH-Wert	7,36–7,45	7,34–7,43
pCO_2	35–45 mmHg (4,7–6,1 kPa)	37–50 mmHg (4,9–6,7 kPa)
Standardbikarbonat	21–26 mmol/L	20–25 mmol/L
Basenabweichung	−2,5 bis + 3,0 mmol/L	−3,0 bis + 2,0 mmol/L
pO_2	71–100 mmHg (9,5–13,3 kPa)	36–44 mmHg (4,8–5,9 kPa)
sO_2	94–97%	65–82%
O_2-Konzentration	8,4–9,4 mmol/L	6,1–7,2 mmol/L
$avDO_2$	2,0–2,7 mmol/L	

Abhängigkeit des Sauerstoffpartialdrucks (p_aO_2) vom Lebensalter:

20–29 Jahre	84–104 mmHg (11,2–13,9 kPa)
40–49 Jahre	78–98 mmHg (10,4–13,1 kPa)
60–69 Jahre	71–91 mmHg (9,5–12,1 kPa)
Neugeborene 0–2 h nach der Geburt	70 mmHg (9,34 kPa)

Bei Neugeborenen im Alter von 0 bis 2 Stunden liegt der pH-Wert bei 7,02–7,20, der BE bei −10 bis −20 mmol/L.

Beurteilung

Die Säure-Basen-Störungen werden in **Azidosen** und **Alkalosen** und diese wiederum nach der primären Ursache in **metabolisch** oder **respiratorisch** eingeteilt. Verschiedene Kombinationen sind möglich. Für die Ermittlung der Kombinationen und Kompensationsvorgänge wurden verschiedene Nomogramme entwickelt, die durch das klinische Gesamtbild und den Verlauf ergänzt werden müssen (➤ Abb. 7-4):

- Der **pH-Wert** entscheidet darüber, ob die Störung **kompensiert** (pH im Referenzbereich) oder **dekompensiert** ist. Respiratorische Kompensationen von metabolischen Störungen beginnen sehr schnell (p_aCO_2 kann rasch erhöht oder vermindert werden), während renale Kompensationen respiratorischer Störungen erst am zweiten Tag wirksam werden. pH-Werte unter 6,9 und über 7,7 sind nur kurzfristig mit dem Leben vereinbar.
- Der **Kohlendioxidpartialdruck** als **respiratorische Störgröße** ist erniedrigt bei Hyperventilation (Hypokapnie), erhöht bei Hypoventilation oder Diffusionsstörungen (Hyperkapnie). Akute Veränderungen (< 25 mmHg; < 3,3 kPa bzw. > 60 mmHg; > 8,0 kPa) sind wegen der langsamen renalen Kompensation lebensgefährdend. Dagegen werden chronische Erhöhungen von p_aCO_2 (bis 80 mmHg; 10,6 kPa) relativ gut vertragen.
- **Standardbikarbonat und Basenabweichung** repräsentieren die **metabolische Komponente** des Säure-Basen-Status. Das aus dem aktuellen Bikarbonat errechnete Standardbikarbonat ist nicht vom p_aCO_2 abhängig, aber der Einfluss der Hämoglobinkonzentration ist noch vorhanden. Die Extremwertgrenzen liegen zwischen 5 und 55 mmol/L. Die berechnete Basenabweichung ist unabhängig von der aktuellen Hämoglobinkonzentration und wird bezogen auf die Extrazellulärflüssigkeit (Plasma + Blutkörperchen + interstitielle Flüssigkeit), mit einer fiktiven Hämoglobinkonzentration von 6 g/L. Diese standardisierte Basenabweichung hat den logistischen Vorteil, dass der Kliniker den Bedarf an neutralisierender Infusionsflüssigkeit abschätzen kann. Die Extremwerte der Basenabweichung liegen zwischen −25 und + 30 mmol/L.
- **Sauerstoffpartialdruck, Sauerstoffsättigung: Erhöhte p_aO_2-Werte** finden sich nur bei spontaner oder mechanischer Ventilation mit O_2-angereicherter Luft bzw. Gasgemischen, wobei die Sauerstoffsättigung dann 100% beträgt. Reiner Sauerstoff darf aber nur kurze Zeit gegeben werden. Besonders bei Säuglingen droht die Gefahr der retrolentikulären Fibroplasie. Außerdem

muss man stets bedenken, dass ein hoher p_aO_2 die Stimulierung des Atemzentrums unterdrückt. Wenn **p_aO_2 unter 65 mmHg** (< 8,6 kPa) absinkt, sollten kurzfristige Kontrollen angeordnet werden, bis die Gefahrenzone verlassen ist. Werte unter 50 mmHg (< 6,7 kPa), entsprechend s_aO_2 < 85%, bedürfen sofortiger therapeutischer Maßnahmen. Der Sauerstoffpartialdruck ist in erster Linie von der Arterialisierung des Blutes in der Lunge abhängig (Diffusion, Belüftungs-Durchblutungs-Verhältnis und Perfusion).

Durch Bewertung von p_aO_2 und p_aCO_2 können die Insuffizienzen der Lunge differenziert werden:

- **Partialinsuffizienz:** p_aO_2 ↓, p_aCO_2 normal oder schwach erniedrigt:
  - Restriktive Ventilationsstörung: Pneumothorax, Pleuraerguss, Tumor,
  - Diffusionsstörung: Sarkoidose, Hämosiderose, ARDS und Surfactant-Mangel beim Neugeborenen (newborn respiratory distress syndrome),
  - Distributionsstörung: Pneumonie, Emphysem, Atelektasen,
  - Perfusionsstörung: Lungenödem, Rechts-links-Shunt.
- **Globalinsuffizienz:** p_aO_2 ↓, p_aCO_2 ↑ (respiratorische Azidose) durch chronische Verstärkung der Partialinsuffizienz und/oder alveoläre obstruktive Hypoventilation:
  - Hemmung des Atemzentrums oder der neuromuskulären Übertragung, Schlafapnoe-Syndrom, Pickwick-Syndrom,
  - Obstruktion: Fremdkörper, Asthma bronchiale,
  - Lungenparenchymveränderungen: Schwere Pneumonie, Lungenödem, ARDS Stadium III,
  - Fehler bei maschineller Beatmung.

Die **Sauerstoffversorgung der Organe** ist außer von p_aO_2 und s_aO_2 auch besonders von der Hb-Konzentration und dem Herzzeitvolumen abhängig. Bei einem Patienten mit Anämie sind bei guter Lungenfunktion zwar p_aO_2 und s_aO_2 normal, aber die Sauerstoffkonzentration c O_2 ist deutlich herabgesetzt. Eine Sauerstoffmangelversorgung kann durch Bestimmung der **arteriovenösen Sauerstoffdifferenz** (> 60 mL/L) erfasst werden:

- Vermindertes Herzzeitvolumen (Ischämie, Kollaps, Schock),
- Anämie, histotoxische Hypoxämie (CO-Hb, Met-Hb),
- Dyshämoglobinämie,
- respiratorische Hypoxie.

Bei normaler Herzfunktion ist eine Absenkung des Hämatokrits (z.B. vor Operationen) günstig, weil durch Reduzierung der Blutviskosität das Herzzeitvolumen gesteigert wird.

Säuresekretionstests (€–€€)

Guntram Lock

Inhalte: Nüchternsäuresekretion (basal acid ouput, BAO), maximale Säuresekretion (maximal acid output, PAO), höchste Säuresekretion (peak acid output, PAO).

Die Magensekretionsanalyse wird in den meisten Kliniken nur noch sehr selten oder gar nicht mehr durchgeführt. Einzige Indikation kann der Verdacht auf bzw. die Therapiekontrolle bei Zollinger-Ellison-Syndrom sein. Allerdings informiert auch eine Langzeit-pH-Metrie sicher über den gastralen pH und ist in der Regel für den Patienten die angenehmere Methode.

Indikationen

- V.a. Zollinger-Ellison-Syndrom,
- Nachweis einer Achlorhydrie,
- Therapie-Monitoring bei Zollinger-Ellison-Syndrom.

Präanalytik

Durchführung: Bei der Säuresekretionsmessung mittels Aspiration wird eine Magensonde gelegt, das Nüchternsekret abgesaugt und verworfen und anschließend der Magensaft in 15-Minuten-Portionen gesammelt. Nach einer Basalperiode von 60 Minuten wird Pentagastrin zur Säurestimulation gegeben (6 µg/kg, subkutan) und anschließend über eine weitere Stunde der Magensaft aspiriert.

Analytik

Bestimmt werden Volumen, titrimetrisch bestimmte Azidität und Gesamtazidität. Gemessen werden die mmol an Base, die für eine Titration der Probe auf einen pH von 7 benötigt werden. Der „basal acid

S

output“ (BAO) entspricht dabei der stündlichen Säuremenge unter Nüchternbedingungen. Der „maximal acid output“ (MAO) entspricht der Summe aus den vier 15-Minuten-Säuresekretionsperioden nach Pentagastrinstimulation. Als „peak acid output“ (PAO) wird die Summe der zwei höchsten aufeinanderfolgenden Perioden nach Pentagastrinstimulation bezeichnet, wobei diese Summe verdoppelt wird, um die Einheit mmol/h zu erreichen.

Störfaktoren:
- Falsche Sondenlage,
- inkomplette Aspiration über Verluste ins Duodenum, insbesondere bei Pyloroplastik, Gastroenterostomie oder sonstigen postoperativen Zuständen,
- Neutralisation der H^+-Ionen über duodenogastralen Reflux,
- Rückdiffusion von H^+ über die gastrale Mukosa.

Referenzbereiche

Nüchternsäuresekretion, „basal acid output" (BAO)	1–6(–10) mmol/h
Maximale Säuresekretion, „maximal acid output" (MAO)	13–25 mmol/h
Höchste Säuresekretion, „peak acid output" (PAO)	20–34 (–100) mmol/h

Beurteilung

Der Nachweis eines erhöhten BAO (bei Gastrinom in der Regel über 15 mmol/h, häufig bis zu 150 mmol/h) schließt eine Achlorhydrie oder eine Hypochlorhydrie als Ursache einer Hypergastrinämie sicher aus.

SCCA

➤ Kap. 24, „Squamous Cell Carcinoma Antigen (SCCA)“.

Schwerketten, isolierte

➤ Kap. 24, „Immunglobuline, freie Leichtketten“.

Scl-70-Autoantikörper

➤ Kap. 24, „Antikörper gegen extrahierbare nukleäre Antigene (ENA-Antikörper)“, ➤ Kap. 24, „Antinukleäre Antikörper (ANA) und deren Spezifitäten“.

Schilddrüsenantikörper

➤ Kap. 24, „Antikörper gegen Schilddrüsenperoxidase“, ➤ Kap. 24, „Anti-Thyreoglobulin-Antikörper“, ➤ Kap. 24, „Thyreotropin-Rezeptor-Antikörper“.

Sediment

➤ Kap. 24, „Harnsediment“.

Segmentkernige Granulozyten

➤ Kap. 24, „Differenzialblutbild, mechanisierte Differenzierung von Leukozyten“.

Sekretin-Cholecystokinin- (bzw. Ceruletid-)Test

➤ Kap. 24, „Pankreasfunktionstests“.

Selen (€€€)

Jürgen D. Kruse-Jarres

Selen (Se) nimmt als Bestandteil verschiedener Glutathionperoxidasen (GSH-Px) direkt am katalytischen Prozess der Reduktion von Hydro- und Lipidperoxiden mit Glutathion teil und dient damit dem Schutz vor Peroxidradikalen und der Erhaltung der Integrität von Membranen und Strukturen. Ein selenhaltiges Plasmaprotein, das sog. Selenoprotein P, scheint ebenfalls an solchen Redoxreaktionen beteiligt zu sein. Des Weiteren spielt Selen bei der Umsetzung von Trijodthyronin zu Thyroxin und bei der Spermatogenese eine Rolle.

Indikationen

Die Aufnahme von Selen hängt stark von der geologischen Beschaffenheit der Böden ab. Es kann, trotz vereinzelt niedriger Selengehalte einiger regionaler Böden davon ausgegangen werden, dass der tägliche Selenbedarf durch die übliche Kost in Deutschland ausreichend gedeckt wird. Vom Risiko einer Unterversorgung betroffen sind vor allem Vegetarier und Patienten mit einem erhöhten metabolischen Bedarf. Zudem besteht ein Risiko für einen Mangel durch erhebliche renale Verluste bei Patienten mit glomerulärem Nierenschaden und Proteinurie. In einigen Ländern mit extremen Bodenbeschaffenheiten (z.B. Gebiete in Zentralchina, Finnland, Neuseeland) wurde ein Zusammenhang zwischen niedrigen Selenwerten im Blut und einem hohen Todesrisiko durch kardiovaskuläre Erkrankungen beobachtet.

Präanalytik

Wesentliche Quellen für Kontaminationen sind Abnahmegefäße, Kanülen und Antikoagulanzien, Gummistopfen, Reagenzien, Verdünnungslösungen, Hilfsmaterialien (z.B. Pipettenspitzen), aber auch die Umgebung des Arbeitsplatzes (Staub, Desinfektionsmittel, Schweiß, Kosmetika und das Klima). Um Kontaminationen möglichst auszuschließen, müssen die Proben sorgfältig und verschlossen aufgearbeitet werden.

Analytik

Die Selenkonzentrationen werden mit elektrothermaler Atomabsorptionsspektroskopie (ET-AAS) unter Einsatz der Untergrundkorrektur nach Zeeman bestimmt. Zum Einsatz kommt eine elektrodenlose Lampe als Strahlungsquelle sowie pyrolytisch beschichtete Graphitrohre mit integrierter Plattform. Als Matrixmodifier wird Palladium-Magnesium-Nitrat und als Oxidationsmittel Luft/Wasserstoffperoxid verwendet.

Referenzbereiche

Serum/Plasma	0,8–1,0 µmol/L (6,3–7,9 µg/dL)
Vollblut	0,9–1,8 µmol/L (7,1–14,2 µg/dL)
Urin	0,05–0,2 µmol/L (4–16 µg/L)

Beurteilung

Wirklich relevante Informationen über Bioverfügbarkeit, Essentialität und Toxizität von Selen sind nur durch Speziesanalytik (speciation) im Plasma zu gewinnen. Identifizierung und Quantifizierung der Bindungsformen und Valenzzustände des Selens durch speziesspezifische Trennverfahren werden zwar mit Erfolg in wenigen Forschungslaboratorien durchgeführt, die Methode ist jedoch noch nicht standardisiert und für Routinelaboratorien bislang zu aufwändig.

Sensitivität gegenüber aktiviertem Protein C

➤ Kap. 24, „Aktiviertes-Protein-C-Sensitivitätstest“.

Serumeiweißelektrophorese

➤ Kap. 24, „Elektrophorese der Serumproteine“.

Serumproteine

➤ Kap. 24, „Eiweiß, gesamt, im Blut“.

SMA (smooth muscle antibodies)

➤ Kap. 18.10.8.

Sm-Autoantikörper

➤ Kap. 24, „Antikörper gegen extrahierbare nukleäre Antigene (ENA-Antikörper)“, ➤ Kap. 24, „Antinukleäre Antikörper (ANA) und deren Spezifitäten“.

Somatotropin (STH), inklusive Stimulations- und Suppressionstests (€€€)

Martin Bidlingmaier

Synonym: Somatotropes Hormon, Wachstumshormon (hGH).

Inhalte: Basale Somatotropinsekretion, Insulin-Hypoglykämie-Test, Stimulation durch oralen Glukosetoleranztest, GHRH-Test, Clonidin-Test.

Wachstumshormon (human growth hormone, hGH) ist ein von den somatotropen Zellen des Hypophysenvorderlappens gebildetes Proteohormon. Neben der bekannten Bedeutung für das Längenwachstum bei Heranwachsenden bleibt STH während des gesamten Lebens für die Regulation vielfältiger metabolischer Funktionen von Bedeutung. Wachstumshormon ist keine homogene Substanz, sondern besteht aus verschiedenen molekularen Isoformen. Ungefähr 80% der Gesamt-STH-Konzentration entfallen auf Monomere oder Dimere der 22 kD großen Hauptisoform (191 Aminosäuren).

Der Goldstandard zur Überprüfung der Funktion der somatotropen Zellen der Hypophyse ist der Insulin-Hypoglykämie-Test (IHT). Weitere häufig angewandte Stimulationsmethoden sind die Arginininfusion, die Injektion von Growth hormone releasing hormone (GHRH), Arginin in Kombination mit GHRH oder synthetischen „GH Releasing Peptides" sowie bei Kindern auch der Clonidintest.

Indikationen

- Diagnostik von Wachstumsstörungen,
- Diagnostik der Hypophyseninsuffizienz beim Erwachsenen,
- Verdacht auf STH-Exzess (Akromegalie, Suppression durch oGTT ➤ Kap. 24, „Glukose"),
- Differenzialdiagnose Hypophysentumoren.

Präanalytik

Untersuchungsmaterial: Die Bestimmung von STH erfolgt in der Regel aus Serum.

Stabilität: Die Gesamt-STH-Konzentration ist im Vollblut und Serum/Plasma bei Raumtemperatur über mindestens drei Tage stabil. Nach Einfrieren wurden über zwölf Monate keine Änderungen beobachtet. EDTA erhöht die Stabilität.

Zu den Stimulations- und Suppressionstests siehe unten.

Einflussgrößen

Wachstumshormon wird pulsatil sezerniert, von daher unterliegen die Serumkonzentrationen beim Gesunden starken Schwankungen. Die meisten Sekretionsgipfel finden sich insbesondere bei Männern nachts, bei Frauen ist die Wahrscheinlichkeit, dass tagsüber in einer Blutprobe messbare STH-Konzentrationen zu finden sind, höher. Zudem ist STH ein Stresshormon, das interindividuell stark unterschiedlich durch psychische oder physische Belastung, Nahrungsaufnahme und Schlaf reguliert wird. Diese hohe Variabilität sowie die kurze Halbwertszeit (ca. 15 Minuten) limitieren die Aussagekraft einer einzelnen, basalen STH-Bestimmung. Daher muss die Bestimmung im Rahmen einer Differenzialdiagnostik fast immer in Stimulations- oder Suppressionstests erfolgen.

Analytik

Die Bestimmung von STH im Serum erfolgt mit immunometrischen Assays, teilweise sind auch noch kompetitive Immunoassays im Einsatz. Die große Variabilität der Ergebnisse in verschiedenen kommerziell verfügbaren Verfahren ist ein allgemein bekanntes Problem.

Ursache dieser Variabilität sind u.a.

- die unterschiedlichen verwendeten Antikörper (auf monoklonalen Antikörpern basierende Messverfahren erkennen in der Regel ein kleineres Spektrum der molekularen Isoformen als polyklonale Assays),
- die unterschiedlichen verwendeten Standardpräparationen (hauptsächlich die internationalen Referenzpräparationen 80/505 [hypophysären Ursprungs, Gemisch von Isoformen] und 88/624 bzw. 98/574 [beide rekombinanten Ursprungs, reines 22-kD-STH = 3 IU/mg]),
- die Interferenz von hGH-Bindungsprotein (hGHBP).

Qualitätskriterien: Derzeit bestehen keine Vorgaben nach RiLiBÄK. Folgende Erfahrungswerte wer-

S

den für Werte < 2,7 µg/L empfohlen und angewendet (in Klammern für Werte > 2,7 µg/L):

- Maximal zulässige Abweichung des Einzelwerts: 0,4 µg/L (16%).
- Maximal zulässige Abweichung beim Ringversuch: 0,8 µg/L (32%).

Nach den neueren Richtlinien bzw. internationalen Konsensus-Statements setzt sich allmählich die Empfehlung durch, Messmethoden mit monoklonalen Antikörpern sowie rekombinantem Standard zu verwenden. Der klinische Einfluss dieser zunächst rein technisch anmutenden Details ist erheblich (siehe „Beurteilung").

Die Suppression von STH nach oraler Glukosebelastung geht beim Gesunden nach neuesten Daten deutlich niedriger als bislang angenommen. Daher sollten Assays für STH eine untere Nachweisgrenze von mindestens 0,2 µg/L haben.

Referenzbereiche

Basale STH-Konzentration: Zu über 80% aller Zeitpunkte eines Tages ist in einer spontan entnommenen Serumprobe kein STH nachzuweisen (< 0,2 µg/L). Meist wird ein Ergebnis zwischen < 0,2 µg/L und 5 µg/L zu erwarten sein, Werte um 50 µg/L können nach Belastung auch beim Gesunden auftreten. Klare Grenzwerte für die basale STH-Konzentration gibt es nicht. Bei Neugeborenen können häufig hohe STH-Werte im Nabelschnurblut gemessen werden (> 20 µg/L).

Referenzwerte für **Stimulations- und Suppressionstests** sind methodenabhängig, orientierend können die folgenden in der Literatur häufiger angegebenen Werte dienen:

- **Stimulation durch Insulin-Hypoglykämie:**
  - Kinder: > 10 µg/L (gemessen mit polyklonalem RIA),
  - Erwachsene: > 5 µg/L (gemessen mit polyklonalem RIA),
- **Suppression im oralen Glukosetoleranztest** (Durchführung ➤ Kap. 24, „Glukose"):
  - < 2,5 µg/L (gemessen mit polyklonalem RIA),
  - < 1 µg/L (gemessen mit immunometrischem Assay).

Beurteilung

Stimulationstests: Sensitivität und Spezifität der Testverfahren der STH-Sekretion streuen stark. Die Stimulationen mit GHRH in Kombination mit Arginin scheinen nach dem IHT am ehesten geeignet zu sein, die Funktion der somatotropen Zellen zu erfassen. In der Literatur erwähnte sog. Cut-off-Werte, anhand derer eine Wachstumshormondefizienz (GHD) vom Normalzustand unterschieden werden kann, sind nur bedingt auf den eigenen Test übertragbar. Leider ist das Erreichen der Grenzwerte (meist > 10 µg/L bei Kindern und > 5 µg/L bei Erwachsenen) aus den oben erwähnten Gründen nur unter Berücksichtigung eines methodenspezifischen Referenzbereichs bei der Beurteilung verwendbar.

Suppressionstest: Mit dem oralen Glukosetoleranztest lässt sich die STH-Sekretion beim Gesunden unter 2,5 µg/L, je nach verwendetem Assay unter 1 µg/L bzw. bei sensitiven Assays der letzten Generation sogar unter 0,15 µg/L supprimieren (Growth Hormone Research Society 2004). Bei aktiver Akromegalie verbleiben die STH-Werte deutlich über diesen Werten, meist deutlich über 1 µg/L.

LITERATUR

Growth Hormone Research Society. Consensus guidelines for the diagnosis and treatment of growth hormone (GH) deficiency in childhood and adolescence: summary statement of the GH Research Society. J Clin Endocrinol Metab 2000; 85: 3990–3.

Growth Hormone Research Society. Consensus guidelines for the diagnosis and treatment of adults with growth hormone deficiency: summary statement of the Growth Hormone Research Society Workshop on Adult Growth Hormone Deficiency. J Clin Endocrinol Metab 1998; 83: 379–81.

Growth Hormone Research Society; Pituitary Society. Biochemical assessment and long-term monitoring in patients with acromegaly: statement from a joint consensus conference of the Growth Hormone Research Society and the Pituitary Society. J Clin Endocrinol Metab 2004; 89: 3099–102.

Sp100-Autoantikörper

➤ Kap. 18.10.8, ➤ Tab. 18-7.

S

Spezifische Antikörper bei bakteriellen, parasitären, mykologischen und viralen Infektionen (€€–€€€)

Thomas Nichterlein

Immunologische Methoden zum Nachweis von Infektionen können dem Nachweis von Antigenen der Krankheitserreger und Antikörpern, die in Antwort auf Krankheitserreger gebildet werden, dienen. Antikörpernachweise können unspezifisch sein (z.B. Kälteagglutinine, VDRL, Mononukleose-Schnelltest) oder spezifische Antikörper gegen definierte Krankheitserreger messen. Antikörpernachweise werden erst mit einer gewissen Latenz positiv, d.h. erst, wenn die Infektion bereits einige Tage bis Wochen besteht.

Indikationen

- Antikörpernachweise sind in der **Diagnostik einer akuten oder persistierenden Infektion** immer dann von Bedeutung, wenn die Diagnostik mit ihnen hinreichend **schnell und spezifisch** erfolgen kann und keine Methoden zur Verfügung stehen, die diese Ziele schneller und preiswerter erreichen.
- Die Antikörperdiagnostik muss notgedrungen dann eingesetzt werden, **wenn die Krankheitserreger nicht direkt zugänglich** sind.
- Antikörpernachweise werden **zur Unterscheidung von Kolonisation und Infektion mit Mikroorganismen** (bei Sprosspilzen, Pseudomonas aeruginosa) eingesetzt, da Antikörper bei Kolonisation eventuell nur in geringer Menge gebildet werden bzw. nur bei Infektion eine Antikörperbildung gegen bestimmte Antigene erfolgt.
- Antikörpernachweise eignen sich **zur Stadieneinteilung** bestimmter Infektionen (z.B. Borreliose), da die Antikörperbildung gegen bestimmte Antigene stadienabhängig sein kann.
- Der Nachweis der lokalen Bildung von Antikörpern kann die **Lokalisierung der Infektion** unterstützen (z.B. Liquordiagnostik).
- Antikörpernachweise sind **bei Virusinfektionen** oft die einzige Routinemethode der Infektionsdiagnostik, da Nukleinsäurenachweise und die Anzüchtung für viele Viren nur in Speziallaboratorien erfolgen und nach Sistieren der Virusausscheidung unbrauchbar sind. Sinnvoll ist der Antikörpernachweis z.B. bei Verdacht auf Infektion mit HIV, HTLV, Hepatitisviren, Herpesviren, Denguefiebervirus, RSV, Rötelnvirus, Influenzaviren, Parainfluenzaviren, Gelbfiebervirus, FSME-Virus.
- Antikörpernachweise bei bakteriellen Infektionen werden meist dann verwendet, **wenn die Bakterien schlecht oder nicht anzüchtbar sind,** also z.B. bei Verdacht auf Infektionen mit Bartonella henselae (Katzenkratzkrankheit), Borrelia burgdorferi (Lyme disease), Brucella abortus (Bruzellose), Burkholderia pseudomallei (Melioidose), Chlamydia spp. (Pneumonie), Coxiella burnetii (Q-Fieber), Francisella tularensis (Tularämie), Legionella pneumophila (Legionärskrankheit), Leptospira interrogans (Morbus Weil), Mycoplasma pneumoniae (Pneumonie), Rickettsien (Felsengebirgsfieber), Salmonella typhi (Typhus), Treponema pallidum (Lues), Yersinia pseudotuberculosis/enterocolitica (Pseudoappendizitis).
- Bei **Verdacht auf systemische Parasitenerkrankungen** tragen Antikörpernachweise zur Differenzialdiagnose folgender Erkrankungen bei: Echinokokkose, Filariose, Leishmaniose, Schistosomiasis, Toxoplasmose, Trichinose, Zystizerkose.
- Mykologische Antikörpernachweise spielen hauptsächlich **für die Diagnostik exotischer Mykosen** (z.B. Blastomykose, Kokzidioidomykose) eine Rolle. Ihre Verwendung zur Verlaufskontrolle von Infektionen mit Candida albicans ist umstritten.

Präanalytik

Untersuchungsmaterial: Antikörpernachweise erfolgen meist aus Serum, aber auch aus Liquor. Die Entnahme soll nicht nach dem Essen erfolgen (Lipämie). Falls Liquor untersucht werden soll, muss eine parallele Abnahme und Untersuchung einer Serumprobe erfolgen.

Stabilität: Das Serum soll nach ca. 60 Minuten bei Raumtemperatur vom Blutkuchen getrennt werden, Lagerung über einige Tage bei 2–8 °C gilt als unkritisch. Darüber hinaus sind die Seren bei –20 °C oder bei niedrigeren Temperaturen zu lagern. Man kann davon ausgehen, dass die Resultate der Bestimmung des spezifischen IgG dann für einige Monate konstant bleiben, falls wiederholtes Einfrieren und Auftauen vermieden wird.

Analytik

Antikörper können mit vielfältigen immunchemischen Methoden nachgewiesen werden. Meist erfolgt eine Quantifizierung der vorhandenen Antikörper, oft als letzte reaktive Serumverdünnung (Titer). Gebräuchliche Methoden sind Modifikationen des ELISA, der indirekten Immunfluoreszenz, Agglutinationsreaktionen, Komplementbindungsreaktion, Präzipitationsreaktionen sowie der Immunoblot. Diese Methoden sind unterschiedlich sensitiv und erlauben in unterschiedlichem Ausmaß den Nachweis von Antikörpern verschiedener Antikörperklassen und die Detektion von Antikörpern gegen bestimmte Proteine des Krankheitserregers.

Qualitätskriterien sind noch nicht für alle Antikörpertests ausreichend definiert. Eine Positiv- und Negativkontrolle sollte bei qualitativen Verfahren in jeder Serie mitgeführt werden. Bei Anwendung quantitativer Messwerte und klinischer Entscheidungsgrenzen sollte die maximal zulässige Unpräzision 10%, bei Titern eine Titerstufe nicht überschreiten. In Ringversuchen zur externen Qualitätskontrolle, die zweimal pro Jahr nachzuweisen sind und mehrmals jährlich angeboten werden, wird je nach Methode die zweifache Titerstufe vom Median, bei qualitativen Ergebnissen eine Stufe und bei quantitativen Methoden ≤ 0,5 log 10 vom Mittelwert oder methodenabhängigen Sollwert als maximal zulässige Abweichung im Einzelfall empfohlen und angewendet.

Störfaktoren: Rheumafaktoren (falsch positive IgM-Nachweise), Hemmsubstanzen, die mit dem Antigen interferieren, und Störungen, die bei ungenügender Serumverdünnung bei Antikörperüberschuss auftreten (Prozonenphänomen mit falsch negativen Resultaten).

Beurteilung

Erhöhte Werte sprechen für eine akute, andauernde oder stattgehabte Infektion, falls falsch positive Resultate ausgeschlossen werden können oder unwahrscheinlich sind:

- Erhöhte Werte an spezifischem IgM, evtl. auch IgA, deuten auf eine akute Infektion hin.
- Erhöhte Werte an spezifischem IgG deuten auf eine Auseinandersetzung mit dem Infektionserreger hin und können bei akuter, anhaltender oder früherer Infektion auftreten.
- Ansteigende oder abfallende Werte deuten auf eine akute Infektion oder auf eine Reinfektion hin. Für die Komplementbindungsreaktion ist von einer signifikanten Titerveränderung auszugehen, wenn der Titer sich um zwei oder mehr Verdünnungsstufen (vierfacher Antikörpertiteranstieg) in Seren unterscheidet, die im Abstand von zehn bis 14 Tagen entnommen und gleichzeitig untersucht wurden. Geringere Zeitabstände und einzelne Testung der Seren sind bei Verwendung anderer Methoden manchmal ausreichend.

Positive Antikörpernachweise können **falsch** interpretiert werden:

- Durch partielle Antigengemeinschaft von Krankheitserregern, die völlig unterschiedliche Erkrankungen hervorrufen, kommt es zu Kreuzreaktionen, die eine spezifische Diagnostik verhindern (z.T. in der Parasitendiagnostik).
- IgM-Antikörper können gelegentlich jahrelang persistieren, ohne dass eine akute Infektion vorliegt (z.B. bei Borreliose).

Negative Ergebnisse schließen eine Infektion nicht immer aus:

- Das Antikörperbildungsvermögen zeigt individuelle Abweichungen (Säuglinge, Immunsupprimierte).
- Bei begrenzten oberflächlichen Haut- und Schleimhautinfektionen kann die Antikörperbildung ungenügend sein.
- Bei frühzeitiger erfolgreicher Antibiotikatherapie kann die Antikörperbildung ausbleiben.
- Diaplazentar übertragene IgG-Antikörper können beim Neugeborenen nachgewiesen werden, ohne dass eine Infektion vorliegt (Leihimmunität).

Spezifischer Antikörperindex

➤ Kap. 24, „Liquor-Antikörper-Index“.

Spezifisches Gewicht des Harns

➢ Kap. 24, „Osmolalität, Leitfähigkeit und spezifisches Gewicht des Harns“.

SPINK1-Gen

➢ Kap. 24, „Molekulargenetische Diagnostik“ – „Sekretorischer pankreatischer Trypsininhibitor vom Kazal-Typ (SPINK1) bei Pankreatitis mit Diabetes mellitus (OMIM-Nummer: *167790)“.

Sprue, einheimische, Antikörperbestimmung (€€€)

Guntram Lock

Inhalte: Antiendomysium-Antikörper, Antigliadin-Antikörper, Antigewebstransglutaminase-Antikörper, Antiretikulin-Antikörper.

➢ Kap. 24, „Endomysium-Antikörper (EmA)“.

Die einheimische Sprue ist definiert durch eine veränderte Schleimhaut insbesondere des proximalen Dünndarms, die sich unter einer glutenfreien Diät deutlich bessert und nach Reexposition mit Gluten wieder verschlechtert. Synonyme sind Zöliakie oder glutensensitive Enteropathie; im englischen Sprachraum hat sich der Begriff der „celiac sprue“ durchgesetzt. Die Prävalenz in Europa wird auf 1:300 geschätzt, Frauen sind etwa doppelt so häufig betroffen wie Männer.

Bei Kindern stehen Gedeihstörungen mit Apathie, Blässe, Anorexie und Kachexie im Vordergrund. Die Kinder weisen häufig ein aufgetriebenes Abdomen auf und setzen weiche, voluminöse und übel riechende Stühle ab. Auch bei Erstmanifestation im Erwachsenenalter stehen Durchfälle im Vordergrund der Symptomatik, aber auch Gewichtsabnahme, Leistungsminderung, Anämie, Zeichen der Malabsorption oder sogar psychiatrische Symptome können das klinische Bild charakterisieren.

Als „Goldstandard“ der Diagnostik gilt nach wie vor die Dünndarmbiopsie, die mit einer möglichst großen Zange durchgeführt werden sollte. Verschiedene serologische Tests, auf die im Folgenden näher eingegangen werden soll, werden als Screening-Parameter bei Verdacht auf Sprue angesehen.

Indikationen

- Unklare Malabsorption,
- unklare Diarrhöen,
- Gedeihstörungen bei Kindern,
- sonstige Symptome, die für eine Sprue sprechen können.

Präanalytik

Untersuchungsmaterial: Alle Antikörper werden im Serum bestimmt.

Stabilität: Im Serum bei Raumtemperatur einen Tag, im Kühlschrank sieben Tage und eingefroren ein Jahr stabil.

Analytik und Beurteilung

Antiretikulin-Antikörper sind mittels Immunfluoreszenz nachzuweisende Antikörper. Sie wurden bereits 1971 beschrieben und gelten als relativ spezifisch, aber nicht sehr sensitiv für die Sprue. Nach Einführung der Antigliadin- und Antiendomysium-Antikörper werden sie kaum noch eingesetzt.

Antigliadin-Antikörper richten sich gegen das Getreidegliadin. Die IgA-Antikörper gegen Gliadin gelten als spezifischer, aber weniger sensitiv als die IgG-Gliadin-Antikörper. Insbesondere bei den 2–3% der IgA-defizienten Spruepatienten sind alle IgA-basierten Suchtests in der Regel negativ. Es wird daher gefordert, dass Suchprofile für die Sprue auch IgG-Antigliadin- oder IgG-Antitransglutaminase-Antikörpertests enthalten oder zumindest das Gesamt-IgA mit bestimmt wird. Antigliadin-Antikörper können auch bei Kuhmilchintoleranz, IgA-Nephropathie, Morbus Crohn, eosinophiler Enteritis, tropischer Sprue oder gelegentlich auch bei Gesunden erhöht sein.

Antiendomysium-Antikörper richten sich gegen das Endomysium, ein Bindegewebsprotein, das bei Primaten zwischen den Myofibrillen des Gastrointestinaltrakts liegt. Als Substrat für die Antikörper ist der Primatenösophagus mittlerweile von menschlicher Nabelschnur abgelöst worden, was den Test insgesamt vereinfacht hat. Antiendomysium-Antikörper scheinen den Antigliadin-Antikörpern beim Screening von Kollektiven mit einer hohen Prävalenzrate an Sprue überlegen zu sein; die Kombination beider Antikörper weist positiv und negativ prädiktive Werte von annähernd 100% auf. Wenn einer von beiden Tests positiv ist, sollten die Patienten einer Dünndarmbiopsie zugewiesen werden. Umgekehrt ist eine Sprue sehr unwahrscheinlich, wenn beide Antikörper negativ sind.

Antigewebstransglutaminase-Antikörper: Dieser in den letzten Jahren eingeführte Test beruht darauf, dass das Enzym Gewebstransglutaminase als wesentliches Endomysium-Antigen bei der Sprue beschrieben wurde. Der ELISA gilt als ähnlich aussagekräftig wie Antiendomysium- und Antigliadin-Antikörper und wird von einigen Autoren inzwischen als Test der ersten Wahl gesehen.

Die spruetypischen Antikörper können bei behandelten, d.h. glutenfrei ernährten Patienten nicht mehr im Serum nachweisbar sein. Allerdings weisen umgekehrt eine Reihe von glutenfrei ernährten Patienten mit negativen Antikörpern nach wie vor deutliche spruetypische Veränderungen der Dünndarmmukosa auf, sodass die alleinige Bestimmung der Antikörper und der Verzicht auf eine Dünndarmbiopsie zur **Verlaufskontrolle** der Effektivität einer Therapie nicht ausreichend sind.

S

Squamous Cell Carcinoma Antigen (€€€)

Petra Stieber

Das Squamous Cell Carcinoma Antigen (SCCA) stellt eine der 14 Fraktionen des TA-4-Antigens dar und ist ein hochreines Protein mit einem Molekulargewicht um 42 kD (Kohlenhydratanteil von 0,6%), das aus Lebermetastasen eines Plattenepithelkarzinoms der Cervix uteri isoliert wurde.

Bezüglich der Aminosäurensequenz besteht eine enge Homologie mit der Serinproteasen-Inhibitor-Familie, z.B. dem Plasminogen-Aktivator-Inhibitor.

TA-4 kommt in großzelligen Zervixkarzinomen, in normalen, dysplastischen und malignen Plattenepithelgeweben des aerodigestiven Trakts vor, mit einer hohen Expression in der Oberfläche von normalem Plattenepithel und in gut differenzierten Plattenepithelkarzinomen. Es ist nicht in dysplastischen Mundhöhlenepithelien und in schlecht differenzierten Plattenepithelkarzinomen nachweisbar. Auf subzellulärer Ebene wird TA-4 im Zytosol gefunden und gilt daher als Strukturprotein und Differenzierungsindex des Plattenepithelkarzinoms.

Indikationen

- Präoperativ bzw. prätherapeutisch bei der Erstdiagnose von
  - Bronchialkarzinomen ungeachtet des histologischen Subtyps (zusammen mit CEA, CYFRA 21-1, NSE und ProGRP),
  - Tumoren des HNO-Trakts (zusammen mit CYFRA 21-1 und CEA),
  - Karzinomen der Cervix uteri,
  - Ösophagus- und Analkarzinomen,
- zur differenzialdiagnostischen Unterstützung von unklaren Lungenrundherden (zusammen mit CEA, CYFRA 21-1, NSE, ProGRP),
- zur Therapieeffizienzkontrolle und Nachsorge von
  - Plattenepithelkarzinomen der Lunge,
  - Plattenepithelkarzinomen des HNO-Trakts,
  - Karzinomen der Cervix uteri (in Kombination mit CEA),
  - Plattenepithelkarzinomen des Ösophagus und des Analkanals.

Präanalytik

Als **Untersuchungsmaterialien** dienen Serum, Plasma, Liquor, Pleuraexsudat oder Aszites.

Stabilität: Bei Raumtemperatur zeigt SCCA sowohl im Vollblut als auch im Serum eine Stabilität von sieben Tagen. Bei 4–8 °C und eingefroren bei –20 °C ist SCCA einen Monat im Serum stabil.

Einflussgrößen

Die Ausscheidung des SCCA erfolgt vorwiegend renal. Die biologische Halbwertszeit beträgt einen Tag.

Einschränkungen der Nierenfunktion verzögern die Elimination des SCCA und können (ohne definierte Korrelation zu Kreatinin) zu deutlich erhöhten Konzentrationen im Serum führen.

Bei der Probengewinnung und -verarbeitung ist eine Kontamination mit Hautspuren oder Speichel (Husten, Niesen) aufgrund des physiologisch hohen SCCA-Anteils zu vermeiden, da hierdurch analytisch richtige, aber diagnostisch deutlich falsch positive Befunde hervorgerufen werden können.

Analytik

Die Bestimmung erfolgt immunologisch mit fluorimetrischer (FPIA) Detektion.

Qualitätskriterien: Da derzeit keine Vorgaben nach den Richtlinien der Bundesärztekammer vorliegen, kommen folgende Erfahrungskriterien analog zur Anwendung:

- Maximal zulässige Abweichung des Einzelwerts: 15,5%.
- Maximal zulässige Abweichung beim Ringversuch: 30% bei SCCA ≥ 3 µg/L; ≤ 0,9 µg/L bei SCCA < 3 µg/L.

Da keine Referenzmethode vorliegt, werden methodenabhängige Sollwerte zur Messung der Richtigkeit angewendet.

Referenzbereiche

Stark methodenabhängig (mono- oder polyklonale Antikörper) liegt die 95%-Perzentile gesunder Kontrollpersonen zumeist zwischen 2 und 3 µg/L, vereinzelt können physiologische Werte bis ca. 5 µg/L vorkommen.

Frauen haben leicht höhere Werte, es besteht aber keine Altersabhängigkeit. Ebenso haben Rauchgewohnheiten keinen Einfluss auf die SCCA-Konzentration.

Beurteilung

Spezifität: SCCA ist weder tumor- noch organspezifisch.

In erster Linie zu berücksichtigen ist die Abhängigkeit der SCCA-Konzentration von der **Nierenfunktion.** Bei eingeschränkter Nierenfunktion ist eine Interpretation des SCCA-Wertes nur mit Zurückhaltung empfehlenswert.

Aufgrund des pathophysiologischen Hintergrunds von SCCA ergibt sich eine weitere, im klinischen Alltag besonders relevante Einschränkung der differenzialdiagnostischen Aussagekraft von SCCA, nämlich die Beeinflussung durch **Hauterkrankungen** wie Psoriasis, Ekzeme und Pemphigus, die z.T. sehr deutliche Erhöhungen hervorrufen können. Problematisch besonders deshalb, weil weder Patienten diese zum Teil zum Alltag gewordenen Hautgrunderkrankungen dem Arzt gegenüber erwähnen noch der Arzt zum Zeitpunkt einer fraglichen Tumorerkrankung differenzialdiagnostisch an eine „nicht gefährliche" Grunderkrankung der Haut denkt. Somit ist in Befundberichten stets auf diese teilweise erhebliche Beeinflussung der SCCA-Freisetzung hinzuweisen.

Auch weitere benigne Grunderkrankungen wie gynäkologische, urologische, gastrointestinale und pulmonale Erkrankungen können vereinzelt zu einer gesteigerten SCCA-Freisetzung führen, jedoch selten > 10 µg/L.

Gegenüber CYFRA 21-1 weist SCCA zwar eine deutlich niedrigere Sensitivität für Plattenepithelkarzinome der Lunge auf, allerdings jedoch bei einer eindeutig höheren Spezifität für Plattenepithelkarzinome.

Sensitivität: In hohen Wertlagen (> 10 mg/L) wird SCCA vornehmlich von Plattenepithelkarzinomen der Cervix uteri, der Lunge, des Kopf-Hals-Bereichs, des Ösophagus sowie des Analkanals, wesentlich seltener von anderen gynäkologischen und gastrointestinalen Karzinomen freigesetzt.

Die höchste Freisetzungsrate findet bei primären **Plattenepithelkarzinomen der Zervix** statt, mit deutlicher Stadienabhängigkeit von im Mittel 10% im Stadium FIGO I, 30% im Stadium FIGO II, 50% im Stadium FIGO III und bis zu 85% im Stadium FIGO IV. Bei adenosquamösen Zervixkarzinomen liegt die durchschnittliche Freisetzungsquote mit ca. 50% niedriger, dies gilt insbesondere für das reine Adenokarzinom mit ca. 20%.

SCCA hat einen hohen diagnostischen Stellenwert in der Verlaufsbeobachtung des Zervixkarzinoms; bereits etwa eine Woche nach kurativer Operation bzw. Radiotherapie erreicht SCCA seine Basiswerte.

Patientinnen mit persistierend erhöhter SCCA-Freisetzung bis sechs Wochen nach Beendigung der Ersttherapie haben die höchste Rezidivquote. Eine gesteigerte SCCA-Freisetzung durch den Primärtumor stellt einen unabhängigen Prognosefaktor dar, bei nodal-negativen Patientinnen besteht dann ein 3fach höheres Rezidivrisiko.

Die „lead time" für eine frühzeitige Entdeckung einer Progression beträgt bis zu 14 Monate (Mittelwert etwa drei Monate).

In der Nachsorgesituation ist die kombinierte Bestimmung mit CEA diagnostisch insbesondere bei Fernmetastasierung der Einzelbestimmung von SCCA überlegen.

Erhöhte SCCA-Werte findet man in 17% aller **nicht-kleinzelligen Bronchialkarzinome (NSCLC)** bzw. in 31% der Plattenepithelkarzinome der Lunge (bei einer 95%igen Spezifität), mit einer deutlichen Stadienabhängigkeit und einer bis zu 100%igen Freisetzungswahrscheinlichkeit im metastasierten Stadium. Dennoch haben viele Untersuchungen gezeigt, dass SCCA diagnostisch CYFRA 21-1 beim Plattenepithelkarzinom der Lunge unterlegen ist (ca. 30% durchschnittliche Freisetzung für SCCA vs. 60–70% für CYFRA 21-1). Allerdings ist SCCA von diagnostischer Relevanz, da ein hoher Wert des Markers mit hoher Wahrscheinlichkeit verdächtig auf ein nichtkleinzelliges Bronchialkarzinom und insbesondere ein Plattenepithelkarzinom ist, während CYFRA 21-1 bei Lungenkarzinomen jeglicher Histologie gesteigert freigesetzt wird.

Im Verlauf sind ansteigende SCCA-Werte über den individuellen Basiswert hinaus beim Plattenepithelkarzinom mit einer fast 100%igen Spezifität und 70–80%igen Sensitivität ein erster Anhalt für ein Rezidiv mit Vorlaufzeiten von etwa zwei Monaten.

Bei **Plattenepithelkarzinomen des HNO-Trakts** liegt die Freisetzungsrate von SCCA stadienabhängig zwischen 40 und 80%, wobei die Kombination insbesondere mit CEA, aber auch mit CYFRA 21-1 die Sensitivität steigert.

Mit einer deutlichen Korrelation zum Tumorstadium beträgt die Sensitivität für das **Plattenepithelkarzinom des Ösophagus** ca. 40%. Darüber hinaus spricht ein SCCA-Wert innerhalb des Referenzbereichs zum Zeitpunkt der Primärdiagnose für einen lokal begrenzten Tumor und eine günstige Prognose.

Auch beim Magenkarzinom kann in ca. 20% der Fälle eine gesteigerte SCCA-Freisetzung stattfinden, dies gilt insbesondere für die Karzinome des Übergangsepithels. Auch Penis-, Ovarial- und Harnblasenkarzinome können gelegentlich zu einer gesteigerten SCCA-Freisetzung führen.

LITERATUR

Damle SR. Usefulness of squamous cell carcinoma antigen (SCC) in carcinoma of the esophagus. Clin Chem 1988; 34: 1299–1300.

Kato H, Torigoe T. Radioimmunoassay for tumor antigen of human cervical squamous cell carcinoma. Cancer 1977; 40: 1621–8.

Meier W, Eiermann W, Stieber P, Schneider A, Fateh-Moghadam A, Hepp H. Experience with SCC antigen, a new tumor marker for cervical cancer. Eur J Cancer Clin Oncol 1989; 25: 1555–9.

Stieber P, Fateh-Moghadam A, Knedel M. Squamous cell carcinoma (SCC-) Antigen in der Diagnostik und Verlaufsbeurteilung des Cervix-Karzinoms. GIT Lab Med 1987; 11/12: 554–8.

ssDNA-Autoantikörper

➢ Kap. 24, „Antinukleäre Antikörper (ANA) und deren Spezifitäten".

Stabkernige Granulozyten

➢ Kap. 24, „Differenzialblutbild, mechanisierte Differenzierung von Leukozyten".

Steinanalyse

➢ Kap. 24, „Harnsteinanalyse".

Steinmetaphylaxeprogramm

➢ Kap. 24, „Harnsteinmetaphylaxeprogramm".

STH

➢ Kap. 24, „Somatotropin inklusive Stimulations- und Suppressionstests".

Stuhl, okkultes Blut

➢ Kap. 24, „Okkultes Blut im Stuhl".

Stuhlfettbestimmung

➢ Kap. 24, „Fett im Stuhl".

Suchanalyse in Blut und Urin

➢ Kap. 24, „Drogensuchanalyse („Drogenscreening")".

Synacten®-Test

➢ Kap. 24, „ACTH-Kurztest".

T

T_3

➢ Kap. 24, „Trijodthyronin (T_3) und freies Trijodthyronin (fT_3)".

T_4

➢ Kap. 24, „Thyroxin (T_4) und freies Thyroxin (fT_4)".

T-Zellen

➢ Kap. 24, „Immunphänotypisierung von Lymphozyten".

Tacrolimus (€€)

Werner Steimer

Tacrolimus (FK506) wird ähnlich wie Ciclosporin (CsA) zur Prophylaxe der Abstoßungsreaktion nach Leber- und Nierentransplantation in Kombination mit anderen Immunsuppressiva (z.B. Azathioprin) eingesetzt. In Studien wurde Tacrolimus auch bei Herz-, Pankreas-, Dünndarm- und Lungentransplantation und bei T-Zell-vermittelten Autoimmunerkrankungen (z.B. allergische Enzephalomyelitis) erprobt. Es handelt sich um ein Makrolidlacton aus dem Pilz Streptomyces tsukubaensis.

Die Wirkung ist ähnlich der des Ciclosporins. Tacrolimus hemmt ebenfalls die T-Zell-vermittelte Immunantwort und inhibiert die Synthese von Interleukin-2. Wie CsA bindet es intrazellulär an zytoplasmatische Proteine, Immunophilline, und inhibiert über die Bindung an Calcineurin die intrazelluläre Signalverarbeitung. Bei gleicher Konzentration ist Tacrolimus etwa zehn- bis 100-mal potenter als Ciclosporin.

Tacrolimus darf wegen synergistischer Toxizität nicht in Kombination mit anderen Calcineurin-Inhibitoren, z.B. Ciclosporin, gegeben werden.

Die unter „Ciclosporin" dargestellten grundlegenden Prinzipien des Monitorings von Immunsuppressiva gelten analog auch für Tacrolimus.

Behandlungsindikationen:

- Prophylaxe der Abstoßungsreaktion nach Leber- und Nierentransplantation in Kombination mit Kortikosteroiden und anderen Immunsuppressiva (z.B. Azathioprin),
- Behandlung der steroidresistenten Transplantatabstoßung bei ciclosporinbasierter Immunsuppression nach Lebertransplantation,
- Therapieversuch bei manifester, steroidresistenter Transplantatabstoßung bei ciclosporinbasierter Immunsuppression nach Nierentransplantation (nur bei fehlender Alternative). Wenn möglich, sind übliche Behandlungsschemata unter Einsatz von Antilymphozytenantikörpern (z.B. OKT3) vorzuziehen.

Dosierung: Die initiale Dosierung (Erwachsene) bei Lebertransplantation beträgt in der Regel 0,1–0,2 mg/kg KG/Tag, bei Nierentransplantation 0,15–0,3 mg/kg KG/Tag, gegeben in jeweils zwei Teildosen. Diese Dosen dienen nur als grobe initiale Richtlinie, da die Dosierung individuell auf jeden Patienten anhand der Ergebnisse der Blutspiegelbestimmungen und des klinischen Verlaufs eingestellt werden muss.

Wie bei Ciclosporin werden auch bei Tacrolimus in verschiedenen Zentren eigene Therapieprotokolle angewandt.

Nebenwirkungen: Die Nebenwirkungsspektren von Ciclosporin und Tacrolimus sind insgesamt sehr ähnlich. Generell gilt, dass – insbesondere bei zu starker Immunsuppression – mit einer erhöhten Infektanfälligkeit und einem erhöhten Risiko für maligne Erkrankungen gerechnet werden muss. Daneben stehen Nephro- und Neurotoxizität sowie eine verminderte Glukosetoleranz im Vordergrund. Viele der berichteten Nebenwirkungen sind nach Dosisreduktion reversibel.

Die häufigsten Nebenwirkungen im Einzelnen:

- Nervensystem:
  - häufig: Tremor, Kopfschmerz, Insomnie, Parästhesie, depressive Verstimmungen, Verwirrtheit, Koordinationsstörungen, Nervosität, Schwindel, Störungen des Sehvermögens,
  - gelegentlich: Neuropathie, Somnolenz, Amnesie, erhöhter Muskeltonus, Katarakt, Hörstörungen, Krampfanfälle, psychotische Störungen, Enzephalopathie,
- Nieren und Harnwege:
  - häufig: Niereninsuffizienz, Oligurie, Nephropathie,
  - gelegentlich: Nierenversagen, strukturelle Nierenveränderungen, Hydronephrose,
- Stoffwechsel:
  - häufig: Hyperglykämie (enge Überwachung), Hyperkaliämie, Hypomagnesiämie, Diabetes mellitus, Hypokaliämie, Hypokalzämie,
  - gelegentlich: Veränderungen der Phosphatspiegel, Erhöhungen von Bilirubin, alkalischer Phosphatase und Harnsäure, Hypoproteinämie und Hyponatriämie, Störungen des Säure-Basen-Haushalts, Ödeme,
- Gastrointestinaltrakt und Leber:
  - häufig: Nausea, Erbrechen, Diarrhö, Obstipation, Cholangitis, erhöhte Leberwerte,
  - gelegentlich: Hepatitis, Ikterus, Aszites, Ileus,
- Herz-Kreislauf-System:
  - häufig: Hypertonie,
  - gelegentlich: EKG-Veränderungen, Hypotonie, Tachykardie,
- Blut:
  - häufig: Anämie, Leukozytose, Thrombozytopenie,
  - gelegentlich: Leukozytopenie, Blutgerinnungsstörungen, Blutungen,
- Haut:
  - häufig: Pruritus, Haarausfall, Schwitzen, Exantheme,
  - gelegentlich: Hirsutismus, Photosensibilität, Erytheme, Akne,
- Atemwege: gelegentlich: Atemnot, Lungenfunktionsstörungen, Atelektase, Pleuraergüsse, Asthma,
- Skelett/Muskulatur,
  - häufig: Arthralgien,
  - gelegentlich: Muskelkrämpfe, Muskelschwäche.

Kontraindikationen:

- Überempfindlichkeit gegen Tacrolimus,
- Kombination mit Ciclosporin,
- nach Lebertransplantation bei irreversibler Reduktion der Gallengänge infolge chronischer Abstoßung (vanishing bile duct syndrome),
- Schwangerschaft (embryotoxisch und teratogen).

Pharmakokinetik:

- **Absorption:** Die mittlere orale Bioverfügbarkeit von Tacrolimus beträgt bei einer großen interindividuellen Variabilität etwa 14–17%. Gleichzeitige Nahrungsaufnahme, insbesondere fetthaltiger Speisen, verzögert und vermindert die Aufnahme von Tacrolimus signifikant, weshalb die Einnahme von Tacrolimus spätestens eine Stunde vor oder mindestens zwei bis drei Stunden nach einer Mahlzeit erfolgen sollte. Maximale Blutspiegel werden etwa eine bis drei Stunden nach Einnahme erreicht.
- **Verteilung:** Das Verteilungsvolumen von Tacrolimus beträgt etwa 0,85–0,88 L/kg Körpergewicht. Tacrolimus reichert sich im Blut hauptsächlich in Erythrozyten an, die im Vollblut messbaren Konzentrationen liegen etwa 20-mal höher als im Plasma. Die Verteilung zwischen Plasma und Erythrozyten ist ähnlich wie bei Ciclosporin stark von Temperatur, Hämatokrit und Tacrolimuskonzentration abhängig. Im Plasma sind ca. 99% des Tacrolimus eiweißgebunden.
- **Elimination:** Tacrolimus wird vorwiegend in der Leber, aber möglicherweise auch in der Darmwand durch das Cytochrom P450 3A4 metabolisiert. Neun Metaboliten, teilweise mit pharmakologischer Restwirkung, sind bekannt. Die Metaboliten von Tacrolimus werden über die Galle ausgeschieden, weniger als 1% wird als unverändertes Tacrolimus renal eliminiert. Die mittlere Halbwertszeit von Tacrolimus liegt bei etwa zwölf bis 16 Stunden.

Wechselwirkungen: Da Tacrolimus (wie Ciclosporin) hauptsächlich über Cytochrom P450 3A4 metabolisiert wird, sind alle Substrate dieses Enzyms potenzielle Kandidaten für Arzneimittelinteraktionen mit diesen Immunsuppressiva und alle bei Ciclosporin bekannten Wechselwirkungen sind möglicherweise auch bei Tacrolimus relevant. In ➤ Tab. 24-

T

Tab. 24-37 Arzneimittelwechselwirkungen von Tacrolimus.

Medikament/Therapie	Konsequenz bei gleichzeitiger Therapie mit Tacrolimus	Empfehlung
Ciclosporin	Halbwertszeit von CsA verlängert, synergistische Nephrotoxizität	Kontraindiziert
Kortikosteroide (Methylprednison, Methylprednisolon, Prednison, Prednisolon, Kortison, Hydrocortison)	Hemmung oder Beschleunigung des Abbaus sowohl von Tacrolimus als auch der Kortikosteroide	
Antimykotika (Ketoconazol, Fluconazol, Clotrimazol, Itraconazol, Miconazol), Makrolidantibiotika (Erythromycin, Clarithromycin, Josamycin), Imipenem, Amoxicillin, Metamizol, Kalziumantagonisten (z.B. Mibefradil, Diltiazem, Verapamil), Cimetidin, Omeprazol, Bromocriptin, Danazol, Dapson, Ergotamin, Fluvoxamin, Midazolam, Metoclopramid, Lidocain, Tamoxifen, Proteaseinhibitoren (z.B. Saquinavir, Ritonavir), Grapefruitsaft	Erhöhung der Tacrolimuskonzentration	Blutspiegelüberwachung, Dosisanpassung von Tacrolimus, ggf. Absetzen der Komedikation, kein Grapefruitsaft im Zusammenhang mit der Einnahme von Tacrolimus
Rifampicin, Rifabutin, Barbiturate, Carbamazepin, Phenytoin, Carbutamid, Chlorpromazin, Dexamethason, Diphenhydramin, Griseofulvin, Imipramin, Isoniazid, Meprobamat, Phenylbutazon, Sulfinpyrazon, Tolbutamid, Triflupromazin	Senkung der Tacrolimuskonzentration	Blutspiegelüberwachung, Dosisanpassung von Tacrolimus, ggf. Absetzen der Komedikation
Orale Kontrazeptiva	Wirkungsverlust und Erhöhung der Tacrolimuskonzentration	
Andere nephrotoxische Substanzen (z.B. Aminoglykoside, Vancomycin, Amphotericin B, Ciprofloxacin, Trimethoprim/Sulfmethoxazol, Melphalan, Cisplatin, Ibuprofen, nichtsteroidale Antiphlogistika, z.B. Naproxen, Sulindac)	Erhöhte Nierentoxizität	Überwachung der Nierenfunktion, bei Funktionseinbuße Dosisverminderung oder Absetzen der Komedikation
Andere neurotoxische Substanzen (z.B. Aciclovir, Ganciclovir)	Erhöhte Neurotoxizität	
Kaliumhaltige Arzneimittel, ACE-Hemmer, Angiotensin-II-Rezeptor-Antagonisten, kaliumsparende Diuretika, kaliumreiche Ernährung	Verstärkung einer unter Tacrolimus potenziell auftretenden Hyperkaliämie	
Impfungen	Beeinträchtigte Wirkung	Keine Lebendimpfstoffe
Antazida	Evtl. verminderte Resorption	

37 sind wichtige bekannte Wechselwirkungen zusammengefasst.

Bei Kombinationstherapie mit anderen Immunsuppressiva ist zu beachten, dass eine zu starke Immunsuppression ein erhöhtes Risiko für oft schwer beherrschbare Infekte und langfristig auch maligne Lymphome nach sich zieht.

Da Tacrolimus eine hohe Proteinbindung aufweist, muss bei gleichzeitiger Gabe anderer Medikamente mit hoher Proteinbindung damit gerechnet werden, dass entweder Tacrolimus oder das jeweils andere Medikament aus der Proteinbindung verdrängt werden kann. Dies kann zu erhöhter Wirksamkeit und/oder Toxizität bei unverändertem Gesamtblutspiegel führen. Bei folgenden Medikamenten sollten deshalb besondere Vorsichtsmaßnahmen getroffen werden, wenn sie zusätzlich zu Tacrolimus appliziert werden sollen: Orale Antikoagulanzien (z.B. Phenprocoumon), orale Antidiabetika (Glibenclamid, Tolbutamid), nichtsteroidale Antirheumatika bzw. Analgetika und Schilddrüsenhormone.

Indikationen

Für die Indikationen zur Bestimmung von Tacrolimusspiegeln und für die Häufigkeit des Monitorings wird exakt das gleiche Vorgehen wie bei Ciclosporin empfohlen (➤ Kap. 24, „Ciclosporin").

Präanalytik

Untersuchungsmaterial: Tacrolimus wird im EDTA-Vollblut (Hämolysat) gemessen, Plasma oder Serum sind nicht verwendbar, da das Medikament wie Ciclosporin hauptsächlich intrazellulär lokalisiert ist.

Die routinemäßige Bestimmung von Tacrolimus erfolgt als Talspiegel vor Einnahme der nächsten Dosis.

Stabilität: Tacrolimus ist im Vollblut bei Raumtemperatur sieben Tage, im Kühlschrank zwei Wochen und im eingefrorenen Hämolysat ein Jahr stabil.

Einflussgrößen

Patienten mit Leberfunktionsstörungen weisen bei gleicher Dosis höhere Tacrolimuskonzentrationen auf.

Analytik

Die Messung erfolgt meist mit Immunoassays unter Verwendung nicht-radioaktiver Methoden oder mittels LC-MS/MS. Das Verfahren mit der höchsten Spezifität und analytischen Sensitivität ist die LC-MS/MS.

Therapeutische Bereiche

Die allgemeinen im Kapitel „Ciclosporin" gemachten Aussagen hinsichtlich des therapeutischen Bereichs, seiner Bedeutung und der ihn bestimmenden Faktoren gelten analog auch für Tacrolimus (➤ Kap. 24, „Ciclosporin").

Die genannten therapeutischen Bereiche können nur als allgemeine Orientierung dienen.

Bei Einsatz der derzeit am meisten verbreiteten Analysenmethode (MEIA II, IMx ®Abbott), die eine gewisse Kreuzreaktivität zu Tacrolimusmetaboliten aufweist und somit etwas höhere Ergebnisse produziert als spezifische HPLC-MS/MS-Verfahren, werden derzeit folgende vorläufige therapeutische Bereiche empfohlen:

	Zeit nach Transplantation	Therapeutischer Bereich
Lebertransplantation	1–4 Wochen	15–20 μg/L
	1–12 Monate	8–12 μg/L
	> 12 Monate	5–10 μg/L
Nierentransplantation	1 Woche bis 6 Monate	10–15 μg/L
	6–12 Monate	8–12 μg/L
	> 12 Monate	5–10 μg/L
	1–4 Wochen	5–10 μg/L
Herztransplantation	≤ 3 Monate	10–18 μg/L
	> 3 Monate	8–15 μg/L

Beurteilung

Oberhalb von 25 μg/L ist mit einer verstärkten Toxizität zu rechnen.

Zu beachten ist, dass die oben genannte Analysenmethode, aber auch andere Immunoassays (EMIT, DadeBehring-Siemens) im unteren therapeutischen Bereich eine erhebliche analytische Impräzision aufweisen (Variationskoeffizienten bis zu 20% bei 5 μg/L). Dies bedeutet, dass bei einem wahren Wert von 5 μg/L in 95% der Einzelmessungen ein Ergebnis zwischen 3 und 7 μg/L resultiert, in den restlichen 5% sogar ein Ergebnis außerhalb dieses Bereichs. Diese hohe analytische Impräzision kann zu erheblichen Schwierigkeiten bei der Einschätzung des Therapieverlaufs führen. Eine gewisse Verbesserung ist durch allerdings sehr kostenintensive Mehrfachmessung möglich. Zudem wurde über falsch hohe Ergebnisse des MEIA-II-Assays bei anämischen Patienten mit einem Hämatokriten < 30% berichtet. Der Einsatz hochsensitiver HPLC-MS/MS-Verfahren, die allerdings nur in wenigen Laboratorien zur Verfügung stehen, erlaubt präzisere Messungen in diesem Konzentrationsbereich.

LITERATUR

Oellerich M, Armstrong VW, Schutz E, Shaw LM. Therapeutic drug monitoring of cyclosporine and tacrolimus. Update on Lake Louise Consensus Conference on cyclosporin and tacrolimus. Clin Biochem 1998; 31: 309–16.

Taylor PJ, Morris RG. Tacrolimus measurement by microparticle enzyme immunoassay II. Ther Drug Monit 2003; 25: 259–60.

T

Tartratresistente saure Phosphatase

➤ Kap. 24, „Marker der Knochenresorption" – „Tartratresistente saure Phosphatasen (TRACP)".

Tau-Protein

➤ Kap. 24, „Destruktions- und Demenzmarker in Liquor und Blut".

Teicoplanin (€€)

Werner Steimer

Teicoplanin ist wie Vancomycin ein Glykopeptidantibiotikum, dessen Wirkung sich zeitabhängig entfaltet und gegen grampositive Erreger gerichtet ist. Teicoplanin wird, ähnlich wie Vancomycin, insbesondere bei Infektionen durch methicillinresistente Staphylokkokken (MRSA) eingesetzt.

Behandlungsindikationen:

- Durch grampositive Erreger verursachte mittelschwere und schwere Infektionen folgender Organsysteme:
  - Herz,
  - Knochen,
  - Atemwege,
  - Haut und Weichteilgewebe,
  - Niere und ableitende Harnwege,
  - Magen-Darm-Trakt,
- bei Sepsis durch grampositive Erreger,
- zur perioperativen Prophylaxe bei erhöhter Gefährdung durch grampositive Infektionen.

Dosierung: Die Erhaltungsdosis (für nierengesunde Erwachsene) beträgt 400 mg/Tag.

Nebenwirkungen:

- Ototoxizität und Nephrotoxizität scheinen ein weit geringeres Problem als bei Vancomycin darzustellen.
- Auch das „Red-neck"- bzw. „Red-man"-Syndrom scheint bei Teicoplanin wesentlich seltener aufzutreten als bei Vancomycin.
- Allergische Reaktionen.
- Phlebitiden an den intravenösen Zugängen.

Kontraindikationen: Schwangerschaft, Stillzeit.

Pharmakokinetik: Die Applikation von Teicoplanin erfolgt meist als einmal tägliche Bolusinjektion, eventuell auch als intramuskuläre Injektion. Oral appliziertes Teicoplanin wird nicht resorbiert. Teicoplanin wird praktisch nicht metabolisiert, es wird in unveränderter Form überwiegend renal ausgeschieden.

Indikationen

Die Bestimmung von Teicoplanin wird gelegentlich zur Überprüfung einer ausreichenden Dosierung eingesetzt. Empfohlen wird die Bestimmung am zweiten bis dritten Tag nach Therapiebeginn bei Patienten mit

- eingeschränkter Nierenfunktion,
- Endokarditis,
- septischer Arthritis,
- chronischer Osteomyelitis.

Analytik

Die Messung erfolgt mit Immunoassays unter Verwendung nicht-radioaktiver Methoden.

Qualitätskriterien: Die interne und externe Qualitätssicherung erfolgt in Anpassung an die Richtlinien der Bundesärztekammer (RiLiBÄK).

Für Plasma, Serum gelten folgende Werte:

- Maximal zulässige Abweichung vom Einzelwert: 12%.
- Maximal zulässige Abweichung beim Ringversuch: 24%.

Eine erfolgreiche Ringversuchsteilnahme wird in jedem Quartal empfohlen.

Therapeutische Bereiche

Talspiegel	> 10 mg/L
Talspiegel bei Endokarditis	> 20 mg/L

Beurteilung

Toxische Wirkungen werden ab 200 mg/L beobachtet.

Die minimalen Serumkonzentrationen (Talspiegel nach 24 Stunden vor der nächsten Dosis) dienen bei Teicoplanin im Wesentlichen der Effizienzprüfung der Therapie. Konzentrationsmessungen werden insbesondere bei Patienten mit erhöhter Clearance, z.B. bei Kindern, empfohlen. Eine Dosisreduzierung ist bei eingeschränkter Nierenfunktion empfehlenswert.

Bei Niereninsuffizienz, längerer Behandlungsdauer und Komedikation mit potenziell nephro- oder ototoxischen Substanzen muss eine regelmäßige Kontrolle des Gehörs, der Leber- und Nierenfunktion und des Blutbildes erfolgen.

Testosteron und freies Testosteron (€€€)

Martin Bidlingmaier

Inhalte: Gesamttestosteron, freies Testosteron, sexualhormonbindendes Globulin (SHBG).

Das Steroidhormon Testosteron entstammt beim Mann zum größten Teil der Synthese der Leydig-Zellen, bei der Frau zu je einem Viertel aus Ovar und Nebennieren, zur Hälfte jedoch der peripheren Konversion von Vorstufen (Androstendion, Dihydroepiandosteron). Das Testosteron wird an den Zielzellen durch die 5α-Reduktase in das eigentlich wirksame Dihydrotestosteron umgewandelt. Daher können unterschiedliche Aktivitäten dieses Enzyms sowie Unterschiede in der Rezeptorexpression an den Zielzellen ebenfalls das Ausmaß der Testosteronwirkung (Androgenisierung) beeinflussen.

Indikationen

- Verdacht auf Hypogonadismus beim Mann,
- Substitutionsüberwachung,
- V.a. Hodentumoren,
- Zyklusstörungen bei der Frau,
- Virilisierungserscheinungen bei der Frau.

Präanalytik

Untersuchungsmaterial: Die Bestimmung von Testosteron kann aus Serum, Heparin- und EDTA-Plasma erfolgen. Aus Speichelproben lässt sich direkt das freie Testosteron bestimmen.

Stabilität: Der Versand ohne Kühlung ist bei Männern über sieben Tage möglich, bei Frauen kann nach einem Tag ein Konzentrationsanstieg erfolgen. Im Serum/Plasma ist das Hormon im Kühlschrank sieben Tage und eingefroren ein Jahr stabil. Über die Stabilität des freien Hormons liegen noch nicht genügend Erfahrungen vor.

Einflussgrößen

Die zirkadiane Rhythmik der Testosteronsekretion ist zwar weniger deutlich ausgeprägt als die anderer Steroide, jedoch muss mit intraindividuellen Schwankungen von ca. 20% über den Tag gerechnet werden (morgens höhere Werte). Nachdem die Testosteronspiegel bei der Frau deutlichen Schwankungen über den Zyklus unterliegen, wird eine standardisierte Bestimmung zu Beginn (Tag 1 bis 5) des Zyklus empfohlen. Akute körperliche Belastung führt zu höheren Werten. Langfristige Belastung, Dauerstress, schwere Erkrankungen, Drogenkonsum sowie verschiedene Medikamente (z.B. Ketoconazol) führen zu erniedrigten Testosteronspiegeln. Physiologische und pathophysiologische Vorgänge, die die Konzentration der Bindungsproteine ändern, können die Gesamttestosteronkonzentration beeinflussen.

Analytik

Praktisch kommen alle nicht-radioaktiven Formen des Immunoassays zum Einsatz. Als Referenzmethode dient die Gaschromatographie/Massenspektrometrie, die auch zur Erstellung des Zielwerts bei der externen Qualitätssicherung dient.

Wie viele Steroidhormone liegt auch Testosteron im Serum an Bindungsproteine gebunden vor (> 95%), nur ein kleiner Teil ist „frei" und somit biologisch aktiv. Da alle bislang vorhandenen Verfahren zur Bestimmung des freien Testosterons aus Blutproben entweder Ergebnisse ergeben, die sich um den Faktor 2–3 unterscheiden, oder aber sehr aufwändig und für die Routinediagnostik ungeeignet sind, empfiehlt sich in Zweifelsfällen die gleichzeitige Bestimmung von Testosteron und seinem Hauptbindungsprotein, dem sexualhormonbindenden Globulin (SHBG). Daraus lässt sich der sog. freie Androgenindex als indirektes Maß der Konzentration von freiem Testosteron näherungsweise berechnen (Online-Berechnung des freien Testosterons siehe http://www.issam.ch/freetesto.htm).

Qualitätskriterien: Nach den Richtlinien der Bundesärztekammer (RiLiBÄK) gelten für die Qualitätskontrolle von Testosteron im Bereich von 0,7–69 nmol/L (0,2–20 µg/L) folgende Kriterien (Bezugsgröße ist der Referenzmethodenwert):

- Maximal zulässige Abweichung des Einzelwerts: 20,5%.

- Maximal zulässige Abweichung beim Ringversuch: 35%.

Referenzbereiche

Bei Verwendung von Immunoassays methodenabhängig.

Orientierende Werte:	Gesamttestosteron in nmol/L (µg/L)	SHBG in nmol/L	Freies Testosteron in pmol/L (ng/L)
Knaben, pubertär	2,6–6,3 (0,8–1,8)	–	–
Männer, vor dem 40. Lebensjahr	14,0–34,7 (4,0–10,0)	13–71	277–971 (80–280)
Männer nach dem 40. Lebensjahr	10,4–24,3 (3,0–7,0)	14–69	
Frauen ab der Pubertät (zyklusabhängig)	0,347–2,0 (0,1–0,6)	18–114	10–45 (3–13)

Beurteilung

Bei erwachsenen Männern sind morgendliche Testosteronwerte unter 10 nmol/L (< 3 µg/L) bei Beachtung möglicher Einflussfaktoren in jedem Fall pathologisch und erfordern die weitere Abklärung des Hypogonadismus. Über die Genese des Hypogonadismus gibt z.B. die Bestimmung von LH und FSH weitere Auskunft (➤ Kap. 24, „Lutropin", ➤ Kap. 24, „Follitropin").

In der Abklärung von Virilisierungserscheinungen bei Frauen muss bei stark erhöhten Testosteronspiegeln außer an einen – eher seltenen – androgenproduzierenden Tumor insbesondere auch an ein nicht-klassisches adrenogenitales Syndrom (21-Hydroxylase-Defekt) gedacht werden.

LITERATUR

Vermeulen A, Verdonck L, Kaufman JM. A critical evaluation of simple methods for the estimation of free testosterone in serum. J Clin Endocrinol Metab 1999 ; 84: 3666–72.

TG-Antikörper

➤ Kap. 24, „Antithyreoglobulin-Antikörper".

Thallium

➤ Kap. 24, „Toxische Metalle, Metallverbindungen und Eisen" – „Thallium".

Theophyllin (€€)

Werner Steimer

Theophyllin wird zur Behandlung obstruktiver Lungenerkrankungen eingesetzt. In letzter Zeit wurde es jedoch für die Behandlung von Asthma bei Erwachsenen weitgehend durch Glukokortikosteroide und β-Sympathomimetika ersetzt. Bei jüngeren Patienten ist Theophyllin aber nach wie vor Mittel erster Wahl, da auf diese Weise die das Wachstum und die Entwicklung behindernden Steroiddosen gesenkt werden können.

Indikationen

- Asthma bronchiale,
- chronisch obstruktive Atemwegserkrankungen,
- Apnoe von Frühgeborenen.

Dosierung:

- Bei **i.v. Therapie** liegen die empfohlenen täglichen Erhaltungsdosen bei:
  - Kindern (6 Monate bis 9 Jahre): 19 mg/kg,
  - Kindern (9–16 Jahre): 15 mg/kg,
  - Erwachsenen: Raucher: 15 mg/kg, Nichtraucher: 9,5 mg/kg,
  - Alter über 60 Jahre oder Cor pulmonale: 5,5 mg/kg,
  - Patienten mit obstruktiver Kardiomyopathie oder schwerer Leberfunktionsstörung: 2–4 mg/kg.

Die Tagesdosis kann so verteilt werden, dass in den ersten zwölf Stunden eine etwa 25% höhere Dosen als in den zweiten zwölf Stunden verabreicht wird.

T

- **Orale Therapie:** Die Dosierungsintervalle unterscheiden sich je nach Galenik, Alter und Ausscheidungsrate des Patienten. Die tägliche Gesamtdosis wird bei Präparaten mit rascher Freisetzung gewöhnlich in drei bis vier Teildosen, bei retardierten Präparaten in einer bis zwei Teildosen gegeben (Kinder zwei bis drei Teildosen). Folgende Tagesdosen werden bei Retardpräparaten emfohlen:
  - Alter 1–8 Jahre, Körpergewicht 5–25 kg: 24 mg/kg,
  - Alter 8–12 Jahre, Körpergewicht 25–40 kg: 20 mg/kg,
  - Alter 12–16 Jahre, Körpergewicht 40–60 kg: 18 mg/kg,
  - Erwachsene, Körpergewicht 60–70 kg: 11–13 mg/kg.

Zur Dosisermittlung ist das Idealgewicht anzusetzen, da Theophyllin nicht vom Fettgewebe aufgenommen wird.

Alle Dosisangaben sind lediglich als grobe Richtschnur aufzufassen. Die Dosisanpassung sollte primär auf der Basis der gemessenen Serumkonzentrationen und der klinischen Toleranz des Patienten erfolgen. Ausschließlich auf das Körpergewicht bezogene Dosierungsschemata können aufgrund der starken interindividuellen Unterschiede in der Pharmakokinetik des Patienten potenziell gefährlich sein. Pharmakokinetische Verfahren zur optimalen Dosisfindung, z.B. auch die Anwendung von Nomogrammen, sind bei Theophyllin sehr hilfreich.

Nebenwirkungen:

- Kopfschmerzen,
- Erregungszustände, Unruhe, Schlaflosigkeit,
- Sinustachykardie,
- Blutdruckabfall,
- Magen-Darm-Beschwerden (Nausea, Erbrechen, Durchfall),
- verstärkte Diurese,
- laboranalytische Veränderungen:
  - Hypokaliämie,
  - Hyperkalzämie
  - Kreatininanstieg,
  - Hyperglykämie,
  - Hyperurikämie.

Kontraindikationen:

- Bekannte Überempfindlichkeit,
- frischer Herzinfarkt,
- akute tachykarde Arrhythmien.

Pharmakokinetik:

- **Absorption:** Theophyllin wird bei oraler Applikation zu nahezu 100% absorbiert.
- **Verteilung:** Das Verteilungsvolumen beträgt im Mittel 0,5 L/kg und ist bei Neugeborenen, Patienten mit Leberversagen und nicht behandelter Azidämie erhöht. Bei diesen Patienten ist außerdem die normalerweise bei 60% liegende Proteinbindung erniedrigt.
- **Elimination:** Theophyllin wird in der Leber zu inaktiven, über den Urin ausgeschiedenen Metaboliten verstoffwechselt. Bei Neugeborenen werden etwa 10% der Theophyllindosis zu Koffein metabolisiert. Die mittleren Halbwertszeiten für Theophyllin betragen:
  - Erwachsene: Nichtraucher: 7–9 Stunden, Raucher: 4–5 Stunden, Patienten mit Leberzirrhose: 10–56 Stunden,
  - Kinder: ab einem Jahr: 3–5 Stunden, Säuglinge (1–12 Monate): 3–14 Stunden, Neugeborene: 24 Stunden, Frühgeborene 30 Stunden.

Wechselwirkungen:

- Die gleichzeitige Therapie mit folgenden Medikamenten vermindert die Theophyllinausscheidung und führt zu erhöhten Konzentrationen: Orale Kontrazeptiva, Makrolidantibiotika (z.B. Erythromycin, Clarithromycin, Josamycin und Spiramycin), Ciprofloxacin, Enoxacin, Chinolone, Imipenem, Isonikotinsäurehydrazid, Tiabendazol, Kalziumantagonisten (z.B. Verapamil, Diltiazem), Propranolol, Mexiletin, Propafenon, Ticlopidin, Cimetidin, Allopurinol, α-Interferon und Influenzavakzine.
- Ein verstärkter Abbau und verminderte Wirkung wurde bei diesen Substanzen beobachtet: Carbamazepin, Phenytoin, Pheno- oder Pentobarbital, Primidon, Rifampicin und Sulfinpyrazon.

Indikationen

Aufgrund großer interindividueller Unterschiede im Metabolismus und eines engen therapeutischen Bereichs wird das Konzentrations-Monitoring von Theophyllin empfohlen.

Häufig wird mit einer intravenösen Therapie begonnen, um dann auf eine orale Therapie mit Retardpräparaten umzustellen. Serumspiegel werden regelmäßig bei stationären Patienten bis zum Erreichen des „Steady State“ und beim Wechsel auf die orale Darreichungsform bestimmt.

Bei folgenden Indikationen sollte eine Serumspiegelkontrolle von Theophyllin durchgeführt werden:
- Verdacht auf Intoxikation,
- ausbleibender Effekt,
- Verdacht auf mangelnde Compliance,
- Applikation als kontinuierliche i.v. Infusion,
- fragliche Prämedikation mit Theophyllin,
- Patienten mit veränderter Pharmakokinetik (z.B. Begleiterkrankungen),
- Veränderung der Rauchgewohnheiten,
- mögliche Arzneimittelwechselwirkungen.

Präanalytik

Folgendes Vorgehen wird zur Theophyllinkonzentrationsbestimmung empfohlen:
- **I.v. Therapie:**
  - Vor Beginn der Dosierung sollte durch eine Konzentrationsbestimmung sichergestellt werden, dass kein Theophyllin vorhanden ist.
  - 30–60 Minuten nach Applikation einer Initialdosis (4–5 mg/kg i.v. über 30 Minuten, wenn kein Theophyllin in den letzten 24 Stunden gegeben wurde bzw. kein Spiegel nachweisbar ist, sonst 2–2,5 mg/kg) kann die Messung der Theophyllinkonzentration dann sicherstellen, dass angemessen dosiert wurde; das Ergebnis kann zur Berechnung der weiteren Dosierung herangezogen werden.
  - Vier bis sechs Stunden nach Applikation, vor Erreichen des Steady State (bei kontinuierlicher Infusion nach der Initialdosis) bzw. vor der nächsten Dosis kann durch eine weitere Blutabnahme eine erneute Optimierung der Dosis für die angestrebte Zielkonzentration vorgenommen werden.
  - Weitere Blutabnahmen erfolgen dann jeweils etwa 30 Minuten bis vier Stunden nach Applikation und beim Auftreten toxischer Symptome.
- **Orale Therapie:**
  - Die erste Blutabnahme kann bereits nach einer bis zwei Halbwertszeiten erfolgen. Dies dient dem Ausschluss frühzeitig auftretender, zu hoher, potenziell toxischer Konzentrationen.
  - Nach fünf Halbwertszeiten sollte eine Kontrolle der Konzentration erfolgen, um sicherzustellen, dass die Steady-State-Konzentration im therapeutischen Bereich liegt.
  - Eine Kontrolle der Konzentration sollte fünf Halbwertszeiten nach jeder Dosisänderung erfolgen.
  - Steady-State-Spiegel bei oraler Applikation werden als Talspiegel unmittelbar vor Einnahme der nächsten Dosis abgenommen.
  - Das Erreichen der maximalen Serumkonzentration hängt stark von der Galenik des Präparats ab. Das Maximum wird bei Retardpräparaten erst nach etwa drei bis acht Stunden erreicht.

Einflussgrößen

Kinder ab sechs Monaten und Raucher benötigen höhere körpergewichtsbezogene Theophyllindosen, da Theophyllin bei diesen Patienten schneller ausgeschieden wird.

Im Gegensatz hierzu zeigen Säuglinge unter sechs Monaten und ältere Patienten (ab 60. Lebensjahr) eine verminderte Eliminationsrate. Andere Gründe für erhöhte Konzentrationen bei gleicher Dosis sind kardiale Dekompensation, Cor pulmonale, Leberfunktionstörungen, akutes Lungenödem, länger andauerndes Fieber und Verzicht auf das Rauchen.

Analytik

Die Messung erfolgt mit Immunoassays unter Verwendung nicht-radioaktiver Methoden oder mittels HPLC.

Qualitätskriterien: Die interne und externe Qualitätssicherung erfolgt nach den Richtlinien der Bundesärztekammer (RiLiBÄK). Für Plasma, Serum (und Vollblut) gelten im Bereich 3–40 mg/L folgende Richtwerte:
- Maximal zulässige Abweichung des Einzelwerts: 13%.
- Maximal zulässige Abweichung beim Ringversuch: 24%.

Eine Ringversuchsteilnahme ist in jedem Quartal erforderlich.

Therapeutische Bereiche

Therapie obstruktiver Ventilationsstörungen, z.B. Asthma	8–20 mg/L
Therapie der postnatalen Apnoe	6–11 mg/L

Beurteilung

Bei Theophyllinkonzentration über 20 mg/L ist verstärkt mit Nebenwirkungen zu rechnen, bei mehr als 25 mg/L können toxische Nebenwirkungen wie Krampfanfälle, plötzlicher Blutdruckabfall, ventrikuläre Arrhythmien und schwere gastrointestinale Blutungen auftreten.

LITERATUR

Pesce AJ, Rashkin M, Kotagal U. Standards of laboratory practice: theophylline and caffeine monitoring. National Academy of Clinical Biochemistry. Clin Chem 1998;44:1124–8.

Thrombinzeit (€)

Georg Mößmer, Michael Spannagl

Die Thrombinzeit (TZ) ist der klassische Test zur Überprüfung der Fibrinpolymerisation. Von den einzelnen Faktoren der plasmatischen, fibrinbildenden Gerinnungskaskade wird nur Fibrinogen erfasst, alle anderen Faktoren jedoch nicht, auch nicht der (fibrinstabilisierende) Faktor XIII. Fibrinogen hat jedoch nur bei starker Erniedrigung oder Erhöhung sowie bei Vorliegen dysfunktioneller Fibrinogenvarianten (Dysfibrinogen) einen Einfluss auf die Thrombinzeit. Die TZ reagiert hochempfindlich auf verschiedenste Thrombininhibitoren und Hemmstoffe der Fibrinpolymerisation.

Indikationen

- Suchtest zur Erfassung von Störungen der Fibrinpolymerisation sowie von Thrombinhemmstoffen,
- Abklärung einer klinisch/anamnestisch manifesten Blutungsneigung (zur Erfassung eines Dysfibrinogens),
- Abklärung einer klinisch/anamnestisch manifesten Thromboseneigung (zur Erfassung eines Dysfibrinogens; außerdem sind manche Spezialtests zur Thrombophilieabklärung nicht aussagefähig bei verlängerter Thrombinzeit, z.B. wenn das Plasma höhere Konzentrationen von Heparin oder Hirudin enthält),
- Überwachung einer Antikoagulationstherapie mit unfraktioniertem Heparin, selten noch üblich, da die aktivierte partielle Thromboplastinzeit (aPTT) für diesen Zweck sehr viel besser geeignet ist (die Thrombinzeit ist zu empfindlich),
- Überwachung einer Fibrinolysetherapie (Erfassung des Gesamteffekts von Fibrinogenerniedrigung, Fibrin[ogen]-Spaltprodukten und ggf. Heparin),
- pathologische Werte unklarer Genese in Gruppentests (Quick-Test und/oder aPTT; Ausschluss/Nachweis einer Fibrinpolymerisationsstörung als Ursache, die die Interpretierbarkeit der Gruppentests stark einschränkt).

Präanalytik

Als **Untersuchungsmaterial** wird Zitratblut verwendet.

Stabilität: Zitratvollblut und überstehendes Plasma ist bei Raumtemperatur je nach verwendetem Reagens eine bis vier Stunden, bei Kühlschranktemperatur bis zwei Tage stabil. Eingefrorenes Plasma kann einen Monat verwendet werden.

Einflussgrößen

- Fibrinogenkonzentration (nur bei starker Erniedrigung oder Erhöhung),
- dysfunktionelle Fibrinogenvarianten (Dysfibrinogen),
- Fibrin(ogen)spaltprodukte,
- manche monoklonale Immunglobuline (Paraproteine),
- unfraktioniertes Heparin (UFH; niedermolekulare Heparine ohne wesentlichen Einfluss),
- Hirudin,
- andere therapeutisch verwendete Thrombininhibitoren.

T

Analytik

Das Reagens enthält als aktiven Bestandteil Thrombin (human oder vom Rind). Gemessen wird die Zeit von der Thrombinzugabe bis zur Fibrinpolymerisation.

Der Messbereich beträgt ca. 10–180 Sekunden. Das Gerinnsel kann mechanisch oder optisch detektiert werden. Das Messprinzip hat einen stärkeren Einfluss auf das Ergebnis als bei anderen Gerinnungstests. Das Ergebnis wird in Sekunden ausgegeben.

Qualitätskriterien: Gesetzliche Vorgaben (Richtlinien der Bundesärztekammer) bestehen derzeit keine. Als sinnvolle (analytisch und forensisch) Maßnahmen zur Qualitätssicherung werden jedoch die Durchführung einer internen Qualitätskontrolle (Präzision und Richtigkeit) nach ähnlichen Kriterien wie bei der aPTT sowie die regelmäßige Teilnahme an externen Ringversuchen empfohlen.

Störgrößen:

- Starke Abhängigkeit von der verwendeten Messtechnik (Geräte mit mechanischer Gerinnseldetektion messen in manchen Proben längere Zeiten als Geräte mit optischer Gerinnseldetektion),
- Abhängigkeit von Art (human, bovin) und Menge des verwendeten Thrombins.

Referenzbereiche

Erwachsene	12–25 Sekunden (stark abhängig von Art und Menge des eingesetzten Thrombins und der verwendeten Messtechnik).
Neugeborene	Bis ca. 30 Sekunden; Erwachsenenwerte werden nach einigen Tagen erreicht.

Beurteilung

Eine Verlängerung der Thrombinzeit wird meist durch eine Antikoagulationstherapie mit Thrombininhibitoren (meist unfraktioniertes Heparin) verursacht, insbesondere wenn die gemessene TZ unmessbar lang ist. Die Heparinempfindlichkeit hängt sehr stark vom Reagens und vom Testansatz ab. Bei höheren Heparinkonzentrationen steigt die TZ bei allen Reagenzien exponenziell an und ist dann nur schlecht reproduzierbar. Die Thrombinzeit reagiert extrem empfindlich auf Hirudin, sodass sie zwar zum Nachweis geringer Hirudinmengen, aber nicht zur Therapiesteuerung geeignet ist. Sie ist außerdem verlängert bei hohen Konzentrationen von Fibrin(ogen)-spaltprodukten, z.B. bei einer ausgeprägteren Hyperfibrinolyse oder bei einer Fibrinolysetherapie sowie bei vielen Dysfibrinogenämien.

Besonders zu beachten ist, dass die Thrombinzeit den Faktor XIII **nicht** erfasst (Faktor XIII katalysiert u.a. die kovalente Quervernetzung von Fibrin und beeinflusst damit die Endfestigkeit des Fibringerinnsels, jedoch nicht die Bildungsgeschwindigkeit des initialen Fibrinpolymers).

Bei stark verlängerter Thrombinzeit sind in der gleichen Probe gemessene pathologische Werte im Quick-Test und/oder der aPTT mit Vorsicht zu interpretieren; viele Schlussfolgerungen aus den Gruppentests (z.B. ein Verdacht auf Faktorenmangel oder Lupus-Antikoagulanzien) setzen voraus, dass die Fibrinpolymerisation weitgehend normal abläuft!

Thrombophiliediagnostik

➢ Kap. 24, „Antithrombin", ➢ Kap. 24, „Aktiviertes-Protein-C-Sensitivitätstest", ➢ Kap. 24, „Faktor-V-Leiden-Mutation", ➢ Kap. 24, „Gerinnungsfaktor VIII", ➢ Kap. 24, „Lupus-Antikoagulanzien", ➢ Kap. 24, „Protein C", ➢ Kap. 24, „Protein S", ➢ Kap. 24, „Prothrombin-20210A-Mutation".

Thromboplastinzeit (€)

Georg Mößmer, Michael Spannagl

Synonyme: Quick-Wert, Thromboplastinzeit (TPZ) nach Quick, Prothrombinzeit.

Die Thromboplastinzeit ist der klassische Gruppentest zur Überprüfung des extrinsischen (exogenen) Aktivierungswegs des plasmatischen, fibrinbildenden Gerinnungssystems. In der englischsprachigen Literatur wird der Test überwiegend als „prothrombin time" (PT) bezeichnet. Erfasst werden die Faktoren II (Prothrombin), V, VII, X sowie Fibrinogen. Nicht erfasst werden die Faktoren VIII, IX, XI, XII, XIII sowie Präkallikrein und hochmolekulares Kininogen (HMWK).

Indikationen

- Suchtest zur Erfassung von Störungen im extrinsischen Aktivierungsweg des fibrinbildenden Gerinnungssystems (z.B. präoperativ),
- Abklärung einer klinisch/anamnestisch manifesten Blutungsneigung,
- Abklärung einer klinisch/anamnestisch manifesten Thromboseneigung,
- Überwachung einer Antikoagulationstherapie mit Vitamin-K-Antagonisten,
- Überwachung einer Substitutionstherapie mit Plasma (fresh frozen plasma, FFP) oder Prothrombinkomplexkonzentrat (PPSB),
- Überprüfung der Proteinsyntheseleistung der Leber (Hepatologie, Intensivmedizin),
- Bestandteil klinischer Score-Systeme (Leberzirrhose, DIC).

Manche Spezialtests zur Thrombophilieabklärung sind nicht aussagefähig bei erniedrigtem Quick-Wert.

Präanalytik

Untersuchungsmaterial: Zitratblut (1:10; 0,105–0,11 mol/L Natriumzitratlösung). Die Verwendung von höher dosiertem Zitrat (0,129 mol/L) wird zur Standardisierung des INR-Werts nicht mehr empfohlen (Details ➤ Kap. 24, „Hämostaseologische Laboratoriumsuntersuchungen – Allgemeines“).

Stabilität: Die Probe ist bei Raumtemperatur vier Stunden bis einen Tag in Abhängigkeit vom Reagens stabil. Nach Zentrifugation über zehn bis 15 Minuten bei 2500 *g* kann Plasma bei Raumtemperatur die gleiche Zeit über dem Blutkuchen stehend aufbewahrt werden. Dekantierte Plasmaproben (z.B. für klinische Studien) sind eingefroren über einen Monat stabil.

Einflussgrößen

- Aktivität der Faktoren II, V, VII, X,
- Fibrinogenkonzentration (wesentlicher Einfluss nur bei starker Erniedrigung oder Erhöhung),
- Inhibitoren gegen die erfassten Faktoren,
- Lupus-Antikoagulanzien (i.d.R. nur stark wirksame).

Heparin und Hirudin in therapeutischer Plasmakonzentration haben i.d.R. keinen Einfluss (kommerzielle Reagenzien enthalten oft heparinblockierende Zusätze).

Analytik

Das Reagens wird aus menschlichem oder tierischem Gewebe, z.B. humaner Plazenta oder Kaninchenhirn, gewonnen oder gentechnologisch/synthetisch hergestellt und enthält als aktive Bestandteile Tissue factor (TF) und Phospholipide – zusammen historisch als „(Gewebs-)Thromboplastin“ bezeichnet, daher der Name des Tests – sowie Kalziumionen. Gemessen wird die Zeit von der Reagenszugabe bis zur Fibrinpolymerisation. Das Gerinnsel kann mechanisch oder optisch detektiert werden. Für das dezentrale INR-Monitoring sind tragbare Geräte zur Messung aus Kapillarvollblut weit verbreitet (auch als Patientenselbstkontrolle).

Der Messbereich sollte mindestens zehn bis 80 Sekunden betragen; dies entspricht ca. 10–120% Quick-Wert und ca. 0,7–10 INR. Der Befund wird im deutschsprachigen Raum als Quick-Wert in Prozent des Normalen (= 100%) oder als INR angegeben. In der Praxis hat sich die routinemäßige Angabe beider Werte auf dem Befundbericht bewährt.

Beispiel: Ein Quick-Wert von 25% bedeutet, dass die (unverdünnt eingesetzte) Patientenprobe die gleiche Thromboplastinzeit (in Sekunden) hat wie eine Mischung von 1 Volumenteil Normalplasma-Pool und 3 Volumenteilen Kochsalzlösung (entsprechend 25% Plasmagehalt in der Mischung).

Die Thromboplastinzeit in Sekunden und auch der Quick-Wert in % des Normalen sind abhängig von dem verwendeten Thromboplastinreagens und dem eingesetzten Messgerät. Um eine internationale Vergleichbarkeit der Messwerte und der therapeutischen Bereiche zu gewährleisten, ist deshalb für die Überwachung der Antikoagulationstherapie mit Vitamin-K-Antagonisten seit 1980 eine standardisierte Angabe des Ergebnisses der Thromboplastinzeitbestimmung eingeführt und offiziell empfohlen (WHO, Fachgesellschaften, Bundesärztekammer), die **Internationale Normalisierte Ratio (INR)**:

Thromboplastin-Ratio (prothrombin ratio, PR) = Thromboplastinzeit des Patienten (sec) ÷ mittlere Thromboplastinzeit (sec) normaler Probanden

Internationale Normalisierte Ratio (INR) = Thromboplastin-Ratio^{ISI}.

ISI = Internationaler Sensitivitätsindex (ein empirisch, meist vom Hersteller, ermitteltes Maß für die analytischen Eigenschaften der benutzten Reagenz-Gerät-Kombination in Relation zum 1. WHO-Referenzthromboplastin, dessen ISI definitionsgemäß 1,0 beträgt).

- Die INR ist diejenige Thromboplastinzeit-Ratio, die unter Verwendung des 1. WHO-Referenzthromboplastins gemessen würde (wenn dieses Reagenz weltweit unbegrenzt zur Verfügung stünde).
- Je näher der ISI-Wert einer in der Praxis verwendeten Reagenz-Gerät-Kombination an 1,0 liegt, desto mehr gleicht dieses Messsystem in seinen analytischen Eigenschaften dem 1. WHO-Referenzthromboplastin.

Qualitätskriterien: Nach den Richtlinien der Bundesärztekammer besteht die Pflicht zur Durchführung einer internen Qualitätskontrolle in jeder Serie mit folgenden Kriterien für den Messbereich von 10–120%:

- Maximal zulässige Abweichung des Einzelwerts: 11,5%.
- Maximal zulässige Abweichung beim Ringversuch: 23%.

Pflicht zur Teilnahme und zum Bestehen von Ringversuchen besteht jedes Quartal.

Störgrößen:

- Heparin (v.a. unfraktioniertes Heparin) oder Hirudin als Kontamination (z.B. bei Blutentnahme aus Venenkatheter),
- andere Thombin- oder Faktor-Xa-Inhibitoren, teilweise auch in therapeutischer Plasmakonzentration (z.B. Argatroban),
- Polyglobulie (Hämatokrit > 0,6 → Zitratüberschuss),
- Unterfüllung des Probengefäßes (→ Zitratüberschuss),
- Hämolyse,
- Lipämie (bei optischer Gerinnungszeitmessung),
- massive Hyperbilirubinämie (bei optischer Gerinnungszeitmessung).

Referenzbereiche

Erwachsene	80–130% des Normalen
Neugeborene	30–70% des Normalen; Erwachsenenwerte nach drei bis vier Tagen erreicht.

Beurteilung

Merke

Je **niedriger** das Gerinnungspotenzial der Probe ist,

- desto **länger** ist die Thromboplastinzeit (bzw. prothrombin time) in Sekunden,
- desto **niedriger** ist der Quick-Wert in Prozent der Norm,
- desto **höher** ist die Internationale Normalisierte Ratio (INR).

Der therapeutische Bereich der INR unter Antikoagulation mit Vitamin-K-Antagonisten beträgt 2,0–3,0, in besonderen Fällen (z.B. künstliche Herzklappe, Antiphospholipidsyndrom) 3,0–4,5.

Der Quick-Wert dient zur Erfassung von Störungen im extrinsischen Gerinnungssystem (Faktoren II, V, VII, X und Fibrinogen). Werte zwischen 60 und 80% der Norm können auf einen leichten bis mäßigen Mangel eines oder mehrerer der genannten Faktoren hinweisen. Sie sind jedoch kein Hinweis auf eine Blutungsneigung, solange der restliche Gerinnungsstatus normale Werte aufweist. Bei niedrigeren Werten besteht ein erhöhtes Blutungsrisiko, sodass bestimmte invasive Maßnahmen (z.B. Blindpunktionen parenchymatöser Organe) kontraindiziert sind. Für erhöhte Quick-Werte ist bisher keine spezifische klinische Bedeutung nachgewiesen, jedoch könnte aus neuerer Sicht ein erhöhtes Thromboserisiko bestehen. In Schwangerschaft und Wochenbett ist der Quick-Wert physiologischerweise meist erhöht.

Besonders zu beachten ist, dass der Quick-Test den Faktor XIII **nicht** erfasst (Faktor XIII katalysiert u.a. die kovalente Quervernetzung von Fibrin und beeinflusst damit die Endfestigkeit des Fibringerinnsels, jedoch nicht die Bildungsgeschwindigkeit des initialen Fibrinpolymers).

Bei Patienten, die mit einem Cumarinpräparat behandelt werden, sollte immer der INR-Wert für Dosierungsentscheidungen herangezogen werden. In allen anderen Fällen ist die Angabe in Prozent maßgeblich.

Thromboplastinzeit, partielle, aktivierte

➢ Kap. 24, „Aktivierte partielle Thromboplastinzeit".

Thrombozyten

➢ Kap. 24, „Blutbild" – „Thrombozyten".

Thrombozyten, Glykosylphosphatidylinositol-defiziente

➢ Kap. 24, „Paroxysmale nächtliche Hämoglobinurie – Diagnostik".

Thrombozytenfunktion (durchflusszytometrisch) (€€–€€€)

Gregor Rothe

Inhalte: Thrombozytenaktivierung: CD62P, Neoepitope, Fibrinogenbindung, Glykoproteinrezeptoren: GPIIB/IIIA (CD41/CD61), GPIB (CD42b), retikulierte Thrombozyten, antithrombozytäre Antikörper.

Die Durchflusszytometrie erlaubt den Nachweis der fehlenden Expression oder der gestörten Funktion des Rezeptorkomplexes für Fibrinogen (GPIIb/IIIa) und den von-Willebrand-Faktor (GPIB-V-IX) bei hereditären Thrombozytopathien wie der Thrombasthenie Glanzmann bzw. dem Bernard-Soulier-Syndrom.

Über die stimulationsabhängige Sekretionsleistung oder Fibrinogenbindung lässt sich die medikamentöse Hemmung der Thrombozytenfunktion quantifizieren. Die gleiche Technik lässt sich zum Nachweis der Thrombozytenaktivierung durch Antikörper gegen Komplexe aus Heparin und Plättchenfaktor 4 bei der heparininduzierten Thrombozytopenie nutzen.

Über einen Crossmatch-Ansatz können antithrombozytäre Antikörper nachgewiesen werden.

Schließlich erlaubt die Quantifizierung von retikulierten Thrombozyten als den RNA-haltigen frühesten Formen von Thrombozyten im peripheren Blut die Differenzialdiagnostik von Thrombozytopenien mit reduzierter Neubildung oder verstärktem Abbau der Zellen.

Indikationen

- Differenzialdiagnostik hämorrhagischer Diathesen mit mukokutanem Blutungsmuster,
- prothrombotische Erkrankungen,
- Differenzialdiagnostik der Thrombozytopenie,
- Optimierung der Therapie im Refraktärzustand gegen Thrombozytenkonzentrate.

Präanalytik

Als **Untersuchungsmaterial** dient mit Zitrat antikoaguliertes Vollblut (0,5–1 mL).

Für natives Probenmaterial wird eine Untersuchung innerhalb von zwei Stunden nach Probennahme empfohlen. Der Zusatz von nicht denaturierenden Stabilisierungsmedien, z.B. auf Basis von Metacrolein oder Formaldehyddonoren, Polyethylenglykol und EDTA, ermöglicht bei Verzicht auf Stimulationsansätze eine Analyse der Rezeptorexpression für bis zu sieben Tage.

Für den Nachweis von Thrombozyten aktivierenden Antikörpern bei der heparininduzierten Thrombozytopenie wird Serum eingesetzt.

Einflussgrößen

- Körperliche Anstrengung führt zur Aktivierung von Thrombozyten.
- Eine Vielzahl von Medikamenten beeinträchtigt die Thrombozytenfunktion.
- Häufige genetische Polymorphismen ohne klinischen Phänotyp sind mit unterschiedlicher Ausprägung der Aktivierbarkeit durch ADP verknüpft.

Analytik

Der durchflusszytometrische Test beruht auf der immunologischen Charakterisierung von Thrombozyten, die in verdünntem Vollblut über ihre Expression konstitutiver Antigene wie CD41 oder CD42b identifiziert werden.

- Zur **Untersuchung hereditärer Thrombozytopathien** wie der Thrombasthenie Glanzmann oder des Bernard-Soulier-Syndroms werden die konstitutiven Expressionsdichten des Rezeptorkomplexes für Fibrinogen (GPIIb/IIIa) und den von-Willebrand-Faktor (GPIB-V-IX) untersucht. Ergänzend können die induzierte Fibrinogenbindung oder die Ristocetinaktivierung von Thrombozyten analysiert werden. Weitere Antigene und eine Anfärbung geben Aufschluss über seltenere kongenitale Thrombozytopathien.
- Die unter Stimulation mit ADP, Peptidagonisten des Thrombinrezeptors oder stabilen Thromboxananaloga induzierte Sekretion von CD62P, Konformationsänderung des Fibrinogenrezeptors mit Expression von Neoepitopen oder Fibrinogenbindung erlauben eine **Untersuchung von Störungen der Thrombozytenfunktion,** die meist sekundär unter Medikation oder als Folge von Systemerkrankungen auftreten. Eine von Heparin abhängige Aktivierung von Testthrombozyten durch Patientenseren wird nach Koinkubation über die gleichen Parameter nachgewiesen.
- Für den **Nachweis von antithrombozytären Antikörpern** werden charakterisierte Testthrombozyten oder zur Auswahl stehende Thrombozytenkonzentrate mit Patientenseren inkubiert. Die Bindung von Immunglobulinen wird sodann mit fluoreszenten antihumanen Antikörpern nachgewiesen. Der simultane Nachweis der Antikörperbindung an in der Probe befindliche Leukozyten sowie der Einsatz der Testthrombozyten erlauben die Differenzierung zwischen plättchenspezifischen Antikörpern, AB0-gerichteten und HLA-Antikörpern. Alternativ zu diesem Cross-Match-Ansatz können Mikropartikel mit immunologisch immobilisierten Antigen zum unmittelbaren Nachweis der Spezifität von Autoantikörpern eingesetzt werden (Tomer et al. 2005)
- Die **Quantifizierung von retikulierten Thrombozyten** erfolgt über eine fluoreszente Anfärbung der RNA in der jüngsten Thrombozytenfraktion. Der Anteil früher Thrombozyten wird methodenabhängig im Vergleich zu Normalproben bestimmt.

Qualitätskriterien: Für die durchflusszytometrische Funktionsanalytik an Thrombozyten sind derzeit weder Kontrollmaterialien verfügbar noch werden Ringversuche durchgeführt. Die Untersuchung sollte nur in erfahrenen Laboratorien mit regelmäßigen Anforderungen durchgeführt werden.

Störgrößen: Turbulenzen bei der Blutentnahme durch englumige Kanülen oder Erschütterungen der Blutprobe führen zu Thrombozytenaktivierung.

Referenzbereiche

Methodenabhängig
- unauffällige Expressionsdichten der untersuchten Antigene
- vollständige Aktivierbarkeit durch die eingesetzten Agonisten
- kein Nachweis einer heparinabhängigen Thrombozytenaktivierung
- kein Nachweis von plättchengerichteten Antikörpern
- Anteil retikulierter Thrombozyten im Referenzbereich

Beurteilung

Eine reduzierte Expressionsdichte oder gestörte Funktion des Fibrinogenrezeptors oder des Rezeptors für den von-Willebrand-Faktor unterstützen bei Ausschluss plasmatischer Ursachen die Diagnose einer Thrombasthenie Glanzmann bzw. des Bernard-Soulier-Syndroms.

Einschränkungen der In-vitro-Aktivierbarkeit von Thrombozyten sind meist Ausdruck einer sekundären Störung der Thrombozytenfunktion, z.B. als Folge von medikamentösen Therapien oder bei renalen oder hepatischen Erkrankungen, myelo- oder lymphoproliferativen Syndromen oder bei Gefäß- oder Klappenersatz.

Der Nachweis einer heparinabhängigen Thrombozytenaktivierung unterstützt die klinische Diagnose der heparininduzierten Thrombozytopenie vom Typ II.

Der durchflusszytometrische Nachweis von antithrombozytären Antikörpern erlaubt im Gegensatz zum Lymphozytotoxizitätstest auch den Nachweis von nicht-komplementbindenden HLA-Antikörpern und wird zu Screening-Zwecken oder zur Auswahl von alternativen Thrombozytenkonzentraten eingesetzt.

Der Nachweis eines gesteigerten Anteils von retikulierten Thrombozyten bei Thrombozytopenie kann einer gesteigerten Thrombopoese bei erhöhtem Verbrauch von Thrombozyten oder einer Regeneration des Knochenmarks nach einer toxischen oder infektiösen Schädigung entsprechen.

LITERATUR

Schmitz G, Rothe G, Ruf A, Barlage S, Tschöpe D, Clemetson KJ et al. European working group on clinical cell analysis: Consensus protocol for the flow cytometric characterisation of platelet function. Thromb Haemost 1998; 79: 885–96.

Tomer A, Koziol J, McMillan R. Autoimmune thrombocytopenia: flow cytometric determination of platelet-associated autoantibodies against platelet-specific receptors. J Thromb Haemost 2005; 3: 74–8.

Thymidinkinase (€€€)

Petra Stieber

Das Enzym Thymidinkinase ist für die Phosphorylierung von Deoxythymidin zu Deoxythymidin-Monophosphat verantwortlich. In menschlichen Zellen sind drei Isoenzyme der Thymidinkinase bekannt: Das Isoenzym I kommt in hoher Konzentration in proliferierenden Zellen und Tumorzellen vor, nicht jedoch in ruhenden Zellen. Die Thymidinkinase spielt in der DNA-Synthese eine wichtige Rolle und ist deshalb in schnell proliferierenden Zellen in hohen Konzentrationen vorhanden.

Im Serum werden erhöhte Spiegel vor allem bei lymphatischen Erkrankungen wie Non-Hodgkin-Lymphomen einschließlich chronisch lymphatischer Leukämien und dem multiplen Myelom beobachtet. Bei diesen Erkrankungen wird die Thymidinkinasebestimmung insbesondere für die Verlaufskontrolle während der Therapie und die frühzeitige Rezidiverkennung eingesetzt. Außerdem gehen bereits initial hohe Serumwerte häufig mit einer ungünstigen Prognose einher.

Indikationen

Zur Therapieeffizienzkontrolle und Nachsorge sowie zur Abschätzung der Prognose bei

- multiplem Myelom,
- Non-Hodgkin-Lymphom,
- Hodgkin-Lymphom.

Präanalytik

Als **Untersuchungsmaterialien** dienen Serum oder andere Körperflüssigkeiten.

Stabilität: Bei Raumtemperatur und 4 °C ist die Thymidinkinase im Serum sieben Tage stabil.

Einflussgrößen

Die Ausscheidung der Thymidinkinase erfolgt vorwiegend renal. Deshalb ist bei einer Erhöhung der Thymidinkinase eine Einschränkung der Nierenfunktion differenzialdiagnostisch auszuschließen. Ferner werden erhöhte Konzentrationen bei Vorliegen einer Leberzirrhose beobachtet, sodass auch ein hepatischer Metabolisierungsweg in Betracht gezogen werden muss.

An weiteren klinischen Störgrößen sind proliferierende Erkrankungen aller Art, insbesondere virale Infekte und autoimmune Erkrankungen, zu berücksichtigen.

Analytik

Derzeit gibt es nur wenige Untersuchungsmethoden zur Thymidinkinasebestimmung, die meist auf dem Prinzip des Radioimmunoassays (RIA) basieren.

Qualitätskriterien: Nicht RiLiBÄK-pflichtig. Es liegt keine Referenzmethode vor.

Referenzbereich

Serum: < 10 U/L (methodenabhängig).

Beurteilung

Spezifität: Gesunde Personen weisen in 95% der Fälle Thymidinkinasekonzentrationen unter 8,5 U/L im Serum auf.

Benigne Erkrankungen können mitunter zu deutlichen Erhöhungen der Thymidinkinasekonzentration im Serum führen. Zwar liegen die Werte bei 95% der Patienten mit einer monoklonalen Gammopathie unbestimmter Signifikanz (MGUS) unter 10,3 U/L und bei 95% der Patienten mit einer polyklonalen Gammopathie unter 25 U/L, jedoch können vor allem bei viralen Infekten, z.B. durch das Epstein-Barr-, das Hepatitis- oder das humane Immundefizienzvirus, im Einzelfall Werte bis über 200 U/L beobachtet werden. Außerdem sind bei erhöhten Thymidinkinasewerten differenzialdiagnostisch autoimmune Erkrankungen, wie Colitis ulcerosa, Morbus Crohn oder Sarkoidose, sowie Einschränkungen der Nieren- und Leberfunktion zu berücksichtigen.

Sensitivität: Die wesentliche klinische Bedeutung der Thymidinkinasebestimmung liegt in **der Prognoseabschätzung, der Therapieeffizienzkontrolle und der Nachsorge bei lymphoiden Neoplasien,** vor allem bei Non-Hodgkin-Lymphomen, Hodgkin-Lymphomen und beim Plasmozytom. Eine deutliche Stadienabhängigkeit der Thymidinkinasekonzentrationen ist sowohl für das multiple Myelom wie auch für die chronische lymphozytische Leukämie (CLL) gegeben. Bei seriellen Bestimmungen korreliert die Höhe der Thymidinkinasefreisetzung bei lymphatischen Neoplasien häufig mit dem klinischen Verlauf und dem Therapieansprechen. Während die Werte bei einer erfolgreichen Behandlung meist absinken, steigen sie bei rezidivierender oder progredienter Erkrankung an. Außerdem hat bereits die prätherapeutische Thymidinkinasekonzentration eine prognostische Bedeutung: So sind initial niedrige Werte (< 10 U/L) mit einem signifikant längeren Überleben verbunden.

LITERATUR

Poley S, Stieber P, Nussler V, Pahl H, Fateh-Moghadam A. Serum thymidine kinase in non-Hodgkin lymphomas with special regard to multiple myeloma. Anticancer Res 1997; 17: 3025–9.

Thomas L. Monoklonale Immunglobuline. In Thomas L (Hrsg.). Labor und Diagnose, 6. Auflage. TH-Books, Frankfurt/Main, 2005, 1085–1102.

Thyreoglobulin (€€€)

Petra Stieber, Martin Bidlingmaier

Thyreoglobulin (TG) ist ein dimeres Glykoprotein mit einem Molekulargewicht von etwa 660 kD und wird ausschließlich von Thyreozyten in der Schilddrüse synthetisiert. Es unterliegt einer posttranslationalen Jodierung und dient als follikulärer Schilddrüsenhormonspeicher. Physiologischerweise wird seine Freisetzung durch TSH stimuliert, wobei in der Zirkulation nur geringe Thyreoglobulinkonzentrationen zu finden sind, und ist somit für eine spezifische Diagnostik wenig hilfreich. Erhöhte Konzentrationen werden auch beim Schilddrüsenkarzinom beobachtet. Die diagnostische Wertigkeit der Thyreoglobulinbestimmung ist jedoch zur Diagnostik limitiert. Nach totaler Schilddrüsenelimination hingegen ist es ein wertvoller Tumormarker mit hoher diagnostischer Sensitivität und Spezifität für die Verlaufskontrolle und die frühzeitige Erkennung eines Tumorrezidivs.

Die Halbwertszeit beträgt 24 Stunden.

Indikation

Beim differenzierten Schilddrüsenkarzinom zur Therapieeffizienzkontrolle und Nachsorge nach operativer Entfernung der Schilddrüse.

Präanalytik

Untersuchungsmaterial: Die Bestimmung von Thyreoglobulin kann – abhängig von der im Labor verwendeten Methode – aus Serum oder Heparinplasma erfolgen.

Stabilität: Ein ungekühlter Versand der Blutproben ist über zwei Tage möglich. Im Serum/Plasma ist TG über drei Wochen im Kühlschrank, über mindestens einen Monat im gefrorenen Zustand stabil.

Einflussgrößen

An klinischen Störgrößen sind gutartige Erkrankungen der Schilddrüse wie Strumen, Morbus Basedow, Thyreoiditiden sowie autonome Adenome zu berücksichtigen. Für die Verlaufsbeobachtung des Schilddrüsenkarzinoms nach totaler Thyreoektomie entfallen allerdings diese Einflussgrößen. Über die Metabolisierung von Thyreoglobulin im Serum und Plasma ist noch wenig bekannt. Ein möglicherweise störender Einfluss von Nieren- oder Leberfunktionseinschränkungen wird nicht berichtet.

Analytik

Da physiologisch nur sehr geringe Mengen an Thyreoglobulin in der Zirkulation vorhanden sind, sind eine gute Präzision der Methode im unteren Messbereich sowie eine Nachweisempfindlichkeit von mindestens 2 µg/L von Bedeutung. Es werden immunometrische Verfahren (RIA, IRMA u.a.) mit einer Nachweisgrenze < 1 µg/L angewendet. In Richtlinien wird die Kalibrierung der Bestimmungsmethode am Thyreoglobulinstandard des Community Bureau of Référence in Brüssel (CRM 457) empfohlen.

Qualitätskriterien: Da bei verschiedenen Methoden unterschiedliche Kalibratoren verwendet werden, ist ein Vergleich von Werten verschiedener Labore in der Verlaufskontrolle noch nicht möglich. Die mögliche Interferenz von Autoantikörpern gegen TG und die Anfälligkeit für den High-Dose-Hook-Effekt muss für die im Labor verwendete Methode bekannt sein, entsprechende Maßnahmen zur Erkennung solcher Probleme müssen implementiert sein.

Da keine Vorgaben nach RiLiBÄK verfügbar sind, gelten die nach medizinischen Bedürfnissen definierten Minimalkriterien analog wie für den Tumormarker CEA:

- Maximal zulässige Abweichung des Einzelwerts: 14%.
- Maximal zulässige Abweichung beim Ringversuch: 24%.

Störgrößen: Bei der Bestimmung von Thyreoglobulin kann es zur Interferenz von in vielen Patientenproben vorhandenen Autoantikörpern gegen Thyreoglobulin kommen. Je nach verwendetem Verfahren (kompetitiver Assay oder Sandwich-Assay) kann dies zu falsch niedrigen bzw. falsch hohen Werten führen. Um solche Interferenzen zu erkennen, kann entweder mit einem sensitiven Immunoassay das Vorhandensein von Antithyreoglobulin-Antikörpern nachgewiesen werden (➤ Kap. 24, „Antithyreoglobulin-Antikörper") oder in jeder einzelnen Probe die Wiederfindung von zugesetztem rekombinantem TG bestimmt werden. Letztere sollte zwischen 80 und 120% liegen.

Ein weiterer möglicher Störfaktor bei der TG-Bestimmung ist der sog. High-Dose-Hook-Effekt. Hierbei kommt es bei sehr hohen Antigenkonzentrationen zu falsch niedrigen Ergebnissen.

Referenzbereiche

Physiologisch	< 50 µg/L (methodenabhängig)
Unter Suppressionstherapie	< 3 µg/L

Beurteilung

Spezifität: Benigne Erkrankungen der Schilddrüse wie eine euthyreote Struma, eine Struma nodosa, ein Morbus Basedow, eine Thyreoiditis de Quervain sowie ein autonomes Adenom können zu Erhöhungen der Thyreoglobulinkonzentration im Serum führen. Die Höhe des Thyreoglobulinwertes ist diagnostisch jedoch nicht einsetzbar. Beim Morbus Basedow erschwert das häufig gleichzeitige Vorliegen von Thyreoglobulin-Autoantikörpern die diagnostische Einordnung. Bei Strumen ist Thyreoglobulin durch die Gabe von Thyroxin zudem unterschiedlich stark supprimierbar. Deutlich erniedrigte Thyreoglobulinwerte finden sich bei einer Athyreose sowie bei einer Thyreotoxicosis factitia (Hüfner 2005).

Sensitivität: Die wesentliche klinische Bedeutung der Thyreoglobulinbestimmung liegt in der Therapieeffizienzkontrolle und der Nachsorge beim differenzierten Schilddrüsenkarzinom nach operativer Entfernung der Schilddrüse. Nach totaler Thyreoidektomie werden Werte unter der Nachweisgrenze (< 1–3 µg/L) gemessen. Ein Anstieg der Thyreoglobulinkonzentration zeigt sehr sensitiv und spezifisch eine rezidivierende oder progrediente Erkrankung an – und dies meist zu einem frühen Zeitpunkt, zu dem bildgebende Verfahren noch keine Tumormanifestationen nachweisen können (Hüfner 1998, Hamy et al. 2004). Dabei wird die größte Genauigkeit erzielt, wenn die Thyreoglobulinbestimmung ohne gleichzeitige Thyroxinsuppression durchgeführt wird (Eustatia-Rutten et al. 2004). Durch die Entwicklung neuer ultrasensitiver Thyreoglobulin-Assays kann die Sensitivität um ein Vielfaches gesteigert und das Zeitintervall einer Rezidiverkennung um fünf bis 15 Monate verkürzt werden (Gorges et al. 2003).

LITERATUR

Eustatia-Rutten CF, Smit JW, Romijn JA, van der Kleij-Corssmit EP, Pereira AM, Stokkel MP et al. Diagnostic value of

serum thyreoglobulin measurements in the follow-up of differentiated thyroid carcinoma, a structured meta-analysis. Clin Endocrinol (Oxf) 2004; 61: 61–74.
Gorges R, Brandt-Mainz K, Freudenberg L, Frilling A, Grimm W, Bockisch A. Kontinuierliche Sensitivitätssteigerung in der Schilddrüsenkarzinom-Nachsorge im Verlauf dreier Thyreoglobulin-IMA-Generationen. Nuklearmedizin 2003; 42: 157–66.
Hamy A, Mirallie E, Bennouna J, Resche I, Drefty C, Johnstone M et al. Thyroglobulin monitoring after treatment of well-differentiated thyroid cancer. Eur J Surg Oncol 2004; 30: 681–5.
Hüfner M: Thyreoglobulin. In Thomas L (Hrsg.): Labor und Diagnose, 5. Auflage, TH-Books, Frankfurt/Main, 2005, 1364–6.

Thyreoglobulin-Antikörper

➤ Kap. 24, „Antithyreoglobulin-Antikörper".

Thyreoideastimulierendes Hormon

➤ Kap. 24, „Thyreotropin".

Thyreoid-Peroxidase-Antikörper

➤ Kap. 24, „Antikörper gegen Schilddrüsenperoxidase".

Thyreotropin (€€)

Martin Bidlingmaier

Synonyme: Thyreoideastimulierendes Hormon, TSH, thyreotropes Hormon.

Durch den exponentiellen Zusammenhang zwischen der Konzentration der zirkulierenden peripheren Schilddrüsenhormone (T_3, T_4) und der hypophysären Sekretion von TSH bietet die Messung von TSH – bei intaktem hypothalamisch-hypophysärem Regelkreis – einen extrem sensitiven Marker für die Versorgung des Organismus mit Schilddrüsenhormonen.

Indikationen

- Neugeborenen-Screening (kongenitale Hypothyreose),
- Verdacht auf Hypo- oder Hyperthyreose,
- Therapie-Monitoring bei Substitutions- oder Suppressionstherapie.

Präanalytik

Untersuchungsmaterial: Die Bestimmung von TSH erfolgt in der Regel aus Serum, Bestimmung aus Heparin- oder EDTA-Plasma ist jedoch ohne Veränderung des Ergebnisses möglich. Das Neugeborenen-Screening wird am ersten oder zweiten Lebenstag aus kapillärem Fersenblut durchgeführt (Blutstropfen auf Filterpapier).

Stabilität: TSH ist im Vollblut und Serum/Plasma bei Raumtemperatur eine Woche stabil, eingefroren kann es drei Monate aufbewahrt werden.

Einflussgrößen

Eine besondere Vorbereitung des Patienten zur Blutentnahme ist nicht erforderlich. Eine Änderung in der Konzentration der Bindungsproteine für T_3 und T_4 (TBG, Transthyretin, Albumin) führt in der Regel nicht zu Veränderungen der freien Hormonkonzentration und hat somit keinen Einfluss auf die TSH-Konzentration. Die Verdrängung von T_3/T_4 aus der Proteinbindung, z.B. durch hochdosierte Heparintherapie, kann jedoch indirekt zu einer Erniedrigung der TSH-Konzentration führen.

Analytik

Die Bestimmung von TSH im Serum erfolgt mit immunometrischen Verfahren. Die kommerziell verfügbaren Verfahren sind heutzutage in der Regel an der internationalen Referenzpräparation 80/558 der WHO kalibriert.

Beim Neonatal-Screening werden die Proben sowie ebenfalls auf Filterpapier aufgebrachte Standards und Kontrollen ausgestanzt und eluiert. Danach erfolgt die TSH-Bestimmung wie bei der Bestimmung aus Serumproben.

Um eine Suppression der hypophysären TSH-Sekretion zuverlässig erfassen zu können, muss die

Verwendung von Assays der dritten oder vierten Generation mit einer funktionellen Sensitivität < 0,05 mE/L verlangt werden. Eine Interferenz heterophiler Antikörper (human anti mouse antibodies) sollte durch geeignete Methoden ausgeschlossen sein.

Qualitätskriterien: Nach den Richtlinien der Bundesärztekammer (RiLiBÄK) gelten für die Qualitätskontrolle folgende Kriterien für den Messbereich 0,1–40 mE/L (Bezugsgröße ist der verfahrensabhängige Sollwert):

- Maximal zulässige Abweichung des Einzelwerts: 13,5%.
- Maximal zulässige Abweichung beim Ringversuch: 24%.

Referenzbereiche

Neugeborene	< 20,0 mE/L
Kinder und Erwachsene	0,4–4,0 mE/L

Beurteilung

Die zentrale Bedeutung der TSH-Bestimmung in der Schilddrüsendiagnostik ergibt sich aus der extremen Sensitivität der TSH-Sekretion für Änderungen der Konzentration der peripheren Schilddrüsenhormone: Eine normale TSH-Konzentration bei gleichzeitigem Fehlen klinischer Zeichen einer Schilddrüsenfunktionsstörung macht eine weitergehende Diagnostik in der Regel überflüssig.

In allen anderen Fällen weist die TSH-Bestimmung die Richtung weiterer Diagnostik: TSH-Werte < 0,05 mE/L deuten auf eine Hyperthyreose, Werte > 4 mE/L auf eine Hypothyreose hin. TSH-Werte im „Graubereich“ zwischen 0,05 und 0,4 mE/L können auf eine beginnende Schilddrüsenfunktionsstörung hinweisen, werden bei älteren Menschen jedoch auch ohne das Vorliegen einer Hyperthyreose beobachtet.

Beim Neonatal-Screening ist ein TSH-Wert > 50 mE/L beweisend für eine kongenitale Hypothyreose (diagnostische Spezifität 100%). Bei Werten zwischen 20 und 50 mE/L müssen weitere Untersuchungen (insbesondere Bestimmung von T_4) folgen. Es muss berücksichtigt werden, dass unreif geborene Säuglinge erst nach vier bis acht Wochen eine normale Schilddrüsenfunktion haben.

Thyreotropin-Rezeptor-Antikörper (€€€)

Martin Bidlingmaier

Synonyme: TSH-Rezeptor-Antikörper, TRAK.

Im Rahmen eines Autoimmungeschehens können auch Antikörper gegen den TSH-Rezeptor gebildet werden. Diese haben meist TSH-agonistische Eigenschaften, d.h., sie stimulieren den TSH-Rezeptor. Es kommt zur vermehrten Aktivierung der Signalkaskade sowie zur Bildung des Second-Messenger-cAMP und damit zur Hyperthyreose. Die TSH-Rezeptor-Antikörper gehören in der Regel zur Klasse IgG und sind daher plazentagängig.

Indikationen

- Differenzialdiagnose der Hyperthyreose,
- Abklärung der endokrinen Orbitopathie,
- Überwachung schwangerer Frauen mit Morbus Basedow.

Präanalytik

Untersuchungsmaterial: Die Bestimmung wird aus Serum durchgeführt.

Stabilität: Wie bei anderen Antikörpern wird eine Stabilität über mehrere Tage im Vollblut und Serum bei Raumtemperatur angenommen.

Einflussgrößen

Die Behandlung mit antithyreoidalen Medikamenten kann zu einem Rückgang initial erhöhter TSH-Rezeptor-Antikörper führen.

Analytik

Die Bestimmung erfolgt indirekt über die Fähigkeit der in der Patientenprobe enthaltenen Antikörper, markiertes TSH aus der Bindung an gereinigte Schweine-TSH-Rezeptoren oder an rekombinant hergestellte humane TSH-Rezeptoren zu verdrängen. Diese Fähigkeit wird bei den moderneren Verfahren relativ zu der in der internationalen Referenzpräparation (NIBSC code 90/672) vorhandenen Bindungshemmung gemessen und in Einheiten (Inhibitor Units = IU) angegeben. Diese Referenzpräparation wurde aus einer Serumprobe eines einzigen Patienten mit hohen Antikörperkonzentrationen hergestellt. Der Einfluss auf die Signaltransduktion wird damit nicht untersucht, daher unterscheiden die Methoden auch nicht zwischen stimulierenden oder inhibierenden Antikörpern.

Qualitätskriterien: Keine Vorgaben nach RiLiBÄK, die maximal zulässige Unpräzision liegt < 20%.

Referenzbereiche

Die Antikörper werden in internationalen Inhibitor-Einheiten gemessen, durch die vielen möglichen Unterschiede im Assaydesign (u.a. porcine vs. rekombinante humane TSH-Rezeptoren) sind die Ergebnisse stark methodenabhängig.

Bei Verwendung rekombinanter humaner TSH-Rezeptoren liegt der Referenzwert bei < 1,5 IU/L.

Beurteilung

Erhöhte TSH Rezeptor-Antikörper finden sich bei über 80% aller Patienten mit Morbus Basedow. Jedoch kommen sie einerseits auch bei anderen immunogenen Schilddrüsen vor, während andererseits ein Fehlen der Anti-TSH-Rezeptor-Antikörper einen Morbus Basedow nicht ausschließt. Bei thyreostatischer Therapie eines Morbus Basedow wird ein Absinken der Antikörper innerhalb eines Jahres als günstiges Zeichen gewertet. Ein Persistieren trotz Therapie wird als Indiz für ein Rezidiv der Erkrankung gesehen.

In der Schwangerschaft mit positivem TSH-Rezeptor-Antikörper-Befund muss wegen der Plazentagängigkeit an eine mögliche Gefährdung des Fetus sowie postpartal an die Hyperthyreose des Neugeborenen gedacht werden.

Thyroxin (T_4), freies Thyroxin (fT_4) (je €€)

Martin Bidlingmaier

Von der Schilddrüse wird ausschließlich freies Thyroxin sezerniert, die Bindung an Proteine hepatischen Ursprungs (hauptsächlich TBG) erfolgt erst in der Zirkulation. Das freie Thyroxin (fT_4) stellt den eigentlich aktiven Anteil des Gesamt-T_4 dar.

Indikationen

- Weitere Abklärung der Schilddrüsenfunktion bei erhöhtem oder supprimiertem TSH,
- Überprüfung der Schilddrüsenfunktion bei hypothalamischen oder hypophysären Erkrankungen mit gestörter TSH-Sekretion.

Präanalytik

Untersuchungsmaterial: Die Bestimmung erfolgt meist aus Serum; die Bestimmung aus Heparin- und EDTA-Plasma ist für die meisten Verfahren ebenfalls möglich.

Stabilität: Gesamt-T_4 ist im Vollblut und Plasma bei Raumtemperatur über mindestens sieben Tage, im gefrorenen Zustand im Plasma/Serum über ein bis drei Monate stabil.

Einflussgrößen

Unter Therapie mit Heparin sowie bei schweren nicht-thyreoidalen Erkrankungen (also insbesondere im stationären Bereich im Krankenhaus) werden bei Verwendung bestimmter Messmethoden erhöhte fT_4-Konzentrationen beobachtet. Der Einfluss von Heparin ergibt sich über die Verdrängung von T_4 aus seiner Bindung an TBG durch die freien Fettsäuren. Nach Heparingabe sollte in diesen Fällen die Blutentnahme für die Schilddrüsenhormonbestimmung in größerem zeitlichem Abstand erfolgen (nach 24, besser 48 Stunden). Entsprechende Informationen sollten von dem jeweiligen Labor zur Verfügung gestellt werden.

Analytik

Immunometrische Verfahren für Gesamt-T_4 und fT_4. Prinzipiell gelten für fT_4 die gleichen Limitationen wie für die Bestimmung des fT_3. Auch bei der Messung von freiem T_4 haben die methodisch aufwändigen Verfahren (z.B. Equilibriumsdialyse) wenig praktische Relevanz, es überwiegen sog. direkte immunometrische Messverfahren. Dabei muss jedoch berücksichtigt werden, dass keine dieser sog. direkten Methoden wirklich freies Thyroxin messen kann. Es werden vielmehr sog. Analog-Tracer eingesetzt, die zusammen mit einem entsprechenden pH-Wert und anderen Maßnahmen das endogene, ursprüngliche Verhältnis von Gesamt- und freiem T_4 in der Probe unverändert lassen sollen und eine Quantifizierung ermöglichen.

Natürlich beeinflusst Heparin nicht nur in vivo, sondern auch in vitro das Verhältnis von Gesamt- zu freiem T_4.

Qualitätskriterien: In den Richtlinien der Bundesärztekammer (RiLiBÄK) sind folgende Ziele für Gesamt-T_4 und fT_4 festgelegt. Bezugsgröße ist beim Gesamt-T_4 ein Referenzmethodenwert, bei fT_4 ein methodenabhängiger Sollwert:

- Gesamt-T_4 (im Bereich von 6,4–283 nmol/L [5–220 µg/L]):
  - Maximal zulässige Abweichung des Einzelwerts: 12,5%.
  - Maximal zulässige Abweichung beim Ringversuch: 24%.
- Freies T_4:
  - Maximal zulässige Abweichung des Einzelwerts 15% (2,6–26 pmol/L [2–20 ng/L]) bzw. 14% (26–109 pmol/L [20–85 ng/L]).
  - Maximal zulässige Abweichung beim Ringversuch: 24% (2,6–109 pmol/L [2–85 ng/L]).

Referenzbereiche

Gesamt-T_4	71–142 nmol/L (55–110 µg/L)
fT_4	10–25 pmol/L (8–20 ng/L)

Beurteilung

Im Gegensatz zum Gesamt-T_4 bleiben die Konzentrationen des freien T_4 auch bei Veränderungen der Bindungsproteinkonzentrationen normalerweise im Referenzbereich. Erhöhte Werte finden sich bei Hyperthyreose sowie bei Substitution mit Thyroxin, erniedrigte Werte bei manifesten Hypothyreosen.

Titinantikörper

➤ Kap. 24, „Antikörper bei myasthenen Syndromen".

Tobramycin

➤ Kap. 24, „Aminoglykosidantibiotika".

D-Tocopherol

➤ Kap. 24, „Vitamin E".

Toxische Metalle, Metallverbindungen und Eisen (€–€€€)

Gerhard Weidemann, Fritz Degel, Hans Jürgen Heppner

Inhalte: Arsen, Blei, Cadmium, Quecksilber, Thallium, Eisen.

Arsen (€€€)

Arsen (As) ist ein Halbmetall. Toxikologisch relevant sind vor allem der knoblauchartig riechende, äußerst giftige Arsenwasserstoff (AsH_3), die drei- und fünfwertigen anorganischen Verbindungen Arsentrioxid (As_2O_3), Arsentrichlorid ($AsCl_3$), Arsenate, Arsenpentoxid, Arsen(V)-säure und die organischen Arsen(III)-dichloride.

Indikationen

- Verdacht auf eine akute Intoxikation,
- Nachweis bzw. Ausschluss einer chronisch erhöhten Arsenaufnahme.

T

Präanalytik

Untersuchungsmaterial: Urin muss in schwermetallfreien Einwegkunststoffgefäßen gesammelt werden. Diese sollen vor Verwendung mit 65%iger Salpetersäure ausgespült, aber nicht mit Wasser nachgespült werden. Die Restsäuremenge im Gefäß dient der Stabilisierung.

Stabilität: Die Proben können für die Gesamtarsenbestimmung mindestens eine Woche bei 2–8 °C gelagert werden.

Analytik

- Atomabsorptionsspektrometrie (AAS). Je nach Verfahren, z.B. Hydrid- oder Graphitrohr-AAS, und Art der Probenvorbehandlung (Direktbestimmung oder Aufbereitung der Proben mit unterschiedlichen Aufschluss-, Anreicherungs-, Trennungstechniken) kann das Gesamtarsen gemessen oder zwischen toxischen und weniger bzw. nichttoxischen Arsenverbindungen unterschieden werden.
- (Differenzielle Puls-)Voltammetrie. Mit diesem Verfahren wird ausschließlich das toxikologisch wichtige dreiwertige Arsen erfasst.
- Mit Prüfröhrchen kann in der Ausatemluft eine Arsenwasserstoffkonzentration von 0,05–3 ppm nachgewiesen werden.

Beurteilung

Die einmalige orale Aufnahme von 150–300 mg Arsenik ist lebensbedrohlich.[1]

Normalwert für Gesamtarsen im Urin bei Erwachsenen ohne Fischverzehr 48 Stunden vor der Probennahme: < 15 µg/L (Biomonitoring-Kommission des Bundesumweltamtes). Nach Aufnahme einer reichlichen meeresfrüchtehaltigen Mahlzeit können bei der Bestimmung des Gesamtarsens Konzentrationen gemessen werden, die eine subakute bzw. chronische Vergiftung vortäuschen.

Bei tödlich verlaufenden Vergiftungen wurden folgende Arsenkonzentrationen im Urin gemessen:
- Vergiftung mit Arsenwasserstoff: 1000 µg/L,
- einmalige orale Arsenikaufnahme: 1000 µg/L,
- chronische Arsenikaufnahme: 1000–20 000 µg/L.

Blei (€€€)

Blei (Pb) ist ein bläulich-weiß glänzendes, sehr weiches Schwermetall.[2] Metallisches Blei und seine Verbindungen sind giftig. Sie können oral, durch Inhalation und über die Haut aufgenommen werden.

Indikationen

Verdacht auf eine akute oder chronische Bleivergiftung.

Akute Intoxikationen kommen nur noch selten vor. Häufiger sind akzidentelle chronische Vergiftungen, u.a. durch Bleiexposition am Arbeitsplatz, kontaminierte Nahrungsmittel, Geschirr mit bleihaltigen Glasuren (v.a. in Importware aus Ländern ohne Einschränkung der Verwendung von Bleiverbindungen in Haushaltswaren) oder (zunehmend) durch nicht unter kontrollierten Bedingungen hergestellte sog. pflanzliche Heilmittel.

Präanalytik

Untersuchungsmaterial: Da Blei im Blut überwiegend an Erythrozyten gebunden vorliegt (ca. 90%), erfolgt die quantitative Bestimmung im Vollblut. Als Antikoagulanzien werden EDTA, Heparinat, Natriumzitrat oder Natriumoxalat empfohlen. Für die Bleibestimmung im 24-h-Urin wird dieser in Kunststoffbehältern, die vor Gebrauch mit 65%iger Salpetersäure gespült, aber nicht mit Aqua dest. nachgespült wurden, gesammelt. Die nach der Reinigung im Behälter verbleibende Restsäuremenge reicht für die Stabilisierung der Probe aus.

[1] Regelmäßig oral aufgenommene kleine Arsenikmengen (ca. 2 mg) können zur Gewöhnung führen (früher „Arsenikesser", die ohne Vergiftungserscheinungen die 3- bis 4fache Dosis der nach einmaliger oraler Aufnahme lebensbedrohlich wirkenden Menge vertragen konnten).

[2] Früher hat man mit Blei geschrieben. Die heutigen „Bleistifte" enthalten Gemische aus Graphit und Ton.

Stabilität: Die Proben können mindestens eine Woche bei 2–8 °C aufbewahrt werden. Der 24-h-Urin für die δ-Aminolävulinsäurebestimmung soll lichtgeschützt (für die eventuell erforderliche Bestimmung weiterer Messgrößen des Porphyrinstoffwechsels), ohne stabilisierende Zusätze, kühl gesammelt werden.

Analytik

- Bestimmung der Bleikonzentration im Vollblut und Urin:
  - Atomabsorptionsspektrometrie (Graphitrohrtechnik),
  - Emissionsspektrometrie mit Plasmaanregung (ICP, ICP-MS),
- Messung der δ-Aminolävulinsäureausscheidung im Urin: Spektrophotometrie nach Ionenaustauschchromatographie.

Beurteilung

Bleikonzentrationen im Vollblut und 24-Stunden-Sammelurin:

- Blei im Vollblut:
  - Normal 50–270 µg/L,
  - erhöht 700–1000 µg/L,
  - toxisch ab 1000 µg/L,
- Blei im 24-h-Sammelurin:
  - Normal 3–18 µg/L,
  - erhöht 150–250 µg/L,
  - toxisch ab 250 µg/L.

Bleikonzentrationen im Vollblut über 150 µg/L bei Kindern unter 13 Jahren und Frauen im gebärfähigen Alter bzw. über 250 µg/L bei allen übrigen Personen können nach toxikologischen und epidemiologischen Untersuchungen der Kommission Human-Biomonitoring des Bundesumweltamtes die Gesundheit beeinträchtigen.

δ-Aminolävulinsäureausscheidung im Urin:

Bei akuter Bleiintoxikation, auch bei akuter intermittierender Porphyrie werden sehr hohe (> 50 mg/L), bei chronischer Bleivergiftung hohe, bei subklinischer Bleivergiftung geringfügig erhöhte δ-Aminolävulinsäureausscheidungen gemessen.

Cadmium (€€€)

Cadmium (Cd) kommt als zweiwertiges Ion in anorganischen Salzen vor. Im Gegensatz zu Blei bildet Cadmium keine stabilen organischen Verbindungen.

Indikationen

- Akute Vergiftung vor allem durch Einatmen von Cadmiumoxidrauch und Cadmiumdämpfen,
- Verdacht auf chronische Intoxikation bei gewerblicher Exposition.

Präanalytik

Untersuchungsmaterial: Der Verdacht auf eine Intoxikation wird durch die Bestimmung der Cadmiumkonzentration im EDTA-Blut und die Messung der Cadmiumausscheidung im Urin geklärt.

Für die Urinsammlung sollen Einwegkunststoffbehälter verwendet werden, die mit 65%iger Salpetersäure ausgespült sind. Die nach der Spülung im Behälter verbleibende Restsäuremenge reicht für die Stabilisierung der Probe aus.

Stabilität: Die Lagerung der Proben ist mindestens eine Woche bei 2–8 °C möglich.

Hinweis: Zum Verschluss der Probenröhrchen dürfen keine Gummistopfen verwendet werden, da diese Cadmium enthalten.

Analytik

- Atomabsorptionsspektrometrie (Graphitrohrtechnik),
- Emissionsspektrometrie mit Plasmaanregung (ICP, ICP-MS),
- Voltammetrie (insbesondere zum „Metall-Screening").

Beurteilung

Normalbereiche:

- Vollblut: < 1 µg/L (bei Rauchern werden bis zu achtfach höhere Konzentrationen gemessen),
- Urin: < 2 µg/L/Tag, < 1,5 µg/g Kreatinin.

Als Interventionswerte sind nach Untersuchungen der Kommission Human-Biomonitoring des Bun-

T

desumweltamtes Cadmiumkonzentrationen im Morgenurin bei Personen unter 25 Jahren von 3 µg/g Kreatinin, bei Personen über 25 Jahre von 5 µg/g Kreatinin anzusehen.

Ein spezifisches Antidot ist nicht vorhanden. Dimercaptopropansulfonat (DMPS) ist fraglich wirksam. Eine frühzeitige Plasmaseparation wird nur bei schwersten Vergiftungen diskutiert.

Quecksilber (€€€)

Quecksilber (Hg) ist das einzige bei Raumtemperatur flüssige Metall. Es weist bereits bei niedriger Temperatur einen erheblichen Dampfdruck auf: 1,6 mbar (20 °C), 3,7 mbar (30 °C), 8,2 mbar (40 °C). Das Einatmen der Dämpfe ist die häufigste Ursache der chronischen Quecksilbervergiftung.

Indikationen

- Verdacht auf eine *akute* Intoxikation, bei der typischerweise zeitlich nacheinander eine Gastroenteritis, Anurie, Urämie, Colitis membranacea und Stomatitis mercurialis auftreten.
- Verdacht auf *chronische* Intoxikationen durch verdampfendes Quecksilber, z.B. bei gewerblicher Exposition oder aus ausgelaufenen quecksilberhaltigen Messgeräten im Haushalt. Verdächtig sind die Symptome nervöse Unrast, Konzentrationsschwäche, Schlaflosigkeit, Tremor, Zitterschrift, Sprachstörungen (Stammeln), Metallgeschmack, Ulzera im Mundbereich, Quecksilbersaum im Zahnfleisch.
- Messung der Quecksilberausscheidung zur Beurteilung der Therapie mit D-Penicillamin.

Präanalytik

Untersuchungsmaterial: Quecksilberbestimmung im EDTA-Vollblut und Urin. Für Urinproben sollen mit 65%iger Salpetersäure gespülte, aber nicht mit Aqua dest. nachgespülte Kunststoffgefäße verwendet werden. Die nach der Reinigung im Behälter verbleibende Restsäuremenge reicht für die Stabilisierung der Probe aus. Die Quecksilberanalyse im Speichel zur Abschätzung der Quecksilberbelastung bei Amalgamfüllungen der Zähne ist unzuverlässig.

Stabilität: Die Proben können mindestens eine Woche bei 2–8 °C aufbewahrt werden.

Analytik

- Atomabsorptionsspektrometrie (Kaltdampfverfahren, Hydridtechnik).
- Mit Prüfröhrchen sind in der Raumluft Hg-Dämpfe von 0,05–2 mg/m^3 nachweisbar.

Beurteilung

Die toxische Dosis für Sublimat (Quecksilber[II] chlorid) beträgt etwa 1,5 g. Einatmen von täglich 0,1–1 g Quecksilberdampf führt zur chronischen Vergiftung.

- Quecksilber im Vollblut:
  - Normal < 7,2 µg/L,
  - Grenzwert: 20 µg/L,
- Quecksilber im Urin:
  - Normal < 26,4 µg/L bzw. < 38,9 µg/g Kreatinin,
  - Grenzwert: 50 µg/g Kreatinin.

Als Interventionswerte bei Kindern und Erwachsenen nennt die Kommission Human-Biomonitoring des Bundesumweltamtes eine Quecksilberkonzentration von über 15 µg/L im Vollblut und über 20 µg/g Kreatinin im Morgenurin.

Als **Antidot** steht Dimercaptopropansulfonat (DMPS) zur Verfügung.

Thallium (€€€)

Fast alle Thalliumverbindungen sind stark toxisch.

Indikationen

- Verdacht auf eine akute Thalliumintoxikation bei typischer Symptomatik,
- Differenzialdiagnose ungeklärter polyneuritischer und allgemeiner Symptome wie Schlafstörungen, Müdigkeit und psychischer Veränderungen.

Präanalytik

Untersuchungsmaterial: Zum Nachweis bzw. Ausschluss einer Thalliumvergiftung eignet sich am besten die Urinuntersuchung. Für die Urinproben werden mit 65%iger Salpetersäure gespülte, aber nicht mit Aqua dest. nachgespülte Kunststoffgefäße verwendet. Die nach der Reinigung im Behälter verbleibende Restsäuremenge reicht für die Stabilisierung der Probe aus. Eine länger zurückliegende Thalliumaufnahme kann auch durch eine Haaranalyse nachgewiesen werden.

Stabilität: Die Proben können mindestens eine Woche bei 2–8 °C aufbewahrt werden.

Analytik

- Atomabsorptionsspektrometrie (Graphitrohrtechnik),
- Voltammetrie,
- Farbreaktion mit Rhodamin-B, Dithizon u.a. Reagenzien.

Beurteilung

Die Aufnahme einer Thalliummenge ab 8–15 mg/kg Körpergewicht gilt als potenziell tödliche Dosis.

Als normale Bereiche für die Thalliumkonzentration im Urin werden in der Literatur angegeben:

- Zwischen < 1 µg/L und < 5 µg/L;
- bei beruflicher Exposition (z.B. in Zementwerk) zwischen < 6 µg/L und < 350 µg/L.

Bei neun Patienten wurden nach Einnahme (laut Anamnese) von 0,35–3 g Thalliumsalz zum Zeitpunkt der Aufnahme im Krankenhaus bis zu zwei Tagen nach der Gifteinnahme Konzentrationen von 1–84 mg Thallium/L Urin gemessen. Mit toxischen Symptomen ist ab ca. 250 µg Thallium/L Urin zu rechnen.

Mikroskopisch findet man eine typische schwärzliche Pigmentierung der Haarwurzel (Widy-Streifen).

Als **Antidot** steht Berliner Blau (Antidotum Thallii Heyl) zur Unterbrechung des enterohepatischen Kreislaufs zur Verfügung.

Eisen (€–€€), klinisch toxikologisch

➤ Kap. 24, „Eisenstoffwechsel" – „Eisen".

Akute oder chronische Eisenüberladungen haben schwerwiegende Zellschädigungen zur Folge.

Indikationen

Verdacht auf Eisenintoxikation.

Zusätzlich können zur Beurteilung des Schweregrads der Eisenvergiftung noch die Transferrin-, bei der Antidottherapie als Indikator für den Speichereisenstatus die Ferritinkonzentration bestimmt werden.

Präanalytik

Untersuchungsmaterial: Serum oder Heparinatplasma; EDTA-Plasma und Zitratplasma sind für die spektrophotometrische Bestimmung ungeeignet, da EDTA und Zitrat Eisen komplexieren.

Für die Urinproben werden mit 65%iger Salpetersäure gespülte, aber nicht mit Aqua dest. nachgespülte Kunststoffgefäße verwendet. Die nach der Reinigung im Behälter verbleibende Restsäuremenge reicht für die Stabilisierung der Probe aus.

Stabilität: Die Proben können mindestens eine Woche bei 2–8 °C aufbewahrt werden.

Die Blutentnahme muss bei Vergiftungsverdacht so bald wie möglich erfolgen, da die Eisenkonzentration im Serum durch die hepatische Clearance sehr rasch absinkt. Bei Verdacht auf noch nicht abgeschlossene Resorption sollte etwa zwei Stunden nach der Erstentnahme eine weitere Blutprobe entnommen und unverzüglich die Eisenkonzentration bestimmt werden.

Einflussgrößen

Zur Vermeidung einer Eisenkontamination sollten spezielle für die Metallanalytik geeignete Einweg-Probengefäße verwendet werden. Die Eisenkonzentration im Serum/Plasma unterliegt einer starken zirkadianen Rhythmik mit Abweichungen bis zum Dreifachen zwischen verschiedenen Tageszeiten.

Analytik

Eisenbestimmung im Serum/Heparinatplasma: Spektrophotometrie nach Eisenfreisetzung aus der Proteinbindung.

Die Eisenbestimmung im Urin erfolgt mittels

- Atomabsorptionsspektrometrie (Flammen-, Graphitrohrverfahren),
- Emissionsspektrometrie mit Plasmaanregung (ICP, ICP-MS),
- Voltammetrie.

Referenzbereich

➤ Kap. 24, „Eisenstoffwechsel" – „Eisen".

Beurteilung

Die Einnahme von resorbierbarem Eisen bis zu 20 mg/kg Körpergewicht wird als nicht toxisch angesehen, mehr als 60 mg/kg können schwere Vergiftungssymptome auslösen.

Für die Beurteilung der Schwere einer **akuten** Vergiftung sind Eisenbestimmungen nur in Blutproben aussagekräftig, die maximal vier bis sechs Stunden nach dem Ingestionszeitpunkt entnommen wurden. Bei späterer Blutabnahme werden aufgrund der Verteilung des Eisens im Organismus bereits wieder normale Eisenkonzentrationen gemessen.

Klinische Symptome der Eisenüberdosierung treten bei Eisenkonzentrationen im Serum/Plasma ab ca. 54 µmol/L (300 µg/dL) auf. Bei schweren Vergiftungen kommen Konzentrationen über 86 µmol/L (> 500 µg/dL) vor. Tödliche Intoxikationen wurden ab 107 µmol/L (600 µg/dL) Eisen im Plasma/Serum beobachtet. Andererseits wurden aber auch bei adäquater Therapie Eisenkonzentrationen von 2500 µmol/L (14 250 µg/dL) überlebt.

Bei klinisch manifester Eisenvergiftung ist eine vollständige Sättigung des Transferrins mit Eisen zu erwarten.

Bei der Eisenvergiftung steht in Form des Chelatbildners Deferoxamin ein hochwirksames **Antidot** zur Verfügung. Durch Deferoxamin wird das Eisen komplexiert und renal ausgeschieden. Während der Therapie ist der Urin des Patienten rosa verfärbt.

TPO-Antikörper

➤ Kap. 24, „Antikörper gegen Schilddrüsenperoxidase".

TRACP

➤ Kap. 24, „Marker der Knochenresorption" – „Tartratresistente saure Phosphatasen (TRACP)".

TRAK

➤ Kap. 24, „Thyreotropin-Rezeptor-Antikörper".

Transferrin

➤ Kap. 24, „Eisenstoffwechsel" – „Transferrin und Transferrinsättigung".

Transferrinrezeptor, löslicher

➤ Kap. 24, „Eisenstoffwechsel" – „Eisen".

Transferrinsättigung

➤ Kap. 24, „Eisenstoffwechsel" – „Transferrin und Transferrinsättigung".

TRH-Stimulation

➤ Kap. 24, „Thyreotropin".

Triglyzeride (€)

Claus Luley

Zu Präanalytik und Einflussgrößen ➤ Kap. 24, „Lipoproteine, allgemein".

Indikationen

- Beurteilung des Atheroskleroserisikos,
- Klassifikation einer Hyperlipoproteinämie,
- Ursachensuche bei Pankreatitis,
- Diagnose einer sekundären Hypertriglyzeridämie bei Alkoholismus, Diabetes mellitus, Niereninsuffizienz u.a.,
- Erstellung eines Lipidstatus,

T

- Therapiekontrolle.

Falls das LDL-Cholesterin mit Hilfe der Friedewald-Formel errechnet wird, werden auch die Triglyzeride benötigt (neben Gesamtcholesterin und HDL-Cholesterin) und in der Regel auch dem Anforderer mitgeteilt.

Präanalytik

Geeignete **Untersuchungsmaterialien** sind Serum oder EDTA-Plasma, wobei die Serumwerte um 3% höher ausfallen.

Stabilität:

- Vollblut kann bis zu sieben Tage aufbewahrt werden, wenn die Summe von freiem Glyzerin und Triglyzeriden Gegenstand der Messung ist, da während der Lagerung Lipasen die Triglyzeride in freies Glyzerin und Fettsäuren spalten.
- Serum oder Plasma kann bei Raumtemperatur bis zwei Tage, bei 4 °C bis sieben Tage und bei –20 °C mehrere Jahre aufbewahrt werden.

Einflussgrößen

Der Verzehr einer fettreichen Mahlzeit kann zu erheblichen Anstiegen der Triglyzeridkonzentration führen. Das Ausmaß des postprandialen Triglyzeridanstiegs ist abhängig von der Fettmenge, aber auch vom Triglyzeridspiegel vor der Mahlzeit und kann ein Mehrfaches des Ausgangswerts betragen.

Die postprandiale Lipämie wird nicht nur vom Anstieg der Chylomikronen, sondern auch von einem VLDL-Anstieg verursacht und dauert vier bis sieben Stunden mit einem Maximum zwischen drei bis fünf Stunden. Da die Anwesenheit von Chylomikronen sowohl die Berechnung des LDL-Cholesterins nach Friedewald als auch die medizinische Beurteilung des Triglyzeridwerts stört, ist eine zwölfstündige Nahrungskarenz vor Blutentnahme zwingend erforderlich.

Die Körperlage oder eine längere Blutstauung beeinflusst alle Lipoproteine, und damit auch die Triglyzeride, mit einem Anstieg von 5–10% im Sitzen und Stehen gegenüber dem Liegen.

Die intraindividuelle Varianz der Triglyzeride ist mit 25–30% hoch. Häufige Ursachen hierfür sind Konsum wechselnder Alkoholmengen, die unterschiedliche Zusammensetzung von Mahlzeiten oder auch wechselnde körperliche Aktivität.

Analytik

Im weit verbreiteten enzymatischen Test werden die Triglyzeride zunächst durch eine Lipase gespalten mit nachfolgender Messung des freigesetzten Glyzerins. Dieses wird zunächst durch eine Glycerokinase zu α-Glycerophosphat umgewandelt, das mittels einer Glycerophosphatoxidase zu Dihydroxyacetonphosphat und H_2O_2 umgewandelt wird. Letzteres wird in der Indikatorreaktion mit 4-Aminophenazon und Phenol nachgewiesen.

Da hierbei stets auch das neben den Triglyzeriden in der Probe enthaltene Glyzerin mit erfasst wird, wird das Ergebnis bei den meisten Verfahren um einen Fixwert von –0,11 mmol/L korrigiert. Die seltene und klinisch bedeutungslose Hyperglyzerinämie führt allerdings zu falsch hohen Triglyzeridangaben. Auch andere Umstände wie eine Heparintherapie oder ein Diabetes mellitus führen zu erhöhten Glyzerinspiegeln, aus denen falsch hohe Triglyzeridwerte resultieren. Im Zweifelsfall muss eine separate Glyzerinbestimmung durchgeführt werden. Die Freisetzung von Glyzerin erfolgt durch In-vitro-Hydrolyse der Triglyzeride bereits nach 30-minütiger Lagerung von Serum oder Plasma bei Raumtemperatur. Dies verfälscht den Triglyzeridwert aber nicht, da das freigesetzte Glyzerin ja aus den Triglyzeriden stammt.

Qualitätskriterien: Die Richtlinien der Bundesärztekammer (RiLiBÄK) schreiben für die Triglyzeride im Messbereich 0,68–4,6 mmol/L (60–400 mg/dL) folgende Kriterien vor:

- Maximal zulässige Abweichung des Einzelwerts: 9%.
- Maximal zulässige Abweichung beim Ringversuch: 16%.

Störgrößen: Als Störfaktoren führen freies Hämoglobin (> 200 mg/dL) zu erhöhten und Bilirubin (> 20 mg/dL) zu erniedrigten Messwerten, da sie mit H_2O_2 reagieren können.

Anders als beim Cholesterin können für Triglyzeride extrem hohe Blutkonzentrationen bis zu 350 mmol/L (ca. 30 000 mg/dL) vorkommen. Bei sehr hohen Messwerten müssen die Untersuchungsmaterialien daher verdünnt werden. Eine derartig ausgeprägte Lipämie stört zahlreiche andere Analysenmethoden.

Referenzbereiche

< 2,3 mmol/L (< 200 mg/dL).

Beurteilung

Wegen der großen intraindividuellen Schwankungen sollten nur wiederholte Triglyzeridmessungen Basis medizinischer Bewertungen sein.

Erhöhungen:

- **Moderate Hypertriglyzeridämien (2,3–7 mmol/L)** sind mit einem erhöhten Atheroskleroserisiko assoziiert. Ursächlich sind vermutlich weniger die erhöhten Blutspiegel der triglyzeridreichen Lipoproteine, sondern vielmehr mittelbare Konsequenzen wie die Umwandlung von normalen zu „kleinen und dichten" LDL und die meist begleitende Erniedrigung des HDL-Cholesterins. Solche moderaten Hypertriglyzeridämien sind meist sekundär bei Diabetes mellitus oder Niereninsuffizienz. Die Hypertriglyzeridämie des Alkoholikers geht häufig mit normalem oder gar erhöhtem HDL-Cholesterin einher und ist vermutlich deswegen weniger atherogen.
- **Massive Hypertriglyzeridämien (> 10 mmol/L)** sind mit einem hohen Risiko für Pankreatitiden assoziiert und müssen umgehend Anlass für eine energische Triglyzeridsenkung geben.

Erniedrigte Triglyzeridwerte haben meist keinen Krankheitswert; bei trainierten Sportlern wurden Werte um 0,3 mmol/L beobachtet. Sehr selten ist die Abetalipoproteinämie, bei der sowohl Triglyzeride als auch Cholesterin niedrig sind (ca. 0,3 mmol/L).

Trijodthyronin (T_3), freies Trijodthyronin (fT_3) (je €€)

Martin Bidlingmaier

In der Schilddrüse wird überwiegend Thyroxin (T_4) gebildet, das stoffwechselaktivere Trijodthyronin (T_3) entsteht zu 80% durch Dejodierung von T_4 in peripheren Geweben. Der Großteil der Schilddrüsenhormone ist an Transportproteine gebunden, wobei der Einfluss der Proteinbindung bei T_3 geringer ist als bei T_4: Weniger als 0,3% des Gesamt-T_3 zirkulieren in freier Form (fT_3), bei T_4 weniger als 0,05%.

Indikationen

- Weitere Abklärung der Hyperthyreose,
- Verlaufskontrolle der Hypothyreose bei Substitution mit Thyroxin,
- Ausschluss/Bestätigung einer Hyperthyreosis factitia.

Präanalytik

Untersuchungsmaterial: Die Bestimmung erfolgt aus Serum; die Bestimmung des fT_3 ist auch aus Heparin- und EDTA-Plasma ohne Veränderung des Ergebnisses möglich. Unter Substitution sollte die Blutentnahme zwölf bis 24 Stunden nach der letzten Tabletteneinnahme erfolgen.

Stabilität: Trijodthyronin ist bei Raumtemperatur im Vollblut und Serum/Plasma über mindestens 48 Stunden stabil. Eingefroren ist Gesamt- und freies T_3 über drei Monate stabil. Mehrere Einfrier-/Auftauzyklen sind jedoch zu vermeiden.

Einflussgrößen

Durch die wesentlich geringere Proteinbindung von T_3 im Vergleich zu T_4 spielen die dort erwähnten Einflussfaktoren eine untergeordnete Rolle. Die fT_3-Konzentration reflektiert im Wesentlichen die Konversion von T_4 zu T_3. Diese kann vermindert sein bei schweren Allgemeinerkrankungen („Low-T_3-Syndrom", z.B. bei terminaler Niereninsuffizienz, Sepsis, Multiorganversagen), medikamenteninduziert, z.B. unter Glukokortikoidtherapie, sowie physiologischerweise im hohen Alter (bis zu 50% niedrigere T_3-Konzentrationen).

Analytik

Nach wie vor finden sich bei der Messung von freien Hormonen starke Diskrepanzen zwischen den mit verschiedenen Methoden gewonnenen Ergebnissen. Dies ist auch beim fT_3 der Fall, wo z.B. die mit Ultrafiltration gemessenen Werte deutlich höher liegen als die mittels Equilibriumsdialyse gewonnenen. Neben

T

diesen methodisch aufwändigen Verfahren gibt es eine Vielzahl direkter und indirekter Immunoassays, die ebenfalls unterschiedliche Ergebnisse liefern. Hieraus ergibt sich – neben der Suche nach einer Referenzmethode sowie Methodenstandardisierung – für den klinischen Bedarf primär die Forderung nach methodenspezifischen Referenzbereichen.

Qualitätskriterien: In den Richtlinien der Bundesärztekammer (RiLiBÄK) sind für Gesamt-T_3 und für fT_3 folgende Richtwerte für die Qualitätskontrolle festgelegt (Bezugsgröße sind verfahrensabhängige Sollwerte):

- Gesamt-T_3:
  - Maximal zulässige Abweichung des Einzelwerts: 16% (0,3– 1,8 nmol/L [0,2–1,2 µg/L]) bzw. 15% (1,8–15 nmol/L [1,2–10 µg/L).
  - Maximal zulässige Abweichung beim Ringversuch: 24% (0,3–15 nmol/L [0,2–10 µg/L]).
- Freies T_3 (im Bereich von 1,5–39 pmol/L [1–25 ng/L]):
  - Maximal zulässige Abweichung des Einzelwerts 14,5%.
  - Maximal zulässige Abweichung beim Ringversuch: 24%

Referenzbereiche

Gesamt-T_3	1,3–3,1 nmol/L (0,8–2,0 µg/L)
fT_3	3,0–9,0 pmol/L (2,0–6,0 ng/L)

Aufgrund methodischer Differenzen können die Referenzbereiche im Einzelfall abweichen, es sollten stets die laborspezifischen Referenzbereiche beachtet werden.

Beurteilung

Die Bedeutung des fT_3 gegenüber dem T_3 ist aufgrund der geringeren Proteinbindung wesentlich geringer als die des fT_4 im Verhältnis zum T_4. Nachdem jedoch das freie T_3 den eigentlich wirksamen Anteil der Schilddrüsenhormone darstellt, wird die fT_3-Konzentration gerne zur Beurteilung der Schilddrüsensekretionsleistung herangezogen.

Trizyklische Antidepressiva (€€)

Werner Steimer

Zu den trizyklischen Antidepressiva zählen Amitriptylin, Nortriptylin, Imipramin, Desipramin und Doxepin.

Depressionen tragen wesentlich zur Gesamtmorbidität und Mortalität in den westlichen Industrienationen bei. Etwa jeder Sechste erkrankt mindestens einmal im Leben an einer schweren depressiven Episode. Die Behandlung dieser Erkrankungen beruht im Wesentlichen auf der Gabe wirksamer Arzneimittel, die allerdings häufig mit nicht unerheblichen Nebenwirkungen assoziiert sind. Außerdem reagieren etwa 30–50% der Patienten nicht ausreichend auf die Primärtherapie. Große Schwierigkeiten bestehen beim Nachweis einer Konzentrations-Wirkungs-Beziehung der meisten Arzneimittel.

Dies hat im Wesentlichen vier Gründe:

- Fehlen von objektiven Kriterien bei der Beurteilung von Schweregrad und Besserung,
- hohe Placebo-Erfolgsrate (Depression),
- heterogene Psychopathologie,
- pharmakodynamische Variabilität.

Für die Behandlung der Depression werden derzeit primär selektive Serotonin-Wiederaufnahmehemmer (SSRIs) und neuere Antidepressiva eingesetzt. Sie zeigen eine flache Dosis-Wirkungs-Kurve und somit ein breites therapeutisches Fenster. Von den meisten Untersuchern wird mangels entsprechender Daten ein Monitoring dieser Substanzen außer zur Überprüfung der Compliance – bis zu 40% aller antidepressiv behandelten Patienten nehmen die verordnete Dosis nicht ordnungsgemäß ein – nicht empfohlen. Eine abschließende Beurteilung ist hier derzeit jedoch noch nicht möglich.

Trizyklische Antidepressiva (TCA) waren trotz eines engen therapeutischen Fensters und einer erheblichen Toxizität mehr als vier Jahrzehnte lang die Eckpfeiler der antidepressiven Therapie.

Der primäre pharmakologische Effekt beruht auf der Hemmung der präsynaptischen Wiederaufnahme der Neurotransmitter Norepinephrin und Serotonin nach Freisetzung in den synaptischen Spalt. Unklar ist, in welcher Weise der antidepressive Effekt hiermit in Zusammenhang steht, da sich dieser erst nach längerer Therapie im Verlauf von Wochen einstellt. TCA werden nach wie vor bei Nichtansprechen auf die initiale Therapie und bei psychotischen Anteilen empfohlen. Ungefähr eine Million Patienten nehmen derzeit alleine in den USA trizyklische Antidepressiva ein.

Trizyklische Antidepressiva zeigen eine Vielzahl verschiedener Effekte bei steigenden Konzentrationen und eine große interindividuelle Variabilität im Metabolismus.

Der späte Wirkungseintritt, teilweise erst nach Wochen, und die schwierige klinische Erkennung einer beginnenden Toxizität einerseits sowie die definierte Beziehung zwischen Konzentration und Wirkung andererseits lassen ein therapeutisches Drug Monitoring für diese Substanzen sinnvoll erscheinen. Die Substanzen Amitriptylin, Nortriptylin, Imipramin, Desipramin und Doxepin werden in diesem Beitrag näher behandelt.

Behandlungsindikationen:

- Depressive Erkrankung.
- Insbesondere im angelsächsischen Raum werden Trizyklika auch für andere Indikationsgebiete eingesetzt:
  - Angststörungen,
  - Essstörungen,
  - Aufmerksamkeitsdefizitsyndrom mit Hyperaktivität,
  - Bettnässen bei Kindern,
  - bei bestimmten chronisch-neuralgischen Schmerzen.

Dosierung: Die üblichen Erhaltungsdosen betragen bei oraler Applikation für

- Amitriptylin: 75–300 mg/Tag,
- Nortriptylin: 50–150 mg/Tag,
- Imipramin: 50–300 mg/Tag,
- Desipramin: 100–250 mg/Tag,
- Doxepin: 75–300 mg/Tag.

Empfohlen wird die Einleitung der Therapie durch schrittweise Dosissteigerung, bis ein klinisches Ansprechen auf die Therapie zu beobachten ist, mit dem Ziel, die benötigte Dosis möglichst gering zu halten. Andererseits konnte für die meisten therapeutischen Bereiche gezeigt werden, dass die Ansprechwahrscheinlichkeit für die Therapie um den Faktor 2 bis 3 höher ist als außerhalb der angegebenen Bereiche, was einen zielkonzentrationsorientierten Ansatz bei der Wahl der optimalen Dosis sinnvoll erscheinen lässt.

Nebenwirkungen:

- Die unerwünschten Wirkungen trizyklischer Antidepressiva beruhen zum großen Teil auf ihren anticholinergen Effekten: Mundtrockenheit, verstopfte oder trockene Nase, Akkommodationsstörungen, Obstipation, Miktionsstörungen,
- Müdigkeit, Benommenheit, Schwindel,
- Überempfindlichkeit gegenüber Katecholaminen,
- orthostatische Hypotonie durch Blockade von α_1-Rezeptoren,
- Reizleitungsstörungen am Herzen (AV-Block),
- erhöhte Krampfneigung,
- Gewichtszunahme,
- passagere Anstiege der Leberenzymaktivitäten,
- Photosensibilisierung.

Kontraindikationen:

- Bekannte Überempfindlichkeit,
- akute Intoxikation mit zentral dämpfenden Pharmaka (Alkohol, Schlafmittel, Schmerzmittel, Psychopharmaka),
- akute Delirien,
- unbehandeltes Engwinkelglaukom,
- akutes Harnverhalten,
- Prostatahyperplasie mit Restharnbildung,
- Pylorusstenose,
- paralytischer Ileus,
- gleichzeitige Behandlung mit MAO-Hemmern.

Pharmakokinetik:

- **Absorption:** Die hier besprochenen trizyklischen Antidepressiva werden bei oraler Gabe annähernd vollständig resorbiert. Die Bioverfügbarkeit beträgt für Doxepin ca. 30%, für alle anderen TCA ca. 50%. Dies ist auf einen ausgeprägten „First-Pass“-Effekt zurückzuführen.
- **Verteilung:** Die Verteilungsvolumina betragen für Amitriptylin 8–36 L/kg, für Nortriptylin 15–23 L/kg, für Imipramin 9–23 L/kg, für Desipramin 24–60 L/kg, für Doxepin 15–20 L/kg. Die Proteinbindung beträgt für Imipramin 80–90%, für alle anderen > 90%.
- **Elimination:** Tertiäre Amine, wie z.B. Amitriptylin, Imipramin und Doxepin, werden mit Hilfe des hepatischen Cytochrom-P450-Systems durch Demethylierung hauptsächlich in pharmakologisch aktive sekundäre Amine (Nortriptylin, Desipramin und Desmethyl-Doxepin) verstoffwechselt, weshalb die Konzentrationsmessung dieser primären Metaboliten bei Applikation der

Muttersubstanz zusätzlich erfolgen muss. Anschließend erfolgt die weitgehende Inaktivierung durch Hydroxylierung am Cytochrom P450 2D6, ein hoch polymorphes Enzym, bei dem bei 6–8% der mitteleuropäischen Bevölkerung ein langsamer und bei 2–4% ein sehr schneller Metabolismus resultiert. Nach Glukuronidierung werden die inaktiven Metaboliten renal ausgeschieden. Die Eliminationshalbwertszeiten betragen für Amitriptylin 9–46 Stunden, für Nortriptylin 18–56 Stunden, für Imipramin 6–28 Stunden, für Desipramin 12–28 Stunden und für Doxepin 8–36 Stunden.

Wechselwirkungen: Da trizyklische Antidepressiva vorwiegend über das Cytochrom-System, insbesondere die Cytochrome P450 1A2, 3A4 und 2D6, abgebaut werden, kann ihr Metabolismus durch Induktoren dieses Systems beschleunigt werden. Für Carbamazepin, Phenobarbital, Phenytoin, Rifampicin und bei Rauchern wurde eine im Extremfall bis zu 10fach höhere Clearance beschrieben. Da die induzierende Wirkung sich erst nach zwei Wochen voll auswirkt, sollte das Monitoring von TCA-Konzentrationen nach Beginn einer solchen Therapie für mindestens vier Wochen fortgeführt werden.

Umgekehrt führen eine Vielzahl von Inhibitoren oder andere Substrate des Cytochroms P450 2D6 bei gleichzeitiger Applikation zu teilweise erheblich erhöhten Konzentrationen trizyklischer Antidepressiva.

- Substrate des Cytochroms P450 2D6 sind:
  - β-Blocker: Carvedilol, Metoprolol, Propafenon, Propanolol, Timolol,
  - Antidepressiva: Amitriptylin, Clomipramin, Desipramin, Fluoxetin, Fluvoxamin, Imipramin, Nortriptylin, Paroxetin, Venlafaxin,
  - Antipsychotika: Chlorpromazin, Haloperidol, Perphenazin, Risperidon, Thioridazin,
  - andere: Amfetamine, Codein, Dextromethorphan, Flecainid, Lidocain, Metoclopramid, Mexiletin, Ondansetron, Tamoxifen, Tramadol.
- Inhibitoren des Cytochroms P450 2D6 sind Amiodaron, Buproprion, Celecoxib, Chlorpromazin, Cimetidin, Clomipramin, Doxorubicin, Fluoxetin, Kokain, Levomepromazin, Metoclopramid, Methadon, Moclobemid, Paroxetin, Quinidin, Ranitidin, Ritonavir, Sertralin, Terbinafin.
- Induktoren des Cytochroms P450 2D6 sind Dexamethason und Rifampicin.

Besonders häufig ist die Kombination anderer Psychopharmaka mit trizyklischen Antidepressiva, wobei insbesondere in der Gruppe der selektiven Serotonin-Wiederaufnahmehemmer bei gleichzeitiger Therapie mit erheblich erhöhten TCA-Konzentrationen gerechnet werden muss.

Neben den pharmakokinetischen sind auch pharmakodynamische Interaktionen zu beachten.

So können Amitriptylin und Imipramin die Effekte von Clonidin und Guanethidin verringern und die Effekte von zentraldämpfenden Medikamenten, Katecholaminen und anticholinergen Substanzen verstärken. Die Kombination mit Monoaminooxidasehemmern sollte unbedingt vermieden werden, da es zu Fieber, Tachykardie, Hypertension und Krampfanfällen bis zum Tod kommen kann.

Indikationen

Nach Therapiebeginn mit einer Standarddosis wird der Steady State nach etwa einer bis zwei Wochen erreicht. Zu diesem Zeitpunkt ist eine Kontrolle der Serumkonzentration und gegebenenfalls eine Adaptation der Dosis empfehlenswert. Eine erneute Kontrolle nach etwa vier Wochen hilft, eine Akkumulation bei langsamen oder intermediären Metabolisierern zu erkennen.

Kontrollen der Serumkonzentration sollten außerdem erfolgen

- bei mangelndem Therapieerfolg (Klassifikation als Non-Responder und Wechsel der Medikation nur bei Nachweis ausreichender Serumspiegel),
- bei Verdacht auf toxische Nebenwirkungen,
- bei Verdacht auf mangelnde Compliance,
- nach Beginn einer interagierenden Komedikation,
- bei Begleiterkrankungen mit Einfluss auf die Metabolisierung.

Ein Monitoring ist besonders bei folgenden Patientengruppen empfehlenswert:

- Kindern und Jugendlichen,
- älteren Patienten,
- Patienten mit möglicherweise abweichender oder sich ändernder Pharmakokinetik als Folge genetischer, entwicklungs- oder krankheitsbedingter Ursachen.

In Zukunft wird eventuell die Ermittlung des CYP2D6-Genotyps am Beginn der Therapie die Identifizierung von langsamen, intermediären und ultraschnellen Metabolisierern erlauben. Bei Patienten, die in Zukunft auf der Basis solcher Untersuchungen eventuell mit stark abweichenden individuell adaptierten Dosierungen behandelt werden, werden engmaschige Kontrollen der Serumkonzentration erforderlich sein.

Präanalytik

Als **Untersuchungsmaterial** dient meist Serum. Heparin- und EDTA-Plasma können bei den Lumineszenzverfahren ohne Änderung des Ergebnisses verwendet werden.

Die Empfehlungen zum optimalen Zeitpunkt der Blutabnahme sind teilweise widersprüchlich. In der angelsächsischen Literatur wird häufig empfohlen, bei einmal täglicher Dosierung Blut bis 13 Stunden nach der letzten Dosis abzunehmen, bei zweimal täglicher Dosierung vier bis sechs Stunden nach der letzten Dosis, also in der Mitte des Dosierungsintervalls. Dies widerspricht den Empfehlungen vieler anderer Autoren und der Vorgehensweise bei den meisten anderen Medikamenten, bei denen regelmäßig die minimalen Konzentrationen im Intervall, also unmittelbar vor der nächsten Einnahme, bestimmt werden. Allerdings bleibt auch bei diesen Empfehlungen häufig unberücksichtigt, ob die Gesamtdosis einmal oder mehrmals täglich appliziert wurde. Bei zweimal täglicher Dosierung ist darüber hinaus zu berücksichtigen, dass unterschiedliche Talspiegel gemessen werden, wenn morgens und abends unterschiedliche Dosen verabreicht werden.

Häufig wurden in der Literatur hierzu keine genauen Angaben gemacht. Es ist deshalb damit zu rechnen, dass ein Teil der beobachteten Variation bei den berichteten therapeutischen Bereichen auf diese schlecht definierten präanalytischen Variablen zurückzuführen ist.

Aus Praktikabilitätsgesichtspunkten erscheint bei zweimal täglicher Dosierung die Bestimmung eines Talspiegels am Morgen am günstigsten. Bei einmal täglicher Dosierung sind zwölf Stunden nach einer gesamten Tagesdosis höhere, 24 Stunden nachher aber niedrigere Talspiegel zu erwarten als zwölf Stunden nach einer halben Tagesdosis. Der beste Kompromiss ist möglicherweise deshalb auch hier die Blutabnahme zwölf Stunden nach Applikation der häufig abendlich eingenommenen gesamten Tagesdosis, wobei unbedingt berücksichtigt werden muss, dass bei gleicher Gesamtdosisexposition in diesem Fall höhere Spiegel gemessen werden als bei zweimal täglicher Dosierung. Im Zweifelsfall sollte Rücksprache mit dem zuständigen Labor gehalten werden.

Stabilität: Nach Blutabnahme und Zentrifugation sind TCA bei Raumtemperatur mindestens eine Woche, eingefroren bei –20 °C mindestens ein Jahr stabil.

Die Stabilitäten im Serum sind bisher nicht dokumentiert. Für Amitriptylin wurde eine Stabilität von einem Tag im Serum beschrieben.

Einflussgrößen

Eine verminderte Stoffwechselleistung oder eine verminderte Durchblutung der Leber infolge Herzinsuffizienz und mögliche Veränderungen des Verteilungsvolumens, insbesondere auch bei älteren Patienten, können zu erhöhten Konzentrationen unter Standarddosierung führen. Chronische Niereninsuffizienz hat dagegen keinen nennenswerten Effekt auf die Elimination der Muttersubstanzen und deren aktive demethylierte Metaboliten. Allerdings wurde eine Akkumulation konjugierter und nichtkonjugierter Hydroxymetaboliten beschrieben, die eventuell einen Beitrag zu einer möglichen Toxizität leisten könnten.

Kinder haben tendenziell kürzere Halbwertszeiten als Erwachsene. Insbesondere bei Kindern und Jugendlichen wurden plötzliche Todesfälle im Zusammenhang mit durch TCA bedingten Reizleitungsstörungen am Herzen (AV-Block) berichtet, was in dieser Patientengruppe ein intensiveres Monitoring erforderlich macht.

Bei bestimmten Blutabnahmegefäßen mit Trenngelen zur Separation von Serum und Blutkuchen wurde über falsch niedrige TCA-Konzentrationen berichtet. Das Gleiche trifft auch für Tris-2-butoxyethylphosphat, früher Bestandteil von Verschlüssen für Blutabnahmegefäße, zu. Es ist deshalb Vorsicht geboten, wenn Blutproben zur Bestimmung von TCA-Konzentrationen mit nicht evaluierten Materialien in Kontakt kommen.

Zur Bestimmung der TCA werden hauptsächlich chromatographische Verfahren (HPLC, GC) und Immunoassays verwendet, letztere meist als Gruppentests zum Nachweis der Exposition oder bei Intoxikationsverdacht. Da viele Medikamente eine strukturelle Verwandtschaft zu den TCA aufweisen, sind falsch positive Ergebnisse nicht gänzlich auszuschließen. Folgende Medikamente können insbesondere bei den Immunoassays falsch hohe Resultate bedingen: Alimenazin, Carbamazepin, Chlorpromazin, Diphenhydramin, Perphenazin, Thioridazin.

Zusätzlich können auch verschiedene TCA untereinander interferieren, was bei gleichzeitiger Therapie mit verschiedenen TCA und beim Therapiewechsel von einem TCA auf ein anderes Probleme verursachen kann.

Auch bei der Analytik mittels HPLC kann es zu Interferenzen kommen. Methadon und sein Metabolit können bei der Bestimmung von Nortriptylin und Doxepin stören, Propoxyphen bei der Bestimmung von Amitriptylin.

Analytik

Die Messung erfolgt mit HPLC oder, besonders bei Vergiftungen, mit massenspektrometrischen Verfahren.

Bei fraglichen Intoxikationen sind schnelle semiquantitative Immunoassays in Verbindung mit einem Monitoring der kardialen Funktion empfehlenswert.

Qualitätskriterien: Die interne und externe Qualitätssicherung erfolgt in Anlehnung an die Richtlinien der Bundesärztekammer (RiLiBÄK). Für Plasma, Serum und Vollblut gelten:

- Maximal zulässige Abweichung des Einzelwerts: 12%.
- Maximal zulässige Abweichung beim Ringversuch: 24%.

Therapeutische Bereiche

Wie bereits erwähnt, werden die tertiären Amine Amitriptylin, Imipramin und Doxepin im Organismus zu den sekundären Aminen Nortriptylin, Desipramin und Desmethyl-Doxepin verstoffwechselt. Diese zeigen eine eigene antidepressive Aktivität und müssen deshalb gemessen und beim therapeutischen Bereich berücksichtigt werden. Nortriptylin und Desipramin werden auch selbst als Antidepressivum eingesetzt.

Amitriptylin	70–220 µg/L*
Nortriptylin	50–150 µg/L
Imipramin	180–350 µg/L*
Desipramin	115–250 µg/L
Doxepin	50–250 µg/L*

* Die angegebenen Konzentrationen stellen die Summe aus Muttersubstanz (Amitriptylin, Imipramin oder Doxepin) und aktivem Metaboliten (Nortriptylin, Desipramin oder Desmethyl-Doxepin) dar.

Beurteilung

Bei den unerwünschten Arzneimittelwirkungen wurde eine Konzentrationsabhängigkeit insbesondere für die ZNS- und kardiale Toxizität beschrieben. Symptome der ZNS-Toxizität sind verschlechterte Stimmungslage, schlechte Konzentrationsfähigkeit, Reduzierung sozialer Kontakte, Lethargie, Tremor, Ataxie, Halluzinationen und Delirium (Gedächtnisstörungen, Agitation, Desorientierung, Verwirrung). Das Risiko solcher Nebenwirkungen steigt mit der Konzentration der TCA und ist bei Konzentrationen über 300 µg/L um den Faktor 13, bei Konzentrationen über 450 µg/L um den Faktor 37 erhöht. Bei Konzentrationen über 450 µg/L ist außerdem mit epileptischen Anfällen, bei über 1000 µg/L mit Koma zu rechnen. Kardial ist bei Konzentrationen über 200 µg/L in 80% eine Verlangsamung der Reizleitung im His-Bündel nachweisbar, bei über 350 µg/L kommt es in 70% zu einem AV-Block 1. Grades.

Bei akuten Intoxikationen wurden bei etwa 1200 µg/L über Arrhythmien, ab ca. 1500 µg/L über Herzstillstand berichtet. Im Steady State kann dies vermutlich bereits bei geringeren Konzentrationen eintreten.

LITERATUR

Alderman J, Preskorn SH, Greenblatt DJ, Harrison W, Penenberg D, Allison J, et al. Desipramine pharmacokinetics when coadministered with paroxetine or sertraline in extensive metabolizers. J Clin Psychopharmacol 1997; 17: 284–91.

Bertilsson L, Dahl ML, Tybring G. Pharmacogenetics of antidepressants: clinical aspects. Acta Psychiatr Scand Suppl 1997; 391: 14–21.

Burke MJ, Preskorn SH. Therapeutic drug monitoring of antidepressants: cost implications and relevance to clinical practice. Clin Pharmacokinet 1999; 37: 147–65.

Dawling S. Is there a practical alternative to therapeutic drug monitoring in therapy with tricyclic antidepressants? Clin Chem 1988; 34: 841–7.

Leucht S, Hackl H, Steimer W, Angersbach D, Zimmer R. Serum levels and side-effects of trycyclic antidepressants with adjunctive paroxetine. A prospective study. Ther Drug Monitoring. Cairns, 1999: 458.

Leucht S, Steimer W, Kreuz S, Abraham D, Orsulak PJ, Kissling W. Doxepin plasma concentrations: is there really a therapeutic range? J Clin Psychopharmacol 2001; 21: 432–9.

Linder MW, Keck PE, Jr. Standards of laboratory practice: antidepressant drug monitoring. National Academy of Clinical Biochemistry. Clin Chem 1998; 44: 1073–84.

Müller MJ, Dragicevic A, Fric M, Gaertner I, Grasmäder K, Härtter S, Hermann E, et al. Therapeutic drug monitoring of tricyclic antidepressants: how does it work under clinical conditions? Pharmacopsychiatry 2003; 36: 98–104.

Orsulak PJ. Therapeutic monitoring of antidepressant drugs: guidelines updated. Ther Drug Monit 1989; 11: 497–507.

Perry PJ, Zeilmann C, Arndt S. Tricyclic antidepressant concentrations in plasma: an estimate of their sensitivity and specificity as a predictor of response. J Clin Psychopharmacol 1994; 14: 230–40.

Preskorn SH, Burke MJ, Fast GA. Therapeutic drug monitoring. Principles and practice. Psychiatr Clin North Am 1993; 16: 611–45.

Rasmussen BB, Brosen K. Is therapeutic drug monitoring a case for optimizing clinical outcome and avoiding interactions of the selective serotonin reuptake inhibitors? Ther Drug Monit 2000; 22: 143–54.

Steimer W, Muller B, Leucht S, Kissling W. Pharmacogenetics: a new diagnostic tool in the management of antidepressant drug therapy. Clin Chim Acta 2001; 308: 33–41.

Steimer W. Psychoactive Drugs: Pharmacogenetics and Therapeutic drug-monitoring. J Lab Med 2002; 26: 49–60.

Ulrich S, Northoff G, Wurthmann C, Partscht G, Pester U, Herscu H, et al. Serum levels of amitriptyline and therapeutic effect in non-delusional moderately to severely depressed in-patients: a therapeutic window relationship. Pharmacopsychiatry 2001; 34: 33–40.

Tab. 24-38 Pharmakologische Daten von Psychopharmaka (nach Schulz und Schmoldt 2003).

Wirkstoff	Bereich höchster therapeutischer Wirksamkeit (µg/L)	Toxische Symptome beobachtet ab (µg/L)	Komatös/letal ab (µg/L)
Amitriptylin	50–300	> 500	1500–2000
Nortriptylin	20–200 (50–150)	> 500	1000–3000
Protriptylin	50–300	> 500	> 1000
Imipramin	50–350	500–1000	1500–2000
Desipramin	10–500 (120–250)	500–1000	> 3000
Doxepin	10–200 (30–100)	500–1000	2000–4000
Haloperidol	5–17 (1–20)	50–500	> 500 (> 180)
Chlorprothixen	20–200	> 400	> 800
Clomipramin	(20–) 90–250 (–400)	400–600	1000–2000
Clozapin	(100–) 300–600	600–1000	> 1200 (> 2000) (> 5200)
Levomepromazin	5–25 (–200)	> 400	> 500
Maprotilin	100–600 (100–250)	500–1000	1000–5000
Opipramol	100–500	2000–3000	7000–10000
Perazin	20–350	> 500	–
Pipamperon	100–400	500–600	–
Promethazin	50–200 (–400)	1000–2000	> 2400 (1800–5400)
Thioridazin	100–2000 (200–800–1250)	2500–5000	3000–10 000
Trimipramin	10–250	> 500	1700–8200

T

Trizyklische Antidepressiva, klinisch toxikologisch (€–€€)

Fritz Degel, Hans Jürgen Heppner, Gerhard Weidemann

Indikation

Verdacht auf akute Vergiftung mit trizyklischen Antidepressiva.

Präanalytik

Untersuchungsmaterial: Zum Nachweis („Screening“) und zur quantitativen Bestimmung wird Serum/Plasma verwendet. Wenn Urinproben untersucht werden, sind Unspezifitäten durch Kreuzreaktivität mit gruppenfremden Substanzen zu beachten.

Analytik

Zur toxikologischen Suchanalyse werden immunchemische Gruppentests verwendet. Diese sind nicht zur quantitativen Bestimmung geeignet. Positive Resultate müssen immer mit einem anderen Verfahren bestätigt werden (z.B. HPLC-DAD, GC/MS, DC).

Die quantitative Bestimmung der Einzelsubstanzen aus Serum/Plasma erfolgt mit chromatographischen Verfahren (GC bzw. GC/MS, HPLC bzw. HPLC-DAD, LC-MS).

Beurteilung

Immunchemische Gruppentests: Die Tests weisen bestimmte trizyklische Antidepressiva und deren Metaboliten im Serum/Plasma nach. Sie reagieren mit unterschiedlicher Kreuzreaktivität auf die Substanzen Desipramin, Imipramin, Amitriptylin, Nortriptylin, Trimipramin, Clomipramin und Doxepin und deren Metabolite. Auch manche tetrazyklische Antidepressiva und Phenothiazine können ein Messsignal ergeben.

Erfahrungsgemäß sprechen die Tests auf die Metabolite einiger Substanzen sogar stärker an als auf deren Stammsubstanzen (Beispiel: Opipramol). Da zudem die pharmakologische Wirkung der Metabolite stark unterschiedlich, häufig auch unbekannt ist, kann ein positives Ergebnis bei Unkenntnis des zugrunde liegenden Medikaments lediglich als Hinweis auf das Vorliegen eines Vertreters dieser Substanzgruppe gewertet werden. Eine „mäßig gute“ Korrelation zwischen immunchemischen Gruppentestergebnissen und den Resultaten spezifischer Einzeluntersuchungen mittels chromatographischer Verfahren (Summe aus Stammsubstanz und Metabolit, z.B. Amitriptylin + Nortriptylin) besteht lediglich für die „klassischen“ trizyklischen Antidepressiva Amitriptylin, Nortriptylin, Doxepin sowie Imipramin. In der Regel sind immunchemische Ergebnisse daher auch bei Vergiftungen mit einem Verfahren zu bestätigen, das eine bessere Spezifität besitzt und die Erfassung der einzelnen Verbindungen erlaubt.

Quantitative Bestimmung von Einzelsubstanzen mittels chromatographischer Verfahren.

Therapeutische Bereiche und Beurteilung

Therapeutische und toxische Wirkstoffkonzentrationen einer Auswahl trizyklischer Antidepressiva ➤ Tab. 24-38.

LITERATUR

Schulz M, Schmoldt A. Therapeutic and toxic blood concentrations of more than 800 drugs and other xenobiotics. Pharmazie 2003; 58: 447–74.

Troponin I

➤ Kap. 24, „Kardiale Troponine“.

Troponin T

➤ Kap. 24, „Kardiale Troponine“.

TSH

➤ Kap. 24, „Thyreotropin“.

TSH-Rezeptor-Antikörper

➤ Kap. 24, „Thyreotropin-Rezeptor-Antikörper“.

Tuberkulintest (€)

Thomas Nichterlein

Kontakt mit Mykobakterien einschließlich der Infektion mit Tuberkuloseerregern resultiert in einer Sensibilisierung gegen bestimmte antigene Bestandteile der Bakterien. Diese sind in gereinigten Kulturextrakten von Mycobacterium tuberculosis enthalten (Tuberkulin als PPD = purified protein derivative). Bei intrakutaner Injektion dieser Extrakte nach Mendel-Mantoux oder beim Stempeltest (Tine-Test) entsteht eine Immunreaktion vom verzögerten Typ. Sie tritt mit einem Maximum von 48–72 Stunden nach Injektion als zelluläres Infiltrat auf, das als Papel tastbar ist. Internationaler Standard ist der intrakutane Tuberkulintest nach Mendel-Mantoux. Neuerdings angebotene in-vitro-Tests zum Nachweis immunreaktiver T-Zellen über ihre IFN-γ-Produktion sind offenbar besser für den Nachweis von Infektionen mit Tuberkuloseerregern geeignet als der Tuberkulintest, da sie nach Impfung und bei Infektion mit atypischen Mykobakterien in der Regel negativ bleiben.

Indikationen

Bei Erwachsenen ist ein Tuberkulintest indiziert

- zum Nachweis einer Primärinfektion nach Kontakt mit einem Fall von offener Tuberkulose,
- im Rahmen der Basisuntersuchung bei HIV-Patienten im Hinblick auf eine präventive Therapie,
- zum Nachweis einer latenten Infektion, besonders bei der Eintrittsuntersuchung von Personal in Berufen mit potenzieller Tuberkuloseexposition.

Der Test trägt in der Regel wenig zur Diagnose einer Tuberkulose beim Erwachsenen bei, denn bei der Risikopopulation (über Sechzigjährige, junge Erwachsene aus Ländern mit endemischer Tuberkulose) kann die Prävalenz der tuberkulösen Primärinfektion bzw. latenten Tuberkuloseinfektion unter Gesunden 50% und mehr betragen. Andererseits haben 10% der Patienten mit aktiver Tuberkulose einen negativen Tuberkulintest.

Nebenwirkungen

Ulzerationen, Nekrosen, besonders wenn die Injektion nicht strikt intradermal erfolgt.

Analytik

Prinzip der Methode: Für eine exakte Untersuchung ist der *Mendel-Mantoux-Test* empfehlenswert. Dabei werden 2 TU *(tuberculin units)* Tuberkulin RT23 des *Statens Institut Kopenhagen* (in Deutschland seit September 2005 zugelassen) streng intrakutan injiziert. Der Test wird nach frühestens 48 Stunden, besser nach 72 Stunden abgelesen und gilt bei gesunden Tuberkuloseexponierten als Hinweis auf eine Tuberkuloseinfektion, wenn sich eine verhärtete Schwellung *(Induration)* von mehr als 10 mm Querdurchmesser zur Unterarmachse zeigt. Bei immungestörten Kontaktpersonen und Kleinkindern ist der Verdachtsfall bereits bei einer Induration ab 5 mm erreicht. Bei Personen, die BCG-geimpft sind, gilt der Test erst bei einer Induration von mehr als 15 mm als ansteckungsverdächtig. Die nunmehr verfügbaren In-vitro-Tests können hier zur exakteren Klärung der Frage einer Tuberkuloseinfektion beitragen.

Qualitätskriterien: Kommerzielle Tuberkuline sollten auf ihre Bioäquivalenz mit dem internationalen Standard (5 TE PPD-S) geprüft sein. Wichtig ist die ausführliche Dokumentation: Produktbezeichnung, Chargennummer, Hersteller, Menge, Datum der Untersuchung, Ablesedatum, Ausmaß der Reaktion (mm).

Störfaktoren: Falsche Injektionstechnik (negative Werte bei subkutaner Injektion) sowie positive und falsch positive Reaktionen (siehe Beurteilung).

Referenzbereiche

Positiv	> 5 mm	Bei Immunsupprimierten, Kleinkindern
	> 10 mm	Bei gesunden Exponierten
	> 15 mm	Nach BCG-Impfung
Negativ	< 5 mm	

Beurteilung

Die Ablesung erfolgt frühestens nach 72 Stunden, in der Regel nach 72–96 Stunden, spätestens nach einer Woche. Gemessen wird die Induration, nicht die Rötung.

Ein **positiver** Tuberkulintest ist Hinweis auf eine Infektion mit Mykobakterien, die als Erkrankung, aber häufiger auch inapparent auftritt.

Der Tuberkulintest ist positiv

- bei Infektion mit Tuberkuloseerregern sechs bis acht Wochen nach Infektion,
- bei Infektionen mit atypischen Mykobakterien,
- bei Impfung mit BCG.

Ein positiver Tuberkulintest korreliert also nicht mit Immunität gegen Tuberkuloseerreger und ist nicht gleichbedeutend mit aktiver Erkrankung.

Diagnostisch relevant sind vor allem die Tuberkulintest-Konversion (Erhöhung um 10 mm oder mehr) und ein positiver Testausfall bei Kindern und jungen Erwachsenen, da sie mit höherer Wahrscheinlichkeit für eine Erstinfektion mit Tuberkuloseerregern sprechen als ein positiver Testausfall bei Erwachsenen.

Negative Werte sprechen gegen eine aktuelle Infektion mit Mykobakterien. Allerdings treten bei 5–10% der Patienten mit Lungentuberkulose falsch negative Werte auf. Der Anteil dieser Patienten ist bei extrapulmonalen Manifestationen der Tuberkulose noch höher (Miliartuberkulose, tuberkulöse Meningitis). Bei negativem Ergebnis und röntgenologischem Verdacht auf tuberkulöse Läsionen muss eine aktive Tuberkulose immer mikroskopisch und kulturell, ggf. ergänzt durch PCR, ausgeschlossen werden, bevor dies als inaktive fibrotische Läsion bewertet wird.

Falsch negative Ergebnisse werden außerdem beobachtet bei Immunmangelzuständen einschließlich Kortikoidtherapie, Virusinfektionen (Masern, HIV, VZV), Impfungen gegen Viren (Masern-Röteln-Mumps-Lebendimpfung), lymphatischen Systemerkrankungen, Sarkoidose.

Tuberkulosediagnostik mit Nukleinsäureamplifikationstechniken (€€€)

Thomas Nichterlein

Neben der mikroskopischen Untersuchung von Patientenmaterialien mit Auramin- und Ziehl-Neelsen-Färbung zum Nachweis säurefester Stäbchenbakterien werden auf entsprechende Anforderung in geeigneten Untersuchungsmaterialien Nachweise spezifischer Nukleinsäuresequenzen von Mykobakterien durchgeführt. Nukleinsäureamplifikationstechniken detektieren in der Regel Erreger des Mycobacterium-tuberculosis-Komplexes. Sie können zusätzlich zur konventionellen Diagnostik bei Verdacht auf Tuberkulose, unter bestimmten Bedingungen auch zur Unterscheidung von Infektionen mit Bakterien des Mycobacterium-tuberculosis-Komplexes von atypischen Mykobakteriosen eingesetzt werden. Immer ist auch die länger dauernde Kultur als „Goldstandard“ zur Anzüchtung, Typisierung und Resistenzbestimmung des Erregers durchzuführen.

Indikationen

Ausreichend validiert sind folgende Indikationen:

- Respiratorische Sekrete von Patienten mit Verdacht auf Lungentuberkulose, bei denen mikroskopisch keine säurefesten Stäbchen nachweisbar sind oder die Mikroskopie zweifelhafte Ergebnisse liefert, also alle Fälle, bei denen bisher eine „Blindtherapie“ erfolgte,
- Atemwegssekrete von AIDS-Patienten und ggf. anderen Immunsupprimierten, bei denen säurefeste Stäbchen mikroskopisch nachweisbar sind, zur Unterscheidung von Bakterien des Mycobacterium-tuberculosis-Komplexes von atypischen Mykobakterien,
- Liquor bei Verdacht auf Meningitis tuberculosa.

Der Einsatz der Nukleinsäureamplifikationstechniken bei allen mikroskopisch positiven Atemwegssekreten ist möglich, wird zurzeit aber noch kontrovers diskutiert.

Präanalytik

Untersuchungsmaterial: Als Probe für die kommerzielle PCR sind folgende respiratorische Proben zulässig: expektoriertes oder provoziertes Sputum, Bronchiallavage. Die Materialien sind vor der Untersuchung z.B. mit N-Acetyl-Laurylcystein-(NALC-)NaOH zu dekontaminieren. Die dekontaminierten Proben müssen innerhalb von 24 Stunden nach Entnahme bei 2–25 °C ins PCR-Labor transportiert werden. Wenn sie nicht innerhalb von 24 Stunden dort eintreffen, müssen sie bei –70 °C gelagert und auf Trockeneis transportiert werden. Auch für die Untersuchung anderer Materialien wie Pleuraexsudat, Liquor, Morgenurin, Abstriche und Lymphknotenpunktat ist die Methode prinzipiell einsetzbar, aber nicht zugelassen. Heparin ist als Antikoagulans zu vermeiden, da es die Taq-Polymerase hemmt. Bei Verwendung von Blut ist EDTA-Blut empfohlen.

Analytik

Zur Amplifikation der spezifischen Gensequenzen der Mykobakterien werden die Polymerasekettenreaktion (PCR) oder andere Methoden des Nukleinsäurenachweises mit Amplifikation, z.B. die Strand Displacement Amplification, mit spezifischen Primern eingesetzt, um die notwendige Spezifität zu erreichen. Gebräuchlich sind in der Tuberkulosediagnostik kommerzielle Verfahren der PCR (Cobas Amplicor, Roche) oder der Strand Displacement Amplification (ProbeTec, Becton Dickinson).

Die kommerzielle PCR wird in vier Schritten durchgeführt:

- Probenvorbereitung,
- PCR-Amplifikation der Ziel-DNA mit biotinylierten Primern,
- Hybridisierung der amplifizierten Produkte an zielspezifische Oligonukleotidsonden,
- Nachweis der sondengebundenen amplifizierten Produkte mittels kolorimetrischer Bestimmung.

Im Internet finden sich allgemeine Informationen unter http://www.pcr.at, zu Tuberkulose-PCR (Cobas Amplicor) unter http://www.pcr.at/html/ms-mtb.html und zu Strand Displacement Amplification (Probe-Tec) unter http://www.bd.com/clinical/products/bdprobetec/probetec_tb/bdprobe_myco3.asp.

Qualitätskriterien: Die PCR als Methode unterliegt strikten Qualitätsanforderungen zur Vermeidung von Laborkontaminationen durch amplifizierte Nukleinsäuren. Die Kontrollen mit Negativ- und Positivproben werden bei jedem Lauf mitgefahren.

Störfaktoren: Inhibitoren der PCR können zu falsch negativen Reaktionen führen. Dies wird bei der kommerziellen PCR durch Mitamplifikation einer internen Kontrolle entdeckt. Falsch positive Resultate sind bei Laborkontamination möglich. Mit neueren kommerziellen Tests sind Kontaminationen durch amplifizierte Nukleinsäuren eher unwahrscheinlich, da kontaminierende Amplifikate in der kommerziellen PCR selektiv abgebaut werden. Es bleibt aber ein Restrisiko durch Kontamination von negativen Proben durch Mykobakterien oder deren DNA aus hochpositiven Patientenproben.

Beurteilung

Nukleinsäureamplifikationstechniken können sowohl falsch positive wie auch falsch negative Resultate liefern. Die Sensitivität der Nukleinsäureamplifikationstechniken ist etwas höher als die Sensitivität der Mikroskopie, was das Auftreten mikroskopisch negativer Befunde mit positivem Nukleinsäurenachweis erklärt. Aufgrund heutzutage geringer Laborkontaminationsraten spricht ein positives Resultat im Allgemeinen für das Vorliegen von Keimen des Mycobacterium-tuberculosis-Komplexes im untersuchten Material, sagt aber nichts über die klinische Relevanz dieses Befundes aus. Auch nach erfolgreicher Therapie können Nukleinsäurenachweise noch monatelang positiv sein.

Allein aufgrund eines positiven Ergebnisses einer Nukleinsäureamplifikationstechnik ist die Diagnose einer Tuberkulose daher nicht möglich. Die Interpretation des Resultats der Nukleinsäureamplifikationstechnik muss immer unter Einbeziehung der Ergebnisse der konventionellen Diagnostik und klinischer Parameter erfolgen. Kulturen sind weiter essenziell zur Unterscheidung von Bakterien des Mycobacterium-tuberculosis-Komplexes (Abgrenzung von BCG) und zur Differenzierung atypischer Mykobakterien sowie für die Empfindlichkeitsprüfung.

Unter Einbezug der Klinik ist folgende Befundinterpretation möglich:

- Färbung +, PCR +, Kultur + → behandlungsbedürftige Tuberkulose.
- Färbung +, PCR –, Kultur + → je nach Kulturergebnis Nachweis von Mycobacterium-tuberculosis-Komplex (behandlungsbedürftige Tuberkulose) oder atypischen Mykobakterien.
- Färbung –, PCR –, Kultur + → je nach Kulturergebnis Nachweis von Mycobacterium-tuberculosis-Komplex (behandlungsbedürftige Tuberkulose) oder atypischen Mykobakterien, bei Einzelergebnis ohne Klinik und Röntgenbefund muss eine Laborkontamination ausgeschlossen werden.
- Färbung +, PCR +, Kultur – → Nachweis toter Erreger des Mycobacterium-tuberculosis-Komplex, meist unter Therapie.
- Färbung –, PCR +, Kultur + → Nachweis von Mycobacterium-tuberculosis-Komplex (behandlungsbedürftige Tuberkulose).

- Färbung –, PCR +, Kultur – → kontrollbedürftiger Befund, Kontamination muss ausgeschlossen werden.
- Färbung –, PCR –, Kultur – → Kein Anhalt für Infektion oder Kolonisation durch Mykobakterien.

U

U1-RNP-Autoantikörper

➢ Kap. 24, „Antinukleäre Antikörper (ANA) und deren Spezifitäten".

Uridin-5-Diphosphat-Glucuronyltransferase-1A1-(UGT1A1-)Polymorphismen

➢ Kap. 24, „Molekulargenetische Diagnostik" – „Uridin-5'-Diphosphat-(UDP-)Glukuronyltransferase-1A1-(UGT1A1-)Mutation bei Morbus Gilbert-Meulengracht und/oder Crigler-Najjar-Syndrom (OMIM-Nummern: 143500 und 218800)".

Urin...

➢ Kap. 24, „Harn …"

V

Valproinsäure

➢ Kap. 24, „Antikonvulsiva" – „Valproinsäure".

Vancomycin (€€€)

Werner Steimer

Vancomycin wirkt primär gegen grampositive Kokken und Bazillen und wird bei einer Vielzahl von Infektionen breit eingesetzt. Das Auftauchen vancomycinresistenter Enterokokkenstämme führte in letzter Zeit zu Diskussionen und Empfehlungen, diesen breiten Einsatz einzuschränken.

Behandlungsindikationen:

- Schwere Infektionen, die durch β-lactamresistente Erreger verursacht sind, oder bei Allergie gegen β-Lactam-Antibiotika:
  - Endokarditis,
  - Osteomyelitis,
  - Infektionen der Gelenke und Weichteile,
  - Pneumonie,
  - Sepsis,
- zur perioperativen Prophylaxe bei erhöhter Gefährdung durch Infektionen mit grampositiven Erregern, insbesondere bei einem Infektionsrisiko durch methicillinresistente Staphylococcus aureus (S.) und S. epidermidis, besonders bei kardialen und gefäßchirurgischen Eingriffen sowie in der Orthopädie,
- oral bei schweren lebensbedrohlichen gastrointestinalen Infektionen, z.B. Enterokolitiden durch Clostridium difficile und S. aureus.

Dosierung: Die Erhaltungsdosis (nur für nierengesunde Erwachsene) beträgt 20–40 mg/kg/Tag.

Nebenwirkungen:

- Allergische Reaktionen: Exantheme, anaphylaktische Reaktionen, reversible Hautrötung am Oberkörper („Red-neck"- bzw. „Red-man"-Syndrom) während oder kurz nach zu rascher Infusion,
- Ototoxizität (passagere und irreversible Verläufe),
- Nephrotoxizität (selten):
  - Kreatinin und Harnstoff erhöht,
  - Risikofaktoren: hohe Dosierung, gleichzeitige Gabe von Aminoglykosiden, Niereninsuffizienz,
- Phlebitiden an den intravenösen Zugängen.

Kontraindikationen:

- Akute Anurie (Ausnahme: vitale Indikation),
- Vorschädigung des Gehör- und Gleichgewichtsorgans (Ausnahme: vitale Indikation),
- eingeschränkte Nierenfunktion (nur unter engmaschiger Überwachung),

- gleichzeitige Gabe von Aminoglykosiden (v.a. bei eingeschränkter Nierenfunktion).

Pharmakokinetik: Vancomycin wird außer in seltenen Ausnahmefällen intravenös über einen Zeitraum von mindestens einer Stunde infundiert. Es zeigt eine niedrige Proteinbindung von 30–55%. Das scheinbare Verteilungsvolumen liegt bei etwa 0,4 L/kg KG. Vancomycin wird nicht metabolisiert und zu über 90% renal ausgeschieden. Die Clearance entspricht in etwa der glomerulären Filtrationsrate.

Folgende Halbwertszeiten sind zu erwarten:
- Normale Nierenfunktion: vier bis zehn Stunden,
- Neugeborene: sechs bis zehn Stunden,
- Kinder: zwei bis drei Stunden.

Indikationen

Wegen der relativ geringen Toxizität der Therapie und der fehlenden Korrelation zum Therapieerfolg wird die Notwendigkeit eines Monitorings bei nierengesunden Patienten kontrovers diskutiert. Unstrittig ist jedoch, dass in folgenden Situationen regelmäßige Konzentrationsmessungen und gegebenenfalls Dosisanpassungen und Veränderungen des Dosierungsintervalls erforderlich sind:
- Längere Anwendungsdauer,
- ältere Patienten,
- Neugeborene und Kinder,
- Schwangere,
- Patienten mit bösartigen Tumoren,
- Drogenabhängige,
- Nierenfunktionsstörungen,
- Störungen des Hörvermögens,
- gleichzeitige Gabe oto- oder nephrotoxischer Substanzen,
- Patienten mit verändertem scheinbarem Verteilungsvolumen (z.B. bei Verbrennungen).

Präanalytik

Untersuchungsmaterial: Serum, Heparinplasma.

Stabilität: Vancomycin ist im Plasma oder Serum bei Raumtemperatur zwei Stunden, bei 4–8 °C 24 Stunden und eingefroren (–18 bis –20 °C) sieben Tage stabil.

Analytik

Die Messung erfolgt mit Immunoassays unter Verwendung nicht-radioaktiver Methoden.

Qualitätskriterien: Die interne und externe Qualitätssicherung erfolgt nach den Richtlinien der Bundesärztekammer (RiLiBÄK). Für Blut, Plasma, Serum gelten:
- Maximal zulässige Abweichung des Einzelwerts im Vergleich zum Sollwert: 15,5% bei Konzentrationen von 4–15 mg/L, 13% bei Konzentrationen von 15–100 mg/L.
- Maximal zulässige Abweichung beim Ringversuch: 21%.

Störfaktoren: Vancomycin zerfällt bei 37 °C spontan in ein inaktives Produkt, das bei bestimmten Patienten akkumulieren kann (Niereninsuffizienz und Dialysepatienten) und in unspezifischen Assays (z.B. FPIA) zu falsch hohen Ergebnissen führt.

Therapeutische Bereiche

Talspiegel	5–10 mg/L
Peak-Spiegel	20–40 mg/L

Beurteilung

Toxische Wirkungen werden ab 30 mg/dL beobachtet.

Die angegebenen therapeutischen Bereiche und Dosen gelten nur für die konventionelle Dosierung bei zwei- bis viermaliger Gabe pro Tag (meist dreimal täglich). Die minimalen Serumkonzentrationen (Talspiegel) dienen bei Vancomycin sowohl der Beurteilung einer möglichen Akkumulation und des daraus resultierenden Toxizitätsrisikos als auch der Effizienzprüfung der Therapie. Vancomycin wirkt, anders als Aminoglykosidantibiotika, am besten, wenn – ähnlich wie bei β-Lactam-Antibiotika – die Konzentration am Zielort über einen längeren Zeitraum oberhalb der minimalen Hemmkonzentration liegt (time-dependant killing).

Die Notwendigkeit zur Bestimmung der maximalen Konzentrationen (Peak-Spiegel) wird deshalb kontrovers diskutiert. Einige Autoren empfehlen ausschließlich die Bestimmung von Talspiegeln, da für die maximalen Konzentrationen eine Korrelation weder zur Effektivität der Therapie noch zur Toxizität nachgewiesen ist. Darüber hinaus variiert der Zeitpunkt, zu dem die Maximalkonzentration erreicht wird, interindividuell sehr stark. Andere Autoren schlagen die Bestimmung der Peak-Spiegel (Blutabnahme 60 Minuten nach Applikation) vor, da in der Literatur einzelne Fälle von Ototoxizität bei Peak-Konzentrationen über 80 mg/L beschrieben wurden.

Vor Beginn der Therapie und dann je nach Zustand des Patienten, zumindest aber einmal wöchentlich, sollte die Nierenfunktion durch Bestimmung des Serumkreatinins überprüft werden. Bei gleichzeitiger Applikation anderer potenziell nephrotoxischer Substanzen sollte diese Frequenz erhöht werden.

Eine Probenentnahme aus dem Infusionssystem sollte strikt vermieden werden, auch nach Spülung, da die Infusionslösungen im Regelfall um mehrere Zehnerpotenzen höher konzentriert sind als die im Serum messbaren Konzentrationen.

Pharmakokinetische Methoden zur Dosisoptimierung stehen ähnlich wie bei den Aminoglykosiden zur Verfügung.

Vanillinmandelsäure

➤ Kap. 24, „Katecholamine und Metaboliten".

Vasoaktives intestinales Polypeptid

➤ Kap. 24, „Gastrointestinale Peptide".

V

Vasopressin (€€€)

Walter G. Guder

Synonyme: Antidiuretisches Hormon (ADH), Arginin-Vasopressin (AVP).

Vasopressin ist das antidiuretische Hormon des Menschen, das im Hypophysenhinterlappen durch zerebral durch Durst ausgelöste Stimuli (Erhöhung der Plasmaosmolalität) freigesetzt wird und im Blut als aktives Nonapeptid (Arginin-Vasopressin [AVP]) und biologisch inaktives deamidiertes Nonapeptid (DDAVP) oder mit geöffneter Disulfidbrücke vorliegt. Es regelt über die Steuerung der Wasserresorption im Sammelrohr der Niere die Natriumkonzentration im Plasma.

Indikationen

Da eine Vermehrung von Vasopressin durch Fehlregulation oder Tumor wegen der Seltenheit diagnostisch kaum Bedeutung hat, ist Vasopressin zur Abklärung einer Polyurie mit Nachweis einer Hyposthenurie im Durstversuch indiziert, um zwischen den verschiedenen Ursachen der Polyurie zu unterscheiden.

Präanalytik

Untersuchungsmaterial: Wegen seiner Labilität ist für die Untersuchung EDTA-Blut empfohlen, da mit EDTA die Wirkung von Metalloproteinasen gehemmt wird. Selbst bei Kühlung auf Kühlschranktemperatur sollte das Plasma innerhalb einer halben Stunde abgetrennt werden.

Stabilität: Im EDTA-Plasma ist Vasopressin bei Raumtemperatur einen Tag, bei Kühlschranktemperatur sechs Tage stabil. Bei längerem Transport und/oder Verzögerung der Bestimmung wird empfohlen, die Plasmaprobe einzufrieren.

Einflussgrößen

Die Vasopressinkonzentration im Blut ist von der Osmolalität im Plasma abhängig. Darüber hinaus steigt Vasopressin an beim Übergang von der liegenden in die stehende Körperlage. Alkohol hemmt, Morphine und Koffein stimulieren die Vasopressinfreisetzung.

Analytik

Die Messung erfolgt mit Radioimmunoassay oder Lumineszenzimmunoassay mit oder ohne vorherige Trennverfahren durch Chromatographie.

Qualitätskriterien: Zurzeit nicht definiert. Es wird empfohlen, bei der internen Kontrolle die Kriterien von TSH anzuwenden:

- Maximal zulässige Abweichung des Einzelwerts: 13,5%.
- Maximal zulässige Abweichung beim Ringversuch: 24%.

Störgrößen: Durch Kreuzreaktivität mit anderen Peptiden ähnlicher Struktur (Oxytocin) und inaktiven Derivaten ist eine Reinigung der Probe vor Anwendung des Tests notwendig.

Referenzbereiche

In Abhängigkeit von der Plasmaosmolalität werden folgende Ergebnisse bei normalen Erwachsenen gefunden:

Plasmaosmolalität	Urinosmolalität	Vasopressin (ng/L)	Vasopressin (pmol/L)
< 285	< 200	< 2,5	< 1,4
286–290	500–1000	1–5	0,5–4,6
291–295	< 1200	1–7	1,9–6,5
296–300	> 1200	4–12	3,7–11,1

Beurteilung

Liegt der Vasopressingehalt im Plasma unterhalb des Normalbereichs, spricht man von einer inappropriaten Vasopressinsekretion (SIADH). Diese kann verursacht sein durch multiple systemische Erkrankungen von Lunge oder Gehirn und durch Tumoren mit ektoper Vasopressinbildung, z.B. beim kleinzelligen Bronchialkarzinom.

Demgegenüber besteht beim hypophysären Diabetes insipidus immer eine im Vergleich zu Harnvolumen und -konzentration verminderte ADH-Konzentration, während beim renalen Diabetes insipidus eine normale oder sogar erhöhte Vasopressinkonzentration gefunden wird. Letztere ist in angeborener und erworbener Form wieder von einer Resistenz gegenüber Vasopressin durch Medikamente (Lithium, Gentamicin, Cisplatin u.a.) zu unterscheiden.

VGCC-Autoantikörper

➤ Kap. 24, „Antikörper bei myasthenen Syndromen“, ➤ Kap. 18.10.10.

Vitamin A (€€€)

Jürgen D. Kruse-Jarres

Synonyme: Retinol, Axerophthol.

Vitamin A kommt ausschließlich in tierischen Lebensmitteln vor. Es stammt weitgehend aus dem Abbau von Karotinoiden, die von höheren Pflanzen und Mikroorganismen synthetisiert werden. Hohe Gehalte finden sich in Lebertran, Leber und Aal.

Indikationen

- Einseitige karotin- und Vitamin-A-arme Nahrung,
- Bevölkerung in Entwicklungsländern,
- Zöliakie,
- Erkrankungen von Leber und Bauchspeicheldrüse,
- Alkoholabusus.

Präanalytik

Untersuchungsmaterial: Für die Bestimmung von Vitamin A wird wegen der höheren Stabilität EDTA-Blut empfohlen, da es oft gemeinsam mit Tocopherol (Vitamin E) bestimmt wird. Serum ist für die Retinolbestimmung ohne Änderung des Ergebnisses verwendbar. Proben werden am besten innerhalb einer Stunde vom Blutkuchen abgetrennt und tiefgefroren (Trockeneis) zum Untersuchungslabor geschickt.

Stabilität: Vitamin A ist empfindlich gegen Licht. Durch Erhitzen können Verluste von bis zu 80% entstehen. Bei Lichtschutz und geschlossenen Gefäßen ist es im Plasma/Serum im Kühlschrank einen Monat, tiefgefroren zwei Jahre stabil.

Analytik

Farbreaktionen mit anschließender photometrischer Detektion, Radioimmunoassay (RIA), Hochdruckflüssigkeitschromatographie (HPLC), Chemolumineszenzassay u.a.

Die Analysenergebnisse können von Labor zu Labor schwanken, da fast jedes Labor eine andere Probenvorbereitungs- und Analysenmethode verwendet. Deshalb sind die Ergebnisse oft nicht direkt vergleichbar.

Qualitätskriterien: Mit der Reverse-Phase-HPLC-Methode werden interne CVs von < 10% erreicht. Derzeit werden keine externen Qualitätssicherungsmethoden angeboten.

Referenzbereiche

Serum/Plasma	1,1–2,5 µmol/L (30–70 µg/dL)

V

Beurteilung

Die Bestimmung des Vitamin-A-Status ist problematisch. Ein Konzentrationsabfall im Blut tritt erst auf, wenn der Vitamin-A-Gehalt der Leber unter 10 µg/g Gewebe fällt. Dies kann bei Malabsorptionssyndromen, Zöliakie, chronischer Pankreatitis und Fettabsorptionsstörungen bei fehlender Gallensekretion sekundär auftreten. Überdosierungen werden analytisch gut erfasst.

Vitamin A in der Nahrung (z.B. β-Karotin in Möhren oder Möhrensaft) führt nie zu Nebenwirkungen. Jedoch kann Vitamin A (Retinol) bei Überdosierung von Vitamintabletten zu schweren Gesundheitsschäden führen. Dosierungen > 100 000 IE täglich können in wenigen Tagen bis Wochen und Dosierungen > 25 000 IE in einigen Monaten zu Hautveränderungen, Nerven-, Leber- und Knochenschäden (Wachstumsstörungen, Knorpelläsionen bis zu Knochenfrakturen) sowie zu Schäden am Embryo führen.

Vitamin B_1 (€€€)

Jürgen D. Kruse-Jarres

Synonyme: Thiamin, Aneurin.

Vitamin B_1 ist u.a. ein Coenzym der zellulären Pyruvatdehydrogenasen und Transketolasen.

Indikationen

Fehlernährung (Weißbrot, geschälter Reis), chronischer Alkoholismus, Hämodialyse, Leberfunktionsstörungen, Reduktionsdiät bzw. längere Ernährung ohne Zugabe von Vitaminen der B-Reihe, Sportler, Schwerstarbeiter, Schwangere, Stillende.

Präanalytik

Untersuchungsmaterial: Um zuverlässige Untersuchungen von Vitamin B_1 zu gewährleisten, sollten die Analysen innerhalb eines Tages aus frischem Material (Serum, Heparin- oder EDTA-Plasma) durchgeführt werden.

Stabilität: Vitamin B_1 ist empfindlich gegenüber Sauerstoff und Schwermetallen. Verluste durch Erhitzen können zwischen 30 und 50% betragen. Eingefroren wurde in Plasma ein Jahr Stabilität gefunden.

Analytik

Farbreaktionen mit anschließender photometrischer Detektion, Radioimmunoassay (RIA), Hochdruckflüssigkeitschromatographie (HPLC), Chemolumineszenzassay u.a. Die Analysenergebnisse können von Labor zu Labor schwanken, da fast jedes Labor eine andere Probenvorbereitungs- und Analysenmethode verwendet. Deshalb sind die Ergebnisse oft nicht direkt vergleichbar.

Referenzbereiche

Serum/Plasma	1,9–28 nmol/L (0,5–7,5 µg/L)
Vollblut	26,5–106 nmol/L (7–28 µg/L)

Beurteilung

Allergische Reaktionen wurden bei intravenöser Verabreichung beobachtet. Sehr hohe Dosen wirken analgetisch. Nervenschäden bei B_1-Mangel treten besonders verstärkt bei Alkoholabusus auf.

Vitamin B_2 (€€€)

Jürgen D. Kruse-Jarres

Synonyme: Lactoflavin, Riboflavin.

Bestandteil von Coenzymen (FAD, FMN), Fettsäure-, Aminosäure- und Kohlenhydratstoffwechsel (Oxidasen, Dehydrogenasen, Transhydrogenasen). Es kommt in tierischen und pflanzlichen Lebensmitteln, vor allem in Hefe, auch in Milch und Milchprodukten, Leber, Fisch und Getreide vor.

Indikationen

Unzureichende Zufuhr, Veganer, Senioren mit einseitigen Ernährungsgewohnheiten, Alkoholismus, hormonelle Kontrazeptiva, Polyurie, z.B. bei Diabetes mellitus, Einnahme von Medikamenten wie Chlorpromazin, verminderte Resorption bei Dünndarmentzündungen.

Präanalytik

Untersuchungsmaterial: Heparin- und EDTA-Blut werden als gleichwertig bewertet, wenn die Proben innerhalb von Stunden zentrifugiert und am besten tiefgefroren (Trockeneis) zum Untersuchungslabor geschickt werden.

Stabilität: Vitamin B_2 ist empfindlich gegen UV-Licht und Hitze; so können durch Erhitzen Verluste bis zu 50% resultieren. Gefroren wurden im Plasma Stabilitäten von einem Monat gefunden.

Analytik

Farbreaktionen mit anschließender photometrischer Detektion, Radioimmunoassay (RIA), Hochdruckflüssigkeitschromatographie (HPLC), Chemolumineszenzassay u.a. Die Analysenergebnisse können von Labor zu Labor schwanken, da fast jedes Labor eine andere Probenvorbereitungs- und Analysenmethode verwendet. Deshalb sind die Ergebnisse oft nicht direkt vergleichbar.

Referenzbereiche

Serum/Plasma	106–638 nmol/L (40–240 µg/L)
Vollblut	266–1330 nmol/L (100–500 µg/L)

Beurteilung

Nebenwirkungen durch Überdosierung sind nicht bekannt. Vitamin B_2 fördert die Lichtzersetzung des Bilirubins.

Vitamin B_5

➢ Kap. 24, „Niacin“.

Vitamin B_6 (€€€)

Jürgen D. Kruse-Jarres

Synonyme: Pyridoxin, Pyridoxal.

Pyridoxin stammt aus pflanzlichen, Pyridoxal und Pyridoxalphosphat stammen vorwiegend aus tierischen Quellen. Pyridoxal-5-phosphat ist u.a. Coenzym der Transaminasen. Es ist in der Natur weit verbreitet; ein hoher Gehalt ist in Fleisch (speziell Innereien), Kartoffeln, Getreide, Hülsenfrüchten und Gemüse zu finden.

Indikationen

Fehlernährung, Hämodialyse, chronischer Alkoholismus, Darmerkrankungen.

Präanalytik

Untersuchungsmaterial: Um zuverlässige Untersuchungen von Vitamin B_6 zu gewährleisten, müssen die Analysen unverzüglich in frischem Material (EDTA-Blut empfohlen, aber Serum bei rascher Verarbeitung auch möglich) durchgeführt werden.

Stabilität: Vitamin B_6 ist empfindlich gegenüber UV-Licht und Schwermetallen. Verluste können durch Erhitzen ca. 20% betragen. Hitze (Kochen, Braten) verbindet Pyridoxal (Phosphat) mit Eiweiß, dadurch resultiert eine verminderte Verfügbarkeit. Die Stabilität im Serum beträgt bei Raumtemperatur 30 Minuten, im Kühlschrank Stunden, gefroren wenige Tage wegen raschen Abbaus und oxidativer Veränderungen.

Analytik

Farbreaktionen mit anschließender photometrischer Detektion, Radioimmunoassay (RIA), Hochdruckflüssigkeitschromatographie (HPLC), Chemolumineszenzassay u.a. Die Analysenergebnisse können von Labor zu Labor schwanken, da fast jedes Labor eine andere Probenvorbereitungs- und Analysenmethode verwendet. Deshalb sind die Ergebnisse oft nicht direkt vergleichbar.

Referenzbereiche

Pyridoxal-5-phosphat:

Serum/Plasma	20–30 nmol/L (400–600 ng/dL)
Vollblut	24–88 nmol/L (500–1800 ng/dL)

Beurteilung

Vergiftungserscheinungen bei mehr als 1 g Pyridoxin pro Tag äußern sich in einer sensorischen Neuropathie, Ataxie, Gedächtnisschwäche und Reflexstörungen. Bei Karpaltunnelsyndrom, rheumatischen Erkrankungen, prämenstruellem Syndrom und Reisekrankheiten wird Vitamin B_6 gelegentlich versuchsweise eingesetzt.

Vitamin B_{12} (€€)

Jürgen D. Kruse-Jarres

Synonyme: Cobalamin, Cyanocobalamin, Hydroxycobalamin, Methylcobalamin, Adenosylcobalamin.

Cobalamin ist Cofaktor bei der Methioninsynthese und der Synthese von Pyrimidin- und Purinbasen. Es kommt nur in tierischen Lebensmitteln vor (hoher Gehalt in Leber, Milch und Milchprodukten).

Indikationen

Magenerkrankungen (chronische atrophische Gastritis), Magenoperationen, entzündliche Dünndarmerkrankungen, operative Teilentfernung des Dünndarms, Autoimmunerkrankungen (Antikörper gegen Intrinsic-Faktor), fleischfreie Ernährung (Vegetarier, Veganer), Bandwürmer, Medikamente, perniziöse Anämie, funikuläre Myelose (neurologische Störung).

Präanalytik

Untersuchungsmaterial: Als Probe wurde EDTA-Plasma empfohlen, aber Serum und Heparinplasma sind mit gleichen Ergebnissen beschrieben worden. Proben werden nach Abtrennung des Plasmas am besten tiefgefroren (Trockeneis) zum Untersuchungslabor geschickt.

Stabilität: Vitamin B_{12} ist empfindlich gegenüber UV-Licht, jedoch sehr stabil gegenüber Wärme. Auch im EDTA-Plasma ist es bei Raumtemperatur nur 15 Minuten stabil, im Kühlschrank bis zu einem Tag und eingefroren acht Wochen.

Analytik

Heute meist mit immunluminometrischen Verfahren, Radioimmunoassay (RIA) oder Hochdruckflüssigkeitschromatographie (HPLC). Die Analysenergebnisse können von Labor zu Labor erheblich schwanken, da fast jedes Labor eine andere Probenvorbereitungs- und Analysenmethode verwendet. Deshalb sind die Ergebnisse oft nicht unmittelbar vergleichbar.

Qualitätskriterien: Die Erfahrungswerte für interne und externe Qualitätssicherung sind:

- Maximal zulässige Abweichung des Einzelwerts: < 13,5%.
- Maximal zulässige Abweichung beim Ringversuch: < 30%.

Ringversuche werden derzeit von zwei Institutionen viermal jährlich angeboten.

Referenzbereiche

Serum/Plasma	150–750 pmol/L (20–100 ng/dL)

Beurteilung

Bei Schwangeren fällt Vitamin B_{12} auf Werte unter 125 pmol/L ab. Ein Mangel kann ab einer Konzentration < 100 pmol/L angenommen werden, kommt aber erst nach einem Jahr vitaminfreier Diät (z.B. Veganer, Alkoholiker), fehlendem Intrinsic-Faktor (nach Magenoperation oder atrophischer Gastritis) vor. Hämolyse erhöht die Konzentration. Da toxische Nebenwirkungen bei oraler Aufnahme von Vitamin B_{12} nicht vorkommen, ist eine Erhöhung oft symptomlos. Sie kommt außer bei Überdosierungen bei Leukämien, Karzinomen und Lebererkrankungen durch Freisetzung aus den Depots vor. Bei intravenöser Verabreichung können anaphylaktische Reaktionen auftreten. Cobalamin wird von Bakterien synthetisiert. Bei Vitamin-B_{12}-Mangel sollte gleichzeitig nach einem Folsäuremangel gesucht werden.

Vitamin C (€€€)

Jürgen D. Kruse-Jarres

Synonym: L-Ascorbinsäure.

Vitamin C besitzt eine antioxidative Wirkung durch seine Befähigung zur Beseitigung von Sauerstoffradikalen. Es zerstört so kanzerogene Substanzen wie Nitrosamine und spielt eine gewisse Rolle bei der Infektabwehr. Die Speicherung von Vitamin C ist mit ca. 1,5% gering. Der tägliche Verlust beträgt 3,2%. Vitamin C kommt hauptsächlich in frischem Obst und Gemüse vor; die höchsten Gehalte finden sich in Paprika, Johannisbeeren und Zitrusfrüchten.

Indikationen

Einseitige, Vitamin-C-arme Ernährung, unzureichende Ernährung bei älteren Menschen mit Kauschwierigkeiten (zu wenig frisches Obst und Gemüse), Ernährung in Großküchen (bei längerem Warmhalten), Kochen in Kupfergeschirr.

Präanalytik

Untersuchungsmaterial: Für die Untersuchung ist Serum, EDTA- oder Heparinplasma zu verwenden. Plasma/Serum sollte innerhalb einer Stunde, bei Kühlschranktemperatur innerhalb von drei Stunden abgetrennt werden. Als Stabilisator wurden zusätzlich 60 g/L Metaphosphat oder rasche Enteiweißung empfohlen. Proben werden am besten tiefgefroren (Trockeneis) zum Untersuchungslabor geschickt.

Stabilität: Die Haltbarkeit im gefrorenen Zustand beträgt mit Stabilisator drei Wochen. Vitamin C ist sehr empfindlich gegenüber Sauerstoff, Schwermetallen und Hitze. So können Verluste von bis zu 100% unter Erhitzung auftreten.

Analytik

Enzymatischer Farbtest mit photometrischer Detektion, Hochdruckflüssigkeitschromatographie (HPLC), Chemolumineszenzassay u.a. Die Analysenergebnisse können von Labor zu Labor schwanken, da fast jedes Labor eine andere Probenvorbereitungs- und Analysenmethode verwendet. Deshalb sind die Ergebnisse oft nicht direkt vergleichbar.

Referenzbereiche

Serum/Plasma	28–84 µmol/L (0,5–1,5 mg/dL)

Beurteilung

Bei hohen täglichen Dosen von Vitamin C (> 6 g/Tag) kann es zu Durchfällen und Reizungen der Harnblase kommen. Eine Verbesserung der Immunabwehr durch langfristig gegebene hohe Dosen an Vitamin C konnte bisher nicht bewiesen werden. Auch andere, die Gesundheit fördernde Wirkungen überhöhter Vitamin-C-Dosen (> 200 mg täglich) sind nicht belegt. Vitamin C erhöht die Eisenaufnahme aus pflanzlichen Lebensmitteln wie z.B. aus Früchten, nicht jedoch die Aufnahme von Eisen aus tierischen Produkten (Fleisch).

Vitamin D (€€€)

Jürgen D. Kruse-Jarres, Heinrich Schmidt-Gayk

Synonyme, Inhalte: Ergocalciferol [Vitamin D_2], Cholecalciferol [Vitamin D_3].

Die D-Vitamine oder Calciferole entstehen aus Provitaminen aufgrund einer durch die UV-Strahlung des Sonnenlichts katalysierten Spaltung des B-Rings im Sterangerüst. Das einzig wichtige D-Vitamin ist Vitamin D_3, Vitamin D_2 sollte nicht mehr verwendet werden (➤ Kap. 24, „Vitamin D" – „Calcidiol"). In der Haut gebildetes oder mit der Nahrung aufgenommenes Vitamin D_3 wird an Vitamin-D-bindendes Protein (DBP, Transcalciferin, Gc-Globulin) im Plasma gebunden, zur Leber transportiert und dort in Position 25 hydroxyliert.

Die höchst wirksame Form des Vitamins D ist das 1,25-Dihydroxycholecalciferol (Calcitriol). Es fördert die Absorption von Kalzium und Phosphat im Dünndarm, die Reabsorption in den Nieren, die Resorption von Kalzium und Phosphat in den Knochen, es fördert die Zelldifferenzierung und hat wichtige Effekte im Immunsystem. Es kommt hauptsächlich in tierischen Produkten vor, insbesondere in Lebertran und Seefischen. Der Vitamin-D-Bedarf in unseren Breiten wird hauptsächlich durch Eigensynthese in der Haut (UV-Licht) gedeckt. Für die Vitamin-D_3-Synthese in der Haut wird UV-B mit einer Wellenlänge um 300 nm benötigt, dieses wird bei zunehmender Luftverschmutzung jedoch weitgehend von der Atmosphäre absorbiert. Deshalb und durch zunehmende „indoor"-Lebensweise und die Verwendung von Kosmetika mit Lichtschutzfaktoren nimmt der Vitamin-D-Mangel bei uns, speziell im Winterhalbjahr und bei Frauen, zu.

Die einzige physiologische Form des Vitamin D für den Menschen ist Vitamin D_3. Vitamin D_2 ist ein Kunstprodukt, das durch UV-Bestrahlung von Lebensmitteln gebildet wird. Es sollte für den Menschen nicht mehr verwendet werden, da es im Serum bei Gesunden praktisch nicht vorhanden ist, drei- bis neunfach schwächer wirksam ist als Vitamin D_3

und zu erniedrigten 25-Hydroxy-Vitamin D_3-Spiegeln führt (Armas et al. 2004; Houghton et al. 2006).

Indikationen

Für die Messung von Vitamin D gibt es kaum Indikationen, sie wird praktisch nur zur Überprüfung von Lebensmitteln nach Anreicherung mit Vitamin D durchgeführt. Da Vitamin D_3 nach seiner Bildung in der Haut z.T. im Fettgewebe gespeichert und z.T. in der Leber zu Calcidiol umgewandelt wird und dies die Zirkulationsform mit der höchsten Konzentration darstellt und die Vitamin-D-Versorgung am besten wiedergibt, sind unten (➤ Kap. 24, „Vitamin D" – „Calcidiol") die Indikationen für die Messung dargestellt.

Präanalytik

Vitamin D_3 in Lebensmitteln ist bei Raumtemperatur sehr stabil. Vitamin D_2 ist empfindlich gegen UV-Licht und Hitze. So können durch Erhitzen Verluste bis zu 50% resultieren.

Analytik

Für die Lebensmittelüberprüfung auf Vitamin D_3 in Deutschland (und auf Vitamin D_2, das z.B. in den USA noch verwendet wird): Hochdruckflüssigkeitschromatographie (HPLC), Gaschromatographie, z.T. mit Kopplung an Massenspektrometrie. Im Serum wird die Bestimmung nur in Forschungslabors durchgeführt.

Beurteilung

Eine Überdosierung mit Vitamin-D-Präparaten kann zu schweren Gesundheitsstörungen führen (Verkalkungen in verschiedenen Organen, insbesondere in den Nieren). Außerdem wurden Muskelschwäche und EKG-Veränderungen beobachtet. Bei der Gabe von bestimmten Medikamenten (z.B. Phenylhydantoin) sollte zusätzlich eine tägliche Zufuhr von 500–2000 IE Vitamin D_3 erfolgen. Kontrolliert wird die Therapie mit Vitamin D_3 durch die Messung von Calcidiol (➤ Kap. 24, „Vitamin D" – „Calcidiol"), ggf. auch durch die Bestimmung von Kalzium, Phosphat und alkalischer Phosphatase im Serum und Kalzium im Urin.

LITERATUR

Armas LAG, Hollis BW, Heaney RP. Vitamin D_2 ist much less effective than vitamin D_3 in humans. J Clin Endocronol Metab 2004;89:5387–91.
Houghton LA, Vieth R. The case against ergocalciferol (vitamin D_2) as a vitamin supplement. Am J Clin Nutr 2006;84:694–7.

Calcidiol (25-Hydroxy-Vitamin D, 25[OH]D) (€€€)

Heinrich Schmidt-Gayk

Über 95% des im Serum messbaren 25(OH)D ist 25(OH)D_3. 25(OH)D_2 erreicht nur bei Patienten unter Medikation mit Vitamin D_2 messbare Werte. 25(OH)D ist der beste Indikator für die Vitamin-D-Versorgung.

Indikationen

- Verdacht auf Vitamin-D-Mangel (erniedrigte 25[OH]D-Spiegel), z.B.
  - Sonnenlichtmangel, Menschen, die sich wenig dem Sonnenlicht aussetzen (z.B. Frauen aufgrund religiöser Kleidervorschriften in moslemischen Ländern, Nonnen, Bevölkerung in nordischen Ländern [Polarwinter]),
  - Personen mit dunklerem Teint in Deutschland (Italien, Spanien, Griechenland, Türkei, Indien, Pakistan u.a.)
  - verminderte intestinale Vitamin-D-Aufnahme durch Fettmalabsorption,
  - erhöhter Stoffwechsel von Vitamin D (Barbiturate oder Antiepileptika),
  - erhöhter Verlust von Vitamin D (nephrotisches Syndrom, Peritonealdialyse),
  - Hypokalzämie, Hypophosphatämie, Hypokalziurie, erhöhte alkalische Phosphatase,
  - röntgenologische Zeichen (Pseudofrakturen, Looser-Umbauzonen),
  - verminderter Knochenmineralgehalt,
- Verdacht auf Vitamin-D-Überdosierung oder Intoxikation (erhöhte 25[OH]D-Spiegel).

V

Präanalytik

Untersuchungsmaterial: Serum (bevorzugtes Material) oder Heparin- oder EDTA-Plasma. Hyperlipoproteinämie kann stören, deshalb Blut morgens nüchtern entnehmen.

Nach Heparininjektion, z.B. unter der Dialysetherapie, erfolgt ein Anstieg der 25(OH)D-Konzentration. Die Blutentnahme sollte vor der Dialyse erfolgen.

Die **Stabilität** im Serum/Plasma beträgt drei Tage bei Raumtemperatur, sieben Tage bei 4 °C, ein Jahr bei −20 °C. UV-Licht kann Vitamin-D-Metaboliten zerstören, Proben daher nicht in direktes Sonnenlicht stellen.

Einflussgrößen

UV-Lichtexposition führt bei weißhäutigen Personen zu stärkerer Vitamin-D-Bildung und Anstiegen des 25(OH)D als bei dunkelhäutigen Personen. Der „Weiße" ist also an sonnenlichtarme Gegenden, Personen mit dunklerem Teint sind an sonnenlichtreiche Gegenden besser angepasst. Bei Personen aus Mittelmeerländern muss im Winter in Deutschland mit einer Vitamin-D_3-Mangelversorgung gerechnet werden. Erwähnt sei noch die Steigerung von 25(OH)D_3 durch Lebertran oder Vitamin-D-haltige Tabletten sowie 25(OH)D_3-haltige Tabletten.

Analytik

Die früher verwendeten Radioimmunoassays nach Extraktion von Vitamin-D-Metaboliten aus der Bindung an DBP werden zunehmend durch Enzymimmunoassays oder Lumineszenzimmunoassays ersetzt. Auch HPLC-Methoden kommen zum Einsatz. Als Referenzmethoden werden die Gaschromatographie-Massenspektrometrie (GC-MS) und die Liquid-Chromatographie-Massenspektrometrie (LC-MS) verwendet.

Die Calcidiol-Analyseergebnisse können von Labor zu Labor schwanken, da fast jedes Labor eine andere Probenvorbereitungs- und Analysenmethode verwendet. Deshalb sind die Ergebnisse oft nicht direkt vergleichbar.

Qualitätskriterien: Als Kriterien können die anderer Hormon- oder Tumormarker gelten:

- Maximal zulässige Abweichung des Einzelwerts: 24%.
- Maximal zulässige Abweichung beim Ringversuch: 40%.

Von den verschiedenen Immuno- oder Bindungsassays schneidet 25(OH)D bisher noch relativ schlecht bei z.B. internationalen Ringversuchen ab. Dies mag an der festen Bindung von 25(OH)D an DBP liegen. Problematisch ist auch, dass die verschiedenen Methoden 25(OH)D_2 unterschiedlich erfassen. Dies Problem wird in Zukunft durch Beschränkung auf die Gabe von D_3 in anderen Ländern (in Deutschland schon der Fall) und die Verwendung von Methoden, die auf die Erfassung von 25(OH)D_3 hin entwickelt wurden, entschärft. Auch die HPLC-Methode ist nicht ganz frei von Interferenzen. Die Korrelationskoeffizienten der verschiedenen Methoden untereinander liegen oft nur bei 0,7–0,8.

Referenzbereiche

Wünschenswerte Zielwerte:	
< 50 Jahre	50–175 nmol/L (20–70 µg/L)
> 50 Jahre[1]	62,5–175 nmol/L (25–70 µg/L)
Stillzeit	75–175 nmol/L (30–70 µg/L)
Dialysepatienten (KDOQI[2]-Empfehlung)	75–175 nmol/L (25–70 µg/L)

[1] und allen Patienten mit eingeschränkter Nierenfunktion (Nierentransplantierten, Nierenspendern).
[2] Kidney Disease Outcome Quality Initiative, internationale Empfehlung.
Umrechnung: 1 nmol/L = 2,5 µg/L.

Zwar werden im Winter in Deutschland häufig Konzentrationen unter 20 µg/L gefunden, jedoch besteht eine optimale intestinale Kalziumabsorption nur bei 25(OH)D-Werten oberhalb von 20 µg/L (50 nmol/L). Bei über 50-Jährigen kann durch Rückgang der Nierenfunktion ein sekundärer HPT oft nur vermieden werden, wenn das 25(OH)D über 25 µg/L, in einigen Fällen über 30 µg/L gehalten wird.

Beurteilung

Die Konzentration von 25(OH)D_3 spiegelt die Zufuhr von Vitamin D mit der Nahrung und seine Bildung aus den Provitamin 7-Dehydrocholesterol in der Haut durch UV-Licht wider. Bei Werten unter

12,5 nmol/L (< 5 µg/L) liegt ein schwerer, bei Werten von 12,5–25 nmol/L (5–10 µg/L) ein mittelgradiger und zwischen 25 und 50 nmol/L (10–20 µg/L) ein leichter Vitamin-D-Mangel (suboptimale intestinale Kalziumabsorption) vor. Zwischen 50 und 175 nmol/L (20–70 µg/L) besteht – eine normale Nierenfunktion vorausgesetzt – eine optimale intestinale Kalziumabsorption. Werte oberhalb 50 nmol/L (> 20 µg/L) werden in den Monaten Januar bis April auch von vielen „Gesunden" nicht erreicht. Ein Absinken des 25(OH)D_3 in den Wintermonaten führt auch bei „Gesunden" durch Absinken der intestinalen Kalziumaufnahme zu leichtem Ansteigen des intakten Parathormons (Anstieg meist innerhalb des Referenzbereichs). Nach neueren Untersuchungen werden bei Frauen nach der Menopause bei 25(OH)D_3-Spiegeln unter 75 nmol/L (< 30 µg/L) oft erhöhte Marker des Knochenabbaus gefunden.

Ein erhöhter Bedarf an Vitamin D entsteht in Schwangerschaft und Stillzeit, eine ausreichende Versorgung von Neugeborenen mit der Muttermilch erfolgt erst, wenn das 25(OH)D_3 bei der Mutter über 75 nmol/L (> 30 µg/L) liegt.

Bei Dialysepatienten werden 25(OH)D_3-Spiegel über 75 nmol/L (30 µg/L) angestrebt (KDOQI-Empfehlung), vor Vitamin-D-Gabe muss das Kalzium × Phosphat-Produkt gesenkt werden (Phosphat unter 1,8 mmol/L, Kalzium unter 2,5 mmol/L). Bei Dialysepatienten kann sich der Knochen aus 25(OH)D_3 die Metaboliten Calcitriol (➤ Kap. 24, „Vitamin D" – „Calcitriol") und 24,25$(OH)_2D_3$ selbst bilden, daher wird eine ausreichende Versorgung mit 25(OH)D_3 angestrebt.

Zur Tumorprävention werden 25(OH)D_3-Spiegel von 63–175 nmol/L (25–70 µg/L) angestrebt. Dieser Bereich sollte auch allen Tumorpatienten zugeordnet werden, da verschiedene Gewebe wie Kolon, Mamma, Ovar und Prostata eigene 1α-Hydroxylasen haben und die Wirkform Calcitriol selbst bilden können. Dadurch wird eine normale Zelldifferenzierung begünstigt. Dieser zelldifferenzierende und zellteilungshemmende Effekt wurde zuerst bei der Psoriasis entdeckt, einer hyperproliferativen Erkrankung. Durch topische Auftragung von Calcitriol auf die Haut (oder durch UV-Lichtbestrahlung) bessert sich die Psoriasis oder heilt aus.

- **Erniedrigte 25(OH)D-Werte** werden beobachtet bei V.a. Vitamin-D-Mangel.

Beispiele sind:

- Sonnenlichtmangel (Kinder im ersten Lebensjahr und zweiten Lebenswinter; Frauen und Kinder von Immigranten mit dunkler Hautfarbe; alte, ans Haus gebundene Personen; Patienten mit Schenkelhalsfrakturen; Patienten, die länger als acht bis zwölf Wochen dem Sonnenlicht entzogen wurden; viele „Gesunde" in den Monaten Januar bis April).
- Verminderte intestinale Vitamin-D-Aufnahme durch Fettmalabsorption (biliäre Zirrhose, Kurzdarmsyndrom, exokrine Pankreasinsuffizienz).
- Erhöhter Stoffwechsel von Vitamin D:
  - Aktivierung mikrosomaler P450-Enzyme in der Leber durch Barbiturate oder Antiepileptika. Insbesondere sollte bei Einnahme von Antiepileptika durch Kontrollen im Winter sichergestellt werden, dass die Konzentration von 25(OH)D_3 nicht unter 50 nmol/L (20 µg/L) abfällt.
  - Gesteigerter Umsatz von Vitamin D bei primärem Hyperparathyreoidismus: Hier kann es durch die erhöhte Bildung von 1,25$(OH)_2D_3$ und 24,25$(OH)_2D_3$ aus 25(OH)D_3 ebenfalls zu einer Erniedrigung des 25(OH)D kommen (erhöhter Substratumsatz, gilt auch für niereninsuffiziente Patienten).
- Vitamin-D-Verlust, z.B. beim nephrotischen Syndrom. Hierbei geht Transcalciferin, das Transportprotein für 25(OH)D_3, wegen des niedrigen Molekulargewichts (um 55 kD) mit den Vitamin-D-Metaboliten im Urin verloren. Bei Peritonealdialyse geht Transcalciferin mit dem Dialysat verloren. Zusätzlich geht hier 1,25$(OH)_2D_3$, gebunden an Albumin, verloren.
- Folgende Laborbefunde: Hypokalzämie, Hypophosphatämie, Hypokalziurie, erhöhte alkalische Phosphatase, erhöhtes intaktes Parathormon. Ein Vitamin-D-Mangel muss jedoch lange Zeit (über sechs Monate) bestehen, bis z.B. ein Anstieg der alkalischen Phosphatase oder eine Hypokalzämie bemerkt wird (Spätzeichen).
- Röntgenologische Zeichen eines Vitamin-D-Mangels (Pseudofrakturen, Looser-Umbauzonen) oder eines verminderten Knochenmineralgehalts.

- Schwerer Leberparenchymschaden: Die Synthese von $25(OH)D_3$ ist gestört (selten der Fall: Die 25-Hydroxylierung ist auch in Spätstadien eines Leberversagens kaum eingeschränkt bei noch vorhandener Nierentubulusfunktion).
- Erhöhungen von $25(OH)D_3$:
  - Überprüfung einer Vitamin-D-Therapie (Vigantol®, Decostriol® oder entsprechende Vitamin D_3 enthaltende Pharmaka oder Lebertran), $25(OH)D_3$-Therapie (Dedrogyl®). Eine hohe Dosierung (über 10 000 IE Vitamin D_3 täglich) oder Überdosierung von Vitamin D_3 kann zu stark erhöhten Werten führen (ein Teil der Patienten mit Hypoparathyreoidismus wird mit 40 000 IE Vitamin D_3 pro Tag behandelt).
  - Intoxikationen mit Dihydrotachysterol (A.T. 10®) oder 5,6-trans-25-Hydroxycholecalciferol (Delakmin®, in Deutschland nicht mehr im Handel) werden durch die Messung von $25(OH)D_3$ oder $1,25(OH)_2D_3$ nicht erfasst.

Calcitriol (1,25-Hydroxy-Vitamin D_3, $1,25[OH]_2D_3$) (€€€)

Heinrich Schmidt-Gayk

Calcidiol (➤ Kap. 24, „Vitamin D" – „Calcidiol") wird nach Bildung in der Leber an ein Plasmatransportprotein (Vitamin-D-bindendes Protein, DBP, Gc-Globulin, Transcalciferin) gebunden und zur Niere gebracht. Dort findet eine weitere Hydroxylierung zu $1,25(OH)_2D_3$ (Calcitriol) statt. Calcitriol erfüllt die Aufgaben eines klassischen Hormons. Die Signalübermittlung erfolgt mittels spezifischer Calcitriolrezeptoren in den Zellen von Dünndarm, Knochen, Niere und zahlreicher weiterer Organe. Außer genomisch vermittelten Wirkungen existieren auch schnelle (innerhalb von zwei bis sechs Minuten erfolgende) nicht genomisch vermittelte Wirkungen. Die Aufgabe des Calcitriols besteht vorwiegend darin, in Zusammenarbeit mit Parathormon die Kalziumhomöostase aufrechtzuerhalten. Daneben hat Calcitriol noch zahlreiche weitere Effekte, z.B. auf Zellteilungen, Zelldifferenzierungen, Immunsystem und Endokrinium (z.B. Insulinsekretion).

Indikationen

- Abklärung von Hyperkalzämien:
  - Sarkoidose, Tuberkulose, andere granulomatöse Erkrankungen,
  - Therapiekontrolle bei der Verordnung von 1α-Hydroxy-Vitamin D_3 (Alfacacidol, Bondiol®, Doss®, EinsAlpha®) oder von 1,25-Dihydroxy-Vitamin D_3 (Calcitriol, als orale Präparate sind im Handel Bocatriol®, Decostriol®, Osteotriol®, Rocaltrol®, als injizierbares Präparat ist in den USA Calcijex® im Handel),
  - Verdacht auf Intoxikation mit eine Hyperkalzämie erzeugenden Pflanzen, z.B. Solanum malacoxlon,
- Hyperkalziurie unklarer Genese,
- Abklärung von Hypokalzämien: Vitamin-D-abhängige Rachitis, Differenzierung in Vitamin-D-dependent rickets (VDDR, Vitamin-D-abhängige Rachitis, gestörte 1α-Hydroxylase, niedrige Calcitriolspiegel) und echte Vitamin-D-Resistenz (Vitamin-D-resistant rickets VDRR, Calcitriolrezeptordefekt, hohe Calcitriolspiegel).

Präanalytik

Untersuchungsmaterial: Serum (bevorzugtes Material) oder Heparin- oder EDTA-Plasma.

Die **Stabilität** im Serum/Plasma beträgt drei Tage bei Raumtemperatur, sieben Tage bei 4 °C, ein Jahr bei –20 °C. Die Blutentnahme sollte vor der Dialyse erfolgen. Direkte Sonnenlichtexposition von Serumproben sollte vermieden werden.

Einflussgrößen

Steigerung durch calcitriolhaltige Pharmaka (s.o.) und bei erheblicher Überdosierung mit Vitamin D_3. Bei stark erhöhten Calcidiolspiegeln steigen auch die Calcitriolspiegel, ferner können Kreuzreaktionen gegen Calcidiol auftreten, siehe Störgrößen.

Analytik

Radioimmunoassay und ELISA nach Extraktion und (bei den meisten Methoden) nach Vorreinigung (Sep-Pak-Kartuschen, HPLC).

Qualitätskriterien: wie Calcidiol (> Kap. 24, „Vitamin D“ – „Calcidiol“).

Störgrößen: Extrem hohe Konzentrationen an 25(OH)D können bei einigen Nachweisen interferieren, da die Vorreinigung oft nicht perfekt ist und die verwendeten Antiseren gegen Calcitriol geringe Kreuzreaktionen gegen 25(OH)D aufweisen.

Referenzbereiche

Erwachsene	75–200 pmol/L (30–80 ng/L)
Ältere	63–125 pmol/L (25–60 ng/L)
Schwangere	100–325 pmol/L (40–130 ng/L)
Kinder	100–250 pmol/L (40–100 ng/L)

Umrechnung: 1 pmol/L = 2,5 ng/L.

Beurteilung

Mit der Bestimmung von Calcitriol können Metabolisierungsstörungen im Vitamin-D-Stoffwechsel erfasst werden, denn die Konzentration spiegelt die Aktivität der 1α-Hydoxylase in der Niere wider. Diese bildet aus $25(OH)D_3$ den hochwirksamen Metaboliten $1{,}25(OH)D_3$, Calcitriol. Im Wachstum und in der Schwangerschaft werden erhöhte Werte von Calcitriol gemessen. Eine Hypophosphatämie stimuliert die 1α-Hydroxylaseaktivität, eine Hyperphosphatämie bremst sie. Daher erklären sich eine vermehrte Bildung dieses Metaboliten und eine Hyperabsorption von Kalzium aus dem Darm bei Zuständen von Hypophosphatämie, z.B. Hyperparathyreoidismus oder medikamentöse Phosphatsenkung (Übertherapie mit Aluminiumhydroxid).

Weiterhin werden erhöhte Calcitriolwerte bei der Sarkoidose (Morbus Boeck) und anderen granulomatösen Erkrankungen beobachtet. Die Ursache hierfür ist eine extrarenale 1α-Hydroxylaseaktivität in den Granulomen, z.B. in der Lunge. Diese bilden den aktiven Metaboliten in Abhängigkeit vom Angebot an $25(OH)D_3$. Daher werden Boeck-Patienten eher im Sommer hyperkalzämisch. Bei Lymphomen mit Hyperkalzämie werden in einem Teil der Fälle erhöhte Calcitriolwerte gefunden.

Bei mäßigem $25(OH)D_3$-Mangel kommt es kompensatorisch zu einer Stimulation der 1α-Hydroxylase, bei schwerem Mangel an der Vorstufe werden auch erniedrigte Calcitriolkonzentrationen beobachtet. Bei der Therapie einer Rachitis mit Vitamin D kommt es anfangs zu einer besonders vermehrten Calcitriolbildung (Spiegel von 100–300 ng/L).

Nach der Gabe von 1α-Hydroxy-Vitamin D_3 bildet die Leber daraus über eine 25-Hydroxylierung Calcitriol.

Nach Nierentransplantationen kann bei gut funktionierendem Transplantat eine erhöhte Konzentration von Calcitriol gemessen werden (erhöhter „Parathormondruck“ und Hypophosphatämie).

Bei Patienten mit Vitamin-D-resistenter Rachitis (VDRR) fehlen intrazelluläre Rezeptoren für Calcitriol, bei ihnen werden stark erhöhte Werte von Calcitriol gemessen.

Bei Vitamin-D-Mangel-Rachitis können erniedrigte, normale oder erhöhte Calcitriolspiegel gefunden werden, je nach Stadium und UV-Licht-Exposition der vergangenen Tage. Bei schwerem Vitamin-D-Mangel sind Calcidiol und Calcitriol erniedrigt. Geringfügige Zufuhren von Vitamin D (z.B. einige Tage 1000 IE pro Tag oder etwas UV-Licht) führen sofort (auch bei noch subnormalem Calcidiol) zu überschießender Bildung von Calcitriol. Daher ist ein Vitamin-D-Mangel nicht immer an der Messung von Calcitriol zu erkennen.

Erniedrigte Calcitriolkonzentrationen werden bei Vitamin-D-abhängiger Rachitis gefunden (Störung der 1α-Hydroxylase). Hier wird bei niedriger Phosphatkonzentration eine inadäquate Menge von Calcitriol gebildet. Erniedrigte Werte werden ebenfalls beobachtet bei Niereninsuffizienz (Serumkreatinin > 177 µmol/L [> 2 mg/dL]).

Die normalen bis erniedrigten Konzentrationen an Calcitriol bei XLH (X-gebundene Hypophosphatämie), ADHR (autosomal-dominante hypophosphatämische Rachitis) oder Fanconi-Syndrom sind inadäquat zur Hypophosphatämie. Zusätzlich zur Störung des renalen Phosphattransports ist eine reduzierte 1α-Hydroxylaseaktivität anzunehmen.

Eine Vergiftung mit Dihydrotachysterol (A.T. 10®) oder 5,6-trans-25-Hydroxycholecalciferol (Delakmin®, in Deutschland nicht mehr im Handel) wird nicht erfasst. Zu erwarten sind hier niedrige Calcitriolspiegel durch gebremste 1α-Hydroxylase bei Hyperkalzämie.

V

Vitamin E (€€€)

Jürgen D. Kruse-Jarres

Synonym: D-Tocopherol.

Vitamin E ist ein sehr starkes biologisches Antioxidans. Der Wirkmechanismus erfolgt über die Beseitigung von Sauerstoffradikalen. Es ist essenziell für den Muskelstoffwechsel und die Stabilität der Erythrozyten. Es stärkt die zelluläre Immunabwehr, hemmt Entzündungen und die Thromboxan-A_2-Synthese und verbessert die Durchblutung. Die Speicherung von Vitamin E erfolgt in Fettgewebe, Muskulatur und Nebennieren. Es kommt nur in Pflanzen vor, und hier hauptsächlich in Weizenkeimöl, Sonnenblumenöl, Maiskeimöl, Margarine, Mandeln und Haselnüssen.

Indikationen

Einseitige Ernährung (z.B. vermehrter Fischkonsum mit hohem Anteil an Polyensäuren), Resorptionsstörungen, unzureichende Speicherfähigkeit bei Neugeborenen mit Blutbildungs- und -reifungsstörungen.

Präanalytik

Untersuchungsmaterial: Für die Bestimmung von Vitamin E wurde EDTA-Plasma empfohlen. Serum kann bei Verarbeitung innerhalb von acht Stunden verwendet werden. Proben werden als Vollblut innerhalb von acht Stunden verarbeitet und als Plasma am besten tiefgefroren (Trockeneis) zum Untersuchungslabor geschickt.

Stabilität: Im EDTA-Plasma ist Vitamin E bei Kühlschranktemperatur einen Monat, eingefroren ein Jahr stabil. Vitamin E ist empfindlich gegenüber UV-Licht, Sauerstoff und Hitze. Beim Erhitzen können Verluste bis zu 50% auftreten.

Analytik

Hochdruckflüssigkeitschromatographie (Reverse-Phase-HPLC), Chemolumineszenzassay u.a. Die Analysenergebnisse können von Labor zu Labor erheblich schwanken, da fast jedes Labor eine andere Probenvorbereitungs- und Analysenmethode verwendet. Deshalb sind die Ergebnisse oft nicht unmittelbar vergleichbar.

Referenzbereiche

Serum/Plasma	9,3–38,0 µmol/L (4–16 mg/dL)

Bei Hyperlipidämie ist es besser, den Quotienten aus Tocopherol zu den Lipiden anstatt nur Vitamin E im Serum zu bestimmen.

Beurteilung

Dosierungen von täglich > 1000 mg können zu Durchfällen und Übelkeit führen. Allerdings wird Patienten mit erhöhtem Herz-Kreislauf-Risiko, Schwangeren und Leistungssportlern eine höhere Vitamin-E-Zufuhr (bis zu 1 g/Tag) empfohlen. Diese höhere Vitaminzufuhr kann nicht durch die Nahrung, sondern nur mit Vitaminpräparaten erreicht werden. Die Aufnahme der Vitamine K und A wird durch gleichzeitige Gaben von Vitamin E vermindert.

Vitamin K (€€€)

Jürgen D. Kruse-Jarres

Synonym: Phyllochinon.

Vitamin K_1 (Phytomenadion) ist pflanzlichen Ursprungs, Vitamin K_2 (Menachinon) entsteht durch bakterielle Synthese und Vitamin K_3 (Menadion) ist ein synthetisches Produkt. Vitamin K ist ein wichtiger Blutgerinnungsfaktor. Es ist ein Coenzym der Carboxylasen und damit auch wesentlich am Knochenstoffwechsel beteiligt. Es kommt sowohl in tierischen als auch in pflanzlichen Lebensmitteln vor, insbesondere in Kohl, Salat und Leber.

Indikationen

Einnahme bestimmter Medikamente (z.B. Antiepileptika, Antibiotika), Magen-Darm-Erkrankungen, Gallengangsverschluss, Lebererkrankungen, Frühgeburten, Neugeborene, Personen mit Störungen der Fettverdauung, ältere Menschen mit hohem Osteoporoserisiko.

Präanalytik

Untersuchungsmaterial: Bestimmung vorzüglich in EDTA-Plasma, da Vitamin K sowohl im Blut wie auch im Plasma sonst nur kurze Zeit stabil ist.

Stabilität: Innerhalb einer Stunde ist Plasma abzuzentrifugieren und tiefgefroren (Trockeneis) zum Untersuchungslabor zu senden, wo es nach einer Auftauaktion zu verarbeiten ist. Auch bei Kühlschranktemperatur ist Vitamin K instabil durch Empfindlichkeit gegenüber UV-Licht und Schwermetallen.

Analytik

Reverse-Phase-Hochdruckflüssigkeitschromatographie (HPLC), Chemolumineszenzassay u.a. Die Analysenergebnisse können von Labor zu Labor erheblich schwanken, da fast jedes Labor eine andere Probenvorbereitungs- und Analysenmethode verwendet. Deshalb sind die Ergebnisse oft nicht unmittelbar vergleichbar. Die Nachweisgrenze sollte weit unter der unteren Referenzintervallgrenze liegen (< 0,1 nmol/L).

Referenzbereiche

Serum/Plasma	0,3–2,6 nmol/L (13–120 ng/dL)

Die Bestimmung von Vitamin K wird äußerst selten durchgeführt. Die Beurteilung findet in der Regel über die Blutgerinnung („Quick-Wert") statt.

Beurteilung

Verminderung ab < 0,2 nmol/L. Bei einem Vitamin-K-Mangel sollten auch die anderen fettlöslichen Vitamine A, D und E kontrolliert werden. Überdosierungen führen zu erhöhten Konzentrationen, aber nicht zu klinischen Symptomen und sind daher nicht weiter relevant.

Von-Willebrand-Faktor (€€–€€€)

Georg Mößmer, Michael Spannagl

Der von-Willebrand-Faktor (vWF) ist ein sehr großes Glykoprotein mit multimerer Struktur, das von entscheidender Bedeutung für die Thrombozytenfunktion und somit für die primäre Hämostase ist. vWF ermöglicht die Adhäsion von Thrombozyten an subendotheliales Kollagen und ist an der Aggregation von Thrombozyten beteiligt. vWF liegt im Plasma (sowie in den α-Granula der Thrombozyten) in Multimeren von stark unterschiedlicher Größe vor, wobei große Multimere eine wesentlich höhere spezifische Aktivität haben als mittelgroße und kleine. An der fibrinbildenden plasmatischen Gerinnung nimmt vWF nicht direkt teil, jedoch indirekt als Transportprotein von Faktor VIII. Laboranalytisch können die vWF-Aktivität mittels verschiedener Funktionstests, die vWF-Mengenkonzentration mittels immunologischer Methoden sowie die Multimerenverteilung mittels elektrophoretischer Auftrennung bestimmt werden.

Indikationen

- Klinisch-anamnestisch manifeste Blutungsneigung oder bekanntes von-Willebrand-Syndrom in der Familie,
- klinisch-anamnestisch manifeste Thromboseneigung bzw. Verdacht auf erhöhtes Thromboserisiko bei asymptomatischen Personen, z.B. bei auffälliger Familienanamnese,
- Überwachung der Therapie eines von-Willebrand-Syndroms (Induzierung der vWF-Freisetzung aus Endothelspeichern durch Desmopressin/DDAVP oder Substitutionstherapie mit vWF-haltigem Faktor-VIII-Konzentrat).

Präanalytik

Als **Untersuchungsmaterial** wird Zitratblut verwendet.

Über die **Stabilität** liegen keine Daten mit unbehandeltem Zitratplasma vor, sodass nur die allgemeinen Empfehlungen zur Probenaufbewahrung gelten können (➤ Kap. 24, „Hämostaseologische Laboruntersuchungen – Allgemeines").

Einflussgrößen:

- Psychischer bzw. physischer Stress vor/bei der Blutentnahme erhöht die Werte.
- Unsachgemäße Blutentnahme (Stauung länger als eine Minute; Endothelirritation durch „schwierige" Venenpunktion) erhöht die Werte.
- Akute-Phase-Reaktion erhöht die Werte.
- Schwangerschaft erhöht die Werte.
- Scherkräfte in den Blutgefäßen führen zu erniedrigter Aktivität durch Spaltung großer Multimere bei unphysiologisch hohen Scherkräften, z.B. bei Aortenstenose.

Analytik

- **Aktivitätstests:**
  - **Ristocetin-Kofaktor-Aktivität:** Ristocetin, ein dem Vancomycin verwandtes, therapeutisch nicht mehr verwendetes Antibiotikum, verstärkt die Bindung von vWF an den GP-Ib-Rezeptor auf der Thrombozytenmembran. Das zu untersuchende Plasma wird mit einer ristocetinhaltigen Suspension von fixierten normalen Thrombozyten gemischt. Die Agglutination der Thrombozyten ist ein Maß für die vWF-Aktivität und kann quantitativ (turbidimetrische Agglutinationskinetik) oder semiquantitativ (visuelle Objektträgermethode, Verdünnungsreihe) ausgewertet werden.
  - **Kollagenbindungsaktivität:** Das zu untersuchende Plasma wird in einem mit Kollagen beschichteten Reaktionsgefäß inkubiert. Anschließend wird die Oberfläche gewaschen, sodass nur der an Kollagen gebundene vWF zurückbleibt, der durch enzymmarkierte Anti-vWF-Antikörper photometrisch quantifiziert wird (ELISA-Prinzip).
  - **GP-Ib-Bindungsaktivität** (latexpartikelverstärkte Immunturbidimetrie): Latexpartikel, die mit einem monoklonalen Anti-vWF-Antikörper beschichtet sind, der hochspezifisch die Region des vWF-Moleküls erkennt, die an den Rezeptor GP Ib auf der Thrombozytenoberfläche bindet (sog. „funktionelles Epitop"), werden von dem vWF des zu untersuchenden Plasmas agglutiniert; die Agglutination wird photometrisch quantifiziert.
- **vWF-Antigen** (immunologische Bestimmung der vWF-Mengenkonzentration):
  - ELISA, LIA.
  - Latexpartikelverstärkte Immunturbidimetrie: Latexpartikel, die mit einem Anti-vWF-Antikörper beschichtet sind, werden von dem vWF des zu untersuchenden Plasmas agglutiniert; die Agglutination wird photometrisch quantifiziert. Der Messbereich der funktionellen und immunologischen Tests beträgt 1–100 (200) % des Normalwerts (je nach Spannweite der Kalibration).
- **Multimerenverteilung:** Elektrophoretische Auftrennung; Darstellung der Banden mittels markierter Anti-vWF-Antikörper; visuelle Beurteilung des Bandenmusters. Diese Untersuchung erfordert sehr viel Erfahrung in der Durchführung und insbesondere in der Beurteilung und ist deshalb nur in Speziallaboratorien verfügbar.

Qualitätskriterien: Gesetzliche Vorgaben (Richtlinien der Bundesärztekammer) bestehen derzeit keine. Als sinnvolle (analytisch und forensisch) Maßnahmen zur Qualitätssicherung werden jedoch die Durchführung einer internen Qualitätskontrolle (Präzision und Richtigkeit) sowie die regelmäßige Teilnahme an externen Ringversuchen empfohlen.

Dabei gelten folgende Kriterien für den Immunoassay und den Ristocetin-Kofaktor-Test:

- Maximal zulässige Abweichung des Einzelwerts: 13% bei 20–45% und > 150%; 7% bei 70–100%.
- Maximal zulässige Abweichung beim Ringversuch: 30%.

Störgrößen:

- Hämolyse, Lipämie und Hyperbilirubinämie stören (vermindern Ergebnis) bei photometrischen Tests (z.B. turbidimetrische Bestimmung der Ristocetin-Kofaktor-Aktivität über die ristocetininduzierte Thrombozytenaggregation bzw. -agglutination).
- Rheumafaktoren oder andere immunologische Störfaktoren (z.B. humane Anti-Maus-Immunglobulin-Antikörper, HAMA) stören bei immunologischen Tests zur Bestimmung der vWF-Mengenkonzentration (vWF-Antigen).

Referenzbereiche

Erwachsene	0,5–1,5 (50–150% des Normalen)
Neugeborene	0,5–2,9 (50–290% des Normalen)

Beurteilung

Der von-Willebrand-Faktor wird in den Endothelzellen und in den Megakaryozyten synthetisiert. Neben seiner Rolle bei der Thrombozytenfunktion dient er auch als Transportprotein von Faktor VIII. Die Zirkulationshalbwertszeit beträgt etwa zwölf Stunden. Der vWF ist ein stark reagierendes Akute-Phase-Protein. Personen mit Blutgruppe 0 haben im Mittel niedrigere vWF-Werte als Personen mit Blutgruppe A, B oder AB (molekularer Mechanismus derzeit noch ungeklärt).

Folgende Veränderungen des vWF können unterschieden werden:

- Angeborene Verminderung der vWF-Aktivität: **von-Willebrand-Syndrom** (verminderte vWF-Synthese oder Synthese eines dysfunktionellen vWF-Moleküls):
  - **Typ 1:** vWF-Aktivität und vWF-Antigen moderat erniedrigt; normale Multimerenverteilung mit abgeschwächten Banden.
  - **Typ 2:** vWF-Aktivität erniedrigt, vWF-Antigen normal oder erniedrigt (dysfunktionelles vWF-Molekül); Verminderung oder Fehlen der großen Multimere; mehrere Subtypen, die nur aufgrund der Multimerenverteilung oder anderer Spezialtests differenziert werden können. *Ausnahme: Typ 2N:* Alle vWF-Tests normal, aber isolierte Faktor-VIII-Erniedrigung wegen Defekts der Faktor-VIII-Bindungsstelle am vWF (nur durch speziellen Faktor-VIII-Bindungstest von einer Subhämophilie A zu unterscheiden).
  - **Typ 3:** Völliges Fehlen von vWF-Aktivität, vWF-Antigen und vWF-Multimeren; verminderte Faktor-VIII-Aktivität.
- **Erworbene vWF-Verminderung:**
  - Autoantikörper gegen vWF: Meist gegen nichtfunktionelle Epitope gerichtet, keine Inhibition, aber vorzeitige Elimination der Immunkomplexe aus dem Blut. Selten gegen funktionelle Epitope gerichtet, mit Inhibition von Adhäsion oder Aggregation.
  - Adsorption von vWF an maligne Zellen (z.B. bei Leukämie) oder Thrombozyten (bei essenzieller Thrombozythämie),
  - vermehrte Proteolyse von vWF (z.B. durch Plasmin bei Hyperfibrinolyse oder durch Elastase bei Sepsis),
  - erhöhte Scherkräfte (z.B. bei Aortenstenose): Verminderung der großen Multimere infolge verstärkter Einwirkung der vWF-spezifischen Protease (ADAMTS13),
  - Hypothyreose (verminderte Synthese).
- **Erworbene vWF-Erhöhung:**
  - Psychischer oder physischer Stress vor/bei der Blutentnahme.
  - Der von-Willebrand-Faktor ist bei sehr vielen Erkrankungen erhöht, oft auf ein Vielfaches der Normalbereiche, da vWF ein ausgeprägtes Akute-Phase-Protein ist:
    - klassische Akute-Phase-Situationen (postoperativ bzw. posttraumatisch, akute und chronische Entzündungen),
    - Malignome,
    - akute und chronische Lebererkrankungen,
    - Niereninsuffizienz/Urämie,
    - Gefäßerkrankungen (Venenthrombose, Diabetes mellitus, Vaskulitiden),
    - Schwangerschaft (2. Hälfte).

Ein erworbener Stimulus, der vWF erhöht, kann eine angeborene moderate vWF-Erniedrigung (z.B. ein von-Willebrand-Syndrom Typ 1) komplett kompensieren und damit „maskieren", sodass ein Ausschluss nur möglich ist, wenn derartige Stimuli nicht vorliegen; insbesondere ist eine Akute-Phase-Reaktion auszuschließen, z.B. durch gleichzeitige Bestimmung von CRP, sowie strikt auf die Einhaltung der präanalytischen Erfordernisse zu achten.

Eine vWF-Erhöhung wird bei arteriellen Gefäßerkrankungen, insbesondere bei der koronaren Ischämie, als Risikoindikator (Folge der atherosklerotischen Gefäßveränderung) bzw. als kausaler Risikofaktor (für die Atherosklerose und/oder für akute thrombotische Ereignisse) diskutiert.

W

Wachstumshormon

➤ Kap. 24, „Somatotropin (STH) inklusive Stimulations- und Suppressionstests".

Warfarin

➤ Kap. 24, „Cumarinderivate".

Wärmeautoantikörper

➤ Kap. 24, „Antikörper bei autoimmunhämolytischen Anämien".

Wurmeier und andere Parasiten

➢ Kap. 10.

Z

Zellen im Liquor

➢ Kap. 24, „Liquor: Zytologie".

Zelluläre Immundefekte, Diagnostik

➢ Kap. 24, „Diagnostik von zellulären Immundefekten".

Zink (€€)

Jürgen D. Kruse-Jarres

Zink (Zn) ist in mehr als 200 Enzymen als Cofaktor am Kohlenhydrat-, Protein-, Lipid- und Nukleinsäurestoffwechsel beteiligt. Zudem kontrolliert es die Integrität von Biomembranen und greift regulierend in das Immunsystem ein. Es beeinflusst dabei die zellvermittelte Immunität, die Antikörperreaktionen und -affinität, das Komplementsystem und die Phagozytenaktivität. Zink wirkt mit bei der Wundheilung entweder durch die Aktivierung des Thymushormons Thymulin und die dadurch ausgelöste Lymphozytenproliferation oder durch seine Funktionen bei der DNA-, Protein- und Kollagensynthese, die für das Zellwachstum unerlässlich sind. Eine wichtige Rolle spielt es auch bei der Aktivierung und Inaktivierung von Insulin.

Indikationen

Das Zinkangebot der Nahrung repräsentiert im Mittel in Deutschland ein bedarfsgerechtes Angebot. Ein Defizit an Zink beruht vorwiegend auf einer verminderten Zufuhr oder einer reduzierten Verfügbarkeit infolge eingeschränkter Resorption durch andere Elemente. Neben einem Zinkverlust mit dem Urin liegt außerdem der Grund für einen Zinkmangel in einem erhöhten Bedarf infolge von Grunderkrankungen, die die Homöostase stören. Einfluss auf die Konzentrationen im Plasma haben weiterhin das Alter, die Zusammensetzung der Nahrung, der Proteinstatus und Akute-Phase-Reaktionen bei Infektionen. Beim Menschen führt schon ein geringer Mangel an Zink zu einer verminderten, allerdings nach Zinkzufuhr reversiblen Thymulinaktivität und Reduktion des zellulären Immunsystems.

Präanalytik

Untersuchungsmaterial: Kontaminationsfreies Nüchternserum (hämolysefrei, da die Zinkkonzentration in den Erythrozyten höher ist als im Serum bzw. Plasma). Schnelles Abzentrifugieren ist notwendig, da auch Thrombozyten einen gegenüber dem Serum erhöhten Zinkgehalt haben.

Stabilität: Die Konzentrationen im sauber abzentrifugierten Serum sind bei Raumtemperatur eine Woche, bei Kühlschranktemperatur über vier Wochen, im eingefrorenen Zustand über Jahre hinaus stabil.

Einflussfaktoren

Zink unterliegt Konzentrationsänderungen während des Tagesverlaufs. Die höchsten Zinkkonzentrationen finden sich morgens um 8:00 Uhr, das Minimum liegt bei etwa 20:00 Uhr.

Bei der Abnahme am stehenden Patienten sind um bis zu 20% niedrigere Zinkwerte als am liegenden Patienten zu finden.

Durch starke Stauung und Aspiration bei der Blutabnahme kann es zur Hämolyse und Freisetzung von Spurenelementen aus Erythrozyten kommen.

Werden die Zellbestandteile der Blutprobe nicht abgetrennt, ist pro Stunde eine ca. 6%ige Zunahme des Zinkgehalts im Serum feststellbar.

Wesentliche Quellen für Kontaminationen sind Abnahmegefäße, Kanülen, Antikoagulanzien, Gummistopfen, Reagenzien, Verdünnungslösungen, Hilfsmaterialien (z.B. Pipettenspitzen), aber auch die Umgebung des Arbeitsplatzes (Staub, Desinfektionsmittel, Schweiß, Kosmetika und das Klima).

Analytik

Die Analyse der Zinkkonzentrationen erfolgt mit elektrothermaler Atomabsorptionsspektroskopie (ET-AAS) unter Einsatz einer Zeeman-Untergrundskorrektur. Als Strahlungsquelle dient eine Hohlkathodenlampe, zur Atomisierung des Elements werden pyrolytisch beschichtete Graphitrohre verwendet.

Qualitätskriterien: Nach Erfahrungen vorgegebene Werte für interne und externe Qualitätssicherung sind:
- Maximal zulässige Abweichung des Einzelwerts: 11% (Urin. 11%).
- Maximal zulässige Abweichung beim Ringversuch: 15% (Urin. 22%).

Ringversuche werden derzeit von zwei Institutionen sechsmal jährlich angeboten.

Referenzbereiche

Serum/Plasma	9–18 µmol/L (60–118 µg/dL)
Vollblut	90–125 µmol/L (600–820 µg/dL)
Urin	4–13 µmol/L (26–85 µg/dL)

Beurteilung

Der Versorgungsstatus des menschlichen Körpers mit Nährstoffen wird in der Regel durch Bestimmungen im Serum bzw. Plasma, gelegentlich auch im Vollblut ermittelt, da dies als Transportmedium zwischen den Körperorganen die Verwertung in den Geweben und Organen widerspiegelt. Leider gilt dies nicht für Spurenelemente und schon gar nicht für Zink. Gründe dafür sind eine fehlende Organspezifität, instabile Proteinbindungen und ständige Fluktuationen infolge verstärkter biochemischer Restaurierungsprozesse bei akuten Prozessen in Organen und Geweben. Es werden daher gelegentlich Aktivitäten von „Indikatorenzymen" zur Diagnostik eines Defizits an Spurenelementen herangezogen. Sie sind jedoch ebenso ungeeignet zur Diagnose einer Mangelversorgung wie Konzentrationsbestimmungen im Urin, da bei einer niedrigen Ausscheidung nicht zwischen einer Unterversorgung im Gewebe und einer verminderten aktuellen Aufnahme unterschieden werden kann. Eine eingeschränkte Aussagekraft besitzt die Untersuchung in Haaren oder Nägeln ausschließlich bei toxikologischen Fragestellungen. Zur Erkennung einer Mangelversorgung essenzieller Elemente jedoch sind diese Probenmaterialien unbrauchbar.

Zink im Urin

➤ Kap. 24, „Zink".

Zitrat im Urin

➤ Kap. 24, „Harnsteinmetaphylaxeprogramm".

Zystin im Urin

➤ Kap. 24, „Harnsteinmetaphylaxeprogramm".

Zyklische citrullinierte Peptide (CCP), Antikörper gegen

➤ Kap. 24, „Antikörper gegen zyklische citrullinierte Peptide (CCP-Antikörper)"

Zytogenetik (von Leukämien)

➤ Kap. 24, „Immunphänotypisierung von Leukämien und Lymphomen".

Zytokine (je €€€)

Thomas Nichterlein

Inhalte: Tumornekrosefaktor α (TNF-α), Interleukine IL-6 und IL-8 und löslicher Interleukin-2-Rezeptor (sIL-2R).

Zytokine sind Botenstoffe, die der Kommunikation von Zellen im Körper dienen. Sie haben eine herausragende Bedeutung bei der Regulation der Immunantwort auf Infektionen. Die Wirkung der Zytokine wird durch Zytokinrezeptoren vermittelt, die zellständig, aber auch löslich sein können. Viele Zytokine wirken ausschließlich lokal und sind im Blutkreislauf nicht oder nur unregelmäßig zu finden. Von klinischer Bedeutung ist die Bestimmung des löslichen Interleukin-2-Rezeptors (sIL-2R), der Interleukine 6 und 8 sowie des Tumornekrosefaktors α (TNF-α). Die Bestimmung von IL-6 und IL-8 wird bei der Labordiagnostik der Sepsis und zur Diagnostik des ARDS eingesetzt. Zytokine sollten immer in

Kombination mit anderen Entzündungsparametern bestimmt werden.

Indikationen

- **sIL-2R:** Früherkennung von Komplikationen bei Organtransplantation (Verlaufskontrolle, Einzelwerte kaum verwertbar),
- **IL-6:** Früherkennung von SIRS/Sepsis,
- **IL-8:** Früherkennung von Sepsis und Komplikationen bei Trauma, früher Parameter der Prognose bakterieller (gramnegativer) Infektionen, in der BAL zur Früherfassung des ARDS,
- **TNF-α:** Früher Marker für systemische Infektionen und Organversagen.

Präanalytik

Untersuchungsmaterial: Serum, Heparin- oder EDTA-Plasma, für IL-8 auch BAL. Wegen der höheren Stabilität ist EDTA-Plasma vorzuziehen. Die Herstellerangaben bezüglich des zu verwendenden Materials sind zu beachten. Das Plasma sollte innerhalb von zwei Stunden gewonnen werden.

Versandvoraussetzungen: Serum oder Plasma müssen umgehend separiert werden. Die Proben sollen schnell verarbeitet werden, ansonsten Lagerung und Transport bei –20 °C, besser bei –70 °C.

Stabilität: IL-6 scheint vergleichsweise stabil zu sein (Lagerung für einige Tage bei Umgebungstemperatur, für einige Monate bis Jahre bei –20 °C). Wiederholtes Auftauen und Einfrieren ist zu vermeiden.

Einflussgrößen

Zytokine zerfallen schnell in proteolytische Produkte. Zytokine können an verschiedene Plasmaproteine binden, was die Elimination aus dem Blutkreislauf beeinflusst. Sie können bei der Blutgerinnung oder bei Kontakt mit dem Spritzenmaterial aus Blutzellen freigesetzt werden. Daher ist möglichst Plasma zur Bestimmung zu verwenden.

Analytik

Kommerzielle ELISAs verschiedener Anbieter, die untereinander kaum vergleichbar sind. Standardisierung und Qualitätssicherung befinden sich noch in den Anfängen.

Qualitätskriterien sind noch nicht ausreichend definiert. Bei Anwendung von klinischen Entscheidungsgrenzen sollte die maximal zulässige Unpräzision 10% nicht überschreiten.

Störfaktoren: Bindung an Plasmaproteine kann die Detektion im ELISA beeinflussen. Viele ELISAs erkennen nicht nur die aktiven Formen (z.B. Dimere, Trimere), sondern auch biologisch inaktive Formen (Monomere, Spaltprodukte).

Falsch positive Resultate von sIL-2R: Bei therapeutischer Antikörperbehandlung kann ein temporärer Anstieg der Konzentration vorgetäuscht werden.

TNF-α: Bei therapeutischer Anwendung von TNF-α oder löslichen TNF-Rezeptoren ist der Test unbrauchbar.

Referenzbereiche

sIL-2R	< 1000 kIU/L, abhängig vom Testsystem
IL-6	< 10 mg/L, abhängig vom Testsystem
IL-8	< 10 ng/L, in der BAL noch nicht ausreichend standardisiert
TNF-α	< 20 ng/L, abhängig vom Testsystem

Beurteilung

Erhöhte Werte:

- **sIL-2R:** Bei zellulärer Aktivierung im Zuge einer beginnenden Transplantatabstoßung, bei Autoimmunerkrankungen.
- **IL-6:** Hinweis für Entzündungsprozesse verschiedener Genese, bei SIRS stark erhöhte Konzentrationen von IL-6 > 1000 mg/L und TNF-α > 1000 ng/L sind mit ungünstiger Prognose assoziiert.
- **IL-8:** Marker für Entzündungen verschiedener Genese, starker frühzeitiger Anstieg bei (gramnegativer) Sepsis (Therapieentscheidung, Wahl des Antibiotikums). Konzentrationen > 2000 ng/L sind Hinweis auf eine gramnegative Sepsis. Werte < 2000 ng/L schließen aber eine (grampositive) Sepsis nicht aus.
- **TNF-α:** Marker für Entzündungen verschiedener Genese, kein Rückschluss auf Genese möglich.

Register

D

G